ISBN 978-0-265-66945-7
PIBN 11008533

assurance, dès qu'il se sent isolé pour traverser un espace, dans lequel il n'espère trouver aucun point d'appui : il faudra donc graduer les exercices de façon que l'individu arrive peu à peu à pouvoir se passer de toute aide. On doit aussi demander à cette méthode un autre résultat, combattre les sensations de vertige si fréquentes dans cette affection; on l'obtiendra en habituant le malade à monter seul sur un marche-pied, à en descendre les marches, à fixer le vide qui se trouve devant lui.

Parmi les autres symptômes de l'affection qui peuvent relever d'une intervention thérapeutique, il faut citer les *troubles urinaires*, ils devront être traités de la même façon que dans le tabes (1) : les troubles de la déglutition peuvent nécessiter l'usage de la sonde stomacale.

A la période de cachexie, quand les malades ne peuvent se lever, il peut se produire des escharres, qui seront soignées de la façon habituelle.

Moyens externes. — Avant de terminer, il est nécessaire d'exposer les moyens externes qui ont été employés chez les individus atteints de sclérose en plaques. La suspension, le massage n'ont donné aucun résultat.

Les *pointes de feu*, le long de la colonne vertébrale tous les dix ou quinze jours environ, sont une ressource à laquelle il faut songer, mais sans fonder sur elle grand espoir.

L'*hydrothérapie* n'est guère recommandée par les différents auteurs : les bains tièdes peuvent cependant apporter quelque soulagement contre les contractures.

L'*électricité*, dans le cas particulier, est un moyen thérapeutique non exempt de danger et dont il n'est bon d'user qu'avec la plus grande discrétion. Seuls, les courants galvaniques de très faible tension peuvent être employés.

Hygiène. — Enfin, le traitement général a quelque utilité dans la sclérose en plaques; les malades doivent être soumis à des règles d'hygiène aussi bien physiques que psychiques. Ils vivront une vie tranquille, exempte de fatigue, suivront un régime fortifiant : tout excès d'alimentation ou de boisson sera sévèrement proscrit ; les fonctions de l'intestin seront surveillées avec soin. Au point de vue psychique, il faut leur éviter tout chagrin, toute contrariété, toute taquinerie même la plus futile : car ces sujets sentent plus vivement que les autres, ils sont irritables à l'excès : il suffit d'une émotion un peu vive pour amener une recrudescence des symptômes de leur mal.

PARALYSIE AGITANTE

La *paralysie agitante* est une des maladies dont les lésions et les causes ont échappé jusqu'ici à toutes les investigations; c'est dire qu'il n'existe point de traitement spécifique de la maladie et qu'une médication palliative seule peut lui être opposée. Les moyens qu'on a préconisés pour soulager les sujets qui en sont atteints ont tous pour but de combattre les deux symptômes principaux du syndrôme parkinsonien : le tremblement et la rigidité.

Traitement médicamenteux. — Les médicaments prescrits par les différents auteurs avec des résultats très divers sont tellement nombreux qu'il est nécessaire de mettre quelque ordre dans leur énumération suivant l'efficacité que l'on peut leur attribuer. Parmi les agents thérapeutiques, les uns en effet semblent avoir un effet plus nuisible qu'utile sur la marche de la maladie et doivent être déconseillés : tels sont la strychnine,

(1) V. le *Tabes*.

l'opium qui augmente l'excitabilité réflèxe, le nitrate d'argent qui exagère l'état spasmodique; les autres n'ont donné aucun résultat appréciable, tels sont le sous-carbonate de fer (Elliotson), le chlorure de baryum (Brown-Séquard), l'arséniate de potasse, actif entre les mains d'Eulenburg, impuissant entre les mains de Charcot, les bromures, la picrotoxine, le suc musculaire et le phosphate de soude en injections hypodermiques. D'autres enfin semblent avoir une action réelle, mais il est nécessaire avant de les citer d'insister sur la variabilité des résultats obtenus suivant les sujets.

Charcot a mis en lumière les propriétés de l'*hyosciamine*, qui agit surtout sur les phénomènes moteurs; il préconise le chlorhydrate d'hyosciamine : on peut aussi employer l'hyosciamine amorphe (Grasset). Comme cet alcaloïde est toxique et peut donner lieu à des troubles digestifs, à des vertiges, à de la sécheresse de la gorge, il est nécessaire de se montrer prudent dans son mode d'administration. On le prescrira en granules de un milligramme, en faisant prendre des doses journalières progressivement croissantes jusqu'à concurrence d'un maximum de quatre à cinq milligrammes atteint en cinq ou six jours : on revient ensuite par doses décroissantes jusqu'à un milligramme.

L'hyosciamine est alors suspendue pendant vingt jours : on donne alors au malade la solution suivante (1).

Eau	300 grammes
Chlorure de sodium	0 gr. 05 à 0 gr. 10.

ou encore :

Extrait hydro-alcoolique de kola	10 grammes
Sirop d'ecorces d'oranges amères	300 —

Pour éviter l'action un peu irritante de l'alcaloïde sur le tube digestif, on peut employer la voie hypodermique :

Hyosciamine	0 gr. 025
Eau distillée bouillie	10 —

Une seringue de Pravaz contient un quart de milligramme d'hyosciamine.
On commence par un centimètre cube et on augmente ensuite.

Péterson associe la codéine au bromhydrate d'hyoscine sous forme pilulaire :

Bromhydrate d'hyoscine	0 gr. 001
Codéine	0 — 01
Poudre de guimauve	0 — 02
Excipient	q. s. pour une pilule.

n° 20. Une à trois par jour.

Le second alcaloïde, qui semble actuellement être plus en faveur que l'hyosciamine, est la *duboisine* dont le composé le plus maniable est le sulfate (Cividalli et Gianelli, Ladislaus, Marandon de Montyel, Francotte), soit en granules de un demi-milligramme en allant jusqu'à trois milligrammes par jour, soit en injection sous cutanée (Dujardin-Beaumetz).

Sulfate de duboisine	0 gr. 01
Eau de laurier cerise	20 —

Une seringue contient 1/4 de milligramme.

Francotte (2) résume de la façon suivante les résultats de son observation personnelle : sur huit cas observés, la duboisine a une action marquée dans trois cas : elle a été utile quoique avec des résultats moindres dans deux cas : elle est restée trois fois sans effet.

(1) Grasset. *Consultations médicales.*
(2) Francotte. *Journal de Neurologie*, Bruxelles, 1899, n° 10.

Le maximum de son action se montre environ trois jours après le début du traitement : son emploi peut être continué longtemps sans inconvénient. Dans un travail ultérieur, il a constaté sur 12 cas 9 fois un résultat favorable.

La *solanine* a été prescrite avec un certain succès ; la formule habituelle est la suivante :

Solanine	0 gr. 01
Poudre de jusquiame	0 gr. 02
Bicarbonate de soude	0 gr. 20

Pour un cachet n° 20. — 3 à 4 par jour.

D'autres alcaloïdes auraient quelque utilité : c'est ainsi qu'ont été conseillées la vératrine, la daturine, l'atropine (Beeri et Moretti), cette dernière à la dose d'un milligramme à un milligramme et demi.

Nous avons pu observer un malade chez lequel ce médicament agissait d'une façon extraordinaire sur la raideur et aussi la propulsion. La spartéine, utilisée par Potts, a donné quelques succès (Potts, Tison) ; on peut l'employer de la façon suivante :

Sulfate de spartéine	0 gr. 10
Sirop de fleurs d'oranger	20 grammes
Eau de Tilleul	100 —

A prendre dans les 24 heures.

Enfin Grasset et Sacaze considèrent le borate de soude comme un agent très efficace : il atténuerait non seulement le tremblement et la raideur, mais encore la plupart des symptômes de la paralysie agitante. Il se donne en cachets de 0 gr. 50, en allant progressivement jusqu'à 5 ou 6 grammes par jour. Il a l'inconvénient de provoquer parfois des troubles digestifs : nausées, vomissements, et des éruptions cutanées (Féré, Lemoine, Gowen).

Tels sont les différents agents thérapeutiques qui paraissent mériter quelque confiance dans le traitement de la maladie de Parkinson. Souvent leur action semble s'épuiser, si l'on a recours toujours à la même substance ; aussi est-il bon de varier les moyens employés : ainsi, d'après Collius, l'alternance de la duboisine ou de l'hyoscine avec la teinture de *gelsemium sempervirens* ou de *veratrum viride* (X gouttes par jour), serait des plus recommandables.

Tous les alcaloïdes qui viennent d'être passés en revue sont, il ne faut point l'oublier, des toxiques assez violents ; ils ont la plupart un effet temporaire : il faut donc, lorsqu'on les essaie pour la première fois chez un malade, tâter la susceptibilité individuelle, commencer par des doses très faibles pour arriver progressivement à une dose maxima. De ce qui précède, découle également cette conclusion, c'est qu'ils ne peuvent être employés continuellement, que leur administration doit être entrecoupée de période de repos et qu'enfin ils doivent être réservés pour les moments où l'affection a des exacerbations.

loyens externes. — Dans l'intervalle des poussées, alors que la maladie sommeille, oit s'abstenir d'une intervention aussi active. Il est tout un ordre de procédés qui vent soulager très notablement les sujets. La contracture, la rigidité musculaires nt les patients dans leur fauteuil, les immobilisent et les plongent dans un état de ur, augmenté par la difficulté de la marche, que causent la rétropulsion et la ulsion. Pour lutter contre ces phénomènes, il faut faire exécuter passivement au insoni en tous les *mouvements passifs* possibles sans trop de douleur et de fatigue, et liser avec douceur les articulations. S'il est encore assez agile, il faut lui tracer un programme d'exercices simples et faciles à exécuter: la gymnastique suédoise est quelquefois suivie d'une amélioration fonctionnelle notable. C'est au même ordre de moyens thérapeutiques qu'il faut rattacher la *thérapeutique vibratoire*. Charcot avait remarqué que les parkinsonniens retirent des voyages soit en voiture, soit en chemin de fer, une sensation de bien-être. Il eut ainsi l'idée du fauteuil trépidant, renouvelé du trémoussoir de l'abbé de Saint-Pierre: les séances duraient un quart d'heure ou une demi-heure ; l'amélioration se ferait sentir vers la sixième séance, d'après Gilles de la Tourette. Les espérances qu'on avait conçues sur cette méthode ne se sont point réalisées : de même les autres moyens vibratoires (casque vibrant, etc.) ne paraissent pas avoir été suivis d'amélioration bien nette.

La rééducation des mouvements peut être appliquée avec fruit pour corriger les troubles de la marche rétropulsive, propulsive, etc, qui sont un véritable danger pour les malades et nécessitent une surveillance constante de leur entourage.

Le *massage* proprement dit provoque chez les parkinsonniens une sensation de bien être, à condition qu'il soit pratiqué avec douceur : les frictions légères, l'effleurage sont utiles, tandis que le tapotement des masses musculaires doit être sévèrement proscrit, puisqu'il est susceptible d'augmenter l'état de raideur musculaire dont souffrent les malades.

C'est ce symptôme également que calme pendant quelque temps au moins l'*hydrothérapie :* elle a en même temps le très grand avantage d'être agréable aux malades, pour qui la sensation de chaleur continuelle est si pénible. L'hydrothérapie tiède doit être préférée à l'hydrothérapie froide, car nombre de Parkinsonniens sont en même temps des rhumatisants : les bains tièdes de vingt minutes à une demi-heure et chez les malades âgés, l'enveloppement dans le drap mouillé suivi d'une friction sèche remplissent toutes les indications.

L'*électricité*, sur la valeur thérapeutique de laquelle les auteurs ne sont pas d'accord, paraît agir chez quelques individus : Grasset conseille de préférence l'électricité statique. sous forme de séances de quinze à vingt minutes de tabouret, combinées avec les applications de courants galvaniques faibles (10 à 20 milliampères) sur les muscles. La suspension a été essayée : elle procure un soulagement parfois immédiat, mais de peu de durée. Il en est de même des pointes de feu le long du rachis.

Traitement général. — Le traitement général ne doit pas être négligé : le fer, l'arsenic, les injections de sérum seront employés chez les cachectiques. L'iodure de potassium à doses légères est indiqué chez les athéromateux exposés aux ictus. Certains malades ont des insomnies, qui leur rendent la vie intolérable ; il ne faudra pas hésiter à avoir recours aux hypnotiques habituels (sulfonal, trional, etc.), pour leur procurer un repos réparateur : la morphine sera proscrite avec énergie, si l'on ne veut point faire des sujets des toxicomanes.

Le *traitement psychique*, dans la maladie de Parkinson, a une importance considérable : les paralytiques agitants sont des tristes, ayant tendance à l'hypochondrie : il faut donc les distraire sans fatigue. C'est en agissant comme dérivatif qu'un séjour aux eaux minérales (Royat, La Malou, Néris, Bagnères-de-Bigorre), leur procurera quelques soulagement. Ils sont d'ailleurs éminemment suggestionnables et l'on peut dire que chez eux chaque changement de médication est suivi d'une amélioration. Le rôle du médecin est donc tout tracé : il doit toujours encourager ses malades et les distraire, car s'ils se croient abandonnés sans aucun espoir, ils tombent dans un état mélancolique qui peut les mener à la vésanie.

LES NOUVELLES MÉTHODES D'ANALYSE EN HYDROLOGIE

Leçon d'ouverture du cours d'hydrologie de la Faculté de Médecine et de Pharmacie de Toulouse

par M. le Dr F. Garrigou

Messieurs,

Il y a dix ans passés, en juin 1891, j'avais l'honneur d'inaugurer, ici même, le Cours d'hydrologie, devant un auditoire nombreux et choisi, où dominaient vos prédécesseurs sur les bancs de la Faculté.

Dans cette leçon d'ouverture d'un cours qui n'existait encore nulle autre part en France, je montrai ce qu'était l'hydrologie, à laquelle je m'étais consacré déjà depuis trente ans, et je cherchai à faire entrevoir ce qu'elle pourrait, et ce qu'elle devrait être un jour.

Le monde scientifique voulut bien faire un accueil des plus encourageants à la publication de mon programme, ainsi qu'à la manière rationnelle dont je voulais présenter mon enseignement.

Au mois de novembre suivant, je reprenais mes leçons devant un public sensiblement modifié dans ses proportions. Il y avait toujours des docteurs en médecine, des ingénieurs, des pharmaciens et des amis, tandis que le chiffre des étudiants avait sensiblement diminué.

Seuls, étaient venus les jeunes gens curieux de savoir ce que deviendrait un cours, dont on avait, de juin à novembre, cherché à prouver l'inutilité.

Cependant, aux six auditeurs étudiants qui, le premier mois, suivirent les leçons d'hydrologie, d'autres se joignirent rapidement. Vous savez, par vos anciens et par vous-mêmes, le sort de cet enseignement, et vous avez compris quel était le but scientifique et pratique poursuivi par celui qui en était chargé.

Par votre nombre croissant, par une assiduité qui l'an dernier ne s'est jamais démentie, par les thèses relatives à l'étude des eaux, presque toutes remarquables, soutenues depuis dix ans, vous avez fait justice des pronostics fâcheux et vous avez montré la nécessité du cours d'hydrologie dans une grande Faculté.

Peut-être même, faut-il attribuer à la variété des sciences auxquelles l'étude des eaux minérales se rattache, d'avoir eu pour résultat d'éveiller chez vous un intérêt qui vous a groupés, empressés autour de votre professeur.

Et ces faits ont permis aux hommes les plus autorisés d'affirmer officiellement que les résultats acquis démontraient l'importance de l'étude des eaux minérales.

Vous avez donc, Messieurs, contribué à fournir des éléments sérieux pour prouver que les chaires d'hydrologie s'imposent et doivent être créées dans toutes les Universités où l'on a souci d'un enseignement complet pour la médecine et pour la pharmacie.

Je vous en remercie au nom de la science des Eaux minérales. Et comme ce sont les é[...]es qui sont appelés à devenir un jour professeurs, plus d'un, peut-être, parmi vous, t[...]ivera-t-il sa voie dans l'hydrologie, et sera-t-il, tôt ou tard, appelé à propager dans q[...]lque Université, l'instruction hydrologique que l'on réclame de tous côtés.

Cette instruction, vous le comprenez, ne pouvait être donnée au hasard. Aucun [...]gramme n'existait, puisqu'il n'existait nulle part aucun enseignement special. Il a fallu [...]er ce programme. Ceux d'entre vous qui suivent le cours depuis trois ans en connaissent toutes les phases : hydrogéologie, chimie hydrologique, matière médicale et thérapeutique hydro minérales conduisant à la clinique.

Nous allons poursuivre cette année la deuxième partie du programme : la chimie hydrologique, qui a été précédée, l'an dernier, par l'hydrogéologie.

Je dois insister, dès le début, sur l'importance exceptionnelle de la chimie des eaux, non seulement aux points de vue qui vous touchent directement, c'est-à-dire la question d'examen et la question d'instruction comme analystes, mais aussi au point de vue des exigences de la clinique. Il y a, en effet, impossibilité absolue de bien comprendre la matière médicale et la thérapeutique thermales, desquelles découle la clinique dans une station thermale, si l'on ne connaît pas à fond la composition du remède que l'on emploie, et que la nature s'est plu à rendre quelquefois aussi complexe que possible.

D'abord, en ce qui vous concerne, le cours de cette année aura deux avantages pour ceux qui le suivent d'une manière bien régulière.

1° Ils y acquerront une instruction spéciale en ce qui regarde l'analyse chimique, instruction qui marchera de front avec celle que l'on reçoit aux travaux pratiques, pour les pharmaciens et celle que l'on acquiert dans la première année du P. C. N., pour les médecins.

Vous possèderez, après le cours de chimie hydrologique, les éléments nécessaires pour procéder à une analyse chimique quelconque, avec toute la correction voulue, que cette analyse soit qualitative ou quantitative.

Beaucoup de vos camarades, déjà en situation de le faire par leur installation dans une ville d'eau, ou dans des districts miniers, m'ont remercié des méthodes qu'ils m'avaient entendu et vu exposer dans ce cours, et qui leur rendent journellement des services signalés. Ainsi, par la méthode des flammes de Bunsen, ils peuvent, en quelques minutes, dire si un minerai contient des métaux volatils, et quels sont ces métaux, cela avec un outillage à peu près insignifiant, et que je vous ferai connaître.

En aussi peu de temps, ils peuvent dire également si une eau minérale est riche en métaux, si parmi ces métaux il y en a de volatils, quels ils sont, et si à côté d'eux il existe des variétés de matières organiques et des organismes vivants.

Ces études pratiques, applicables aux eaux potables, ont conduit plusieurs de vos anciens camarades à devenir les aides très précieux de Conseils départementaux d'hygiène, ou de municipalités en peine pour donner une boisson saine à leurs administrés.

En ce qui regarde vos examens, le cours de chimie hydrologique analytique vous oblige de repasser et vous met en mesure de mieux retenir tout ce qui est enseigné dans les travaux pratiques de chimie, soit au P. C. N, soit à la Pharmacie.

Quelles que soient les méthodes préparatoires d'une analyse, ce sont toujours les mêmes réactions qui se présentent pour reconnaître les métaux divers. Comme ces réactions seront produites devant vous, dans les diverses recherches qui seront entreprises sur la table de cours, vous aurez plusieurs fois l'occasion de repasser dans votre mémoire ce que vous aurez constaté *de visu* ; aussi, tout cela se classera forcément et correctement dans votre esprit.

Et vous ne devez pas oublier que c'est le classement bien ordonné dans le cerveau, des matières apprises au cours, qui vous conduit à répondre convenablement aux examens.

Je viens de vous dire qu'il était impossible de bien appliquer médicalement les eaux minérales si l'on n'en connaît pas la composition à fond. Il y a des années, Messieurs, que je soutiens ce principe. Et lorsqu'en 1875, j'annonçai dans un mémoire sur la composition de la Source Vieille des Eaux-Bonnes, que cette composition était toute autre que celle qu'avaient donnée les chimistes qui l'avaient analysée jusqu'à ce jour, l'on me fit un crime d'avoir touché à l'arche sainte, c'est-à-dire à une analyse officielle, qui malgré son efficacité n'expliquait rien thérapeutiquement. Bien plus, lorsque mes résultats obtenus avec un mètre cube d'eau furent publiés, un tolle général de la part de tout une catégorie de chimistes de renom, se manifesta contre celui qui avait signalé la présence de trente corps simples et de deux matières organiques différentes dans la Source Vieille. On soupçonna même la bonne foi de l'analyse. On chuchota tout bas, que si j'avais retrouvé tous ces métaux dans l'eau, c'était parce que moi ou d'autres les y avaient ajoutés préalablement.

Néanmoins, le Dr Dechambre voulut que cette analyse fut publiée dans son Dictionnaire encyclopédique des sciences médicales, et elle parut à l'article Eaux-Bonnes, dû au Dr Rotureau.

Depuis 1874, en dépit des critiques amères, j'ai constamment procédé de la même manière, et j'ai cherché à connaître la composition complète des eaux, tant au point de vue minéral qu'au point de vue organique.

Toutes mes analyses publiées pendant un quart de siècle, ont eu pour but, et finalement pour résultat, de montrer que le principe qui me guidait ne reposait pas sur une simple spéculation de l'esprit, mais sur des faits intéressant la chimie et la médecine, faits d'une véracité indiscutable, et que tôt ou tard on devait être forcé d'admettre, comme base de l'hydrologie sérieuse vraiment utile aux malades.

Il a fallu longtemps pour arriver à cette conclusion, que l'on doit, dans une analyse d'eau, rechercher toutes les substances que la nature lui a fourni.

Et comme vous serez exposés, je le crains, Messieurs, à entendre encore les échos de ces critiques, qui pourraient, peut-être, influencer votre confiance dans les procédés et les résultats que vous êtes appelés à connaître et à graver dans votre mémoire, il est de mon devoir de prévenir le doute, en vous communiquant un jugement officiel, en quelque sorte, porté sur ces questions, par l'un des membres des Compagnies savantes les plus autorisées en matière hydrologique.

Fait assez singulier, c'est encore au sujet de l'analyse des Eaux-Bonnes, présentée il y a vingt-cinq ans au monde scientifique et médical, comme début de mes grandes analyses, et à laquelle je faisais allusion plus haut, que s'est produite la petite révolution hydrologique constatée et affirmée dans le rapport suivant de M. le Dr Robin, président de la Société d'hydrologie médicale de Paris, et rapporteur de la Commission des Eaux minérales à l'Académie de médecine de Paris.

Voici ce rapport :

« *L'œuvre de Garrigou en analyse chimique hydrologique*.

« Un fait intéressant, et que l'on peut considérer comme présentant une réelle importance au point de vue de la science hydrologique, vient de se passer à la Société d'hydrologie de Paris.

Depuis des années, le professeur Garrigou, de Toulouse, avait émis l'opinion que les eaux minérales devaient leur action à la présence des sels métalliques et organiques que les analystes n'avaient jamais pu découvrir.

« Pour démontrer la présence de ces substances dans les Eaux minérales, il fallait concevoir des méthodes toutes spéciales d'analyses, et créer un laboratoire de recherches en rapport avec ces méthodes.

« C'est ce qu'a fait M. Garrigou, en consacrant à cette entreprise scientifique plus de trente ans de sa vie, et sa fortune toute entière.

« Les résultats qu'il obtint ainsi étonnèrent les chimistes hydrologues, imbus des anciens principes sur l'hydrologie, et effrayés, sans doute, par l'idée de consacrer à l'analyse correcte des eaux, des milliers de litres de liquide, ainsi que le faisait le professeur de Toulouse. Ils s'empressèrent de nier, sans les contrôler, les résultats extraordinaires qu'annonçait ce dernier. Le corps médical lui même, peu habitué à voir des résultats d'analyses d'eaux minérales, tels que ceux dont nous parlons, se rangea, avec les chimistes, contre M. Garrigou.

« Ce dernier, persistant pendant près de trente ans dans les mêmes idées, et poursuivant sans se décourager, les analyses par les mêmes méthodes, qu'il a tout au long exposées dans son enseignement de la Faculté de médecine de Toulouse, chimistes et médecins, ont enfin consenti à étudier de plus près les procédés et les résultats de notre confrère. Ils se sont aperçus qu'il était dans le vrai.

« La séance du 7 novembre (1899) a été pour la science hydrologique, et pour M. Garrigou, une séance de réparation méritée.

« M. le Dr Cazeaux, des Eaux-Bonnes, a montré que les effets si remarquables de la source Vieille, étaient dus à l'ensemble des nombreux métaux découverts, il y a plus de vingt ans, par M. Garrigou, dans cette eau, que l'on peut considérer comme la plus métallifère des Pyrénées.

(*A suivre*).

COMPTE RENDU DES SÉANCES

DE LA

SOCIÉTÉ DE THÉRAPEUTIQUE

Séance du 12 décembre 1900

Présidence de M. HUCHARD

M. Bardet donne lecture d'un travail sur le *traitement de la neurasthénie*, se rapportant plus spécialement à l'action et à l'emploi de l'acide phosphorique. Ce dernier existe dans les officines sous forme d'acide trihydraté étendu de son poids d'eau distillée. Pour faciliter son emploi, on prescrira :

Acide phosphorique officinal	**28 grammes.**
Alcoolature d'oranges...:.....................	**20 —**
Sirop de sucre	**250 —**
Eau distillée q. s. pour faire...................	**1 litre.**

La dose employée couramment d'acide phosphorique anhydre étant de 1 à 5 ou 6 grammes par jour, on fera prendre au malade 1 à 6 demi-verres ordinaires à boire, étant donné que le verre banal est d'une contenance de 200 centimètres cubes. On pourra doubler le volume du liquide avec de l'eau, et utiliser ainsi la préparation comme boisson usuelle.

Pour éviter le goût acide et l'action styptique de ces préparations, on pourra prescrire :

Blanc d'œuf.......................................	**60 grammes.**
Acide phosphorique officinal D. 1, 35.........	**58 —**
Eau distillée q. s. pour faire..................	**400 cent. cub.**

Laisser en coction au bain-marie jusqu'à complète dissolution, filtrer, puis ajouter lentement et en agitant, le mélange suivant :

Alcoolature d'oranges.........................	**200 grammes.**
Sirop de sucre	**400 —**
Compléter un litre avec de l'eau distillée.	

Cette formule peut se varier à l'infini sur le même principe, la préparation précédente contient ˜ gr. 10 d'acide phosphorique anhydre par cuillerée à café. On fait prendre au malade, au cours ,u repas, 10 à 15 cuillerées à café étendues d'eau pour remplacer la boisson usuelle.

L'acide phosphorique passe dans le sang à l'état de sel de soude : de cette façon, il est probable ¡ue ce traitement n'expose pas à la stéatose du foie.

A haute dose, l'acide phosphorique peut exercer une action laxative utile ou nuisible selon les as. Des doses de 4 à 6 grammes d'acide phosphorique correspondent à des doses de 6 à 10 grammes le phosphate de soude, une fois la saturation faite dans l'intestin. Or, on sait que le phosphate

de soude est un puissant laxatif, il est donc naturel de constater un effet de ce genre dans l'emploi de l'acide phosphorique ; cela explique les cas d'intolérance signalés par Le Gendre. Mais, par contre, chez les constipés, c'est-à-dire dans le plus grand nombre des cas, cette propriété est un précieux avantage.

En résumé, l'introduction de l'acide phosphorique dans l'estomac a pour effet d'inhiber partiellement la sécrétion d'acide chlorhydrique chez les hyperchlorhydriques, et indirectement, cet effet a pour résultat d'empêcher l'alcalinisation des humeurs. C'est donc essentiellement une médication destinée aux dyspeptiques. Si les malades sont hypochlorhydriques, la médication permet la digestion artificielle des aliments.

L'acide phosphorique, mieux que tout autre acide minéral, améliore rapidement les fonctions digestives, en même temps que les phénomènes généraux pathologiques disparaissent ou s'améliorent. Mais il ne faudrait pas maintenir longtemps la médication, attendu que si le malade est raisonnable et veut bien se tenir sévèrement au régime, l'état de ses réactions se maintient a la normale. Cependant, s'il s'agit de malades irréductibles, incapables de suivre un régime, on peut continuer l'emploi du médicament, qui a au moins l'avantage de diminuer les effets nocifs.

L'orateur a vu des malades, qui prennent de l'acide phosphorique à haute dose depuis plus d'un an, sans qu'on puisse constater autre chose qu'une amélioration notable de leur état de santé, tant au point de vue général, qu'au point de vue gastrique.

Mais, il connait des malades hypersthéniques gastriques chez lesquels l'usage prolongé de l'acide phosphorique n'a pas empêché les accès : il n'en peut être autrement du reste, car ces malades sont des sujets se livrant à un surmenage intellectuel qui ne permet pas de supprimer une situation pathologique dépendant surtout de l'état nerveux.

Bref, sans être une panacée, l'acide phosphorique est un excellent médicament qui mérite de prendre une place importante dans la thérapeutique des maladies de l'estomac. Il est certainement supérieur aux autres acides, il mérite de les remplacer, car il a sur eux l'avantage d'apporter dans l'économie une substance nécessaire et de réparer les pertes en phosphates. Comme contre-indications, il faut retenir l'état d'irritabilité locale irréductible et les ulcérations de l'estomac et du tube digestif, ainsi que la diarrhée et l'entérite chronique.

M. Mathieu, à la suite de nombreuses recherches, est arrivé à cette conclusion, que les types chlorhydriques qui ne vomissent pas, éliminent par les urines une quantité d'acide notablement plus élevée que les hypochlorhydriques : le double à peu près, si l'on prend des types extrêmes.

Cela n'a rien d'étonnant si l'on songe que l'acide fabriqué dans l'estomac rentre ensuite en partie dans la circulation. Au moment où la sécrétion chlorhydrique se produit, l'alcalinité du sang augmente, mais elle diminue plus tard. L'acidité de l'urine après s'être affaiblie, s'élève de nouveau et le *poids total* de son acide se trouve être supérieur chez les hyper à ce qu'il est pendant la même période chez les hypochlorhydriques.

En admettant même que l'acidité de l'urine du matin soit réellement diminuée chez les hyperchlorhydriques, il ne faudrait pas tirer de ce fait des conclusions absolues sur la quantité d'acide qui passe réellement par les urines en 24 heures.

M. Joulie et ses imitateurs se placent dans des conditions particulières. Il est très possible que les données ainsi acquises comportent des indications utiles au point de vue du diagnostic et de la thérapeutique ; mais il convient de ne pas leur attribuer plus de valeur qu'elles n'en ont. La véritable façon de déterminer la signification physiologique et séméiologique de l'acidité urinaire consiste à en fixer la quantité totale et les variations horaires.

M. Robin, en ce qui concerne le dosage de l'acidité urinaire, croit aussi à la nécessité de mesurer l'acidité des urines des vingt quatre heures ; la méthode de M. Joulie, qui se borne à étudier les urines de la nuit, semble purement conventionnelle ;

L'orateur a constaté en outre que l'hyperacidité urinaire est très fréquente chez les hyperchlorhydriques qui ont des vomissements fréquents privant l'organisme d'une partie de HCl sécrété. Les hypersthéniques qui ne vomissent pas sont plutôt hyperacides.

Les grandes doses de viande ont des inconvénients chez la plupart des hyperchlorhydriques, mais ces inconvénients sont beaucoup plus marqués chez ceux dont le suc gastrique renferme d'habitude des bases ammoniacales en grande quantité. On n'attache pas toujours une importance suffisante à l'existence, révélée par le chimisme stomacal, de ces composés anormaux. Quand on les trouve augmentés chez un malade, il est indispensable de réduire notablement l'alimentation carnée.

M. Huchard présente une note intitulée : *quinine et vaso-constriction : applications thérapeutiques.* Ce médicament donne souvent, à haute dose, de bons résultats dans le traitement d'hémorragies diverses. On prescrira par exemple :

Sulfate de quinine........................	6 grammes.
Extrait aqueux d'ergot de seigle............	2 —
Poudre de digitale........................	0 gr. 40
Extrait de jusquiame........................	0 gr. 40

Pour 40 pilules. — 6 à 10 pilules pendant deux ou trois jours.

En cas de règles douloureuses :

Sulfate de quinine........................	4 grammes.
Extrait thébaïque........................	0 gr. 30

Pour 30 pilules. — 5 à 6 par jour.

Si enfin on admet que le goître exophtalmique est une vaso-dilatation active primitive ou réflexe des vaisseaux du cou ou de la tête, on prescrira le sulfate de quinine. L'orateur a ainsi traité 6 cas de ce genre en prescrivant 1 gr. 50 de bromhydrate de quinine en trois fois pendant huit jours ; 1 gramme en deux fois pendant huit autres jours ; 0 gr. 50 pendant les huit suivants, et ainsi de suite pendant deux à quatre mois, en laissant reposer les malades toutes les trois semaines pendant huit jours : quatre fois sur six, il a obtenu des résultats très encourageants : diminution et même disparition de la tachycardie, sédation des phénomènes nerveux et disparition du tremblement. L'exophtalmie a presque disparu, trois fois sur six, mais l'hypertrophie thyroïdienne a toujours été le symptôme le plus rebelle, quoiqu'elle ait également rétrocédé dans les proportions notables sous l'influence de la médication quinique.

Séance du 26 décembre 1900

Présidence de M. HUCHARD

M. Weber donne l'observation d'un malade qui, à la suite d'une opération chirurgicale et de chagrins, était devenu gravement neurasthénique et fut soumis à la médication par l'acide phosphorique, à la dose de vingt gouttes deux fois par jour dans de l'eau vineuse. Ce traitement donna d'excellents résultats et fut suivi pendant cinq mois par le malade. A ce moment, des phénomènes toxiques furent observés : le malade se plaignit de vertiges fréquents. Il y a donc lieu de bien surveiller cette médication qui ne semble pas exempte de dangers chez des sujets affaiblis.

M. Bardet fait remarquer que, s'il a adopté pour ses recherches, le procédé Joulie, c'est qu'il a le grand avantage de tenir compte d'une donnée toujours facile à contrôler, à savoir la densité urinaire. Cette méthode peut donc être utilisée loin de tout laboratoire et ne nécessite aucune manipulation trop compliquée.

M. Cautru préfère avec Joulie, n'examiner que l'urine le matin à jeun, car le taux de l'acidité de totalité des urines des 24 heures peut représenter une donnée fausse, puisque la fermentation s urines peut modifier cette acidité. Au point de vue de l'hypoacidité urinaire du matin, si fréemment observée, elle est, pour ainsi dire, constante chez le neurasthénique vrai : chez les urasthéniques secondaires, on trouvera 10 0/0 d'hyperacides. Les accidents vertigineux s'obsert parfois et forcent d'interrompre la médication. Il est toujours prudent de commencer par ninistrer des doses faibles et il est bon de s'abstenir entièrement en cas de lésion rénale.

M. Barbier fait ressortir que les analyses d'urines ainsi comprises ne peuvent être bien profiles à l'étude de la neurasthénie. L'azote total éliminé par les urines dépend, en premier lieu, de imentation ; le sujet qui absorbe beaucoup d'azote en élimine beaucoup, et c'est ce qui explique pourquoi tant de diabétiques sont réputés être des hyperazoturiques : il suffit de diminuer la quantité de viande permise à ces malades pour voir le taux de l'azote urinaire baisser. Ne tenir compte que des résultats de l'analyse urinaire, sans s'inquiéter du travail physique ou intellectuel auquel se livre le sujet, de son alimentation, etc., constitue une manière de faire qui, forcément amène à des conclusions trop étroites.

M. Linossier constate que si l'on adoptait les idées de M. Joulie, on arriverait à cette conclusion que les hypoacides sont la règle, et que les hyperacides ou les normaux sont l'exception. Il ne faut pas non plus conclure à une hypoacidité parce que l'acide phosphorique donne de bons résultats. On voit, par exemple, les alcalins fort bien réussir dans le traitement du diabétique, qui, pour M. Cautru, est presque toujours un hypoacide.

M. Le Gendre a observé une malade, neurasthénique et hyperacide, chez laquelle la médication par l'acide phosphorique avait été commencée avant que l'analyse urinaire, faite par le procédé Joulie, eût démontré cette hyperacidité. Le traitement ayant donné d'excellents résultats, fut continué, malgré cette constatation. L'acide phosphorique ne semble donc pas agir en combattant l'hypoacidité; peut-être améliore-t-il la digestion, peut-être représente-t-il une méthode facilitant l'introduction du phosphore dans l'organisme.

M. Dalché donne lecture d'une note concernant l'*emploi du sulfate de quinine dans la thérapeutique utérine*. La quinine semble surtout indiquée pour combattre les métrorrhagies fluxionnaires, telles qu'on les observe, de préférence au moment de la ménopause, chez les herpétiques, les goutteuses, etc. Chez les dysménorrhéiques, quand les névralgies intenses au moment des règles ne sont que l'exagération de névralgies lombo-abdominales existant dans l'intervalle des règles, la quinine seule donnera peu de résultats. L'association de la quinine à l'ergotine et à la digitale devient fort utile dans la médication hémostatique.

M. Patein présente un travail concernant l'emploi du *perchlorure de fer comme agent hémostatique*. Les observations, prises à l'hôpital de Brévannes, démontrent que le perchlorure de fer a été abandonné à tort dans ces dernières années; il donne d'excellents résultats dans les hémorragies survenant chez les malades atteintes de cancer de l'utérus, du sein, d'épistaxis, etc., à condition de l'employer à la température de 50° et en solutions étendues à 1/20 ou 1/50. Grâce à ce mode d'administration, on obtiendra l'arrêt d'hémorragies ayant résisté à l'ergotine et à l'antipyrine.

REVUE DES PUBLICATIONS SCIENTIFIQUES

Maladies infectieuses

Dr LESAGE

Médecin des hôpitaux

Résumé des résultats obtenus par l'expédition antimalarique (*Deutsche med. Wochenschrift*, 13 décembre 1900). — Les conclusions thérapeutiques du rapport du Pr Koch ont trait en premier lieu, à l'immunité que le malade acquiert lentement à la suite d'atteintes successives. Le malarique finit ainsi par ne plus présenter d'accès fébriles, bien que son sang contienne encore les parasites caractéristiques, et tout spécialement les formes destinées à continuer leur évolution dans l'organisme de l'anophèle. Cette malaria latente est surtout fréquente chez les enfants et fort importante au point de vue étiologique, car elle est la cause principale de l'extension des épidémies. Le même phénomène s'observe, du reste, à propos de la peste et du choléra, mais la lutte contre la malaria est relativement plus facile, puisque l'examen du sang suffit pour asseoir le diagnostic et qu'un traitement rationnel n'a pas besoin d'être ici soutenu par des mesures de désinfection et d'isolement. Mais la condition indispensable est que l'action thérapeutique ne se borne pas aux seuls malades qui viennent consulter le médecin, mais s'attaque à tous les cas latents. Le praticien devra donc être familiarisé avec les recherches bactériologiques et le maniement de la quinine : ce médicament devra être gratuitement distribué aux indigents qui en auront besoin.

Koch préconise, pour la lutte contre la malaria, non pas les mesures nécessairement insuffisantes, destinées à lutter contre les moustiques, mais le traitement rationnel de tout sujet porteur de parasites de la malaria. Cette tâche est ardue, car chaque médecin colonial est convaincu qu'il applique le meilleur traitement antimalarique et n'accepte aucun conseil dans ce domaine.

On commencera par l'examen microscopique du sang, exécuté de préférence, si c'est possible, dans la période entre deux accès, puis on administrera de la quinine ou du bleu de méthylène, dont l'action est plus lente, mais qui rend d'incontestables services.

La préparation quinique à administrer doit être cristallisée, de façon à empêcher autant que possible les adultérations, et le chlorhydrate sera choisi de préférence. La forme pilulaire doit être sévèrement proscrite, malgré les préférences des malades pour ce mode d'administration, car les pilules deviennent absolument insolubles dès qu'elles ne sont plus fraîches. On ne permettra pas davantage l'enrobage dans du papier à cigarettes, pratiqué de préférence dans l'Afrique orientale, car il arrive fréquemment que l'on retrouve le tout intact dans les selles. Les tabloïdes ont les mêmes inconvénients que les pilules, les capsules de gélatine sont rarement bien dosées, et de nombreux malades ne réussissent pas à avaler correctement des cachets.

Le seul procédé pratique consiste à administrer la quinine en solution, en ajoutant de l'acide chlorhydrique. Le goût fort désagréable sera corrigé par l'ingestion consécutive d'un morceau de sucre. La quinine n'étant résorbée qu'en milieu acide, il ne faut jamais la prendre à la fin du repas, surtout dans les tropiques où l'on a l'habitude de boire des eaux minérales alcalines. La quinine sera donc administrée le matin, après un léger déjeuner. Si l'estomac fonctionne mal, on recourra aux injections sous-cutanées.

On ne donnera jamais moins d'un gramme à la fois à un adulte, 4 à 6 heures avant le moment présumé de l'accès, donc, en général, vers 6 heures du matin. Si l'accès est influencé par la dose de 1 gramme, on continuera par la même dose ; dans le cas contraire, on donnera 1 gr. 1/2 à 2 grammes. Les enfants au-dessous d'un an prendront 1 ccm. d'une solution à 10 0/0, en augmentant de 1 ccm. par année d'âge.

Il arrive parfois que la fièvre ne cesse pas malgré la disparition des parasites. Il s'agit alors de complications qui ne sont plus justiciables de la médication par la quinine. D'ordinaire, la fièvre disparaît avec les parasites, nais il est fréquent d'observer des récidives quelques semaines après la guérison. Comment prévoir ces dernières? En donnant au malade guéri, tous les dixième et onzième jours, un gramme de quinine. Cette règle a été établie par Koch à la suite de nombreux tâtonnements et elle semble satisfaire à la grande majorité des cas et prévenir, à coup sûr, pour ainsi dire, les récidives, si on continue le traitement pendant deux mois au moins.

Si la fièvre bilieuse hématurique apparaît, ou si un malade en a déjà autrefois souffert, on commencera par des doses très faibles, 0 gr.10, en augmentant graduellement et en s'arrêtant au premier symptôme de cette complication redoutable (hyperthermie, ictère léger, urines plus foncées).

E. Vogt.

Chirurgie générale

Dr Benoit

Ancien interne des hôpitaux

Opération de Phelps pour la cure radicale de hernie (*Medical Record*, 22 septembre 1900). — Le chirurgien américain attribue la fréquence des récidives à la faiblesse du tissu cicatriciel qui s'étire et finit par céder. Aussi est-il convaincu qu'il faut adopter sa méthode pour réussir à les éviter, que la plaie ait ou non suppuré. Son procédé est un retour au fil d'argent, déjà abandonné dans cette opération, mais avec un changement de technique : au lieu de faire des points séparés, c'est un véritable matelas de fils entrelacés que l'on doit, selon lui, former, et dont l'enkystement dans les tissus vient fortifier très heureusement la paroi abdominale affaiblie. Voici quelques détails : pour éviter la formation d'un espace vide entre la paroi profonde et le sac rétracté, comme dans les méthodes ordinaires, Phelps, une fois le sac disséqué et sectionné au ras, se contente d'en recoudre les lèvres, jointes au fascia transversalis, avec une suture continue de fil d'argent, comme s'il s'agissait d'une « petite laparotomie ». C'est par dessus le fascia transversalis et le péritoine ainsi unis qu'il installe un matelas de fil d'argent, sorte de treillis protecteur, sur lequel la couche des muscles profonds est suturée par une nouvelle suture continue de fil d'argent. Un petit drain en verre est inséré jusqu'au matelas d'argent. S'il s'agit d'une hernie importante comme volume, deuxième matelas de fil d'argent entre les muscles profonds et l'aponévrose superficielle qui est suturée au-dessus de lui. Que devient le cordon dans la cure de la hernie inguinale par ce procédé? Récliné en dehors de l'anneau interne pendant les manœuvres précédentes, on lui crée un passage suffisant, grâce à une légère entaille de l'aponévrose qui le borde à sa sortie, puis on le couche *directement sous la peau*, où il poursuit sa course vers le scrotum. Après nécropsie, l'auteur a constaté l'enkystement parfait de ses fils, qui n'ont jamais gêné ceux qui en étaient porteurs. La soie, dit l'auteur, est contre indiquée par les dangers d'infection; au contraire, le fil d'argent, puisé dans l'acide phénique pur, porté au rouge à la lampe à alcool avant son introduction dans la plaie opératoire, constitue une matière stérilisable qui est supérieure aux autres et se ploie dans tous les mouvements du corps, grâce à son élasticité. L'infection survient-elle malgré les précautions prises, il faut se garder d'enlever les fils. Une curette fine sera promenée dans la région infectée, puis la plaie sera lavée à la solution phéniquée forte, puis à l'alcool, qui est le meilleur antidote contre les effets corrosifs de l'acide phénique. On laisse ensuite la plaie guérir par granulation.

S'il nous fallait critiquer ce nouveau procédé, nous pensons en effet qu'il doit prendre place parmi les bons, mais on ne saurait tolérer qu'il ait la prétention de les remplacer. Nous faisons bon marché de la suppression de la manœuvre qui détruit le fameux « infundibulum péritonéal », chère à certains chirurgiens. Nous accordons aussi que la soie cause des infections nombreuses et prolongées, quoique peu graves. Ces infections, en outre, sont une cause secondaire de récidive après la sortie des fils dont le rôle est par cela-même annihilé. L'expérience a condamné, pour la plupart en France, l'usage d'une substance aussi impropre. Mais la suture soignée, couche par couche, avec du gros catgut, a donné jusqu'à ce jour un assez grand nombre de succès confirmés, pour que l'on s'y tienne dans la plupart des cas. Sans doute, cette substance résorbable ne provoque pas une formation aussi intense de tissu inflammatoire autour des lignes de suture que le fil d'argent employé par Phelps. Mais cela n'est nullement utile pour obtenir une bonne guérison dans les cas simples. Aussi réserverions-nous aux cas compliqués l'usage d'une méthode comportant l'emploi de corps étrangers introduits dans les tissus, à l'heure où l'on s'ingénie de différentes façons à les supprimer.

Pour la hernie crurale, quel que soit le procédé suivi, il faudra, quoiqu'on veuille, faire malheureusement une part assez large aux rechutes. M. Phelps se sert également de fil d'argent dans les cas de *plaies du crâne*, avec large perte de substance, en établissant un véritable grillage qui se fixe sur le périoste et l'aponévrose, et empêche la compression cicatricielle du cerveau, enfin, dans la réparation des ruptures musculaires.

A. Benoit.

Volvulus chez un homme de 72 ans; laparotomie, guérison, par M. Verneuil (*La Clinique des hôpitaux de Bruxelles*, 17 novembre 1900). — Ce fait se distingue par le siège du volvulus, observé chez un sujet âgé, sur la dernière portion de l'iléon, et par la guérison après détorsion simple chez un malade délabré souffrant de bronchite chronique. Avant de remettre l'intestin dans le ventre, l'auteur, après avoir levé l'obstacle, jugea bon de vider les anses intestinales dont la réduction semblait très difficile. Il entailla l'intestin bien isolé sur son bord convexe, et donna issue à une quatité considérable de liquide. Après suture et soins antiseptiques minutieux, il fit la réduction, devenue aisée. Selon lui, cette manœuvre diminue les chances d'infection péritonéale, au nom desquelles pourtant beaucoup de chirurgiens s'abstiennent d'ouvrir le tube intestinal. Le succès de notre confrère dans ce cas, particulièrement défavorable, semble autoriser cette conduite. De fait, la résection intestinale, appliquée au volvulus ayant produit des dégâts irréparables, tient sa gravité, non de l'ouverture de l'intestin, rendue bien innocente par le perfectionnement de la technique, mais du choc opératoire subi par le patient, déjà affaibli par plusieurs jours de maladie.

A. Benoit.

Hémorragie intercranienne par lésion traumatique du sinus, par M. Bertelsmann (*Société méd. de Hambourg*, 13 novembre 1900). — Il s'agit d'une femme qui heurta l'angle d'un trottoir, en tombant sur l'occiput. Après quelques instants de perte de connaissance, elle put rentrer chez elle. Mais il se déclara quelques jours après des symptômes généraux graves : état comateux, inégalité pupillaire, accès épileptiformes, pouls fuyant, etc... Malgré un peu d'œdème pulmonaire, constaté à son entrée à l'hôpital, la *trépanation* fut entreprise. Elle porta sur le point même traumatisé, l'occiput. L'incision des parties molles permit de constater l'existence d'une fissure au niveau de la suture sagittale. On tailla un lambeau osseux, qui laissa s'écouler, une fois soulevé, une grande quantité de sang qui comprimait le cerveau. Le pouls s'améliora immédiatement. L'hémorragie, qui se renouvela pendant l'opération, provenait du sinus sous-jacent. Un *tamponnement* à la gaze parvint à l'arrêter. Le coma ne disparut pas immédiatement, mais les accès épileptiformes diminuèrent de fréquence et vers le douzième jour, les symptômes graves s'amendèrent. Le vingt-et-unième jour, on put enlever le tamponnement. La malade eut un nouvel accès de coma et de convulsions, ainsi que de la diplopie. Puis elle se rétablit complètement.

A. Benoit.

De l'ostéome de l'orbite, par M. Félix Lagrange (*Journal de médecine de Bordeaux*, 21 octobre 1900). — L'auteur présente une observation prise sur un malade ayant une tumeur de la paroi interne de l'orbite, accompagnée d'un trajet fistuleux et d'une forte déviation de l'œil gauche en avant et en dehors.

L'intervention chirurgicale fit voir qu'il s'agissait d'un ostéome solidement implanté dans l'os *planum* de l'ethmoïde, faisant saillie mi-partie dans les fosses nasales, mi-partie dans l'orbite gauche.

Une incision curviligne a permis d'arriver directement sur la tumeur; celle-ci est d'abord détachée des parties voisines à l'aide de quelques coups de gouge, puis extirpée au davier. Une vaste cavité se présente alors : l'os *planum* de l'ethmoïde est en partie détruit; les fosses nasales communiquent largement avec la cavité orbitaire; une abondante irrigation au cyanure enlève les caillots sanguins, et la plaie, bourrée de gaze iodoformée, est refermée par quelques points de suture; un orifice est cependant laissé à la partie inférieure pour retirer la mèche de gaze. Le malade a pris fort peu de chloroforme. Aucune fièvre, aucun accident consécutif.

L'ostéome retiré est du volume d'un œuf de poule environ, et le niveau de la face inférieure offre deux ou trois polypes qui avaient été reconnus à l'examen rhinoscopique.

Trois jours après l'opération, le pansement est défait, puis refait : l'œil est presque complètement revenu à sa situation normale; l'acuité ne peut être exactement mesurée; les bords de la plaie sont presque complètement réunis. Aucun écoulement de pus n'est venu tacher le pansement; la réunion est complète au niveau des points de suture; pas de phénomènes inflammatoires.

Le pansement est changé tous les deux jours; l'état de la plaie s'améliore rapidement et après 22 jours de traitement le malade demande à quitter l'hôpital. A ce moment son état général est excellent : l'œil a repris sa direction normale; pas de diplopie.

Les auteurs ne sont pas d'accord sur l'opportunité du traitement chirurgical des tumeurs osseuses orbitaires. Les uns estiment que l'ablation de ces tumeurs doit être la règle, dans le but, non seulement d'éviter la défiguration du patient, mais encore de conserver sa vision e^t^

même sa vie menacée par la pénétration de l'ostéome à l'intérieur du crâne. Les autres pensent qu'il faut être sobre d'interventions.

Il est très exact que certains ostéomes, très lents dans leur développement, causent peu de gêne et peuvent être respectés.

L'auteur cependant présente une statistique assez encourageante. Sur 50 cas opérés, il y eut huit extirpations partielles et quarante-deux ablations totales de la tumeur ; quarante-cinq fois l'opération a été suivie de guérison et cinq fois seulement de mort.

On peut donc entreprendre, avec 90 0/0 de chances de succès, l'opération d'un ostéome orbitaire tant que le cerveau n'est pas manifestement intéressé. L'opération est encore permise même quand la tumeur adhère à la dure-mère.

Au point de vue thérapeutique, d'ailleurs, il convient de séparer les ostéomes qui sont en rapport direct avec le cerveau et ceux qui respectent la base du crâne. Ces derniers n'exposent à aucun accident grave ; les premiers seuls, dont l'ablation met à nu les méninges et le cerveau, ont une véritable gravité. C'est à eux seuls que s'adressent les réserves dont il est question et c'est pour leur ablation qu'on devra mettre en œuvre toutes les ressources de la chirurgie du crâne.

E. Vogt.

Sur une application nouvelle des tractions rhytmées de la langue à la médecine et à la chirurgie d'armée, par Laborde (*Académie de Médecine*, 6 novembre 1900). — Il s'agit d'une observation intéressante recueillie par le Dr Matignon (de Pékin). Le sujet dont il est question fut blessé par une balle de petit calibre, qui traversa la partie inférieure du cartilage thyroïde : il tomba vingt pas plus loin et fut apporté le pouls filiforme, la respiration suspendue, la face cyanosée, la mâchoire contracturée. Les tractions de la langue très lentes et énergiques amenèrent au bout de 3 minutes un léger mouvement de hoquet ; six minutes après, le blessé revenait à lui. Cette observation est à rapprocher des cas de corps étrangers dans les voies aériennes, dans lesquels la traction de la langue a donné d'excellents résultats.

P. Sainton.

Fracture de l'extrémité supérieure de l'humérus traitée sans immobilisation (*Académie de Médec.*, 4 déc. 1900). — M. Lucas-Championnière présente à l'Académie un malade, âgé de 63 ans, qui a pu guérir d'une fracture de l'extrémité supérieure de l'humérus avec une déformation légère et un résultat fonctionnel satisfaisant sans avoir jamais été immobilisé. Il faut, dit-il, appliquer ce traitement immédiatement après le traumatisme et non après quelques jours d'attente : il fait ensuite le procès de l'immobilisation dans cette fracture et l'accuse de produire des raideurs articulaires invincibles.

A. Benoit.

Contribution à la technique de la stérilisation absolue de quelques matériaux de ligature et suture chirurgicales, par le Dr Sabarit (*Gaceta Medica Catalana*, 31 juillet 1900). — Le Dr Sabarit chargé, dans une clinique gynécologique de Barcelone, de la désinfection des matériaux de ligature et de suture, a eu occasion d'essayer tous les procédés recommandés et de se convaincre des défauts de chacun d'eux.

Le procédé que jusqu'à présent on avait employé était celui du Dr Cardenat, qui consiste à mettre pendant vingt-quatre heures la soie et le crin dans l'éther absolu pour les dégraisser complètement ; ensuite, on fait bouillir pendant 45 minutes dans l'eau phéniquée à 5 0/0 et on conserve dans une solution alcoolique de sublimé au 2 0/00 : dernièrement, on a remplacé l'alcool au sublimé par une solution aqueuse de sublimé stérilisée dans les flacons mêmes qui devaient recevoir le matériel.

L'auteur étant très partisan de la stérilisation physique et sachant que certains microbes et quelques spores résistent impunément à la température de l'ébullition de l'eau sans pression et connaissant les travaux de Terrier sur l'asepsie, procède aujourd'hui de la façon suivante :

La soie roulée sur les plaques de verre et le crin sont introduits dans un flacon à large ouverture contenant de l'éther absolu, éther qu'on renouvelle une ou deux fois dans les vingt-quatre heures pour que le dégraissage soit complet. Au bout de quelque temps, on retire la soie et le crin avec des pinces stérilisées et on introduit chaque pièce séparément dans des flacons pareils à ceux décrits, d'une contenance de 250 grammes, pleins d'eau stérilisée à laquelle on ajoute 2 0/00 de sublimé. L'auteur fait ressortir les gros inconvénients des flacons ordinaires. La poussière pénètre entre le flacon et le bouchon et en retirant celui-ci, on la fait tomber dedans. Ceux dont il se sert sont bouchés par superposition, c'est-à-dire que le bouchon, à la manière d'une capsule, coiffe par dehors le goulot du flacon. Ces flacons contenant la soie et le crin, pleins de la solution de sublimé, sont introduits dans l'autoclave : on a soin de placer le bouchon de manière qu'il ne s'ajuste pas entièrement sur le goulot tout en bouchant, pour éviter que la vapeur qui se forme dans l'intérieur du flacon fasse sauter la capsule-bouchon et ensuite que l'eau de condensation du couvercle de l'autoclave tombe dans l'intérieur des flacons. Pour obtenir ce résultat, on introduit des morceaux de verre, bois, etc. en forme de coins, qu'on retire une fois la stérilisation obtenue.

On fait fonctionner le filtre Chamberlain comme d'habitude et en retirant les flacons on a soin de lever un peu le couvercle pour que les coins en verre tombent et les flacons se trouvent bien bouchés.

On obtiendrait, d'après l'auteur, par cette méthode une asepsie rigoureuse, tout en conservant à la soie sa résistance.

F. Bebini.

Maladies des Voies digestives

Dr SOUPAULT

Médecin des hôpitaux

Diagnostic et traitement des sténoses pyloriques (*Société de chirurgie*, 19 décembre, 1900). — A propos d'observations récentes de sténoses pyloriques, une nouvelle discussion s'est engagée. De nouveaux faits surgissent, depuis que la chirurgie stomacale est pratiquée et l'on s'explique l'indécision des chirurgiens tant au point de vue du diagnostic de certains rétrécissements que de leur traitement. On s'aperçoit que les causes qui engendrent ces lésions sont multiples, en dehors de l'ulcus rotondus et du cancer. Ainsi, M. Guinard s'est trouvé en présence d'une dilatation sous-cardiaque, suivie d'un canal de 18 centimètres de longueur, conduisant dans une ampoule prépylorique qu'il prit pour l'estomac. Aussi se contenta-t-il de faire une pyloroplastie, à laquelle le malade succomba en deux jours. Il pense que la gastro-entérostomie faite sur la dilatation sous-cardiaque aurait guéri son malade.

Ailleurs, M. Delbet se contente de faire une gastro-entérostomie pour ulcère du duodenum donnant lieu à des hématémèses graves, au lieu la résection de la partie lésée, et le malade 'ccombe à une nouvelle hématémèse.

Enfin, MM. Reclus, Delbet, Schwartz viennent plaindre des funestes effets du *circulus vicio-* après les *gastro-entérostomie* pour sténoses loriques. Ces troubles n'ont pu être parfois 'és par une *entéro-anastomose secondaire.* Il gissait de gastro-entérotomies postérieures, ns doute, car aucun de ces chirurgiens ne 'le de la méthode de Roux, ou gastro-entérostomie en Y. On ne saurait donc, d'après leur propre aveu, accorder trop de soin à assurer la circulation normale des aliments, après des opérations de cette nature. Et peut-être vaut-il mieux commencer par employer les méthodes qui ont le mieux réussi à ce point de vue, telle que l'opération de Roux. Enfin MM. Tuffier et Hartmann demandent des moyens d'investigation clinique meilleurs que ceux que nous avons, pour éviter la confusion entre l'ulcère et le cancer. Mais, comme chacun sait, ce diagnostic est malaisé souvent, même pendant l'opération. Aussi la recherche de la *leucocytose* est-elle plus utile; grâce à elle on a pu enlever par la gastrectomie large des tumeurs cancéreuses qui n'ont pas récidivé depuis plusieurs années (Tuffier). La valeur de ce signe appelle le contrôle.

Autre bizarrerie clinique, signalée par M. Poirier, et qui nous montre la pathologie stomacale sous ses faces mutiples : ce chirurgien a opéré un malade présentant des symptômes d'obstruction du pylore. Il a trouvé une bride, reliquat d'une péripylorite, dont la simple section permit de rendre au pylore son calibre normal.

Enfin nous signalions ici même récemment les curieuses lésions de la *linite fibreuse*, étudiées par M. Brissaud.

A. Benoit.

Traitement de l'ectasie gastrique, par le Dr V. Valledor (*Revista de Medicina contemporanea*, 1er novembre 1900). — Après quelques considérations sur la pathogénie et la symptomatologie de cette affection, l'auteur aborde le traitement.

Le régime est considéré par un grand nombre d'auteurs comme la base du traitement : les uns préferent l'alimentation solide, d'autres les aliments liquides : les uns et les autres appuient leur opinion de raisons que les résultats ne confirment pas toujours.

Le Dr Valledor recommande de commencer par soumettre le malade pendant trois jours à une série de lavages gastriques avec la sonde à double courant d'Audhoui, ou avec le siphon de Debove, le tube de Faucher, etc. Ces lavages seront ensuite continués deux fois par jour.

Comme régime alimentaire, l'auteur donne la préférence aux substances demi-solides, à la condition qu'elles soient administrées en petites quantités toutes les deux heures : les œufs crus, le lait avec des biscuits, la crème, etc. conviennent très bien dans ces cas, car on évite ainsi l'accumulation des ingesta qui ne serviraient qu'à provoquer une aggravation de l'hypertrophie de la muqueuse.

Avec ces aliments on doit ordonner la strychnine et la quassine pour combattre l'inertie gastrique et faciliter le mouvement péristaltique. Les courants électriques et les douches en forme de jet sur l'épigastre sont des puissants auxiliaires qu'on ne doit pas négliger.

F. Berini

Traitement de l'entéro-colite muco-membraneuse par les courants continus d'intensités élevées (*Bul. of. de la Soc. franç. d'electrothérapie*, novembre 1900). — Le Dr Doumer de Lille. recommande l'application de courants continus à 70-80 mA, de 10 minutes de durée : chez son premier malade, constipé depuis de nombreuses années, et présentant de l'entérite muco-membraneuse, les résultats furent rapides, car dès la 3e application, il eut une selle demi-molle et au bout de 10 jours de séances quotidiennes, après des alternatives de bien et de moins bien, sa constipation fut définitivement vaincue. Mais, et c'est là un point intéressant, l'état local de l'intestin s'améliora d'une façon parallèle, si bien qu'à la fin du traitement il n'y avait plus de mucosités dans les selles, les parois abdominales étaient redevenues souples, les douleurs avaient disparu, les sténoses du colon s'étaient dissipées. L'état général s'était lui aussi considérablement amélioré.

5 autres malades présentant tous des signes indiscutables d'entéro-colite muco-membraneuse, traités de même donnèrent des résultats identiques dans leurs grandes lignes : amélioration et guérison rapides ; retour des selles normales, disparition des mucosités dans les selles, disparition des sténoses et des douleurs, augmentation de l'appétit, disparition ou atténuation des troubles dyspeptiques concomitants.

Voici la technique suivie pour tous ces malades : Deux larges tampons (6 cent. de diamètre) en charbon, recouverts de plusieurs doubles de peau de chamois, bien humectés d'eau froide ou tiède, ou mieux gélatinisés avec soin, sont placés dans les fosses iliaques aussi loin que possible des points d'excitation des muscles de la paroi et des cruraux. On les relie aux pôles de la batterie et on fait passer le courant. On commence par 30 à 40 mA. ; une fois le courant établi l'intensité monte d'elle-même, atteint assez vite 50 mA. et dépasserait même ce chiffre si on ne réduisait pas le potentiel en manœuvrant la manette, soit du collecteur, soit du réducteur du potentiel. On maintiendra d'ordinaire, pendant la première minute, l'intensité de 30 à 40 mA., puis, au bout de la première minute, on fera un renversement. La secousse brusque qu'il provoque surprend toujours le malade, mais elle n'est pas aussi pénible qu'on serait tenté de le croire. Si le malade ne proteste pas, on laisse l'intensité monter, on la ramène à 50 mA. dans le cas contraire. On continue l'application pendant 8 à 10 minutes, en faisant des renversements toutes les minutes. Il est le plus souvent inutile de diminuer l'intensité au bout de ces renversements. Il est à remarquer qu'au bout de deux à trois minutes ces applications deviennent beaucoup plus supportables qu'au début de la séance : il se produit sans doute une sorte d'anesthésie de la peau, permettant dans la plupart des cas de monter à 120 et même 150 mA.

Au bout de 10 à 12 jours les séances quotidiennes des selles deviennent normales : on espace alors les séances et on cesse vers le 20 ou 25e jour.

Il est donc facile d'administrer par voie percutanée des courants relativement intenses : ces courants sont inoffensifs et bien supportés et ont une action curative à longue portée sur la constipation et l'entérite muco-membraneuse.

E. Vogt.

Maladies du Système nerveux

Dr P. Sainton

Ancien interne des hôpitaux.

Tic douloureux de la face; résection des nerfs maxillaire et lingual; guérison (*Journal des sciences médic. de Lille*, 8 septembre 1900). — M. Wintrebert communique un cas de guérison chirurgical du tic douloureux de la face, dû à M. Duret. Le malade, un homme de 51 ans, avait essayé de tous les moyens médicaux sans succès. Etant donné le siège un peu spécial des douleurs et des spasmes, qui siégeaient dans la région du maxillaire inférieur du côté gauche, le chirurgien se décida à réséquer à la fois le nerf maxillaire inférieur, le plus haut possible, et le nerf lingual, sa branche la plus importante. Suivant le procédé ancien de Velpeau, pour la résection du nerf dentaire inférieur, M. Duret traça un lambeau en U à concavité inférieure pour ménager l'artère faciale et le canal de Sténon, qu'on laisse en dedans et au-dessus de l'incision. A l'aide de la rugine, il détacha le masseter, puis appliqua une couronne de trépon sur l'os, afin de découvrir le nerf dentaire, dont l'orifice interne est à égale distance des bords antérieur et postérieur du maxillaire et à peu près à égale distance du bord inférieur et de l'échancrure sigmoïde. Le nerf dentaire est ainsi découvert. Pour atteindre le lingual, l'opérateur fit sauter avec le ciseau et le marteau, le petit pont osseux séparant l'orifice de trépanation de l'échancrure. Le nerf dentaire fut d'abord réséqué sur 4 à 5 centimètres, pour atteindre l'origine du mylo-hyoïdien ; le nerf lingual, plus profond, fut ensuite réséqué sur une longueur égale. Quelques ligatures artérielles furent nécessaires. — Guérison rapide de la plaie opératoire. Cinq mois après l'opération, le malade se déclarait absolument guéri. Cette observation démontre qu'il ne faut par désespérer des interventions chirurgicales simples dans la cure de cette redoutable affection; ce cas n'est pas isolé. En outre la résection s'est montrée supérieure à l'élongation.

A. Benoit.

Psychologie et indications de l'hypnose (*Société médicale de Hambourg*, séance du 30 octobre 1900). — Frœmner a hypnotisé en 3 ans environ, 142 sujets (37 hommes, 105 femmes) atteints de neurasthénie, hystérie, migraine, névralgie du trijumeau, tabès, épilepsie, etc. 8 cas restèrent réfractaires, et les hystériques ont toujours été difficiles à hypnotiser. Les accidents suivants ont été observés à la suite des séances d'hypnose : céphalées, sommeil agité, syncopes et convulsions (1 cas en tout). Les résultats thérapeutiques furent presque nuls dans l'hypochondrie, dans certaines formes d'hystérie, et très marqués dans tous les états de sommeil pathologique (terreurs nocturnes, somnambulisme, incontinence nocturne d'urine, etc.). La constipation chronique de la femme est, chose curieuse, très favorablement influencée par la suggestion. Dans trois cas de névralgie grave du trijumeau, le résultat fut de même très remarquable, ainsi que dans quelques cas de tics nerveux. La chorée s'est montrée absolument réfractaire ; le bégaiement est justiciable du traitement, si on combine ce dernier à des exercices appropriés.

En résumé, l'orateur croit que tout individu sain d'esprit est plus ou moins accessible à l'hypnose. Les résultats thérapeutiques seront d'autant plus marqués que le sujet sera davantage à l'abri d'auto-suggestions. L'hypnose peut produire des accidents auxquels on échappera si l'on procède avec prudence. Les suggestions thérapeutiques réussiront si on ne se trouve pas en présence d'auto-suggestions tenaces. La suggestion hypnotique semble indiquée dans tous les cas où le sommeil est troublé sans complications accessoires. En tous cas, il serait bon d'édicter des lois interdisant l'exploitation des phénomènes hypnotiques, dans un but de lucre et autorisant les seuls médecins à se livrer à les expériences dans ce domaine.

E. Vogt.

Résultats obtenus avec le traitement de l'idiotie myxœdémateuse par le corps thyroïde (*Société méd. de Berlin*, séance du 14 novembre 1900). — Ewald a pu constater que le traitement perd, avec le temps, de son efficacité : on peut, d'un autre côté, se mettre à l'abri des accidents, presqu'inévitables avec cette médication en administrant simultanément des arsenicaux. Les diverses variétés de préparations à base de corps thyroïde ont une valeur presqu'identique.

Heubner a enregistré d'excellents résultats dans deux cas, mais il croit que les prescriptions diététiques et hygiéniques ont grandement contribué à l'obtention de ces résultats. Il faut débuter par un quart de tablette par jour et s'arrêter dès que des vomissements apparaissent.

Neumann estime aussi que le choix de la préparation à prescrire est indifférent : le pronostic dépend de l'âge de l'enfant et du moment auquel le traitement a commencé. Il existe certainement une forme fruste de l'idiotie myxœdémateuse, mais il faudrait se garder de considérer comme atteints de cette forme des enfants simplement un peu en retard dans leur développement cérébral, car la médication thyroïdienne deviendrait alors fort dangereuse.

E. Vogt.

Maladies du Larynx du Nez et des Oreilles

Dr Courtade

Ancien interne des Hôpitaux.

Tuberculose primitive du larynx, par S. Bernheim (*Revue méd. de la Suisse romande* 20 octobre 1900). — Il est impossible d'analyser brièvement un article aussi long que celui que M. Bernheim consacre à la tuberculose primitive du larynx, dont il a observé 29 cas.

En dehors de la laryngite catarrhale ou ulcéreuse, qui est secondaire à la tuberculose pulmonaire, on peut observer dans la tuberculose primitive du larynx les formes cliniques suivantes :

1° Type avec infiltration dominante ; 2° type scléro-végétant ou pachydermie interarytenoïdienne : 3° le type papillomateux, forme pseudo-polypeuse de Gouguenheim et Tissier : 4° le type pseudo-polypeux d'Avellis, constitué par des tumeurs tuberculeuses sans participation de la muqueuse.

Après une étude clinique de ces diverses formes, M. Bernheim aborde le traitement de la tuberculose laryngée.

Le traitement chirurgical n'a de chances de succès que si la lésion est circonscrite, si l'ablation est précoce et complète.

Les interventions opératoires peuvent être rangées dans les cinq types suivants: 1° la trachéotomie d'urgence ; 2° l'extirpation directe dirigée contre les papillomes, végétations ; 3° le curettage ; 4° la laryngo-fissure ou laryngotomie 5° enfin l'extirpation du larynx ou laryngectomie.

Au point de vue de l'évolution de la tuberculose laryngée on peut admettre trois périodes : 1° la période d'infiltration ou catarrhale, 2° la période ulcéreuse, végétante ou œdémateuse ; 3° enfin la période de terminaison.

Le traitement médical varie, suivant la période de la maladie ; les révulsifs ne donnent guère de résultats. Comme topique, on peut employer les insufflations, les gargarismes, les pulvérisations de liquides variés, les inhalations ou les attouchements directs.

Les insufflations sont à peu près abandonnées : les gargarismes n'atteignent que les régions situées au-dessus du larynx.

Crocq appliquait, sur le cou, des boulettes d'ouate imbibées du révulsif suivant, qui n'est point douloureux :

Nitrate d'argent.......	1 gr.
Eau distillée..........	8 gr.
Acide nitrique........	1 gr.

Pour les pulvérisations on peut employer les baumes du Pérou ou de Tolu, la teinture d'eucalyptus, la créosote, l'acide phénique, le benzoate de soude, etc., et les eaux minérales.

Parmi les divers agents médicamenteux, c'est l'acide phénique et l'acide lactique qui ont donné les meilleurs résultats.

Schmidt et Landerer font respirer la vapeur d'un demi-litre d'eau bouillante dans laquelle on a versé 8 à 15 gouttes de la solution suivante :

Baume du Pérou..	10 gr. 05
Esprit de vin.....	6 gr.

On peut encore employer les eaux du Mont-Dore ou les eaux sulfureuses.

Aux périodes d'infiltration et de terminaison, Mackenzie recommandait les insufflations de morphine et d'iodoforme.

Senesse recommande le gargarisme suivant :

Acide phénique.........	1 gr.
Iode....................	0.05 à 0.10
Iodure de potassium.....	0.10 à 0.25
Laudanum..............	1 à 2 gr.
Glycérine................	45 à 120 gr.

dont on verse une cuillerée à café dans un verre d'eau tiède matin et soir.

L'acide phénique est le médicament de choix, employé en pulvérisations ou en inhalations

Senesse prescrit la formule suivante ;

Acide phénique........	0.30 à 0.60
Eau de laurier cerise...	20 gr.
Bromure de potassium au borax............	30 gr.
Glycérine neutre.......	30 gr.
Eau distillée...........	300 gr.

Comme caustiques et astringents, on peut employer : le chlorure de zinc au 1/50, la glycérine créosotée, le sulfate de cuivre, l'acide chromique au 1/20°, l'iodoforme, le nitrate d'argent, le sulfate de zinc.

Vacher emploie, comme véhicule, l'éther, dans lequel il fait dissoudre de l'iodoforme, du gaïacol, de l'eucalyptol, etc. ; il emploie des solutions d'abord en badigeonnages, ensuite en instillations.

La plupart des auteurs proscrivent les cautérisations. Leduc aurait obtenu de bons résultats par les insufflations d'iodoforme. Hering préconise les badigeonnages avec les solutions plus ou moins fortes d'acide lactique.

A. Courtade

Contribution à l'étude du traitement des plaies de la trachée, par le Dr Debersaques (*Ann. de la Soc. de Gand*, 8° fasc. 1900). — Dans une tentative d'assassinat, une femme de 32 ans eut une large plaie au cou qui intéressait le sterno-mastoïdien et les tissus intermédiaires jusqu'au cartilage thyroïde qui était sectionné vers sa base : par la plaie béante on pouvait voir l'œsophage ; les gros vaisseaux, sauf la jugulaire externe gauche, étaient indemnes.

A l'hôpital, M. Debersaques fit une injection de sérum pour relever les forces de la malade, puis procéda, sans anesthésie, au traitement de la plaie. Le cartilage thyroïde fut suturé en quatre points avec du catgut fin ; d'autres sutures réunirent les autres plans aponévrotiques et musculaires. La plaie cutanée fut aussi réunie, sauf aux angles, où on passa une mèche de gaze iodoformée.

Au 8e jour, la plaie était complètement réunie par première intention et la malade quitta l'hôpital quelque temps après.

A propos de cette observation, l'auteur rappelle les opinions diverses qui ont été émises touchant la conduite à tenir dans les plaies des voies aériennes.

Tandis qu'Ambroise Paré conseille la suture complète, Sabatier, Dieffenbach, Albert, etc., sont d'avis qu'il ne faut pas suturer. Kœnig veut que l'on place une canule au milieu de la plaie et qu'on suture les parties latérales, de manière à assurer la respiration.

M. Debersaques n'a eu qu'à se louer de n'avoir pas suivi la conduite classique : mais il a eu soin de ne pas comprendre la muqueuse dans la suture du cartilage thyroïde et de réunir à part le périchondre et les plans musculo-aponévrotiques, ce qui augmente la résistance de la suture laryngée pendant les accès de toux. Il rejette aussi l'emploi de la sonde œsophagienne et nourrit sa malade pendant quelques jours avec des lavements nutritifs.

A. COURTADE.

Corps étrangers dans les voies respiratoires sous-glottiques, par le Dr GOYENS (*Ann. et bulletin de la Soc. de médec. d'Anvers* 1900). — I Rosalie G..., âgée de 5 ans, dit avoir avalé une longue épingle de châle à grosse tête, il y a 4 jours. Par la radiographie on constate en effet la présence dans les voies aériennes d'une épingle dont la tête est à la hauteur de la 6e côte droite et la pointe arrive à la hauteur de la 1re côte. A la suite de quintes de toux, une nouvelle radiographie permet de constater que l'épingle est remontée.

On pratique la trachéotomie inférieure et à la 2e exploration avec la pince on parvient à retirer l'épingle qui avait 7 cent. de long.

II. — Dans un 2e cas, c'est une petite fille de 4 ans qui a avalé l'extrémité d'un porte-plume le 11 novembre 1899. Par la radiographie, on constate l'existence d'un objet conique au niveau du 5e espace intercostal gauche.

Après trachéotomie et excision d'un lambeau de 1 cent. de la trachée, M. Goyens introduit une pince qui arrive jusqu'au corps étranger mais ne peut le saisir: après plusieurs tentatives avec un explorateur malléable, le bout de porte-plume fut tout à coup expulsé par un violent accès de toux, au moment où l'on désespérait du succès de l'intervention.

III. — Une enfant de 3 ans est prise, tout à coup, en mangeant, d'un accès de suffocation qui nécessite la trachéotomie d'urgence.

M. Goyens introduit un explorateur qui provoque la toux ; celle-ci repousse le corps étranger au-dessous de la glotte où il est saisi avec une pince et retiré.

A. COURTADE.

L'air chaud dans le traitement des affections des premières voies aériennes, par LERMOYEZ et G. MAHU (*Presse Médicale*, n° 59, p. 42, 1900). — Lermoyez et G. Mahu ont employé *l'air chaud sec* dans le traitement de certaines affections nasales.

L'appareil dont ils se sont servi comporte trois parties : 1° le réservoir d'air (tube d'acier); 2° le générateur de chaleur, essentiellement formé d'un serpentin, isolé par une double enveloppe métallique et chauffé par un bec de Bunser : 3° le tube conducteur terminé par une canule spéciale.

L'air chaud est employé pur et sec à une température variant de 70° à 90°. Après application du speculum, l'air est dirigé sur le point voulu des fosses nasales ; il faut avoir soin de maintenir l'orifice de la canule à une distance à peu près constante de 3 à 4 millimètres de la surface de la muqueuse (pour ne pas provoquer l'épistaxis) et d'éviter de laisser trop longtemps le jet d'air chaud frapper au même point. Les applications, d'une durée de deux à quatre minutes au plus, seront en général faites tous les deux jours.

Dans les cas de congestion et de tuméfaction de la pituitaire, le soulagement est immédiat dès la première application d'air chaud : il y a rétraction et anesthésie de la muqueuse. Plus tard, avec les séances suivantes, la gêne respiratoire disparaît définitivement ; il faut en moyenne de six à douze séances pour obtenir ce résultat.

Dans les cas d'hypertrophie et de dégénérescence myxomateuse de la muqueuse, l'amélioration est plus longue à obtenir et n'est jamais que relative.

Dans le symptôme hydrorrhée, les effets de l'air chaud sont d'autant plus nets que la dégénérescence de la muqueuse est moins avancée : la secrétion diminue en même temps qu'elle devient plus épaisse.

Dans l'otalgie réflexe, si fréquente au cours des affections du naso-pharynx, l'insufflation directe d'air chaud faite par le nez sur le pavillon tubaire fait toujours disparaître la douleur d'oreille en très peu de séances, et de même peuvent disparaître les bourdonnements d'oreilles dans les catarrhes subaigus d'origine naso-pharyngienne.

L'air chaud est impuissant dans toutes les obstructions nasales relevant de la chirurgie, dans les suppurations nasales symptomatiques des lésions des sinus de la face ; dans les lésions syphilitiques, tuberculeuses de la pituitaire, dans l'ozène et dans les secrétions de la caisse du tympan.

G. LYON.

Appareil portatif pour traitement aéro-thermique, par VORSTAEDTER de Bialistok (Russie) (*Société de méd. interne de Berlin*, séance du 19 novembre 1900). — L'appareil se compose d'un *calorificateur* et d'un *frigorificateur*; il est très portatif, facile à manier, et peut être utilisé instantanément, pour ainsi dire.

Calorificateur. — Composé d'une lampe à esprit de vin, dont une soufflerie chasse la flamme dans un tube d'amiante. La température qu'on peut obtenir est de 170° c. au maximum. L'hypérémie localisée peut être obtenue même à l'air libre.

Frigorificateur. — Pompe aspirante à courant constant, actionnée par une pédale. En faisant rapidement marcher la pédale, on obtient une réfrigération suffisante pour les cas ordinaires : exceptionnellement, un dispositif spécial permettra de mélanger à l'air un liquide s'évaporant facilement. L'auteur utilise l'alcool dans ce but.

Les résultats des essais institués dans les services des Drs Leyden et Goldscheider seront ultérieurement publiés.

Dans la discussion qui a suivi cette présentation, le Dr Baginsky a rappelé que dans plusieurs stations thermales des Pyrénées, on utilise les eaux sulfureuses en applications locales, et que ce mode de traitement donne d'excellents résultats dans une série d'affections chroniques intéressant le pharynx, le larynx et l'appareil auditif.

E. Vogt.

Traitement des labyrinthites, par Boulay, (*Journal des Praticiens*, n° 42, p. 673). — Sous le nom de *labyrinthite*, Boulay comprend les troubles fonctionnels dus à des lésions diverses de l'oreille interne : traumatisme, hémorragie, inflammation aiguë ou chronique, par opposition au *labyrinthisme*, c'est-à-dire aux troubles fonctionnels sine materia.

On pensera à une labyrinthite si le syndrome de Menière apparaît à la suite d'une fracture de la base du crâne, d'un changement subit de pression dû à une explosion, en cas d'athérome artériel prononcé (hémorragie intra-labyrinthique) ; dans tous les cas, à la suite d'une suppuration d'oreille avec carie de la capsule labyrinthique, d'un traumatisme opératoire, tel que l'ouverture du canal demi-circulaire horizontal (inflammation banale dans ces cas ; à la suite d'une syphilis, d'oreillons, de leucémie (inflammation spécifique).

Traitement des accès. — Il faut d'abord mettre le malade au lit et choisir la situation (decubitus dorsal, abdominal ou latéral, du côté sain ou du côté malade), où les sensations vertigineuses sont minimes.

S'il y a des nausées ou des vomissements, on fait prendre quelques cuillerées d'eau chloroformée, un peu de champagne glacé, une potion de Rivière...

L'organe de l'ouïe sera mis au repos absolu : silence dans la chambre, obturation des oreilles avec du coton.

Immédiatement après l'accès. — Prescrire un dérivatif intestinal (calomel, scammonée) ; une alimentation légère (régime lacté).

Si la syphilis est en jeu, instituer le traitement spécifique. Si l'on soupçonne une labyrinthite aiguë primitive, appliquer des révulsifs et administrer du calomel ; si l'on a affaire à un goutteux, donner du colchique ; enfin, en cas d'hémorragie labyrinthique employer les sangsues, les pédiluves sinapisés.

Phase subaiguë. — Au bout de trois ou quatre semaines, hâter la résorption de l'exsudat labyrinthique au moyen des injections de pilocarpine, qui doivent être faites le matin au réveil. Le malade étant enveloppé à nu dans une couverture, lui injecter quelques gouttes d'une solution de pilocarpine à 1/50. Chez l'adulte on commence par injecter seulement quatre gouttes, puis six, huit, dix gouttes jusqu'à ce qu'on obtienne une réaction sudorale et salivaire marquée. On arrive ainsi lentement et progressivement jusqu'à la limite de la tolérance qui est représentée par un centigramme au plus de chlorhydrate de pilocarpine.

S'il s'agit d'un enfant de deux à douze ans, la dose de pilocarpine doit osciller entre 2 et 5 milligrammes.

Autant que possible on fait une injection par jour ; il faut faire au moins douze injections dans un espace variant de douze à vingt-quatre jours.

Les effets immédiats sont, outre la sudation et la salivation, une augmentation des bruits subjectifs et de la surdité. Une fois la réaction sudorale et salivaire cessée, on sort le malade de sa couverture, on le sèche rapidement en évitant tout refroidissement.

Les jours suivants, on observe habituellement un accroissement du pouvoir auditif, en même temps qu'une diminution des bruits subjectifs et des vertiges. Bien que cette médication échoue souvent, c'est la seule qui, en dehors des cas particuliers de syphilis, ait donné des guérisons. Il est d'ailleurs des contre-indications à son emploi : le collapsus cardiaque, l'œdème du poumon sont à redouter chez les malades dont le cœur ne fonctionne pas bien. Aussi, sera-t-il prudent de s'abstenir de cette médication chez les cardiaques, les individus atteints d'affection grave des bronches et des poumons, chez les vieillards et les personnes affaiblies.

Comme moyen diaphorétique succédané du traitement par la pilocarpine, on peut employer les bains chauds à 37°, dont on élève progressivement la température jusqu'à 41°.

Phase chronique. — Si le malade n'a pas encore été traité, on peut d'abord essayer le traitement par la pilocarpine. S'il a été traité, l'iodure de potassium peut être prescrit, mais son action est des plus douteuses.

C'est surtout un traitement symptomatique qui reste à faire : les vertiges et les bourdonnements sont les principaux symptômes à combattre ; quant à la surdité, elle est irrémédiable.

Le sulfate de quinine est le médicament par excellence du vertige labyrinthique.

On peut l'administrer à forte dose, suivant la méthode de Charcot, à dose minime. Charcot faisait prendre 0 gr. 60 à 1 gramme de sulfate de quinine sous forme de pilules de 0 gr. 10 chacune; le malade en prend une toutes les deux heures ou toutes les heures. Le traitement est suivi pendant huit jours consécutifs : sous son influence, les bruits subjectifs et les vertiges s'accroissent d'abord. Au bout de ces huit jours, on interrompt le traitement pendant une période d'égale durée, au cours de laquelle une amélioration commence déjà à se manifester. La quinine est alors administrée de nouveau pendant une semaine, puis on accorde au malade un nouveau repos de huit jours ; on continue ainsi pendant plusieurs mois, de trois à six en moyenne. A chaque reprise du médicament, l'exaspération provoquée est moins forte : dans chaque période de repos, l'amélioration est de plus en plus prononcée. Finalement, les vertiges disparaissent, mais les bourdonnements persistent et la surdité reste la même ou même augmente, l'ouïe finissant par se perdre complètement.

Pour ne pas provoquer l'exagération des vertiges et des bruits subjectifs, il vaut mieux administrer la quinine suivant la méthode suivante. On donne chaque jour au moment du déjeuner et du dîner, un cachet ou une pilule renfermant deux centigrammes de sulfate de quinine et l'on continue ce traitement pendant trois mois au moins sans interruption.

Ce traitement, pour ainsi dire homœopathique, amène chez la majorité des malades un soulagement rapide : dès la première semaine, les vertiges diminuent d'intensité et de fréquence ; la tête devient plus libre, la démarche moins incertaine.

Comme succédanés du sulfate de quinine, on a prescrit parfois, mais avec moins de succès le salol et le salicylate de soude, à la dose quotidienne de 0 gr. 50 à 1 gr. 50, l'antipyrine à la dose de 2 à 3 grammes par jour, les bromures. On a vanté également l'acide bromhydrique anglais, dont on fait prendre de 50 à 60 gouttes par jour en trois fois dans un peu d'eau sucrée, de préférence un quart d'heure après les repas.

Le sulfate de quinine n'a pas d'action calmante sur les bourdonnements. Contre eux il faut employer les révulsifs locaux et les calmants du système nerveux; la douche d'air peut avoir une influence défavorable.

Tant que le malade est sujet aux vertiges, il ne doit pas sortir seul, car le bruit et le mouvement dans la rue, d'autre part la crainte de tomber, peuvent suffire à rappeler une crise vertigineuse ; de plus une chute dans la rue peut avoir les conséquences les plus graves.

G. Lyon.

La pyohémie otitique, par Doyen (XIIIe *Congrès Internat. des Sc. Méd.*, Paris 1900). — La guérison de la pyohémie otitique est la règle quand le diagnostic et l'intervention sont faits en temps opportun.

La seule instrumentation qui permette d'aborder en quelques instants et sans danger l'antre et les parois du sinus est la fraise cylindro-sphérique de 14 mill., maniée à la main, avec le trépan à cliquet.

Fréquemment l'évidement de l'os à la fraise a conduit l'auteur tout droit dans le foyer intracrânien. S'il faut ouvrir le crâne, son instrumentation électrique ou à son défaut, son instrumentation à main, permettent d'aborder en quelques minutes la région sus-pétreuse ou la loge du cervelet.

Maladies vénériennes
Maladies de la Peau

Dr Morel-Lavallée

Médecin des hôpitaux

Traitement de la couperose nasale et destruction durable des follicules pileux (*Deutsche med. Ztg*, 29 novembre 1900). — Blœbaum dispose de cent cas environ de couperose nasale traités par l'électro-puncture : dans les cas graves, il recourt aux cautérisations plus énergiques, mais en laissant toujours sans traitement des îlots cutanés, desquels doit partir l'épidermisation des points cautérisés.

Pour la destruction des poils, l'auteur a adopté la méthode suivante : l'aiguille au rouge (3 1/2 millim. de long) est enfoncée à 3 millimètres de profondeur le long du follicule, et retirée de suite avant qu'elle ne refroidisse, puis on fait dans l'ouverture, sans toucher les bords, une seconde et une troisième cautérisation. On arrive ainsi jusque dans la profondeur du follicule; avec une seule cautérisation, le résultat est rarement atteint, car la fine aiguille se refroidit rapidement en traversant les tissus et laisse les parties profondes intactes.

La première cautérisation est seule un peu douloureuse : on peut, en une minute, traiter trois poils en moyenne (50 par séance).

E. Vogt.

Du traitement des angiomes graves par l'électrolyse par P. Redard (*Revue de cinésie et d'électrothérapie*, 20 septembre 1900). — L'auteur préconise l'électrolyse comme étant la méthode de choix qui convient à presque toutes les variétés d'angiomes, mais principalement aux angiomes graves.

Manuel opératoire. — Le sujet étant étendu, immobilisé, on peut pratiquer l'anesthésie locale ou générale. Dans quelques cas d'angiomes volumineux, l'auteur a donné du chloroforme de façon à faire une série d'applications d'aiguilles et à obtenir en une séance la coagulation de la presque totalité de la tumeur.

Le champ opératoire, les aiguilles, la plaque sont soigneusement aseptisés : l'électrode négative étant placée au voisinage ou autour de la tumeur, on enfonce les aiguilles à la périphérie de la tumeur, à une profondeur qui varie suivant les cas et en ayant soin de les séparer les unes des autres de trois millimètres environ.

On fait alors passer le courant avec précaution, en faisant marcher le manipulateur très lentement. Dès que le galvanomètre marque 10 milliampères, on s'arrête quelques instants ; on augmente graduellement l'instensité jusqu'à 25 milliampères. On surveille attentivement les modifications produites autour des piqûres des aiguilles, au niveau de la peau. Si l'électrode positive est constituée par plusieurs aiguilles reliées par plusieurs fils au fil positif principal, l'intensité du courant peut être portée au delà de 30, 40 et même 60 milliampères.

Les fortes intensités qui dépassent 30 milliampères sont en général nuisibles. Dans quelques angiomes très vasculaires, l'auteur emploie des courants d'une intensité de 20 à 60 milliampères. Dans ces expériences, il a observé qu'un courant d'une intensité de 25 à 30 milliampères appliqué pendant 2 à 3 minutes donne un caillot assez volumineux, dur, résistant, adhérant aux parois vasculaires. Les intensités plus faibles ou plus fortes donnent des caillots moins adhérents, plus diffluents.

La durée totale de l'application du courant ne doit pas dépasser deux à trois minutes, au maximum cinq minutes. On doit abréger la durée de la séance, si l'on s'aperçoit que la peau blanchit et que l'action électrolytique est trop intense.

L'effet désiré étant obtenu, on ramène lentement l'aiguille du galvanomètre à zéro. L'auteur fait souvent et sans aucun inconvénient, surtout au début du traitement, l'inversion du courant dans le but d'empêcher l'adhérence trop forte du caillot à l'extrémité de l'aiguille, et de permettre son extraction sans hémorragie.

Les aiguilles sont enlevées lentement, sans brusquerie, en leur imprimant de légers mouvements circulaires, afin d'éviter la désagrégation des caillots. Après l'opération, la région est lavée au sublimé et protégée par une couche de baudruche gommée humectée de liqueur de Van Swieten et recouverte de collodion, ou mieux, de stérésol.

Au début du traitement, les séances d'électrolyse doivent être assez rapprochées, en général tous les six à huit jours, jusqu'à ce que l'on ait obtenu la coagulation à peu près complète de l'angiome. A ce moment, on peut espacer davantage les applications électrolytiques et les interrompre même, pendant quinze jours ou un mois, afin d'observer les résultats obtenus et les effets de rétraction. On ne cesse le traitement que lorsque la tumeur est tout-à-fait dure, et en voie d'affaissement.

S'il persiste une coloration rouge de la peau ou quelques mamelons superficiels, on pratique des piqûres multiples superficielles, rapprochées et rapides, avec une seule aiguille positive, quelquefois avec l'aiguille négative, le courant ne dépassant pas 12 et 15 milliampères. L'auteur n'a jamais observé de récidive dans ses très nombreuses observations d'angiomes traités par l'électrolyse.

En résumé, cette technique permet d'obtenir rapidement et sans accidents, la cure de tous les cas d'angiomes, même lorsqu'ils sont volumineux, très vasculaires, à marche envahissante.

E. Vogt.

Les injections intra-veineuses de sublimé dans le traitement de la syphilis, par le Dr Claudio Hernandez (*Boletin oficial del Colegio de la Prov. de Murcia*). — L'auteur a eu l'occasion de traiter un malade atteint de syphilis grave, se manifestant par de fortes céphalalgies, la perte de la mémoire et l'insomnie, par les injections intra-veineuses de sublimé d'après la méthode du Pr Baccelli.

Il a injecté tous les deux jours, dans les veines sous-cutanées des avant-bras, 1 centimètre cube d'une solution de bichlorure de mercure au 1/1000 additionnée d'une petite quantité de chlorure de sodium. Peu à peu il augmenta les doses jusqu'à injecter 10 centimètres cubes à la fois, sans qu'il ait observé aucune conséquence fâcheuse.

L'injection n'est pas douloureuse, surtout si on entre bien dans la lumière du vaisseau, et au bout de quelques instants on observe la formation d'un caillot dans la veine, caillot qui remonte plus ou moins haut et se transforme en un cordon dur, qui disparaît après quelques heures.

Les effets généraux furent remarquables. Les symptômes cérébraux disparurent au bout de 15 ou 20 jours : les ulcères cutanés et pharyngés se cicatrisèrent rapidement, si bien qu'au bout de deux mois le malade ne s'était jamais si bien porté.

Le malade fut ensuite perdu de vue : il eut au bout de quelque temps une iritis et, après, une péri-encéphalite diffuse qui l'emporta.

Malgré ce résultat fâcheux, l'auteur se montre très partisan des injections de sublimé et il est décidé à les employer toute les fois que l'occasion se présentera.

F. Bérini.

Des arthrites blennorrhagiques. Traitement. par le Dr Garcia Hurtado (*Revista Espanola de Sifiliografia y Dermatologia*, octobre 1900). — Le traitement de ces artropathies doit viser d'abord la blennorrhagie comme cause essentielle de la maladie. Le permanganate de potasse, le protargol, etc. serviront à faire disparaître les restes d'uréthrites postérieures et les catarrhes de la vessie s'ils existent. Comme traitement interne on pourra prescrire le santal, le salol et l'iodure de potassium.

Pour l'hydropisie articulaire, on conseillera le repos au lit, la compression avec des bandes de flanelle, les dérivatifs comme la teinture d'iode et les vésicatoires. Quand le liquide est abondant et ne diminue pas par la compression, la ponction avec le trocart et des injections de huit centimètres cubes d'une solution d'acide phénique à 5 0/0 donnent des bons résultats, sans que jamais on n'ait noté d'intoxication. Dans les hydarthroses bilatérales on emploie la même quantité pour chaque genou. Après l'injection on observe une réaction modérée qui disparaît avec la compression en deux ou trois semaines. Les récidives sont rares.

La forme séro-fibrineuse est aussi susceptible du même traitement. Quand la suppuration se manifeste, il peut être nécessaire d'ouvrir l'articulation et de draîner.

La forme phlegmoneuse exige de grands soins: le symptôme capital est la douleur, qui se calmera par le repos complet de l'articulation et l'immobilisation dans un bandage plâtré. La réfrigération locale peut être très utile.

Si l'arthrite siège à la hanche, l'extension continue au moyen de poids donne de bons résultats: on évite ainsi les contractures musculaires, on enraie les inflammations et leurs conséquences (positions vicieuses).

L'auteur vante beaucoup la teinture d'iode, employée *larga manu*.

F. Bérini.

Maladies des Voies urinaires

Dr Chevalier,

Chirurgien des hôpitaux,

Ancien chef de clinique de la Faculté

Gros calcul vésical d'oxalate de chaux, par Loumeau (in *Journal de Méd. de Bordeaux* 1900, p. 727). — C'est l'histoire d'un jeune homme de 25 ans qui depuis son enfance présentait les troubles urinaires caractéristiques du calcul vésical, avec des hématuries nettement influencées par la marche et calmées par le repos, et des urines claires. Il fit néanmoins son service militaire, puis, rentré dans la vie civile, il eut l'occasion d'être examiné par Loumeau qui constata un calcul avec l'explorateur à boule et le cystoscope. Il le présuma d'oxalate et trop dur pour la lithotritie. Loumeau fit la taille hypogastrique et guérit son malade.

Le calcul était noir, muriforme, et présentait 5 cent. de longueur, 3 de largeur, 2 d'épaisseur. Il avait la forme d'un rein.

E. Chevalier.

Résumé du rapport sur les résultats éloignés des traitements opératoires dans l'hypertrophie prostatique, par le Pr A. von Frisch (de Vienne), (XIIIe *Congr. Int., de médecine*, Paris 1900). — Parmi les différentes opérations radicales de l'hypertrophie prostatique, seules celles qui tentent à écarter directement l'obstacle prostatique s'opposant au libre écoulement de l'urine, peuvent promettre un succès durable. On peut regarder comme telles la prostatectomie sus-pubienne et périnéale, la prostatectomie latérale et l'incision galvanocaustique d'après Bottini.

Les anciens procédés de Mercier et d'autres sont actuellement abandonnés comme en étant trop dangereux.

L'effet durable d'une pareille opération est d'autant plus sûr, que l'élimination de l'obstacle a mieux réussi et que le conduit est resté plus libre après la cicatrisation.

Il est évident qu'un procédé contrôlé par l'œil, comme les différentes prostatectomies, satisferait mieux ces conditions ; mais ces opérations doivent être regardées comme graves et trop dangereuses, car l'âge avancé et la faiblesse si fréquente de ces malades ne sont pas des conditions favorables. L'opération de Bottini paraît être moins dangereuse ; pourtant elle n'est pas si inoffensive que le croient certains auteurs.

Les prostatectomies, de même que l'incision galvanocaustique, fournissent parfois des résultats irréprochables et très satisfaisants au point de vue de la durée. Même lorsque la vessie est distendue et que sa paroi musculaire paraît avoir perdu sa contractilité, le résultat définitif peut encore être parfait, lorsque l'obstacle a été complètement enlevé.

Cependant il n'existe pas à ce jour une ligne de conduite précise, qui puisse assurer un succès durable par l'opération. Même si on tâche d'enlever les parties de la prostate qui font

leurs pendant les mictions et de subites rétentions d'urine.

Quelques mois auparavant, le Dr Martin avait visité cette même malade pour un tenesme vésical avec urine trouble contenant une grande quantité de mucus ; elle fut améliorée par l'administration des alcalins et du salol à l'intérieur.

A l'examen de la malade, il ne trouva aucune tumeur ni dans la vulve, ni dans le vagin, ni dans la vessie, dans laquelle il introduisit un explorateur métallique.

Rien ne pouvait mettre sur la voie du diagnostic, car on ne trouvait ni signes de polype ni procidence du méat. D'après les affirmations de la malade, on pouvait penser à un polype de l'urèthre, mais ordinairement ceux-là sont visibles à l'entrée du méat ou bien on les fait apparaître en comprimant l'urèthre.

Dans un des examens, l'auteur put voir la tumeur, la saisir entre les doigts et, après avoir passé une ligature sur sa base, il vit que ses dimensions étaient celles d'une grosse noix ; elle présentait une coloration rouge vif, une forme ovalaire. En pressant la tumeur entre ses doigts il la fit se vider par une petite ouverture, d'où sortit un liquide jaunâtre clair. Il reconnut que la tumeur siégeait dans l'urèthre, avec son point d'implantation sur le côté gauche tout près du col de la vessie.

Pendant ces manipulations, la tumeur se vida complètement. Le lendemain, au moyen de deux pinces et du couteau galvanique, l'opérateur saisit la tumeur et la sectionna à sa base.

La malade fut complètement guérie au bout de quelques jours.

Après l'extirpation, le Dr Martin put se convaincre de l'existence d'une cavité lisse et grisâtre contrastant avec l'aspect villeux et rouge intense de la paroi extérieure. C'était un kyste a parois complètement fermées, dont l'origine a dû être un angiome, comme le démontra l'analyse histologique pratiquée par le Dr Ramon Cajal.

F. Berini

Pédiâtrie

Dr Thiercelin

Chef de clinique à la Faculté de Médecine

Traitement mécanique de la coqueluche *Revue de cin. et d'électrothérapie*, 20 déc. 1900). — Frétin s'est proposé, en traitant des coquelucheux par la gymnastique médicale, de les faire respirer plus à fond et de soumettre les muscles inspirateurs et expirateurs, atteints selon lui d'une sorte d'ataxie, au moins dans une certaine mesure, à l'action de la volonté.

Les manœuvres recommandées par l'auteur sont les suivantes :

1° Massage complet de la région cervicale, dans le but d'agir sur le pneumogastrique, les nerfs laryngés, les troncs du sympathique, puis shaking de la région cervicale, de la base de la langue et de la trachée, d'après la méthode d'Arvid Kelgreen.

2° Ceci fait, avec le vibrateur de Carlsohn pendant cinq minutes au moins, on applique une vibration énergique sur toute cette même région cervicale.

3° Pour terminer, on procède à une série de mouvements respiratoires passifs, actifs, avec ou sans résistance suivant les cas ; on y joint un bon nombre de mouvements de la nuque et on termine par une série de vibrations manuelles et le tapotement du dos.

Les neuf coqueluches ainsi soignées se répartissent en quatre cas au-dessous de trois ans, 4 cas au-dessus de 3 ans, et 1 dame de 47 ans chez laquelle les quintes étaient réellement intolérables.

Sans exception, sous l'influence du traitement mécanique, il se manifesta chez ces malades une amélioration rapide et évidente, qui les conduisit à la guérison dans un temps très court, une semaine en moyenne. C'est surtout chez la dame, dont il vient d'être question et dont la coqueluche était si maligne, que les symptômes s'amendèrent le plus rapidement : la guérison était complète le sixième jour.

L'auteur, en présence de ces résultats, se propose à l'avenir d'essayer de ce traitement dès le début de la maladie, et de ne pas laisser se passer trois semaines avant de le commencer, comme pour les cas ci-dessus.

Il suffit d'une séance par jour, vers la fin de l'après-midi de préférence : on pourrait du reste augmenter le nombre des séances en cas de nécessité.

E. Vogt.

Prophylaxie de la tuberculose infantile (*Therap. Monatshefte*, décembre 1900). — Feer, se basant sur la statistique de Bâle, constate que les décès par tuberculose, rares à 6 mois, deviennent fort nombreux chez les enfants âgés de 1 à 2 ans, pour diminuer ensuite rapidement de fréquence. En examinant la question de près, on reconnaît qu'il ne s'agit que très rarement de tuberculose congénitale, mais bien de tuberculose acquise, ayant envahi de préférence les ganglions bronchiques, ainsi que les ganglions sous-maxillaires, à la suite d'infections localisées dans les amygdales et le tissu lymphoïde du pharynx nasal.

de Nélaton du numéro 19 au 21 à bout coupé, dans laquelle on peut facilement faire passer un conducteur métallique électrique très fin ou une bougie en baleine. Quand on veut changer la sonde, on introduit d'abord dans son intérieur et jusqu'à la vessie le conducteur électrique et en le maintenant fixe : puis on retire la sonde et on replace tout de suite sur le même conducteur une autre sonde. Ces opérations s'accompagnent de lavages antiseptiques avant et après le retrait de la sonde.

Par ce procédé on évite les récidives du rétrécissement.

F. Berini.

Gynécologie et Obstétrique

Dr R. Blondel,

Chef du Laboratoire de la Maternité, à l'hôpital de la Charité

Moyens préventifs contre la phlegmatia alba dolens et les varices puerpérales, par Hagapoff. (XIIIe *Congrès Intern. des Sc. méd.*, Paris 1900.) — En vue de prévenir la *phlegmatia alba dolens*, l'auteur a soin, depuis près de deux ans, d'appliquer à toutes les nouvelles accouchées les moyens suivants :

Chez une accouchée sans fièvre ni varices, les membres inférieurs sont placés dans le plan incliné à 20 centimètres du plan du lit, sur un coussin élastique, pendant dix jours au moins à partir du quatrième jour.

Lorsqu'il y a fièvre : avec l'antisepsie d'usage, il enveloppe les membres de flanelle, placés dans l'inclinaison de 50 centimètres pendant au moins quinze jours. Dans le cas de varices ou de toutes varicosités même légères et à plus forte raison si la femme a déjà eu la phlegmatia, il combine à ces moyens les frictions alcooliques matin et soir.

Depuis qu'il emploie ce traitement, il n'a *jamais* observé cette grave complication, même chez les femmes qui l'ont déjà eue antérieurement.

Pour empêcher la formation des *varices gravidiques*, il fait porter aux femmes, dès le quatrième mois de la grossesse, un bas élastique dans la journée jusqu'au septième mois chez les primipares et jusqu'au dernier chez les multipares. Plus tard il fait remplacer le bas par des bandes de coton ou de flanelle (suivant la saison) que l'on doit appliquer chaque matin au lever. La femme passera le moins longtemps possible debout, surtout dans les deux derniers mois.

Dans le cas de crampes ou d'endolorissements ou encore d'engourdissements dans les jambes, il prescrit le plan incliné à 20 centimètres pendant une demi-heure plusieurs fois dans la journée.

R. Blondel.

Tuberculose primitive des organes génitaux de la femme, par Samuel Bernheim (XIIIe *Congres internat. de médecine*, Paris 1900). — L'auteur a réuni 80 observations de tuberculose primitive des organes génitaux de la femme, et de l'ensemble de ces cas il tire les conclusions suivantes ;

1° Cette localisation bacillaire n'est pas rare. On la diagnostiquerait plus souvent si l'on faisait la recherche systématique du bacille de Koch dans toute sécrétion génitale chez la femme qui souffre d'une affection utérine :

2° La tuberculose primitive des organes génitaux est fréquente surtout chez la femme qui est en pleine activité sexuelle, c'est-à-dire de 18 à 30 ans. On l'a cependant observée chez les jeunes enfants et chez la femme âgée ;

3° Les causes de la contagion sont multiples ; rapports sexuels, les infections antérieures telles que le chancre, les ulcérations syphilitiques, la blennorrhagie, le contact ou l'introduction des corps étrangers malpropres. Certaines conditions individuelles favorisent cette contagion ;

4° Le bacille a des préférences pour certaines parties des organes génitaux. C'est ainsi que l'on rencontre plus fréquemment cette tuberculose primitive au niveau des trompes et des ovaires, et plus rarement au niveau de l'utérus et du canal vulvo-vaginal. L'auteur donne des raisons anatomiques et bactériologiques de ces faits ;

5° Lorsqu'une affection utérine ne présente pas l'aspect franchement inflammatoire, il faut penser à la tuberculose, qu'on arrivera à diagnostiquer par un ensemble de symptômes spéciaux et, dans le cas contraire, par l'épreuve de la tuberculine ou par la séro-réaction ;

6° Le traitement sera chirurgical quand la tuberculose est associée à d'autres microbes et qu'il y a menace de suppuration. La thérapeutique hygiénique et diététique sera employée avec succès dans la plupart des autres cas.

R. Blondel.

Angiome kystique de l'urèthre chez une femme. — Extirpation au galvano-cautère, par e Dr N. Martin fils (*Revista de Medicina y Cirugia Practicas*, mai 1900). — Il s'agit d'une demoiselle se plaignant de la présence d'une tumeur de l'urèthre, se montrant de temps en temps pendant les mictions pour disparaître immédiatement après. Elle souffrait de fortes doul'obstacle, aussi complètement que possible, par les prostatectomies, les conditions mécaniques, qui donnent lieu à l'obstruction, sont tellement variables dans les différents cas, qu'aucun des procédés en usage ne permet toujours de les découvrir dans leur totalité. Il en est de même de l'opération de Bottini, dans laquelle on opère dans l'obscurité et où, malgré l'emploi du cystoscope, on ne peut souvent pas trouver la vraie cause de la rétention de l'urine. C'est là la cause de l'échec de ces opérations dans un certain nombre de cas.

L'effet durable de toutes ces opérations peut devenir illusoire plus tard par la formation de cicatrices dures et hypertrophiques, qui constituent un nouvel obstacle, ou bien par le progrès de l'hypertrophie de la glande et par la formation de nouveaux bourrelets et proéminences.

R. Blondel.

La prostatectomie, par M. Desnos (de Paris) (XIIIe *Congr. int. de médecine*, Paris, 1900). — Cette opération est toute d'exception; elle reconnait des indications précises dont deux principales : présence d'un lobe plus ou moins pédiculé saillant dans la vessie, constaté par la cystoscopie d'une part, et, d'autre part, conservation, au moins relative, de la contractilité vésicale. L'infection des voies urinaires constitue évidemment une condition défavorable, mais n'est pas une contre-indication formelle. Il en est de même de l'âge avancé : des succès durables ont été obtenus chez des sujets relativement jeunes, et, dans ce cas, l'excision d'un lobe prostatique peut être comparée à une uréthrectomie qui replace les organes urinaires dans des conditions normales.

L'opération de choix est la prostatectomie sus-pubienne ; il n'est pas nécessaire de faire un délabrement considérable, et on peut se borner à enlever la quantité de tissu qui obstrue ou gêne le col vésical. Sur 29 prostatectomies sus-pubiennes que M. Desnos a faites, il a observé 3 décès, 17 améliorations et guérisons, 7 états stationnaires. Dans deux cas, il y eut une dégénérescence secondaire de la prostate. Cette statistique prouve la faible gravité de l'opération, quoiqu'on en ait dit, à la condition toutefois qu'on ne veuille pas tirer de cette opération une méthode générale de traitement.

Considérations cliniques sur le traitement post-opératoire de l'uréthrotomie externe, par le Dr Rafael Molla (*Revista Espanola de Sifiliografia y Dermatologia*, octobre 1900). — L'auteur limite son travail à l'étude de l'uréthrotomie sans conducteur, qui est l'opération la plus généralement pratiquée.

Après avoir pratiqué l'incision de l'urèthre, la conduite du chirurgien peut être très diverse selon les conditions du sujet opéré, ou pour mieux dire selon l'état de la région et suivant les conditions du traumatisme opératoire. La majorité des chirurgiens conseillent la suture par étages de l'urèthre et du périnée sur la sonde à demeure, mais cette suture pourra difficilement se faire dans les cas de rupture traumatique totale ou partielle de l'urèthre, et quand il s'agira de s'opposer au développement d'une infiltration d'urine suivie de phlegmon : on ne pourra davantage suturer les tissus du périnée dans ces conditions, car la mortification des tissus suturés serait la conséquence immédiate de l'intervention. Quand la suture ne pourra être pratiquée, on place la sonde à demeure, en laissant ouverte la blessure périnéale : on rapproche et affronte autant que possible les bouts de l'urèthre divisé et on attend le bourgeonnement aseptique mais lent des tissus. Le même procédé peut s'employer quand on se trouve en présence d'une impossibilité de rencontrer la lumière de l'urèthre dans les rétrécissements anciens traumatiques ou blennorrhagiques, ou bien quand le périnée est infiltré et fistuleux : on est alors obligé de réséquer des portions de tissus.

Mais on ne fait la plupart du temps ni la suture par étages, ni la suture de l'urèthre, ni le rapprochement des lèvres de la plaie, on laisse plutôt la blessure périnéale et l'uréthrale ouverte après avoir placé une sonde à demeure.

Le Dr Molla croit, qu'en général il vaut mieux laisser la blessure ouverte; mais quelle doit être la conduite ultérieure du chirurgien ?

Suffit-il de laisser la sonde pendant huit ou dix jours ? Faut-il la laisser pendant un mois sans la renouveler, pour que l'urèthre se moule et se calibre sur la sonde ? Et dans les cas où il a été possible de faire la suture par étages de l'urèthre et du périnée, peut-on espérer la réunion par première intention dans l'espace de cinq à huit jours ?

L'auteur croit ce résultat très rare, car la rétraction cicatricielle produit une nouvelle sténose de l'urèthre. Pour remédier à tous ces inconvénients, il croit que la sonde doit rester à demeure environ huit jours après la cicatrisation de la blessure péritonéale, car, comme il arrive dans les tailles hypogastriques et périnéales, la vessie et l'urèthre se ferment avant les couches superficielles et permettent ainsi le moulage de l'urèthre sur la sonde.

Que faire pour obtenir ce résultat ? il suffit de changer la sonde tous les trois ou quatre jours, surtout quand il existe une infection vésicale. Le jour de l'opération, l'auteur place une sonde

La tuberculose infantile, véritable fléau de la classe ouvrière, est une affection qui s'attache à l'habitation et atteint les enfants à l'âge où ils sortent peu de leur logement. Dans la première année, ils restent dans leur berceau ; mais plus tard ils passent, dans les familles pauvres, leur temps à jouer sur le plancher souvent malpropre, et portent sans cesse à leur bouche les objets qui se trouvent sur le plancher. Feer a depuis longtemps recommandé, pour éviter ce grave danger d'infection, de placer le petit enfant dans un enclos de bois, dont le fond est garni d'un matelas recouvert d'un drap propre.

L'auteur énumère ensuite de nombreuses prescriptions hygiéniques et termine son travail en émettant le vœu que l'hygiène occupe à l'avenir, dans les examens auxquels sont soumis les candidats instituteurs, une place importante

E. Vogt.

Cas guéris de tuberculose péritonéale chez l'enfant (*Deutsche med. Wochenschrift*, 15 septembre 1900). — Cassel donne 12 observations résumées de tuberculose péritonéale guérie. Tous les malades, sauf un âgé de 11 ans, avaient moins de 10 ans; le plus jeune avait 12 mois. Dans cinq cas, les parents refusèrent l'opération : dans trois cas non opérés, les enfants moururent. L'opération fut pratiquée chez 7 malades, avec 3 morts : dans deux cas enfin, on constata une guérison spontanée.

L'auteur pose les règles suivantes : si, malgré un régime approprié et un traitement médicamenteux bien conduit, le sujet continue à présenter au bout de quelques mois un état fébrile avec ballonnement du ventre et émaciation, il ne faut pas hésiter à intervenir. Toutes les variétés de péritonite tuberculeuse peuvent donner des succès opératoires, à l'exception de la tuberculose miliaire aiguë généralisée.

E. Vogt.

Traitement des papillomes diffus du larynx chez les enfants, par Broeckaert (*Belgique medic.*, 6 septembre 1900). — Les papillomes laryngés ne peuvent être traités chez les jeunes enfants que par la trachéotomie ou la thyrotomie.

Avant de pratiquer une pareille opération, il est bon d'essayer l'ablation par les voies naturelles

M. Broeckaert, grâce à beaucoup de patience et non moins d'habileté, a réussi à enlever par la voie naturelle, des polypes laryngés chez des enfants âgés de 4, 7 et 8 ans dont il relate les observations.

A. Courtade.

Pharmacologie

Dr E. Vogt

Ex-assistant à la Faculté de Médecine de Genève

L'eupyrine (*Centralbl. f. in. Medicin, n° 45, 1900*). — Les antithermiques nouveaux jusqu'ici utilisés ne présentent pas de propriétés stimulantes ; aussi Overlach a-t-il depuis longtemps cherché à combler cette lacune. Un travail de Grasset et Rouilliès sur l'action physiologique de la vanilline concluant à une action tonique cette substance, Overlach songea à la combiner à la p.-phénétidine et obtint un produit présentant malheureusement une odeur de vanille beaucoup trop marquée. En s'adressant à l'éthylcarbonate de vanilline, il parvint à la combiner à la p.-phénétidine et à donner naissance à un produit cristallin, vert-jaunâtre, difficilement soluble dans l'eau, facilement soluble dans l'alcool, l'éther et le chloroforme, présentant une odeur de vanille extrêmement atténuée qu'il a appelé eupyrine. Ce résultat rappelle entièrement celui qu'on obtient en préparant l'equinine. éthylcarbonate de quinine ; on sait que ce corps a perdu presque entièrement l'amertume de l'alcaloïde dont il dérive.

Les expériences sur les animaux ont démontré que l'eupyrine est beaucoup moins toxique que la phénacétine : l'ingestion à hautes doses du produit nouveau ne provoque pas dans le sang examiné au spectroscope, l'apparition de la raie caractéristique de l'hémoglobine oxycarbonée, alors que les mêmes doses de phénacétine donnent une raie très nette.

Encouragé par ces résultats, l'auteur a administré l'eupyrine à de nombreux fébricitants adynamiques et a constaté que ce médicament abaisse la température chez l'adulte, à la dose moyenne de 1 gr. 50, de 2° en 3 heures : cet abaissement s'obtient lentement et sans aucun inconvénient. On peut faire ingérer l'eupyrine en nature, et les enfants l'acceptent fort bien.

L'action stimulante est manifeste et conforme aux prévisions ; sans être très forte, elle est durable et se caractérise par une euphorie marquée. Il arrive parfois que les malades prennent goût à la médication et qu'un certain degré d'« eupyrinisme » apparaît.

L'éupyrine ne possède aucune propriété antinévralgique, mais elle active les fonctions de la peau et pourrait trouver sa place parmi les diaphorétiques.

En résumé, le produit nouveau est tout indiqué quand il s'agit de combattre la fièvre chez des enfants, des vieillards, des cachectiques.

E. Vogt.

L'acétopyrine, antipérytique nouveau (*Wiener med. Wochen schrift*, n° 39, 1900). — WINTERBERG et BRAUN ont étudié ce composé d'acide acétylsalicylique et d'antipyrine, poudre cristalline blanche, à faible odeur d'acide acétique, fondant à 64-65°, très difficilement soluble dans l'eau froide, facilement soluble dans l'eau chaude, dans l'alcool et le chloroforme, difficilement soluble dans l'éther.

Des expériences ont démontré que la partie soluble dans l'eau est décomposée sous l'influence du suc gastrique en ses composants, le reste est décomposé dans l'intestin avec formation d'acide salicylique libre. Le produit ne provoque aucun trouble digestif ou autre, et a été essayé sur près de 100 malades atteints d'affections variées. Chez 9 tuberculeux toutefois, l'abaissement thermique ne fut obtenu qu'au prix de sueurs abondantes et d'un sentiment de grande faiblesse.

L'action antinévralgique, étudiée sur des cas de céphalalgie, de migraine, de sciatique, de polynévrite, s'est promptement manifestée et a débarrassé entièrement les malades de leurs douleurs, à l'exception d'un cas de sciatique où l'on ne parvint pas à faire disparaître entièrement les accidents.

Les auteurs admettent que l'acétopyrine est capable de remplacer le salicylate de soude et ses dérivés dans le traitement des affections rhumatismales ; le produit nouveau rend les mêmes services et n'offre aucun des inconvénients du groupe sus-indiqué. L'action antithermique de son côté est très marquée : elle présente dans quelques cas le phénomène caractéristique de débuter au cours de la première demi-heure qui suit l'injection, par une ascension légère de la courbe thermique ; au bout de cette demi-heure, la chute est au contraire rapide et la normale est atteinte ou à peu près en 2 à 3 heures. Ce résultat se maintient pendant plusieurs heures. La courbe du nombre des pulsations cardiaques suit presque exactement celle de la température.

Le médicament s'élimine en grande partie sous forme d'acide salicylique par le rein, qui ne paraît pas être défavorablement influencé, car les auteurs ont administré l'acétopyrine dans deux cas où l'affection à traiter se compliquait de néphrite, sans que cette dernière se soit en aucune façon aggravée.

Les doses moyennes sont de 0,5 gr. six fois par jour ; dans les cas graves on peut facilement remplacer vers le soir ces doses de 0,5 par des doses de 1 gr.

On administrera de préférence l'acétopyrine en suspension dans de l'eau sucrée ; on obtient ainsi une boisson légèrement acidulée très bien acceptée par les malades.

E. VOGT.

Le difluoroforme : son action bienfaisante sur la coqueluche, par le Dr VALENZUELA (*Revista de tisiologia*, 1er novembre 1900). — Les résultats obtenus par l'auteur sont très encourageants au double point de vue de la fréquence et de l'intensité des accès et de la durée totale de la maladie : on obtient en même temps la disparition absolue des vomissements.

On administre le médicament par ingestion et par inhalation. Chez les adultes, on donne V gouttes de difluoroforme dans l'eau, une demi-heure avant chaque repas ; trois fois par jour dans un peu d'eau : on inhalera X gouttes à la fois.

Chez les enfants, on diminue cette dose d'une goutte pour deux ans d'âge au-dessous de 10 ans. On prescrira de cinq à dix séances très courtes (cinq minutes) par jour.

F. BERINI.

Le difluoroforme : son action antiasthmatique combinée aux inhalations d'air comprimé, par le Dr VALENZUELA (*Revista de tisiologia*, 1er novembre 1900). — Dans les multiples essais faits par l'auteur avec le difluoroforme pour combattre la phtisie, il a pu voir son action puissamment favorable pour combattre l'asthme. En effet, dans l'asthme par accès et dans la dyspnée d'effort, avec lésions pulmonaires ou cardiaques, le difluoroforme produit une notable rémission, si on l'administre par ingestion et par inhalation : mais les résultats sont bien meilleurs si on l'administre en inhalation au moyen de l'air comprimé.

Les résultats obtenus par le Dr Valenzuela sont très encourageants : plusieurs malades, condamnés au repos absolu, ont pu sortir et même monter des escaliers sans le moindre inconvénient.

F. BERINI.

Expériences cliniques concernant l'hédonal (*Deutsche méd. Wochenschrift*, 6 déc. 1900). — HEICHELHEIM a expérimenté à la clinique du Pr Riegel de Giesen le méthylpropylcarbinol-uréthane au hédonal, hypnotique nouveau dont nous avons déjà eu l'occasion de parler.

Le produit a été donné soit en cachets, soit en poudre : les malades ont toujours fort bien accepté cette médication, destinée à combattre l'insomnie. Les 41 patients s'endormirent en moyenne 1/2 à 1 heure après l'ingestion de l'hédonal, et le sommeil dura en général jusqu'au matin. Les doses ont varié de 0,5 gr. à 2 gr. ; dans quelques cas, on alla même à 3 gr.

L'action hypnotique fait entièrement défaut quand l'absence de sommeil est causée par la douleur : elle n'est obtenue par conséquent que chez les malades (hystériques, neurasthéniques, surmenés, vieillards, etc.), souffrant d'insomnie pure.

On peut administrer des doses relativement élevées d'hédonal sans observer aucun des troubles accessoires qui se présentent souvent quand on se sert d'autres hypnotiques.

E. Vogt.

Action de l'opium et de la morphine sur l'intestin (*Société médicale de Vienne*, séance du 19 octobre 1900). — Pal, à la suite de nombreuses recherches physiologiques, arrive aux conclusions suivantes : l'opium et la morphine produisent une action excitante sur l'appareil ganglionnaire nerveux de la paroi intestinale ; il y a contraction *active* et non pas, comme on le croit en général, état parétique de la musculature. Cette contraction se localise à l'extrémité inférieure du tube digestif, d'où constipation. Il y a donc lieu d'abandonner la théorie actuelle (action parésiante sur les mouvements péristaltiques).

E. Vogt.

Incompatibilité médicinale des alcaloïdes, par le Dr Batlle (*El Criterio Catolico en las Ciencias Medicas*, août 1900). — En thèse générale, on peut considérer comme incompatibles avec les alcaloïdes les corps suivants : les alcalis et les composés qui les contiennent, les carbonates et bicarbonates alcalins terreux, les sels d'alumine, de fer et en général tous les sels métalliques, spécialement ceux de plomb, argent, mercure, or, platine, l'iode et les iodures doubles, le tannin et toutes les préparations tanniques, comme extraits végétaux, teintures, sirops et vins à base de substances végétales, enfin, les permanganates.

F. Berini.

Le mélan, topique nouveau pour les plaies (*Centr. f. d. ges. Therapie*, nov. 1900). — Horovitz se sert, pour activer la cicatrisation des plaies et ulcères les plus variés, depuis longtemps déjà du *mélan*, extrait concentré du *melilotus caeruleus*, papilionacée existant à l'état sauvage dans l'Europe méridionale. L'extrait, qui contient de la coumarine, probablement combinée à de l'acide mélilotique, et de l'essence de mélilot, présente un aspect huileux, une coloration vert noirâtre et une odeur aromatique accentuée.

L'action siccative de ce liquide se manifeste dès le premier pansement, et l'épidermisation est accélérée. Avant l'application, il est indiqué de procéder à un minutieux lavage de la plaie ou de l'ulcère. Le pansement se fait de la façon suivante : Un morceau de gaze stérilisée, plusieurs fois replié sur lui-même, est bien imbibé de mélan et placé sur la plaie : par-dessus, un peu de batiste de Billroth ; le tout est maintenu par une bande. Le pansement est en général laissé en place pendant 3 à 4 jours. Si on se trouve en présence d'une ulcération recouverte d'une croûte épaisse et adhérente, on fait précéder l'application du mélan d'une pulvérisation phéniquée à 5 0/0 et on change le pansement tous les 2 jours. Les plaies du plus mauvais aspect, même avec tendance au phagédénisme, sont rapidement détergées et définitivement guéries par l'action du topique (plaies buboniques gangréneuses par exemple).

On n'observe jamais d'accidents attribuables à une action irritante ou toxique du mélan, qui possède sans conteste des propriétés kératoplastiques, siccatives et antiputrides.

Le mélan peut être aussi utilisé sous forme de pommade (cire jaune 3, mélan 2 ou 1).

Les indications principales sont ; les gommes ulcérées, le chancre mou et les bubons suppurés, l'ulcère de jambe, les fissures à l'anus (l'application sera dans ces cas précédée d'une cocaïnisation), l'herpès préputial et la balanite, les eczémas suintants et pustuleux, les brûlures à tous les degrés. Dans ce dernier cas, les malades éprouvent sous l'influence du topique une sensation de fraîcheur agréable.

E. Vogt.

La toxicité de l'acide borique, par le Dr Cortonell Solés (*El Criterio catolico en las Ciencias Medicas*, octobre 1900). — La plupart des auteurs ne sont pas d'accord sur la toxicité des médicaments. Les doses *maxima* fixées pour un grand nombre de substances sont copiées d'un auteur à l'autre sans discussion.

Pour l'acide borique, par exemple, les opinions sont très partagées : les uns croient qu'il n'est pas toxique, et d'autres qu'on doit lui imputer certains cas d'intoxication.

L'auteur mentionne deux cas où, malgré l'ingestion d'assez fortes quantités de ce produit, il n'y a pas eu d'intoxication.

Le premier est un mendiant ayant avalé jusqu'à 30 grammes d'acide borique en l'espace de deux jours, sans ressentir d'autres effets que ceux d'une purgation très forte. Dans le second cas, le malade a avalé par mégarde 10 grammes d'acide borique en solution, et les effets ont été complètement nuls.

F. Berini.

FORMULAIRE DE THERAPEUTIQUE CLINIQUE

INJECTIONS HYPODERMIQUES (*Suite*).

MORPHINE (chlorhydrate de).
Formules : 1 partie soluble dans 20 parties d'eau.

(Souvent associée à l'atropine).

Chlorhydrate de morphine.	0 gr. 10
Eau distillée.............	10 grammes

Doses :

0 gr. 005 à 0 gr. 01 pour une injection
0 gr. 005 à 0 gr. 04 par jour.

Indications: Analgésique et hypnotique employé dans toutes les affections douloureuses; contre l'asthme, le délire hystérique, alcoolique, etc.; en user avec prudence chez les artério-scléreux, toutes les fois qu'il existe une insuffisance rénale confirmée ou probable.

MYRTHOL (soluble dans les huiles).
Formules :

Myrthol..............	10 grammes
Huile d'olive stérilisée.	100 —

(Injecter 10 centimètres cubes. Maurange).
Dose : 0 gr. 50 à 1 gramme.
Indications : Bronchites fétides, gangrène pulmonaire.

NITROGLYCÉRINE (TRINITRINE).
Formules : On utilise uniquement la solution alcoolique au 100°; diluée dans l'eau distillée.

Solution alcoolique de trinitrine au 100°.......	XL gouttes
Eau distillée...........	10 grammes

Injecter 1/4 de centimètre cube, 2 à 4 fois par jour.
Doses : VI gouttes de la solution alcoolique au 100° pour une injection; dose pouvant être répétée 2 à 4 fois par jour.
Indications : Vaso-dilatateur employé dans l'angine de poitrine, dans l'artério-sclérose.

OR (chlorure d') très soluble dans l'eau.
Formules :

Chlorure d'or........	0 gr. 10
Eau distillée.........	10 grammes
	(Calmettes).

Doses : 0 gr. 005 à 0 gr. 01
(au lieu de la morsure).
Indications : antivenimeux (morsure des serpents); antisyphilitique (?).

POTASSE (permanganate de) soluble dans 15 parties d'eau.
Formules :

Permanganate de potasse.	0 gr. 20
Eau distillée............	10 grammes

Doses : 0 gr. 10 à gr. 15
Indications : Antidote de la morphine.

PHÉNIQUE (acide). 1 partie soluble dans 18 d'eau.
Formules :

Acide phénique..	0 gr. 50 à 1 gramme
Eau distillée.....	100 grammes

Ne pas employer de solution d'un degré de concentration supérieur à 2 0/0.
Doses : 0 gr. 10 à 0 gr. 50
Indications : Antiseptique, antiprurigineux, (érysipèle, prurigo, paludisme).

PHÉNOCOLLE (chlorhydrate de).
Formules :

Chlorhydrate de phénocolle.	0 gr. 50
Eau distillée.............	10 grammes

Doses : 0 gr. 05 à 0 gr. 50
Indications : Analgésique; antithermique.

PHOSPHATE DE SOUDE. Soluble dans 4 parties d'eau.
Formules :
Employé pur ou associé à d'autres agents médicamenteux dans certains sérums artificiels.

Phosphate de soude.....	1 gramme
Eau de laurier-cerise....	50 —
	(Crocq).

Dose : 0 gr. 10 à 1 gramme par injection et par jour.
Indications : névrosthénique (neurasthénie).

PILOCARPINE (chlorhydrate de). Soluble dans l'eau.
Formules :

Chlorhydrate de pilocarpine.	0 gr. 05
Eau stérilisée.............	10 gr.

Doses :

Enfants, 5 à 10 ans.	0 gr. 001 par injection
— —	0 gr. 003 par jour
— 10 à 15 ans.	0 gr. 005
Adultes..........	0 gr. 005 par injection
— ...	0 gr. 005 à 0 gr. 015 par jour

Indications : Sialagoque; sudorifique.

QUININE (sels de).
Bromhydrates (de bromhydrate basique) :
0 gr. 022 soluble dans 1 gramme d'eau.
0 gr. 058 de bromhydrate neutre dans 1 gr. d'eau.
Formules :

Bromhydrate basique de quinine............	1 gramme
Antipyrine............	2 —
Eau stérilisée............	10 —

Injecter 1 à 10 centimètres cubes.
(Maurange).

La solubilité des sels de quinine est augmentée par l'association à l'antipyrine; par l'addition d'alcool, d'acide.

Bromhydrate neutre (bibromhydrate)..........	1 gramme
Eau distillée............	5 —

Injecter 1 à 4 centimètres cubes.
(Jaccoud).

Doses :
Enfants, 2 à 5 ans. 0 gr. 05 par injection
— — 0 gr. 20 par jour
— 5 à 10 ans. 0 gr. 10 par injection
— — 0 gr. 20 à 0 gr. 40 par jour
— 10 à 15 ans. 0 gr. 10 par injection
— — 0 gr. 30 à 0 gr. 60 par jour
Adultes..... 0 gr. 50 à 1 gr. par jour

CHLORHYDRATES.
Formule : 0 gr. 046 de chlorhydrate basique soluble dans 1 gramme d'eau.
0 gr. 054 de chlorhydrate neutre ou bichlorhydrate dans 1 gramme d'eau.
Le bichlorhydrate de quinine est le sel de quinine de choix pour les injections hypodermiques.

Chlorhydrate basique de quinine............	3 grammes
Antipyrine............	2 —
Eau distillée............	6 —

Injecter 1 à 2 centimètres cubes. (Kelch).

Bichlorhydrate de quinine.	5 grammes
Eau distillée qs. pour	10 —

Injecter 1 à 2 centimètres cubes.
Doses :
Enfants, 2 à 5 ans. 0 gr. 20 par injection
— — 0 gr. 40 par jour
— 5 à 10 ans. 0 gr. 50 par jour
— 10 à 15 ans. 0 gr. 80 par jour
Adultes....... 1 gr. à 1 gr. 50 par jour

CHLORHYDRO-SULFATE. Soluble dans deux parties d'eau :
Formules :

Chlorhydro-sulfate de quinine............	2 gr. 50
Eau distillée............	10 gr.

Injecter 1 à 2 centimètres cubes.
(Grimaux).

LACTATES.
1 partie de lactate basique sol. dans 12 p. d'eau
1 — — neutre — — 3 —

SULFATES (sulfate neutre ou bisulfate soluble dans 11 parties d'eau (ancien sulfate acide).
Formules :

Sulfate neutre de quinine..........	10 grammes
Eau distillée..........	120 —

Injecter 5 à 10 centimètres cubes.
(Maurange).

SULFOVINATE : 0 gr. 303 soluble dans 1 partie d'eau.

Sulfovinate de quinine.....	2 gr. 50
Eau stérilisée............	10 gr.

Injecter 1 à 2 centimètres cubes.
(Huchard).

Indications des sels de quinine : antimalarique, antithermique (broncho-pneumonie, coqueluche, etc.).

G. LYON.

VARIÉTÉS & NOUVELLES

Distinctions honorifiques. *Légion d'honneur.* — Sont nommés et promus :
Au grade de commandeur : M. Terrier.
Au grade d'officier : M. Armaingaud.
Au grade de chevalier : MM. Leprince, Bourges, Duflocq, Gauchas, Goubert, Janet, Larat, Richard ; MM. Reygondard, Depasse et Houllion (médecins de la marine et des colonies), Nakagawa (armée joponaise), Velde (armée allemande), Poix (de Bangkok).

Assistance publique. — *Mutations de chefs de service.* — *Chirurgie :* MM. Tuffier à Beaujon ; Michaux à Lariboisière ; Chaput à Broussais ; Walther à la Pitié ; Guinard à la Maison de santé ; Delbet à Bicêtre ; Rochard à Ivry ; Routier à Necker : Hartmann à Lariboisière (voies urinaires) ; Albarran à Hérold. — *Médecine* : MM. H. Martin, à la Charité ; Richardière, aux Enfants-Malades ; Toupet, à Sainte-Périne ; Dalché, à Tenon ; Marfan, à Trousseau ; Wurtz, aux Ménages ; Klippel, à Debrousse.

Lors de l'ouverture des nouveaux hôpitaux d'enfants, iront : MM. Sevestre et Josias, à Bretonneau ; Netter et Guirion, à Trousseau (Michel Bizot) ; Barbier et Janselme, à Hérold ; Marfan, aux Enfants-Malades.

Concours de l'Internat. — *Modifications apportées au concours.* — Les modifications suivantes viennent d'être adoptées par le Conseil de surveillance de l'Assistance publique :

1° L'ouverture du concours de l'internat aura lieu le troisième lundi de décembre ;

2° L'entrée en fonction des nouveaux internes aura lieu le 1er mai ;

3° La date de l'ouverture du concours de l'externat n'est pas modifiée ;

4° L'entrée en fonctions des nouveaux externes aura lieu le 15 mai.

Le nombre des médecins en Bulgarie. — La Direction sanitaire à Sophia a récemment publié la liste du personnel médical et pharmaceutique en Bulgarie, liste arrêtée au 19 avril 1900. A ce moment il y avait dans ce pays 485 médecins, 15 dentistes, 182 pharmaciens, 187 élèves en pharmacie, 586 feldskers, (qu'on peut qualifier de sous-officiers de santé) et 115 sages-femmes. Depuis cette date, 2 médecins sont morts et 46 ont quitté le pays : il reste donc 437 médecins, dont 307 Bulgares et 130 étrangers. Parmi les étrangers, on compte 63 grecs, 21 Arméniens et 17 juifs. La principauté et les communes entretiennent 272 médecins, dont 237 Bulgares et 35 étrangers. L'âge moyen des médecins en Bulgarie est de 37 ans, le plus jeune a 23 ans, le plus vieux 77 ans.

Il est intéressant de noter qu'une bonne partie des médecins bulgares ont reçu leur instruction médicale en France, exactement 127 ; puis viennent par ordre décroissant : en Russie 94, en Grèce 53, en Turquie 40, en Suisse 38, en Autriche 36, en Allemagne 28, en Roumanie 12, en Italie 6, en Belgique 1, en Angleterre 1. Presque la moitié habitent la ville. C'est ainsi qu'il y a 81 médecins à Sophia, 32 à Plovdive, 35 à Varna, 30 à Roussi, 18 à Tirnova, etc. (*Vratch*, n° 41).

BIBLIOGRAPHIE

Traitement de la tuberculose et des affections respiratoires chroniques par les injections trachéales, par le Dr Henri Mendel, ancien interne des hôpitaux. Un volume in-8, avec figures dans le texte. *Société d'Editions*. 2 fr.50.

Dans ce travail, le Dr Mendel expose en détail le nouveau mode de traitement des affections respiratoires qu'il a présenté à l'Académie de Médecine, dans deux communications récentes (20 juin 1899 ; 30 janvier 1900).

Ce mode de traitement consiste à injecter par la bouche, directement dans la trachée et les poumons, les substances réputées comme les plus actives et les plus bactéricides, lesquelles agissent ainsi localement et énergiquement. De plus, l'estomac et le tube digestif n'ayant pas à subir le contact des médicaments, ne sont jamais lésés et les malades échappent ainsi à cette dyspepsie médicamenteuse que produisent la plupart des autres traitements et qui constitue un si grand danger en compromettant l'alimentation du phtisique.

L'auteur a réussi à simplifier beaucoup l'injection trachéale et à la rendre accessible à tous les praticiens ; il espère ainsi vulgariser ce mode de traitement, toujours facilement supporté par les malades.

Enfin, vient un exposé détaillé des excellents résultats de cette méthode, qui présente à la fois les avantages d'un pansement local, puisque les médicaments sont appliqués sur les surfaces malades, et d'un énergique traitement général, puisque les substances injectées dans la trachée sont absorbées aussi parfaitement que lors de l'injection sous la peau.

Nlle Imprimerie. E. Lasnier dir., 3, rue Bourdaloue, Paris — Le Propriétaire-Gérant : R. BLONDE

RENSEIGNEMENTS DIVERS

Des moyens à proposer pour combattre les abus de l'hospitalisation et des consultations gratuites à Paris

Le Syndicat général des médecins de la Seine, dans son Assemblée générale du 25 novembre 1900, vient de prendre une résolution ou du moins de voter un vœu d'une extrême importance.

Il s'agissait, en principe de discuter les conclusions du remarquable rapport de M. Paul Thierry sur ce sujet, conclusions que nous avons déjà fait connaître à nos lecteurs.

A cette occasion, M. Dorison a présenté une motion, répondant à un vœu formulé à diverses reprises par la Société des médecins des bureaux de bienfaisance et qui a pour but de laisser à ceux-ci le soin exclusif de désigner les malades, aptes à bénéficier de l'hospitalisation.

Voici d'ailleurs le texte de la motion de M. Dorison.

« Je ne fatiguerai pas votre attention, Messieurs, en vous relisant le travail que j'ai présenté au Congrès de médecine professionnelle, au nom de la Société des médecins des bureaux de bienfaisance; ceux que cette question intéresse pourront en prendre connaissance dans les comptes-rendus de ce Congrès; mais laissez-moi vous rappeler l'exorde par lequel j'annonçais le but que nous poursuivons :

« Nous avons pour but, disais-je, de :

« *Réserver l'hospitalisation et les consultations gratuites aux vrais pauvres.* »

« Nous arriverons ainsi : 1° à empêcher le gaspillage de l'argent de l'Assistance publique, qui est celui des pauvres : 2° à éviter l'encombrement des services gratuits, au plus grand bénéfice des malades pauvres ; 3° à faire retourner chez les médecins de la ville les gens aisés qui vont maintenant indûment à l'hôpital.

« Ce qui revient à dire que les pauvres, quand ils en auront besoin, trouveront toujours à l'hôpital une place qui est maintenant occupée, le plus souvent, par des gens aisés; ils obtiendront aussi une consultation sans perdre une demi-journée de travail à attendre que les gens aisés, arrivés avant eux, aient passé devant le médecin consultant; quand ils ne seront pas malades, enfin, l'Assistance publique disposera, de par les économies réalisées sur les journées de séjour d'hôpital, de fonds suffisants pour leur accorder autre chose que trois francs par mois. En dernier lieu, les médecins verront leurs recettes augmentées de toutes les consultations et de tous les traitements qui ne seront plus obtenus gratuitement dans les hôpitaux. »

Voilà le but, voyons les moyens : ceux que nous proposons ont l'avantage de ne créer aucun organisme nouveau, de ne donner lieu à aucune dépense ; un simple arrêté, et tout est dit.

Il y a deux points à examiner : 1° les hospitalisations : 2° les consultations.

Hospitalisation. — Vous savez pourquoi, Messieurs, il y a dans l'hospitalisation de nombreux malades qui ne paient rien et qui devraient payer l'Assistance publique en 1897, que 283.575 fr. pour 4,500.000 journées de séjour. Je crois inutile de revenir sur ce point.

Le meilleur moyen pour être sûr de n'hospitaliser que des pauvres (je fais exprès de ne parler ni d'indigents, ni de nécessiteux, je parle des pauvres, cela dit tout), c'est de donner le droit d'hospitalisation aux médecins des pauvres et à eux seuls.

Les médecins des bureaux de bienfaisance sont invités par les mairies à visiter à domicile les gens qui ne peuvent payer un médecin ; si on leur donnait exclusivement le droit d'hospitalisation, ils n'introduiraient évidemment à l'hôpital que leurs malades, c'est-à-dire des gens dont la situation précaire est officiellement reconnue, le nombre des entrées actuel se trouverait sensiblement diminué, car le compte financier de l'Assistance publique, pour 1900, fait ressortir que, en 1899, il y a eu 4.607.000 journées de séjour d'hôpital, et, d'autre part, on constate, d'après le même fascicule, l'existence de 48.000 indigents et de 73.000 nécessiteux, soit 121.000 pauvres en tout. Si donc, les pauvres seuls avaient fourni les 4.607.000 journées d'hôpital, chaque pauvre aurait dû faire, dans l'année, une moyenne de trente-huit journées d'hôpital ; ce qui est manifestement faux et prouve que d'autres que les pauvres ont contribué à fournir les quatre millions et demi de journées en question.

Les avantages de l'hospitalisation par les médecins des pauvres, c'est-à-dire des bureaux de bienfaisance, ne se bornent pas à cette considération que les ressources de l'administration destinées à empêcher les malheureux de mourir de faim se trouveraient fortement augmentées et susceptibles de former des secours supérieurs aux trois francs mensuels actuels; les malades, en état d'entrer à l'hôpital, ne seraient plus obligés de sortir de leur lit, de se rendre à pied à la consultation de l'hôpital, d'y attendre grelottants de fièvre, leur tour, pour souvent ne pas même trouver de place disponible. Les lits leur étant, dans notre système, forcément réservés, seraient toujours en nombre plus que suffisant pour répondre à tous les besoins.

Quant aux malades ne disposant que de petites ressources, mais n'appartenant pas à la catégorie des vrais pauvres, rien n'empêcherait de leur affecter des salles spéciales, où ils devraient payer des frais de séjour proportionnés à leurs moyens, mais toujours tels, en tous cas, que le budget des malheureux n'aurait pas à souffrir des dépenses faites à leur profit.

Consultations. — Non seulement il se glisse, parmi les consultants gratuits de l'hôpital, des personnes aisées, mais du moins en ce qui concerne la médecine, on peut dire qu'il n'y a guère que cela, pour cette raison que l'hôpital ne donne pas de médicements et qu'un pauvre, ne pouvant acheter ces derniers, va consulter, non pas à l'hôpital, mais bien au dispensaire de son arrondissement. Non seulement les hôpitaux ne donnent pas de médicaments, mais ils sont très irrégulièrement répartis dans l'agglomération parisienne ; ils ne peuvent donc rendre des services, au point de vue de la consultation, qu'à certains quartiers.

De plus, la réglementation de 1895, au sujet des circonscriptions, ne s'applique qu'à l'hospitalisation et non aux consultations; l'alinéa 3 de la page 7, de la Circulaire du 30 juillet 1895, est très explicite à cet égard, et j'appelle sur ce point l'attention de M. Thiéry, qui semble croire le contraire à la page 49 de son Rapport. Or la latitude, pour les gens qui ne veulent qu'une consultation, de se présenter à un hôpital quelconque, permet aux personnes aisées d'obtenir une ordonnance sans bourse délier et sans se compromettre au contact des pauvres de leur voisinage, puisqu'il leur suffit de se rendre à un hôpital éloigné où personne ne les connaîtra.

Les dispensaires de l'Assistance publique délivrent gratuitement les médicaments ordonnés par leurs médecins ; ils sont au nombre de deux par arrondissement, c'est-à-dire à la portée de tous ceux qui en ont besoin ; ils sont strictement locaux et les gens aisés n'oseraient s'y présenter de peur d'y coudoyer les indigents de leur voisinage immédiat; ces dispensaires dépendent des Bureaux de bienfaisance, qui font vérifier l'état miséreux des consultants.

Le maintien de la consultation des hôpitaux ne s'impose même pas au point de vue de l'enseignement donné aux élèves, quoique cet argument ait été employé, puisque M. Thiéry reconnaît que l'entrée de la consultation externe est interdite aux élèves par le règlement.

Pour toutes ces réserves, il nous semble que la consultation des hôpitaux, qui fait double emploi avec celle de ces dispensaires, pourrait être supprimée sans inconvénient ; nous trouvons même qu'il y aurait avantage pour tous à cette suppression ; pour tous, excepté les faux pauvres qui subtilisent actuellement tant d'ordonnances gratuites qu'ils devraient payer.

Conclusions. — Les conclusions que nous vous proposons sont peu compliquées, les voici :

1° Le droit d'hospitalisation gratuite est exclusivement réservé, sauf urgence, aux médecins des Bureaux de bienfaisance ;

2° La consultation gratuite des hôpitaux est supprimée ; les médecins des Bureaux de bienfaisance pourront, au besoin, envoyer leurs malades douteux consulter les chefs de services hospitaliers dans leurs salles, mais en munissant ces malades d'un bon spécial.

Accessoirement, il pourrait être décidé :

1° Que les salles spéciales seraient mises à la disposition des petites bourses pour des maladies graves ou des opérations chirurgicales ; les admissions seraient faites par l'interne de garde et les prix des journées de séjour seraient fixés au prorata des gains moyens du malade ou blessé ;

2° Des externes seraient affectés aux dispensaires de l'Assistance publique, dont le médecin peut difficilement examiner 80, 100 et 120 malades par séance, rédiger les 120 ordonnances et les instructions pour l'administration des médicaments ;

3° Des dispensaires de spécialités seraient créés pour quatre ou cinq arrondissements, afin d'éviter l'encombrement des services d'ophtalmologie, d'otologie, etc, etc., des hôpitaux, où nous sommes obligés d'envoyer aujourd'hui des quatre coins de Paris ceux de nos malades qui sont atteints de maladies ressortissent à ces spécialités.

Après une très vive discussion à laquelle ont pris part MM. G. Weill, Malhec, Le Filliâtre, Tison, Noir, Millon, Hartmann, Gallois, Archambaud, le président a mis aux voix la première conclusion de M. Dorison.

« L'hospitalisation doit être exclusivement réservée, sauf cas d'urgence, aux médecins des « Bureaux de bienfaisance. »

Cette proposition est rejetée par l'Assemblée à une très grosse majorité.

La seconde est ainsi formulée :

« La consultation externe des hôpitaux est supprimée. »

L'Assemblée adopte cette proposition à une majorité voisine de l'unanimité.

Pour terminer, l'Assemblée a adopté l'ordre du jour de M. Le Baron, son ancien président, d'ordre plus général et plus conciliateur.

« Le Syndicat des médecins de la Seine, réuni en Assemblée générale, émet le vœu que l'hos- « pitalisation soit réservée aux seuls indigents et nécessiteux à titre absolument gratuit. — Une « commission spéciale sera chargée d'étudier les voies et moyens pour arriver à ce but. »

TRAVAUX ORIGINAUX

LES NOUVELLES MÉTHODES D'ANALYSE EN HYDROLOGIE

Leçon d'ouverture du cours d'hydrologie de la Faculté de Médecine et de Pharmacie de Toulouse

par M. le Dr F. Garrigou

(Suite)

« M. Frenkel, est venu dire à son tour, si les chimistes n'avaient jamais signalé dans les sources thermales les nombreux métaux qu'y avait découvert le professeur Garrigou, c'était parce qu'ils n'avaient pas observé les règles prescrites par lui, pour opérer utilement la recherche de ces minéraux.

« Il faut détruire la matière organique dissoute par les eaux minérales, et qui empêche la précipitation des métaux, lorsqu'on applique à leur recherche les procédés classiques de l'analyse.

« Voilà donc une faute commise par tous les chimistes, en analyse d'eau, et qui a, pendant près de trente ans, empêché l'hydrologie de franchir le pas que cherchait à lui faire traverser un savant convaincu et vraiment dévoué à la science française.

« Ainsi que l'ont dit M. Gazeaux et M. Frenkel, c'est à M. Garrigou, que revient l'honneur, par sa persévérance et sa ténacité, d'avoir définitivement donné à l'hydrologie médicale, le véritable moyen de connaître à fond la composition intime d'un remède naturel, employé jusqu'ici d'une manière empirique et peu encourageante pour les malades.

« L'action thérapeutique des eaux minérales, est un fait qui n'est plus à démontrer, action complexe et difficile à analyser, si l'on y apporte uniquement les procédés d'examen employés en pharmaco-dynamie, pour les corps simples. L'eau minérale est une association médicamenteuse, et il est nécessaire de connaître la vérité sur cette association.

« Repousser les données nouvelles apportées par un savant, peut-être enthousiaste, mais en tout cas convaincu, a été de mauvaise doctrine. Et il est certain qu'on doit aujourd'hui rendre une tardive justice à un homme qui a rendu, tout le monde le connaîtra plus tard, un immense service à l'analyse hydrologique, qui, jusqu'à lui, se traînait dans des chemins sans issue, et pouvait être considérée comme encore dans l'enfance, et qui, sans lui, serait restée stérile. »

Vous m'excuserez, Messieurs, d'avoir lu ces pages, puisqu'elles me sont personnelles. Elles ont été écrites depuis mes dernières leçons de chimie hydrologique, il y a deux ans. De plus, elles constituent une page de l'histoire des Eaux minérales, et ont été le point de départ du mouvement qui s'est produit, et qui s'accentue forcément tous les jours, dans la marche ascendante de la science des Eaux minérales.

Le Dr Robin en les écrivant, a rendu service surtout aux analystes, qui ont maintenant une voie déterminée, qui conduira inévitablement à un progrès dans la balnéation et dans la thérapeutique thermales, ainsi que dans la classification des eaux.

Et, en effet, Messieurs, depuis cette année même, quelques analyses de l'Académie de médecine de Paris, commencent à signaler dans les eaux dont la composition lui est demandée, les divers métaux dont ses chimistes officiels antérieurs avaient, il y a trop longtemps, nié de parti pris, l'existence, et refusé de faire la recherche.

Il fallait tôt ou tard, sortir de l'impasse : et il paraît bien singulier, au premier abord, que le monde médical ait consenti à piétiner sur place pendant tant de temps. C'est cependant ce qu'il a fait en s'en rapportant pour expliquer les effets thérapeutiques indéniables des Eaux minérales, à des indications chimiques tout à fait incomplètes, enfantines même, et qui ont tenu l'hydrologie en soupçon auprès des autorités médicales les plus élevées. Mieux guidés dans cette spécialité, ces maîtres auraient pu empêcher, au profit de nos Stations thermales françaises, le mouvement qui s'est produit et qui se maintient, en faveur des stations étrangères.

Il est, en effet, de notoriété publique, que nos stations Pyrénéennes, qu'un certain nombre de celles du Centre et de l'Est, sont en baisse manifeste, et que Nauheim, Carlsbad, Ems, Baden, et nombre d'autres, reçoivent tous les ans un plus grand nombre d'étrangers, parmi lesquels les Français constituent une part importante.

La poussée est donc en faveur des villes thermales d'Outre-Rhin.

Cela s'explique assez bien. Dans ces stations tout est fait avec méthode. La composition intime des Eaux sert de base à toutes les installations, l'hygiène préside au choix des emplacements et des aménagements des thermes, dans lesquels on retrouve un luxe d'applications médico-hygiéniques et balnéaires, qui n'a d'égal que le luxe des installations intérieures.

Aussitôt qu'une découverte est faite en thérapeutique thermale, elle est appliquée, en observant toutes les règles et sans distinction d'origine.

Chez nous, hélas ! le parti-pris préside à la plupart des entreprises thermales ; les questions de personnes, sont presque toujours mêlées à la question scientifique, et lorsque la chimie a parlé, s'il y a un intérêt moral ou spéculatif qui domine l'indication chimique celle-ci est comme non-avenue. Et les stations dans lesquelles pareilles défaillances sont devenues pratiques, s'amoindrissent et succombent fatalement. Les exemples qui nous touchent de très près dans la région pyrénéenne et ailleurs, abondent.

Là, si des erreurs intéressées et aujourd'hui bien difficiles à réparer ont conduit certaines stations à leur perte ou sur la pente qui les y conduira tôt ou tard, ce n'est pas faute d'avoir reçu des avertissements désintéressés, et d'avoir appris de source autorisée qu'elles enfreignaient dans leurs installations, les indications fournies par l'analyse de leurs eaux.

Heureusement, il n'en sera plus de même à l'avenir, sous peine de responsabilités écrasantes.

Les chimistes hydrologues n'auront, pour rendre leurs analyses correctes et pleines d'enseignements pratiques, qu'à suivre l'exemple tout d'abord donné par Bunsen et par Frézenius, exemple que j'ai suivi moi-même si longtemps, afin de le rendre encore plus concluant.

Et les propriétaires de sources et d'établissements, n'auront plus qu'à s'incliner devant les décisions qu'aura fournies la chimie au point de vue des installations que comporte tel ou tel genre de source.

Puisque c'est sur la responsabilité du chimiste hydrologue, que reposent définitivement les décisions si délicates qui règlent les installations que comporte l'utilisation d'une eau minérale, il faut donc que nous connaissions cette eau à fond, et pour cela nous devons la disséquer, la scruter jusque dans les replis les plus cachés et les plus difficiles à explorer.

En effet, une source peut être disséquée comme l'est un être d'ordre élevé.

Elle a son tissu, son squelette et même son âme.

L'eau et les matières organiques constituent ses tissus.

Les sels qu'elle tient en solution sont, en quelque sorte, son squelette.

Et les divers états électriques qui se manifestent lorsqu'on la soumet aux galvanoscopes les plus sensibles, la gratifient de ce souffle de vie, de ce dynamisme invisible, comme celui de tout être vivant, et qui préside à son activité thérapeutique.

Il y a déjà des années que j'ai fait cette comparaison et je remercie mon collègue, le savant professeur de thérapeutique de la Faculté de médecine de Paris, M. Landouzy, d'avoir bien voulu la reproduire en partie dans l'un de ses cours sur les Eaux minérales.

Il nous est donc permis de dire qu'une eau thermominérale est un être complet, participant à la vie terrestre, et que l'on peut disséquer comme on le ferait pour l'homme.

Ce n'est donc point à tort que les anciens ont comparé les sources thermales à des nymphes véritablement incarnées.

Dans leur squelette, nous découvrirons tous les éléments minéraux, même ceux qui existent en quantités tellement restreintes, que beaucoup se sont demandé s'il vaut la peine de les y découvrir. Dans leurs tissus, nous retrouverons des substances organiques très variées : acides et alcaloïdiques, dont les infinitésimales quantités ont fait douter certains sceptiques de leur action physiologique et thérapeutique.

S'il y a seulement quarante ans, on avait brusquement affirmé à la plupart des médecins que la chimie et la pharmacie révèleraient un jour l'existence de médicaments tellement actifs chez certains sujets, qu'il faudrait les donner à des doses de 1/10 et même de 1/20 de milligramme, sous peine d'accidents toxiques, ces médecins n'en auraient rien cru. C'est cependant ce qui est arrivé, et ce qui arrive tous les jours, avec la découverte de divers alcaloïdes.

Comment, dès lors, rejeter l'idée que les matières organiques apportées en plus ou moins grande quantité du sein de la terre à l'état d'alcaloïdes, par une eau minérale, peuvent produire des effets thérapeutiques puissamment actifs et rénovateurs de la santé ?

L'analyse est appelée à nous faire bien d'autres révélations.

Nous savons aujourd'hui, que tel médicament, qui, employé seul, n'agit pas ou agit mal, soit à forte, soit à petite dose, devient au contraire très actif, même à petite dose, lorsqu'il se trouve uni à plusieurs autres, de nature différente à la sienne, et éveillant, pour ainsi dire d'une manière particulière, les propriétés actives de ce médicament ılé.

L'éminent Pr Lepine, de Lyon, l'a parfaitement démontré.

Tel est le cas des eaux minérales. Donnez, par exemple, du fer seul à un anémique, ıs verrez quelquefois ce médicament métallique rester inactif, sous quelque forme armaceutique que vous le lui fassiez absorber. Que ce même malade prenne le fer en .vant une eau ferrugineuse à minéralisation complexe, vous verrez son anémie se ıérir et, souvent même, la guérison devient définitive en peu de temps.

Prenez un syphilitique auquel le traitement classique ne produit aucun effet, ajoutez à ce traitement l'usage d'un autre sel métallique, l'or ou l'argent, par exemple, et d'une eau alcaline, comme l'a observé Osman Dumesnil, vous constaterez une guérison prompte et certaine.

Il en est ainsi avec les eaux minérales spécifiques, telles que les eaux d'Aulus, par exemple. J'ai vu, il y a plus de trente ans, ces eaux qui contenaient alors du mercure, de l'argent, du chrome et d'autres métaux encore, ceux que j'ai nommés étant très actifs dans la médication antisyphilitique, guérir des syphilis rebelles au traitement mercuriel seul.

Invoquerai-je encore, pour montrer l'utilité d'une connaissance complète de la composition d'une eau minérale quelconque, l'action de certains médicaments organiques sur la solubilité et la facilité d'absorption qu'ils communiquent à tous les métaux?

Vous avez appris en chimie qu'il suffit de quantités minimes d'acide tartrique ou d'albumine pour maintenir solubles, à l'encontre des lois de la précipitation, et, par conséquent, absorbables, de nombreux oxydes métalliques. Ce même fait existe dans les eaux naturelles. Il était et il est donc indispensable de rechercher dans ces eaux, si les métaux ne sont pas unis à une matière organique qui les maintient solubles en présence d'autres combinaisons qui devraient les précipiter.

L'analyse s'est prononcée et a prouvé qu'une matière organique soluble était unie à tous les métaux, les maintient solubles et les rendait tellement difficiles à précipiter, que ces métaux ont échappé à toutes les recherches.

Vous verrez que nous les retrouverons tous en prenant la précaution de détruire, avant de commencer l'analyse métallique, cette matière organique qui constitue le plus grand ennemi de l'analyse.

Tout ce qui précède, Messieurs, vous a été dit dans le but de vous bien faire saisir l'importance d'une analyse complète qualitative et quantitative, en chimie hydrologique, et par conséquent l'importance du cours de cette année.

Cette importance étant reconnue, acceptée de tous, il faut en arriver aux méthodes à employer.

Je serai tenu, à ce sujet, de vous faire connaître comparativement les méthodes anciennes et les nouvelles. Anciennement, et cela se pratique encore dans certains laboratoires, on n'agissait pour connaître la composition d'une eau minérale, que sur quelques litres d'eau (20 à 25). Avec les procédés de recherche généralement employés, une semblable quantité d'eau était insignifiante, et ne pouvait permettre d'aboutir à un résultat complet. A moins d'habileté pratique extrême, on ne reconnaissait généralement, dans l'eau analysée, que les acides carbonique, sulfurique, azotique, chlorhydrique, l'iode, le brome, la silice, la soude, rarement la potasse, la chaux, la magnésie et le fer, en tout, environ une dizaine de substances, quelquefois douze.

En employant des quantités d'eau considérables, un, deux mètres cubes et plus, on arrive à des résultats absolument différents, résultats très complets et donnant la composition vraie, de quelque eau minérale que ce soit.

J'ai pu découvrir ainsi, je le disais il y a un instant, jusqu'à quarante-trois corps simples, et plus, dans les sources classées auparavant dans les amétalliques.

Mais quel travail, quelles dépenses premières pour en arriver là.

Les méthodes que vous aurez à suivre font disparaître toutes ces difficultés. Elles permettent, dès ce jour, d'opérer à la source même, sur des milliers de litres d'eau, dans un temps relativement court, avec une économie inespérée, et de préparer là tout le travail qui s'exécutera au laboratoire.

Tout cela n'est-il pas du plus haut intérêt ?

Nous aurons, après vous avoir initié à l'analyse, à vous parler du groupement des éléments simples, à vous entretenir de la théorie des ions, de cette théorie qui considère les sels contenus dans une eau minérale, comme dissociés en leurs deux éléments scientifiques; les ions, (anions et cathions), éléments atomiques supposés les plus simples.

Il faudra bien que vous appreniez à ce sujet, que, d'après les dernières recherches de Le Bon sur la lumière noire, les théories qui reposent sur l'état atomique des corps pourraient bien se trouver modifiées.

M. le Dr Le Bon paraît avoir démontré par ses recherches photographiques sur la lumière noire, que ce que l'on supposait être la dernière manière de se présenter de la matière, l'atome insécable, est une manière passagère d'entrevoir la vérité. L'atome constituerait un corps matériellement énorme, par rapport aux particules métalliques infinitésimales dont M. Le Bon a saisi l'existence, particules qui traversent les corps les moins aptes, au premier abord, à se laisser traverser de part en part par des rayons aussi subtils que ceux de la lumière, rayons qui entraînent les particules susdites.

En présence d'une semblable révélation, qui renverse les données théoriques admises jusqu'à ce jour, je n'hésite pas à en faire une seconde, au sujet des métaux contenus dans les Eaux minérales, ces métaux ne semblent pas se comporter avec les réactifs, absolument comme les métaux que nous fournissent les diverses industries. On croirait, dans quelques cas déjà signalés, quant aux réactions obtenues, à des passages d'un métal à une autre.

Cela me conduit à poser cette question :

Ne saisira-t-on pas un jour, par la recherche des métaux dans les sources minérales, l'enchaînement, qui permettra de suivre la parenté de tous les métaux avec l'hydrogène ou avec un élément primordial, et les passages de ces métaux l'un à l'autre?

Problème de la plus haute philosophie, que les recherches actuelles de plusieurs savants, permettent d'entrevoir comme possible à résoudre, le jour où nous aurons la possibilité de dissocier ce que nous croyons, aujourd'hui, n'être que des corps simples.

Que d'attraits, vous le voyez, Messieurs, dans cette étude complète des Eaux minérales.

Arriver par tous les moyens à donner du goût pour l'hydrologie chimique, à faire des posélytes à cette science, à faciliter les moyens de rendre l'étude des Eaux minérales plus abordable, plus pratique, plus concluante médicalement, et plus Française encore par des découvertes, était le but que j'ai poursuivi depuis des années.

Je crois l'avoir atteint, et suis heureux d'offrir le fruit de ce travail de longue haleine à l'Université de Toulouse. à laquelle je dois l'honneur d'être encore assis dans cette chaire, et à mes jeunes auditeurs, auprès desquels j'ai pour agréable mission de faire aimer une science dont la vulgarisation est à la fois pour moi, un plaisir et un devoir.

TRAITEMENT DE L'OBÉSITÉ (1)

Par le Dr Adolphe Javal

Rôle des médicaments dans le traitement de l'obésité

Le vinaigre fut employé souvent, et même à doses tellement fortes qu'il a pu entraîner la mort (2). Si on lui a attribué des succès, c'est sans doute parce qu'il provoque à haute dose une dyspepsie telle que toute alimentation devient difficile.

Duchesne-Duparc (3) préconisait l'emploi du fucus vesiculosus.

La saignée fut proposée, mais nombre d'auteurs prétendent, avec plus de vraisemblance, que les grandes émissions sanguines favorisent l'embonpoint.

Les alcalins, tels que la potasse et l'eau de chaux, le bicarbonate de soude, n'ont eu qu'une vogue éphémère.

Cependant, les eaux sulfatées sodiques et magnésiennes, telles que Carlsbad, Brides, Marienbad, sont actuellement en faveur. Kisch (4), Ott et Schindler Barnay (5) obtiennent constamment de bons résultats à Marienbad, soit en faisant prendre les eaux à l'intérieur, soit par les bains froids, les massages, les bains de boue. Mais ils y associent un régime qui est d'autant plus facile à suivre que la cuisine y est fort mauvaise. Les hôteliers ont sans doute remarqué que c'était indispensable pour la réussite du traitement, et ainsi ils voient revenir tous les ans une clientèle d'autant plus fidèle qu'elle a été moins bien traitée.

Philbert (6) fait suivre un traitement semblable à ses malades de Brides, mais les eaux de Brides étant peu minéralisées, il y ajoute du sulfate de soude. Il donne des bains d'air sec à l'étuve et, comme ses confrères d'Autriche, il recommande l'exercice et le régime. Dans un traitement aussi complexe, où plusieurs moyens thérapeutiques sont employés à la fois, il est impossible de dissocier les résultats obtenus par l'un ou par l'autre. Cependant, il a observé que les malades qui ne se soumettent pas au régime, ne tirent aucun bénéfice de leur cure. Avons-nous besoin d'un autre témoignage pour prouver que celle-ci est inefficace et que les eaux sont inutiles ?

Les effets obtenus sont attribuables à une discipline qu'on ne peut s'imposer chez soi, car, avec l'entraînement quotidien du milieu, il est difficile de rompre avec ses habitudes.

De Saint-Germain l'avait fort bien observé ; le malade de notre première observation l'avait remarqué aussi spontanément. L'isolement relatif est donc nécessaire, mais

(1) Extrait de *L'Obésité. Hygiène et traitement*, par le Dr A. Javal : un vol. in-8. Vient de paraître chez Masson et Cie, éditeurs, Paris, 1901.

(2) Brillat-Savarin. *Physiologie du goût*, p. 246, Paris, 1870.

(3) Duchesne-Duparc. *Gazette des hôpitaux*, 18, 19, 1862 et 8, 1863.

(4) Kisch. Die Diæt bei einer marienbader Entfettungscur, *Therap. Monasth.*, Berlin, 1890.

(5) Schindler-Barnay. *Die Verfettungs Krankheiten*, Berlin, 1893.

(6) Philbert. Un traitement de l'obésité aux eaux de Brides, *Annales de la Société d'hydrologie*, 1876.

comment l'obtenir chez des gens qui vivent en famille et qui sont exposés, par leurs occupations ou par leur entourage, à des tentations continuelles?

Sortir de son milieu est la meilleure précaution à prendre contre soi-même pour échapper à toutes les influences nuisibles sans faire appel à une très grande force de caractère. Les malades arrivent d'ordinaire, dans les stations thermales, avec une provision d'énergie qui est épuisée à la fin du traitement. Aussi y retournent-ils en général tous les ans, heureux s'ils peuvent reperdre, par un mois d'efforts, l'augmentation due à onze mois d'écarts.

Il y a quelques années, les préparations de glandes thyroïdes jouissaient d'une certaine faveur dans le traitement du myxœdème et de l'adipose. Certains résultats très rapides et très favorables encourageaient les médecins à persévérer dans cette voie. Lichtenstein et Wendelstaed obtinrent des résultats favorables dans 22 cas sur 25. Ewald nota une perte moyenne de 4 à 5 kilogrammes en six semaines, et une fois même de 10 kilogrammes.

Dès 1896, nous avons expérimenté cette médication. Avec un de nos amis et un de nos maîtres, nous avons pris tous les jours, pendant deux semaines, chacun un lobe de glande thyroïde de mouton qu'un boucher nous apportait frais tous les matins et que nous mangions cru. Pendant les quatre premiers jours, notre poids est tombé de 1.800 grammes, puis, pendant les onze jours suivants, il n'a pas varié. Nos pulsations n'ont pas augmenté et nous n'avons éprouvé aucun malaise, aussi aurions-nous continué encore l'expérience si notre ami, qui la faisait en même temps que nous, n'avait été pris de tachycardie et de vertiges allant presque jusqu'à la syncope.

Notre maître vit subitement son pouls, qui ne battait d'habitude qu'à 45, s'élever à 70, puis il eut des crampes, des fourmillements et une oppression considérable. Il cessa aussi, mais mourut subitement peu de jours après. Nous n'avons su que plus tard qu'il avait depuis longtemps une lésion cardiaque et qu'il avait eu déjà une crise d'angine de poitrine.

Dans la pratique, on réduisit bientôt les doses trop fortes au début, et comme il est difficile d'avoir des glandes fraîches à sa disposition, on en fit des préparations sous forme de tablettes. Ses effets furent très variables : tantôt ils furent nuls, tantôt on signala au contraire encore des accidents d'intoxication, l'instabilité du pouls, l'augmentation considérable de sa fréquence, puis la tachycardie vraie, les vertiges, les troubles psychiques, la fatigue, le tremblement, l'anxiété respiratoire, même la syncope et la mort.

Dans l'ordre nutritif, la méthode donna aussi des déboires; la perte de poids était due surtout à une déshydratation qui se traduisait par la polyurie, mais celle-ci s'accompagnait d'azoturie et de phosphaturie pouvant atteindre des proportions dangereuses. Il n'est donc pas étonnant que Fr. Franck (1) et beaucoup d'autres physiologistes aient conseillé d'abandonner cette méthode, ou tout au moins de l'appliquer avec la plus extrême prudence.

L'action de la glande tyroïde fut attribuée à l'iode qu'elle renferme en quantité able. Les préparations d'iode furent essayées, mais sans grand succès.

Les purgatifs sont souvent employés comme adjuvants du régime : ils servent à ninuer le temps du séjour des aliments dans l'intestin, c'est-à-dire à faire passer dans excreta des matériaux encore assimilables.

(1) François-Franck. Académie de médecine, 10 janvier 1898, et *Intermédiaires des biologist s les médecins*, 20 février 1899.

Leur effet est donc certain, mais on peut jusqu'à un certain point rapprocher ce moyen de celui des Romains qui, après des repas trop copieux, se mettaient les doigts dans la gorge pour se provoquer le réflexe du vomissement. Leur but était, il est vrai, un peu différent, puisqu'ils voulaient seulement recommencer plus vite, mais le résultat serait supérieur puisqu'il amènerait à supprimer toute l'absorption intestinale et une grande partie de l'absorption stomacale.

Cependant, le vomitif est trop brutal et trop pénible pour qu'on soit jamais tenté de l'employer, et le purgatif, beaucoup plus doux, est encore trop violent pour être employé souvent, surtout lorsque l'on dispose d'un moyen tel que le régime, qui permet d'atteindre le même but par un procédé qui présente pour l'organisme beaucoup moins d'inconvénients.

Lorsque l'électricité fut entrée dans le domaine médical, on crut un moment qu'elle serait la panacée universelle. D'ailleurs, il n'était pas illogique de croire qu'elle pourrait exercer une influence quelconque sur la nutrition de la cellule, soit en l'augmentant, soit en la diminuant.

Les courants continus ayant été essayés sans succès, on se servit de courants alternatifs à très haute fréquence, et on construisit de grands solénoïdes traversés par des courants de 28 ampères à 16.000 volts et 100.000 alternances par seconde. Les malades couchés à l'intérieur subissaient l'influence du courant pendant un temps variable. Pour expérimenter sur nous-mêmes les effets des courants alternatifs, nous avons fait tous les jours, pendant quarante-trois jours, des séances de vingt à vingt cinq minutes, mais nous n'avons observé aucune variation sensible dans notre poids.

Cette méthode semble actuellement abandonnée, du moins pour le traitement de l'obésité.

Rôle de l'exercice

Un excellent moyen pour étudier sur une vaste échelle l'influence que l'exercice peut avoir sur l'amaigrissement est de faire des statistiques militaires. Le médecin-major Daymard a eu l'obligeance de nous communiquer un travail personnel et inédit sur ce sujet.

M. Daymard a pesé 1400 jeunes cavaliers, d'abord à leur arrivée au corps, puis trois mois après.

Voici ses résultats :

	NOMBRE d'hommes pesés	GAINS		PERTES		MOYENNE	
		NOMBRE d'hommes ayant gagné	TOTAL des gains	NOMBRE d'hommes ayant perdu	TOTAL des pertes	GAINS	PERTES
1er bataillon	253	220	1075k900	33	113k800	3k800	»
2e bataillon	244	217	1101.420	27	65.500	4.247	»
3e bataillon	222	200	1049.500	22	53.500	4.477	»
Recrut. d'Orléans	289	267	1336.100	22	60.650	4.853	»
Recrut. d'Auxerre	328	284	1381.650	44	13.700	3.800	»
Recrut. de Paris	64	53	238.870	11	31.250	3.226	»

La taille moyenne des Français qui se présentent au conseil de revision est de 1m6485, mais les dragons ont entre 1m64 et 1m70 et ceux de M. Daymard avaient un poids moyen de 62 kil. 800. Nous n'avons pas la statistique de ces hommes par professions; nous ne pouvons donc savoir dans quelle mesure leur arrivée au corps a modifié leur exercice au point de vue de l'effort musculaire qu'ils ont à fournir; mais on sait que, dès leur arrivée au corps, les conscrits sont astreints à des exercices qui atteignent même leur maximum au début, surtout dans la cavalerie. Les premiers mois d'équitation chez des novices sont la source d'un travail musculaire considérable. Il n'est donc pas téméraire de conclure que la très grande majorité des jeunes soldats font plus d'exercice au régiment que chez eux, et cependant ils augmentent le poids d'une façon constante. M. Daymard a trouvé que cette augmentation était toujours sensible au deuxième mois; après le troisième elle est en moyenne de 3 à 4 kilogrammes.

En étudiant de près les hommes qui avaient maigri, M. Daymard a observé que leur poids à l'origine était presque toujours supérieur à la moyenne et quelquefois de beaucoup. Il y aurait donc un nivellement des poids, comme il y a un nivellement de régime alimentaire. Cependant, l'augmentation de poids ne se maintient pas. Le Dr P. Kœnig a bien voulu nous faire un relevé très complet des poids de tous les soldats d'un régiment classés par profession et par temps de service. Ce travail a été fait huit mois après l'incorporation de la dernière classe. Nous avons trouvé que, après ces huit mois, le poids était revenu presque au point de départ, tandis qu'il avait de nouveau augmenté après vingt mois et encore un peu après trente-deux; mais sur ce point, les différences sont trop peu sensibles pour que nous puissions en tirer une conclusion. Nous n'avons étudié que le cas des exercices ordinaires. En poussant les choses à l'extrême, on n'obtiendrait peut être pas les mêmes résulats, mais il faudrait arriver pour cela à un point où la fatigue confine à un épuisement tel que la réparation des pertes soit impossible. Si un obèse transporté subitement de chez lui faisait une campagne ou même des manœuvres, les privations naturelles aidant, il maigrirait certainement. Mais il serait impossible de lui faire faire un exercice équivalent s'il ne lui était imposé par les circonstances, pas plus qu'on ne pourrait persuader à un rentier ou à un notaire de faire de son plein gré le travail d'un bûcheron ou d'un moissonneur. Il est un fait bien connu que la nécessité seule fait accomplir au point de vue de la fatigue musculaire de véritables tours de force; ces nécessités se présentent rarement; au point de vue du traitement, nous ne pouvons envisager que les exercices volontaires qui, même violents en apparence, ne pourront jamais atteindre les limites extrêmes qui pourraient les rendre efficaces.

Voici un résumé de la statistique de P. Kœnig :

PROFESSIONS	NOMBRE d'hommes pesés.	GAINS		PERTES		MOYENNE	
		NOMBRE d'hommes ayant gagné.	TOTAL des gains	NOMBRE d'hommes ayant perdu.	TOTAL des pertes.	GAINS	PERTES
Cultivateurs......	186	110	327k	76	228k	0k537	»
Professions sédent.	40	28	102	12	32	0.750	»
Total..........	226	138	429	88	260	0.748	»

Nous avons divisé les hommes en deux catégories : 1° ceux qui avaient une profession où le travail musculaire est très intense, et nous n'avons pris dans ce groupe que les cultivateurs qui étaient justement en très grand nombre dans ce régiment, et 2° ceux qui avaient une profession nettement sédentaire. Tous les autres ont été éliminés.

Il résulte de la statistique de Kœnig que les hommes à professions sédentaires qui font par conséquent un travail musculaire beaucoup plus intense que d'habitude, conservent une augmentation de poids plus grande que les cultivateurs, quoique ces derniers soient en moyenne mieux nourris au régiment que chez eux.

Il est possible que cette augmentation soit due à un accroissement de muscles plutôt que de graisse, mais en tout cas, l'augmentation moyenne, quoique faible, est indiscutable, et nous en conclurons simplement ceci, que des hommes qui changent leur manière de vivre en faisant plus d'exercice ne perdent rien de leur poids.

Rôle des liquides

1° Rôle de la transpiration. — On croit communément que la sudation entraîne l'amaigrissement. Les uns font de l'exercice, d'autres trouvent plus commode de transpirer artificiellement. Pour cela ils s'adressent aux bains d'air sec connus, dans beaucoup de grandes villes, sous le nom de bains turco-romains, ou Hammam.

Nous avons eu sous les yeux plus de 200 observations de malades ayant essayé ce traitement : beaucoup ont renoncé au bout de peu de temps, mais un certain nombre ont persisté pendant des mois et quelques-uns pendant des années. Nous ne citerons que les plus intéressantes :

Première observation. — E. P. D. pesait, au mois d'août 1897, 99 kilogrammes. Il a fait pendant un an 128 séances d'étuve sèche, c'est-à-dire en moyenne une tous les trois jours. En août 1898, il pesait 96 kgr. 5. La différence est donc peu appréciable, surtout si l'on considère que pendant chaque bain il perdait en moyenne 1 kgr. 5. On peut donc croire que cette perte était toujours regagnée avant la séance suivante, car il aurait bien suffi de maintenir une très faible partie du résultat acquis pendant le séjour dans l'étuve, pour, avec un pareil nombre de séances, obtenir un résultat.

Voici d'ailleurs un tableau des poids du malade. Nous les avons notés jour par jour, mais nous croyons plus commode de faire des moyennes pour chaque mois.

MOIS		NOMBRE	AVANT	APRÈS	DIFFÉRENCE
			kgr.	kgr.	kgr.
1897.	Août	1	99	97,100	1,9
	Septembre	5	103,1	101,4	1,7
	Octobre	19	99,1	97,1	2
	Novembre	6	96,3	94,9	1,4
	Décembre	15	96,2	94,7	1,5
1898.	Janvier	19	93,8	92,8	1
	Février	2	96,3	97	1,3
	Mars	12	97	95,7	1,3
	Avril	21	96,1	94,5	1,6
	Mai	14	96,2	94,6	1,6
	Juin	5	93,6	92,3	1,3
	Juillet	6	95,3	93,8	1,5
	Août	3	96,5	94,8	1,7
	Total	128			

Si le poids a oscillé dans d'assez grandes proportions, cela tient à des causes extrinsèques, car la diminution n'a pas du tout coïncidé avec les périodes où le traitement a été le plus actif; de plus, après le douzième mois de traitement, le malade avait retrouvé le même poids qu'au deuxième, ce qui donne le droit de dire que, s'il y a eu un effet, il s'est manifesté au début et que le reste du traitement a été inutile.

Deuxième observation. — G. V. a pratiqué les bains de Hammam pendant quinze ans, mais il a fait, il est vrai, des séances assez espacées. Il a une tendance naturelle à l'obésité et essaye non pas de la guérir, mais de l'enrayer par la sudation. En 1881, il pèse 97 kil. 2.

En	1882	il fait	4	séances de	bains d'air sec;	il pèse :	87,6
	1883	—	11	—	—	—	92,9
	1884	—	23	—	—	—	91,5
	1885	—	9	—	—	—	95,8
	1886	--	13	—	—		95
	1887	—	7	—	—	—	101,9
	1888	—	8	—	—	—	104,9
	1889	—	1	—	—		107,4
	1890	—	3	—	—	—	107,6
	1891	—	9	—	—	—	114,5
	1892	—	8	—	—	—	117,5
	1893	—	20	—	—	—	119,2
	1894	—	8	—	—	—	128,6
	1895	—	4	—	—	—	129,3
	1896	—	2	—	—	—	126,2
	1897	—	2	—	—	—	126,5
	1898	—	1	—	—	—	126

Malgré la tres grande irrégularité du traitement qui lui enleve une partie de sa valeur, nous donnons cette observation parce qu'elle est une des plus favorables que nous ayons pu trouver. En effet, les années 1884, 1886 et 1893 sont les seules pendant lesquelles le malade a pris un nombre appréciable de bains d'air sec : or, 1884 et 1886 marquent un arrêt de la maladie, et 1893 un ralentissement sur 1894.

Troisieme observation. — M. B. a également des tendances à l'obésité, puisqu'il pèse :

En 1883............	106 kg. 5	En 1890............	108 kg. 2
1884............	109	1891............	106
1885............	108,5	1892............	102
1886............	109,2	1893............	106,7
1887............	110,4	1894............	103,8
1888..........	110	1895............	96,9
1889............	111		

Jusque la il n'avait fait que des séances isolées de bains d'air sec.

En	1896	après	18	bains d'air sec;	il pese :	102 kg. 5
	1897	·	18	—	—	105,3
	1898	—	25	—		102,5
	1899	—	21	—	—	103,4

Remarquons que, après chaque bain, son poids a diminué de près de 2 kilogrammes. Il a donc repris entre les séances ce qu'il avait perdu pendant celles-ci, puisque le résultat général est nul

(*A suivre*).

COMPTE RENDU DES SÉANCES

DE LA

SOCIÉTÉ DE THÉRAPEUTIQUE

Séance du 9 Janvier 1901

Présidence de M. HUCHARD

M. Leredde présente un travail sur le *traitement du lupus érythémateux par la photothérapie.* Depuis les travaux de Finsen, de Copenhague, cette question a pris une importance considérable, et l'auteur a eu l'occasion de faire une série d'études sur cette méthode nouvelle, dont les applications se distinguent en deux groupes principaux : la *photothérapie négative*, dans laquelle on fait agir les rayons caloriques (rouges), seuls en supprimant les rayons chimiques (traitement de la variole), et la *photothérapie positive* destinée à modifier les dermatoses microbiennes et utilisant les rayons chimiques (violets et ultra-violets).

Grâce a la méthode de Finsen, on arrive à ne compter plus que 3 0/0 d'insuccès dans le traitement du lupus, et cela avec des cas ayant en général été traités depuis plusieurs années déjà sans succès par les méthodes courantes. Le lupus érythémateux, encore plus rebelle que le lupus vulgaire aux médications classiques, a donné à Finsen 12 guérisons pour 34 cas. L'auteur sur 11 malades, a enregistré 3 guérisons complètes, 3 cas en voie de guérison, 3 améliorations et 2 insuccès. Tous ces cas avaient été auparavant inutilement traités pendant des années.

La méthode n'est certes pas encore parfaite, car il faudrait arriver à faire pénétrer davantage encore les rayons dans la peau.

M. Bolognesi a jadis collaboré aux essais de Juhel-Rénoy à l'hôpital d'Aubervilliers ; les résultats du traitement de la variole par le séjour dans une chambre ne recevant que les seuls rayons rouges, ont été, malgré quelques imperfections de détail, remarquables. On a enregistré les phénomènes suivants : période de dessication beaucoup plus rapide, absence de suppuration le plus souvent, moins de cicatrices à la face, meilleurs résultats qu'avec tous les autres traitements.

M. Blondel, au cours d'une visite à l'Institut photothérapique de Finsen à Copenhague, a été très frappé des résultats obtenus. Un malade entr'autres, inutilement traité depuis 10 ans à Paris, a été en 6 mois à peu près guéri, et les parties débarrassées du lupus ne présentaient pas d'aspect cicatriciel.

En Norwège, on reproche à la méthode d'être pénible et fatigante pour le malade, d'exiger un traitement très long, un personnel nombreux qu'on se procure difficilement, et de provoquer des migraines et des névralgies. Dans les salles de traitement, la chaleur est intense.

Si la méthode de Finsen n'a pas attiré au Congrès international de Paris (1900) l'attention qu'elle mérite, cela tient sans doute à ce que Finsen n'est pas venu lui-même entretenir le Congrès de ses travaux.

M. Ducastel fait remarquer que les traitements classiques du lupus sont toujours des traitements *partiels*, on n'atteint jamais la lésion dans toute son étendue. La méthode de Finsen présente le grand avantage de pénétrer partout; on ne peut même pas délimiter son champ d'action en profondeur. Un autre avantage de la méthode, consiste dans le fait que son emploi ne demande aucun acte opératoire direct, alors que tel n'est pas le cas avec les autres méthodes. Or, un médecin, toujours plus timoré qu'un chirurgien, pèchera par excès de prudence, et fera des scarifications, etc., incomplètes. Si l'on disposait d'une méthode permettant de s'attaquer à la lésion tout entière, on obtiendrait sans doute des résultats aussi remarquables que ceux que donne la photothérapie. L'éradication complète de lupus en surface pénétrant peu profondément, donne des succès aussi complets et surtout beaucoup plus rapides que la méthode de Finsen.

M. Leredde fait remarquer que les cicatrices ne sont pas comparables : le résultat esthétique est beaucoup plus beau à la suite de l'emploi de la photothérapie, et les récidives sont moins fréquentes.

M. Bardet croit qu'il serait intéressant de comparer l'action de la lumière à celle des rayons X, qui donnent lieu parfois à des accidents singuliers intéressant les fonctions trophiques de la peau.

M. Blondel rappelle que Finsen a déjà étudié ce côté de la question, et a abandonné les rayons X dont l'action est trop difficile à diriger.

REVUE DES PUBLICATIONS SCIENTIFIQUES

Maladies infectieuses

Dr LESAGE

Médecin des hôpitaux

Le traitement de l'influenza chez l'adulte, par Reynold Webb Wilcox (*Medical News*, 15 décembre 1900). — Comme l'on considère actuellement l'influenza comme une infection, il serait rationnel d'employer un moyen capable de neutraliser celle-ci. Malheureusement, en raison de notre connaissance vague de l'agent microbien, on ne peut songer à une vaccination préventive ou à une médication spécifique. L'influenza, en général, se présente sous trois formes qui nécessitent un traitement propre : 1° une forme respiratoire; 2° une forme gastrointestinale; 3° une forme neuromusculaire.

Dans la forme respiratoire, il faut faciliter l'expectoration, sans troubler le cœur, par l'administration de 30 à 60 centigrammes de carbonate d'ammoniaque, pris dans du lait, répétés fréquemment : l'irritation nasale et pharyngée sera calmée par l'inhalation d'eucalyptol, de menthol, d'albolène. Le malade doit, bien entendu, être tenu dans une chambre à égale température, et soumis à une alimentation nutritive. Si le carbonate d'ammoniaque est mal supporté, on le remplacera par la strychnine ou la teinture de noix vomique. S'il existe des signes physiques indiquant une infection pulmonaire, il faut augmenter la strychnine, favoriser l'élimination par la peau et le rein. Si la bronchite persiste, de bons résultats peuvent être obtenus par une dose de XXX à XL gouttes de carbonate de gaïacol.

La forme gastro-intestinale est justiciable du calomel à doses petites et répétées, des antiseptiques tels que le naphtol, le sous-gallate de bismuth. De grandes irrigations intestinales sont des adjuvants précieux.

Dans la forme nerveuse, la quinine a fait ses preuves; l'enquinine peut être employée. L'antipyrine, les analgésiques doivent être tenus en suspicion, à cause de leur action dépressive sur le système circulatoire. La phénacétine et l'acétanilide peuvent être alternées, concurremment avec la caféine qui neutralise leur action déprimante sur le cœur : il en est de même de la salipyrine et du salicylate de méthyle. La kryofine paraît avoir une action plus analgésique et moins dépressive, parmi les composés anilinés que l'on peut administrer. Les douleurs crâniennes et vertébrales sont très soulagées par le gelsemium sempervirens qui a donné entre les mains de l'auteur de bons résultats; on peut aussi, contre les douleurs de la région dorsale, avoir recours aux applications externes, aux bains, aux frictious. S'il existe de l'insuffisance rénale, l'entéroclyse avec une solution saline favorisera l'élimination des produits toxiques. L'auteur proscrit absolument les opiacés et tous les moyens thérapeutiques susceptibles de diminuer la tonicité cardiaque.

P. Sainton.

Note sur le traitement hydrothérapique de l'influenza par Shurly. (*Médical News* 15 décembre 1900). — Dans l'influenza, il est indiqué de favoriser le plus possible le fonctionnement de la peau. Aussi l'auteur se montre-t-il partisan des bains de vapeur, si ceux-ci ne sont pas contre indiqués par l'état du cœur : on peut leur adjoindre les boissons chaudes. Dans le cas où la chose semble préférable on peut leur substituer les bains d'air chaud.

Si la température est très élevée l'enveloppement froid doit avoir le pas sur les bains chauds : il sera accompagné d'injections hypodermiques de solutions salines. Ces moyens externes n'empêchent point d'avoir recours à la quinine, à l'opium, à l'élixir parégorique et surtout à la teinture d'opium camphrée. Ce traitement peut réussir non seulement au début, mais à la fin de la maladie. Si la débilité nerveuse est très grande les deux toniques nerveux indiqués sont l'huile phosphorée sous forme de capsules et la strychnine. Les produits dérivés du goudron de houille doivent être mis de côté dans les formes asthéniques de l'influenza.

Pour faciliter l'évacuation de l'estomac, il ne faut point avoir recours aux excitants de l'activité musculaire, l'obstacle étant le plus souvent du à un spasme du pylore. C'est aux antispasmodiques, belladone, opium, qu'il faut avoir recours. L'huile suivant la méthode de Cohnheim a donné d'excellents résultats. Contre la sténose organique, seule l'intervention sanglante est efficace.

Enfin l'hyperesthésie de la muqueuse est justiciable de l'application de compresses humides sur la région épigastrique, de l'emploi de la belladone et de l'opium : la formule suivante est recommandée par Linossier :

Laudanum de Sydenham. }
Teinture de Belladone... } àà 10 gr.

dix à vingt gouttes dans un verre d'eau au moment de chaque repas.

L'emploi de ces moyens ne doit point dispenser d'une hygiène rigoureuse et d'un régime susceptible de modifier le terrain neuroarthritique, cause favorisante de l'hyperchlorhydie.

P. SAINTON.

Maladies générales non infectieuses et intoxications

Dr CHASSEVANT

Professeur agrégé à la faculté de Médecine

La leucocythémie, par Robert SAUNDBY (*British Medical Journal*, 5 janvier. — L'auteur a pu observer sept cas de leucocythémie, il résume à ce propos le traitement de cette affection. Il faut mettre le malade dans les conditions d'hygiène les plus favorables, climat sain, pays sec, bon air, bonne nourriture, absence d'ennuis et d'émotions morales. Le meilleur médicament est l'arsenic pris à petites doses d'abord, puis à doses croissantes. Toutes ces indications sont remplies par un séjour à La Bourboule ; des douches chaudes avec courants galvaniques et faradiques peuvent être employées. La quinine et le fer sont souvent employés, les inhalations d'oxygène doivent être réservés aux cas désespérés. La splénectomie est une opération justifiée, malheureusement, il y a contre elle une objection très grave, c'est que sur 24 opérés, un seul a guéri. Dans les cas où les altérations du sang sont très intenses, la transfusion peut être utile. Ewart a recommandé les bains d'acide carbonique, mais les résultats obtenus n'ont pas été très satisfaisants. Si la rate est volumineuse, il faut la maintenir par une ceinture, dans le cas de troubles digestifs, il faut administrer après les repas des doses diluées d'acide minéral.

P. SAINTON.

Sur un cas de leucémie myélogène avec splénomégalie considérablement amélioré par le traitement arsenical, par H. FRENKEL (de Toulouse). *Annales de la société de médecine de Gand*, 1900, 9e fascicule.— Il s'agit d'un homme de 31 ans, qui au moment où il fut examiné présentait une leucémie des plus graves : la rate était énorme, le rapport entre les globules rouges et les globules blancs était de 1 à 6, la plupart des ganglions superficiels étaient atteints ; sous l'influence du traitement arsenical par la liqueur de Fowler il fut considérablement amélioré, puisque le rapport entre les globules rouges, et les globules blancs monta à 4 contre 1. Le traitement arsenical fut cessé, les accidents réapparurent. Le malade a repris depuis la médication arsenicale, sous forme de cacodylate de soude à la dose croissante de 2 à 6 à 8 grammes par jour par la voie buccale, les résultats ne sont point encore suffisamment appréciables pour être publiés.

P. SAINTON

Symptomatologie et traitement du goitre exophtalmique, par CARL W. RUMMEL (*Medical Age*, 25 novembre 1900). — Le traitement du goitre exophtalmique est médical ou chirurgical. Ce dernier agit alors, soit sur la glande thyroïde, soit sur le sympathique. Certains auteurs ont attribué la maladie à l'absorption de substances toxiques par le tube digestif et ont eu recours à l'antisepsie intestinale. D'autres, par ce temps de sérothérapie, pensant que le G. E. est l'opposé du myxœdème, ont usé du sérum de chèvres thyroïdectomisées et ont obtenu une amélioration. D'autres ont préconisé l'extrait de capsules surrénales et de thymus. Parmi les autres médicaments, ayant donné quelques résultats dans les formes cardiaques, il faut citer le sulfate de spartéine, la picrotoxine, le strophantus à doses prolongées. Dans les cas accompagnés de dégénérescence fibreuse, c'est à l'hygiène, au repos, au régime qu'il faut s'adresser. Enfin, si l'on veut agir directement sur le corps thyroïde, les onctions iodées sont un moyen de choix. Si cela est insuffisant, il faut pratiquer la ligature des artères thyroïdiennes ou l'ablation du goitre, mais celle-ci laisse trop souvent a sa suite de la tachycardie et de l'exophtalmie.

Les autres moyens qui restent à la disposition du médecin sont la galvanofaradisation du sympathique cervical et du pneumogastrique ou mieux la résection des deux sympathiques, susceptible d'amener la guérison complète.

P. SAINTON.

Influence du sidonal sur la goutte (*Therap. Monatshefte*, déc. 1900). — Mylius a étudié le quinate de pipérazine ou sidonal; grâce à ce médicament, on arrive avec des doses de 5 à 8 grammes par jour, à juguler en 4 jours un accès de goutte aiguë, alors que d'ordinaire il faut 3 à 4 semaines pour atteindre ce résultat.

Le cinquième jour, les malades commencent à marcher : ils doivent alors continuer l'usage du sidonal, à doses plus faibles, pendant 3 à 4 jours pour arriver à la guérison complète.

Dans la goutte chronique, les troubles morbides cèdent et même rapidement.

Si dès le début des accidents, on intervient énergiquement avec 5 grammes et davantage de sidonal par jour, on peut enrayer l'accès : l'auteur a vu plusieurs fois tous les phénomènes inquiétants disparaître en 1 à 2 jours.

Le sidonal ne provoque aucun trouble accessoire et excite l'appétit, contrairement à ce qu'on observe avec la plupart des anti-goutteux.

Le rhumatisme articulaire aigu, que l'auteur a essayé de traiter par le sidonal, n'est influencé en rien par le médicament, qui semble constituer un véritable spécifique de la goutte.

E. Vogt.

Le traitement du rhumatisme articulaire aigu, par Arthur Luff (*The Practitionner*, janv. 1901). — Dans la dernière moitié de ce siècle le traitement du rhumatisme articulaire aigu a changé, grâce à la découverte de la salicine, de l'acide salicylique et de ses dérivés a fait de grands progrès. Actuellement, de toutes les méthodes employées, il en est deux qui méritent l'attention : ce sont le traitement par les composés salicylés, le traitement par les alcalins.

Les salicylates ont l'avantage d'amener un soulagement rapide de la douleur et d'abaisser la température. Trois opinions ont été soutenues sur leur action : 1° ils agissent comme antiseptiques et détruisent l'agent spécifique de la maladie; 2° ils exercent une action antitoxique; 3° ils agissent comme sédatifs nerveux. La première théorie est problématique, car en raison de leur toxicité et de leurs effets dépressifs sur le cœur, ils ne peuvent être employés à dose suffisante pour saturer le sang. En ce qui concerne la seconde opinion, il est possible qu'ils aient une action antitoxique; un fait qui vient à l'appui de cette opinion est qu'ils exercent une action excitante sur le foie et ont le pouvoir de se combiner avec les acides gras. Quand les salicylates sont donnés à hautes doses, une grande quantité passe sans modification dans le rein, et peut irriter cet organe; aussi faut-il éviter leur emploi quand il y a de l'albuminurie. Depuis l'emploi du salicylate, les rechutes seraient plus fréquentes, on peut attribuer la chose à deux causes : 1° à la cessation trop rapide de l'usage du médicament; 2° à ce que le malade, ne souffrant plus, se lève trop tôt. Certains auteurs ont attribué les cas de délire que l'on observe au cours du rhumatisme à une intoxication par des salicylates altérés, il semble qu'on doive plutôt en accuser la maladie elle-même.

Le traitement par les alcalins a été préconisé par Fuller, qui attribuait la maladie à une hyperproduction d'acide lactique. On a soutenu pendant quelque temps cette opinion que les complications cardiaques étaient moins fréquentes dans le traitement par les alcalins. Sur 224 cas de rhumatisme traités par l'auteur, les complications cardiaques ont apparu dans 2/100 des cas traités par les alcalins associés au salicylate, et dans 5, 6/100 dans les cas traités par le salicylate seul.

Le traitement proposé par l'auteur est le suivant. Le malade doit être surveillé avec soin, légèrement couvert, changé aussitôt qu'il est couvert de sueur, et sera placé dans une chambre bien aérée. Le repos absolu au lit constitue le principal facteur du traitement du rhumatisme, pour éviter les complications cardiaques. L'alimentation sera liquide, composée de lait, de soupes, de bouillons. Des boissons abondantes, limonade, infusion de tamarins, eau d'orge, etc., seront données pour diluer l'urine. L'état de l'intestin sera surveillé avec soin. Pendant la convalescence, on peut donner un régime moins sévère.

Traitement médicamenteux. L'auteur conseille l'association du salicylate de soude et du bicarbonate de potasse à la dose de 20 grains pour l'un, de 30 grains pour l'autre, toutes les quatre heures. Si le salicylate de soude n'est pas bien toléré, on peut lui substituer une quantité égale de salicine. Maclagan préfère la salicine au salicylate, elle exerçait d'après lui, une action moins dépressée sur le cœur. Chez les enfants il faut s'abstenir de salicylate et lui préférer la salicine.

Traitement local. — Si la douleur est trop persistante, on aura recours aux vésicatoires ou mieux au salicylate de méthyle, ou au liniment chloroformé

Pour combattre la douleur il peut être nécessaire d'administrer l'opium sous forme de poudre de Dower, la phénacétine, l'antifébrine, l'antipyrine, peuvent être utiles, mais [elles n'ont aucune action sur la maladie. S'il y a de l'affaiblissement cardiaque et de la prostration, il faut recourir à l'alcool. On doit maintenir le malade au repos au lit au moins huit semaines, s'il existe des complications cardiaques, six semaines, s'il n'en présente pas. Pendant la convalescence, le quinquina, la quinine, le fer sont indiqués. Pour prévenir les complications cardiaques, Caton applique de petits vésicatoires au niveau de la région précordiale, il conseille l'iodure de potassium ou de sodium à la dose de huit ou dix grains trois fois par jour. Si le cœur est touché, il ne faut point s'adresser à la digitale, mais à la strychnine en injections sous-cutanées et au carbonate d'ammoniaque. L'opium a une très grande valeur à cette période, il produit un repos partiel du cœur, diminue la fréquence du pouls et calme le malade. Localement on appliquera des ventouses ou de la glace sur la région précardiale.

L'hyperpyrexie est une complication fréquente du rhumatisme articulaire aigu, elle sera traitée par les bains froids.

Traitement préventif. — Les rhumatisants se trouveront bien de quelques cures de salicylate de soude de temps à autre ; le régime sera largement végétarien. Enfin ils doivent vivre dans des conditions d'hygiène parfaite, et surtout au grand air.

P. Sainton.

Etude médicale sur l'empoisonnement par les champignons, par V. Gillot. (*Thèse de Lyon* 1900). — Les accidents mortels causés par les champignons sont exceptionnels et les accidents graves ne sont dus qu'à un très petit nombre d'espèces ; en effet, sur 1,570 espèces de champignons connues en France soixante à quatre vingt seulement sont comestibles et une vingtaine au plus réellement vénéneux. Les champignons vénéneux appartiennent tous à la famille des volvacés, comprenant les amanites, à spores blanches et les volvaires, à spores roses.

Les espèces dangereuses peuvent être confondues avec des champignons essentiellement comestibles, comme les Lépiotes ou Colemelles ou les champignons roses des champs et des prés.

Au point de vue toxique, il y a lieu d'établir une distinction entre les champignons vénéneux. Les uns, appartenant au groupe de l'Amanite bulbeuse, doivent leur toxicité, à une toxalbumine, *la Phalline*, qui tue par dissolution des globules rouges. Les autres, appartenant au groupe de l'Amanite fausse-oronge, doivent leur toxicité à la Muscarine, poison neuro-musculaire.

La plupart des empoisonnements mortels ont dus à l'Amanite bulbeuse, c'est-à-dire aux nanites à phalline; la muscarine, beaucoup oins toxique, n'occasionne les décès que tres rement.

La symptomatologie de l'empoisonnement rie suivant l'espèce qui le produit. Le syndrome muscarinien a une incubation rapide (en moyenne deux heures) ; le début est rapide ; aux troubles gastro-intestinaux s'ajoutent l'excitation cérébro-spinale, le délire ; la guérison est habituelle, en un ou deux jours.

Le syndrome phalloidé est au contraire caractériste par une incubation plus longue (en moyenne de 11 heures) : par des troubles gastro-intestinaux tardifs, avec des rémissions ; le foie est gros et l'ictère assez fréquent ; il se produit des hémorragies, de l'anurie, de la dépression nerveuse. L'intelligence et la mémoire sont intactes : la mort est la règle, et survient en moyenne au bout de deux ou trois jours.

La macération dans l'eau froide acidulée par trois cuillerées de vinaigre pour un litre, puis le lavage à grande eau, et finalement l'ébullition prolongée, en ayant soin de rejeter toute l'eau d'ébullition, constitue une prophylaxie efficace de l'empoisonnement.

Le traitement de l'empoisonnement consiste dans une médication évacuante énergique par les vomitifs, l'apomorphine, l'huile de ricin, si l'on peut intervenir à temps. On combattra les phénomènes dépressifs des Amanites bulbeuses par les stimulants (éther, café, frictions, injections de caféine, de sérum artificiel) et l'excitation cérébro-spinale des Amanites à muscarine par les calmants (opium, chloral). Les injections hypodermiques d'atropine ont été conseillées comme antidotes de la muscarine, mais on ne saurait être trop réservé dans leur emploi.

G. Lyon

Chirurgie générale

Dr Benoit

Ancien interne des hôpitaux

Extraction d'une compresse oubliée pendant 7 ans (*Société de Chirurgie*, 12 décembre 1900). — M. Chaput a eu l'occasion d'opérer une femme qui portait une fistule pyostercorale depuis fort longtemps. Celle-ci était consécutive à deux premières laparotomies qu'elle avait subies pour grossesse extra-utérine et pour éventration avec accidents d'occlusion. Il fit cette fois la laparotomie médiane et il se présenta une anse dont la paroi mince semblait recouvrir une masse pâteuse. L'incision de l'intestin lui permit en effet d'extraire une compresse carrée de 32 centimètres de côté, incluse dans l'intestin, où ses migrations successives l'avaient fait aboutir. Suture de l'intestin, fermeture de l'orifice de la fistule et drainage. Guérison sans incident. On voit par là la tolérance remarquable de certains sujets. Parfois pourtant, les choses se passent moins simplement pour l'opérateur.

M. Michaux, en 1892, dut réséquer l'intestin, à cause des altérations qu'y avait occasionné le séjour d'une compresse. Dans d'autres cas cités, ce corps étranger avait causé des accidents d'occlusion graves. Pilate, la même année, a vu une compresse s'éliminer par l'anus.

A. Benoit.

Prothèse chirurgicale par la vaseline (*Sem. médicale*, 19 décembre, 1900). — Nous trouvons la description d'un procédé original dû à M. Gersuny (de Vienne): il s'agit de l'emploi de la vaseline en injections en plein tissu, partout où il y a intérêt à les épaissir. Cette substance demeure en effet inaltérable, dans les interstices des tissus dilatables où on la dépose. L'essai en a été fait par l'auteur, dans le scrotum d'un homme qui avait subi la castration double et en éprouvait un effet moral désastreux. Quelques centimètres cubes de vaseline déposés dans ses tissus aboutirent, au bout de plusieurs séances, à la formation de deux corps arrondis simulant bien les testicules. L'auteur encouragé se servit du même procédé pour la luette et le voile du palais, dans le but d'améliorer la phonation chez des opérés de bec-de-lièvre. Les autres applications comportent quelques réserves ; voici pourtant celles qu'indique l'auteur : pour corriger les cicatrices déprimées, la déformation suite de résection du maxillaire supérieur, l'aplatissement du nez, etc... Pour la résection du coude, il propose de remplir de vaseline la cavité résultant de l'opération, après avoir fermé la plaie cutanée. Plus tard, une fois la néarthrose formée, on pourrait extraire la vaseline par ponction et rechercher la mobilité de la néarthrose. Une des meilleures applications est, sans contredit, celle que M. Gersuny indique pour la difformité résultant de *l'ablation du sein*. Mais on ne voit pas de quelle utilité pourraient bien être les injections de vaseline pour la cure des hernies, ainsi qu'il le propose. Une telle substance est absolument impropre à renforcer une paroi amincie ou à refouler un sac quelque peu développé. Technique : faire fondre vaseline blanche, pour la stériliser et quand elle est encore liquide, injecter avec la s. de Pravaz, qu'on lavera ensuite à l'éther.

A. Benoit

Ostéotomie cunéiforme double supra-condylienne pour un cas de genua valga, par M. Grounauer (de Lausanne) (in *Revue méd. Suisse-Romande*, 20 novembre 1900). — Cas très accentué chez un enfant de neuf ans et demi ; l'axe des jambes formait avec celui de la cuisse un angle de 130° à droite et de 135° à gauche, avec déformation compensatrice des pieds placés en supination et adduction. Les genoux rapprochés, la distance qui séparait les malléoles internes était de 27 centimètres. Dans la station verticale, le malade est obligé de croiser un genou devant l'autre. La lésion consiste manifestement en une hypertrophie considérable du condyle interne, descendant beaucoup plus bas que l'externe. Grande mobilité latérale. Opération : incision cutanée légèrement concave en haut, oblique de haut en bas et d'arrière en avant, de 7 centimètres de long et dont le milieu passe à deux travers de doigt au-dessus de la tubérosité du grand adducteur. L'aponévrose incisée, on va chercher en bas et un peu en arrière le bord infero-postérieur du vaste interne dont on détache l'insertion sur la cloison intermusculaire et que l'on récline en haut et en avant. La face interne du fémur est à découvert : le périoste est alors incisé aussi bas que possible et récliné en haut : puis, à deux centimètres environ au-dessus du tubercule de l'adducteur, l'ostéotome attaque l'os et taille du côté interne du fémur un coin dont la base mesure 1 cent. 1/2 ; la section osseuse est poussée jusque et y compris la face externe. Une fois la section faite, on peut ramener le membre en position normale. Peu d'hémostase à faire ; réunion immédiate des deux côtés. Appareils à extension continue. Un peu de fièvre dans les jours qui suivent ; puis, guérison sans incident. Des photographies jointes à cette observation permettent de contrôler la rectitude des jambes après l'opération. L'auteur a choisi pour cette intervention la *voie interne*, nécessitée par le maximum des lésions sur ce point.

A. Benoit.

Arthrite sous-occipitale rhumatismale chronique d'emblée. Torticolis permanent, par Paul Coudray (*Progrès médical*, 8 décembre 1900). — A propos d'un cas de torticolis rhumatismal survenu chez un enfant de 13 ans, à la suite d'un refroidissement, l'auteur passe en revue les différents traitements du torticolis. Divers modes d'extension ont été préconisés : les uns ont préféré l'extension manuelle (Larghi), d'autres, l'extension permanente par les appareils à crémaillère, d'autres, enfin, l'extension continue, soit à l'aide de bandes de caoutchouc, soit à l'aide de l'appareil de Sayre, combiné avec une contre extension sur les deux membres inférieurs. L'autosuspension par l'appareil de Sayre a été conseillée par de Saint-Germain. Redard préfère la suspension oblique.

Dès 1838, Récamier préconisait le massage et la percussion cadencée des muscles. Dally essayait le redressement avec la main. Delore emploie le massage forcé avec anesthésie générale : le redressement obtenu, il le maintient à l'aide d'un bandage silicaté, puis d'un appareil orthopédique. La pratique que l'auteur conseille est la suivante : 1° il pratique l'autoextension à l'aide de l'appareil de Schmidt, modification de l'appareil de Sayre : les cordages de la têtière, au lieu d'être fixés sur des anneaux, se réfléchissent sur deux poulies latérales et se terminent par des petits manchons en bois, que le sujet lui-même garde en main. La première séance d'autosuspension doit être faite avec précaution : les pieds du malade ne quittent pas le sol. On répète les séances tous les jours et, au bout de huit jours, le sujet supporte une séance de quarante à quarante-cinq minutes. Si les sujets étaient trop jeunes ou indociles, on pourrait fixer le bassin en se servant des plaques latérales du grand appareil de Kirmisson pour la scoliose. 2° Chaque séance d'extension doit être suivie de mouvements de la tête et du cou, faits par le chirurgien, les épaules étant maintenues par un aide. Le malade est massé tous les deux jours. 3° Le malade lui-même s'exercera deux fois par jour, en se plaçant devant une glace, à maintenir la tête aussi droite que possible, avec l'aide des mains ou debout. 4° Il vaut mieux, pendant les quinze premiers jours, laisser l'enfant couché durant une partie de la journée pour lui épargner une trop grande fatigue et empêcher le retour de la tête à une position vicieuse.

P. Sainton.

Le massage des ankyloses, par M. Massy (*Revue de Cinésie et d'Electrothérapie*, 20 novembre 1900). — Le massage uni aux mouvements forcés doit être aujourd'hui le traitement de choix pour certaines variétés d'ankyloses telles que l'ankylose fibreuse incomplète non serrée et en bonne position, l'ankylose incomplète fibreuse et lâche en position vicieuse.

La tuberculose comme cause de ces ankyloses ou un état inflammatoire assez aigu existant dans les articulations ankylosées paraissent seuls être une contre indication à un pareil traitement.

1° *Ankylose incomplete fibreuse non serrée et en bonne position.*

Le massage doit porter non seulement sur l'articulation ankylosée, mais encore sur tout le pourtour de celle-ci. D'abord, effleurage superficiel de l'articulation et de ses parties environnantes, puis massage à frictions sur les parties articulaires proprement dites ; ensuite pétrissage profond des masses musculaires et des tendons ; enfin tapotement rapide et assez fort sur ces masses elles-mêmes.

Le massage ainsi effectué activera la nutrition de l'articulation, et amènera souplesse et élasticité.

Il sera suivi d'un certain nombre de mouvements passifs exécutés dans l'articulation ankylosée, lesquels auront pour but de produire le redressement de celle-ci, grâce à la rupture effectuée par eux des adhérences pathologiques. Mais ces mouvements, pour que ce redressement soit obtenu avec le moins de douleur et de brusquerie possible, devront toujours être exécutés avec une intensité bien graduée et bien progressive.

Durant l'intervalle des séances massothérapiques, qui auront lieu tous les deux jours, l'articulation ankylosée sera laissée libre de toute entrave. Mais si elle devenait un peu trop douloureuse, elle serait soumise à une légère immobilisation.

2° *Ankylose fibreuse incomplète serrée et en bonne position.*

Les manœuvres massothérapiques à employer sont les mêmes que dans le cas précédent.

Les mouvements passifs seront, eux, plus répétés et plus énergiques, parce que, dans le cas présent, le redressement sera toujours plus difficile et plus long à obtenir. Ils ne devront plus être exécutés à la fin de chaque séance de massage, mais au milieu même de celle-ci : de façon que, une fois la mobilisation de l'articulation ankylosée terminée, un effleurage profond et prolongé sur cette articulation puisse atténuer aussi notablement que rapidement la douleur et l'inflammation, qui sont des phénomènes inévitables à la suite des manœuvres kinésithérapiques mises en œuvre.

Quelques heures avant la séance de massage et de gymnastique passive qui aura lieu tous les jours, il sera utile de faire plonger l'articulation ankylosée dans de l'eau chaude et contenant une certaine quantité de sel de Pennès, pendant une trentaine de minutes.

Si le jeune âge ou la pusillanimité du malade rendaient trop difficile et même impossible la méthode de redressement lent telle que nous l'avons indiquée, l'on devrait avoir recours aux méthodes de redressement brusque, effectué alors sous le chloroforme et soit complètement en une seule séance, soit incomplètement en deux ou trois séances.

Un massage large, profond et prolongé, devra toujours suivre chacune des séances de redressement brusque.

Une immobilisation assez rigoureuse sera nécessaire après les manœuvres de redressement ; elle deviendra de plus en plus lâche au fur et à mesure que le massage aura fait disparaître la douleur et l'inflammation dans l'articulation soumise à celles-ci.

Dans le cas où il existe une rétraction extrême et très forte de certains muscles et tendons facilement accessibles, il sera bon de pratiquer, avant toute manœuvre de redressement, une ténotomie, laquelle rendra plus complet et plus rapide le redressement recherché. Cette ténotomie sera suivie le plus tôt possible du traitement par le massage et les mouvements passifs indiqués plus haut.

3° *Ankylose incomplète fibreuse et lâche en position vicieuse.*

Les manœuvres massothérapiques et kinésithérapiques seront celles indiquées dans la première variété d'ankylose.

Le redressement sera toutefois effectué avec un peu plus d'énergie et répété tous les jours. Il sera suivi chaque fois d'une rigoureuse immobilisation en aussi bonne position que possible.

Dans le cas où l'ankylose serait en position extrêmement vicieuse, il y aurait avantage, après avoir massé profondémont et largement l'articulation ankylosée pendant quelques jours, à pratiquer le redressement brusque de celle-ci sous le chloroforme en une seule séance. Le traitement de l'ankylose par le massage et la gymnastique passive serait ainsi rendu moins douloureux et moins long dans sa mise en œuvre juqu'à la guérison de celle-ci.

Le massage uni aux mouvements passifs sera presque toujours un traitement curatif des diverses variétés d'ankylose auxquelles il convient. Mais lors même qu'il ne pourrait être qu'un traitement palliatif de celles-ci, il n'en serait pas moins très heureux dans ses effets.

Le succès de cette méthode dépendra de l'habileté du praticien : il faut avant tout éviter la brusquerie ; il n'y a place dans le traitement que pour une fermeté lentement et rationnellement progressive.

E. Vogt.

Du massage dans les fractures para-articulaire Giannelli (*Thèse de Paris*, 1900). — Le massage immédiat et continué associé à la mobilisation est, pour l'auteur de cette thèse, le traitement de choix des fractures avoisinant une articulation, *n'ayant pas de tendance au déplacement secondaire*.

Moyennant cette restriction, on peut souscrire à cette conclusion, qui s'appuie sur deux raisons principales : la première, c'est qu'un certain degré de déformation doit céder le pas aux dangers que court la fonction du membre ; la seconde, parce que ce traitement est d'une durée plus courte que celui par l'immobilisation.

A. Benoit.

Maladies des Voies digestives

Dr Soupault

Médecin des hôpitaux

L'Hyperchlorhydrie et son traitement par Linossier. (*Journal de Praticiens*) 1900. — L'hyperchlorhydrie peut reconnaître diverses origines : elle peut être d'origine sécrétaire, mécanique, sensitive. Il importe donc avant de la traiter d'en déterminer la cause : en pratique, cependant, les trois ordres de troubles s'associent et ils doivent être combattus simultanément. Il faut donc : 1° atténuer la douleur ; 2° diminuer la sécrétion ; 3° aider l'évacuation de l'estomac ; 4° calmer l'hypéresthésie de la muqueuse.

Contre la douleur on peut employer les analgésiques ; il vaut mieux s'adresser aux alcalins, particulièrement au bicarbonate de soude, accusé à tort de bien des méfaits ; s'il est employé à dose suffisante et au moment de la souffrance, son action ne saurait être contestée ; on peut lui adjoindre d'autres alcalins suivant la formule :

Bicarbonate de soude....	20 gr.
Magnésie calcinée.......	5 —
S. N. de Bismuth.........	2 —

à prendre par cuillerées à café ou même par cuillerées à bouche s'il est nécessaire, d'heure en heure ou de demi-heure en demi-heure, jusqu'à la fin de la digestion.

Dans le but de réduire la sécrétion, on peut employer l'atropine à la dose d'un milligramme par jour, soit par la voie buccale, soit par la voie hypodermique. A. Robin conseille le veratrum viride, la coque du levant, la morphine. Cette dernière substance paraissant exciter la sécrétion gastrique, il faut se montrer réservé dans son emploi.

Ectasie gastrique et pylorospasme. Traitement par la méthode de Cohnheim par E. T. Dineur, (*Belgique Médicale* 6 décembre 1900). — Tandis que la théorie qui attribue l'ectasie gastrique à l'atonie musculaire perd du terrain, celle qui fait jouer un rôle important au spasme pylorique dans sa pathogénie gagne du terrain. Sur 61 cas de dilatation gastrique, conséquence de sténose non cancéreuse, il en a trouvé 22 qui ne pouvaient être attribués qu'à l'hyperchlorhydrie gastrique. On sait que Cohnheim a employé l'huile directement introduite dans l'estomac dans le spasme pylorique, l'auteur rapporte deux cas où le traitement huileux a non seulement levé le spasme pylorique, mais encore a exercé une action favorable sur la sécrétion gastrique et le chimisme stomacal. C'est donc un mode thérapeutique, qu'il convient d'employer avant d'avoir recours au traitement chirurgical, ressource extrême, quoique excellente.

PAUL SAINTON.

Dilatation et ptose de l'estomac avec adhérences gastrocoliques. Libération et gastroplication, par DELANGRE (de Tournai). (*La Clinique*, 22 décembre 1900). — Il s'agit d'une femme de 45 ans, atteinte de troubles digestifs, digestions pénibles, ballonnement du ventre, éructations fréquentes et bruyantes, douleurs avec l'ingestion des aliments. Un régime diététique fut sans influence et tout traitement médical ayant été inefficace, la laparatomie est proposée dans le but d'éclairer le diagnostic incertain et de pratiquer l'intervention jugée nécessaire ensuite. On ne trouve, au cours de la laparatomie, aucune lésion oficielle, on ne sent point d'induration des tuniques, comme la palpation avait pu le faire supposer pendant la vie; mais un épaississement dû à des adhérences unissant l'estomac au colon transverse. Ces adhérences sont isolées, sectionnées: la ptose et la dilatation de l'estomac nécessitent une intervention spéciale, il faut réduire la capacité stomacale, relever la grande courbure : pour cela trois plis sont faits à la face antérieure de l'organe de 8 à 10 centimètres. Les suites opératoires ont été très bonnes. La gastroplication ou opération de Bischer a encore été rarement pratiquée : c'est un cas de plus à ajouter à ceux publiés; il montre la facilité et la bénignité de cette opération qui a ses indications déterminées.

P. SAINTON.

De l'opothérapie dans la cirrhose atrophique, par DELABROSSE (*Normandie médicale*, 1er janvier 1901). — Il s'agit d'un malade atteint de cirrhose atrophique d'origine alcoolique; pour lequel tous les traitements s'étaient montrés impuissants. L'auteur en désespoir de cause eut recours à l'opothérapie hépatique et recommanda l'ingestion quotidienne de 100 grammes de pulpe de foie de porc; ce traitement fut continué pendant un mois et dix jours. Le malade fut amélioré et depuis onze mois il est bien portant et a pu reprendre ses occupations. Quelles que soient les conclusions que l'on tire de cette observation, elle présente un certain intérêt, l'opothérapie hépatique étant encore peu employée et les observations peu nombreuses.

P. SAINTON.

Le chlorhydrate d'apocodéine en injections hypodermiques contre la constipation, par RAVIART et BERTIN. (*Echo médical du Nord*), 2 décembre 1900. — Le chlorhydrate d'apocodéine peut être considéré comme un médicament sédatif et hypnotique : son action sur le tube digestif est particulière, il augmente le péristaltisme et la sécrétion glandulaire : c'est pour cela que les auteurs ont songé à l'employer contre l'atonie musculaire intestinale et l'hyposécrétion. Leurs observations ont porté sur trente-quatre malades se plaignant de constipation ; les constipés habituels ou dyspeptiques ont été soulagés sauf un seul ; enfin, les constipés passagers ont la plupart vu l'emploi du médicament suivi d'effet. Les auteurs n'ont eu recours qu'à l'injection hypodermique; ils ont usé de la solution suivante.

Chlorhydrate d'apocodéine . .	0 gr. 50
Eau stérilisée	50 »

à la dose de 2 centigrammes en moyenne.

Le seul inconvénient noté a été une douleur assez vive au point de l'injection : si l'on a soin de faire les injections intra musculaires, ce léger ennui peut être évité.

P. SAINTON.

Appareil pulmonaire

Cœur et Vaisseaux

Dr G. LYON

Ex-chef de clinique de la Faculté de Médecine

Les emphysémateux, par LEMOINE, (*Bulletin Médical*, n° 96, p. 1,305, 1900). — Un premier type d'emphysème est celui qui se manifeste vers l'âge moyen et qui s'accompagne de bronchite chronique avec poussées aiguës intermittentes.

Du traitement de la bronchite il faut écarter la créosote, la terpine et le terpinol qui congestionnent les régions péribronchiques. On préfèrera l'eucalyptol, médicament moins actif que les précédents. On le fait prendre sous forme de capsules à la dose de six par jour, soit deux à chaque repas. Le salol est également utile ; il convient de le faire prendre pendant des périodes assez longues de 2 à 3 semaines, a la dose de 3 grammes par jour au maximum, de 1 à 2 grammes en moyenne, par cachets de 0 gr. 50 pris toutes les six ou huit heures.

Contre l'élément spasmodique on emploie les cigarettes à base de jusquiame, belladone, datura stramonium, etc., ou les mêmes médicaments administrés par la bouche.

A ces moyens il faut associer ceux qui tendent à modifier l'état arthritique. En première ligne se place l'arsenic que l'on doit prescrire à doses faibles pendant longtemps, en ayant soin d'en suspendre l'usage à différentes reprises. M. Lemoine donne à l'adulte V à VII gouttes de liqueur de Fowler par jour pour commencer et augmente d'une goutte tous les trois ou quatre jours jusqu'à XV ou XX gouttes. A ce moment il interrompt la médication pour la reprendre de la même façon deux ou trois semaines plus tard.

Dans certains cas les eaux minérales arsenicales sont mieux tolérées que la liqueur de Fowler : On donnera l'eau de la Bourboule à la dose moyenne de deux à trois verres à bordeaux par jour, pure ou coupée de lait et entre les repas, pendant quinze jours par mois.

L'iodure de potassium, à côté d'avantages manifestes, présente certains inconvénients, entre autres celui d'amener un état congestif permanent de l'arrière-gorge et du pharynx.

Il est bon de le donner chaque mois pendant quinze jours consécutifs à une dose quotidienne de 0 gr. 20 à 0 gr. 50. On peut lui associer l'arsenic :

Iodure de potassium...	5 grammes
Liqueur de Fowler....	C gouttes
Eau distillée..........	300 grammes

On en prend une cuillerée à soupe, c'est-à-dire 0 gr. 25 d'iodure le matin dans un bol de lait.

Dans un deuxième type d'emphysème existent des troubles cardiaques dus à la fatigue du cœur. Aux médicaments cardiaques, pris pendant quelques jours seulement, Lemoine préfère la médication cardiaque continue sous forme de caféinisation prolongée (0 gr. 25 de caféine par jour, en injections sous-cutanées).

Dans les cas d'emphysème débutant dès l'enfance il faut préférer l'iodure de fer à l'iodure de potassium ; l'arsenic trouve également son emploi (VIII gouttes de liqueur de Fowler pendant 15 jours par mois). Les bains salés (Salines de Béarn, Salis, Sâlins, Moutiers, Biarritz), sont utiles, quand il n'existe pas de manifestations cutanées,

Dans l'emphysème qui complique la tuberculose, il faut se garder d'administrer l'iodure.

Les douches tièdes soulagent beaucoup les emphysémateux (douches à 35°) ; il faut les faire suivre d'une friction sèche énergique.

Le traitement thermal au Mont-Dore donne d'excellents résultats. Saint-Honoré est préférable au Mont-Dore chez les emphysémateux qui sont sujets à des bronchites congestives ou qui ont des troubles cardiaques et chez qui le climat d'altitude est nuisible.

Les eaux sulfureuses (Allevard, Eaux-Bonnes), ne sont indiquées que chez les emphysémateux dont l'état a été aggravé par des complications grippales.

G. Lyon.

Le pronostic et le traitement de la tuberculose pulmonaire, par Robert Maguire. (*Hawemann Society of London*, Novembre 1900). — Pour combattre la tuberculose pulmonaire, il faut 1° augmenter la résistance normale des tissus à l'invasion du bacille et de ses congénères, 2° détruire le bacille et ses congénères *in situ*.

Pour augmenter la résistance des tissus, le traitement par *l'open-air* est de très grande valeur, mais il faut qu'il soit appliqué avec soin et mesure, il sera complété par la suralimentation. Parmi les médicaments agissant sur l'état général un des plus utiles est l'arsenic sous forme de cacodylate de soude, de préférence en injections sous-cutanées. Habershon a employé le glycogène en injections sous-cutanées dans le but d'activer la phagocytose. L'auteur a administré dans le même but la nucléine.

La méthode que l'auteur préconise est la suivante : faire pénétrer dans la circulation pulmonaire en l'injectant par les veines périphériques une substance germicide capable de détruire le bacille de la tuberculose. Plusieurs substances ont été essayées dans ce but : il s'est arrêté à l'aldéhyde formique : il emploie à cet effet la solution saline physiologique contenant 1 pour 2,000 d'aldéhyde formique gazeux pur, préparé avec toutes les précautions nécessaires pour l'asepsie hématique, et injecte par jour 50 cc. de cette solution. De plus fortes doses peuvent provoquer des accidents. Cette méthode lui a donné d'excellents résultats dans 70 cas ; elle peut être utilisée non seulement dans la gangrène pulmonaire, mais encore dans les bronchiectasies putrides.

P. Sainton.

Du traitement des douleurs thoraciques chez les tuberculeux pulmonaires, par Champagnat (*Thèse de Paris*, juin 1900). — Parmi les moyens externes les révulsifs ont été surtout employés. Les sinapismes constituent un moyen simple qui procure quelque soulagement dans les douleurs qui ne sont ni trop intenses ni trop tenaces. Les cataplasmes sinapisés, d'un usage moins commode, sont souvent plus efficaces.

Les vésicatoires à la condition d'être petits et d'être pansés soigneusement peuvent être utilisés également, car souvent on a affaire à des malades dont les reins sont loin d'être indemnes.

La teinture d'iode, comme le sinapisme, rend des services dans les cas peu intenses.

Les pointes de feu ont l'inconvénient d'être douloureuses et de ne pouvoir être renouvelées très fréquemment.

Les ventouses sèches ne présentent pas cet inconvénient, mais il est difficile de les appliquer dans toutes les régions du thorax chez les sujets très émaciés.

Plus énergiques sont les ventouses scarifiées.

Depuis quelques années on fait grand usage des topiques réfrigérants ; chlorure de méthyle et chlorure d'éthyle. Au lieu de siphonnage on peut employer le stypage qui consiste à pulvériser le chlorure de méthyle sur un large tampon de coton qui est ensuite appliqué sur la peau pendant quelques secondes.

Fort utiles sont les compresses échauffantes, d'un usage courant depuis quelques années. On imbibe une compresse d'eau froide et on la recouvre d'un tissu imperméable ; elle s'échauffe rapidement et détermine une sensation de bien être très appréciable.

Deux analgésiques locaux ont une action des plus nettes ; ce sont le gaïacol et le salicylate de méthyle.

On peut faire les badigeonnages avec du gaïacol pur (1 gr. 50 pour un badigeonnage) ou avec du gaïacol mélangé à la teinture d'iode (dans la proportion de 1 à 4), à raison de 60 gouttes du mélange.

Il ne faut pas perdre de vue que chez les tuberculeux surtout les badigeonnages de gaïacol peuvent déterminer un certain nombre d'accidents :

Congestion pulmonaire, hemoptysie, albuminurie et surtout des accidents de collapsus.

Le salicylate de méthyle doit être employé pur plutôt qu'incorporé à une pommade.

On étend au pinceau, sans frictionner, la quantité de salicylate de méthyle (25 à 40 gouttes) sur la région douloureuse, que l'on recouvre ensuite de taffetas gommé, puis d'ouate ordinaire.

Les moyens internes : antipyrine, exalgine, n'ont qu'une action très limitée.

Il vaut mieux avoir recours à la morphine en injections sous-cutanées, soit loco dolenti, soit en un point quelconque du corps, dans les cas ou les douleurs sont intolérables.

G. Lyon.

Traitement de la pneumonie. (*Deutsche med. Wochenschrift*), 27 décembre 1900. — Fagersson-Moeller donne quelques détails sur un traitement de la pneumonie lobaire usité en Suède, dont le but est d'obtenir une ventilation aussi parfaite que possible de l'organe atteint. Il s'agit en premier lieu de supprimer le *point de côté* qui force les malades à respirer aussi superficiellement que possible. On commence par rechercher l'espace intercostal où se trouve le point de côté : quand on a trouvé la région douloureuse, on exerce sur elle des frictions courtes mais énergiques, avec le pulpe des doigts d'une main : avec l'autre, on exerce sur le *côté sain* les mêmes frictions sur la région symétrique du thorax. On sait que la sensibilité d'un nerf mécaniquement irrité est diminuée quand on excite un autre nerf.

Le malade ainsi frictionné retient sa respiration, parceque les manipulations exaspèrent la douleur : au bout d'un instant toutefois, il est forcé de faire une inspiration profonde, à la suite de laquelle le point de côté diminue instantanément. Pour obtenir un résultat entièrement satisfaisant, on est parfois obligé de frictionner pendant une demi-heure. Le malade respire ensuite sans difficulté et se sent très soulagé ; on continue alors le traitement par des vibrations sur la région thoraxique, y compris la région cardiaque, à la suite desquelles la fréquence du pouls diminue notablement. Un massage consécutif de la région abdominale favorise la circulation sanguine et le péristaltisme, et s'il existe d'autres points douloureux le long du rachis ou sur le cuir chevelu, on leur applique le même traitement.

Les séances sont presque toujours suivies d'une abondante transpiration s'accompagnant d'abaissement de la température, aussi est-il indiqué, si faire se peut, d'exécuter ces manipulations toutes les 3 ou 4 heures ; si les circonstances s'opposent à la répétition de ces manœuvres, on fera des enveloppements humides dans les intervalles des séances.

Le traitement sus-indiqué dispense de toute médication interne, et n'offre aucun danger et atténue dans une large mesure les troubles morbides de la pneumonie.

E. Vogt.

Peut-on enrayer l'évolution de la pneumonie ? (*Deutsche med. Ztg.* 1900 n° 42). — Paffrath assure avoir atteint ce résultat en administrant nuit et jour, toutes les 3 ou 4 heures 0 gr. 4 à 0 gr. 5 d'antifébrine et 0 gr. 25 à 0 gr. 30 de poudre de Dower. Dès que la défervescence est obtenue, on cesse la médication pour ne la reprendre qu'au moment où la température remonte à 38°.

L'emploi d'opium pur au lieu de poudre de Dower donne des résultats beaucoup moins remarquables.

E. Vogt.

Vapeurs de menthe dans les affections des voies respiratoires. (*Thérapeutique Moderne russe* n° 8, 1900). — Helkoff a fait dans 21 cas des essais avec les vapeurs de menthe et en a obtenu des résultats somme toute assez satisfaisants.

Ses inhalations ont été tantôt sèches, tantôt humides. Pour les inhalations sèches on s'est servi d'un entonnoir en verre avec un renflement sphéroïde au point de jonction de la partie évasée et de la partie rétrécie. Dans ce renflement on introduit un morceau d'ouate sur lequel on fait tomber quelques gouttes d'huile de menthe (cinq gouttes toutes les trois heures). Ceci fait on suspend au moyen d'une ficelle l'entonnoir au cou du malade que celui-ci garde toute la journée.

Pour les inhalations humides on met dans un réservoir ordinaire cent grammes d'eau auxquels on ajoute de l'infusion de menthe, de 10 à 60 gouttes. Les inhalations ont duré environ quinze jours. Voici les résultats obtenus.

Quatre malades atteints d'emphysème pulmonaire n'ont pas été améliorés. Sur 9 malades atteints de bronchite chronique et de bronchopneumonie cinq ont été améliorés: crachats moins abondants; disparition de râles; augmentation de force de l'inspiration et de l'expiration; augmentation de la capacité pulmonaire: diminution de la toux; sommeil meilleur. On n'a jamais eu à constater le moindre accident causé par les inhalations de menthe.

Disons enfin que ce traitement n'a donné aucun résultat dans un cas de gangrène pulmonaire et dans sept cas de tuberculose pulmonaire.

D. Roubleff.

Maladies du Système nerveux

Dr P. SAINTON

Ancien interne des hôpitaux,

Traitement du Tabes, par Babinski. (*Journal de médecine interne*) 15 décembre 1900. — Pour Babinski on ne peut pas être tabétique sans être syphilitique, il est vrai qu'environ 25 0/0 des ataxiques nie tout antécédent, il est facile de concevoir qu'une syphilis bénigne peut passer inaperçue: d'autre part, à l'appui de son opinion, Babinski invoque la fréquence du tabes chez les gens les plus exposés à contracter la syphilis, les militaires et les commis-voyageurs, sa rareté chez les religieux. De plus le tabes conjugal n'existe pas sans syphilis; enfin il est très digne de remarquer que les tabétiques ne contractent pas la syphilis.

Pour ces raisons, l'auteur traite les tabétiques par les injections de calomel et les frictions mercurielles: cette médication peut avoir d'excellents résultats; chez un malade atteint de sclérose tabétique du nerf optique, il a pu constater les effets réels de cet agent thérapeutique. Il est vrai que l'on pourrait trouver des cas où celui-ci peut être préjudiciable; il faut le suspendre alors s'il existe de l'intolérance pour la médication hydrargyrique.

P. Sainton.

Le traitement de l'ataxie tabétique par la méthode de Frenkel, par Hainalt (*Archives Medicales Belges*, décembre 1900). — L'auteur a pu dans un cas de tabès se rendre compte de l'efficacité de la méthode de Frenkel. Il insiste sur ce fait que la méthode n'est point une méthode de gymnastique nécessitant une grande dépense de forces, mais une méthode capable de développer la coordination des mouvements. Le résultat obtenu chez son tabétique ayant une forte incoordination motrice a été très satisfaisant. L'auteur considère comme inutiles la plupart des appareils trop compliqués qui ont été construits dans le but de pratiquer la rééducation. En ce qui concerne les indications de la méthode, il est incontestable qu'il existe des cas où elle doit être absolument proscrite (existence de troubles psychiques, de fractures, d'arthropathies, de paralysies, d'atrophie musculaire, de cardiopathies, etc.), dans les cas incertains, il faut s'en rapporter au fait du médecin.

En terminant, l'auteur rappelle avec beaucoup de bons sens, qu'il faut se garder d'un écueil, lorsqu'on rééduque un tabétique: il ne faut pas lui demander des exercices exagérés ou plus précis qu'à l'état normal.

P. Sainton.

Traitement pharmaceutique du Tabes (*Thérapeutique Moderne russe n° 8*), 1900. — Le Dr Darkschevitsch qui est partisan du traitement mercuriel dans le Tabes, et surtout à la période initiale de la maladie, attire l'attention sur ce fait que bien souvent il existe à cette période des contre-indications à ce traitement, particulièrement l'atrophie commençante des nerfs optiques.

Dans les cas de ce genre Darkschevitsch a eu recours à la méthode thérapeutique indiquée par Petrone qui consiste comme on le sait, à prescrire du nitrate de soude.

D'après les observations de Darkschevitsch, cette substance thérapeutique se montre toujours efficace dans le Tabes: et cette action favorable s'exerce sur les phénomènes ataxiques et sur les douleurs fulgurantes. Quant à son action sur l'atrophie commençante des nerfs optiques, on n'a jamais constaté d'aggravation du processus pathologique. C'est même une certaine amélioration qu'on a pu constater dans quelques cas. L'action du médicament est assez durable.

Darkschevitsch l'a employé sous forme d'injections sous-cutanées en solution aqueuse. Il a procédé de la façon suivante : il a commencé par injecter un cc.. de solution à 1 0/0 et puis il a augmenté progressivement la concentration de la solution, tous les cinq jours, jusqu'à atteindre la concentration de 60/0, cette dernière solution a été administrée pendant 55 jours.

Pour obtenir des résultats vraiment efficaces, l'auteur estime nécessaire de répéter le traitement tous les ans pendant un laps de temps variant de deux à cinq ans; on ferait même mieux de répéter le traitement deux fois pendant la première et même la deuxième année. Il faut noter que le médicament en question présente quelques inconvénients : il provoque des céphalées, des sueurs abondantes; ces phénomènes disparaissent dès qu'on arrête les injections.

D. Roubleff.

Traitement de la polynévrite (*Blætter f. Klin. Hydrotherapie, sept.* 1900) Etrasser et Krans, se basant sur un cas où l'hydrothérapie a donné des résultats inespérés, conseillent d'utiliser à l'avenir avec plus de hardiesse ce mode de traitement. L'emploi de l'hydrothérapie est ici tout particulièrement délicat, car la réaction, condition *sine quâ non* dans ce domaine, éprouve des modifications souvent très marquées chez le malade atteint de polynévrite ; la transmission des sensations se fait en effet d'une façon défectueuse à travers des filets nerveux malades.

Dans la polynévrite au début, il s'agit surtout de combattre la douleur et si elle est localisée, on recourra aux enveloppements froids et l'on soutiendra l'état général par l'emploi de bains à 30-32° C.

Si l'affection a cessé de progresser, on s'adressera à des excitations thermiques cutanées pour activer la régénération des nerfs : on appliquera le drap mouillé (1 h. 1/2) et on donnera des bains à 31-35° C. Vers la fin de la cure, on pourra s'adresser aux douches et on fera exécuter des mouvements gymnastiques appropriés.

E. Vogt.

Remarques sur le diagnostic et le traitement de la névrite arsenicale, par Judson S. Burg, *British Medical Journal,* 8 décembre 1900). — L'auteur, à propos du diagnostic entre la névrite alcoolique et la névrite arsenicale, insiste sur les symptômes concomitants qui sont la signature de l'intoxication par l'arsenic. Il insiste sur la présence des lésions cutanées: pigmentation ressemblant à celle de la maladie d'Addison, éruption d'herpès zoster, éruptions érythémateuses ou bulleuses, épaississement de la peau au voisinage des articulations surtout, chute des poils et des ongles : il existe en outre d'autres symptômes pouvant mettre sur la voie du diagnostic. Ce sont la dysurie et la glucosurie intermittentes, le coryza et l'œdème des paupières, des ulcérations gingivales et pharyngées, enfin des indigestions répétées avec nausées, salivation, douleur épigastrique, quelquefois vomissements et diarrhée. Tous ces symptômes ont été observés dans l'épidémie d'arsenicisme survenue en Angleterre à la suite de l'ingestion de bière altérée ; d'après l'auteur, les troubles digestifs feraient très souvent défaut.

Quant au traitement des névrites arsenicales, il consistera dans l'éloignement de la cause ; le repos au lit est indispensable, il supprime la possibilité du refroidissement et l'effet fâcheux des mouvements. Si la douleur est très violente le malade sera couché sur un matelas d'eau, tout mouvement sera évité, *le massage ne sera point essayé* ; localement on fera des fomentations chaudes, à l'occasion des bains de vapeur si le cœur est en bon état. Les médicaments que l'on peut employer dans cette premiere période de la maladie seront l'iodure de potassium et le salicylate de soude soit seuls, soit associés, les analgésiques tels que l'antipyrine, la phénacétine l'exalgine, la morphine au besoin. La strychnine sera laissée de côté.

L'alimentation doit être surveillée avec soin, elle consistera en lait bouilli, jus de viande, extrait de bœuf, soupe et bouillon. S'il existe des vomissements on aura recours au lavement nutritif.

Quand les symptômes de la période aiguë ont disparu, le massage, l'électricité et le traitement tonique sont indiqués. Le massage peut être commencé dès que la douleur violente et la sensibilité exquise ont disparu ; il sera court et léger d'abord, régulier et vigoureux ensuite. Les exercices méthodiques, la méthode suédoise notamment seront appliqués avec avantage. L'incoordination motrice sera justiciable de la méthode de Fraenkel. L'électricité sera usitée sous forme de courants constants avec de larges électrodes, ou si les muscles répondent bien a l'excitation sous forme de courants faradiques. Des bains chauds, suivis de frictions stimulantes ou à l'huile de foie de morue seront des adjuvants très utiles. Enfin le médicament qui doit être prescrit de préférence est la strychnine en injections sous-cutanées à la dose d'un demi-milligramme. Le malade devra être placé dans les meilleures conditions d'air, de lumière et de chaleur.

P. Sainton.

Maladies vénériennes
Maladies de la Peau

Dr MOREL-LAVALLÉE

Médecin des hôpitaux

Influence du traitement antisyphilitique sur l'épithélioma par DUCASTEL, DARIER, FOURNIER, etc. (*Société de dermatologie et syphiligraphie*, 6 décembre 1900). — M. Ducastel relate un cas de cancer de la joue, qui a pris un développement rapide, à la suite d'un traitement mercuriel.

A ce sujet M. Darier fait remarquer que lorsqu'on parle de l'influence défavorable du traitement spécifique sur les épithéliomas, il y a lieu de faire une distinction. L'iodure de potassium, surtout à forte dose, active le bourgeonnement néoplasique.

Le mercure, en revanche, n'a pas la même action sur les épithéliomas, les injections de calomel paraissent même diminuer pour un temps l'infiltration plasmatique développée autour de la tumeur.

Darier conclut que lorsqu'on se trouve en présence d'une lésion à propos de laquelle on hésite entre l'épithélioma et la syphilis, il faut pratiquer la biopsie: si celle-ci ne peut être faite, on est en droit de tenter le traitement spécifique d'épreuve, mais en n'administrant que du mercure, particulièrement du calomel en injections, et en se gardant bien d'avoir recours à l'iodure de potassium.

A priori on peut admettre que le calomel agit sur l'épithélioma sans qu'il soit nécessaire de faire intervenir la syphilis, car on sait que ce médicament exerce une influence très favorable sur le lupus et sur les tuberculoses chez des sujets non syphilitiques.

G. LYON.

Traitement de la gale par le soufre et le savon vert. (*Thérapeutique Moderne Russe*, n° 8, 1900. — SAJOIKOFF ayant eu l'occasion de traiter un grand nombre de galeux a fini après avoir employé plusieurs procédés, par reconnaître que la méthode qui donne les meilleurs résultats consiste dans des frictions avec une pommade se composant de:

Fleurs de soufre........	6 grammes
Savon vert............	30 —

Cette pommade présente d'après l'auteur deux avantages: son action sûre et la modicité de son prix.

Il a donc employé cette pommade chez 101 malades et les résultats obtenus ont été très satisfaisants sur la plupart des malades dont nous venons d'indiquer le chiffre; on n'a été obligé de répéter le traitement que chez 5 ou 6; chez trois seulement on a constaté une irritation considérable des téguments cutanés.

Tous les malades étaient des adultes. Et il est arrivé plus d'une fois que les parents guéris ont fait de leur propre initiative des frictions à leurs enfants malades et jamais on n'a eu à constater aucune conséquence fâcheuse.

Cependant chez un jeune enfant de 18 mois les frictions ont provoqué de l'eczéma.

Le mode de traitement est le suivant: on lave tout le corps au savon, après quoi on frictionne à la pommade sus-indiquée: au bout d'un certain laps de temps variant de 12 à 24 heures on fait un nouveau lavage général. La dose pour l'adulte est de 90 grammes.

D. ROUBLEFF.

Du traitement du furoncle et de l'anthrax par le gaz oxygène, par THIRIAR. (*La Clinique*, n° 1 p. 2, 1901). — Thiriar a constaté que l'oxygène s'oppose à la mortification caractéristique du furoncle ou de l'anthrax; il l'arrête dans son évolution. A la tubulure d'une bombonne d'oxygène comprimé à 120 atmosphères, on fixe un tube en caoutchouc terminé par une aiguille de Pravaz. Après avoir au préalable aseptisé la région à injecter, on fait les injections dans la tumeur et à sa périphérie en y enfonçant l'aiguille. Pour un furoncle une seule injection à la base de la petite tumeur ou dans son cratère suffit: pour un anthrax volumineux il faut 4 à 6 injections qui le circonscrivent.

Dès le soir même, l'œdeme périphénique diminue, la suppuration cesse; en quelques jours tout se cicatrise. Au premier moment la pénétration de l'oxygène dans les tissus indurés et enflammés produit parfois une douleur assez forte due à la distension, mais presque immédiatement arrive une atténuation remarquable dans les phénomènes douloureux.

G. LYON.

Préparations de soufre dans la furonculose. (*Medinskoie Obosrenie*, n° 9, 1900). — Pendant ces 12 dernières années) administrant tantôt du soufre, tantôt de l'arsenic dans les cas de furonculose où l'étiologie de la malade n'avait pu être établie d'une façon précise, Roussloff a pu faire plus d'une fois cette constatation que c'était tantôt le soufre, tantôt l'arsenic qui déterminait des effets favorables.

Chez les individus de complexion faible, chez les anémiques, ayant la couche graisseuse sous-cutanée mal développée avec des phénomènes de neurasthénie plus ou moins nettement prononcés ce sont les préparations arsenicales qui apparemment agissent le mieux. Au contraire chez les individus robustes chez qui la couche graisseuse sous-cutanée est bien développée, ce sont les préparations de soufre qui donnent les meilleurs résultats. Par quel mécanisme le soufre agit-il dans la furonculose ? Il faut avouer, dit l'auteur, qu'il n'est pas plus facile d'expliquer l'action du soufre que celle d'autres moyens empiriques. On sait que le soufre — en dehors de l'organisme — se transforme sous l'influence de substances albuminoïdes, en hydrogène sulfuré et que ce gaz en présence de carbonates alcalins se transforme en sulfhydrate. C'est sous cette dernière forme que le soufre se trouve en partie dans l'intestin grêle. Le sulfhydrate fourni à la peau par l'intermédiaire du sang est décomposé par la secrétion acide des glandes sudoripares et se transforme en hydrogène sulfuré, lequel s'évapore à la surface du tégument cutané.

On peut supposer que l'hydrogène sulfuré agisse sur le germe infectieux des furoncles dans la peau même, car Schonlein avait déjà démontré que l'hydrogène sulfuré prive un grand nombre de substances organiques de la faculté de décomposer le peroxyde d'hydrogène en eau et oxygène. Il est donc probable qu'il ne reste pas sans action sur les microorganismes.

Enfin il est à supposer également que l'action laxative du soufre administré à l'intérieur ne reste pas sans action sur le développement de la furonculose.

D. Roubleff.

Absorption par la peau intacte (*Medicinskoe Obosrenie* N° 7, 1900). — Après avoir passé en revue très en détail la littérature de cette question, Gocndaroff communique ses recherches personnelles à ce sujet.

Il a fait des expériences sur des hommes et des animaux en pratiquant sur eux des frictions avec des pommades à l'alcool, éther, acide salicylique, cocaïne, aconitine et lithine. Comme excipient, il s'est servi d'axonge, de vaseline et de lanoline.

On détermine le degré d'absorption par la peau de la substance en question, par l'évaluation de sa quantité retrouvée dans les urines.

C'est donc en se basant sur ses recherches que l'auteur formule les conclusions suivantes :

1° L'absorption par la peau intacte des substances mentionnées plus haut, est nulle chez l'homme et le chien.

2° Seules l'aconitine amorphe et l'acide salicylique font exception à la règle posée plus haut : l'absorption peut être démontrée d'un côté par les effets physiologiques, d'un autre côté, par la réaction chimique.

3° Les substances qui sont absorbées par la peau intacte ne favorisent pas l'absorption d'autres substances medicamenteuses employées simultanément sous forme de pommades.

4° La lanoline ne saurait être considérée comme un agent déterminant l'absorption par la peau.

5° Les substances qui dissolvent les sécrétions cutanées sont loin de favoriser toujours l'absorption par la peau.

6° On ne saurait d'autre part attribuer la moindre importance à l'action mécanique exercée sur la peau, la friction par exemple.

7° L'acide salicylique et l'aconitine amorphe sont absorbés en dehors de toute action mécanique.

8° L'absorption de substances volatiles s'explique probablement par ce fait que leur concentration étant considerable et leur action durable, elles arrivent à modifier le tégument cutané, en détruisant par exemple la continuité des couches superficielles de l'épiderme.

D. Roubleff.

Gynécologie et Obstétrique

Dr R. Blondel,

Chef du Laboratoire de la Maternité,

à l'hôpital de la Charité

Les résultats de l'emploi du formol dans les hémorragies utérines, par Gerstenberg (*Centralb. fur Gynak.* 1900, n° 34). — L'auteur, suivant les indications de Menge, a, dans dix cas d'hémorragies utérines, employé avec succès le formol concentré, convaincu que ses applications courtes ne sauraient être dangereuses et que le résultat serait meilleur qu'avec des solutions étendues. Il plongeait une sonde de Playfait recouverte d'une mince couche de coton dans la bouteille de Schering, contenant une solution de formaldéhyde à 40 0/0, nettoyait le col avec de l'eau chaude après avoir introduit le speculum de Neugebauer et attiré la lèvre antérieure avec le crochet, puis séchait avec du coton sec, introduisait la sonde, essuyait avec du coton et promenait encore une fois la sonde dans toute la cavité utérine. Tantôt la sonde n'etait introduite qu'une fois, tantôt trois fois. Le sang mélangé de formol qui s'écoulait était rapidement enlevé à l'aide d'un tampon, au niveau de la vulve. Finalement, on nettoyait le vagin et on plaçait un tampon devant l'orifice externe, pour éviter toute irritation dans le vagin. L'introduction de la sonde est facile, même chez les nullipares; la rapidité avec laquelle l'opération est faite, exclut la possibilité de rétrécissement. On laisse la femme couchée pendant environ cinq minutes; puis on lui recommande de garder le lit, chez elle, durant deux jours.

L'auteur publie le résumé de ces dix cas. Il recommande le traitement quand la cause de l'hémorragie est inconnue (cas 3) et surtout dans la ménopause (cas 4, 8, 10). Dans trois cas, il s'agissait d'endométrite hémorragique post-abortive avec curetage impossible; dans ces cas, il faut agir énergiquement et introduire la sonde trois fois.

B. Blondel.

Du traitement conservateur des inflammations annexielles, par G. Hermann. (*Zeitschrift für Geb. u Gynak XLII.* 2). — Se basant sur les cas observés à la clinique de Breslau, l'auteur s'élève contre l'opération radicale systématique dans les inflammations et suppurations des ligaments utérins.

L'inflammation annexielle, due le plus souvent à l'infection gonococcique, laisse, même dans les cas d'infection, l'espoir d'une guérison, non pas seulement *quoad vitam*, mais même au point de vue du rétablissement de la fonction. A ce point de vue l'auteur cite l'observation d'une grossesse survenue chez une femme ayant subi antérieurement la ponction d'une tumeur volumineuse des annexes, renfermant du pus gonococcique.

Quand une opération est indiquée, les poches saines du côté opposé peuvent conserver leurs fonctions.

Si, à côté de ces considérations, on envisage les inconvénients de l'opération radicale, celle-ci ne sera certainement pas justifiée.

A la clinique de Breslau, on applique le traitement suivant :

L'inflammation aiguë est combattue par des résolutifs et des antiphlogistiques, glace, opium, ichthyol. L'inflammation devient elle chronique, on laisse s'écouler environ une année avant d'opérer, la stérilité du pus étant vraisemblable.

En cas de doute, on ponctionne, on fait l'examen bactériologique du pus, et on n'opère que si ce pus est stérile.

L'opération se fait de préférence par la voie haute.

C'est ainsi qu'en deux ans on a opéré 96 cas de maladies des annexes, sans une seule mort, sur lesquels il y avait 34 pyosalpinx.

R. Blondel

Du traitement conservateur des collections suppurées des annexes par l'incision vaginale, par Dührssen (*Arch. für Gynak, LX* 3). — L'auteur a traité par ce procédé, en 1899, 19 cas d'abcès simples ou compliqués du bassin, à l'état aigu ou chronique, surtout avec fièvre et mauvais état général, et a obtenu de bons résultats. Dans les cas d'abcès périmétritiques du Douglas proéminents dans le vagin, dans les suppurations volumineuses de la trompe et du l'ovaire occupant la même situation, l'incision doit être au niveau de la partie saillante. Dans les collections plus petites, jusqu'au volume d'un œuf, et à siège élevé, avec ou sans suppuration du Douglas, il convient d'inciser circulairement au côté correspondant du col, avec décollement de la vessie et section après ligature du ligament cardinal. Pendant que la cavité de Douglas se vide, la tumeur annexielle s'avance et l'introduction d'une pince à pansement suffit à la vider. Après lavage et tamponnage, on draine. Les points saignants de l'incision sont pris dans des pinces. Le plus souvent on observe aussitôt un abaissement de la température et une amélioration de l'état général. Bientôt, la poche se rétrécit, la fistule vaginale se ferme et l'on ne trouve plus que des cordons et des saillies indolores à la place de la tumeur annexielle. En tout cas on obtient aussi un résultat qui facilite pour plus tard une opération radicale.

La rupture de la poche purulente du côté de l'intestin, qui constitue une complication si grave pour la cœliotomie abdominale, est sans importance pour la colpotomie.

R. Blondel.

Résultats éloignés de la double opération des annexes, par F. Baruch (*Zeitschrift für Geb. u Gynak XLII* 2). — Sur 90 femmes opérées à la clinique de Czempin, à Berlin, 67 ont pu être soumises à un examen tardif.

4 fois, on avait enlevé les deux annexes, 14 fois pour suppuration, 40 fois pour d'autres causes : 3 fois par colpotomie postérieure, 51 fois par laparotomie.

Dans 13 autres cas on enleva utérus et annexes, 3 fois pour suppuration, 5 fois pour d'autres causes; 2 fois par l'abdomen, 11 fois par le vagin.

La comparaison des deux méthodes au point de vue de la guérison définitive est à l'avantage de l'opération radicale, ce qui tient à ce qu'à la suite des salpingo-oophorectomies, souvent il y a infiltration du tissu cellulaire du bassin et exsudat récidivé du pédicule. Dans 46,3 0/0 des cas, l'état anatomique fut normal contre 84,6 0/0 des cas d'opération radicale.

7 femmes du premier groupe, donc 12,9 0/0 ont eu des hémorragies malgré l'ablation des deux annexes. Il est à noter que les phénomènes de prolapsus sont plus fréquents quand on laisse l'utérus. 18,5 0/0 des opérées ont été de ce chef impropres à tout travail, bien que, dans la moitié des cas, l'opération remonte à 4 ou 5 ans.

Au point de vue, non plus de l'état anatomique post-opératoire, mais de l'aptitude au travail, les deux opérations se valent.

R. Blondel.

Ventro suspension des ligaments ronds, par Tod Gilliam (*Med. Rec.*, 6 octobre 1900). — Toutes les opérations pratiquées pour remédier aux rétrodéviations de l'utérus, n'ont donné que des résultats insuffisants ou mauvais. Ce qu'il faut, c'est utiliser les supports naturels de l'utérus, assurer une mobilité suffisante, ne pas entraver les fonctions de l'utérus, grossesse et parturition, faire une opération dont les résultats soient durables et l'exécution facile.

L'auteur croit avoir trouvé la solution du problème dans l'opération suivante :

1° Incision médiane de 7 à 9 centimètres entre l'ombilic et le pubis ; 2° Détachement des adhérences et redressement de l'utérus. La femme est mise à ce moment dans la position de Trendelenburg ; 3° On saisit le ligament rond d'un côté, et on l'amène dans la plaie ; 4° On passe un fil sous le ligament rond à environ 3 c. 1/2 de l'utérus, et les bouts de ce fil sont maintenus hors de l'abdomen : 5° Même opération sur le ligament rond de l'autre côté ; 6° Vers la partie inférieure de l'incision, on écarte les muscles droits, et en un point choisi à 2 c. 1/2 du bord de l'incision et un peu plus de 3 centimètres du pubis, on enfonce à travers le péritoine une pince perforante spéciale ; 7° Avec les deux doigts qui dirigaient à l'intérieur de la cavité le travail de cette pince, on passe dans ses mors les chefs du fil qui soustend le ligament rond, et on attire au dehors fil et ligament ; 9° Celui-ci est fixé dans la plaie par une suture au catgut qui traverse l'épaisseur du ligament et les bords de la plaie. On a soin de n'attirer que le moins possible du ligament au dehors ; 10° On agit de même du côté opposé et on ferme l'incision médiane.

R. Blondel.

Cœliotomie inguinale bilatérale et raccourcissement des ligaments ronds par l'anneau inguinal interne dilaté, par A. Goldspohn (*Med. Rec.*, 6 oct. 1900). — L'auteur recommande de ne couper que la peau et la graisse ; quant à l'aponévrose, au canal et à l'orifice inguinal interne, il les ouvre à la sonde et au doigt. Il est facile de dilater l'orifice interne, de façon à introduire un et même deux doigts et à retirer la trompe et l'ovaire pour pouvoir les examiner et les soumettre aux traitements les plus délicats et les plus exacts de la chirurgie conservatrice.

On ferme la plaie en quatre plans, à la Bassini. C'est dans le second plan qu'on loge le ligament rond entre la face postérieure de l'arcade de Fallope et un bon matelas de fibres musculaires, que l'on prend dans chaque suture. En agissant ainsi, on évite à coup sûr la hernie et l'étranglement du ligament rond, et d'autre part celui-ci est solidement fixé contre l'arcade de Fallope, avec lequel il contracte de solides adhérences.

Comme l'anneau interne se trouve situé juste en face de la place occupée normalement par l'ovaire et l'ampoule tubaire, il est aussi facile d'atteindre ces organes et la face postérieure de l'utérus avec un doigt, à travers une incision de 2 cent. 1/2, que par une incision de 5 centimètres de la ligne blanche. Par cette voie, on peut sans difficulté atteindre la paroi pelvienne, raccourcir le ligament suspenseur propre de l'ovaire et de la trompe, tandis que, par une incision médiane, même longue, on n'y arrive pas sans traumatisme notable des organes pelviens et que par le vagin on n'y arrive pas du tout.

Le ligament rond existe toujours : l'auteur n'a jamais manqué de le trouver dans plus de 190 opérations.

Une opération qui permet le raccourcissement complet des ligaments ronds à travers leur canal normal, qui lès fixe en avant et non latéralement, est la seule qui réponde aux besoins de la grossesse, qui ne gêne pas le développement de l'utérus, qui ne complique pas le travail, qui évite les récidives de la rétroversion après un ou plusieurs accouchements. La cicatrice, en partie couverte par les poils de la région, est beaucoup moins apparente que celle de la laparotomie.

L'auteur publie 22 cas de son opération, suivis en moyenne pendant 15 mois. Huit de ses opérées ont mis normalement des enfants au monde. (Il cite en passant 51 cas d'opération d'Alexander, appartenant à d'autres opérateurs qui ont eu le même succès).

R. Blondel.

Pourquoi les gynécologues négligent l'emploi de l'électricité par Paul F. Munde. (*Med. Rec.*, 13 *oct.* 1900.)

Si les gynécologues ont abandonné l'électricité, c'est que les récents progrès de l'antisepsie et de la technique chirurgicales, une connaissance plus approfondie de l'anatomie pathologique du pelvis de la femme, leur ont appris que la chirurgie peut donner des résultats plus faciles, plus sûrs et plus rapides que l'électricité, quelle que soit la main qui l'applique et la durée de l'application.

Mundé raconte qu'il a été longtemps un fervent de l'électricité, qu'il a écrit de nombreuses pages en sa faveur et a même rapporté un cas de grossesse tubaire guérie par le courant continu.

Mais, « qui pourrait penser aujourd'hui à « employer l'électricité dans un cas de grossesse tubaire, rompue ou non? Et les salpingites, et les salpago-oophorites, et les adhérences intra-péritonéales, et les déviations chroniques de l'utérus? »

L'auteur ne nie pas l'effet calmant des courants galvaniques dans beaucoup de cas: mais la guérison de trompes ou d'ovaires enflammés, la disparition d'adhérences est une impossibilité physique par tout autre moyen que l'intervention chirurgicale.

L'auteur fait toutes ses réserves en ce qui concerne les réductions de prolapsus utérin par les courants à haute tension.

Il a lui-même longtemps traité les fibromes par les différents procédés électriques, mais tout ce qu'il a pu obtenir est un arrêt momentané du développement, une amélioration des symptômes d'hémorragie ou de compression, tant que le traitement a été continué. Quant à une guérison, à la disparition de la tumeur, il ne l'a jamais vue.

Lapthorn-Smith déclare que sur 60 cas de fibromes soignés par l'électricité 2 seulement avaient été guéris, la tumeur ayant été expulsée de l'utérus.

L'inflammation et la dégénérescence d'un fibrome sous l'action électrique est connue; mais ce n'est vraiment pas un procédé recommandable.

L'auteur déclare qu'il est très conservateur en ce qui concerne le traitement des fibromes, et que l'électricité le tenterait beaucoup s'il croyait pouvoir en attendre quelque chose: mais depuis plusieurs années il l'a complètement abandonnée parce qu'elle est trop ennuyeuse, trop compliquée, et surtout parce que ses résultats sont trop incertains.

L'emploi de l'électricité est indiqué dans la dysménorrhée, les règles rares ou irrégulières avec inertie ovarienne des anémiques ou des obèses. C'est un stimulant dans les cas d'aménorrhée ou de stérilité, c'est un bon moyen thérapeutique dans les affections nerveuses, l'atrophie musculaire, les névralgies, etc.; mais dans la gynécologie proprement dite, elle n'est pas comparable aux moyens actuels de la chirurgie. Elle peut ne pas faire de mal quand elle est bien employée, mais le bien qu'elle peut faire n'est pas compensé par la longueur et les ennuis du traitement et son prix de revient. Comme tous les moyens accessoires d'autrefois, elle a pu avoir sa valeur, en conserver encore un peu aujourd'hui comme palliatif; mais dans toute affection curable les méthodes chirurgicales sont plus sûres et plus rapides.

R. Blondel.

Pédiâtrie

Dr Thiercelin

Chef de clinique à la Faculté de Médecine

Le traitement de l'influenza chez les enfants, par A. Jacobi (*Medical News*, 15 décembre 1900). — On a recommandé à titre prophylactique l'huile de foie de morue (Ollivier), le sulfure de calcium (Greene), le sulfate de quinine. Quand la maladie est constituée, il n'y a point de médication vraiment spécifique. Le chlorhydrate d'ammoniaque, le carbonate de potasse, le sulfocarbonate de potasse, l'acide phénique, l'ichtyol ont été recommandés, sans que leur emploi soit suivi de succès. Il faut avoir recours à un traitement rationnel, hygiénique, symptomatique et tonique. On commencera par administrer au patient une dose purgative de calomel pour débarrasser l'intestin de ses microbes et de ses toxines, car il est le plus touché chez les jeunes enfants. Le malade est mis au lit et à une alimentation légère et liquide : lait, légumes, farines, eau, limonade et bouillon. Les œufs peuvent être permis, ainsi qu'une légère quantité d'alcool.

Si la température est élevée, l'eau froide n'est point indiquée. La toux est augmentée par l'immersion ou l'enveloppement dans l'eau froide; le bain chaud, au contraire, est indiqué contre les douleurs musculaires et l'insomnie.

Parmi les médicaments, la quinine occupe le premier rang, son action bienfaisante a été signalée par Dujardin-Beaumetz, Teissier, Carrière, Pibraux, Mossé, Filatow. Toutefois, Lichhorts, Traujen et Borrie la considèrent comme contre indiquée. S'il existe des vomissements, il faut prescrire la diète et l'alimentation rectale. L'alcool très dilué, les peptones, les liquides albumineux, les solutions salées faibles sont bien absorbés par cette voie. Le lait peptonisé, les œufs et le bouillon sont incomplètement résorbés. Si les vomissements persistent, on peut mettre dans la bouche de l'enfant une tablette d'un milligramme de morphine, chez les sujets de 2 à 4 ans, ou une demi-goutte à une goutte de la solution de Magendie.

Quand la température est élevée et que les bains sont impuissants, il faut avoir recours à la phénacétine que l'auteur préfère à l'acétanilide trop toxique, à l'antipyrine pouvant avoir des effet désastreux sur le tube digestif, le système nerveux et circulatoire, la peau et les muqueuses. La phénacétine sera prescrite chez les enfants a la dose de 15 milligrammes à 3 centigrammes. La salipyrine est mieux tolérée que l'antipyrine. Le salophène est vanté par Drewes (de Hambourg).

Chez les enfants, le cœur doit être surveillé; les accidents de faiblesse cardiaque sont justiciables de la caféine (0 gr. 60 salicylate ou benzoate de soude caféiné); du sulfate de spartéine (5 centigrammes pour un enfant de deux ans; s'il y a de l'excitation cérébrale il estime que le camphre à la dose de 4 décigrammes doit être préféré. Un des meilleurs stimulants que l'on puisse prescrire dans les cas urgents, est le musc (10 à 15 minimes chaque demi-heure de teinture à 10 0/0).

P. Sainton.

Cure de Quinquaud (emplâtre au calomel à demeure) dans la syphilis de l'enfant, par Gillet (*Journal des Praticiens*, n° 39, p. 627, 1900). — L'application d'un emplâtre à base mercurielle, principalement au calomel, à l'exclusion de tout autre traitement, en particulier de tout traitement interne, peut suffire à elle seule à la cure de la syphilis, ainsi que l'a démontré Quinquaud (1890). L'absorption du mercure a lieu, à la fois par la peau et par les poumons, par suite de la volatilisation d'une partie du produit.

L'emplâtre de Quinquaud se compose de :

Emplâtre diachylon des hôpitaux............	3000 parties
Calomel à la vapeur....	1000 —
Huile de ricin..........	300 —

Etendre sur des bandes de toile; chaque décimètre carré de l'emplâtre obtenu doit contenir environ 1 gr. 20 de calomel.

Chez l'adulte on applique des morceaux d'emplâtre de 0 m. 10; de 0 m. 12 chez l'homme; de ˆ m. 10 chez la femme; chez l'enfant il faut des urfaces, non proportionnellement, mais *absoument plus étendues* que chez l'adulte, soit) m. 10 sur 0 m. 15; 0 m. 15 sur 0 m. 20 ou ' m. 30, dès les premiers mois.

Tous les huit jours, sur la peau bien propre, n applique l'emplâtre à l'enfant en demi-ceinure, une fois en arrière, l'autre en avant et insi de suite, tant que doit durer le traitement.

Lorsqu'on enlève l'emplâtre, au bout de la semaine, on trouve l'épiderme légèrement macéré, mais sans trace d'inflammation, ni au-dessous ni autour du point d'application.

G. Lyon.

Pharmacologie

Dr E. VOGT

Ex-assistant à la Faculté de Médecine de Genève

Etude sur les altérations des médicaments par oxydation, par Bourquelot (*Répertoire de pharmacie*, 10 octobre 1900). — On connait, depuis longtemps, les phénomènes d'oxydation qui se produisent dans un certain nombre de médicaments ; on sait par exemple, que beaucoup de teintures alcooliques changent de couleur, et qu'il se forme dans leur sein des dépôts colorés.

L'auteur présente une classification des matières oxydantes qu'on peut rencontrer chez les êtres vivants ; ces matières peuvent être rangées en quatre groupes :

1° *L'ozone*, qui peut se rencontrer dans les liquides organiques, à l'état de solution ;

2° Les *ozonides* ou *porte ozones*, corps oxygénés susceptibles de céder une partie de leur oxygène à d'autres corps.

Le plus connu de ces ozonides est la quinine, qui présente des réactions témoignant des propriétés oxydantes de la quinine.

Certains sucs animaux et végétaux se comportent comme s'ils contenaient des corps analogues à la quinine.

3° Les *oxydases* ou *aéroxydases*. Les ozonides ne sont oxydants que par une partie de leur oxygène ; cet oxygène employé, le processus d'oxydation est terminé ; il n'en est pas de même des oxydases, qui communiquent une activité chimique a l'oxygène de l'air, ce qui leur a valu le nom de matières excitatrices. L'oxygène ainsi rendu actif se fixe au fur et à mesure sur les corps oxydables avec lesquels il est en contact ; le pouvoir excitatoire des oxydases étant considérable et la source d'oxygène inépuisable, le processus se continue jusqu'à oxydation complète des substances oxydables. Telles sont les raisons qui font regarder les oxydases comme des ferments.

Les oxydases perdent leurs propriétés lorsqu'elles sont chauffées à la température de l'ébullition.

Il faut éviter de confondre les ozonides avec les oxydases ; celles-ci se distinguent des ozonides en ce que leur action s'accompagne toujours d'une absorption d'oxygène ; ce qui les a fait appeller *aéroxydases*, leur action s'exerçant en présence de l'air ;

4° Les *oxydases indirectes anaéroxydases*, qui ne bleuissent pas la teinture de résine de gaïac en présence de l'air, mais qui, lorsqu'elles sont en contact avec l'eau oxygénée, décomposent celle-ci et alors l'oxygène mis en liberté bleuit la teinture de gaïac.

Ces oxydases indirectes perdent aussi leurs propriétés à l'ébullition.

L'auteur fait remarquer que la plupart des drogues médicamenteuses, animales ou végétales, doivent en renfermer, tout au moins lorsqu'elles sont a l'état frais.

Il en est de même pour certains organes dont le suc glycériné présente des propriétés oxydantes.

La présence de l'alcool éthylique ou méthylique, dans les préparations médicamenteuses, même dans la proportion de 50 0/0 ne paralyse pas l'action des oxydases.

Il existe des composés, dit auto-oxydables, qui s'oxydent spontanément à l'air sous l'influence combinée de l'oxygène, de l'eau et de la lumière ; parallèlement à cette auto-oxydation, il se forme de l'eau oxygénée ou un peroxyde analogue.

Lorsqu'on veut rechercher si les médicaments conservés ont produit des auto-oxydations, il suffit d'ajouter successivement au médicament quelques gouttes de teinture récente de résine de gaïac et un liquide renfermant une anaéroxydase : s'il y a un peroxyde il se forme immédiatement une coloration bleue.

Il faut donc éviter d'associer les préparations gommeuses ou gommo-résineuses aux nombreux composés phénoliques usités en médecine, à la colchicine, à l'ésérine, à la podophylline, etc.

Il serait utile que le formulaire officiel fit préparer les alcoolatures avec l'alcool bouillant qui détruirait les oxydases que renferment vraisemblablement toutes les plantes fraiches. Ces oxydases détruites, on obtiendrait des préparations qui conserveraient leur couleur primitive.

Lorsqu'on emploie la teinture de résine de gaïac, elle doit toujours être de préparation récente, attendu qu'elle est le siège d'auto-oxydations ; avant d'en faire usage il est bon de l'additionner d'infusion de gruau ; cette addition ne doit pas donner de coloration bleue.

E. Vogt.

Préparation, composition et propriétés du képhir, par M. E. Dervinx (*Répertoire de pharmacie*, 10 novembre 1900). — De l'article très complet de l'auteur, nous nous bornons à résumer la partie concernant la thérapeutique.

La fermentation képhirienne amène dans le lait les changements suivants :

1° Fermentation alcoolique d'une partie du sucre de lait avec formation d'alcool, d'acide carbonique et de produits secondaires (glycérine, acide succinique, acide acétique) ;

2° Fermentation lactique d'une autre partie du sucre de lait, avec formation d'acide lactique ;

3° Peptonisation partielle de la caséine.

Le képhir qu'on prépare aujourd'hui, n'est plus un aliment que par la matière albuminoïde qu'il contient ; il n'est donc pas un aliment complet au même titre que le lait.

Mais, en revanche, il offre à l'organisme une matière albuminoïde essentiellement assimilable, en grande partie peptonisée, qui ne nécessite, de la part de l'estomac et des sucs digestifs, qu'un travail des plus minimes.

A ce point de vue, on peut le considérer comme un aliment azoté des plus précieux, d'autant plus que l'alcool et l'acide carbonique qu'il renferme en font une boisson des plus agréables ; en même temps ces deux substances sont des stimulants incontestés des fonctions digestives.

Si l'on ajoute que le képhir contient tous les éléments minéraux du lait, l'acide phosphorique en particulier, peut être aussi sous une forme plus assimilable encore que dans le lait ; qu'au surplus, il est riche en acide lactique et qu'il doit peut-être à la présence de cet acide son action dans certaines affections, on sera convaincu que le képhir est un excellent adjuvant dans le traitement de nombreuses maladies. Ce n'est pas un spécifique, mais un bon aliment tonique.

En Russie, on l'emploie contre l'anémie ; on le prescrit aussi avec avantage dans le traitement réparateur des cachexies et en particulier chez les phtisiques.

Il trouve de nombreuses et utiles applications dans les maladies du tube digestif ; il a été préconisé comme un des meilleurs traitements pour ramener au taux normal l'acidité totale du suc gastrique et faire apparaître l'acide chlorhydrique libre dans l'apepsie et l'hypopepsie.

Enfin, le képhir est particulièrement indiqué dans tous les cas d'entérite chronique et de diarrhée de causes diverses et dans les vomissements de la grossesse.

Chez certains malades atteints d'ulcère de l'estomac, le képhir est bien toléré alors que le lait ne l'est pas.

Chez les enfants, le képhir peut rendre de grands services dans les cas de diarrhée verte et dans la plupart des affections du tube digestif.

L'usage du képhir ne s'est pas répandu jusqu'ici, parce que sa préparation laissait à désirer; mais aujourd'hui, grâce aux progrès réalisés en bactériologie, sa préparation et sa longue conservation en font un aliment-médicament des plus précieux pour le médecin.

E. Vogt.

De l'emploi thérapeutique du salicylate d'amyle (éther amyl-salicylique), par M. B. Lyonnet (*Gazette hebdomadaire de médecine et de chirurgie*, 22 novembre 1900). — L'éther amyl-salicylique, ou salicylate d'amyle, est obtenu par l'action du chlore sur une solution saturée d'acide salicylique dans l'alcool amylique.

C'est un liquide incolore dont l'odeur rappelle un peu celle du salol et de la mandarine. Il a une densité de 1065 à 15°. Il est très réfringent. Il bout à 115° sous une pression de 2 millimètres. A la pression ordinaire, il bout à 250° en se décomposant.

Il a pour formule :

$$C^6H^4 < \begin{matrix} OH \\ CO^2C^5H^{11} \end{matrix}$$

On voit en la comparant à la formule du salicylate de méthyle :

$$C^6H^4 < \begin{matrix} OH \\ CO^2CH^3 \end{matrix}$$

qu'il y a simplement une substitution du radical amyle : C^5H^{11}, au radical méthyle : CH^3.

Ce corps est à peu près insoluble dans l'eau. Il se dissout bien dans l'éther, le chloroforme, l'alcool et est très peu toxique.

La solution alcoolique donne avec le perchlorure de fer la coloration violette caractéristique des salicylates.

L'auteur, a expérimenté ce nouveau dérivé salicylé sur différents malades atteints de manifestations rhumatismales diverses.

Il a employé pour cela la méthode conseillée par MM. Lannois et Linossier.

Pour ce faire, la région était badigeonnée avec une quantité variable de salicylate d'amyle (2 à 3 grammes en moyenne).

Puis on plaçait immédiatement dessus une toile imperméable à la gutta, du coton et on fixait le tout avec des bandes.

L'auteur n'a jamais observé ni irritation, ni inflammation d'aucune sorte.

L'odeur du salicylate d'amyle est bien plus faible que celle du salicylate de méthyle. Elle n'a pas cette pénétration considérable, elle est même plutôt agréable.

L'auteur a aussi employé le salicylate d'amyle administré par la voie stomacale. Il a administré des capsules renfermant 0 gr. 20 de cette substance (10 environ par jour).

Sur 10 malades ayant des manifestations rhumatismales diverses, l'auteur a constamment obtenu une diminution marquée des phénomènes douloureux et de la tuméfaction.

Sur une malade entrée avec des localisations rhumatismales multiples, il fit faire des enveloppements avec du coton d'un côté, et avec du salicylate d'amyle de l'autre. Le lendemain, la malade témoigna une diminution marquée des douleurs du côté où avait eu lieu l'application.

Dans un cas de pseudo-rhumatisme infectieux, il a obtenu un résultat assez heureux.

Jamais il n'a constaté l'ombre d'intolérance

D'après les expériences de l'auteur, il résulte que l'éther amyl-salicylique peut être employé sans aucun inconvénient, soit en badigeonnages cutanés, soit administré par les voies digestives.

La pénétration à travers la peau se fait très aisément, ainsi que le montre l'analyse des urines.

Sur différents malades atteints de rhumatisme aigu ou subaigu, il y a eu d'excellents résultats.

L'odeur du salicylate d'amyle est bien moins manifeste que celle du salicylate de méthyle, et il y aurait, dans bon nombre de cas, avantage à préférer le premier au second.

Il est à remarquer, en outre, qu'aux propriétés antirhumatismales des salicylates s'ajoutent les propriétés sédatives des dérivés amyliques.

E. Vogt.

Etude chimique, physiologique, et clinique sur l'aspirine par Liron (*Thèse de Paris*, novembre 1900). — L'aspirine ou acide acétylsalicylique prend naissance lorsqu'on fait agir l'anhydride acétique sur l'acide salicylique.

Elle forme des cristaux blancs, en fines aiguilles, fusibles à 135°, solubles dans la proportion de 1 pour 100 dans l'eau à 37°, très solubles dans l'alcool et l'éther. Les acides ne la décomposent pas; par contre, elle se dissout facilement dans les acides dilués. L'aspirine traverse donc l'estomac sans se décomposer et ne se scinde en ses éléments constituants qu'en présence du contenu alcalin de l'intestin.

Vingt minutes environ après l'ingestion d'aspirine on peut obtenir dans l'urine la réaction violette de l'acide salicylique avec le chlorure ferrique; l'élimination de l'acide est terminée douze heures après l'ingestion.

L'acide aspirique a sur les échanges nutritifs la même action que l'acide salicylique : comme lui, il augmente la quantité d'acide urique excrétée en 24 heures.

Chez le lapin normal l'aspirine n'a pas d'action marquée sur la température; elle parait augmenter le travail du cœur. D'autre part elle serait moins toxique que le salicylate de soude. Une dose de 5 gr. administrée à l'homme ne détermine d'autres malaises que de la céphalalgie et des bourdonnements d'oreilles. En raison de la décomposition insignifiante dans le suc gastrique, l'action sur l'estomac est fort peu irritante.

De nombreux essais de l'action thérapeutique ont été effectués. Wohlgemuth, Witthauer, ont employé l'aspirine dans diverses affections rhumatismales; l'effet, d'après eux, a été analogue à celui du salicylate de soude.

L'aspirine a été administrée dans certains cas de grippe nerveuse. Les douleurs de tête et les autres malaises sont calmés avec 1 ou 2 gr. d'aspirine sans le moindre effet secondaire fâcheux (Grawitz). Mêmes effets calmants dans certains cas de névralgies de causes diverses.

Les propriétés antithermiques ont été utilisées contre la fièvre des tuberculeux (Renon). A la dose de 1 à 3 gr. l'aspirine détermine presque toujours une baisse de un, deux et même trois degrés, dans l'après midi ; mais quand on supprime le médicament, la température remonte presque toujours aux degrés élevés qu'elle atteignait antérieurement. Un inconvénient sérieux est la production de sueurs profuses qui laissent souvent après elles de la fatigue et de l'épuisement.

Le médicament se prescrit aux doses de 2 et 3 gr. par jour, en cachets.

G. Lyon.

FORMULAIRE DE THÉRAPEUTIQUE CLINIQUE

INJECTIONS HYPODERMIQUES (*Suite*).

Sérums artificiels.

Sérum physiologique :

Formules :

Chlorure de sodium..... 7 gr. 50
Eau distillée et stérilisée. 1000 gr.

Doses :

Enfants au sein. 5 à 30 gr. pour une injection.
— — 10 à 90 gr. par jour.
Adultes....... 10 à 1000 gr. pour une injection
— .... 10 à 3000 gr. par jour.

Indications thérapeutiques :

Les injections de sérum physiologique à doses massives agissent comme toniques cardio-vasculaires et excitateurs de la diurèse en restituant au sang la masse liquide qu'il a perdue à la suite d'hémorrhagies ou de pertes séreuses abondantes (diarrhées cholériformes); préviennent ou combattent le collapsus post-opératoire; à ce titre, sont employées préventivement ou consécutivement dans les cas de grandes interventions abdominales ou autres déterminant un shock.

Agissent, d'autre part, comme agent de désinfection et de désintoxication en réalisant le « lavage du sang »; à ce titre, rendent les plus grands services dans les infections graves à formes adynamiques (choléra, fièvre typhoïde, grippe, etc.) et dans certains empoisonnements par les champignons, etc.).

A petites doses (10 à 100 grammes) agissent comme névrosthéniques, à la condition d'être répétées pendant un temps suffisant ; sont utilisées fréquemment chez les neurasthéniques.

Sont contre-indiquées chez les tuberculeux; chez ces derniers, peuvent provoquer de la fièvre et des poussées congestives parfois révélatrices d'une tuberculose latente.

Formules :

a) Sulfate de soude...... 10 grammes
Chlorure de sodium... 5 —
Eau distillée et stérilisée.............. 1000 —
(Hayem).

Doses : les mêmes que pour le sérum physiologique.

Indications : les mêmes ; particulièrement utile dans les entérites, en raison de l'action constipante du sulfate de soude.

Formules :

b) Sulfate de soude pur... 8 grammes
Phosphate de soude... 4 —
Chlorure de sodium... 2 —
Acide phénique neigeux. 1 —
Eau distillée et stérilisée. 100 —
(Chéron).

Dose : 5 à 10 centimètres cubes par jour.

Injection à répéter tous les jours ou tous les deux jours.

Indications : névrosthénique.

Formule :

c) Chlorure de sodium...	}	
Phosphate de soude...	}	àà 1 gramme
Sulfate de soude......	}	
Eau distillée et stérilisée.		100 —

Doses : 2 à 3 centimètres cubes à répéter tous les jours.

Indications : athrepsie chez les nourrissons.

d) Sérum iodé.

Formule :

Eau distillée.........	1000 grammes
Iode pur............	1 —
Iodure de potassium..	3 —
Chlorure de sodium..	6 —

(De Renzi)

Doses : 200 à 300 centimètres cubes par jour.

Indications : tuberculoses chirurgicales.

Spartéine (sulfate de).

Très soluble dans l'eau.

Formules :

Sulfate de spartéine.....	0 gr. 50
Eau distillée...........	10 grammes

(Souvent associé à la strychnine ; 0 gr. 01 de sulfate de strychnine pour 10 grammes d'eau).

Injecter 1/2 à 2 centimètres cubes par jour (adultes).

Sulfate de spartéine.......	0 gr. 20
Eau distillée et stérilisée...	10 cc.

Injecter 1/2 seringue matin et soir (enfants).

Doses :

Enfants, 1 à 3 ans, 0 gr. 005 à 0 gr. 02 par injection et par jour.

Adultes, 0 gr. 05 à 0 gr. 10 par injection et par jour.

Indications : régulateur cardiaque ; tonique du myocarde. Indiqué dans tous les cas où il existe de l'hypotension artérielle :

Etats adynamiques ; affaiblissement du cœur dans les pneumonies et broncho-pneumonies, dans les maladies infectieuses comme la grippe, la fièvre typhoïde, etc. ; dans les états cachectiques ou anémiques (chlorose, etc.), dans certains empoisonnements.

Strychnine (sulfate de).

Formules :

Sulfate de strychnine...	0 gr. 01
Eau stérilisée..........	10 grammes

Doses :

Adultes, 1/2 à 2 milligr. par injection.

— 1 à 10 milligr. par jour.

Indications : myocardites ; maladies infectieuses avec affaiblissement du myocarde : pneumonie, grippe, fièvre typhoïde, etc. ; polynévrites...

G. Lyon.

VARIÉTÉS & NOUVELLES

La médecine sanitaire maritime au point de vue économique, par le Dr Fayol (Marseille). (*Congrès Int. de déont. et de méd. professionnelle*, Paris, 1900). Le Dr Fayol, de Marseille, vice-président de la Société de Médecine Sanitaire Maritime de France, a exposé la situation étrange et pénible des médecins naviguant au Commerce qui, véritables prolétaires du corps médical, sont pris entre l'Etat (enclume) qui leur impose des devoirs et des charges, et les Compagnies de Navigation (marteau), qui les paient et prétend t que, payé par elle, le médecin est sous leur e .ère dépendance et ne doit en aucune façon, p 'sa manière de faire au point de vue sanit re, leur faire éprouver le moindre dommage. I ait ressortir également la conduite bizarre de l' ntorité maritime en France, qui ne consent p à considérer le médecin embarqué sur les n vires de commerce comme professionnel, quand il y a quelques avantages à en tirer, et qui au contraire, voudrait le soumettre à la même discipline dure et rigoureuse que les inscrits maritimes.

M. Fayol fait ressortir également la solde véritablement dérisoire qu'accordent à leur personnel médical les Compagnies de Navigation, tant en France qu'à l'étranger.

Il termine en soumettant au premier Congrès de la marine marchande, se faisant l'interprète de tous ses confrères, tant de France que de l'étranger, les vœux suivants.

Vœux :

1° Accorder au service médical à bord des navires de commerce l'*indépendance* qui seu e lui permettra d'effectuer le service sanitaire ;

2° Réglementer les infirmeries, pharmacies et matériel chirurgical des navires de commerce ;

3° Intervention des gouvernements auprès des Compagnies de navigation pour la fixation d'une solde convenable pour le médecin que lesdits gouvernements imposent. Il dépose également quatre autres vœux d'un intérêt plus secondaire.

MM. les Drs Thiéry, professeur agrégé, Granjux, Larche, Poali, Martelli, etc., approuvent vivement les vœux présentés ; M. le Dr Poitou-Duplessis, également après quelques observations sur la situation des médecins sanitaires maritimes, qu'il croyait être *agents commissionnés du gouvernement*, ce qui hélas, est loin *d'être encore la réalité, au moins en France.*

Le service des enfants trouvés en Turquie. — Le Dr Zavitziano a envoyé au Congrès de médecine professionnelle un travail des plus intéressants sur les enfants trouvés de N.-D. de Péra. Il a organisé un service de surveillance des enfants trouvés. Il donne sur l'abandon des enfants des détails intéressants. Dans des chapitres spéciaux il parle de la morbidité des enfants, à Constantinople, il fait voir comment les maladies de l'appareil respiratoire deviennent la cause déterminante, de plus en plus, du plus grand nombre des décès. Les inflammations de l'appareil de la digestion ne sont pas meurtrières comme ailleurs. Il parle des épidémies de choléra des enfants, de gastro-entérites infectieuses et du traitement de ces maladies. Il a trouvé que le moyen le plus sûr de guérir cette maladie est l'hydrothérapie, il fait prendre à ses petits malades plusieurs bains froids par jour. Il se vante de ne pas avoir perdu un seul malade souffrant de cette maladie. Dans un autre chapitre il parle du poids des enfants et du pesage dont il donne de nombreux tableaux. Il constate que les enfants souffrants d'ophtalmie purulente ne prospèrent pas. Il préfère confier les enfants à des nourrices pour leur constituer une famille. Par ce système on élève en famille et au milieu de soins maternels et entourés de tous les sentiments d'affection nécessaires pour un homme, un citoyen ou membre de la société. Ce travail est accompagné d'observations et de pesées des enfants ainsi que de tableaux statistiques.

BIBLIOGRAPHIE

Consultations chirurgicales, par G. de Rouville et J. Braquehaye, 1 vol. de 350 pages chez J. B. Baillière, Paris.

L'ouvrage que les deux professeurs agrégés Braquehaye et de Rouville ont écrit, et que le professeur Duplay présente au public, s'adresse aux praticiens qui sont tous les jours en face des problèmes de la chirurgie courante, et qui n'ont ni le temps, ni le pouvoir de faire des recherches dans les gros traités, ou de s'adresser à un confrère. Ils trouveront dans ce livre un exposé clair des questions de chirurgie journalière, et un guide éclairé, concis et précieux pour les résoudre, un résumé rapide des symptômes, des explications nettes de la thérapeutique applicable à chaque cas et du procédé opératoire s'il faut adopter. Les abcès, affections abdominales, antisepsie, anesthésie, appendicite, corps étrangers, cystite, entorse, épistaxis, fractures, furoncles, hémorrhoïdes, luxations, ongle incarné, otites, panaris, péritonite, phlegmon, pleurésie purulente, rein mobile, rétention d'urine, ulcères, varices, sont les principaux chapitres de ce volume intéressant, bien fait et très utile.

E. Chevalier.

De l'incontinence d'urine, dite essentielle et de son traitement par l'électrisation localisée, par Henry Lacaille (Thèse. Paris 1900).

L'auteur dans son intéressante monographie donne un historique, une revue anatomique et physiologique, symptomatique, pathogénique, diagnostique de l'incontinence essentielle d'urine. Il expose les traitements proposés, mais surtout il donne la technique du traitement électrique tel qu'il le pratique, d'après la méthode de Guyon. Il conseille les courants faradiques et se sert de la bobine à gros fil de l'appareil à chariot de Dubois-Reymond, en donnant des interruptions rares (de 1 par 2 secondes à 2 et 3 par seconde) en faisant des séances courtes (de 2 à 3 minutes) quotidiennes, en mettant une électrode indifférente sur le ventre (plaque métallique recouverte de peau de chamois, gâteau d'ouate hydrophile trempé d'eau salée) et une électrode active au contact du col vésical chez les filles, dans la portion membraneuse chez les garçons. L'amélioration se voit quelquefois dès les premières séances : elle est quelquefois plus longue à se produire ; il ne faut pas se décourager.

E. Chevalier.

Nlle Imprimerie, E. Lasnier dir., 35-37, rue St-Lazare, Paris   *Le Propriétaire-Gérant* : R. BLONDEL.

RENSEIGNEMENTS DIVERS

Prix proposés par l'Académie de médecine pour 1902

Prix de l'Académie. — 1000 fr. (Annuel). — Question « L'épilepsie partielle au point de vue clinique et expérimental ».

Prix Alvaranga de Piauhy (Brésil). — 800 fr. (Annuel) à l'auteur du meilleur mémoire en œuvre inédite (dont le sujet restera au choix de l'auteur), sur n'importe quelle branche de la médecine.

Prix François-Joseph-Audiffred. — Un titre de 24.000 fr. de rente à la personne, sans distinction de nationalité ni de profession, fût-ce un membre résidant de l'Académie, qui, dans un délai de 25 ans à partir du 2 avril 1896, aura découvert un remède curatif ou préventif reconnu comme efficace et souverain contre la tuberculose par l'Académie de médecine de Paris dont la décision ne pourra être sujette à aucune contestation.

Prix Barbier. — 2.000 fr. (Annuel) à celui qui aura découvert les moyens complets de guérison pour les maladies reconnues incurables, comme la rage, le cancer, l'épilepsie, les scrofules, le typhus, le choléra morbus, etc.

Prix Mathieu-Bourceret. — 1.200 fr. (Annuel) à l'auteur du meilleur ouvrage ou les meilleurs travaux sur la circulation du sang.

Prix Henri Buignet. — 1.500 fr. (Annuel) à l'auteur du meilleur travail manuscrit ou imprimé sur les applications de la physique ou de la chimie aux sciences médicales.

Il ne sera pas nécessaire de faire acte de candidature pour les ouvrages imprimés ; seront seuls exclus les ouvrages faits par des étrangers et les traductions.

Prix Adrien Buisson. — 15.000 fr. (Triennal) à l'auteur des meilleures découvertes ayant pour résultat de guérir des maladies reconnues jusque-là incurables dans l'état actuel de la science.

Prix Capuron. — 1.000 fr. (Annuel). — Question : « De la rigidité du col de l'utérus pendant l'accouchement, en dehors de celle qui est causée par le cancer et par les corps fibreux.

Prix Chevillon. — 1.500 fr. (Annuel) à l'auteur du meilleur travail sur le traitement des affections cancéreuses.

Prix Civrieux. — 800 fr. (Annuel). — Question : « Du rôle de l'alcool en pathologie mentale ».

Prix Clarens. — 400 fr. (Annuel) à l'auteur du meilleur travail manuscrit ou imprimé sur l'hygiène.

Prix Daudet. — 1,000 fr. (Annuel). — Question : « Des meilleures méthodes chirurgicales à opposer au cancer du sein ».

Prix Desportes. — 1.300 fr. (Annuel) à l'auteur du meilleur travail de thérapeutique médicale pratique.

Concours Vulfranc Gerdy. — Le legs Vulfranc Gerdy est destiné à entretenir près des principales stations minérales de la France ou de l'étranger des élèves en médecine, nommés à la suite d'un concours ouvert devant l'Académie de médecine.

L'Académie met au concours deux places de stagiaires aux Eaux minérales.

Prix Ernest Godard. — 1.000 fr. (Annuel). — Au meilleur travail sur la pathologie interne.

Prix Théodore Herpin (de Genève). — 3.000 francs (Annuel) à l'auteur du meilleur ouvrage sur l'épilepsie et les maladies nerveuses.

Prix Hugo. — 1.000 fr. (Quinquennal) à l'auteur du meilleur travail, manuscrit ou imprimé, sur un point de l'histoire des sciences médicales.

Prix Huguier. — 3.000 fr. (Triennal). — Ce prix sera décerné à l'auteur du meilleur travail manuscrit ou imprimé en France *sur les maladies des femmes, et plus spécialement sur le traitement chirurgical de ces affections* (non compris les accouchements).

Prix Jacquemier. — 1.700 fr. (Triennal) à l'auteur du travail sur un sujet d'obstétrique qui aurait réalisé un progrès important.

Ce travail devra être publié au moins six mois avant l'ouverture du concours.

Prix Laborie. — 5.000 fr. (Annuel) à l'auteur du travail qui aura fait avancer notablement la science de la chirurgie.

Prix du baron Larrey. 200 fr. (Annuel). — Ce prix ne pourra être divisé que dans des cas exceptionnels, sera attribué à l'auteur du meilleur travail de statistique médicale.

Prix Laval. — 1.000 fr. (Annuel). — Ce prix sera décerné chaque année à l'élève en médecine qui se sera montré le plus méritant.

Le choix de cet élève appartient à l'Académie de médecine.

Prix Henri Lorquet. — 300 fr. (Annuel) à l'auteur du meilleur travail sur les maladies mentales.

Prix Louis. — 3.000 fr. (Triennal). — Question : Des médications thyroïdiennes ».

Prix Mege. — 900 fr. (Triennal). — Question : Pathogénie de l'ulcère simple de l'estomac ».

Prix Meynot aîné père et fils, de Donzère (Drôme). — 2.600 fr. (Annuel) à l'auteur du meilleur travail sur les maladies de l'oreille.

Prix Adolphe Monbinne. — 1.500 fr. — M. Monbinne a légué à l'Académie une rente de 1.500 fr. destinée « à subventionner, par une allocation annuelle ou biennale de préférence), des missions scientifiques d'intérêt médical, chirurgical ou vétérinaire ».

Prix Nativelle. — 300 fr. (Annuel) à l'auteur du meilleur mémoire ayant pour but l'extraction du principe actif défini, cristallisé, non encore isolé, d'une substance médicamenteuse.

Prix Oulmont. — 1.000 fr. (Annuel). — Ce prix sera décerné à l'élève en médecine qui aura obtenu le premier prix (médaille d'or-médecine) au concours annuel du prix de l'Internat.

Prix Portal. — 600 fr. (Annuel). — Question : « Des lésions des centres nerveux, causées par la toxine tétanique ».

Prix Pourat. — 700 fr. (Annuel). — Question : « La circulation du sang dans le poumon ».

Prix Philippe Ricord. — 600 fr. (Biennal) à l'auteur du meilleur ouvrage paru dans les deux ans sur les maladies vénériennes.

Prix Vernois. — 700 fr. (Annuel) sera décerné au meilleur travail sur l'hygiène.

Nous croyons intéresser nos lecteurs en publiant la note suivante qui expose clairement et sans parti pris l'affaire des médecins de Saint-Leu dont il a déjà été question ici :

L'an dernier, au moment de la mise en vigueur de la loi sur les accidents du travail, les médecins des communes de Saint-Leu (Seine-et-Oise) et de Taverny, se réunirent et arrêtèrent collectivement la conduite qu'ils se proposaient de tenir à l'égard des Compagnies d'assurances. Ce fut là le point de départ d'une entente, grâce à laquelle, quelque peu après, ils réussirent à faire élever le tarif d'honoraires de la « Société de secours mutuels de Saint-Leu et environs », tarif qui datait de 1850. Cette année, les cinq médecins réunis eurent l'idée, dans le but d'uniformiser le taux de la visite courante, variable jusqu'alors du fait d'habitudes médicales antérieures, et aussi de relever, d'une façon raisonnable certains tarifs spéciaux, tels que ceux des visites de nuit, des accouchements, de la clientèle d'été, etc., de prévenir collectivement, pour affirmer leur solidarité, les habitants des trois communes de Saint Leu, Taverny et Bessancourt de leurs intentions. La commune de Bessancourt, bien qu'aucun médecin n'y réside de fait, devait être comprise dans la mesure, en raison de sa proximité, telle que certain médecin de Taverny se trouve plus rapproché de Bessancourt que de l'extrémité opposée de Taverny. En réalité, les trois communes par leur disposition, peuvent être considérées comme une ville unique, au point de vue de la clientèle.

Le nouveau tarif n'atteignait pas la classe ouvrière. Si cette classe était atteinte, ce ne pouvait être que par le tarif des accouchements. Or, il est à remarquer qu'il y a dans le pays une sage-femme.

La circulaire collective distribuée en septembre était, paraît-il, un mauvais moyen d'avertissement. C'est possible et on peut discuter ce point. Mais on ne pouvait guère s'attendre que des revendications, en somme ne présentant rien d'exagéré, allaient déterminer une pareille explosion. La presse locale attaqua les cinq médecins signataires avec une violence à la fois inouïe et grotesque. Le journal l'*Aurore* même, doux en général aux grévistes, publia un entrefilet sur la grève des médecins, évidemment émané de Saint-Leu. Bref, en dernier lieu, il s'est formé une réunion publique, à grands renforts d'injures et de calomnies à l'adresse des médecins, une sorte de Syndicat, de Comité présidé par un ancien maire de Saint-Leu, dans le but de faire venir dans les communes précipitées, un ou plusieurs médecins nouveaux qui feraient concurrence aux anciens. Une annonce de l'*Indépendance médicale* (fin octobre) nous fait savoir qu'on en demande trois !

Le fameux comité en question va récolter des signatures à domicile dans les trois communes (on a même dit qu'il allait au dehors), et, bien qu'il fasse connaître que ces signatures n'engagent à rien, n'obtient qu'un succès assez limité. Néanmoins, il ne désarme pas encore. Aussi doit-on mettre en garde tout médecin sollicité de venir s'établir à Saint-Leu, Taverny et Bessancourt et l'engager à contrôler les renseignements qu'on lui fournira, par lui-même. C'est Saint-Leu surtout qui le demandera, car là est le foyer de l'agitation et le siège du Comité en question.

Tel est résumé l'historique de la question : il ne reste qu'à attendre les événements — On peut croire que la politique n'est pas maintenant tout à fait étrangère à l'affaire. Ce serait une raison pour que tout tourne au mieux des intérêts des médecins attaqués.

TRAVAUX ORIGINAUX

LE TRAITEMENT DU RHUMATISME ARTICULAIRE AIGU FRANC PAR LE MASSAGE AU PÉTROLE

Par le Dr Hector Sarafidis

Médecin-major dans l'armée roumaine

Le traitement du rhumatisme articulaire aigu par le pétrole, très usité par la population roumaine, ne semble pas, si nous nous en tenons à la littérature que nous avons consultée, avoir reçu jusqu'ici d'application thérapeutique dans les milieux médicaux. Le peuple roumain traite depuis des siècles le rhumatisme soit par des compresses trempées dans des résidus de distillation du pétrole (*pàcura*), soit par le pétrole tel qu'il se trouve dans le commerce.

Il y a trois ans que nous nous sommes décidé à traiter par ce procédé les premiers cas qui se présentèrent à l'hôpital militaire de Constantza, ainsi que ceux de notre clientèle privée.

Le pétrole représente un mélange de nombreux hydrogènes carbonés, tantôt presque gazeux, tantôt liquides, et tantôt solides, appartenant aux différentes séries C^nH^{2n+2}, C^nH^{2n}, C^nH^{2n-2} et à la série aromatique C^nH^{2n-6}.

Le pétrole dans sa composition chimique présente l'avantage suivant : il contient une matière désinfectante, incorporée à des matières grasses, facilitant quand on l'utilise en friction l'introduction de l'agent thérapeutique dans l'articulation malade.

Par quelle influence le pétrole agit-il sur les rhumatismes ? Nous croyons pouvoir répéter ce que Vulpian avait dit, à propos de l'action du salicylate : il agit probablement sur les éléments anatomiques des synoviales articulaires, quand celles-ci ont subi la modification pathologique spéciale que leur imprime le rhumatisme.

Une cinquantaine de cas, guéris pendant les trois dernières années, nous a permis de jeter les bases d'une méthode thérapeutique, qui d'après nous, est supérieure à toutes les autres ; d'abord, parce que la guérison est plus rapide, car elle s'obtient en cinq ou sept jours, et ensuite parce qu'elle permet de supprimer toute espèce de médication interne au cours du traitement.

La technique du massage par le pétrole est très simple. Le pétrole servant à l'éclairag qui se trouve partout, sera employé dans ce but. On masse le membre atteint, d'après les règles classiques du massage, c'est-à-dire en suivant le courant de la circulation veineuse. Une séance de dix minutes chaque jour suffit. Si après le troisième massage quelques papules d'érythème apparaissent sur la peau, ce qui arrive dans la moitié des cas, on n'a qu'à suspendre les frictions pendant un ou deux jours, et à recommencer ensuite. Le massage ne provoque aucune douleur, car on proportionne l'énergie des frictions à la susceptibilité individuelle du malade.

Le malade étant couché dans son lit, on commence par frotter les surfaces malades lentement, jusqu'à ce que la peau se mette à rougir : à ce moment on applique un pansement ouaté, et on recommence le lendemain.

Nous disposons de cinquante observations de rhumatisme articulaire aigu franc, guéri par l'application intégrale du traitement ci-dessus décrit ; nous avons éliminé les cas où les malades ont renoncé au traitement avant d'avoir obtenu la guérison complète, et les cas où cette guérison n'a pu être obtenue par nous. Nous croyons que les quelques grammes de salicylate de soude ou de salipyrine, qui furent administrés à quelques malades, avant qu'ils eussent commencé à se traiter par notre méthode, n'ont pu enrayer la maladie, car on sait que le traitement par le salicylate exige deux semaines au moins.

Nous n'avons jamais réussi à améliorer en quoi que ce fût par le massage au pétrole, le rhumatisme articulaire chronique, les névralgies ou le rhumatisme musculaire. Nous avons réussi dans un cas de goutte, à guérir l'accès en quelques jours; cette observation est la dernière que nous ayons prise.

Nous nous bornerons à la description de 12 cas sur les 50 traités. Les autres cas en effet présentent la même marche et le même résultat. Le pétrole est également bien supporté quel que soit l'âge des malades.

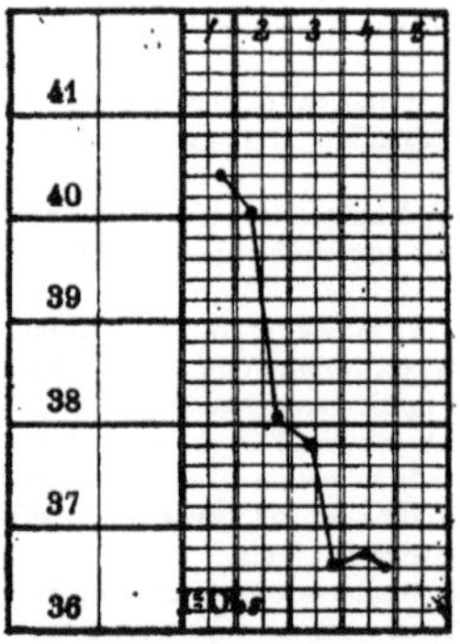

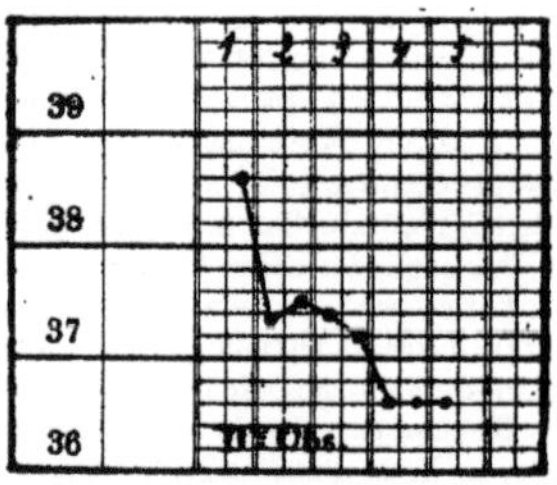

Observation I. — Le sergent de trompettes Furn... âgé de 32 ans, entré à l'hôpital le février 1898 porteur d'une amygdalite phlegmoneuse. La guérison obtenue, nous constatons, le jour où il devait recevoir son exeat, une température de 40° 2 et une tuméfaction de l'articulation du genou gauche. Nous appliquons immédiatement le massage. Le lendemain la température tombe à 38°, et le troisième jour à 36° 9. Six jours après, le malade était guéri. Six massages ont été faits.

Observation II. — (Personnelle). J'ai eu à l'âge de 25 ans, une attaque de rhumatisme pendant l'hiver de 1898 à l'articulation de l'épaule gauche avec une température 38°5 le premier jour ; immédiatement après le premier massage la température revint à la normale. Quatre massages ont suffi pour me guérir. Pendant l'hiver de 1899, j'ai eu une seconde attaque à l'articulation carpo-métacarpienne droite, que j'ai essayé de guérir par le traitement salicylaté. Les douleurs et l'hyperthermie disparurent après un long traitement, mais les douleurs réapparaissaient chaque fois que le temps était humide. Dernièrement, j'ai eu une troisième attaque de rhumatisme aigu à l'articulation carpienne gauche, que j'ai soumise cette fois au traitement par le pétrole. L'articulation fut libérée en quelques jours, et actuellement, quand il y a une variation atmosphérique, je ne ressens plus qu'un peu d'endolorissement de l'articulation droite : or, c'est précisément celle que j'ai traitée par le salicylate. Les autres articulations sont restées tout-à-fait indemnes. Cet exemple nous permet de démontrer la supériorité du traitement par le massage au pétrole, sur la médication salicylique, chez un patient donné.

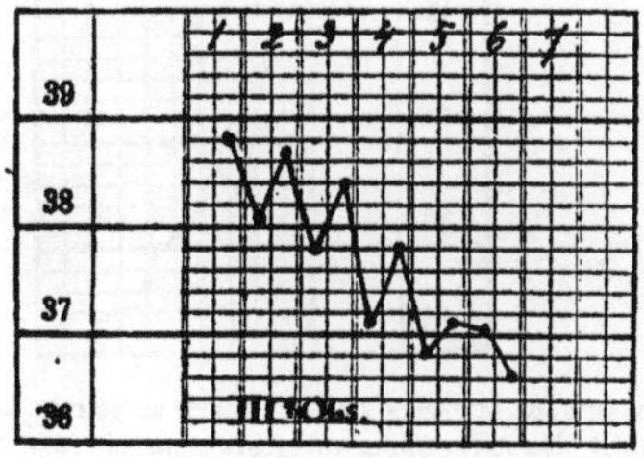

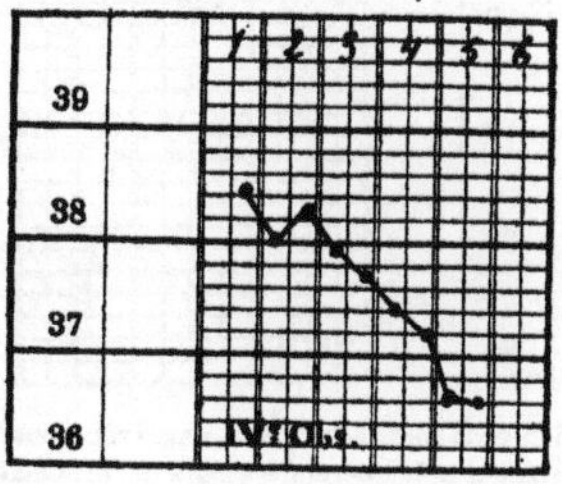

Observation III. — M. Loe... marchand de fer, âgé de 26 ans. Individu scrofuleux. Antécédents : Adénite inguinale tuberculeuse, opérée il y a quatre ans. Il y a deux mois, il me fit appeler pour un rhumatisme dont l'exsudat était si considérable qu'il occupait toute l'articulation du genou, et présentait l'aspect d'une tumeur blanche. Température du soir 38° 8. Le traitement par le massage fut appliqué pendant cinq jours : à ce moment l'exsudat commença à diminuer, la température après le quatrième massage était tombée à 37° 8, et le cinquième jour elle atteignit la normale. Après un repos de deux jours, on commença une nouvelle série des massages (quatre) à la suite desquels l'articulation malade fut si bien dégagée que le patient put reprendre ses occupations. Quinze jours après, l'exsudat était minime, et aujourd'hui (6 janvier 1901), l'articulation est revenue à son état normal.

Observation IV. — Mlle F... âgée de 6 ans. Elle a eu après un refroidissement pendant cet hiver un accès de rhumatisme dans les deux coudes, sans tuméfaction des articulations mais très douloureux. Un massage de trois jours amena la guérison.

Observation V. — Pendant le mois d'octobre dernier, un Brigadier du 9e régiment de cavalerie (Mr... St... était entré à l'hôpital porteur d'une adénite chancrelleuse. Tous les ganglions de la région inguino-crurale étant pris, on lui en avait fait l'extirpation complète.

Le patient forcé de garder le lit, s'endormit une après-midi en laissant la fenêtre ouverte : il survint une variation brusque de la température qui provoqua une attaque violente de rhumatisme aux deux articulations du genou. Température 40°. Immédiatement après le premier massage il se sentit très bien, et après quatre jours de traitement, il commença à faire toute espèce de mouvements, alors qu'au premier jour de l'attaque ne pouvait même bouger. Au bout d'une semaine de traitement il était en état de reprendre son s ice.

Observation VI. — N... engagé volontaire de cavalerie, âgé de 20 ans, ayant été exposé à un courant d'air froid au manège sentit une douleur très vive dans l'articulation de l'épaule droite. Température 38° 7. On commença par le traiter avec 2 grammes par jour de salipyrine combinés à des badigeonages de salicylate de méthyle ; trois jours de traitement n'apportèrent aucune amélio-

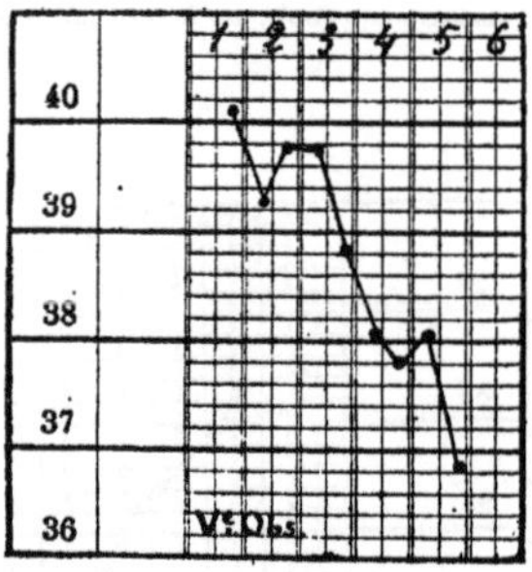

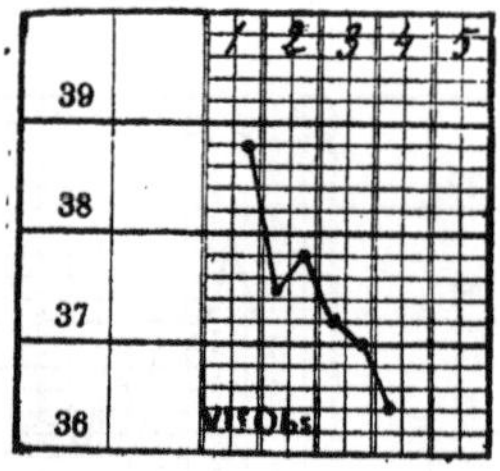

ration de la maladie, et l'état s'agravant tous les jours, on se décida alors à recourir au pétrole. Le lendemain la température baissa et l'articulation fut plus libre. Après trois jours le malade se portait très bien et à la fin de la semaine il avait retrouvé la liberté de tous ses mouvements.

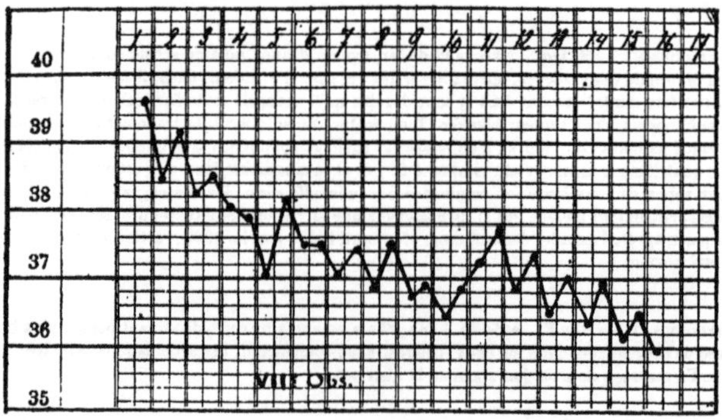

Observation VII. — Le jeune Kers..., âgé de 18 ans, nous a appelé pendant le mois de mars dernier, accusant des douleurs vives aux articulations du pied gauche. Température 39°5, affaiblissement extrême, inappétance, sueurs profuses. Les articulations tuméfiées et très douloureuses ne lui permettent pas le moindre mouvement. On commença le traitement par le pétrole : il dura seize jours, pendant lesquels toutes les articulations furent prises successivement, en commençant par l'articulation du gros orteil et continuant par la tibio-tarsienne, celle du genou, celles des doigts de la main, du carpe, du coude, de l'épaule ; en dernier lieu, ce furent la coxo-fémorale, celles de vertèbres lombaires, dorsales et cervicales. La marche progressive de ce rhumatisme s'effectua pendant lesdits seize jours et fut symétrique aux deux membres, chaque articulation se prenant dès que la précédente guérissait, de sorte que chaque deux ou trois jours une nouvelle articulation s'enflammait, pendant que l'autre guérissait sous le traitement. Notre client, quoique étant un bicyliste passionné, n'est jamais revenu se plaindre de rhumatisme ; neuf mois se sont écoulés depuis cette époque.

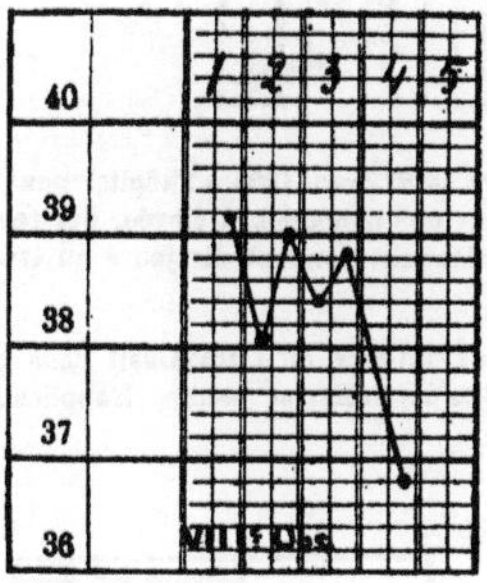

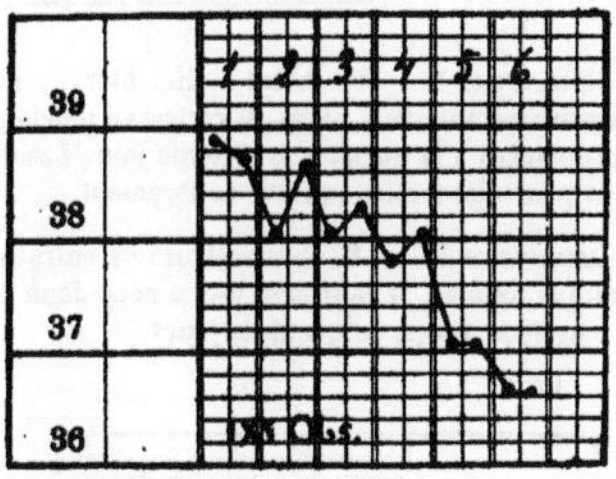

Observation VIII. — M. Court..., restaurateur, âgé de 37 ans, fut, en juin dernier, atteint d'un rhumatisme des deux articulations du genou et de l'articulation coxo-fémorale droite. Température 39°1. On a appliqué immédiatement le massage. La température se maintint haute pendant trois jours : après le troisième massage, les douleurs diminuèrent, pour disparaître entièrement à la septième séance. Notre client est resté jusqu'aujourd'hui indemne de récidive.

Observation IX. — Pendant le mois de janvier 1899, je fus appelé en consultation par un confrère chez le capitaine Kl..., âgé de 46 ans, qui avait un rhumatisme à l'articulation du gros orteil droit, avec vaste exsudat articulaire et douleurs atroces. Fièvre, anorexie, langue saburrhale. Pendant quatre jours, on avait fait le traitement ordinaire du rhumatisme sans obtenir aucune amélioration. Les douleurs augmentaient au contraire chaque jour et l'articulation prenait une couleur rouge foncé. Nous tombâmes d'accord pour instituer le traitement par le pétrole. Dès le lendemain de l'application du traitement nouveau, la température a commencé à diminuer et le malade se trouva très soulagé : après les trois premiers massages, les douleurs ayant disparu ; après six jours de traitement, la guérison était obtenue : aucune récidive jusqu'à ce jour.

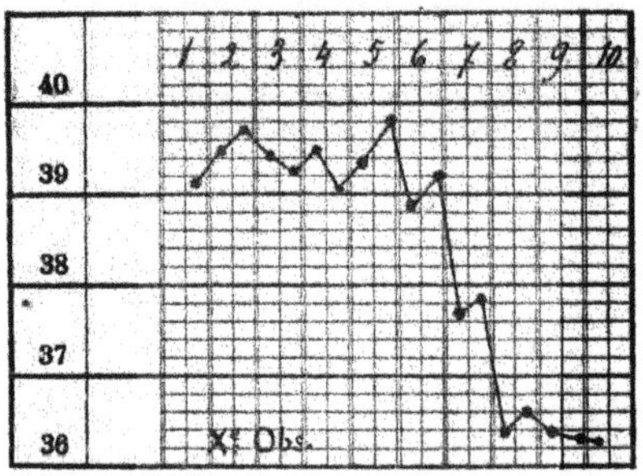

Observation X. — Le soldat Nich... Alex..., 22 ans, entra le 27 avril 1900 à l'hôpital pour du rhumatisme aux deux pieds. Il conserva pendant cinq jours une température élevée, qui revint brusquement à la normale le sixième jour. Les douleurs résistèrent pendant dix jours au traitement pour disparaître ensuite entièrement.

Observation XI. — M. F, marchand de cuirs âgé de 31 ans. Un jour qu'il travaillait dans une boutique humide, il se trouva tout à coup dans l'impossibilité de fléchir sa jambe. L'application du pétrole le guérit en quelques jours.

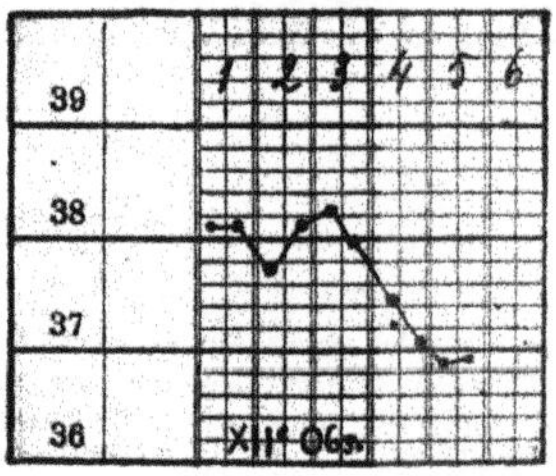

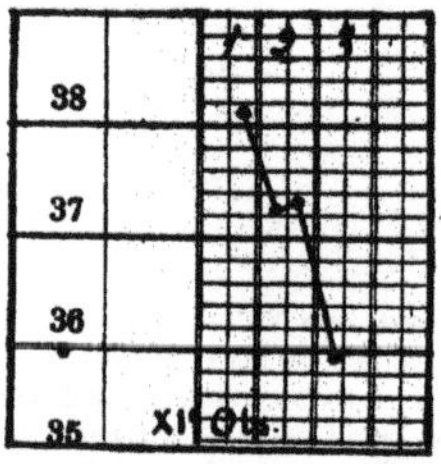

Observation XII. — La dernière observation concerne un goutteux, le capitaine de cavalerie Petr,..., qui eut au cours des quatre dernières années six accès de goutte. Chaque accès durait de quarante à cinquante jours, pendant les douze à quinze premiers jours avec température élevée et état très mauvais. Les médications les plus variées ont été essayées au cours de ces accès, et cependant les crises ont toujours confiné le malade au lit pendant quarante à cinquante jours. Cet hiver étant en garnison à Constentza, il tomba de nouveau malade. Dès le premier jour de l'accès je lui ai appliqué le traitement par le pétrole. Après trois jours il se sentit mieux ; on dut interrompre à ce moment le traitement pendant un jour à cause de l'irritation péri-articulaire qui se produisit et l'on recommença pendant quatre jours encore : au bout de ce temps, le patient se sentit soulagé. Le lendemain tous les maux avaient disparu et le malade était rétabli tout à fait. Ce cas unique de goutte consigné dans la présente statistique, nous fait espérer, que le massage par le pétrole est aussi efficace dans cette affection que dans le rhumatisme articulaire aigu. Notre malade s'est trouvé bien après quelques séances de massage, et la température est tombée à la normale immédiatement après la première intervention, tandis que, au cours des accès précédents, il a eu pendant douze à quinze jours une température élevée.

Notre statistique renferme, en dehors des douze cas cités, une quarantaine de cas encore dont nous n'avons pas tenu à jour les feuilles de température, les résultats ayant toujours été les mêmes.

Les malades ont guéri à la suite du traitement par le pétrole sans avoir eu aucune récidive. Un grand nombre de nos malades sont des soldats de la garnison ; il nous a donc été facile de contrôler les effets éloignés du traitement, qui malgré toute l'humidité de notre climat et les variations brusques atmosphériques, a donné les meilleurs résultats.

Conclusions. — Le massage par le pétrole est le meilleur traitement du rhumatisme articulaire aigu franc, pour les raisons suivantes :

1° Ce traitement est fort peu dispendieux, le pétrole représentant une marchandise tout à fait bon marché.

2° On peut appliquer ce traitement aussi bien à la campagne, loin de toute pharmacie, qu'à la ville.

3° Pendant le traitement on ne drogue pas le malade, le massage par le pétrole suffisant seul à guérir le rhumatisme,

4° Le traitement par le pétrole peut être appliqué par tout le monde et sur tous les malades, car il ne fait éprouver aucun trouble à l'économie.

5° Son application abaissant la température, on met les séreuses à l'abri de l'inflammation. Nous n'avons jamais enregistré de complications cardiaques ou viscérales.

6° Le pétrole présente aussi cette supériorité, de nous permettre de traiter le rhumatisme chez les brightiques. On sait en effet qu'au cours d'une néphrite interstitielle, il ne nous est pas possible d'administrer le salicylate de soude : la même observation s'applique aux femmes gravides.

TRAITEMENT DE L'OBÉSITÉ (1)

Par le Dr Adolphe Javal

Rôle des médicaments dans le traitement de l'obésité

(*Suite*)

D'ailleurs, si les bains d'air sec étaient un moyen souverain contre l'obésité, les masseurs qui n'y viennent pas de temps en temps, mais qui au contraire passent leurs journées dans l'étuve devraient être complètement maigres au bout de peu de temps. Il n'en est rien, et nous avons même vu dans un des bains turco-romains un masseur qui pratiquait son métier depuis six ans et dont le poids oscillait entre 94 et 98 kilogrammes, bien qu'il fût de taille moyenne, de sorte qu'il n'était pas une réclame vivante pour son établissement. Il restait en général six heures par jour dans l'étuve, se livrant en plus à un travail musculaire des plus pénibles, il transpirait bien entendu tout le temps, et, pour supporter cette chaleur accablante, il prenait jusqu'à 30 et 40 douches froides. Il mangeait peu mais buvait en moyenne 6 à 7 litres de liquide, et malgré cette quantité, il était constamment tourmenté par la soif, sans jamais avoir pu s'y habituer. Toutes les nuits sans exception il se réveillait pour boire.

Le bain de sudation tel qu'il se pratique généralement dure en moyenne une heure. Au bout d'une dizaine de minutes dans l'étuve à 50 degrés centigrades la transpiration commence ; si on la trouve trop lente, on est libre de l'activer dans des petites étuves spéciales chauffées à 70 ou 80 degrés.

Le massage se pratique ensuite dans l'étuve ordinaire ; il est généralement suivi d'une douche froide.

Nous avons souvent fait l'expérience, et comme nous pesons un poids moyen, nous n'avons jamais perdu plus que 600 ou 800 grammes en une heure de sudation, mais les obèses qui emploient ce traitement constatent avec plaisir que, pendant le même temps, ils ont diminué en moyenne de 1.500 grammes. Certains arrivent même à 2.000 grammes : ils croient donc avoir trouvé une méthode sûre et facile, et il leur faut souvent longtemps pour s'apercevoir qu'au début de chaque séance ils ont retrouvé ce qu'ils avaient perdu pendant la précédente.

Il n'y a aucun doute que la diminution du poids dans ce cas ne tient pas à une oxydation des graisses, mais à une simple déshydratation du corps, qui se trouve bientôt compensée par une réhydratation. Comment se fait celle-ci : Nous pouvons faire trois hypothèses : ou bien les autres pertes d'eau diminueraient, ou bien l'eau introduite en même

(1) Extrait de *L'Obésité. Hygiène et traitement*, par le Dr A. Javal : un vol. in-8. Vient de paraître chez Masson et Cie, éditeurs, Paris, 1901.

quantité dans l'organisme se fixerait en plus grande partie, ou bien l'eau serait introduite dans l'organisme en plus grande quantité et cette augmentation compenserait les pertes.

La première hypothèse n'est pas vraisemblable. La transpiration normale d'une journée ne se ralentit pas pendant vingt-trois heures parce que pendant la vingt-quatrième elle aurait été forcée : au contraire, celle-ci a une tendance à continuer quelque temps après la sortie de l'étuve. De même, l'eau exhalée par la respiration n'a pas de raison pour varier.

La seconde hypothèse est vérifiée en partie : l'urine diminue en moyenne de 100 ou 200 grammes chez les malades soumis au traitement, mais c'est encore bien insuffisant pour expliquer l'écart.

Reste la troisième hypothèse.

Il est absolument certain que toute perte d'eau *par la peau* provoque la soif, mais celle-ci ne se manifeste tout de suite d'une façon impérieuse que lorsque la perte d'eau a été considérable.

Si la déshydratation a été petite, la soif se manifeste d'une façon permanente : c'est le cas du masseur dont nous avons parlé et qui buvait la nuit.

Il est donc très difficile, à moins que l'attention n'ait été portée spécialement sur ce point, de s'apercevoir d'une petite augmentation de boisson répartie sur vingt-quatre heures, mais, alors même que la boisson serait mesurée exactement et conservée à sa ration habituelle, l'eau nécessaire pourrait être facilement trouvée dans un petit changement instinctif d'alimentation.

Nous avons vu combien était variable mais toujours considérable l'eau contenue dans les aliments.

Enfin, il n'est pas impossible qu'il y ait dans l'organisme même une certaine formation d'eau aux dépens de l'oxygène de l'air ; mais ce qui est certain, c'est que l'hydratation du corps se maintient constamment dans un état d'équilibre qui pratiquement ne peut pas être rompu par la sudation intensive, parce que celle-ci provoque probablement une soif compensatrice à laquelle il est impossible de résister. Au contraire, l'élimination de l'eau par le rein ne produit pas cet effet, c'est donc un moyen efficace de produire une déshydratation durable. La méthode de l'étuve sèche ne peut servir qu'à obtenir une perte de poids momentanée. Les jockeys qui ont souvent besoin en vue d'une course de ramener leur poids à un chiffre déterminé, savent fort bien trouver dans les bains de Hammam un procédé facile pour arriver à ce résultat à condition de ne le pratiquer qu'au dernier moment.

La chaleur humide est encore moins apte que la chaleur sèche à provoquer une déshydratation définitive.

Le Dr Briquet (1) rapporte, à ce sujet, l'observation typique des pareurs d'Armentières qui travaillent à encoller le fil servant à fabriquer la toile. Ils séjournent de dix à onze heures par jour dans une atmosphère chargée de vapeur d'eau entre 35 et 45 degrés et, sur 250 pareurs, le Dr Briquet a observé qu'il y en avait moitié d'obèses, tandis que parmi les ouvriers du même tissage, cette proportion ne dépasse pas 6 0/0. Pendant les six premiers mois, on observe souvent un amaigrissement qui est bientôt suivi d'engraissement, de sorte que sur 90 anciens pareurs, il y en avait 46 obèses, 24 moyens et 20 maigres. Cependant, ils ne cessent pas d'avoir des sueurs très abondantes, mais ils les

(1) Dr Briquet (d'Armentières). Influence de la quantité de boissons sur la production de l'obésité. *Annales d'hygiène*, p. 513, Paris. 1895.

compensent par une moyenne d'au moins 5 litres de liquide qu'ils ne peuvent s'empêcher d'absorber. Ils ont peu d'appétit et leur nourriture est surtout azotée, mais comme ils boivent de la bière et de l'alcool, ils retrouvent facilement par le liquide le nombre de calories qu'ils ne demandent pas à l'alimentation. D'ailleurs, vivant dans une atmosphère très chaude, ils ont sans doute besoin d'un moins grand nombre de calories.

2° **Rôle des boissons**. — On dit souvent que le vin, la bière ou l'alcool font engraisser. Il est intéressant de constater que c'est par une fausse interprétation de la réalité.

En effet :

100 grammes de vin contiennent :
2 gr. d'H de C et 10 gr. d'alcool, et produisent........ .. 80 calories
100 grammes de bière contiennent :
5,5 gr. d'H de C et 10 gr. d'alcool, et produisent... ... 49 calories
100 grammes d'eau-de-vie contiennent en moyenne :
50 gr. d'alcool, et produisent donc..................... 350 calories.

Si donc un homme absorbe 1 litre de vin, il trouvera dans sa boisson 800 calories et 490 pour 1 litre de bière. Comme la bière se consomme d'habitude par plus grandes quantités que le vin, elle est considérée par les médecins comme plus engraissante, mais ce serait faux pour des volumes égaux.

Dans l'étude de la valeur thermique de l'alimentation, on oublie trop souvent de tenir compte des boissons, ce qui est une erreur capitale, et on est souvent surpris de voir des obèses qui, à première vue, mangent très peu et paraissent rester constamment au-dessous de leur ration d'entretien. Si on allait au fond des choses, on verrait que, dans la plupart des cas, les boissons leur fournissent l'appoint, et il serait aussi faux de ne pas en tenir compte que de négliger le lait dans le calcul de l'alimentation.

Débarrassés de tous leurs éléments nutritifs ou thermogènes, les liquides n'ont pas d'influence notable sur le développement de l'obésité, et ce serait imposer au malade une souffrance inutile que de l'empêcher de boire quand il a soif. D'ailleurs, cette restriction serait énormément plus pénible que la restriction d'aliments, et dans la pratique on ne pourrait pas l'obtenir. Il est certain que l'obèse, en maigrissant, doit perdre de l'eau, mais nous avons vu que, dans la pratique, tout ce qui était perdu par la transpiration, soit naturelle, soit artificielle, était bientôt récupéré, soit par la boisson, soit par l'eau des aliments. Il y a là un équilibre qu'il n'est pas possible de détruire par ces moyens. Nous croyons donc que la diète sèche est inutile et que le seul moyen efficace d'éliminer l'eau des tissus est de favoriser la diurèse, comme nous l'avons vu par nos observations.

Rôle de l'Alimentation

Pour donner à l'obèse un régime rationnel, il faudrait connaître les lois intimes de la nutrition, il faudrait pouvoir tenir compte de tous les facteurs qui nous paraissent subtils et impondérables, mais qui font la différence entre une méthode scientifique physiologique et une méthode purement expérimentale.

Il faudrait, prenant un sujet d'expérience, le faire vivre en quelque sorte pendant vingt-quatre heures sur une balance, mesurer toutes les recettes et toutes les dépenses, et faire le tracé des changements de poids, les uns très brusques, les autres très lents, qui se produisent et qui, finalement, après vingt-quatre heures, ramènent sensiblement la courbe à son point de départ. Nous verrions déjà que la descente est plus lente que la montée.

Il faudrait savoir ce que notre sujet absorbe : c'est très difficile lorsqu'on n'a à compter qu'avec l'alimentation; comment y arriver lorsqu'il faut tenir compte des éléments de l'air, oxygène et azote? Bouchard (1) a montré qu'un sujet, mis sur une balance, pouvait augmenter de poids d'une quantité atteignant jusqu'à 40 grammes par heure sans avoir pris d'autres ingesta que les gaz atmosphériques et sans avoir rendu d'autres excreta que les produits de la perspiration cutanée et de l'exhalation pulmonaire. Il y a donc une certaine fixation faite aux dépens de l'air. Bouchard pense que cette augmentation est due à une oxydation incomplète de la graisse formant non du sucre, mais du glycogène pouvant lui-même se fixer dans les tissus. Berthelot (2) pense que c'est bien à l'oxygène absorbé qu'est due cette augmentation de poids, mais il croit à une oxydation partielle des albuminoïdes avec formation de produits spéciaux, ainsi que cela paraît se produire chez les animaux hibernants.

Connaissant les ingesta, il faudrait connaître la quantité et la composition des excreta, les quantités proportionnelles des pertes d'eau ou des matières de désassimilation.

La quantité et la composition de l'urine se mesurent facilement; les matières fécales sont déjà d'une analyse plus difficile, et il est presque impossible de doser les produits de la perspiration cutanée et de l'exhalation pulmonaire : acide carbonique, vapeur d'eau, etc.

D'après les physiologistes, la diminution totale de poids pendant vingt-quatre heures oscillerait entre ces limites.

	MINIMUM	MAXIMUM
Perte de poids par l'urine	1.000	2.000
— par les selles	60	500
— par la respiration	400 (3)	1.400
— par la peau	1.794 (4)	19.000
Total	3.254	22.900

L'urine contient en moyenne 956 grammes d'eau, 30 grammes de matières organiques et 14 grammes de matières minérales par litre.

Les matières fécales contiennent 30 0/0 d'eau en moyenne (5), la sueur en contient 99 0/0. Nous pourrons donc dresser le bilan suivant des pertes de poids du corps pendant vingt-quatre heures.

	MINIMUM		MAXIMUM	
	Eau.	Matières de désassimilation.	Eau.	Matières de désassimilation.
Urines	956	44	1.912	88
Selles	20	40	150	350
Respiration	400	»	1.400	»
Sueur et évaporation cutanée	1.777	17	18.790	190
Total	3.133	101	22.252	628

(1) Bouchard. Augmentation du poids du corps et transformation de la graisse en glycogène. Académie des sciences, 3 et 10 oct. 1898 et *Semaine médicale* du 19 oct. 1898.

(2) Berthelot. *Semaine méd.* du 19 octobre 1898.

(3) Mathias-Duval. *Cours de Physiologie*, p. 459. Paris 1892.

(4) Franck, cité par Langlois et de Varigny. *Nouveaux éléments de physiologie*, p. 518. Paris. 1893.

(5) Dapper, *Loc. cit.*, a trouvé un chiffre beaucoup supérieur.

Voit et Pettenkoffer (1), par des procédés directs, avaient mesuré la quantité d'eau perdue pendant vingt-quatre heures par un homme de 70 kilogrammes. Ils avaient trouvé :

	AU REPOS	PENDANT LE TRAVAIL
Par l'urine	1.280	1.200
Par les selles	80	90
Par la respiration	830	1.410
Total	2.190	2.700

mais ils ne tenaient pas compte de la sueur.

Il est frappant de constater combien ces chiffres sont différents suivant les auteurs et on les a trouvés jusqu'ici tellement variables avec les individus et avec le moment de l'observation qu'il ne faut pas essayer d'en tirer des moyennes. Cependant le minimum est le plus intéressant, puisqu'il se rapproche des conditions de la ration d'entretien pour un homme au repos.

Le bilan des pertes minima de poids du corps se résume ainsi :

Perte d'eau	3 kilogrammes
Perte de matières solides de désassimilation.	100 grammes

En supposant encore qu'on puisse connaître les gains et les pertes, il faudrait, pour établir un régime définitif, connaître les lois intimes des échanges, le nombre exact de calories fournies par les substances absorbées, le nombre de calories dépensées par l'organisme, quelle quantité de ces calories sert à l'entretien de la chaleur animale, quelle quantité au travail.

On évalue que la chaleur animale a besoin pour être entretenue du nombre de calories suivant :

1.700	pour le rayonnement du corps (2),
370	pour la perspiration,
190	pour l'évaporation pulmonaire,
80	pour l'échauffement de l'air inspiré,
45	pour l'échauffement des boissons.
Soit un total de : 2.385	

Le travail de l'organisme demanderait en plus 8,5 0/0 de cette somme totale. L'homme qui ne ferait aucun travail musculaire aurait donc besoin en moyenne de

2.385	calories fournies pour l'entretien de la chaleur animale,
215	calories fournies pour le travail de l'organisme.
2.600	total

Sur 100 calories fournies, un homme ordinaire faisant un fort travail en emploie 74 pour la chaleur et 26 pour le travail.

Mais le nombre de calories dépensées augmente dans de grandes proportions, avec l'intensité du travail : alors que l'organisme humain produit une moyenne de 112 calories par heure pendant le repos, il en produit environ 271 pendant le mouvement ; pendant le sommeil il n'en produit que 36, d'après Helmholtz.

Un homme qui pourrait dormir vingt-quatre heures de suite n'aurait besoin que de 36 × 24 = 864 calories. Comment apprécier suivant l'activité physique le nombre de calories

(1) Cité par Proust et A. Mathieu. *Hygiène de l'obèse*, p. 258. Paris, 1897. Nous avons trouvé dans cet excellent livre beaucoup d'autres indications qui nous ont été très utiles au cours de notre travail.

(2) C'est sans doute parce que la plus grande partie de la chaleur animale est dépensée par le rayonnement que Lapicque trouve que celle-ci doit être proportionnelle à la surface du corps.

nécessaire s'il peut osciller entre 864 et 6.500? Comment mesurer à chaque instant la quantité de chaleur dépensée? Autant de questions où la précision est des plus difficiles.

D'ailleurs, d'autres facteurs entrent encore en jeu. La température de l'homme subit des oscillations qui ne sont pas indifférentes, et qui sont peut-être comme un réglage automatique de la constance des poids du corps. Si la température diminue, cela prouve que les combustions sont ralenties; chez les animaux hibernants, par exemple, celles-ci sont réduites au minimum.

La résistance des animaux à l'inanition varie en raison inverse de leur température. Elle est de 14 jours chez le lapin, de 10 jours chez le pigeon, de 6 jours chez le cobaye, de 2 jours chez le nouveau-né et de 1 an et plus chez les batraciens; la perte de poids due à l'inanition augmente avec la température.

Chez les organismes supérieurs, la mort arrive lorsque la perte de poids atteint 40 p. 100 du poids normal.

Ce n'est pas seulement la température du corps qui influe sur les pertes, mais aussi la température extérieure. Le rayonnement du corps est différent suivant les saisons et les climats. Nous avons vu que les Abyssins et les Malais n'avaient pas besoin du même nombre de calories que les Japonais et les Européens. La transpiration est aussi très différente suivant l'état hygrométrique de l'air.

Il faudrait connaître la composition du corps en ses différents tissus.

Il faudrait connaître l'action si controversée des différents éléments nutritifs dans la formation de la graisse.

Kaufmann a démontré que tous les principes alimentaires peuvent servir à la formation de la graisse. Chez un animal nourri avec des aliments hydrocarburés (lait, sucre), la graisse s'accumule dans l'organisme; de même les vaches produisent, par leur lait, plus de graisse qu'elles n'en absorbent; une certaine quantité de sucre se transforme directement en graisse, mais la plus grande partie de cette dernière provient des albuminoïdes qui ne subissent plus qu'une oxydation incomplète. De plus, la graisse déjà formée et emmagasinée est préservée de l'oxydation. Si un carnassier est nourri avec de grandes quantités de viandes maigres, une partie de l'albumine se transforme encore en graisse, dont une quantité minime seulement est oxydée de suite.

Enfin, si l'alimentation est grasse, une grande partie de la graisse absorbée s'accumule dans les tissus (expérience de Lebedeff et d'Hoffmann); la totalité même s'y dépose si l'organisme était riche en glycogène.

Voit a soutenu, dans une théorie célèbre, que la graisse et les hydrates de carbone épargnaient l'albumine, c'est-à-dire que leur adjonction à l'alimentation empêchait la destruction, l'oxydation d'une partie des matières albuminoïdes. En réalité, il s'agit seulement d'une *substitution de fonctions*, la graisse et les hydrates de carbone pouvant fournir, par exemple, des calories que, sans cela, l'organisme demande à l'albumine (1).

Dans ces conditions, le rôle des albuminoïdes et leur conservation, qui ont préoccupé à juste titre les physiologistes, sont encore très obscurs. Les graisses et les hydrates de carbone ont peut-être un rôle, différent de leur rôle thermique, qui nous échappe complètement. Nous ne savons rien du rôle des sels, sauf qu'il est considérable.

Pour étudier les échanges en tenant compte de chacun de leurs éléments, il faudrait donc avoir des données que, dans l'état actuel, nous ne pouvons chiffrer, et comme la méthode des moyennes ne comporte aucune précision, la question de l'alimentation est encore loin de pouvoir entrer dans une phase scientifique.

(1) Chéron, Traitement de l'obésité, *Bulletin médical*, 8 novembre 1896.

Nous devons donc nous contenter, pour le moment, des résultats incomplets fournis par l'expérience.

L'observation B... nous a montré qu'on pouvait faire maigrir avec n'importe quelle espèce d'alimentation, pourvu que la somme totale des aliments fournisse un nombre de calories au-dessous du chiffre de la ration d'entretien. Cependant, il est possible qu'à la longue il faille un minimum d'albuminoïdes, mais l'exemple des Japonais, des Abyssins et des Malais nous prouve qu'il est beaucoup moindre que celui fixé par la plupart des auteurs. Il serait environ de 1 0/0 du poids du corps, chiffre que la ration d'entretien atteint presque toujours, même avec des régimes uniquement végétariens. Pour ne pas y arriver, il faudrait se nourrir exclusivement de pommes de terre, de riz ou de fruits, et encore en approcherait-on sensiblement. Il n'y a donc lieu de s'en préoccuper que lorsqu'on veut réduire l'alimentation très au-dessous de la ration d'entretien. Comme nous avons admis que celle-ci était de 38 calories par kilogramme de poids, un homme de 65 kilogrammes au repos serait en équilibre avec 850 grammes de riz ou 950 grammes de pain; seulement avec le riz, il n'aurait que 57 grammes d'albuminoïdes et 66 grammes avec le pain. Un régime insuffisant ne pourrait donc pas être continué longtemps avec l'un ou l'autre, faute d'albuminoïdes, mais on pourrait parer à cet inconvénient en combinant un régime de pain et fromage comme nous l'avons fait pour le malade B... La ration d'entretien dans ce cas serait, par exemple, de 700 grammes de pain avec 200 grammes de fromage gras.

Pour le lait, la ration d'entretien serait de 3 litres et 600 grammes, et 2 litres suffisent à donner le chiffre d'albuminoïdes indiqué.

Nous avons donc une très grande marge sur le choix des aliments qui sont à notre disposition pour prescrire des rations réduites.

Notre expérience a prouvé qu'à valeur thermique égale, la réduction de calories était d'autant mieux supportée que le volume des ingesta était plus grand; de sorte que tout reviendrait à prescrire les substances qui renferment pour cent le moins de matières nutritives : ce seront d'abord les fruits et les légumes, et on sera peut-être surpris de constater que les pommes de terre, qui ne contiennent que 22 p. 100 seulement de matières nutritives, viendront en assez bon rang. L'estomac sera beaucoup plus satisfait avec 3 kil. 1/2 de lait qu'avec 950 grammes de pain ou 850 grammes de riz, et le résultat sera le même.

A notre avis, l'ancienne division en aliments végétaux et aliments azotés n'a pas de raison d'être pour le traitement de l'obésité. Notre classification est beaucoup plus rationnelle; mais comme il est très difficile de se rappeler la valeur nutritive de chacun, et que, en les jugeant par vraisemblance, on risque de faire de grosses erreurs, il faudra, quand on n'aura pas l'expérience, consulter les tables de J. Kœnig.

Nota. — Nous n'avons fait qu'effleurer par-ci par-là le côté psychique de la question. Ce n'est pas que nous le pensions négligeable dans la réussite du traitement, au contraire. Mais il diffère pour chaque cas particulier.

Cependant certains moyens sont d'un ordre très général. Il faudra occuper l'esprit du patient, car l'oisiveté pousse à manger. On pourra lui prescrire de prendre une alimentation de son choix, mais absolument uniforme; le dégoût aidant, il sera amené bientôt à ne manger que le strict nécessaire; il faut surtout éviter de lui montrer de la nourriture, l'empêcher si possible de se mettre à table avec d'autres personnes : la vue des mets excite l'appétit. Mais ce sont là des moyens dont il faudra user d'autant plus que les caractères seront plus faibles.

COMPTE RENDU DES SÉANCES

DE LA

SOCIÉTÉ DE THERAPEUTIQUE

Séance du 23 Janvier 1901

Présidence de M. ALBERT ROBIN

M. Legrand présente un travail intitulé : *Remarques sur le traitement de la variole.*

Dans tous les cas observés par lui, l'auteur a toujours eu à combattre une très grande intolérance gastrique avec vomissements bilieux très fréquents.

Dans cette première période, il a pu, en quelques heures, mettre un terme à ces accidents par l'emploi de la potion suivante :

Chlorhydrate de cocaïne	10 centigr.
Sirop d'éther	30 grammes
Sirop de codéine	30 —
Eau chloroformée }	āā 50
Eau de menthe }	

M. s. a.

Une cuillère à dessert d'heure en heure et de l'eau d'Évian, seule boisson pouvant être supportée par les malades.

Au point de vue du traitement général proprement dit, il a, aussitôt l'intolérance gastrique disparue, employé les méthodes classiques et sans aucun résultat appréciable.

La *méthode Ethéro-opiacée* tant vantée, considérée presque comme spécifique, ne lui a donné que peu de succès et bien des malades montrent pour l'éther une vive répugnance qu'il est difficile de surmonter.

L'auteur s'est contenté d'administrer une potion tonique et d'y ajouter un peu d'opium. Voici la formule qu'il a adoptée :

Acétate d'ammoniaque	3 grammes
Sirop thébaïque	50 —
Sirop de quinquina au vin	60 —
Potion de Todd.........Q. s. pour	187 —

Une cuillerée à bouche toutes les heures.

Mais ce qui paraît plus particulièrement intéressant dans le traitement de la variole, c'est le traitement local, c'est-à-dire le traitement qui a pour but de prévenir les suppurations ou tout au moins d'en atténuer les conséquences.

Traitement local. — Après avoir constaté l'inefficacité du traitement interne sur l'évolution des pustules varioliques, l'auteur a cherché à éviter par un traitement local, la période de suppuration et il a pu arriver, dans une douzaine de cas, à supprimer cette période. La médication qu'il a employée à cet effet consiste à donner systématiquement des bains de sublimé tous les deux jours et à recouvrir les pustules, soit d'emplâtre de Vigo découpé en bandelettes de 1 centimètre de large et que l'on imbrique les unes sur les autres, soit, et c'est là le point sur lequel l'auteur désire plus particulièrement attirer l'attention, de masse emplastique de Vigo.

Voici comment on pratique cette opération : On fait chauffer la masse emplastique de manière à lui donner la consistance de pommade liquide et on recouvre chaque pustule avec cette substance, ensuite on applique par dessus cette gouttelette de masse emplastique un petit morceau de papier de soie, de telle sorte que tout se passe comme si chaque pustule était recouverte par un emplâtre.

Ce procédé peut être appliqué sur tous les points de la surface du corps où se trouvent des papules ou des vésicules, et c'est là un grand avantage sur les bandelettes de sparadrap qui se déplacent et qui bien souvent n'adhèrent qu'imparfaitement aux surfaces sous-jacentes.

L'auteur a pu se rendre compte, que par cette méthode, en 24 heures les papules étaient totalement disparues; quant aux vésicules, au bout de quatre ou cinq jours elles étaient, elles aussi, complètement effacées, une simple tache rose indiquait leur existence éphémère.

Voici comment les choses se passent dans ce dernier cas.

La papule se flétrit, puis s'affaisse; il semble qu'elle soit comme étouffée; une simple tache rose et plane lui succède. Cette tache s'efface très rapidement au cours de la convalescence et quelques bains savonneux hâtent sa disparition.

Cette pratique qui n'est qu'une variante de certains procédés tombés en désuétude a donné à l'auteur d'excellents résultats qu'il résume brièvement.

1° Cessation rapide des phénomènes d'intolerance gastrique.

2° Suppression de la période de suppuration.

3° Absence totale de cicatrices.

M. Créqcy considère comme fort imprudent de soumettre des malades porteurs d'ulcérations cutanées à l'action des bains de sublimé : on risque de provoquer de graves accidents d'hydrargyrisme avec cette pratique. Les sujets réagissent en effet d'une façon fort différente sous l'influence du mercure, et souvent des doses minimes suffisent à déterminer de graves perturbations.

M. Albert Robin présente quelques remarques concernant *l'emploi de la persodine et du métavanadate de soude.*

Le nom de *persodine* a été donné par des médecins lyonnais à un mélange de persulfates, que l'orateur, pour introduire plus de précision dans ses recherches, a remplacé par une solution de persulfate de soude.

A Lyon, on a constaté chez les tuberculeux des effets remarquables, à la suite de l'ingestion de persodine, et l'on a cru se trouver en présence d'un véritable spécifique de la tuberculose. Les recherches de l'orateur ont donné des résultats quelque peu différents. En premier lieu, les malades se divisent en deux groupes; chez les uns, le résultat est négatif, chez les autres positif, sans que l'on puisse jusqu'ici donner une explication de ce phénomène. En outre, le médicament n'est pas un antituberculeux vrai, c'est un *apéritif*, qui donne d'excellents résultats si l'on sait l'employer.

Les médecins lyonnais préconisent des doses beaucoup trop élevées (0 gr. 50 par jour). L'orateur se sert d'une solution de 2 grammes dans 300 grammes d'eau, dont il fait prendre une cuillerée à soupe une demi-heure avant le déjeûner, et une autre cuillerée une demi-heure avant le dîner. Au bout de 6 jours, on constate un relèvement notable de l'appétit dans les cas favorables : si ce résultat n'est pas atteint, il est inutile de continuer la médication.

Comme le médicament est très toxique, on doit, aussitôt l'effet thérapeutique obtenu, supprimer le traitement et ne le reprendre qu'au moment où l'appétit semble diminuer à nouveau. Si l'on négligeait ces prescriptions, on verrait bientôt l'anorexie succéder au résultat si favorable précédemment obtenu.

La preuve de l'action apéritive et non spécifique qu'exerce le persulfate de soude, se trouve dans le fait que chez une cancéreuse cachectique, le médicament a donné des résultats remarquables et a rendu à la malade une santé relative, en lui permettant de s'alimenter.

On peut répéter, au sujet du *métavanadate de soude*, ce qui vient d'être dit pour le persulfate. Chose curieuse, le métavanadate réussit de préférence chez les tuberculeux réfractaires au persulfate, et *vice versa*. Le produit est beaucoup plus toxique que le persulfate, on doit le prescrire par cuillerées à café d'une solution de 0 gr. 03 dans 150 grammes d'eau, et s'arrêter au bout de quatre jours au lieu de six. Il n'agit pas dans les cas de carcinome de l'estomac.

Vu la pénurie de médicaments apéritifs vrais, ces deux substances présentent un grand intérêt et méritent l'attention des praticiens.

M Hirtz n'a pas eu à se louer du *persulfate de soude* qui provoque des sensations pénibles de faim. Il est vrai que l'orateur a strictement suivi les conseils des médecins lyonnais et a, par conséquent, administré des doses trop élevées.

Le *métavanadate de soude*, au contraire, a donné maintes fois entre les mains de l'orateur des résultats fort satisfaisants chez des tuberculeux anorexiques.

REVUE DES PUBLICATIONS SCIENTIFIQUES

Maladies infectieuses

Dr LESAGE

Médecin des hôpitaux

Le problème du traitement de la malaria (*Deutsche med. Ztg.* 17 décembre 1900). — CIPRIANI de CAGLIARI, qui se trouve sans cesse en lutte avec le paludisme, a adopté, après de nombreux essais, un sel de quinine nouveau, l'éosolate de quinine, sel neutre de trisulfoacétylcréosote et de quinine, dont il se sert pour combattre le paludisme sous toutes ses formes. On prescrira :

Eosolate de quinine .. } ââ 5 gr.
Fer réduit .... }
Sulfate de strychnine. } ââ 0,10 gr.
Acide arsénieux...... }
Extrait de gentiane q. s. pour faire
50 pilules.

Les adultes prendront trois fois par jour 2 pilules aux repas.

Les adolescents 3 pilules par jour dans les mêmes conditions.

Les enfants 1 à 2 pilules par jour.

Cette médication est fort bien supportée : l'appétit se relève, l'état général s'améliore au bout d'une dizaine de jours en moyenne. Mais le principal avantage de la prescription nouvelle consiste dans son action sur les névralgies qui accompagnent les états cachectiques d'origine paludéenne, et qui résistent d'ordinaire à toutes les médications.

E VOGT.

Bleu de méthylène dans la fièvre palustre (*Medicinskoie Obosrenie*, n° 4, 1900). — RISKINE emploie le bleu de méthylène dans la fièvre palustre depuis trois ans. Il a soigné 208 malades dont l'âge a varié de 7 à 50 ans. Dans les neuf premiers cas, Riskine s'est servi d'injections hypodermiques, mais ayant constaté un certain nombre de complications (douleur, formation d'infiltrations aux points d'injections), il a renoncé à cette méthode et n'a eu depuis recours qu'à l'administration par la bouche (en capsules gélatinées). De nombreuses observations ont amené l'auteur à la conclusion que le bleu de méthylène est dans la majorité des cas un excellent médicament de la fièvre palustre. Administré seul, le bleu de méthylène détermine souvent des nausées, des vomissements, des douleurs dans la région rénale, des envies fréquentes d'uriner, des douleurs cuisantes durant la mixtion. Tous ces phénomènes disparaissent spontanément.

La quantité d'urine augmente dès le deuxième ou troisième jour du traitement et cette augmentation persiste trois, quatre jours après la suspension du traitement. Il ne faut pas administrer le bleu de méthylène à jeun, car il détermine facilement des nausées et des vomissements. Administré après les repas, le bleu de méthylène détermine parfois une diarrhée légère qui s'arrête dès qu'on suspend le traitement. Il arrive que le bleu de méthylène contient quelquefois des petites quantités d'arsenic ou de plomb, ce qui peut provoquer des accidents qu'on n'observe pas si le bleu de méthylène est pur de tout mélange. Dans un certain nombre de cas, le bleu de méthylène ne détermine pas d'action favorable, mais ces cas sont rares; ainsi sur les 208 cas que cite l'auteur, le bleu de méthylène n'a donné aucun résultat que dans 6 seulement; d'autres médicaments amenèrent la guérison. En revanche, dans d'autres cas où tous les autres traitements avaient échoué, le bleu de méthylène a donné d'excellents résultats.

Lorsque des accès de fièvre sont arrêtés, il vaut mieux continuer l'administration du bleu de méthylène pendant 5 à 6 jours.

Les récidives se produisent cependant. Il est probable que le bleu de méthylène ne fait qu'arrêter la pullulation des microbes sans les tuer.

Il est nécessaire avant tout de prévenir les malades que les selles et les urines prennent une coloration bleue, mais que cette coloration ne présente aucun danger et disparaîtra une fois le traitement terminé.

Quant à la dose quotidienne, elle a été pour les enfants : 0 gr. 30 à 0 gr. 50, et pour les adultes, 1 gr. 1 gr. 50 (en trois-cinq fois).

D. ROUBLEFF.

Maladies générales non infectieuses et intoxications

Dr CHASSEVANT

Professeur agrégé à la faculté de Médecine

Action du salol dans le diabète sucré (*Therap. Monatshefte* janvier 1901). — TESCHEMACHER de Neuenaar a étudié sur 8 glycosuriques, cette médication recommandée par Ebstein. On donne pendant 5 jours de suite 4 doses par jour d'un gramme de salol. On n'observe jamais d'accidents.

Chez 3 malades gravement atteints, le résultat fut négatif, mais chez les 5 autres, la glycosurie fut entièrement supprimée ou à peu près; chez aucun des patients la glycosurie n'avait jusqu'ici entièrement cédé au régime seul. Chose curieuse, sous l'influence du médicament, l'urine examinée dévia à gauche le plan de polarisation. Une étude plus approfondie de ce phénomène démontra l'action réductrice du salol, même chez des individus normaux.

L'action du salol est-elle durable? Chez un malade, le sucre avait réapparu quinze jours après la suppression du médicament (0, 9 0/0). En tout cas, il est toujours loisible de redonner, à la première alerte, le salol pendant cinq jours, et de surveiller ensuite les urines pour recommencer la médication aussitôt que réapparaît le sucre.

E. VOGT.

Azotate d'urane dans le diabète (*Medicinskoie Obosrénie* n° 8, 1900). — KRONPETJY a employé l'azotate d'urane dans deux cas. Dans l'un, il s'agit d'un homme de 37 ans, quantité totale d'urines : 5 litres; densité 1035; sucre 5 1/2 0/0; dans l'autre cas il s'agit d'un homme de 28 ans : quantité totale d'urines : 4 litres; densité 1035; sucre : 7 0/0.

La dose d'azotate d'urane a été de 30 centigr. par jour en 3 fois. Dans le premier cas, on a obtenu une très rapide amélioration; dans le deuxième cas l'effet a été nul et cela malgré la longue durée du traitement. D'où vient cette différence d'action dans les cas identiques? Il est difficile de le dire. Il est possible, dit l'auteur, qu'il faille tenir compte de l'origine du diabète comme le pense Duncan. Quoiqu'il en soit on ne saurait considérer l'azotate d'urane comme un médicament absolument efficace dans le diabète, il ne saurait occuper dans l'arsenal thérapeutique du diabète d'autre place que l'opium, les préparations bromées, iodées et salicyliques.

D ROUBLEFF.

Sur l'alimentation par voie sous-cutanée par G. PERRIER (*thèse de Paris 1900.*) — L'auteur présente une série d'expériences, faites dans le but de rechercher si les graisses, et en particulier l'huile d'olive, injectées sous la peau, sont assimilées; ces expériences ont porté sur des lapins adultes de poids à peu près semblables (environ 2000 gr.).

Les lapins qui reçoivent de l'huile d'olive stérilisée en injections sous-cutanées, n'ont jamais présenté à l'autopsie d'autres lésions que celles de la mort par inanition complète. Ils vivent de 11 à 12 jours, ayant ainsi une survie de 2 à 3 jours, sur les lapins témoins.

Leur poids diminue constamment et la mort ne survient qu'après une perte moyenne de 44 0/0 du poids initial. Chez les témoins, la perte n'étant que de 40 0/0, on est porté à admettre que les injections d'huile, permettent à l'animal d'utiliser une plus grande partie de l'albumine de ses tissus.

Des recherches de l'auteur on peut déduire les principales conclusions suivantes :

Les injections sous-cutanées d'huile d'olive sont absolument inoffensives.

Les lapins soumis à la diète hydrique assimilent et utilisent, en petite quantité d'environ 0 cent. cube 5, par kilogramme corporel et par 24 heures, l'huile d'olive qu'on injecte dans leur tissu cellulaire sous-cutané.

Une partie, faible il est vrai, de l'albumine des tissus est économisée par le fait même de l'utilisation de la matière grasse.

La quantité d'albumine détruite par ces phénomènes nutritifs, est plus faible chez le lapin qui reçoit des injections d'huile que chez l'animal à l'inanition complète.

Les résultats fournis par la méthode des injections sous-cutanées d'huile d'olive, au point de vue de l'alimentation ne sont peut être pas très satisfaisants, jusqu'ici. Néanmoins la durée de la vie des lapins injectés est supérieure de 2 à 3 jours à celle des animaux ne recevant pas d'huile, soit une survie de 1/3.

L'auteur se propose de continuer ses recherches sur l'homme.

E. VOGT.

Le chlorure de calcium dans le traitement de la variole hémorragique, par ROGER (*Presse médicale*, n° 4, p. 23, 1900). — On sait que le chlorure de calcium a été utilisé autrefois en thérapeutique; que Fourcroy, notamment, l'avait employé contre la scrofule. Le médicament était tombé en désuétude, lorsque les recherches récentes sur le rôle capital joué par les sels de calcium dans la coagulation du sang ont donné l'idée de les utiliser dans les maladies hémorragiques.

M. Roger a donné fréquemment le chlorure de calcium dans la variole hémorragique ou dans les varioles pustuleuses s'accompagnant d'hémorragies.

Sans être parfaits, les résultats paraissent encourageants; car bien souvent ce sel réussit à faire disparaître les manifestations hémorragiques. M. Roger a vu des hémorragies intestinales, des hématuries s'arrêter sous l'influence du médicament. En tous cas, la médication étant inoffensive, il est indiqué d'y avoir recours dans une maladie où les ressources de la thérapeutique sont si limitées.

Le chlorure de calcium est peu toxique; mais il est caustique; injecté sous la peau, il produit de la nécrose, des escarres, aussi ne peut-on utiliser que la voie gastrique.

On prescrit habituellement le chlorure cristallisé (le chlorure anhydre est deux fois plus actif que le chlorure cristallisé).

Dissous dans de l'eau ou dans un julep, le chlorure de calcium a un goût fort désagréable, à la fois salé et âcre, laissant dans la bouche une saveur métallique, aussi convient-il de l'incorporer dans une potion alcoolisée et aromatisée :

Chlorure de calcium cristallisé.........	4 à 6 grammes
Sirop d'écorces d'oranges amères.....	40 —
Eau-de-vie vieille ou rhum.............	30 —
Teinture de cannelle.	5 —
Eau distillée.........	50 —

Roger.

Une cuillerée à soupe toutes les heures.

La dose pour un adulte ne doit pas être inférieure à 4 grammes. Chez un enfant non vacciné, Roger a fait prendre 1 gramme à 1 gr. 50.

G. Lyon.

Chirurgie générale

Dr Benoit

Ancien interne des hôpitaux

Intervention chirurgicale sur les perforations typhoïdiques de l'intestin (*Société de chirurgie*, 26 décembre 1900). — Une importante discussion a eu lieu, dont le point de départ a été l'intervention récente de plusieurs chirurgiens pour perforation au cours de la fièvre typhoïde (Legueu, Routier). Les perforations du déclin de la maladie sont de beaucoup moins graves que celles du début. M. Lejars, rapporteur, dit que ce n'est pas là de la chirurgie brillante, mais de la chirurgie utile. On ne doit pas refuser à un malade qui est à peu près perdu, le bénéfice d'une opération qui peut lui apporter un salut inespéré. En effet, la *suture de la perforation* a donné de brillants succès, à la condition que le diagnostic soit précoce et l'opération aussi hâtive que possible. La seule difficulté réelle consiste à assurer le diagnostic lui-même. En effet, MM. Rochard et Delorme ont fait la laparotomie après avoir constaté des symptômes simulant la perforation et n'ont trouvé que de la congestion des organes. Mais leurs interventions prouvent indubitablement que l'opération n'aggrave pas l'état des typhiques; elle a été très bien supportée et n'a pas entravé la guérison.

A. Benoit.

Gastro-jejunostomie pour néoplasme du pylore, par M. Denucé (de Bordeaux) (*Journal de Médecine de Bordeaux*, 16 décembre 1900). — Cette intervention se distingue par le procédé employé par l'operateur pour essayer de créer à l'orifice de communication de l'estomac avec le jejunum une sorte de valvule. Voici la description qu'il en donne : « Après avoir disposé l'anse choisie comme elle doit l'être, c'est-à-dire l'extrémité afférente à droite (par rapport au malade), je la fais maintenir contre la face antérieure de l'estomac et je pratique un premier rang de sutures sero-séreuses en surjet à points renforcés, formant une ligne concave régulière, longue de six à sept centimètres : aux deux extrémités, le fil est arrêté avec deux pinces. Un centimètre plus haut et plus en dedans, je commence un deuxième rang de sutures séro-séreuses, également en surjets à points renforcés. Ce rang, dans sa première portion, n'est pas exactement concentrique au précédent. Sur le jéjunum, les deux rangs sont plus rapprochés que sur l'estomac. La surface prise sur le jejunum sera ainsi plus grande que celle prise sur l'estomac. Cette disposition est destinée à amener sur le jejunum, au-dessus de l'ouverture future, une plicature de la paroi qui fera l'office du valvule. Elle n'est, bien entendu, observée que dans la partie en amont de l'ouverture future. Au-delà, les deux rangs sont rigoureusement concentriques. Le deuxième rang de surjet séro-séreux est arrêté à un centimètre en dedans de l'extrémité du premier fil. »

Le reste de l'opération, ouverture des surfaces adossées, surjet circulaire comprenant toute l'épaisseur des parois stomacale et intestinale, et enfin achèvement du surjet séro-séreux en observant toujours la *plicature de la paroi* en amont, sont effectués suivant la technique habituelle. Toilette du péritoine, réduction des anses herniées, suture de la paroi, pansement aseptique.

A. BENOIT.

Traitement des fistules intestinales (*Société de Chirurgie*, 12 décembre 1900). — A l'occasion d'un travail de M. PAUCHET (d'Amiens) sur des fistules intestinales ordinaires, mais compliquées d'adhérences qui rendaient l'intestin peu mobilisable, la Société s'est occupée de la technique à suivre. De l'avis général, à l'inverse des procédés employés par M. Pauchet (anastomose de la fistule avec une anse voisine), il faut dégager largement la fistule de ses adhérences, avant de chercher à suturer. Si l'on n'y parvient pas, il faut, suivant un procédé bien connu aujourd'hui, l'obturer en lui accolant l'anse voisine, *sans ouvrir cette dernière*.

A. BENOIT.

Nouveau procédé d'hémostase du foie (*Société de Chirurgie*, 12 décembre 1900). — A propos du cas de xiphopagie, communiqué par M. Chapot-Prevost (de Rio-de-Janeiro), M. WALTHER fait connaître le moyen employé par cet opérateur pour éviter l'hémorragie par la surface des deux foies qui communiquaient largement. Il employa trois anses de fil qui traversaient : 1° la paroi abdominale ; 2° le foie dans toute son épaisseur ; 3° la deuxième lèvre de la plaie abdominale. Cette transfixion du foie fut complétée en nouant les fils à l'extérieur sur des tampons de gaze.

A. BENOIT.

Traitement de quelques complications des varices, par Ch. REMY (*Traité des varices des membres inférieurs*). — Cet auteur s'occupe spécialement des trois principales complications :

La *rupture* à ciel ouvert : *compression* légère et *résection secondaire* des paquets variqueux d'où provenait l'hémorragie. Si rupture intramusculaire, repos seul efficace.

La *phlébite*. Repos pour phlébites localisées adhésives. Lorsque le traitement chirurgical est inévitable, il faut extirper la veine et le caillot qu'elle contient, en plaçant les ligatures sur les vaisseaux sains. Ce traitement est la seule façon d'éviter les embolies. S'il y a *phlébite suppurée*, ligatures sur le vaisseau malade, afin que la suppuration ne s'étende pas. Puis, suivant les nécessités, extirpation ou seulement ouverture du vaisseau. Lorsque des *phlegmons* viennent compliquer la phlébite, après incision de la peau, il faut aller à la recherche des veines suppurées et les réséquer en totalité. L'anesthésie chloroformique est ici nécessaire. En cas de signes d'infection purulente, le foyer d'infection sera vidé aussi complètement que possible. Dans les cas graves de phlébite non suppurée, mais très étendue, M. Remy conseille la gouttière de Bonnet.

L'ulcère. Il faut extirper les veines manifestement adhérentes à un ulcère, si l'on veut arriver à guérir ce dernier. L'opération est souvent laborieuse. Elle est contre-indiquée dans les cas où les malades sont atteints d'affection générale grave (cachexie, lésions amyloïdes, affections renales) et alors seul le traitement palliatif convient.

A. BENOIT.

Du massage dans la phlébite, par HIRTZ (*Société médicale des Hôpitaux*, 23 novembre 1900). — Tandis que M. Vaquez commence à mobiliser le membre, atteint de phlébite vingt jours, après le début de la maladie, si les veines accessibles ont cessé d'être sensibles, si l'œdème est franchement en décroissance et la température redevenue normale, M. Hirtz attend au moins un mois ou cinq semaines pour laisser au travail d'organisation du caillot le temps de s'effectuer Il est encore plus réservé lorsqu'il s'agit d'une phlébite goutteuse, de certaines phlébites rhumatismales et même de quelques phlébites variqueuses.

G. LYON.

Traitement de l'hydrocèle vaginale par le chlorure de zinc (*Loire médic.* et *Bulletin médical* 1900, n° 34). — M. BLANC (de Saint-Etienne) reprend la méthode de Dimmreicher (de Vienne) et, vu les nombreux succès qu'elle lui a donnés, n'hésite pas à la préconiser, à l'encontre des injections iodées surtout en faveur en France. Les avantages sont : manuel opératoire plus simple, douleur nulle, absence de complications (hématocèle, plegmon, etc...), résultats immédiats plus rapides (10 jours), succès définitif aussi constants. Une seringue de Pravaz suffit pour les hydrocèles de moyen et de petit volume. On commence par retirer quelques grammes de liquide, pour diminuer la tension de la poche. Puis on injecte un quart à une seringue, suivant le volume de l'hydrocèle, de la solution de chlorure de zinc au dixième, lentement, en faisant varier l'aiguille, afin de mélanger la solution au liquide de la vaginale. On malaxe doucement.

Repos trente-six heures. Rarement on a observé quelques cas de péritonisme, qui se sont rapidement amendés.

A. Benoit

Incision vaginale et abdominale en cas de péritonite tuberculeuse (*Deutsche med. Wochenschrift*, 10 janvier 1901). — Les observations recueillies en 5 ans, à la clinique chirurgicale de Giessen, par Baumgart ont trait aussi bien à la forme sèche qu'à l'ascite tuberculeuse : ces deux variétés ont été soumises à l'intervention opératoire, et celle-ci n'a pas seulement consisté dans la laparotomie, mais encore dans l'ouverture vaginale (le plus souvent la colpocœliotomie postérieure).

L'auteur s'étonne de n'avoir trouvé dans la littérature aucune mention de l'emploi de la voie vaginale pour arriver dans le péritoine tuberculeux. Cette voie évite, en effet, beaucoup de chances d'infection, de shock, et le port d'un bandage. Il est enfin connu que le semis tuberculeux affectionne tout particulièrement le cul-de-sac de Douglas et il semble tentant d'aller atteindre le mal au point où il est le plus développé.

L'incision vaginale postérieure a été pratiquée à la clinique sur 9 malades, dont 4 multipares : chez l'une, on dut recourir à la laparotomie, l'incision vaginale ayant permis de reconnaître que le Douglas avait été transformé en une poche séparée par de nombreuses adhérences de l'affection péritonéale principale. Dans un autre cas, on tomba derechef sur un Douglas isolé par des adhérences, mais on ne fit pas la laparotomie. Dans tous les autres cas, concernant des multipares, il fut facile d'arriver à l'ascite : dans un cas, on enleva en outre les deux trompes farcies de granulations tuberculeuses.

Les malades ont mis de 9 à 35 jours à guérir : dans les cas simples, la convalescence n'a pas dépassé 22 jours.

Dans les cas où l'on eut recours à la laparotomie, l'incision a toujours été faite aussi petite que possible pour éviter autant que possible les chances d'infection et la hernie abdominale. La ponction ne semble pas donner les mêmes résultats curatifs que l'incision, ce que démontre le cas d'une malade ponctionnée deux fois dans un autre service, et qui ne guérit qu'à la suite de l'incision.

La durée de la convalescence a varié de dix-sept à trente-cinq jours en moyenne : dans trois cas on procéda à des ablations simultanées d'annexes malades.

Le chloroforme a été employé dans tous les cas, sauf dans deux où l'on fit l'anesthésie locale par la cocaïne. Les résultats obtenus dans ces deux cas furent très remarquables et on se propose à la clinique, de recourir à l'avenir plus fréquemment à ce procédé.

Dans 27 0/0 des cas, les malades se plaignaient à l'entrée de troubles urinaires : ce symptôme ne se trouve pas consigné dans la littérature courante.

L'exploration digitale par le rectum, qui ne semble pas avoir attiré beaucoup l'attention des auteurs qui ont étudié la tuberculose péritonéale, fournit des renseignements précieux. On peut, grâce à elle, diagnostiquer la présence dans le Douglas de granulations presque imperceptibles ; ce sont là des constatations utiles dans les cas douteux. Dans 36,1 0/0 des cas l'exploration rectale a donné des résultats positifs. Après l'opération, on s'assurera par la même voie de la disparition des granulations du Douglas.

En ne comptant dans la statistique que les cas opérés avant le 1er janvier 1898, on constate à la fin de 1900, sur 24 cas, 13 guérisons absolues, soit 54,17 0/0. Dans 2 cas, les malades n'ont pas retrouvé la santé parfaite, mais pour des causes indépendantes de l'affection péritonéale. Les 9 autres malades sont mortes, dont 6 à la suite de récidive, 3 à la suite de complications diverses.

Les 11 malades opérées depuis le 1er janvier 1898 donnent 5 guérisons, 4 améliorations et 2 décès.

Dans la première série, on compte 17 laparatomies et 7 incisions vaginales : les premières ont donné 64,7 0/0 guérisons définitives, 5,8 0/0 améliorations, 29,4 0/0 décès ; les secondes 57,1 0/0 guérisons, 14,3 0/0 améliorations, 28,5 0/0 décès.

E. Vogt.

Traitement de la péritonite et des affections analogues par les compresses à l'alcool (*Therap. Monatshefte*, janvier 1901). — La conférence de Buchner concernant ce procédé thérapeutique, date du 22 septembre 1898 : l'auteur y exprima l'opinion que les dérivatifs cutanés doivent leur efficacité à l'action bactéricide énergique exercée en profondeur par l'afflux sanguin que la dérivation a provoqué. La pression sanguine est augmentée d'une façon tout à fait remarquable dans les tissus sous-jacents aux territoires cutanés sur lesquels on applique des compresses à l'acool absolu. On aurait tort d'attribuer à cet alcool une action antiseptique, car cette substance ne saurait pénétrer en profondeur. Les ventouses, les fomentations chaudes exercent une action analogue mais moins marquée.

Mayer utilise depuis quelques temps déjà la méthode de Buchner dans une série d'affections résistant au traitement médicamenteux et jusqu'ici guéries par la seule intervention chirurgicale (péritonite tuberculeuse, appendicite, etc.) Il donne dans son travail l'observation détaillée d'une enfant de 9 ans, atteinte de tuberculose des ganglions mésentériques. L'abdomen tout entier fut recouvert d'une mince couche d'ouate imbibée d'alcool à 96°, l'ouate recouverte à son tour de taffetas gommé : le pansement fut fréquemment changé. Les premières applications furent douloureuses, mais ces troubles cédèrent bientôt et la sensibilité abdominale, auparavant très exaltée, devint normale. La patiente réclamait elle-même le renouvellement du pansement, car au moment de l'évaporation complète de l'alcool les douleurs réapparaissaient. Au bout de trois semaines de traitement, ouverture spontanée, dans la région ombilicale, d'un abcès contenant un pus épais, teinté de sang.

Les pansements à l'alcool sont alors remplacés par des applications de liqueur de Burow. Le pus continua à s'écouler pendant 15 jours ; à partir de ce moment, la cicatrisation commença. Au bout de 6 semaines, tous les accidents avaient disparu.

Mayer admet que l'hypérémie due à l'action de l'alcool a été la cause d'une leucocytose abondante, dont l'action protéolytique a provoqué en fin de compte la destruction du tégument cutané, d'où ouverture spontanée de l'abcès. En présence de l'innocuité et de la facilité d'application du procédé de Buchner, il ne faut pas hésiter à l'essayer dans nombre de cas où une intervention chirurgicale eût semblé jusqu'ici indispensable.

E. Vogt.

L'emplâtre de De Bruns, comme matériel de pansement des plaies, par A. Dodeblein (Dubingen), (*Centralb. für Gynak.*, 7 juillet 1900, n° 27). — L'auteur considère qu'au point de vue d'assurer la guérison parfaite des opérations, l'emplâtre de De Bruns constitue un réel progrès, de ce qu'il forme un pansement hygroscopique, rapidement dessicant, immobilisable, hermétiquement occlusif.

Grâce à sa propriété hygroscopique, il ne laisse pas la moindre goutelette de sérosité, pouvant sortir par la plaie ou les trajets des fils et pouvant constituer un terrain de culture.

Etant immobile et parfaitement occlusif, il empêche l'accès des germes de l'air ou des impuretés des mains des malades. Avec les pansements ordinaires, on constate assez souvent une infection tardive de la plaie ou de sutures, là où le pansement est un peu lâche, par exemple, dans la région suspubienne.

Ce dernier avantage se trouvait déjà avec l'emploi du collodion ; mais, sous le collodion, on voyait souvent de la sérosité. L'emplâtre est surtout très adopté, dans les régions, comme le périnée, où le pansement, avec des poudres est inapplicable.

Le pouvoir bactéricide de l'airol ne vient qu'en seconde ligne ; l'emplâtre n'a pas le pouvoir de détruire les germes de la profondeur de la peau ; c'est à l'organisme lui-même à les vaincre et l'emplâtre y apporte le concours de ses qualités physiques.

A la clinique de Bonn, sur 95 laparotomies, il n'y eut qu'une fois un défaut de réunion première. L'auteur a fait en 2 ans et demi, à Tubingen, 425 laparotomies, 25 cas doivent être éliminés, pour décès, tamponnement de Mikulirz, marsupialisation de poche de grossesse extra-utérine, etc. Sur les 400 autres cas, il y eut 8 fois disjonction partielle de la plaie sans suppuration, 10 fois suppuration sur le trajet des fils, soit 2,5 0/0, et 26 fois, soit 6,5 0/0, un abcès de la paroi.

Si l'on songe que souvent la suppuration pouvait être attribuée à la maladie qui avait nécessité l'intervention, pyosalpinx, kistes suppurés, tuberculose péritonéale, etc., il y a lieu d'être satisfait de 90 0/0 de guérisons parfaites.

R. Blondel

Appareil pulmonaire
Cœur et Vaisseaux

Dr G. Lyon

Ex-chef de clinique de la Faculté de Médecine

Traitement des affections bronchiques par la position déclive (*Berlin. Klin. Wochenschrift*, n° 41, 1900). — Jacobson a expérimenté le procédé autrefois indiqué par Quincke, consistant à favoriser l'écoulement du pus sécrété par les bronches par l'action de la pesanteur. Dans ce but, on fait étendre le malade sur un plan incliné, les jambes étant placées plus haut que la tête. Matin et soir, les malades gardent cette position pendant une heure. L'expectoration commence au plus tard au bout d'un quart d'heure. Il est bon de commencer par étendre le malade sur un plan horizontal et de ne surélever les membres inférieurs que peu à peu : la surélévation n'a jamais dépassé 35 centim. Si l'expectoration n'apparaît pas au bout d'un quart d'heure, il est inutile de continuer le traitement.

L'auteur admet que ce procédé déplace les sécrétions des points de la muqueuse où elles ne provoquent pas d'excitation, vers des points où elles la provoquent ; il en résulte des accès de toux profitables au malade, et on évite ainsi la stagnation et la décomposition des sécrétions.

Les affections justiciables de la méthode sont la bromchorrhée chronique avec ectasies bronchiques cylindriques multiples, les ectasies bronchiques sacciformes, les abcès chroniques du poumon. Les formes aiguës ne devront pas être traitées par ce procédé.

E. Vogt.

Formiate de soude dans la pneumonie croupale (*Journal russe de médecine militaire*, n° 2, 1900). — Dans 13 cas de pneumonie croupale chez des soldats, Polenoff a employé le formiate de soude prescrit d'après la formule suivante :

Formiate de soude...........	2 gr.
Infusion d'adonis vernalis....	180 —

Une cuillerée à soupe toutes les deux heures (la nuit y comprise). Aucun autre traitement ni interne ni externe n'a été employé.

Le formiate de soude tout en n'exerçant pas d'influence abortive sur l'inflammation pulmonaire agit incontestablement sur la température ; en effet, d'un côté on observe sa chute rapide à la normale, d'un autre côté la courbe de la température peu de temps après l'administration du formiate de soude commence à baisser.

Le formiate de soude agit incontestablement sur la durée de la maladie — en l'abrégeant — et sur l'évolution elle-même en la rendant moins pénible. En augmentant la dose, en la portant jusqu'à 4 grammes par jour, l'effet thérapeutique a été bien plus prononcé.

Plus tôt on commence le traitement, plus nette est l'action du médicaments.

Le formiate de soude employé pendant huit jours de suite à la dose quotidienne de 4 gr. n'a déterminé aucune action défavorable dans la pneumonie croupale. C'est l'état général qui a été surtout et avant tout nettement amélioré. Les symptômes objectifs de la maladie : les râles, etc., ne disparaissent que plus tard.

Roubleff.

L'électricité dans les troubles de la respiration et en particulier dans la paralysie du diaphragme, par A. D. Rockwell. (*Archives d'électricité médicale expérimentale et clinique*). 15 décembre 1900. — Comme l'a montré Duchenne de Boulogne, malgré son importance fonctionnelle, le diaphragme peut être paralysé sans qu'il en résulte de troubles respiratoires graves. Ce n'est que pendant l'effort que la respiration est pénible et gênée, lorsque la lésion est située au dessous de la jonction du phrénique avec les nerfs cervicaux. Chez un malade atteint de paralysie de ce genre, l'auteur employa d'abord la faradisation du phrénique, mais il obtint par la galvano-faradisation des résultats très supérieurs à ceux que lui donna séparément chacun des deux courants. L'auteur remarque de plus que si l'électrisation du phrenique a une grande valeur ponr le traitement des troubles respiratoires, l'action électrique portée sur le pneumogastrique dans les troubles cardiaques est non seulement inefficace, mais dangereuse.

P. Sainton.

Embolies pulmonaires et phlébite, par Vaquez (*Société médicale des Hôpitaux*, 16 novembre 1900). — M. Vaquez s'élève contre l'abus de l'immobilisation appliquée aux phlébites ; de cette immobilisation prolongée résultent des raideurs articulaires et des atrophies musculaires avec contractures secondaires.

Pour éviter ces accidents, M. Vaquez n'immobilise le membre atteint de phlébite que pendant vingt jours, dans une gouttière de Bonnet, en cas de besoin. A partir du vingtième jour, si les veines accessibles ont cessé d'être sensibles, s'il n'y a pas eu de poussées fébriles nouvelles et si l'œdème est franchement en décroissance, il faut pratiquer une série de manœuvres externes, ayant pour but de favoriser la circulation dans les réseaux veineux de suppléance et consistant seulement en effleurages superficiels de la peau et en mobilisation partielle des articulations des orteils et du pied.

Plus tard, c'est-à-dire du vingt-septième au trente-cinquième jour, il fait masser les muscles et mobiliser plus activement les articulations, en évitant les gros troncs veineux.

A partir du trente-cinquième jour, la mobilisation devient de plus en plus prononcée et M. Vaquez permet au sujet de se lever et lui conseille d'appliquer une bande de crêpe autour de son membre.

G. Lyon.

Discussion sur le traitement des hémorragies internes (*Réunion annuelle de la British medical association* in *British medical Journal*, 13 octobre 1900). — Walter George Smith estime que l'hémorragie interne ou externe est toujours provoquée par les mêmes causes. Les méthodes employées pour arrêter une hémorragie, soit externe, soit interne, doivent donc être identiques.

L'auteur met en garde contre les traitements que l'on emploie habituellement dans les hémorragies. Selon lui, les astringents, tels que l'acide gallique et le tannin ne méritent aucunement la réputation qui leur a été faite. L'ergotine, qui est en faveur chez beaucoup de praticiens, n'est pas non plus aussi inoffensive qu'on l'a supposé jusqu'ici. En dehors des douleurs et des troubles locaux qui suivent les injections hypodermiques d'ergotine, ce médicament pris par la bouche donne souvent des nausées, des vomissements. De plus, si l'ergotine provoque un rétrécissement marqué des vaisseaux périphériques comme on le suppose, il doit en résulter un accroissement de la pression sanguine et, par conséquent, une influence néfaste sur une hémoptisie, par exemple.

Quel serait donc le traitement rationnel dans un cas grave d'hémoptysie? Il faut, avant tout, rassurer le patient et son entourage en le persuadant qu'une hémorragie est rarement en soi un danger immédiat. On cherchera, en outre, à éviter l'irritation du pneumo-gastrique. Il ne faut donc pas donner des boissons froides ni des morceaux de glace à des malades atteints de phtisie compliquée d'hémoptysie. Les boissons froides irritent les filets du pneumo-gastrique et provoquent, par conséqnent, la toux, ce qui, augmente l'hémorragie. En amenant la contraction des vaisseaux sanguins de l'estomac, les boissons froides provoquent un afflux sanguin vers le poumon. Il faut donc au contraire ordonner des boissons chaudes et mucilagineuses. Un sac de glace placé sur la poitrine peut parfois être utile. Le malade doit être absolument tranquille de corps et d'esprit. La meilleure médication est d'administrer la morphine par voie hypodermique. On favorisera le fonctionnement des intestins au moyen de calomel ou de sulfate de magnésie. La diète sera simple et nutritive, la quantité des liquides réduite et les alcools supprimés.

Pour Robert Murray Leslie, les efforts thérapeutiques doivent tendre, dans le traitement de l'hémorragie, à l'abaissement de la pression sanguine. La syncope succédant à l'hémorragie est excellente parce qu'elle diminue cette pression. Il n'y a qu'à ordonner, en pareil cas, un repos absolu. Dans l'hémorragie gastrique on ne doit rien administrer par voie buccale, tandis que la toux hémoptysique sera arrêtée par tous les moyens possibles. La morphine, surtout en injections sous-cutanées, est le meilleur médicament dans les cas d'hémorragies internes. Les astringents sont tout à fait contre-indiqués dans le traitement de l'hémoptysie. L'un des points les plus importants dans les cas d'hémoptysie est celui qui se rapporte au décubitus du patient. Dans tous les cas d'hémoptysie, le patient devrait être couché de suite sur le côté où se trouve le poumon malade, car l'hémorragie vient de ce poumon-là. Les efforts inspiratoires refoulent le sang, dans ces conditions, dans le poumon atteint, qui, fonctionnant mal, sera peu gêné par cette accumulation, tandis qu'au contraire, si le malade est couché soit sur le dos, soit sur le côté sain, le sang se portera dans le poumon sain, provoquera de la gêne respiratoire et amènera l'asphyxie. Ces accidents seraient excessivement rares, si on insistait davantage sur l'importance de cette question. Dans les cas où l'on aurait à craindre la mort par asphyxie, on pourrait peut-être intervenir heureusement au moyen de la respiration artificielle.

L'auteur a employé avec avantage les capsules surrénales dans le traitement de l'hématurie.

E. Vogt.

Application de la mécanothérapie à l'hygiène thérapeutique des cardio-scléreux avec angine de poitrine, par Tessier. *Thèse de Paris*, juillet 1900. — Les préceptes d'hygiène auxquels on soumet ordinairement les cardio-scléreux atteints d'angine de poitrine sont insuffisants : en leur recommandant uniquement d'éviter tout effort et en les abandonnant ainsi à eux-mêmes, on risque de voir apparaître chez eux des accidents imputables aux scléroses et à l'adipose viscérales, qui se montrent chez tous les individus longtemps immobilisés.

Les données de la physiologie d'une part, l'observation clinique d'autre part, démontrent qu'ils peuvent, avec grand avantage, être soumis à certaines pratiques de mécanothérapie qui, appliquées au traitement des affections valvulaires ou des myocardites chroniques simples, ont déjà donné d'excellents résultats.

Ces pratiques soigneusement surveillées et méthodiquement réglées, consistent d'abord en massage et pétrissage des muscles et en mouvements passifs ; puis on aura recours à la gymnastique de résistance. De cette façon le malade pourra progressivement reprendre, dans une certaine mesure, sa vie habituelle.

Il n'existe que deux contre-indications à l'emploi de ce mode de traitement : c'est une tension artérielle très exagérée, dépassant 22 à 23 cent. du sphygmomanomètre et c'est l'imminence de l'insuffisance rénale. Encore sera-t-il presque toujours possible d'écarter ces impedimenta en soumettant au préalable, pendant quelque temps, le malade à un régime approprié (purgatifs drastiques, régime lacté, traitement ioduré).

G. Lyon.

Ophtalmologie

Dr B. Kopff

Médecin occuliste de l'hôpital St-Joseph

Le collyre à l'atropine par Chevallereau (*Bulletin médical*, n° 97, p. 1318-1900). — Le collyre à l'atropine est le collyre mydriatique par excellence; la dose habituelle de l'atropine est de 1 pour 200, soit 5 centigrammes de sulfate neutre d'atropine pour 10 grammes d'eau distillée. On instille 2 à 3 gouttes de ce collyre: en raison des effets mydriatiques qui peuvent persister pendant plusieurs jours et gêner considérablement l'accomodation, il est bon de n'employer le collyre à l'atropine que dans les cas où son emploi est nettement indiqué. C'est en vain que l'on essaierait de détruire le fâcheux effet du collyre à l'atropine par l'emploi de la pilocarpine ou de l'ésérine; en effet l'action de l'atropine est persistante, tandis que l'effet de la pilocarpine ou de l'ésérine est au contraire très passager.

Les indications du collyre à l'atropine sont multiples ; on sait quels sont les précieux résultats qu'il donne dans l'iritis, en diminuant la congestion de l'iris et prévenant la formation des synéchies.

Dans les traumatismes de l'œil avec perforation de la cornée il faut dilater la pupille pour empêcher que l'iris ne puisse s'engager dans la plaie.

L'atropine est utile dans presque toutes les affections de la cornée: elle supprime la photophobie, ainsi que le bépharospasme qui en est la conséquence; dans ces cas elle agit comme stupéfiant de la sensibilité et par suite des actions réflexes; en somme le collyre à l'atropine est par excellence le médicament de la cornée.

Il est utile encore dans les ophtalmies phlycténulaires.

Chez les enfants le collyre au millième suffit, soit un centigramme pour 10 grammes.

Chez les personnes âgées le collyre à l'atropine ne doit être employé qu'avec précaution ; parfois on voit survenir chez elles des accidents consistant en sécheresse de la gorge, vertiges, hallucinations, délire, paralysie des sphincters, efforts de vomissements.

Les accidents locaux consistent en une forme spéciale de conjonctivite constituée par la saillie des papilles de la conjonctive et qui disparait rapidement quand on abandonne le collyre.

Plus fréquent est l'eczéma au niveau des points de la peau touchés par le collyre.

Enfin, chez les sujets âgés, athéromateux, l'atropine, en dilatant fortement la pupille, en refoulant l'iris à la périphérie, peut obstruer le canal de Fontana situé dans l'épaisseur de la grande circonférence de cette membrane et produit ainsi du glaucome.

G. Lyon.

Traitement de la conjonctivite catarrhale chronique (*Die œrztl. Praxis*, 1er octobre 1900). — Guttmann, en dehors des règles générales (suppression de la cause, diminution de la congestion faciale, etc.), conseille des instillations, une ou deux fois par jour, de dix gouttes de la solution suivante : sulfate de zinc 0 gr. 5; sublimé corrosif 0 gr. 005 : eau distillée, 50 grammes. Dans les cas rebelles, on touchera avec de l'alun en nature, une fois par jour les deux paupières. Certains malades ne supportant pas cette cautérisation, on la fera précéder de l'instillation de quelques gouttes de cocaïne à 2 0/0. Si le cas est très ancien, on badigeonnera une fois par jour, avec lavage consécutif, les conjonctives supérieure et inférieure avec une solution de sulfate de zinc à 2 0/0.

En cas d'hypérémie marquée, on prescrira des douches oculaires avec de l'eau à 20°, avec addition d'un peu d'eau de Cologne. On dirige le jet deux à trois fois par jour pendant quelques minutes sur les paupières fermées.

E. Vogt.

Le protargol dans le traitement des affections oculaires (*Vestink ophtalmol.* n° 5 et 6, 1900). — Wischerezvitch a employé le protargol avec succès dans le trachome aigu, sous forme de badigeonnages conjonctivaux avec une solution dont la concentration varie de 5 à 100 0/0; ces badigeonnages sont pratiqués une ou deux fois par jour. Il a constaté que le protargol reste sans action dans le trachome chronique.

Le protargol sous forme de pommade au dixième s'est montré assez efficace dans la blepharite ulcéreuse. D'un autre côté dans les suppurations du corps vitré des injections du protargol à 5 0/0 ont déterminé une diminution rapide des sécrétions purulentes.

Dr Roubleff.

Le massage dans les affections oculaires. (*Thérapeutique moderne russe*, nº 8, 1900). — Pendant ces trois dernières années Sassaparel a traité plusieurs centaines de malades atteints de différentes affections aiguës et chroniques par le massage et une pommade au sublimé dont la composition est la suivante :

Solution de sublimé à 5 0/0.	0 gr. 06
Chlorhydrate de cocaïne....	0 gr. 06
Vaseline américaine jaune..	30 grammes

Ces nombreuses observations ont amené l'auteur à la conclusion que dans la majorité des affections oculaires d'origine inflammatoire le massage constitue l'agent thérapeutique le plus actif ; le sublimé ne jouerait que le rôle de l'adjuvant fort utile du reste, étant un antiseptique et un dissolvant ; la cocaïne exercerait tout simplement une action anesthésiante.

D. Roubleff.

Maladies vénériennes
Maladies de la peau

D' Morel-Lavallée

Médecin des hôpitaux

Traitement du lupus tuberculeux, par le permanganate de potassium, par L. Butte (*Annales de thérapeutique dermatologique et syphiligraphique*, nº 1, p. 3, 1901). — Toute la partie atteinte de lupus est soigneusement lavée, soit avec du savon à l'ichthyol, soit avec l'émulsion antiseptique suivante :

Eau distillée..........	200 grammes
Teinture de savon.....	50 —
Teinture de benjoin...	5 —
Sublimé.............	0 gr. 30

Puis on y applique quotidiennement pendant 12 ou 15 minutes, une compresse imbibée d'une solution tiède de permanganate de potassium à 2 0/0.

Au bout d'une dizaine de jours, on s'aperçoit que les tubercules sont recouverts d'une légère croûtelle noirâtre, ils sont affaissés, ne présentent plus au toucher la sensation d'élevure, ils sont comme atrophiés et le peu qu'il en reste a une consistance molle. En même temps on constate que les autres portions de la peau malade sont plus lisse et plus tendres et, dans le cas de lupus excédent, on voit se produire un commencement de cicatrisation.

Après ces dix jours, le traitement ne doit plus être appliqué que tous les deux jours et cela pendant deux ou trois mois.

A ce moment la peau est unie, on n'y sent plus généralement de tubercules apparents, mais elle conserve de la rougeur et un aspect cicatriciel ; le processus semble arrêté.

Si quelques nouveaux tubercules réapparaissent au bout d'un certain temps, il suffit de faire pendant quelques jours de nouvelles applications de permanganate pour les voir s'affaisser.

Dans 16 cas traités ainsi un seul a exigé un an de ce traitement ; pour les autres, le résultat a été acquis au bout de deux ou trois mois.

G. Lyon.

Pratique dermatologique (*Therap. Monatshefte*, janvier 1901). — Saalfeld attire l'attention sur plusieurs erreurs de technique fréquemment commises en dermatologie. Certains médicaments, par exemple, tels que les goudrons, le soufre, la chrysarobine, ne sont indiqués que dans les formes chroniques d'une dermatose ; les formes aiguës sont, en général, exaspérées par l'emploi de ces topiques. C'est surtout à propos du psoriasis que cette erreur de thérapeutique est le plus fréquemment commise : la chrysarobine ne doit jamais être utilisée à la période d'augment, quand les placards sont entourés d'une bordure hypérémique. A cette période, on se contentera de prescrire des bains sulfureux ou savonneux, des applications de pommade au précipité blanc, etc., de l'arsenic à l'intérieur ; ce dernier médicament n'agit plus dès que la période d'augment est passée.

Beaucoup de topiques, dans les dermatoses squameuses, ne donneront pas le résultat espéré si l'on néglige d'enlever les squames et croûtelles avant d'appliquer le topique : il ne faut jamais abandonner le traitement aux mains des malades sans leur avoir bien fait comprendre la grande importance de cette opération préliminaire.

Il faut d'un autre côté, dans les cas d'érythèmes dus à une intoxication par l'intestin, bien se garder de chercher à éliminer les toxines par la diaphorèse, car l'érythème sera le plus souvent exaspéré par cette élimination.

Il arrive parfois que des malades, avant de consulter le spécialiste, ont employé des préparations soufrées. Il faut donc, avant de prescrire une préparation à base d'hydrargyre ou de plomb, par exemple, qui semblerait indiquée dans le cas particulier, interroger srupuleusement le malade sur le traitement antérieurement suivi ; on évitera de cette façon la désagréable surprise de provoquer chez le patient un noircissement de la surface traitée.

On se souviendra d'un autre côté que les syphilitiques qui ont été soumis à une mercurialisation intense présentent une sensibilité marquée de la muqueuse buccale et qu'on a trop souvent la tendance d'appliquer à des éruptions non spécifiques un traitement antisyphilitique qui augmentera les accidents.

E. Vogt.

Traitement de la lèpre par le venin de crotale (*Deutsche med. Wochenschrift*, 10 janv. 1901). — Nous avons déjà parlé (*Voir cette Revue*, p. 851, 1900) de cette méthode, sur laquelle Goldschmidt attire à nouveau l'attention. Pour lui, l'action du venin est comparable à celle de la tuberculine, qui provoque chez les lépreux, à dose forte, une inflammation spécifique fébrile violente dans tous les léprômes et respecte les tissus sains. Cette action est limitée à certains territoires et se transporte d'un territoire a l'autre, en débutant par la peau pour se diriger vers les organes internes. Une seule dose de 1 milligrammes de tuberculine provoqua dans un cas un processus de ce genre qui dura quatre semaines, mais 2 mois plus tard la situation était redevenue la même qu'avant le traitement. Comme le lépreux présente une force de résistance très diminuée vis-à-vis des processus morbides fébriles, le traitement par la tuberculine est une arme fort dangereuse à manier. Mieux vaut chercher à guérir le lépreux dès le début de l'affection par une alimentation reconstituante, la suppression des alcooliques, la désinfection minutieuse de la muqueuse nasale, même si elle paraît saine, et le traitement local des manifestations cutanées par l'europhène ou un autre composé contenant de l'iode à l'état naissant.

Le traitement par le venin de crotale n'est sans doute pas destiné, pour l'auteur, à réussir mieux que le traitement par la tuberculine, pour les raisons ci-dessus énoncées.

E. Vogt.

Traitement de la teigne par le formol (*Journal de médecine militaire russe*, n° 3, 1900). — Dans un certain nombre de cas (le nombre exact n'est pas indiqué) de teigne, Demidoff a obtenu d'excellents résultats avec le formol, employé de la façon suivante :

Avec un pinceau, on a enlevé soigneusement le plus grand nombre possible de croûtes, après quoi on a badigeonné avec une solution de formol, dont la concentration variait de 5 à 10 0/0. Pour éviter l'évaporation et aussi pour rendre l'action du formol plus durable, on a appliqué sur la tête un pansement solide d'ouate et de gaze. On badigeonne avec la même solution les croûtes qu'on n'est pas arrivé à enlever.

Le badigeonnage détermine la rougeur de la peau avec une sensation de brûlure.

Chez un malade atteint de teigne depuis des années et devenu presque complètement chauve, les badigeonnages au formol ont amené une guérison complète : les croûtes ont disparu, ainsi que la rougeur, et la peau a repris son aspect normal. On n'avait pas constaté de récidive trois mois plus tard.

Roubleff.

Du massage. Traitement rationnel des ulcères de jambe, par L. Regnier (*Thèse de Paris*, 1900). — L'auteur présente quelques observations sur le traitement des ulcères de jambe par le massage.

Les malades, à peu de chose près, ont subi le même traitement : antisepsie et massage. Les antiseptiques employés diffèrent; le massage méthodique se retrouve dans toutes les observations. L'impuissance de l'antisepsie toute seule se révèle par des récidives ou fréquentes, ou précoces. Dès qu'on pratique résolument le massage l'excellence de la methode s'affirme.

A la suite de nombreuses observations personnelles, l'auteur insiste sur le cas d'un malade, journalier de son métier, qui, pendant tout le traitement continuait à marcher et à vaquer à ses occupations, et pour lequel on ne s'était servi d'aucun autre antiseptique que l'eau bouillie et la gaze stérilisée simple; quoique cet homme fût exposé par son métier à maintes causes de contamination, sa guérison fut rapide et se maintint.

L'auteur a adopté la pratique suivante :

En présence d'un ulcère torpide, infecté, recouvert d'une couche purulente et sans bourgeons charnus, il institue pendant un temps variable selon les cas, des pansements humides au permanganate de potasse au 1/1000. Le massage n'est pas commencé dès le premier jour, de peur d'introduire dans les lymphatiques engorgés les microbes qui pullulent au niveau de la solution de continuité des tissus. Dès que la plaie a changé d'aspect et que la désinfection est obtenue, le permanganate est remplacé par des pansements humides à la boricine ou tout autre mélange peu irritant.

En même temps, on pratique avec la pulpe du pouce un effleurage léger dans la direction centripète, qu'on étend insensiblement du pourtour de l'ulcère à toute la région, puis à tout le cou-de-pied jusqu'au genou, en s'aidant cette fois de la paume des mains et de la pulpe des autres doigts qui embrassent le mollet ; on accentue les pressions sur les bords indurés de la plaie et dans le voisinage immédiat, chaque séance durant cinq à dix minutes. On renouvelle ce traitement tous les jours d'abord, tous les deux jours ensuite, prolongeant ce massage même après la cicatrisation obtenue.

Il est rare qu'au bout de peu de jours, on n'observe pas une amélioration notable. La douleur, quand elle existe, va en s'atténuant rapidement, la peau, sur le pourtour, redevient souple, la sensibilité y reparaît normale, et la guérison est complète, en général, après quelques semaines.

C'est en modifiant l'état précaire du membre, cause de tout le mal, que le massage restitue aux tissus leur tendance naturelle à la cicatrisation. Il fait, en somme, de l'ulcère constitué, une plaie simple qui doit guérir, et guérit, en effet, comme toute plaie banale.

Il ressort de ce qui précède que le massage est le traitement rationnel des ulcères de la jambe.

Il n'a pas de contre-indication à ce traitement puisqu'il s'attaque à la cause elle-même.

Il supprime rapidement la douleur et les troubles de la sensibilité.

Il amène une modification heureuse de la peau et facilite ainsi le travail de réparation.

Il permet au malade de vaquer à ses occupations, dans nombre de cas, sans retard pour la cicatrisation.

La guérison est durable.

E. Vogt.

Traitement des bubons virulents suppurés (*Medicinskoie Obozrenie*, n° 9, 1900). — Grivjoff distingue très nettement les uns des autres, les bubons virulents, chancreux et les bubons sympathiques. Et cette distinction paraît d'autant plus importante au point de vue thérapeutique que les bubons chancreux sont bien plus rebelles au traitement que les bubons sympathiques.

Toutes les méthodes généralement employées dans le traitement des bubons chancreux, ayant donné des résultats fort peu brillants à l'auteur, celui-ci a eu recours à la méthode préconisée par Somaggi.

Cette méthode consiste en ceci : après avoir par aspiration enlevé tout le pus du bubon, on y introduit une solution d'iodoforme glycérinée à 10 0/0, après quoi on applique un pansement compressif qu'on change tous les deux ou quatre jours.

L'auteur a appliqué ce procédé dans 32 cas, vierges de tout traitement antérieur, et les résultats ont été fort satisfaisants. La durée moyenne du traitement a été environ de 9 jours. C'est dans les suppurations profondes avec infiltration considérable des régions voisines que le procédé de Somaggi a donné les meilleurs résultats. Les douleurs intenses et l'infiltration disparaissent rapidement.

On n'a constaté ni élévation de température, ni aucun autre symptôme inflammatoire. La cicatrice est pour ainsi dire nulle.

Pendant les premiers temps dans les cas où les bubons étaient larges et profonds, on a été obligé de changer le pansement parfois tous les jours. Pour arriver plus sûrement et plus rapidement à la guérison, il faut, en changeant le pansement exprimer minutieusement le pus jusqu'à l'apparition de sang pur. L'injection de l'émulsion iodoformée dont nous avons parlé plus haut ne doit pas être par trop abondante, il faut arriver à remplir la cavité des bubons et ne pas la dilater.

Les injections sont arrêtées dès que la sécrétion des bubons s'arrête et que sa cavité s'affaisse. Pour éviter une irritation inutile des bubons, l'auteur recommande de ne faire qu'une injection à chaque changement de pansement.

D. Roubleff.

Gynécologie et Obstétrique

Dr R. Blondel,

Chef du Laboratoire de la Maternité,

à l'hôpital de la Charité

Traitement opératoire de la grossesse tubaire, par Jung (*Centralb. fur Gynak.*, 2 juin 1900, n° 22). — Il s'agit de deux cas de grossesse tubaire :

1° Femme de 41 ans, arrêt des règles, douleurs de ventre avec crises violentes et légères syncopes. Depuis 15 jours, pertes abondantes et vomissements.

A l'examen sous chloroforme on trouve un utérus augmenté de volume ; dans la cavité de Douglas à droite et derrière l'utérus une masse molle.

Au niveau de la trompe droite, tumeur du volume du poing, irrégulière, de consistance molle.

Diagnostic probable : grossesse de la trompe droite, hématocèle.

Opération : Le curettage donne une muqueuse très gonflée. Colpotomie antérieure : à l'incision du cul-de-sac vésico-utérin, il vient du sang liquide et en caillots ; l'utérus est attiré devant la plaie vaginale ; on trouve une tumeur de la trompe droite. Assez facilement on parvient à amener cette tumeur en avant.

La trompe est rompue en son milieu : les deux bouts paraissent normaux ; au niveau de la rupture la trompe est accolée au fond utérin. A ce niveau se trouve une tumeur du volume d'une pomme, formée de villosités choriales et de couches périphériques de caillots et de fibrine, avec au centre des vestiges de cavité ovulaire. On enlève la tumeur avec le pavillon tubaire, puis on introduit une sonde dans la partie centrale de la trompe et on réunit au catgut la muqueuse et la séreuse de la trompe. La trompe reste perméable : son extrémité abdominale reste ouverte. La cavité abdominale est débarrassée des caillots et on ferme le vagin.

2° Femme de 35 ans, accouchée il y a 12 ans. Dans ces derniers mois, fréquentes douleurs de ventre et de reins, écoulement abondant. Pas d'arrêt des règles.

A l'examen, utérus fortement immobilisé en rétroflexion ; col derrière la symphyse. Annexes droites épaissies et adhérentes ; impossible de sentir ni la trompe, ni l'ovaire de ce côté. Colostrum dans les deux seins.

Diagnostic : rétroflexion utérine, pelvipéritonite chronique ou grossesse tubaire.

Opération : Au curettage on trouve une muqueuse très épaissie. Colpotomie, ouverture du cul-de-sac vésico-utérin : il s'écoule des caillots et un peu de sang frais. Avec peine on réussit à libérer l'utérus et à l'amener en avant ainsi que la trompe. Tout le bassin est recouvert de masses sanguines anciennes, en parties en voie d'organisation. Dans l'isthme de la trompe droite, une tumeur de la grosseur d'une noix, renfermant un liquide rouge brun foncé ; pavillon normal. On incise la trompe au niveau de la tumeur, on décortique l'œuf transformé en môle, puis, comme les deux parties de la trompe sont perméables, on suture. Après avoir assuré l'hémostase, on ferme le vagin.

Ainsi donc, dans les deux cas on a procédé par la voie vaginale et on a conservé la trompe malade. L'auteur apporte ces deux cas à l'appui du principe aujourd'hui admis par les principaux opérateurs que tout ce qui peut avec chance de succès être opéré par la voie vaginale, doit être opéré par cette voie : seulement devant l'impossibilité d'atteindre ainsi le but, on pourra procéder par l'abdomen. Il ne nie pas qu'il soit plus difficile d'opérer par le vagin ; mais la difficulté ne constitue pas un empêchement à adopter la voie la meilleure ; il faut la surmonter.

La contre-indication à la voie vaginale réside non pas dans le volume de la tumeur, qu'on peut morceler, mais dans l'étendue des adhérences.

En tout cas, si celles-ci ne permettent pas de compléter l'opération par la voie vaginale, on pourra toujours procéder par l'abdomen.

Entre les tumeurs annexielles d'origine inflammatoire et la grossesse tubaire des premiers mois, il n'y a aucune différence, surtout que le diagnostic est souvent impossible.

Depuis longtemps Martin a indiqué que dans les cas de grossesse tubaire, l'opération était différente suivant qu'il y a avortement ou rupture avec grand fracas. Dans ce dernier cas on fait la résection de la trompe, dans le premier cas la décortication de l'œuf et la suture de la trompe, ce qui laisse à la femme la possibilité d'une conception ultérieure.

A la clinique de Martin, dans les années 1897-1899, 9 cas de grossesse tubaire ont été opérés par la colpotomie antérieure, dont 3 avec ablation de la trompe, 3 avec incision, évacuation de l'œuf et suture et 3 avec résection, ce qui, avec les deux cas rapportés plus haut, fait 9 cas, tous guéris.

R. Blondel

De la Dysménorrhée et son traitement, par Haultain. (*Compte rendu de la séance de l'Edimburg Obst. S. 1 in Brit. med. Journal*, 26 juillet 1900).

On peut définir la dysménorrhée accompagnant la menstruation, causée par elle, et assez forte pour arrêter la malade dans ses occupations. Règle générale, la douleur est locale et pelvienne. La dysménorrhée est toujours pathologique et trouve sa cause dans l'état anormal des organes. Il s'agit d'inflammation ou d'obstruction, quelquefois des deux reunies. L'inflammation peut être localisée à l'utérus.

Dans l'obstruction, le sang qui s'échappe des capillaires est géné dans son écoulement : l'obstacle peut être un spasme momentané, une sténose congénitale, une flexion de l'organe, une tumeur. L'utérus distendu par le sang coagulé ou non, qui ne peut s'écouler, se contracte, d'où la douleur.

Quand la douleur est causée par un état inflammatoire, elle est due à la congestion qui se produit avant la menstruation dans des organes déjà enflammés. L'écoulement du sang amène dans ce cas un soulagement.

Au point de vue clinique, on peut considérer la douleur menstruelle et la douleur prémenstruelle.

Dans l'obstruction, la douleur existe pendant l'écoulement ou immédiatement avant.

Dans l'inflammation, la douleur la plus forte est pendant la période de congestion qui précède l'écoulement. Si l'inflammation est limitée aux annexes, la déplétion causée par l'apparition de l'écoulement sanguin amène un soulagement considérable. La dysménorrhée tubaire ou ovarienne est donc généralement nettement prémenstruelle.

Si l'inflammation siège dans l'utérus, la douleur, quoique prémenstruelle, peut se prolonger pendant toute la durée des règles, soit à cause des contractions douloureuses de l'utérus, soit à cause de l'obstacle apporté au libre cours du sang par la muqueuse épaissie. De même l'endométrite compliquée d'ovarite donne lieu à un type combiné de dysménorrhée prémenstruelle et menstruelle.

La dysménorrhée menstruelle, causée par l'obstruction, est de beaucoup la plus fréquente à l'origine : 10 0/0 : mais peu à peu l'élément inflammatoire s'ajoute à l'élément obstructeur et la dysménorrhée devient prémenstruelle.

Quant au traitement de la dysménorrhée, la dilatation soit lente, soit rapide, la discission du col, le redressement des flexions donnent presque toujours de bons résultats. On y joindra le curettage et les injections vaginales chaudes s'il y a de l'endométrite.

Quant au traitement médical, il est de bien peu de valeur si on lui demande autre chose qu'un soulagement momentané. La plupart des médicaments employés ont de mauvais effets sur la santé générale ou créent des habitudes difficiles à guérir d'alcoolisme ou de morphinomanie.

Dans les états congestifs et inflammatoires, les calmants comme les bromures, le gelsemium, le camphre, l'hydrastis, combinés aux applications chaudes, aux bains de siège et aux révulsifs, donnent de bons résultats.

La dysménorrhée étant fréquente chez les jeunes filles, l'auteur envisage la question de l'examen local et du traitement dans ce cas particulier. Il est d'avis que la question de sentiment doit disparaître devant les souffrances et la gêne apportées à l'existence par la dysménorrhée. Il a l'habitude d'examiner ces malades sous le chloroforme, et, séance tenante, d'appliquer le traitement reconnu nécessaire.

Dans tous les cas, il est bon de conseiller le repos un ou deux jours au moment des règles dans les débuts de la menstruation, et de favoriser le développement général des jeunes filles par l'exercice et la vie au grand air, contrairement aux habitudes actuelles qui les tiennent trop enfermées à cette époque de leur vie.

R. Blondel.

Emploi externe de l'acétanilide (antifébrine) dans la pratique obstétricale (*Wratch*, n° 14, 1900). — En se basant sur des expériences bactériologiques personnelles, Mme Prokopieff a dès 1894 commencé à employer l'acétanilide en applications en nature dans les blessures obstétricales. Dans près de 3000 cas l'acétanilide a déterminé une cicatrisation rapide sans suppuration.

Dans 150 cas, après suture du périnée, on a saupoudré la surface suturée avec l'acétanilide, — et dans tous les cas les plaies sont restées sèches et se sont cicatrisées par première intention, bien que dans un certain nombre de ces cas existassent des sécrétions purulentes de l'utérus.

D'un autre côté, Mme Prokopieff a constaté l'action anesthésiante de l'acétanilide qui a été particulièrement nette dans les blessures douloureuses de la région du clitoris, de l'urèthre et de la vulve.

Si l'on ajoute, dit l'auteur, à la supériorité de l'acétanilide sur l'iodoforme au point de vue de ses propriétés antiseptiques, ses autres propriétés, absence d'odeur et de toxicité, il est évident que l'acétanilide doit être préférée à l'iodoforme.

La gaze imbibée d'acétanilide peut rendre également des services précieux.

Roubleff.

Nouvelle démonstration de l'utilité de la Kinésithérapie pour prévenir les avortements, et pour favoriser la conception et la grossesse par M. Stapfer (*Revue de cinésie et d'électrothérapie*, 20 janvier 1901). — L'auteur appelle l'attention sur les bienfaits de la kinésithérapie au point de vue de l'arrêt des hémorragies par congestion utéro-annexielle.

La statistique de succès qu'il a enregistrés porte sur un si grand nombre de cas, que l'auteur n'hésite pas à affirmer qu'il n'existe pas en médecine pour les cas de ce genre de thérapeutique plus efficace que la kinésithérapie.

L'auteur rappelle que les deux puissantes armes dont la kinésithérapie dispose contre les congestions utéro-annexielles consistent dans des mouvements gymnastiques *méthodiques* et, s'ils échouent, dans le massage *également méthodique* joint à ces mouvements.

Bien que la *méthode*, — même quand la gymnastique seule est employée, — exige dans certains cas de la sagacité et une expérience consommée, il en est d'autres et fort nombreux où la même application peut être faite par le premier venu avec succès.

L'auteur cite un grand nombre de cas de grossesses qui ont été amenées à bien par le traitement kinésique. Parmi ceux-ci il relève le cas d'une femme qu'il a traitée pour une ancienne métrosalpingite. Cette femme était restée stérile, pendant 7 ans.

Le traitement terminé elle eut successivement deux avortements, car malgré les conseils de l'auteur qui l'avait engagée à se faire traiter par lui, si une grossesse survenait, cette femme n'était pas revenue, suivant en cela les avis de son accoucheur qui lui avait affirmé qu'elle mènerait sa grossesse à bien sans le secours de la gymnastique et du massage.

Depuis elle souffrait sans cesse, perdait du sang et la plus petite fatigue la mettait sur les dents.

La kinésithérapie fut rapidement maitresse des pertes et les douleurs s'apaisèrent; mais la deuxième époque menstruelle manqua et une nouvelle conception s'affirma. Les douleurs se réveillèrent périodiquement et plus d'une fois l'avortement fut imminent.

Elle est venue se faire traiter chaque jour jusqu'au cinquième mois révolu. Elle a été traitée par la gymnastique et le massage et finalement a mis au monde un enfant pesant 4 kilos.

L'auteur insiste sur la légèreté de mains, la douceur, la brièveté des opérations qui conduisent à de pareils résultats. Presque tous les médecins peuvent acquérir ces qualités par l'étude.

E. Vogt.

Pharmacologie

D' E. VOGT

Ex-assistant à la Faculté de Médecine de Genève

Emploi thérapeutique de l'ichthargan (*Therap. Monatshefte* janvier 1901). — Eberson a étudié une combinaison d'ichthyol et d'argent, le thyohydrocarburosulfonate d'argent (ichthargan), poudre gris clair, légère, d'odeur faiblement aromatique, de saveur légèrement styptique, se dissolvant en toutes proportions dans l'eau pour former une solution d'un beau jaune orangé. La poudre et la solution peuvent être conservées longtemps dans des récipients en verre coloré. Les solutions sont légèrement mousseuses. La poudre contient 30 0/0 d'argent et 15 0/0 de soufre combiné à l'acide ichthyolsulfonique.

Si l'on plonge des morceaux de foie dans une solution d'ichthargan, on reconnait au cours de l'examen histologique ultérieur que le métal a pénétré jusqu'au centre du morceau de foie, tandis que l'imbibition dans une solution de nitrate d'argent ne donne qu'une imprégnation argyrique superficielle. L'action bactéricide est très marquée: une solution à 1: 50000 tue en 4 minutes le diplocoque de Neisser. L'action irritante est nulle.

En solution de 0,02 à 0,2 0/0, l'ichthargan a été utilisé par Leistikoff dans 35 cas de blennorhagie et a donné d'excellents résultats. Eberson a étendu ses recherches à d'autres affections justiciables d'une médication argyrique; nous en donnons ici le résumé.

1° *Ulcère de jambe* à bords calleux, inutilement traité par des topiques variés: l'application d'ichthargan en poudre provoque rapidement la disparition des croûtelles qui recouvraient l'ulcère; de bonnes granulations envahissent la plaie qui est actuellement en voie de cicatrisation.

2° *Gastralgie.* Observation d'un malade se plaignant de vives douleurs après les repas, avec éructations violentes. L'administration interne d'ichthargan à la dose de 0,50 grammes pour 300 grammes (l'auteur ne donne pas d'autres détails) a fait disparaître tous les symptômes morbides.

3° *Trachome de l'œil gauche avec pannus récent.* Le traitement classique n'ayant donné aucun résultat, l'auteur recourut aux badigeonnages avec une solution d'ichthargan à 2 0/0. Dès le lendemain, modification complète de la lésion; les douleurs diminuent notablement, l'acuité visuelle augmente, et le pannus disparait en 8 jours, ne laissant qu'une opacité à peine perceptible de la cornée. Pas de douleurs, ni de larmoiement au moment de l'application: les badigeonnages au nitrate d'argent, précédemment utilisés, avaient été fort mal supportés.

E. Vogt.

Le lysoforme (*Allg. med. Central-Ztg*, (n° 66, 1900. — Simons a expérimenté cette combinaison du lysol et d'aldéhyde formique : c'est un produit savonneux, d'odeur agréable, se prêtant fort bien à l'emploi de lavages vaginaux (1 à 2 0/0) : si l'eau est calcaire, la solution se trouble.

En injectant 10 à 30 gr. d'une solution de 1 à 2 0/0 de lysoforme dans une vessie atteinte de cystite, on obtient des résultats thérapeutiques tout à fait remarquables, même dans des cas rebelles : 2 à 3 séances suffisent souvent pour amener une guérison complète.

Les lavages uréthraux avec des solutions à 1 0/0 sont indiqués en cas d'uréthrite chronique.

E. Vogt.

Expériences nouvelles concernant la valeur thérapeutique du thiocol et de la siroline (*Therap. Monatshefte*, déc. 1900). — La siroline représente un mélange (10 0/0 de thiocol, dissous dans du sirop d'écorces d'oranges), que les malades acceptent aisément. Les indications principales sont les affections chroniques de l'appareil respiratoire, bronchites, emphysèmes asthme bronchique, laryngites, etc., et les résultats obtenus sont très satisfaisants. L'action s'exerce sur les lésions locales et sur l'état général; l'appétit se relève, le poids du corps augmente, la toux et les sueurs nocturnes sont enrayées. On peut continuer la médication indéfiniment sans que des troubles accessoires apparaissent.

E. Vogt.

Aspirine (*Wratch* n° 11, 1900). — Piotrowski a employé l'aspirine dans 22 cas qui se décomposent de la façon suivante.

Rhumatisme articulaire aigu......	18 cas
Lumbago........................	3 cas
Sciatique rhumatismale..........	1 cas

Les résultats obtenus sauf dans deux cas — ou ils ont été douteux — ont été des plus satisfaisants : la guérison a été complète.

L'aspirine exerce d'après l'auteur une action favorable sur l'évolution des rhumatismes articulaire et musculaire, en faisant disparaître rapidement la fièvre et la douleur.

En administrant l'aspirine à la dose de 0,50 centigr. quatre fois par jour, l'auteur n'a jamais eu à constater aucun accident tant soit peu grave du côté des voies intestinales, du système sanguin ou nerveux. Chez un seul malade, après l'administration de 6 paquets d'aspirine à 0, 50 centigr. chaque, en l'espace de 24 heures, une diarrhée s'est déclarée. L'appétit est resté chez tous les malades très satisfaisant. L'aspirine n'exerce pas de mauvaise action sur le cœur; au contraire, dans un cas d'endo-péricardite aiguë, les phénomènes douloureux ont disparu après 10 jours de traitement par l'aspirine. On n'a jamais constaté d'albuminurie.

La sudation, peu considérable, a été surtout prononcée le soir. En résumé l'auteur estime que l'aspirine est supérieure dans une certaine mesure aux combinaisons d'acide salicylique, surtout par ce fait qu'elle ne détermine pas de troubles gastriques, même administrée à la dose quotidienne de 4 grammes, divisee en 4 paquets.

D. Roubleff.

L'héliosine (*Wratch*, n° 17, 1900). — On sait que le Dr Lalande (de Lyon) a proposé, il y a quelque temps, une nouvelle substance thérapeutique dans la syphilis, qui pourrait, d'après l'auteur français, remplacer un jour le mercure.

Zakrepa a employé l'héliosine chez deux malades et les résultats par lui obtenus sont absolument négatifs. Malgré cela, l'auteur russe ne se prononce pas complètement sur la valeur de la nouvelle substance proposée par le Dr Lalande, estimant qu'il est nécessaire de prendre un plus grand nombre d'observations pour être fixé sur l'utilisation thérapeutique de l'héliosine.

D. Roubleff.

Action de l'héroïne. (*Médrernskoie Obosrenie* n° 9, 1900). — Stern dans 16 cas d'affections diverses (tuberculose pulmonaire, pleurésie, hémorrhoïdes, appendicite, salpingite, etc.) a eu recours à l'héroïne qu'il a administrée soit sous forme d'injections sous-cutanées, soit par la voie buccale. Les meilleurs effets en ont été obtenus dans l'apnée : le nombre d'inspirations a diminué, la respiration est devenue plus profonde et le sommeil tranquille : la sensation d'angoisse a disparu.

On n'a pas observé de chute considérable de température. Stern n'a obtenu aucune amélioration par l'héroïne dans les douleurs gastriques et intestinales. Dans la laryngite tuberculeuse l'héroïne détermine une action anesthésiante assez notable : ainsi dans un cas cité par Stern le malade a pu après l'administration du médicament avaler des aliments solides.

Ajoutons que l'héroïne n'a pas déterminé de constipation ni aucune sorte d'accidents.

D. Roubleff.

Emploi de l'eau magnésienne effervescente (*Therap. Monatshefte* janvier 1901). — Jaworski de Cracovie recommande, dans les cas où existent des fermentations anormales du contenu stomacal avec constipation, les deux mélanges suivants :

1° *Eau magnésienne effervescente faible* :

Carbonate de magnésie.. 5 grammes
Salicylate de magnésie.. 1 —
Faire dissoudre dans de l'eau chargée d'acide carbonique.. 1.000 grammes

2° *Eau magnésienne effervescente forte.*

Carbonate de magnésie. 10 grammes
Chlorure de sodium.... 5 —
Faire dissoudre dans eau chargée d'acide carbonique.. 1.000 grammes

Ces mélanges neutralisent l'acidité normale du suc gastrique aussi bien que les acides organiques, calment instantanément la soif si pénible des hypéracides et provoquent une légère suractivité du péristaltisme. Ces boissons ne présentent pas l'amertume caractéristique des eaux magnésiennes et n'irritent pas l'intestin, ce qui permet d'en prolonger l'emploi sans inconvénient.

L'eau magnésienne *faible* est prise à la dose de 1/4 à 1/2 verre 1/2 à 1 heure après chaque repas. Elle convient dans les cas où la constipation est modérée.

L'eau magnésienne *forte* sera associée à l'eau faible dans les cas de constipation opiniâtre et sera prise le matin à jeun ou le soir au moment de se coucher, à la dose de 1 à 2 1/2 verres, à boire par fractions dans l'espace d'une 1/2 heure.

Il arrive que chez quelques malades, l'eau faible provoque plusieurs petites selles au lieu d'une seule. Dans tous les autres cas, les résultats sont très satisfaisants.

E. Vogt.

Traitement par la lumière électrique (*Wratch* n° 14, 1900), par Kessler. — Après avoir eu recours à la lumière électrique dans un certain nombre de cas de différentes affections (névralgie, rhumatisme, épanchements sanguins, éruptions etc.), l'auteur arrive à formuler les conclusions suivantes :

1° La lumière électrique, comparée à d'autres moyens thérapeutiques, exige moins de temps pour donner un résultat satisfaisant.

2° Il est incontestable que la douleur diminue très rapidement ; elle peut même disparaître dès la première séance dans les cas aigus.

3° Les épanchements sanguins se résorbent rapidement ; si le traitement est commencé peu de temps après que le traumatisme s'est produit, il n'en reste pas de traces.

4° Les exsudats articulaires cèdent d'une façon générale plus rapidement au traitement par la lumière électrique qu'à toute autre méthode de traitement. Dans un certain nombre de cas, le traitement par la lumière électrique agit avec une rapidité étonnante, par exemple dans les arthrites rhumatismales aiguës. Dans ces cas la lumière électrique ne craint pour ainsi dire pas la concurrence.

5° Les fonctions des organes malades se rétablissent rapidement et complètement par suite de la disparition de la douleur et par suite de l'absorption des exsudats et des épanchements.

6° Les éruptions et les différentes affections cutanées, étant donné que la lumière électrique exerce une action incontestable sur les vaisseaux et les nerfs de la peau, entreront probablement dans le domaine des affections susceptibles d'être améliorées par cette nouvelle méthode thérapeutique. Il est incontestable que sous l'influence de la lumière électrique l'eczéma évolue mieux qu'avec d'autres méthodes de traitement.

7° Il ne faut pas enfin oublier que le traitement par la lumière électrique permet dans l'immense majorité de cas de se passer de toute médication interne ou externe.

Roubleff.

Etat actuel de la photothérapie et contribution à l'étude des bains de lumière électrique (*Deutsche med. Ztg*, 13 déc. 1900). — Le travail de Heim n'est pas une simple compilation et il s'y trouve consignées plusieurs observations nouvelles.

Les bains de lumière électrique ne sont plus aujourd'hui utilisés comme diaphorétiques seulement, bien que leur action rapide, inoffensive et facile à mettre en jeu soit remarquable sous ce rapport. On distingue actuellement entre rayons chimiques et rayons caloriques, et on a reconnu qu'au point de vue bactéricide la lumière solaire et la lumière électrique exerçaient la même influence, la seconde d'une façon beaucoup plus énergique.

L'auteur a eu l'occasion de traiter par les lampes à incandescence, une douzaine de neurasthéniques ; en général il a suffi de quelques séances pour provoquer des palpitations et des sensations d'angoisse qui ont forcé à interrompre la médication. Deux malades toutefois ont tiré un grand bénéfice de cette variété de photothérapie, qui, sans provoquer aucun symptôme désagréable, les a débarrassés de leur insomnie et de la faiblesse irritable de leur système nerveux. D'autres auteurs se servant de lampes à arc à lumière bleue, ont enregistré de nombreux succès chez des asthmatiques, des chlorotiques, des névralgiques, etc. Cette différence si marquée entre l'action thérapeutique des deux variétés de lumières ne s'explique pas clairement et demande de nouvelles recherches.

Chez les rhumatisants et les goutteux, l'incandescence a donné au contraire, d'excellents résultats à l'auteur, les insuccès ont été rares et notés de préférence dans les cas récents. Les rhumatismes musculaires anciens, les raideurs articulaires, etc., ont donné 8 succès sur 12 malades ; 12 autres cas, concernant des arthritiques et des goutteux, ont donné 2 guérisons définitives et 10 améliorations notables. Les névralgies donnent des résultats variables et qu'il n'est pas facile d'expliquer.

L'auteur a eu en outre l'occasion de traiter souvent avec succès des cas de coryza aigu, d'influenza, etc. Les obèses, à condition de suivre un régime sévère, perdront rapidement de leur poids par les sudations abondantes que la photothérapie provoque.

Un cas de rhinite chronique datant de plusieurs années, avec sécrétion abondante, ayant résisté à tous les traitements, a été guéri en une quinzaine de séances définitivement.

Dans un cas de slérose multiple, les bains de lumière électrique ont notablement amélioré la situation.

L'auteur estime que dans ce domaine nouveau, on peut se laisser aller quelque peu à l'empirisme et se borner à colléger le plus grand nombre de faits possible; on arrivera de cette façon à des conclusions scientifiques qui expliqueront les résultats si variables observés jusqu'ici. Il faut en outre se garder de la tendance qui consiste à faire de la photothérapie un traitement *exclusif*: c'est comme *adjuvant* qu'elle est appelée, pour l'auteur, à rendre les plus grands services dans de nombreux états morbides.

E. Vogt.

Contribution à l'étude des courants de haute fréquence et de leurs applications médicales, par G. Robineau (*Thèse de Paris*, 1900). — L'auteur se basant sur une série d'observations empruntées à différents praticiens arrive aux conclusions suivantes :

Après les découvertes du professeur d'Arsonval, les remarquables travaux des docteurs Apostoli, Oudin, Doumer, ont permis au cercle des applications médicales des courants de haute fréquence de s'élargir singulièrement.

La découverte, tout à fait récente, du résonateur bipolaire Oudin-Rochefort a rendu ces applications plus faciles et a permis d'obtenir des actions plus intenses qu'on aura souvent l'occasion de mettre à profit.

Non seulement l'arthritisme et ses manifestations, mais aussi la plupart des maladies, des malversations de la nutrition seront justiciables de cette méthode.

Le praticien l'emploiera avec grand avantage dans le traitement de la tuberculose pulmonaire chronique, concurremment aux procédés thérapeutiques classiques.

Un grand nombre de dermatoses, et surtout celles qui présentent un caractère prurigineux seront heureusement modifiées et souvent guéries plus rapidement que par tout autre procédé.

Enfin, l'électricité, sous cette forme, est un agent modificateur utilement employé dans un certain nombre d'affections des muqueuses et constitue un traitement héroïque de la fissure sphinctéralgique de l'anus.

Ce travail a l'avantage de réunir en un tout des observations éparses dans la littérature.

E. Vogt.

FORMULAIRE DE THÉRAPEUTIQUE CLINIQUE

VARIOLE (Traitement général)

Période d'invasion :

Bains tièdes, le premier pourra être additionné de quelques grammes de sublimé en solution alcoolique.

Bains froids, si à une hyperthermie très prononcée s'ajoutent des phénomènes nerveux graves, ou *bains froids* à 30°.

(Vinay).

Soins de la bouche: irrigations pharyngées au moyen de solutions boriquées ou d'eau additionnée par litre d'une à deux cuillerées à café de :

Essence de menthe....	0 gr. 50
Thymol............	2 grammes
Acide benzoïque......	4 —
Essence d'eucalyptus..	30 —
Alcool à 90° qs. pour	250 —

Lavages oculaires avec eau boriquée.

Injections vaginales répétées, avec de l'eau additionnée de naphtol (0 gr. 20 par litre) chez les femmes enceintes.

Alimentation exclusivement liquide consistant en lait, bouillon, eau rougie, thé, grogs, décoction d'orge.

Quand l'éruption tarde à se faire, prescrire l'*acétate d'ammoniaque* :

Acétate d'ammoniaque............	15 grammes
Eau de menthe.....	àà 30 grammes
Eau de fleur d'oranger............	
Eau de mélisse.....	
Sirop d'éther.......	àà 20 grammes
Sirop de capillaire..	

Une cuillerée à soupe d'heure en heure.

Calmer la rachialgie par des *frictions* avec baume tranquille ou :

Chloroforme...........	10 grammes
Essence de térébenthine	10 —
Baume de Fioraventi...	80 —

On applique des *ventouses sèches*.

Si vomissements trop fréquents, *eau de seltz, potion de Rivière, eau chloroformée glacée*, etc.

Période d'éruption.

Bains tièdes; *traitement par le procédé de la chambre rouge* (Finsen) en faisant appliquer sur les carreaux des vitres en verre rouge.

PÉRIODE DE SUPPURATION.

Continuer les bains tièdes, les remplacer par les bains froids à 20° si des symptômes graves apparaissent.

Les bains froids étant souvent mal supportés on pourra y substituer les bains à 26° ou les lotions froides, les enveloppements dans le drap mouillé.

Les bains froids ne seront pas renouvelés aussi fréquemment que dans la fièvre typhoïde.

De plus, traitement symptomatique : *sulfate de quinine*, *alcool*, *chloral* en lavements ; *médication éthéro-opiacée* (Du Castel) consistant en injections sous-cutanées d'éther (3 ou 4 par jour) et en *potion opiacée* (0 gr. 20 d'extrait thébaïque chez les hommes ; 0 gr. 15 chez les femmes). L'opium pourra être incorporé à une potion de Todd.

Injections sous-cutanées de caféine, *de sérum artificiel*, si le cœur fléchit, si la sécrétion urinaire diminue sensiblement.

VARIOLE HÉMORRHAGIQUE.

Perchlorure de fer, à l'intérieur à la dose de I à XXX gouttes.

Injections sous-cutanées d'*ergotine* ou de *sérum gélatiné* à 2 0/0 (Boy et Teissier), à la dose de 50 cc. par jour.

Chlorure de calcium (4 à 6 gr) en potion alcoolisée et aromatisée.

(Roger).

Injections d'*éther*, d'*huile camphrée*.

TRAITEMENT LOCAL

Pour prévenir la suppuration plusieurs moyens locaux ont été proposés :

Application de *vaseline à l'acide borique*, au *salol*, au *tannin*, à la *résorcine* (à 50°), à l'*ichthyol* (5 0/0), *huile phéniquée* au 10e (Ducastel), *glycérolé d'amidon salicylé*, *pulvérisations de solution éthérée de sublimé* (Talama).

Sublimé..........	ãã 1 gramme
Acide citrique........	
Alcool à 90°..........	0 gr. 05
Ether, qs pour faire....	0 gr. 50

Faire la pulvérisation pendant une ou deux minutes, avec un vaporisateur de Richardson : la renouveler trois ou quatre fois par jour. De plus faire des badigeonnages avec :

Glycérine.............	15 grammes
Sublimé..............	1 —

Pendant la suppuration, vaseline additionnée d'*acide borique* et de *salol*, *compresses humides additionnées d'une solution faible de sublimé* (1 p. 4000).

Si l'éruption est discrète *traumatisme à l'ichthyol* (ãã p. égales).

On peut encore user des *poudres antiseptiques* :

Acide salicylique....	10 —
Poudre de talc.....	ãã 50 grammes
— d'amidon...	

Ou :

Salol.............	100 grammes
Poudre de riz....	ãã 20 grammes
— de talc...	

Toucher les pustules cornéennes avec un pinceau imbibé d'une *solution de nitrate d'argent* à 1 p. 50.

A la période de dessication, hâter la chute des croûtes avec des *bains savonneux* et des *onctions avec la vaseline*.

Pour atténuer les cicatrices, application de *savon résorcine* ou *salicylé et soufré*.

G. LYON.

VARIÉTÉS & NOUVELLES

Hôpital Saint-Antoine. — *Conférences de Radiologie médicale*. — Le Dr A. Béclère commencera le dimanche 3 février, à 10 heures du matin, et continuera les **dimanches suivants à la même heure, dans la salle de conférences de l'hôpital, une nouvelle série de *huit conférences* sur les *Premières notions de Radiologie*, indispensables à la pratique de la Radioscopie et de la Radiographie médicales.**

Après chaque conférence, présentation et examen radioscopique des malades.

Erreur grave d'un fabricant de produits chimiques. — Nerveux, inquiets, angoissés sont depuis quelques jours les pharmaciens, chimistes, droguistes et autres « potards » anglais.

Une grande fabrique de produits chimiques d'Angleterre vient d'informer les pharmaciens, ses clients, que tout le phosphate de soude qu'elle a vendu depuis le 15 novembre 1899, jusqu'à la fin d'avril 1900, renferme une dangereuse proportion d'arsenic, par suite d'une singulière erreur de manipulation. Les directeurs de la fabrique prièrent les pharmaciens de leur retourner aussitôt que possible tout le phosphate de soude qui leur reste en magasin.

Et voilà pourquoi les pharmaciens sont affolés. Que diront leurs clients quand ils apprendront qu'en absorbant un tonique, ils avalaient en même temps une notable quantité d'un toxique violent et qu'ils étaient en train de s'empoisonner lentement! Bien des malaises inexpliqués, bien des maladies imaginaires vont être maintenant attribuées à l'arsenic par les malades anglais.

Nous rappellerons qu'un marchand de vins a également, il y a environ 2 ans introduit de l'arsenic dans son précieux jus de treille! A la suite de symptômes d'intoxication survenus chez plusieurs des clients de ce personnage peu délicat, une enquête a eu lieu. Le tribunal a infligé à ce négociant une condamnation sévère.

H. L.

BIBLIOGRAPHIE

L'analyse biologique des eaux potables par le Dr J. Gasser. Petit in-8. (*Encyclopédie scientifique des aide-mémoire.*) Broché, 2 fr. 50; Cartonné, 1 franc.

Ce petit livre, écrit sans prétention et sans vain étalage scientifique, vient à son heure. L'analyse biologique des eaux potables est de jour en jour rendue plus nécessaire par la surveillance obligée des intérêts sanitaires de toute agglomération, étant donnée l'évidence du rôle de l'eau d'alimentation dans la propagation des maladies infectieuses, de la fièvre typhoïde notamment.

L'analyse biologique des eaux est une opération qui devrait pouvoir se faire partout : que tout médecin, celui surtout qui est appelé à être le conseil d'une municipalité, devrait pouvoir pratiquer, sans être arrêté par certaines difficultés matérielles trop souvent jugées insurmontables, telles que l'installation d'un laboratoire ou la multiplicité des méthodes de recherches.

L'auteur montre comment le matériel de laboratoire peut être réduit à un minimum suffisant. Les méthodes qu'il recommande sont celles qui sont le plus fréquemment employées et plus particulièrement dans nos grands services publics, laboratoire du service de santé militaire, laboratoire du Comité consultatif d'hygiène de France.

Après avoir passé en revue le matériel nécessaire à une analyse d'eau, il indique la marche à suivre pour dénombrer les microbes renfermés dans l'échantillon soumis à l'analyse. Les chapitres suivants sont consacrés à la recherche minutieuse des principaux microbes pathogènes soupçonnés dans l'eau d'alimentation.

L'ouvrage entier se termine par l'indication des caractères essentiels des principaux micro-organismes banaux que l'on rencontre au cours de l'analyse.

Nous pensons que ce petit livre est appelé à rendre des services et qu'il contribuera à la diffusion de l'examen bactériologique des eaux, pour le plus grand profit de l'hygiène publique.

Maladies des voies urinaires: Thérapeutique générale, Thérapeutique symptomatique, Médecine opératoire, par P. Bazy, chirurgien de l'hôpital Beaujon, membre de la société de chirurgie. 1 vol. in-8, de l'*Encyclopédie scientifique des aide-mémoire* (Masson et Cie, Editeurs). 2 fr. 50.

Ce volume du Dr Bazy fait suite à ceux qu'il a déjà publiés sur les maladies des voies urinaires : *Exploration, traitement d'urgence et Séméiologie*. Un quatrième volume : *Thérapeutique spéciale*, complètera bientôt cette série d'études.

Le volume qui paraît aujourd'hui comprend trois parties : Dans la première, l'auteur étudie l'administration et l'emploi des médicaments ainsi que la thérapeutique générale des voies urinaires. Puis vient l'exposé de la thérapeutique symptomatique et la description des accidents de l'hématurie, de l'infection urinaire, de l'insuffisance urinaire, de la rétention d'urine. Les interventions opératoires font enfin l'objet de la troisième partie.

Ce volume est un véritable vade-mecum du médecin praticien, et rendra les plus grands services à tous ceux qui, sans s'être consacrés spécialement aux maladies des voies urinaires peuvent se trouver en présence de cas graves exigeant une intervention.

Nlle Imprimerie, E. Lasnier dir., 35-37, rue St-Lazare, Paris — *Le Propriétaire-Gérant* : R. BLONDEL.

RENSEIGNEMENTS DIVERS

Prix proposés par l'Académie de médecine pour 1902

Service des épidémies

1° *Rappel de médailles d'or* : MM. Bertin (Nantes), Blanquinque (Laon), Fissinger (Oyonnax), Le Roy des Barres (Saint-Denis), Manouvriez (Valenciennes), Mignot (Chantelle), Pennetier (Rouen).

2° *Médailles de vermeil* : MM. André (Toulouse), Fleury (Saint-Etienne).

3° *Rappel de médailles de vermeil* : MM. Boquin (Autun), Vergely (Bordeaux).

4° *Médailles d'argent* : MM. Billet (Lons-le-Saunier), Courtade (Outarville); Ficatier (Bar-le-Duc); Foucault (Fontainebleau); Kermorgant, inspecteur général du service de santé des colonies (Paris); Lestocquoy (Arras); J.-J. Matignon, médecin aide-major de 1re classe attaché à la Légation de France en Chine; Rayer (Les Andelys); L. Schwartz, médecin de colonisation à Aïn-el-Ksar (Constantine).

5° *Rappel de médailles d'argent* : MM. Bastiou (Lannion); Gorez (Lille); Legros (Rochefort-sur-Mer); Lenœel (Amiens); Mathieu (Vassy); Pujos (Auch); Reumaux (Dunkerque).

6° *Médailles de bronze* : MM. Auger (Bolbec); Billet, médecin-major de 1re classe à l'hôpital militaire de Constantine; Bodin (Rennes); Evrard (Epernay); Frottier (Le Havre); Grosclaude (Elbeuf); E. Lafforgue, médecin aide-major de 1re classe aux hôpitaux militaire de la division de Constantine (Kenchela); Lecoq (Yvetot); Marqué (Neufchâtel); Moulonguet (Amiens); Noël (Reims); Ott (Lillebonne); Schieffer (Beni-Saf, Oran); Sockeel (Douai); Timal (Cambrai);

7° *Rappels de médailles de bronze* : MM. Blusson (Brive); A. Caron (Dieppe); Dommartin, médecin-major de 2e classe, médecin en chef de l'hôpital militaire de Batna; Merz, médecin-major de 1re classe au 96e de ligne, à Lyon; Pillet (Niort); Quenouille (Sens); Subercaze (La Ferté-Alais).

Service de l'hygiène de l'enfance

1° *Rappels de médailles de vermeil* : MM. Baratier (Jeugny, Aube); Delobel (Noyon, Oise); Denizet (Château-Landon, Seine-et-Marne).

2° *Médailles d'argent* : MM. Chabenat (La Châtre, Indre); A. Papanagiotou (Athènes); Pecker (Maule, Seine-et-Oise).

3° *Rappel de médaille d'argent* : M. H. Courtade (Outarville, Loiret).

4° *Médailles de bronze* : MM. Muller (Saint-Quentin, Aisne), Rouveyrolis (Aniane, Hérault); Truffet (Seyssel, Haute-Savoie).

5° *Rappels de médailles de bronze* : M. Gailhard (Tours).

Service de la vaccine

Prix de 1.000 fr. partagé de la manière suivante :

600 francs à diviser également entre M. Mougeot, médecin du service local à Saïgon, et M. Cognacq, médecin de 1re classe des colonies.

400 francs a diviser également entre MM. les médecins-major de 2e classe, Benoît, répétiteur à l'Ecole du service de santé militaire à Lyon, et Marotte, surveillant à la même Ecole.

Des médailles d'or, à : MM. G. Blin, médecin de 1re classe des colonies; Grange, médecin de 2e classe des colonies; Lafforgue, médecin aide-major de 1re classe, attaché à l'hôpital militaire de Batna (Constantine); J. Tostivint, médecin-major de 2e classe, attaché à la Direction du service de santé de Tunisie.

Des rappels de médailles d'or, à : MM. Cassedebat, médecin-major de 1re classe au 86e régiment d'infanterie (Le Puy): Ciaudo (Nice); J. Rouget, méd.-maj. de 2e cl. à l'hôp. mil. de Bordeaux; Schwartz, médecin de colonisation de la commune mixte d'Aïn-el-Ksar (Algérie); Simond, med. princ. des colonies, directeur de l'Institut Pasteur à Saïgon (Cochinchine).

Des médailles de vermeil, à : MM. P. de Broé, méd.-maj. de 2e cl. méd. chef de l'hôp. mil. de Fort-National (Algérie); H. Comte, méd.-maj. de 1re cl. à l'hôp. mil. du Camp de Châlons; Danvin (Koléa, Algérie); Ferrier, méd.-maj. de 2e cl. prof. agr. au Val-de-Grâce (Paris); Fournié, méd. aide-maj. de 1re cl. méd. chef de l'hôp. mil. de Boghar (Algérie); Le Guével (Pont-l'Abbé, Finistère); Miramont, méd. aide-major de 1re cl. au 5e régiment de chasseurs d'Afrique (Alger); Rocques, méd. princ. des colonies (Congo); Mme Marini, sage-femme (Ajaccio, Corse).

Des rappels de médailles de vermeil, à : MM. P. Bernhard, méd.-maj. de 1re cl. au 61e rég. d'inf. (Marseille); Bossion, méd. de colonisation à la Medjana (Constantine); Duvernet (Paris); Fuzet du Pouget (Casteljau, Ardèche); E. Laffage, méd. de colonisation à Dra-el-Mizan (Alger); Lagrade (Montauban); J. Poujol, méd. de colonies à Aïn-Bessen (Alger); E. Tartière, méd.-maj.

de 1re cl. attaché à l'état major de la place de Lyon ; Trolard, direct. de l'Institut Pasteur (Alger) ; de Welling (Rouen) ; Jauze, sage-femme (Tarascon, Ariège).

Des médailles dargent, à : MM. Amiaud (Champagne-Mouton, Charente) ; Aulas (Firminy, Loire) ; Bélugou (Saint-Andéol, Bouches-du-Rhône) ; Bois (Paris) ; Boucabeille, méd. aide-maj. de 1re cl. (Djelfa, Alger) ; Bouribet (Bézenet, Allier) ; Brochet, méd. de 1re cl. de la marine, méd.-maj. des troupes de Madagascar ; Bués (Sisteron) ; Gagniat (Noisy-le-Sec) ; Calmeau (Paris) ; Couvet, méd.-maj. de 2e cl. au 1er rég. de cuirassiers (Lunéville) ; Chané (Fougerolles) ; Chauveau (Paris) ; Ciais (Menton) ; Collardot (Le Perreux) ; Delahaye (Toulon) ; Delisle (Cherbourg) ; Descottes fils (Bénévent-l'Abbaye, Creuse) ; Dubreuil (Paris) ; Fargin méd.-maj. de 2e cl. en Kabylie ; Frasey (Paris) ; Funck-Brentano (Paris) ; Gaillard (Paris) ; Gouez (Plougastel-Daoulas, Finistère) ; L. Gourichon (Paris) ; Gros, méd. de colonisation (Bébeval, Algérie) ; Guélou (Boubriac, Côtes-du-Nord) ; L. Koziell méd. de colonisation à Oued-Marsa (Constantine) ; de Lavergne (Confolens) ; Le Hénaff (Saint-Nicolas du Pélem, Côtes-du-Nord) ; Lomier (Paris) ; Monnier (Nozay, Loire-Inférieure) : Pachot (Vincennes) ; Pactet (Mont-sous-Vaudrey, Jura) ; J. Perret (Romans, Drôme) : Peyroux, méd. aide-maj. de 1re cl. au 119e d'inf. (Le Havre) ; Pichez (La Rochelle) ; Piettre (Saint-Maur) ; E. Pous, méd.-maj. de 2e cl. méd. chef de l'hôp. mil. de Ghardaïa (Alger) ; Recht (Paris) ; Ribière-Laborde (Montbron, Charente) ; Robin (Pantin) ; Rollandy (Tourves) ; Sagrandi, méd.-maj. de 2e cl. au 6e d'inf. (Bpyardville, île d'Oléron, Charente-Inférieure) ; Saint-Pol, aide-maj. de 1re cl. au 4e rég. de tirailleurs algériens (Zaghouan, Tunisie) ; Salle franque (Saint-Maur) ; Salles (Saint-Laurent-de-Cerdans, Pyrénées-Or.) ; Schrœder (Paris) ; Talazac (Isle-en-Dodon, Haute-Garonne) ; Thévenon (Craponne, (Haute-Loire) ; Vallat (Vincennes) ; Wahl (Villejuif) ; Bigart, Delestre, int. a l'hosp des Enfants-Assistés (Paris) ; Wollers, int. à l'hôp. civil de Constantine.

Aux sages-femmes dont les noms suivent : MMmes Bach, à l'hôpital Saint-Louis (Paris) : Bousquet (Lavaur, Tarn) ; Couillard (Vierzon-Ville, Cher) ; Durvicq (Pont-l'Evêque, Oise) ; Estiveaux (Sarlat, Dordogne) ; Ferré (Massat, Ariège) ; Guillaume, suppl. à l'hôp. d'Aubervilliers ; R. Héral (Albi) ; Lafon, à la clin. Tarnier (Paris) ; Lapeyre (Saint-Gaudens, Haute-Garonne) ; Le Danois, à l'hôp. Saint-Louis (Paris) ; Lestard, à l'hôp. Saint-Louis (Paris) ; Liotard, à l'hôp. Saint-Louis (Paris) ; Machasky (Nérac, Lot-et-Garonne) ; V. Mazon (Monflauquin, Lot-et-Garonne) ; Noras (Montceau-les-Mines, Saône-et-Loire) ; A. Pouthe (Lavaur, Tarn) ; Simounet, née Père (Nérac, Lot-et-Garonne) ; Viers, à la clin. Tarnier (Paris).

Des rappels de médailles d'argent, à MM. Auvert (Aurillac) ; A. Baratier (Jeugny, Aube) : Bardy (Belfort) ; Barrère (Bacqueville, Seine-Inférieur) ; Behr (Yvetot) ; Billon (Paris) ; Blanc (Avignon) ; Blesson (Montreuil) ; Bompard (Briançon, Hautes-Alpes) ; Bonnecaze (Courbevoie) ; Boquin (Autun, Saône-et-Loire) ; Boulet (Saint-Didier-la-Séauve, Haute-Loire) ; Bouzol (Le Cheylard, Ardèche) ; Boyt (Lamastre, Ardèche) ; Calton (Paris) ; Carpentier-Méricourt (Paris) ; Chabaud (Nieigles, Ardèche) ; Challiol, méd. aide-major de 1re cl. au 2e bat. d'inf. légère d'Afrique (Laghouat, Alger) ; Charrier (Nort, Loire-Inférieure) ; Coiffier (Le Puy) ; Coldecarréra (Bages, Pyrénées-Orient.) ; Colin (Quimper) ; Courtade (Cutarville, Loiret) ; Denizet (Château-Landon Seine-et-Marne) ; Deschamps (Montigny-le-Roi, Haute-Marne) ; Dubousquet (Saint-Ouen) ; Dufau (Léon, Landes) ; Frémicourt (Jaulgonne, Aisne) ; Gaillard (au Creusot, (Saône-et-Loire) ; Gonnaud (Besançon) ; H. Gourichon (Paris) ; Guers (Mouzaïaville, Alger) ; Hardy (Vertou, Loire-Inférieure) ; Hellet (Clichy) ; Hotchkiss, méd. aide-major de 1re cl. (Laghouat, Alger) ; Lacaze (Montauban) ; Laurent (Paris) ; Le Bouteiller (Valognes, Manche) ; Mangenot, méd. aide-maj. de 1re cl. (Chellala, (Alger) ; Martin (Aubenas, Ardèche) ; Michaux (Aubervilliers) ; Morvan (Pleyben, Finistère) ; Néïs (Pont-Croix (Finistère) ; Nodet (au Chambon, Loire) ; Orval (Paris) ; Pascalis (Paris), Pethiot ; (au Conquet, (Finistère) ; Ch. Piot (Aiguebelle Savoie) ; Quéré (Callac, Côtes-du-Nord) ; Reisser, méd. de colonisation (Oued Foda, Alger) ; Sahut (Gannat, Allier) ; Sanquer (Morlaix, Finistère) ; Tariote (Levallois-Perret) ; Tolédano (Paris) ; Vivier (Angoulême) ; Yvon (Paris) ; Pourquier, méd. vétérin. (Montpellier),

Des médailles de bronze, à : MM. Bérard, méd. communal (Kroub, Constantine) ; Boisson, méd. major de 1re cl. à l'école du service de santé milit. (Lyon) ; P. Bouton, méd. de colonisat. (Michelet, commune mixte du Djurjura, (Alger) ; J. Gannat (Vichy) ; Mériel (Blagnac, Haute-Garonne) ; Roulos (Villejuif) ; Solanes (Villelongue-de-la-Salanque, Pyrénées-Orient.) ; Veyrat (Montmélian, Savoie) ; Weill (Versailles) ; Weydenmeyer (Bourges).

ACADÉMIE DES SCIENCES

Distribution des prix de l'année 1900.

Prix Monthyon (Médecine et chirurgie). — Des prix sont décernés ; 1° à MM. les Drs Hallopeau, professeur agrégé à la Faculté de médecine de Paris, et Leredde (de Paris) pour leur « Traité de dermatologie » ; 2° à M. le Dr Guilleminot (de Paris), pour son travail sur « les applications médicales des rayons X ; 3° à M. J. Soury (de Paris), pour son ouvrage intitulé ; « Le système nerveux central ; structure et fonctions ; histoire critique des théories et des doctrines ». — Des mentions sont attribuées à MM. les Drs Nobécourt (de Paris), Sabrazès (de Bordeaux) et P. Gallois (de Paris). — Des citations sont accordées à MM. les Drs Cunéo (de Paris et Toulouse de (Villejuif).

TRAVAUX ORIGINAUX

LA GLYCOSURIE ET LE DIABÈTE D'ORIGINE DYSPEPTIQUE. SYMPTOMES, DIAGNOSTIC ET TRAITEMENT (1).

Par M. Albert Robin.

I. — Il est un retentissement hépatique des dyspepsies et spécialement de l'hypersthénie gastrique, qui n'a point encore été décrit, ou qui, quand il a été observé, n'a pas été rapporté à sa réelle origine : c'est la glycosurie. Dans les rares cas où l'on a constaté la présence du sucre dans l'urine des dyspeptiques, on lui a attribué une origine alimentaire pure et simple, et la glycosurie d'origine gastrique n'a pas été individualisée comme espèce particulière. D'autre fois, on l'a confondue avec le diabète, et plus du tiers des malades qui sont venus me consulter se croyaient diabétiques ou avaient été considérés et traités comme tels. Ce retentissement est donc important à connaître, d'autant qu'à côté du diagnostic, il comporte une thérapeutique spéciale.

Mais venons au fait. Sur 1.600 cas d'hypersthénie gastrique où les urines ont été examinées, j'ai constaté 83 fois la glycosurie, soit une proportion de 5,18 p. 100. Ces 83 cas eux-mêmes se divisent en deux catégories. Dans la première, la glycosurie présente des caractères qui permettent d'éliminer immédiatement l'idée de diabète : c'est la *glycosurie dyspeptique*. Dans la seconde, il s'agit d'un diabète véritable qui ne diffère du diabète ordinaire que par son origine et quelques-uns des symptômes qui l'accompagnent, de sorte que le diagnostic différentiel n'est pas sans difficulté ; c'est le *diabète dyspeptique*. La première catégorie, d'ailleurs, est de beaucoup la plus fréquente, puisqu'elle s'observe dans près de neuf dixièmes des cas que j'ai réunis.

II. — Etudions d'abord les faits de la première catégorie, soit la *glycosurie dyspeptique*. Dans celle-ci, ce qui domine la symptomatologie, c'est le fait même de la glycosurie, de son degré, de ses variations et des conditions dans lesquelles elle survient ; aussi les caractères de cette glycosurie doivent-ils retenir, en premier lieu, toute notre attention.

1° Cette glycosurie est essentiellement irrégulière. Voici, en effet, les dosages pratiqués, jour par jour, pendant plus de six ans, chez un de mes malades, considéré à tort comme diabétique, traité sans succès comme tel, et chez lequel un examen plu

(1) Mémoire communiqué à l'Académie de Médecine dans sa séance du 5 février 1901.

ttentif permit de reconnaître une glycosurie d'origine gastrique aujourd'hui définitivement guérie.

		SUCRE
		—
1892	28 janvier	10,25
	29 janvier au 1er février,	0
	2 février	8,10
	3 —	8,33
	4 au 7 février	0
	8 février	0,90
	9 —	0
	10 —	1,66
	11 —	0
	12 février	6,25
	13 —	1,85
	14 au 26 février	0
	27 février	1,35
	1er au 10 mars	0
	11 mars	0 65
	12 au 21 mars	0
	22 mars	4,85
	23 mars au 10 mai	0
	11 mai	0,85
	12 au 16 mai	0
	17 mai	0,50
	18 mai au 15 juillet	0
	16 juillet	4,80
	17 juillet au 26 octobre	0
	27 octobre	2.60
	28 octobre au 27 novembre	0
	28 novembre	2,25
	29 novembre au 25 décembre	0
	26 décembre	7,20
	Le sucre n'a été constaté que trois fois.	
1893	5 janvier	1,50
	10 —	1,90
	12 octobre	5,25
	Le sucre a été constaté 10 fois.	
1894	6 janvier	8,40
	7 février	0,90
	3 mai	2,50
	11 août	3.90
	17 septembre	3,72
	6 octobre	1,84
	30 novembre	4,20
	2 décembre	1,25
	13 —	5,50
	15 —	9,48

1895. — Les analyses ne sont plus journalières. On fait environ une analyse par semaine. Le sucre est constaté quatre fois en janvier (1,50), en avril (2,40), en juin (2,50), en juillet (1,20).
De juillet 1895 à juillet 1898, le sucre n'a pas reparu.

2° La quantité du sucre reste toujours dans des proportions très faibles. Parfois aussi elle est indosable. L'urine réduit alors la liqueur de Fehling après défécation ; la réduction n'est pas immédiate et consiste en un trouble verdâtre pulvérulent; le liquide déféqué ne donne rien au polarimètre, mais on peut s'assurer que la réduction est bien due à la glycose, en concentrant ce liquide par évaporation dans le vide : à un certain degré de concentration, la déviation apparaît.

Les quantités de sucre qui figurent dans l'observation précédente donnent bien l'idée de ce que l'on trouve habituellement. Je rencontre cependant dans mes analyses, mais à titre tout à fait exceptionnel, les chiffres de 13 gr. 50, de 25 gr. 40, de 38 gr. 50, par litre d'urine ; mais jamais ces quantités élevées n'ont persisté pendant plus d'une ou deux journées.

3° Sauf exception, le sucre n'est pas uniformément réparti dans l'urine des vingt-quatre heures. Il manque habituellement dans l'urine du matin et ne se rencontre que dans celle de la digestion. Ce caractère est de la plus haute importance. Pour le rechercher, on recommande au malade de conserver dans un flacon toute l'urine émise depuis le dîner jusqu'à minuit, inclusivement, puis de recueillir, dans un autre flacon, l'urine émise au réveil, avant le premier déjeûner ; le premier flacon renfermera l'urine de la digestion ; le second, celle du jeûne.

Or, pour fixer les idées, voici l'examen de deux urines recueillies dans ces conditions chez une femme de trente-deux ans atteinte d'hypersthénie gastrique périodique.

Urine du matin. — Très trouble. Le trouble, dû à de l'urate de soude en suspension, disparaît par la chaleur. Aucun des réactifs usuels ne dénote la présence de traces d'albumine. — Pas de réduction de la liqueur de Fehling. Après défécation et concentration dans le vide, pas de déviation polarimétrique. — Au microscope : nombreux cristaux octaédriques d'oxalate de chaux, beaucoup d'urate de soude amorphe, quelques globules blancs fortement pigmentés.

Urine du soir. — Transparente au-dessus d'un léger dépôt cristalloïde. — Traces absolument indosables d'albumine. — Réduction jaune immédiate de la liqueur de Fehling qui prend peu à peu une teinte vert noirâtre. Le dosage du sucre au polarimètre donne 13 gr. 30 par litre. — Au microscope, nombreux cristaux octaédriques d'oxalate de chaux, nombreux et gros cristaux d'acide urique plus ou moins teintés de jaune.

13 gr. 30 de sucre dans l'urine de la digestion, pas de sucre dans l'urine du jeûne : voilà qui est tout à fait significatif.

Ce caractère de l'absence du sucre dans l'urine du matin, ou pour mieux dire dans l'urine du jeûne doit être déterminé avec de rigoureuses précautions. Il ne suffit pas de recueillir l'urine du matin et d'y rechercher le sucre ; il faut aussi s'assurer que le malade n'a rien pris depuis son dîner de la veille et qu'il a vidé sa vessie cinq ou six heures après ce dernier repas, en un mot, que l'urine en observation est bien l'urine sécrétée pendant le jeûne, hors de toute influence alimentaire.

4° Dans le cas précédent, l'urine du soir renfermait à la fois du sucre et de l'albumine. Cette coïncidence de l'albuminurie et de la glycosurie temporaires est très fréquente ; elle figure dans trente-neuf de nos quatre-vingt-trois observations, soit 46,6 fois sur cent. Cette albuminurie manque, comme la glycosurie, dans l'urine du matin, mais elle est plus régulière dans son apparition vespérale et elle est beaucoup plus tenace que la glycosurie, dont le caractère est d'être essentiellement passagère ;

5° En dehors des variations du sucre et des caractères si particuliers que présente cette glycosurie, je dois donner quelques indications sur l'état des *échanges élémentaires*.

La *quantité de l'urine* est presque toujours un peu augmentée ; elle varie de 1,200 à 2,?00 centimètres cubes en vingt-quatre heures. Elle oscille de 1,500 à 2,200 dans plus de la moitié des cas, ce qui correspond à une légère polyurie.

La *densité*, légèrement accrue, dépasse habituellement 1,022 et monte jusqu'à 1,032, avec une moyenne de 1,025 environ.

Les *échanges totaux* sont accrus et particulièrement les *échanges azotés*, comme le démontrent les chiffres élevés des *matériaux solides* (de 51,90 à 95.05), des *matériaux organiques* (de 36 à 66,80), de l'*urée* (de 34,72 à 42,42), de l'*azote total* (de 13,71 à 23,85). Par kilogramme de poids, la plupart de ces éléments subissent de grandes augmentations : c'est ainsi que j'ai vu les matériaux solides atteindre 1 gr. 512 et l'urée 0 gr. 649, au lieu de 1 gramme et de 0 gr. 400.

L'*utilisation des matières albuminoïdes* est satisfaisante, puisque la moyenne du *coefficient d'oxydation azotée* dans quatre-vingts cas donne 83,5 0/0, la normale étant de 83 à 85 0/0.

L'*utilisation des matières ternaires* est assez bonne, avec la moyenne de 5 gr. 90 pour les matières organiques non azotées de l'urine.

La *déminéralisation organique* est légèrement accrue (coefficient de déminéralisation : 34,6 0/0 au lieu de 30 0/0). La désassimilation nerveuse est aussi un peu plus forte qu'à l'état normal ($Ph^2 O^5 =$ azote total 20,35 0/0 au lieu de 18 0/0).

L'*acide urique* présente un certain excès (0,65 au lieu de 0,50) ; mais son *coefficient de solubilisation* (rapport de l'acide urique aux phosphates alcalins) reste aux environs de la normale.

Le rapport de l'acide phosphorique lié aux terres à l'acide phosphorique total reste physiologique (24,2 0/0).

Accroissement des échanges généraux, des échanges azotés, des échanges nerveux, tels sont donc les termes principaux de la nutrition chez les dyspeptiques glycosuriques. Nous aurons, tout à l'heure, à utiliser ces documents.

Les malades dont nous nous occupons ne présentent aucun des *symptômes* du diabète, et la découverte de la glycosurie est toujours une question de hasard, à moins qu'on n'ait le soin d'examiner systématiquement les urines de tous les dyspeptiques. Je ne compte pas, en effet, parmi les symptômes diabétiques, la minime polyurie, la légère augmentation de la densité, ni même la présence d'une faible quantité de sucre.

Toutefois on ne peut s'empêcher de remarquer l'analogie qui existe entre les troubles de la nutrition dans le diabète et ceux que nous venons de constater chez nos malades.

En effet, contrairement à l'opinion admise encore par quelques médecins, le diabète, loin d'être une maladie par ralentissement de la nutrition et par défaut de consommation du sucre, doit être considéré, au contraire, comme le résultat d'une accélération de la nutrition et d'une production exagérée du sucre. Sans revenir sur les preuves qui en ont été données dans d'autres publications(1), je rappellerai seulement que, chez le diabétique franc, tous les actes chimiques de la nutrition organique sont accrus, qu'il s'agisse d'hydratations, de dédoublements, de synthèses ou d'oxydations, et que tout médicament qui ralentit la nutrition générale et celle du système nerveux diminue la glycosurie.

Or, dans la glycosurie dyspeptique, tous les échanges sont accrus comme dans le diabète vrai, et cette analogie dans les troubles de la nutrition constitue un élément très important dont nous aurons à tenir compte tout à l'heure, quand nous étudierons la pathogénie et la place nosologique de cette glycosurie.

III. — La glycosurie dyspeptique n'a donc pas de symptomatologie à proprement parler. Mais elle est associée à un certain nombre de *symptômes* qui peuvent aider à la reconnaître.

(1) Albert Robin. Traitement du diabète par l'antipyrine, *Bulletin de l'Académie de médecine*. — *Id*. Le diabète. Physiologie pathologique et indications thérapeutiques, *ibid*., 1889. — *Id*. Traitement du diabète. *Traité de thérapeutique appliquée*, fasc. 1, 1895. — Albert Robin et Maurice Binet. Les échanges respiratoires chez les diabétiques, *Archives générales de médecine*, 1898.

Ces symptômes sont :

1° Des *troubles dyspeptiques* dont l'ensemble ressortit le plus souvent à la description que je vous ai donnée de l'hypersthénie gastrique, qu'elle soit aiguë, paroxystique, périodique ou permanente. En général, il m'a semblé que la glycosurie était plus fréquente dans les formes aiguës que dans les chroniques ; en tout cas, je ne l'ai rencontrée que tout à fait exceptionnellement et très passagèrement dans les formes cachectiques. Parmi ces symptômes de dyspepsie hypersthénique, il en est trois qui sont à peu près constants, à savoir : l'appétit plus ou moins exagéré, la distension temporaire de l'estomac avec clapotage, l'augmentation du volume du foie qui, sur mes 82 cas, existait 75 fois, dans 90 0/0 des cas.

2° Des *phénomènes accessoires* en raison de leur irrégularité, mais qui cependant se présentent chez ces malades avec plus de fréquence que chez le dyspeptique non glycosurique. Citons : la neurasthénie (25 0/0 des cas), les vertiges (13 0/0), les émissions d'urines laiteuses phosphatiques (12 0/0), les dermatoses (15 0/0), les troubles cardiaques (20 0/0), les sueurs profuses (12 0/0), les troubles menstruels, les troubles oculaires.

3° *L'état général* ne présente rien de particulier. Un tiers des malades avait une tendance à l'obésité, un autre tiers se plaignait d'amaigrissement. L'anémie n'a été constatée que dans 8 0/0 des cas.

Les divers symptômes dits accessoires n'ont donc aucune valeur diagnostique; mais leur existence, au cours d'une dyspepsie hypersthénique, peut constituer un *signe révélateur* qui incite à rechercher la glycosurie.

Ce qui caractérise bien celle-ci et permet de faire exactement son *diagnostic*, c'est l'ensemble des caractères suivants :

Glycosurie temporaire, irrégulière, relativement minime, n'existant, quand elle se manifeste, que dans l'urine de la digestion, manquant dans l'urine du jeûne, s'accompagnant fréquemment d'albuminurie transitoire, et toujours d'une exagération des échanges nutritifs généraux, azotés et nerveux. Cette glycosurie s'observe chez un dyspeptique dont l'appétit est conservé ou exagéré, l'estomac distendu et clapotant, le foie gros et plus ou moins sensible à la percussion, le chimisme stomacal en état d'hyperchlorhydrie. Elle reconnaît, comme symptômes accessoires et dépendants de la dyspepsie causale, la neurasthénie, les vertiges, les émissions laiteuses phosphatiques, les dermatoses, les troubles cardiaques, les sueurs profuses, etc., etc.

Cet ensemble est assez caractéristique pour fixer le diagnostic, rapporter la glycosurie à sa véritable cause et, par conséquent, lui imposer avec certitude le traitement qui lui convient.

IV. — Avant d'aborder la pathogénie et le traitement de ces cas curieux, je veux dire quelques mots des faits classés dans la seconde catégorie, c'est-à-dire du *diabète dyspeptique*. Leur existence n'est pas facile à établir et il subsisterait toujours un doute sur leur réalité si le hasard ne m'avait pas permis de suivre pendant plusieurs années un cas qui a été pour moi une véritable révélation.

En effet, il ne suffit pas pour poser le diagnostic de constater la coexistence du diabète avec l'hypersthénie gastrique; cette coexistence n'implique nullement le caractère secondaire du diabète, puisque l'hypersthénie gastrique est au contraire une fréquente complication de celui-ci, et c'est une complication qui n'est pas toujours sans gravité, puisque je l'ai très souvent constatée associée aux fermentations chez des malades qui ont succombé au coma diabétique, dont elle paraît avoir été comme un symptôme avant-coureur. Dans ces derniers cas, le diagnostic est facile et l'antériorité du diabète n'est pas discutable. Mais ce sont aussi les cas les plus rares et, dans les plus habituels, on ne peut guère se fonder que sur une chronologie bien souvent sujette à caution. C'est pourquoi le diagnostic du diabète gastrique est à peu près impossible, puisqu'il ne semble différer en rien du diabète ordinaire, si ce n'est par une origine que rien ne saurait faire distinguer d'une complication.

J'ai pu cependant saisir sur le vif un cas qui ne laisse aucun doute sur la réalité du diabète gastrique. Il y a environ huit ans, en 1892, je fus consulté pour un enfant de neuf ans qui présentait tous les symptômes de la dyspepsie hypersthénique permanente. Le traitement conseillé fut suivi pendant quelques mois avec une sensible amélioration; mais on relâcha bientôt la sévérité du régime et, en janvier 1895, l'enfant m'était amené de nouveau, faible, très amaigri, avec une énorme distension de l'estomac, un foie débordant les côtes de deux travers de doigt et douloureux à la pression, de la diarrhée, tout cela avec un appétit excellent et une langue parfaitement rose. Un examen du chimisme stomacal démontra de l'hyperchlorhydrie libre et organique, avec des acides de fermentation, donnant au liquide une acidité totale de 3 gr. 25 en HCl. L'urine du soir renfermait 2 gr. 22 de sucre; l'urine du matin n'en contenait pas de trace. Je recommandai d'insister sur le traitement gastrique; le sucre disparut aussitôt, et des analyses régulièrement pratiquées pendant plusieurs mois n'en décelèrent pas le retour. Comme l'enfant ne se plaignait plus, qu'il avait engraissé, on surveilla moins son régime, et même, en novembre 1895, on le mit au lycée.

En février 1896, l'attention fut attirée sur la santé du petit malade par un amaigrissement rapide, une soif intense et de fréquents besoins d'uriner; une analyse révéla une densité de 1042 avec 60 grammes de sucre par litre. Ce n'est qu'en juillet qu'on me ramena l'enfant; l'urine des 24 heures avait une densité de 1030 et contenait 43 grammes de sucre; l'urine du matin en renfermait encore 22 grammes; le diabète était constitué. Le traitement alternant (1), institué aussitôt, fit disparaître le sucre en 18 jours, à la fin de la deuxième série médicamenteuse. Comme l'on constatait toujours les signes de l'hypersthénie gastrique, j'en ordonnai alors le traitement et le régime, en commençant par le *régime lacté absolu*. Jusqu'à la fin de septembre, on put croire qu'on était maître de la situation : la densité se maintenait entre 1015 et 1019 et le sucre ne reparaissait pas. J'avais perdu de vue le malade au milieu d'août, mais j'étais tenu régulièrement au courant par les parents. A la fin de novembre, on m'apprit qu'après une crise de diarrhée, le diabète avait repris de plus belle avec 54 grammes par litre et une rapide déchéance de l'état général. A partir de ce moment, la maladie défia toute intervention thérapeutique; en décembre, une analyse donna 430 grammes de sucre en 24 heures, et le petit malade succombait en janvier 1897.

Cette observation démontre nettement la *transformation de la glycosurie dyspeptique en diabète vrai*. Je n'en saurais fournir de plus démonstrative et les autres cas que j'ai vus n'entraîneraient pas la conviction, parce que l'on ne peut fournir à leur endroit la preuve absolue que la dyspepsie était antérieure au diabète. Cependant, comment classer des faits comme celui d'un banquier de quarante-six ans, dyspeptique hypersthénique depuis quinze ans, ayant fait analyser chaque année son urine sans qu'on y trouvât jamais de sucre, et qui, le 5 mars 1896, à la suite de troubles dyspeptiques plus accentués, fait pratiquer une analyse qui révèle 21 gr. 50 de sucre? On porte le diagnostic de diabète, on le met au régime; le sucre ne s'abaisse qu'à 19 gr. 10. On institue le traitement de la dyspepsie hypersthénique permanente, et le 25 mars, le sucre tombe à 3 gr. 90,

(1) Albert Robin, Traitement du diabète. *Traité de thérapeutique appliquée*, fasc. I.

puis à 3 gr. 38 le 7 avril, à 1 gr. 36 le 17 mai, pour disparaître définitivement le 27 mai; en même temps que s'amélioraient notablement les symptômes gastriques.

Je possède sept cas de ce genre qui pourraient tous donner matière à d'intéressantes remarques. Dans l'un d'eux, le médecin traitant, abusé par le clapotage gastrique et les idées fausses propagées au sujet de ce symptôme, avait porté le diagnostic de dilatation de l'estomac au cours du diabète; il institua aussitôt le fâcheux régime sec et l'antisepsie stomacale, qui eurent pour premier effet de faire monter de 40 p. 100 la quantité du sucre par vingt-quatre heures, puis disparut tandis que la glycosurie diminua sous l'influence du régime lacté.

Ce diabète dyspeptique peut se *compliquer* d'accidents divers qui en changent complètement l'expression habituelle, et malgré cela, il est susceptible de complète *guérison* quand il est bien diagnostiqué et traité. J'ai soigné avec Küss, en 1896, un savant âgé de cinquante et un ans, asthmatique, gros mangeur, ayant depuis longtemps dans l'urine des traces de sucre qui cédèrent aussitôt à la suppression des féculents, et qui, sous l'influence d'une alimentation trop copieuse et d'ennuis prolongés, fut pris de troubles digestifs caractérisés par la distension stomacale, des renvois aigres, une certaine lenteur de la digestion et une constipation intense. L'examen du contenu stomacal après repas d'épreuve démontrait une hyperchlorhydrie libre et organique (H + Cl = 2 gr. 45) et de l'acide lactique en abondance. En peu de temps, la déchéance de l'état général fut telle que plusieurs médecins crurent à un cancer. Et la glycosurie atteignit 38 gr. par litre, si bien que d'autres mirent les accidents sur le compte du diabète, en même temps que se produisaient des troubles trophiques (durillon forcé prenant l'apparence du mal perforant) et une violente irritation des voies urinaires avec hématurie. Je mis aussitôt le malade au régime lacté absolu et au traitement de la dyspepsie hypersthénique. L'effet ne se fit pas attendre ; la glycosurie disparut et l'état général se reconstitua. Aujourd'hui, quatre ans se sont passés sans que le sucre ait reparu ; l'état général est excellent et la santé parfaite de tous points. En eût-il été de même, s'il s'était agi d'un diabète ordinaire, uniquement soumis au traitement gastrique avec régime lacté d'abord, mixte ensuite?

Je suis donc convaincu que la glycosurie intermittente des hypersthéniques peut, dans certains cas et à la longue, devenir permanente et se transformer en un diabète vrai qui porte, dans la persistance des troubles gastriques et dans l'influence encore favorable sinon décisive du traitement antidyspeptique, la marque de son origine. A une période avancée de son évolution, ce diabète devient semblable à un diabète quelconque et n'est plus que très faiblement modifié par le traitement gastrique. Il importerait donc d'en faire le diagnostic de bonne heure ; mais ce diagnostic ne possède pas d'éléments décisifs. Dans la pratique, on se fondera sur l'antériorité des troubles dyspeptiques, sur la faible quantité du sucre, au moins au début, sur la présence de traces d'albumine dans l'urine du jeûne, enfin sur l'action favorable du traitement gastrique.

V. — A ne considérer que les théories régnantes et quelques travaux récents sur la glycosurie alimentaire, la glycosurie par injection sous-cutanée de sucre et l'insuffisance glycolytique (1), recherches qui ont abouti à des conclusions erronées parce qu'elles partent toutes du faux point de départ que les glycosuries expérimentales de cet ordre sont l'expression d'une insuffisance glycolytique du foie ou des tissus, — à ne considérer, dis-je, que ces théories, on serait tenté de faire de la glycosurie dyspeptique un acte

(1) Voyez pour la bibliographie de ces travaux : — R. Morisseau. De l'insuffisance glycolytique Thèse de Paris, 1899, et Linossier. De la valeur clinique de l'épreuve de la glycosurie alimentaire, *Archives générales de médecine* mai 1899.

d'insuffisance relative du foie. Elle prendrait place ainsi dans la vague catégorie des glycosuries alimentaires par insuffisance glycolytique, du diabète fruste ou du petit diabète.

Mais cette idée d'une glycosurie alimentaire liée à une insuffisance glycolytique même relative du foie ou des tissus est absolument incompatible avec les troubles dans les échanges qui accompagnent la glycosurie dyspeptique.

En effet, une *insuffisance hépatique*, quelle qu'elle soit, ne saurait comporter un accroissement de tous les échanges, une quantité d'urée atteignant 0 gr. 600 par kilogramme de poids, un coefficient d'oxydation azotée normal ou augmenté, une évolution normale des autres ternaires que le sucre, etc. Bien au contraire, cette exagération des échanges et des rapports d'échanges correspond à la *suractivité hépatique*, à cette suractivité fonctionnelle dont l'hypertrophie de l'organe et la polycholie sont aussi les manifestations.

Et cette suractivité fonctionnelle me semble facile à interpréter. Elle dépend de deux causes : l'une est l'excitation réflexe exagérée et renouvelée après chaque repas que produit sur le duodénum, sur l'ampoule de Vater et réflexement sur le foie, le passage d'un chyme hyperacide et stimulant, comme on sait, de la fonction biliaire; l'autre est l'excitation directe que les sucres engendrés ou transformés par les actes digestifs exercent fonctionnellement sur la cellule hépatique dont ils constituent l'excitant habituel. Et l'on peut se demander si, en thérapeutique, la suppression des amylacés et des sucres n'agit pas autant sur certains diabètes en privant le foie de cet excitant habituel qu'en supprimant la matière première du glycogène.

La glycosurie dyspeptique constitue donc, dans l'ordre des glycosuries, une espèce à part, différant totalement des glycosuries alimentaires, du diabète fruste dont l'existence, d'ailleurs, n'est rien moins que démontrée. Elle est le résultat d'actes d'excitation, tandis que les autres sont des actes d'insuffisance. A ce titre, elle est, pour ainsi dire, la *préface du diabète*. Dans la glycosurie dyspeptique, en effet, la fonction hépatique et spécialement la fonction glycogénique ne sont excitées qu'à certains moments ; il ne s'agit d'abord que d'un retentissement local, mais qui peut, à la longue, mettre en branle le système nerveux et créer le diabète vrai, c'est-à-dire l'excitation continue.

Cette pathogénie, sommairement esquissée, explique la similitude des troubles dans les échanges des glycosuriques dyspeptiques et des diabétiques, ainsi que la transformation possible de cette glycosurie en diabète, quand le foie continue pour son propre compte, et par suite d'une prédisposition héréditaire ou acquise, l'excitation d'abord intermittente. Elle laisse soupçonner que nombre de diabètes dont on cherche vainement la cause reconnaissent la dyspepsie comme origine. Elle rend compte de l'une des causes de la gravité des dyspepsies chez les diabétiques ordinaires et de l'urgence avec laquelle on doit les traiter. Enfin elle est justifiée par la thérapeutique — ce juge sans appel — puisque glycosurie et diabète dyspeptiques relèvent à la fois du traitement antidyspeptique et des modérateurs de l'activité hépatique.

VI. — Le *traitement* découle tout entier, en effet, de cette pathogénie et les succès qu'il donne sont la meilleure preuve de l'exactitude de la théorie. Que celle-ci, d'ailleurs, soit vraie ou fausse, qu'importe, si le traitement qui en découle réussit !

Il n'est pas un seul des cas de glycosurie dyspeptique qui n'ait cédé plus ou moins rapidement à ce traitement, lequel n'offre rien de difficile ni de particulier, puisque c'est simplement celui de la dyspepsie hypersthénique. Dans les cas simples, on ordonnera la *troisième étape du régime* avec le *traitement médicamenteux sédatif* (1). Dans les

(1) Albert Robin. *Les maladies de l'estomac*, p. 256 et suivantes. Paris, 1901.

cas plus sévères, on commencera par le *régime lacté absolu* avec les précautions voulues, sans s'inquiéter de la glycosurie qui disparaîtra du fait même de la diminution de l'incitation acide sur le duodénum et sur le foie.

Si, par exception, la glycosurie persistait, il faudrait employer les médicaments modérateurs de l'activité fonctionnelle du foie, qui sont : l'*antipyrine* associée au *bicarbonate de soude*, l'*arséniate de soude* et l'*arsénite de potasse*, le *carbonate de lithine*, la *codéine*, l'*opium*, la *belladone*, la *valériane*, etc. J'ai fixé, dans maintes publications, les règles de leur administration sous le nom de *Traitement alternant du diabète*, et je ne puis mieux faire que de renvoyer à l'une d'elles (1). Toutefois il n'est jamais nécessaire de faire parcourir au malade les trois séries de ce traitement alternant, et une ou deux doses d'*antipyrine* de 0 gr. 50 à 0 gr. 75, associées à 0 gr. 50 de *bicarbonate de soude*, ou bien l'emploi judicieux de l'*arséniate de soude*, ont bien vite raison de cette excitation hépatique plus persistante.

Il est bien entendu que, la glycosurie guérie, il faudra, pendant plusieurs semaines ou plusieurs mois, selon le degré de cette glycosurie, supprimer toutes les causes de stimulation du foie, ce qui comporte un *régime strict* d'où les féculents et les aliments sucrés seront exclus.

Dans le *diabète dyspeptique*, ou encore quand la quantité du sucre prend une certaine importance, il faut procéder différemment et commencer par réduire directement l'activité du foie à l'aide de l'antipyrine. Vous conseillerez donc le traitement suivant, qui devra être suivi pendant trois jours seulement :

1° Suivre exactement l'hygiène et le régime des diabétiques, en supprimant cependant de celui-ci les crudités et les acides ;

2° Une heure et demie avant déjeuner et dîner, prendre un des paquets ci-dessous qu'on fera fondre dans un peu d'*eau de Seltz* :

Antipyrine	0 gr. 50 à 1 gramme
Bicarbonate de soude	0 gr. 50 à 0 gr. 75

Mêlez exactement en un paquet. Faites six paquets semblables.

3° Ne boire pendant les repas que de l'eau de *Vichy*, source *Lardy* ;

4° Après les repas, prendre une des poudres suivantes, délayée dans un peu d'eau :

Magnésie calcinée	àà 4 grammes
Bicarbonate de soude	
Craie préparée	6 —

Mêlez exactement et divisez en douze paquets.

5° Si des crises gastriques ou des accès de pyrosis, ou encore des sensations de brûlure, d'aigreur, de constriction ou de tiraillement au creux épigastrique survenaient dans l'intervalle des repas, prendre aussitôt une des *poudres composées à la magnésie et au sous-nitrate de bismuth*.

Magnésie calcinée	15 grammes
Sous-nitrate de bismuth	7 —
Craie préparée	7 —
Codéine	0 gr. 05
Bicarbonate de soude	10 grammes

Mêlez exactement et divisez en dix paquets.

Pendant les trois jours de ce traitement, on examinera quotidiennement l'urine afin de cesser les médicaments dès que le sucre aura disparu. Et l'on commencera alors le traitement de la dyspepsie hypersthénique dans toutes ses étapes, en débutant par le *régime lacté absolu*. J'en reviens, pour le diabète dyspeptique, au régime exclusif de

(1) Albert Robin. Traitement du diabète. *Traité de thérapeutique appliquée*, fasc. 1, 1895.

Donkin que j'ai combattu jadis, en le réservant aux seuls diabétiques albuminuriques. Le tort de Donkin avait été de généraliser à tous les cas de diabète les faits qu'il avait observés. Ce tort, nous l'avons tous plus ou moins dans nos affirmations, et je ne pense pas déchoir en reconnaissant le mien et en affirmant que le régime lacté absolu convient merveilleusement aux cas que nous étudions.

Je suppose que le sucre reparaisse au cours de ce traitement. Si la quantité en est abondante et dépasse, par exemple, 10 à 15 grammes par litre, on reviendra à l'ordonnance de tout à l'heure avec l'*antipyrine*, et, quand le sucre aura disparu, on reprendra le *régime lacté*, dont on mitigera bientôt la rigueur pour arriver à la *troisième étape du régime*, bien entendu sans féculents ni aliments sucrés.

Si la quantité en est minime, on donnera, le matin à jeûn et le soir avant la dernière prise de lait, 0 gr. 15 de *carbonate de lithine*, que l'on fera dissoudre dans une cuillerée d'eau à laquelle on mélangera une cuillerée à soupe de la solution suivante :

Arséniate de soude........................	0 gr. 05
Eau distillée.............................	300 grammes

Dissolvez.

Ou encore, si l'on craint l'action parfois irritante de l'*arséniate de soude* sur l'estomac, on pratiquera matin et soir, selon l'indication de J. Renaut, avec la seringue à embout de Condamin, une injection rectale de 5 centimètres cubes du mélange suivant :

Liqueur de Fowler.........................	8 grammes
Eau distillée.............................	92 —

Mêlez.

Enfin, dans les cas plus anciens où le diabète est définitivement établi, il faut alterner le traitement complet du diabète, tel que je l'ai institué, en trois séries, avec le traitement de la dyspepsie hypersthénique, en insistant sur l'un ou sur l'autre suivant les prédominances de la maladie gastrique ou du diabète.

COMPTE RENDU DES SÉANCES

DE LA

SOCIÉTÉ DE THÉRAPEUTIQUE

Séance du 13 Février 1901

Présidence de M. ALBERT ROBIN

M. Dalché présente la thèse de M. Nicolaïdi intitulée : *De l'acidité urinaire chez l'homme sain et le malade.* Cet auteur a consciencieusement examiné à ce point de vue 114 sujets et est arrivé aux conclusions suivantes :

1° L'acidité urinaire est fortement diminuée sous l'influence du régime carné ;

2° Même résultat sous l'influence du régime lacté :

3° Elle est un peu diminuée sous l'influence du régime végétarien ;

4° Elle est augmentée sous l'influence dn vin blanc, du vin rouge et de la bière.

M. Josias donne lecture d'un travail intitulé : *Essai de traitement de la tuberculose chez l'enfant par le sérum musculaire.* La méthode préconisée par Richet et Héricourt a été expérimentée par l'orateur sur un petit nombre de sujets : le suc musculaire a été obtenu par forte pression, après macération de la viande crue dans un quart de son volume d'eau. On obtient ainsi un liquide rougeâtre extrêmement altérable (4 heures suffisent en éte pour amener sa décomposition), qu'il faut préparer au moment de l'emploi.

Il n'est pas nécessaire de masquer le goût du liquide, que les enfants acceptent très bien. La dose minima est de 16 grammes de viande crue par kilo de malade : le nombre des enfants traités a été de sept. Une seule enfant présentait une tuberculose au premier degré : au bout de six jours d'ingestion de sérum musculaire, la température était revenue à la normale, le poids avait notablement augmenté. L'enfant peut être aujourd'hui considérée comme presque guérie.

Dans la tuberculose au second degré, avec évolution sourde et lente de l'affection, les résultats sont moins bons, on n'obtient qu'une amélioration, mais la fièvre ne peut être entièrement jugulée. Les effets curatifs sont moins marqués encore au troisième degré de la tuberculose pulmonaire.

En résumé, on se trouve en présence d'une médication *peut-être spécifique dans les cas au début,* car l'enfant guérie a été en peu de jours débarrassée d'une diarrhée intense qui avait résiste à tous les médicaments.

Aux 2e et 3e degrés, il ne faut pas s'attendre à obtenir de pareils résultats.

On peut donc formuler les conclusions suivantes : lorsqu'on a affaire au bacille tuberculeux seul, on peut nourrir les plus grandes espérances, mais dans les cas où des infections microbiennes secondaires viennent se greffer sur l'infection spécifique initiale, l'action thérapeutique n est que relative.

M. Dalché croit que si l'on étudiait la médication sur des malades non hospitalisés, on arriverait peut-être à des conclusions moins sévères que celles que vient de formuler M. Josias.

M. Garnaud présente une note concernant *le traitement de la tuberculose laryngée par la viande crue et les injections intratrachéales d'orthoforme.* L'orateur a donné des soins à un maître de ballet atteint de tuberculose pulmonaire aux deux sommets, qui a été soumis au traitement préconisé par Richet et Héricourt. En même temps on lui faisait des injections intratrachéales avec le mélange suivant :

Menthol	3 grammes
Cocaine	0 gr. 50
Orthoforme	2 gr. 50
Huile d'amandes douces	100 grammes

Us. Ext. :

A partir du moment où ce traitement combiné, d'abord difficilement accepté, fut institué dans toute sa rigueur, le malade ressentit une amélioration marquée. Aujourd'hui, la toux a cessé, les lésions ont rétrocédé et le sujet a repris ses fonctions fatiguantes.

Un autre malade, très gravement atteint, a été traité par les injections intratrachéales seules, il va beaucoup mieux aujourd'hui.

En résumé on peut espérer que la médication combinée ci-dessus décrite permettra d'obtenir, sans déplacement des malades, des résultats thérapeutiques inespérés dans nombre de cas. La pratique des injections intratrachéales demande un apprentissage spécial, mais n'offre aucune difficulté.

M. Bertherand donne lecture d'un travail intitulé ; *contribution à l'étude du pyramidon et de ses sels.*

MM. Albert Robin et C. Bardet ont communiqué à l'Académie de médecine et au Congrès de médecine (juillet et août 1900) un travail sur le pyramidon et sur l'importance de son action thérapeutique : ils ont notamment montré qu'en outre de son action analgésiante énergique, déjà constatée dans l'emploi de ce médicament par divers observateurs, le pyramidon, contrairement à l'antipyrine dont il se rapproche pourtant beaucoup au point de vue chimique, jouit de la propriété inattendue d'augmenter les échanges et d'élever considérablement le cœfficient azoturique. L'auteur a repris ces recherches, en les étendant à l'étude de nouveaux sels, les camphorates et le salicylate de pyramidon. C'est le résultat de ces recherches qui fait le fond de la présente note.

Il existe deux camphorates de pyramidon, le camphorate acide et le camphorate neutre ; l'auteur a seulement essayé le sel acide, qui est aussi soluble que le pyramidon lui-même, comme aussi d'ailleurs le salicylate ; ces deux sels peuvent donc comme la base s'administrer en solution, ou en cachets.

1° *Action excitante du pyramidon sur la nutrition.* — Aux détails déjà fournis sur ce point par MM. Albert Robin et C. Bardet, l'auteur joint quelques observations qui confirment cette action intéressante.

Un malade présentant des signes de rhumatisme coïncidant avec une azoturie manifeste fut d'abord mis à l'étude avant l'administration du médicament. Les résultats indiquent un cœfficient azoturique de 78, 5 0/0 et une phosphatie extrêmement faible (10 0/0). Après un traitement de huit jours à raison de 0 gr. 30 de pyramidon dans les 24 heures, le cœfficient azoturique a monté de 10 0/0 et atteint 88 0/0, la normale étant environ 84 0/0. En même temps la phosphatie passe à 12 0/0, et l'on voit l'urée monter de 4 grammes par jour. Le coup de fouet donné à la nutrition n'est pas douteux.

Du reste on trouve la confirmation de ce fait chez un autre malade, un diabétique, qui après un traitement rationnel avait vu le sucre tomber à deux ou trois grammes par jour ; ce malade mis au pyramidon a vu après une dose de 0 gr. 30 de médicament le sucre remonter à 15 à 20 grammes pendant plusieurs jours. La suppression du médicament a permis de ramener le sucre à l'état de traces.

Enfin une analyse du chimisme respiratoire chez un tuberculeux permettant à l'auteur de voir sous l'influence du pyramidon une augmentation manifeste des échanges organiques gazeux.

2° *Action antipyrétique.* — Si le pyramidon exerce sur les fébricitants une action favorable, en raison des propriétés excitantes sur les échanges, il n'en est pas moins vrai que, comme tous les autres aromatiques, il provoque surtout chez les tuberculeux, des sueurs profuses qui fatiguent beaucoup le malade. Pour cette raison, l'auteur a songé a utiliser les propriétés bien connues de l'acide camphorique en les combinant à celle du pyramidon et pour celà il a fait usage d'un médicament qui paraissait indiqué en la circonstance, le Bicamphorate de Pyramidon. Les résultats expérimentaux ont confirmé la théorie : sur 24 tuberculeux avec manifestations fébriles, qui ont absorbé ce médicament, 18, soit les deux tiers des cas, ont vu la fièvre tomber sous l'influence de doses de 0,30 à 0,60, données en deux fois; il suffisait, au cas où la fièvre paraissait devoir se rallumer, d'administrer ensuite de très petites doses du médicament.

3° *Action analgésiante.* — L'auteur divise les douleurs en deux classes : (*a*) *douleurs d'origine névralgique* et (*b*) *douleurs d'origine rhumatismale.*

a) *Douleurs névralgiques.* — Les observations recueillies confirment de point en point celles qui ont déjà été mentionnées par les auteurs cités, l'auteur se contentera donc d'appeler l'attention sur des cas qui présentent un caractère de nouveauté intéressant.

En comparant l'action de l'antipyrine à celle du pyramidon chez les migraineux, on constata que 4 malades rebelles à l'action de tous les médicaments et notamment à celle de l'antipyrine, virent, avec des doses de 0 gr. 30 de pyramidon, cesser leurs douleurs. Il est à noter que cette action ne s'est généralement montrée utile que si le médicament était pris dès le début de l'accès, car une fois la migraine installée il se montrait impuissant.

Dans des névralgies variées, des doses de pyramidon notablement inférieures à celles d'antipyrine qu'il eût fallu administrer, exercèrent une action analgésiante très appréciable.

L'auteur citera plus particulièrement un mode d'emploi qui n'a pas été indiqué jusqu'ici; il s'agit de la méthode hypodermique. Chez quatre malades atteints de sciatique, il a injecté sous la peau dans la région douloureuse, un centimètre cube d'une solution à 1/10 de pyramidon, soit dix centigrammes de médicament. Malgré cette faible dose l'effet a été remarquable chez deux malades, qui ont vu les douleurs disparaître rapidement : chez les deux autres l'effet fut moins favorable.

b) *Douleurs d'origine rhumatismale.* — Pour les mêmes raisons que celles exposées à propos des tuberculeux, c'est-à-dire l'apparition de sueurs profuses à la suite de l'administration du pyramidon et aussi pour faire une médication théoriquement indiquée, l'auteur a employé le salicylate de pyramidon chez les rhumatisants.

Dans deux cas de rhumatisme aigu il a constaté deux insuccès et il a fallu recourir au salicylate de soude. L'auteur s'attendait d'ailleurs à ce résultat, les aromatiques du genre antipyrine étant inactifs contre cette maladie.

Dans le rhumatisme subaigu et le rhumatisme chronique, affections si rebelles à la thérapeutique, comme chacun le sait, l'action du pyramidon a été très irrégulière et très variable. Le médicament ne s'est donc pas à ce point de vue montré inférieur aux autres agents que l'on possède déjà, mais pourtant il a sur la plupart des aromatiques l'avantage d'abaisser la température sans sueurs et à faible dose, ce qui est à considérer.

Dans tous les nombreux cas observés, l'auteur n'a eu qu'une seule fois l'occasion de noter de l'érythème, le cas dont il est question était à forme urticarienne. Ce cas unique s'est présenté sur un nombre considérable de malades traités. Il est même à remarquer que chez plusieurs sujets très sensibles à l'antipyrine au point de vue de l'exanthème, le pyramidon n'a rien amené. L'auteur signale également que les affections cardiaques ne sont pas une contre-indication à l'emploi du pyramidon, car ce médicament n'a jamais provoqué le moindre trouble de l'appareil circulatoire chez les malades qu'il a observés et qu'il examinait soigneusement à ce point de vue.

M. Robin tient à signaler, au point de vue de l'administration du pyramidon, une contre-indication qui a permis d'élucider un point de doctrine resté jusqu'ici en suspens. Il s'agit de la glycosurie et du diabète sucré. Le pyramidon produit une augmentation souvent considérable de l'excrétion du sucre : on voit aussi des malades, débarrassés entièrement de leur glycosurie, émettre à nouveau des urines sucrées, après ingestion de doses mêmes faibles de ce médicament.

Or, on sait que deux théories opposées ont été défendues au sujet du diabète ; l'une en fait une maladie par ralentissement de la nutrition, l'autre, une maladie par une hyperproduction de sucre. Ses conséquences thérapeutiques sont importantes, faut-il stimuler ou contre-stimuler la nutrition, employer la médication oxydante ou sous-oxydante ? Les faits se chargent de répondre, tous les oxydants ont pour effet d'augmenter la sécrétion du sucre, et les médicaments qui ralentissent la nutrition enraient cette sécrétion. L'antipyrine, qui réfrène les oxydations, diminue l'excrétion d'acide carbonique, etc., diminue la glycosurie, et le pyramidon, son congénère pourtant, produit un effet absolument inverse parce qu'il active la nutrition.

Il faut conclure de ces données que la théorie qui fait du diabète une maladie par ralentissement de la nutrition est condamnée par l'expérimentation clinique.

REVUE DES PUBLICATIONS SCIENTIFIQUES

Maladies infectieuses

Dr LESAGE

Médecin des hôpitaux

L'ichthoforme et les bains d'ichthyol dans la fièvre typhoïde (*Deutsche med. Wochenschrift*, 31 janvier 1901). — POLACCO a continué à étudier à l'hôpital Majeur de Milan, cette médication qu'il a le premier préconisée. Le diagnostic précoce a toujours été fait au moyen de gélatines électives, sur la préparation desquelles l'auteur se propose de revenir, et qui permettent non seulement d'obtenir dès les premiers jours de l'affection des cultures éberthiennes pures, mais encore de contrôler l'efficacité de la médication. Celle-ci consiste dans l'administration de cachets d'ichthoforme de 0,50 gr. (dose maxima 12 par jour), combinés, dans les cas très graves, à l'emploi du bain chaud, contenant 60 grammes d'ichthyol. La température initiale du bain, de 35° C. est abaissée à 27° C. au cours des 10 à 15 minutes que dure le bain.

Ces bains produisent les effets suivants : abaissement de température (jusqu'à 2°), de la fréquence du pouls (phénomène moins marqué que le précédent), respiration plus profonde, diminution de la pression sanguine durant plusieurs heures.

Le sensorium est favorablement influencé et les malades s'en rendent compte, car ils réclament sans cesse de nouveaux bains ; l'auteur ne les administre toutefois que lorsqu'une nouvelle ascension thermique en nécessite l'emploi.

Il arrive parfois que l'hyperthermie est radicalement supprimée après le second bain ; la durée de l'affection est en tous cas notablement raccourcie.

Le traitement balnéaire a été réservé aux cas les plus graves : ils ont tous guéri dans un temps relativement court.

E. VOGT.

Note sur la valeur de l'inoculation contre la fièvre typhoïde, par Henry CAYLETT (*British Medical Journal*, 12 janvier 1900). — L'auteur est chargé d'un service médical dans l'Afrique du Sud. Sur 61 personnes faisant partie à divers titres du personnel de la première section, toutes furent inoculées à l'exception de quatre. Les inoculations furent pratiquées deux fois : elles furent suivies de phénomènes réactionnels survenant deux à huit heures après l'injection. Cette première section eut à soigner un grand nombre de cas de fièvre typhoïde : aucun des individus qui la composait ne fut atteint de fièvre typhoïde. La seconde section, comprenant 82 individus ne subit qu'une seule inoculation. Une troisième section (20 personnes) fut inoculée deux fois. Or c'est parmi la seconde section (une seule inoculation) que l'on rencontra cinq cas de fièvre typhoïde ; sur ces cinq malades, trois n'avaient pas été inoculés et les deux autres n'avaient reçu qu'une seule inoculation. Il semble donc que l'inoculation ait eu une valeur préventive véritable.

Sur 92 malades reçus à l'hôpital de Kronstadt, 15 disaient avoir été inoculés, quelques-uns ne pouvaient donner de réponse précise à ce sujet, 70 n'avaient été soumis à aucune inoculation. Les 11 décès sont survenus chez des individus indemne de toute inoculation, à l'exception d'un seul sujet inoculé une fois. Il semble de plus que la gravité de la maladie soit moindre chez les sujets inoculés que sur ceux qui ne l'ont pas été.

P. SAINTON.

Traitement de l'influenza (*Allg. Wien. med. Ztg.*, 8 janvier 1901). — L'étude des nombreux malades que KRAUS a eu l'occasion d'observer l'a convaincu de ce fait, qu'il importe avant tout de juguler la fièvre à son début. C'est donc aux antithermiques qu'il faut de suite recourir, et parmi eux, l'auteur préfère aujourd'hui la salipyrine : bien qu'il s'agisse d'une combinaison d'acide salicylique et d'antipyrine, le produit ne présente pas les inconvénients si connus de ses composants. Cette particularité tient à la faible solubilité de la salipyrine, qui ne saurait être par conséquent, remplacée par un simple mélange d'antipyrine et d'acide salicylique.

L'auteur prescrit depuis 5 ans la salipyrine et n'a eu qu'à s'en louer. Il dispose de 27 observations d'influenza caractérisée dans lesquelles le médicament a toujours promptement agi.

Les doses varient de 0 gr. 50 à 1 gramme trois ou quatre fois par jour, suivant les cas : Kraus ne croit pas qu'il soit nécessaire de dépasser ces doses, qui sont loin d'atteindre celles préconisées par d'autres auteurs.

E. Vogt.

Du biiodure de mercure dans la diphtérie, par M. Weichselbaum (*Merck's Archives*, décembre 1900). — Depuis quelques années on a cherché a employer le peroxyde d'hydrogène dans la diphtérie. Mais quoique ce médicament agisse comme dissolvant et désinfectant lorsqu'il est employé localement, les résultats obtenus tendent à prouver que son action est impuissante à combattre les suites de la diphtérie.

Il était donc nécessaire de chercher un autre remède dont le pouvoir antiseptique fût assez énergique pour combattre le développement du poison diphtérique et soustraire les centres nerveux à son influence destructive. Il a été reconnu que le plus puissant antiseptique et germicide était le biiodure de mercure, et ce médicament a été depuis lors essayé à plusieurs reprises.

L'auteur l'emploie de la manière suivante :

Après avoir donné au malade un purgatif mercuriel au commencement du traitement il administre aussi souvent qu'il est nécessaire :

Biiodure de mercure..........	0,053 gr.
Iodure de potassium..........	0,212
Eau..........................	3,82

Dissoudre puis ajouter :

Sirop d'acide iodhydrique pour faire 120 gr.

Cinq à dix gouttes sur la langue toutes les vingt minutes, jour et nuit.

Peroxyde d'hydrogène..	30 grammes
Eau..................	90 —

Employer au moyen d'un vaporisateur, et si le malade est assez âgé le faire se gargariser toutes les demi-heures, jour et nuit.

Sulfate de quinine.....	2 gr. 40
Extrait de réglisse....	30 grammes
Eau de cannelle p. faire	120 —

Agiter avant de s'en servir. Une cuiller à thé toutes les deux heures, jour et nuit.

Teinture d'aconit	64 gouttes
Glycérine	15 grammes
Eau de cannelle p. faire	120 —

Agiter. Une cuillerée à thé toutes les heures, jour et nuit. Lorsque le malade n'a pas de fièvre, donner toutes les deux heures.

Alimentation. — Lait de poule, œufs à la coque, bouillon de bœuf et de poulet, lait, blanc d'œuf battu dans de l'eau (à discrétion).

L'auteur n'a pas perdu un seul diphtérique en quinze ans, la maladie suivit toujours un cours normal, et n'eut pas de suites fâcheuses.

On peut objecter que ce traitement n'est pas nouveau, ces remèdes ont été employés souvent et depuis longtemps. Mais l'auteur les emploie sans discontinuer pour empêcher la pullulation des germes pathogènes. Si l'on laisse s'écouler plus de vingt à trente minutes entre les doses successives de biiodure on laisse à la membrane le temps de se reformer. L'auteur n'indique pas ce traitement comme spécifique, il désire simplement attirer l'attention sur cette méthode et la manière de la mettre en pratique.

Dans les familles où plusieurs enfants se trouvent exposés à la contagion, l'auteur administre à titre prophylactique la mixture au biiodure, seule, quatre fois par jour et jamais il n'a observé de cas de diphtérie chez les sujets ainsi traités.

Avant d'adopter la méthode qui précède, l'auteur employait le traitement par la potasse et les ferrugineux avec les gargarismes et le spray d'eau de chaux. Dans ces conditions quelques malades guérirent, mais présentèrent des paralysies, d'autres moururent.

E. Vogt.

La trachéotomie pour diphtérie à Zagreb (Agram) (*Deutsche med. Ztg*, 26 novembre 1900). — Cackovic présente une statistique de 58 cas a trachéotomie, dont 2 après tubage. Ce dernier a de grands avantages, car il peut être pratiqué dans toutes les conditions de milieu, est facilement accepté par les parents et n'exige pas la narcose. Mais après l'opération, tout change en faveur de la trachéotomie ; les enfants trachéotomisés n'ont nul besoin de soins spéciaux, alors que le changement de tube doit être fait par un médecin, après le tubage. La ventilation du poumon s'effectue bien mieux après la trachéotomie, il en est de même pour l'alimentation. Les contre-indications du tubage sont nombreuses et nulles pour ainsi dire pour la trachéotomie.

En résumé, le tubage ne remplacera jamais entièrement l'ancienne opération : il doit être réservé pour les cas légers et rendra des services dans la sténose chronique du larynx.

La trachéotomie ne doit pas être différée au dernier moment, pour éviter l'accumulation d'acide carbonique dans le sang et la dégénérescence du cœur. Les enfants âgés de moins d'un an ne doivent pas être opérés, à moins qu'ils ne soient très robustes.

Les troubles de la déglutition enregistrés par quelques auteurs après l'opération ressortissent à la paralysie diphtéritique et ne dépendent donc pas de la présence du tube.

Il arrive fort souvent, au moment du décanulement, que l'enfant s'effraie de ne plus avoir de canule et présente des troubles respiratoires qui font croire à l'impossibilité du rétablissement de la respiration physiologique. Dans ces cas, on n'enlèvera que le tube intérieur pour commencer, et on bouchera l'orifice externe du tube resté dans la trachée : de cette façon, l'enfant respirera par la bouche et conservera la sensation de la présence du tube.

E. Vogt.

Action thérapeutique des injections salées dans les maladies infectieuses (*Medicinskoe Obosrenie*, n° 11, 1900). — Makaroff a fait à ce sujet des recherches cliniques et expérimentales : sur des lapins auxquels on avait préalablement inoculé des doses mortelles de cultures du charbon et du bacille coli commune : il a pratiqué des injections salées. Ces expériences ont montré que seules les injections intra-veineuses répétées d'une solution salée à la dose de 200 grammes par kilogramme d'animal déterminent la guérison du processus charbonneux à la condition toutefois que le traitement soit commencé au plus tard 24 heures après l'inoculation. On a obtenu le même résultat en ce qui concerne le bacille coli commune. Sur l'homme, Makaroff a fait 47 expériences (21 typhiques). Sur ces 47 injections, on compte 29 intra-veineuses et 18 sous-cutanées. Tous les malades soumis à ce procédé thérapeutique se trouvaient dans un état désespéré.

La quantité de liquide injecté à la fois a été de 1.200 à 1.800 grammes pour les injections intraveineuses, de 500 à 1.000 grammes pour les injections sous-cutanées. L'auteur s'est toujours servi d'une solution à 7 00/00. Après l'injection on prenait la température toutes les heures, on examinait souvent les urines, le pouls, la respiration et la pression sanguine. Pas de bains, comme médicaments des excitants seuls. Le résultat obtenu a été le suivant ; sur 21 malades, 11 sont morts. Ce chiffre paraît, de prime abord, très élevé, mais lorsqu'on se souvient que les injections n'ont été faites qu'à des malades dont l'état était désespéré, on conviendra que la mortalité n'a pas été considérable.

L'auteur estime que les injections salées sont indiquées dans tous les cas de défaillance cardiaque et de diminution de la pression sanguine : elles sont également indiquées dans la diurèse insuffisante et la prostration typhique.

Les injections intraveineuses sont pratiquées dans les cas où le processus est excessivement rapide et où, par conséquent, il est indispensable d'intervenir immédiatement et énergiquement. Dans les cas où l'évolution est plus lente et où il est nécessaire de faire des injections répétées, on fera des injections sous-cutanées.

L'injection intraveineuse est absolument sans danger et ne détermine ni complications, ni aucune espèce d'accident.

Les injections salées déterminent apparemment une excrétion exagérée des toxines par les reins, le tube intestinal et la peau, et excitent les fonctions cardiaques.

D'une façon générale, les injections salées sont indiquées comme moyen thérapeutique.

D. Roubleff.

Chirurgie générale

Dr Benoit

Ancien interne des hôpitaux

De la résection atypique de la hanche dans certaines formes de coxalgie, par M. Goggis (*Thèse de Paris*, 1900). — Dans ce travail, l'auteur se confine à l'étude des cas de coxalgie grave, ceux où l'on ne saurait espérer de guérison spontanée. C'est ce qui justifie les principales conclusions qui suivent : la résection est à peine ici plus grave que les opérations partielles. Pas de résection précoce ; il est reconnu que ce serait priver les malades de nombreuses chances de guérison par le traitement médical. Mais la connaissance de la gravité de la *fistulisation* dans la coxalgie et la notion de la différence de pronostic qui existe entre la coxalgie fermée et la coxalgie ouverte fera accepter une intervention capable de prévenir la fistule et de guérir radicalement le foyer tuberculeux. Les *indications* sont donc : la connaissance des lésions incurables — la reproduction du pus dans un abcès, malgré ponctions et injections modificatrices — la menace d'apparition d'une fistule au niveau de la paroi d'un abcès — l'existence d'une fistule récente, non infectée.

Cette dernière indication est inacceptable, car on sait que l'ablation des fistules même infectées peut être tentée avec succès, lorsqu'il n'existe aucune des contr'indications suivantes: multiplicité des localisations tuberculeuses graves; impossibilité d'un curettage intégral.

Technique opératoire : opération aseptique: ablation complète des foyers, pas de drainage, puisque l'intervention est radicale. Il est inutile de faire des sacrifices osseux étendus, et pour cela, on ne pratiquera pas la résection typique, mais le « curettage atypique intégral ». La gravité est très diminuée par le *sérum artificiel*.

Traitement orthopédique méthodique prolongé indispensable.

A. Benoit.

Restauration de la lèvre inférieure après son ablation complète pour épithélioma, par R. Kennedy (*British Medical journal*) 22 déc. 1900). — L'auteur a adopté, pour restaurer la lèvre inférieure, le procédé de Trendelemburg, qui est un perfectionnement de celui de Dieffenbach. Il consiste à prendre sur les côtés de la plaie de la lèvre inférieure des lambeaux dont la base est située en bas, au lieu d'être au dessus ou sur les côtés. Chez le malade dont il trace l'observation, un veillard, déjà opéré d'un épithélioma de la lèvre inférieure, seize ans auparavant et qui était en pleine récidive depuis un an, il adopta la manière suivante : ayant enlevé la partie malade, en forme de coin très vaste, à sommet inférieur, ne laissant subsister qu'un petit fragment de lèvre inférieure de chaque côté, il traça ensuite une incision qui prolongeait en dehors horizontalement la commissure labiale; cette incision se recourbait au devant de l'artère faciale, pour finir en bas au niveau de la mâchoire inférieure, non loin de la symphyse. Même manœuvre du côté opposé. En faisant la partie transverse de son incision, le chirurgien eut soin de ne pas y comprendre la membrane muqueuse et le tissu sous-muqueux, qui furent séparés des tissus de la joue, juste assez pour pouvoir être incisés ensuite dans une direction parallèle à celle de la peau, mais un peu plus haut. Grâce à cet artifice, en rapportant ensuite les deux lambeaux musculo-cutanés, comprenant toute l'épaisseur des tissus de la joue, pour les suturer sur la ligne médiane, reconstituant ainsi la lèvre inférieure, il eut assez d'étoffe pour refaire un bord muqueux à cette nouvelle lèvre. Restait à suturer les pertes de substance des deux joues, ce qui eut lieu en rapprochant à la soie les bords contigus. La traction par en haut était si forte, après l'opération, que la lèvre supérieure venait en contact avec le nez. Mais les jours suivants, elle diminua et les parties ne tardèrent, pas à prendre un aspect normal qu'elles conservent encore, dix-sept mois après l'opération, sans nulle trace de récidive. Grâce à ce procédé, qui se préoccupe de reconstituer la *surface muqueuse de la lèvre*, on n'a pas à craindre de rétraction secondaire, comme il s'en forme, après la guérison de ces parties par granulation. Aussi, son malade peut-il boire sans que les liquides s'échappent de la bouche et prononcer les labiales fort distinctement.

A. Benoit.

De l'application sur les plaies de laparotomie de l'emplâtre à l'airol de de Bruns, par Oscar Fraenkel (*Centralb. für Gynäk*, 1900, n° 22). —

Il y a quelques années de Bruns avait conseillé de recouvrir toutes les sutures d'un emplâtre composé d'airol, mucilage, gomme arabique, glycérine (*aa* 10), Bolus alba (20,) comme empêchant à coup sûr la suppuration des points de suture. V. Winckel a fait l'essai de cette méthode dans les cas de cœliotomie abdominale. Application d'une couche épaisse d'emplâtre frais sur la peau bien lavée, par-dessus une mince de coton stérilisé.

Au premier renouvellement du pansement, on trouva tout le catgut adhérent à l'emplâtre qui était devenu dur, d'un rouge brun. L'emplâtre se détachait toujours facilement, on y voyait nettement les parties transversales de la suture contiguë au catgut : les parties du fil situées dans la peau manquaient sur l'emplâtre.

Les 3 ou 4 fils de suture ayant traversé l'aponévrose et la peau avaient également abandonné à l'emplâtre leur partie superficielle.

Donc ce procédé dispense déjà d'enlever les fils, ce qui est un avantage.

Mais bien que la peau eût été bien nettoyée et désinfectée avant l'application de l'emplâtre, bien que le catgut fût certainement stérile, on trouva néanmoins de temps en temps quelques points suppurés sur les trajets des fils. En regard des trajets transversaux de la suture, on trouvait des lignes légèrement jaunâtres, alors que la ligne d'incision était parfaitement sèche et recouverte d'une croûte.

Ces petites suppurations guérissent rapidement et ont disparu au deuxième pansement, après application de poudre et de gaze d'airol.

Donc, le but recherché par de Bruns n'est pas parfaitement atteint. En effet, l'emplâtre à l'airol peut bien interdire l'accès de la plaie aux germes des régions voisines, mais il n'empêche pas que les germes qui se trouvent dans les glandes de la peau et qu'aucun agent de désinfection ne réussit à détruire totalement, se remettent à pulluler, favorisés par l'infiltration sanguine ou séreuse qui accompagne la cicatrisation.

R. Blondel.

Observation relative au traitement des fistules anales par la kinésithérapie (*Revue de cin. et d'électrothérapie*, 20 décembre 1900). — GEOFFROY SAINT-HILAIRE et STAPFER ont obtenu un résultat curatif chez un malade atteint de fistule anale, sans intervention chirurgicale, en se bornant aux soins antiseptiques (lavages au biiodure 1 00/00) et à un traitement kinésithérapique, fixé, après de nombreux tâtonnements aux manœuvres suivantes :

1° Mouvements respiratoires passifs.

2° Massage des jambes et des cuisses (roulement des masses musculaires).

3° Mouvements passifs de la jambe et de la cuisse.

4° Massage du ventre et vibrations manuelles de l'estomac.

5° Vibrations rectales faites avec le vibrateur mécanique.

6° Effleurage des parois rectales avec l'index.

7° Pétrissage entre le pouce et l'index de toute la région périnéale et péri-anale.

8° Mouvements actifs des abducteurs fémoraux (mouvements décongestionnants).

9° Lavage antiseptique.

10° Pansement.

Les auteurs décongestionnaient ainsi la région périnéale, en faisant résorber les œdèmes qui infiltraient le tissu conjonctif sous-cutané, en vidant les dilatations hémorroïdales et en stimulant les muscles périnéaux, et agissaient sur l'état général du malade par le massage du ventre, stimulant son estomac et son intestin, et facilitant ses selles.

Tout d'abord, les auteurs évitèrent soigneusement de toucher à la fistule, et se bornèrent à mobiliser et à pétrir les régions voisines, mais la douleur persistait aussi gênante et la marche restait très pénible. C'est devant ce résultat négatif qu'ils se décidèrent à agir directement sur les trajets fistuleux œdématiés et indurés en mobilisant toute la région, pétrissant les trajets œdémateux et les tissus environnants, faisant rouler la peau sur les plans profonds et vidant ainsi les trajets fistuleux qui contenaient toujours un peu de liquide. A partir de ce moment l'amélioration fut très notable, et après six semaines de traitement quotidien, la plupart des symptômes morbides avaient disparu.

Au bout de trois mois de traitement, le malade partit; revu un an plus tard, il ne présentait plus qu'une dépression en doigt de gant, recouverte de peau fine, et un bourgeon charnu qui fut cautérisé avec succès.

E. VOGT.

Action thérapeutique de l'hypérémie provoquée par l'action locale de la chaleur dans des cas de plaies infectieuses ou à marche chronique (*Ag. Wien. med. Ztg.* 22 *janvier 1901*). — La communication d'ULLMANN à la Société médicale de Vienne (21 déc. 1900) a été accompagnée de la présentation de plusieurs malades atteints d'affections articulaires et de plaies anciennes, et guéris en quelques semaines par l'emploi d'appareils à air chaud localisé. Quel que soit le procédé employé, le but est toujours de provoquer une hypérémie intense localisée. Si l'on veut se mettre à l'abri de phénomènes d'irritation, il faut n'utiliser que la chaleur seule : les rayons lumineux, p. ex., la chaleur rayonnante, doivent être évités. La cautérisation, appliquée au moyen du Paquelin, du galvanocautère, du fer rouge, etc., sur des ulcérations infectées, provoquera facilement des douleurs et peut donner naissance à une escarre emprisonnant des germes infectieux ayant échappé à la cautérisation. L'auteur préfère donc de beaucoup les appareils à chaleur sèche (100° à 150° C.), que les malades supportent fort bien, à condition de ne pas faire agir le traitement sur des muqueuses. On dispose aujourd'hui des appareils de Reitler, qui ont permis d'étendre à toutes les ulcérations, même à celles qui se développent sur les organes génitaux, le traitement par la chaleur sèche. Les appareils de petite dimension permettent de s'attaquer avec succès à l'acné du visage.

Dans le cas d'ulcères (jambe p. ex.), une sécrétion séreuse abondante infiltre les escarres, les désagrège, et l'on voit, au bout de peu de séances, des granulations vivaces apparaître. L'épidermisation consécutive s'effectue dans un temps remarquablement court, même dans les cas d'ulcères spécifiques. Le principal avantage du procédé consiste dans le fait que les malades ne ressentent aucune douleur; bien plus, on observe souvent une action anesthésiante. Pour déterger un ulcère, il faut atteindre des températures plus élevées que pour favoriser la formation des granulations ou l'épidermisation : dans ce dernier cas, la chaleur humide rendra aussi des services.

Il faut toujours mettre à l'abri les parties non traitées au moyen d'une couche d'ouate.

Les indications principales sont, en cas d'ulcération : l'atonie, la gangrène circonscrite, le phagédénisme. Il est probable que les greffes, les autoplasties se trouveraient fort bien de la méthode.

Les contre-indications sont : la tuberculose, les foyers purulents profonds, les processus infectieux aigus.

E. VOGT.

L'eau oxygénée en chirurgie par Michaut, (*Thèse de Lyon*, 1900). — Cet agent, assez négligé en médecine, à cause des embolies gazeuses mortelles qu'il peut causer, administré en injections intra-veineuses (P. Bert, Regnard), est susceptible de rendre de grands services en chirurgie. Tout d'abord, pour conserver l'eau oxygénée, il faut éviter de la secouer ou d'y laisser tomber des poussières. M. Miquel place l'eau oxygénée au troisième rang, dans la liste des antiseptiques, après le biodure de mercure et l'iodure d'argent, immédiatement avant le sublimé. MM. Touchard et Claisse ont défini les applications de ce liquide. Le bioxyde d'hydrogène est surtout à recommander contre les plaies suppurantes; se décomposant au contact de la plaie, il envoie dans ses moindres anfractuosités de l'oxygène naissant qui a un grand pouvoir bactéricide. Signalons les bons effets du *lavages du rectum* dans les cas de cancer, les *lavages vaginaux* avant l'hystérectomie (Lucas-Championnière), les *lavages de la bouche*. Dans les *phlegmons*, les *abces* (Péan, Baldy), elle agit rapidement; dans l'*ostéomyélite*, on a obtenu des succès. Sur les plaies atones, les vieux *ulceres variqueux*, son action est indubitable. On doit agir avec prudence sur les séreuses, à cause des phénomènes d'absorption. Dans la thérapeutique spéciale, c'est surtout en *rhinologie* qu'elle est utile, grâce à ses *propriétés hémostatiques*. Un tampon imbibé d'eau oxygénée arrête les épistaxis prolongées sans que l'on ait à faire un tamponnement postérieur, ce qui amène des complications septiques. Dans le *muguet*, on obtient, grâce à elle, une guérison rapide.

A. Benoit.

Utilisation nouvelle du celluloïd comme matériel de pansement. (*Deutsche med. Wochenschrift*). 3 janvier 1900. — Le procédé de Hersing consiste à placer les plaques de celluloïd dans de l'alcool chaud, ce qui les ramollit en 2, 3 minutes, au point qu'on peut les enrouler autour d'un membre aussi facilement qu'une compresse humide : au bout de 15 à 20 minutes, le celluloïd a repris toute sa dureté et conserve la forme qu'on lui a donnée. On parvient de cette façon à fabriquer des gouttières à la fois solides et élastiques, facilement transportables à l'état de plaques.

E. Vogt.

Les vomissements provoqués par le chloroforme et d'autres anesthésiques administrés par voie d'inhalation et le moyen de les éviter (*Deutsche med. Wochenchrift*, 10 janvier 1900). — Pour Lewin, c'est l'irritation stomacale, beaucoup plus que l'influence cérébrale, qui provoque les vomissements qui accompagnent et suiven souvent la narcose.

Au début de la chloroformisation, les poumons seuls absorbent le narcotique, mais bientôt la sensation d'étouffement provoque chez le patient encore à demi-conscient des efforts de déglutition. En même temps, l'irritation exercée sur la muqueuse buccale par le chloroforme excite la sécrétion salivaire ; la salive, mêlée au chloroforme, est avalée au cours des efforts de déglutition dont nous venons de parler. Il va sans dire que la réaction individuelle entre à ce moment en jeu, l'irritabilité du pharynx et de l'estomac variant dans de grandes limites.

A cette action directe vient s'ajouter l'élimination par les glandes stomacales d'une partie du chloroforme inhalé. Il n'est donc pas étonnant que 40 0/0 des sujets chloroformés, et 75 0/0 des individus éthérisés présentent des vomissements. Les enfants dont la muqueuse stomacale est très sensible, entrent pour la plus grande part dans cette proportion.

Lewin admet que l'on peut lutter contre cette complication, souvent dangereuse, de deux façons :

1° *Par l'anesthésie locale de la muqueuse stomacale.* Administration, avant la narcose, d'une solution de cocaïne de 0,05 gr. à 0,10 gr. dans 500 grammes d'eau. Grâce à l'abondance du véhicule, ont peut espérer baigner toute la surface muqueuse stomacale ;

2° *En protégeant la muqueuse contre l'action directe du chloroforme avalé, par l'ingestion préalable de substances indifférentes.* Cette méthode semble préférable à la précédente. Les solutions gommeuses dont les propriétés adhésives sont grandes et la digestibilité très faible, paraissent tout indiquées.

L'auteur propose en conséquence d'administrer, peu de temps avant la narcose, une grande quantité des solutions suivantes : mucilage de gomme arabique à 5 0/0, de gomme adraganthe 1 à 2, 100 à 200 d'eau, décoction de carragaen 3 à 5, 500, macération de racine de guimauve, etc.

Lewin estime qu'il suffira de quelques expériences pour démontrer la valeur de cette proposition qui n'offre aucun danger et rendra peut-être des services importants.

E. Vogt.

A propos de l'anesthésie par injection de cocaïne dans l'espace sous-arachnoïdien de la moelle épinière (*Therap. Monatshefte*, décembre 1900). — Vulliet, de Lausanne, a fait sur ce sujet une conférence à la *Société médicale de la Suisse Romande* dans laquelle il a donné les résultats de vingt-quatre observations personnelles. L'anesthésie des membres inférieurs et des organes génitaux, a été obtenue chez 7 malades atteints d'affections diverses : les doses de cocaïne injectées ont varié de 8 milligr. à 2 centigr. (solution à 2 0/0) : une fois, on utilisa la tropacocaïne. L'anesthésie a été complète au bout de 4 à 6 minutes dans tous les cas, et s'est étendue dans un cas au corps tout entier : en général, elle ne remontait pas au-dessus du nombril. L'anesthésie dure de 1 1/2 à 3 heures et sa durée n'est pas proportionnelle à la quantité de cocaïne injectée : elle disparaît peu à peu de haut en bas, les pieds restant le plus longtemps insensibles. La motilité est conservée, mais subit certaines modifications.

9 opérations ont été faites dans le domaine des organes génitaux (6 milligr. à 3 centigr. de cocaïne). L'anesthésie a été complète, sauf dans un cas (opération d'un phymosis). Un autre cas a donné un résultat négatif : l'insensibilité s'arrêta au milieu de la cuisse. Dans ce cas, on se servit d'une solution à 1 0/0.

Dans 6 cas, il s'agissait d'opérer dans la région du tronc (5 cures radicales de hernies, une appendicite) : on n'enregistra que 2 succès.

Dans 2 cas intéressant la région supérieure du tronc, l'anesthésie ne fut pas complète.

Les inconvénients techniques de la méthode sont faciles à éviter dans la pratique, ceux inhérents à l'introduction du toxique dans le liquide céphalo-rachidien sont plus graves. Dans 7 cas sur 24, les malades ont présenté des transpirations profuses, des nausées, des vertiges, etc.

Mais un trouble constant et fort désagréable consiste dans une céphalalgie qui débute en général quelques heures après l'opération et dure 2 ou 3 jours. Ce phénomène a été très violent dans 7 cas.

Malgré ses avantages, cette méthode restera une méthode d'exception, limitée aux cas où l'anesthésie locale est contre-indiquée et la narcose dangereuse (alcooliques, etc.).

E. Vogt.

L'anesthésie cocaïno-lombaire, par M. Delassus, (*J. des Sciences médicales de Lille*) 2 février 1901. — Nous savons que l'anesthésie lombaire est très activement prônée, notamment en obstétrique. Les résultats sont-ils aussi merveilleux en chirurgie générale ? C'est l'opinion de l'auteur de ce travail et on peut lui concéder que la suppression d'un aide, à la campagne, est un avantage appréciable. Quant à la conservation de la connaissance, qu'on voudrait faire passer pour un avantage, le malade pouvant s'aider lui-même, changer de position, etc., vous « renseigner sur son état », on a peine à croire que cette opinion puisse émaner d'un confrère versé dans la pratique des opérations chirurgicales. En effet, outre cette loquacité inopportune, qui est un effet direct de la cocaïne, il nous suffit de nous reporter à l'observation résumée de l'auteur pour voir comment, en réalité, les choses se passent.

Mme D., 24 ans, opération de hernie crurale : a subi la cure de hernie inguinale sous le chloroforme il y a un an. Injection de 3 centigr. et demi de cocaïne. 2 minutes après, fourmillements; 7 minutes, toux, nausées; 8 minutes, anesthésie, l'opération est entamée; 10 minutes, accès d'oppression, la femme respire « comme une personne qui étouffe »; 13 minutes; relâchement du sphincter anal; 17 minutes, les nausées qui avaient cessé, reprennent. Position de Trendelenburg, elles disparaissent; 37 minutes, opération terminée. Elle a duré 29 minutes. Jusqu'à la fin, la femme s'est plainte de sueurs abondantes sur la face et les mains.

Voici donc une opérée qui a tenu sans cesse en éveil son chirurgien par ses nausées, accélération du pouls, accès de dyspnée, etc., qui l'a obligé à changer la position horizontale, commode en l'espèce, pour le plan incliné, défavorable à la recherche des petites hernies. Malgré tout cela, c'est, paraît-il, un « type de belle anesthésie ». Nous passons sur les syncopes sur les céphalées post-opératoires persistantes, qui ne paraissent guère plus voluptueuses que l'odeur obstinée du chloroforme, dont se plaignent quelques-uns des malades qui ont subi ce dernier mode d'anesthésie, sur l'impossibilité d'user de cocaïne chez les enfants, à cause de leur impressionnabilité, sur la nécessité de surveiller son langage tout en opérant, en s'adressant aux aides, et il faudra bientôt convenir que, à péril égal, car des cas de morts ont été relatés, entr'autres par Tuffier (1 sur 1.300 cas), la *méthode de Bier*, ou anesthésie cocaïno-lombaire, n'est pas près de détrôner l'éther et le chloroforme. Actuellement, c'est un pis-aller, qui vient s'ajouter, si l'on veut, aux modes d'anesthésie auxquels on a recours lorsque le chloroforme ne saurait être administré sans danger (maladies du cœur, des reins, affections pulmonaires, etc.). Il ne faudrait rien moins que la découverte d'une substance anesthésiante absolument inoffensive et n'obligeant pas le chirurgien à se hâter, pour que l'on doive renoncer aux avantages et à la quiétude que donne l'anesthésie générale bien conduite.

A. Benoit.

Maladies des Voies digestives

Dr SOUPAULT

Médecin des hôpitaux

Le traitement chirurgical de l'ulcère rond de l'estomac, par Ewald (*Société de médecine de Berlin*, 14 janvier 1901). — Ewald, depuis quatre ans, a fait opérer 35 cas d'ulcère gastrique. Les malades à opérer peuvent être rangés en trois catégories. La première comprend ceux que le traitement médical ne guérit pas et qui présentent des complications, comme la gastrectasie, des adhérences périgastriques, l'estomac biloculaire. La proportion des succès chez les malades de ce groupe est variable suivant les auteurs. Von Leube donne 96 0/0 de résultats favorables dont 75 0/0 de guérisons.

A la seconde catégorie appartiennent les cas de perforation d'un ulcère rond. L'urgence de l'intervention dans ces cas ne saurait faire le moindre doute. La mortalité, de 39 0/0 quand l'opération est pratiquée au cours des douze premières heures, s'élève à 76 0/0 si l'on compte aussi les cas opérés pendant les douze heures suivantes.

En ce qui concerne le troisième groupe d'indications opératoires, institué par les hémorragies, il est plus difficile d'avoir une opinion ferme car, d'une part, la guérison sans intervention est fréquente et, d'autre part, le traitement chirurgical expose à des dangers assez sérieux : alors que la mortalité sans opération ne serait que de 6 à 8 0/0, les décès post-opératoires, d'après Rothmann, atteindraient la proportion de 34 0/0. Il faut tenir compte, en outre, de la difficulté de trouver la source de la perte de sang. Comme traitement médical, Ewald donne la préférence au lavage de l'estomac avec de l'eau glacée.

G. Lyon.

Gastrectomie totale suivie de guérison, par Bœckel (de Strasbourg) (*Académie de Médecine*, 8 janvier 1901). — Chez une femme de 38 ans atteinte de cancer de l'estomac, B... a pratiqué la résection totale qui lui paru indispensable étant donnée l'étendue de la lésion ; l'estomac fut libéré au niveau du cardia, puis du duodénum et la plaie duodénale fut anastomosée à la plaie cardiaque. L'abdomen fut suturé, sans drainage : les suites opératoires furent simples et depuis la malade se porte bien : elle a augmenté de 20 livres, la digestion est bonne à condition que les repas soient fréquents et répétés. Il résulte de cette observation que l'ablation de l'estomac est compatible avec l'existence, et que, dans le cas particulier, elle a amené une amélioration notable. L'opération doit se faire en cinq temps : 1° libération au niveau de la grande courbure par section du ligament gastro-colique ; 2° libération de la partie supérieure, les pinces étant placées au-dessus et au-dessous du cardia ; 3° libération de la petite courbure par section du ligament gastro-hépatique : 4° libération de la portion duodénale ; 5° anastomose du cardia avec le duodénum. Enfin la plaie est refermée sans drainage.

P. Sainton.

Deux cas de carcinome stomacal guéris par la résection (*Société médicale de Hambourg*, 27 novembre 1900). — Kummel donne deux cas dont la guerison date de 3 ans 1/2 et 5 ans 1/2. Dans le premier cas (femme de 60 ans), il s'agissait d'un carcinome étendu du pylore, réséqué avec emploi du bouton de Murphy qui fut expulsé 14 jours après l'opération. Trois mois plus tard, la malade se présenta à nouveau : à la palpation, on reconnut l'existence d'une tumeur grande comme la paume de la main, adhérente à la peau, occupant le creux épigastrique. On diagnostiqua une récidive inopérable et on renvoya la malade; contre toute attente, la tumeur diminua lentement et au bout d'un an il n'en restait plus trace. Il s'agissait sans doute d'une infiltration inflammatoire développée autour de la cicatrice.

Le second cas concerne un homme de 57 ans profondément cachectique, atteint de carcinome de la petite courbure : excision de la tumeur et suture à la soie. Convalescence longue : l'appétit et les forces ne revinrent que lentement. Aujourd'hui, le sujet est fort bien portant. Le carcinome s'était développé dans le fond d'un ancien ulcère rond.

E. Vogt.

Action péristaltique du lavage de l'estomac (*Berlin. Klin. Wochenschrift*, n° 33, 1900). — Ziemssen est parvenu par le lavage stomacal quotidien, à réveiller non seulement le péristaltisme de l'estomac mais encore celui de l'intestin. Il arrive souvent qu'un malade atteint de constipation opiniâtre va spontanément à la selle au bout de 8 jours de traitement, avant même que le lavage ait été pratiqué. Le résultat obtenu reste acquis pour un temps très long (plusieurs années dans quelques cas).

L'auteur procède de la façon suivante : le matin à jeûn, introduction du tube Faucher par lequel on fait passer 1/2 à 1 litre d'eau de Wiesbaden (Kochbrunnen). Evacuation immédiate par abaissement du tube, et répétition de cette manœuvre 15 à 20 fois à chaque séance. On recommence le lendemain en augmentant graduellement la quantité d'eau introduite chaque fois, jusqu'à ce que le malade éprouve un sentiment de pression à l'épigastre.

L'auteur admet que de cette façon on réveille la contractibilité des fibres lisses des parois stomacales, et que cet effet se propage peu à peu à la musculature de l'intestin.

E. Vogt.

Emploi de fortes doses d'huile dans les maladies du tube digestif (*Die ærztl. Praxis* 15 décembre 1900) Cohnheim rappelle que l'huile de lin joue dans l'Allemagne du Nord le même rôle que l'huile d'olives dans le traitement des affections digestives : on la fait boire pure ou on l'incorpore aux aliments. Ces pratiques populaires reposent sur des faits certains, et aujourd'hui beaucoup de savants ont étudié la question. L'auteur prescrit depuis longtemps déjà les grands lavements huileux pour combattre la dyspepsie flatulente, l'entérocolite muco-membraneuse, les coliques de plomb.

L'action de l'huile sur la colique, quelle qu'en soit la cause ou la nature, est rapide; on peut même, si cette action fait défaut, en inférer qu'il y a eu erreur de diagnostic et que la cause de la douleur siège non pas dans le gros intestin, mais dans un autre organe.

On administrera l'huile de préférence le soir, au moment de se coucher; pendant la nuit, elle remonte dans le tube digestif et exerce ainsi son action calmante.

Dans le cancer de l'œsophage, les résultats sont remarquables : on voit des malades, qui ne pouvaient avaler sans régurgitation même l'eau ou le lait, arriver à ingérer pendant des semaines des aliments liquides ou pâteux après une seule ingestion d'huile. Le spasme siège en général au-dessus du point rétréci et est dû à la contraction de l'œsophage enserrant un morceau d'aliment qui n'a pu franchir le néoplasme : l'ingestion d'huile fait de suite disparaître ce spasme.

Dans les cas de cautérisation de l'œsophage par ingestion de liquides corrosifs, l'huile rendra aussi de grands services.

L'huile d'olives est spécialement indiquée dans les cas de spasme pylorique dû à la présence d'un ulcère et compliqué d'ectasie gastrique. Si cette dernière complication n'existe pas, l'auteur se contente d'administrer du lait d'amandes, pendant des semaines et des mois.

Pour l'auteur, l'hyperchlorhydrie est un symptôme secondaire en cas d'ulcère stomacal, car elle disparaît si on administre de l'huile.

Il faut soigneusement distinguer l'atonie gastrique, symptôme local de la nutrition insuffisante, de l'ectasie gastrique, affection purement locale, reconnaissable au fait qu'on retrouve, dans l'estomac à jeûn, des restes d'aliments.

L'administration d'huile remplacera dans nombre de cas avec avantage l'opium, la morphine, la belladone : elle pourra retarder le moment où des interventions chirurgicales deviennent nécessaires dans certaines affections dont nous venons de parler.

E. Vogt.

Du traitement médical préventif des coliques hépatiques à répétition, par Chauffard (*Semaine médicale*, n° 1, p. 1901). — M. Chauffard estime que le traitement médical de la lithiase biliaire est plus efficace que ne l'ont laissé entendre les rapporteurs du XIIIe Congrès international de médecine : MM. Gilbert et Naunyn. Il y a mieux à faire que de donner quelques indications banales d'hygiène générale et de régime alimentaire et de s'en rapporter aux cures thermales pour le reste.

La chirurgie d'ailleurs ne peut avoir la prétention de donner une guérison définitive ; elle assure la guérison actuelle complète, mais elle est sans action sur la *maladie lithogène*, de même qu'une lithotritie n'est pas préventive de coliques néphrétiques ultérieures.

Les indications thérapeutiques à remplir doivent viser le *contenant* et le *contenu* de l'appareil biliaire, c'est-à-dire : diminuer l'excitabilité réflexe de la vésicule, modifier l'état anatomique de celle-ci, arrêter ou empêcher l'évolution de la cholécystite calculeuse; et, d'autre part augmenter l'activité de la chasse biliaire, en rendant la bile plus abondante et plus fluide, maintenir ou restituer l'état aseptique (cliniquement) de la bile, enfin, et ce serait là le résultat idéal, agir sur les calculs déjà formés pour en enrayer l'accroissement ou même en diminuer le volume.

Les médicaments les plus aptes à remplir ces indications sont le salicylate de soude et l'huile de Harlem.

Au premier rang il faut placer le salicylate de soude. De nombreuses recherches expérimentales ont montré que le médicament était un cholalogue secrétoire très actif, qu'il rendait la bile plus abondante et plus fluide, soit en augmentant seulement sa partie aqueuse (Stadelmann, Doyen et Dufour), soit en élevant aussi le taux des matériaux solides éliminés (Moreigne, Arch. de Méd. exp. mai 1900). A cette augmentation de la sécrétion biliaire, s'ajoute le bénéfice d'une action antiseptique réelle et d'un pouvoir analgésiant dont d'autres applications thérapeutiques donnent la preuve. Tout cet ensemble de propriétés rend bien compte de l'adaptation curative toute spéciale du salicylate de soude à la cholélithiase.

Les doses de salicylate de soude à employer doivent rester très modérées, de 1 à 2 grammes par jour, et encore après constatation de l'intégrité du filtre rénal. On évite ainsi toute action toxique.

Le benzoate de soude, préconisé par M. Lépine et par M. Dufour est moins actif que le salicylate. On peut l'associer à ce dernier, à dose égale; on donnera donc les deux médicaments à la dose pour chacun de 1 à 2 grammes en 2 à 4 cachets, au moment des repas. Souvent il est utile d'y adjoindre 1 à 2 grammes de sel de Carlsbad.

Le traitement sera continué dix à vingt jours par mois, suivant la gravité et le nombre des crises, et la durée plus ou moins longue des rémissions obtenues, et cela durant des mois, parfois même pendant plus d'un an.

Un autre médicament, emprunté à la vieille pharmacopie, rend également les plus grands services; c'est l'huile de Harlem, drogue balsamique et résineuse complexe, dont l'huile de genévrier parait une des parties constituantes les plus actives. Tous les huit à dix jours, M. Chauffard en fait prendre une ou deux perles dans la soirée.

On complètera le traitement par l'hygiène alimentaire, les frictions et stimulations de la peau, les bains alcalins, l'exercice physique et les cures hydro-minérales.

Par ces moyens, on obtient sinon une guérison complète, au sens anatomique du mot, du moins une guérison clinique. On transforme un lithiasique douloureux en lithiasique lâtent et peut-être en lithiasique guéri.

M. Chauffart conclut qu'abstraction faite, bien entendu, des formes infectées et bilio-septiques, des ictères calculeux chroniques, on ne doit pas opérer un lithiasique sans avoir cherché pour lui le bénéfice éventuel d'une cure médicale sérieuse. L'échec du traitement médical est une indication pour l'intervention chirurgicale.

G. Lyon.

Jurubeba dans les coliques hépatiques (*Medicinskole Obosrenie*, n° 9, 1900). — Nikouline a employé dans vingt-neuf cas de coliques hépatiques l'extrait fluide et la teinture de jurubeba à la dose de XX gouttes trois à quatre fois par jour. Un malade n'a pu être observé jusqu'au bout. Chez deux autres le traitement est institué depuis trop peu de temps. Quant aux résultats obtenus chez les autres vingt-six malades, ils ont été satisfaisants : les accès sont devenus moins douloureux et moins fréquents.

L'auteur n'a pas observé d'accidents déterminés par la substance médicamenteuse en question, bien qu'il n'eût pas cessé son administration pendant les époques menstruelles. D'une façon générale, le jurubeba a été administré pendant un laps de temps prolongé : pendant plusieurs mois, parfois même pendant toute une année. Mais toutes les quatre ou six semaines, on suspendait le traitement pendant un mois ou davantage.

Ajoutons que pendant les accès on a administré en même temps que le jurubeba d'autres moyens thérapeutiques (calomel, eau d'Ems, etc.)

D. Roubleff.

Appareil pulmonaire

Cœur et Vaisseaux

Dr G. Lyon

Ex-chef de clinique de la Faculté de Médecine

Le pronostic et le traitement de la tuberculose pulmonaire, par Robert Maguire (*Harveian Society of London*, novembre 1900). — Pour combattre la tuberculose pulmonaire, il faut : 1° augmenter la résistance normale des tissus a l'invasion du bacille et de ses congénères : 2° détruire le bacille et ses congénères *in situ*.

Pour augmenter la résistance des tissus, le traitement par l'open-air est de très grande valeur, mais il faut qu'il soit appliqué avec soin et mesure; il sera complété par la suralimentation. Parmi les médicaments agissant sur l'état général un des plus utiles est l'arsenic sous forme de cacodylate de soude, de préférence en injections sous-cutanées. Habershon a employé le glycogène en injections sous-cutanées dans le but d'activer la phagocytose. L'auteur a administré dans le même but la nucléine.

La méthode que l'auteur préconise est la suivante : faire pénétrer dans la circulation pulmonaire en injectant par les veines périphériques une substance germicide capable de détruire le bacille de la tuberculose. Plusieurs substances ont été essayées dans ce but : il s'est arrêté à l'aldéhyde formique : il emploie à cet effet la solution saline physiologique contenant 1 pour 2000 d'aldéhyde formique gazeux pur, préparé avec toutes les précautions nécessaires pour l'asepsie hématique, et injecte par jour 50 cc. de cette solution. De plus fortes doses peuvent provoquer des accidents. Cette méthode lui a donné d'excellents résultats sans 70 cas ; elle peut être utilisée non seulement dans la gangrène pulmonaire, mais encore dans les bronchiectasies putrides.

P. Sainton.

Traitement de la tuberculose pulmonaire chronique par le repos en plein air (*Allg. med. central. Ztg*, n° 84, 1900). — Naumann admet que le repos en plein air, très en faveur dans la plupart des sanatoria, ne devrait pas être appliqué à tous les malades indistinctement : il offre en effet le grave inconvénient de faire perdre l'appétit et de provoquer l'insomnie et la constipation chez les phtisiques qui n'ont pas de fièvre et se portent relativement bien. Ce mode de traitement n'est indiqué que chez les tuberculeux fébricitants ou trop faibles pour se mouvoir : tous les autres malades doivent faire de courtes promenades, et l'on constate du reste, chez des sujets ayant souffert des inconvénients ci-dessus indiqués à la suite d'une cure de repos, que ces inconvénients disparaissent aussitôt qu'on leur permet des promenades, à condition, cela va sans dire, d'éviter la fatigue.

E. Vogt.

Traitement de la tuberculose pulmonaire chronique par les effluves de haute fréquence du résonateur Oudin, par M. Gandil (*Revue de cinésie et d'électrothérapie*, 20 janvier 1901). — L'auteur appelle l'attention sur un traitement de la tuberculose pulmonaire encore peu connu, et qui se recommande par des avantages multiples : il est d'une innocuité parfaite ; il peut être mis en œuvre sans que les malades soient obligés de renoncer à leurs occupations quand celles-ci ne sont pas très fatigantes ; il les dispense de toute autre médication et il leur assure des résultats thérapeutiques considérables, dans un espace de temps très limité.

L'auteur présente l'historique d'un malade porteur de lésions du sommet gauche, qui dénotaient évidemment une infiltration de ce sommet avec formation de cavernules sans signes stéthoscopiques bien apparents à droite.

Un traitement par l'huile de foie de morue à très haute dose et par la créosote n'avait pas enrayé l'évolution progressive de la lésion pulmonaire, dont la nature tuberculeuse était attestée par l'examen bactériologique.

Au moment où l'auteur a soumis le malade au traitement par les effluves de haute fréquence, l'état général se trouvait fortement compromis.

Il était en traitement dans un asile où on lui donnait une alimentation insuffisante, où, pendant la nuit, il se trouvait dans une atmosphère viciée, car il couchait dans un local qui servait de dortoir à trois tuberculeux. Il passait ses journées en plein air.

Aucun changement ne fut apporté au genre de vie et d'alimentation du patient, seule la médication interne fut supprimée. Dans ces conditions, il était bien évident que si un changement salutaire venait à se produire dans l'état du malade, ce changement serait dû au traitement institué.

Au bout de sept jours de traitement, une amélioration notable survint dans l'état du malade : l'essoufflement avait diminué, l'appétit était revenu (grâce, peut-être, à la suppression de l'huile de foie de morue) ; le malade dormait de nouveau d'un bon sommeil.

Un peu plus tard, diminution de la toux et de l'expectoration, le malade éprouvait encore un peu d'essoufflement en montant l'escalier.

Au bout de vingt jours de traitement, le malade pouvait gravir tout d'une traite les 197 marches d'un escalier en pierre, sans la moindre anhélation, sans toux ni expectoration.

Son poids corporel avait légèrement diminué ; ce résultat pouvait être attribué à la dépense relativement considérable de mouvement fournie par le malade. L'auteur lui interdit tout exercice corporel un peu fatiguant ; le traitement fut continué.

L'amélioration s'accentua de plus en plus et un mois après l'institution du traitement, la radiographie en fournissait une confirmation objective.

Le poids du malade avait augmenté de trois livres, le malade ne crachait presque plus (4 à 5 fois par vingt-quatre heures) et ne toussait plus que pour expectorer.

Les crachats contenaient toujours, il est vrai, mais en petit nombre, des bacilles de Koch.

C'est dans ces conditions que le malade dut quitter l'asile et l'auteur n'a pu le suivre depuis lors.

L'auteur cite un autre cas traité par lui où l'influence salutaire du traitement s'est traduite surtout par une amélioration de l'état général.

Il ressort de ces observations, qu'avec les effluves de haute fréquence, on peut obtenir même à une période avancée de la tuberculose pulmonaire chronique, même chez des malades placés dans des conditions défavorables d'alimentation et de milieu ambiant, des améliorations de l'état général et de la lésion locale, qu'on ne saurait espérer avec n'importe quel traitement médicamenteux, eu égard surtout à la rapidité avec laquelle ces résultats sont obtenus.

E. Vogt.

Traitement opératoire de la tuberculose pulmonaire (*Société de méd. interne de Berlin*, 7 janvier 1901). — Cette question a fait l'objet d'une discussion étendue.

Kroenig croit qu'une lésion pulmonaire n'est opérable qu'à condition de se trouver en état d'arrêt ; le malade ne doit plus présenter de fièvre et son poids doit suivre une courbe ascendante. La présence de fibres élastiques dans les crachats constitue une contre-indication absolue; la présence du bacille n'a pas cette importance. Il faut, en outre, s'assurer si l'on a affaire à une seule caverne ou à plusieurs cavernes communiquant entre elles : on peut serrer le diagnostic en observant la lésion pendant quinze jours de suite : si les phénomènes stéthoscopiques sont invariables, on peut affirmer que l'excavation est unique. L'auteur croit qu'à peine 2 0/0 des cas rentrent dans ces conditions.

Furbringer a observé trois ou quatre cas, dont un de guérison. Les autres ont été certainement améliorés par l'intervention. La grande difficulté sera toujours le diagnostic exact du siège et de la nature de la caverne, et celui de l'état des parties environnantes.

Fraenkel estime que dans la grande majorité des cas, il est impossible de décider si un malade est porteur d'une ou de plusieurs cavernes. Les rayons de Rœntgen ne donnent pas, à ce point de vue, de meilleurs résultats que les autres modes d'investigation.

V. Leyden croit que la méthode a plus d'avenir qu'il ne paraît à première vue. Les chirurgiens se sont attaqués jusqu'ici à des cas trop avancés. L'orateur rappelle qu'on voit des malades conserver dans un sommet des lésions stéthoscopiques alors que leur santé générale est redevenue normale : dans ces cas, il existe indubitablement un foyer circonscrit, menace perpétuelle d'infection que la chirurgie moderne saura un jour extirper aussi bien qu'un foyer testiculaire, p. ex.

Sauerbt, dont une communication antérieure a servi de base à cette discussion, rappelle que sa proposition : résection de la deuxième côte et recherche par la palpation du siège de la caverne, constitue une modification importante de la manière habituelle de procéder. L'orateur croit qu'en présence du nombre considérable de tuberculeux, le nombre des cas opérables est encore fort appréciable, et qu'il y a lieu de reprendre cette question du traitement opératoire de la tuberculose pulmonaire, que les premiers essais avaient semblé condamner.

E. Vogt.

Traitement médicamenteux de la pleurésie exsudative (*Wratch*, n° 17, 1900). — Après avoir passé en revue la littérature de la question et cité un certain nombre de cas d'observations personnelles, Minine résume de la façon suivante sa manière de voir :

1° Les inflammations exsudatives de la plèvre s'arrêtent assez souvent d'elles-mêmes et même disparaissent totalement sous l'action exclusive d'un régime spécial et de la suppression des influences, créant les conditions favorables à l'existence des phénomènes pathologiques. Ceci étant donné, toute tentative thérapeutique par tel ou tel procédé ne doit être faite que lorsque l'observation préalable a démontré, d'une façon certaine, qu'il n'y a dans le cas donné aucune tendance à la guérison spontanée.

2° Le fait de ne pas tenir suffisamment compte des considérations qui précèdent, constitue probablement la raison essentielle des contradictions importantes, primordiales, auxquelles on se heurte toutes les fois qu'on veut étudier l'efficacité des procédés proposés pour le traitement de la pleurésie exsudative.

3° L'emploi externe de substances irritantes de toutes sortes (application de mouches, badigeonnages à la teinture d'iode alternant dans certains cas avec ceux de gaïacol) n'exercent aucune action nette sur l'absorption de l'exsudat; ce traitement est donc tout au moins inutile.

4° Parmi les différents procédés de thérapeutique interne proposés pour le traitement des exsudats pleurétiques, seules, les préparations salicyliques paraissent exercer une action efficace dans certains cas peu graves où l'exsudat n'est pas abondant. Dans ces cas, les préparations salicyliques peuvent arrêter le processus inflammatoire et déterminer l'absorption de l'exsudat.

5° Etant donné que l'acide salicylique et le salicylate de soude exercent la même action thérapeutique, étant donné d'un autre côté que le salicylate de soude est mieux supporté, c'est donc à ce sel qu'il faudra recourir de préférence à l'acide. Il n'est nullement nécessaire d'administrer le salicylate de soude à hautes doses, d'autant plus que ces doses déterminent des accidents plus ou moins graves et qu'elles n'exercent pas d'action plus énergique sur les phénomènes inflammatoires de la plèvre.

6° Si le salicylate de soude n'a pas donné les résultats attendus pendant les premières deux ou trois semaines, on peut être à peu près certain de l'inutilité de son emploi ultérieur. Dans ces cas, il est donc nécessaire d'abandonner ce procédé et de s'adresser à un autre plus efficace.

7° On obtient des résultats positifs de l'administration des préparations salicylées dans un tiers des cas environ ; dans les autres cas, particulièrement dans les cas plus ou moins graves avec exsudat abondant, les phénomènes pathologiques suivent leur évolution, malgré le traitement. Dans ces cas, la ponction suivie d'injection d'un liquide indifférent peut, seule, donner une guérison assez rapide. C'est donc ce procédé qui, dans l'immense majorité des cas de pleurésie exsudative, apparaît le seul indiqué et efficace.

Dr Roubleff.

Traitement externe par le gaiacol dans les pleurésies séreuses (*Med. Obosr.* n° 12, 1900). — Dans 13 cas de pleurésie séreuse Norobieff a employé des badigeonnages de la région malade au gaiacol et jamais il n'a constaté de diminution de l'exudat. Les malades transpirent abondamment après les badigeonnages ; la température s'abaisse, le poids diminue considérablement cette diminution est allée jusqu'à 1 kilogramme après un seul badigeonnage. L'état général empire. Ce qui a été particulièrement pénible aux malades, c'est un violent frisson précédent l'élévation de la température après la transpiration. Les badigeonnages au gaiacol pur ont déterminé des phénomènes rappelant le collapsus. Les badigeonnages avec un mélange de gaiacol et d'alcool (au tiers) ont été mieux supportés.

D. Roubleff.

Maladies vénériennes
Maladies de la peau

Dr Morel-Lavallée

Médecin des hôpitaux

Traitement de diverses dermatoses par les rayons X, (*Société médicale de Hambourg*, 27 novembre 1900). — Hahn a traité, en dehors du lupus, les affections suivantes : eczéma, psoriasis, acné rosacée, favus, sycosis parasitaire ou non, hypertrichose.

Dans un cas d'*eczéma* datant de l'enfance, et occupant les deux mains depuis 17 ans, l'auteur a obtenu une guérison complète. Dans cette variété de dermatoses, les rayons X font très rapidement disparaître le prurit.

Les plaques de *psoriasis* perdent leurs squames au bout de 4 à 6 séances, sans hémorragie. Les cas guéris ne sont pas assez anciens pour que la question de la récidive puisse être élucidée.

Deux cas d'*acné rosacée* ont été guéris complètement : la guérison date de plusieurs mois. L'auteur n'a pas eu à traiter d'autres cas.

Les affections liées à la présence de poils donnent de remarquables résultats. Dans les 2 cas de *favus* traités, les plaques soumises à l'action des rayons ont guéri, les autres non. Le *sycosis parasitaire* guérit rapidement avec chute des poils.

Les *sycosis non parasitaires*, datant de plusieurs années, présentent au bout de quelques séances de la dermatite avec excoriation de la peau : à ce moment, il faut arrêter le traitement, car les parties où cette inflammation se produit sont guéries.

L'*hypertrichose* guérit infailliblement, sans douleur ni danger, a condition de bien manier les appareils. La récidive se manifeste au bout de 2 à 4 mois, mais les poils sont faibles, et il suffit de quelques séances pour les faire disparaître définitivement. La peau reste lisse, sans trace de cicatrice ou de pigmentation anormale.

E. Vogt.

Traitement des piqûres de moustiques, par A. Manquat (*Bulletin général de thérapeutique*, 15 novembre 1900). — Les deux substances qui méritent le plus de crédit sont la teinture d'iode et le formol. En quinze minutes la teinture d'iode fait disparaître la démangeaison, quand elle est appliquée aussitôt après la piqûre. M. Manquat préconise d'autre part le formol en solution à 20 0/0 d'un mélange d'eau et d'alcool.

Formol à 40 0/0 du commerce........	5 grammes
Alcool à 90°........	àà 10 —
Eau................	

Cette solution n'est pas caustique, en raison du peu de durée du contact et du mode d'application qui assure une évaporation rapide, et surtout par le peu de prise que le formol a sur l'épiderme intact.

On peut encore utiliser utilement l'eau de Cologne ou l'alcool à 90° additionné de 5 grammes de menthol pour 100. La démangeaison s'éteint plus lentement avec ce dernier moyen (au bout de 30 à 40 minutes).

L'alcool mentholé est surtout utile pour le visage où la teinture d'iode a l'inconvénient de laisser sa trace.

G. Lyon.

Amputation dermo-plastique de Keetley pour ulcère variqueux incurable, par M. Lambotte (*Société de Médecine d'Anvers*, déc. 1900). — Il est souvent difficile de faire accepter l'amputation de la jambe pour des ulcères qui s'éternisent et peuvent même subir la dégénérescence cancéreuse, comme le prouve le cas actuel. Mais on a la ressource d'employer la méthode de Keetley, trop peu connue, et qui laisse persister la longueur de la jambe. En effet, voici comment le moignon est composé : on circonscrit l'ulcère par une incision profonde circulaire empiétant sur les muscles. De la partie inférieure de la perte de substance qui résulte de l'ablation de cette zone, part une incision verticale médiane allant au dos du pied ; enfin, cette dernière se continue en se divisant, pour dessiner une raquette très oblique au dessous de la plante du pied, en passant à la racine des orteils. On détache les lambeaux ainsi formés en dedans et en dehors jusqu'à ce que l'articulation tibio-tarsienne soit accessible. Une fois cette articulation ouverte, on détache avec un couteau à résection tout le squelette du pied, d'arrière en avant. Le vaste lambeau ainsi formé est bien nourri par la tibiale postérieure. D'un trait de scie, le tibia et le péroné sont sectionnés au ras des malléoles. Le grand lambeau provenant de la plante du pied est alors replié sur la face antérieure de la jambe et suturé aux bords de la perte de substance. Le moignon ainsi formé se prête à merveille à l'application d'un appareil prothétique.

A. Benoit.

Maladies des Voies urinaires

Dr Chevalier,

Chirurgien des hôpitaux,

Ancien chef de clinique de la Faculté

Traitement électrique des paralysies motrices de la vessie, par Courtade (in *Journal des Praticiens*, 1901, p. 38. — Le traitement électrique, sans grande action dans le prostatisme proprement dit, est indiqué dans les paralysies motrices consécutives à un traumatisme vésical direct ou indirect, et après les rétentions par rétrécissement ou affection prostatique. Il l'est aussi dans les névroses, dans les paralysies réflexes et dans les affections du système nerveux central cérébro-spinal, où il doit être fait au début des accidents, car plus tard il est à peu près sans effet.

Il faut agir sur le muscle vésical lui-même et pour cela, remplir la vessie d'eau salée à 7/1000e avec un excitateur vésical introduit par la sonde et un sur le périnée ou l'hypogastre. Electriser 5 minutes avec le courant induit de la bobine à gros fil et intermittences lentes; ou bien avec le courant galvanique (10 à 15 ma.) avec intermittences et renversements fréquents.

On peut agir sur les centres en mettant un pôle périnéal fixe et un pôle mobile dorso-lombaire : courant galvanique de 15 à 25 ma.

On peut enfin agir d'une manière réflexe par le courant faradique de la bobine à fil fin avec interruptions rapides ou les étincelles de l'électricité statique.

Les séances durent dix minutes et se renouvellent trois fois par semaine.

E. Chevalier.

La cystite pseudo-membraneuse, par G. Mézard (*Thèse Paris*, 1900). — La cystite pseudo-membraneuse, fréquente chez les vieux prostatiques ou rétrécis (congestion, rétention et traumatismes), s'accompagnant d'urines purulentes et alcalines est justiciable surtout du traitement par la taille hypogastrique suivie d'une série de lavages à l'eau oxygénée et d'un drainage prolongé. Il faut prendre soin de faire ce traitement avant que le malade ne soit gravement intoxiqué.

E. Chevalier.

Des abcès latents de la prostate au cours de l'hypertrophie prostatique, par Albert Saint-Bène (*Thèse Paris*, 1900). — La prostatite existe fréquemment chez le prostatique soit antérieurement, soit secondairement à l'hypertrophie.

Elle revêt les formes habituelles de la prostatite et aboutit souvent à l'abcès, qui reste fréquemment latent, comme chronique, et révélé seulement par le toucher rectal.

Il faut faire l'incision et le drainage et la guérison de ces abcès donne au malade le bénéfice que donne la prostatectomie.

E. Chevalier.

Sur la cystotomie suprapubienne par M. A. Willett. (*The Practitioner*, Décembre 1900). — L'A. examine la question du diagnostic et de l'ablation des tumeurs de la vessie chez l'homme et chez la femme. Le diagnostic des tumeurs tant bénignes que malignes est entouré de difficultés. *L'hématurie* en est un des principaux éléments ; il faut en étudier soigneusement les caractères ; celle qui se produit en dehors de tout mouvement, le malade étant dans son lit, aucun signe d'altération rénale n'ayant été relevé, pas plus que ceux qui indiquent la présence de la tuberculose ou des calculs vésicaux, cette hématurie aura toute chance de déceler la présence d'une tumeur en évolution. Parmi celles-ci il en est de bénignes, pédiculées même, telles que certains papillomes qui donnent naissance à des hémorrhagies de quelque gravité. Le microscope ne donne que rarement un diagnostic ferme ; quand à l'endoscope, ses résultats sont des plus incertains. *Chez la femme*, il existe une précieuse ressource : dilater l'urèthre, jusqu'à ce que l'index, totalement introduit dans la vessie, puisse en explorer les parois tout à son aise, pendant qu'une main placée sur l'hypogastre ou dans le vagin donne un point d'appui au toucher vésical. *Chez l'homme*, ce moyen faisant défaut, on aura recours au toucher rectal, combiné avec la pression hypogastrique. Plus directement, on tire d'excellentes indications du cathétérisme avec l'explorateur, manié comme pour la recherche d'un calcul. Il est parfois aisé, en faisant tourner son extrémité, de percevoir un ressaut brusque occasionné par la rencontre d'un néoplasme de la paroi. Le toucher rectal permet de contrôler la présence des tumeurs, placées fréquemment, comme on sait, dans l'aire du trigone vesical. Lorsqu'une tumeur de ce genre est soupçonnée, on optera généralement, dit l'auteur, pour l'intervention opératoire, de peur de laisser devenir inopérable une lésion susceptible, dans les débuts, de la guérison radicale. Il faut en excepter cependant les cas de tumeurs généralisées à d'autres organes. On revient aujourd'hui à la voie sus-pubienne, comme procédé de choix, même quand il s'agit de la femme. En effet, la dilatation de l'urèthre ne donne pas un jour suffisant pour l'énucléation d'une tumeur d'un certain volume et la fragmentation à l'aveugle ne serait pas sans inconvénient ni sans danger. On peut en dire autant de l'ablation par la voie vaginale, sauf des cas très spéciaux où, la tumeur étant placée sur la paroi inférieure et très limitée, on pourrait en introduisant deux doigts dans la vessie l'attirer en dehors et la lier à sa base. C'est donc, dans l'un et l'autre sexe, par la *cystotomie sus pubienne* qu'il faut les opérer. L'expérience a démontré que l'ouverture péritonéale, si elle est nécessaire pour donner un jour suffisant, n'aggrave en aucune façon le danger, grâce aux précautions habituelles. On introduira donc un conducteur métallique dans la vessie pour fixer sa situation et on incisera les parois de l'organe sur la saillie de l'instrument. Lorsqu'il s'agit d'une *forte hémorrhagie*, la simple *ouverture* du réservoir vésical suffit en général pour l'arrêter. La tumeur excisée, les parois suturées, on ferme sans drainage, après avoir placé une sonde à demeure.

A. Benoit.

Traitement moderne de la blennorrhagie chez l'homme (*Deutsche Praxis*, 25 janvier 1901). — Scholtz donne dans son travail un aperçu de la médication usitee à la clinique dermatologique de Breslau.

Dans la *blennorrhagie aiguë*, on prescrira le protargol qui semble avoir pour effet d'empêcher la propagation du processus infectieux à l'urèthre postérieur. Il faut commencer les injections de suite, les faire aussi souvent que possible et garder longtemps le liquide dans le canal : ce n'est que dans ces conditions que l'on observera l'action en profondeur. Au cours des trois à quatre premiers jours de traitement, on se contente d'une solution à 1/4 0/0 : on arrive peu à peu à 5 à 6 injections par jour, de dix minutes de durée. L'injection du soir sera prolongée (jusqu'à 30 minutes, ou 3 injections coup sur coup de 10 minutes chaque). Le quatrième jour, on augmente la concentration pour arriver à 1 0/0 à la fin de la seconde semaine. Beaucoup de malades supportent des solutions à 2-3 0/0, surtout si on ajoute 1 0/0 d'eucaïne B : dans ce dernier cas, les solutions se troublent au bout de quelques jours par précipitation du protargol.

Le traitement est continué, quel qu'en soit le résultat, jusqu'à la cinquième semaine : à ce moment, on supprime pendant quelques jours toute médication et l'on examine la sécrétion, s'il en existe. Si on ne trouve que des filaments, on prescrit une injection irritante (nitrate d'argent, argentamine, oxycynure d'hydrargyre 1 :3000). On obtient ainsi une sécrétion séreuse abondante qui amènera à l'extérieur les gonocoques que la muqueuse pourrait encore receler dans ses couches profondes. Si les gonocoques sont absents, le malade est guéri et il n'y a pas lieu de chercher à le débarrasser des filaments non infectieux que son urine contient encore.

On peut, vers la quatrième semaine, remplacer le protargol par du nitrate d'argent (1 à 4000) ou de l'ichthyol (1 a 3 0/0). La guérison définitive une fois reconnue par l'examen microscopique, on pourra faire disparaître toute trace de catarrhe en injectant pendant quelques jours du sous-nitrate de bismuth à 3 0/0 ou du nitrate d'argent à 1 : 8000 additionné de 10 à 20 0/0 de glycérine.

Si l'affection à traiter est ancienne, sans phénomènes aigus et que la sécrétion contient encore des gonocoques, on augmentera plus rapidement le degré de concentration du liquide injecté; on sera même souvent obligé de s'adresser à des substances plus irritantes que le protargol (argentamine, nitrate d'argent, oxycyanure d'hydrargyre à 1:3000 p. ex.). Il suffira en général de 3 à 4 jours d'injections de ce genre pour activer la sécrétion: à ce moment on reprendra avec fruit le protargol.

Ces substances irritantes, et surtout l'argentamine, trouvent en outre leur indication en présence de cas très anciens, à récidives multiples; les traitements mécaniques doivent ici être ajoutés aux injections (massage de la muqueuse, dilatation, méthode de Janet, etc.).

Les règles hygiéniques classiques seront observées: on donnera aussi des capsules de santal.

Les infections de l'urèthre postérieur sont traitées par les instillations de Guyon au nitrate d'argent (5 à 8 cc. d'une solution à 1/4 0/0). La muqueuse supporte fort bien cette médication. Les lavages de Janet sont réservés aux cas rebelles (nitrate d'argent 1:6000).

Dans la *prostatite*, le massage de l'organe atteint sera institué dès que les phénomènes aigus auront été jugulés. On interviendra tous les deux jours.

L'*épidymite* sera traitée par les moyens classiques; en outre, on se trouvera fort bien de l'emploi du salicylate de soude à hautes doses (4 à 8 grammes par jour).

E. Vogt.

Traitement de l'épididymite blennorragique par le stypage par Roger (*Thèse de Paris* 1900). — M. du Castel a songé le premier à appliquer le *chlorure de méthyle* aux orchites aiguës, pour remplacer le traitement par la glace (Diday), qui exige trop de soins et une rigoureuse immobilisation. Il paraît plus commode à l'auteur, au lieu de faire du stypage proprement dit, de promener un pinceau de blaireau ordinaire, trempé dans du chlorure de méthyle liquide, très rapidement sur toute la surface du scrotum du côté malade, en insistant un peu en bas et en arrière sur l'épididyme. Il de faut pas dépasser deux ou trois couches pour les orchites les plus douloureuses. On peut également badigeonner le cordon s'il y a de la funiculite. La sensation de brulûre est très pénible, mais elle se dissipe assez vite. La résolution des phénomènes inflammatoires suit cette application, qui peut être renouvelée. Le chlorure de méthyle n'est pas inflammable, comme le chlorure d'éthyle dont on peut attendre d'ailleurs les mêmes effets.

A. Benoit.

Traitement radical de la tuberculose testiculaire, par Alexis V. Moschowitz, (*Médical Record*. V. 58, n° 11, 1900.) — Tout traitement de la tuberculose testiculaire qui prétend être *radical* comporte la suppression de tous les organes atteints. Or, l'ablation du testicule malade, à quoi il se résume aujourd'hui, ne mérite pas ce titre, car dès le début, les organes subséquents: canal déférent, vésicule séminale correspondante, prostate, etc., peuvent être envahis plus ou moins loin. Donc il importe d'enlever toutes les parties malades et voici le procédé préconisé et employé avec succès par cet auteur chez un malade: incision scrotale et inguinale, comme d'habitude pour l'extirpation du testicule. Si celui-ci n'est envahi que légèrement, et par des lésions de voisinage, le principal foyer siégeant comme on sait, à l'épididyme, si d'autre part il n'est pas indifférent au malade, au point de vue moral, de perdre cet organe, on a la facilité de conserver dans les bourses, la glande elle-même, purgée de son tissu tuberculeux. Quant aux éléments du cordon, on en sépare soigneusement le canal déférent, que l'on tire à soi, au niveau de l'anneau inguinal, autant que faire se peut sans le déchirer. On le sectionne au-dessous d'une ligature et avant de laisser rentrer le moignon central dans le ventre, on en touche le bout au thermo-cautère. Le reste du canal est enlevé avec l'épididyme et les autres éléments du cordon liés à leur niveau habituel. On ferme la plaie inguino-scrotale et, mettant le malade dans la position de la taille, on va à la recherche des autres portions malades par la voie périnéale: Sonde directrice dans la vessie. Incision courbe, dite de Kocher, allant, au-devant de l'anus, d'une tubérosité à l'autre. Dissection couche par couche, relèvement du bulbe en avant, etc., jusqu'à ce qu'on atteigne la prostate. Alors, un doigt introduit dans le rectum pousse en avant la prostate et la vésicule malade. La manœuvre serait facile à réaliser. Elle permet d'atteindre le canal déférent, que l'on tire à soi, pour l'extirper en son entier. On fait de même pour la vésicule séminale altérée et l'examen de la prostate indique le degré de ses altérations. Il est alors loisible d'ouvrir, gratter et cautériser ses abcès. Finalement, on tamponne la plaie et on rétrécit les angles de la plaie cutanée par quelques points de suture.

A. Benoit.

Gynécologie et Obstétrique

Dr R. BLONDEL,
Chef du Laboratoire de la Maternité,
à l'hôpital de la Charité

De l'emploi de l'électricité en gynécologie; du dédain actuel des gynécologues pour l'électricité, par ROBERT NEWMAN. (*Med. Rec.*, 25 sept. 1900). — Si l'on parcourt la bibliographie très étendue de l'électricité en gynécologie, il devient évident que les meilleurs auteurs sont d'accord pour proclamer les succès de cette thérapeutique dans presque toutes les maladies spéciales aux femmes.

La liste comprend ; ulcérations du col, sténose, endométrite, catarrhe cervical, aménorrhée, dysménorrhée, ménorrhagie, métrorrhagie, flexions, subinvolution, hyperplasie, fibromes, néoplasmes, prolapsus, polypes. Fibromes des ovaires, kystes, salpingites, pyo et hématosalpinx. Adhérences, cellulites, hématomes, hématocèles. Rétrécissements de l'urèthre, névroses vésicales, papillomes. Grossesses extra-utérines, etc., etc.

Si les gynécologues ont eux-mêmes publié et rassemblé ces faits, il faut admettre que la valeur de ce traitement est réelle. Pourquoi donc les mêmes hommes déclarent-ils, dans leurs Congrès, la faillite de l'électricité?

On met trop souvent au passif de l'électricité l'insuccès des traitements pratiqués sur des malades rejetés par les chirurgiens et que l'électricien n'aurait pas entrepris de soigner s'il avait eu toute liberté d'action.

Ailleurs, on accuse l'électricité de favoriser la formation d'adhérences, alors qu'on sait très bien qu'on trouve des adhérences dans des cas qui n'ont jamais été touchés par l'électricité, et qu'au contraire tels autres cas traités pendant plus d'un an par les courants n'ont pas présenté d'adhérences. Il est certain qu'un traitement mal compris, et surtout l'emploi des courants trop forts, peuvent créer des adhérences, mais c'est là une faute de technique dont la méthode n'est pas responsable.

L'auteur a pour son compte traité avec succès presque toutes les affections citées plus haut. Il a eu des séries de prolapsus dans lesquels l'utérus était complètement en dehors de la vulve et irréductible. Des courants de haute tension en ont eu raison dans tous les cas, en réduisant l'organe, en sollicitant des contractions, tellement que la réduction s'opérait d'elle-même, sans même l'aide de la main.

Par l'électrolyse, on obtient la décomposition des corps composés et particulièrement la résorption de produits pathologiques, de fibromes. Les succès sont invariables dans les cas de fibromes interstitiels ou sous-muqueux. Quant aux sous-péritonéaux, personne n'aurait l'idée de les attaquer par l'électricité, et d'ailleurs toute opération contre eux est inutile, car chacun sait que souvent, à l'autopsie, on a trouvé dans le péritoine de gros fibromes, qui n'avaient causé aucun trouble pendant la vie.

Toute la difficulté consiste à employer un courant d'une force convenable, à appliquer convenablement les électrodes à savoir en choisir la forme et la matière, à régler la durée et l'espace des séances.

L'auteur recommande l'emploi de courants faibles, c'est-à-dire qui ne sont pas ressentis douloureusement par les malades. Le pôle positif arrête les hémorragies, le pôle négatif absorbe les tissus fibreux. L'électrode utérine est une sonde mousse en platine qu'on enfonce progressivement dans la tumeur, parfois jusqu'à une profondeur de 8 à 10 pouces (10 à 20 centimètres).

L'électrolyse peut amener l'absorption de la tumeur, ou au moins la réduire en arrêtant sa nutrition. Parfois on peut voir la tumeur se sphacéler et il faut prendre toutes les précautions pour éviter l'infection et soutenir la vitalité de la malade.

D'autres fois, c'est la capsule qui se déchire, et la tumeur est énucléée, le pédicule, s'il en reste, étant sectionné au galvano-cautère.

Les tumeurs ovariennes ne sont pas du ressort de l'électricité, mais la cellulite pelvienne peut être très bien guérie par l'application soigneuse de l'électrolyse; de même, la péritonite.

Apostoli a eu des succès remarquables dans l'hématocèle par la ponction galvanique négative.

L'électrolyse donne des succès remarquables dans les rétrécissements rectaux : l'auteur en a traité un nombre considérable, le plus souvent avec succès.

En un mot, basant sa conclusion sur son expérience personnelle et sur la littérature, l'auteur affirme qu'on obtient avec l'électricité de meilleurs résultats qu'avec tout autre traitement, et qu'il ne peut s'expliquer la répugnance des gynécologues à l'employer ou à la recommander.

R. BLONDEL.

A propos de la voltaïsation utérine (*Bull. off. de la Soc. française d'électrothérapie*, décembre 1900). — TAUNIER constate que la faradisation constitue, dans l'immense majorité des cas de métrorrhagie, un moyen hémostatique héroïque, à condition de se servir de la bobine à gros fil, et de faire des séances de trois minutes au plus. Si l'on se sert de fils moins gros et que l'on fait durer les séances plus longtemps, on obtient un effet inverse.

L'auteur croit que l'on peut, en cas de fibromes, espérer une réduction de la tumeur sous l'influence de la voltaïsation utérine. Avec la faradisation, on obtient presque constamment dans les premières séances une certaine diminution de volume et de poids de l'utérus, en même temps que des améliorations subjectives. Souvent, soit du chef de l'auteur, soit de celui des malades, le traitement fut interrompu sur ces résultats. Ces malades revenaient alors, de deux à cinq ans après, non pas dans l'état initial, mais avec des malaises, des gênes, des douleurs qu'elles avaient connues, quelque fois avec des hémorragies : un très petit nombre de séances de faradisation, de 2 à 5, en rétablissait quelques-unes en bon état; mais ce résultat n'était pas constant, et cette nouvelle amélioration était souvent moins persistante que la première. C'est ainsi que l'auteur a pu suivre pendant longtemps nombre de malades, et a mis environ vingt ans à s'apercevoir que ses sujets à rechutes offraient, non des engorgements simples, mais des fibromes confondus au début dans l'empâtement péri-utérin. Les malades à rechutes étaient des malades à fibromes méconnus, chez lesquelles, après 5, 10, 15 ans, on percevait nettement des états fibreux qui avaient été pris au début pour des engorgements simples, pour des déviations et surtout pour des flexions.

Si l'auteur a des fibromes à traiter, il débute aujourd'hui par cinq séances environ de faradisation pour recourir ensuite à la voltaïsation caustique négative.

E. Vogt.

Genèse, prophylaxie et traitement de l'éclampsie (*Deutsche Praxis*, 10 janvier 1901). — Nous nous en tenons, dans l'analyse du travail d'Ahlfeld, à la partie thérapeutique. A la clinique de Marbourg, aussitôt que l'on a quelque sujet de craindre l'éclampsie, on prescrit des enveloppements humides chauds du corps entier, à l'exception de la partie supérieure du thorax. Le sujet reste environ 3 heures enveloppé, et boit en abondance des eaux diurétiques ou gazeuses et du lait. Cette application se fait deux fois par jour à titre prophylactique. En cas d'attaque, on procède de la même façon, mais le sujet reste en permanence enveloppé, jusqu'à disparition des accès. Si la malade ne peut avaler, on fait une injection sous-cutanée de sérum, et si le pouls est petit et fréquent, on recourt aux injections sous-cutanées de camphre ou de caféine.

Dans une série de cas, les malades sont restées dans le linge humide pendant plusieurs semaines. En 7 ans, on reçut 36 femmes enceintes atteintes d'albuminurie : aucune d'elles ne présenta de crises éclamptiques sans doute grâce aux enveloppements.

On sait que le plus souvent l'intensité des attaques s'atténue après la parturition : il y a donc urgence de provoquer l'accouchement rapide par tous les moyens classiques, si la première attaque se manifeste au moment de l'accouchement.

Si malgré tout les accès deviennent plus nombreux ou plus intenses, on recourra aux narcotiques. Ahlfeld ne se sert jamais de chloroforme, à moins qu'une intervention opératoire ne soit nécessaire. L'éther est encore moins indiqué, à cause de son action sur les voies respiratoires.

Restent les lavements de chloral (1 à 2 grammes) et les injections sous-cutanées de morphine : l'auteur n'injecte jamais plus de 0 gr. 01 à la fois. En cas de cyanose marquée, on fera une saignée.

Quelle conduite faut-il tenir si les accès se développent avant l'apparition des douleurs ? Il faut provoquer l'accouchement et dilater le col; l'opération césarienne est réservée pour les cas exceptionnels. Il va sans dire que dans aucun cas on ne négligera les enveloppements.

En cas de fièvre, on se servira d'enveloppements à l'eau froide.

E. Vogt.

Discussion sur l'analgésie obstétricale par les injections intradurales de cocaïne, par Marx. (*Académie de médecine de New-York*, in *Med Rev.* 10 novembre 1900). — L'auteur rapporte 42 cas d'accouchement où l'analgésie médullaire a été employée presque du commencement à la fin. Il avait d'abord employé l'eucaïne, mais à peu près sans résultat, malgré des doses élevées. Il emploie actuellement la cocaïne à la dose d'un centigramme et n'a pas encore eu un insuccès. Le procédé lui semble si sûr et si efficace qu'il n'hésiterait pas à l'employer pour un des siens.

Les dangers de la méthode sont : l'infection et l'empoisonnement par la cocaïne. Il est bon cependant de remarquer que certains symptômes, qu'on aurait pu être tenté de considérer comme des phénomènes d'empoisonnement cocaïnique, ont été observés avec des injections de contrôle qui ne contenaient pas un atome de cocaïne. Ils sont dus au shock et au trouble de l'équilibre du liquide rachidien, peut-être à l'anémie cérébrale. Mais ce dernier accident n'est pas à redouter en obstétrique puisque, en général, il y a de la congestion cérébrale pendant le travail.

Il est indispensable que l'injection pénètre dans le canal rachidien. L'aiguille doit avoir 7 à 8 centimètres de long et un biseau court : la forme de l'aiguille de trocart est la meilleure. On peut pulvériser de l'éther ou du chlorure d'éthyle sur la peau pour éviter la douleur de la piqûre. Au bout de deux à trente minutes, l'analgésie se produit le plus souvent tout d'un coup On peut commencer à opérer dès qu'on peut pincer fortement les grandes lèvres sans provoquer la douleur. Parfois, au moment où l'anesthésie commence, il y a quelques vomissements passagers, mais on peut éviter cet inconvenient en donnant à la malade 1 gr. 50 à 2 grammes de bromure. Quand les troubles sont plus sérieux et qu'il y a de la cyanose, l'auteur emploie la nitroglycérine.

La femme, sous l'influence de l'anesthésie, n'éprouve pas le besoin de pousser spontanément; mais sur l'invitation qui lui en est faite, elle pousse aussi vigoureusement que si elle n'était pas anesthésiée.

Les interventions diverses de l'accoucheur ne sont pas tout à fait aussi faciles que sous le chloroforme, mais elles le sont infiniment plus qu'en dehors de l'anesthésie.

On n'a pas constaté plus de tendance aux hémorrhagies. On a remarqué surtout la facilité que cette méthode présente pour la dilatation artificielle du col.

En un mot, la méthode est efficace, sûre pour la mère et pour l'enfant et, si elle échoue dans un cas donné, on aura toujours la ressource du chloroforme.

Armand Goldan rapporte à son tour 20 observations. Il ne croit pas que cette méthode d'anesthésie soit supérieure aux autres. On peut obtenir une anesthésie d'une heure et demie pour une opération abdominale, mais il ne faut pas oublier que parfois les membres inférieurs sont encore anesthésiques, alors que la malade éprouve des sensations du côté du ventre.

Il a eu des vomissements dans près de la moitié des cas. Plusieurs malades ont été pâles et legèrement cyanosées au début, puis la face se congestionnait.

Dans tous les cas, sauf deux, il y a eu une abondante transpiration, due sans doute à la paralysie du sympathique.

Dans la plupart des cas, il y a eu une légère élévation de la température.

Près de la moitié des malades ont eu des maux de tête, très violents même chez quatre d'entre elles.

Deux malades ont eu de la raideur dans les muscles du dos, raideur qui a persisté une semaine chez l'une d'elles. Trois fois on ne put produire l'anesthésie.

Dans un cas, il y eut des phénomènes d'intoxication : la malade eut des maux de tête très violents pendant deux jours. Pourtant, il semble que la cocaïne soit moins toxique sous cette forme qu'en injections sous-cutanées.

Souvent des sujets forts, bien portants, sont influencés par une dose minime, tandis que d'autres faibles et délicats réclament des doses très fortes. Il faut tâter la susceptibilité individuelle.

Pour des opérations, il est à remarquer que les malades préfèrent l'anesthésie totale qui les rend inconscientes.

En somme, l'anesthésie intra-spinale trouve sa place en chirurgie quand, pour une cause ou une autre, on ne peut avoir recours à l'anesthésie totale.

Palmer Dudley n'a essayé la méthode que dans un petit nombre de cas de chirurgie générale, mais il est loin d'en être enchanté. Il a remarqué des nausées; des symptômes d'empoisonnement dans la plupart des cas; des évacuations intestinales involontaires; des maux de tête violents plus pénibles que ceux du chloroforme: des efforts très gênants pendant une opération abdominale. Dans tous ses cas, sauf un, la température est montée à 37°7, 38°8.

La méthode semble plus utile en obstétrique qu'en chirurgie, à moins qu'il ne s'agisse de petite chirurgie et que la malade repousse l'anesthésie totale.

K. Loz n'a employé la méthode qu'une fois, mais dans un cas où l'anesthésie totale eût été très dangereuse, il y avait de l'anasarque, et les résultats ont été excellents.

H. Grandin n'a pas eu de succès dans les quelques cas où il a essayé le nouveau procédé d'anesthésie : une fois, on a dû recourir au chloroforme pour pouvoir continuer l'opération : une autre fois, la malade a jeté de tels cris que la suivante a refusé de se laisser opérer. Il est vrai que les malades du service de G. sont des italiennes particulièrement nerveuses.

Il ajoute qu'il a vu donner le chloroforme plus de 8.000 fois sans constater un accident qui pût être imputable à l'anesthésique. Or, on parle de 100 cas de ponctions lombaires avec cinq morts : 17 0/0 seulement des cas auraient présenté une anesthésie complète. Il estime donc que c'est un procédé à laisser de côté; quant à lui, il ne l'emploiera plus avant qu'une très nombreuse statistique lui fournisse des renseignements certains.

J. Bion présente une série de 25 cas dont 4 hernies, 2 amputations de jambe, 2 amputations du gros orteil, une résection de métatarsien, une résection, de la hanche une double ostéotomie, 5 opérations sur le rectum. Dans le 1/3 ou le 1/4 des cas, il n'a pas obtenu l'anesthésie : il est vrai que dans un cas on n'avait pas constaté l'écoulement du liquide céphalo-rachidien et la solution de cocaïne avait bouilli 10 minutes. Depuis qu'il fait la ponction entre les 3e et 4e vertèbres, qu'il s'assure de l'écoulement du liquide céphalo-rachidien et qu'il ne fait plus bouillir la solution que 2 minutes, il n'a plus eu d'insuccès.

Il n'a eu que deux fois des vomissements passagers; une fois des évacuations involontaires

Il est entendu que les plus grandes précautions relatives à l'asepsie sont de rigueur.

R. Blondel.

Pharmacologie

D' E. Vogt

Ex-assistant à la Faculté de Médecine de Genève

Xéroforme (*Medicinskoe Obosrenie*, n° 10, 1900). — Le travail que Riomine consacre à l'action du xéroforme mérite d'être signalé, étant donné d'abord, que l'auteur a employé le xéroforme dans un assez grand nombre de cas (72), étant donné ensuite que les cas ont été très variés.

Indiquons rapidement la façon de procéder de l'auteur : la région malade, étant lavée préalablement avec une solution d'acide borique à 3 0/0, débarassée des croûtes, du pus qu'elle pouvait contenir est soign [illegible] saupoudrant d'une fine couche de xéroforme et en la recouvrant ensuite, soit d'un pansement antiseptique sec, soit d'une compresse froide.

Les résultats obtenus ont été des plus satisfaisants. Le xéroforme diminuant la quantité des sécrétions purulentes, dessèche très bien la région malade et forme une croûte assez solide qui s'oppose à la pénétration du virus dans le système lymphatique ou sanguin. Il ne produit aucune irritation des tissus voisins, il ravive et tonifie les granulations et contribue ainsi à une cicatrisation plus rapide et plus complète. Les cicatrices obtenues dans ces cas n'ont jamais eu aucune tendance à la suppuration.

Si, dans quelques cas, on a constaté que les granulations ont facilement saigné, cela a résulté simplement de ce fait, qu'on a enlevé le pansement un peu trop hâtivement.

Dans les plaies nettes et récentes, l'auteur n'emploie pas le xéroforme. Dans deux cas d'ulcère de jambe, le xéroforme n'a pas donné de résultat favorable.

D'une façon générale, dans les ulcères chroniques, le xéroforme détermine une amélioration rapide de l'aspect général de l'ulcère, mais la cicatrisation marche lentement et exige une plus grande insistance. Dans le chancre mou (2 cas), le xéroforme a donné également de bons résultats. Dans l'otite suppurée moyenne (3 cas), l'insufflation de poudre de xéroforme a déterminé rapidement la guérison. Dans les brûlures (10 cas), le xeroforme calme rapidement la douleur, desséchant la région brûlée et déterminant une cicatrisation rapide et durable.

Dans l'eczéma humide (10 cas), particulièrement dans l'eczéma des extrémités, on applique une couche épaisse de xéroforme, surtout au début de la maladie. Les sécrétions diminuent rapidement, le prurit disparaît.

Enfin, les bubons inguinaux venus à la suite d'un chancre se cicatrisent rapidement et complètement sous l'influence du xéroforme.

D. Roubleff.

Préparation nouvelle à base de kola (*Deutsche med. Wochenschrift*, 31 janvier. 1901). — Les affections fonctionnelles du système nerveux, telles que céphalée, anoréxie, insomnie, asthénie, tremblements, etc., seraient d'après Flesch, justiciables de l'emploi d'un sirop composé ainsi qu'il suit :

Ferrocitrate de quinine........	2 5 gr.
Nitrate de strychnine....	0,075 gr.
Extrait fluide de kola..........	25 gr.
Glycérophosphate de soude....	25 gr.
Faire dissoudre à une chaleur douce dans :	
Sirop d'écorces d'oranges.......	200 gr.

Une cuillerée à café 3 fois par jour après les repas.

Cette préparation possède aussi une action laxative.

E. Vogt.

FORMULAIRE DE THERAPEUTIQUE CLINIQUE

BRONCHITES AIGUES (adultes)

I. Bronchite légère ; trachéo-bronchite.

Repos au lit.

Boissons chaudes: lait chaud, thé, grogs légers.

L'indication essentielle est de calmer la toux au moyen de *préparations opiacées.*

Poudre de Dower	0 gr. 20 à 0 gr. 50
Teinture d'opium	X à XX gouttes.
Extrait thébaïque	0 gr. 02 à 0 gr. 10
Sirop diacode	40 gr. à 60 gr.
Sirop de codéine	20 gr. à 30 gr.
Codéine	0 gr. 02 à 0 gr. 04
Sirop de morphine	20 gr. à 40 gr.
Sirop de lactucarine	20 gr. à 40 gr.

(Vieillards; 5 milligrammes d'extrait pour 20 grammes de sirop).

Formules diverses:

Sirop de capillaire	100 grammes
Sirop diacode	50 —
Eau de laurier-cerise	30 —
Alcoolature de racines d'aconit	XXX gouttes

Une cuillerée à soupe toutes les trois heures.

Sirop diacode	50 grammes
Sirop de belladone	20 —
Eau de laurier-cerise	10 —
Hydrolate de tilleul	40 —

Une cuillerée à soupe toutes les trois heures.

Sirop diacode Sirop de tolu Eau distillée de laurier cerise Eau de fleur d'oranger	ãã 30 grammes

Une cuillerée à soupe toutes les trois heures.

Eau de fleurs d'oranger	80 grammes
Sirop de chloral Sirop de morphine	ãã 25 grammes
Eau de laurier-cerise	60 grammes

Une cuillerée à soupe toutes les trois heures. (Dieulafoy).

Looch blanc	100 grammes
Sirop de lactucarium	25 —
Teinture d'aconit	1 —

Une cuillerée entre chaque repas et toutes les deux heures dans la soirée.

On peut encore utiliser comme calmants de la toux l'*eau de laurier-cerise* (10 à 30 grammes), les préparations d'aconit (alcoolature de racines d'aconit X à XXX gouttes), de belladone (sirop 20 à 30 gr., teinture X à XXX gouttes), de jusquiame (teinture X à XXX gouttes, extrait 0 gr. 05 à 0 gr. 10); de datura (0 gr. 05).

Sirop de tolu	300 grammes
Eau de laurier-cerise	100 —
Teinture d'aconit	1 —

4 à 5 cuillerées à dessert.

(Grasset)

Teinture de salol	XX gouttes
Sirop de codéine Sirop de capillaire	ãã 20 grammes
Extrait de jusquiame	0 gr. 05
Eau de fleur d'oranger	10 grammes
Julep gommeux	120 —

Infusion de capillaire	100 grammes
Sirop thébaïque	30 —
Teinture de jusquiame	2 —
Eau chloroformée	20 —

Sirop de tolu Sirop diacode Sirop de punch	ãã 100 grammes
Extrait de datura	0 gr. 05

Le meilleur expectorant, à la période de déclin est le *benzoate de soude* qui fluidifie les sécrétions bronchiques (3 à 4 grammes).

Eau	300 grammes
Benzoate de soude	20 —

3 cuillerées à soupe par jour.

Ou :

Eau	200 grammes
Sirop de polygala	100 —
Benzoate de soude	20 —

Ou :

Benzoate de soude	6 à 10 gr.
Alcoolature de racines d'aconit	XX gouttes
Eau de laurier-cerise	3 grammes
Sirop de tolu / Sirop de codéine	àà 30 grammes
Eau	60 —

3 à 4 cuillerées à soupe par jour.

On emploie plus rarement le *kermès* ou l'*oxyde blanc d'antimoine*.

Kermès	0 gr. 20

Ou :

Oxyde blanc d'antimoine	0 20 à 0 gr. 60
Sucre	4 grammes
Gomme adragante	0 gr. 30
Sirop de fleur d'oranger	30 grammes
Eau distillée	120 —

II. Bronchites diffuses

Combattre la fièvre et les phénomènes généraux par le *sulfate de quinine* associé à la *poudre de Dower*.

Sulfate de quinine	0 gr. 30
Poudre de Dower	0 gr. 15

Pour un cachet. Deux par jour.

La toux par les moyens indiqués, mais être sobre d'opium qui entrave l'expectoration.

Favoriser au contraire l'expectoration et la décongestion par l'emploi de l'*ipéca*, du *seigle ergoté*.

Julep gommeux ou looch blanc	125 grammes
Poudre d'ipéca	0 gr. 30
Ergotine Bonjean	2 grammes
Fine champagne	40 —

Une cuillerée à soupe toutes les deux heures.
(Renaut)

Révulsion à l'aide de *ventouses sèches* et de *cataplasme sinapisés*.

Quand l'expectoration devient abondante et purulente prescrire la *terpine*.

Ou :

Terpine	10 grammes
Glycérine	150 —
Alcool à 90°	150 —
Sirop de miel	125 —
Teinture de vanille	10 —

2 à 4 cuillerées à bouche par jour.

Elixir de Garus	0 gr. 20
Terpine	2 gr. 50

Mêmes doses.

Au déclin, *sulfureux* : Eaux-Bonnes (une grande bouteille avec lait chaud); eau de Labassère (un demi-verre), etc.

Quand il existe une tendance à l'empyème, iodure de potassium (0 gr. 25 à 0 gr. 50 par jour).

INDICATIONS PARTICULIÈRES SUIVANT LES AGES, LES TEMPÉRAMENTS.

Chez les vieillards, soutenir le cœur au moyen de la *caféine* en injections sous-cutanées.

Chez les lymphatiques *régime lacté, purgatifs drastiques, émissions sanguines*.

Chez les arthritiques, uricémiques, *régime lacté partiel; alcalins*.

La bronchite secondaire des maladies infectieuses : grippe, fièvre typhoïde, rougeole, etc., est surtout justiciable des *enveloppements froids du thorax*, des *bains froids*.

Chez les tuberculeux, *repos au lit, ventouses sèches, carbonate de gaïacol* (0 gr. 40).

G. LYON.

VARIÉTÉS & NOUVELLES

Légion d'honneur. — Sont nommés :

Commandeur : M. Le Dr Grancher (de Paris).

Chevaliers : MM. les Drs Jalaguier, Marfan, Lucas de Cresantignes, Labarthe, Cuvillier, Pietkiewicz (de Paris); E.-M. Druhen (de Besançon); Marquet (de Rochechouart); Strapart (de Reims); Birolleau, Hébrard, Lasnet, Vergoz (médecin des colonies); Ramarani (Bastia); Phelipot (Bordeaux); Sicard (Béziers); Fesq (conseiller général du Cantal); Ramadier (Saint-Chely d'Apcher; Laguille (Autun); Lacaze-Dori (Montauban); Lehludic (Angers).

Sont nommés et promus à titre étranger :

Au grade d'officier. — M. Jonnesco (Roumanie).

Au grade de chevalier. — MM. Gerin-Lajoie (Amérique) ; de Christmas, Dircking, Holmfeld Ehlers (Danemark) ; Sava Petrovitch (Serbie) ; Heresco, Minovici, Thomesco (Roumanie).

Académie de médecine. — M. Jaccoud est élu secrétaire perpétuel de l'Académie de médecine.

Société de chirurgie de Paris. — MM. les Drs Carlier (de Lille) ; Buffet (d'Elbeuf) ; Pauchet (d'Amiens) et Brousse (médecin militaire) ont été élus correspondants nationaux de la Société de chirurgie de Paris.

Clinique des maladies cutanées et syphilitiques (hôpital Saint-Louis). — Conférences et travaux pratiques sur les affections cutanées, la syphilis et les affections des organes génitaux (Symptomatologie, Anatomie pathologique, Diagnostic clinique, microscopique et chimique). Radiographie et Photographie microscopique, par M. le Dr Paul Gastou, ex-chef de clinique, assistant de consultation, chef de laboratoire de la Faculté.

Les droits à verser pour les Conférences et les travaux pratiques sont de 75 francs.

Les Conférences et travaux pratiques auront lieu à l'hôpital Saint-Louis, les mardis, jeudis et samedis, à 2 heures, après la consultation externe, à partir du mardi 5 février 1901.

Hôpital Saint-Antoine. — *Conférences de Radiologie médicale.* — Le Dr A. Béclère commencera le dimanche 3 février, à 10 heures du matin, et continuera les dimanches suivants à la même heure, dans la salle des conférences de l'hôpital, une nouvelle série de huit conférences sur les *premières notions de Radiologie*, indispensable à la pratique de la Radioscopie et de la Radiographie médicales.

Après chaque conférence, présentation et examen radioscopique des malades.

Clinique nationale ophthalmologique des Quinze-Vingts. — *Conférences d'ophthalmologie.*

Les médecins de la clinique des Quinze-Vingts commenceront le mardi 12 février 1901, des leçons cliniques, qui auront lieu dans l'ordre suivant :

Mardi, à 1 h. 1/4. — Dr Trousseau : Thérapeutique oculaire externe.

Mercredi, à 1 heure. — Dr Kalt : Chirurgie oculaire

Jeudi, à 2 heures — Dr Dubief : Démonstration d'anatomie pathologique et de bactériologie.

Vendredi, à 2 heures. — Dr Valude : Clinique ophthalmoscopique. Présentation de malades.

Samedi, à 2 heures. — Dr Chevallereau : Médecine légale oculaire.

Consultations et opérations à 1 heure.

BIBLIOGRAPHIE

Hygiène de l'âge de retour, par le Dr A. Castan. 1 vol. in-16 de 300 pages : 3 fr. 50. (Librairie J.-B. Baillère et fils, 19, rue Hautefeuille, à Paris).

L'histoire de la femme à l'âge critique a tenté, il y a longtemps déjà, de nombreux observateurs. Mais aucun travail d'ensemble n'avait été publié récemment qui puisse guider à la fois le malade et le médecin.

Le but du Dr Castan est de permettre de prévenir les maux qui guettent la femme à cette période difficile de l'âge de retour et de les guérir ou d'en enrayer les progrès lorsqu'ils se sont déclarés.

Un coup d'œil jeté sur la table des matières montre le grand intérêt de ce livre.

Ménopause normale : Conditions influant sur la ménopause. Hygiène générale, hygiène de l'habitation, aération et aérothérapie, régime alimentaire, exercices physiques ; relations conjugales, vêtement et corset ; soins intimes de la toilette, injections, lavements, purgations, bains, hydrothérapie, massage, cures thermales. Hygiène de la beauté : peau, cheveux, seins, dents et bouche ; obésité. Hygiène morale. *Ménopause pathologique* : trouble des appareils génital, urinaire, circulatoire, respiratoire, digestif, du système nerveux, de la peau, hémorrhagies. Opothérapie. *Ménopause opératoire* : troubles consécutifs à la castration.

Nlle Imprimerie. H. Lasnier dir., 35-37, rue St-Lazare, Paris

Le Propriétaire-Gérant : R. BLONDEL.

RENSEIGNEMENTS DIVERS

Prix proposés pour l'année 1902 (Les Concours seront clos fin février 1902) :

Prix de l'Académie. — 1,000 francs (Annuel.) — Question : Des toxines en pathologie.

Prix Alvarenga, de Piauhy (Brésil). — [illegible]0 francs. — (Voir plus haut).

Prix Amussat. — 1,000 francs (Triennal). — Ce prix, qui peut être partagé, sera décerné à l'auteur du travail ou des recherches, basés simultanément sur l'anatomie et l'expérimentation, qui auront réalisé ou préparé le progrès le plus important dans la thérapeutique chirurgicale.

Ne seront point admis au concours pour les prix de chirurgie expérimentale, les travaux qui auraient antérieurement obtenu un prix ou une récompense, soit à l'un des concours ouverts sous un autre titre à l'Académie de médecine, soit à l'un des concours de l'Académie des sciences de l'Institut.

Mais ceux qui n'auraient obtenu que des encouragements pourront être admis à la condition d'avoir été depuis poursuivis et complétés.

Le sujet du travail restera au choix de l'auteur.

Prix Baillarger. — 2,000 francs (Biennal). — Ce prix sera décerné à l'auteur du meilleur travail sur la thérapeutique des maladies mentales et sur l'organisation des asiles publics ou privés, consacrés aux aliénés.

Les mémoires des concurrents devront toujours être divisés en deux parties. Dans la première, ils exposeront, avec observations cliniques à l'appui, les recherches qu'ils auront faites sur un ou plusieurs points de thérapeutique. Dans la seconde, ils étudieront, séparément pour les asiles publics et pour les asiles privés, par quels moyens et au besoin par quels changements dans l'organisation de ces asiles, on pourrait faire une part plus large au traitement moral et individuel.

Prix Barbier. — 2,000 francs. — (Voir plus haut).

Prix Charles Boullard. — 1,200 francs. (Biennal). — Ce prix sera décerné au médecin qui aura fait le meilleur ouvrage et obtenu les meilleurs résultats de guérison sur les maladies mentales, en en arrêtant ou en en atténuant la marche terrible.

Prix Mathieu Bourceret. — 1,200 francs. — (Voir plus haut).

Prix Henri Buignet). — 1,506 francs. — (Voir plus haut).

Prix Campbell Dupierris. — 2,300 francs. (Biennal). — Ce prix sera décerné au meilleur ouvrage sur les anesthésies ou sur les maladies des voies urinaires.

Prix Capuron. — 1,000 francs. (Annuel). — Question : Rapport des tumeurs fibreuses de l'utérus avec la grossesse.

Prix Chevillon. — 1,500 francs. — (Voir plus haut).

Prix Civrieux. — 300 francs. (Annuel). — Question : De diverses formes de la démence.

Prix Clarens. — 400 francs. — (Voir plus haut).

Prix Daudet. — 1,000 francs. (Annuel). — Les travaux adressés pour ce concours devront porter sur une des maladies reconnues incurables jusqu'à ce jour et plus spécialement sur les tumeurs.

Prix Desportes. — 1,300 francs. — (Voir plus haut).

Prix Falret. — 700 francs. (Biennal). — Question : Des somnambulismes.

Prix Ernest Godard. — 1,000 francs. (Annuel). — Au meilleur travail sur la pathologie interne.

Prix Herpin (de Metz). — 1,200 francs. (Quadriennal). — Question : Traitement abortif du tétanos.

Prix Théodore Herpin (de Genève). — 3,000 francs. — (Voir plus haut).

Prix Laborie. — 5,000 francs. — (Voir plus haut).

Prix du baron Larrey. — 500 francs. — (Voir plus haut).

Prix Laval. — 1,000 francs. — (Voir plus haut).

Prix Lefèvre. — 1,800 francs. (Triennal). — Question : De la mélancolie.

Prix Henri Lorquet. — 300 francs. — (Voir plus haut).

Prix Meynot aîné père et fils, de Donzère (Drôme). — 2,600 francs. (Annuel). Ce prix sera décerné à l'auteur du meilleur travail sur les maladies de l'oreille.

Adolphe Monbinne. — 1,50) francs. (Voir plus haut).
Nativelle. — 300 francs. — (Voir plus haut). -
Orfila. — 4,000 francs. (Biennal.) — Question : Alcaloïdes de la belladone, de la jusquiame
tura. — « Chacune de ces questions devra être envisagée sous les points de vue de la
gie, de la pathologie, de l'anatomie pathologique, de la thérapeutique et de la médecine
— Ainsi, que deviennent ces poisons après avoir été absorbés ; dans quels organes
ent-ils ; à quelle époque sont-ils éliminés et par quelles voies ; quels troubles amènent-ils
s fonctions ; quels sont les symptômes et les lésions organiques qu'ils provoquent ;
est leur action sur les fluides de l'économie animale et en particulier sur le sang ;
de de traitement doit-on préférer pour combattre leurs effets ; enfin, et ceci est le plus
nt, quelle est la marche à suivre pour déceler ces toxiques avant la mort, soit dans les
vomies ou dans celles qui ont été rendues par les selles, soit dans l'urine et dans d'autres
excrétés, ainsi que dans le sang? Après la mort, la recherche médico-légale de ces toxiques
oir lieu dans le canal digestif, dans les divers organes, dans l'urine et dans le sang ;
également indiquer l'époque de l'inhumation passé laquelle il n'est plus possible de les
— Des expériences nouvelles seront tentées sur les contre-poisons des toxiques minéraux
ux. » — (Extrait du testament.)
Oulmont. — 1,000 francs. (Annuel.) — Ce prix sera décerné à l'élève en médecine qui
enu le premier prix (médaille d'or) au concours annuel du prix de l'internat (chirurgie).
Portal. — 600 francs. (Annuel.) — Question : Etudier sur les animaux l'inoculation et la
n du cancer.
Pourat. — 700 faancs. (Annuel.) — Question : Fournir des documents expérimentaux
à éclairer la question de la destination, immédiate ou éloignée, des aliments albuminoïdes.
Saint-Lager. — 1,500 francs. — Extrait de la lettre du fondateur : « Je propose à
nie une somme de 1,500 francs pour la fondation d'un prix de pareille somme, destiné à
enser l'expérimentateur qui aura produit la tumeur thyroïdienne à la suite de l'adminis-
ux animaux de substances extraites des eaux ou des terrains à endémies goitreuses. » Le
sera donné que lorsque les expériences auront été répétées avec succès par la Commission
que.
Saintour. — 4,400 francs. (Biennal.) — Ce prix sera décerné à celui qui aura démontré le
existence ou la non-existence de la contagion miasmatique, par infection ou par contagion
ce. Si l'Académie de médecine ne trouvait pas un travail sous ce rapport digne de cette
nse, elle l'accordera à celui qui, dans le courant des deux années précédentes, aura le
clairé une question quelconque relative à la contagion dans les maladies incontesta-
contagieuses, c'est-à-dire inoculables. (Extrait du testament.)
Tarnier. — 3,000 francs. (Annuel.) — Ce prix, qui ne pourra être partagé, sera décerné
eur travail manuscrit ou imprimé, en français, relatif à l'obstétrique.
Vernois. — 700 francs. — (Voir plus haut.)
proposés pour l'année 1903. (Les concours seront clos fin février 1903.).
de l'Académie. — 1,000 francs (Annuel.) — Question : Des moyens d'apprécier l'activité
rice du rein.
Alvarenga, de Piauhy (Brésil). — 800 francs. (Voir plus haut).
Barbier. — 2,000 francs. — (Voir plus haut).
Mathieu Bourceret. — 1,200 francs. — (Voir plus haut).
Henri Buignet. — 1,500 francs. — (Voir plus haut).
Capuron. — 1,000 francs (Annuel.) — Question : De l'action des eaux salines en général
igestion.
Marie Chevalier. — 6,000 francs. (Triennal.) Ce prix sera décerné à l'auteur français du
travail publié dans l'intervalle de chaque période triennale, sur les origines, le dévelop-
ou le traitement soit de la phtisie pulmonaire, soit des autres tuberculoses.
Chevillon. — 1,500 francs. — (Voir plus haut.)
Civrieux. — 800 francs. (Annuel.) — Question : Des troubles cérébraux dans la sclérose
es.

TRAVAUX ORIGINAUX

LA MÉCANOTHÉRAPIE DANS LA MOBILISATION DES MEMBRES : SES ERREURS, SES DANGERS

Par G. Dagron
Ancien interne des hôpitaux. Chargé du service de massothérapie dans les salles de M. Championnière, à l'Hôtel-Dieu.

I

A la suite des travaux de Championnière sur le traitement des fractures par la mobilisation, nous sommes en possession d'une méthode de massage douce, précise, rationnelle, qui nous permet de juger avec autorité les diverses conclusions qu'on nous importe des pays voisins.

Une de nos premières remarques, résultat de notre expérimentation, fut de constater que la kinésithérapie était efficace grâce aux mouvements actifs et passifs du membre ou du segment de membre soigné par ce procédé, tandis que nous négligions au début cette fin de séance, apportant tous nos soins à l'exécution parfaite des différentes passes manuelles sur les régions malades. Nous savons aujourd'hui ce qu'on doit penser du peu de valeur de ces différents procédés d'excitation, multipliés à plaisir.

Il faut, suivant la lésion, exécuter la mobilisation de façon variée. C'est ce qui explique l'importance de cette partie du traitement, plus importante que le masssage proprement dit.

Ces mouvements, qui nous demandent une connaissance approfondie de la jointure, de ses divers faisceaux ligamenteux, de la disposition de ses surfaces articulaires, des tendons et gaînes qui l'avoisinent, et surtout des muscles qui le meuvent, réclament la plus grande attention, afin d'éviter, dans cette mobilisation, des fautes qui pourraient nuire à la souplesse de l'articulation, si l'on oubliait quelque exercice, et qui nuirait certainement à son assurance, si on exagérait l'étendue et le nombre des mouvements.

A chaque mouvement est adjoint un ou plusieurs muscles qui s'atrophie, si le mouvement se perd, qui se contracture si on veut trop l'étendre et qui devient insuffisant si on donne à l'article une laxité qu'elle n'avait pas antérieurement. Donner au genou des mouvements de latéralité, alors qu'aucun muscle ne modère ces mouvements, c'est lui enlever toute l'assurance qu'il présentait par la tension de ses ligaments latéraux normaux, lorsque le triceps et les fléchisseurs (biceps, demi-membraneux, demi-tendineux) actionnaient cette jointure.

La marche, mal assurée, devient défectueuse, le triceps et les fléchisseurs se fatiguent plus vite, car ils doivent se contracter plus souvent et plus vivement pour remédier à ce défaut de l'articulation ; il en résulte de la claudication, des contractures et une véritable infirmité.

Si la mobilisation passive mal exécutée est déjà funeste à une articulation saine, à plus forte raison, le sera-t-elle pour une articulation blessée (rupture de ligament, fracture d'une apophyse, etc.), pour une jointure malade (ankylose, raideur simple, arthrite chronique, etc.).

La mobilisation manuelle est d'autant plus avantageuse, qu'en cas d'erreur la douleur éveillée rectifie au besoin la main de l'opérateur, et la guide au cas où celle-ci serait inexpérimentée. Mais cette main ne doit pas être ignorante ; elle doit être guidée par les connaissances anatomo-physiologiques : il faut que, sous la peau, elle suive av précision les faisceaux musculaires, les tendons, les ligaments, qu'elle reconnaisse le muscle contracturé, le faisceau ligamenteux déchiré, afin de pouvoir diriger rationnellement la mobilisation et, au besoin pendant le traitement, varier ses manœuvres d'après les indications qu'elle aura su reconnaître. Nous sommes loin des massages aveugles des garde-malades; nous sommes aussi éloignés des instruments, quelque perfectionnés fussent-ils, qu'on tente de leur substituer.

II

L'instrumentation massothérapique forme un assemblage de deux mots qui jurent par leur voisinage, et cependant, dans ces dernières années, il n'est pas d'appareils qu'on n'ait inventé pour adjoindre quelque manœuvre mécanique au massage ou à la mobilisation manuelle. Ce furent d'abord les agrès de gymnase, trapèzes et anneaux, barres et échelles, plans inclinés, les vibrateurs etc. Certes je ne veux pas m'opposer à l'utilité de certains appareils. L'exercice d'assouplissement a ses indications, et je n'hésite pas à le recommander comme auxiliaire dans l'éducation du muscle, de même pour les poids, de même pour les cordes caoutchoutées, etc.

Mais nous sommes loin de la manœuvre manuelle, et de tels exercices ne la remplaceront pas, ils ne peuvent que l'aider, et encore.....! Certains empiriques se servent de ces appareils pour mobiliser à tort et à travers scoliose et luxation congénitale, maux de Pott et coxalgies, etc.

Il est quelques cas où ces instruments peuvent parfaire une mobilisation ; mais on conçoit mal l'appareil qui prétend remplacer absolument la main.

La mécanothérapie part de ce principe que notre musculature peut être insuffisante pour mobiliser certaines jointures ankylosées ; elle se propose tout d'abord de remplacer nos deux mains par des appareils fixateurs doués de certains mouvements analogues à ceux que possède l'articulation qu'on prétend remplacer et ensuite de faire mouvoir cette articulation par toutes sortes de forces motrices, machine hydraulique, machine à vapeur, dynamos, etc.

Que ces appareils remplacent nos deux mains comme organes de préhension, on peut l'admettre, mais il est plus difficile d'admettre que leur perfection atteindra celle de cet appareil souple et docile dirigé par un cerveau qui peut à son gré exécuter les mouvements précis de la jointure, reconnaître par la résistance le degré de force à donner, varier cette direction et cette résistance suivant l'anatomie des surfaces articulaires et des ligaments, suivant l'état des muscles, suivant l'âge des lésions, suivant la résistance du sujet, suivant la variété des états physiologiques des muscles opposants ou adjuvants, suivant la violence du traumatisme, etc, etc. On pourrait trouver ainsi des conditions en nombre considérable et on conçoit qu'aucun appareil ne pourrait à la fois répondre à des désidérata si nombreux.

Ces reproches sont cependant les moindres : car la mécanothérapie présente de plus graves erreurs. Quelque perfectionnés que soient les appareils, ils sont loin de reproduire les mouvements qu'ils doivent redonner aux articles malades qui se fient à eux. Si la nature se rapproche de certaines lignes, de certains plans, si elle peut être assimilée à certaines figures géométriques, cônes, troncs de cône, sphère, cylindres, etc..., nous sommes loin de cette perfection de ligne que la mécanique et la physique suivent dans leurs applications aux appareils moteurs. Le poignet comme toute articulation condylienne décrit dans la circumduction un tronc de cône, disent nos physiologistes, et l'ingénieur habile trouve le moyen de fixer l'avant-bras et de faire exécuter à la main un mouvement de circumduction puisqu'elle trace un tronc de cône de révolution. Mais à certains points la main tourne facilement, trop facilement, à d'autres elle tourne avec peine. C'est qu'en cherchant bien, ce n'est pas un tronc de cône, mais une figure irrégulière dont le rayon est plus long dans la flexion et l'extension, plus court dans les mouvements de latéralité. L'appareil est en défaut : la main expérimentée eût su faire cette différence et mobiliser avec plus de science.

Le but de la mécanothérapie fut tout d'abord de suppléer par la force à la musculature des mains du masseur, mais bientôt sa prétention en arriva à prétendre le remplacer avec avantage pour toute mobilisation. Chaque articulation est représentée dans l'arsenal mécanothérapique et même il est des jointures qui sont représentées par plusieurs engins qui réalisent chaque mouvement d'une articulation. Chaque mouvement peut être exécuté dans toute son étendue ou dans certaines limites, avec ou sans travail, avec une rapidité variable, et c'est précisément cette variété dans la qualité du mouvement qui en impose au début. D'ailleurs cet assemblage de machines, ce mouvement ne sont pas sans agir moralement sur le patient, je le reconnais, et sont d'une influence salutaire au point de vue suggestif.

Il faut reconnaître encore qu'une personne éclairée, médecin ou aide instruit, dirige la séance et donne la mesure des mouvements que doit supporter le blessé, la durée des séances et le nombre. Tout est donc adapté pour le meilleur résultat et pourtant celui-ci est défectueux. Je ne nie pas qu'après bien des souffrances, des ankylosés n'aient gagné quelques mouvements, mais la séance a été pénible pour eux, puisque c'est la violence qui a gagné ces mouvements, en dépit des résistances musculaires, qu'on eut plus ménagé par des manœuvres manuelles ; les malades qui ont été améliorés par la mécanothérapie se plaignent des douleurs musculaires, crampes, contractures, qu'ils éprouvent longtemps après chaque séance et qui sont en raison directe de la violence, de la durée et de l'étendue de ces mouvements. L'articulation est tout endolorie, et les ligaments sont sensibles à la pression. Je signale, en passant, pour y revenir, que dans un cas d'ancienne entorse du cou de pied avec raideur articulaire, la douleur était localisée à l'articulation tibio-péronière inférieure et à l'insertion sur le pied des faisceaux moyens des ligaments latéraux.

Les mobilisations manuelles, bien préparées par le massage, n'occasionnent pas ces douleurs articulaires et ces contractures; elles vont peut-être moins vite, mais plus sûrement. Si la force dépensée est trop violente, le muscle, en se contracturant et en devenant dur et douloureux, prévient à temps l'opérateur.

Ce sont là minimes reproches : quoique ne s'inspirant pas de nos nouveaux principes de kinésie, la mécanothérapie pourrait encore être utile pour remplacer les anciennes interventions qui consistaient à redresser brusquement une jointure ankylosée en la mobilisant pendant l'analgésie chloroformique. C'eût été moins brutal et plus pratique. Malheureusement la mécanothérapie doit être rejetée, parce qu'elle est basée sur de fausses conceptions de nos articulations, créant dans chaque jointure de nouveaux mouvements qui lui donnent une souplesse défectueuse, puisque la nature n'offre aucun muscle pour modérer ou exécuter ces mouvements. Peut-on concevoir un genou qui aurait en plus de ses mouvements de flexion et d'extension, une oscillation latérale ; aucun muscle ne pouvant modérer cette latéralité, ce genou serait doté gratuitement d'une infirmité qui empêcherait la sustentation et gênerait singulièrement la marche. Toute jointure dont les ligaments dits modérateurs ont ainsi été tiraillés ou rompus, devient une articulation folle, sans stabilité, constituant une véritable infirmité.

III

Ne pouvant suivre tous les détails fournis par l'anatomie et la physiologie de chaque jointure, la mécanothérapie leur assimile une sorte d'articulation schématique dont les résultats sont défectueux. Pour le démontrer, il suffira de s'adresser à une jointure, à la détailler anatomiquement pour en déduire une physiologie qui sera en désaccord avec l'engin correspondant de la thérapeutique mécanique. Il suffirait d'ailleurs de constater les surfaces articulaires, et les dispositions irrégulières des apophyses voisines où viennent s'insérer les ligaments modérateurs, pour comprendre l'impossibilité d'assimiler, d'une façon absolue, ces formes à quelque conception géométrique. La tête du fémur ressemble à un segment de sphère, mais, cette sphère n'a pas deux diamètres semblables.

Comme exemple, adressons-nous à une articulation moins simple comme étude fonctionnelle que le genou, moins compliquée que l'épaule, la tibio-tarsienne. Etudions avec soin les surfaces articulaires ainsi que ses moyens d'union pour en comprendre facilement la mobilisation passive.

À leur extrémité inférieure le tibia et le péroné forment une véritable mortaise dont la paroi supérieure est constituée par le tibia et les deux parois latérales par les malléoles. Le tibia et le péroné sont unis pour former cette mortaise au moyen d'une amphiarthrose douée de ligaments puissants. Peu marquée sur l'os, plus accusée par le cartilage d'encroûtement une crête antéro-postérieure correspondant à la dépression astragalienne, divisée en deux parties, la paroi supérieure de la mortaise est insuffisante pour contenir l'astragale, mais continuée en arrière par les ligaments tibio péroniers postérieurs. Des deux malléoles l'externe descend beaucoup plus bas; sa pointe dépasse la face externe de l'astragale et vient se mettre en rapport avec le calcanéum tandis que la pointe de la malléole interne arrive à la partie moyenne de la face correspondante de l'astragale.

Du côté de l'astragale, il existe une surface convexe dans le sens antéro-postérieur, concave latéralement formant une véritable poulie dirigée d'avant en arrière : la surface supérieure se continue latéralement avec deux facettes planes et à peu près verticales : la facette externe recouvre toute la face, tandis qu'en dedans il n'existe qu'un croissant assez mince, lisse, correspondant à la plus petite des malléoles. Le rayon de courbure de cette poulie est de 20 millimètres : l'arc est d'environ un quart de cercle.

Nous pourrions, comme la plupart des auteurs, nous contenter de cette description; pour conclure plus facilement tout à l'heure nous devons la compléter. De même que la mortaise est plus ouverte en avant qu'en arrière, comme on peut l'observer en examinant l'extrémité inférieure du tibia isolé ou joint au péroné, de même on peut constater que la poulie est plus large en avant qu'en arrière. La déduction immédiate sera la suivante : dans l'extension l'astragale est moins fixé que dans la flexion du pied sur la jambe, d'où possibilité de mouvements latéraux, alors qu'il n'en existe pas, en général, dans toute articulation trochléenne.

Signalons encore la direction exacte de la poulie astragalienne, elle est oblique et non absolument antéro-postérieure, se portant plutôt en dehors. Enfin la poulie est legèrement aplatie à sa région moyenne, de sorte qu'il y aurait plutôt trois rayons qu'un seul; les deux extrêmes étant plus courts que le moyen. Ces deux dernières rectifications n'ont d'importance que pour appuyer encore les déductions physiologiques que nous tirerons de la description de nos surfaces articulaires et de leurs moyens d'union.

Si nous avons insisté sur les surfaces articulaires, nous laisserons en revanche les détails de description des appareils ligamenteux aux auteurs anatomiques. Contentons-nous de signaler qu'il existe, de même que pour toute trochlée, deux puissants ligaments latéraux, plus ou moins en éventails dans leur aspect général, formant des fibres antérieures, des fibres moyennes et des fibres postérieures; le ligament latéral interne était appelé par Lauth, ligament deltoïdien, les fibres moyennes verticales, les autres obliques, limitant, c'est le point essentiel, les mouvements en avant et les mouvements en arrière. Notons plus particulièrement que les faisceaux postérieurs puissants sont courts et limitent vite les mouvements, tandis que les ligaments antérieurs sont longs; le faisceau antérieur du ligament latéral interne va jusqu'au scaphoïde.

Cette disposition aura pour résultat de fixer l'astragale dans la mortaise quand le pied sera en flexion sur la jambe, tandis que l'extension permettra à cet os des mouvements de latéralité assez accentués. Il y a donc à tirer des déductions identiques pour la physiologie de cet article d'après la connaissance, de ses moyens d'union comme de l'étude des surfaces.

Donnons des mouvements à cette tibio-tarsienne : c'est une trochlée, donc étendons le pied, fléchissons-le : je veux faire ce mouvement avec exactitude et précision, je dirige mon pied un peu en dehors dans ce mouvement : la position des pieds réunis au talon, la pointe légèrement ouverte, est donc bien une position de repos.

Je remarque que dans mes mouvements d'extension, je peux donner au pied des mouvements de latéralité d'autant plus accentués que j'étends le pied davantage : j'en ai vu précédemment la raison, la mortaise est plus ouverte en avant, l'astragale est plus étroite en arrière, les moyens d'union de l'articulation plus lâches en avant limitent moins nettement les mouvements d'extension que ceux de flexion ne sont limités par les nombreux et puissants ligaments postérieurs. Je remarque encore que je peux mouvoir facilement mon pied en dedans, la latéralité interne n'est pas limitée comme du côté externe par une malléole qui descend très bas. Cette malléole interne courte, permet l'adduction du pied et même une certaine rotation due à la facilité avec laquelle la partie postérieure de l'astragale se meut dans la région antérieure de la mortaise; ce varus physiologique est aidé par la brièveté de la malléole interne.

En résumé il existe une grande asymétrie dans les mouvements de cette jointure, et on ne voit pas une machine, quelque perfectionnée fût-elle, qui pût suivre dans l'évolution de chaque mouvement décomposé les irrégularités de ce mouvement. Et pourtant on essaiera d'assimiler à quelque engin cette jointure. Approximativement on pensera que présentant de la flexion, de l'extension, de l'adduction, de l'abduction, de la rotation l'articulation tibio-tarsienne peut être comparée à une énarthrose plutôt qu'à une trochlée et concevoir quelque engin qui fera exécuter au pied des mouvements de circumduction; l'appareil fera décrire à ce pied une série de révolutions dont le sommet sera au niveau de l'articulation même et la base sera située à la hauteur du gros orteil.

La mécanothérapie raisonnera de la sorte et se basant sur ce principe que le but est d'obtenir d'une jointure raide, ankylosée la plus grande étendue des mouvements perdus elle fera exécuter aux articulations malades des mouvements que ne pourraient subir des pieds de 20 ans. Et en effet peut-on comparer la latitude des mouvements d'adduction avec ceux d'abduction, les mouvements de rotation interne existant faiblement, les mouvements de rotation externe existant à peine, à la flexion et à l'extension si accentuées.

Si l'on veut essayer de tracer une figure de révolution autour de l'axe du pied, ce ne sera pas un cône ou un tronc de cône, mais une figure innommée dont la base donnera une courbe très irrégulière où le rayon aura à chaque degré une longueur différente. Et c'est cette grande irrégularité, qui empêche d'assimiler les articulations et leurs mouvements à des appareils basés sur des principes mécaniques et géométriques.

Ce que j'ai démontré sur le cou-de-pied, j'aurais pu l'exposer sur toute jointure, plus facilement sur le genou, d'une façon plus complexe sur les énathroses : toujours la conclusion eût condamné l'appareil.

IV

Une objection se pose immédiatement; puisque vous recherchez de la mobilité, de la souplesse, est-ce donc un défaut d'en obtenir plus qu'à l'état normal, et si on donne au cou de pied de la rotation externe, si on lui donne de l'adduction dans les flexions du pied, il semble que l'on a plutôt travaillé en faveur de la mobilisation. C'est une grave erreur. La mécanothérapie ne s'adressant qu'à la souplesse articulaire, ne remplaçant que la mobilisation passive dans la méthode plus complète de la kinésithérapie, se trouvera à tort satisfaite. Celui qui poursuit plus loin son champ d'investigation et qui se propose aussi de faire travailler le système musculaire par le principe des résistances, reconnaîtra plus vite son erreur. Donner un mouvement sans qu'il existe un appareil musculaire pour exécuter ce mouvement, et un autre pour le modérer, revient à gratifier un ankylosé d'une infirmité plus gênante que celle qu'il présentait auparavant; on ne saurait mieux comparer ces malades aux reséqués du coude mal mobilisés et qui présentent des mouvements de latéralité. Quel muscle pourra exécuter ou modérer ce mouvement? Il faudra pour réparer cette exagération de souplesse que les fléchisseurs et les extenseurs dépensent un certain nombre de fois plus d'activité musculaire pour ne pas être gênés dans leurs mouvements. Ces muscles n'auront jamais de repos, ils devront servir de ligaments actifs pour maintenir le coude en tous sens.

Au cou de pied, en créant cette circumduction régulière, les mouvements internes seront insuffisants, les mouvements externes feront appuyer le calcanéum sur le point de la malléole et il y aura tendance à la diastase de l'articulation tibio-péronière inférieure, la mortaise s'élargira, l'astagale sera mal assurée; la marche sera gênée. Quels sont en effet les muscles qui agiront dans les nouveaux mouvements créés par la mobilisation exagérée de l'appareil aveugle et brutal? Quelquefois un muscle tente de réparer le mal, mais bientôt insuffisant et surmené il se met en contracture et rend la marche encore plus pénible.

Ce que ces appareils ne peuvent suivre, ne peuvent modifier suivant le besoin, ne sauraient même exécuter avec détail, exactitude et intelligence, la main du médecin peut l'entreprendre avec succès. S'il faut agir avec douceur, la question n'est pas douteuse, même s'il faut employer la force, il est préférable que cette action soit exercée d'une façon précise puisqu'en dehors de douleurs inutiles, l'appareil peut développer des infirmités par exagération de mobilité.

On ne saurait jamais être absolument exclusif: il y a quelques mouvements assez simples qu'on pourrait confier aux appareils qui peuvent développer une certaine force.

C'est ainsi que la flexion et l'extension des genoux pourraient être confiés à des appareils qui feraient mouvoir la jambe sur la cuisse dans un même plan depuis l'extension absolue jusqu'à la flexion à 45°. Et encore est-il, par ces quelques mouvements, bien nécessaire d'employer des machines aussi compliquées? il est mille moyens pratiques pour faire exécuter ces mouvements faciles, depuis le simple balancement des jambes, jusqu'aux exercices d'assouplissement. Toutefois si l'on veut obtenir en dépit de la douleur quelque mouvement, il est certain que c'est le meilleur procédé. Enfin ce serait un nouveau point à élucider: est-on bien certain d'obtenir plus de mobilité par la violence que par des procédés plus doux? Car il faut compter avec la défense musculaire, comme nous l'avons dit antérieurement. Les quelques malades que je connais transfuges des maisons de mécanothérapie se sont plaints des douleurs de chaque séance et des courbatures consécutives.

J'ai, pour ma part, tâté de l'appareil du cou-de-pied et j'eus mal au pied et aux muscles postérieurs de la jambe pendant une semaine ; la mobilisation fut peut être trop violente, mais je dirai en revanche que mon pied était sain, et que c'est à titre d'observation que je tentai l'appareil. J'ai vu un fidèle qui me raconta, qu'au début il souffrait beaucoup des muscles du bras et du coude qu'il mobilisait : il souffrait moins depuis qu'il modérait sa mobilisation. Je pus constater de plus que la massothérapie et la kinésithérapie n'eussent peut-être pas donné mieux mais sûrement elles n'eussent pas été moins inefficaces.

En dehors de ces défauts d'appareils, il faut aussi compter sur le manque de conscience des aides qu'on peut employer et j'ai vu dans un grand établissement mécanothérapique, lorsque le médecin-directeur était absent, l'assistant manquant aussi, le malade diriger de lui-même la force motrice, ou demandant l'aide d'une fille de salle surmenée et nouvelle qui distribuait force et vitesse avec une parfaite ignorance. La massothérapie ne saurait avoir de ces irrégularités nuisibles.

En résumé, il est de plus en plus évident que le massage et la mobilisation doivent être pratiqués dans tous cas pathologiques par des médecins ou des aides sous leur direction très suivie. Le résultat heureux dépendra de la vigilance de tous instants suivie par une science absolue. La mécanothérapie est une méthode à délaisser puisqu'elle fait erreur anatomique et physiologique, qu'en cas de variations pathologiques, son initiative est nulle, et que le résultat est défectueux théoriquement et pratiquement.

COMPTE RENDU DES SÉANCES

DE LA

SOCIÉTÉ DE THÉRAPEUTIQUE

Séance du 27 Février 1901

Présidence de M. Albert ROBIN

M. BARDET présente une réclamation de priorité. En 1894, il a communiqué à la Société un travail sur les dérivés du formol et a parlé, à ce moment, de l'*héxaméthylènetétramine*, qu'il désigna pour plus de commodité sous le nom de *formine*. Il fit remarquer, à cette époque, que ce corps représentait un excellent dissolvant pour la diathèse urique : il ne dissout pas l'acide urique contenu dans les urines, mais pris à l'intérieur, il constitue un dissolvant de cet acide et un remarquable antiseptique urinaire. Or, depuis quelque temps, les ouvrages allemands parlent d'une substance, l *urotropine*, que l'orateur a citée dans sa nouvelle édition des *Nouveaux Remèdes* concurremment à la formine et qui se trouve lui être identique. Dans les *Annales de Merck* de 1895, les deux noms se trouvent cités ensemble, et le travail de Nicolaïer sur l'urotropine ne consacre que quelques lignes à la formine.

Aujourd'hui, l'urotropine est brevetée et si l'on voulait préparer la formine qui lui est antérieure, tout en étant identique, on s'exposerait à des difficultés de tout genre.

M. PATEIN rappelle que la formule chimique de la formine est très voisine de celle de la pipérazine : il n'est donc pas étonnant que les propriétés physiologiques de ces deux corps présentent des analogies.

M. ROBIN fait remarquer que l'urotropine ou formine représente une substance, dont l'étude offre le plus grand intérêt, car elle constitue pour ainsi dire un spécifique dans le traitement de la bactériurie et des accidents qui en sont la conséquence. Il est possible que l'urotropine se transforme dans l'organisme en aldéhyde formique, ce qui expliquerait cette action spéciale.

Le traitement de la bactériurie par l'urotropine est bien autrement efficace que la médication classique par le salol, dont les inconvénients sont graves et l'action peu marquée. Le salol, en effet, contient de l'acide salicylique, corps éminemment nuisible pour le rein : or, on sait que ce dernier n'est jamais normal dans les cas de bactériurie.

Comme substance nouvelle appartenant au même groupe, il faut citer le *sidonal* ou quinate de pipérazine, qui non seulement dissout l'acide urique dans l'organisme, mais encore en empêche la formation. L'acide quinique, en effet, a pour propriété de fixer l'azote et d'empêcher que le glycocolle ne se transforme en acide urique.

M. LINOSSIER, à propos du procès-verbal, tient à relever une assertion de M. Bertheraud : pour cet auteur, les aromatiques du genre antipyrine seraient inactifs en cas de rhumatisme articulaire aigu.

M. Linossier croit que cette opinion est erronée : il a eu l'occasion, dans un service hospitalier de Lyon, d'observer de nombreux cas de rhumatisme articulaire aigu traités par l'antipyrine seule à la dose de 3 à 4 grammes par jour. Or, les résultats sont identiques à ceux que donne le salicylate de soude et les inconvénients beaucoup moindres. Il semblerait même que l'antipyrine exerce une action préventive contre les complications cardiaques si souvent observées dans cette maladie.

Le salicylate de soude constitue certes un excellent médicament, mais il n'est pas infaillible, et l'antipyrine représente un succédané important du salicylate, contrairement à ce qu'affirme M. Bertherand.

M. de Fleury donne lecture d'une note intitulée : *de la tension artérielle chez les neurasthéniques au point de vue des indications de régime et de traitement.*

On admet en général que les neurasthéniques souffrent d'épuisement nerveux, cet épuisement est-il dû à une auto-suggestion ou existe-t-il réellement? La question est difficile à résoudre, car même en serrant un dynamomètre, le neurasthénique peut ne pas donner la pression maximum, par crainte que le médecin ne doute de son état d'épuisement. En étudiant la pression sanguine, le coefficient d'oxydation, etc., on arrive à obtenir une sorte de tableau clinique indépendant des déclarations des malades, et l'on reconnait bientôt que rien n'est plus variable que les données fournies par des graphiques concernant ces questions. Des facteurs nombreux influent sur l'état de l'organisme du neurasthénique, et il est fort ardu d'essayer une classification des diverses modalités cliniques.

Au cours des 24 heures, l'état de la pression sanguine, par exemple, peut subir d'importantes modifications : il est donc nécessaire d'examiner toujours les malades aux mêmes heures, et de multiplier les examens, car le seul fait de se trouver en présence du médecin peut exercer une influence sur les graphiques.

On reconnait toutefois, en étudiant tous les neurasthéniques au point de vue ci-dessus indiqué, qu'ils rentrent dans trois classes :

1° Hypotension, 2° hypertension tenant à un régime irrationnel, 3° hypertension vraie.

Dans la première catégorie se range la majorité des malades ; si l'affection n'est pas trop ancienne, on peut efficacement lutter contre elle par les toniques, en donnant la préférence aux toniques non médicamenteux et aux injections salines.

Dans la deuxième catégorie on rangera les malades présentant de l'hypertension par excès d'émotivité ou abus de spiritueux par exemple, qu'il faut d'abord ramener à l'état d'hypotension et guérir ensuite comme ci-dessus.

Dans la troisième catégorie se rangent les malades qui vont mieux aussitôt que leur pression artérielle diminue. Il faut donc chercher à faire disparaître la cause de cette hypertension, c'est-à-dire l'intoxication alimentaire. Au lieu de leur donner des toniques, de leur faire des injections sous-cutanées de solutions salines, etc., on les soumettra au régime lacté.

Les neurasthéniques qui abusent de l'alcool sont au début en état d'hypertension : plus tard, on observe un état inverse du précédent. Il peut arriver aussi qu'un malade en état d'hypertension avec troubles neurasthéniques, soit un diabétique méconnu, comme l'orateur l'a vu dans un cas : l'antipyrine et le bicarbonate de soude amenèrent la guérison du malade.

Les graphiques démontrent en résumé que des malades paraissant tous semblables au point de vue de la symptomatologie, sont en réalité fort dissemblables, si on les étudie de plus près. Le neurasthénique qui se plaint d'être déprimé peut être aussi bien en état d'éréthisme qu'en état de dépression.

On se guidera donc, dans le traitement de la neurasthénie, sur l'étude des graphiques, qui décideront seuls de l'opportunité de telle ou telle médication. En général, on trouvera une tension basse, ou de la fausse hypertension par émotivité ou erreur de régime : dans ce cas, ce symptôme est fugace, car si on soumet ces malades à un régime approprié, on voit bien vite que ce sont des déprimés. Pour les hypertendus vrais, il faut augmenter l'élimination, les faire uriner, transpirer (dans un cas, des injections hypodermiques de pilocarpine eurent un excellent résultat).

M. Cautru rappelle qu'un bon moyen de régler la pression sanguine est constitué par le *massage de l'abdomen* : si on fait un massage profond et doux, on abaissera la pression et on fera uriner le sujet. Si au contraire on pratique un massage superficiel avec hâchures, on provoquera des phénomènes d'excitation.

M. Dignat a étudié l'action du bain statique sur la pression artérielle chez les neurasthéniques. Il a reconnu que ces bains produisent de l'augmentation de la pression artérielle, mais que cette action n'est pas durable. Les injections de sérum artificiel donnent, à cet égard, des résultats bien supérieurs. Le bain statique possède en revanche une action sédative et rendra des services pour combattre l'insomnie.

M. Dalché donne lecture d'une note intitulée : *Catarrhe fétide de l'uterus chez une femme âgée : traitement.*

On sait que les femmes âgées présentent parfois une leucorrhée intermittente, avec liquide sanieux et fétide : le museau de tanche a un aspect sphacélé, et les malades sont souvent dans un état de maigreur marqué, qui fait croire à première vue à l'existence d'un néoplasme malin. On n'arrive en général à guérir ce catarrhe fétide que par le curettage, mais il est cependant possible, dans certains cas, d'arriver à un bon résultat thérapeutique sans intervention chirurgicale.

L'orateur cite à ce sujet une malade de 76 ans, qui répandait une si mauvaise odeur que ses voisines de salle la forcèrent de se présenter à l'infirmerie de l'hospice où elle se trouvait. Cette odeur disparaissait toutefois entièrement pendant quelques jours, de temps en temps.

Depuis l'âge de 22 ans, cette malade avait un prolapsus ; à première vue, l'utérus semblait sain, mais un examen plus approfondi, permit de reconnaître une rétroflexion marquée avec atrésie de l'orifice interne du col. Au moment où la sonde franchit cet orifice, un flot de liquide présentant une odeur très fétide s'échappa. On institua de suite un traitement fort simple, consistant en une dilatation progressive avec lavages abondants à l'eau bouillie.

La malade est aujourd'hui entièrement guérie.

Il est probable que dans un cas on ne s'est pas trouvé en présence d'un catarrhe fétide classique, mais plutôt d'une infection secondaire ayant envahi la cavité utérine et provoqué un état catarrhal ; les sécrétions, par suite de l'atrésie du col, ne pouvaient s'écouler et subissaient des fermentations.

M. Bardet communique une observation relative à l'*emploi du pyramidon comme médicament antipyrétique*. Il s'agit d'un cas de grippe avec élévation de température dans lequel l'abaissement de celle-ci a pu être obtenu avec des doses de 0 gr. 30 données au moment de l'acmé fébrile. Cette communication n'aurait rien qui vaille la peine d'être noté si l'auteur n'avait pu faire l'analyse des urines avant et après l'administration du médicament, ce qui lui a permis de constater que comme le montraient ses premières analyses, le pyramidon a pour effet d'augmenter les oxydations, fait également constaté par M. Bertherand dans sa communication du 23 janvier dernier. Cette propriété rend précieux le pyramidon comme succédané de l'antipyrine dans les maladies infectieuses.

REVUE DES PUBLICATIONS SCIENTIFIQUES

Maladies infectieuses

Dr LESAGE

Médecin des hôpitaux

Six années d'expériences du traitement de la diphtérie avec l'antitoxine, par Henry Koester (*Medical News.*, 29 janvier 1901). — Les conclusions de ce travail sont les suivantes : 1° l'antitoxine est un traitement actif de la diphtérie à condition qu'elle soit employée de bonne heure et en quantité suffisante; 2° si elle est employée trop tard, elle ne peut avoir en aucun cas une action fâcheuse sur le développement de la maladie; 3° quand l'inoculation est pratiquée avant la diphtérie, elle a une valeur immunisante qui persiste pendant environ trente jours.

P. Sainton.

Quelques guérisons de Septicémies et de Pyohémies par les injections de Strepto Sérum par Duret (*Journal des Sciences médicales de Lille*, 9 février, 1901). — Le Strepto-Sérum a dans certaines circonstances une puissance thérapeutique incontestable, comme l'auteur a déjà pu l'observer antérieurement. Deux faits récemment observés par l'auteur démontrent l'influence incontestable du sérum de Marmoreck; dans l'un il s'agissait d'une pyosepticémie succédant à une résection du genou chez un sujet infecté primitivement, dans l'autre d'un cas de pyohémie intense avec abcès métastatiques, après une piqûre accidentelle du doigt. Dans ces deux cas l'injection avait atteint une très grande intensité, il n'existait aucune tendance à la guérison. Il ne faut donc point rejeter systématiquement le moyen thérapeutique précieux qu'est dans certains cas le strepto-sérum.

P. Sainton.

Quelques réflexions à propos du traitement de l'Erysipèle par E. Deronde (*Revue médicale de Normandie* 10 février 1901.). — L'auteur, considère que le traitement de choix de l'érysipèle est la méthode sérothérapique. Le sérum de Marmoreck est curatif, il agit à la fois sur la plaque érysipélateuse et la température : son action est d'autant plus rapide, qu'elle est plus précoce. Enfin son emploi est inoffensif. A l'appui de ses conclusions, l'auteur apporte cinq cas d'érysipèle traités par la sérothérapie.

P. Sainton.

Pyoctanine bleue dans les affections oculaires infectueuses. (*Thérapeutique moderne russe* n° 10, 1900). — L'année dernière Roudine a publié un travail sur l'action favorable de la pyoctanine bleue dans les maladies infectueuses de l'œil.

En se basant sur une nouvelle série d'observations Roudine confirme ses premières conclusions favorables au sujet de cette substance médicamenteuse. Il ajoute que cette substance possède la propriété de provoquer une atrophie rapide de la papille dans le trachome; a ce point de vue l'action de la pyoctanine bleue ne le cède en rien à l'action cautérisante du nitrate d'argent. Une autre propriété non moins importante de la pyoctanine bleue consiste à diminuer les sécrétions catarrhales et arrêter l'infiltration purulente.

D. Roubleff.

Traitement de la malaria par l'arsenic (*Thérapeutique moderne Russe*, n° 11, 1900). — Zimmitzky rapporte 10 cas de malaria où la quinine n'ayant donné aucun résultat appréciable; il a eu recours à l'arsenic sous forme de liqueur de Fowler, soigneusement neutralisée, qu'il administrait sous forme d'injections sous-cutanées. Il injectait à la fois de 5 à 10 divisions de la seringue de Pravaz, dose correspondant à 5-10 milligrammes d'acide arsénieux pur. Les injections ont été pratiquées dans l'espace interscapulaire. Il n'a eu qu'à se louer de cette manière de procéder, car il n'a jamais constaté aucune espèce d'accidents.

D. Roubleff.

Maladies générales non infectieuses et intoxications

Dr CHASSEVANT

Professeur agrégé à la faculté de Médecine

Traitement médicamenteux du diabète sucré (*Deutsche Praxis*, 10 janvier 1901). — V. NOORDEN a expérimenté sur plus de 600 diabétiques diverses médications préconisées dans ces dernières années ; parmi elles, quelques-unes méritent d'attirer l'attention.

Le zyzygium jambolanum (jambul). — On prescrira l'extrait à la dose d'une cuillerée à soupe dans un verre d'eau chaude, une heure avant le repas de midi et au moment de se coucher.

Le jambul n'exerce pas, à lui seul, une action bien marquée sur le taux de l'excrétion du sucre, mais, aidé d'un régime bien réglé, il rendra des services.

L'acide salicylique et l'aspirine. — La médication salicylée, surtout sous forme d'aspirine (1 à 3 gr. par jour), réussit principalement chez les malades qui peuvent ingérer une certaine quantité d'hydrocarbures (60 à 150 gr. de pain, par exemple) sans excréter de sucre. On peut alors augmenter la dose d'hydrocarbures, sans inconvénient : l'auteur a eu l'impression que cette action des préparations salicylées se prolongeait longtemps après cessation de la médication. Ces produits agissent aussi très favorablement sur le prurit.

Préparations bromées. — Parmi elles, la *bromipine* présente l'avantage de contenir de l'huile et de constituer ainsi un aliment, tout en exerçant une salutaire influence sur l'insomnie et les palpitations.

Opium et dérivés. — Indiqués seulement dans les cas où, à la suite d'un régime très sévère, des troubles nerveux graves se développent. Ils abaissent le taux du sucre, mais sont dangereux à manier.

Antithermiques. — Ce groupe, aujourd'hui si nombreux, ne présente pas d'avantages dans le traitement du diabète, à l'exception de l'antipyrine qui calme quelquefois les névralgies.

Bismuth et dérivés. — Les troubles digestifs sont très favorablement influencés par ces préparations : parmi elles, on donnera la préférence au thioforme (dithiosalicylate de bismuth), à la dose de 1 gr. 5 à 3 grammes par jour.

Eau de Carlsbad. — Produit des effets remarquables sur tous les troubles dyspeptiques.

Au point de vue de la diminution du sucre, il est possible que les discussions relatives à l'action de l'eau de Carlsbad soient nées du mode d'administration. L'eau doit être absorbée aussi chaude que possible. Glax a du reste obtenu des résultats remarquables dans certains cas avec de l'eau commune très chaude.

Les diverses tisanes (feuilles de myrtilles, graine de lin, etc.) qui jouissent de la faveur du public, doivent sans doute leur efficacité à ce qu'elles sont bues très chaudes et à ce qu'elles augmentent la diurèse, d'où abaissement du taux du sucre, si l'on ne tient pas compte de la quantité d'urines des 24 heures. L'auteur ne leur accorde aucune valeur : même résultat pour nombre d'autres médications expérimentées par lui.

E. VOGT.

Traitement de l'obésité (*Deutsche med.-Ztg.* 21, 24 et 28 janvier 1901). — STREBEL passe en revue toutes les médications jusqu'ici recommandées contre l'obésité : nous retiendrons de cette énumération, quelques faits intéressants.

La cure végétarienne convient aux obèses à tendances goutteuses, présentant de la stase abdominale, car les fonctions intestinales se trouvent excitées par l'apport de grandes quantités d'aliments de valeur nutritive peu marquée. On obtient souvent des résultats remarquables, à condition que les fonctions digestives soient intactes.

L'emploi de bains de vapeur ou d'air chaud constituerait une médication idéale de l'obésité, si l'on n'observait trop souvent chez ces malades, à la suite de ce traitement, de l'angoisse précordiale, des syncopes, des vomissements, etc. On remplacera, avec avantage, ces pratiques par les bains de lumière électrique, provoquant une transpiration facile à obtenir et à contrôler, et ne donnant lieu à aucun accident cardiaque, ce qui démontre l'efficacité de ces bains même chez les sujets atteints de maladies de cœur.

Le traitement par les enveloppements humides ou secs combinés à l'ingestion de tisanes chaudes, n'a pas donné de résultats probants à l'auteur.

Parmi les exercices gymnastiques à recommander, l'auteur cite celui-ci : le sujet s'étend sur le dos et cherche à s'asseoir sans le secours des mains. Cette manœuvre exécutée avec persévérance quotidiennement et plusieurs fois de suite, provoque une diminution progressive de la surcharge graisseuse abdominale. Il ne faut pas oublier non plus de prescrire à l'obèse une gymnastique respiratoire énergique.

Chez les obèses à pression sanguine faible, on relèvera avec avantage cette pression au moyen d'injections sous-cutanées quotidiennes d'huile camphrée à 1-200.

Le bain froid prolongé avec massage et friction dans le bain favorise grandement les échanges intra-organiques : on termine par une douche froide, une friction sèche et une promenade. L'auteur fait passer, pendant le bain, un fort courant faradique à travers le corps, ce qui augmente dans de grandes proportions l'excitation musculo-cutanée.

En dehors du bain, on peut aussi obtenir l'électrisation en faisant asseoir le sujet sur une plaque d'étain recouverte de papier et reliée à un des pôles d'un appareil à induction (2 à 3 cm. de longueur d'étincelle). L'auteur promène ensuite un doigt recouvert d'un dé sur la surface cutanée et obtient ainsi une électrisation qui n'a rien de désagréable.

L'auteur revient en terminant sur la technique du bain de lumière électrique; il utilise dans ce but des lampes à arc (46 à 48° C., durée 20 à 25 min.). Au bout de 15 minutes, il est bon d'envelopper le cou du sujet de compresses froides. Après la séance, bain ordinaire de 28 à 30° C., ramené au bout de 5 minutes à 20 et 18°, avec friction au gant de crin, puis douche, massage et repos d'une demi-heure dans une couverture. 2 séances par semaine sont suffisantes.

E. Vogt.

Chirurgie générale

Dr Benoit

Ancien interne des hôpitaux

Cause de la fréquence des appendicites graves, par M. Lucas-Championnière (*Académie de médecine*, 19 février 1901). — L'auteur en comparant ses statistiques d'abcès de la fosse iliaque, établit qu'il a opéré proportionnellement plus de malades dans les deux ans qui viennent de s'écouler, qu'il ne l'avait fait auparavant dans une période de 16 années.

Il conclut que si l'appendicite n'est pas une maladie nouvelle, elle diffère pourtant des typhlites et pérityphlites anciennes, par la gravité des accidents. A quoi attribuer cette fréquence croissante? A l'augmentation des causes *d'infection intestinale* par l'alimentation et, pour plus de détails, à l'*alimentation* trop exclusivement *carnée* (grande fréquence aux Etats-Unis et en Angleterre) et à l'abandon général des *purgations périodiques*.

MM. Robin et Lancereaux professent une opinion semblable. M. Robin a observé que la moitié des malades atteints d'appendicite étaient depuis plus ou moins d'années des dyspepsiques. Surveiller le régime alimentaire et se purger souvent serait donc une excellente mesure préventive. Ces opinions sont certes très rationnelles, mais on ne saurait laisser dans l'ombre, et M. Lucas-Championnière le reconnaît, les rapports étroits qui existent entre la grippe et l'appendicite comme M. Faisans, le premier, l'a fait observer récemment.

A. Benoit.

Traitement chirurgical des perforations typhoïdiques. (*Société médicale des hôpitaux*, 8 février 1901). — La discussion actuellement en cours se poursuit. M. Rendu fait remarquer qu'on peut confondre une *péritonite par propagation*, au cours de la dothiénentérie, avec une *péritonite par perforation*, faute d'éléments assez précis pour asseoir le diagnostic de bonne heure. Faut-il, se demande l'orateur, ouvrir le ventre sans attendre, ou bien laisser se dessiner le diagnostic au risque d'intervenir trop tard? Dans un cas comme dans l'autre, il lui paraît préférable de s'abstenir, les chances de survie étant minimes. M. Antony riposte que 25 0/0 des malades guérissent, lorsqu'ils sont opérés dans les 12 heures, de leur perforation qui serait mortelle, si elle était abandonnée à elle-même. S'il est vrai, comme on semble l'avoir démontré par les observations lues pendant une des dernières séances, que la laparotomie n'aggrave pas le cours de la fièvre typhoïde, il faudrait conclure, en bonne logique, que l'opération précoce est due aux malades. C'est cette assertion même qu'il faudrait mieux établir et nous attendons là-dessus des faits confirmatifs.

A. Benoit.

Etude sur un procédé simple de gastrostomie par L. Morin (*Thèse de Paris* 1900). — Très souvent la gastrostomie est une opération d'urgence que l'on pratique chez les malades cachectiques et émaciés ; il y a donc un grand intérêt à en faire une opération aussi rapide et aussi simple que possible. Le procédé suivant employé par Routier réunit ces deux qualités : simplicité et rapidité.

La paroi est incisée au lieu d'élection, sur la partie latérale gauche de la région épigastrique, à travers les fibres du grand droit de l'abdomen. On attire alors dans la plaie la face antérieure de l'estomac, aussi près que possible du cardia ; elle est fixée à la paroi abdominale par quatre points au crin, traversant cette paroi, les tuniques séreuse et musculaire dans l'estomac. Dans le rectangle qu'ils circonscrivent (deux étant parallèles, deux perpendiculaires à l'incision) on incise l'estomac en pratiquant à la muqueuse un orifice aussi exigu que possible. On introduit ensuite dans l'estomac une sonde de Nélaton et on la fixe à la paroi. La durée de l'opération est de quelques minutes seulement, elle a de plus l'avantage de créer une fistule continente.

P. Sainton.

Ablation d'une volumineuse tumeur rétropéritonéale : guérison (*Soc. libre de chirurgie de Berlin*, 10 décembre 1900). — Lexer a présenté un malade de 54 ans qui souffrait de douleurs abdominales, avec augmentation de volume de l'abdomen, et de cachexie profonde au moment de son entrée à la clinique de Bergmann. L'abdomen paraissait, à la palpation, entièrement envahi par une tumeur bosselée qni avait refoulé vers le haut les intestins. Une ponction exploratrice ne donna pas de résultat. On supposa avoir affaire à une tumeur maligne inopérable lorsque, contre toute attente, l'état général du malade se releva sensiblement. L'opération fut, en conséquence, décidée au bout de deux mois de séjour.

On reconnut que le feuillet postérieur du péritoine recouvrait la tumeur en avant : il s'agissait d'un lipome. On ne put détacher le péritoine tout entier de la tumeur, qui se présenta comme un conglomérat de nombreux lipomes arrondis de formes diverses. On ne put enlever toutes ces tumeurs et l'on referma la plaie sans faire de tamponnement, car l'hémorragie fut insignifiante. Le poids total de la tumeur enlevée atteignait 10 kil. 5 : le néoplasme partait du tissu conjonctif rétropéritonéal.

La malade a guéri en trois semaines : on peut encore sentir à la palpation quelques bosselures provenant des tumeurs non enlevées.

E. Vogt.

Ligature de l'aorte abdominale, par MM. L. Imbert et P. Riche (*Revue de chirurgie*, 10 février 1901). — La ligature de l'aorte abdominale, souvent expérimentée sur les animaux, n'a donné chez l'homme que des succès relatifs, puisque la plupart des opérés sont morts peu de temps après. Il résulte cependant de ce dernier travail que la circulation collatérale se rétablit suffisamment pour que le sphacèle des membres inférieurs ne soit pas fatal et que, somme toute, les mauvaises conditions éliminées qui causèrent la mort chez beaucoup de malades, l'opération est légitime. Nous transcrivons simplement les conclusions de ce travail.

Expérimentation. — La ligature de l'aorte abdominale n'est pas fatalement mortelle, sauf peut-être chez le lapin ; 2° Elle est suivie d'une anémie et d'une paralysie plus ou moins complète du train postérieur : 3° Les animaux qui ont survécu n'ont présenté ni gangrène, ni paraplégie persistante : 4° Les expériences seraient à reprendre sous le couvert d'une asepsie rigoureuse, pour établir la gravité réelle de l'opération et les causes des différences suivant les espèces.

Chez l'homme, à l'autopsie de malades ayant eu une oblitération accidentelle de l'aorte, on a trouvé que la circulation se rétablissait par les intercostales, les mammaires internes, les épigastriques, ainsi que les lombaires et les circonflexes iliaques. On voit des mammaires internes atteindre le calibre des humérales et les intercostales supérieures aussi grosses que les fémorales (Jordan).

Pathologie. — 1° La gravité des oblitérations de l'aorte est très variable, suivant leur cause et leur étendue. Congénitale, elle n'est pas soupçonnée; embolique à la suite d'endocardite ulcéreuse, d'érysipèle, de pneumonie, de fièvre typhoïde, elle peut être assez rapidement mortelle; 2° On a observé des gangrènes et troubles paralytiques, allant de la claudication intermittente à la paraplégie complète; 3° Toutes les fois qu'il y a eu gangrène ou paralysie persistante, l'oblitération n'était pas limitée à l'aorte.

Clinique. — 1° La ligature de l'aorte abdominale chez l'homme n'a jamais amené de gangrène; 2° Les phénomènes congestifs du côté de l'extrémité céphalique sont rares et sans importance ; 3° Les phénomènes paraplégiques sont inconstants, variables et passagers; 4° Les morts ne sont pas directement attribuables à l'opération (hémorragie secondaire par section septique du vaisseau, etc...)

Les indications sont difficiles à exprimer, on peut cependant dire qu'elles se résument à deux principales : les *anévrysmes ilio-fémoraux* ou *aortiques* abdominaux et les *hémorragies*.

A. Benoit.

Ablation de tumeurs cérébrales (*Société méd. de Berlin*, 6 février 1901). — Bergmann a présenté à la séance 2 opérés.

1° Tumeur du lobe frontal droit, diagnostiquée à cause du double œdème papillaire, de la sensibilité locale au choc, etc. Opération vers le milieu de décembre 1900. Après ablation de la tumeur, tamponnement à la gaze et perforation du centre du volet osseux; par cette ouverture, on fait arriver en dehors l'extrémité de la mèche de gaze et on suture le volet. Au bout de 3 jours dejà, la pression intra-crânienne forçait de retirer la gaze et le cerveau fit bientôt hernie par la plaie : sphacèle de la partie herniée.

La tumeur était grosse comme la moitié du poing. L'acuité visuelle a augmenté à gauche depuis l'opération, l'œdème papillaire a disparu. L'état général est normal.

2° Une fille de 12 ans, ayant subi 2 opérations pour troubles cérébraux et accidents jacksoniens, sans résultat appréciable. L'auteur fait un large volet latéral droit et tombe sur un kyste de nature gliomateuse : guérison parfaite.

E. Vogt.

Traitement chirurgical des œdèmes généralisées (*Med. Obsr.*, n° 12, 1900). — Masslennikoff a employé, dans 5 cas, le procédé préconisé par Spassokonkotzky. Ce procédé consiste, comme on le sait, à inciser la peau des jambes et à introduire un drain en verre dans l'incision. Sur les 5 malades ainsi traités, 3 étaient atteints de néphrite chronique: 1 d'emphysème ; 1 d'abcès œdémateux à la suite de coxalgie. L'auteur s'est servi de drains à orifices multiples, ces derniers laissant passer une plus grande quantité de liquide. Voici ce que l'auteur a observé : les malades portant des drains sur les deux jambes pendant plusieurs jours (jusqu'à une semaine) ont perdu une quantité de liquide variant de 10 à 18 kilogrammes.

Il n'est pas absolument nécessaire de tenir les malades dans la position verticale, car même si le malade est placé en position horizontale, la tête relevée, le liquide s'écoule très bien quoique en quantité moindre. En même temps que le drainage, l'auteur a employé les médicaments cardiaques habituels.

En se basant sur ses observations et après une critique de différents procédés chirurgicaux employés généralement dans l'œdème généralisé (scarifications, incisions, etc.), l'auteur arrive à cette conclusion que le procédé de Spassokonkotzky donne les meilleurs résultats, tout en etant indemne d'un grand nombre d'inconvénients que présentent les autres procédés.

Ce procédé n'exerce pas d'action directe sur la cause de l'œdème (affections rénales, vasculaires, pulmonaires, etc.), mais en revanche, il exerce une action favorable et des plus puissantes sur les fonctions cardiaques et c'est, de cette façon, que l'affection causale est utilement influencée.

La perte d'albumine n'a pas, dans ces cas, une grande importance, étant donné le danger d'asphyxie, danger avec lequel il faut toujours compter dans ces cas.

Rien que l'amélioration très prononcée de l'état général justifie suffisamment l'emploi du procédé en question, qui a l'avantage d'être très simple et d'application facile.

Dr Roubleff.

Amputation précoce pour gangrène diabétique (*Société de chirurgie*, 6 février 1901). — MM. Régouin et Demons (de Bordeaux) déclarent avoir eu à se louer de l'amputation d'emblée de la cuisse pour gangrène humide du membre inférieur, chez une femme qui était dans un très mauvais état général et rendait 110 gr. de sucre dans les 24 heures. La majorité des membres ayant pris part à la discussion estime que l'amputation donne en effet de meilleurs résultats qu'on ne semblerait pouvoir s'y attendre, d'autant que l'amputation est parfois exsangue. Quant au *niveau* auquel on doit amputer, cette question n'est pas résolue par les classiques. Chez le diabétique vrai, on peut amputer assez bas et avoir néanmoins de bons résultats, surtout si l'on a soin, comme le conseille M. Guinard, de cathétériser les artères importantes oblitérées, avant de les lier ; chez le vieillard à la fois glycosurique et athéromateux c'est-à-dire, dans la gangrène sénile chez un diabétique, il faut toujours amputer très haut, pour éviter la récidive (Lejars).

A. Benoit.

Opération de Halsted pour le cancer du sein. C. Hamilton Whiteford (*the Bristol medico-chirurgical journal*, 1900, n° 70). — L'A. a essayé d'améliorer dans ses détails l'opération de Halsted. Il conseille de faire toujours une incision exploratrice et d'ouvrir ainsi la tumeur avant de continuer. Si l'on juge qu'il s'agit d'un néoplasme malin, on écarte les instruments qui ont déjà servi, afin d'éviter l'inoculation de cellules cancéreuses et on continue suivant la technique de Halsted. Il détache en outre le petit pectoral à son insertion coracoïdienne, au lieu de le diviser à son centre, et l'enlève avec le grand pectoral et la tumeur. Enfin, afin d'éviter le sphacèle fréquent du lambeau axillaire, suivant le conseil de M. Butlin, qui est le champion de cette opération en Angleterre, il taille le lambeau inférieur le plus haut possible. Pas de sutures des muscles.

A. Benoit.

Traitement des distorsions par l'exercice (*Med. Obosr.*, n° 12, 1900). — Dans 30 cas de distorsion des articulations, Kholodsloff a employé le traitement par les exercices de marche et de gymnastique passive, procédé préconisé par le Pr Zerschine.

Dès que le diagnostic de distorsion de la cheville est fait, l'auteur force ses malades à marcher d'abord avec l'aide de l'entourage, ensuite tout seuls.

La marche a été prescrite pendant une demi-heure, puis repos pendant une heure, durant lequel on fait une application de glace sur la partie malade; nouvelle séance de marche suivie de repos et ainsi de suite.

La première séance de marche a été très douloureuse, mais la douleur finissait par disparaître; la tuméfaction des tissus diminuait très rapidement.

Les applications de glace ont été pratiquées pendant trois jours. Au bout de ce laps de temps on a prescrit le massage pendant deux jours et des compresses froides avec pansement compressif pour la nuit. Les exercices de marche ont été continués jusqu'à la guérison complète.

La durée moyenne du traitement est de 12 jours, tandis que dans les cas où l'on a recours à l'immobilisation, cette durée a été, d'après les observations de l'auteur, de 8 à 10 semaines. Dans un certain nombre de cas, la guérison survient déjà au bout de 3 jours; en revanche, dans d'autres cas, le traitement a duré 2 semaines, mais c'est là une durée maxima. L'auteur n'a jamais observé de récidives.

D. Roubleff.

Réduction spontanée des fractures, et plus particulièrement des fractures de jambes, par M. Dagron (*Revue de cinésie et d'électrothérapie*, 20 février 1901; *Séance de la Société de kinésithérapie*, 25 janvier 1901). — On a beaucoup parlé dans ces derniers temps de faire des sutures osseuses pour diverses fractures et en particulier pour les fractures de jambe. La radiographie avait montré l'insuffisance des moyens actuels pour obtenir la réduction. L'appareil plâtré placé sous le chloroforme ne donnait que des résultats médiocres. La réduction ne peut se faire que si l'on met directement par opération sanglante les deux fragments en rapport.

Les difficultés de réduction éprouvées pendant l'opération sous chloroforme et l'obligation de réséquer les extrémités des fragments pour bien réduire dans certains cas, venaient confirmer l'obligation de la suture pour assurer la rectitude de la jambe.

Le hasard des circonstances a permis à l'auteur de voir plusieurs de ces opérés, jeunes cependant, qui présentaient des trajets fistuleux, qui boitaient au bout de six mois. Cette opération avait été très laborieuse dans bien des cas et les résultats n'étaient guère engageants.

Il se trouve précisément que les indications de l'opération sanglante peuvent être bien limitées si on considère que la contracture musculaire, maîtresse absolue de la réduction des fractures, peut être heureusement vaincue par d'autres moyens.

Il était de règle de mettre le plus tôt possible les appareils plâtrés : c'est une erreur. En dehors du gonflement qui, en diminuant vers le jour, faussera la confection de cet appareil, il y a tout à redouter à ce moment de la contracture musculaire : celle-ci s'atténue par le simple repos et surtout par le massage qui donne au système musculaire la confiance qui lui manque.

Il est préférable dès l'accident de calmer les contractures et on constatera le 2e ou le 3e jour la réduction de la fracture qui serait faite spontanément dans l'intervalle de deux massages, quelquefois sous les doigts du masseur.

Si c'est nécessaire, si cette réduction se maintient difficilement, si les fragments réguliers et obliques chevauchent et diminuent la jambe de plus de 2 centimètres, on devra employer l'appareil plâtré pendant une vingtaine de jours pour que la jambe ait la rectitude que demande un os de sustentation et de locomotion.

Le but de ces observations est de démontrer que les déformations considérables observées sitôt après l'accident se sont améliorées après le massage qui avait lutté contre la contracture musculaire. Il importe peu que la radiographie montre des inégalités squelettiques si la fonction est excellente.

Il existe bien quelques cas où la suture devra être employée, mais lorsqu'on aura massé pendant quelques jours les fractures des deux os de la jambe, on verra que le nombre de ces interventions doit être singulièrement réduit.

Dans la discussion qui a suivi cette communication, M. Lucas Championnière a fait remarquer que la contracture disparaissant, la déformation disparaît; c'est ainsi qu'il a vu, chez une femme nerveuse atteinte de fracture de l'olécrane, le fragment supérieur, qui était remonté très haut, revenir en contact le troisième jour sous l'influence du massage; aussi, dans ces cas traités par le massage, à peine voit-on un cal apparent.

Dans un cas de fracture de la jambe au niveau du plateau antérieur du tibia, il s'est produit par le massage un retour en place de ce plateau. Il se produit dans la suppression de la contracture sous l'influence du massage des phénomènes d'inhibition. Il doit y avoir une action réflexe de l'extrémité nerveuse provoquée par le massage léger et les frictions répétées d'une façon harmonique; on arrive ainsi à atténuer la sensibilité nerveuse, d'où la décontracture. La contracture une fois disparue, la réduction de la difformité est obtenue sans autre moyen et les cals difformes sont évités. L'action du massage est absolument suffisante en pratique et sans danger. Cette action sur la contracture n'est pas très connue et pourra s'adresser à d'autres cas. Il faut que le massage ne soit pas douloureux; il ne faut pas faire souffrir, car la douleur entretient l'excitation nerveuse au lieu de la calmer et fait persister la contracture.

M. L. Championnière n'a jamais vu de phlébite dans les nombreuses fractures qu'il a traitées par la mobilisation.

La contracture peut disparaître par le repos, mais à longue échéance (15 jours à 3 semaines), il n'y a plus alors de contracture, mais une difformité certaine. Il est rare de voir disparaître en 24 heures les crampes des fractures. Plus l'intervention par le massage est hâtive, plus vite la contracture disparaît et tout rentre dans l'ordre.

La fracture du col du fémur doit être traitée par la mobilisation sans massage. Ces fractures profondément situées ne présentent pas d'intérêt à être massées; la mobilisation au contraire est très importante et l'engrènement des fragments permet de l'appliquer de suite. L'appareil d'Hennequin n'est pas pratique dans la fracture du col. La mobilisation, en faisant lever les malades beaucoup plus tôt, diminue beaucoup la mortalité dans cette affection.

E. Vogt.

Vasogène iodé dans la chirurgie dentaire (*Thérapeutique moderne russe*, n° 10, 1900). — Schmiguelsky estime que le vasogène iodé doit être préféré dans la pratique dentaire dans tous les cas où l'on a généralement recours aux badigeonnages à la teinture d'iode, cette dernière ayant, comme on le sait, le grand inconvénient de cautériser. Ainsi, le vasogène iodé peut être employé avec succès à la place de la teinture d'iode, dans les périodontites, les otites, les plaies déchiquetées, les périostites alvéolaires, résultant d'une extraction de dent incomplète.

Le vasogène iodé a cet autre avantage sur la teinture d'iode qu'il abandonne plus facilement son iode.

D. Roubleff.

Intervention opératoire au début de l'éthérisation (*Deutsche med. Wochenschrift*, 14 février 1901). — Sudeck estime qu'il est facile de remplacer, dans les opérations de courte durée, le bromure d'éthyle, le protoxyde d'azote, etc., gaz toujours dangereux à manier, par l'éther sulfurique. En observant certaines règles, on peut obtenir, au bout de 1 ou 2 aspirations, une anesthésie suffisante, ainsi que le démontrent environ 200 cas recueillis par l'auteur. On procédera de la façon suivante :

1° Emploi du masque de Czerny, ou de tout autre dispositif permettant l'aspiration de grandes quantités d'air atmosphérique en même temps que d'éther. Avant de verser sur le masque la quantité d'éther nécessaire (30 à 50 ccm.), on fait faire au malade quelques inspirations et expirations profondes. Quand on a obtenu le résultat cherché (mouvements respiratoires aussi complets que possible), on fait exécuter une expiration maxima, on applique le masque et on ordonne au patient de faire une inspiration maxima ou deux.

2° On se gardera d'apprendre au patient que l'on a l'intention d'opérer de suite : il doit s'imaginer que la narcose seule exige ces mouvements respiratoires.

3° Au moment de l'inspiration profonde, au plus tard d'une seconde inspiration, on intervient : tout doit être prêt à portée de la main. L'analgésie complète ne dure que quelques minutes.

Les malades ont la sensation du coup de bistouri ou du râclage de la curette, par exemple, mais toute impression douloureuse a disparu. Dans quelques cas rares, le malade pusillanime n'exécute pas les mouvements respiratoires à fond et on n'obtient pas alors le résultat cherché.

Le procédé se base sur ce phénomène que l'éther annihile la sensibilité avant la motilité ou les fonctions des sens spéciaux.

Les indications à l'emploi de la méthode sont nombreuses : elle a donné des succès dans les opérations les plus variées : amputation de la cuisse ou du pied, drainage de la cavité péritonéale, ouvertures d'abcès, extirpation de bubons inguinaux, etc., etc.

Les avantages de ce procédé sont les suivants : aucun danger de syncope, pas d'influence irritante sur les organes respiratoires, pas de nausées et possibilité, en cas d'insuccès, de continuer la narcose par la méthode ordinaire.

L'existence d'une anesthésie de courte durée au début de l'éthérisation avait déjà été signalée par quelques auteurs, mais le fait n'avait pas attiré jusqu'ici suffisamment l'attention.

E. Vogt.

Maladies des Voies digestives

Dr SOUPAULT

Médecin des hôpitaux

De l'aérophagie et des troubles gastriques qui l'accompagnent par Lyonnet et Vincent (*Lyon Médical*, 10 février 1901). — L'aérophagie est souvent confondue avec la dyspepsie flatulente ; elle s'en différencie par la constatation chez le sujet de mouvements de déglutition précédant les éructations. La déglutition de l'air peut être volontaire chez certains sujets à l'état physiologique; le plus souvent elle est d'ordre pathologique. Elle comprend toujours deux temps : 1° la déglutition d'un ou plusieurs bols gazeux pharyngés ; 2° l'émission d'éructations sonores, moins fréquentes que les déglutitions, mais correspondant à l'expulsion d'une quantité d'air plus grande. Cette déglutition d'air s'accompagne de troubles gastro-intestinaux graves, de ptose, de stase gastrique, l'appétit est diminué, le sommeil mauvais. Elle se rencontre chez les hystériques à la suite d'une émotion, d'une secousse nerveuse quelconque.

Son traitement comporte trois indications : 1° traiter l'état général hystérique ; 2° faire cesser le spasme du pharynx ; 3° traiter les troubles dyspeptiques. La première indication est réalisée par un traitement moral approprié, par l'hydrothérapie, l'emploi du fer, de l'arsenic, des phosphates à l'intérieur. Les spasmes cloniques du pharynx disparaîtront parfois sous l'influence d'un traitement local, badigeonnages cocaïnés du pharynx et de l'œsophage, révulsion au niveau de la région prélaryngée, ou de l'usage des antispasmodiques à l'intérieur (bromure de potassium, valériane, belladone, opium, etc.), ou de la suggestion. Les troubles dyspeptiques accompagnant l'aérophagie ne sont point calmés par l'emploi des poudres absorbantes ; il faut agir sur la contractilité musculaire de l'estomac, à l'aide des préparations de strychnine (teinture ou poudre de noix vomique, poudre d'ergot de seigle) ou de moyens externes tels que le massage. Si la sécrétion chlorhydrique est ralentie, il faut essayer cet acide.

La constipation sera traitée par des laxatifs ; la sangle de Glénard rendra des services. Enfin il faut choisir des aliments nutritifs sous un petit volume.

P. Sainton.

De l'examen du sang pour le diagnostic du cancer de l'estomac (*Société de Chirurgie*, 26 décembre 1900). — M. Hartmann a appelé de nouveau l'attention de la Société sur ce fait, que chaque fois qu'il a voulu passer outre à l'examen du sang, en se contentant de celui du suc gastrique, il a trouvé en opérant le contraire de ce qu'annonçait ce dernier. M. Soupault ayant trouvé une apepsie nulle chez un malade dont il avait examiné le suc gastrique, on pouvait songer à un cancer, si l'*examen du sang* (*leucocytose*) n'avait été négatif. En effet, la laparotomie a montré que l'organe était sain. Inversement, le chimisme ayant annoncé un ulcère, chez un autre malade, alors que l'examen du sang indiquait un cancer, ce fut un cancer que l'on trouva. Il semble d'après ces observations que l'on doive propager parmi les médecins qui sont appelés à voir ces malades, dans les débuts de leur affection, la notion clinique importante de l'examen du sang pour diagnostiquer de bonne heure les tumeurs opérables.

A. Benoit.

Traitement chirurgical de l'ulcère stomacal et de ses conséquences (*Société de médecine interne de Berlin*, 14 janvier 1901). — Pour Ewald, il faut opérer tous les cas d'ulcère qui n'ont pu être guéris après un traitement médical ayant duré un certain temps, car l'infection secondaire carcinomateuse est très fréquente.

En cas de perforation, il va sans dire qu'une intervention immédiate s'impose : dans les 12 premières heures, on n'enregistre que 39 0/0 de mortalité chez les opérés, et 87 0/0 au bout de 60 heures.

En cas d'hémorragie, la question devient beaucoup plus difficile à résoudre ; nombreux sont les cas où des malades ont guéri sans intervention après avoir semblé devoir succomber : l'intervention donne 34 0/0 de mortalité, ce qui tient à l'extrême difficulté de trouver le siège de l'hémorragie parenchymateuse. L'orateur a observé trois cas de cette dernière catégorie. Il semble même que la gastro-entérostomie donne de meilleurs résultats que la ligature du vaisseau qui saigne.

En résumé, on se trouvera toujours en face de ce dilemme : proposer une opération hâtive, au risque qu'elle soit refusée et que le malade guérisse, ou attendre et risquer de remettre trop tard le malade entre les mains du chirurgien.

A ce propos, l'orateur cite un procédé qui lui a réussi dans deux cas désespérés : après cocaïnisation du pharynx, introduction du tube Faucher et lavages très abondants à l'eau glacée. Il est vrai que le procédé n'a pas donné de succès dans d'autres cas.

A propos de l'emploi du bouton de Murphy, pour la gastro-entéroanastomose, Ewald, malgré tous les bons résultats qu'il a déjà donnés, éprouve quelques scrupules à voir introduire dans le tube digestif un corps étranger de ce genre ; plusieurs chirurgiens ne l'emploient du reste jamais.

En résumé, l'orateur est d'avis que l'on peut aujourd'hui conseiller l'intervention pour un nombre de cas beaucoup plus grand qu'autrefois.

E. Vogt.

Traitement hydrominéral de la lithiase intestinale par A. Mazeran (*Annales Hydrologiques*, Novembre, Décembre 1900). — Le traitement de la lithiase intestinale, pour être rationnel, doit : 1° empêcher la formation des fermentations anormales, 2° modifier la muqueuse digestive, 3° tonifier l'intestin pour accélérer la chasse alimentaire. Les deux premières indications sont remplies par l'emploi de l'entéroclyse agissant à la fois comme moyen mécanique, puis comme agent modificateur par les substances antiseptiques ou altérantes que l'on peut injecter. L'auteur insiste sur les propriétés de l'eau de Chatel-Guyon employée en lavements ou à l'intérieur : ce n'est point seulement un purgatif, mais elle agit sur la péristaltisme et régularise la fonction intestinale.

P. Sainton

Appareil pulmonaire
Cœur et Vaisseaux

Dr G. Lyon

Ex-chef de clinique de la Faculté de Médecine

Traitement opératoire de la phtisie pulmonaire (*Deutsche med. Wochenschrift*, 14 février 1901). — Nous avons analysé (*1901 n° 4*) la discussion que le travail de Sarfert a provoquée a la Société de médecine interne de Berlin. A l'occasion de la publication *in extenso* de la communication de cet auteur, nous pensons devoir entrer dans quelques détails supplémentaires.

Le pronostic est encore favorable, tant que le bacille de Koch est seul en jeu, mais l'infection secondaire constitue une complication redoutable. A ce moment, les cavernes représentent des foyers permanents d'où peuvent inopinément partir des infections et qui sont le siège d'hémorragies Le traitement diététique et médicamenteux se montre impuissant en présence d'accidents de ce genre.

Il faut, si l'on veut opérer avec quelque chance de succès, procéder comme avec le carcinome, et n'intervenir que sur des sujets dont l'état général est encore satisfaisant. Il est certain que le nombre des malades présentant une grosse caverne avec intégrité relative du reste de l'appareil respiratoire est fort restreint ; mais même s'il n'en existait qu'un sur mille, la question mériterait qu'on s'y arrête, vu le nombre des tuberculeux.

De nombreux essais sur le cadavre ont permis à l'auteur de fixer ainsi qu'il suit le mode opératoire.

Il est indispensable d'accéder par une large incision avec résection costale étendue au siège de la caverne ; il faut réséquer la deuxième côte, énucléer pour ainsi dire le sommet tout entier en détachant la plèvre costale et rechercher ensuite, *par la palpation*, la situation exacte de la caverne.

L'incision de la peau, de 10 à 11 cent. de long, est faite au bord supérieur de la deuxième côte et part de son extrémité sternale. En introduisant les deux index entre les deux lèvres de la plaie, après incision des plans musculaires, du côté de l'aisselle, on arrive sur le périoste de la côte, on l'incise sur toute la longueur accessible, et on le détache. On incise ensuite l'extrémité cartilagineuse sternale au bistouri, on soulève la côte et on la sectionne du côté axillaire. Ceci fait, on détache à la main la plèvre costale de la cage thoracique. Au cours de cette opération, on arrive déjà à diagnostiquer le siège exact de la caverne, qui donne la sensation d'un ballon en caoutchouc à parois épaisses, peu gonflé, alors que le tissu infiltré environnant donne à la main la sensation du tissu musculaire.

On pénètre ensuite dans la caverne avec le bistouri ou le thermocautère : une large incision permet de se rendre un compte exact de la situation (vaisseaux à lier, communication avec les bronches, transformation d'une poche multiloculaire en une seule cavité, etc.)

Ces études préliminaires ont permis à l'auteur d'intervenir chez une femme de 40 ans présentant une vaste caverne au sommet droit. L'hémorragie a été minime, la palpation de. la caverne très facile : le tamponnement de la cavité après incision, n'a donné lieu à aucun incident. Après l'intervention, la fièvre hectique et les hémoptysies cessèrent tout à fait, la plaie se couvrit de bonnes granulations et se trouvait réduite, au bout de trois mois, à une surface de 3 cent. présentant à son centre un enfoncement cratériforme de 3 cent. de profondeur.

Cinq mois après l'intervention, l'opérée succomba à une pneumonie franche du lobe inférieur gauche, alors que le sommet avait recouvré toutes ses fonctions.

E. Vogt.

Traitement de la tuberculose par les injections de cinnamylate de soude (*Medicinskoie Obosrenie* n° 10, 1900). — Korablev a pu, dans la clinique du Pr Obolenski, appliquer le traitement par les injections sous-cutanées de cinnamylate de soude dans 9 cas de tuberculose pulmonaire. Dans tous les cas les malades présentaient des modifications pathologiques peu graves du poumon, mais parfaitement définissables par la percussion et l'auscultation.

Pour les injections on s'est servi d'une solution de cinnamylate de soude à 2 1/2 0/0. On commence par injecter deux divisions de la seringue de Pravaz, et petit à petit on arrive à six divisions. Les injections sont pratiquées d'abord tous les trois ou quatre jours, puis tous les deux jours. La solution servant aux injections est toujours fraîchement stérilisée.

Les résultats obtenus par ce traitement ont été négatifs. Les modifications pulmonaires constatées à la percussion ou à l'auscultation n'ont pas subi de modifications dans le sens de l'amélioration, elles se sont au contraire aggravées dans la majorité des cas (dans 4 cas sur 9). Le poids des malades a diminué. Le nombre des bacilles de Koch est resté le même dans 3 cas et a augmenté chez 6 des malades : ces derniers toussent et transpirent comme avant le traitement.

L'état général s'améliore presque toujours au début et s'aggrave par la suite.

La température, le pouls, la respiration, la quantité d'urines n'ont subi aucune modification.

D. Roubleff.

Le traitement rationnel de l'hémorragie pulmonaire, par W. Robinson (*Mercks Archives*, janvier 1901). — En présence d'une hémoptysie, les meilleurs moyens à employer sont les suivants : le malade est couché, rassuré, encouragé, on lui injecte immédiatement une petite dose de morphine, on lui administre 20 ou 60 minimes d'acide sulfurique aromatique dilué dans un peu d'eau. Un sac de glace est maintenu sur la poitrine. La ligature des extrémités doit être réservée aux cas d'hémorragies abondantes. L'auteur n'est point partisan de l'administration par la voie gastrique de l'ergot de seigle, de préparations astringentes à base d'alun, d'acide gallique, de tannin, etc. La diète, le repos absolu, l'administration de laxatifs sont très utiles. Les préparations à base de gélatine doivent être employées largement. Enfin, s'il existe du collapsus, il sera combattu par les injections hypodermiques de camphre, par la nitroglycérine et la strychnine. Enfin, l'entéroclyse avec des solutions salines, les injections de sérum artificiel seront réservées aux cas in extremis.

P. Sainton.

Artério-sclérose, par Combemale (*Echo médical du Nord*, n° 6, p. 69, 1901). — L'hypertension est la cause de l'artério-sclérose.

Il faut la combattre en employant les médicaments qui font disparaître le spasme vasculaire et en prescrivant un régime alimentaire qui prévient la genèse des toxines vaso-constrictives.

Les malades doivent éviter les émotions, les fatigues, les exercices violents ; écarter de leur alimentation les viandes faisandées et peu cuites, les poissons sortis de saumure ou fumés, la charcuterie, le gibier, les conserves de gibier ou de poisson, les potages ou consommés gras, la marmite américaine ; le thé, le café, l'alcool sous forme de liqueurs et de vin pur ; les bières fortes.

La réduction des boissons a son importance.

Il faut introduire beaucoup de laitage dans l'alimentation, conseiller les légumes frais et quelques œufs ; la viande fraîche et bien cuite ; une eau minérale diurétique (Vittel, Contrexéville, Evian), prise à jeûn dans l'intervalle des repas.

Si le cœur lutte et souffre (accélération des battements, palpitations nocturnes, anxiété précordiale), on peut employer la médication iodurée, mais surtout les vaso-dilatateurs, trinitrine ou tetranitrol.

Pendant vingt jours de chaque mois, de quatre à dix gouttes, en augmentant d'une tous les trois jours, de la solution alcoolique au centième de trinitrine seront pris en deux fois dans la journée dans un peu d'eau sucrée, ou sous la forme de comprimés à 1, 2, 3 gouttes. Dès que des battements frontaux surviendront, il faudra suspendre ou diminuer la dose. L'hypotension ainsi obtenue sera d'une heure environ et surviendra une demi-heure environ après l'ingestion. La solution suivante permet de donner la trinitrine à raison de deux gouttes par cuillerée à café :

Solution de trinitrine au centième........	LXXX gouttes
Eau distillée..........	160 grammes

Donnant l'abaissement de tension pour deux heures environ, mais tardant aussi deux heures à la produire, le tétranitrol, se donne à la dose de 5 à 10 milligrammes par jour, en plusieurs fois ; en comprimés ou en solution alcoolique :

Tétranitrol............	0 gr. 10
Alcool à 60°............	20 grammes

Contenant un milligramme pour 10 gouttes de solutions ou en solution aqueuse.

Tétranitrol...........	0 gr. 05
Eau distillée..........	200 grammes

Contenant un milligramme par cuillère à café.

On abaisse indirectement la tension artérielle en prescrivant les diurétiques :

Le matin à jeûn et le soir au coucher, un verre d'eau de Vittel ou de Contrexéville, additionné de 0 gr. 10 de lycétol en un cachet, ou la théobromine en quatre cachets de 0 gr. 50 dans la journée, durant deux jours. La semaine suivante, on reviendra pour huit jours à la théobromine sous la forme des cachets suivants, dont le malade prendra deux à quatre dans la journée :

Théobromine..............	āā 5 gr.
Phosphate neutre de soude.	

pour 20 cachets.

Le laitage viendra renforcer encore cette action diurétique.

Le massage abdominal et général contribue à abaisser la tension; indirectement, il supprime les agents vaso-constricteurs.

Enfin, les purgatifs salins aident à débarrasser l'économie de ses toxines, le calomel est également utile.

Si le cœur souffre et fléchit, la saignée générale (200 à 400 grammes) le soulage; elle agit d'ailleurs, comme moyen de désintoxication.

Une fois la saignée faite, on administre vingt gouttes de la solution de digitaline au millième, en une seule fois et pour un jour, ou bien 0 gr. 50 de caféine deux jours de suite.

A cette période, il est nuisible d'employer les médicaments vaso-constricteurs comme le seigle ergoté, la belladone, ceux qui entravent la dépuration urinaire, comme l'antipyrine, l'atropine, le sulfonal, la morphine.

Les malades doivent s'abstenir du séjour aux hautes altitudes, les bains d'air comprimé; de l'usage, à l'intérieur, des eaux chlorurées fortes ou des eaux sulfureuses.

A la période d'artério-sclérose confirmée, les indications thérapeutiques ne diffèrent pas sensiblement des précédentes.

Le traitement hygiénique et le régime alimentaire restent au premier plan :

Pour faciliter la circulation sanguine à la périphérie, les bains chauds à 34 ou 36°, d'une durée de 15 à 20 minutes, répétés deux à trois fois par semaine, sont à recommander.

Il en est de même des lotions faites avec l'éponge imbibée d'eau tiède, mais non ruisselante; plus tard, on aura recours à l'éponge ruisselante avec de l'eau de moins en moins tiède.

Le massage est également très utile ; à défaut de massage, les malades useront régulièrement des frictions excitantes pratiquées chaque matin avec le gant de crin ou le gant de flanelle imbibé d'eau de Cologne, de liniment de Rosen ou d'un alcoolat composé, tel que :

Alcoolat de genièvre.....	àà 100 gr.
— de lavande.....	
Essence de térébenthine.	

Pour soulager le cœur, on emploiera de nouveau la trinitrine ou le tétranitrol : quatre fois par jour, deux à quatre gouttes de la solution au centième de trinitrine ou quatre à six comprimés de 5 milligrammes de tétranitrol en quatre à six jours; la céphalée avertit du momoment où il faut suspendre. En l'absence de céphalée, quinze à vingt jours de ce traitement par mois suffisent.

L'iodure de potassium est le seul médicament qui agisse sur la sclérose artérielle; on peut également employer un autre composé iodé, la benzoiiodhydrine, corps gras défini à formule constante. On prescrira 0 gr. 10 à 0 gr. 30 d'iodure pendant vingt jours de chaque mois, dès que le bruit de galop sera perçu. Plus tard, on pourra élever à 1 gramme la dose d'iodure ou bien donner deux et trois capsules de benzoiiodure (dont chacune équivaut à 0 gr. 40 d'iodure).

Le lait facilite notablement la tolérance pour l'iodure; en tous cas, il faut se garder de lui associer comme correctif, l'atropine, qui est un vaso-constricteur.

Si le cœur fléchit et si la tension artérielle s'abaisse (œdèmes, congestion), il faut cesser l'iodure et le remplacer par la digitale ou la spartéine. Celle-ci peut être employée concurremment à l'iodure (2 à 5 pilules par jour de 0 gr. 05); on ne doit pas associer dans la même formule iodure et spartéine, en raison de leur incomptabilité chimique.

Le meilleur véhicule est le lait ou la bière.

A la dernière période de l'artério-sclérose (mitro-artérielle), la digitale et les moyens accessoires employés contre l'asystolie sont les seules ressources.

G. Lyon.

Maladies du Système nerveux

Dr P. Sainton

Ancien interne des hôpitaux.

Discussion de la nature d'un cas de chorée. Traitement par Déjerine (*Journal de Médecine interne*, 1er janvier 1901). — A propos d'un cas de chorée accompagnée de mutisme, l'auteur insiste sur les difficultés du diagnostic entre la chorée de Sydenham et la chorée hystérique. Le traitement permet de faire le diagnostic. Si la guérison est obtenue au moyen de l'isolement, il s'agit incontestablement de chorée hystérique; c'est en effet un moyen qui a donné les résultats les meilleurs dans le traitement de cette maladie. Il n'est point à négliger dans la chorée de Sydenham, il abrège la durée de la maladie. Il faut y joindre l'emploi de l'antipyrine, du bromure et de l'arsenic.

P. Sainton.

Traitement de la chorée par le cacodylate de soude, par Lannois. (*Société nationale de médecine de Lyon*), 10 décembre 1900. — A l'arsenic d'un usage courant dans le traitement de la chorée, Lannois a substitué l'emploi du cacodylate de soude, en injections sous-cutanées,

Il a fait des injections de 2, puis de 4 centigrammes qui toutes on été bien supportées; trois malades ont guéri dans des délais qui ont varié de 8 jours à 3 semaines.

G. Lyon.

Traitement du tic douloureux de la face, par A. Grandclément (*Société Nationale de Médecine de Lyon*, 17 décembre 1900). — M. Grandclément a traité quatre cas par des injections sous-cutanées d'un mélange d'antipyrine et de cocaïne. Les quatre malades ont guéri, dont l'un était atteint depuis cinq ans.

Les injections agiraient en détruisant les nerfs de la région.

G. Lyon.

Traitement chirurgical de la migraine, par Walter Whitehead (*British med. Journal*, février 1901). — Depuis 25 ans, l'auteur n'a jamais manqué d'appliquer aux sujets qui souffrent de migraines intenses, un *séton* sur la nuque. Les résultats ont dépassé son attente. Comme le procédé n'est plus à la mode, il indique sa manière de faire : prenant la peau de la nuque de la main gauche entre le pouce et les autres doigts, après anesthésie locale, il transfixe la peau, suivant son épaisseur, de façon à ressortir à un ou deux pouces du point d'entrée. Ce temps est effectué avec un bistouri à lame étroite et longue. Se servant comme guide de la lame demeurée en place, il passe ensuite une sonde munie d'un œil suffisant.

Le bistouri étant retiré, la sonde ramènera après elle un ruban de fil ordinaire de un demi-pouce de large qu'on attache à son extrémité. On attache ensuite l'une à l'autre les deux extrémités de ce fil, que le malade aura à changer de place, en le tirant chaque jour. Il faut porter le séton pendant trois mois sans interruption dans les cas graves. Il est même parfois nécessaire d'en placer un second.

A. Benoit.

L'application de la méthode dite de la dose suffisante au traitement de quelques maladies du système nerveux : formes graves et associées de la migraine, vertige de Ménière, névralgie et tic douloureux de la face par Gilles de la Tourette. *Semaine médicale*, n° 5, p. 33, 1901. — Charcot traitait les formes graves ou associées de la migraine par le bromure, leur appliquant le même mode d'administration qu'il prescrivait dans la thérapeutique de l'épilepsie. Gilles de la Tourette, dans l'emploi du bromure, recommande de se conformer aux règles de la méthode de la dose dite suffisante qui permettra d'obtenir rapidement tous les résultats que le médicament est susceptible de donner.

De même que le bromure de potassium influence et finit par annihiler l'hyperexcitabilité corticomotrice, productrice des accès d'épilepsie, de même le sulfate de quinine supprime lui aussi l'hyperexcitabilité labyrinthique, qui détermine le vertige de Ménière.

Il est facile de déterminer la dose suffisante pour le sulfate de quinine, comme pour le bromure de potassium. En procédant par doses progressivement croissantes, on détermine constamment, après quelques jours d'administration du sulfate, des phénomènes qui consistent dans l'apparition de bruits auriculaires qui exagèrent à un haut degré ceux qui pouvaient déjà exister chez les malades. Ce sont des bourdonnements, sifflements, bruits aigus qui augmentent d'une façon parallèle à l'administration de la dose et à sa progression. C'est à la dose productrice de ces phénomènes qu'il faut s'arrêter. Si cette dose suffisante, maintenue fixe, est bien en rapport avec la tolérance du sujet, les bruissements et l'état vertigineux provoqués par le médicament ne tardent pas à disparaître.

D'une façon générale, la dose de sulfate de quinine ordonnée le premier jour du traitement, répartie en cachets de 0 gr. 25, donnés à intervalles aussi espacés que possible, ne doit pas dépasser 1 gramme dans les 24 heures. Le lendemain et chaque jour suivant, on ordonne un nouveau cachet de même dose sans jamais excéder, suivant les sujets, la quantité totale de 1 gr. 25 à 2 gr. 25, soit de 5 à 9 cachets. On voit alors apparaître les phénomènes particuliers caractérisés par l'exagération des bruits auriculaires qui indiquent que la dose suffisante est atteinte.

Il faut, à ce moment, se maintenir à cette dose suffisante. Les vertiges et les bruits d'oreilles ne tardent pas à cesser. On conserve alors la même dose pendant dix à douze jours. Puis on la diminue progressivement d'un cachet tous les jours ou tous les deux jours, suivant le cas : ce qui conduit à la suppression définitive au bout de vingt-cinq jours en moyenne.

Le médicament ainsi administré fait surtout complètement disparaître les accès aigus, les ictus vertigineux. Il persiste assez souvent après leur guérison, un léger état de vertige revenant par intermittences, qui n'incommode pas suffisamment le patient pour lui faire recommencer la cure. On se trouvera bien alors, pendant six à huit jours, d'administrer le sulfate de quinine à la dose moyenne de 0 gr. 75 en trois cachets.

Il est des cas cependant où après une période de deux à trois mois, les ictus vertigineux reparaissent à nouveau. On recommence alors une période de vingt-cinq jours de traitement environ, de la façon indiquée. Il est rare qu'après deux ou trois cures espacées de cet ordre, le malade ne soit pas guéri.

Il est une troisième maladie du système nerveux, celle-ci extrêmement douloureuse, qui est susceptible de bénéficier dans une certaine mesure des avantages de la méthode de la dose suffisante, c'est le tic douloureux de la face. L'extrait thébaïque seul a quelque action contre les paroxysmes. Il faut le donner à doses progressivement croissantes pour en arriver à la suppression définitive. Gilles de la Tourette commence par donner 0 gr. 06 par jour d'extrait thébaïque, en pilules de 0 gr. 02, rigoureusement dosées et espacées le plus possible les unes des autres. Il augmente tous les jours ou tous les deux jours, d'une pilule de 0 gr. 02. A partir de 0 gr. 15 à 0 gr. 20 surviennent chez beaucoup de sujets, une torpeur constante, des vertiges, de l'inappétence, des nausées. On observe aussi la contraction permanente des pupilles; elle survient très rapidement et n'est d'aucune utilité pour l'appréciation exacte de la dose utile, mais elle invite à prévenir les accidents généraux dont elle annonce l'apparition prochaine. On instituera, pour éviter les vomissements et la constipation, un régime consistant en lait, consommé, marmite américaine, fruits cuits en purée passée. On y ajoutera du thé, du café, des grogs chauds, enfin on prescrira l'huile de ricin en capsules, tous ces moyens pour faire tolérer la dose suffisante. Cette dose est très variable suivant les cas; il est rare qu'on ait à dépasser 0 gr. 50 ou 0 gr. 60 et la dose moyenne est de 0 gr. 30 à 0 gr. 40. A ces doses, le malade devra garder la chambre et être surveillé attentivement. On se maintiendra à la dose suffisante pendant dix à quinze jours, puis on diminuera les doses en supprimant par jour une pilule de 0 gr. 02. En somme il faudra de quinze à vingt jours pour arriver à la dose suffisante, de douze à quinze jours pour s'y maintenir et de quinze à vingt jours pour en arriver à la suppression définitive.

En cas de récidive on fera un second ou un troisième traitement.

Il est une variété de névralgie faciale, à paroxysmes très douloureux, qui survient à la suite de la grippe et qui est justiciable du traitement par le bromhydrate de quinine. Le premier jour, on donnera 3 cachets de 0 gr. 25 chacun, on augmentera d'un cachet par jour à même dose pour en arriver en général à 6 ou 8 cachets. A ce moment il existe généralement quelques bourdonnements d'oreilles indiquant que la dose suffisante est atteinte. On se maintiendra à cette dose pendant huit à dix jours en diminuant ou augmentant d'un ou deux cachets, suivant les cas. Puis on diminuera d'un cachet par jour.

G. Lyon.

Résection articulaire dans la poliomyélite antérieure (*Société médicale de Hambourg*, 27 novembre 1900). — Grunebeeg présente une série de malades atteints de paralysie flaccide des membres inférieurs, et auxquels il a fait subir une ou plusieurs résections articulaires.

Le traitement classique des paralysies flaccides consécutives à la poliomyélite, au moyen d'appareils, est coûteuse et presque impossible à appliquer dans la classe ouvrière, car il exige des soins minutieux : en outre, il n'exerce aucune influence curative sur les troubles de nutrition du membre atteint. L'auteur préconise dans les paralysies bilatérales l'emploi d'une voiture bien construite; si la paralysie est unilatérale, que le massage et l'électricité sont restés sans effets appréciables pendant un an, et que les opérations sur les tendons semblent devoir rester inefficaces, il faut procéder à la résection, au besoin des trois articulations chez le même malade (tibio-tarsienne, genou, hanche).

Les malades ainsi traités, que l'auteur a présentés à la Société, ont obtenu des améliorations remarquables. Un malade condamné à marcher avec des béquilles jusqu'à l'âge de 13 ans, marche aujourd'hui sans aucun appui, etc.

La consolidation obtenue est dans tous les cas telle qu'elle correspond au point de vue fonctionnel, à la suppression de l'articulation.

E. Vogt.

Ophtalmologie

Dr E. Kopff

Médecin occuliste de l'hôpital St-Joseph

Acide iodique, gallicine et iodogallicine dans le trachome (*Medic. Obosr.*, n° 11, 1900). — Ichilk consacre un long mémoire à l'action thérapeutique des substances sus-indiquées dans le trachome.

L'acide iodique est préparé sous forme de crayons avec lesquels on cautérise les follicules, les excroissances muqueuses, les ulcères de la cornée, etc.; on fait aussi avec ces crayons des cautérisations générales. Ces cautérisations provoquent de légères douleurs qui ne durent guère qu'une minute environ. L'irritation est presque nulle et les malades peu de temps après la cautérisation peuvent vaquer à leurs occupations.

Voici de quelle façon l'auteur explique l'action de l'acide iodique. L'iode libre que celui-ci dégage et acide iodhydrique qui se forme détruisent les follicules, tuent les microbes en même temps qu'en augmentant la phagocytose ils déterminent une élimination rapide des déchets organiques. Les cautérisations faites avec l'acide iodique ne laissent après elles aucune cicatrice de la muqueuse. Dans les formes aiguës et subaiguës du trachome, l'auteur a employé également des solutions d'acide iodique à 5 0/0 pour badigeonnages de la muqueuse. Ces badigeonnages font rapidement disparaître la tuméfaction des paupières et l'écoulement purulent.

A la période initiale du trachome l'auteur emploie des instillations avec une solution d'acide iodique à 1-3 0/0; ces instillations diminuent les infiltrations et font disparaître la photophobie, l'épiphora, etc. Dans le pannus, dans les infiltrations torpides et les ulcères de la cornée, les instillations sont également très utiles.

Dans le trachome cicatriciel il vaut mieux employer l'acide iodique sous forme de pommade qui sera formulée de la façon suivante :

Acide iodique		1,5 gr.
Lanoline	ãã	30 gr.
Huile d'olives		

On peut ajouter à cette pommade de l'atropine, de l'ésérine, de la cocaïne.

Pour rendre l'action de l'acide iodique plus énergique, on donnera simultanément à l'intérieur de l'iodure de potassium. Dans deux cas de kératite parenchymateuse, l'auteur a obtenu une guérison rapide par ce traitement combiné. Et dans le traitement du trachome, même le traitement combiné a donné de meilleurs résultats que le traitement externe simple.

L'auteur a également employé des badigeonnages de la muqueuse avec un mélange d'iodure de potassium à 6 0/0 et d'acide iodique à 5 0/0 et aussi des badigeonnages à l'iodure de potassium suivis de cautérisations au crayon d'acide iodique. Les résultats obtenus ont été bons. Pour le massage de la muqueuse palpébrale l'auteur emploie une pommade de la composition suivante :

Acide iodique	1	gramme
Iodure de sodium	5	—
Acide borique finement pulvérisé	10	—
Vaseline	90	—

Dans les cas de trachome compliqués de processus eczémateux de la sclérotique et de la cornée l'auteur a employé l'acide iodique sous forme d'injections sous-cutanées (solution à 5 0/0). Mais étant donné que ces injections se sont montrées très douloureuses, l'acide iodique a été remplacé par une solution d'iodure de sodium à 10 0/0 (1/2-1 seringue de Pravaz). Ces injections faisaient disparaître rapidement les phlyctènes, les infiltrations, etc.

L'action la plus énergique est exercée par les crayons d'acide iodique; les solutions combinées agissent moins énergiquement : moins énergiquement encore agissent les instillations et les pommades. Mais ce qu'on peut dire d'une façon générale c'est que l'acide iodique détermine la guérison plus rapidement que n'importe quelle autre substance pharmaceutique. Il va de soi qu'on arrivera plus vite au but en combinant le traitement par l'acide iodique avec le traitement opératoire.

Gallicine. — Cette substance se présente sous forme d'une poudre blanche, facilement soluble dans l'eau chaude, l'alcool tiède et l'éther. L'auteur s'étant convaincu par des recherches expérimentales que la gallicine constitue un antiseptique très puissant, s'en sert depuis quatre ans avec succès dans les affections eczémateuses de la conjonctive, de la cornée, et aussi dans le trachome. Aux périodes initiales du trachome avec secrétion muqueuse, prurit des bords palpébraux, etc., la gallicine exerce une action bienfaisante; elle agit également fort bien dans les phlyctènes, les infiltrations, les ulcères et le pannus de la cornée. Son action est astringente et bactéricide. Cependant il faut faire remarquer que l'auteur n'a pu jusqu'à présent du moins constater une action directe de la gallicine sur le processus trachomateux. La gallicine s'emploie sous forme d'épispasmes 1 à 2 fois par jour; ils déterminent une sensation de brûlure qui ne dure pas longtemps.

Iodogallicine. — Cette subtance se présente sous forme d'une poudre légère, amorphe, d'un gris sombre, sans odeur, insoluble dans les dissolvants ordinaires (eau, alcool, éther, huile, etc). L'iodogallicine possède des propriétés antiseptiques et siccatives très prononcées. L'auteur se sert de cette substance depuis un an environ, particulièrement dans le trachome. Grâce à son action cautérisante et au dégagement de l'iode libre cette substance détermine souvent la guérison dans le trachome. Elle agit d'une façon particulièrement favorable sur les infiltrations superficielles et profondes et les ulcères d'origine trachomateuse ou eczémateuse. Les ulcères de la cornée se cicatrisent avec une très grande rapidité sous l'influence de l'iodogallicine. L'iodogallicine possède en outre une action anesthésiante. Elle s'emploie sous forme d'une pommade à la lanoline à 5 0/0, à laquelle on ajoute si l'on juge nécessaire de l'atropine, de la cocaïne, etc. Cette pommade a rendu à l'auteur de grands services dans différentes affections de la cornée et aussi après des interventions chirurgicales.

D. Roubleff.

Bromure d'arécoline dans les affections oculaires, *Thérapeutique Moderne russe* nº 10, 1900. — Maximoff a fait dans la clinique ophtalmologique du professeur de Belliarminoff des recherches cliniques et expérimentales sur l'action physiologique et thérapeutique du bromure d'arécoline, — ayant fait des recherches préalables sur ses propres yeux. Toutes ces observations l'ont amené à la conclusion que nous possédons dans le bromure d'arécoline un moyen myotique puissant, supérieur à tous les points de vue à la pilocarpine.

L'instillation d'une solution de bromure d'arécoline au centième dans le cul-de-sac conjonctival d'un œil normal détermine une irritation peu prononcée; cette irritation s'observe moins souvent avec une solution à 1/2 0/0.

L'irritation ainsi provoquée est moins intense que celle provoquée par l'ésérine et plus prononcée que celle déterminée par la pilocarpine.

La contraction de la pupille avec l'instillation d'une solution à 1/2 0/0 et à 1 0/0 atteint son maximum dix minutes après l'installation.

La contraction de la pupille d'un œil glaucomateux avec instillation simultanée de quelques gouttes d'une solution au centième se distingue par une durée plus longue que dans l'œil normal.

Le bromure d'arécoline détermine un spasme considérable mais rapide de l'accommodation. *Par la rapidité et l'énergie de son action sur la pupille et l'accommodation de l'œil, le bromure d'arécoline a des avantages non seulement sur la pilocarpine mais aussi sur l'ésérine:* il est inférieur cependant à l'ésérine au seul point de vue de l'intensité d'action, car l'effet déterminé par le bromure d'arécoline est bien plus rapide que celui de l'ésérine. Le bromure d'arécoline augmente peu la diffusion du cul-de-sac conjonctival dans la chambre antérieure. *Provoquant un abaissement insignifiant de la pression intraoculaire dans l'œil normal dont la pression n'est pas supérieure à la normale, le bromure d'arécoline détermine un abaissement rapide et considérable dans l'œil glaucomateux.*

Ajoutons que cet abaissement est plus rapide et plus énergique que celui déterminé par l'ésérine et — cela va de soi — que celui que détermine la pilocarpine.

En outre le bromure d'arécoline n'exerce aucune action sur la continuité de l'épithélium.

Le professeur Belliarminoff a constaté de son côté que le bromure d'arécoline provoque assez souvent une irritation violente de la conjonctive.

Malgré cela le bromure d'arécoline paraît destiné à prendre une place importante dans l'arsenal thérapeutique des affections oculaires.

Il occupe la place intermédiaire entre l'ésérine et la pilocarpine comme abaisseur de la pression sanguine.

D. Roubleff.

Maladies du Larynx du Nez et des Oreilles

Dr Courtade

Ancien interne des Hôpitaux.

Laryngite diphtéritique, par MM. Ausset et Combemale (*Echo Médical du Nord*, 30 décembre 1900). — En présence d'un enfant atteint de toux rauque avec dyspnée intense, dont la température s'élève à 38°5 et le pouls à 130, dont les urines peu abondantes sont légèrement albumineuses et qui présente des fausses membranes dans la gorge, on doit porter le diagnostic de laryngite diphtérique.

Pour combattre l'intoxication qu'est la diphtérie, il faut, sans temporiser et attendre le résultat de l'examen bactériologique, injecter 20 cent. cubes de sérum anti-diphtérique; si cette dose ne suffisait pas, on injecterait à nouveau 10 cent. cubes.

Cette dose de 20 cent. cubes de sérum est d'une innocuité absolue même dans le cas où il y aurait une erreur de diagnostic.

Si les calmants ne diminuent pas la dyspnée on recourra au tubage, on pourra prescrire deux centigr. de codéine dans un looch blanc de 90 gr. avec de bons résultats.

On fera dans la chambre des pulvérisations chaudes d'acide borique à 2 0/0 et on y ajoutera des fumigations du mélange suivant :

Teinture d'eucalyptus / — de benjoin.	ââ 30 grammes
Ean distillée..........	1 litre.

qu'on fait évaporer en le chauffant sur une veilleuse.

Si, malgré ce traitement, le malade continue à avoir du tirage, on pratiquera le tubage.

On pourra tenter le détubage au bout de 48 heures, en tous cas, on laissera le tube le moins longtemps possible.

Pour favoriser l'élimination du poison diphtérique, donner matin et soir un bain à 37° pendant 10 minutes, suivi d'un enveloppement dans une couverture de laine; boissons abondantes, injections de sérum artificiel :

Chlorure de sodium.....	7 grammes.
Sulfate de soude........	10 —
Eau stérilisée...........	1 litre.

4 injections par jour de 100 cent. cubes chacune dans les 24 heures.

Pour remonter l'état général, potion de Todd avec 5 à 20 grammes d'eau de vie, vin de champagne, lait en abondance et alimentation s'il n'y a pas d'albuminurie.

En cas d'infection gastro-intestinale, donner le paquet suivant :

Calomel	ãã 0 gr. 20
Scammonée...........	

L'antisepsie de la bouche sera assurée par de larges irrigations d'une solution à 50/1000 de liqueur de Labarraque et celle du nez par des instillations d'huile mentholée au 1/100.

A titre prophylactique, on injectera aux autres enfants de la famille 5 cent. cubes de sérum antidiphtérique et on isolera le malade.

A. Courtade.

Les végétations adénoïdes du pharynx nasal et leur traitement, par le Dr Rivière (*Echo médical de Lyon*, 15 novembre et 15 décembre 1900). — Comme le dit l'auteur lui-même, il n'a pas la prétention de dire des choses très nouvelles sur un sujet si rabattu; l'article qui résume bien la question des végétations adénoïdes, n'en est pas moins intéressant, mais son analyse, en raison de l'étendue du sujet, est forcément incomplète.

Le maximum de fréquence des V. A. se montre de 4 à 12 ans; celles-ci sont plus fréquentes dans le sexe féminin; on peut les considérer comme une maladie de misère physiologique.

L'auteur admet avec Désir de Fortunet (Thèse 1888) que presque toutes les lésions scrofuleuses sont d'origine nasale. Dans un tiers des cas environ, les V. A. ressortissent à une hérédité tuberculeuse. Quant à leur nature tuberculeuse, il faut distinguer les V. A. bacillifères des V. A. bacillaires (Helme).

Il n'y a pas lieu de redouter la dissémination viscérale après l'ablation des V. A. tuberculeuses.

La relation du myxœdème et de V. A. établie par Hertoghe ne peut être généralisée; Rivière donne à un tiers de ses opérés de la thyroïdine.

Le type adénoïdien n'existe que dans environ la moitié des cas.

Le diagnostic des V. A. peut se faire par l'examen de la gorge, la rhinoscopie postérieure et le toucher digital, plus rarement par la rhinoscopie antérieure.

Rivière regarde le toucher digital comme dangereux, ce qui est fort exagéré; aussi ne le pratique-il qu'immédiatement avant le curettage.

Les symptômes cliniques peuvent être rangés en trois groupes; les symptômes d'obstruction nasale, les symptômes réflexes et les symptômes d'infection.

Comme types généraux d'adénoïdiens, Rivière admet le type de syphilitique héréditaire, le type tuberculeux, le type thyroïdien; enfin, le type ou la lésion locale est tout.

L'auteur affirme que le pronostic des V. A. est très sombre, à titre prophylactique, on peut modifier l'état général des sujets par des médicaments appropriés à leur diathèse, quant aux irrigations nasales elles *lui semblent* très dangereuses, alors que nous les regardons comme très utiles, et cela, par l'expérience acquise et non par une vue de l'esprit.

Comme antiseptique local, Rivière prescrit des poudres à base d'aristol, de menthol, des gouttes d'huile mentho-gaïacolée ou de vaseline antiseptique; des gargarismes d'eau sulfureuse et d'eau pheniquée au 1/100e, etc.

Il n'est pas partisan de l'anesthésie pour l'opération, sauf pour certains cas; c'est aussi notre pratique et celle de bien d'autres spécialistes de Paris. Le bromure d'éthyle est loin d'être aussi inoffensif qu'on l'a dit puisque les cas de mort par son emploi ne sont pas extrêmement rares: pendant l'anesthésie, on peut voir les parcelles de végétation détachées tomber dans le larynx et produire des accidents asphyxiques.

L'auteur passe ensuite en revue les instruments et les modes opératoires; il rejette l'emploi général de la pince et adopte la curette.

Les accidents post opératoires sont représentés par les hémorragies tardives et les accidents infectieux.

A. Courtade.

A propos d'un cas de sinusite ethmoïdo-frontale par M. Broeckaert (*Bulletin de la Société de médecine de Gand*, octobre 1900). — L'opéré présenté à la Société de Gand a subi l'*opération de Luc*, qui a déjà donné en France, depuis 1896, de remarquables guérisons. Voici l'observation résumée : polypes muqueux du nez, qui ont été enlevés à plusieurs reprises. Depuis deux ans, écoulement purulent par les deux narines, accompagné de douleurs autour des yeux, empêchant tout travail. Diagnostic ; *sinusité frontale double*. A la rhinoscopie antérieure, pus crémeux remplissant les méats moyens. Par le canal naso-frontal élargi, on pouvait conduire une sonde jusque dans le sinus et l'on tombait sur l'os dénudé et des masses fongeuses. L'éclairage électrique faisait exclure l'empyème du sinus maxillaire. Aucune lésion des yeux. Premiers essais de guérison par voie nasale : résection de l'extrémité antérieure du cornet moyen, ablation des débris de polypes; tout demeura insuffisant. Dès lors, intervention radicale.

Incision courbe le long du tiers interne du bord orbitaire supérieur, passant sur la racine du nez et prolongée jusqu'au tiers interne du bord orbitaire supérieur opposé. Mise à nu de la paroi osseuse, après hémostase parfaite et refoulement du périoste. Avec la gouge et le maillet, une large brèche est faite dans la paroi antérieure du sinus gauche, de manière à avoir une ouverture ronde de 1 centimètre. Curettage du pus et des fongosités. Débris d'os cariés, venant des cellules ethmoïdales antérieures.

Avec une petite gouge très fine, une communication large est établie dans le plancher du sinus avec la cavité nasale. Après cautérisation au chlorure de zinc, un gros drain est introduit dans le sinus et la cavité nasale. Même manœuvre rapide du côté opposé, moins atteint, et où les cellules ethmoïdales furent trouvées intactes. Réunion immédiate de la plaie. Au bout de six jours, tout écoulement ayant cessé du côté droit, le drain fut retiré. Peu de temps après, le drain du côté gauche fut aussi enlevé et des lavages de solution de sublimé achevèrent de faire fermer une petite fistule extérieure qui persistait. La réunion cutanée fut complète et toute trace de suppuration a disparu depuis. Le principal avantage de l'opération de Luc, est, outre l'absence de cicatrice bien visible, la possibilité de surveiller la cavité opératoire, en cas de récidive, grâce à la communication large que l'on a établie, et par conséquent de faire les curettages ou les cautérisations nécessaires pour aboutir à la guérison complète.

A. Benoit.

Traitement opératoire des difformités de l'oreille, par J.-B. Roberts (de Philadelphie), *Medical News*, 24 novembre 1900. — Les *incisions* et déchirures de l'oreille doivent être suturées avec de la soie fine, de manière à conserver la symétrie des deux organes. Beaucoup de gens se préoccupent peu de ce qui rendrait, à cet égard, les autres très malheureux. Après l'ablation de certaines tumeurs du pavillon, après des brûlures, on peut recourir, pour restaurer la forme de l'oreille, à divers artifices. Parfois il sera bon de modifier la forme de l'oreille du côté sain, afin de remédier à une asymétrie irréparable par d'autres moyens. D'autres fois, il faudra prendre des lambeaux sur le cou, sur la joue, la paume de la main ; le ventre, la cuisse peuvent fournir d'épais lambeaux. Pour transplanter ces derniers, on commence par les *greffer* sur la main, pour les reporter, deux ou trois semaines plus tard sur le moignon de l'oreille. La masse des muscles, le tissu cellulaire, la peau seront ensuite modelés par une série d'opérations accessoires. La difformité due à l'*arrachement* de boucles d'oreille, ou au simple percement des lobules exige l'avivement des bords cicatrisés et leur suture exacte. Quelques difformités peuvent se corriger par des procédés orthopédiques, tels que des coussinets, des ressorts, des applications répétées de collodion. On a même inséré des lames de métal dans les tissus, pour remédier à leur flaccidité, enfin on a construit des oreilles artificielles en celluloïde, en métal. Les *fistules* de la région doivent être fermées par la dissection complète de leur trajet et la suture.

L'excès de volume peut être très heureusement modifié en excisant un morceau en forme de coin sur les bords, ou bien en prenant au centre de l'oreille un morceau en forme de croissant, que l'on enlève, puis, un autre en forme de bande horizontale, à partir du centre du bord convexe du croissant, afin de la réduire dans toutes ses dimensions.

L'écartement des oreilles sera traité opératoirement de la façon suivante : on enlève une ellipse verticale de peau et d'aponévrose sur la face postérieure de l'oreille et on en fait autant sur la portion adjacente du crâne. Puis on excise un lambeau en forme de coin de la partie du cartilage qui est mise à nu. Il ne reste plus qu'à suturer l'oreille au crâne et à assurer la cicatrisation par de bons bandages ou des coussins à ressorts, car des mouvements se produisant pendant le sommeil peuvent arracher le tissu cicatriciel si ces précautions ne sont pas bien prises. La méthode ne varie guère, s'il s'agit de relever des *oreilles pendantes*, par défaut de soutien cartilagineux.

En *l'absence* congénitale ou accidentelle du pavillon de l'oreille, *l'autoplastie* ne saurait prétendre créer qu'une grossière imitation de ces organes.

A. Benoit.

Maladies des Voies urinaires

Dr Chevalier,

Chirurgien des hôpitaux,

Ancien chef de clinique de la Faculté

La méthode de Bottini dans le traitement de l'hypertrophie prostatique (*Société de chirurgie de Lyon*, 20 décembre 1900). — M. Rochet n'a appliqué cette méthode que sur les malades au 3e degré du prostatisme. Deux d'entre eux avaient subi la lithotritie pour calculs secondaires. D'autres avaient des lésions rénales. Les résultats furent les suivants :

1° Les douleurs sont nettement améliorées. L'un des malades entrait pour se faire tailler et souffrait d'une façon intolérable, sans que le cathétérisme le soulageât. Dès le lendemain il ne souffrait que peu, n'eut besoin que de deux cathétérismes par jour : bientôt un seul lui suffit.

2° Le cathétérisme devient facile, quand les malades ne récupèrent pas la miction spontanée ;

3° Le troisième fait, c'est la récupération de la miction spontanée. Tel malade qui n'urinait que par la sonde émet maintenant 1.000 à 1.500 grammes d'urine par jour. Ce qui ne veut pas dire, d'ailleurs, qu'ils n'étaient plus rétentionnistes.

Bottini croit que sa méthode agit d'une façon définitive, et cela en creusant dans la prostate une sorte de tranchée qui reste toujours perméable et devient un nouvel urèthre que la cicatrisation creuse par rétraction excentrique. Il ne semble pas que cet optimisme soit justifié encore. On peut plutôt croire qu'elle agit comme une section du col amenant cessation du spasme cervical. Il n'y a jamais eu, en effet, incontinence vraie, ce qui se verrait si la théorie de Bottini était vraie.

La méthode paraît donc bonne à retenir, parce qu'on n'a dans cette affection que des opérations radicales qui donnent une forte léthalité ou des opérations palliatives qui, dérivant l'urine, laissent après elles des inconvénients aussi graves que la maladie elle-même.

R. Blondel.

Traitement de l'incontinence nocturne d'urine par le massage (*Thérapeutique moderne russe*, n° 11, 1900). — Voici de quelle façon procède Hersshman. Le malade mis en position à la vache, l'index de la main droite est introduit dans le rectum et poussé jusqu'au col de la vessie qu'il masse par sa surface palmaire, d'abord en sens transversal, ensuite en sens longitudinal. Ces manipulations sont faites d'abord légèrement, puis petit à petit on augmente l'intensité des frictions. La durée de ces manipulations varie de deux à trois minutes, apres quoi on imprime au col des mouvements de secousse pendant une demi-minute.

Les séances ont lieu tous les jours ou tous les deux jours suivant les cas.

Dans les cinq cas où l'auteur a employé ce procédé, il a observé des résultats très satisfaisants.

D. Roubleff.

Arthrite blennorrhagique (*Soc. libre des chir. de Berlin*, 10 décembre 1900). — Baur a étudié à la clinique de Bergmann, 27 cas d'arthrite blennorrhagique, dont 19 ont donné un résultat positif au point de vue de la recherche des gonocoques : une seule fois, on trouva en outre de ces derniers du staphylocoque blanc. Ces résultats sont différents de ceux publiés jusqu'ici, par le nombre élevé des succès obtenus, ce qui tient au perfectionnement de la technique, et par la rareté des infections secondaires; il est vrai que les recherches ont été effectuées aussitôt qu'apparaissaient les symptômes d'arthrite.

Dans les premiers jours, on obtient presque toujours un résultat positif; après 6 jours de maladie, on ne trouve jamais de gonocoques; dans 8 cas, avec résultat positif des premiers jours, un second examen donna un résultat négatif le 6e jour. Dans les tissus périarticulaires, on ne trouve jamais aucun gonocoque.

Le traitement consiste, à la clinique, dans l'immobilisation de l'articulation atteinte et des séances de massage, commencées aussitôt que possible, pour éviter les ankyloses. Bergmann s'abstient de toute intervention intra-articulaire.

Dans ces derniers temps, on a ajouté au traitement local l'administration d'iodure de potassium ou des injections sous-cutanées d'iodipine : les résultats sont très encourageants, car on a ainsi évité toute ankylose grave et toute complication : on n'a observé aucune arthrite purulente.

E. Vogt.

Mutilation des parties génitales externes par perversion de l'instinct sexuel, par C. Panton (*Med. Record*, p. 58 n° 11, 1900). — Observation curieuse concernant un homme de 68 ans, agriculteur, qui entreprit, dans le but de se procurer des sensations qu'il trouvait agréables, une série de mutilations, pendant lesquelles la septicémie l'épargna d'une façon remarquable. La première fut une opération chirurgicale véritable ; il sectionna son scrotum en deux parties latérales, d'un seul coup allant jusqu'à la racine de la verge. Puis, s'inspirant de ce qu'il avait vu faire à un chirurgien militaire, il sutura la peau du scrotum de chaque côté, à points séparés, de manière à former à chaque testicule une enveloppe scrotale particulière. L'incision fut faite avec un couteau de poche et la suture avec une aiguille enfilée de fil de coton ordinaire. Il négligea naturellement tout lavage et enveloppa sa plaie dans le sang répandu, puis reprit ses occupations. La guérison eut lieu comme s'il avait été opéré suivant tous les préceptes de l'aseptie moderne. Quelque temps après, il fit une nouvelle incision dans son scrotum droit et y inséra une bille de verre, par-dessus laquelle il sutura les tissus. Il obtint une réunion par première intention, mais cet objet, alourdissant le scrotum, provoqua son abaissement du côté droit. Entre temps, il se fit mainte incision, tantôt à droite, tantôt à gauche, ou à la racine de la verge. Bref, il fallut une hémorragie grave produite par une incision trop étendue qu'il fit au scrotum gauche, pour amener le maniaque entre les mains d'un chirurgien, qui n'obtint qu'à grand peine l'aveu de ses goûts dépravés. Ce dernier accident occasionna du sphacèle de la peau du scrotum. Le testicule étant atteint également, l'auteur ne pensa pas devoir faire un suprême effort pour le lui conserver et en fit l'ablation, ainsi que celle de la bille de marbre, parfaitement enkystée. La résistance de cet humble opérateur sur soi-même, à des complications septiques durant une période de trente années, est des plus surprenantes.

A. Benoit.

Gynécologie et Obstétrique

Dr R. BLONDEL,

Chef du Laboratoire de la Maternité

à l'hôpital de la Charité

Les résultats éloignés des opérations conservatrices sur les ovaires et les trompes, par W.-L. Burrage (*Ann. J. Obst., N. Y.*, 1900, t. XLII, p. 195-204). — Sur 50 cas rapportés par l'auteur dans l'*Am. J. Obst.* de 1891, il y avait 2 morts et 48 guérisons, dont 38 avec résultats heureux, 7 avec des résultats mauvais, et 5 dont les résultats n'étaient pas connus.

De plus, en ajoutant à ces 50 cas les 28 cas qu'il rapporta en 1893, il obtint 4 cas de grossesses consécutives. Les cas d'opérations conservatrices faites par l'auteur avant le 1er mars 1900 s'élèvent au nombre de 137; et la statistique de celles qu'il fit antérieurement au 1er mars 1899 porte le nombre de 104 cas. Mais sur ce total, l'auteur n'a pu étudier les résultats éloignés que dans 85 cas, qu'il partage en deux catégories : les cas très graves et les cas peu graves. Dans la première catégorie, sur 41 cas, la moyenne de l'âge des malades n'est que de 29 ans ; 35 sont sont mariées et 6 célibataires.

Parmi les femmes mariées, 26 eurent des enfants avant l'opération. Dans 9 cas il y eut gonorrhée : dans 4 cas il y eut syphilis et dans 18 cas on observa des symptômes pelviens consécutifs à un travail laborieux ou à des avortements.

Les symptômes disparurent dans 28 cas. Guérison au point de vue anatomique dans 17 cas, mauvaise condition anatomique des organes (hypertrophie ou prolapsus) dans 14 cas ; résultats inconnus dans 10 cas.

Dans la catégorie des cas peu graves, sur 54 cas il y eut 29 femmes mariées ; la moyenne de l'âge des malades est de 26 ans. 22 femmes mariées sur 29 eurent des enfants avant l'opération. Il y eut 4 cas de gonorrhée, 2 de syphilis, et 7 où il y eut avortement ou travail laborieux. Disparition des symptômes dans 32 cas ; guérison au point de vue anatomique dans 16 cas ; mauvaise condition anatomique des organes dans 10 cas ; et résultats inconnus dans 18 cas.

Dans 11 cas, il y eut *grossesse consécutive*, et, dans un cas, grossesse double.

R. Blondel.

Contribution au traitement opératoire des rétrodéplacements et des prolapsus de l'utérus, par Antonelli (Italo) (*Riv. veneta d. sc. med., Venezia*, 1900, XXXII, 385). — Après avoir résumé l'état actuel de la question, l'auteur décrit un nouveau procédé d'hystéropexie abdominale qui tend : 1° à faire adhérer superficiellement les couches séreuses du péritoine, c'est-à-dire celle de la paroi antérieure de l'utérus, limitée à une ligne horizontale tracée de l'origine viscérale des ligaments ronds au cul-de-sac vesico-utérin, correspondant avec celle de la paroi antérieure de l'abdomen ; 2° de raccourcir intrapéritonéalement, par une nouvelle méthode, les ligaments ronds ; 3° de fixer solidement et d'une façon stable, avec une méthode nouvelle aussi, le corps utérin aux parois abdominales.

Au premier temps, on ouvre l'abdomen ; au second temps, on attire en haut l'utérus, et on libère les ligaments ronds ; dans le troisième, on fixe avec un point le moignon inguinal des ligaments ronds à la paroi latérale de l'utérus correspondante, immédiatement sous la racine normale du ligament mentionné, en ayant soin de mettre en face sa surface transversalement cruentée avec la surface du corps utérin, dénudé du revêtement péritonéal à la suite du déplacement partiel et limité du ligament large. Dans le quatrième temps, on recoud le péritoine et on ferme le ventre.

R. Blondel.

Traitement des rétrodéplacements de l'utérus, (*Am. J. Surg. a. Gynec., Saint-Louis*, par Wm. Jepson, 1900, XIV, 5-6). — Après avoir rappelé les causes fréquentes qui déterminent les rétrodéviations de l'utérus (1° vessie distendue, traumatismes, absence de bandage ou bandage trop serré après l'accouchement ; 2° absence d'involution des ligaments ronds et utéro-sacrés après la parturition : 3° inflammations intra-pelviennes avec adhérences, tumeurs utérines, etc.), après avoir rappelé ces causes, l'auteur déclare que chaque cas doit faire l'objet d'un traitement judicieux, prescrit, pour avoir des chances de succès, après la détermination, aussi exacte que possible, de la cause et de la nature du déplacement. Il emploie la manœuvre bimanuelle (jamais une sonde), pour remettre l'utérus en place. Mais il préfère mettre la malade dans la position génu-pectorale, et après avoir mis le col à découvert avec le spéculum de Sims, il le saisit avec une pince, et fait de légères tractions qui pressent sur le fond de l'utérus ; puis il le redresse en plaçant un redresseur utérin sur la paroi vaginale postérieure. Lorsqu'il s'agit de tendre le ligament utéro-sacré, il a recours au tamponnement ou au pessaire. Tous les pessaires, dit-il, sont bons, pourvu qu'ils soient appropriés à chaque malade et bien mis en place.

Enfin pour corriger les rétro-déplacements utérins, l'auteur préconise encore le raccourcissement des ligaments ronds par l'opération d'Alexander-Adams, ou la ventrofixation.

R. Blondel.

Contribution au traitement des fibromes de l'utérus par la dilatation de la cavité de l'organe, par N.-M. Kakoushima (*Société d'Obstétrique et de Gynécologie de Saint-Pétersbourg*, 1900. *Wratsch*, n° 40, 1900, in *la Gynécologie* 1901, n° 1). — Se basant sur 23 faits personnels et sur ceux décrits dans la littérature, le rapporteur arrive aux conclusions suivantes.

Malgré l'ancienneté du procédé, on ne connaît pas encore très bien les effets curatifs de la dilatation de l'utérus. Presque tous les auteurs admettent qu'elle agit comme hémostatique et analgésique dans les fibromes de l'utérus, qu'elle entraîne le développement de ces tumeurs, aide à leur résorption et même à leur énucléation spontanée.

Les faits cliniques où ce procédé a été employé dans le traitement des fibromes de l'utérus sont excessivement rares. Toutefois, on peut en conclure que la dilatation sanglante de la cavité utérine a donné des résultats satisfaisants, tandis que la dilatation exsangue a fourni 28 0/0 de résultats négatifs.

Cette opération, en tant qu'intervention autonome dans le traitement des fibromes de l'utérus, a été rarement employée et par de rares gynécologistes.

L'hémostase, l'arrêt du développement de la tumeur ainsi que la transformation des fibromes interstitiels en sous-muqueux seraient dus aux contractions de l'utérus provoquées par la dilatation du col. L'action anesthésique du procédé serait due à l'élongation et à la section des nerfs du col utérin.

L'opération peut amener la perforation des parois utérines et la nécrose des tissus, favorisées par les lésions anatomiques dont l'utérus fibromateux est le siège.

La dilatation de la cavité cervicale est surtout indiquée dans les fibromes interstitiels petits et moyens. On peut l'employer aussi comme traitement symptomatique dans les cas de fibromes volumineux où les complications énoncées plus haut ne sont pas à craindre.

En dehors de la dilatation sanglante, la dilatation extemporanée par les bougies d'Hegar doit être considérée comme le meilleur procédé.

On peut parfois, avant d'entreprendre la dilatation brusque, la faire précéder par une dilatation légère à l'aide des laminaires ou des éponges préparées.

Dans les cas qui exigent une hémostase temporaire, il faut combiner la dilatation brusque avec le tamponnement de la cavité utérine.

R. Blondel.

Traitement électrique dans deux cas de cancer utérin, par M. Laquerrière (*Bulletin officiel de la Société française d'électrothérapie*, janvier 1901). — L'auteur cite le cas d'une femme souffrant d'une hémorragie de plus de trois mois de durée, due à la présence d'un épithélioma du col utérin.

On pratique immédiatement une galvanocaustique intra-utérine à 100 m. A. de cinq minutes de durée, avec l'électrode en platine introduite jusqu'au fond de la cavité utérine.

Le lendemain, la malade fait dire qu'après la séance l'hémorragie a été considérablement atténuée durant une dizaine d'heures, puis a repris avec autant d'intensité.

Une seconde séance (115 m A., 13 min.) amène un arrêt de l'hémorragie : on continue le traitement que l'on cesse après la septième séance, l'effet hémostatique paraissant définitivement obtenu.

La malade a succombé ultérieurement, paraît-il, dans un service chirurgical.

Le rôle hémostatique du courant continu, déjà appréciable après la première séance faite à la clinique, paraît avoir été véritablement remarquable lors de la deuxième, car devant l'abondance considérable de l'hémorragie, l'auteur était loin de s'attendre à un arrêt presque instantané. Aussi a-t-il pensé depuis qu'il eût peut-être été préférable de céder aux instances de la malade, et de continuer le traitement électrique. Ce que l'on peut retenir de ce cas, c'est que sans amener de modifications anatomiques appréciables et sans influer sur l'évolution de la maladie, les applications positives peuvent être, même en cas de cancer, un hémostatique qui réussit là où les médications classiques se sont montrées impuissantes.

Dans un second cas, les symptômes prédominants consistaient en douleurs violentes ayant provoqué une impotence fonctionnelle.

Traitement. — 24 séances d'ondulatoire vaginales; 8 intra-cervicales et 16 intra-utérines. Il y a d'abord une amélioration évidente : diminution marquée des douleurs des reins, disparition presque complète des douleurs des cuisses, disparition des douleurs et des caillots au moment des règles, marche beaucoup plus facile, au point que la malade peut abandonner sa canne. Puis cette amélioration reste stationnaire; enfin il se produit une métrorrhagie.

Le traitement ayant été, à partir de ce moment, suivi avec irrégularité, la malade a fini par succomber.

En résumé, il semble que l'électrothérapie, qui ne saurait en aucune façon donner des résultats curatifs au point de vue de la marche du néoplasme, peut rendre de grands services si l'on sait l'utiliser. On peut obtenir parfois des résultats momentanément satisfaisants sur l'épithélioma du col, mais on n'obtiendra ces résultats qu'en face, soit de la forme nodulaire, à laquelle on peut rattacher les deux cas cités plus haut, soit de la forme cavitaire (l'auteur a dernièrement fait dans un but surtout expérimental, à une malade présentant un cancer inopérable, qui avait creusé le col en forme d'entonnoir, une séance, avec un résultat hémostatique immédiat satisfaisant).

Par contre, le cancer le plus fréquent, le cancer à forme papillaire, semble devoir rester absolument au-dessus des ressources de cette thérapeutique, la chimi-caustie de la surface des végétations, même en admettant qu'elle pût être faite sans traumatisme préjudiciable, n'aurait aucune action sur les innombrables interstices séparant les différentes masses, interstices qui continueraient à saigner comme par le passé.

E. Vogt.

L'électrothérapie gynécologique (*Thérapeutique moderne russe*, n° 11, 1900). — Strokine estime que le courant ondulatoire constitue un excellent sédatif symptomatique dans les affections gynécologiques, et cela, quelle qu'en soit l'origine.

Dès la première séance, on constate une amélioration et en continuant le traitement, on arrive à la disparition complète des symptômes douloureux. Bien souvent, les douleurs s'étant montrées rebelles et ayant résisté à la faradisation, à la galvanisation et à tout autre traitement, ont été calmées presque instantanément sous l'influence du courant ondulatoire. Cette action sédative s'observe particulièrement chez les femmes dont l'irritabilité nerveuse est exagérée (les hystériques, les nervo-goutteuses).

L'électrisation intra-utérine ou intra-cervicale est préférable à l'électrisation vaginale, la première donne des résultats plus rapides et plus durables.

Dans les cas où il s'agit de douleurs menstruelles, l'action du courant ondulatoire est particulièrement favorable, lorsque l'électrisation est pratiquée quelques jours avant l'époque des règles. Il va de soi que, pour obtenir dans ces cas la guérison complète, l'électrisation doit être pratiquée durant plusieurs périodes menstruelles, si la dysménorrhée est accompagnée de ménorrhagie, on introduit dans le col le pôle positif : au contraire, dans les cas où il y a retard et écoulement peu abondant, il est préférable d'employer le pôle négatif.

D. Roubleff.

Trois cas de fièvre puerpérale traités par le sérum antistreptococcique (*Medicinskoie Obosr.*, n° 12, 1900). — Serednisky a employé dans 3 cas de fièvre puerpérale les injections de sérum antistreptococcique.

Dans deux cas, les injections sont répétées deux ou trois fois par jour; pour la première injection, on injecte de 20 à 30 grammes : pour la seconde, 10 grammes. Vingt-quatre heures après la première injection, l'état des malades s'améliore considérablement, la température tombe, le pouls devient plus rare et les malades reviennent à elles-mêmes. Plus tard, la température tomba définitivement à la normale, l'état général continua à s'améliorer rapidement et la guérison ne tarda pas à survenir. Cependant, sur les trois malades traitées, une est morte pour des raisons indépendantes de la volonté de l'auteur : il n'a pu faire chez cette malade que deux injections.

D. Roubleff.

Analgésie obstétricale par les injections intrarachidiennes de cocaïne. (*Académie de médecine*, séance du 29 janvier 1901) — M. Porak a eu recours dans 10 cas aux injections intrarachidiennes de cocaïne pour obtenir l'analgésie obstétricale.

D'une façon générale, ces injections lui ont paru assez difficiles à pratiquer chez les parturientes; 4 fois il a complètement échoué. Dans les 6 autres cas, les résultats ont été remarquables : au bout de 5 à 6 minutes, il a constaté une analgésie complète des membres inférieurs et de toute la partie sous-diaphragmatique du tronc, analgésie qui a toujours eu une durée assez longue pour permettre les opérations nécessitées par l'état de ces parturientes (3 symphyséotomies et 1 péreinéorrhaphie). Une seule fois l'auteur a eu recours à l'analgésie cocaïnique pour un accouchement normal donnant lieu à des douleurs extrêmement violentes; celles-ci ont été supprimées pendant quelque temps sans que les contractions aient paru augmenter d'intensité; le travail n'a pas été accéléré et l'accouchement ne s'est terminé que 5 heures après l'injection.

C'est donc seulement dans les cas de manœuvres ou d'opérations obstétricales que les injections intrarachidiennes de cocaïne sont indiquées, l'action de ces injections étant trop temporaire pour qu'on puisse les employer dans les accouchements normaux.

La solution de cocaïne dont s'est servi M. Porak est au centième et la quantité de substance active qu'il a injectée n'a jamais dépassé 1 centigramme à 15 milligrammes.

R. Blondel.

Pédiâtrie

Dr Thiercelin

Chef de clinique à la Faculté de Médecine

Allaitement naturel et allaitement artificiel, par Marfaon, (*Presse médicale* n° 3. p. 13. 1901) — Si l'allaitement par le lait stérilisé, coupé d'un peu d'eau bouillie et sucrée à 10 0/0, pendant les trois ou quatre premiers mois, constitue le meilleur mode d'allaitement artificiel, il est loin de fournir au nourisson un aliment qui soit l'équivalent du lait de vache.

Le lait maternel est rapidement digéré et donne peu de prise aux fermentations intestinales; au contraire chez l'enfant au biberon la digestion du lait est lente et s'accompagne de putréfactions accusées. Tandis que les matières fécales du premier sont émises deux ou trois fois en vingt-quatre heures, ont une couleur aune foncé, une consistance demi-molle, sont dépourvues d'odeur fécale, ont une réaction faiblement acide, celles de l'enfant au biberon sont expulsées avec difficulté (il y a souvent de a constipation), ont une couleur jaune pâle, une consistance ferme et pâteuse (elles ressemblent au mastic des vitriers); elles ont une odeur légèrement ammoniacale, et leur réaction est souvent neutre ou faiblement alcaline. Escherisch et H. Tissier ont démontré que la flore microbienne n'est pas la même chez le nourisson au sein et chez l'enfant au biberon. Enfin, si l'emploi du lait stérilisé bien préparé met les enfants presque sûrement à l'abri des gastro-entérites graves, particulièrement du choléra infantile, les troubles dyspeptiques sont très fréquents dans l'allaitement artificiel.

La nutrition de l'enfant au biberon diffère également de celle d'un enfant au sein. Chez le premier, elle est caractérisée par une croissance irrégulière, tantôt lente ou stationnaire, parfois excessive, par la pâleur et la mollesse des chairs, par la débilité musculaire, par la fréquence du petit rachitisme (gonflement de l'extrémité antérieure des côtes et des épiphyses du poignet), par la réceptivité plus grande pour les infections communes. Beaucoup d'enfants nourris au biberon gardent de la pâleur et de la faiblesse jusqu'à la fin de la seconde année.

Ces troubles sont imputables aux différences de composition qui séparent le lait animal du lait de vache. On a cherché il est vrai à corriger l'excès de matière protéique qui caractérise le lait de vache par l'addition d'eau sucrée et on donne ainsi à l'enfant un lait où le rapport de la matière azotée à la somme des hydrates de carbone et de la graisse n'est pas trop différent de ce qu'il est dans le lait de femme. Cependant, malgré cette addition d'eau sucrée, les troubles de la nutrition se produisent comme dans toutes les méthodes d'allaitement artificiel.

Il y a donc non seulement des différences de composition quantitative entre le lait de vache et le lait maternel, mais encore des différences de composition qualitative.

Nous savons déjà que le lait de vache est plus riche en matière protéique; quant aux autres différences connues, elles sont relativement peu importantes.

Le lait de vache a une réaction acide plus forte que le lait maternel, et Monti attache une grande importance à ce fait : mais, outre qu'il est facile d'alcaliniser le lait (eau de chaux, bicarbonate de soude), cette alcalinisation ne paraît pas avoir autant d'influence qu'on lui en attache, sur la digestibilité du lait.

Les différences entre les matières grasses des deux laits paraissent également négligeables.

Les sels, notamment le phosphate tribasique de chaux, sont en plus grande abondance dans le lait de vache; cependant l'utilisation de la chaux et de l'acide phosphorique est moins complète dans l'allaitement artificiel que dans l'allaitement naturel.

La caséine du lait de femme donne dans l'estomac un coagulum à flocons granuleux très fins; au contraire, sous l'action de la présure, la caséine du lait de vache donne un coagulum en flocons gros et compacts, ce qui en rend la digestion plus difficile, bien que le lait de vache chauffé et dilué donne des flocons plus granuleux et plus fins que le lait cru.

L'assimilation chez l'enfant au biberon n'est pas très inférieure à ce qu'elle est chez l'enfant au sein. L'utilisation de la nourriture se fait dans la proportion de 93 à 94 p. 100 dans l'allaitement artificiel par le lait de vache; cette proportion est de 95 p. 100 dans l'allaitement naturel. En somme l'enfant au biberon utilise à peu près autant de substances alimentaires que l'enfant au sein. Pourquoi dès lors un enfant au biberon, avec une assimilation à peu près suffisante, ne ressemble-t-il pas à un nourrisson au sein?

La seule réponse possible c'est qu'entre les deux laits existent des différences que l'analyse chimique ne révèle pas. On sait que le lait renferme des *ferments solubles*, des *zymases*. Les ferments sont-ils différents dans le lait des diverses espèces animales? Dans l'affirmative n'est-ce pas à cette différence qu'on doit rapporter l'impossibilité de remplacer pour un nouveau-né le lait de son espèce par celui d'une autre espèce?

Dans la négative, n'est-ce pas une faute de détruire ces ferments par la stérilisation?

Béchamp le premier démontra qu'il y a dans le lait de femme une diastase capable de transformer l'amidon en sucre (galacto-zymase); récemment un élève d'Escherich a confirmé cette découverte. Ce fait peut sans doute expliquer pourquoi les nourrissons élevés au sein peuvent recevoir sans inconvénient des bouillies de farine beaucoup plus tôt que les enfants soumis à l'allaitement artificiel.

D'autres zymases existent encore dans le lait; M. Marfan, avec M. Gillet, a pu démontrer l'existence d'une anœroxydase, d'une lipase (ferment qui dédouble les graisses neutres en acides gras et glycérine). M. Marfan suppose qu'à côté des ferments communs à tous les laits, le lait de femme et le lait de vache renferment des ferments solubles différents, mais que le lait maternel seul apporte à l'enfant des zymases propres à suppléer les zymases internes qui font défaut ou sont sécrétées à doses insuffisantes par les enfants nés avant terme ou débiles.

En somme, le lait n'est pas un liquide inerte; il participe de quelques-unes des propriétés des tissus vivants, puisqu'il renferme des ferments solubles. Il est probable que les ferments solubles du lait sont des stimulateurs et des régulateurs des actes nutritifs, identiques à ceux que l'organisme élabore au sein des tissus et destinés à suppléer à l'insuffisance des sécrétions internes du nouveau-né. Parmi les ferments du lait, il en est qui sont particuliers à chaque espèce, ce qui prouve que le lait de femme ne peut être remplacé par aucun autre ; mais il en est d'autres qui, sans doute, sont communs à diverses espèces ; c'est peut être une faute que de les détruire par la stérilisation.

G. Lyon.

Les bains sinapisés chez les nouveau-nés. (*Soc. anat. clinique de Lille*, 19 décembre 1900). — M. Besson attire l'attention sur l'action vraiment efficace et souveraine des bains sinapisés, dans le traitement d'accidents qui rappellent la mort apparente des nouvau-nés. Il a observé, à la suite d'accouchements normaux, chez des enfants bien constitués, une sorte de syncope avec cyanose et résolution musculaire, survenant généralement une heure après la naissance. Dans le premier cas, M. Besson employa en vain les tractions rythmées de la langue, la respiration artificielle, les bains chauds et froids : l'enfant restait inerte, la cyanose augmentait. Un seul bain sinapisé, d'une durée de 10 minutes environ, fit disparaître tous les symptômes : l'enfant se remit à crier, à respirer d'une façon normale et, depuis un an, l'accident ne s'est pas reproduit et la croissance s'est effectuée d'une façon normale.

Le second cas est semblable au premier : un bain sinapisé fit disparaître la cyanose et les menaces d'asphyxie.

M. Besson insiste sur cette efficacité vraiment remarquable des bains sinapisés qui offrent, en outre, l'avantage d'être très pratiques et qui ont, d'ailleurs, été employés avec succès dans le traitement des broncho-pneumonies infantiles, par M. Lemoine.

L'étiologie de ces crises de cyanose est assez obscure; M. Besson n'a relevé aucune tare héréditaire, et dans les deux cas l'accouchement a été normal.

R. Blondel.

Pharmacologie

Dr E. Vogt

Ex-assistant à la Faculté de Médecine de Genève

L'iodure d'amidon comme agent thérapeutique, par L. Salomon (*Merk's Archives*, décembre 1900). — L'amidon a été considéré très longtemps comme un antidote de l'iode, ce qui faisait supposer que l'amidon iodé devait être physiologiquement inactif. Il n'en est rien cependant : on a reconnu que l'iode dans l'amidon iodé devient actif dans certains cas, comme par exemple lorsqu'il se trouve en présence des sucs digestifs.

D'après les connaissances actuelles on doit considérer l'amidon iodé comme une combinaison instable, dans laquelle l'amidon et l'iode se trouvent dans un état de faible union.

La préparation se décompose à la chaleur et l'iode est mis en liberté en présence des alcalins.

Il faut se rappeler que ces deux conditions de libération de l'iode, chaleur et alcalins, se rencontrent dans le tube digestif, et que par la conversion de l'amidon en sucre, par l'action de la ptyaline, l'iode sera également libéré.

Dans toutes ces conditions, l'iode se libère si lentement dans l'intestin que sa conversion en iodure de sodium ou en aluminate iodé est assurée et le met en état d'être absorbé immédiatement par l'intestin.

Pour obtenir l'amidon iodé on triture cinq parties d'iodine avec une petite quantité d'eau, et on y ajoute lentement 95 parties d'amidon ; on mélange avec soin jusqu'à ce qu'on obtienne une masse bien homogène et d'un bleu-noir bien uniforme. On sèche lentement, en triturant soigneusement jusqu'à ce qu'on obtienne une poudre bleue très fine. De cette manière on obtient approximativement un amidon iodé à 5 0/0 qui est insoluble dans l'eau, et présente une légère odeur et le goût caractéristique de l'iode.

On pourra employer cette préparation, chaque fois que l'emploi de l'iode sera indiqué : son action est prompte et énergique.

Il faudra éviter de l'administrer à trop petites doses ; en général, 0,20 gr. à 0,50 gr. en capsules, pilules, ou tablettes procureront l'effet désiré. Dans les cas pour lesquels on est obligé d'abandonner les hautes doses d'iode, mal supportées, on a pu employer l'amidon iodé dans les mêmes proportions sans qu'il y ait eu d'effet nuisible à redouter, pour les muqueuses du tube digestif.

Ces doses ont été de 3 gr. à 6 gr. en suspension dans de la tisane d'orge.

L'amidon iodé est une préparation active d'iode, aussi bien pour l'usage externe qu'interne, elle n'exerce pas l'action caustique et irritante des autres préparations d'iode.

Il est certain que l'iodure de potassium est plus actif que l'iodure d'amidon, mais dans les cas où ce dernier produit ne sera pas supporté l'iodure d'amidon sera d'un grand secours.

Pour l'usage interne il a de grandes qualités comme antiseptique et désinfectant, employé en poudre, pour l'usage externe, il agit comme isolant et antiphlogistique, en même temps que comme stimulant léger. On utilisera avec avantage ces propriétés dans le traitement d'ulcères chroniques, etc.

E. Vogt.

Le dymal. (*Therap. Monatshefte*, février 1901) Kopp a étudié le salicylate de didyme (dymal), poudre impalpable, sans odeur, qu'on peut utiliser en nature ou sous forme de pommade à 10 0/0. C'est un topique siccatif et antiseptique qui a rendu, entre les mains de l'auteur, de grands services dans des cas de brûlures du 2e et 3e degré, d'ulcérations diverses, d'eczémas suintants, etc. Dans l'eczéma squameux, l'action est peu marquée ; il en est de même pour le psoriasis. Dans l'hyperidrose et l'intertrigo, le dymal en épispasme exerce une action calmante et siccative remarquable. Dans l'ichtyose, une pommade à base de lanoline est à recommander, à cause de son action prompte sur le prurit.

Les ulcères de jambe, les gangrènes cutanées, les brûlures au 3e degré perdent vite leur aspect repoussant et leur odeur caractéristique sous l'influence du dymal en poudre.

Le dymal représente un sous-produit de la fabrication des becs Auer : il est par conséquent bon marché et peut remplacer beaucoup de topiques siccatifs en usage. Cette considération doit entrer en ligne de compte lorsqu'il s'agit du traitement des affections cutanées, qui exigent en général l'emploi de grandes quantités de médicaments.

E. Vogt.

Le dermosapol (*Deutsche med. Wochenschrift* 14 février 1901). — L'absorption par la peau paraît aujourd'hui démontrée pour Rohden pour les médicaments, à condition qu'ils soient appliqués à l'état volatil sous un pansement occlusif ou incorporés à un corps gras que l'on applique par friction. L'absorption se fait surtout pas les cryptes des glandes sébacées, et les savons *surgras* (néologisme destiné à rendre l'expression allemande qui veut dire savon avec excès de corps gras), se prêtent tout spécialement à l'introduction transdermique. L'auteur préconise un mélange d'huiles, de corps gras, de lanoline et de paraffine, avec addition d'alcalin en quantité insuffisante pour la saponification totale, et donne à ce produit le nom de *dermosapol*. A ce dermosapol il incorpore divers médicaments et constate que l'iodure de potassium et le baume du Pérou apparaissent dans la salive et les urines après la 4e ou 5e friction avec 4 grammes de la pommade. L'élimination se fait lentement aussi, cette méthode convient donc spécialement à la cure des affections chroniques.

Pour la tuberculose et la scrofulose, l'huile de foie de morue et le baume du Pérou paraissent donner les meilleurs résultats, et comme le traitement n'irrite jamais la peau, on peut le continuer indéfiniment. On fait deux applications par jour (4 gr. à la fois), et toutes les régions de la peau se prêtent au traitement : la peau présente du reste au bout de quelque temps, sous l'influence du dermosapol, un aspect spécial rappelant la peau du nègre au toucher ; elle semble acquérir une vitalité plus grande.

Le dermosapol peut être utilisé en dermatologie et en gynécologie : dans ce dernier domaine, on s'en servira sous forme de suppositoires, de bâtonnets, etc. (avec acide salicylique ou borique, nitrate d'argent, etc.). La résorption est extrêmement rapide. En chirurgie, le dermosapol au lysol, au sublimé, à l'acide phénique, etc., permet d'obtenir une désinfection parfaite du champ opératoire et des mains de l'opérateur. Dans la goutte, le dermosapol à l'ichthyol rendra de grands services.

E. Vogt.

FORMULAIRE DE THERAPEUTIQUE CLINIQUE

INSOMNIE

I

Principe général du traitement :

Se préoccuper principalement du traitement hygiénique ; être très réservé dans l'emploi des moyens médicamenteux.

Supprimer l'alcool, le thé, le café, le tabac, régler l'alimentation, en la réduisant si elle est trop abondante : en supprimant les aliments de haut goût et les épices (moules, écrevisses, homards ; gibier, charcuterie, foie gras ; potages bisques ; hors-d'œuvre relevé comme les céleris ; le piment, les pickles, les fromages fermentés ; les aliments de digestion difficile et lente (pâtes d'Italie, pâtisseries, choux ; crudités comme les radis, les concombres, les cornichons, etc.).

Souvent la suppression du vin, chez les sujets nerveux, suffit à ramener le sommeil.

Veiller à ce que les malades ne se couchent pas avant que la digestion ne soit terminée.

Recommander que le repas du soir soit moins copieux que le déjeuner.

Eloigner toutes les causes qui peuvent influencer la digestion : repas rapides ou pris à des heures irrégulières ; lectures pendant le repas : mastication défectueuse par suite de l'absence de dents, etc.

S'assurer que la température de la chambre à coucher est modérée (pas plus de 16°) ; défendre d'entretenir du feu dans cette chambre pendant la nuit. Au besoin laisser ouvertes les fenêtres pendant la nuit, si le temps le permet.

Contre l'insomnie de la douleur les différentes *préparations opiacées* constituent le traitement de choix :

Extrait thébaïque 0 gr. 02 à 0 gr. 10 en pilules, potion, sirop.

Morphine en injections sous-cutanées, si la douleur est intense (coliques hépatiques, néphrétiques, douleurs fulgurantes des tabétiques, douleurs des cancéreux, etc.

Le *chloral* est avec l'opium le somnifère de choix dans l'insomnie due à la douleur. Dose : 1 à 4 grammes en solution, sirop, lavement.

L'*hypnal* (monochloral-antipyrine) joint aux propriétés antialgiques de l'antipyrine, les propriétés hypnotiques du chloral. Dose : 1 à 2 grammes, en cachets, potion.

Hypnal	5	grammes
Eau distillée	30	—
Alcool à 90°	15	—
Sirop d'écorces d'oranges amères	15	—
Sirop simple	40	—

Une cuillerée à soupe contient 1 gramme d'hypnal.

Le *bromure de potassium* est moins efficace ; on l'associe souvent au chloral (formule du Bromure) :

Bromure de potassium	10 grammes
Hydrate de chloral	10 —
Extrait de chanvre indien	0 gr. 10
Extrait de jusquiame	0 gr. 10
Sirop d'écorces d'oranges amères	100 grammes

Une cuillerée à café le soir.

L'insomnie nerveuse est la variété clinique la plus fréquente ; c'est à elle surtout que s'appliquent les observations émises plus haut, à savoir que les moyens hygiéniques doivent jouer le principal rôle dans le traitement. Si les nerveux peuvent avoir de l'insomnie du fait seul de leur excitabilité nerveuse native, le plus souvent cette excitabilité est mise en jeu par une cause qu'il faudra rechercher et combattre, telle qu'émotions, chagrins, surmenage, intoxication par l'alcool, le tabac, dyspepsie, etc. Les agents médicamenteux ne viendront qu'en seconde ligne.

Ces agents sont nombreux ; les meilleurs sont le *chloral* (déjà indiqué), le sulfonal, le trional, le chloralose.

Le *sulfonal* se donne à la dose de 1 gramme à 1 gr. 50 chez l'adulte, en cachets, en même temps qu'une boisson chaude (infusion de tilleul, de feuilles d'oranges) qui facilite sa très faible solubilité).

Le *trional* se prescrit aux mêmes doses et de la même façon. On peut encore utiliser sa solubilité dans les huiles ou dans la paraldéhyde :

Solution huileuse de trional à 5 0/0..........	60 grammes
Mucilage de Carragahen à 3 0/0..............	70 —
Glycérine...............	15 —
Eau de laurier-cerise...	10 —

Chaque cuillerée à soupe contient 0 gr. 30 de trional.

(Ropiteau)

Solution huileuse normale de trional et de paraldéhyde.........	45 grammes
Mucilage de Carragahen	50 —
Kirsch................	15 —

Chaque cuillerée à soupe contient 0 gr. 30 de trional et 0 gr. 60 de paraldéhyde.

La solution normale de trional et de paraldéhyde est la suivante :

Trional...............	1 gramme
Paraldéhyde	2 —
Huile d'amandes douces.	15 —

(Mélanger trional et paraldéhyde dans un flacon fermé, agiter, ajouter l'huile et achever la dissolution au bain-marie à 60 degrés).

Le *chloralose* doit être manié avec prudence, car c'est un médicament toxique, pouvant affirmer sa toxicité même à faibles doses. Ne pas dépasser 0 gr. 60 en cachets et donner de préférence des doses moindres : 0 gr. 20.

Les *bromures* peuvent également amener le sommeil chez les nerveux, bien qu'étant moins efficaces que les moyens précédents. On prescrira le bromure de potassium, 1 gr. 50 à 2 grammes dans une infusion, ou le bromure de camphre en pilules de 0 gr. 10 (3 à 4).

L'insomnie dans les maladies mentales est justiciable des moyens précédents et d'autres encore plus spécialement affectés au traitement de ce genre de maladies : paraldéhyde, hydrate d'amylène, uréthane, somnal, etc.

La *paraldéhyde* (liquide) se prescrit à la dose de 2 à 4 grammes.

Paraldéhyde...........	2 grammes
Teinture de vanille.....	XX gouttes
Sirop de laurier-cerise..	30 grammes
Eau de tilleul..........	70 —

Ou :

Paraldéhyde..........	10 —
Alcool à 90°...........	48 —
Teinture de vanille.....	5 —
Eau..................	30 —
Sirop simple..........	60 —

(Yvon)

Un gramme de paraldéhyde par cuillerée à café de cet élixir.

L'*hydrate d'amylène* se présente aux mêmes doses en capsules, potion.

L'*uréthane* aux mêmes doses, en solution dans l'eau, en potion :

Uréthane..............	20 grammes
Eau distillée..........	100 —

3 à 4 cuillerées à café le soir dans une infusion chaude.

Le *somnal*, peu employé, est un liquide de saveur amère qui se donne à la dose de 2 grammes de potion édulcorée avec un sirop aromatique.

Somnal..............	2 grammes
Eau..................	40 —
Sirop de groseilles.....	20 —

à prendre en une fois.

Dans les maladies fébriles, l'abaissement de la température par la quinine et les bains suffit le plus souvent à ramener le sommeil ; le *bromure de potassium* en potion, associé à une petite dose de sirop de morphine, est l'agent médicamenteux le plus inoffensif à employer chez les fébricitants.

Dans les cas qui suivent, la médication spécifique suffit à elle seule à ramener le sommeil :

a) Chez les syphilitiques à la période secondaire le *mercure*, et à la période tertiaire l'iodure de potassium.

b) Chez les cardiaques, la médication générale dirigée contre les troubles circulatoires.

c) Chez les paludiques, le *sulfate de quinine*.

d) Chez les brightiques, le *régime lacté*.

e) Chez les tuberculeux, la *morphine*, seul calmant efficace de la toux.

f) Chez les dyspeptiques, le *régime*.

G. Lyon.

VARIÉTÉS & NOUVELLES

Société française d'hygiène. — *Concours pour l'année 1901.* — La Société française d'hygiène dans sa séance du 8 février 1901, a, sur la proposition de son président, M. le Dr Ladreit de Lacharrière, approuvé la mise au concours pour l'année 1901, de la question suivante :

« Que doit-on boire? — Boissons bienfaisantes. Boissons à redouter. Falsifications. »

La Société affecte à ce concours une médaille d'or, deux médailles d'argent et trois médailles de bronze.

Les mémoires devront être inédits, écrits en français, et ne pas dépasser trente-six pages in-8°.

Ils seront remis dans la forme académique avant le 1er octobre 1901, au siège de la « Société française d'hygiène », 30, rue du Dragon, à Paris.

Exercices pratiques de Radiographie. — Ces exercices ont lieu, dans le laboratoire du Dr Béclère, les lundis, mercredis et vendredis, à 4 heures. Le droit d'inscription est de 90 francs pour une série de six séances, en une quinzaine, tous frais compris.

Malaga, station climatérique (*Therap. Monatshefte*, janvier 1901). — Brausewetter attire l'attention sur l'anomalie suivante : alors que la côte méridionale d'Espagne représente, au point de vue du climat, la région européenne où l'hiver est de beaucoup le plus doux, rien n'a été fait pour faciliter aux malades le séjour dans ces contrées. La ville de Malaga fait seule exception depuis quelques années, car le faubourg de Caleta offre tout le confortable nécessaire.

La température moyenne de l'hiver est de 12,8° C., avec oscillations thermiques minimes, absence de pluie et de vent du nord : l'humidité due à la proximité de la mer supprime la poussière si incommode dans d'autres stations.

L'eau potable, très abondante et très pure, est captée à 5 kilomètres de la ville.

BIBLIOGRAPHIE

Cure pratique de la tuberculose, par J. Pujade, médecin à Amélie-les-Bains, avec préface du Dr Boirac, docteur ès-lettres, recteur de l'Académie de Grenoble, 1 volume in-8 couronne de 369 pages. Prix 3 fr. 50. Georges Carré et C. Naud, éditeurs, 3, rue Racine, Paris.

Le bandage anglais, par Henri Wickham, ancien externe des hôpitaux. Paris 1901. O. Doin, éditeur.

L'auteur, après une courte préface historique qui prépare et explique la genèse de la conception, par Salmon et Wickham, le Père du bandage à ressort, côté opposé et à pelotes mobiles, en expose les transformations successives et arrive enfin à la description très précise du bandage anglais tel qu'on l'emploie aujourd'hui. Dans ce chapitre, on trouvera tous les éléments d'une ordonnance judicieuse et complète relative à l'exécution d'un appareil, contenant *facilement, entièrement, constamment* comme le voulait Trélat, sans permettre au fabricant une liberté trop grande dont nos malades pourraient avoir à se plaindre. L'auteur parle en homme qui a appris sa théorie à l'école de chefs tels que Broca, Peyrot, Ch. Monod, etc., et en artisan qui a de la pratique.

Nouveau formulaire des spécialités pharmaceutiques, composition, indications thérapeutiques, mode d'emploi et dosage, à l'usage des médecins, par le Dr M. Gautier, ancien interne des hôpitaux, et F. Renault, pharmacien de 1re classe. 1 vol. in-8 de 372 pages, cartonné. Librairie J.-B. Baillère et fils, 19, rue Hautefeuille, à Paris, 3 francs.

Nlle Imprimerie, E. Lasnier dir., 35-37, rue St-Lazare. Paris — *Le Propriétaire-Gérant* : R. BLONDEL.

RENSEIGNEMENTS DIVERS

L'alimentation dans les cardiopathies. — A propos d'un cas curieux d'*association de dyspnée toxi-alimentaire et d'angine de poitrine mixte* (*Journal des Praticiens*, 23 janvier 1901), M. Huchard étudie le mode d'emploi du régime lacté et du régime végétarien, en termes excellents, que nous reproduisons ici, car ils nous font connaître une préparation nouvelle, destinée à rendre de réels services aux praticiens dans la prescription de ces régimes, toujours difficiles à établir et plus difficiles encore à faire supporter.

« Mais le lait peut occasionner de la diarrhée ou une constipation opiniâtre que l'on parvient toujours à combattre par les moyens appropriés dont nous dirons quelques mots. D'autre part, quelques malades ne peuvent supporter le régime lacté, ou lacto-végétarien plus prolongé. Pour obvier à cet inconvénient, il faut avoir recours à une farine légèrement torréfiée (aliment complet de Maxime Groult) dont l'analyse faite par le professeur A. Gautier, membre de l'Académie des Sciences et mon collègue à l'Académie de médecine, a démontré l'heureuse composition en corps albuminoïdes, en corps gras, en principes hydro-carbonés et en sels minéraux, ce qui lui donne tous les éléments d'une substance très nutritive et en fait une acquisition thérapeutique de haute valeur. En Allemagne, le professeur O. Liebreich qui poursuit à ce sujet des expériences très décisives, partage, comme il me l'écrit, les conclusions suivantes, exprimées par le professeur A. Gautier. « C'est un aliment qu'on peut recommander pour le jeune enfant qui se développe, lorsqu'on veut le déshabituer avec prudence du lait maternel; c'est aussi un aliment qui peut être précieux chez l'albuminurique qui supporte mal le lait, chez les convalescents, les débilités, etc. »

« Nos observations personnelles confirment absolument les expériences et analyses de notre éminent collègue, et si l'on peut toujours trouver des substances alimentaires plus délicieuses au goût (quoique celle-ci soit d'une saveur agréable) il est difficile d'en rencontrer de plus nutritives ou réparatrices et qui répondent mieux aux indications et exigences d'un parfait aliment. Cela, je l'ai observé sur moi-même et sur de nombreux malades. La dose est de 20, 40 ou 60 grammes de farine délayée dans le lait et bouillie, non pas pendant « quelques minutes » comme on l'a indiqué à tort, mais pendant au moins 15 à 20 minutes. On ajoute ensuite, soit du sel, soit du sucre en quantité suffisante. Voilà un excellent moyen pour rompre la monotomie du régime lacté exclusif, pour éviter et vaincre le dégout parfois insurmontable que les malades en éprouvent à la longue, enfin pour les nourrir efficacement sous un petit volume alimentaire. »

Faculté de Médecine. — *Prix décernés pour l'année 1900.* — Prix Barbier (2.000 fr.). — Le prix est partagé de la façon suivante : 1° 1.000 fr. à M. le docteur Paul Michel (de Paris) ; 2° 700 fr. à M. le docteur Marage (de Paris).

Une mention honorable avec la somme de 300 fr. est accordée à M. le docteur Hamonic (de Paris).

Prix Chatauvillard (2.000 fr.). — Le prix est partagé ainsi qu'il suit :

1° 500 fr. à M. le docteur Le Double (de Tours), pour son ouvrage intitulé : Rabelais anatomiste et physiologiste ;

2° 500 fr. à M. le docteur Milian (de Paris), pour sa thèse sur Les sporozooses humaines;

3° 500 fr. à M. le docteur E. Legrain (de Bougie), pour son ouvrage ayant pour titre : Introduction à l'étude dés fièvres des pays chauds (région prétropicale) ;

4° 500 fr. à M. le docteur E. Lesné (de Paris), pour sa thèse intitulée : Etude de la toxicité de quelques humeurs de l'organisme.

Prix Monthyon (700 fr.). — Le prix est décerné à M. le docteur Bacaloglu (de Paris), pour son travail intitulé : Les maladies observées à l'hôpital des Enfants-Malades (pavillon des douteux).

Prix Jeunesse (hygiène) (1.500 fr.). — Le prix est partagé ainsi qu'il suit : 1° 1.000 fr. à M. le docteur Gache (de Buénos-Ayres), pour son ouvrage intiiulé : Les logements ouvriers à Buénos-Ayres;

2° 500 fr. à M. le docteur E. Bonjean (de Paris), pour son travail sur l'exploitation des eaux minérales naturelles purgatives au point de vue de l'hygiène.

Prix Béhier (1.800 fr.). — Question : Des hémorrhagies des muqueuses et de la peau dans les maladies du foie.

Le prix est partagé de la façon suivante : 1° 1,200 fr. à M. le docteur Nobécourt (de Paris) ; 2° 600 fr. à M. le docteur Millian (de Paris).

Prix Lacaze (10,000 fr.). — Le prix est décerné à M. le docteur Auclair (de Paris), pour ses recherches sur la tuberculose.

Prix Saintour (3.000 fr.). — Question : La moelle osseuse dans les maladies infectieuses.

La Faculté a attribué une somme de 2.000 fr. à M. le Dr Josué (de Paris).

Thèses récompensées pour l'année 1900. — Médailles d'argent. — MM. Castaigne, Constensoux, Cunéo ; Mlle Gorovitz ; MM. Gosset, Griffon, Ombrédanne ; Mme Phisalix-Picot ; MM. Proust, Sicard, Théohari, Tissier.

Médailles de bronze. — MM. Arago, Beauvois, Bernard, Bickert dit Bigart, Bouvet, Cadol, Canuet, Claisse, Clermont, Comte, Desvignes, Dupuy-Dutemps, Grisel, Herbet, Herrenschmidt, Meslay, Pascal, Roux, Vigier.

Mentions honorable. — MM. Arloing, Decloux, Druault, Ducatte, Dujarier, Durandeau, Herber, Lacaille, Langlois, Maruitte, Menier, Mignot, E.-J.-Th. Monod, F.-J. Monod ; Mlle Robineau ; MM. Rosenthal, Simon, Vaslet de Fontaubert.

question de ces positions postérieures du sommet, une des plus importantes de la pratique obstétricale journalière.

Et tout d'abord quelle est leur fréquence ? La proportion des occipito-iliaques antérieures, qui sont presque toujours des gauches, étant en moyenne de 60 0/0, il reste 40 0/0 pour les postérieures. Or, parmi ces dernières, la droite est environ deux fois plus fréquente que la gauche. En ce qui concerne l'OIGP, nous savons aujourd'hui qu'elle n'est pas la plus rare de toutes les positions du sommet, comme le croyaient les anciens auteurs; Stoltz et Tarnier ont montré que la variété la moins fréquemment observée est non pas la gauche postérieure, mais la droite antérieure.

Le diagnostic n'offre, en général, aucune difficulté sérieuse. Pendant la grossesse, il sera fait par le palper; la présentation du sommet étant reconnue, on sent le plan résistant du dos tourné en arrivère, à droite ou à gauche, vers les lombes, tandis qu'en avant, la main tombe sur les petites parties se mouvant dans le liquide anniotique. Lors du travail, le toucher permet de sentir la suture sagittale occupant un des diamètres obliques. La fontanelle postérieure est loin, haut placée, à cause de la flexion imparfaite de la tête, souvent très difficile à atteindre; par contre, et pour la même raison, on atteint fréquemment la fontannelle bregmatique, en avant, du côté d'une des éminences ilio-pectinées. Dans certains cas même où la tête est élevée et où on ne trouve que la fontanelle antérieure, il ne faut point se hâter de porter un diagnostic; car on ne sait encore si l'extémité céphalique, se défléchissant sous la poussée des contractions, ne va pas se présenter par la face. L'auscultation doit être soigneusement pratiquée. Le Dr Ribemont-Dessaignes en a tracé les règles. Dans l'OIDP, le foyer maximum est en avant et à droite, sur une ligne allant de l'épine iliaque antéro-supérieure à l'ombilic; dans l'OIGP, ce foyer est très en arrière et à gauche ; il faut parfois, pour le découvrir, faire coucher la femme sur le flanc opposé. Dans quelques cas, les battements sont transmis par le rachis de la mère, et on les entend à droite et en arrière, en sorte qu'il peut exister en réalité dans les OIGP deux foyers d'auscultation : l'un à gauche, l'autre à droite, tous les deux très postérieurs.

Mais le diagnostic, aisé à faire quand on suit l'accouchement depuis son début, offre parfois d'assez grandes difficultés quand on est appelé auprès d'une parturiente qui est

(1) Leçon faite le 25 janvier 1904 à la Charité, recueillie par M. Jeannin, interne du service et revue par le professeur.

depuis longtemps en travail, et lorsque la tête fœtale, progressant lentement, s'est coiffée d'une bosse séro-sanguine souvent volumineuse qui masque sutures et fontanelles. Dans ces cas, où on a fréquemment à intervenir, il y a nécessité d'être bien fixé sur la position; une application de forceps faite à l'aveugle pourrait avoir de fâcheuses conséquences pour la mère et l'enfant. Lorsque le doigt ne peut, même en déprimant l'œdème du cuir chevelu, arriver jusqu'à la fontanelle postérieure, et que la situation exacte de l'occiput ne peut être nettement déterminée, il faut introduire profondément deux doigts dans le vagin, le long de la tête, et aller à la recherche d'une oreille : le sillon auriculo-mastoïdien est alors un excellent point de repère; il regarde en effet du côté de l'occiput et le diagnostic est du coup établi.

Le mécanisme de l'accouchement est, dans les positions postérieures, essentiellement le même que lorsqu'il s'agit d'une position antérieure. Le temps de flexion et celui de rotation se prolongent cependant davantage. Autrefois, on admettait que l'occiput devait tourner en arrière ; Puis, Baudelocque et Mme Lachapelle ont vu que la rotation pouvait s'opérer en avant ; mais ils regardaient ce fait comme exceptionnel. A. Nœgelé revient l'honneur d'avoir établi que normalement, l'occiput tourne vers la symphyse pubienne, et que dans les occipito-postérieures le dégagement de la tête se fait comme dans les positions antérieures, en occipito-pubienne.

C'est du moins ce qu'on observe dans la majorité des cas ; vous en voyez journellement des exemples, et je me bornerai à vous citer au hasard celui d'une de nos accouchées.

Cette femme primipare, âgée de 24 ans, est entrée à la Charité le 22 janvier 1901 à 9 heures du matin, souffrant depuis la veille au soir.

A l'entrée la dilatation est de cinquante centimes, la poche des eaux intacte, et le toucher permet de reconnaître une présentation du sommet engagée en OIDP et de sentir les deux fontanelles. Les battements du cœur fœtal sont normaux. A 5 heures 30 du soir, la dilatation est complète, et la tête a tourné en OIDT ; en même temps elle s'est fléchie complètement, et l'on ne trouve plus le bregma. Les membranes sont rompues artificiellement, et l'on engage la femme à pousser. La rotation s'achève, l'occiput vient se placer derrière la symphyse, et la tête se dégage en occipito-pubienne, après 1 heure 40 d'efforts expulsifs. L'enfant, vivant, pèse 3 kil. 100 grammes. Le périnée est intact. La durée totale du travail a été de 24 heures environ.

C'est ainsi que les choses se passent le plus ordinairement, surtout chez les multipares. Mais il n'en est pas toujours de même. Dans sa Thèse sur les occipito-postérieures, parue en 1886, le Dr Bataillard a établi que l'accouchement ne s'effectuait spontanément que 90 fois sur 100, alors qu'il a lieu 96 fois sur 100 dans les positions antérieures. Il a également relevé que la durée moyenne de l'accouchement est plus longue que dans ces mêmes positions antérieures : chez les primipares, le travail dure 3 heures et demie de plus, et chez les multipares 1 heure et demie de plus.

Malgré ces très justes constatations, M. Bataillard s'efforce de démontrer qu'il n'y a pas une différence appréciable de pronostic entre les positions postérieures et les antérieures, et qu'on a considérablement exagéré la gravité des premières. C'est qu'en effet la plupart des accoucheurs ont considéré de tout temps les occipito-postérieures comme comportant presque toujours un accouchement laborieux et pénible. Mais entre l'opinion de ceux qui pensent que les occipito-postérieures sont une cause fréquente de dystocie et celle des auteurs qui les différencient à peine des positions antérieures, il y a place pour une appréciation plus juste. Ce qui est incontestable c'est que le travail est plus long et que les interventions sont plus fréquentes.

Les 10 terminaisons artificielles sur 100 relevées par M. Bataillard en sont la preuve ; elles sont loin d'être une quantité négligeable : ces 10 0/0 constituent la dystocie des occipito-postérieures. Quel est l'accoucheur qui n'a été appelé à terminer un accouchemen qui traînait en longueur parce qu'il s'agissait d'une occipito-postérieure, dont souvent le diagnostic était resté ignoré ou méconnu ? Voyons donc en quoi consiste cette dystocie, et quelles sont les causes qui peuvent rendre 10 fois sur 100 l'accouchement difficile dans les occipito-postérieures.

Dans ces cas particuliers, on est frappé de la lenteur du travail ; elle se traduit par les signes suivants que dénote le toucher : marche lente de la dilatation du col, poche des eaux saillante, fontanelle antérieure longtemps perceptible, bosse séro-sanguine souvent volumineuse. La raison de cette lenteur réside dans ce fait que l'occiput a beaucoup plus de chemin à parcourir pour arriver sur le plancher périnéal que dans les positions antérieures, ce que rend évident la comparaison de la hauteur du sacrum et de la symphyse pubienne ; la tête, de ce fait, reste longtemps mal fléchie et la rotation en est retardée d'autant. L'utérus, qui s'est longtemps employé à fléchir et à engager à fond la tête, finit par se fatiguer, et n'a plus de contractions assez énergiques pour effectuer cette rotation.

Celle-ci peut alors faire défaut. C'est là une des anomalies les plus fréquentes du 3e temps du mécanisme de l'accouchement dans les occipito-postérieures. Nous verrons ce qu'il convient de faire en pareille circonstance.

Dans d'autres cas, la rotation se fait par le chemin le plus court, c'est-à-dire en arrière, et la position devient occipito-sacrée.

La rotation en occipito-sacrée est généralement considérée comme défavorable. Il ne faut cepandant rien exagérer. Il n'est pas impossible qu'une transformation en occipito-pubienne puisse s'opérer spontanément ; nous en avons récemment observé un cas dans le service. Mais en dehors de ce fait exceptionnel, il y a nombre de cas où l'accouchement se termine naturellement, sans grandes difficultés, en occipito-sacrée. Le dégagement se fait alors d'une façon particulière. L'occiput qui a, pour arriver à la fourchette, la longue gouttière formée par le sacrum et le périnée à parcourir, n'arrive pas le premier à l'orifice vulvaire ; il se laisse devancer par le front qui, lui, n'a qu'un trajet très court à suivre ; la racine du nez se fixe sous l'arc symphisien et c'est le front et le sommet de la tête qui se montrent les premiers, puis, immédiatement après, vient l'occiput. Le reste de la tête sort alors par les diamètres sous-occipitaux. On comprend que les déchirures du périnée ne soient pas rares avec un tel mode de dégagement ; c'est même dans ces cas qu'on observe le plus la déchirure dite centrale, et l'on a pu voir exceptionnellement l'accouchement se faire par la face, l'occiput restant immobilisé au travers de l'orifice ainsi créé (Charrier).

Mais si l'accouchement en occipito-sacrée peut s'effectuer spontanément, il n'en est pas toujours ainsi, et la rotation de la tête en arrière expose assez fréquemment la femme à une intervention.

Connaissant maintenant la marche du travail dans les occipito-postérieures et les inconvénients inhérents à ces positions, voyons quelle est la conduite à tenir en pareille occurrence.

Et d'abord y a-t-il lieu de se préoccuper d'une position postérieure du sommet lorsqu'elle est constatée au cours de la grossesse ? Quelques auteurs, exagérant la gravité du pronostic, ont proposé diverses manœuvres dans le but de transformer la position en antérieure. Il faut bien reconnaître que ces tentatives restent le plus souvent infructueuses ; leur utilité est d'ailleurs très contestable et le mieux est de s'en abstenir.

Lorsque le travail se déclare, il n'y a, en règle générale, qu'à attendre patiemment que la dilatation soit complète, en se bornant à une surveillance attentive et surtout en respectant l'intégrité de la poche des eaux.

Il est cependant des cas où, par suite de circonstances particulières telles que la rupture prématurée des membranes, l'œdème du col, la faiblesse des contractions utérines, etc..., la tête s'immobilise en postérieure sans progresser, et sans se fléchir complètement, sans avoir, par conséquent, la moindre tendance à effectuer sa rotation; l'orifice utérin ne se dilate qu'avec une lenteur désespérante, et il y a alors indication à activer la marche du travail. On peut recourir, dans ce but, aux injections vaginales chaudes prolongées, à l'administration de lactose et mieux de sulfate de quinine à la dose minima de un gramme, à la pose de l'écarteur de Tarnier. On peut aussi, quand la dilatation est assez large pour le permettre, essayer de faire tourner la tête avec la main : j'y reviendrai.

Quand l'orifice cervical est complètement dilaté, faites placer la parturiente dans la position d'expulsion, et engagez-la à pousser. Souvent, nous l'avons vu, sous l'influence des contractions utérines aidées des efforts abdominaux, la rotation se produit ou s'achève et tout se passe normalement ; vous devez vous borner alors à surveiller les battements du cœur fœtal, à protéger le périnée, etc..., vous conduire enfin comme dans tout accouchement naturel et spontané : je n'insiste pas.

Mais lorsque cette expulsion se prolonge sans amener la rotation de la tête, la femme s'épuisant en efforts impuissants, et à plus forte raison si le ralentissement et l'irrégularité des battements du cœur, l'issue du méconium indiquent un état de souffrance de l'enfant, il faut intervenir et pratiquer artificiellement la rotation.

Lorsqu'on se trouve en présence d'une occipito-postérieure non réduite qu'on veut transformer en occipito-pubienne, deux moyens peuvent être employés. L'un est un procédé manuel ; l'autre est l'application du forceps.

Le procédé manuel, dont Tarnier a donné la technique avec une grande précision, offre l'avantage de pouvoir être employé avant que la dilatation soit complète, dès que l'orifice permet l'introduction facile de deux doigts dans l'utérus.

Voici comment on doit opérer :

S'il s'agit d'une O I D P, l'accoucheur se placera du côté gauche de la femme et se servira de la main gauche ; il se mettra au contraire à droite et emploiera la main droite dans le cas d'une O I G P. L'index seul ou l'index et le médius seront introduits profondément derrière l'oreille antérieure du fœtus, et prendront un point d'appui dans le sillon qui sépare le pavillon de l'apophyse mastoïde. Puis, les doigts ainsi placés exerceront sur la tête, au moment précis où surviendra une contraction utérine, une pression d'arrière en avant, faisant ainsi décrire à l'occiput un mouvement tournant qui l'amène en position transverse, antérieure et enfin pubienne. Cette rotation n'est pas toujours obtenue du premier coup ; quand on a réussi à entrainer la tête en position transverse ou en antérieure, si la contraction cesse, il faut cesser toute pression, mais laisser les doigts en place pour empêcher la rotation en arrière de se reproduire, et attendre une nouvelle contraction pour recommencer la manœuvre jusqu'à ce que l'occiput soit arrivé derrière la symphyse ou au moins tout près d'elle, sans tendance à retourner en arrière.

Ce procédé si simple, qu'on a trop de tendance à délaisser, a été l'objet de critiques injustifiées. On l'a accusé d'échouer presque constamment, ce qui tient, selon moi, à ce qu'il est le plus souvent mal appliqué, et surtout à ce qu'on y a recours trop tôt, c'est-à-dire avant que la tête soit suffisamment fléchie ; il ne peut alors donner aucun résultat.

Mais quand on suit rigoureusement les règles que j'ai indiquées, il est souvent efficace, et il a donné à Tarnier et à ses élèves de nombreux succès. Je vous engage donc à ne pas le négliger ; il nous permettra dans bien des cas d'éviter à la femme une application de forceps.

Lorsque la manœuvre de Tarnier, convenablement employée, reste sans effet, c'est au forceps qu'il faut recourir. Avant de vous décrire la manière dont cet instrument doit être appliqué, je vais vous résumer les deux faits auxquels j'ai fait allusion en commençant et qui ont été le point de départ de cette leçon.

La première observation se rapporte à une primipare de 20 ans, domestique, bien constituée et de bonne santé antérieure. Elle a vu ses dernières règles à la fin de mars 1900. Elle est reçue le 8 décembre au dortoir des femmes enceintes de la Charite. Le 4 janvier 1901, à 9 heures du matin, les premières douleurs apparaissent ; placée à la salle de travail, cette femme est examinée et on trouve un sommet en OIGP engagé à la partie supérieure de l'excavation et peu fléchie. Le bassin semble légèrement rétréci ; on atteint le promontoire, mais difficilement et très loin. Pendant toute la journée et la nuit suivante, la parturiente a des douleurs régulièrement espacées. La dilatation du col progresse très lentement, et n'arrive à être complète que le lendemain matin à 10 h. 1/2 ; la poche des eaux s'est rompue spontanément dans la nuit, à 1 heure. Une fois la dilatation complète, on engage la femme à pousser ; mais elle commence à être fatiguée, ses efforts sont peu énergiques, si bien qu'après 2 h. 1/2 le travail n'a fait aucun progrès, la tête est toujours en OIGP, sans aucune tendance à tourner en avant. Comme il est manifeste que l'accouchement ne se terminera pas spontanément, je prie M. Jeannin, mon interne, de faire une application de forceps. La femme étant chloroformée, l'opérateur introduit la main droite, et transforme la position gauche en transverse ; puis, sur cette nouvelle position, il applique le forceps Tarnier. Des tractions amènent la tête sur le plancher périnéal ; la rotation et l'extraction se font ensuite sans difficulté. L'enfant, vivant, pèse 3.720 grammes. La délivrance s'opère naturellement. Les suites des couches furent excellentes : au 12e jour, la femme quitte le service, en parfaite santé.

Notre seconde observation a trait à une primipare de 34 ans, c'est-à-dire, relativement âgée. Elle est de bonne santé, et a vu évoluer sa grossesse sans complications. Quand elle entre à la Charité, le 6 janvier 1901, elle n'est pas tout à fait à terme ; la grossesse doit être de 8 mois 1/2 environ. Les premières douleurs se sont fait sentir le 5 janvier, à 2 heures du soir. A l'entrée à la salle de travail, on constate une présentation du sommet bien engagée en O. I. D. P. Le bassin est normal ; l'enfant vivant. Malgré des douleurs fortes et régulièrement espacées, la dilatation n'est complète qu'après 35 heures de travail : on rompt alors la poche des eaux et le liquide s'écoule teinté de méconium. Cependant, les battements fœtaux n'étant pasmodifiés, on n'intervient pas immédiatement et on fait pousser la femme. Au bout de 2 h. 1/2, les choses sont toujours au même point : la tête est restée en postérieure. Sur mon conseil, la malade est anesthésiée, et M. Jeannin se prépare à faire une application de forceps. Sa main droite est introduite et ramène la tête en O. I. D. T. ; dans cette nouvelle position, il applique le forceps Tarnier, la branche droite la première. Après quelques tractions qui abaissent la tête et en complètent la flexion, il opère facilement la rotation, ainsi que l'extraction. Il met ainsi au monde un enfant vivant du poids de 2.940 grammes. La délivrance se fait naturellement.

Les suites de couches ne furent marquées d'aucun incident, et le onzième jour la mère sortait avec son enfant, tous deux bien portants.

Ces deux faits sont deux exemples très nets de la dystocie habituelle aux occipito-postérieures. Après un travail de longue durée, 27 h. 1/2 dans un cas, 38 dans l'autre, le défaut de rotation de la tête a nécessité l'emploi du forceps pour terminer l'accouchement.

L'application du forceps, en cas d'occipito-postérieure, doit être oblique dans l'excavation, c'est-à-dire par rapport à la mère, les cuillers correspondant aux deux extrémités du diamètre bi-pariétal du fœtus.

Sans insister sur tous les détails du manuel opératoire des applications obliques, je vous en rappellerai seulement les règles principales, l'instrument étant le forceps de Tarnier.

Je n'insiste pas sur les préparatifs de l'opération, sur l'antisepsie rigoureuse nécessaire, sur l'anesthésie..., qui sont les mêmes que dans toute intervention obstétricale.

Dans le premier temps, introduction et placement des branches, vous vous souviendrez qu'il faut toujours introduire la première la branche postérieure, celle dont le cuiller doit embrasser le pariétal postérieur. Ce sera, par conséquent, la branche gauche dans les O. I. D. P., la branche droite dans les O. I. G. P. La première branche étant placée en arrière, en rapport avec la symphyse sacro-iliaque correspondante, la seconde est introduite d'abord en arrière, puis ramenée en avant, par le mouvement de spire de Mme Lachapelle, sur le pariétal antérieur. En même temps, vous aurez soin de rapprocher les manches de la cuisse de la mère à laquelle répond la courbure pelvienne de l'instrument, de façon à ce que l'axe des cuillers soit situé aussi exactement que possible suivant le diamètre occipito-mentonnier du fœtus.

Le second temps consiste dans l'articulation, et vous n'oublierez pas, lorsque vous aurez introduit la branche droite la première, que vous devez décroiser les branches du forceps avant de les articuler.

Après avoir placé le tracteur, vous procéderez au troisième temps, l'extraction, en vous rappelant qu'il faut, avant d'accomplir la rotation, exercer des tractions pour compléter la flexion et abaisser la tête sur le périnée. La rotation sera ensuite accomplie, d'arrière en avant, et vous ramènerez l'occiput derrière la symphyse en imprimant aux manches de l'instrument un grand mouvement de circumduction auquel Bar a donné le nom imagé de mouvement de vielle : de cette façon, l'extrémité des cuillers ne subit, dans l'intérieur du bassin qu'un léger déplacement, sans aucun dommage pour les parties molles de la mère.

Il faut maintenant remarquer que lorsque la rotation sera accomplie, le forceps sera placé *sens dessus dessous* et que le dégagement de la tête devra être effectué avec un instrument dont la courbure pelvienne regardera en arrière au lieu d'être dirigée suivant l'axe de la filière pelvi-génitale : cela tient à ce que, lorsqu'on applique le forceps sur une tête en occipito postérieure, le bord concave des cuillers de l'instrument est fatalement tourné vers le front, et non vers l'occiput.

Or, cette situation défectueuse dans laquelle se trouve l'instrument au moment où l'on va opérer le dégagement de la tête a été considérée comme dangereuse par les anciens, qui, pour l'éviter, conseillaient de faire deux applications successives de forceps : une première dans laquelle les cuillers tournées vers le front ramenaient la tête en position transverse ou antérieure, et une seconde dans laquelle les cuillers avaient, cette fois, la concavité de leur bord dirigée vers l'occiput, et ramenaient la tête en occipito-pubienne.

Ces deux applications de forceps ont des inconvénients, entre autres celui de prolonger l'opération, et on a tenté d'y obvier, en opérant différemment. Déjà, en 1876,

Parry avait conseillé de transformer avec la main, introduite tout entière dans l'utérus, la position postérieure en position transverse, ou mieux encore en antérieure si la chose est possible. De cette façon on n'a à faire qu'une application de forceps, le bord concave des cuillers étant dirigé vers l'occiput. Depuis, cette idée a trouvé un défenseur en Loviot, qui décrivit son procédé de réduction manuelle en 1884 puis en 1888. En 1887, Blanc fit remarquer que cette manœuvre est inconstante, et cita des faits à l'appui : quand on retire la main, la tête peut retourner en arrière. Mais Loviot répondit à cette objection qu'il n'y avait qu'à ne pas retirer la main, et qu'il fallait appliquer tout de suite, sur cette main comme guide, la première branche du forceps. Cette conduite est logique, et vous avez vu qu'elle a été suivie avec succès par M. Jeannin dans les deux cas que je viens de vous rapporter. Elle est adoptée par plusieurs accoucheurs.

Toutefois, cette transformation manuelle d'une position postérieure en transverse ou en antérieure, qui permet de faire une application de forceps unique et régulière, est passible de certains reproches. Cette manœuvre peut remonter la tête et la déplacer, la défléchir et la rendre asynclitique, ce qui va créer des difficultés pour l'application du forceps ; de plus une procidence du cordon devient possible.

Aussi, tout en reconnaissant que la manœuvre de Loviot a l'avantage d'éviter le renversement du forceps, je ne la crois vraiment indiquée que dans les positions postérieures de la face, où elle peut être réellement utile à cause du glissement possible du forceps, et je ne la considère ni comme indispensable ni comme exempte d'inconvénients dans les occipito-postérieures.

D'ailleurs, ce renversement du forceps, que nous avons vu se produire lorsqu'on fait une application oblique de forceps sur une position postérieure et qu'on ramène l'occiput en avant, est-il réellement dangereux, et le dégagement de la tête opéré dans ces conditions peut-il léser les parties maternelles ?

La réponse est affirmative si l'on se sert du forceps de Levret, car avec lui rien n'indique la direction à suivre dans les tractions, et l'on court le risque de trop relever les manches et de faire ainsi saillir en arrière l'extrémité des cuillers qui peut labourer la paroi postérieure du vagin et y imprimer deux sillons sanglants, porte ouverte à l'infection. C'est pour cette raison que les anciens, qui ne connaissaient que le Levret, redoutaient de dégager la tête avec le forceps ainsi placé. Mais avec le forceps de Tarnier, il en va tout autrement. Les cuillers fixées sur la tête par la vis de pression restent immobiles; les branches de préhension aiguillent aussi bien lorsque le tracteur est au-dessus d'elles que lorsqu'il est au-dessous. Il n'y a donc aucun danger de léser les parties molles de la mère. C'est ce qu'enseignait Tarnier; c'est à cette manière de faire que se rallient Budin et Demelin dans le quatrième volume du traité d'accouchements de ce maître; c'est de cette façon que j'ai toujours opéré moi-même sans y trouver d'inconvénients, et je vous conseille d'agir de même.

Une dernière question se pose : la rotation étendue qu'on imprime à la tête pour ramener l'occiput en avant est-elle dangereuse pour l'enfant si le tronc ne suit pas la tête, comme l'a prétendu Villeneuve, de Marseille ? N'y a-t-il pas lieu de craindre de lui tordre le cou ? Depuis longtemps déjà d'ingénieuses expériences de Tarnier ont montré que c'était là une crainte dénuée de fondement, la torsion qui pourrait résulter de la rotation ne se localisant pas au cou, mais se répartissant sur toute la hauteur de la colonne vertébrale dont chaque segment subit un faible déplacement. C'est ce qu'ont démontré également les recherches de Ribemont-Dessaignes sur des coupes longitudinales de fœtus congelés avec la tête tournée en arrière; on voit toutes les vertèbres participer légèrement au mouvement de rotation de la tête. C'est enfin ce que démontre la pratique de chaque jour, les enfants nés à la suite d'une application de forceps en occipito-postérieure ne présentant aucun symptôme qui puisse faire supposer qu'ils ont souffert de la rotation imprimée à leur tête.

Je me résume brièvement : les occipito-postérieures, moins fréquentes que les antérieures, ont un pronostic moins favorable. Le travail est plus long, surtout à cause de la lenteur de la flexion, et par les anomalies de la rotation. Pendant la grossesse, il n'y a rien à faire. Près de la parturiente, il faut savoir attendre. Cependant si la rotation tarde trop à se faire, on peut essayer de l'affection à l'aide de la manœuvre de Tarnier. Quand la dilatation est complète et quand la rotation n'a pas lieu, on doit, si le procédé de Tarnier échoue, recourir au forceps, du même auteur. On fera de préférence une prise oblique, sans réduire préalablement avec la main la position postérieure en transverse, et on procédera à l'extraction de la tête, les branches de préhension tournées vers le périnée, cette manière d'agir ne présentant aucun inconvénient.

NOTE SUR LE TRAITEMENT DES HEMORRAGIES INTESTINALES DE LA FIÈVRE TYPHOIDE PAR LES GRANDS LAVEMENTS CHAUDS ET LE CHLORURE DE CALCIUM (1).

Par M. Albert Mathieu.

La dernière épidémie de fièvre typhoïde a, on le sait, présenté une gravité relativement grande et, pour notre part, nous avons observé parmi les malades entrés à l'hôpital Andral un assez grand nombre d'hémorragies intestinales. Peu satisfait des traitements habituels, nous avons cherché à nous constituer une méthode meilleure en mettant en œuvre deux des moyens hémostatiques les plus récemment préconisés, les grands lavements à température élevée et le chlorure de calcium.

Les grands lavements très chauds ont été employés avec succès par R. Tripier, de Lyon, contre les hémorragies (2).

Contre les gastrorrhagies, R. Tripier conseille d'administrer trois fois par jour un grand lavement d'eau à la température de 48° à 50°. Ces lavements doivent être continués au moins matin et soir pendant 8 jours après la fin de l'hémorragie. Le malade doit rester immobile dans la situation horizontale : on lui impose une diète absolue au moins pendant trois jours.

Le but de l'auteur est d'amener la contraction des petits vaisseaux à distance. Ce mode de traitement ne s'appliquerait pas aux seules hémorragies de l'estomac. « Du moment, dit-il, où l'on sait que le lavement d'eau chaude agit efficacement à distance, il n'y a pas de raison pour ne pas l'employer dans tous les cas d'hémorragie interne ou externe quels qu'ils soient. »

Si R. Tripier cherchait à amener l'hémostase par le resserrement des petits vaisseaux, P. Carnot insistait sur deux moyens capables de favoriser la production de caillots oblitérateurs dans les vaisseaux béants. Il a de la sorte expérimenté dans le laboratoire et essayé cliniquement la gélatine et le chlorure de calcium. La gélatine paraît avoir eu plus de succès près des médecins que le chlorure de calcium. Cependant P. Carnot lui-même donnait la préférence à ce dernier agent.

« L'emploi de la gélatine à distance et en injection sous-cutanée, dit-il, est encore une méthode mal réglée et dangereuse. Le traitement par ingestion ou injection du

(1) Communication lue à la Société de thérapeutique dans sa séance du 13 mars 1901.

(2) Des gastrorrhagies dans leurs rapports avec les altérations stomacales et de leur traitement par les lavements d'eau chaude, *Semaine médicale*, p. 241, 1898.

chlorure de calcium, qui procure les mêmes avantages, est plus simple, mieux connu et exposé à moins de dangers (1). »

Il était logique d'essayer les deux moyens dans le traitement des hémorragies intestinales de la fièvre typhoïde. C'est ce que nous avons fait depuis un an dans les 7 ou 8 cas qui se sont présentés à notre observation, timidement d'abord, puis avec plus de confiance, l'expérience clinique ayant été favorable.

Voici comment j'institue actuellement le traitement dès qu'une hémorragie se produit chez un malade atteint de fièvre typhoïde.

Le malade est immobilisé le plus complètement possible; les bains froids sont donc suspendus et remplacés par de simples enveloppements à l'aide d'un drap mouillé.

Le lait est supprimé et remplacé pendant deux ou trois jours par une certaine quantité d'eau.

On donne tous les jours un ou deux lavements d'un litre d'eau bouillie, à 48°, à faible pression, à l'aide d'un bock à injections placé à 20 ou 40 centimètres au-dessus du lit.

A chaque lavement on ajoute 4 grammes de chlorure de calcium et on en fait prendre 2 grammes par la bouche en solution aqueuse.

Il me paraît utile de compléter le traitement par une petite dose d'extrait thébaïque, 4 ou 5 centigrammes, en pilules d'un centigramme espacées. L'administration de l'opium a pour but d'immobiliser l'intestin.

Dans quelques cas j'ai de plus donné trois doses espacées de 5 grammes de sous-nitrate de bismuth. Ce médicament a la propriété de désodoriser les selles d'une façon remarquable. Il était, m'a-t-on dit, fort employé par Vulpian.

Les grands lavements peuvent évidemment ramener du sang rouge, soit liquide soit en caillots, lorsque l'hémorragie n'est pas encore arrêtée ou que l'intestin ne s'est pas encore débarrassé du sang déversé dans sa cavité; mais je ne connais pas encore de cas dans lequel l'hémorragie n'ait pas fini par être arrêtée. Cette éventualité pourrait évidemment se produire si le vaisseau saignant était de calibre trop considérable.

Le plus souvent, le premier lavement a ramené des caillots de sang plus ou moins noirs : les lavements ultérieurs en étaient exempts.

Je considère comme un sérieux avantage de débarrasser l'intestin du sang extravasé. En effet, lorsqu'il séjourne dans le tube digestif, il s'y putréfie, ce qui devient une cause nouvelle d'intoxication et de fièvre. La fièvre se voit quelquefois après les hémorragies de l'ulcère simple de l'estomac sous l'influence de la putréfaction du sang dans l'intestin; les sels mélæniques sont toujours très fétides.

Le lait est rendu au bout de quelques jours, en petite quantité d'abord. Au bout de 5 ou 6 jours, si le sang n'a pas reparu dans les selles, le traitement normal et les bains froids sont repris.

En cas de grave hémorragie, il peut être utile de faire de grandes injections sous-cutanées de sérum chloruré : il me semble qu'on pourrait y ajouter une certaine quantité de chlorure de calcium, mais je n'ai pas encore l'expérience de ce mode d'administration pour ce médicament. A. Carnot a quelquefois ajouté du chlorure de calcium aux solutions de gélatine administrées par la voie sous-cutanée.

Il y aurait lieu, du reste, de fixer d'une façon précise la posologie du chlorure de calcium.

M. Carnot m'a dit que ses propriétés coagulantes ne sont pas proportionnelles à sa quantité. Aux environs de 10 grammes au contraire, la coagubilité du sang aurait tendance à diminuer. La dose utile serait de 4 à 5 grammes.

4 grammes de chlorure de calcium sont absorbés par la voie stomacale sans inconvénient en solution un peu étendue. Depuis un an environ je l'ai administré à cette dose dans tous les cas d'hémoptysie qui se sont présentés à mon observation.

Les résultats m'ont paru encourageants.

(1) P. Carnot, Indications et contre-indications de l'hémostase par la gélatine, p. 295. 1898.

COMPTE RENDU DES SÉANCES

DE LA

SOCIÉTÉ DE THÉRAPEUTIQUE

Séance du 13 Mars 1901

Présidence de M. Albert ROBIN

M. Dubourcau donne lecture d'un travail intitulé : *A propos de la zomothérapie.* L'auteur a eu l'occasion d'utiliser le suc de viande sur un jeune homme de 19 ans, fatigué par la préparation d'un concours, avait perdu l'appétit; on lui administra du suc de viande de bœuf (500 grammes) obtenu par macération pendant 2 à 3 heures avec moitié de son poids d'eau et un peu de sel : on eut soin de remuer de temps en temps. La viande était ensuite exprimée avec une presse de ménage sous laquelle elle était placée, enveloppée dans une toile pour éviter les éclaboussures. Les 280 à 300 grammes de suc obtenu étaient partagés en deux doses, prises à 10 heures du matin et 4 heures du soir. L'amélioration se montra au bout de huit jours : au bout du même laps de temps, le sujet était tout à fait rétabli. Une nouvelle période de surmenage provoqua les mêmes troubles et fut de même combattue avec des doses moitié moindres de suc de viande.

La médication fut instituée ici à titre préventif et il y a lieu, pour l'auteur, d'agir de même dans tous les cas où l'on pourrait craindre l'apparition prochaine de la tuberculose (période pré-tuberculeuse à la fin de bronchites tenaces, de coqueluche, etc.).

Les doses considérables ne sont pas nécessaires : on obtient des résultats remarquables avec des doses quotidiennes de 150 grammes, ainsi que quatre observations de l'auteur le démontrent, à condition que l'on se trouve en présence de lésions tenant seulement au bacille tuberculeux : plus tard, avec des lésions plus avancées, secondairement infectées, le suc de viande n'a plus qu'une valeur thérapeutique très relative.

M. Mathieu présente une note sur *le traitement des hémorragies intestinales de la fièvre typhoïde par les grands lavements chauds et le chlorure de calcium (paraît in extenso dans ce numéro de la Revue).*

Discussion : M. Le Gendre demande si on a mis de la glace sur le ventre des malades.

M. Mathieu ne croit pas à l'utilité de cette médication, mais ne pense pas qu'elle puisse avoir un inconvénient quelconque, même si on applique les lavements très chauds simultanément.

M. Le Gendre fait remarquer ensuite que rien n'est plus variable que le tableau clinique de l'hémorragie intestinale, qui souvent s'arrête d'elle-même; on tombe d'autres fois sur des cas qui restent au-dessus des ressources de l'art. Le chlorure de calcium, que l'orateur a souvent prescrit dans les hémoptysies, rend de grands services dans cette complication de l'affection principale.

Au point de vue de l'hémostase, il est curieux de constater que les températures les plus opposées donnent les mêmes résultats thérapeutiques. L'application de la vessie de glace sur le scrotum exerce une action inhibitrice marquée sur l'hémoptysie. L'orateur craint que les grands lavements ne produisent un jour des accidents : il est vrai qu'ils ont aussi l'avantage, en lavant une partie de l'intestin, de débarrasser ce dernier des masses sanguines en putréfaction, causant des accidents souvent graves par suite de la résorption des éléments nocifs. Mais on peut combattre ces accidents par les antiseptiques intestinaux, et l'orateur se sert de préférence dans ce but du naphtol à doses réfractées associé à l'opium.

M. Mathieu préfère le chaud au froid dans la lutte contre les hémorragies, parce que le froid provoque une contraction vasculaire suivie malheureusement de relâchement. Quant au naphtol, c'est un médicament qui provoque des gastralgies.

M. Bardet constate, lui aussi, que le naphtol est très caustique : il suffit d'en placer sur la langue pour s'assurer du fait. L'eau sulfocarbonée, jadis préconisée par Dujardin-Beaumetz, constitue un excellent désinfectant des selles, et l'orateur s'étonne qu'on ne l'emploie plus.

M. Le Gendre croit qu'on s'est exagéré les inconvénients du naphtol. Si on le prescrit en cachets avec parties égales de sous-nitrate de bismuth, on n'observe jamais de gastralgies. L'eau sulfocarbonée a l'inconvénient de tous les antiseptiques liquides, elle n'agit qu'autant qu'elle n'est pas encore absorbée : elle présente du reste quelques dangers.

M. Robin se sert depuis longtemps du chlorure de calcium, dont la dose optima est 4 grammes. Les injections sous-cutanées sont très douloureuses, et la douleur persiste longtemps.

M. Robin formule d'ordinaire de la façon suivante :

Chlorure de calcium................	4 gr.
Sirop d'opium........	30 gr.
Eau de tilleul........	120 gr.

Pour l'antisepsie intestinale, l'orateur croit que les antiseptiques mécaniques sont préférables.

M. Mathieu a tenu à attirer l'attention sur le chlorure de calcium, parceque la plupart des praticiens se montrent très timorés à l'égard de ce médicament inoffensif. On s'en est servi au début comme succédané du chlorure de baryum, sel très toxique; cette circonstance l'a fait condamner en même temps que son congénère.

M. Courtade donne lecture d'une note concernant *le traitement de l'otite moyenne aiguë commençante par les insufflations d'air.*

L'insufflation d'air est à la fois sédative et curative, et remplace avantageusement les nombreuses formules antiphlogistiques et calmantes préconisées par les auteurs. Très souvent, dès la première intervention, le malade se sent soulagé, la surdité diminue et les douleurs disparaissent. Dans bien des cas, une seule insufflation suffit pour amener la guérison, surtout chez les enfants. Quand le cas est moins récent, comme chez l'adulte, on est obligé de recourir à nouveau aux instillations à plusieurs reprises.

L'opportunité de ce procédé thérapeutique a été discutée. Politzer le proscrit au début de l'affection, parcequ'il augmenterait la douleur par augmentation de la pression. Trœltsch est d'un avis opposé : il recommande les insufflations aussi hâtives que possible.

Dans les cas intenses, quand l'oreille moyenne suppure au bout de 24 ou 48 heures, les douches d'air seraient inutiles, douloureuses et détermineraient probablement une perforation immédiate du tympan.

M. Albert Robin donne lecture d'une note concernant l'*action de l'antipyrine sur le rein.* Lorsqu'on prescrit ce médicament pendant plusieurs jours de suite, à la dose de 3 à 4 gr. par jour, on voit apparaître au bout de 10 à 15 jours, dans des urines jusque-là normales, des traces d'albumine, qui disparaissent si on cesse la médication. Chez les albuminuriques, on constate dans les mêmes conditions une augmentation de la quantité d'albumine. Il y a lieu d'insister sur ces faits, car on a préconisé, dans une société savante, le traitement du mal de Bright par l'antipyrine.

M. Deléage a vu l'administration d'antipyrine chez un diabétique albuminurique, faire augmenter le taux de l'albumine au bout d'un seul jour de traitement.

M. Dumoutat a constaté un phénomène analogue avec la phénacétine.

Hirtz a expérimenté le *persulfate de soude à doses faibles* (0,25 gr.); il a constaté que dans conditions le médicament, fort bien supporté, donnait d'excellents résultats. Chez les 18 lades traités, l'appétit a été augmenté sans que la sensation de faim douloureuse se soit ntrée. Avant d'employer ces faibles doses, l'orateur avait abandonné le persulfate de soude à se de l'irritation stomacale qu'il provoquait.

M. Robin constate que dans quelques cas il a été obligé de descendre à 0,10 gr. par dose : la sation de faim douloureuse indique la limite qu'il ne faut pas atteindre dans la prescription du licament.

REVUE DES PUBLICATIONS SCIENTIFIQUES

Maladies infectieuses

Dr LESAGE

Médecin des hôpitaux

Erysipèle et sérum antistreptococcique, par OTT (*La Revue médicale de Normandie*, 27 février 1901). — L'auteur dispose de 4 observations.

Observation 1. — Jeune fille de 16 ans, ayant eu précédemment deux érysipèles non soignés par le sérum dont la guérison fut difficilement obtenue; le troisième s'annonçait en tout point pareil aux autres. Dès la réception du sérum antistreptococcique, 48 heures après, on fait une injection de 20 cent. cubes sous la peau de la paroi abdominale. L'injection fut donc faite le troisième jour de la maladie. Le lendemain on ne constate pas de changement appréciable, ni dans la température, ni dans l'état général ou local : seulement le bourrelet est resté à la place qu'il occupait la veille. Le cinquième jour, la température est presque descendue à la normale, le bourrelet a disparu et la malade accuse la disparition des douleurs de tête et surtout d'une sensation très pénible de distension exagérée des téguments. Le sixième jour, l'amélioration continue, la peau s'est affaissée tout à fait, reste néanmoins rouge et légèrement sensible au toucher. Le septième jour seulement, la desquamation commence. En même temps, la température est redevenue tout à fait normale, l'appétit revient, la malade demande à manger.

Observation 2. — Ulcère variqueux infecté ayant été le point de départ d'un érysipèle remontant à plusieurs jours, chez une femme de 45 ans. Le bourrelet érysipélateux se trouve vers le milieu de la jambe et semble se propager rapidement au dire de la malade et de l'entourage. Traitement : compresses de sublimé; purgation et boissons en abondance. N'ayant pas de sérum antistreptococcique, l'auteur en demande télégraphiquement. La malade est au cinquième jour de son érysipèle.

Dans la nuit, on constate sur le nez et la paupière gauche la présence d'un bourrelet érysipélateux. Température 40°2. Etat général grave; délire.

Le lendemain matin 11 mars, l'auteur fait une injection massive de 20 centimètres cubes de sérum antistreptococcique.

La température reste élevée pendant deux jours encore, si bien que le 12 mars il fait une nouvelle injection de 10 centimètres cubes.

Le 13 mars enfin, il trouve la malade un peu mieux, elle souffre moins. Température 37°8. L'amélioration continue à se produire, et le 16 mars (4 jours après la première injection) l'état général et local commence à devenir bon. La desquamation débute par la jambe malade. Cette desquamation s'est localisée aux quatre extrémités et à la tête; à peine si sur le corps quelques lamelles épidermiques se sont montrées; pendant plus d'un mois cette desquamation continua à se produire. La malade guérit en même temps de son ulcère de jambe.

Observation 3. — Erysipèle de la face banal chez une femme de 53 ans. Injection de 10 centimètres cubes de sérum antistreptococcique le quatrième jour. Le lendemain matin, chute de la température et arrêt du bourrelet.

Observation 4. — Le 15 janvier dernier, l'auteur est appelé près d'un malade atteint de dacryocystite chronique droite, probablement syphilitique. Homme de 36 ans, mécanicien. Sur cette dacryocystite, s'était développé un érysipèle de la face occupant la paupière droite en entier, la racine du nez, le front du côté droit. Température 39°5. Langue sale. Céphalalgie intense. Délire.

Le lendemain il fait une injection de 10 centimètres cubes de sérum antistreptococcique. Le surlendemain, une deuxième injection est pratiquée, le bourrelet ne s'arrêtant plus. A partir du troisième jour, les symptômes locaux diminuent d'intensité, et 2 jours après la première injection l'érysipèle a disparu; seule la dacryocystite reste. Elle céda du reste rapidement à un traitement spécifique énergique.

Dans ces 4 cas donc, l'amélioration se manifesta de 2 à 4 jours après les injections; les phénomènes locaux et généraux diminuèrent et disparurent définitivement.

La première observation surtout est intéressante par la comparaison de la marche de la maladie dans les trois atteintes d'érysipèle que la malade a eues à trois époques différentes. La brièveté de la maladie et sa bénignité dans la troisième atteinte contrastent singulièrement avec ce qui se passa dans les deux premières atteintes.

Il paraît donc juste de conclure que le traitement de choix de l'érysipèle est le sérum antistreptococcique.

En finissant l'auteur cite le cas d'un malade qui par erreur avait employé le sérum antistreptococcique destiné à l'injection, en badigeonnages, et dont l'érysipèle s'était arrêté à la suite de ce traitement.

Ce cas n'est du reste pas sans précédent: quelques vétérinaires emploient le sérum antistreptococcique en badigeonnages dans certaines dermatites aiguës, chez le chien notamment.

E. Vogt.

Le traitement de l'influenza, par W. H. Thomson (*The New-York Medical Journal*, 26 janvier 1901). — Un des médicaments que l'auteur range au premier rang des sédatifs de l'influenza, est l'aconit qui joue, non seulement le rôle d'analgésique, mais agit encore sur le système circulatoire et l'appareil pulmonaire. Des médicaments qui rendent également beaucoup de services comme analgésiques et antithermiques dans l'influenza sont la phénacétine et la quinine. L'auteur préconise la formule suivante :

Extrait solide d'aconit.....	0 gr. 01
Poudre de Dower..........	0 gr. 06
Phénacétine.............	0 gr. 25
Quinine.................	0 gr. 20

Pour deux pilules.

Six pilules par jour.

Cette dose est continuée tant qu'il existe une température anormale. Aussitôt que la température décline, la dose est réduite d'une pilule par jour jusqu'à ce que le malade n'en prenne plus que trois. Cette dose est continuée jusqu'à cessation des symptômes de catarrhe.

S'il existe du catarrhe oculo-nasal avec tendance à envahir les voies respiratoires, une pilule de 2 centigrammes d'extrait de belladone, avec 6 ou 12 centigrammes de camphre est indiquée. On fera, en même temps, des lavages de la gorge avec de l'eau chaude dans laquelle on dissoudra deux tablettes de chlorate de potasse et six gouttes d'huile de peppermint. Quand il y a de la sinusite, elle se traduit souvent par des douleurs périodiques qui sont justiciables de l'emploi de l'ergot de seigle qui donne d'excellents résultats dans les névralgies périodiques ; on peut l'associer à l'extrait de quinquina. La toux due à la bronchite peut être paroxystique, il faut la combattre par le bromure d'ammonium et l'antipyrine. Dans les cas où il y a de la broncho-pneumonie il y a lieu d'associer l'huile de lin à la morphine et au chloral. Les moyens adjuvants qu'il ne faut point négliger sont les ventouses sèches, les cataplasmes faits avec une infusion de capsicum. Il peut arriver que la toux persiste pendant quelque temps; l'auteur applique alors sur la poitrine un liniment ainsi composé :

Ammoniaque.............	} àà une partie
Essence de térébenthine....	} àà une partie
Teinture de capsicum.......	} àà une partie
Liniment savonneux.........	trois parties

Enfin, pour faire cesser l'état de dépression qui suit l'influenza, il faut avoir recours aux préparations de coca et de noix vomique, et même aux inhalations d'oxygène.

P. Sainton.

Traitement de l'influenza et des infections grippales, par le Dr Bourget (de Lausanne) (*Therap. Monatshefte*, mars 1901.) — L'auteur, se basant sur les analogies existant entre le rhumatisme et la grippe, traite cette dernière par des applications externes du mélange suivant :

Acide salicylique......	4 grammes
Salicylate de méthyle..	10 —
Essence d'eucalyptus..	5 —
— de sauge......	3 —
— de muscade...	5 —
Huile camphrée.......	30 —
Teinture de genièvre .	120 —

Us. ext.

Dès que le malade est couché, on frictionne tout le thorax avec ce liniment, en imbibant fortement la peau. Le malade se recouvre ensuite de ses draps, et l'absorption cutanée se fait alors, grâce à l'évaporation des substances éthérées que le liniment contient, avec une telle rapidité qu'on peut retrouver de l'acide salicylique dans les urines, 20 à 30 minutes après l'intervention.

Pour obtenir, en outre, une désinfection des voies respiratoires supérieures, on engage le malade à cacher de temps en temps la tête sous les draps et à faire quelques inspirations profondes.

E. Vogt.

Traitement de la fièvre typhoïde par l'eau froide (*Bl. f. Klin. Hydrotherapie*, fév. 1901). — Vogt soumet à un examen détaillé les rapports du corps de santé de l'armée Bavaroise concernant cette question. Il résulte de ces recherches que la fièvre typhoïde présente indubitablement un cours plus bénin sous l'influence de ce traitement.

A Munich, on est arrivé à 8 0/0 de mortalité; dans beaucoup de cas, l'affection principale était compliquée d'influenza, ce qui a assombri le pronostic.

E. Vogt.

Maladies générales non infectieuses et intoxications

Dr CHASSEVANT

Professeur agrégé à la Faculté de Médecine

Action du nitrate d'urane dans le diabète (*Medicinskoïe Obosrenie*, n° 11, 1900). — Sgnatovsky a administré dans 6 cas de diabète du nitrate d'urane et il a constaté que la quantité du sucre diminue pendant toute la période du traitement, du moins dans la majorité des cas.

La soif est moins grande; les urines deviennent moins abondantes, le poids augmente dans quelques cas. La force musculaire augmente au début du traitement, mais cette augmentation s'arrête au bout de quelque temps. L'état général des malades s'améliore généralement. Les malades préfèrent prendre le médicament en question sous forme de cachets gélatineux.

Chez un certain nombre de malades, l'urane même à doses peu élevées provoque des contractions péristaltiques très prononcées et des selles fréquentes et douloureuses; d'autres ont des céphalées, ressentent une faiblesse générale qui va en augmentant et de l'inappétence; dans un cas, — chez une femme, — le nitrate d'urane a déterminé des contractions spasmodiques dans les jambes. Tous les phénomènes observés donnent à penser qu'il s'agissait dans ces cas d'un coma menaçant. Dès que le traitement est suspendu et que le nitrate d'urane est remplacé par du bicarbonate de soude, l'état des malades s'améliore rapidement. Sgnatovsky estime que le nitrate d'urane est contre-indiqué dans les cas où, chez les diabétiques, il y a tendance à la diarrhée. Dès qu'il se produit des douleurs de ventre, on doit suspendre le traitement; il est également contre-indiqué dans les cas graves, par crainte du coma.

D. Roubleff.

Considérations sur le régime des albuminuriques, par Albert Robin (*Bulletin général de thérapeutique*, 15 février 1901). — Il règne, dans la science, la plus grande confusion au sujet du régime qu'il convient d'imposer aux albuminuriques. Jadis, la mode allait uniquement au régime lacté et son usage était passé à l'état de dogme. Aujourd'hui, quelques-uns protestent et déclarent que le régime animal n'a pas ces inconvénients dont on l'a accusé, d'autres, plus nombreux, réclament en faveur du régime végétal.

Il est très difficile d'établir un régime général; car un même régime appliqué à des cas identiques n'exerce pas dans tous les cas un effet semblable sur l'excrétion de l'albumine.

Il faut donc, avant tout, rechercher pour chaque malade le régime qui lui sera le plus favorable. Pour cela, l'auteur commence par le régime lacté absolu : sous son influence, on voit d'abord dans presque tous les cas, augmenter la quantité d'albumine en vingt-quatre heures. Après cette augmentation ordinairement passagère, l'albumine s'abaisse et arrive à un taux à peine variable. A ce moment, sans cesser l'usage du lait, l'auteur conseille d'ajouter des légumes, des pâtes alimentaires, des fruits cuits, du pain. Enfin, il ajoute des œufs et de la viande quand le régime lacto-végétal ne paraît pas influencer la quantité de l'albumine.

Cette expérience préliminaire, pendant laquelle le dosage de l'albumine sera fait régulièrement, permet de fixer le régime général qui donne lieu à la moindre élimination d'albumine.

Pour arriver à constituer un régime définitif, il faut avoir réalisé un grand nombre d'expériences qui permettent de fixer à peu près la valeur des aliments considérés individuellement.

D'après les observations de l'auteur, il ressort que :

1° Le régime lacté absolu et les régimes lacto-végétal et lacto-animal donnent généralement moins d'albumine que les régimes dans la composition desquels le lait n'entre pas;

2° L'albumine augmente quand on substitue le vin au lait;

3° L'alimentation par les œufs donne moins d'albumine que le régime carné;

4° Un régime composé d'œufs et de lait donne souvent moins d'albumine que le régime lacté absolu;

5° Parmi les viandes, le veau et le bœuf conviennent mieux aux albuminuriques que le poulet et le mouton;

6° Le poisson paraît toujours augmenter l'élimination d'albumine;

7° Parmi les végétaux, les pommes de terre, les choux fleurs et le riz sont ceux qui donnent lieu à la moindre élimination d'albumine;

8° Il est rare que l'addition de pain à un régime quelconque, augmente l'élimination d'albumine.

E. Vogt.

Chirurgie générale

Dr Benoit

Ancien interne des hôpitaux

Traitement des hernies gangrénées (*Deutsche med. Wochenschrift*, 21 février 1901). — Petersen donne la statistique de la clinique de Czerny à Heidelberg : de 1877 à 1900, on y a observé 309 cas de hernies étranglées, dont 29 réduites par le taxis. Les 280 herniotomies ont donné 18, 5 0/0 de mortalité. Si l'on étudie le genre d'opération effectuée on trouve pour la réduction 4 0/0, l'anus contre nature 67 0/0 et la résection primaire de l'intestin 30 0/0 de mortalité.

Pour les hernies gangrénées, on compte :

1° Décès indépendants de l'opération :

Pour l'anus contre nature....	45 0/0
Pour la résection......... ...	11 0/0

2° Décès dus au mode opératoire ;

Pour la résection............	22 0/0
Pour l'anus contre nature....	22 0/0

1° Comprend la péritonite avant l'opération.

2° Comprend la péritonite, le collapsus par trop longue durée de l'opération, le phlegmon, la perforation, etc.

Le mode opératoire semble donc indifférent.

La cause des accidents graves est moins souvent la perforation de la partie gangrénée que la résorption de toxines dues à la putréfaction du contenu intestinal. Bien avant que la perforation ne se produise, des bactéries peuvent d'un autre côté traverser la paroi intestinale et envahir le péritoine.

L'anus contre nature a pour avantage, la rapidité d'exécution et l'évacuation rapide de l'intestin. Mais il a pour inconvénients le danger d'inanition, si l'anse hernié se trouve près de l'estomac, celui de la formation d'un phlegmon, et ceux qu'entraine avec elle la suppression ultérieure de l'ouverture.

La résection primaire est à ces points de vue bien préférable, mais elle présente d'autres inconvénients : la durée de l'opération, avec l'action, nocive du chloroforme sur un cœur déjà intoxiqué, l'absence de sécurité que donnent les sutures, la possibilité de la formation d'une gangrène secondaire la lenteur d'évacuation du contenu intestinal, etc.

Deux perfectionnements modernes sont venus en aide à cette opération ; le bouton de Murphy et l'anesthésie locale. L'auteur, se basant sur environ 280 cas, considère le bouton de Murphy comme une acquisition précieuse ; la durée de l'opération est diminuée, la sécurité plus grande qu'avec les sutures et les fistules stercorales (2 cas) moins graves qu'à la suite de la suture, car elles se développent plus tard (au bout de 6 à 8 jours). L'expulsion du bouton se fait en moyenne le 11e jour.

L'anesthésie locale (Schleich) a pu, dans presque tous les cas, être menée à bonne fin. Elle permet d'opérer sans hâte, de vider l'intestin en toute sécurité en introduisant dans sa lumière un gros tube en caoutchouc par lequel le contenu liquide s'échappe. Quand tout est évacué, on fait une irrigation avec 1/2 ou 1 litre d'eau, en introduisant peu à peu le tube tout entier (1 mètre de long) dans l'intestin. La quantité de matières que ce procédé permet d'évacuer est parfois extraordinaire, surtout si on accompagne le lavage d'un massage léger de l'abdomen. Le temps de l'opération peut durer plus d'une demi-heure et l'on peut faire autant d'irrigations que l'on voudra. Le malade, pendant ce temps, ressent un soulagement manifeste.

En comparant la période pendant laquelle l'anesthésie locale et le lavage ont été systématiquement employés, à la période précédente, on trouve une différence considérable de mortalité (8 0/0 et 60 0/0).

On fait aujourd'hui la résection primaire dans des cas où autrefois on n'eut osé la tenter, aussi se trouve t-on en présence de cas moins graves. L'auteur pratique actuellement la résection dans les cas curables et réserve l'anus contre nature aux cas désespérés (collapsus très grave, phlegmon périhernieux très étendu, etc.)

La réduction sans operation sanglante a donné 10 0/0 de mortalité, due à l'atonie intestinale, à la torsion des anses agglutinées après réduction, au fait qu'une anse jugée saine est déja en état de gangrène. Il est certain qu'il existe dans l'état de l'intestin une zone limite dans laquelle il peut aussi bien reprendre toute sa vitalité après la réduction, ou se gangréner, sans que nous puissions établir des règles fixes pour permettre de poser un pronostic. Il semble à première vue facile d'éviter toute décision trop hâtive (résection ou réduction), en se contentant de sectionner l'anneau et laissant l'anse herniée en place, mais le cours des matières est toujours entravé et l'anse souffre toujours dans sa vitalité.

En résumé, la résection constitue la méthode de choix en cas de gangrène, et l'on ne réduira que les intestins dont la vitalité est certaine.

E. Vogt.

Du traitement chirurgical de l'iléus post-opératoire, par Winternitz (Tübingen) (*Congrès des Naturalistes à Aix-la-Chapelle*, in *Centralb. für Gynæk* n° 40, 6 octobre 1900). — L'auteur distingue trois sortes d'iléus post-opératoires.

1° L'iléus n'est qu'une des manifestations de la péritonite septique (iléus septique).

2° L'iléus est dû à des adhérences intestinales avec coudure ou torsion consécutive (iléus mécanique).

3° L'iléus peut survenir à la suite de l'emploi des pinces dans l'extirpation totale, sans qu'il y ait adhérences ou lésions de l'intestin. Wornser en a publié un cas et attribue l'iléus à une pression de l'intestin, malgré le tamponnement protecteur. Sur les 146 hystérectomies totales faites avec les pinces à la clinique de Tubingen, il n'y a pas eu de cas d'iléus tenant aux pinces, ce qui tient à ce qu'après l'opération, la malade reste couchée avec le bassin très élevé.

A la clinique de Tubingen, en trois ans, sur 837 opérations dans le ventre, dont 459 laparatomies, 280 hystérectomies totales et 98 kolpocœliotomies, il y eut 11 cas d'iléus, à savoir : 3 iléus septiques, 7 iléus mécaniques et 1 iléus paralytique.

Dans ces 8 cas, il s'agissait :

3 fois de laparotomie, dont 2 sections césariennes et 1 myomectomie ;

2 fois d'hystérectomie totale pour carcinome ;

2 fois d'ovariotomie vaginale ;

1 fois d'une colpotomie postérieure pour pyosalpinx double.

Dans les 3 cas d'iléus septique, une nouvelle opération ne parvint pas à sauver la vie des malades.

Dans les 8 autres cas, le traitement opératoire réussit 7 fois.

Dès l'apparition des premiers symptômes (rétention de gaz, hocquet, vomissements de bile verdâtre, de matières à odeur stercorale) on a recours aux grands lavements, aux lavages de l'estomac, au massage. En cas d'insuccès, on intervient le lendemain chirurgicalement.

Quand l'iléus est consécutif à une opération vaginale, on procède par le vagin et on essaye de détruire les adhérences, ce qui a réussi dans un cas. Si les symptômes persistent, on fait la laparotomie.

Quand l'iléus succède à une laparotomie, on ouvre à nouveau l'abdomen, et on met à nu surtout les parties qui se trouvent dans le bassin, les adhérences se formant surtout là où la première opération a laissé des plaies. Comme, après destruction des adhérences, l'intestin ne se videra sans doute pas des masses liquides et gazeuses qu'il renferme, il faut procéder mécaniquement à l'évacuation, et pour cela inciser l'intestin sur un ou plusieurs points sur une longueur de un centimètre, et par ces points on vide les anses intestinales de leur contenu. On referme ensuite les ouvertures intestinales avec de la soie. Il faut éviter une infection du péritoine par le bacterium coli, se servir de gants, qu'on change souvent, et attirer l'anse intestinale au devant de l'abdomen avant de l'inciser.

Une fois seulement, il fallut établir un anus artificiel et la malade mourut de péritonite. Dans les autres cas, même d'iléus paralytique, la suture de l'intestin fut faite avec succès.

Dans les cas d'iléus septiques, le traitement opératoire échoue.

R. Blondel.

Traitement du cancroïde (*Société méd. de Berlin* 6 février 1901). — Lassar a présenté 2 malades guéris de leur cancroïde par la seule administration à l'intérieur de pilules asiatiques et de liqueur de Fowler. L'examen microscopique a confirmé le diagnostic. Un des malades a pris en tout 1 gramme d'acide arsénieux. L'autre, dont la guérison date de 8 ans, n'a eu jusqu'à ce jour aucune récidive : il a pris de la liqueur de Fowler.

E. Vogt.

Le sérum anticancéreux (*Société de chirurgie* 13 et 20 février 1901). — Les résultats obtenus par les divers sérums contre le cancer préconisés jusqu'ici, et desquels on possède une certaine expérience, ont donné lieu à une courte discussion. Tous les chirurgiens inclinent sans exception à penser que celui de M. Wlaiev donne sensiblement les mêmes effets que celui de MM. Richet et Héricourt, autour duquel on fit, il y a assez longtemps, un certain bruit. Ces effets concernent uniquement l'état général et, pour quelques uns seulement, l'état local, qui serait amélioré sensiblement. Malheureusement, ces effets sont passagers ; des injections de sérum simple en avaient déjà produit de pareils. Il faut se méfier, suivant M. Terrier, de ces cas où on croirait pouvoir porter le diagnostic de cancer, et où il s'agit, par exemple, de gommes syphilitiques de la langue. Dans la première période, le traitement spécifique de la syphilis a de la prise sur ces lésions ; à un stade plus avancé, ce traitement peut demeurer inefficace, et on conclut à un cancer. Il cite un cas où le malade fut opéré ainsi et où la tumeur ne récidiva pas. Or, il s'agissait de syphilis. En un pareil cas, on n'aurait pas manqué de mettre la guérison à l'actif de la méthode sérothérapique, si elle eut été employée. Le Pr P. Berger vient à son tour déclarer qu'il n'a obtenu par l'emploi du sérum de Vlaief que des résultats négatifs.

A. Benoit.

Arthrite sous-occipitale rhumatismale chronique d'emblée ; torticolis permanent. Traitement par Paul Coudray (*Revue de Cinesie et d'Electrothérapie*, 20 février 1901). — Le traitement que l'auteur a mis en usage ne comporte aucune méthode nouvelle; comme simple particularité, il a utilisé un procédé d'extension encore insuffisamment généralisé : l'auto-extension avec l'appareil de Schmidt, modification de l'appareil de Sayre, suivi de massage.

Dans l'appareil Schmidt, les cordages qui s'attachent à la têtière se réfléchissent sur deux poulies latérales et viennent se fixer sur deux petits manchons en bois que le sujet prend et garde bien en main ; l'auto-extension en est ainsi rendue bien moins fatigante qu'avec l'appareil de Sayre, et chaque séance peut atteindre une durée de trois quarts d'heure au bout de très peu de jours.

En présence d'un torticolis articulaire d'origine rhumatismale, même déjà ancien, l'auteur estime qu'il y a lieu avant de songer au redressement forcé sous le chloroforme, de recourir à l'extension. Voici comment il procède dans des cas semblables :

1° *Auto-extension* avec l'appareil de Schmidt. La première séance est faite avec les plus grandes précautions ; elle est destinée à compléter le diagnostic lorsqu'il n'est pas évident. Les pieds du patient ne quittent pas le sol ; petit à petit, il appuie davantage sur les poignées de l'appareil et la traction s'exerce réellement, à tel point qu'au bout d'un quart d'heure la tête peut être presque redressée. Les séances sont répétées chaque jour, et au bout d'une huitaine de jour, le sujet reste sans fatigue réelle pendant 40 à 45 *minutes* à l'auto-extension. Sans doute, si l'on avait affaire à des enfants très jeunes, on trouverait plus de difficulté à bien réaliser l'extension, mais l'affection est très rare chez les tout jeunes enfants, car dans les observations signalées on ne voit pas cette arthrite chez des enfants au-dessous de sept à huit ans. Néanmoins, on pourrait, soit chez des enfants plus jeunes, soit chez des sujets moins dociles, fixer le bassin à l'aide des plaques latérales du grand appareil de Kirmisson pour la scoliose ;

2° Après chaque séance d'auto-extension, mouvements provoqués de la tête et du cou dans toutes les directions — les épaules étant fixées par un aide ; on exagère les mouvements opposés à la déviation ; ces mouvements énergiques n'ont pas provoqué de craquements ; massage tous les deux jours.

3° *En dehors de ce traitement fait par le chirurgien*, le petit malade s'exerce lui-même, chaque jour, à deux reprises, en se plaçant devant une glace, à maintenir la tête aussi droite que possible, s'aidant de la main au début, pendant quelques minutes tout d'abord, ensuite pendant 10 à 15 minutes à chaque séance :

4° Enfin, pendant les quinze premiers jours de traitement, il a paru avantageux de laisser l'*enfant couché* une partie de la journée, pour éviter une trop grande fatigue et pour combattre la tendance au retour de la tête à sa position vicieuse ; la tête sur l'oreiller était inclinée du côté opposé à la déviation et l'effort de la volonté suffisait pour que cette position fût maintenue.

Dans le cas de l'auteur, au bout de huit à dix jours, les mouvements provoqués étaient fort étendus ; petit à petit les mouvements volontaires sont revenus : au bout d'un mois ils étaient presque normaux ; au bout d'un mois et demi, l'enfant a quitté Paris complètement guéri. L'auteur ajoute, pour affirmer la nature de ce torticolis, s'il en était besoin, que, rentré chez lui depuis six semaines, le petit malade fut atteint d'un rhumatisme aigu, presque généralisé ; toutefois les articulations du cou furent épargnées.

E. Vogt.

Vomissements dus au chloroforme et moyen de les éviter (*Deutsche med. Wochenschrift* 14 février 1901). — Nous avons analysé le travail de Lewin (*V. cette Revue* n° 4, 1901) concernant cette question. Oertel, de Kreuznach émet à ce sujet quelques objections ; Lewin admet que les vomissements sont dus à l'injection stomacale du chloroforme et à son élimination par les glandes stomacales ; Oertel rappelle à ce sujet que le chloroforme est un médicament utilisé depuis longtemps avec succès, en ingestion stomacale, pour combattre précisément le symptôme vomissement. En outre, ce dernier auteur ne croit pas que les solutions gommeuses proposées par Lewin puissent rester intactes dans l'estomac : en outre, en cas de non-réussite, le vomissement de 500 grammes de liquide pourrait offrir quelques dangers (aspiration par l'arbre respiratoire). Mieux vaut donc s'en tenir à l'ancienne prophylaxie, qui consiste à opérer les malades à jeûn. Le fait que malgré cette précaution, le malade vomit souvent, prouve bien que l'on se trouve en présence d'un phénomène d'ordre cérébral, analogue à ceux que l'on observe couramment en cas de tumeurs cérébrales, de vertige, etc.

Oertel croit en conséquence qu'il faut s'ingénier, si l'on veut prévenir le vomissement dû à la narcose, à trouver un narcotique nouveau ou à améliorer le mode d'administration des narcotiques usuels. Le but à atteindre consiste dans la suppression des effets accessoires s'exerçant sur divers centres spéciaux; le narcotique idéal doit s'adresser au sensorium seul.

E. VOGT.

Modification de la narcose chloroformique (*Société de méd. interne de Berlin*, 21 janvier 1901). — WOHLGEMUTH mélange au chloroforme de l'oxygène, quelques instants avant la narcose, dans un appareil spécial ; il est important d'empêcher l'arrivée de l'air atmosphérique.

Les 140 narcoses ainsi obtenues n'ont guère rappelé le tableau classique : le pouls est resté plein et lent (60 pulsations en moyenne) on n'a observé aucun trouble, respiratoire, aucune cynose, les lèvres sont restées colorées; le réveil a été toujours extrêmement rapide et complet (5-10 minutes). Les vomissements ont été fort rares.

La plupart de ces narcoses ont été faites à la clinique de Bergmann ; les assistants ont eu l'impression que la mort par arrêt du cœur n'était pas possible, vu la constance de l'action cardiaque et sa régularité si remarquable.

Il est probable que l'oxygène, qui se fixe aux globules rouges, les empêche d'absorber le chloroforme : leur vitalité n'est donc en rien compromise.

Il va sans dire que le nombre de narcoses est encore fort insuffisant pour décider de la question de l'innocuité de la méthode sans erreur possible.

Le mélange d'oxygène et d'éther n'est pas pratiquement réalisable par suite du froid résultant de l'évaporation de l'éther qui se mélange à l'oxygène, d'où danger de bronchite, etc.

E. VOGT.

Appareil pulmonaire
Cœur et Vaisseaux

Dr G. LYON

Ex-chef de clinique de la Faculté de Médecine

Traitement de la pneumonie par le sérum antidiphtérique, par TALAMON (*Société Médicale des Hôpitaux*, 22 janvier 1901). — M. Talamon a traité 50 malades atteints de pneumonie par les injections de sérum antidiphtérique. Avant l'emploi de ce mode de traitement, la mortalité des pneumoniques était dans son service, à l'hôpital Bichat : au-dessous de 50 ans de 23, 4 0/0; au-dessus de 50 ans, de 60, 7 0/0. Chez les pneumoniques traités par le sérum la mortalité n'était plus, au-dessous de 50 ans que de 8, 3 0/0 ; au-dessus de 50 ans, de 28, 5 0/0.

Soit une différence de près des deux tiers avant 50 ans et de plus de moitié après 50 ans.

Il est à remarquer que la plupart de ses malades, ainsi qu'il est de règle à l'hôpital, étaient plus ou moins entachés d'alcoolisme, ce qui assombrit notablement le pronostic de la pneumonie.

Pour qu'une médication antialcoolique puisse être considérée comme réellement efficace, il faut qu'elle abaisse le taux de la mortalité ; abrège la durée de la maladie ; supprime ou atténue les complications.

Il vient d'être démontré que la mortalité est notablement abaissée par l'emploi du sérum.

En ce qui concerne la durée même de la maladie, comptée du début, à la défervescence, voici ce que donnent les malades traités du 2e au 3e jour (25).

Pour les cas traités dès le second jour, la durée moyenne a été de 4 jours;

Pour les cas traités à partir du 3e jour, elle a été de 6 jours;

Pour les cas traités au 4e jour, elle a été de 7 jours;

Pour les cas traités au 5e jour, elle a été de 8 jours;

La durée de la pneumonie a donc été d'autant plus courte que le traitement a été institué plus tôt.

Pour l'ensemble des cas traités avant le 6e jour, la durée moyenne de la maladie a été de 6 jours.

Aucun des malades n'a présenté la moindre complication post-pneumonique.

Sur les 25 malades traités, un seul décès s'est produit (vieille femme de 72 ans).

Les malades traités seulement à partir du 6e jour sont aussi au nombre de 25. Les résultats de cette série sont moins satisfaisants que ceux de la première. 6 de ces malades sont morts, soit une proportion de 24 0/0, chiffre qui correspond à la mortalité ordinaire de la pneumonie et qui semble bien indiquer que, passé le 5e jour, le traitement par le sérum n'est guère plus efficace que n'importe quelle autre médication de la pneumonie.

Cependant sur les 19 malades qui ont guéri 5 étaient atteints de pneumonie grave et semblent avoir bénéficié dans une large mesure de la médication par le sérum.

La durée moyenne des pneumonies traitées à partir du 6e jour et guéries a été de 20 jours.

Le sérum antidiphtérique s'est montré d'une parfaite innocuité, bien que M. Talamon l'ait injecté à doses énormes chez certains pneumoniques, soit jusqu'à 200 et 260 cc. en quelques jours Les seuls accidents constatés sont les phénomènes bien connus, éruption érythémateuse et douleurs articulaires. Et ces accidents n'ont été observés que 5 fois sur 50 malades. L'albuminurie n'était pas plus marquée après les injections qu'avant. Elle a disparu, comme il est de règle, sitôt la fièvre tombée ; les artério-scléreux ont également très bien supporté le sérum.

En dehors des brightiques et des hépatiques on peut employer le sérum sans crainte.

Là. 3 injections de 20 cent. chacune, sont nécessaires au-dessous de 50 ans. Une seule injection en général peut suffire dans certains cas, d'autres fois 6 et 7 seront nécessaires.

C'est la marche de la température qui doit servir de guide. D'ordinaire chaque injection est suivie, le lendemain, d'un abaissement de la température matinale. Si la température continue à décroître le soir, une nouvelle injection est inutile. Si elle remonte dans la soirée, il faut injecter de nouveau 80 cent. cubes.

La quantité de sérum nécessaire est d'autant moindre que le traitement est institué plus précocement. Une pneumonie traitée dès le premier jour ne doit pas demander plus de 20, 40 ou 60 cent. cubes de sérum suivant l'âge des malades.

Quand la pneumonie s'annonce tres grave, chez les sujets, débilités, misérables, dans les pneumonies adynamiques, avec aspect typhoïde, il ne faut pas hésiter à faire d'emblée deux injections de 20 cent. cubes, une le matin, une le soir, et à répéter la même dose le lendemain si la température n'est pas modifiée. Les jours suivants on se contentera d'une seule injection si l'amélioration ne se dessine pas.

Quelle que soit la pneumonie, la double injection est indispensable, si l'on n'a pu intervenir avant le 3e jour.

En suivant ces règles, on peut abréger la durée de la pneumonie, supprimer ou du moins réduire les chances de complications et abaisser la mortalité de cette maladie aux environs de 10 0/0. Sans doute on ne guérit pas les pneumonies chez un asystolique, un brightique, un acétonémique. Mais il ne faut pas demander l'impossible à une médication.

G. Lyon.

Rôle de l'acide carbonique dans le traitement de la tuberculose pulmonaire (*Therap. Monatshefte*, mars 1901). — Weber émet l'opinion qu'il existe un antagonisme marqué entre l'acide carbonique et la tuberculose. Si cette maladie atteint, dans le poumon, les sommets de préférence, c'est que l'acide carbonique, en raison de son poids, s'accumule aux bases, et si le diabétique succombe si fréquemment à la phtisie, c'est parce que le sucre n'est pas transformé dans son organisme en acide carbonique. Au cours de la grossesse, l'acide carbonique augmente dans le sang de la femme et l'on voit les processus tuberculeux subir un temps d'arrêt. La même cause explique l'immunité relative des cardiaques, à l'exception des sujets atteints de rétrécissement congenital de l'artère pulmonaire, qui succombent tous à la phtisie. L'emphysémateux est relativement indemne, et le scoliotique, dont le poumon comprimé présente un petit volume, est à l'abri des complications pulmonaires de la tuberculose qui a envahi son rachis, parce que l'acide carbonique s'élimine mal par les voies respiratoires. Bier enfin a demontré que la stase veineuse avec accumulation d'acide carbonique exerce une influence curative indeniable sur la tuberculose articulaire.

L'accumulation de graisse marche de pair avec la production active d'acide carbonique, aussi ne voit-on jamais des obèses succomber à la tuberculose.

Le repos horizontal recommandé aux phtisiques dans les sanatoriums, provoque une stase salutaire de la circulation pulmonaire.

Pour assurer à l'organisme l'apport d'une quantité d'acide carbonique plus élevée, l'auteur a préféré s'adresser à un carbure oxydable plutôt qu'à un corps contenant de l'acide carbonique comme le bicarbonate de soude, par exemple. La lévulose présente sous ce rapport un avantage marqué, car elle est entièrement transformée en acide carbonique dans l'organisme. On en fera ingérer de 60 à 100 grammes par jour, et l'on obtiendra ainsi d'excellents résultats dans la tuberculose au début. Pour les cas plus avancés, on augmentera l'apport en carbures par des injections hypodermiques de vaseline liquide chimiquement pure (10 gr. 1 à 2 fois par jour); ces injections se font dans la région dorsale.

L'auteur dispose aujourd'hui de 52 observations concernant la méthode qu'il préconise, avec 32 guérisons, 14 améliorations et 6 décès. Les cas n'ont pas été choisis, et les malades ont continué à vivre chez eux, la plupart faisant partie de la classe ouvrière. Chez beaucoup de sujets, surtout quand il s'agissait d'adolescents, la lévulose seule a suffi pour enrayer le processus pulmonaire.

L'auteur croit pouvoir admettre que l'acide carbonique est un spécifique de la phtisie, au même degré que l'acide saticylique est un spécifique de rhumatisme.

E. Vogt.

Traitement des sueurs nocturnes des phtisiques par l'application locale de tannoforme, par le Dr Strassburger (*Therap. Monatshefte*, mars 1901). — La médication interne a l'inconvénient de s'adresser, chez le phtisique, à un tube digestif qui a besoin de grands ménagements. L'atropine, qui est le plus efficace des médicaments recommandés dans le traitement des sueurs nocturnes, diminue la sécrétion de toutes les glandes sans exception et produit facilement ainsi de la dyspepsie.

La médication externe a peu d'efficacité, à l'exception des badigeonnages avec formol et alcool parties égales, mais cette médication exige des soins minutieux, elle irrite les conjonctives, les voies respiratoires et la peau elle-même.

Burghart préfère une solution alcoolique de formol à 10 0|0 avec addition de 3 à 4 0/0 d'alcool de menthe.

L'auteur propose à son tour le topique suivant : Tannoforme, 1 partie, talc de Venise, 2 parties, avec lequel on frictionne les points ou la transpiration est la plus abondante. Cette méthode aussi efficace que la précédente, ne présente aucun inconvénient : le produit n'est en effet absolument pas toxique.

Il arrive parfois que les sueurs cèdent à une seule application, mais le fait est rare : en général il faudra recommencer trois ou quatre nuits de suite pour obtenir un résultat qui se maintiendra fort longtemps.

Il est intéressant de remarquer que la médication ne semble efficace que chez les seuls phtisiques, ainsi que des essais de l'auteur semblent le prouver.

E. Vogt.

Traitement des pleurésies purulentes, (*Med. Obozr.* n° 12, 1900). — Tichomirofp a employé dans les pleurésies purulentes la thoracentèse suivie de drainage absorbant (procédé Playfair Bulan). Il a pu se convaincre de la facilité du procédé; quant aux résultats ils ont été fort satisfaisants; les malades guérissent rapidement. Le procédé en question a donné des résultats particulièrement brillants dans les pleurésies unicavitaires : il est contre-indiqué dans les cas où dès le début la thoracotomie avec résection de côtes s'impose. Dans deux cas l'opération par le procédé de Bulan a été suivie de mort.

D. Roubleff.

Varices, hémorroïdes, varicocèles, hydrocèles, épanchement séreux, leur nouveau mode de traitement par le gaïacol, par Allahverdiantz (*Bulletin général de thérapeutique*, 15 février 1901). — Voici en quoi consiste ce genre de traitement : On badigeonne les jambes, le membre ou la région variqueuse avec une solution de gaïacol plus ou moins concentrée, selon la tolérance de la part du malade; puis, afin d'éviter le contact de l'air, on recouvre la partie badigeonnée de taffetas gommé, et on termine le pansement par un enveloppement épais et chaud d'ouate maintenue au moyen d'une bande quelconque; matin et soir on renouvelle ce pansement; le malade est tenu de garder un repos relatif pendant le temps nécessaire à son traitement, temps qui varie généralement de 10 à 20 jours.

L'auteur ayant expérimenté ce mode de traitement dans sa clientèle a obtenu :

7 cas de guérison radicale de varices;
3 cas de guérison de varicocèles;
5 cas de guérison d'hémorroïdes.

Dans deux cas d'hydrocèle, l'auteur a obtenu une guérison rapide qui s'est maintenue pendant deux ans sans ponction, sans intervention chirurgicale. Ces hydrocèles ont parfaitement disparu en quelques jours, grâce aux badigeonnages de gaïacol.

Encouragé par ces résultats, l'auteur a appliqué le gaïacol au traitement des épanchements pleurétiques et a constaté chaque fois, une diminution immédiate et une disparition au bout de quelques jours de la sérosité sans avoir recours à une ponction évacuatrice.

Le gaïacol paraît être également souverain dans les cas de points de côté des pneumoniques.

L'auteur l'a employé avec succès chez des malades atteints d'œdèmes. Il considère le gaïacol comme un des plus précieux agents thérapeutiques et ne lui connaît pas de succédané.

E. Vogt.

Ophtalmologie

Dr E. Kopff

Médecin occuliste de l'hôpital St-Joseph

Données comparatives sur les traitements médical et chirurgical du trachome (*Medicinskoé. Obos.*, n° 11, 1900). — Demidovitsch en se basant sur un grand nombre de cas observés par lui pendant une durée de 9 ans, se prononce énergiquement pour le traitement chirurgical (l'expression du trachome).

L'auteur estime que ce dernier procédé abrège considérablement la durée du traitement, n'en traîne presque jamais de récidive à l'encontre de ce qui se passe dans les cas où l'on a recours au traitement médical.

Lorsque le trachome siège sur la paupière supérieure, l'auteur emploie aussi, en dehors de l'expression, le curetage. Sur les 52 cas traités par le curetage, la récidive n'a été observée que dans un seul cas ; encore cette récidive ne s'est-elle produite que 8 mois après le traitement, de sorte qu'on peut supposer une réinfection.

Au contraire, sur 314 cas traités médicalement on a observé les récidives dans 64 cas, ce qui constitue une proportion de 20 0/0 environ. En outre la durée du traitement médical exclusif a été considérablement plus longue que dans celle du traitement chirurgical (expression). Cette différence de durée est particulièrement frappante dans les cas relativement peu graves.

D. Roubleff.

L'ichtyol dans le trachome (*Journal de médecine militaire russe*, n° 8, 1900). — Belevitsch a employé l'ichtyol dans le trachome sous forme d'instillations (solution à 10 0/0-20 0/0 dans de l'eau glycérinée), en anesthésiant préalablement la conjonctive à la cocaïne.

Les instillations sont pratiquées une ou deux fois par jour. Les résultats obtenus ont été les suivants : L'infiltration diffuse de la conjonctive dans le cas de trachome pas trop ancien, disparaît en moins d'une semaine : les follicules diminuent de volume ; il n'y a pas de formation de nouveaux follicules, — et finalement — du moins dans les cas favorables, la conjonctive reprend son aspect normal au bout de trois à quatre semaines. Même dans les cas chroniques, la sécrétion purulente s'arrête avec une rapidité surprenante. Les cas où la guérison ne s'est produite qu'au bout de six à huit semaines de traitement ininterrompu, ont été rares. A l'encontre du protargol, l'ichtyol a exercé une action bienfaisante également dans le trachome sec granuleux, bien que cette action se fît sentir moins rapidement que dans le trachome inflammatoire. Même dans le trachome cicatriciel, l'ichtyol n'a pas été inutile : la conjonctive se déterge des sécrétions, l'infiltration diffuse diminue, les follicules ne s'ulcèrent pas. L'ichtyol s'est montré très efficace dans le pannus de la cornée.

Dans deux cas récents de taies de la cornée, l'auteur a employé la pommade à l'ichtyol à 5 0/0, mais sans succès.

Comme complications observées au cours du traitement à l'ichtyol, nous citerons de fortes douleurs dans l'orbite qui disparaissent dès qu'on suspend le traitement. Dans les cas de guérison radicale, l'auteur n'a pas vu de récidive, du moins pendant le laps de temps (6 mois), durant lequel il a pu suivre ses malades.

D. Roubleff.

Résection du ganglion cervical supérieur dans le glaucome (*Medicinskoe Obosrenie*, n° 12, 1900). — Schimanovsky a pratiqué chez un vieillard de 70 ans, atteint de glaucome bilatéral, l'opération de Jonnesco, après l'échec du traitement médical par la pilocarpine et l'ésérine. L'auteur a reséqué le ganglion cervical supérieur droit. Immédiatement après l'opération, la pupille de l'œil droit s'est rétrécie et une demi-heure après, la tension de l'œil correspondant a diminué de moitié. Le malade est resté sous l'observation de l'auteur pendant un mois ; pendant tout ce laps de temps la pression intra-oculaire resta avec quelques variations à peu près normale : la pupille contractée réagissait bien ; la vue qui a été avant l'opération de 0,1 est montée progressivement à 0,4. La cornée de l'œil gauche est devenue plus claire.

D. Roubleff.

Traitement opératoire de l'exophtalmie pulsatile (*Medicinskoie Obosrenie*, n° 12, 1900.) — Golovine en se basant sur un très grand nombre de cas cités par différents auteurs ainsi que sur deux cas personnels arrive à formuler les conclusions suivantes :

1° Il n'est pas possible d'appliquer une règle générale à tous les cas ; il faut modifier l'intervention chirurgicale suivant les indications données.

2° Dans les cas où existent des symptômes intra-crâniens (vertiges, bourdonnements insupportables, pulsations, etc.), il est nécessaire de recourir à la ligature de la carotide.

3° Dans les cas où les symptômes sont limités à l'orbite ou bien à l'orbite et à la face, c'est l'opération sur l'orbite qui est indiquée.

4° Il est très probable que dans quelques cas on peut obtenir de bons résultats par la ligature de la veine ophtalmique par l'incision sous-sourcillaire, mais la voie par la résection momentanée de la paroi externe de l'orbite apparaît la meilleure.

5° La ligature de la veine ophtalmique avec résection préalable et momentanée de la paroi externe de l'orbite peut être très utile dans les cas de récidive ou d'échec de la ligature de la carotide.

6° Dans ces conditions c'est à l'opération indiquée plus haut qu'il faut donner la préférence.

7° Toutes les fois qu'on soupçonnera une néoformation, il faudra commencer par la résection préalable de la paroi de l'orbite.

D ROUBLEFF.

Le procédé de Kronlein dans les néoplasmes du nerf optique (*Med. Obosr.*, n° 12, 1900). — GOLOVINE rapporte un cas de tumeur intra-oculaire chez un enfant de quatre ans qu'il a enlevée d'après le procédé de Kronlein, c'est-à-dire par une résection temporaire de la paroi externe de l'orbite. Ayant ouvert aussi la cavité oculaire, il a pu constater que la tumeur prenait naissance sur la sclérotique où il y avait une sorte de col correspondant par son diamètre au nerf optique normal; à partir de ce point la tumeur prenait une forme de boudin et se trouvait placée par sa plus grande partie dans l'intervalle entre les muscles droits externe et interne de l'œil, s'appuyant à la paroi inférieure de l'orbite.

L'auteur a sectionné le nerf optique au niveau du globe oculaire après avoir repoussé ce dernier en dedans, la tumeur a été sectionnée au niveau du trou oculaire.

L'hémorragie a été insignifiante. La paroi reséquée a été rappliquée sans être fixée par des sutures. La plaie cutanée a été suturée et dans la cavité oculaire on a introduit un drain très mince.

Un mois après l'opération, l'enfant a quitté l'hôpital. La fente oculaire ne s'entr'ouvrait que de 5 millimètres; le globe oculaire paraissait quelque peu retombé au fond de l'orbite et déplacé en dedans: sa mobilité est très limitée, la cornée qui a conservé toute sa transparence a perdu sa sensibilité; la pupille est dilatée et immobile, les milieux de l'œil transparents, la pupille pâle, la rétine assez injectée, le fond de l'œil semé de taches pigmentaires sur le fond pâle de la vasculaire atrophiée.

La tumeur enlevée a été après l'examen reconnue comme un fibrosarcome myxomateux de la membrane arachnoïde du nerf optique.

D. ROUBLEFF.

Traitement des conjonctivites suppurées. (*Med. Obosr.*, n° 12, 1900), — SASSAPAREL a abandonné depuis deux ans l'emploi du nitrate d'argent dans le traitement des conjonctivites suppurées : il a remplacé le nitrate d'argent par une pommade au sublimé :

Sublimé.........	1 gr.
Vaseline.........	1200 gr.

En y ajoutant pour diminuer la douleur un peu de cocaïne et en pratiquant le massage externe de l'œil.

Ce traitement a donné à l'auteur de très bons résultats : la conjonctivite disparaît rapidement sans aucune complication, la durée du traitement est dans ce cas bien plus courte que dans le traitement au nitrate d'argent. En outre, ce traitement n'est pas douloureux.

D. ROUBLEFF.

L'acoïne dans la thérapeutique oculaire (*Thérapeutique moderne russe*, n° 10, 1900). — Discutant les avantages que présente l'acoïne sur la cocaïne dans la thérapeutique oculaire, KNORTJEFFEN, se basant sur ses observations personnelles, arrive à cette conclusion que les avantages de l'acoïne sur la cocaïne sont les suivants :

1° L'acoïne détermine une anesthésie plus longue de la cornée ;

2° L'acoïne n'exerce aucune action sur la pupille ni sur l'accomodation;

3° L'acoïne ne modifie pas la pression intra-oculaire ;

4° L'acoïne est moins toxique ;

5° Les solutions d'acoïne peuvent se garder longtemps.

D'un autre côté, voici quels sont les inconvénients de l'acoïne, toujours comparativement à la cocaïne ; ces inconvénients, disons-le tout de suite, sont, d'après l'auteur, plus importants que les avantages que nous avons signalés plus haut :

1° L'inconvénient dominant de l'acoïne consiste en ceci, que l'anesthésie conjonctivale déterminée par cette substance est peu sûre et très inconstante;

2° L'acoïne détermine une douleur très intense, des larmoiement, des clignements et parfois de la photophobie, une assez forte injection vasculaire de la conjonctive et des paupières ;

3° Sous l'influence de l'acoïne, il se produit dans le cul-de-sac conjonctival inférieur une sécrétion séreuse sous forme de filaments.

Bien que les avantages de l'acoïne soient fort nombreux, l'auteur estime en conséquence qu'il faut renoncer à son emploi dans la thérapeutique oculaire opératoire.

D. ROUBLEFF.

Le massage vibratoire dans la thérapeutique oculaire (*Medic. Obosr.*, n° 12, 1900). — KOCKASCHVILI a expérimenté le massage vibratoire pratiqué à l'aide de la plume d'Edison adaptée par Maklakoff, dans de différentes affections oculaires. Les observations citées par l'auteur montrent que ce procédé n'exerce une action incontestablement favorable que dans les épisclérites (14 cas). Quant à l'action du massage vibratoire dans d'autres affections oculaires, kératite parenchymateuse (8 cas), ulcère de la cornée avec hypopyon (7 cas), taies de la cornée (13 cas), synéchie postérieure partielle (2 cas), cataracte traumatique (3 cas), elle a été à peu près la même que celle des autres procédés habituellement employés.

D. Roubleff.

Maladies vénériennes
Maladies de la peau

Dr MOREL-LAVALLÉE

Médecin des hôpitaux

Traitement du lupus tuberculeux par le permanganate de potassium, par L. Butte (*Annales de thérapeutique dermatologique et syphilitique*, 20 janvier 1901). — L'auteur présente une méthode nouvelle pour le traitement des lupus tuberculeux. Il s'agit de l'application d'une solution de permanganate de potassium sur les parties atteintes de lupus.

L'auteur a essayé sa méthode dans tous les cas de lupus vulgaire qui se sont présentés à son observation.

Ces cas sont au nombre de 16, et toujours il s'est agi de lupus tuberculeux agminé de la face, excedens ou non excedens, datant de plusieurs années.

Voici comment il procède : Toute la partie atteinte de lupus est soigneusement lavée, soit avec du savon à l'icthyol, soit avec l'émulsion antiseptique suivante :

Eau distillée..........	200 grammes
Teinture de savon ..	50 —
Teinture de benjoin...	5 —
Sublimé..............	0,30 centig.

puis on y applique quotidiennement pendant 12 ou 15 minutes une compresse imbibée d'une solution tiède de permanganate de potassium à 2 0/0.

Au bout d'une dizaine de jours on s'aperçoit que les tubercules sont recouverts d'une légère croûtelle noirâtre, ils sont affaissés, ne présentent plus au toucher la sensation d'élevure, ils sont comme atrophiés, et le peu qu'il en reste a une consistance moins molle. En même temps on constate que les autres portions de la peau malade sont plus lisses et plus tendues et, dans le cas de lupus excedens, on voit se produire un commencement de cicatrisation.

Après ces dix jours, le traitement ne doit plus être appliqué que tous les deux jours et cela pendant deux ou trois mois.

A ce moment, la peau est unie, on n'y sent plus généralement de tubercules apparents, mais elle conserve de la rougeur et un aspect cicatriciel ; le processus semble être arrêté, mais les traces de la lésion restent et il est bon d'appliquer un fard pour masquer ces traces autant que possible.

Si, par hasard, quelques nouveaux tubercules réapparaissent au bout d'un certain temps, il suffit de faire pendant quelques jours de nouvelles applications de permanganate pour les voir s'affaisser.

Dans les 16 cas soumis à l'observation de l'auteur un seul s'est montré plus rebelle ; il a fallu plus d'un an pour obtenir les résultats qui ont été acquis au bout de deux ou trois mois dans les autres cas.

Au début les applications du topique ne sont pas très pénibles ; cependant certains malades, les femmes surtout, se plaignent d'une sensation douloureuse persistant une ou deux heures. Une friction avec une pommade à la cocaïne amène un soulagement rapide.

Dans quelques cas, l'auteur a constaté qu'à la fin du traitement la peau devenait plus sensible et que le permanganate à 2 0/0 était mal supporté ; il a alors diminué la dose et employé une solution à 1 0/0.

Tels sont les résultats obtenus. On ne peut affirmer que les applications à 2 0/0 de solutions de permanganate de potassium amènent la guérison absolue et définitive du lupus vulgaire, mais elles arrêtent la marche de la maladie, elles sont faciles à appliquer, à la portée de tous. Ce sont là des avantages appréciables et sur lesquels il est utile d'attirer l'attention des praticiens.

L'auteur a essayé l'emploi des mêmes solutions de permanganate contre le lupus érythémateux. Les résultats obtenus paraissent favorables, mais son expérience ne portant que sur deux cas ne lui permet pas de se prononcer d'une façon définitive.

E. Vogt.

Du traitement des ulcères variqueux par la dissociation fasciculaire du nerf sciatique, par Silvy (*Thèse de Paris* 1900). — L'ulcère variqueux est la conséquence d'une triple altération, artérielle, veineuse et nerveuse. C'est un trouble du système nerveux trophique : à l'élongation du nerf sciatique, on doit préférer la dissociation fasciculaire qui est un procédé simple et rapide. Quoiqu'un petit nombre de cas en aient été publiés jusqu'ici, ils sont suffisamment démonstratifs. Cette méthode donne surtout d'excellents résultats dans les ulcères qui ne sont ni trop étendus, ni trop profonds.

P. Sainton.

Trai[illegible] *sche Z. f. Chirurgie*, vol. 58, fasc. 1 et 2). L'appareil à air chaud de Bier a donné à l'auteur de remarquables résultats pour le traitement des engelures (cas chroniques surtout). Le gonflement diminue rapidement, les vésicules dessèchent et les petites escarres tombent au bout de peu de jours. Il suffit souvent d'une seule séance pour rendre aux parties malades toute leur motilité. La guérison a été obtenue en 6 à 20 jours, au moyen d'une séance quotidienne de 15 à 30 minutes de durée.

Le traitement est toujours fort bien supporté.

E. Vogt.

L'héliosine dans la syphilis, (*Thérapeutique Moderne russe*, n° 11, 1900) — Lichatscheff publie un travail sur l'emploi de l'héliosine chez les syphilitiques, procédé indiqué comme on sait par Lalande.

L'héliosine est préparée en faisant agir pendant un laps de temps très long (1 mois environ) du chlorure de sodium sur des cornes de jeunes veaux.

Cette action doit s'exercer dans l'obscurité.

L'héliosine présente les parties constitutives suivantes :

Keratine	5,3
Phosphate de chaux ..	0,30
Sulfate de chaux....	0,03
Chlorure de sodium ...	8,37
Sulfate de potasse.	traces

(Pour un litre).

L'héliosine est un liquide transparent d'une saveur fortement salée et d'une odeur nauséabonde, qui doit être conservé dans des flacons hermétiquement bouchés et dans l'obscurité.

Le médecin russe a employé l'héliosine chez 8 malades atteints d'accidents syphilitiques de degré et d'intensité différents. Chez 4 malades les accidents tertiaires survenaient pour la première fois; chez 4 autres il s'agissait de récidives. Comme traitement local, l'auteur emploie dans les cas où les lésions sont par trop étendues, des cautérisations au crayon de nitrate d'argent. Les injections d'héliosine ont été pratiquées dans le tissu sous-cutané du dos et des fesses, d'abord tous les jours (deux seringues de Pravaz à la fois) puis tous les deux jours (même dose) et enfin tous les deux jours (une seule seringue).

Ces injections ont été suivies immédiatement de douleurs assez intenses.

La douleur aux points d'injection persistait jusqu'au lendemain quoique atténuée. On n'a jamais observé ni abcès ni rougeur des téguments ni tuméfaction aux points d'injection.

La température ne s'éleva pas — excepté dans un cas — où il y a eu élévation de température peu notable du reste (38°), mais accompagnée d'un frisson.

L'état général et l'appétit s'améliorent dès les deux premières injections.

Les phénomènes syphilitiques ont disparu avec une rapidité maxima chez un malade atteint de roséole primitive (après 11 injections) et minima chez un malade atteint de récidive de syphilis papuleuse suppurée (après 28 injections). En moyenne les phénomènes syphilitiques disparaissent après 15 injections d'héliosine.

Sans se prononcer d'une façon définitive l'auteur estime en se basant sur ses observations personnelles que *les phénomènes de la période condylomateuse disparaissent sous l'influence d'injections sous-cutanées d'héliosine et que cette disparition se fait assez rapidement*. Y a-t-il dans les cas ainsi traités des récidives? Les observations ultérieures seules pourraient le montrer. En tous cas, conclut l'auteur, l'héliosine mérite l'attention. Et peut-être viendra-t-il un moment où ce nouveau moyen thérapeutique aura remplacé complètement dans le traitement de la syphilis, le mercure, sur les inconvénients duquel il est inutile d'insister.

D. Roubleff.

Maladies des Voies urinaires

Dr Chevalier,

Chirurgien des hôpitaux,

Ancien chef de clinique de la Faculté

Remarques sur les indications de la taille dans le traitement des calculs de la vessie, par Guyon (*in Ann. Gen. Ur.* 1901, p. 1). — A propos de l'histoire d'un malade de 69 ans chez lequel la lithotritie pour un calcul urique, fut impraticable et dut être remplacée par une taille hypogastrique pratiquée 11 jours plus tard, Guyon passe en revue les indications de la taille pour calculs de la vessie.

On peut, lorsque au cours d'une lithotritie, on est obligé de la suspendre, ne pas faire la taille séance tenante, mais attendre et même refaire une nouvelle tentative de lithotritie, qu'on ne prolongera d'ailleurs pas.

Il faut savoir qu'il y a pour les calculeux à pierres dures et grosses des dangers graves, pour la taille un peu moins que pour la lithotritie.

La trop grande dureté du calcul peut être présumée pour les calculs uriques qui ont plus de 5 centimètres, ou bien les déformations de la vessie peuvent rendre la prise impossible. Enfin les calculs formés sur corps étrangers peuvent être impossibles à broyer.

Le grand nombre de calculs peut également imposer la taille, ou bien encore l'état de l'urèthre empêchant l'introduction du lithotriteur (enfants). Quant à la prostate, seule une très volumineuse prostate peut gêner la lithotritie et imposer la taille.

Quant aux calculs phosphatiques, il faut d'abord opérer la désinfection de la vessie avant de faire la lithotritie, et dans les cas où cette désinfection ne peut être obtenue, on fera la taille.

E. Chevalier.

Radiographie pour corps étrangers de la vessie chez l'enfant et calculs (*in Bull. Soc. chir.* 1901 p. 211 et 255). — Phocas a décelé par la radiographie une épingle à cheveu dans la vessie d'une fillette de 3 ans 1/2, où elle provoquait de la cystite : guérison par cystotomie. Il a chez 2 enfants décelé des calculs par la radiographie et les a opérés par la taille.

Albarran croit que l'on peut ordinairement faire le diagnostic sans radiographie et si on emploie les rayons X il recommande une ampoule à petit vide.

Il croit que chez les fillettes on doit essayer de prendre les épingles à cheveu par leur boucle et ne se résoudre à la taille qu'en cas d'insuccès.

Loison emploie la radiographie même chez l'adulte : il prend même une ampoule à vide intérieur équivalent à une étincelle de 15 à 18 cent. et place le sujet en position demi-assise pour que la pierre arrive dans le bas fond de la vessie.

E. Chevalier.

L'opération de l'hypospadias balanique, par de Quervain (*in Sem. med.*, 1901 p. 65) — Au lieu des procédés habituels d'autoplastie, l'auteur décrit les deux procédés de Beck-Marwedel et de Bardenheuer. Ce dernier a les préférences de l'auteur.

Faire une incision en Y ou en T contournant l'orifice anormal de l'urèthre et passant par le bord libre du prépuce et descendant sur le raphé du penis. Libérer les deux volets, disséquer et isoler l'urèthre sur une étendue de 25 à 30 millimètres, plutôt plus que moins : ne pas oublier de dilater ou de fendre le méat uréthral. Ceci fait ou bien aviver les bords de la gouttière balanique et y fixer l'urèthre attiré (Beck-Marwedel) ou mieux tunelliser le gland en le transfixant avec un trocart (Bardenheuer) ou un bistouri placé transversalement (Beck) on place dans le sens antéro-postérieur (de Quervain). Ceci fait, à l'aide d'une pince glissée dans le tunnel attirer à travers ce dernier l'urèthre et le fixer au nouvel orifice du gland par 4 points de suture. Suturer ensuite les incisions. Donner du bromure pour éviter les érections. Réparer ensuite les fistules qui pourraient se produire.

E. Chevalier.

Deux cas de tumeur mixte du rein, par Imbert (*in Ann. Gen. Ur.* 1901 p. 129). — L'auteur relate deux observations de tumeurs mixtes du rein, et fait l'historique et l'exposé anatomo-pathologique de cette portion. Cliniquement les tumeurs mixtes du rein évoluent comme des tumeurs bénignes, elles ont une tendance fâcheuse à la bilatéralité et frappent de préférence l'enfant, chez lequel les tumeurs dites sarcomes, et dont l'évolution est si rapide, ne sont ordinairement que des tumeurs mixtes (adénomyosarcomes). Pour révéler la présence des fibres musculaires il est souvent indispensable de pratiquer un grand nombre de coupes de la pièce à examiner. On voit en outre du tissu cartilagineux graisseux, élastique, conjonctif et épithélial (glandulaire). Il semble que ces tumeurs se développent surtout aux dépens des noyaux pararénaux inclus dans la capsule (Albarran-Imbert).

E. Chevalier.

Rein mobile. Crises douloureuses avec rétention d'une minime quantité de liquide. Néphropexie. Guérison, par Le Dentu et Delbet (*in Ann. Gen. Ur.*, 1901, p. 17). — A propos de l'histoire d'une femme de 28 ans, guérie d'accidents douloureux par la néphropexie, les auteurs indiquent les indications de l'intervention. Celle-ci était justifiée parce que les douleurs avaient nettement pris l'aspect de crises intermittentes d'hydronéphrose, surtout caractérisées par de la congestion rénale bien plus encore que par la rétention.

Le mécanisme de la guérison par la néphropexie reste obscur, mais le résultat n'en est pas moins excellent.

E. Chevalier.

Bleu de méthylène dans la nephrite parenchymateuse aiguë (*medicinskoie Obosrenie*, n° 10, 1900). — Neustab a administré le bleu de méthylène dans 24 cas de néphrite parenchymateuse aiguë (18 cas de néphrite scarlatineuse chez les enfants, 6 cas de néphrite chez les adultes, les doses ne sont pas indiquées d'une façon précise).

Les résultats obtenus dans tous les cas ont été très satisfaisants. Le bleu de méthylène augmente la diatèse, favorise l'excrétion des déchets et supprime l'albumine. Les œdèmes disparaissent et la composition du sang s'améliore, l'hématurie existant chez quelques malades disparaît rapidement.

L'auteur ajoute que ni les bains diurétiques ni aucune autre substance médicamenteuse n'ont jamais déterminé un effet aussi rapide et aussi favorable dans la néphrite.

Dr Roubleff.

Gynécologie et Obstétrique

Dr R. Blondel,
Chef du Laboratoire de la Maternité
à l'hôpital de la Charité

De la cœliotomie vaginale, par H. Fritsch (Bonn) (*Centralblatt für Gynækologie*, 1900, n° 50). — Tous les opérateurs sont d'accord pour opérer par le vagin tout ce qui peut être opéré par cette voie. La question se pose donc, en face de chaque cas d'affection des organes génitaux, si la voie vaginale est possible. L'auteur passe en revue les diverses variétés de ces affections.

Dans les cas de tumeurs ovariques, la voie vaginale n'est indiquée que quand on a pu établir avec certitude le diagnostic de kyste bénin de l'ovaire, ce qui est en général possible. Il s'agit d'individus jeunes, bien portants d'ailleurs. Chez ces jeunes filles, qui doivent se marier plus tard, il est certes agréable et utile de conserver l'intégrité de la paroi abdominale.

Les myomes s'opèrent très souvent par en bas; l'opération est peut-être d'une exécution plus difficile, mais c'est là une considération secondaire. On est étonné de tout ce qu'une malade peut supporter quand on peut se dispenser d'ouvrir le ventre; on évite l'infection, les troubles de circulation par abaissement de la pression abdominale, le dessèchement du péritoine à l'air, les lésions du péritoine. Si le péritoine conserve son état physiologique, hémorragie abondante, narcose prolongée ne constituent plus de dangers.

Néanmoins l'auteur conclut : seules les tumeurs ovariques ne dépassant pas le volume d'une tête d'enfant, facilement mobilisables, régulièrement conformées, doivent être enlevées par le vagin.

Dans les cas de grossesse extra-utérine, l'auteur pose la règle suivante : En présence d'une grossesse extra-utérine ancienne rompue, ayant formé une hématocèle rétro-utérine, donc située dans la cavité de Douglas, il faut procéder exclusivement par la voie vaginale. Il n'est pas nécessaire de toujours enlever le sac, pourvu que tout le contenu soit vidé et qu'il reste une grosse ouverture. En présence d'une grossesse extra-utérine récente, dépassant le volume du poing, ou d'un kyste impossible à atteindre par l'espace de Douglas, il faut procéder par l'abdomen.

Il est particulièrement difficile de fixer des règles pour l'intervention dans les affections inflammatoires des annexes. Voici sur ce point la conclusion de l'auteur. Dans les cas de collections suppurées contiguës au vagin, il faut chercher à évacuer le pus par la cavité de Douglas, en conservant les organes. Est-il nécessaire d'extirper les tumeurs annexielles, et veut-on ne pas enlever tous les organes génitaux internes, comme le font Landau ou Schauta, alors il faut préférer la voie abdominale.

Quant à la technique opératoire, il faut choisir celle qui donnera le plus d'accès au champ opératoire et exposera le moins à des complications.

Pour la myomectomie, on fait d'abord la colpotomie antérieure pour avoir accès à la face antérieure de l'utérus. Quelquefois il est préférable d'attaquer le myome par l'espace de Douglas. Pour les autres tumeurs, l'auteur conseille l'incision sagittale du Douglas, partant de suite derrière la lèvre postérieure. Après incision de la cavité de Douglas, on introduit un doigt dans le rectum et on prolonge l'incision jusqu'au contact de l'intestin. On enlève la courte valve et on place une longue valve de Simon dans la plaie. En tirant l'utérus en haut, en écartant latéralement les deux lèvres de l'incision, en exerçant d'autre part à l'aide de la valve une pression sur l'angle inférieur de la plaie, on voit déjà une partie de la tumeur, on a de bons renseignements sur sa nature et des indications pour l'opération.

R. Blondel.

Tamponnement vaginal systématique dans l'annexite chronique, par A. Kornitsky (*Thèse de Saint-Pétersbourg*, 1900; in *Gynécologie*, n° 1901). — L'auteur a essayé ce mode de traitement chez 21 malades. Tous ces cas étaient très anciens. Au point de vue étiologique, on pouvait invoquer dans 8 cas la blennorragie et dans 13 la puerpéralité. Dans 13 de ces cas l'annexite était compliquée de péritonite. L'affection [illegible]t unilatérale chez 11 malades, bilatérale chez [illegible]. Le tamponnement était pratiqué à l'aide de g[illegible]e antiseptique dont on remplissait toute la ca[illegible]e vaginale. Le tampon restait en place pend[illegible]t toute la durée du traitement, sauf aux époq[illegible]s menstruelles. On le renouvelait tous les d[illegible]x ou trois jours. Les résultats sont les suivan[illegible] : Les douleurs pelviennes, parfois très inten[illegible]s, ont disparu très vite. Les exsudats péritonéaux et du tissu cellulaire se sont résorbés. Les adhérences se sont distendues et sont devenues souple. L'utérus a repris sa position normale. Les menstruations sont devenues plus rares et moins prolongées. L'état général des malades s'est amélioré.

On obtient surtout de bons résultats par le tamponnement vaginal systématique dans les cas non compliqués de péritonite.

Étant donné la simplicité, l'innocuité du procédé, qui n'exige pas de repos au lit, l'auteur conclut que le tamponnement vaginal systématique mérite d'occuper une large place dans la gynécologie conservatrice.

R. Blondel.

Traitement des annexités par les boues médicinales et les injections intra-utérines par Paritchev. (*Jour. rus. d'Obstétrique et de Gynécologie*, 1900, in *Gynécologie* 1901 n° 1. — Les boues médicinales agissent surtout dans les affections inflammatoires et exsudatives pelvi-annexielles, mais restent sans grande action sur les altérations de la muqueuse utérine. Aussi l'auteur leur joint-il les injections iodées intra-utérines d'après la technique de Grammatieati.

Les injections étaient faites tous les deux jours, le matin, après le bain de boues; la quantité de solution alcoolique d'iode (à parties égales) variait de 1 à 2 grammes à 3 grammes au maximum. Elles étaient très rarement assez douloureuses pour nécessiter l'emploi de suppositoires calmants. Il est préférable de se servir d'une canule à un seul orifice central, car la canule de la sonde de Braun donne un jet très violent.

Les bains étaient prescrits de la façon suivante : une caisse de 110×35 centimètres et dont une des parois était beaucoup plus élevée que toutes les autres, était placée dans la baignoire et remplie de boue chauffée (la capacité de ces caisses est de 8 à 10 seaux); la malade y prenait place, après quoi on remplissait la baignoire d'eau à 30-34° R. La teneur de la caisse était évaluée de façon à ce que la boue n'arrivât qu'à mi-corps ; de cette manière on avait à la fois un demi-bain de boue et un bain minéral entier. Ces bains étaient répétés tous les deux ou trois jours.

L'auteur a pu poursuivre ce double traitement jusqu'à la fin chez 19 malades atteintes d'annexites et d'endométrites très anciennes. L'amélioration était beaucoup plus rapide chez les malades soumises à la fois aux bains et aux injections que chez celles qui ne prenaient que les bains. La durée totale du traitement était de trois à huit semaines. Chez des femmes soumises au traitement en question les annexites ont complètement disparu et chez les 9 autres elles ont été très notablement améliorées. En ce qui concerne l'endométrite, elle a complètement disparu dans 15 cas; chez les 4 autres malades les phénomènes douloureux ont notablement diminué.

R. Blondel.

A propos de l'opothérapie ovarienne, par Picqué (*Le Progrès Médical*, 9 mars 1901). — Avant de proclamer l'utilité de l'opothérapie ovarienne, il faudrait commencer par prouver que la suppression de la sécrétion ovarienne est de nature à amener des troubles dans l'organisme et que les troubles réels observés après l'ablation des ovaires sont bien sous sa dépendance. On ne procède, en général du reste à l'ablation de cet organe que lorsqu'il est malade et que sa sécrétion n'est sans doute plus normale.

On a accusé l'ablation des ovaires de provoquer des psychoses post-opératoires, mais l'auteur a démontré que des accidents ne sont pas plus fréquents que lorsqu'on opère sur le périnée par exemple ou même en dehors de la sphère génitale.

Que penser des troubles vaso-moteurs, de l'adipose, de l'excitation ou de la dépression consécutifs à l'intervention ? Ces phénomènes sont attribuables bien plutôt à la suppression de la menstruation et ont été observés du reste par l'auteur à la suite d'opérations fort diverses (amputation du sein, néphropexie, curetage, etc, et enfin résection de l'épaule chez un homme).

En résumé, pour éclaircir cette question de la sécrétion ovarienne et des accidents attribuables à sa suppression, il faudra tenir compte davantage à l'avenir, de la fonction menstruelle, de l'état mental antérieur des malades, de leurs prédispositions héréditaires. Il faut enfin, avant d'instituer un traitement opothérapique, demander l'avis des aliénistes.

E. Vogt.

Pédiâtrie

Dr Thiercelin

Chef de clinique à la Faculté de Médecine

Broncho-pneumonie aiguë de l'enfance, par E. Ausset (*L'Echo médical du Nord*, 3 février 1901). — Dans la broncho-pneumonie de l'enfance, l'auteur préconise le traitement suivant :

Dans la période fébrile, il importe surtout de ne pas nuire au malade ; les agents physiques ont une bien plus grande efficacité que les agents chimiques, donc il ne faut prescrire ces derniers que lorsqu'il y a indication formelle.

Le meilleur moyen de décongestionner le poumon, c'est de faire de la révulsion ; et la meilleure révulsion est celle que l'on obtient par l'emploi simultané des *cataplasmes sinapisés* et des *bains chauds*.

Dans les cas de moyenne intensité, on prescrira un cataplasme sinapisé très chaud à appliquer toutes les douze heures; dans les cas graves, on en mettra un toutes les huit heures.

Le bain devra être prescrit à une température de 35-36° d'une durée de cinq à dix minutes, suivant l'âge et la réaction de l'enfant, et il faudra le renouveler toutes les trois heures, jusqu'à sédation des phénomènes locaux et abaissement de la température. Si on s'aperçoit que cette sédation ne s'effectue pas, on abaissera la température de l'eau jusqu'à 32°, 30° et même 28° et l'on sinapisera deux bains par vingt-quatre heures. *Les bains sinapisés* sont particulièrement indiqués quand il existe de la tendance au collapsus et de la cyanose.

Dans les cas très graves, dans les broncho-pneumonies doubles très étendues, dans les formes pseudo-lobaires, on se servira, dans l'intervalle des bains, *de compresses froides*, appliquées sur le thorax et recouvertes d'un taffetas gommé. Ces compresses amènent une rubéfaction de la peau, absolument comme le sinapisme, et font par suite une révulsion continuelle. En outre, par action réflexe, elles rendent la respiration plus active et plus profonde.

On ne cessera jamais brusquement les bains, on les espacera de plus en plus, afin d'éviter des retours offensifs.

S'abstenir du vésicatoire, car, si ultérieurement on voulait baigner le malade, la plaie cutanée risquerait de s'infecter dans l'eau du bain : d'autre part, le vésicatoire peut avoir une fâcheuse influence sur les reins des petits enfants déjà sous le coup de la maladie infectieuse primitive.

Se garder aussi de mettre des ventouses scarifiées, les broncho-pneumonies étant d'autant plus fréquentes que l'enfant est plus jeune, il s'ensuit qu'on devrait les appliquer dès la première enfance ; à cet âge, toute soustraction de sang est obsolument désastreuse.

Il faut absolument s'abstenir de vomitifs. Il n'existe pas de plus mauvaise pratique, et il n'est pas besoin d'avoir vu beaucoup de broncho-pneumonies pour constater que l'ipéca et *a fortiori* l'émétique augmentent l'affaiblissement des malades, leur prostration, les dépriment alors qu'il faudrait les stimuler, et parfois même les conduisent au collapsus et à la syncope. *Les expectorants eux-mêmes devront être abandonnés*, et l'on devra réserver l'emploi du kermès, de l'oxyde blanc d'antimoine, pour le moment où l'alvéole pulmonaire est libérée, où la bronchite reste seule ; ces deux médicaments sont trop nauséeux, le premier surtout est trop actif, et le plus souvent ils suffisent à faire vomir l'enfant.

Pour agir sur les sécrétions, rien ne vaut les bains et cataplasmes sinapisés qui, en activant la circulation pulmonaire, en facilitent la résorption.

Le transport des sécrétions pulmonaires est aussi facilité par des fumigations et des pulvérisations antiseptiques. On fait bouillir en permanence, sur un réchaud, dans la chambre du malade, la mixture suivante :

Acide thymique........	1 gr.
Teinture d'eucalyptus...	ãã 50 gr.
Teinture de benjoin.....	
Eau..................	1 litre.

On pulvérisera très fréquemment de l'eau boriquée à 30 0/0 à l'aide de la marmite de Lucas-Championnière. L'atmosphère est ainsi incessament imprégnée de vapeurs antiseptiques et balsamiques ; la liquéfaction et l'expulsion des mucosités sont ainsi facilitées.

3° *Evacuer les poisons.* — Dans le but d'exciter l'activité des émonctoires naturels à l'élimination des toxines, il sera très utile, au début de la maladie, de purger le malade. Le calomel devra être choisi. On en prescrira de 10 à 20 centigrammes suivant l'âge du petit malade.

Les reins devront être ménagés et surveillés avec attention. Dans ce but, on doit s'abstenir de prescrire des narcotiques, de la belladone ou de l'aconit, des médicaments actifs.

On poussera à l'urination par le régime lacté, les boissons abondantes ; on se trouvera aussi très bien, pour atteindre ce but, d'injections sous-cutanées de sérum artificiel à la dose de 100 grammes répétées trois fois par jour. Ces injections de sérum ont non seulement une action diurétique remarquable, mais encore une action tonique évidente sur le système nerveux et la circulation.

On prescrira avec avantage les bains et les inhalations d'oxygène.

Il faut être très parcimonieux de quinine et d'antipyrine.

Le bain, sera le meilleur antithermique à prescrire.

Dès que la maladie prendra un certain degré de gravité, on administrera à titre préventif des toniques du cœur. La caféine est un excellent médicament, mais elle a l'inconvénient de beaucoup exciter le système nerveux et d'amener de l'insomnie. Il vaudra mieux employer la spartéine, dont on fera matin et soir une injection de 5 milligrammes.

Sulfate de spartéine.... 0 gr. 05
Eau distillée bouillie.... 10 grammes

Un centimètre cube représente cinq milligrammes de médicament.

Si la fatigue du cœur se manifeste, on corsera les doses et on injectera un centigramme matin et soir.

Les inhalations d'oxygène (3 à 4 litres par heure) rendent les plus grands services pour remonter le muscle cardiaque, et parer aux accidents d'asphyxie et de collapsus. En ce cas, on joindra aux injections de spartéine des injections d'huile camphrée, un gramme matin et soir de la solution à 1 p. 10.

L'indication des toniques et des stimulants est formelle. S'il n'y a que peu ou pas d'albumine dans les urines, on prescrira une cuillerée à café de champagne, toutes les heures, dans un peu d'eau sucrée; il importe, en effet, de fractionner beaucoup les doses, mais de les répéter souvent. On y joindra la potion suivante :

Teinture de Kola....	àà	2 grammes
Teinture de cannelle.		
Acétate d'ammoniaque		4 —
Julep gommeux......		q.s. pʳ 120 gr.

A prendre par cuillerées à dessert toutes les deux heures.

Pour un enfant de trois à quatre ans.

Les injections sous-cutanées de sérum artificiel trouvent encore ici leur indication. Mais alors il convient de les injecter à doses fractionnées et souvent répétées; 40 à 50 grammes toutes les quatre heures.

6° *Hygiène thérapeutique*. — On veillera à la propreté extrême de la peau ; on désinfectera la bouche par des lavages à la liqueur de Labarraque en solution à 50 0/00 dans un litre d'eau bouillie; on fera des instillations dans le nez d'huile mentholée à 1 0/0 ; on se souviendra qu'une solution plus concentrée serait trop caustique : il vaut mieux répéter les instillations que d'employer les solutions fortes. Du lait, des tisanes abondantes et du bouillon constitueront l'alimentation.

La convalescence est habituellement très lente. On prescrira une alimentation réparatrice, adaptée, bien entendu, à l'âge de l'enfant, pour éviter la dyspepsie ou la gastro-entérite. Pour prendre un exemple : s'il s'agit d'un enfant de trois ans, on donnera des purées de légumes, des œufs, du lait, de la viande pulpée, du poisson maigre bouilli, des cervelles, des crèmes, des fruits cuits, des fromages frais. On prescrira des médicaments toniques et reconstituants : le sirop de raifort iodé, à la dose de trois ou quatre cuillerées par jour.

Lorsqu'il y a catarrhe bronchique, on prescrira des modificateurs des sécrétions bronchiques. On ordonnera un suppositoire matin et soir avec un centigramme de carbonate de gaïacol; on emploiera les sulfureux à l'intérieur et en pulvérisation, et si la situation sociale le permet, on enverra les enfants dans le Midi, à Cannes, à Menton.

On doit toujours avoir présent à l'esprit que la broncho-pneumonie commence par une infection bronchique. Donc, dans tous les cas où un enfant présentera du catarrhe bronchique, on mettra tout en œuvre pour éviter cette complication. Comme c'est le plus habituellement du nez, de la bouche et des premières voies respiratoires que viennent les microbes coupables, on désinfectera avec soin le nez et la bouche; et, à l'occasion de la moindre bronchite rubéolique, grippale ou autre, on fera des lavages antiseptiques de la bouche et du nez; de cette façon on empêchera souvent la broncho-pneumonie de se produire. Lorsque dans une famille, un enfant sera atteint de broncho-pneumonie, on l'isolera de ses frères et sœurs.

E. Vogt.

Contribution à l'étude de l'action et des indications de la digitale chez les enfants (*Thérapeutique moderne Russe* n° 10, 1900). — Sous ce titre Lapiner publie un travail fort important.

Tout d'abord il indique ce fait que les particularités anatomiques et physiologiques de l'âge infantile, surtout en ce qui concerne le système vasculaire, créent des conditions permettant l'administration de la digitale chez les enfants sur une bien plus large échelle et dans des affections bien plus nombreuses que chez les individus adultes.

On sait que la digitale exerce une action directe sur le myocarde et même sur l'appareil nerveux cardiaque; mais l'action essentielle de la digitale s'exerce par l'intermédiaire du système nerveux par le nerf vague, dont l'action est inhibitoire pour le cœur, et par les branches du sympathique dont l'action consiste à augmenter l'énergie systolique du cœur.

Or, on sait que l'âge infantile présente, entre bien d'autres, cette particularité que le nerf vague n'exerce pas sur le cœur une action inhibitoire suffisante. Donc l'action des doses thérapeutiques de digitale sur un cœur d'enfant s'exercera surtout sur le myocarde d'un côté et sur les branches du sympathique de l'autre (l'action de ces branches sur les fonctions cardiaques est moins intense chez l'enfant que chez l'adulte).

En tenant compte de ce qui précède on est en droit de penser que la digitale (comme son action s'exerce surtout sur le myocarde et les branches du sympathique), augmentera l'énergie systolique du cœur et que le sang sera lancé avec une plus grande force dans le système artériel, sans produire un ralentissement aussi net du pouls que chez l'adulte. C'est là une circonstance très importante, car l'organisme de l'enfant présente un petit volume et une immense superficie : il est donc obligé d'émettre une grande quantité de calorique pour compenser ses pertes. Ce résultat ne peut être atteint qu'avec une circulation du sang très rapide, d'où il résulte que si la digitale ralentissait le pouls comme elle le fait chez l'adulte, elle serait, malgré l'augmentation de la pression sanguine, absolument inapte à l'usage thérapeutique chez les enfants. D'un autre côté on sait que la digitale, en outre de son action sur le cœur, agit encore sur les vaisseaux sanguins. Les doses modérées déterminent la contraction des artérioles, d'où résulte l'augmentation de la pression sanguine et l'accélération de la circulation artérielle ; les petites doses, administrées d'une façon continue pendant un certain laps de temps, agissent sur le système vasculaire périphérique bien plus énergiquement que sur le cœur lui-même.

Ce sont précisément ces conditions-là qui sont précieuses pour l'emploi de la digitale chez les enfants : le cœur de l'enfant, relativement plus volumineux que celui de l'adulte, est cependant encore de petit volume comparativement au système vasculaire très étendu et voilà pourquoi, bien que le cœur de l'enfant travaille plus rapidement que celui de l'adulte, sa force de pression est loin d'être aussi grande que celle de cœur de l'adulte. La pression sanguine dans la grande circulation est donc bien plus faible chez l'enfant que chez l'adulte. Or, la pression sanguine faible dans la grande circulation constitue chez l'enfant, — étant donné la nécessité pour son économie d'une nutrition et d'une oxydation des tissus plus énergiques, — un point important dont il faut souvent tenir grand compte dans différents états pathologiques, comme par exemple dans l'anémie, affection qui se rencontre souvent chez l'enfant. Dans l'anémie la nutrition des tissus et les échanges organiques sont fort insuffisants en raison même de l'état pathologique où se trouve l'économie : si l'on y ajoute la faible pression sanguine existant normalement chez l'enfant, on comprendra pourquoi il est si difficile de guérir chez lui l'anémie. Or, la digitale, en augmentant la pression sanguine, contribue par ce fait même à rendre les tissus plus riches en sucs et le sang plus concentré. Les mêmes services sont rendus par la digitale dans la tuméfaction des ganglions mésentériques, affection de la plus haute fréquence chez l'enfant.

Les enfants supportent très bien la digitale. Lapiner estime que cette plante est pour ainsi dire créée tout exprès pour leur nerf vague peu impressionnable, leur système vasculaire étendu, leur faible pression sanguine. Il croit donc qu'il faut recourir à la digitale dans l'anémie, la tuméfaction des ganglions mésentériques et bronchiques, dans les infiltrations inflammatoires chroniques des poumons et dans les symptômes de défaillance cardiaque, car la digitale exerce sur la circulation et la nutrition du myocarde la même action que sur la circulation et la nutrition en général.

D. Roubleff.

Arsenic à hautes doses dans la chorée aiguë des enfants (*Medecinskoïe Obosrenie*, n° 8, 1900). — Tchernoff a employé dans 9 cas, l'arsenic à hautes doses suivant le mode d'administration indiqué par Comby et Filatoff. La dose totale est pour Comby de 0,040 cent. et pour Filatoff elle varie de 0,14 à 0,028 mil. L'auteur a constaté que les effets favorables du traitement ont été très rapides. Dans 3 cas cités par l'auteur la guérison est survenue respectivement le 12e, 14e et 27e jour. Mais presque tous les malades ont souffert de vomissement et d'une soif assez intense ; chez quelques-uns le pouls devint fréquent et inégal. Les symptômes d'intoxication ont été particulièrement prononcés chez une fillette hystérique. S'agit-il dans ces cas d'une intoxication presque passagère ? Resté-t-il des traces durables de cette intoxication ? Voilà une question qui jusqu'à nouvel ordre ne saurait être tranchée.

L'auteur, dans le traitement de la chorée aiguë, cherche à agir tout d'abord sur les facteurs étiologiques : rhumatisme, affection cardiaque, endo et péricardite, hystérie, etc. La première amélioration obtenue, il administre l'eau arsenicale ferrugineuse de Levico. Et, remarque importante, en administrant l'arsenic sous cette forme, jamais l'auteur n'a constaté aucun symptôme d'intoxication. Il commence par donner deux cuillerées à café ou à dessert de cette eau, progressivement cette dose est portée à 8-10-16 ; arrivé là, on commence à diminuer progressivement.

L'auteur conclut en disant que si le traitement par l'arsenic à hautes doses suivant les indications de Comby et Filatoff donne des résultats plus brillants que le traitement de Serres, en revanche la première méthode est bien plus dangereuse et exige la surveillance constante du médecin.

D. Roubleff.

Opération radicale des hernies infantiles (*Deutsche med. Wochenschrift* 7 mars 1901).

MAASS rappelle que les hernies du nourrisson guérissent en général spontanément, mais si ce résultat n'est pas obtenu à la fin de la première année, le pronostic n'est plus si favorable, et l'on devra alors songer à l'intervention, que l'auteur a entreprise 33 fois : dans 2 cas, il s'agissait de hernies ombilicales, et dans un de hernie des annexes. Les 30 autres cas (hernies inguinales) ont radicalement guéri, et cela sans récidive, ce qui se comprend quand on se rappelle les modifications subies par le canal inguinal au cours du développement : on sait que ce canal prend avec le temps une position beaucoup plus oblique. Les opérations plastiques si parfaites que l'on recommande pour l'adulte deviennent ici superflues, Karewski a constaté que jusqu'à 4 ans les opérations plastiques sont inutiles; l'auteur va plus loin et se contente de la résection du sac jusqu'à 7 ans.

Il résulte de ce fait que l'intervention chez l'enfant devient aussi simple que possible; la seule difficulté consiste dans l'isolement minutieux du cordon. Il suffit d'une incision de 3 à 4 cm. pour permettre d'extraire de la plaie le sac herniaire avec le testicule. Aussitôt qu'on a reconnu les limites supérieures du sac, son isolement n'offre plus de difficultés. Dans la variété congénitale vraie, il faut aller jusqu'à l'anneau interne pour effectuer cet isolement. L'auteur n'ouvre pas le sac, qui du reste se déchire souvent au cours de l'opération : après avoir réduit l'anse herniée, on attire le sac fortement à soi, on le tord plusieurs fois sur lui-même et on le lie à la soie, aussi haut que possible après transfixion. Pas de tamponnement : pansement occlusif au collodion iodoformé. Le 6e jour, on enlève les sutures. Peu après l'opération un œdème assez marqué se développe, mais il est de courte durée.

L'anesthésie locale ne peut, en présence de l'agitation des enfants, être employée, et la narcose est malheureusement indispensable, même dangereuse, car chez les nourrissons, il est fort difficile de ne pas dépasser la dose limite de chloroforme. Bien que les accidents observés par l'auteur aient pu être victorieusement combattus dans tous les cas par les moyens classiques (tractions rythmées de la langue entr'autres), il est préférable, quand on le peut, de s'abstenir d'intervenir chez le nourrisson.

Les dangers d'infection sont moins grands : si l'on n'ouvre pas le sac, on ne risque aucune infection du péritoine : ce dernier est du reste fort tolérant chez l'enfant. C'est plutôt du côté du scrotum et des organes qu'il contient qu'il y a quelque complication à craindre.

En résumé, l'opération radicale de la hernie inguinale chez l'enfant, sans être tout à fait inoffensive, dépasse pourtant de beaucoup dans les résultats obtenus l'intervention chez l'adulte. Pour l'ombilic, la question doit être réservée, car l'auteur a observé une récidive sur 2 cas opérés.

E. VOGT.

L'alcool et la pédiâtrie, par FŒRSTER (*Therap. Monatshefte*, mars 1901). — On sait que la croyance à l'effet galactogène de l'alcool est fort répandue dans le public, surtout dans la classe ouvrière : le nourrisson peut fort bien subir l'influence de cet alcool ingéré en quantités souvent exagérées.

Plus tard, les parents administrent, en général après une maladie fébrile avec convalescence un peu longue, dans le but de les remonter, à leurs jeunes enfants, des liquides alcooliques : le pli une fois pris, on continue, même après guérison complète.

On observe chez les enfants alcooliques les mêmes accidents que chez les adultes; la cirrhose est heureusement chez eux susceptible de guérison, et il en est de même des autres manifestations facilement diagnosticables.

Mais il existe en dehors de ces troubles depuis longtemps connus une série de phénomènes sur lesquels il faut attirer l'attention. En premier lieu, l'inappétence, provoquant la chloro-anémie, dont la cause vraie reste ignorée de l'entourage et du médecin. En outre, l'influence sur le système nerveux, qui est beaucoup plus grande que chez l'adulte, puisque le poids du cerveau représente chez l'enfant le septième du poids total (1/45 chez l'adulte). On comprend ainsi aisément que l'enfant souffre d'autant plus de l'imprégnation alcoolique qu'il est plus jeune.

La conclusion qui s'impose est donc la suivante : l'alcool doit être en pédiâtrie rejeté de l'arsenal thérapeutique autant que faire se peut, et être entièrement prohibé lorsqu'il s'agit de l'alimentation de l'enfant sain.

E. VOGT.

Utilisation du plasmone dans l'alimentation du nouveau-né par TITTEL (*Therap. Monatshefte* mars 1901). — On sait que le plasmone est une préparation albuminoïde tirée du lait écrémé, contenant 72,53 0/0 d'albumine, dont 95 0/0 sont susceptibles d'être résorbés.

Il faut se garder, en administrant ce produit éminemment digestible, de vouloir aller trop vite : le danger de surmenage intestinal est réel, car l'augmentation de poids s'obtient facilement avec le plasmone et on a une tendance naturelle à forcer les doses dans ces circonstances. Dès que l'on s'aperçoit d'un temps d'arrêt dans la courbe ascendante du poids, il faut diminuer la dose de plasmone administrée. On observe en général à ce moment critique une certaine agitation chez le nourrisson.

En ajoutant 1 0/0 de sel de cuisine à une solution de plasmone, on augmente notablement la digestibilité de cette dernière.

40 nourrissons ont été soumis à l'alimentation sus-dite : les meilleurs résultats ont été obtenus à 12 mois. Tous les enfants traités étaient insuffisamment alimentés, et malgré les faibles doses administrées (3 cuillerées à café par jour, jusqu'à 6 mois), l'effet thérapeutique a toujours été promptement obtenu.

On peut aussi faire prendre le plasmone en nature, mélangé à du beurre et étendre sur du pain, aux nourrices dont le lait est peu nutritif.

E. Vogt.

Pharmacologie

Dr E. Vogt

Ex-assistant à la Faculté de Médecine de Genève

Préparation de l'arséniate de quinine, par M. Guigues (*Répertoire de pharmacie*, 10 février 1901.) — On trouve peu d'indications dans les auteurs, relativement à la préparation de l'arséniate de quinine ; l'*Officine* conseille d'ajouter de la quinine à une solution d'acide arsénique ; mais elle ne dit pas quelle quinine et quel acide arsénique il faut employer.

Le procédé que propose M. Guigues consiste à prendre une solution de 10 gr. de sulfate de quinine dans 500 gr. environ d'eau distillée acidulée par l'acide sulfurique et à précipiter la quinine par l'ammoniaque en léger excès ; on lave le précipité jusqu'à ce que les eaux de lavage ne troublent plus avec le chlorure de baryum ; on met cette quinine en suspension dans 250 gr. d'eau, environ, et on chauffe doucement, en ajoutant par petites parties une solution étendue d'acide arsénique, jusqu'à réaction franchement acide ; on ajoute ensuite une solution très étendue d'ammoniaque, en ayant soin de surveiller la réaction avec un papier de tournesol ; au moment où la neutralité absolue est atteinte, il se forme dans le liquide de fines aiguilles, et par refroidissement, une cristallisation abondante se produit ; on lave les cristaux à l'eau froide ; on essore entre des doubles de papier à filtrer et on fait sécher à l'air libre.

On obtient ainsi un arséniate de quinine cristallisé en fines aiguilles soyeuses, incolores, inaltérables à l'air, peu solubles dans l'eau froide, solubles dans l'eau chaude, contenant 71 pour 100 de quinine.

E. Vogt.

Les eigones bromés, (*Therap. Monatshefte*, février 1901). — Ces corps albuminoïdes, analogues aux eigones iodés, contiennent environ 11 0/0 de brome combiné ; on les distingue en eigones bromé et peptobromé : ce sont des poudres blanches inodores et insipides, dont la dernière seule est soluble dans l'eau.

L'eigone bromé présente de grands avantages, à la dose moyenne de 3 grammes, à prendre le soir, dans les cas de prurit intense accompagné d'insomnie, quand on craint que les préparations bromées courantes ne provoquent des dermatites. Chez une malade atteinte de céphalalgies, des doses de 2 grammes d'albumine bromée, prises le soir, enrayèrent les accès bien mieux que le bromure de potassium pris auparavant, car le lendemain matin la patiente était capable de reprendre ses occupations, ce qui n'arrivait pas avec les préparations classiques.

Pour combattre les érections douloureuses de la blennorrhagie, l'eigone est supérieur aux bromures ordinaires, car il ne présente aucun des inconvénients inhérents à l'emploi de ces derniers.

E. Vogt.

Intolérance pour l'arsenic (*Med. Obosr.*, n° 12, 1900). — Deux médecins russes, Katschkatschef et Poukhovsky, rapportent chacun un cas d'intolérance pour l'arsenic. Il est généralement admis que la dose de la liqueur de Fowler même maxima ne détermine aucun accident.

Or les cas cités par deux auteurs montrent qu'il est toujours prudent en thérapeutique de ne pas trop généraliser. Ainsi, chez un étudiant, 2 gouttes de liqueur de Fonler provoquaient des symptômes très nets d'intoxication. Chez le même individu la dose de 3 gouttes a déterminé des phénomènes tellement graves qu'on a été obligé de recourir à un antidote. Dans un autre cas (paysan de 25 ans) on a observé des phénomènes graves d'intoxication après l'administration de 18 gouttes en trois jours (6 gouttes à la fois).

Dans ce cas on a observé un collapsus complet et l'on n'a pu sauver le malade qu'en administrant des excitants. Dès qu'on eût suspendu le traitement par l'arsenic, tous les phénomènes fâcheux ont disparu.

D. Roubleff.

Action des poisons sur l'économie en rapport avec l'état du système nerveux (*Med. Obosr.*, n° 12, 1900). — Ivanoff a fait d'intéressantes expériences sur des grenouilles et des lapins qui ont montré d'une façon incontestable que l'action exercée par des poisons sur l'économie se trouve en rapport avec l'état du système nerveux. Ainsi, l'action du curare s'est manifestée plus rapidement chez les grenouilles chez lesquelles on avait préalablement irrité par un courant induit le nerf sciatique.

L'irritation du segment central du nerf sensitif sectionné a également rendu plus rapide l'intoxication par le curare.

L'irritation faradique de la moelle ou du plexus lombaire arrête rapidement les convulsions déterminées par la strychnine.

Le courant galvanique exerce la même action; il en est de même de l'action des courants de haute tension et de haute fréquence et de la section des nerfs.

Au contraire, l'irritation de la peau rend plus rapide l'intoxication par le curare.

D. Roubleff.

Utilisation thérapeutique de la chaleur (*Société de médecine interne de Berlin*, 14 janvier 1901). — Lindemann constate que les bains de lumière (lampe à incandescence ou à arc) ne provoquent qu'une hyperthermie générale minime: la peau en revanche présente une hyperthermie par hypérémie cutanée active. On observe en outre une sudation souvent très accusée, qui ne s'accompagne d'aucune accélération du pouls; il en résulte que l'existence de troubles cardiaques fonctionnels ou organiques ne constitue pas une contre-indication à l'emploi de la méthode. Bien plus, l'orateur a enregistré dans plusieurs cas de ce genre des améliorations marquées.

Munter ne croit pas à une action spécifique des bains de lumière; leurs effets sont identiques à ceux obtenus avec l'application locale de la chaleur. On ne saurait comparer les bains de lumière électrique à la méthode de Finsen qui concentre sur un point peu étendu l'action chimique seule et cherche à se débarrasser du sang circulant dans la région traitée. La lampe à arc donne une lumière diffuse, à action chimique presque nulle, qui exerce son action sur une surface cutanée gorgée de sang. En utilisant l'hypérémie par stase (Ziemssen, Bier) et la chaleur humide, on obtient de meilleurs résultats qu'avec la chaleur sèche, qui est désagréable pour le patient.

En résumé, on peut, par les anciennes méthodes d'application de la chaleur, obtenir les mêmes effets qu'avec la lumière électrique dont le prix est élevé et le mode d'application compliqué.

E. Vogt.

Valeur du végétarianisme, par Albu. (*Société méd. de Berlin*, 20 février 1901). — L'orateur a expérimenté la nourriture exclusivement végétale chez une femme d'un certain âge pesan 37,5 kilogs. Depuis 6 ans, le sujet est soumis à ce régime et s'en trouve fort bien. Les recherches de chimie biologique ont démontré un parfait équilibre des échanges nutritifs. L'apport en aliments azotés n'atteignait pas les chiffres généralement admis comme nécessaires: il est probable que la consommation en excès d'hydrocarbures et de graisses contribuait à maintenir l'équilibre. Il est donc possible de s'alimenter par ce régime.

Reste à savoir si ce régime est recommandable. L'orateur en a obtenu de bons résultats dans les névralgies des neurasthéniques, les gastro-entérites nerveuses, mais à condition de ne l'employer que pendant 6 à 8 jours de suite, la constipation chronique, l'obésité, si le sujet n'est pas un gros mangeur, la goutte, les névroses cardiaques, les néphrites et certaines dermatoses.

Les contre-indications sont les affections organiques du tube digestif, l'atonie cardiaque. Les inconvénients sont constitués par le peu de digestibilité de l'albumine végétale, le volume des aliments et le manque de variété dans l'alimentation.

E. Vogt.

Galvanisation, par le Dr A. Tripier (*Revue de cinésie et d'électrothér.* 20 février 1901). — Pour étudier les applications galvaniques de très faible intensité, mais de durée très longue, l'auteur a adopté, comme type général d'élément combustible, un disque de zinc de 7 centimètres de diamètre, revêtu de peau entre deux couches d'amadou et pour fermer le circuit un disque de charbon garni de même.

L'application qui a été faite le plus souvent est la galvanisation *sacro* ou *lombo-postcervicale*, chez des malades qui n'avaient pas de pile chez eux. Les résultats ont paru du même ordre que ceux de la voltaïsation, moins nets en masse, peut-être pour une large part en raison des conditions d'observation moins favorables.

Contre les insomnies par éréthisme général, applications du coucher au lever. Résultat généralement bons, quelquefois nuls; les malades attribuent souvent ces derniers à la gêne que leur causerait l'appareil.

Dans le tabès, même application; avantageuse contre les douleurs. Pas de renseignements sûrs à l'endroit des complications faciales ou de la marche.

Dans les galvanisations sacro-postcervicales contre les anaphrodisies spinales; traitement difficile à faire suivre; diagnostic pathogénique souvent hésitant; résultats obscurs ou d'interprétation délicate.

Dans les lombagos, les résultats, quelquefois parfaits sont variables. Il en est de même dans les algies sciatiques, où un diagnostic utilisable n'est pas toujours possible.

Un cas de cancer probable de l'estomac fut amendé, lentement il est vrai, par des applications métalliques et où une survie de vingt ans conduisit la malade à l'âge de soixante-neuf ans.

Dans un cas de vaginisme ancien avec orgasme spontané, bon résultat d'abord, puis suspension du traitement par suite d'avaries des contacts. Au bout de deux ans, l'amélioration obtenue persistait et avait même progressé. Depuis, l'auteur se contente dans le vagin d'applications de trois à cinq heures, qui lui paraissent suffisantes.

Le parallèle entre la galvanisation et la voltaïsation met en cause un des facteurs de l'énergie, l'*intensité*, que les conditions de la pratique portent à doser en raison inverse de la durée des applications. Il en est un autre, la tension, qu'on devra faire entrer en ligne de compte. A peu près éliminé dans la galvanisation, d'une valeur qui cesse d'être négligeable dans la voltaïsation, il devient tout à fait prédominant dans la franklinisation, où c'est le tour de la quantité de disparaître.

On confond quelquefois avec la galvanisation ces *applications métalliques* qui ont donné quelquefois dans des circonstances mal définies, des résultats thérapeutiques très remarquables. L'auteur a autrefois essayé d'expliquer leur action par un mécanisme électrique en admettant qu'elles opéraient au niveau de la peau, des dérivations des courants dus à l'électrogénèse physiologique. Mais cette explication ne tiendrait pas en présence de faits admis comme authentiques, où les mêmes effets auraient été obtenus d'applications de disques de bois, de gaïac plus particulièrement.

E. Vogt.

FORMULAIRE DE THÉRAPEUTIQUE CLINIQUE

GASTRALGIE

Il est des gastropathies habituellement douloureuses; d'autres qui ne le sont qu'exceptionnellement.

La douleur est l'apanage de l'hyperchlorhydrie et surtout de l'ulcère, ainsi que du cancer, avec ou sans sténose du pylore; elle est au contraire exceptionnelle chez les hypopeptiques et les apeptiques, mais peut survenir cependant chez ces derniers, surtout quand il existe des acides de fermentation ou une flatulence excessive. Elle peut encore survenir chez les malades dont l'estomac est déplacé (estomac radical).

Indications générales du traitement de la douleur.

Repos au lit si la douleur est intense.

Suppression du régime habituel et son remplacement par le *régime lacté*.

Dans certains cas (voir plus loin), *suppression absolue de toute alimentation par la bouche*; usage exclusif des *lavements alimentaires*.

Suppression de l'alcool, du tabac et surtout des *médicaments* (tels que naphtol, noix vomique, élixirs chlorhydro-peptiques) toujours inefficaces, surtout nuisibles. Il est souvent indiqué de supprimer les alcalins chez les hyperchlorhydriques qui en font abus, l'usage prolongé des alcalins entretenant l'excitation de la muqueuse stomacale.

Applications de la *compresse de Priessnitz froide* ou *chaude* suivant les cas (certains malades ne supportent pas les compresses froides); applications d'un sac en caoutchouc rempli d'eau chaude et recouvert de flanelle ou d'une enveloppe en feutre; ce simple moyen est préférable aux *pulvérisations d'éther, de chlorure de méthyle*.

Les moyens externes suffisent dans la majorité des cas, quand les malades ont été soumis au repos et au régime lacté; quand la douleur est particulièrement intense, il faut employer momentanément les nervins pour la calmer.

Les *préparations opiacées* sont d'un emploi banal, mais leur usage n'est pas indifférent: l'*opium est un excitant stomacal*; il faut donc employer les préparations opiacées: laudanum, gouttes noires anglaises, gouttes blanches de Gallard, poudre d'opium brut, extrait thébaïque, morphine, codéine, à petites doses et pendant un temps limité.

La poudre d'opium est habituellement associée à la craie, à la magnésie, au bismuth:

Magnésie calcinée...... } ãã 0 gr. 20
Sous-nitrate de bismuth. }
Poudre d'opium brut. 0 gr. 01 à 0 gr. 02

pour un paquet, 2 à 6 par jour.

L'extrait thébaïque se donne à la dose de 2 à 10 centigrammes en potion ou pilules.

Les gouttes noires et blanches aux doses de 2 à 4 par jour;

Le laudanum à la dose de V à X gouttes (mieux vaut employer l'élixir parégorique à doses cinq fois plus élevées).

La codéine en pilules de 2 à 5 centigrammes; la morphine à la dose de 2 milligrammes à 1 centigramme.

Si la douleur est intolérable, l'injection de morphine peut être nécessaire; mais il faut se souvenir que les gastropathes deviennent très facilement morphinomanes.

La *belladone* est préférable à l'opium, parce qu'elle n'a aucun effet modérateur sur la sécrétion gastrique; en tous cas, elle est mieux tolérée.

Extrait de belladone en potion, pilules, solution dans l'eau de laurier cerise 2 à 4 centigrammes.

Julep gommeux.......	120 grammes
Extrait de belladone...	0 gr. 04

Une cuillerée toutes les deux heures.

On peut encore utiliser la *jusquiame* (extrait, 0 gr. 10; teinture, 0 gr. 50 à 1 gramme).

Teinture de jusquiame....	àà 10 gr.
— de ciguë........	
Essence d'anis............	X gouttes

X à XXX gouttes avant les repas. (G. Sée).

Le *chanvre indien* (0 gr. 03 à 0 gr. 05 d'extrait gras).

La *coca* et surtout le chlorhydrate de cocaïne sont d'assez bons sédatifs :

Extrait de coca.......	10 grammes
Sirop d'écorce d'orange amère............	50 —
Eau de tilleul.........	100 —

par cuillerées à café d'heure en heure.

La cocaïne se donne à la dose de 1 à 5 centigrammes par jour :

Eau de chaux.........	100 grammes
Chlorhydrate de cocaïne..............	0 gr. 05

Une à quatre ou cinq cuillerées à dessert.

L'*eau chloroformée* à la condition d'être diluée est également efficace :

Eau chloroformée saturée..............	150 grammes
Eau de menthe ou de fleurs d'orangers....	30 —
Eau..................	120 —

1 à 6 cuillerées à bouche par jour.

On peut encore utiliser l'*eau bromoformée saturée* (Mathis) dont une cuillerée à soupe contient environ 6 centigrammes de bromoforme.

Médicaments à ne pas employer : antipyrine, *bromures, solanine.*

INDICATIONS SPÉCIALES

(Hyperchlorhydrie).

Repos au lit, lait, compresses humides; bicarbonate de soude à hautes doses (une cuillerée à café à la fois jusqu'à sédation) :

Ou :

Bicarbonate de soude......	0 gr. 60
Craie préparée............	0 gr. 20

pour un cachet. Un toutes les heures.

Mieux vaut le *sous-nitrate de bismuth.*

Magnésie calcinée......	5 grammes
Sous-nitrate de bismuth.	15 —

pour 10 paquets un toutes les heures.

Ou, dans l'hyperchlorhydrie avec hypersécrétion, le sous-nitrate de bismuth, pris à doses massives, 10 à 20 grammes, en une seule fois, le matin à jeûn, en suspension dans un verre d'eau tiède. Le malade devra se coucher alternativement, sur le dos, le ventre, l'un et l'autre côté pour favoriser la répartition du bismuth sur toute l'étendue de la muqueuse.

Lavages de l'estomac : *lait* (coupé au tiers d'eau d'Evian : suppression des féculents, du pain, de tous les aliments fermentescibles.

(Ulcère gastrique avec ou sans sténose).

Alimentation rectale exclusive :

4 à 6 lavements alimentaires par jour; chaque lavement composé de :

Eau tiède....	un verre
Peptone sèche	deux cuillerées à soupe
Jaune d'œuf..	n° 1

Ou :

Lait.........	un verre
Œufs battus..	n° 2
Chlorure de sodium....	2 grammes

Pansement au bismuth (voir plus haut).

Ne revenir que très prudemment à l'alimentation par la bouche; commencer par un demi-litre de lait par jour.

(Cancer de l'estomac.)

Lait ou *képhir, potages féculents, purées, viande pulpée.*

Lavages de l'estomac en cas de sténose pylorique.

G. LYON.

VARIÉTÉS & NOUVELLES

Le Voyage d'études aux Eaux minérales de 1901. — Les deux premiers « Voyages d'études médicales » aux eaux minérales françaises, organisés par le Dr Carron de la Carrière, ont eu pour itinéraire les stations du Centre et celles du Sud-Ouest.

Celui de cette année comprendra les stations du Sud-Est de la France : Evian, Divonne, Saint-Gervais, le Sanatorium d'Hauteville, Aix, Marlioz, Challes, Salins-Moutiers, Brides, Allevard, Uriage, la Motte, Vals, Lamalou.

Comme les précédents, il est placé sous la direction scientifique du Pr Landouzy qui fait sur place des conférences sur la médication hydro-minérale, ses indications et ses applications.

Le voyage de 1901 aura lieu dans la première quinzaine de septembre.

Le programme détaillé sera publié dès que les Compagnies de chemins de fer auront fait connaître leurs horaires d'été.

Nécrologie. — Le Pr Manasseine, directeur du *Wratch*, vient de succomber à Saint-Pétersbourg. La science et la corporation médicale russe perdent en lui un de ses meilleurs représentants.

Le Pr Manasseine n'était pas seulement un clinicien émérite et un maître qui a inspiré de nombreux travaux à ses élèves qui avaient une véritable vénération pour lui, il était aussi et surtout le défenseur le plus ardent de la déontologie professionnelle, pensant avec juste raison que le médecin, comme la femme de César, ne doit même jamais être effleuré d'un soupçon.

Pendant son professorat, il avait refusé de faire la clientèle en ville, donnant tout son temps à ses malades de l'hôpital qu'il venait voir régulièrement deux fois par jour. Pensant que l'on doit toujours laisser la place aux jeunes et que les professeurs ne doivent pas occuper les chaires plus de vingt-cinq ans, il avait donné, après vingt-cinq ans de professorat, sa démission quoiqu'étant en pleine activité scientifique.

Il y a 21 ans, il fonda le *Wratch*, un des meilleurs et des plus anciens journaux de médecine russe. Rien n'y passait, même dans les échos, sans être revu par lui; ce journal qui avait plus de dix mille abonnés, ce qui est énorme pour la Russie, peut être placé au même rang que les *Deutscher*, *Berliner* ou *Munchener Wochenschrift* par l'abondance et la qualité des travaux publiés la Revue des journaux et des sociétés savantes. Malheureusement il va disparaître avec son rédacteur en chef, car, d'après la volonté de celui-ci, la publication du *Wratch* ne sera continuée que jusqu'à la fin de l'année (*Médecine moderne*).

BIBLIOGRAPHIE

Conférences pour l'Externat des Hôpitaux de Paris, *Anatomie, Pathologie et Petite Chirurgie*, par J. Saulieu et A. Dubois, internes des hôpitaux de Paris, 1 vol. grand in-8o de 720 pages, illustré de 200 figures, publié en 15 fascicules bi-mensuels, depuis le 1er Janvier. Chaque fascicule : 1 fr. Librairie J.-B. Baillière et fils, 19, rue Hautefeuille, à Paris.

Deux internes des hôpitaux de Paris, MM. Saulieu et Dubois ont réuni un choix des questions d'anatomie, de pathologie et de petite chirurgie, que chaque année les médecins et chirurgiens des hôpitaux posent aux candidats du *concours de l'externat* et dont ils jugent par là même la connaissance indispensable aux jeunes gens qui vont débuter dans la pratique hospitalière.

Le programme de l'externat comporte tout d'abord une question d'anatomie descriptive. Chaque question est traitée aussi complètement que possible, et exposée de façon claire et intelligible.

On a toujours choisi un plan logique : par exemple, pour exposer les rapports des organes, les auteurs procèdent par voie de dissection, ou par voie chirurgicale. Ils mettent bien en saillie les grandes lignes anatomiques, classiques, ainsi que les points anatomiques qui éclairent les faits pathologiques, ceux qui ont de l'importance au point de vue opératoire.

Mlle Imprimerie, S. Lasnier dir., 24-37, rue St-Lazare, Paris — *Le Propriétaire-Gérant* : R. BLONDEL.

RENSEIGNEMENTS DIVERS

La mortalité en France de 1886 à 1898. — L'administration, depuis quelques années, s'efforce de réunir des renseignements démographiques, notamment sur les causes de décès, dans les villes de France dont la population est supérieure à 5.000 habitants. Ces renseignements, pour une période de treize années; qui vade 1886 à 1898, ont été résumés par M. Paul Roux, sous-chef du bureau de l'hygiène, et M. Henri Reynier, dans un album et une brochure explicative que M. Monod a signalés à l'attention de l'Académie.

Les villes de plus de 5.000 habitants sont au nombre de 584. Elles sont réparties en six groupes d'après la population (Paris forme à lui seul le premier de ces groupes). Elles ont ensemble une population de 12.848.235 habitants, soit à peu près exactement le tiers de la population française (38.268,011 habitants).

Dans l'album, quatorze tableaux en couleur indiquent, pour chacun de ces cinq groupes, et par ville pour celles de plus de 60.000 habitants, le nombre des naissances, celui des mort-nés, celui des décès; le nombre des décès par maladies épidémiques, par tuberculose, par bronchite, par pneumonie; la mortalité infantile.

Les constatations les plus importantes qu'accuse cet ensemble de chiffres sont :

1° La diminution constante du taux de la natalité, compensée par une diminution, légèrement supérieure, du taux de la mortalité. Observons à cette occasion que l'expansion d'une race ne se mesure ni au taux de la natalité, ni au taux de la mortalité, mais à l'écart entre la mortalité et la natalité; or, en France, cet écart est extrêmement faible, de beaucoup inférieur à ce qu'il est dans n'importe lequel des pays dont les statistiques nous sont connues;

2° La constante immigration des campagnes vers les villes : tandis que, pendant la période décennale 1886-1996, l'ensemble de la population de la France augmentait de 0,89 0/0, dans les villes de 5.000 habitants elle augmentait de 11,52 0/0, — ce qui implique qu'elle diminuait considérablement ailleurs — et la proportion est d'autant plus forte que la population des villes est plus élevée (depuis 1,3 dans les villes de 5.000 à 10.000 habitants jusqu'à 18 et 20 0/0 dans les villes de plus de 30.000);

3° La décroissance sensible de la mortalité par maladies épidémiques;

4° La proportion à peu près stationnaire des décès dus à la tuberculose;

5° Le taux considérable de la mortalité infantile.

La proportion moyenne de la natalité, pour la période 1887-1890, avait été 24,05 pour 1.000 habitants; elle est tombée pour la période 1896-1898 à 22,90, soit une diminution de 1,15 pour 1.000 habitants ou, pour notre population urbaine de 12 millions d'habitants, une diminution de naissances de 14.700 par an.

La moyenne annuelle de la mortalité était pour 1886-1890 de 24,56 ; elle n'est plus pour 1896-1898 que de 21,36 ; la diminution est de 3,2 pour 1.000, ou de 41.008 existences. Sur ce chiffre, la diminution des décès par maladies épidémiques a été de 15,350 : 5.650 décès de moins par diphtérie; — 3.000 par fièvre typhoïde; — 2.800 par variole et autant par rougeole; — 900 par coqueluche; — 400 par scarlatine. La proportion de la diminution de la première période à la seconde a été de 39 0/0 pour la coqueluche, 43 pour la scarlatine, 49 pour la fièvre typhoïde et la rougeole, 75 pour la diphtérie et 87 pour la variole.

Quant à la tuberculose, les renseignements fournis à l'administration sont sur ce point par trop incomplets. Il suffira de remarquer que le nombre des causes de mort inconnues, ou non officiellement reconnues, dépasse de beaucoup celui des morts par tuberculose. Il est probable que c'est à la tuberculose qu'est dû un grand nombre de ces décès.

La mortalité infantile atteint encore pour la période 1896-1898 le chiffre énorme de 247 décès annuels pour 1.000 enfants de moins d'un an ; ce chiffre était de 317 pour la période 1887-1890. La diarrhée infantile, sur 25.539 décès, en réclame pour sa part 10.189 (39,9 0/0).

Ces observations suffisent, sans doute, pour faire ressortir l'intérêt du travail, consciencieusement fait et ingénieusement présenté, de MM. Paul Roux et Henri Reynier.

Il appartient aux municipalités et aux médecins d'apporter à la production des renseignements qui leur sont demandés un soin de plus en plus attentif. Peu à peu, avec le concours de tous ces renseignements, jusqu'ici limités aux villes, pourront être fournis par les autres parties du territoire.

Les avantages que pourraient en tirer l'hygiène publique et le pays ne semblent pas douteux. Un pas important est déjà réalisé dans cette voie, et plusieurs départements, répondant à notre appel, ont donné l'exemple.

Congrès périodique, de gynécologie, d'Obstétrique et de Pœdiatrie. — IIIe Session. — Nantes. — Septembre 1901. — La IIIe session du Congrès périodique national de *gynécologie*, d'*obstetrique* et de *pœdiatrie* aura lieu cette année à Nantes et s'ouvrira le 23 septembre 1901, sous la présidence générale de M. le Dr Sevestre, médecin des hôpitaux de Paris, membre de l'Académie de Médecine (section de pœdiatrie), et la présidence de MM. les Drs Segond, professeur agrégé à la Faculté de Médecine, chirurgien des hôpitaux de Paris, pour la section de gynécologie, et Queirel, professeur à l'École de Médecine de Marseille, chirurgien en chef de la Maternité, pour la section d'obstétrique.

Toute personne pourra se faire inscrire comme membre du Congrès, moyennant une cotisation de 20 francs (cette cotisation est réduite à 10 francs pour les étudiants en médecine).

Les membres souscripteurs auront droit à toutes les publications du Congrès et recevront, avant l'ouverture de la session, un exemplaire imprimé de tous les rapports sur les questions mises à l'ordre du jour.

Ils auront droit de participer à toutes les réunions, fêtes, excursions organisées par le Comité local.

Les *questions qui feront l'objet d'un rapport* ont été arrêtées, comme suit, entre le secrétaire général et les présidents des sections :

Gynécologie :

1° De l'antéflexion utérine congénitale, comme cause de stérilité, et de son traitement. Rapporteur : Dr Baudron, accoucheur des hôpitaux de Paris.

2° Des causes qui favorisent la grossesse ectopique; Rapporteur : Dr Varnier, professeur agrégé à la Faculté de médecine, accoucheur des hôpitaux de Paris.

3° De la dystocie par fibrômes; Rapporteur : Dr Boursier, professeur à la Faculté de médecine de Bordeaux, chirurgien des hôpitaux :

Obstétrique :

1° De la rupture utérine; Rapporteur : Dr Varnier.

2° De l'inversion utérine, traitement; Rapporteur : Dr Oui, professeur agrégé de la Faculté de médecine de Lille.

3° Du sort des prématurés : Rapporteur : M. Couvelaire, interne à la Maternité de Paris.

4° Des vomissements incoërcibles de la grossesse ; Rapporteur : Dr Hugé, de Nantes.

5° Sur la mensuration radiographique du bassin; Rapporteur : Dr Morin, de Nantes.

Pœdiatrie.

1° De l'arthritisme chez les enfants; Rapporteur Dr Comby, médecin des hôpitaux de Paris (Enfants malades).

2° Des manifestations méningées, au cours des infections digestives dans l'enfance; Rapporteur : Dr Louis Guinon, médecin de l'hôpital Trousseau, Paris.

3° Des albuminuries intermittentes chez l'enfant; Rapporteur : Dr Méry, professeur agrégé à la Faculté de médecine, médecin des hôpitaux de Paris.

4° La défense de l'enfance (puériculure, allaitement, sevrage); Rapporteur : Dr Ollive, professeur à l'Ecole de médecine de Nantes, médecin des hôpitaux.

5° Des méthodes conservatrices dans le traitement des tuberculoses locales; Rapporteur : Dr Poisson, professeur à l'Ecole de médecine de Nantes, chirurgien de l'hôpital marin de Pen-Bron.

6° De la scoliose, son traitement par la kinésithérapie : Rapporteur : Dr Saquet, de Nantes.

Nantes, 1er février 1901.

Le Secrétaire Général,
Dr V. Guillemet.

TRAVAUX ORIGINAUX

GOITRE EXOPHTALMIQUE FRUSTE (1)

Par M. le Professeur Debove

Il y a peu de jours, je vous entretenais du myxœdème, maladie imputable à l'atrophie ou à l'insuffisance du corps thyroïde ; aujourd'hui, je vous parlerai du goître exophtalmique, autre affection thyroïdienne.

La malade que je vous présente est une jeune femme de 29 ans. Remarquez de suite qu'il s'agit d'une femme, c'est que le goître exophtalmique est quatre fois plus fréquent dans le sexe féminin que dans le sexe masculin. Au contraire, le myxœdème est plus fréquent chez l'homme. Nous avons actuellement dans le service deux myxœdémateux et ce sont deux hommes. Le corps thyroïde semble jouer chez la femme un rôle physiologique plus actif que chez l'homme, il est fréquemment tuméfié chez celle-ci au moment de la puberté et de la ménopause, souvent aux époques menstruelles : c'est ce qui explique que chez elle les phénomènes d'hyperthyroïdisation prédominent.

Souvent, les sujets atteints de maladie de Basedow ont non seulement dans leur passé, mais encore dans celui de leurs ascendants, des troubles nerveux assez graves. C'est le cas de notre malade. Sa mère, dont elle n'a aucune nouvelle depuis très longtemps était très névropathe, elle avait des crises pendant lesquelles elle jetait à terre tout ce qui lui tombait sous la main. Elle a même été et est peut être encore internée à l'asile de Villejuif, pour des crises de mélancolie ; pendant des journées entières, elle pleurait sans motif, elle avait des hallucinations pénibles pendant lesquelles elle voyait des personnages noirs.

Une sœur de la malade est également très nerveuse, elle a des épistaxis qui surviennent tous les jours et même plusieurs fois par jour et qui sont peut être d'origine névropathique. Une autre sœur est bien portante.

De l'âge de 8 ans à l'âge de 21 ans, R..., a été élevée dans un établissement religieux où elle a été mal soignée et incomplètement nourrie. Ce couvent était, retenez ce fait, dans la Haute-Vienne, dans une région où le goître existe à l'état endémique ; on y rencontre souvent, dit la malade, des femmes qui ont une gorge volumineuse et pendante.

Vers l'âge de 18 ans, le cou commença à se tuméfier ; puis l'augmentation de volume suivit progressivement et lentement, sans poussées aiguës. A plusieurs reprises, après sa sortie du couvent, la malade a essayé de travailler comme domestique ; mais elle fut toujours obligée d'interrompre son travail au bout de peu de temps et de retourner à

(1) Leçon professée à la Clinique médicale de la Faculté (Hôpital Beaujon), recueillie par le Dr Paul Sainton.

son couvent, et cela, à cause d'accidents nerveux. Elle avait des crises d'étouffement avec sensation de boule dans la région épigastrique, remontant ensuite le long du cou ; elle était contrainte de s'asseoir, avait des tremblements dans les doigts et perdait connaissance pendant quelques instants. Les phénomènes sont suffisants pour permettre d'affirmer qu'il s'agissait d'accidents hystériques.

Puis, survinrent des troubles gastriques, reconnaissant pour causé une dyspepsie nerveuse, ce sont ces phénomènes qui incitèrent la malade à entrer dans notre service.

A ce moment, ce fut surtout le goître qui attira notre attention ; il est plus marqué à droite où il a le volume d'un gros œuf, qu'à gauche, où il est moins développé. Il n'est point le siège de mouvements d'expansion ou de battements ; aucun réseau veineux ne se dessine à sa surface. Si vous vous rappelez que la malade est d'un pays de goîtreux et que chez elle la tumeur thyroïdienne a existé seule, jusqu'à la fin de l'année dernière, nous pouvons admettre qu'il s'agit d'un goître simple, endémique : mais depuis, sont venus s'adjoindre divers symptômes qui nous obligent à poser un autre diagnostic et à admettre qu'à l'heure actuelle, nous avons affaire à un goître exophtalmique fruste ; parmi ces symptômes nous en retiendrons deux, la tachycardie et le tremblement. Ces deux phénomènes semblent s'être montrés dans des circonstances spéciales.

Au mois de septembre dernier, à la suite d'une discussion avec sa patronne, où son amour-propre fut très vivement froissé, notre malade fut prise d'essouflement, de palpitations qui ont persisté depuis cette époque. C'est à ce moment qu'a vraisemblablement apparu la tachycardie et la tachypnée que nous avons observées : le pouls, variable dans des limites assez grandes, est toujours au dessus de 100, fréquemment à 120, il a pu monter jusqu'à 140. Le chiffre des respirations, également augmenté, est de 30 à 40 par minute.

Le tremblement des mains est assez marqué ; il est léger, à oscillations très petites et très rapides ; il est assez difficile à voir, mais facile à sentir ; si on applique la main sur celle de la malade, après la lui avoir fait étendre, on le constate très nettement.

La malade n'a pas d'exophtalmie ; on ne trouve point non plus chez elle le signe de Græfe, mais elle a un certain état lisse du front et une parésie du muscle frontal, que j'ai déjà eu l'occasion d'observer et de signaler chez d'autres malades de ce genre.

Outre ces symptômes, il nous faut signaler rapidement toute une série de phénomènes nerveux ; l'irritabilité et l'émotivité sont très grandes, la céphalalgie est habituelle, il n'existe pas d'hémianesthésie, mais une diminution de la sensibilité à la face interne des jambes. Le frottement avec l'ongle de la peau du dos, provoque un dermographisme assez intense et persistant. Les régions ovariennes sont douloureuses à la pression.

En résumé, nous avons affaire à une malade hystérique, porteuse d'un goître simple auquel se sont surajoutés des phénomènes basedowiens. Permettez-moi pour un instant, d'abandonner la malade pour traiter de quelques questions théoriques. On considère généralement le goître exophtalmique comme une maladie caractérisée par quatre symptômes capitaux, la tuméfaction thyroïdienne, la tachycardie, l'exophtalmie et le tremblement associés à des troubles nerveux divers, quand elle se montre dans son plein épanouissement. Pour moi, je ne puis considérer la maladie de Basedow, comme une maladie, c'est un syndrôme. En effet, la maladie est un état dû à une cause morbide spécifique, le syndrôme est un groupement de symptômes qu'on peut observer dans diverses maladies. C'est précisément le cas de la maladie de Basedow, on l'observe dans les cas de goître primitivement simple, dans les néoplasmes du corps thyroïde, à la suite d'inflammations thyroïdiennes au cours de maladies infectieuses telles que la fièvre typhoïde et la grippe; elle se développe sans aucun doute sous l'influence de l'hystérie.

Les observations de goîtres simples, transformés en goîtres exophtalmiques sont aujourd'hui très nombreuses; j'en ai fait publier une belle observation par mon élève, M. Brühl, à une époque où la question pouvait présenter quelque intérêt et soulever des controverses. Aujourd'hui ces faits sont universellement admis : Ces goîtres sont dits basedowifiés, dénomination que je n'aime guère, non seulement parce qu'elle est dysphonique, mais encore parce qu'elle suscite l'idée de transformation d'une maladie dans une autre, alors qu'il n'en est rien. Le goître auquel viennent se surajouter des phénomènes basedowiens, ne change pas plus de nature que ne change la maladie du cœur, à laquelle viennent se surajouter des crises d'angine de poitrine. Chez notre malade, qui a vécu pendant longtemps dans un pays de goîtreux, il semble bien que le goître a été simple, jusqu'à l'année dernière. Cette lésion thyroïdienne prédisposait à des accidents basedowiens; ceux-ci ont éclaté sous l'influence d'une vive contrariété. Innombrables sont les faits dans lesquels, sous les yeux même de l'observateur, à la suite d'une émotion intense, s'est développé le syndrôme du goître exophtalmique. J'ai déjà insisté devant vous, à diverses reprises sur le rôle considérable des excitations nerveuses sur les sécrétions des diverses glandes lacrymales, sudoripares, rénales.

Il est fort possible que les sécrétions internes obéissent aux mêmes règles dans le goître exophtalmique nous verrons qu'il s'agit vraisemblablement d'un trouble d'une sécrétion interne, Il est probable, aussi, que l'hystérie a joué un rôle dans la production des accidents; notre malade avait des crises de nerfs qui ne peuvent être attribuées qu'à cette névrose.

Les rapports de l'hystérie avec le goître exophtalmique ont depuis quelque temps déjà, frappé divers observateurs. Ils sont indéniables. Comment doivent-ils être compris? La névrose est-elle une cause ou un effet? ou plus exactement a-t-elle précédé ou suivi le syndrôme basedowien. En effet, l'interprétation des phénomènes peut être différente, suivant les cas. Si l'hystérie a précédé, elle peut être la cause du syndrôme que nous étudions, si elle a suivi, elle peut être l'effet, ce serait une sorte d'hystérie toxique. Chez notre malade, l'hystérie est survenue à l'âge de vingt ans et a précédé de plusieurs années le syndrôme basedowien, de sorte que chez elle, cette névrose semble avoir joué un certain rôle dans sa production.

Je voudrais maintenant aborder avec vous la question de la pathogénie du goître exophtalmique, cette question n'est point purement théorique, car suivant l'idée que les auteurs se sont fait de la maladie, on a plus particulièrement conseillé tel ou tel traitement.

On admet généralement aujourd'hui, que le goître exophtalmique est dû à un trouble dans le fonctionnement du corps thyroïde, on l'a opposé au myxœdème On a même conçu la pathologie de cette glande sous une forme un peu simpliste, en supposant qu'elle pouvait être représentée par deux états, dans l'un, le myxœdème, il y a diminution ou suppression de la fonction; dans l'autre, le goître exophtalmique, il y aurait exagération de la fonction. Il est probable que dans la réalité, les phénomènes sont plus complexes. Il y a, du reste, une réelle ressemblance entre certains symptômes du goître exophtalmique et les effets produits par le traitement thyroïdien. Chez les malades soumis à cette médication, il n'est point rare d'observer de l'accélération du pouls, du tremblement, de la céphalalgie et des troubles intellectuels, pouvant aller jusqu'au délire.

Dans notre service vous avez vu un jeune myxœdémateux, qui est traité par le corps thyroïde ; depuis le début du traitement, il a présenté de la céphalalgie, une accélération du pouls (108 pulsations au lieu de 76) et des troubles intellectuels très accentués. Il est devenu méchant et irritable, se met facilement en colère et refuse de se livrer à aucune occupation. Maintes fois, il a menacé de frapper ses voisins ou l'infirmier, il a battu un de ses camarades à coups de canne, et lancé un verre à la tête d'un autre. Ces phénomènes sont à rapprocher de l'irritabilité nerveuse et des troubles intellectuels que l'on rencontre dans le goître exophtalmique. Si donc, vous rapprochez l'apathie des myxœdémateux, l'irritabilité des basedowiens et les troubles cérébraux des sujets soumis au traitement thyroïdien, vous devrez reconnaître que le corps thyroïde joue un certain rôle dans l'irritabilité nerveuse, dans la production de la colère même avec tendance avec des actes violents ; celle-ci n'est peut être que la conséquence d'une modification passagère dans le fonctionnement du corps thyroïde. Si vous voulez bien vous rappeler que cette glande est entièrement soustraite à l'action de la volonté, vous admettrez qu'il est difficile de mettre la physiologie d'accord avec la doctrine de la responsabilité humaine, telle qu'elle est soutenue par certains juristes et philosophes. Après cette incursion sur le domaine de la psychologie, permettez-moi de conclure de la façon suivante : le syndrôme goître exophtalmique ne semble point dû à une hyperthyroïdisation, mais à une dysthiroïdisation, autrement dit, la glande vasculaire sanguine a non seulement une activité trop grande, mais surtout elle introduit dans la circulation des produits s'éloignant par trop du type physiologique.

Les différents traitements de la maladie de Basedow sont pour la plupart fondés sur la théorie de l'hyperthyroïdisation. On a eu recours à l'ablation du corps thyroïde, ablation incomplète ; car si elle était totale, elle n'aboutirait qu'à transformer le basedowien en myxœdémateux. Le traitement chirurgical du goître exophtalmique compte quelques succès ; mais il faut bien avouer qu'en pareille circonstance l'intervention est des plus périlleuses, il n'est pas rare de voir la mort la suivre de près. J'ai fait pratiquer une opération de ce genre, il y a quelques années, dans cet hôpital même ; la mort rapide de la jeune malade a singulièrement modéré mon ardeur thérapeutique. Dans ces cas, la mort peut être attribuée à ce que le chloroforme et le choc opératoire sont mal supportés, parcequ'il existe déjà une véritable intoxication, parceque la glande, tiraillée au cours de l'opération toujours longue, verse rapidement dans le sang une grande quantité de substances toxiques. La pathogénie des accidents peut être discutée, mais la gravité de ce genre de traitement ne saurait l'être. Il semble cependant que dans les goîtres primitivement simples, auxquels sont venus s'adjoindre les phénomènes exophtalmiques, les dangers opératoires sont moindres que dans les goîtres basedowiens primitifs.

Au lieu de l'ablation du corps thyroïde, on a préconisé la section du sympathique qui ne guérit point la maladie, mais en modifie un certain nombre de symptômes, notamment l'exophtalmie, ce traitement a eu de bons effets dans certains cas, mais non dans tous. C'est ce que nous ferons valoir, quand nous parlerons des traitements médicaux, qu'il nous reste à exposer. Nous verrons en terminant, pourquoi chaque médication proposée a eu des succès et des insuccès.

Le traitement organothérapique lui-même a eu des effets heureux et cependant il est bien irrationnel. Donner du corps thyroïde à un sujet chez lequel il fonctionne trop, est certainement en désaccord avec les conceptions physiologiques. Malgré tout, il compte des succès. Chez notre malade nous avons donné dix centigrammss d'extrait de corps thyroïde ; le pouls s'est élevé à 142 p. le lendemain de l'ingestion. Nous avons suspendu immédiatement la médication et, si vous vous décidez sur la foi de divers auteurs à l'essayer chez les basedowiens, faites-le avec la plus grande prudence.

On a eu recours, dans le traitement de cette maladie, à des ingestions de thymus. Pourquoi ? Simplement parceque l'on avait observé la persistance de cet organe chez certains sujets atteints de goître exophtalmique. Quelques succès ont été constatés à la suite de ce traitement. Il n'est point, en tous cas, très dangereux.

Nous voyons donc que tous les traitements de la maladie de Basedow comptent des succès et des insuccès. Le fait s'explique pour deux raisons : d'abord parceque le syndrôme que nous étudions est symptomatique d'états divers qui ne sont point justiciables du même traitement, en second lieu parce que les goîtres exophtalmiques sont souvent d'origine névropathique et par suite peuvent être améliorés par des phénomènes de suggestion. Rien ne montre mieux le rôle joué en pareille circonstance par le système nerveux, que l'observation suivante qui nous est communiquée par le Dr Bruhl, médecin des hôpitaux et qui a observé la malade avec la compétence que vous connaissez.

Mme X..., âgée de 40 ans, a présenté à la suite d'une émotion (mort inopinée d'un oncle qui a succombé à une crise d'angine de poitrine) le syndrôme du goître exophtalmique : exorbitisme manifeste, goître très appréciable, élargissement du cou, tachycardie (100 à 120 pulsations) avec palpitations, tremblement vibratoire, amaigrissement rapide.

Une légère amélioration s'était manifestée dans son état, lorsqu'au mois de juillet une violente émotion (la mort subite de son mari à la fin du déjeuner), mit rapidement fin aux phénomènes morbides : elle se porte bien depuis cette époque. Toutefois, à l'occasion d'une légère émotion, le syndrôme basedowien (palpitations, tachycardie, exorbitisme) a reparu pendant trois jours et a disparu totalement.

Ici l'émotion a donc été comme la lance d'Achille, elle a pu guérir les maux qu'elle avait produits. Il faut bien avouer que les méthodes de traitement les plus diverses ont des chances sérieuses d'être suivies de guérison chez de pareilles malades ; on ne peut plus s'étonner, que les médications les plus diverses aient amené un certain nombre de succès.

Ici, dans le cas particulier, quel traitement adopterons-nous chez notre malade ? Un traitement purement hygiénique dont le repos, l'hydrothérapie, une nourriture abondante feront les frais. On y joindra quelques médicaments toniques. Si nous obtenons le repos physique et moral, le goître ne disparaîtra point, mais les phénomènes basedowiens seront amendés.

En terminant, je vous signalerai que cette malade est peut être phtisique ; elle a eu des hémoptysies, à l'âge de vingt ans elle a eu une pleurésie qui fut ponctionnée et dura un mois. Elle a été la plus grande partie de sa vie dans un couvent où, dit-elle, il y avait un certain nombre de poitrinaires ; c'est là qu'elle a pu être contagionnée. C'est pour une raison analogue que la phtisie est fréquemment observée chez les basedowiens. Ces malades incapables de travailler séjournent pendant longtemps dans les hôpitaux et s'y contagionnent, car vous savez que nombre de malheureux qui viennent nous demander de les guérir d'affections non tuberculeuses sont placés au milieu de phtisiques, dans des salles infectées dont les poussières contiennent le bacille de Koch. La graine de cette maladie n'est point près de disparaître, par suite de cette transmission incessante de malade à malade.

DE LA MÉTHODE DE BIER

(Analgésie chirurgicale par injection intrarachidienne de Cocaïne)

Communication lue à l'*Académie de Médecine*. Séance du 19 mars 1901

L'analgésie chirurgicale par les injections de cocaïne dans le canal rachidien a été le sujet de très nombreux travaux, et la plupart des Sociétés savantes ont donné leur avis motivé sur cette méthode ; aussi voudrais-je, à propos d'une communication que M. Tuffier nous a faite, convier l'Académie à formuler le sien, d'autant que de la masse dès documents on pourra dégager, sans doute, d'utiles conclusions.

Ce mode d'anesthésie n'est pas né tout d'un coup, et son histoire a franchi trois étapes : dans une première, en 1891, Quincke imagine la ponction lombaire afin de décomprimer les centres nerveux par l'écoulement du liquide céphalo-rachidien ; dans une deuxième, on propose d'injecter par cette voie des substances médicamenteuses pour impressionner directement les éléments médullaires, et Sicard en France, précédé d'ailleurs par Corning, de New-York, a recours à la cocaïne ; enfin, dans la troisième, Bier, de Kiel, a le premier, en avril 1898, l'idée d'utiliser, pour les interventions chirurgicales, l'analgésie que cette cocaïne provoque dans le segment inférieur du corps et peut, grâce à elle, pratiquer six grandes opérations sur les os de la jambe et de la cuisse. Il a donc à la fois imaginé et réalisé la méthode qu'on a nommé la méthode de Bier ; ce n'est que juste, et nous devons nous y résigner en France, si nous voulons ne pas encourir les ironies méritées des journaux d'outre-Rhin. Bier est bientôt imité par Seldowitch et Zeidler, puis par notre compatriote Tuffier qui, de la fin de 1899 au commencement de 1901, pratique près de 300 injections lombaires et, par ses notes à la presse, vulgarisa vraiment la question.

La technique des injections lombaires est à peu près celle que Quincke nous a transmise, et nous ne trouvons que de minimes différences de détail dans la monographie de Tuffier et l'excellent rapport de Racoviceano, au dernier Congrès international de médecine.

L'opérateur se sera muni, d'abord, d'une seringue bien stérilisable, celle de Malassez, par exemple, d'une aiguille de platine iridié à bec court, et d'une longueur de 7 à 8 centimètres, bien obturée par un fil de métal. Quant à la cocaïne, elle sera en solution à 2 0/0, dit Tuffier ; nous préférons 1 0/0, car à ce titre l'alcaloïde a un pouvoir analgésique suffisant, et nous avons prouvé depuis longtemps que les accidents toxiques dépendent beaucoup plus du titre de la solution que de la dose elle-même. Celle-ci sera, d'ailleurs, chez l'adulte, de 1 centigramme 1/2 à 2 et 2 centigrammes et ne les atteindra que dans des cas très exceptionnels. Enfin la solution sera stérilisée ; M. Tuffier dans un article récent, nous dit que ce problème l'a beaucoup préoccupé ; ce problème était résolu dans notre service depuis la fin de 1897, et mon interne en pharmacie, M. Hérissey, me fournit depuis cette époque des solutions de cocaïne en tubes scellés et portés à l'autoclave à 115 et 120 degrés. Plus de mille opérations m'ont prouvé que le pouvoir analgésique de ces solutions n'a été nullement altéré par la chaleur.

Les médecins ponctionnent souvent leurs malades dans la position dite « en chien de fusil » ; les chirurgiens, avec MM. Truffier et Racoviceano, préfèrent asseoir les leurs et leur faire faire « gros dos ». Dans ces deux attitudes, l'espace compris entre les deux vertèbres, bâille, pour ainsi dire, et se prête mieux à la pénétration de l'aiguille. On repère — et c'est le temps le plus délicat — le point où l'on enfoncera cette aiguille. Sur la région lombaire, savonnée à la brosse et frottée à l'éther et à l'alcool, on réunit par une ligne les deux crêtes iliaques, droite et gauche, et cette ligne transversale passe sur l'apophyse épineuse de la quatrième lombaire ; c'est immédiatement au-dessus que l'on plante l'aiguille, soit directement entre les deux apophyses épineuses, soit à un centimètre à droite ou à gauche de l'apophyse, mais en dirigeant alors l'aiguille un peu en haut et en dedans. La pointe traverse la paroi, les masses musculaires et parfois heurte la lame vertébrale ; il faut alors retirer en partie l'aiguille, à moitié du chemin déjà parcouru, et la porter un peu plus haut ou un peu plus bas. Les plus habiles s'y trompent et les opérateurs peuvent s'y reprendre à deux, trois et même cinq ou six fois avant d'arriver sur la lame élastique résistante ; lorsque celle-ci est perforée, l'aiguille est comme libre dans une cavité ; on retire le mandrin et le liquide céphalo-rachidien perle en gouttes plus ou moins rapides.

Mais, quelquefois, le liquide ne sort pas ; il faut alors se garder d'une grosse faute que j'ai commise au moins deux fois, que d'autres ont aussi commise et que ne signalent pas les auteurs ; aucune goutte ne sourd par la canule ; est-on vraiment dans l'espace sous-arachnoïdien ? On pousse encore et la pointe ne tarde pas à atteindre la paroi antérieure dans laquelle elle s'engage en blessant peut-être une des veines du riche plexus veineux qui s'y trouve. Il faudra retirer l'aiguille et recommencer la ponction. Lorsque les gouttelettes transparentes viennent témoigner qu'on est bien dans l'espace, on ajuste la seringue chargée d'un ou deux centimètres cubes suivant que la solution est à 2 ou à 1 0/0, et l'on pousse lentement le piston jusqu'à ce que l'alcaloïde ait passé du corps de la seringue dans le canal rachidien : on retire alors l'aiguille et l'on obture la piqûre de la peau par une légère couche de collodion.

Le résultat normal de cette injection sous-arachnoïdienne est l'analgésie des membres inférieurs et de la région sous-ombilicale, sous-diaphragmatique, dit M. Tuffier. C'est vrai quelquefois, mais assez rarement, si j'en crois mes observations et celles de la plupart des expérimentateurs. Cette analgésie commence tantôt par les pieds, tantôt par les organes génitaux externes, comme je l'ai vu après Racoviceano, tantôt à la fois par les uns et par les autres, et en un temps qui, d'ordinaire, varie de cinq à dix minutes, elle est assez complète pour permettre, sur le segment inférieur du corps, les interventions les plus délicates et les plus étendues ; tissus sains et tissus enflammés, peau, aponévroses, muscles, os, nerfs eux-mêmes, on peut tout couper, tout tordre, tout brûler, tout dilacérer sans que le patient éprouve la moindre douleur et puisse accuser autre chose qu'une simple sensation de contact. Vraiment, dans ces cas heureux, l'analgésie par injection intra-arachnoïdienne est absolument parfaite ; elle nous livre le patient aussi tranquille, aussi passif que dans les meilleures narcoses au chloroforme et à l'éther. Or, comme cette analgésie peut durer 1 heure ou 1 heure 1/2, elle nous permet d'affronter les interventions les plus longues et les plus difficiles.

Il nous reste à évaluer le prix auquel s'achètent ces cas heureux, et la liste est longue des accidents qui accompagnent ou qui suivent les injections lombaires de cocaïne. Mais disons tout d'abord que l'analgésie peut manquer ou être insuffisante et cela pour deux raisons : en premier lieu, et plus souvent qu'on ne le dit, on « rate » l'injection ; l'aiguille ne pénètre pas dans le canal, ou elle traverse, ou il ne s'écoule pas de liquide, ou c'est du sang qui perle de la canule ; bref, on a échoué et, en définitive, on recourt au chloroforme ou à l'éther ; malgré les leçons de notre interne, M. Kindirdhy, très habile dans la manœuvre, j'ai, deux fois, à mes débuts, essuyé cet affront. En deuxième lieu, il faut enregistrer les cas où, malgré une injection correcte, l'analgésie est nulle ou incomplète ou de trop courte durée pour permettre l'acte opératoire : on charge, en général, les relevés de 2 ou 3 p. 100 de ces cas ; ma brève statistique me donnerait un chiffre plus élevé et je signalerai ici une observation où l'analgésie ne survint qu'au bout de 1 h. 1/2, lorsque le patient avait été déjà reporté dans son lit et le chirurgien quittait l'hôpital.

Enfin, on glane, çà et là, dans les recueils, des faits où l'anesthésie a disparu par degrés au bout de 11, de 25, de 29, de 30 minutes, laps de temps très court pour que l'intervention fût terminée. J'ai observé ce matin même un cas où, dans une cure radicale de hernie, à la 11e minute après le début de l'opération, la piqûre de la peau était devenue douloureuse au niveau du champ opératoire.

Reconnaissons, toutefois, que ces ponctions blanches ou rouges, ces analgésies retardées, insuffisantes ou déficientes sont rares; mais ce qui ne l'est pas, ce qui est vraiment la règle, c'est l'apparition d'un ou de plusieurs des accidents qui accompagnent ou qui suivent l'injection intra-rachidienne. Je laisserai de côté les fourmillements, les pesanteurs, les engourdissements des membres, les tremblements parfois gênants pour l'opérateur; et ce matin même ils étaient tels un moment que j'ai dû relever mon bistouri. Les nausées et les vomissements sont plus pénibles non seulement à cause de leur fréquence — ils se montrent dans plus du tiers ou même dans la moitié des cas, — mais surtout parce que, dans certaines interventions sur le ventre, laparotomie, anus artificiel, cure radicale de hernie, ils poussent au dehors la masse intestinale. On objecte qu'ils sont passagers; oui, mais ils peuvent aussi persister 2, 3, 4, 6 jours même, comme dans une observation personnelle. La parésie du sphincter anal, notée dans tous les mémoires, se traduit par des émissions de gaz et de matières fécales qui souillent parfois le champ opératoire; dans un de nos cas, l'incontinence a duré 7 jours; la paraplégie n'est pas exceptionnelle, et une malade, à qui nous avions pratiqué la dilatation pour une fissure, sortit guérie le 3e jour, mais pour entrer le soir même dans le service de M. Rendu, où elle resta près d'une semaine pour une impotence des membres inférieurs. La céphalalgie est l'accident le plus fréquent et se rencontre dans près de la moitié des cas; elle est insupportable; et si, le plus souvent, elle disparaît le 2e jour, elle peut aussi persister 3 ou 4. Enfin, après l'opération, la température s'élève parfois jusqu'à 39 et 40°, pour redescendre à la normale au bout de 24 heures.

Jusqu'ici rien d'irréparable et, sauf pour la céphalée qui parfois est vraiment violente, nous passerions volontiers condamnation sur tous ces accidents si les injections lombaires ne menaçaient pas la vie des opérés. La question est là tout entière et si la méthode de Bier veut, pour certaines interventions, se substituer aux autres anesthésiques, chloroforme, éther, cocaïne localisée, elle doit faire d'abord la preuve qu'elle est moins dangereuse que ces substances, ou, en tous cas, que sa table de mortalité n'est pas plus chargée. Eh bien ! Messieurs, cette preuve est loin d'être faite ; et nous pouvons affirmer que l'analgésie chirurgicale par injection sous-arachnoïdienne est déjà grevée d'un lourd passif. Je laisserai de côté ces syncopes redoutables qui vieillissent le chirurgien et où les flagellations, les tractions rythmées de la langue, la respiration artificielle finissent par arracher le patient à la mort; les recueils scientifiques en relatent un grand nombre; mais nous ne voulons parler ici que des morts et il en existe d'irrécusables; voici celles que nous avons recueillies en quelques jours de lecture rapide ; sans doute, d'autres nous ont échappé, sans compter, bien entendu, les cas que leurs auteurs, confus, timides ou paresseux, n'ont pas encore publiés.

Je sais bien que l'on peut discuter sur quelques-uns d'entre eux. Le professeur Julliard qui, après quatre tentatives peu encourageantes, a renoncé à la méthode de Bier, nous a communiqué l'observation d'un homme de 45 ans atteint d'un hydrocèle et d'une hernie inguinale ; on lui injecte, sous l'arachnoïde, 1 centigramme 1/2 de cocaïne ; en 10 minutes, l'analgésie est complète et l'on pratique l'opération ; au bout de 2 heures, céphalée violente, raideur de la nuque, tremblement généralisé, température à 39°, pouls à 116 ; l'opéré tombe dans le coma et meurt le 2e jour ; on trouve, à l'autopsie, un anévrisme rompu de la sylvienne. C'est bien : mais je puis me demander si l'énergique vaso-constriction provoquée par la cocaïne n'est pas pour beaucoup dans la rupture prématurée de l'anévrisme. Dans le cas de M. Tuffier, un homme de 52 ans est opéré pour une éventration après injection lombaire ; 2 heures après il est pris d'asphyxie, et meurt malgré la respiration artificielle et la trachéotomie ; à l'autopsie on constate des lésions mitrales et un œdème aigu du poumon. C'est bien : mais ici, et plus encore que dans le premier cas, je me demande si l'injection de cocaïne n'est pour rien dans le développement soudain de l'œdème et dans cette mort presque subite.

Voici, d'ailleurs, des cas où il serait bien difficile d'équivoquer sur la culpabilité de la ponction lombaire : chez un homme de 30 ans, Heumberg fait une injection sous-arachnoïdienne ; bientôt des accidents comateux éclatent ; au bout de 15 jours l'opéré meurt, et l'autopsie révèle une hémorragie de la queue de cheval.

Dans un quatrième cas, celui de Dumont, un tuberculeux de 18 ans, avec fièvre et état général mauvais, reçoit, dans la région lombaire, une injection de 1 centigr. 1/2 de cocaïne ; 2 heures après, la température monte à 40 pour redescendre bientôt à 35 ; à la fin du 2e jour la mort survint sans que l'autopsie puisse permettre d'incriminer autre chose que l'action de l'alcaloïde. Goïlav (de Bucharest) publie un cinquième cas ; il injecte, chez un malade, 1 centigr. 1/2 de cocaïne et ampute une jambe ; 2 heures après l'opération, la température monte à 38°, puis à 40°, le pouls est à 125 ; la langue est sèche, et, au bout de 20 heures l'opéré était mort. Jonesco a eu aussi une mort dans des conditions analogues, ce qui porte à six le nombre des décès. Les journaux américains parlent à plusieurs reprises d'un septième cas dû à Keen, et où la cocaïne doit être incriminée sans conteste ; mais nous n'avons pas pu nous procurer cette observation, pas plus, d'ailleurs, qu'une ou deux autres auxquelles font allusion certains journaux américains.

Ainsi donc, voilà six, peut-être sept, peut-être huit cas de mort sur moins de 2.000 injections sous-arachnoïdiennes. C'est une proportion énorme : énorme d'une façon absolue, énorme aussi d'une façon relative, si l'on songe que les relevés classiques nous donnent une mort sur 2.300 chloroformisations, une sur 7.000 éthérisations, et pas de mort sur 7.000 cocaïnisations localisées, d'après ma statistique personnelle qui, à cette heure, atteint ce chiffre considérable. Aussi sommes-nous surpris de ne point trouver trace de ces catastrophes dans la monographie de M. Tuffier, récente cependant, et publiée à la fin de janvier 1901. M. Tuffier semble tenir les injections lombaires pour innocentes de tout méfait. En présence d'un tel optimisme, il est nécessaire de crier gare, et, tout en désirant qu'on continue à observer et à expérimenter, nous dirons, avec Bier, l'inventeur de la méthode : à l'heure présente, avec une technique obscure et incertaine encore, les injections lombaires nous donnent une sécurité moindre que nos anesthésiques ordinaires. Aussi, jusqu'à preuves nouvelles, l'éther, le chloroforme et les injections localisées de cocaïne ne sauraient être, sans injustice et sans danger, dépossédés, même partiellement, de leur domaine actuel.

COMPTE RENDU DES SÉANCES

DE LA

SOCIÉTE DE THERAPEUTIQUE

Séance du 27 Mars 1901

Présidence de M. Albert ROBIN

M. Barbary présente une note concernant la *rhino-pharyngite typhoïdique*.

Cette observation concerne un jeune garçon de 15 ans qui se plaignait depuis quelques jours de troubles digestifs, de ce que ses fosses nasales étaient obstruées comme par un coryza, et que sa gorge était douloureuse.

A l'examen, langue sale, épaisse, recouverte d'enduits blanchâtres : l'arrière-gorge permet de constater une rhino-pharyngite aiguë avec muco-pus descendant de l'arrière-cavité des fosses nasales.

Le cœur ne présente rien d'anormal ; de même pour les poumons où l'auscultation et la percussion n'indiquent aucune lésion.

Le foie déborde légèrement les fausses côtes. L'estomac est dilaté.

L'abdomen paraît très sensible à la palpation à droite. La rate est grosse. La température est de 39°,5.

L'auteur fait des réserves pour une dothiénentérie au début, et institue le traitement local pour la rhino-pharyngite et le traitement général pour la dothiénentérie à craindre.

1° *Traitement local.* — Lavages du nez à l'eau bicarbonatée bouillie ; lavages de la cavité buccale et de l'arrière-gorge avec le même liquide ; en outre, quatre fois par jour, gargarisme avec de l'eau bouillie contenant quelques gouttes d'une solution de menthol, alcool, acide phénique.

2° *Traitement général.* — Lotions vinaigrées quatre fois par jour ; lavements, lavages pratiqués très lentement et sous très faible pression avec de l'eau bouillie boriquée. A l'intérieur, naphtol, lait, eau de Vichy.

Les quatre jours suivants l'état est stationnaire, les symptômes abdominaux et gastriques sont les mêmes. Les symptômes de rhino-pharyngite aiguë prédominent toujours et, l'enfant ne cesse de dire que son nez et sa gorge le gênent, que là seulement est son mal. La température oscille entre 39°,5 le soir et 38°,4, 38°,5 le matin.

L'opinion de typhoïde se confirmant malgré tout, on ajoute au traitement des injections de quinine — solution de Clermont ou formule de Villejean — soir et matin, 50 centigrammes, suivant l'indication du moment.

Entre le sixième et le septième jour, apparition très nette de taches rosées abdominales ; en même temps, les phénomènes de rhino-pharyngite paraissent s'amender. La muqueuse buccale et pharyngée est cependant encore très rouge : sur l'amygdale droite paraît une ulcération de la largeur d'une pièce de cinquante centimes que l'on cautérise au nitrate.

A partir de ce jour, la maladie évolue avec toutes les allures d'une dothiénentérie bénigne et à marche très rapide.

A ce moment, on prélève du sang en vue d'un séro-diagnostic qui a donné un résultat positif.

La défervescence extrêmement rapide a eu lieu vers le quinzième jour de la maladie ; à partir de cette date, la température est retombée à la normale.

Cette observation est intéressante parce que le début de la typhoïde, voilé par la rhino-pharyngite, a simulé une grippe.

M. Burlureaux donne lecture d'une note concernant les *cacodylates en général et le cacodylate de magnésie en particulier*. Cette médication présente une importance beaucoup plus grande encore qu'on ne pourrait le supposer, car beaucoup d'insuccès qu'elle enregistre sont uniquement dus au mode d'administration. L'orateur ne se sert, de parti-pris, que de la voie hypodermique : c'est la seule bonne et les voies buccale ou rectale devraient être entièrement abandonnées. Les cacodylates en effet, en présence d'une muqueuse, se décomposent et donnent naissance à de l'oxyde de cacodyle, substance d'élimination difficile, toxique, communiquant à l'haleine une odeur fort désagréable. Par voie hypodermique, ce processus s'effectue beaucoup moins aisément, et l'orateur n'en a consigné que quelques exemples. Les injections hypodermiques d'une solution a 5 0/0 ne sont pas douloureuses; si même elles pénètrent dans les veines, ce qui peut arriver parfois, on n'observe aucun accident. On commencera par injecter une demi-seringue de la solution à 5 0/0 pour tâter la susceptibilité du malade, et l'on peut ensuite continuer le traitement sans inconvénient. Sur 72 malades traités par les cacodylates, l'auteur n'a enregistré que 2 cas d'intolérance, et encore s'agissait-il de malades ne supportant aucune espèce de médicament. Dans la tuberculose sans fièvre, les résultats, contre toute attente, ont été peu satisfaisants : en tous cas, on ne peut facilement émettre une règle permettant de pronostiquer le succès ou l'insuccès de l'intervention thérapeutique. Pour l'auteur, il faut peut-être attribuer cette variabilité au terrain. Si la vitalité est inhibée seulement, le cacodylate la met en vigueur : s'il n'existe pas de réserve de vitalité, le cacodylate est incapable d'en créer.

Les cacodylates, qui agissent dans le même sens que la créosote dans la tuberculose, présentent sur elle cet avantage de ne pas être nuisibles quand ils ne sont pas utiles : on peut, sans hésiter, les essayer chez tous les malades chroniques dont la nutrition est défectueuse, bien qu'ils ne s'attaquent pas à la cause de la maladie dont le sujet est atteint.

Le cacodylate de magnésie représente un sel facile a obtenir, neutre, contenant une proportion élevée d'arsenic (0,48 par gramme). Les solutions à 25 0/0 sont fort bien supportées (une seringue par jour). L'appétit augmente sous l'influence de ce sel, mais le poids ne subit pas d'augmentation. Ce sel est inoffensif.

M. Hirtz donne lecture d'une note concernant les *préparations apéritives*. Le *persulfate de soude* qui lui avait donné, aux doses de 0 gr. 50 par jour, des accidents de faim douloureuse, a été remis en expérience dans son service hospitalier à des doses moins élevées (0,20 gr. par jour). Le résultat a été, cette fois, bien plus avantageux.

Donné à jeûn en une fois, le persulfate a relevé l'appétit en peu de jours chez 13 femmes tuberculeuses sur 15, et chez 3 hommes sur 6. Dans les cas défavorables, l'appétit n'est pas revenu et la préparation, mal supportée, a parfois provoqué de la diarrhée. Les résultats plus avantageux obtenus chez les femmes ne doivent pas être attribués à la suggestibilité plus grande inhérente au sexe, car des expériences faites dans ce sens, consistant à supprimer la médication à l'insu des malades, ont démontré que l'augmentation de l'appétit était bien due au persulfate de soude seul.

M. Mathieu demande si on a recherché, dans la solution de persulfate de soude employée, la présence de l'acide sulfurique libre.

M. Hirtz répond qu'il s'est servi d'une solution préparée avec le plus grand soin par le pharmacien de l'hôpital.

M. Mathieu répond qu'il a posé cette question parcequ'il a fait examiner une solution de persulfates reçue de Lyon et qu'on y a trouvé beaucoup d'acide sulfurique libre, ce qui tendrait à prouver que le mélange stable de persulfates vendu comme spécialité se décompose lui aussi. Il y a lieu de se demander si ces préparations n'agissent pas précisément par l'acide sulfurique libre qu'elles contiennent.

M. Crinon fait ressortir que le persulfate d'ammoniaque ne se conserve que dans des solutions contenant de l'acide libre, de même que l'eau oxygénée. Les solutions contenant ce sel, pour conserver leur stabilité, doivent donc être acides.

M. Frémont présente une note concernant *l'action de l'eau, du chlorure de sodium, du bouillon et du bicarbonate de soude sur l'estomac*. L'auteur a opéré sur 20 chiens à estomac isolé; il a commencé par étudier l'action de l'eau distillée à 38°, pour faire le départ de cette action avant de se servir d'eau pour obtenir les solutions de chlorure de sodium et de bicarbonate de soude. Le nombre élevé de chiens en expérience a donné plus de rigueur scientifique à ces recherches, car les réactions individuelles sont très variables en physiologie stomacale.

L'eau excite la sécrétion de tous les éléments dont se compose le suc gastrique.

Le chlorure de sodium, aux doses de 6 et 12 grammes par litre, augmente aussi la sécrétion, mais pas davantage que l'eau.

Le bouillon dégraissé contenant 6 grammes de chlorure de sodium a donné des résultats tout à fait différents : l'acide chlorhydrique libre du suc gastrique a notablement diminué sous son influence, l'acide chlorhydrique combiné a au contraire augmenté énormément. Il en faut conclure que cet acide se combine aux albuminoïdes du bouillon. La sécrétion est excitée fortement, il se produit de nombreux éléments chloro-organiques et la diminution de l'acide chlorhydrique libre soulage l'estomac.

Le bicarbonate de soude, à des doses variant de 0 gr. 50 à 5 grammes, modifie la sécrétion gastrique qui devient visqueuse et muqueuse : il y a donc intérêt à se servir de doses petites et fractionnées pour annihiler l'acide chlorhydrique libre. Les fortes doses provoquent l'indigestion.

M. Dubois présente une note sur la *maladie des tics*, qui passe pour incurable et qu'il parvient à guérir par la rééducation des neurones, en faisant faire aux malades des séances d'immobilité absolue, sans hypnose. Dans certains cas, il s'est servi d'un vibrateur appliqué sur le front et destiné à attirer l'attention des malades sur l'appareil. Un cas de guérison date de trois ans et demi.

M. Robin présente un *thermophore* : il s'agit d'un appareil en caoutchouc rempli d'acétate de soude ; on fait bouillir cet appareil : l'acétate de soude dissous, en se recristallisant, émet du calorique et l'appareil monte à 75°, pour redescendre lentement. Il lui faut six heures pour revenir à 35°.

Il existe des modèles de tailles diverses, pouvant servir à toutes sortes de traitements localisés.

REVUE DES PUBLICATIONS SCIENTIFIQUES

Maladies infectieuses

Dʳ LESAGE

Médecin des hôpitaux

Sur le traitement des fièvres par A. Robin (*Bul. gén. de thérap.*, 8 mars 1901). — Dans les réactions fébriles simples, les oxydations générales et les oxydations respiratoires sont augmentées : dans les infections fébriles graves, les actes d'oxydation sont relativement diminués, mais les actes primitifs de désintégration organique sont accrus.

Il en résulte que l'antipyrèse, qui cherche à restreindre les oxydations pour abattre la température, est contre-indiquée dans les infections fébriles graves, puisqu'elle agit dans le même sens que la maladie.

Les oxydations donnent naissance à des déchets solubles, facilement éliminables, non toxiques, alors que les actes de désintégration organique engendrent des résidus peu solubles et toxiques : ils sont la cause de l'état typhoïde, subordonné à une désintégration augmentée, à une oxydation diminuée, à une rétention des déchets.

La seule vraie thérapeutique antipyrétique est celle qui s'inspirera des réactions naturelles de l'organisme, à l'encontre de l'acte morbide, et qui cherchera à les imiter. Quand une maladie infectieuse fébrile guérit, on voit toujours les oxydations augmenter, ainsi que les éliminations par les émonctoires naturels. Il se fait de véritables décharges entraînant subitement au dehors d'énormes quantités de déchets toxiques.

Nous devons favoriser ces procédés réactionnels spontanés, et chercher à effectuer l'élimination des principes toxiques et leur destruction par l'oxydation.

Pour *diminuer la désintégration sans diminuer les oxydations*, on prescrira la quinine (0.50 à 0.80 gr. par jour en deux fois). Si l'on donne des doses plus élevées (1 gr. en une fois), l'absorption de l'oxygène est restreinte : on doit donc se garder de régler l'administration de la quinine sur la température et se borner à rechercher son action tonique. Donc, dans les 10 à 15 premiers jours d'une affection fébrile, donner des doses minimes et fractionnées ; c'est à ce moment que la destruction est la plus active.

Les mêmes remarques s'appliquent à l'extrait de quinquina, à l'alcool, au café, etc.

Pour les raisons ci-dessus, on rejettera tous les antipyrétiques en vogue, car ils restreignent les oxydations.

Pour *favoriser les oxydations*, on fera appel à l'aération, aux inhalations d'oxygène, aux boissons abondantes, au lait et surtout à l'hydrothérapie qui exagère les actes d'oxydation et transforme en produits solubles, peu nocifs, les toxines bactériennes et celles qui proviennent de la désintégration cellulaire. L'hydrothérapie augmente en outre la tension artérielle, relève la diurèse, probablement par voie réflexe.

Pour *lutter contre la rétention des résidus organiques*, on cherchera à solubiliser les résidus, soit en les oxydant, soit en les combinant avec des médicaments qui les solubilisent et les rendent plus facilement entraînables.

Pour atteindre ce résultat, on s'adressera de préférence au benzoate et au salicylate de soude qui se combinent dans l'organisme avec les aliments azotés (Glycocolle p. ex.) et se convertissent en acides azotés beaucoup plus solubles que l'extractif qui entre dans leur composition.

On les retrouve dans l'urine sous forme d'acide hippurique et salicylurique : avec le benzoate de soude, il reste une certaine proportion d'acide benzoïque inutilisée ; on ne dépassera donc pas 2 à 4 gr., et l'on s'en abstiendra en cas d'irritabilité et d'albuminurie.

L'acide salicylique est passible des mêmes reproches.

Il existe un grand nombre de produits se transformant dans l'économie en acide benzoïque et en acides aromatiques se combinant au glycocolle (toluène, xylène, éthylbenzine, etc.), mais leur action est encore peu connue; il est toutefois hors de doute qu'on ne trouve un jour un composé de ce genre jouissant d'utiles propriétés thérapeutiques.

En résumé, en dehors du benzoate et du salicylate de soude, on prescrira les boissons abondantes, l'hydrothérapie, le lait et à l'occasion des médicaments cardiaques pour maintenir l'énergie circulatoire: pour entraîner en outre les matières fermentescibles et exciter les sécrétions éliminatrices du foie et de l'intestin, on recourra aux purgatifs salins et aux irrigations rectales.

S'il y a des fièvres qu'il faut respecter, il y en a d'autres qu'il faut combattre, non pas en abaissant simplement ce symptôme extériorisé qui s'appelle l'hyperthermie, mais en modérant la désintégration, en accroissant les oxydations et en obviant à la rétention des résidus, tous éléments qui sont au rang des principales conditions génératrices de cette fièvre nocive.

E. Vogt.

Traitement des complications de la fièvre typhoïde (*Merk's Archives*, février 1901). — Nadeau passe en revue les diverses complications qui peuvent se présenter au cours de cette affection.

Céphalalgie. L'aconitine associée à la digitaline donne de forts bons résultats dans cette complication qui s'observe au cours des premiers jours de maladie chez les individus pléthoriques de préférence. Si le sujet est anémique on utilisera plutôt la caféine, ou mieux encore l'extrait fluide de gelsemium, à la dose d'une goutte toutes les demi-heures.

Epistaxis. Insufflation, dans les cas graves, de tannin ou d'alun pulvérisé, injections sous-cutanées d'ergotine, immersion des mains et des pieds dans de l'eau très chaude. L'acétanilide en prise donne des succès remarquables.

Angine. Elle doit être soigneusement surveillée par crainte de complications infectieuses secondaires du côté des poumons. On prescrira des gargarismes fréquents avec une solution contenant du tymol, de l'acide borique et de l'acide phénique.

Névralgies et myalgies. Cette complication très douloureuse et tenace, qui s'observe parfois dans les deux premières semaines, sera combattue par le salicylate de soude ou le salophène: on peut aussi, si la douleur augmente tous les soirs, donner à ce moment un mélange de camphre et d'acétanilide.

Vomissements. Vésicatoire sur le creux épigastrique, quelques gouttes de chloroforme sur un morceau de sucre, administrées au moment où le malade prend un peu de lait, permettront l'alimentation.

Délire et insomnie. Si les pupilles sont contractées, la belladone ou l'atropine rendront les plus grands services. Le chloral ne peut être administré qu'au début de l'affection. Le trional est aussi fort utile dans ce cas. L'administration de fortes doses d'alcool ne doit pas être négligée.

Frissons. Fréquents, quand la malaria vient compliquer l'infection aiguë : ils seront dans ce cas combattus par la quinine.

Constipation. Suppositoires à la glycérine, lavements.

Diarrhée. Calomel à doses fractionnées, térébenthine, teinture de capsicum. La térébenthine est surtout utile quand la diarrhée persiste au cours de la convalescence.

Néphrite. Traitement classique.

Pneumonie. Digitaline, alcool, hydrotérapie, carbonate de gaïacol.

Myocardite. Il est préférable de la prévenir par des toniques cardiaques, qu'on administrera dès que l'action du cœur paraît s'affaiblir.

Tympanite, entérorrhagie, perforation. On administrera de la thérébenthine dès que la parésie intestinale semble devoir augmenter. On la donnera dans un lavement de guimauve, à la dose de 10 à 20 gouttes toutes les 2 ou 4 heures. Pour l'hémorragie, elle sera combattue par les injections de sérum artificiel concentré. Pour la perforation, les chirurgiens de New-York ont à leur actif plusieurs cas d'intervention heureuse.

Etat cachectique. Si la convalescence traîne, on fera des injections sous-cutanées avec: camphre, 1 partie, huile d'olive stérilisée, 9 parties, qui rendront le sommeil au convalescent et supprimeront les sueurs nocturnes. L'appétit sera relevé par la liqueur de Fowler, la strychnine, les glycérophosphates.

Rechûtes. Elles sont en général peu graves, l'organisme étant vacciné par l'attaque principale. On se servira avec avantage du calomel à la dose de trois milligrammes toutes les demi heures ou toutes les heures pendant 3 ou 4 jours de suite.

E. Vogt.

Traitement de la scarlatine par Aviragnet. (*Bulletin Médical*, n° 23, p. 261, 1901). — L'isolement doit être maintenu tant que dure la desquamation, car c'est surtout à cette période que la desquamation se produit.

Le médecin et les personnes qui soignent le scarlatineux auront soin de se vêtir d'une blouse, et de se plonger les mains dans une solution antiseptique, quand ils quittent la chambre du malade. Pendant la maladie les linges seront passés à l'eau bouillante; après la guérison la chambre sera désinfectée d'une façon parfaite.

Le malade sera maintenu au lit pendant les premiers jours et le séjour à la chambre lui sera imposé tant que durera la desquamation (trente à quarante jours en moyenne).

Pour éviter la néphrite on donnera des boissons abondantes et on maintiendra le régime lacté absolu, pendant douze ou quinze jours au moins. L'examen des urines sera fait quotidiennement.

Les soins de la peau ont la plus grande importance : au début les bains tièdes quotidiens soulagent les malades; pendant la desquamation les bains savonneux suivis d'onctions antiseptiques activeront la chute des squames. On peut se servir de vaseline boriquée, phéniquée, salolée, ichthyolée (à 5 à 10 0/0).

La fréquence des complications naso-pharyngo-amygdaliennes impose une antisepsie aussi rigoureuse que possible de la cavité naso-buccopharyngienne.

L'antisepsie du nez doit être faite à l'aide de pommades (vaseline boriquée, mentholée, résorcinée, etc.).

Vaseline.........	30 grammes
Acide borique finement pulvérisé	4 grammes
Menthol.........	0 gr. 20 à 0 gr. 50
Ou : Vaseline.........	30 grammes
Résorcine........	0 gr. 30

On peut aussi employer les injections d'huile mentholée (1/50) ou, de préférence, d'huile résorcinée (celles-ci sont moins douloureuses) :

Huile d'olive stérilisée..	20 grammes
Résorcine.............	1 gramme
Essence de menthe....	II gouttes

Un demi-centimètre cube dans chaque narine matin et soir ; se servir de la seringue de M. Marfan.

L'antisepsie nasale, régulièrement pratiquée, s'oppose au développement du coryza purulent, qui peut être le point de départ d'une infection générale à streptocoques.

L'antisepsie de la gorge sera obtenue par les grands lavages à l'eau bouillie à laquelle on pourra ajouter une solution boriquée, naphtolée, phéniquée ou thymolée. Il y aura avantage, dans les cas sérieux, à y associer les attouchements des amygdales et du pharynx avec un collutoire boraté, salicylé ou résorciné.

Dans les cas moyens de scarlatine ces pratiques hygiéniques, antisepsie naso-pharyngienne, bains chauds quotidiens, onctions antiseptiques constituent tout le traitement.

Si l'éruption sort mal, on peut avoir recours à un bain sinapisé ; si elle s'accompagne d'excitation, de température élevée, un bain frais sera utile.

Les lavements d'eau bouillie suffiront à assurer le bon fonctionnement de l'intestin, les purgatifs pouvant déterminer de la diarrhée. Le lait sera le seul aliment permis; on donnera en outre quelques boissons chaudes pour favoriser l'éruption, de l'eau pure, de la limonade.

Après la chute de la fièvre le malade doit conserver le repos au lit pendant quelques jours. Quant au régime lacté absolu, il doit être maintenu pendant quinze jours à trois semaines et l'on ne reviendra à l'alimentation mixte, que si l'urine ne contient aucune trace d'albumine.

Dès que la desquamation a commencé, on donnera chaque jour, ainsi qu'il a été dit, un bain savonneux et on commencera les onctions antiseptiques. La sortie ne sera autorisée qu'après la disparition complète des squames, soit au bout de 30 à 40 jours.

Dans les scarlatines malignes et compliquées, l'intervention doit être plus active.

La scarlatine est maligne par suite de l'intensité de la fièvre (forme hyperthermique), ou, au contraire, par l'abaissement extrême de la température (forme algide), par la gravité des phénomènes nerveux (forme ataxo-adynamique), par la tendance à la syncope (forme cardio-bulbaire), aux hémorragies (forme hémorragique), par la rapidité de l'évolution (forme foudroyante).

Dans la scarlatine hyperthermique, on peut employer soit les antithermiques (quinine), soit l'hydrothérapie, cette dernière étant préférable. Le bain froid est le traitement de choix; il doit être donné à la température de 18 ou 20 degrés chez l'adulte ; le bain à 25 degrés sera suffisant chez l'enfant ; il pourra même être remplacé par les enveloppements froids que les enfants supportent mieux.

Le bain froid a encore une indication formelle dans les formes ataxiques ; cependant, si l'agitation ne coïncide pas avec une élévation de température, le bain chaud pourra être utilisé avec avantage et l'on pourra lui associer le chloral.

Contre l'adynamie sont indiquées les injections de sérum, d'huile camphrée, d'éther, utiles également dans les formes algides.

Les formes cardio-bulbaires caractérisées par les irrégularités du cœur et du rythme respiratoire, les tendances à la syncope sont justiciables des injections de caféine (0 gr. 20 à 0 gr. 50), de spartéine (0 gr. 50), de strychnine (un milligramme); dans les formes hémorragiques, outre les moyens précédents, on pourra utiliser l'ergotine, l'acide gallique :

Acide gallique..........	1	gramme
Sirop de fleurs d'oranger.	30	—
Eau distillée............	80	—

Par cuillerée à café d'heure en heure.

Le chlorure de calcium (4 à 6 grammes) :

Chlorure de calcium cristallisé..........	4 à 6	grammes
Sirop d'écorce d'oranges amères........	40	—
Eau-de-vie vieille ou rhum.............	30	—
Teinture de cannelle..	5	—
Eau distillée.........	50	—

Les solutions de gélatine ont leurs indications contre les épistaxis et les hémorragies utérines.

Quant aux hémorragies intestinales, on les combattra au moyen de grands lavages d'eau salée bouillie, contenant soit du tannin, soit de l'extrait de ratanhia.

La plupart des complications de la scarlatine sont dues au streptocoque; néanmoins le sérum antistreptococcique n'a aucune action sur elles et son emploi est abandonné aujourd'hui.

Contre le rhumatisme scarlatin il suffit, en général, d'un liniment calmant à base d'opium ou de salicylate de méthyle.

Contre le coryza purulent M. H. Roger conseille les lavages avec un mélange composé à parties égales d'eau oxygénée du commerce et d'une solution de bicarbonate de soude à 2 0/0.

Les angines pseudo-membraneuses du début ne sont généralement pas dues au bacille de Lœffler; cependant il sera prudent de faire une injection de sérum si l'on ne peut pratiquer un examen bactériologique, car certaines d'entre elles sont de nature diphtérique.

Le meilleur traitement local à mettre en œuvre dans les différentes variétés d'angines graves, consiste à pratiquer de grandes irrigations antiseptiques de la gorge, des attouchements avec des collutoires (stérésol, glycérine salicylée à 1 p. 20, phéniquée à 2 p. 100, sublimée à 1 p. 30, créosotée à 1 p. 20).

Quand l'irritation de la gorge sera très vive, on se trouvera bien des pulvérisations (infusion d'eucalyptus additionnée de quelques gouttes d'alcool mentholé (4 à 6 0/0) ou d'une solution faible d'acide phénique ou thymique.

Dans les angines nécrotiques de Henoch, les irrigations doivent être pratiquées très fréquemment (50 gr de liqueur de Labarraque pour un litre d'eau). Comme collutoire on utilisera le melange de camphre et menthol à parties égales ou l'eau oxygénée.

Contre les angines tardives, le plus souvent diphtériques, on appliquera le traitement classique.

En cas d'otite, injections d'eau boriquée chaude, applications de glycérine phéniquée (1 p. 20, 1 p. 30).

Contre les adénopathies, compresses humides aussi chaudes que possible; incision, s'il y a du pus.

L'albuminurie tardive est surtout justiciable du régime lacté. Dans les néphrites graves avec anasarque, oligurie, hématurie, on appliquera des ventouses scarifiées, on donnera des purgatifs drastiques. Si l'urémie survient, la diète hydrique, la saignée, les injections de sérum seront nécessaires. Les bains chauds sont utiles dans le cas d'anurie.

Plus tard, on utilisera le tannin, le sirop iodotannique.

G. Lyon.

Traitement de la variole par la lumière rouge. (*Therapeutique Moderne Russe*, n° 12, 1900). — Parmi les nombreux procédés préconisés dans le traitement de la variole, on ne doit pas oublier le traitement par la lumière rouge, procédé indiqué il y a quelques années par Finsen.

Oleinikoff consacre à ce procédé un travail basé sur des observations faites par lui dans la clinique du Dr Tschistovitsch. Dans cette clinique se trouve une *chambre rouge* spécialement destinée au traitement de la variole d'après le procédé de Finsen. Les deux croisées de cette chambre sont recouvertes de volets impénétrables à la lumière et dans les volets sont placés deux verres de rouge sombre de 0,60 centimetres carrés environ.

La lampe électrique est entourée d'une double couche de calicot rouge et d'une mince couche de papier rouge.

Des deux côtés des portes de la chambre rouge et de la pièce contiguë sont placés d'épais rideaux noirs disposés de façon à ne pas laisser passer, lorsqu'on ouvre la porte, la lumière du jour. Pour l'examen des malades on se sert d'une lampe portant un verre rouge ou d'une bougie.

Oleinikoff a traité par le procédé de Finsen neuf malades et c'est le résultat de ses observations qu'il rapporte dans son travail. Il constate que le séjour dans la chambre rouge a été fort pénible pour tous les malades, à tel point qu'un certain nombre d'entre eux avaient déclaré qu'ils préféreraient rester criblés de petite vérole plutôt que de se soumettre au traitement Chez d'autres a éclaté un délire accompagné d'hallucination terrifiantes.

Quant aux résultats thérapeutiques obtenus par l'auteur au moyen du traitement en question ils ont été fort satisfaisants quoique cependant moins brillants que ceux annoncés par Finsen.

Ainsi dans les cas où le traitement est institué à temps et conduit sévèrement, on constate le plus souvent que la suppuration fait totalement défaut et le malade guérit sans porter de cicatrices du tout, ou tout au plus des cicatrices imperceptibles.

Il est vrai toutefois que le traitement par le procédé de Finsen n'exclut pas absolument l'issue fatale surtout avant la période de suppuration. Mais comme d'une façon générale ce procédé prévient la formation de pustules suppurées, il écarte par ce fait même la possibilité de complication excessivement dangereuse, pouvant aller jusqu'à la pyémie, et diminue ainsi la mortalitépar la variole.

Sur 9 cas de l'auteur deux se sont terminés par la mort et sept par la guérison.

Ajoutons que par le traitement en question on évite une des complications les plus pénibles de la variole : le prurit.

Dr Roubleff.

Diphtérie prolongée. 14 intubations. Guérison sans trachéotomie, par Wintrebert (*J. des Sc. méd. de Lille*, 5 janvier 1901). — Observation d'une fillette de 3 ans qui est intubée pour croup pharyngo-laryngé et à qui on est obligé de replacer le tube quatorze fois, soit parce qu'elle le rejette, soit parce que le tube est retiré prématurément.

L'auteur pense que les accidents dyspnéiques qui survenaient après l'absence du tube étaient dus, non à un spasme, mais à un œdème laryngé progressif.

La règle posée par Heymann et Bayeux, qu'il faut faire la trachéotomie si l'enfant ne peut se passer de son tube après sept jours, n'a pas été suivie, car l'enfant a été tubée du 4 au 25 avril.

A. Courtade.

Maladies générales non infectieuses et intoxications

Dr Chassevant

Professeur agrégé à la faculté de Médecine

Pathogénie et traitement de l'obésité par Debove (*Semaine médicale* n° 13 p. 81. 1901). — L'obésité, pour M. Debove, est due à un trouble du système nerveux. Il est incontestable que dans l'économie, un appareil régulateur préside à la destruction des matières ingérées en excès et modère les combustions pendant les périodes de jeûne pour maintenir l'équilibre de la nutrition. Or c'est cet appareil régulateur, appareil nerveux, qui est dérangé chez les obèses.

Le trouble nerveux est primitif ou secondaire, primitif lorsqu'il survient sous l'influence d'une cause qui nous échappe et qui peut être héréditaire, secondaire quand il apparaît comme effet d'une cause facilement constatable, telle que la goutte, le diabète, la chlorose, la ménopause, l'arrêt de développement des testicules, le myxœdème.

Si l'obésité doit être attribuée à un trouble de l'appareil régulateur des combustions, son traitement comprendra deux périodes : la première, période d'alimentation insuffisante, et la seconde, période de régulation volontaire.

Pour faire maigrir un sujet il faut le soumettre à une alimentation insuffisante. La valeur d'un aliment étant représentée par sa valeur thermique, la ration d'entretien peut être exprimée par un nombre de calories. On l'estime pour un homme au repos à 43 calories, par kilogramme de poids ; un quart en plus, c'est-à-dire 54 calories par kilogramme serait nécessaire pour un homme qui se livrerait à un travail pénible. Donc l'alimentation est insuffisante lorsqu'elle devient notablement inférieure à 43 calories par kilogramme.

Le nombre des calories fournies par 1 gramme de substance alimentaire est, pour les hydrates de carbone et les albuminoïdes de 4 calories 1, et pour les graisses de 9 calories 3. Tous ces aliments peuvent se remplacer dans des proportions isodynames, et quelle que soit leur nature ils sont susceptibles de donner lieu à des formations de graisse. Il y a même des produits, comme l'alcool, qui ne peuvent directement produire de la graisse et qui cependant font engraisser. La valeur thermique de l'alcool est élevée, car 1 gramme d'alcool produit 7 calories ; un homme qui prend de l'alcool engraisse, parce que pendant qu'il brûle son alcool, lequel fournit les calories nécessaires à son entretien, il ne brûle pas les autres aliments qui restent en excès et servent à former des dépôts de graisse dans les tissus.

Si l'on connaît la valeur thermique des aliments, sachant d'autre part, que la ration d'entretien est de 43 calories par kilogramme au repos, il est facile de calculer la ration d'entretien pour un aliment déterminé. Ainsi veut-on alimenter un homme de 70 kilogr. exclusivement avec du lait, il lui faudra 3,010 calories comme ration d'entretien, qui, pour le lait, sont fournies par un peu plus de 4 litres de ce liquide.

L'écrémage, qui enlève la graisse, diminue de moitié la valeur nutritive du *lait*, et le lait crémé constitue un excellent aliment pour les cures d'amaigrissement.

Pour faire maigrir un sujet, il faut le mettre à une ration insuffisante, sans qu'il souffre de la faim et sans qu'il éprouve le moindre trouble général.

Afin de calmer la faim en maintenant l'alimentation insuffisante, il suffit d'avoir recours à des aliments dont la valeur thermique est peu élevée, même sous un volume considérable. M. Debove ordonne le lait, de préférence écrémé, coupé d'eau ou de thé, les légumes verts (choux, épinards, salades), les fruits frais.

M. Debove laisse boire les malades à volonté, car les malades ne supportent pas la soif: d'ailleurs la privation des liquides peut provoquer des crises de colique néphrétique, auxquelles les obèses sont particulièrement prédisposés. D'ailleurs l'eau n'engraisse pas (Debove et Flamand). Si les gens soumis au régime sec maigrissent c'est parceque, privés de boisson, ils mangent moins.

Il faut, chez les obèses, avoir grand soin de maintenir la liberté du ventre.

Une fois l'amaigrissement obtenu, le malade suivra un régime atténué et devra se peser fréquemment, de façon à restreindre son alimentation ou à la faire plus abondante, suivant le résultat des pesées.

Des moyens autres, que le régime préconisé contre l'obésité, il y a peu à dire, car ils sont tous incapables à eux seuls de déterminer l'amaigrissement.

L'hydrothérapie n'a aucune influence; les bains turcs font perdre du poids par la sudation, mais le poids de la sueur éliminée est bientôt récupéré par la boisson. Les eaux minérales peuvent faire maigrir quand elles sont purgatives; d'ailleurs les malades sont mis au régime dans celles de ces stations où l'on obtient quelques résultats. Les exercices physiques feraient maigrir si les malades n'étaient obligés de s'alimenter davantage à la suite de ces exercices. Quant aux diverses médications préconisées, elles sont toutes à déconseiller, notamment la médication thyroïdienne. Cette médication ne donne des résultats, d'ailleurs remarquables, que dans les cas rares, où l'obésité est en relation avec une insuffisance des fonctions thyroïdiennes et représente une variété de myxœdème fruste.

D'ailleurs la thyroïdine est loin d'être inoffensive, on sait qu'elle donne lieu parfois à des troubles cardiaques graves et qu'imprudemment employée elle peut occasionner la mort.

G. Lyon.

Traitement de l'obésité (*Wratch*, n° 51, 1900). — Le Pr Hanque rapporte le cas d'une femme âgée de 32 ans pesant 97 kilogrammes et souffrant de tous les accidents de l'obésité.

En entreprenant le traitement de cette femme, l'auteur a cherché tout d'abord à savoir de quoi se composait son alimentation quotidienne et il a constaté qu'elle mangeait peu et que le nombre de calories contenues dans les aliments qu'elle prenait par jour atteignait à peine 2000.

Ce fait prouve que la malade engraissait, non pas parce qu'elle absorbait une grande quantité d'aliments, mais parce que ses pertes organiques étaient peu importantes.

Au début du traitement, Hanque a proposé à la malade de renoncer au sucre; la malade y ayant consenti, elle a perdu durant la première semaine 1 kilogramme.

L'auteur a diminué ensuite la ration de pain et la diminution du poids a été de 1600 grammes au bout de deux semaines et de 5 kilogrammes au bout d'un mois. A la suite de cet amaigrissement comme on voit, très rapide, le ventre devint flasque et tombant. L'auteur a alors prescrit le massage.

Au bout de deux mois, la diminution de poids a été de 2700 grammes. La malade pouvait monter l'escalier et marcher beaucoup sans se fatiguer. La peau avait cessé d'être froide et pâle et elle perdait plus de chaleur.

Au bout de quatre mois, la malade avait perdu 14 kilogrammes. On sait que les obèses lorsqu'ils subissent une grande diminution de poids, s'affaiblissent considérablement, car ils perdent en même temps que de la graisse une grande quantité d'albumine.

Pour fortifier la malade, Hanque lui a donc prescrit des promenades quotidiennes pendant deux heures et des exercices gymnastiques avec résistance.

Au bout d'un an, la diminution de poids a atteint le chiffre de 23 kilogrammes. A cette époque, on lui a permis des aliments sucrés, Au bout de deux ans, elle a augmenté de 1 kilogramme.

Le cas que nous venons d'exposer est instructif, parce que le résultat obtenu est resté stable, tandis que après une cure thermale à Carlsbad, par exemple, les malades reprennent rapidement leur poids primitif.

Il est indispensable chez ces malades de faire attention aux fonctions cutanées, d'activer celles-ci et d'augmenter ainsi les pertes organiques. Hanque ajoute que, en ce qui concerne l'hérédité de l'obésité, il estime que ce qu'on hérite ce n'est pas la tendance à l'accumulation de la graisse, mais plutôt la tendance aux mouvements lents qui incite peu à la mobilité. Il en résulte qu'il faut insister auprès des obèses sur la nécessité de mener un genre d'existence plus actif.

Dr ROUBLEFF.

Pathologie et traitement de la goutte. (*Wiener med. Wochenschrift* nos 8, 9, 10 et 11, 1901). — STEKEL a constaté chez tous les goutteux qu'il a eu l'occasion d'examiner, une hypothermie cutanée marquée, avec température rectale normale. Cette tendance à l'hypothermie, déjà reconnue par Teissier, (*Lyon médical*, 1897), est caractéristique et trop peu connue.

Si la production de calorique est diminuée, la première indication est donc d'augmenter cette production, et l'on y parviendra par l'exercice musculaire, insuffisant chez la plupart des candidats à la goutte, qui se recrutent de préférence chez les hommes de cabinet et les oisifs, en dehors des héréditaires. Chez le sujet à exercice musculaire insuffisant, les déchets s'accumulent dans l'économie et l'accès aigu de goutte constitue une défense de l'organisme contre cet encombrement. Les accès fébriles occasionnels agissent dans le même sens et éliminent de grandes quantités d'urates. Il est d'observation courante que les goutteux se trouvent beaucoup mieux après une affection fébrile intercurrente.

L'ingestion d'alcalins, à hautes doses, dans le but de combattre l'acidité organique, ne saurait à elle seul être utile aux malades, car elle a pour conséquence l'hypothermie. Si dans les stations thermales à eaux alcalines (Carlsbad p. ex.) on obtient quelques succès chez les goutteux, cela tient à l'exercice auquel on astreint les malades, à l'hydrothérapie qui active les oxydations.

Mais il existe des goutteux qui sont incapables de se mouvoir suffisamment pour que leur température se relève : chez ces derniers, on peut aujourd'hui obvier à cet inconvénient par l'emploi des appareils à hyperthermie localisée (Tallermann, Bier etc.). Ces appareils provoquent une transpiration abondante, et le sang réchauffé présente une activité chimique plus grande. Mais cette activité ne se manifeste que dans la partie du corps réchauffée : l'acide urique mobilisé n'est pas pour cela éliminé. Comment arriver à cette élimination ?

L'auteur a pu constater que les antithermiques augmentent la température chez les sujets à température normale. Quand ces derniers ingèrent, dans le but de combattre un accès de migraine, p. ex., un antithermique, on voit, au moment où la douleur cède, les artères périphériques se dilater, la température cutanée augmenter; il y a donc production de chaleur et par conséquent modification de l'état hypothermique habituellement observé chez les migraineux, les névralgiques, en un mot les hyperacides.

Etant admis le principe que ces malades doivent être soumis à l'action hyperthermisante des groupes médicamenteux ci-dessus indiqués, il s'agissait de déterminer lequel des médicaments qui les composent présentait le moins d'inconvénients en cas d'administration fréquente. L'auteur, après de nombreux essais, s'est décidé pour le citrophène, qu'il associe à la caféine.

En conséquence, l'auteur préconise, dans la goutte, l'emploi des appareils à air chaud pour mobiliser l'acide urique accumulé localement, et pour favoriser l'élimination de cet acide, l'administration, trois fois par jour, du mélange suivant :

Caféine pure.............	0 gr. 10
Citrophéne...............	1 gramme

Cette dernière préparation agit aussi fort bien dans l'accès de migraine.

En résumé, pour combattre la goutte, il s'agit de favoriser la production intraorganique de calorique et cela par l'exercice, l'hydrothérapie, les moyens thermiques et chimiques. Les alcalins sont inutiles et le régime ne joue qu'un rôle secondaire.

E. VOGT.

Le sidonal dans la goutte (*Wratch*, n° 2, 1901). — ROSENTAL a expérimenté sur lui-même le quinate de pipérazine ou sidonal. Atteint de lithiase rénale, de dépôt d'urates dans les articulations des petits doigts des deux mains et dans d'autres articulations, particulièrement dans celles du genou, Rosental s'astreignant à un régime sévère, avait exagéré vainement la cure par les eaux de Carlsbad et toutes les autres méthodes de traitement préconisées dans ces dernières années, contre la goutte, il avait pris, par exemple, l'uricédine durant six mois sans ressentir la moindre amélioration.

En ce qui concerne le régime alimentaire, Rosental suivait plutôt le régime végétarien; comme boisson, il prenait les eaux alcalines. Pas d'alcool depuis 12 ans.

Quant au sidonal, l'auteur l'a pris deux fois par jour à la dose de 2 gr. 50 dans un verre d'eau froide.

La saveur du sidonal est salée, légèrement acidulée, désagréable en somme.

Il a constaté tout d'abord que le sidonal n'a déterminé aucun accident, ce qu'on ne saurait dire de l'uricédine qui provoque la diarrhée.

Après l'ingestion de 100 grammes de sidonal, la tension et la rougeur de la peau ont diminué ainsi que les dépôts d'urates. La quantité d'acide urique de 0 gr. 75 est tombée à 0,33 0/0

Après une suspension de traitement pendant 3 semaines, l'auteur a pris de nouveau 100 gr. de sidonal.

Les dépôts articulaires ont fini par disparaître, les mouvements articulaires ont cessé d'être douloureux; l'urine ne contient plus aucun dépôt.

L'auteur, encouragé par ce brillant résultat, a administré le sidonal à la même dose à une femme de 50 ans, cardiaque et goutteuse. Là encore, au bout de deux mois de traitement, la guérison a été complète.

Dr Roubleff.

L'acide quinique, nouvel antigoutteux, par Sternfeld (*München. med. Wochenschrift*, n° 7, 1901). — Les recherches de Weiss ont démontré que l'acide quinique est capable d'enrayer la formation intraorganique de l'acide urique: cet auteur a démontré que l'action exercée dans le même sens par les cerises, les fraises, etc., tient à la présence de l'acide quinique. Ce dernier, introduit dans l'organisme, se transforme en acide benzoïque, et celui-ci à son tour en acide hippurique, un proche parent de l'acide urique, beaucoup plus soluble dans l'eau que son congénère. En combinant l'acide quinique à la lithine, on obtient le quinate de lithine ou urosine.

L'auteur a utilisé ce dernier produit dans plusieurs cas de goutte: au moment de l'accès, il prescrit jusqu'à 10 doses de 0,5 grammes par jour, l'accès est de cette façon notablement influencé au point de vue de son intensité et de sa durée: il est bon, une fois la crise aiguë passée, de continuer pendant quelques semaines encore à ingérer 3 grammes par jour.

E. Vogt.

Chirurgie générale

Dr Benoit

Ancien interne des hôpitaux

Médiastinotomie antérieure par M. Ricard (*Société de chirurgie*, 19 mars 1901).— L'Auteur a rapporté une intervention chirurgicale sur le médiastin antérieur qui, pour n'avoir pas été couronnée de succès, n'en est pas moins une intéressante tentative à poursuivre dans l'avenir. Une femme trachéotomisée vit sa canule disparaître dans les voies aériennes. Ne pouvant atteindre l'objet par la plaie trachéale, M Ricard fit prendre une radiographie qui le montra enchassé dans la bronche droite. Il se décida alors à reséquer le sternum, ce qui se fit sans hémorragie et découvrit facilement la face antérieure de la trachée et de la bronche droite. Il fallut récliner la crosse de l'aorte, qui gênait considérablement l'exploration. Il fut impossible à l'opérateur de sentir le corps étranger à travers les parois du conduit. Il renonça à pousser plus loin son investigation. La plaie s'infecta et la malade succomba à la gangrène pulmonaire. A l'autopsie, on put vérifier la présence réelle de la canule à la bifurcation de la trachée et de la bronche droite. Dans un cas semblable, l'auteur n'hésiterait pas à inciser le conduit aérien, après s'être muni de l'outillage nécessaire pour une suture. Au cas où celle-ci offrirait trop de difficulté, il pense qu'on pourrait recourir au drainage large de la plaie, pour éviter des accidents.

A. Benoit

De la prolongation de la vie dans les cas de cancer du sein, par Barker (A.-E.) (*Lancet*, 1900, II, 723-725).—On sait que, dans le cas de non-intervention chirurgicale, les femmes atteintes de cancer du sein meurent généralement dans les deux ans. Et même, jadis, celles qui avaient recours à cette intervention voyaient leur mal récidiver rapidement.

Il semblerait toutefois que, depuis vingt ans environ, le pronostic à cet égard se soit amélioré, résultat dû sans doute aux connaissances plus étendues du médecin et du public sur le danger de l'expectative et sur le début et le mode de dissémination du cancer du sein. L'auteur cite, comme axiomes pathologiques à cet égard, les faits suivants :

1° Le cancer du sein est, au début et pendant peu de temps, localisé;

2° Il commence assez vite à s'étendre par la voie des lymphatiques :

3° Ces lymphatiques ressortissent à trois systèmes lymphatiques différents (énumération) ;

4° Les ganglions lymphatiques de l'aisselle, une fois infectés, servent, *pendant un certain temps*, d'obstacles à l'infection ultérieure ;

5° Il y a infection possible des tissus sains par les produits des tissus malades au cours de l'opération ;

6° Quand l'infection est arrivée aux couches musculaires sous-jacentes, elle s'étend en même temps aux organes internes ;

L'auteur tire de ces principes les conclusions pratiques appropriées : opérer sans retard, ablations faites largement, ne pas toucher aux tissus sains avec les instruments ayant servi aux tissus malades, etc., et l'auteur ajoute ce paradoxe apparent que, plus le cancer est localisé, plus il faut opérer largement, car on peut alors espérer enlever le mal jusqu'à la racine et tout d'une pièce.

L'auteur ajoute trois tableaux portant sur 100 cas d'ablation du sein qu'il a traités et de l'ensemble desquels il résulte, qu'en se soumettant aux principes ci-dessus, il a, dans 16 0/0 des cas, obtenu une survie de plus de cinq ans et, dans 33 0/0 de ces cas, obtenu une survie de plus de trois ans.

R. Blondel.

Adénite inguinale : les injections comparées à l'énucléation, par S.-E. Pincus (*Memphis M. Monthly*, t. XX, p. 416-418, 1900). — L'auteur préfère, dans le traitement de l'adénite inguinale, le procédé des injections de solutions d'iodoforme au procédé de l'énucléation. Il a trouvé au premier les avantages suivants :

1° Inutilité de l'anesthésie, même locale ;

2° Opération sans aide et sans instruments nombreux ;

3° Grande économie de temps à la longue ;

4° Disparition de la gêne et des douleurs, résultats de pansements fréquents ;

5° Absence de cicatrice par perte de substance.

Le traitement employé par l'auteur consiste à aseptiser, puis à pratiquer une incision faible mais suffisante pour l'introduction du bout d'une seringue de 3 pouces.

Le pus est évacué par massage et la cavité nettoyée au moyen d'une solution chaude d'acide phénique à 1 0/0 que l'on fait agir jusqu'à ce que l'eau ressorte complètement limpide (sans pus). Puis on lance de nouveau de l'eau chaude et on injecte enfin une solution à 0 0 0 d'iodoforme dans de la vaseline.

Le pansement n'est enlevé que le 3e ou 4e jour et, dans aucun cas traité par l'auteur, il n'est résulté de cicatrice.

Le nombre des cas traités ainsi par l'auteur s'élève à 19 : il en cite particulièrement 3 dont les 2 premiers se bornent à illustrer le procédé. Dans le 3e il y eut une légère complication résultant de la persistance du pus et la destruction complète du foyer pyogène ne fut obtenue qu'après 8 jours de traitement, consistant en lavages quotidiens et en injections iodoformées également quotidiennes.

R. Blondel.

La térébenthine glycérinée au point de vue antiseptique (*Thérapeutique moderne russe*, n° 12, 1900). — Kossobudzk s'est servi, dans le traitement antiseptique des plaies, de la térébenthine glycérinée proposée il y a quelque temps par Radulovitz. L'auteur a quelque peu modifié le procédé indiqué primitivement par Radulovitz et voici de quelle manière il prépare la térébenthine glycérinée.

Dans un flacon préalablement stérilisé à l'eau bouillante, on verse de la glycérine et une petite quantité de térébenthine, de façon à remplir entièrement le flacon ; après l'avoir bouché, l'on agite un grand nombre de fois pour dissoudre la plus grande quantité de glycérine possible. Au bout de deux jours on enlève l'excès de térébenthine, on fait bouillir le mélange de glycérine et de térébenthine et l'on y ajoute 5 0/0 de peroxyde d'oxygène ou bien de l'eau oxygénée du commerce.

Le liquide ainsi obtenu possède des propriétés antiseptiques excessivement prononcées et se montre d'une très grande utilité dans le traitement de toutes sortes de plaies.

En changeant le pansement tous les jours on constate que, très rapidement, les sécrétions de la plaie perdent leur mauvaise odeur ; les tissus gangrénés se détachent très rapidement et le tissu cicatriciel s'étend ; la douleur, la rougeur et la chaleur de la plaie disparaissent.

Même dans les fistules chroniques, la térébenthine glycérinée a donné de bons résultats.

Comment agit la térébenthine glycérinée ?

L'auteur estime qu'elle agit de la façon suivante : le peroxyde d'hydrogène, se décomposant dans la plaie, oxyde et stérilise les sécrétions et les microorganismes ; d'un autre côté les traces de térébenthine contenues dans ce liquide déterminent des phénomènes de chémotaxis, pendant que la glycérine chasse, en quelque sorte devant elle, les sécrétions purulentes, celles-ci étant plus légères que la glycérine.

Ajoutons enfin que la térébenthine glycérinée est agréable à employer, aussi bien pour le malade que pour le médecin ; elle sent l'éther, elle n'abime pas les mains et n'irrite ni la plaie ni les muqueuses.

Dr Roubleff.

Anesthésie médullaire (*Wratch*, n° 3, 1901). — Meerovitsch a eu recours aux injections de cocaïne dans le canal médullaire dans 78 opérations.

D'abord, l'auteur s'est servi d'une solution à 1/3 0/0, mais en injectant relativement de grandes quantités. L'expérience lui ayant montré que, dans ces cas, des accidents survenaient, il a diminué la quantité injectée, mais en augmentant considérablement la concentration de la solution (jusqu'à 1 1/2 0/0). Ces injections ont donné un bien meilleur résultat et l'anesthésie était déjà obtenue après l'injection d'un quart de seringue.

Ajoutons que sur ces 78 cas observés par l'auteur, il s'est produit des accidents plus ou moins sérieux, à savoir :

La céphalée, persistant pendant trois jours, des *vomissements* (plus rares cependant que dans l'anesthésie chloroformique), des *nausées*, de la *fièvre* (dans un tiers des cas) durant pendant 6 à 8 heures.

Dans quatre cas, les injections ont été suivies d'*herpès labial* ; dans trois cas il y a eu *tremblement des jambes* avec, dans un cas, des *convulsions cloniques* et *toniques*. Ces convulsions se sont produites chez une malade à laquelle on faisait les injections médullaires pour la deuxième fois.

La première fois, la quantité du liquide injectée et sa concentration étant les mêmes, il n'y a eu aucune espèce d'accidents.

Un autre auteur russe, MINTZ, a fait des injections médullaires dans 4 cas.

Il s'est servi d'une solution de chlorhydrate de cocaïne à 1 0/0. Il en injecta 1 gr. 50 entre la quatrième et la cinquième vertèbre dorsales.

Les résultats obtenus ont été les suivants :

Dans trois cas où il s'agissait d'une intervention chirurgicale sur les jambes, l'anesthésie fut complète. Dans le quatrième cas où il s'agissait d'une laparotomie, l'anesthésie s'est montrée insuffisante et l'on a été obligé finalement de recourir à la chloroformisation. Un de ces opérés, chez qui l'on avait pratiqué la résection de la plante du pied, est mort par suite d'hématurie. A l'autopsie on n'a trouvé rien de particulier dans la moelle.

Signalons enfin un troisième travail sur le même sujet, par KIEVSKY (*Wratsch*, n° 2, 1901). Cet auteur a pratiqué les injections médullaires dans 11 cas sur lesquels, dans 10, l'anesthésie obtenue a été suffisante ; elle arrivait au bout de 4 à 8 minutes et durait de 1 à 3 1/2.

Quant aux accidents plus ou moins sérieux, qui peuvent subvenir avec ce procédé d'anesthésie, l'auteur les divise en deux catégories :

1° Les accidents survenant immédiatement après l'injection ;

2° Les accidents consécutifs.

A la première catégorie, il faut rapporter : sensation de chaleur dans le ventre, à la face et à la tête, la pâleur de la face, la dilatation de la pupille, le pouls plus rapide et plus faible, nausées, vomissements, tremblements des jambes, sueurs profuses, picotements dans les doigts.

A la deuxième catégorie, il faut rapporter : sensation de pesanteur à la tête et vertiges, nausées persistantes, élévation de température allant jusqu'à 40°, troubles de miction et de défécation.

L'accident le plus fréquemment observé, c'est la nausée.

Dr ROUBLEFF.

Narcose obtenue par des mélanges de chloroforme et d'oxygène (*Soc. de méd. interne de Berlin*, 25 février, 1901). — ARONSON a fait des expériences variées sur les animaux et est arrivé au résultat suivant : la mort arrive dans le même temps, que l'on emploie un mélange d'air et de chloroforme ou d'oxygène et de chloroforme. Les bons résultats obtenus par Wohlgemuth (v. *cette Revue*, p. 198), avec ce dernier mélange, tiennent donc uniquement à un meilleur dosage du chloroforme. Il est probable que si l'on employait dans les mêmes conditions de l'air comprimé au lieu d'oxygène, on arriverait à éviter aussi les accidents.

Wohlgemuth a émis l'opinion qu'une statistique enregistrant 4 à 5000 narcoses sans décès démontrerait que la méthode des mélanges d'oxygène et de chloroforme permet d'éviter la mort par le chloroforme : Bardeleben a pourtant, après 4000 narcoses sans accidents, enregistré coup sur coup deux décès. La statistique ne présente donc pas de garantie absolue pour l'innocuité du procédé.

E. VOGT.

Maladies des Voies digestives

Dr SOUPAULT

Médecin des hôpitaux

Le régime alimentaire des hyperchlorhydriques, par LINOSSIER. (*Presse médicale* n° 21, 1901). — Dans ces derniers temps de nombreuses recherches expérimentales ont été faites, dans le but de préciser les régimes qu'il convient de prescrire, suivant les différentes modalités des dyspepsies. En ce qui concerne le régime alimentaire des hyperchlorhydriques on est d'accord qu'il faut chercher à réduire au minimum l'excitation sécrétoire, mais il existe encore des divergences au sujet de la façon d'y parvenir.

Dujardin-Beaumetz croyait le régime végétarien le plus propre à assurer le repos de l'estomac ; mais on sait que les féculents et les légumes verts sont très mal digérés par les hyperchlorhydriques (on trouve de grandes quantités d'amidon non modifié, dans l'estomac de ces malades, au cours de la digestion) ; aussi leur prescrit-on un régime presque exclusivement albuminoïde.

A la vérité, les aliments albuminoïdes, la viande notamment, déterminent une excitation secrétoire intense, ainsi qu'on a pu le constater à plusieurs reprises (Pawlow, Lemoine et Linossier et plus récemment Bachmann et Justesen) ; mais si les aliments albuminoïdes excitent au maximum la secrétion chlorhydrique de l'estomac, ils possèdent aussi au maximum la propriété de fixer l'acide chlorhydrique sécrété à l'état de combinaison chlorhydro-albuminoïde beaucoup moins irritante pour les parois gastriques. Il se produit donc, à la suite de leur usage, plus d'acide chlorhydrique, mais il en persiste moins à l'état libre. L'acide libre semblant être le facteur essentiel des malaises des hyperchlorhydriques, l'usage des albuminoïdes a pour effet de restreindre ces malaises.

Une autre question se pose : l'usage habituel d'une alimentation azotée provoque-t-il l'hyperchlorhydrie? Verhœghen, examinant les sécrétions gastriques d'un certain nombre de sujets sains, a trouvé la richesse habituelle en acide chlorhydrique d'autant plus grande que le régime ordinaire du sujet était plus chargé de viande. D'ailleurs, la clinique démontre que les gros mangeurs de viande deviennent facilement hyperchlorhydriques.

Quoiqu'il en soit, l'alimentation azotée soulageant manifestement les malades, on est conduit à la prescrire chez les hyperchlorhydriques, au risque peut-être d'exciter encore la sécrétion de l'acide.

Tous les aliments albuminoïdes n'exercent pas au même degré leur action excito-sécrétoire. De tous, le plus fâcheux est incontestablement la viande, les œufs le sont moins ; quant au lait, c'est, de tous les aliments, celui qui, d'après les expériences de Bachmann, possède l'action excitante la plus faible. Il est à ce point de vue supérieur aux aliments végétaux euxmêmes.

Si l'on ajoute que c'est aussi l'aliment qui fixe le mieux l'acide chlorhydrique libre, grâce à l'état de fine division dans lequel se trouve la caséine, et par conséquent celui dont l'ingestion calme le mieux les malaises dus à l'hyperacidité, on devra convenir que le lait est un aliment parfait pour les hyperchlorhydriques.

Toutefois il est des cas où il n'est pas toujours très bien supporté. Dans certaines formes graves d'hyperchlorhydrie avec stase, il peut donner lieu à des fermentations et la viande crue lui paraît supérieure.

En regard de l'action excito-sécrétoire des aliments albuminoïdes, les recherches récentes ont mis en évidence l'action inhibitrice des graisses sur la sécrétion gastrique (Ewald et Boas, Penzold, Pawlow, Lubassow, Wolkowitsch, Fermi, Akimow-Peretz, Bachmann). Dans 16 cas (Akimow-Peretz, Wratch, 1897, n° 13) l'introduction par la sonde avec le repas d'épreuve, d'une quantité variable d'huile d'amandes douces ou d'huile d'olives provoque dans le contenu gastrique une diminution de l'acidité totale, et du taux de l'acide chlorhydrique libre.

L'addition de corps gras aux aliments, peut, il est vrai, prolonger le séjour des ingesta dans l'estomac, mais cette prolongation est minime. Elle paraît même inconstante. Cohnheim conseille même l'usage de l'huile en nature pour faciliter l'évacuation stomacale chez les malades atteints de sténose pylorique.

Il semble en tout cas que le plus souvent la digestion de la graisse ne s'accompagne pas pour les hyperchlorhydriques de troubles digestifs ; son assimilation est bien meilleure qu'on ne serait tenté de le croire (Strauss). L'augmentation de poids des sujets est d'ailleurs une preuve du bon état des fonctions assimilatrices. Le beurre cru et la crême sont les corps les plus recommandables.

G. Lyon.

Valeur du végétarianisme (*Soc. méd. de Berlin*, séance du 27 février 1901). — Nous avons analysé la communication d'Albu dans cette Revue (v. p. 213) : elle a donné lieu à une discussion importante.

Rosenheim émet l'opinion que, si le régime végétarien a amélioré et même guéri divers états morbides, rien ne prouve qu'on n'eût pu atteindre le même résultat par d'autres méthodes. Il est certain que la diminution des albuminoïdes constitue un danger, car elle compromet la résistance organique contre les maladies infectieuses, ainsi que les fonctions intellectuelles. Actuellement, on a abandonné le végétarianisme pur et l'on utilise le lait, le beurre et les œufs : dans ces conditions, on se trouvera bien de ce régime dans le traitement de la neurasthénie et du cancer ou de l'ulcère stomacal.

Grawitz croit qu'Albu a eu tort de généraliser les résultats obtenus sur un sujet anormal. Il pense, en outre, que les succès enregistrés chez des neurasthéniques doivent être interprétés comme ayant été obtenus chez des sujets intoxiqués par l'abus de l'alimentation carnée.

Senator fait remarquer qu'Albu a eu tort d'affirmer que l'albumine végétale était moins digestible que l'albumine animale : la vérité est qu'elle est seulement plus difficile à extraire. Le système lacto-végétarien a donné à l'orateur des résultats souvent excellents dans l'entérite muco-membraneuse, l'insomnie et plusieurs dermatoses, telles que le psoriasis et la furonculose, avant que la levure ne fût connue.

Schœnstadt trouve surtout un grand inconvénient dans l'uniformité de l'alimentation végétarienne : elle a à son passif une expérience faite, il y a une centaine d'années dans les prisons : ce régime provoqua une telle mortalité qu'on dut revenir à l'alimentation carnée, ce qui ramena la mortalité à la normale. Il n'existe, du reste, pas de peuples purement végétariens, tous introduisent dans leur alimentation des produits provenant des animaux.

Furbinger croit que pour obtenir un résultat satisfaisant avec le régime végétarien, la vie au grand air est nécessaire. Ce régime convient aux sujets atteints de neurasthénie sexuelle, de néphrite chronique et d'obésité : dans ce dernier cas, la faiblesse est à craindre : il n'est pas certain que dans la goutte ce régime présente un avantage quelconque.

Meyer a reconnu, au cours d'expériences sur lui-même, que ce régime n'influence pas la production d'acide chlorhydrique de l'estomac.

Haughecorne rappelle que chez les herbivores, on obtient souvent de bons résultats en introduisant dans leur alimentation, des œufs, par exemple. Les herbivores sont plus nombreux vers l'équateur, parce que la nourriture végétale se trouve là en abondance : ils sont moins intelligents et moins capables d'efforts musculaires que les carnivores.

E. Vogt.

. **Technique du traitement cinésithérapique dans les affections du tube digestif** par Munter (*Rev. de Cin. et d'élect.*, 20 mars 1901). — C'est surtout dans les cas de constipation que le praticien a l'occasion de recourir au massage ; il se souviendra que la guérison exige en moyenne 30 à 45 jours.

Il y a lieu, en massothérapie, de distinguer deux variétés dans cette infirmité, la parésie intestinale et la contraction de l'intestin.

Dans le 1er cas, le ventre est flasque ou ballonné: les constipations très anciennes sont naturellement de cette catégorie.

Dans le 2e cas, il est plat et rétracté.

Premier cas : *Atonie intestinale*. On fera un traitement combiné de massage et de mouvement. A défaut d'installations de gymnastique, le massage seul peut cependant donner de brillants résultats.

Voici comment il est pratiqué : le malade, le ventre mis a nu, les vêtements complètement desserrés, est placé dans le décubitus dorsal. La tête est légèrement fléchie, les jambes et les cuisses repliées de façon que la paroi abdominale soit dans le relâchement complet. Il lui est recommandé de respirer librement et lentement. On fait d'abord des effleurages légers et superficiels pour éviter ou vaincre la contraction réflexe des muscles abdominaux. Quand le patient est habitué au contact des mains, on entreprend le massage de la paroi dont les muscles sont ordinairement affaiblis (surtout chez les femmes ayant eu des enfants). Ce sont des frictions et un pétrissage énergiques suivis d'un tapotement vigoureux mais pratiqué avec élasticité pour que le choc ne retentisse pas sur l'intestin, ce qui produirait de la congestion par parésie des vaisseaux mésentériques. On passe ensuite au massage viscéral. Ce sont des frictions profondes et du pétrissage du gros intestin en suivant le parcours de celui-ci depuis le cœcum jusque l'S iliaque, en broyant les amas stercoraux qui peuvent l'encombrer. La séance se termine par un pétrissage avec friction de toute la masse de l'intestin grêle.

La séance de gymnastique vient ensuite. Citons parmi les mouvements les plus importants généralement employés les suivants, qui ont tous ce double effet de fortifier les psoas iliaques et les muscles de la sangle abdominale et de produire un massage immédiat de tout le paquet viscéral. Flexion et extension du tronc. Rotation alternative du tronc. Flexion des cuisses. Rotation des hanches. Abaissement des bras. Pression dorsale avec les genoux, etc.

2e cas : *Spasme de l'intestin*. Il faut ici éviter d'exciter l'organe et employer exclusivement les manœuvres de douceur. On fera des effleurages et des frictions très douces et lentes sur l'intestin. On termine par une vibration totale sur la partie contractée, puis générale. La gymnastique ne sera pas employée, car elle irriterait l'intestin.

Diarrhée chronique. — Le traitement massothérapique doit aussi ici être considéré comme le traitement de choix dans les cas rebelles.

Ici le traitement consiste principalement (le malade étant préparé comme il a été décrit plus haut) en effleurages de la paroi, frictions et pétrissage très doux de la masse intestinale, suivis d'une vibration prolongée sur tout le paquet viscéral.

L'auteur a soigné deux cas de cette affection. Le premier malade souffrant de diarrhée depuis 20 ans, ayant de 6 à 10 selles par jour, a été radicalement guéri en 25 séances environ.

Le deuxième a été amélioré ; il n'a pu suivre son traitement jusqu'au bout.

Catarrhe gastrique chronique. — Il y a souvent lieu de pratiquer concurremment avec celui de l'intestin ou séparément le massage de l'estomac atteint de catarrhe chronique avec ou sans gastrectasie.

Voici comment il conviendra de masser cet organe : Le malade est placé dans la position décrite précédemment. On commence par faire des effleurages légers sur la surface de l'organe, puis quand on a vaincu la résistance des muscles abdominaux, on pratique sur la face postérieure de l'estomac d'abord, ensuite sous la grande courbure des frictions de plus en plus profondes suivant la direction du cardia au pylore. En cas de dilatation, les frictions seront plus énergiques. Le pylore subit souvent dans les catarrhes gastriques un certain degré de constriction.

Dans le but de combattre celle-ci, il est très utile d'appliquer au niveau de cet orifice une série de vibrations. On termine par des secousses brusques et énergiques avec la main appliquée sous la grande courbure et refoulant celle-ci dans la direction du pylore. On termine par une séance de gymnastique (*v. plus haut*).

Si le catarrhe est douloureux, on se contente d'effleurages prolongés et de vibrations douces à la surface de l'organe.

E. Vogt.

Traitement chirurgical de l'ulcère stomacal et de ses suites (*Deutsche med. Wochenschrift*, 21 mars 1901). — Kœrte fait ressortir que ce sont surtout les ulcères de la région pylorique et les cicatrices consécutives qui sont appelés à attirer l'attention du chirurgien. L'intervention sera indiquée dans les cas de faibles hémorragies répétées plutôt que dans les cas d'hémorragies mettant la vie en danger. Les adhérences par suite de périgastrite, suite d'ulcère, sont nettement du ressort de la chirurgie, de même, cela va de soi, que les perforations qui demandent une intervention immédiate permettant de sauver parfois des malades voués à la mort.

Il est aujourd'hui à peu près admis par toutes les autorités que le rétrécissement pylorique cicatriciel avec gastrectasie résiste à tous les efforts de la médication interne : mais étant donné la gravité de l'acte opératoire, on se trouve le plus souvent en présence de sujets ayant épuisé toutes les méthodes de traitement interne usitées en pareil cas, et arrivés pour ainsi dire à la cachexie.

Une série d'accidents dus à l'opération échappent à notre influence (pneumonie, hémorragies consécutives, embolies, etc.) Les statistiques concernant le pourcentage de mortalité n'ont par conséquent qu'une valeur fort restreinte, mais l'auteur se décide toutefois à donner la sienne, qui porte sur 20 hommes et 18 femmes, âgés de 16 à 61 ans. Les malades étaient atteints depuis fort longtemps pour la plupart (entre 1 et 30 ans); tous étaient très affaiblis, et présentaient de la gastralgie et des vomissements. 32 malades avaient, en dehors de la sténose pylorique, de la gastrectasie, 4 de la gastroptose, 3 (individus jeunes) un estomac de dimensions normales.

Dans plusieurs cas, le rétrécissement donnait l'impression d'une tumeur : 24 fois il existait de l'hyperchlorhydrie.

Les méthodes opératoires présentent chacune son indication : la *résection* constituera la méthode de choix pour les cas favorables, avec ulcères ou rétrécissements faciles à isoler, ainsi que pour les cas où on craint une complication carcinomateuse ; 4 guérisons sur 5 opérations.

La *Gastroentérostomie* (29 cas, avec 20, 6 0/0 de mortalité), représente la méthode normale en cas de rétrécissement pylorique. La bouton de Murphy n'a pas été employé. Tous les malades, revus plus tard, étaient capables de travailler ; quelques-uns se plaignaient encore de troubles digestifs, mais tous étaient sensiblement améliorés au point de vue de l'assimilation des aliments et de la santé générale.

La *pyloroplastie* (1 cas) semble offrir plus de dangers que la méthode précédente.

Le traitement chirurgical de l'ulcère stomacal et de ses suites, donne donc de fort bons résultats, car il faut se rappeler que dans les cas opérés la médication interne n'avait donné aucun résultat favorable.

E. Vogt.

Traitement de l'appendicite par des compresses d'alcool (*Thérapeutique moderne russe* nº 12, 1900). — Depuis longtemps déjà, le professeur Filatoff considère l'application de l'alcool à la première période du panaris, comme un moyen spécifique.

Il estime qu'il suffit de tenir, pendant une demi-heure, le doigt malade dans un petit verre d'eau-de-vie et de répéter ce petit bain local plusieurs fois par jour, pour faire avorter à coup sûr le processus pathologique sur le point d'évoluer.

C'est cette constatation qui a conduit le professeur Filatoff, à recourir à l'application de compresses à l'alcool, chez un garçon de 12 ans atteint d'appendicite auprès de qui il a été appelé en consultation par le Dr Gold. Voici de quelle façon on a procédé : une compresse de gaze pliée en quatre suffisamment large pour couvrir tout le ventre, fortement imbibée d'alcool a 93° et légèrement exprimée était appliquée directement sur la peau et recouverte de flanelle : par-dessus, on mettait une vessie de glace et l'on changeait la compresse environ toutes les heures dès que l'alcool s'était évaporé.

On a continué en même temps l'administration d'opium.

Au bout de 2 à 3 jours on a constaté une amélioration très notable et l'enfant a guéri complètement peu de temps après.

Dr Roubleff.

Maladies du Larynx du Nez et des Oreilles

Dr Courtade
Ancien interne des hôpitaux,

De l'otite moyenne aiguë suppurée par Gaudier (*Echo Médical du Nord*, janvier 1901). — En présence d'une otite moyenne aiguë, ne jamais attendre l'ouverture spontanée mais pratiquer la paracentèse; comme l'opération est douloureuse l'anesthésie par le bromure d'éthyle devrait être obligatoire. Mais avant d'inciser le tympan il faut nettoyer le conduit et l'antiseptiser avec de l'eau savonneuse dont on imbibe un tampon d'ouate. Après la paracentèse placer dans le conduit un tampon d'ouate saupoudré d'acide borique. Si la douleur persiste, appliquer sur l'oreille un large cataplasme.

Il faut en même temps antiseptiser le rhino-pharynx en instillant de l'huile mentholée au 1/100e ou de l'huile de vaseline boriquée au 1/10e dont on verse une cuillerée à café dans chaque narine.

Donner un cachet de 0.50 de sulfate de quinine le jour de l'opération et les 2 ou 3 jours suivants.

Si l'abcès est déjà ouvert quand le malade vient consulter, et que la douleur ait cessé, on agira comme après la paracentèse, mais si la douleur persiste, il faudra agrandir la perforation et s'assurer que la mastoïde n'est pas atteinte.

Quand l'écoulement tend à diminuer, se borner à placer dans le conduit un tampon d'ouate antiseptique et à continuer les instillations d'huile mentholée; ne pas faire de lavages.

Si l'écoulement persiste abondant et qu'il y ait des végétations adénoïdes, il faut opérer celles-ci.

Après la guérison, il faut se rappeler que le malade est menacé de nouvelles poussées d'otite, si on ne détruit pas la cause qui peut être la présence de végétations ou une déviation de la cloison ou une rhinite hypertrophique; si la surdité ou les bourdonnements persistent pratiquer des insufflations d'air.

Comme hygiène : évacuer les sécrétions de chaque fosse nasale puis reprendre son souffle par la bouche et non par le nez; continuer l'antisepsie du rhino-pharynx au moyen de pulvérisations antiseptiques, ne jamais se faire soi-même des lavages de l'oreille et ne pas conseiller le séjour au bord de la mer pour les enfants.

A. Courtade.

Influence de la grossesse et de l'accouchement sur l'évolution des maladies de l'oreille, par Albert Bayce (*Th. Paris*, 1900). — Chez les malades qui ont déjà été atteintes d'affections de l'oreille, la parturition peut aggraver la lésion : cela a lieu soit chez les primipares, soit chez les multipares, mais surtout chez les femmes qui ont eu plusieurs grossesses successives à intervalles rapprochés.

Parfois la maladie rétrocède après l'accouchement, mais elle reparait et s'aggrave après chaque grossesse.

On peut observer dans cet ordre de complications, soit des furoncles du conduit auditif, soit des lésions de l'oreille moyenne, comme : l'otite aiguë, l'otite catarrhale chronique, la sclérose, la périostite, soit, enfin, la sclérose du labyrinthe.

L'affection la plus fréquemment observée est la sclérose ou des poussées subaiguës entées sur une otite chronique.

Dans certains cas, on rencontre une tubo-tympanite catarrhale chronique accompagnée de lésions scléreuses, qui passe à l'état de sclérose sous l'influence de la parturition; dans d'autres cas, on constate l'existence d'une autro-tympanite scléreuse primitive, caractérisée par l'atrophie de la muqueuse, l'hyperostose des parois et rétrécissement des cavités.

Les poussées inflammatoires catarrhales ou scléreuses paraissent le plus souvent imputables aux états congestifs liés surtout à l'aménorrhée.

Comme le pronostic, au point de vue fonctionnel, est mauvais, si le labyrinthe est atteint, on se bornera au traitement palliatif de ces affections, puis, après l'accouchement, on pourra agiter la question d'intervention par l'évidement pétro-mastoïdien.

Dans les otites moyennes chroniques sèches, l'évidement a pour objet de détruire les brides et adhérences anormales et agrandir les cavités pneumatiques de l'oreille moyenne.

L'opération ne donne de résultats favorables que si le labyrinthe n'est pas atteint; aussi, l'absence ou une forte diminution de perception osseuse est-elle une contre-indication à l'intervention.

A. Courtade.

Note sur le traitement de la rhinite hypertrophique par l'injection sous-muqueuse de chlorure de zinc par H. Gaudier (*Echo Médical du Nord*, février 1900. — Gaudier a expérimenté sur dix malades, le procédé de Hamm qui consiste à injecter, avec une seringue de Pravaz, quelques gouttes d'une solution de chlorure de zinc au 1/10e dans l'épaisseur du cornet hypertrophié.

Laissant de côté les cas où l'hypertrophie était intermittente et ceux où elle était symptômatique de végétations adénoïdes ou de crêtes de la cloison, l'auteur n'a appliqué la méthode de Hamm qu'au cas d'hypertrophie diffuse et constante.

Avec une seringue de Pravaz de 2 centimètres, munie d'une longue aiguille coudée et après avoir anesthésié avec une solution de cocaïne le point à piquer, Gaudier enfonce son aiguille entre l'os et la muqueuse et injecte la solution sclérosante.

La piqûre saigne assez abondamment; la réaction est assez vive et détermine une obstruction complète de la fosse nasale pendant 2 à 3 jours.

Dans le cas de guérison, le cornet rétracté, prend au bout d'un mois un aspect blanchâtre cicatriciel.

Le résultat ne fut bon que dans 4 cas, dans les autres l'amélioration ne dura que quelques jours.

Comme conclusion, la méthode de Hamm est inconstante dans ses effets et ne peut remplacer les autres méthodes du traitement.

Note sur une anomalie des sinus frontaux pouvant compromettre le succès de l'opération de sinusite par Suarez de Mendoza *(Arch. de Méd. et de Chir. spéciales*, janvier 1901). — M. Suarez de Mendoza signale l'anomalie des sinus frontaux qui consiste en l'existence derrière les sinus ordinaires de deux autres cavités possédant chacune leur canal fronto-nasal. La séparation des sinus d'un même côté est réalisée par la présence d'une cloison transversale complète de sorte qu'après avoir opéré le sinus antérieur on peut voir la suppuration persister, parce que le pus peut provenir du sinus postérieur que l'on ne soupçonne pas.

A. Courtade.

Traitement de la tuberculose laryngée (*Archiv. f. Lar. u. Rhinologie*, vol. II, fasc. I). — Freudenthal recommande tout spécialement l'extrait de capsules surrénales à l'intérieur et des badigeonnages destinés à provoquer une anesthésie locale de longue durée. On badigeonnera le larynx avec l'émulsion suivante :

Menthol............	1-5-15	grammes
Huile d'amandes douces...............	30	—
Jaunes d'œufs......	25	—
Orthoforme.........	12	—
Eau dist. ad........	100	—

Faire une émulsion.

Pour diminuer la toux, l'héroïne représente un excellent médicament interne, et la photothérapie rendra en outre de grands services quand elle peut être utilisée.

E. Vogt.

Maladies vénériennes
Maladies de la peau

Dr MOREL-LAVALLÉE
Médecin des hôpitaux

Les traitements de l'acné, par Stieffel, (*Journ. de méd. interne* 15 février 1901). — Bien que le traitement de l'acné varie avec le terrain sur lequel évolue l'affection et qu'il soit essentiel d'établir avant tout un traitement causal, il est cependant pour tous les acnéiques un traitement local commun. Ce traitement est variable à l'infini. On débutera par les moyens les plus doux, comme les lotions émollientes à l'eau de son tiède, avec une décoction de pavot, de camomille, etc., les compresses d'eau très chaude (tampon d'ouate trempé dans l'eau bouillante et appliqué loco dolenti dès que la chaleur est supportable), les lotions alcalines (bicarbonate de soude de 2 à 10 grammes par litre d'eau tiède), les lotions à l'alcool camphré.

Si ces moyens anodins ont été sans résultat, ce qui est le cas habituel, on essaiera le soufre. On fera des lavages avec la solution de: polysulfure de potassium liquide V à L. gouttes + eau chaude 1 verre — soit des onctions avec les pommades suivantes : Iodure de soufre 50 centigrammes à 1 gramme pour 30 d'axonge — soit des lotions avec : soufre précipité 1 gramme + glycérine 12 grammes + eau de chaux 30 gr. + alcool camphré V gouttes, laver au savon, sécher, humecter avec ce mélange et laisser sécher ; — Brossage préalable au savon noir pour décaper la peau, puis trois lotions par jour avec soufre dissous dans benzine jusqu'à saturation ; l'ichtyol, médicament très riche en soufre, puisqu'il en contient 10 0/0 est appliqué sous forme de pommade ou de savon : ichthyol + oxyde de zinc + amidon ââ 5 grammes + vaseline 20 grammes. Appliquer la pâte le soir en couche épaisse, dans la journée en couche mince. Laver tous les jours la peau à l'huile et à la benzine. L'ichthyol est donné à l'intérieur à la dose de 50 centigrammes à un gramme par jour en pilules, ou en capsules. — On aura encore recours aux pommades alcalines, au bicarbonate de soude, au biborate de soude, au benzoate de soude, au naphtol ; naphtol à 1 0/0 + soufre 5 0/0 + axonge 2 0 0 + savon 2 0/0. Ou bien appliquer sur chaque bouton la pommade suivante : naphtol camphré, résorcine ââ 30 à 50 centigrammes si le cas est léger, 5 gr. si l'affection est plus sérieuse, plus invétérée, etc. etc.

Pour toutes ces pommades, rien n'est plus aisé que leur application pendant la nuit. Le jour, cela est plus gênant. On agira de la manière suivante : laver la région malade, étendre une légère couche de pommade, l'essuyer légèrement avec un linge fin, poudrer légèrement avec de la poudre de riz, attendre 15 à 20 minutes que la poudre soit fixée, enfin tamponner doucement avec un linge fin.

Dans la même série des médicaments irritants, on a utilisé l'huile de cade (badigeonnage pendant 4 à 5 jours consécutifs, puis le 6e jour un badigeonnage au savon noir : une dermite légère se produit : le lendemain on enlève le savon noir à l'eau chaude. Si la guérison n'est pas obtenue, on recommence au bout de 5 à 6 jours de repos).

Si tous les moyens précédents ont échoué, on sera bien réduit à se servir de quelques médications plus violentes : on a badigeonné chaque bouton une fois par jour à la teinture d'iode, et le nitrate d'argent détruit parfaitement le mal, et cela sans douleur, mais il ne peut guère être utilisé sur les parties découvertes à cause de la coloration noire qui persiste quelques jours. On a détruit les boutons au moyen de l'instrument tranchant en effectuant des sacrifications linéaires quadrillées avec le sacrificateur qui sert pour le lupus. On s'est servi de l'ignipuncture au moyen du thermocautère et bien certainement c'est là l'intervention la plus rationnelle chez les sujets tuberculeux. En se servant d'une pointe fine et de préférence du galvano-cautère qu'il est plus aisé d'appliquer exactement, à froid, sur les petits boutons ; on évite toute cicatrice disgracieuse et l'on peut intervenir hardiment si le mal siège à la face.

Contre l'acné hypertrophique volumineuse le curetage donnera les meilleurs résultats. Cependant on fera toujours bien, et l'on y sera parfois contraint du reste, d'instituer en même temps un traitement interne.

Tous les acnéiques se trouveront bien du soufre longtemps continué à l'intérieur, sous forme de pastilles soufrées, ou bien en mélangeant le soufre a partie égale de miel, dont on prendra 1 à 2 cuillerées à café par jour, ou bien en prenant des eaux sulfureuses naturelles. L'ichthyol donné à l'intérieur agit par le soufre qu'il contient. De même les arsenicaux sont utilisables chez tous les acnéiques.

La levure de bière donne de bons résultats contre l'acné juvénile si désagréable : avec une demi-cuillerée à café à 1 cuillerée à bouche de levure délayée dans un peu d'eau, suivant la tolérance de l'estomac, 1 à 2 fois par jour au repas. La levure doit être fraîche.

Quand on manque de levure de bière on se servira de levure de boulanger ou de pâtissier.

Si les boutons se trouvent au voisinage d'un orifice naturel, on devra être très sobre de pommades et lotions trop actives. On ne pourra manier que certains astringents comme le tannin, l'oxyde de zinc. Cependant, même dans ces régions, on peut, avec de la prudence, faire des cautérisations au nitrate d'argent, à la teinture d'iode, de l'ignipuncture au galvano-cautère.

E. Vogt.

Traitement de l'eczéma, par Kronmayer et Crunberg (*Münch. med. Wochenschrift* n° 6, 1901). — Tous les eczémas aigus guérissent lorsqu'on les protège contre les influences nocives internes ou externes (poudres, pommades indifférentes, etc.) On obtiendra en outre une modification des lésions des tissus dues à l'eczéma chronique, en employant les médicaments dits réducteurs, goudron, soufre, acide pyrogallique, chrysarobine, etc.). Ce sont là des pratiques connues, mais la cautérisation des points en état d'inflammation aiguë, que préconisent les auteurs, l'est beaucoup moins. Il est certain que le procédé offre des dangers, car il est difficile de déterminer exactement le moment précis où l'intervention sera utile, ainsi que le degré de cautérisation. Comme caustique, le lénigallol est recommandé par les auteurs, car il n'irrite pas la peau saine, agit comme réducteur et ne cautérise que les points malades. On l'incorpore à des pâtes que l'on recouvre d'une mince couche d'ouate, par-dessus une bande pour fixer ; on peut encore se contenter d'appliquer la pâte et de la saupoudrer de talc et oxyde de zinc āā. Quand on renouvelle l'application, il faut avec grand soin enlever avec un corps gras la pâte avant d'en appliquer une nouvelle couche. Les vésicules, croutelles, les points suintants, se colorent en noir, le prurit disparait instantanément pour ainsi dire, le gonflement diminue.

Le procédé n'est absolument pas douloureux, car l'action caustique est graduée, discrète : souvent, l'emploi du lénigallol suffit à amener la guérison : celle-ci sera obtenue, quand existe une infiltration conjonctive profonde avec épaississement de la peau, par l'addition au lénigallol du goudron, qui entrera en scène aussitôt que les phénomènes d'inflammation exsudative auront été calmés par le lénigallol. Souvent, il suffit de peu de jours pour atteindre ce dernier résultat.

E. Vogt.

Etiologie des ulcères de jambe tenaces et méthodes modernes de traitement de ces ulcères (*Centr. f. d. ges. Therapie*, février-mars 1901). — Dans ces deux dernières années, Ullmann a observé 23 ulcères de jambe, pour lesquels l'étiologie put être décelée dans 19 cas (varices 14, syphilis acquise 6, vieilles cicatrices 4, marasme sénile 2, artériosclérose 2, leucémie 2, anémie chez un brightique 1, syphilis héréditaire 1, scrofulose 1, épithéliome pavimenteux 1).

Quand on se trouve en présence d'ulcères variqueux enflammés, on choisira de préférence les applications de compresses humides imbibées de liqueur de Burow 1 : 5, sublimé 1 : 10000, résorcine et ichthyol 1 : 100. Pour les formes torpides, on choisira plutôt les épispasmes d'iodoforme, europhène, iodol, glutol. Le xéroforme, le dermatol seront indiqués en cas de suintement abondant. Il y a lieu parfois de procéder au nettoyage préalable de la plaie, qui sera effectué au moyen de solutions chaudes de sublimé, de résorcine ou de permanganate de potasse à 1 : 500. Dans ces derniers temps, l'auteur a été très satisfait de l'emploi du chinosol à 2 0/00.

Lorsqu'on se sert de topiques humides, le repos au lit est indispensable : il n'en est pas de même si l'on utilise des pommades ou des topiques pulvérulents. Dans les deux cas, une compression systématique permettant de bien fixer le pansement et de diminuer la stase veineuse est indispensable. Le pansement à la colle de zinc est le plus avantageux : sur des bandes de tarlatane bien exactement roulées, on badigeonne la colle à l'état liquide : la peau de la jambe toute entière, à l'exception de l'ulcère, a été au préalable recouverte d'un même badigeonnage. On applique quatre à cinq bandes successives, séparées par des couches de colle. Le pansement met 15 minutes environ à sécher, et on peut le laisser en place une à trois semaines.

Un procédé analogue, exerçant une compression moindre, est celui de Schleich. L'ulcère est saupoudré de glutol : par dessus de l'ouate stérilisée, et les rebords de l'ulcère et la peau environnante badigeonnés avec de la pâte peptonisée (peptone sèche, amidon, oxyde de zinc ââ 15, gomme arabique 30, eau dist. q. s. pour faire une pâte). On ajoute ensuite de l'essence de mélisse et du lysol ââ une goutte. Le tout est recouvert de gaze.

Si la guérison n'est pas obtenue par ces pansements, on recourt aux interventions chirurgicales. L'opération de Trendelenburg et ses modifications est certainement trop peu souvent utilisée. Le débridement des rebords de l'ulcère est plus facile à exécuter : dans deux cas de l'auteur, la guérison définitive était obtenue cinq et sept semaines après l'opération. La méthode de Reverdin et ses modifications, demandent une habileté technique très grande, et dans beaucoup de cas, il faut la faire précéder de la ligature ou résection de la saphène.

Mais toutes ces méthodes doivent, pour l'auteur, céder le pas, au moins dans la majorité des cas, à la méthode de Bier (application localisée d'air très chaud), car elle nettoie les surfaces infectées (les ulcères tuberculeux exceptés), vivifie les granulations, ramollit les masses calleuses du pourtour de l'ulcère et provoque une rapide épidermisation. Ce dernier résultat est obtenu quand on a combattu auparavant les complications dues à la stase veineuse par le repos absolu, l'élévaion du membre, etc.

L'auteur utilise des températures de 80 à 160° C. ; chaque séance dure une demie à une heure, le malade ne doit jamais ressentir de douleur ou de cuisson désagréable : il faut toutefois se méfier d'états anesthésiques possibles, empêchant le sujet de ressentir éventuellement l'influence nocive de l'air chaud.

Dans le stade d'ulcération, on fait tous les jours une séance d'une demi-heure : dans le stade d'épidermisation on fait tous les deux jours une séance d'une heure.

En résumé, on dispose aujourd'hui d'armes efficaces contre l'ulcère chronique de la jambe : cette notion pénètrera peu à peu dans le public, jusqu'ici convaincu de l'incurabilité des lésions de ce genre, et les malades se confieront plus volontiers et surtout plus tôt qu'autrefois aux soins du praticien.

E. Vogt.

Maladies des Voies urinaires

Dr Chevalier,

Chirurgien des hôpitaux.

Ancien chef de clinique de la Faculté

La sonde urétérale à demeure dans le traitement préventif et curatif des fistules rénales consécutives à la néphrostomie, par J. Albarran (in *Rev. de Gynécol.*, 1901, p. 43). — La sonde urétérale à demeure, placée au moment de la néphrostomie, ne présente aucun inconvénient le pis qui pourrait arriver serait son inutilité dans certains cas, et même elle aurait permis de connaître exactement l'état de l'uretère et celui des deux reins. Dans les cas de pyonéphrose, elle permet de mieux laver la poche de rétention et d'obtenir plus rapidement la modification du liquide sécrété. Dans la grande majorité des cas, elle suffit à guérir les malades sans fistule en trois ou quatre semaines. Il est donc avantageux, lorsqu'on pratique une néphrostomie pour pyonéphrose, de placer une large sonde à demeure dans l'uretère. Il ne faut y renoncer que si le malade est dans de trop mauvaises conditions pour qu'on prolonge l'opération, où si le cathétérisme urétéral est impossible de haut en bas, après l'avoir été de bas en haut, en raison du mauvais état de la vessie.

Pour le traitement des fistules rénales post-opératoires, il faut savoir que chez un certain nombre de malades, ce mode de traitement n'est pas applicable.

La sonde a demeure, inutile quand la fistule ne donne que du pus, n'est utile que dans les fistules urinaires ou uro-purulentes

Dans les fistules purulentes, il faut savoir si c'est du rein ou de l'atmosphère périrénale que vient le pus, et dans ce cas débrider largement pendant que le cathétérisme urétéral dira si le rein sécrète encore de l'urine ou non; et dans ce dernier cas, la néphrectomie s'impose.

Dans les fistules uropurulentes ou urinaires le cathétérisme urétéral peut être rendu impraticable par l'état de la vessie, ou par l'état de l'uretère empêchant de placer une bonne sonde.

Si l'on a pu placer une bonne sonde dans le bassinet, on obtient très rapidement un bon résultat immédiat: la fermeture de la fistule, et 6 fois sur 8 un bon resultat définitif. Il est inutile de prolonger le séjour de la sonde au delà de 5 jours, à partir du moment où il ne s'écoule plus d'urine par la plaie.

Les accidents qu'on observe après l'emploi de la sonde sont les mêmes que ceux que les malades présentent souvent d'une manière spontanée quand la fistule tend à se fermer : ils sont dus à la rétention rénale : il suffit de changer la sonde ou d'ouvrir la fistule si besoin est.

L'auteur réserve les opérations sanglantes aux cas ou la sonde urétérale est inapplicable ou a échoué.

E. Chevalier.

Extirpation totale du canal déférent et de la vésicule séminale par la voie inguinale, par Baudet et Duval (in. *Rev. de chir.* 1901, p. 395). — Voici la technique opératoire proposée et suivie par les auteurs.

Placer le sujet sur le plan incliné.

Incision inguino-funiculaire. — Inciser sur le funicule en dedans de l'épine pubienne, descendre plus ou moins selon ce que l'on veut extirper des bourses, remonter parallèlement au trajet inguinal jusqu'à 2 travers de doigt en dedans de l'épine iliaque antéro-supérieure. Ouvrir franchement le canal inguinal et ses plans en évitant l'épigastrique.

Effondrer le fascia transversalis à la sonde cannelée, refouler et décoller le péritoine *seul*, sans feuillet aponévrotique, car il faut laisser celui-ci qui recouvre les vaisseaux, sur la paroi pelvienne. Placer un large écarteur (valve à hystérectomie) pour refouler en dedans le péritoine et les intestins. Chercher le déférent au contact de l'épine pubienne, inciser la gaine du cordon, et le libérer du plexus pampiniforme. Disséquer ce qu'on peut vers le scrotum, mais avec soin vers la fosse iliaque. *Ne pas faire de traction*, voir avec soin avant de disséquer. Rejeter le canal déférent en dedans en détachant au ras de lui les tractus celluleux, éviter l'épigastrique qui monte,et l'ombilicale plus oblique, passer dans la concavité des courbes des deux artères. Sur la saillie des vaisseaux vésiculaires ouvrir l'aponévrose de la loge vésiculaire, rejeter en avant et en arrière ses 2 feuillets, pincer, lier et couper le pédicule vasculaire et voir ensuite à nu, sinueuse et blanche, la vésicule séminale. La prendre par son fond avec une pince de Kocher, la disséquer au plus près, l'amener dans la plaie et la couper au ras de la prostate. Toucher le moignon au thermo, curetter au besoin. Pour terminer, reconstituer le canal inguinal par une suture à 3 étages.

E. Chevalier.

Hernie vésicale médio-sus-pubienne existant depuis 40 ans chez une femme. Excision. Guérison, par Tédenat (in *Bull. Soc. Chir.*, 1901, p. 296). — Tédenat a opéré une femme de 66 ans qui, depuis l'âge de 26 ans, portait au-dessus du pubis une tumeur du volume d'une grosse noix, qui subit en 1900 une augmentation rapide de volume. On crut à un fibrome de la paroi abdominale en voie de développement et de transformation sarcomateuse, et on se mit en devoir de l'extirper. On reconnut en l'opérant qu'il s'agissait d'un diverticule de la vessie, rempli de pus. La poche fut disséquée, réséquée, et la brèche vésicale fut suturée et réduite (la vessie contenait de l'urine claire). La guérison se fit sans incident.

E. Chevalier.

Opération pour ectopie testiculaire congénitale, par Thomas Armandale, d'Edimbourg (*British Med. Journal*, décembre 1900, n° 2083). — L'auteur produit une série de figures montrant des testicules atrophiés, ou retenus plus ou moins haut dans l'abdomen. Les indications, au point de vue de ces vices de position, varient selon que l'organe appartient à un enfant ou à un adulte. Chez les jeunes sujets, tout doit être tenté pour amener les glandes à leur place normale. Mais chez eux, aussi bien que chez l'adulte, s'il existe un testicule parfaitement sain d'un côté et qu'il y ait de l'autre côté un retard de la descente avec complication de hernie, il ne faut pas s'entêter à conserver un organe, qui est de plus fort peu utile, étant très atrophié. Mieux vaut l'enlever : la cure radicale de la hernie inguinale correspondante n'en sera que plus facile, l'occlusion de l'anneau interne pouvant être complète. Lorqu'on fixe un testicule par l'opération usuelle au fond des bourses, M. Armandale conseille, aux manœuvres déjà connues, d'ajouter celle-ci : au lieu de se contenter de passer les fils à travers les débris du gubernaculum et la peau du scrotum, il faut aussi les passer à travers la peau de la partie interne de la cuisse, pour obtenir une traction très favorable à la fixation définitive du testicule en bonne position.

A. Benoit.

Traitement de la blennorragie aiguë par des irrigations d'eau salée très chaude (in *Sem. médic.*, 1901, p. 104). — Woodruff, médecin militaire américain, traite ses malades atteints de blennorragie aiguë par des irrigations d'eau salée aussi chaude que le patient peut les supporter, répétées toutes les 2 ou 3 heures et même toutes les heures. Il ne prescrit ni alcalin, ni régime débilitant, ni repos.

E. Chevalier.

Le priapisme nocturne, par Raichline (in *Ann. Gen. Ur.*, 1901, p. 294. — Les accès de priapisme nocturne se répètent toutes les nuits sans exception, sauf les cas de maladies intercurrentes.

L'affection est très tenace, s'installe doucement et progressivement: au bout de 4 à 6 mois les accès sont quotidiens.

L'affection est rebelle à tout traitement et n'est que légèrement influencée par le bromure, le camphre et les médicaments sédatifs.

Il faut s'abstenir de traitement intempestif, tant du côté du canal que du côté du traitement local.

Il s'agit très souvent d'une affection spinale, en particulier tabétique, soit préataxique, soit ataxique.

E. Chevalier.

Gynécologie et Obstétrique

Dr R. Blondel,

Chef du Laboratoire de la Maternité

à l'hôpital de la Charité

Traitement du cancer du col utérin chez les femmes enceintes (*Société d'Obstétrique, de Gynécologie et de Pédiâtrie de Paris*, 10 février 1901). — Une discussion intéressante s'est engagée devant la Société, à la suite d'un rapport lu par M. Pinard sur deux observations communiquées à la Société par M. Delanglade, de Marseille.

Dans la première observation, il s'agit d'une femme, secondipare, chez laquelle M. Delanglade pratiqua l'hystérectomie vaginale pour un cancer du col qui avait transformé ce dernier en un énorme champignon. La grossesse, âgée de quatre mois, avait été méconnue. Il n'y aurait eu, dit l'observation, aucun changement dans les règles jusque deux mois avant l'opération, époque à laquelle survint une abondante hémorragie.

Dans la seconde observation, il s'agit aussi d'un cancer papillaire du col utérin, mais cette femme ne fut opérée qu'à terme, trois jours après le début du travail. M. Delanglade, après avoir pratiqué l'hystérectomie et avoir extrait un enfant de 2.850 grammes, fit l'hystérectomie abdominale totale. La mère allaita elle-même son enfant qui, le dix-septieme jour, pesait 3.300 grammes.

A l'heure actuelle, ces femmes sont mortes toutes deux, la première après une survie de seize mois, la seconde après neuf mois et demi.

M. Pinard, à propos de la femme dont les règles seraient revenues durant les premiers mois de la grossesse, déclare qu'il ne croit pas à l'existence de pareils faits. La possibilité de la persistance des règles pendant la grossesse est une erreur qui a été propagée par les femmes dont les unes trompent et les autres se trompent. Pour M. Pinard, « toute femme qui a ses règles ordinaires n'est pas enceinte; toute femme qui est enceinte n'a plus ses règles ordinaires. » Si on avait examiné les choses de plus près, on aurait vu que, chez la femme en question, il s'agissait non pas de règles, mais d'hémorragies produites par le cancer et la grossesse n'aurait peut-être pas été méconnue. La deuxième observation montre que l'existence du néoplasme ne gêne pas le développement du fœtus. Dans ce cas, la manière d'agir de M. Delanglade a été parfaite.

M. Pozzi, parlant de la conduite à tenir chez les femmes enceintes atteintes de cancer de l'utérus, range ces femmes en deux catégories : dans une première, il fait rentrer les femmes enceintes de moins de quatre mois. Pour M. Pozzi, le diagnostic de grossesse est alors très difficile à faire, la propagation du cancer au corps de l'utérus, la coexistence d'un fibrome ou l'accumulation de liquide dans la cavité utérine pouvant également donner à l'utérus des dimensions plus considérables. Chez ces femmes,

M. Pozzi croit qu'il est préférable d'intervenir immédiatement. Pour lui, le fœtus ne vaut pas grand'chose dans ces conditions ; les avortements sont très fréquents, s'accompagnant souvent de complications septiques et hémorragiques, et la grossesse donne à la marche du cancer une allure galopante.

Après quatre mois, la façon d'agir de M. Pozzi variera suivant la manière dont la femme supporte la grossesse. Si elle la supporte très mal, il interviendra ; dans le cas contraire, il attendra le huitième mois, de manière à avoir un enfant viable. Il croit qu'au moment du travail l'intervention serait plus dangereuse.

Au point de vue de la technique opératoire, M. Pozzi recourt, pour les femmes de la première catégorie, à l'hystérectomie abdominale, quoique l'on puisse également opérer alors par la voie vaginale. Après quatre mois, il ne peut plus y avoir d'hésitation : c'est l'hystérectomie abdominale qui s'impose.

M. Bouilly croit qu'en présence d'une femme enceinte atteinte d'un cancer de l'utérus, la malade étant perdue quoi que l'on fasse, on ne peut que perdre en sacrifiant le fœtus. Ce dernier est, en effet, la seule chose que l'on puisse espérer sauver. Aussi, pour M. Bouilly, la logique impose l'attente et cela jusqu'au terme de la grossesse, jusqu'au moment du travail. Dans certains cas, l'accouchement se fait très bien naturellement. S'il ne pouvait en être ainsi, on devrait intervenir ; il sera le plus souvent inutile de recourir à autre chose qu'à la simple opération césarienne. Ce sont de ces cas où il faut savoir ne rien faire.

R. Blondel.

De l'hystérectomie abdominale avec évidement du bassin dans le traitement du cancer de l'utérus (*Thèse de Paris*, 1900). — D'après M. Bellacf, l'hystérectomie abdominale totale pour cancer est l'opération de choix pour les cas simples, observés tout à fait au début et parfaitement limités à l'utérus. Cette opération est supérieure à l'hystérectomie vaginale parce qu'elle satisfait mieux aux conditions requises pour l'exérèse du cancer. Par la voie haute on fait tout ce qu'on pourrait faire par la voie basse, mais on le fait mieux :

Car, *a*) elle permet de pratiquer l'ablation des ganglions pelviens et l'évidement du tissu cellulaire des ligaments larges, ce qui constitue sa principale raison d'être ;

b) Elle permet une ablation totale de l'utérus, en bloc et sans morcellement, et une ablation large en tissu sain ;

c) Elle constitue à son premier temps une opération exploratrice qui permettra de rectifier, par une exérèse plus étendue, un diagnostic souvent inexact, de triompher de certaines complications et de saisir parfois des contre-indications à l'opération ;

d) Elle présente dans ces cas, au début, son maximum de facilité et d'innocuité. Sa mortalité opératoire, à égalité de lésions, n'est pas plus élevée que celle de l'hystérectomie vaginale ;

e) Ses résultats éloignés, tout en ne répondant pas entièrement au progrès désiré, paraissent plus satisfaisants que ceux de la voie basse.

R. Blondel.

Essai sur les indications opératoires et le choix de l'intervention dans le traitement des suppurations pelviennes (*Thèse de Paris*, 1900). — Dans une excellente thèse, M. Roger, étudiant le traitement des suppurations pelviennes, dit que deux idées directrices doivent guider le chirurgien dans le choix de l'intervention contre les salpingo-ovarites purulentes : évacuer le pus sans exposer les jours de la malade, la guérir avec le minimum de dégâts.

Le pyosalpinx unique, froid, même accessible par le vagin, sera justiciable, s'il paraît incurable, de la castration partielle par l'abdomen.

Le pyosalpinx unique, chaud, compliqué ou non de lésions de voisinage, sera incisé par le vagin s'il est accessible par cette voie. Dans le cas contraire, d'ailleurs rare, si les phénomènes généraux obligent à ne pas différer l'intervention, on incisera sur la ligne médiane, si la collection purulente n'est pas trop volumineuse et, suivant le cas, on se contentera d'évacuer le pus et de drainer, ou bien on pratiquera l'ablation de l'annexe malade ; — latéralement, si le pus paraît abondant, très virulent et que la collection purulente est en rapport immédiat avec la paroi.

Les salpingo-ovarites suppurées bilatérales, froides, non compliquées et récentes, seront traitées par l'incision vaginale. La bilatéralité des lésions n'est pas une contre-indication à la colpotomie.

Les salpingo-ovarites suppurées froides et anciennes seront justiciables de la castration totale par la voie abdominale. On ne conservera l'utérus que si cet organe ne présente pas de lésions trop accusées et que s'il est possible de ménager un ovaire ou une portion d'ovaire : les troubles de la ménopause précoce seront ainsi évités.

Les salpingo-ovarites purulentes chaudes, compliquées ou non, accessibles par le vagin, seront traitées par la colpotomie.

Les salpingo-ovarites purulentes chaudes, compliquées ou non, inaccessibles par le vagin et qui réclament une intervention précoce, seront justiciables de la castration totale, réserve faite encore cependant sur la possibilité de conserver un ovaire et l'utérus : *parce ovario et utero si possis.*

La castration totale sera pratiquée par l'abdomen si le chirurgien, expérimenté, a l'impression qu'il peut dominer l'invasion du pus ; elle le sera par le vagin dans les cas désespérés où la colpotomie parait insuffisante. la laparotomie téméraire, et contre lesquels l'hystérectomie vaginale restera toujours un moyen héroïque.

R. Blondel.

Du traitement des salpingites par la dilatation associée à l'irrigation et au drainage de la cavité utérine, par Perrier (*Thèse de Paris*, 1900). — M. Perrier pense que le traitement intra-utérin est susceptible, non seulement d'améliorer, mais de guérir les salpingites.

La dilatation, combinée aux irrigations intra-utérines et au drainage, constitue un des modes opératoires les plus efficaces et les moins dangereux dans leur application.

Ce traitement devra être essayé avant toute intervention chirurgicale, non seulement dans les salpingites catarrhales, mais aussi les salpingites kystiques.

Il est contre-indiqué dans les salpingites tuberculeuses et syphilitiques, et lorsque des lésions accentuées de l'ovaire accompagnent la salpingite.

Il est encore contre-indiqué dans les cas de salpingite très volumineuse ou très adhérente ; lorsqu'il y a péril immédiat (fièvre, symptômes de péritonite ou poussées de péritonite antérieure).

R. Blondel.

Pharmacologie

D' E. Vogt

Ex-assistant à la Faculté de Médecine de Genève

Etude expérimentale et clinique sur quelques persulfates alcalins et sur la persodine, par H. Rigot (*Thèse de Lyon*, 1901). — Nous retiendrons de l'important travail de l'auteur tout ce qui a plus spécialement trait à la thérapeutique.

On sait que les persulfates cristallisés sont des corps très peu stables, attirant l'humidité de l'air et se décomposant ensuite rapidement : les solutions présentent les mêmes inconvénients, mais en les mélangeant dans certaines conditions de réaction et sous certaines proportions, on peut obtenir une solution stable. Cette solution a reçu le nom de persodine, mélange titré de solutions de persulfates de sodium et d'ammonium.

En injection intra-veineuse, le persulfate de soude, expérimenté sur des animaux, s'est montré d'une toxicité assez faible : ce produit augmente la fréquence du pouls et de la respiration et abaisse la température : celle-ci revient à la normale au bout d'un certain temps : par voie gastrique, la toxicité est moindre. Le persulfate d'ammoniaque donne à peu près les mêmes résultats.

L'action antiseptique est la suivante : une solution a 5 0/0 du sel de soude tue les cultures pures de staphylocoques et de streptocoques, etc. une solution à 1 0/0 de persulfate d'ammoniaque agit à peu près de même.

Les persulfates alcalins exercent une influence heureuse sur la nutrition des animaux, l'augmentation de poids est des plus manifestes chez le lapin.

Chez des cobayes tuberculisés, dont la moitié fut soumise à l'action d'injections sous-cutanées de persulfate de soude, on constata que dans ce lot la mort a été retardée de plusieurs semaines chez 4 sujets sur 6, et le poids a augmenté jusqu'à la mort.

Les cacodylates et les vanadates, dont l'action apéritive et eupeptique reste quelquefois en défaut, ont trouvé dans les persulfates alcalins un succédané remarquable : il existe encore des cas réfractaires, mais ils constituent l'infime minorité. Les recherches de l'auteur ont porté sur des malades atteints d'affections variées : tuberculose, anémie, convalescence, surmenage. La persodine a seule été employée, car elle peut seule donner des solutions stables. Une étude minutieuse portant sur plus de 40 observations a permis de considérer comme acquis une série de résultats dignes d'attirer l'attention.

Les persulfates alcalins, administrés sous forme de persodine, amènent une augmentation notable de l'appétit, survenant rapidement le plus souvent (1 à 2 jours en général). Dans quelques cas, l'appétit devient même exagéré ; la conséquence première de cette action consiste dans un sentiment de bien-être qui envahit le malade.

Parfois, les 2 ou 3 premiers jours, on observe une légère diarrhée, mais on ne rencontre jamais d'intolérance. Le plus souvent, les aliments sont mieux supportés sous l'influence du médicaments qui permet d'appliquer certains régimes (viande crue, par exemple) à des malades jusque-la réfractaires.

La courbe d'augmentation de poids est rapide et persistante : elle varie, cela va sans dire, d'un sujet à un autre. Les selles sont régularisées, les forces reviennent; ces effets généraux et locaux ont surtout été marqués chez les convalescents (le poids augmente parfois en quelques semaines de 7 à 9 kilos). Chez les surmenés et les névropathes, c'est surtout l'effet sur le moral qui frappe : dans la chloro-anémie, l'augmentation de poids est peu marquée, ces malades n'étant pas en général amaigris, mais les troubles gastriques, la constipation, la pâleur cèdent rapidement. Dans la tuberculose avancée, la médication échoue souvent, comme on pouvait s'y attendre, alors que chez les tuberculeux apyrétiques et peu avancés, la maladie peut être au moins pendant un certain temps, enrayée.

La dose d'une cuillerée à soupe par jour semble suffisante pour l'adulte : on cesse l'administration au bout de 20 jours environ, quitte à la reprendre plus tard si c'est nécessaire. L'eau sucrée, les tisanes, etc., facilitent la décomposition de la persodine en sulfates ; c'est donc dans un demi-verre d'eau pure que le médicament sera ingéré. La persodine sera prise assez loin du petit déjeuner, 1 h. 1/2 avant le repas de midi.

La persodine jouit donc de propriétés apéritives incontestables et paraît, à ce titre, devoir trouver son emploi en thérapeutique.

E. Vogt.

Le tétranitrate d'érythrol (tétranitrol), par Huchard (*Académie de médecine*, 5 mars 1901). — Concurremment avec le régime alimentaire, il est indiqué d'employer certains médicaments pour abaisser la tension artérielle chez les artério-scléreux. Parmi les médicament qui abaissent rapidement la tension artérielle, l'un est employé depuis quelques années, c'est le nitrate d'amyle, un autre la nitro-glycérine ou trinitrine, d'un usage plus récent, a une action moins rapide et moins fugace. Cette action commence après quelques minutes et se maintient pendant 1 h. 1/2 au plus; mais quelques malades ne peuvent dépasser une certaine dose sans éprouver une céphalalgie pulsatile, parfois très violente et même intolérable.

Depuis près de quatre ans, M. Huchard emploie le tétanitrate d'érythrol (tétranitrol) à titre de médicament vaso-dilatateur et hypotenseur.

L'action de ce médicament ne se fait sentir qu'après un quart d'heure ou une demi-heure et peut durer 3, 4 et même 5 heures. En même temps que la tension artérielle s'abaisse de 25 à 20 ou de 21 à 18 ou 16, la fréquence du pouls augmente (90 à 100 et même 110 pulsations).

On prescrit le médicament aux doses de 1 à 3 et même 6 à 8 centigrammes par jour sous forme de comprimés de 1 centigramme. La forme liquide est difficile à employer parce que le tétranitrol est absolument insoluble dans l'eau, peu soluble dans l'alcool.

G. Lyon.

FORMULAIRE DE THÉRAPEUTIQUE CLINIQUE

INFLAMMATIONS DES PAUPIÈRES (Hypérémie, Blépharites; Orgelet).

A. Hypérémie.

Due surtout à l'irritation déterminée par la fumée du tabac ou par les vapeurs irritantes (allumettiers), ou les poussières (chauffeurs, mécaniciens); due aussi aux efforts oculaires que nécessite une vue anormale par vice de réfraction ou à l'asthénopie accommodative chez les sujets anémiques.

Traitement causal.

Suppression de la cause...; port de verres chez les myopes, les hypermétropes, les astigmates.

Traitement général de l'anémie par le fer, le régime, l'hydrothérapie.

Traitement local.

Lavages quotidiens avec des solutions boriquées très chaudes, des infusions de camomille ou de thé vert.

B. Blépharites.

1. **Blépharite scrofuleuse ou lymphatique.**

Traitement général.

Alimentation reconstituante, séjour au grand air etc., bains salés répétés deux ou trois fois par semaine.

Huile de foie de morue; sirop iodotannique; sirop d'iodure de fer.

Traitement local.

Quelle que soit la forme, lavages à l'eau bouillie et très chaude, boriquée ou non.

Epilation soigneuse des cils malades.

S'il y a tendance à l'ectropion, il est souvent indiqué d'inciser le point lacrymal pour favoriser l'issue des larmes.

Dans la phase aiguë, s'il existe de la photophobie, conseiller le port de conserves fumées; mais défendre le bandeau.

Dans la forme non ulcéreuse, appliquer chaque jour sur le bord des paupières une *pommade* au *précipité rouge* avec ou sans *sous-acétate de plomb*.

Vaseline..................	10 gr. »
Sous-acétate de plomb.......	1 gr. »
Bioxyde rouge d'hydrargyre...	0 gr. 20

Dans la forme ulcéreuse s'abstenir de pommade.

Appliquer trois ou quatre fois par jour, sur les paupières, des *compresses imbibées d'une solution étendue de sous-acétate de plomb* (eau blanche faible). Ensuite toucher quotidiennement le bord externe des paupières avec un pinceau trempé dans une *solution de nitrate d'argent* à 2 0/0.

Toucher les ulcérations profondes avec la pointe effilée *du crayon mitigé de nitrate d'argent*.

Après cicatrisation des ulcérations, employer la pommade à l'oxyde rouge précédemment indiquée ou la *pommade au précipité jaune*. S'il existe un encroûtement jaunâtre et impétigineux du bord ciliaire :

Vaseline..............	10 grammes
Précipité jaune........	1 —

Blépharite herpétique ou eczémateuse

Traitement général.

Surveiller surtout le régime alimentaire, dont on éliminera tous les aliments fermentescibles (gibier, mets épicés, homards, moules, écrevisses, fromages fermentés, etc., l'alcool).

Traitement thermal : *La Bourboule, Royat*.

Traitement local.

Prescriptions relatives au tabac, au travail prolongé à la lumière, au séjour dans un air vicié, surchauffé ou chargé de poussières.

Port de lunettes bleues ou fumées pour s'exposer au soleil ou travailler au gaz.

Épilation, lavage, deux fois par jour avec de *l'eau boriquée très chaude* ou une solution chaude de *cyanure d'hydrargyre*.

Cyanure d'hydrargyre....	0 gr. 05
Eau distillée.	500 —

Si les lavages ne suffisent pas à enlever les croutes, appliquer pendant la nuit un petit *cataplasme de fécule de pomme de terre*.

Après ce nettoyage, application de *pommade à l'oxyde de zinc*, dans les cas récents :

Vaseline..............	15 grammes
Oxyde de zinc........	0 gr. 50

Plus tard, *pommades soufrées* ou *résorcinées*.

Vaseline..............	10 grammes
Soufre précipité.......	0 gr. 25

Ou :

Vaseline..............	10 grammes
Résorcine............	1 —

Dans les formes tout à fait torpides, *pommade à l'oxyde rouge*.

Si la blépharite a déterminé du larmoiement, il faut débrider *les voies lacrymales*.

ORGELET.

Cataplasmes. Compresses humides chaudes.

Ouverture avec une aiguille flambée.

Pour prévenir les récidives *traiter la blépharite originelle*.

G. LYON.

VARIÉTÉS & NOUVELLES

La peste depuis 1896. — M. PROUST vient de faire connaître à l'Académie l'état sanitaire à l'égard de la peste. Depuis 1896, époque de l'apparition de la peste à Bombay, la situation a toujours été grave. Dès 1897, M. Proust avait signalé le danger.

Depuis 1900, jusqu'à aujourd'hui, les principaux pays frappés par la peste sont : en Asie, Bombay, Calcutta, Bengale, Mysore, Singapour, Japon, Hanoï, Aden, Smyrne, Beyrouth; en Afrique, Madagascar, Durban ; en Amérique, San Francisco, Paraguay, Argentine, Brésil; en Australie, plusieurs régions ; en Europe, le Portugal, l'Angleterre avec Glascow et Carlisle.

Le nombre des décès connus causés par la peste en 1900 a dépassé 24.000 ; la mortalité a dépassé d'un tiers celle de l'année précédente.

Pendant les mois les plus chauds la peste tend à diminuer, pour reprendre au mois de septembre.

C'est de Bombay que la peste a été transportée dans les cinq parties du monde. Les foyers qui se sont déclarés en Europe ont été assez facilement circonscrits, grâce aux actives mesures de préservation prises par les hygiénistes et par les populations éclairées par l'expérience des années précédentes.

Par contre, dans certaines grandes colonies, les indigènes ont opposé une grande résistance aux mesures sanitaires.

Cinquième congrès international de physiologie. — La cinquième session du Congrès international de Physiologie se tiendra à Turin, du 17 au 21 septembre 1901, dans l'Institut de M. le Professeur A. Mosso, conformément à une décision prise dans la séance de clôture du 4e Congrès, réuni à Cambridge, le 26 août 1898. Les séances des 17, 18, 19 et 20 septembre seront remplies par les travaux ordinaires du Congrès (communications et démonstrations). La journée du 21 septembre sera consacrée à des séances plénières d'intérêt général dans lesquelles seront entre autres soumis au Congrès, les travaux de la Commission internationale nommée à Cambridge (appareils enregistreurs, calorimétrie, unités de mesure dans la physiologie des organes des sens), et la nomination du Comité directeur pour le Congrès suivant.

Cours d'ophtalmologie. — Le Dr A. Terson recommencera son cours, le jeudi 28 février, à 5 heures, sur le *Traitement médical et chirurgical des maladies des yeux* et les continuera les jeudis à la même heure.

Exercices opératoires après les leçons de chirurgie. Le cours est gratuit. S'inscrire à l'avance (ou par lettre), tous les jours, de 1 à 2 h., à la Clinique, 52, rue Jacob.

Corps de santé militaire. — Sont promus :

Au grade de médecin principal de 1re classe : M. Forgues.

Au grade de médecin principal de 2e classe : MM. Dzievonski, Pauzat, Camus, Mignon et Famechon.

Au grade de medecin-major de 1re classe : MM. Robert, Dupeyron, Castel, Dumontier, Spite, Piot, Lepagnez, Cornille, Tayac, Passaud. Fabre, Bernardy, Vachez, Martin, Pelletier et Faveret.

Au grade de médecin-major de 2e classe : MM. Leymarie, Masure, Mainguy, Legrand, Bory, Oui, Peyroux, Coullaud, Lamoureux, Léon, Courand, Gault, Carrey, Ponsot, Mauviez Caziot, Renard, de Lauwereyns de Roosendaele Guichard, Viallet, Douzans, Mélot, Ligouzat, Dehoey, Pignet et Bonthoux.

BIBLIOGRAPHIE

Chirurgie des voies biliaires, par le Dr Pauchet, ancien interne lauréat des Hôpitaux de Paris, chirurgien des Hôpitaux d'Amiens. 1 vol. in-16 de 95 pages, avec figures, cartonné. Librairie J.-B. Baillière et fils, 19, rue Hautefeuilles. Paris, 1 fr. 50.

La chirurgie joue actuellement un rôle actif dans la thérapeutique des affections des voies biliaires. Qu'il s'agisse de faire disparaître des accès répétés de coliques hépatiques, de lever un obstacle au cours de la bile chez un sujet ictérique, ou de drainer la vésicule chez un malade atteint d'une affection de l'arbre biliaire, les indications opératoires sont multiples. Jusqu'ici, les traités de pathologie médicale, tout en signalant au médecin le rôle du chirurgien, n'insistent pas assez sur l'instant opportun de de l'acte opératoire. Aujourd'hui encore, les malades ne sont amenés à une intervention qu'après avoir épuisé toutes les ressources du traitement médical. Les insuccès qui assombrissent les statistiques n'ont d'autre cause que ces interventions trop tardives, pratiquées chez des sujets intoxiqués par la résorption biliaire, chez lesquels la cellule hépatique a partiellement perdu sa fonction et dont la vitalité est amoindrie. M. le Dr Pauchet publie, dans les *Actualités médicales*, une intéressante monographie où il signale les affections de l'arbre biliaire qui peuvent nécessiter l'intervention du chirurgien et insiste sur les symptômes spéciaux qui révèlent l'opportunité opératoire.

Stations hydrominérales climatériques et maritimes de la France. Ouvrage rédigé par la Société d'hydrologie médicale de Paris à l'occasion du XIIIe Congrès international de médecine. 1 vol. in-8 de 458 pages, avec nombreuses figures dans le texte et une carte. Relié toile pleine. Masson et Cie, éditeurs, 5 francs.

Nlle Imprimerie, E. Lasnier dir., 35-37, rue St-Lazare, Paris

Le Propriétaire-Gérant : R. BLONDEL.

RENSEIGNEMENTS DIVERS

Association générale de prévoyance et de Secours mutuels des médecins de France. — Le Conseil général de l'Association des médecins de France s'est réuni le 8 mars 1901, sous la présidence de M. Lannelongue.

Dons reçus : Pour la caisse des fonds généraux : 500 fr. de la Société de Maine-et-Loire ; pour la caisse des Veuves et Orphelins : 200 fr. de M. le Dr Delvaille (de Bayonne). Pour la caisse des Pensions : 200 fr. de M. le Dr Leroy-Dupré. Versement et don de la Société de Tarn-et-Garonne, 10 fr. par cotisation perçue.

Le Président annonce qu'il remettra une somme de 3.000 fr. à la caisse qui sera la première ouverte par l'Association : de l'*indemnité maladie* ou des *retraites de droit*.

Subventions : Une somme de 900 fr. a été accordée aux Sociétés de la Somme, de Brignoles et Draguignan et de Toulon, pour venir en aide à des veuves de sociétaires.

Le Conseil a été informé qu'une Assemblée générale de l'*Association amicale des Médecins français pour l'indemnité en cas de maladie* devait avoir lieu le 17 mars pour discuter les projets de modifications à ses statuts qui permetraient l'adjonction de cette société à l'Association générale.

Les statuts de la *Caisse des Pensions de retraites du Corps médical français* n'ayant pas encore été révisés, conformément à la loi du 1er avril 1898, les projets d'entente avec cette société se trouvent momentanément retardés.

Le Conseil a décidé qu'un compte rendu analytique de ses travaux, signé du Président et d'un Secrétaire, serait adressé après chaque séance à tous les journaux de médecine et aux Sociétés unies.

MM. Laugier et Rendu seront présentés à l'Assemblée générale pour remplacer au Conseil général MM. Bergeron et de Beauvais décédés. M. Sainton sera proposé pour remplir les fonctions d'archiviste de l'Association.

Le Conseil charge M. le Trésorier de s'entendre avec le notaire de l'Association et celui de la succession Marjolin pour préparer la vente, dans les meilleures conditions possibles, des immeubles dûs à la grande libéralité de notre regretté collègue.

FACULTÉ DE MÉDECINE DE PARIS. — *Cours libres.* — *Semestre d'été 1901.* — **Leçons de thérapeutique oculaire** basées sur les découvertes les plus récentes, par le Dr A. Darier. — Tous les mercredi à 1 h. 1/2 à partir du 17 avril. Amphithéâtre Cruveilhier.

Programme du cours : Banalité de la thérapeutique oculaire jusqu'à ces dernières années. — Médicaments nouveaux ouvrant la voie à l'expérimentation thérapeutique basée sur l'observation clinique et les expériences de laboratoire.

Méthodes de thérapeutique générale. La médication mercurielle, son importance, les abus qui en ont été faits — absorption stomacales, frictions, injections hypodermiques, intra-veineuses, sous-conjonctivales.

Importance de la thérapeutique locale en oculistique. — Des collyres employés dès la plus haute antiquité, leur mode d'action et de pénétration par les voies lymphatiques jusque dans les milieux intra-oculaires et intra-craniens, étudiés au moyen des substances colorantes et des alcaloïdes.

Ces derniers peuvent se diviser en modificateurs : 1° de la sensibilité superficielle (anesthésiques : Cocaïne, Eucaïne, Holocaïne, etc.) ;

2° De la sensibilité profonde (analgésiques : Acoïne, Dionine et autres dérivés de la morphine ;
3° Modificateurs du tonus vasculaire : Dionine, surrénaline ;
4° Modificateurs du tonus musculaire : mydriatiques, myotiques ;
5° Modificateurs des sécrétions : astringents, caustiques, topiques divers.
Des antiseptiques. Difficulté de stériliser le sac conjonctival, asepsie oculaire.
Traitement des conjonctivites : importance du diagnostic bactériologique.
Du Protargol : de ses immenses avantages sur le nitrate d'argent.
Traitement de la conjonctivite granuleuse, son origine infectueuse manifeste : importance du traitement chirurgical. Sulfate de cuivre et sublimé.
Maladies de la cornée et de la sclérotique : traumatismes ; importance de l'infection dans la genèse de l'ophtalmie sympathique.
Maladies de l'iris et du corps ciliaire ; influence salutaire de la Dionine dans l'iritis et dans le glaucome.
Maladies de la choroïde, de la rétine et du nerf optique : importance des injections sous-conjonctivales dans ces maladies.

CHEMINS DE FER DE L'OUEST

Billets de famille à prix réduit délivrés toute l'année des gares du réseau de l'Ouest aux stations hivernales de la Méditerranée

Toutes les gares de la Compagnie des chemins de fer de l'Ouest (Paris excepté), délivrent aux voyageurs se rendant en famille (4 personnes au moins) aux stations hivernales suivantes du réseau de la Compagnie P.-L.-M. : Agay, Antibes, Beaulieu, Cannes, Golfe-Jouan-Vallauris, Grasse, Hyères, Menton, Monte-Carlo, Nice, Saint-Raphaël-Valescure et Villefranche-sur-Mer, des billets d'aller et retour de 1re, 2e et 3e classes, valables 33 jours et pouvant être prolongés d'une ou de deux périodes de 30 jours moyennant un supplément de 10 o/o par période.

Pour connaître le montant de la somme à payer pour ces voyages, il suffit d'ajouter, au prix de six billets simples ordinaires, le prix d'un de ces billets pour chaque membre de la famille en plus de trois.

Ainsi une famille composée de quatre personnes ne paiera, aller et retour compris, qu'un prix égal à sept billets simples. Cinq personnes ne paieront que l'équivalent de huit billets simples, etc., etc.

Dans le but de faciliter les relations entre le Havre, la Basse Normandie et la Bretagne, il sera délivré, du 1er avril au 2 octobre, par toutes les gares du réseau de l'Ouest et aux guichets de la Compagnie Normande de navigation, des billets directs comportant le parcours, par mer, du Havre à Trouville et, par voie ferrée, de la gare de Trouville au point de destination, et inversement.

Trajet en chemin de fer. Prix du tarif ordinaire :
Trajet en bateau, 1 fr. 60 pour les billets de 1re et 2e classe (chemin de fer) et 1re classe (bateau) et 0 fr. 85 pour les billets de 3e classe (chemin de fer) et 2e classe (bateau).

CHEMINS DE FER DU NORD

La Compagnie du Chemin de fer du Nord a soumis à l'homologation ministérielle une nouvelle édition de son tarif des abonnements contenant de nombreuses réformes.

Avec le nouveau tarif, les abonnés entre deux gares pourront passer par deux itinéraires différents dans les mêmes conditions que les porteurs de billets d'aller et retour.

Les petits employés et ouvriers, en général les personnes qui ne peuvent pas débourser d'une seule fois le prix d'un abonnement d'un an, pourront l'acquitter en douze fois par versements mensuels.

Il n'est pas douteux que ces réformes seront goûtées du public aussitôt qu'elles pourront être appliquées.

NATA. — Par suite d'erreurs de l'Imprimeur le dernier numéro (1er avril) a été daté du 15 avril et l'article consacré à la critique de la Cocainisation lombaire *a paru sans le nom de son auteur qui est M. P. RECLUS.*

TRAVAUX ORIGINAUX

TRAITEMENT DES HÉMORRAGIES DANS LE FIBROME

par le Dr A. Zimmern
Ancien interne des Hôpitaux

Les limites de notre travail ne nous permettent pas de pénétrer à fond dans la question du traitement électrique des fibromes, à laquelle nous avons déjà consacré un mémoire spécial (1).

Faisant donc abstraction de l'influence que peut avoir cette thérapeutique sur les symptômes douleur, leucorrhée, hydrorrhée, sur la réduction du volume du myome et sur les manifestations de l'état général, nous nous bornerons à étudier la valeur de l'électricité considérée comme agent d'hémostase.

« La majorité des observateurs, dit Pozzi (2), reconnaît que le traitement électrique des fibromes diminue les hémorragies et les douleurs d'une façon manifeste et améliore l'état général. Il faut se souvenir qu'il y a là une ressource thérapeutique précieuse comme hémostatique, et qu'il n'est plus permis de négliger dans les cas où une intervention opératoire ne paraîtrait pas offrir des chances suffisantes de guérison radicale. »

Les statistiques confirment l'opinion de notre Maître. Bien qu'il ne faille attacher à leurs chiffres qu'une importance relative, il est permis toutefois d'y avoir recours pour envisager d'une façon générale les résultats obtenus.

En 1884, aux débuts du traitement électrique, Apostoli traita lui-même, à la Charité, dans le service de Trélat, sept malades atteintes de fibromes. Delbet (3) rapporte, dans le *Traité de chirurgie*, la statistique de ces sept cas qu'il a pu d'autant mieux apprécier qu'il était alors interne dans le service. « Soixante applications ont été faites sur sept malades avec une intensité variant de 30 à 150 Ma. Nous n'avons observé aucun accident sérieux... Quant aux effets thérapeutiques, il faut les diviser en deux catégories : l'amélioration symptomatique, consistant en cessation ou diminution notable des hémorragies et des douleurs, et l'effet curatif, c'est-à-dire la régres-

(1) A. Zimmern. « Traitement électrique des fibromes utérins » (*Rev. de gyn. et de chir. abdom.*, février-août 1900).

(2) Pozzi, *Traité de gyn.*, art. « Fibrome ».

(3) Delbet. Article « Fibrome », in *Traité de chirurgie*, t. VIII.

sion de la tumeur. Le dernier point, l'amélioration matérielle, anatomique, la diminution de la tumeur, est le moins constant. Sur les sept cas observés, elle a été très caractérisée dans un et manifeste dans deux autres... Quant à l'amélioration symptomatique, c'est-à-dire la diminution notable ou la cessation des hémorragies et des douleurs, elle est extrêmement fréquente; on l'observe dans 85 0/0 des cas. »

De sa longue pratique, Apostoli (1) a pu tirer les conclusions suivantes. Elles se rapportent aux cas qu'il a eu l'occasion de traiter depuis 1882 jusqu'en 1897 environ, et peuvent se résumer ainsi :

1° On constate quelquefois une diminution de volume de la tumeur, et exceptionnellement sa disparition totale. Cet arrêt dans l'accroissement et la diminution de volume se rencontre 70 fois sur 100 cas.

2° L'hémostase est le résultat le plus constant. Elle s'obtient communément après quelques séances; quelquefois même, il en suffit d'un très petit nombre. Après un traitement suivi régulièrement, les hémorragies n'ont plus tendance à reparaître, et la menstruation se présente dans des conditions normales.

On a dit que ce symptôme guérissait dans la proportion de 90 0/0. Apostoli confirme ce chiffre et ne le trouve nullement exagéré.

3° Les douleurs menstruelles et intermenstruelles s'amendent dans la même proportion environ.

4° Le relèvement de l'état général, l'amélioration d'une foule de petits ennuis qui affectent les patientes sont manifestes dans 70 à 80 0/0 des cas.

Ces résultats ont été confirmés par la plupart des gynécologues du monde entier, et ceux mêmes qui se montrèrent dès le début les plus hostiles à la méthode durent s'incliner devant l'évidence.

En Allemagne, Zweifel (1886) conclut de ses essais que l'électricité présente de sérieux avantages, mais n'est en somme applicable qu'aux fibromes qu'on ne peut opérer.

Bröse (2) communique quelques résultats heureux à la Société de gynécologie de Berlin, et croit pouvoir affirmer que l'arrêt des hémorragies en est le principal bénéfice.

Mackenrodt et Martin, se basant sur leurs insuccès, émettent une opinion défavorable.

En 1890, Engelmann de Kreuznach (3), publie neuf cas traités par lui avec succès au moyen des hautes intensités. Il avoue n'avoir jamais observé de diminution de volume, mais se félicite d'avoir employé cette méthode pour arrêter les hémorragies. D'après lui, l'arrêt des hémorragies se serait toujours maintenu pendant fort longtemps.

La première statistique est fournie par Schaeffer (4). Sur 36 cas, il a obtenu 20 guérisons symptomatiques, dans lesquelles la disparition des hémorragies tient la première place.

En Angleterre Lawson Tait considère l'électricité comme inutile et dangereuse parce qu'elle ne peut qu'affaiblir la malade et qu'elle diminue les chances de survie quand on se trouve dans la suite obligé de recourir à une laparotomie. Mais Lawson Tait est le seul adversaire. Tous ses autres compatriotes n'ont qu'une voix pour faire de la méthode un éloge parfait, qui chez certains même dégénère en enthousiasme excessif.

« Lorsque l'objet principal est de supprimer une hémorragie, écrit quelque part

(1) Apostoli. Passim et *Thèses* Carlet et Laquerrière.
(2) Bröse. *Deut. med. Wochens.*, 1889,
(3) Engelmann. *Deut. med. Woch.*, 1890, p. 585.
(4) Schaeffer, *Deut. med. Woch*,, 1892, n° 15.

Spencer Wells, le traitement électrique présente une supériorité décisive sur tous les autres traitements. »

« La première malade à qui nous l'avons appliqué, pour une métrorragie très violente, s'écrie Thomas Keith, nous communique qu'elle s'est très bien portée tout l'été, gravissant de hautes collines et se livrant à des exercices fatigants. Une autre de nos premières malades, dont la guérison nous avait paru problématique et qui n'avait jamais toléré de hautes intensités, nous dit : « Je vais très bien et ne souffre pas; je perds à peine « et sans aucun malaise. J'espère que vous aurez eu, avec vos autres malades, autant « de succès; et cela doit être, j'en suis sûre, car on ne pouvait être plus malade que moi « du fait de cette terrible hémorragie. » J'avais été près de faire l'hystérectomie chez cette malade. ».

« Nous savons ajourd'hui, ajoute Keith, que le traitement électrique est surtout utile dans le cas de métrorragies, spécialement les métrorragies où il faut intervenir. Presque toujours l'hémorragie s'arrête et parfois même très rapidement. Ce que j'entends par presque toujours, c'est 19 fois sur 20. »

Playfair (1889), sur 18 fibromes hémorragiques, n'a eu qu'un seul résultat négatif, et il déclare que, seuls, les fibromes non hémorragiques constituent une contre-indication à l'électrothérapie.

Munde et Savage font en 1890 des expériences de contrôle sur les travaux d'Apostoli. Chacun d'eux étudie douze cas. Les résultats obtenus leur permettent également de conclure qu'au point de vue des hémorragies la méthode est excellente.

Comme eux, Mendes de Léon (d'Amsterdam) pose comme indication exclusive à l'électricité le fibrome hémorragique.

En Belgique, Frédéricq assure que l'électrisation est à même de combattre les deux symptômes les plus importants du fibrome, hémorragies et douleurs, et cela grâce à la propriété hémostatique du pôle positif.

En France où l'électrothérapie gynécologique n'était pas très en faveur, on ne trouve que la statistique de Bergonié et Boursier, statistique établie d'une façon plus rationnelle et plus scientifique que la plupart de celles que donne la bibliographie de la question (1); car pour la plupart, les auteurs ne fournissent que des indications très incomplètes, autant sur la nature du fibrome traité que sur la technique opératoire.

Bergonié et Coursier considèrent seulement les résultats obtenus par eux dans les variétés de fibrome reconnues justiciables du traitement électrique.

Leurs malades ont toutes été soumises aux galvano-caustiques intra-utérines positives avec une intensité variant de 25 à 200 Ma. Ce dernier chiffre toutefois n'a été atteint que dans un seul cas, et le plus souvent, on resta au-dessous de 60 Ma.

Sur cent fibromes, quatre-vingt-dix furent des fibromes hémorragiques; sur ces quatre-vingt-dix cas, on constata quatre-vingt-une fois l'arrêt ou la diminution de ce symptôme, soit une proportion de 90 0/0.

Enfin nous devons à la Torre (2) la statistique la plus récente. Sa pratique lui a fourni les résultats suivants : Dans 60 à 70 0/0 des cas les pertes sanguines ont cessé...

La concordance de toutes appréciations sur le chapitre de l'hémostase est telle qu'on ne peut s'empêcher d'émettre à ce point de vue les conclusions les plus favorables.

(1) Bergonié et Boursier. *Archives d'électricité medicale*, 1893, p. 181.
(2) La Torre. *Societa lancisiana degli ospedali*. Rome, 9 décembre 1899.

Du reste, la plupart des gynécologues confèrent à l'électricité une supériorité manifeste sur les autres procédés conservateurs (1).

Et, en effet, l'action hémostatique de l'électricité est, qu'on nous passe l'expression, le triomphe de l'électrothérapie gynécologique.

Qu'il s'agisse de métrorragies ou d'une augmentation dans la durée ou l'abondance des règles, le résultat final sera presque toujours favorable; les pertes s'amenderont au bout d'un nombre variable de séances qui ne sera que rarement supérieur à quinze, et bien souvent inférieur à dix.

Il n'y a même pas à considérer de degré dans les hémorragies; car toutes, depuis les ménorragies les plus légères jusqu'aux flux les plus intenses qui laissent les malades absolument exsangues, sont susceptibles d'être taries; et l'anémie d'une malade peut être assez prononcée pour devenir une contre indication à l'hystérectomie, alors que jamais elle ne constitue de ce fait une contre indication pour l'électricité.

Il arrive parfois que, chez des malades déjà avancées en âge, les galvano-caustiques, en arrêtant les hémorragies, mettent simultanément un terme aux époques menstruelles, et telle malade qui hier encore avait ses règles (ménorragies, ou règles normales) en est, après quelques séances, privée définitivement. Ce sont là des cas où les galvano-caustiques, servent pour ainsi dire, de porte d'entrée à la ménopause.

On a volontairement insisté sur des faits de ce genre pour nier l'efficacité de l'électricité et prétendre que les résultats qu'on lui attribuait étaient en réalité imputables à la ménopause, qu'il ne s'agissait que d'une coïncidence pure et simple. Mais la réfutation d'un pareil argument est vraiment trop facile : la clinique seule suffit à la fournir. D'ordinaire, en effet, dans les fibromes à forme ménorragique, les pertes ne s'arrêtent pas d'elles-mêmes; elles se continuent au delà de l'âge habituel de la ménopause; celle-ci survient beaucoup plus tard qu'à l'état normal, et le fibrome continue encore à saigner pendant longtemps. Au surplus, une coïncidence aussi fréquente serait bien singulière.

Cependant si l'électricité présente une efficacité réelle et presque certaine, *il est faux de soutenir qu'elle est un remède absolument souverain.* Nous venons de voir, en effet, qu'elle n'arrête ou ne diminue les hémorragies que dans la proportion de 70 à 90 0/0. Comme dans toute règle, il y a donc des exceptions. Ces exceptions sont peu nombreuses, il est vrai, mais elles existent. Elles peuvent tenir d'ailleurs à une foule de circonstances dans le détail desquelles nous pensons inutile d'entrer. Signalons seulement l'inobservance des recommandations faites à la malade, et certaines dispositions d'ordre général, comme l'hémophilie, ou d'ordre local, comme la dégénérescence maligne de la tumeur.

Au point de vue de sa rapidité, la puissance hémostatique du courant se montre, en général, assez capricieuse. Ainsi, chez quelques malades, l'arrêt se produit définitivement après une seule application, tandis que, chez d'autres, il faut en instituer un nombre assez considérable. On a remarqué encore que l'hémostase est bien plus difficile à obtenir dans les tumeurs sous-muqueuses, ainsi que dans les utérus à cavité spacieuse.

Il faut en général compter une moyenne de quinze ou vingt séances, et ce n'est qu'au bout de deux mois qu'on peut vraiment se rendre compte du bénéfice obtenu.

Un grand nombre des prétendus insuccès ont été ainsi attribués à des cas où le nombre des séances s'est trouvé notoirement insuffisant. Il n'est pas rare en effet de rencontrer certaines malades qui, après une première séance, en raison du traumatisme ou des difficultés de l'hystérométrie se mettent à saigner un peu plus abondamment. Per-

(1) On pourra consulter à ce sujet une intéressante revue générale de Ricard, où cet auteur met en parallèle les divers traitements médicaux du fibrome. *Gaz. des hôpitaux*, 23 juillet 1898.

sondées dès lors qu'on n'a fait qu'aggraver leur situation, affolées, elles courent demander à un chirurgien de les soulager. Celui-ci, ignorant qu'une seule séance ne constitue pas un traitement, envisage uniquement le résultat qui s'offre à sa vue et condamne sévèrement l'électricité et les électriciens. « C'est là, dit Schaeffer, un argument tout aussi sujet à caution, que celui qui dénierait à l'huile de ricin toute vertu purgative, sous prétexte qu'une goutte de ce médicament ne purge pas. »

Le chiffre de quinze séances est donc un minimum, et cela, tant au point de vue des hémorragies que du traitement complet du fibrome. C'est seulement lorsque ce chiffre a été sérieusement dépassé qu'on peut être autorisé à en apprécier les effets.

Le bénéfice obtenu est généralement acquis et durable, et les suites éloignées paraissent avoir toujours donné pleine satisfaction. Des malades, traitées et guéries de leurs pertes, ont été revues après de longues années, sans que les résultats des premières heures se soient jamais démentis.

Ainsi Inglis Parson, qui a suivi longtemps plusieurs de ses patientes, rapporte des observations d'hémorragies redoutables n'ayant jamais récidivé.

Thomas et Sk. Keith ont constaté chez leurs malades un résultat identique.

On trouve dans la thèse de Laquerrière (1) une étude complète de ces conséquences éloignées, étude d'autant plus instructive, qu'elle porte sur une période de quinze années. Parmi une trentaine d'observations, l'auteur ne signale que deux cas de récidive.

Dans l'un de ces deux cas d'ailleurs, la récidive avait été provoquée par des faradisations intra-utérines qu'on avait instituées pour une cause étrangère. Il y a dans le travail de Laquerrière plusieurs observations d'hémorragies tellement intenses qu'elles avaient réduit de malheureuses femmes à une impotence pleine et entière. Arrêtées après un nombre de séances variant de deux à quinze, elles n'ont jamais plus reparu, et l'on ne saurait attribuer cette disparition totale à la ménopause, car il s'est écoulé entre la fin du traitement et l'arrêt définitif de la menstruation un temps souvent très considérable. On remarquera en particulier une observation où la ménopause ne se montra que onze ans après, et la malade ne connut jamais le retour de ses pertes.

Tous ces résultats, établis sur une base scientifique, fournissent d'eux-mêmes la conclusion, et point n'est besoin d'y insister.

Il y a pourtant certains faits d'apparence paradoxale qui doivent être signalés.

Dans quelques circonstances, en effet, le flux hémorragique, contre toute attente, s'accroît au lieu de diminuer.

Cet accident se présente parfois chez les malades quand elles négligent de prendre, après la séance, un repos nécessaire. Souvent elles marchent, courent, et, victimes de leur imprudence, perdent abondamment. Il faut savoir en effet qu'il se produit, à la suite des applications, une forte congestion pelvienne. Celle-ci cède rapidement avec le repos horizontal, mais soumise à une cause d'exagération, elle peut aboutir à des ruptures capillaires.

D'autres fois, cependant, la malade a souscrit à toutes les recommandations qu'on lui a prodiguées, et rien n'autorise à l'accuser d'imprudence ; néanmoins, le fibrome saigne, et, malgré de nombreuses séances faites avec habileté et circonspection, l'hémorragie persiste et redouble d'intensité. Faut-il s'en prendre, dans ces cas, à la méthode? Nous ne le pensons pas ; il y a plutôt lieu de rechercher la cause de cet accident dans l'usage

(1) A. Laquerrière. *Étude clinique sur le traitement des fibromes utérins et en particulier sur ses résultats éloignés*. Paris 1900.

irraisonné de l'électricité pour des cas qui constituent des contre-indications formelles à son emploi.

La malade est-elle hémophilique, chlorotique, par exemple? La galvano-caustique sera impuissante. Le fibrome est-il un polype? La galvano-caustique non seulement ne tarira pas le flux, mais l'augmentera.

Bref, l'électricité ne peut être rendue responsable des fautes de l'opérateur ou de la malade, des erreurs de diagnostic, ou de l'inobservation des circonstances qui la contre-indiquent. Loin d'augmenter des hémorragies, elle les arrête le plus souvent, et ces accidents que nous venons de signaler dépendent, presque toujours, de l'inexpérience de l'opérateur ou de l'insouciance de l'opérée.

Le traitement électrique dans les fibromes a en effet des indications et des contre-indications bien nettes.

Il ne sera pas inutile de les rappeler d'une façon très succincte :

1° Les maladies du cœur, sans être une contre-indication formelle, deviennent une circonstance défavorable à l'emploi de l'électricité. Notons que ces affections contre-indiqnent également l'anesthésie chloroformique. Il y a donc lieu de choisir, et de recourir à la thérapeutique la moins dangereuse. L'électricité appliquée d'une façon prudente et comme traitement d'exception, pourra ainsi rendre quelques services, dans ces cas qui constituent les « laissés pour compte » de la chirurgie. L'observation n° XIX en fournit un exemple.

2° La néphrite aiguë, la congestion du foie, l'hémophilie, l'entérite sont des contre-indications importantes ;

3° La grossesse est un *noli me tangere* absolu.

4° Parmi les maladies nerveuses, l'hystérie ;

5° La contre-indication la plus absolue est fournie par la présence de pus, ou l'existence d'une lésion inflammatoire aiguë ou subaiguë dans les annexes.

Comme il est assez fréquent de voir de semblables lésions accompagner le fibrome, il en résulte que cette contre-indication restreint d'une façon assez sensible le nombre des fibromes auxquels l'électricité est applicable.

Il est de règle, pour se mettre à l'abri de complications du côté des annexes, de ne jamais dépasser dans la première séance de galvano-caustique intra-utérine la dose de 50 Ma. Si cette dose est mal supportée, s'il y a des douleurs, des frissons, une élévation de température consécutifs, c'est, dans l'immense majorité des cas, que les annexes sont malades.

Que l'on n'ait rien senti auparavant par le toucher le plus consciencieux, peu importe! L'élévation de la température est un signe suffisant, et, sans être un moyen de diagnostic absolu pour l'appréciation de l'état des annexes, il est une sauvegarde pour l'opérateur qui en aurait méconnu les lésions. La suspension du traitement s'impose ici d'une façon péremptoire.

L'abstention est, d'ailleurs, tout aussi formelle pour les lésions purulentes que pour toutes les lésions kystiques, et on se gardera avec une égale circonspection d'appliquer le traitement électrique, s'il existe dans le voisinage du fibrome une poche remplie de sang ou un kyste de l'ovaire.

L'intégrité de la périphérie utérine domine donc ici toute la thérapeutique.

Cet état des annexes est à considérer dans tous les cas d'hémorragie utérine et contre-indique, provisoirement tout au moins, l'emploi des galvano-caustiques (cf. observations n°s 5 et 6).

Les caractères de la tumeur viennent encore augmenter la liste des contre-indications.

Ce sont :

1° Les tumeurs à évolution très rapide (fibromes à forme galopante de Pozzi);

2° Les tumeurs très molles et très hémorragiques accompagnées d'un état général grave, et chez lesquels on peut suspecter la dégénérescence sarcomateuse;

3° Les tumeurs qui évoluent avec ascite abondante, et, en général, les tumeurs qui déterminent des accidents de grande compression : anurie, occlusion intestinale, etc.

4° Les tumeurs anciennes et celles qui ont subi la dégénérescence calcaire, les tumeurs kystiques;

5° Les tumeurs pédiculées, soit du côté de la cavité utérine, soit du côté de la cavité péritonéale, « tumeurs sur lesquelles, dit Richelot, le courant agit comme sur une pierre. »

Sur les tumeurs pédiculées, en effet, et particulièrement sur les polypes, la galvanocaustique est impuissante. Elle n'arrête jamais les hémorragies; souvent même elle les augmente. Cet insuccès des galvano-caustiques se montre même d'une façon si constante qu'on pourrait presque l'ériger en principe, et dire : « Chaque fois qu'après une ou plusieurs séances de galvano-caustique, les hémorragies redoubleront d'intensité, il yaura lieu de suspecter la présence d'un polype. Il n'y a guère, en effet, qu'un seul autre cas qui se montre aussi rebelle à l'action hémostatique du courant continu : c'est l'hémophilie.

Les indications du traitement électrique résultent d'une série de conditions tirées de la nature de la tumeur et des signes auquels elle donne lieu :

1° Les tumeurs petites, celles dont le volume ne dépasse pas ou dépasse peu les dimensions de la cavité pelvienne, doivent venir en première ligne;

2° Les tumeurs molles sont plus favorablement influencées que les tumeurs dures;

3° Il en est de même des tumeurs interstitielles ou de celles qui se rapprochent sensiblement de cette variété;

4° L'approche de la ménopause constitue une circonstance des plus heureuses;

5° Les hémorragies, enfin, sont l'indication la plus formelle de l'emploi de l'électricité. A moins qu'il ne s'agisse de volumineux fibromes à gros vaisseaux rampant à la surface de la cavité utérine, ou accompagnés d'endométrite sphacélique de la muqueuse, les résultats seront presque toujours favorables, tant pour le présent que pour l'avenir.

Bref, une tumeur petite, intra murale, de consistance molle, entourée d'annexes saines, donnant lieu à des hémorragies abondantes et répétées, chez une femme ayant dépassé la quarantaine, constituera le type le plus parfait du fibrome à électriser.

C'est donc surtout dans les cas de ce genre qu'on appliquera le traitement électrique. C'est dans le cas de ce genre que la galvano-caustique réunira le plus de chances de succès et cela, non seulement au point de vue de l'hémostase, mais encore au point de vue de la guérison du fibrome, guérison symptomatique, bien entendu, puisqu'elle ne peut que suspendre les hémorragies, diminuer les douleurs et améliorer l'état général.

A côté du procédé classique des galvano-caustiques intra-utérines, viennent se grouper différents procédés qui, la plupart, empruntent le courant continu, les uns avec une localisation différente des points d'entrée et de sortie du courant, les autres avec des intensités différentes, d'autres avec des renversements de polarité ou des interruptions.

La galvano-caustique pour fibrome peut encore être faite avec le pôle négatif intra-utérin, mais ce procédé ne s'applique pas aux formes hémorragiques.

D'après les auteurs qui ont fait des galvanisations vaginales, leur méthode personnelle, l'emploi des galvano-caustiques serait inutile, et l'application vaginale serait toujours et dans tous les cas suffisante pour amener la rémission du symptôme hémorragie. Plusieurs ont même été jusqu'à soutenir que les malades, chez lesquelles les galvanisations vaginales étaient restées sans effet n'auraient pas retiré plus de bénéfice des galvano-caustiques.

Il y a peu de chose à dire sur les méthodes de Chéron et de Danion, qui ne comptent plus actuellement que quelques rares fidèles. Tous deux paraissent devoir s'effacer devant des procédés actuellement devenus classiques.

La question des intensités à employer a donné lieu à d'ardentes polémiques. Les expériences faites par Apostoli l'avaient amené à conclure à l'utilité des hautes intensités, et, depuis, l'emploi d'intensités élevées resta l'un des principes de sa méthode. Il utilisa ainsi des doses de 100, 200 et même 300 Ma., et bien des auteurs l'imitèrent sans avoir à déplorer d'accidents.

Néanmoins, ces doses parurent énormes; car, avant lui, aucun électricien ne s'était montré aussi téméraire, et on ne tarda pas à leur attribuer des dangers plus ou moins réels. Dès lors, une école adverse se fonda, qui, se basant sur des résultats semblables, défendit l'emploi des intensités moyennes.

Ces termes de hautes et moyennes intensités sont peut-être bien vagues et auraient besoin d'être plus nettement définis. Car telles intensités, qui sont hautes pour tel sujet, sont insuffisantes pour d'autres. Certaines femmes, en effet, supportent sans se plaindre 200 Ma., tandis que d'autres gémissent déjà sous un courant de 50.

Si l'on ajoute à ces considérations que les intensités faibles ont donné à ceux qui les ont utilisées pleine et entière satisfaction, on trouvera qu'il y a là une série de contradictions et d'équivoques plus que fâcheuses.

Pourtant, la question du dosage peut être résolue d'une manière très simple. Il suffit de se rappeler qu'Apostoli, tout en préconisant les hautes intensités, avait spécifié l'absolue nécessité de les limiter à la tolérance individuelle, à la dose « utérinement tolérable ».

Cette dose est peut-être difficile à établir d'emblée, mais c'est là une appréciation que fournissent à la longue le jugement, le doigté et l'habitude clinique.

En général, lorsqu'on visera uniquement l'effet hémostatique, les doses moyennes (50 à 100 Ma.) conviendront parfaitement et conduiront au but désiré.

Il en est tout autrement si l'on s'attaque à la tumeur elle-même et si l'on cherche à obtenir une diminution de volume. Quelles que soient à l'égard de cette régression les opinions de chacun, il paraît bien certain, selon nous, et d'après les données physiologiques, que, seules, de très hautes intensités permettent parfois de l'obtenir.

Tout récemment, la faradisation appliquée au traitement des hémorragies du fibrome vient d'être remise en honneur par Doumer (1).

Déjà Tripier l'avait utilisée pour la cure de certains « engorgements », qui, de son propre aveu, n'étaient autre chose que du fibrome, dont il ne connaissait pas, à l'époque, la symptomatologie.

Raymond et Mally l'ont employée d'une façon exclusive: « Il est exact, dit Mally, que, dans un certain nombre de cas, des hémorragies abondantes, presque continuelles, cèdent comme par enchantement quelques heures après une première application élec-

1. Doumer. *Soc. franç. d'electrothérap.*, novembre 1900.

trique. Cct heureux résultat peut conserver une durée parfois considérable, plusieurs mois, une année même. Nous ne l'avons jamais trouvé définitif (1). »

Dans les hémorragies non obstétricales, dans celles du fibrome, déclare Tripier, la faradisation courte amène un arrêt des hémorragies abondantes, arrêt peu durable toutefois, jamais définitif (2). »

« Dans les hémorragies utérines, dit Onimus (3), l'électricité sous forme de courants induits amène l'arrêt de l'hémorragie, mais cet arrêt est passager et peut être trompeur. Ce procédé peut être un adjuvant, mais ne doit pas constituer un traitement. Dans les hémorragies qui surviennent, au contraire, chez les personnes atteintes de tumeurs fibreuses de la matrice, il ne faut pas hésiter à employer des courants électriques, et surtout les courants continus. »

C'est là bien certainement un point d'électrothérapie sur lequel les observateurs ont toujours été d'accord : la faradisation produit l'hémostase, mais une hémostase à courte échéance.

Ces idées, universellement acceptées, Doumer est venu, il y a quelques jours à peine, les combattre avec énergie. Un emploi systématique du procédé aurait permis au professeur de Lille de s'assurer de leur inexactitude ; en outre, les résultats obtenus et maintenus de plusieurs années l'ont amené à conclure à une supériorité évidente de la faradisation au point de vue sédatif et hémostatique. Aussi croît-il pouvoir revendiquer pour elle la première place dans le traitement des hémorragies du fibrome.

Malgré la compétence et l'autorité de Doumer, nous ne pouvons guère nous associer à ses convictions; ce n'est pas que nous manquions de confiance à l'égard de la faradisation: bien au contraire, car nous avons pu, à plusieurs reprises, en constater les bons effets. Mais ce que nous ne pouvons nous résoudre à admettre, c'est l'adoption d'une thérapeutique univoque contre le symptôme hémorragique, alors que les causes en sont si variées.

Déjà, dès le début de ce travail, en traitant des hémorragies en général, nous nous sommes élevé contre cette fâcheuse tendance de systématisation thérapeutique qui délaisse les indications de l'étiologie et de la pathogénie. Appliquée au cas du fibrome, notre critique nous paraît particulièrement justifiée.

Reportons-nous, en effet, pour un instant, à la pathogénie des hémorragies dans le fibrome.

Nous avons vu que, si les hémorragies sont parfois sous la dépendance de l'endométrite, il y a bien des cas où les recherches anatomiques et bactériologiques n'ont fait découvrir aucune trace d'infection. Nous fondant ensuite sur les théories les plus récentes, nous sommes arrivé à cette conclusion que les hémorragies du fibrome relèvent tantôt de l'endométrite, tantôt de la congestion, et nous avons montré que, dans chacun de ces cas, le tableau clinique présente une physionomie particulière.

La déduction s'impose donc : l'hémorragie de l'endométrite fibromateuse sera traitée comme celles de l'endométrite commune, l'hémorragie d'origine congestive, comme celles de la congestion utérine.

Dans le premier cas, l'écoulement sanguin a une double origine : d'une part, la congestion provoquée par la présence du néoplasme ; d'autre part les altérations de la muqueuse.

(1) In *Thèse* Desmolières. Paris, 1895.

(2) Tripier. « Chimicaustie et électrolyse. » *Rev. gén. des sciences*, nov. 1884.

(3) Onimus. Art. Electricité in *Dict.* Dechambre, p. 333.

L'indication consiste donc à porter l'action thérapeutique, 1° sur la muqueuse malade pour en modifier les lésions; 2° sur le muscle pour combattre la congestion. A ce titre, la galvano-caustique intra-utérine positive remplira les conditions exigées.

De même que dans l'endométrite simple, l'hémostase se montrera d'autant plus rapide que l'infection de la muqueuse aura été plus récente. Mais il faut bien savoir que, dans le fibrome, ce n'est généralement pas d endométrite récente qu'il s'agit. Aussi est-il facile de comprendre pourquoi le traitement réclame presque toujours un nombre de séances assez considérable.

. De même que dans l'endométrite, le muscle recevra du courant une excitation propre à réveiller sa fonction généralement compromise par l'inflammation muqueuse. En tonifiant le muscle, le courant continu régularisera le fonctionnement vasculaire, diminuera l'hyperémie et combattra ainsi l'hémorragie. Cette action sur la musculature, à laquelle on n'attache, en général, que fort peu d'importance, est pour nous très réelle, et nous sommes persuadé qu'un bon nombre de régressions ou d'arrêts constatés dans l'accroissement de la tumeur n'ont d'autre origine qu'une excitation de l'élément contractile lui permettant de s'opposer énergiquement à la stase et à l'hyperémie.

Lorsqu'au contraire aucun symptôme n'autorise à émettre l'hypothèse d'un processus infectieux quelconque, présent ou passé, la congestion utérine doit seule être mise en cause. C'est dans ces cas de congestion pure et simple que la faradisation préconisée par Mally et Doumer se montre particulièrement efficace. Le traitement qu'il convient d'appliquer est celui dont nous avons signalé les bons effets dans la congestion utérine primitive, traitement dont toute l'activité devra être portée sur la musculature utérine, sans intéresser la muqueuse.

Au surplus, la distinction que nous avons faites précédemment à propos de la congestion utérine, entre les formes jeunes et les formes invétérées, est parfaitement applicable au cas de fibrome.

Dans les cas récents, dans ceux qui commencent à saigner, la faradisation est insuffisante. Pour les cas anciens chez ces femmes qui depuis de longues années voient leurs périodes menstruelles s'accroître et s'éterniser, la galvanisation vaginale, impressionnant plus activement la fibre musculaire, amènera d'une façon moins rapide peut-être, mais assurément plus durable, l'atténuation du flux pathologique.

Aussi l'on n'aura plus, comme Mally, à déplorer la fugacité des résultats, car ceux que fournit la galvanisation sont plus fermes et plus constants que ceux que l'on obtient avec la faradisation. De nombreuses observations, du reste, en font foi.

Toutes ces considérations peuvent paraître assez théoriques, mais elles sont absolument faciles à transférer sur le terrain de la clinique.

Le plus souvent, en fait, on aura recours au courant galvanique car c'est bien rarement au début de ses ménorragies, quand la congestion est encore de date récente, que la femme se présente à l'examen du médecin.

Présente-t-elle de la leucorrhée, des douleurs, des vestiges d'une inflammation périphérique éteinte, la galvano-caustique est indiquée, à la condition, bien entendu, que le fibrome, par ses caractères, n'exclue pas le traitement électrique.

Existe-t-il seulement des ménorrhagies avec pesanteur pelvienne, la galvanisation vaginale suffira presque toujours. Le secret des améliorations obtenues par la seule galvanisation vagino-abdominale, ne doit pas, croyons-nous, être cherché ailleurs.

REVUE DES PUBLICATIONS SCIENTIFIQUES

Chirurgie générale

Dr BENOIT

Ancien interne des hôpitaux

La quinine contre le cancer (JABOULAY, *Lyon méd.*, n° 8). — L'échec des sérums anti-cellulaires, du moins jusqu'à ce jour, donne un regain d'actualité à la méthode de M. Jaboulay, que les chirurgiens ont intérêt à connaître, pour éloigner la récidive, après l'ablation des néoplasies cancéreuses. Les tumeurs primitives semblent peu gagner à ce traitement, sauf les tumeurs ulcérées, pansées avec la quinine comme topique. Il paraît difficile d'admettre autre chose qu'une action antiseptique sur les colonies microbienne variées qu'abrite le cancer ulcéré. Ce sont les *cancers utérins*, ainsi que les *tumeurs de la parotide* qui ont fourni les cas le plus probants, sinon de guérison, du moins d'arrêt d'évolution. On peut commencer à donner de la quinine par la bouche (sulfate de quinine). En présence des signes d'intolérance par les voies digestives (gastralgie principalement), on s'adressera à l'injection sous-cutanée de *chlorydrate de quinine*. La dose est de 1 gramme par jour, en cachets, par la bouche; on suspend deux jours par semaine pour donner de la liqueur de Fowler. Quelques sujets peuvent en prendre indéfiniment, sans être incommodés. Le rectum tolère mal les solutions de quinine. La disparition des douleurs va de pair avec la diminution de la néoplasie secondaire.

Les injections sous-cutanées de quinine donnent souvent des *abcès*, qu'il faut respecter, car il paraît s'agir de sortes d'*abces de fixation* analogues à ceux que M. Fochier a récemment étudiés.

A. BENOIT.

Médiastinotomie antérieure (*Société de chirurgie*, 27 mars 1901). — A propos de l'ouverture du médiastin antérieur pour aller à la recherche des corps étrangers trachéo-bronchiques, dont M. Ricard a cité un exemple récent, M. QUÉNU, en se basant sur des expériences cadavériques, pense qu'il serait préférable d'adopter la voie postérieure. Grâce à une résection costale, on ne rencontre que la crosse de l'azygos, les vaisseaux intercostaux et, malgré la profondeur de la plaie, il est facile de sentir les bords du cartilage de la trachée et des bronches. D'autre part, la palpation postérieure sur une paroi qui est molle, permet d'éviter une difficulté que M. Ricard n'a pu surmonter, en révélant le siège du corps étranger. M. Tuffier se demande si l'on ne devrait pas tenter l'extraction des corps étrangers de la trachée et des bronches, en se guidant sur l'image radioscopiques d'un écran.

A. BENOIT.

Gastro-entérostomie dans un cas d'estomac en sablier, par M. C.-P. CHILDE (*British Med. Journal*, 23 mars 1901). — Femme de 51 ans qui présente, avec une région épigastrique remarquablement allongée, une tumeur située un peu au dessus de l'ombilic, transmettant les battements de l'aorte. Le séjour au lit la fit diminuer, mais toutes les semaines c'était une douleur violente, suivie de vomissements parfois sanglants. La laparotomie fut décidée, avec un diagnostic flottant entre tumeur maligne ou ulcération avec épaississement de l'organe. Du côté du pylore, le ventre une fois ouvert on peut se rendre compte que la tumeur dont les battements avaient attiré l'attention, n'étaient autre que le pancréas épaissi et poussé en avant par les contractions de la paroi. Le pylore fixé n'était pas abaissable. Pensant à une ulcération avec épaississement, l'opérateur fit la gastro-entérostomie postérieure de von Hacker. Les suites parurent simples et le soulagement très marqué, mais la malade s'étant mise à tousser violemment, mourut le cinquième jour. A l'autopsie, pas de trace de péritonite, mais un estomac à deux poches. L'une, supérieure, se cachant entièrement sous les fausses-côtes gauches et le diaphragme, grâce à la conformation spéciale du sujet. L'autre inférieure, portant l'orifice anastomotique opératoire déjà soidé dans de bonnes conditions. Une structure d'origine cicatricielle avait produit cette disposition assez connue aujourd'hui et il n'existait aucune tumeur maligne. La malade avait eu une toux ancienne réveillée par unedistension progressive du premier compartiment de l'estomac, dans lequel on trouva accumulés les aliments qui lui avaient été donnés après l'opération.

En conclusion, l'auteur appelle l'attention sur la nécessité d'explorer parfaitement la disposition de la cavité stomacale avant de pratiquer l'anastomose: il joint ce cas à celui que MM. Sydney, Martin et Bilton-Pollard ont publié, le 18 décembre dernier, dans le *British Med. Journal*.

A. Benoit.

Le massage dans la lymphangite, par Batsch (*Wiener Klin. Rundschau*, n° 8. 1901). — L'auteur, s'appuyant sur une observation prise sur lui-même, recommande le massage fréquent et prolongé en cas de lymphangite : en déplaçant le liquide contenu dans les lymphatiques enflammés, on facilite la phagocytose, car on permet ainsi à tous les leucocytes du torrent circulatoire de participer à la destruction des éléments nocifs.

E. Vogt.

Du danger des injections intra-rachidiennes de cocaïne (*Académie de Médecine*, 26 mars 1901). — Nous avons récemment manifesté notre vive opposition à la pratique qui consiste à introduire dans la cavité arachnoïdienne lombaire des doses, même faibles, de cocaïne Cet alcaloïde a causé, administré en injections sous-cutanées ou dans les cavités séreuses, tant d'alertes ou d'accidents mortels que la dose maniable a été reculée dans les limites les plus prudentes. L'idée de mettre des solutions de cocaïne en contact avec les centres médullaires et le bulbe nous semblait donc un véritable défi aux règles de la plus élémentaire prudence. L'évènement n'a pas tardé à nous donner raison. M. P. Reclus un des plus chauds apôtres de l'anesthésie locale par la cocaïne, est venu combattre la méthode défendue en France par M. Tuffier. Il a rapporté 8 cas de mort causés par elle, si bien qu'à l'heure actuelle, elle possède une proportion de décès autrement élevée que celle du chloroforme ou de l'éther, sans avoir montré de réels avantages. A sa suite, M. Laborde est venu rappeler qu'il a établi, par des expériences datant déjà de quelques années, tous les dangers du contact de la cocaïne avec les centres nerveux médullaires. Qu'il y ait absorption, ou simplement diffusion dans le liquide céphalo-rachidien, les sujets n'en sont pas moins exposés à des troubles graves de la respiration et de la circulation, allant parfois jusqu'à la syncope mortelle. Cette méthode est donc condamnée à la fois par l'expérimentation et par la clinique.

A. Benoit.

Moyen de rendre indolores les applications de sublimé sur les muqueuses, les plaies et la peau dénudée. — Le Dr Depierris (de Cauterets) dans une communication à la *Société Médico-chirurgicale de Paris*, (séance du 25 février 1901), rappelle que la cuisson douloureuse provoquée par l'eau pure et les eaux peu minéralisées sur la pituitaire (alors même qu'on les applique tièdes à la température moyenne du corps), s'explique par le défaut *d'isotonie* entre la concentration moléculaire du liquide employé et celle du milieu sanguin. Il suffit, en effet, pour éviter cet inconvénient, de rapprocher la solution le plus possible du titre isotonique par l'addition d'une certaine quantité de sel.

Partant de ces données, il a trouvé qu'il est possible d'ajouter à la solution salée, qui n'est autre qu'un sérum artificiel, une petite quantité de substance antiseptique, sans lui enlever ses qualités indolores, pourvu que le titre définitif reste à peu près *isotonique*.

C'est ainsi qu'il a constaté qu'une solution aqueuse de sublimé au 1/10.000 et même au 1/4.000 qui, employée pure, est très douloureuse sur la muqueuse nasale, ne produit plus la moindre sensation pénible lorsqu'elle est additionnée d'environ 9 gr. par 1.000 de chlorure de sodium. Il a observé le même fait sur la peau dénudée.

R. Blondel.

Maladies des Voies digestives

Dr Soupault

Médecin des hôpitaux

Traitement chirurgical de l'ulcère stomacal et de ses suites. — Nous avons analysé (V. cette *Revue*, n° 7, 1901) la communication de Kœrte à la Société de médecine de Berlin : nous donnons ici un résumé de la discussion qui a suivi la lecture de ce travail.

Fraenkel distingue trois cas où l'intervention s'impose éventuellement : 1° Insuffisance motrice menaçant l'existence; 2° douleurs violentes; 3° hémorragies. 1° Les chances de réus site sont ici les plus grandes, à moins qu'il ne s'agisse de tumeur maligne. Mais il y a le danger ultérieur du développement d'un ulcère peptique du duodénum ou du jejunum, par action corrosive du suc gastrique : cette complication ne saurait être prévue à l'avance et doit inciter le médecin à épuiser tous les moyens médicaux avant de recourir à l'intervention. 2° L'orateur n'a jamais rencontré de malades présentant des douleurs assez violentes pour forcer à une opération. Il s'agit presque toujours alors d'adhérences périgastriques. 3° Cas très graves, car, souvent même après ouverture de l'estomac, on ne parvient pas à supprimer la source des hémorragies; les ulcères sont alors en général profonds et ont contracte des adhérences avec la rate ou le pancréas, et les artères ulcérées ne peuvent alors que fort difficilement être liées par le chirurgien.

Boas croit que l'ulcère stomacal, bien traité médicalement, doit guérir : si tel n'est pas le cas, on devra soupçonner une erreur de diagnostic ou l'existence de complications, telle que la sténose pylorique. Si le rétrécissement est spasmodique, il n'y a pas lieu d'opérer, malgré l'avis de plusieurs chirurgiens : les lavages et un régime approprié auront raison de cette complication. Si le rétrécissement n'est que relatif, l'opération n'est pas davantage indiquée.

Albu constate qu'en France, on est allé beaucoup plus loin qu'en Allemagne dans le sens de l'intervention : l'orateur croit que les résultats doivent rendre prudent. La gastroptose, par exemple, guérira ou s'améliorera sans intervention si l'on y met le temps et la patience nécessaires. Il en est de même pour le spasme pylorique nerveux.

En cas d'hémorragie, la gastroentérostomie est insuffisante; reste donc le rétrécissement organique du pylore, que l'on peut combattre longtemps efficacement par un régime approprié : on ne doit pas oublier en dernier ressort l'alimentation par le rectum.

En résumé, l'opération sera réservée uniquement aux cas où toutes les ressources de la médecine interne auront été épuisées sans résultat.

Rosenheim, d'abord partisan convaincu de l'intervention, est aujourd'hui, grâce aux leçons de l'expérience, devenu plus prudent. Même dans les cas où l'opération a parfaitement réussi, on n'a aucune garantie pour le bon fonctionnement ultérieur de la fistule.

Dans beaucoup de cas, les troubles les plus variés se développent, entre autres la tendance aux hémorragies : ces accidents se présentent surtout dans les cas de périgastrite diffuse. Même la destruction des adhérences ne produit alors aucun résultat favorable. Il arrive aussi que la fistule fonctionne bien pendant un an ou deux, mais ensuite des accidents se développent, dus aux modifications éprouvées par la fistule.

Quand on a affaire à un rétrécissement pur du pylore, les chances sont relativement favorables.

Litten admet que dans les cas où le diagnostic de carcinome ne s'impose pas, il est préférable d'intervenir pour éviter une issue fatale dans les cas où il s'agit d'un ulcère. L'orateur a déjà plusieurs fois observé des cas de ce genre chez des sujets d'un certain âge, où l'autopsie démontra l'absence de cancer. Il est alors imprudent d'attendre trop longtemps pour intervenir.

L'orateur a eu, d'un autre côté, l'occasion d'observer des cas d'ulcère tuberculeux de l'estomac chez des individus jeunes ne présentant que ces seules atteintes de tuberculose. Là aussi, l'intervention pourrait, sans doute, donner d'excellents résultats. Le diagnostic peut être fait, grâce à la présence de bacilles de Koch dans les matières vomies.

Hubner a pu reconnaître à l'autopsie, dans un cas où un nourrisson présentait des vomissements incessants avec tumeur de la région pylorique, qu'il s'agissait d'un rétrécissement spasmodique pur. Il croit l'affection plus fréquente qu'on ne le pense, et rappelle qu'un chirurgien est déjà intervenu dans un cas de ce genre. L'orateur pense toutefois, avec Boas, que ces cas peuvent être guéris médicalement : on s'abstiendra de lavages stomacaux, on continuera l'alimentation, car tout n'est pas rejeté, on appliquera des cataplasmes et on prescrira de faibles doses d'opium. Il faut savoir patienter, car l'affection est de longue durée.

Strauss constate qu'après avoir été interventionniste dans les cas d'hémorragie grave, il a abandonné cette manière de voir en présence des déplorables résultats obtenus, et traite aujourd'hui ses malades par la morphine à hautes doses et l'alimentation rectale. Les insuccès en cas de non intervention, n'auraient pu, comme l'autopsie l'a démontré, être transformés en succès par l'intervention du chirurgien.

La guérison de l'ulcère stomacal ne paraît pas à l'orateur si facile à obtenir qu'on l'a dit. Il est préférable de parler d'ulcère à l'état « latent », car des malades se croyant guéris, peuvent brusquement être atteints par une récidive. En tous cas, il est bon, dans le traitement de l'ulcère, de prescrire le beurre en grandes quantités, dans le but de remplacer autant que possible les hydrocarbures qui fermentent facilement.

Kœrte termine la discussion en émettant l'opinion que l'intervention en cas de perforation est surtout indiquée en vue de combattre la péritonite ou d'empêcher son développement. Les malades sont malheureusement presque toujours déjà en pleine péritonite quand ils arrivent à la salle de chirurgie, l'orateur a pu sauver un malade sur dix.

Au point de vue de l'intervention en cas d'ulcère non perforé, l'orateur croit qu'on a trop exagéré les insuccès opératoires. Il va sans dire qu'un chirurgien ne peut garantir la réussite finale, mais le médecin ne le peut davantage, car les récidives à longue échéance sont fréquentes. Il n'y a pas lieu de refuser à un malade, qui se cachectise peu à peu et que la médication interne n'arrive pas à tirer d'affaire, la chance de guérir par une intervention chirurgicale, car, il est certain qu'une proportion assez notable d'opérés l'a été avec succès.

E. Vogt.

Traitement de la dysenterie des tropiques au début (*Deutsche med. Wochenschrift*, 4 avril 1901). — Ruge préfère à toute autre l'antique méthode de traitement par l'infusion de racine d'ipéca (1 gr. pour 160 gr.): si l'on dépasse cette dose de 4 grammes on provoque sûrement des vomissements. On peut laisser infuser 15 ou 30 minutes, au choix. Les resultats sont les mêmes. On ne donnera jamais plus de 80 ccm. à la fois, et on corrigera le goût avec quelques gouttes d'essence de menthe. L'infusion sera administrée glacée, si c'est possible.

E. Vogt.

Entérocolite muco-membraneuse traitée avec succès par les courants de haute fréquence. (*Soc. centr. de Méd. du Nord*. 8 mars 1901). — M. Doumer rapporte l'observation de deux malades qu'il a traitées par les courants de haute fréquence.

La première, âgée de 30 ans, ne présentait que de la constipation survenant par périodes, terminées par des débâcles, des douleurs et des mucosités peu abondantes. La guérison fut obtenue au bout de trois séances, et actuellement elle s'est maintenue depuis trois mois. A noter, la disparition de la constipation, précédée de la diminution progressive des mucosités.

Chez l'autre malade, âgée de 40 ans, on notait une entérocolite ancienne de 10 ans, intense, accompagnée de fausses membranes abondantes, qui avait résisté au régime et au traitement par les lavements chauds; l'amélioration obtenue par les courants n'est apparue qu'au bout de 15 jours et, comme dans le cas précédent, la constipation n'a cessé qu'après disparition des fausses membranes.

Une première rechute, une seconde, furent rapidement améliorées, précédées, comme la première, du rejet de fausses membranes abondantes. L'acidité du suc intestinal disparaissait en même temps que les fausses membranes, pour réapparaître avec elles : la constipation n'est donc pas la cause de l'entérocolite.

M. Ausset croit qu'il y a lieu de faire une distinction parmi les malades offrant les symptômes de l'entérocolite : les uns ne présentent que de la constipation suivie de l'expulsion de selles qui contiennent quelques fausses membranes; les autres sont atteints d'entérocolite muco-membraneuse parfaitement caractérisée. Ces faits s'observent chez l'adulte comme chez l'enfant; la première malade de M. Doumer rentre dans la première catégorie, la seconde présente l'entérocolite vraie, avec modification histologique de la muqueuse intestinale. Pourtant, M. Ausset ne voit pas comment l'électricité peut agir sur les altérations de cette muqueuse. Quant à lui, il traite ces maladies par un régime approprié qui, après de longs mois, arrive à les modifier. Les succès rapides ne sont observés que chez les constipés.

M. Doumer répond que, chez la première malade, la constipation avait résisté à tous les traitements employés, que, si elle n'avait pas d'entérocolite vraie, elle offrait un état voisin, puisque les fausses membranes étaient constantes et le suc intestinal acide. Il ajoute que chez d'autres malades observés dans les hôpitaux de Paris, chez lesquels le diagnostic d'entérocolite muco-membraneuse avait été posé par Robin, l'application de la haute fréquence a fait disparaître, au bout de trois jours, une constipation datant de 10 à 12 ans, ayant résisté au régime et aux lavements. Il fait ressortir les avantages du traitement électrique, qui n'oblige pas les malades à suivre un régime spécial, et termine en disant que chez la seconde malade observée, la constipation a disparu avec un régime ordinaire.

R. Blondel.

Appareil pulmonaire Cœur et Vaisseaux

Dr G. Lyon

Ex-chef de clinique de la Faculté de Médecine

A propos de l'emploi du sérum antidiphtérique dans la pneumonie par Variot (*Société médicale des Hôpitaux*), 1er mars, 1901. — M. Variot est d'avis qu'il faut rester dans le doute relativement à l'efficacité du sérum antidiphtérique dans la pneumonie et diverses autres affections auxquelles on a voulu l'appliquer.

Sans contester les résultats favorables qu'il a paru donner à M. Talamon, on peut se demander si l'on est autorisé à attribuer ces résultats aux éléments antitoxiques, antidiphtériques de ce sérum. Ne seraient-ils pas imputables à l'une quelconque ou à plusieurs des substances qui entrent dans la composition du sérum, l'eau par exemple, et les principes minéraux.

G. Lyon.

Contribution au traitement symptomatique de la tuberculose pulmonaire (*New-York med. Journal*, 5 janvier 1901. — Daly recommande pour calmer la toux nocturne des phtisiques, un mélange de 0 gr. 10 de camphre, 0 gr. 005 d'héroïne et une goutte de créosote sous forme pilulaire. Le traitement de ces toux par l'héroïne seule n'a pas donné à l'auteur d'aussi bons résultats que la formule ci-dessus.

La plupart des cas traités, dont plusieurs l'avaient été depuis longtemps sans succès, ont été très favorablement modifiés. Il est vrai que lorsqu'existent des troubles stomacaux trop marqués, on ne saurait utiliser ces pilules. Il faut alors prescrire la préparation suivante :

Sous nitrate de bismuth...........	0,90	grammes
Carbonate de gaïacol	0,06	—
Héroïne...........	0,0015	—

Pour une pastille.

L'auteur ne donne aucune indication sur le mode de préparation de ces pastilles.

E. Vogt.

Contribution à l'étude de la tuberculose par l'acide cinnamique, par J. Pollak (*Wiener Klin. Wochenschrift*, n° 9 1901). — L'auteur s'est servi du sel sodique (*hétol*): 84 malades ont été traités : les cas présentaient tous les degrés au point de vue de l'intensité et de la durée de l'affection.

Les résultats obtenus sont en général favorables : dans quelques cas, on observe même un effet antithermique : dans deux, on dut au contraire suspendre la médication parce qu'elle provoquait des poussées d'hyperthermie. L'expectoration est en général facilitée : dans quelques cas rares, on voit diminuer la quantité expectorée et disparaître la toux. La dyspnée donne des résultats variables : elle peut être diminuée ou augmentée au contraire sous l'influence de la médication.

L'auteur a surtout enregistré un relèvement de l'énergie vitale, bien que le traitement ait parfois, au début, provoqué de la fatigue et de la courbature. En résumé, 87,5 0/0 des malades ont retiré quelque bénéfice du traitement.

E. Vogt.

Emploi de l'héroïne dans les troubles circulatoires (*Die Heilkunde* n° 1, 1901). — Pawinski et Adelt ont administré l'héroïne à divers malades atteints d'affections cardiaques et péricardiques. Ils ont débuté par des doses de 5 milligr. 2 à 3 fois par jour, mais il a souvent été nécessaire d'aller à 1 centigr. par dose pour arriver à un effet thérapeutique. En injections sous-cutanées, les auteurs ont utilisé 1/4 à 1/2 seringue de Pravaz d'une solution à 2 0/0.

Il est indubitable que le sentiment d'agitation ou d'angoisse que présentaient ces divers malades a été influencé par le médicament : l'action sur la circulation sanguine est insignifiante, elle se manifeste dans le sens de l'abaissement de la pression, surtout dans les cas où existe une gêne respiratoire avec augmentation de pression.

L'action sur le rein se manifeste dans le sens de l'augmentation de la diurèse dans les cas de dyspnée ou d'insomnie.

Le tube digestif ne présente aucune modification, et l'on n'observa que dans un seul cas des troubles accessoires passagers (bourdonnements d'oreilles, céphalalgie, vertiges).

Parmi les affections cardiaques traitées par l'héroïne, l'insuffisance cardiaque a été favorablement influencée : les autres affections valvulaires n'ont pas donné de bons résultats.

En associant l'héroïne aux iodures, l'activité cardiaque est améliorée chez les artério-scléreux. Dans l'asthme cardiaque, on recommandera avec fruit l'ingestion d'héroïne le soir, 1 à 2 heures avant l'accès.

Le myocarde dégénéré ne paraît pas être influencé par l'héroïne, mais les névroses cardiaques se calment à la suite de son administration : même résultat pour les douleurs irradiées en cas d'anévrysme. Un résultat favorable sera en outre obtenu dans la maladie de Basedow, au moment où commencent les troubles de compensation.

Les sueurs nocturnes des phtisiques ne sont pas influencées, mais la toux et les douleurs thoraciques de ces malades sont nettement améliorées.

Dans les affections cardiaques, il y a lieu de recourir de préférence à l'association médicamenteuse. On prescrira donc :

Poudre de digitale..	1 50 à 2 gr.
Chlorhydrate de quinine............	2 grammes
Chlorhydrate d'héroïne............	0 06 à 0 10 gr.

Poudre et extrait de réglisse q. s. pour faire pilules n° xxx : une pilule 3 à 4 fois par jour, ou encore :

Poudre de digitale...	1 50 à 2 gr.
Chlorhydrate d'héroine............	0 06 à 0 10 gr.
Acide arsénieux.....	0 03 à 0 06 gr.

Poudre et extrait de réglisse q.-s. pour faire pilules n° xxx : une pilule 3 à 4 fois par jour.

E. VOGT.

Maladies du Système nerveux

Dr P. SAINTON

Ancien interne des hôpitaux.

Tics convulsifs généralisés (Chorée électrique de Bergeron-Hénoch, électrolepsie de Tordeus ou névrose convulsive rythmée de Guerlin), traités et guéris par la gymnastique respiratoire, par PITRES (*Journal de médecine de Bordeaux*, 17 février 1901). — Cette observation est d'un grand intérêt au point de vue thérapeutique. Un jeune homme de 20 ans était atteint depuis l'âge de 9 ans de tics généralisés, d'une violence exceptionnelle. Toutes les six ou huit secondes il était animé de mouvements de la tête, du tronc et des membres, comme provoqués par des décharges électriques et accompagnés de cris inarticulés ou involontaires. Quand le malade chantait ou comptait à haute voix, ou quand il faisait des inspirations rythmées, les mouvements diminuaient d'intensité. A la suite d'une gymnastique respiratoire très simple, les secousses diminuèrent, puis disparurent.

Voici en quoi consistait cette atmothérapie : ·ois fois par jour pendant dix minutes, le ma·ade devait faire de grandes ampliations thoraciques ; le dos appuyé au mur, les épaules effacées « il était astreint à respirer pendant toute la durée de la séance aussi lentement et aussi profondément que possible, en élevant ses bras pendant l'inspiration et, en les abaissant pendant l'expiration. »

P. SAINTON.

Traitement des tics, par Henri MEIGE et FEINDEL (*Presse Médicale*, n° 22, p. 125, 1901). — La plupart des auteurs ont considéré jusqu'ici la thérapeutique des tics comme singulièrement pauvre.

« Une fois tiqueur, toujours tiqueur » (Gilles de la Tourette). Il y a lieu aujourd'hui d'envisager le pronostic des tics d'une façon moins sévère.

Parmi ceux-ci il en est beaucoup qui sont susceptibles d'amélioration et même de guérison.

Il est certain que les moyens utilisés habituellement : bromure, chloral, massage, électricite, hydrothérapie, sont le plus souvent inefficaces, que la suggestion hypnotique parfois utile, ne doit être employée qu'avec réserve, mais on peut utiliser avec chances de succès une méthode conseillée en 1894 par M. Brissaud, méthode basée sur la discipline du mouvement.

La méthode emploie deux procédés combinés : l'immobilisation des mouvements et les mouvements d'immobilisation. D'abord appliquée au traitement du torticolis mental, elle a été étendue depuis à toutes les variétés de tics.

L'immobilisation des mouvements consiste à exercer le tiqueur à conserver l'immobilité absolue, photographique de ses membres et de son visage pendant un temps progressivement croissant : au début pendant une seconde, deux secondes, trois secondes, aussi longtemps qu'il peut rester ainsi sans fatigue. Puis, peu à peu, on prolonge, de seconde en seconde, la durée de cette immobilité. Il importe beaucoup de ne point l'augmenter trop vite. Avec de la patience on arrivera à dresser les malades à rester des heures entières sans tiquer.

Le malade sera commodément assis, la tête soutenue, s'il est besoin, avec un support quelconque. Durant la séance, on ne cessera de l'encourager en lui affirmant qu'il doit et qu'il peut rester immobile et surtout ne pas tiquer. Cinq à six minutes sont suffisantes au maximum.

Ensuite, il faut graduer les attitudes du tiqueur. Celui-ci, en effet, peut bien, au début, conserver l'immobilité s'il est commodément assis ; mais il s'agit de la lui faire garder également dans la station debout. Après quelques tentatives, il y parvient généralement assez vite. On varie ensuite les positions de la tête, du corps, des bras, des jambes, en respectant dans chacune d'elles les séances d'immobilisation. En poursuivant la graduation, on arrive à exercer le tiqueur à conserver l'immobilité pendant les mouvements, pendant la marche, ou bien pendant l'exécution des mouvements des bras ou des jambes.

La seconde partie de la méthode consiste à faire exécuter au tiqueur des *mouvements lents, réguliers, corrects* et au *commandement*.

Ces mouvements seront très simples, surtout au début ; ils varieront naturellement avec le siège du tic, mais ils se ramènent toujours à l'élévation ou l'abaissement, l'extension ou la flexion, la rotation, l'adduction ou l'abduction.

Il est indispensable qu'au début, les séances soient courtes, deux minutes, cinq minutes, en intercalant les séances d'immobilité, et les exercices séparés entre eux par des intervalles de repos, de façon à ne pas dépasser une séance totale d'une demi-heure. Au bout de quelques jours, une huitaine, chacun des exercices peut être prolongé jusqu'à dix minutes.

Les séances seront au nombre de trois, quatre ou cinq dans la journée ; elles auront lieu toujours aux mêmes heures. L'une des séances journalières au moins sera dirigée par le médecin. Dans les autres séances du jour, le tiqueur répète à demeure ce qu'il a déjà fait en présence du médecin.

Exercices recommandables dans certains cas particuliers :

Pour un *tic des paupières*, par exemple pour le *clignement* qui est très fréquent : faire fermer, puis ouvrir au commandement ; maintenir les paupières closes pendant un temps, ouvertes pendant un temps ; fermer un œil, puis l'autre ; répéter ces mêmes mouvements dans différentes positions de la tête.

Si les *globes oculaires* participent au tic, on insistera sur la dissociation des mouvements de la tête et des yeux ; faire suivre de l'œil un objet qui se déplace lentement, la tête restant immobile, ou inversement, la tête se portant en haut, en bas, à droite, à gauche, les yeux resteront fixés sur le même point.

Pour un *tic des lèvres*, on commandera d'ouvrir et de fermer la bouche, de faire la moue, de montrer les dents ; mais surtout on fera parler le malade, en lui enjoignant de surveiller sa mimique. La lecture lente, en scandant, la récitation, sont d'une très grande utilité, car elles permettent de donner aux séances un intérêt qui force l'attention du sujet.

Dans les cas de tic de la tête (*hochement*) ou du cou (*torticolis mental*), la tête devra s'incliner à droite, à gauche, penchée en avant, en arrière, tourner à droite, à gauche, etc.

Dans les *tics des membres, tics de l'épaule, de la main, tics de grattage, tics du pied ;* on ne doit négliger aucun des mille mouvements plus ou moins compliqués que les membres sont capables d'exécuter, y compris ceux de l'écriture, si la main participe au tic.

Dans nombre de cas l'attention doit se porter sur les *mouvements respiratoires*. Obtenir une respiration régulière ne sera pas seulement le but à poursuivre dans les tics respiratoires tels que la *toux spasmodique*, le *gloussement*, le *humage*, le *cri inarticulé* ; il est très utile d'apprendre à tout tiqueur à bien respirer, car, plus souvent qu'on ne pense, les muscles de la respiration prennent part à la production des tics.

G. Lyon.

Epilepsie psychique guérie par intervention chirurgicale (*Wiener Klin. Rundschau*, n° 1, 1901). — Pilcz rapporte le cas d'un enfant qui subit un traumatisme crânien, à la suite duquel il conserva une cicatrice douloureuse. Une irritation mécanique de cette cicatrice provoqua l'explosion d'une psychose transitoire, qui revint périodiquement. L'excision de la cicatrice fit disparaître les troubles mentaux.

E. Vogt.

Céphalalgies justiciables de l'acétate d'ammoniaque par Liégeois (*Journal des Praticiens* n° 3 p. 57, 1901). — L'acétate d'ammoniaque n'apaise pas la céphalée accompagnée de bouffées de chaleur à la face et d'un sentiment de plénitude générale, qui récidive après chaque repas chez les hypopeptiques, non plus que la céphalée des neurasthéniques avec injection faciale, éblouissements, battements des artères cervicales et temporales. Dans ces derniers cas rien ne vaut le bromhydrate de quinine à doses modérées (0 gr. 40).

L'acétate d'ammoniaque se montre au contraire efficace contre la céphalée matutinale des neurasthéniques pâles et même chlorotiques, au cours de laquelle on n'observe ni congestion de la tête, ni battements du système artériel carotidien, mais seulement une impression pénible de vide intra-cérébral. On fait prendre en une fois 5 grammes d'acétate d'ammoniaque liquide dans un verre d'eau sucrée avec une cuillerée de sirop d'écorce d'orange amère.

L'acétate d'ammoniaque à la même dose donne des succès dans l'angine de poitrine vaso-motrice des neurasthéniques et aussi des hystériques. On pourrait aussi l'employer dans la migraine ophtalmique.

G. Lyon.

Traitement de l'insomnie, par Dornbluth (*Aertzl. Monatschr.* n° 1, 1901). — Dans les cas où l'insomnie est due à des impatiences musculaires, à du prurit, à des palpitations, etc, la tisane de valériane, le bromure à faibles doses, la salipyrine, la lactophénine (0.5 gr. à 1 gr.) rendront des services, de même que le drap mouillé. Si le cas est plus difficile, on recourra aux hypnotiques vrais, parmi lesquels l'auteur préfère le trional et le dormiol.

Le trional est un médicament sûr, mais il a l'inconvénient d'agir parfois fort lentement et de provoquer des lourdeurs de tête. On donnera les deux premiers soirs 1,5 gr., les deux soirs suivants 0.75 gr. à 1 gr. De cette façon, le malade s'habitue à nouveau à dormir.

Le dormiol ou diméthylcarbinolchloral, dont le goût est plutôt désagréable, présente une action rapide et sûre, suivie d'un réveil normal; on donnera 1 gr. au moins à la fois. L'action hypnotique s'exerce souvent déjà au bout de 10 minutes. Si l'action n'est pas assez prolongée, on pourra ajouter un peu de sulfonal.

L'hypnal, beaucoup plus cher que le dormiol, n'a pas d'avantages spéciaux.

Les cas d'insomnie résistant aux médications les plus variées sont justiciables d'un traitement général dans un établissement spécial, car il s'agit alors de neurasthénie chronique.

E. Vogt.

Cas grave d'insolation traité et guéri par l'emploi méthodique de l'eau froide, par Sagcet (*Union Médicale du Nord-Est*, 30 octobre. 1900). — Il s'agit d'un homme de 26 ans, atteint d'insolation grave : coma, contracture des mâchoires, corps fixé en rigidité musculaire, pouls incomptable, température axillaire 41°, respiration irrégulière. Le malade fut traité par les affusions d'eau glacée répétées plusieurs fois par jour : les phénomènes de contracture cédèrent le quinzième jour, peu à peu l'état mental s'améliora et le malade guérit. Le vingt-cinquième jour, il eut une hémorragie intestinale que l'auteur rapproche de celles qui surviennent parfois chez les sujets atteints de brûlures très étendues. L'eau froide est un excellent mode de traitement de l'insolation par son action antithermique et régulatrice des centres nerveux.

P. Sainton.

Maladies du Larynx du Nez et des Oreilles

Dr Courtade

Ancien interne des hôpitaux

Laryngectomie partielle pour tuberculose, par Taptas (*Gazette médicale d'Orient*, 15 février 1901). — Le malade, âgé de 47 ans et pesant 99 kilos, était atteint d'enrouement depuis un an, à la suite de pleurésie.

Quand il fut examiné, il ne pesait plus que 48 kilos; il présentait, au devant du larynx, une tumeur fluctuante du volume d'une petite orange qui était sur le point de s'ouvrir ; la corde vocale droite est rouge et tuméfiée ; la gauche est couverte de granulations ; la bande ventriculaire et le repli ary-épiglottique de ce côté, sont excessivement tuméfiés.

M. Taptas introduit d'abord un long tube d'O'Dwyer dans le larynx, afin d'endormir le malade au chloroforme.

Incision de l'abcès sur la ligne médiane, curettage profond ; la lame gauche du cartilage thyroïde étant nécrosée, Taptas pratique la trachéotomie, place une canule de Trendelenburg et ouvre le larynx sur la ligne médiane. Il peut alors enlever avec la curette et les ciseaux la plus grande partie gauche du larynx. Le ventricule de Morgagni était rempli de tubercules caséifiés. Cautérisation du larynx au thermo et tamponnement à la gaze iodoformée.

Tous les jours on nettoie la canule trachéale et on touche le larynx avec de la teinture d'iode pure ou une solution de chlorure de zinc au 1/5.

L'état général s'améliore rapidement, car le malade augmente de 13 kilos en un mois.

Courtade.

Valeur des gargarismes dans les affections de la gorge (*Thérapeutique moderne russe* n° 12 1900). — Zavadsky après avoir répété les expériences de Heryng, a pu se convaincre que jamais le liquide n'arrive à la paroi postérieure de la gorge, et que très rarement il atteint jusqu'aux amygdales. Du reste, pour que le liquide arrive jusqu'aux amygdales, il faut renverser la tête très fortement en arrière, chose malaisée pour le malade.

L'auteur en se basant sur ces constatations dénie toute valeur thérapeutique aux gargarismes dans les affections de la gorge.

D. Roubleff.

Traitement des affections diphtéritiques et croupales du pharynx sans médication locale (*Memorabilien*, 7 février 1901). — Kersch recommande le traitement suivant :

Salicylate de soude........	5 gr.
Iodure de potassium......	3 gr.
Sirop de framboises.......	30 gr.
Eau......................	200 gr.

Une cuillère à soupe toutes les heures.

Dans les trois observations de l'auteur, il s'agissait de diphtérie grave du pharynx et on s'abstint de toute médication locale.

Les 3 malades ont rapidement guéri sans complication.

E. Vogt.

Principes généraux du traitement des suppurations chroniques de l'oreille, par Boulay (*Journal des Praticiens*, n° 7, p. 98, 1901). — Toute suppuration prolongée de l'oreille est la manifestation extérieure d'une otite moyenne purulente chronique.

Les règles du traitement sont les suivantes :

1° Assurer la sortie du pus;

2° Désinfecter l'oreille moyenne;

3° Prévenir toute infection secondaire;

4° Traiter la cause première de l'affection.

1. Assurer la sortie du pus.

S'il existe une large perforation, il suffit d'entretenir la perméabilité du conduit pour que le pus s'écoule librement. Plusieurs moyens courent à ce but : les irrigations, les bains locaux, le nettoyage à sec et le drainage.

Les *lavages* du conduit sont seuls applicables, lorsque le malade doit se soigner lui-même et ne peut recourir à l'intervention répétée du médecin. Il les fait d'une à trois fois par jour, avec de l'eau bouillie, boriquée ou salée. Lorsque l'exsudat est particulièrement fétide, on remplace avec avantage l'eau bouillie par une solution de sublimé à 0,25 par litre ou par une solution de résorcine à 5 grammes par litre. Un séchage au coton hydrophile doit suivre chaque irrigation.

Les injections ne sont pas toujours bien supportées; elles provoquent parfois des vertiges, ou bien encore augmentent l'abondance de la suppuration.

Dans ces cas, on doit les supprimer et leur substituer les bains d'oreilles, le nettoyage à sec ou le drainage à la gaze.

La technique des *bains* est très simple. On fait pencher la tête du malade sur l'épaule du côté sain, et l'on remplit le conduit d'eau oxygénée à 12 volumes, exempté d'acide chlorhydrique. Chaque bain doit durer dix minutes et deux bains par jour sont nécessaires en moyenne.

Pour être bien fait, le nettoyage à sec doit être fait sous le contrôle de la vue; il a l'inconvénient d'exiger la visite quotidienne du médecin pendant plusieurs semaines, inconvénient que ne présente pas le *drainage* à la gaze.

On introduit une bande de gaze antiseptique de 1 centimètre de largeur, sur 5 à 6 de longueur, on la saisit par une de ses extrémités avec une pince effilée et sans mors et on l'introduit dans le conduit jusqu'au voisinage de la membrane perforée, ou bien, si celle-ci est complètement détruite, jusque dans la caisse. On place enfin un tampon d'ouate hydrophile dans la conque. Il ne faut pas tasser la gaze.

La gaze iodoformée, souvent irritante, peut être remplacée par la gaze à l'acide borique, à l'aristol, au traumatol, ou simplement de la gaze stérilisée.

La gaze, suivant son degré d'imbibition, doit être changée au bout de vingt-quatre, de quarante-huit heures, de trois ou quatre jours ou d'un temps encore plus long.

Lorsque la perforation est petite, au drainage du conduit, il faut ajouter le drainage de la caisse; pour cela on a recours à la *douche d'air* ou à l'aspiration par le conduit à l'aide du spéculum de Siegle ou de l'appareil de Delstanche. Ces deux moyens peuvent être appliqués séparément ou conjointement.

L'insufflation d'air dans la caisse et l'aspiration doivent être précédées et suivies d'un nettoyage du conduit. Selon les besoins on renouvelle l'opération tous les jours, tous les deux jours ou trois jours ou à intervalles plus espacés.

En dépit de ce traitement, il peut survenir des symptômes de rétention : douleurs, céphalalgie, vertige, fièvre, etc. Si l'on examine alors la membrane on constate soit une obstruction de la perforation et dans ce cas il faut agrandir séance tenante la perforation à l'aide d'un bistouri à oreille de Schwartze, soit une rétention partielle (refoulement de la membrane par du pus, un cholestéatome ou un polype); dans ce cas il faut faire une large contre-ouverture au point le plus saillant de la membrane.

La désinfection de l'oreille moyenne ne peut être que partielle et incomplète. On peut l'obtenir à l'aide de liquides ou de poudres antiseptiques.

Les instillations se font matin et soir après lavage et séchage du conduit; on verse dans l'oreille six à huit gouttes de la solution choisie et qui a été préalablement tiédie. On obture le méat avec de l'ouate ordinaire et non avec du coton hydrophile qui absorberait la solution antiseptique.

La glycérine phéniquée est, comme dans l'otite moyenne aiguë, l'antiseptique de choix :

Glycérine neutre	20 grammes.
Acide phénique neigeux.	1 —

On peut lui substituer dans certains cas, un mélange à parties égales, de liqueur de Van Swieten et de glycérine.

Si les parois du conduit sont irritées, on peut employer l'une des solutions suivantes :

a)	Acide borique	2 grammes.
	Glycérine pure	20 —
b)	Résorcine	1 —
	Glycérine pure	20 —
c)	Iodol	0 gr. 75.
	Huile de vaseline stérilisée	20 grammes.

Comme les liquides, les poudres ne peuvent être introduites directement dans la caisse que s'il existe une large ouverture de la membrane : en cas contraire, elles n'arrivent qu'au contact du tympan ; dans ces conditions elles ne paraissent agir que si elles sont solubles.

Parmi les poudres solubles il n'y a guère que l'acide borique qui soit utilisé. On ne doit employer cette médication que si la perforation est assez large pour qu'on n'ait guère à redouter la production de phénomènes de rétention et si l'écoulement est déjà très réduit. On se sert d'acide borique porphyrisé pur ou mélangé d'un dixième d'alun.

Le conduit et la partie accessible de la cavité ayant été préalablement nettoyés et séchés avec le plus grand soin, on remplit d'acide borique le tiers ou la moitié interne du conduit, par insufflation. La poudre ne doit pas être tassée, ni comprimée.

Si la poudre s'humidifie, le pansement doit être renouvelé fréquemment et s'il ne survient aucune amélioration, on en revient aux instillations antiseptiques.

L'emploi de poudre insoluble n'est autorisé que si l'exsudat est très peu abondant, si la caisse est largement ouverte; on a recours au dermatol, à l'aristol ou au diodoforme, dont on insuffle une très petite quantité.

Pour empêcher toute *infection secondaire* il faut assurer l'antisepsie du conduit et du pharynx nasal.

Enfin il *faut traiter les lésions causales* de l'otite, c'est-à-dire les lésions des fosses nasales, les causes générales (syphilis, tuberculose etc.).

Après guérison on préservera l'oreille du contact de l'air par le port permanent d'un tampon de coton.

G. Lyon.

Ophtalmologie

Dr E. KOPFF

Médecin oculiste de l'hôpital St-Joseph

Remarques concernant le traitement du larmoiement par obstruction du canal lacrymal, par Albrand (*Deutsche med. Wochenschrift*, 4 avril 1901). — Le cathétérisme est-il préférable à l'extirpation du sac lacrymal? L'auteur croit qu'il faut se guider sur les circonstances, et ne pas répondre avec exclusivisme.

Le cathétérisme a l'inconvénient d'exiger une grande persévérance, il est donc presque impossible à mener à bonne fin, si le malade ne peut disposer aisément de son temps. Il est vrai qu'on peut apprendre au sujet à se sonder lui-même, mais tous les oculistes savent combien il est rare de trouver un patient qui n'abandonne pas, dans ces conditions, le traitement au bout de peu de temps. Mais on dispose aujourd'hui de la sonde de Vulpius, qui représente une sorte de moulage du canal lacrymal et doit être spécialement construite pour chaque malade. Cette sonde peut être laissée en place pendant des mois; il est vrai que certains sujets ne supportent pas la présence de cette sonde pans leur canal lacrymal.

Les cas justiciables du traitement par le cathétérisme sont les cas légers, sans troubles accentués, ceux qui exigent l'extirpation du sac sont ceux où existe une sécrétion muco-purulente profuse, une périostite avec carie, etc., ou encore les formes moins graves, quand le sujet est un ouvrier.

L'épiphora ne disparaît jamais entièrement, quelle que soit la méthode choisie; les résultats sont les mêmes sous ce rapport. En tous cas, l'auteur considère comme une erreur de se déclarer partisan exclusif de l'un ou de l'autre des procédés. On doit se laisser guider dans son choix par la profession et le caractère du sujet à traiter.

E. Vogt.

Valeur thérapeutique du protargol dans les affections oculaires (*Thérapeutique Moderne russe*, n° 12, 1900). — Sneguireff a employé le protargol dans 45 cas d'affections oculaires diverses.

L'auteur s'est servi d'une solution aqueuse de protargol dont la concentration variait de 20 à 50 0/0, avec laquelle il a fait des lavages des culs de sac conjonctivaux et aussi d'une solution aqueuse de protargol à 50 0/0 qui servait à des instillations répétées de 5 à 6 fois par jour. Les constatations faites par Sneguireff sont les suivantes :

1° Dans les conjonctivites aiguës pas trop intenses, le protargol a provoqué une guérison rapide (en l'espace de 5 à 6 jours) mais il est vrai qu'on a obtenu le même résultat par le nitrate d'argent; ajoutons que la tuméfaction de la conjonctive disparaissait apparemment plus rapidement sous l'action du nitrate d'argent.

Enfin, dans des cas plus graves, le protargol s'est montré au dessous du nitrate d'argent.

2° Dans l'ophtalmie blennorrhagique des nouveau-nés, le protargol s'est montré quelque peu au-dessous du nitrate d'argent.

Il faut noter que dans un cas où l'on a fait usage de protargol, après plusieurs jours de traitement par le nitrate d'argent, l'état de l'œil avait empiré.

3° Dans le trachome le protargol ne s'est pas non plus montré au dessus du nitrate d'argent.

On peut en dire autant de l'action du protargol dans les cas de phlyctènes et dans le catarrhe des sacs lacrymaux.

L'auteur conclut de ces recherches, que le protargol ne présente guères avantages sur le d'argent et ne saurait remplacer ce dernier dans la thérapeutique oculaire.

Dr Roubleff.

Œil artificiel mobile (*Soc. méd. de Berlin*, 6 mars 1901). — Wolff a présenté à cette séance un malade qu'il a opéré d'après une méthode très usitée en Angleterre; dans le but de conserver au bulbe oculaire toute sa mobilité, il s'est borné à extraire le contenu malade et a conservé la coque, dans laquelle il a enchâssé l'œil artificiel. La crainte d'une ophtalmie sympathique paraît illusoire, d'après une statistique recueillie chez les ophtalmologues anglais. Le grand avantage que présente cette méthode consiste dans l'emploi d'un appareil en filigrane (méthode de Pflüger et Schmidt), car les granulations pénètrent dans l'intérieur de ce dernier et s'y organisent. De cette façon l'œil artificiel ne peut tomber.

E. Vogt.

Maladies vénériennes
Maladies de la peau

D' Morel-Lavallée

Médecin des hôpitaux

Traitement du lupus érythémateux par les courants de haute fréquence, par F. Bissérié (*Archives d'électricité médicale*, 15 mars 1901). —L'auteur a appliqué les courants de haute fréquence au traitement du lupus érythémateux.

Le nombre des malades soumis à ces applications s'élève actuellement à 62; sur ce chiffre, 14 sont encore en traitement et n'entrent pas en ligne de compte dans les résultats.

Le chiffre des résultats acquis est de 48; chez 8 malades, le traitement a complètement échoué; 7 malades ont abandonné le traitement et peuvent être rangés parmi les insuccès; 33 sont actuellement guéris depuis un laps de temps qui varie de deux ans à six mois.

Les appareils générateurs des courants de haute fréquence sont connus de tout le monde; l'auteur leur a fait subir quelques modifications dont la description nous entraînerait trop loin.

Dans la pratique, quand on applique le traitement, il faut tout d'abord tâcher de se rendre compte de la façon dont les tissus cutanés réagissent vis à vis de l'agent thérapeutique, en un mot, il faut tâter la susceptibilité cutanée du malade. Ce n'est qu'au bout de trois ou quatre applications qu'on peut s'en rendre un compte exact. Il s'en faut, en effet, que toutes les peaux présentent vis à vis des effluves de haute fréquence la même tolérance. On règle donc l'électrode condensatrice au minimum et on fait sur les points atteints une application dont la durée n'excède pas trois minutes. La seconde application doit être pratiquée seulement quatre ou cinq jours après; les résultats donnés par la première application indiquent si l'on doit ou non employer des effluves d'une puissance plus grande. En procédant ainsi, on arrive assez facilement à faire tolérer par le patient des effluves d'une assez grande puissance sans déterminer de réaction trop vive de la peau.

Cependant, chez certains malades, la susceptibilité de la peau persiste pendant fort longtemps, quelquefois même pendant toute la durée du traitement, au point de ne jamais permettre que l'application d'effluves de faible puissance.

Parfois, l'auteur a pu observer des accidents absolument analogues, tant au point de vue objectif qu'au point de vue de l'évolution, à ceux qui ont été signalés à la suite de l'usage des rayons Roentgen. Les accidents sont rares, que l'on ait affaire à l'une ou l'autre des nombreuses variétés de lupus érythémateux. Il ne faut jamais oublier que le placard lupique a pour caractéristique de s'étendre par sa périphérie, alors que le centre tend vers la guérison.

On doit donc toujours attaquer la lésion par ses bords en dépassant largement la limite apparente du mal ; c'est sur cette zone d'extension que doit porter tout l'effort de la thérapeutique et tant qu'elle n'évolue pas vers la guérison on ne peut répondre du succès du traitement.

Le traitement détermine toujours une certaine irritation, il faut même qu'il en produise une pour être efficace ; cette irritation, insignifiante et passagère au début, ne tarde pas à s'accentuer lorsqu'on a fait un certain nombre d'applications.

Elle se manifeste par une rougeur assez vive des tissus, rougeur qui s'étend périphériquement sur une zone de 2 à 3 centimètres autour des points soumis aux applications ; les points directement soumis aux effluves se recouvrent, après un certain nombre d'applications, d'une légère croûtelle, qui s'élimine peu à peu, laissant à sa place une surface rouge luisante. Cette croûtelle se reproduit plusieurs fois, évoluant toujours de la même façon, jusqu'au moment où les tissus sains se substituent aux tissus malades ; à ce moment il n'y a plus formation de croûtelle, mais simplement dessiccation de la région directement soumise à l'action des effluves.

Lorsque l'on constate ce phénomène, indice d'une guérison prochaine, il faut espacer de plus en plus les applications et ne faire usage que d'effluves de faible puissance: on voit alors la peau devenir lisse et souple, elle conserve encore une coloration plus vive que les tissus normaux, dont elle reprend peu à peu l'aspect. D'autres fois, le retour *ad integrum* n'est ni aussi rapide ni aussi parfait : la région traitée prend une teinte brunâtre, qui persiste fort longtemps; d'autres fois encore les tissus reprennent leur souplesse et leur élasticité, mais restent absolument décolorés et entourés d'une zone fortement pigmentée, analogue à ce que l'on constate dans le vitiligo.

La durée d'application est aussi variable : là encore, le médecin se laissera guider par les phénomènes de réaction cutanée qu'il constatera; en général, cette durée d'application varie de deux à cinq minutes par placard, elle doit être augmentée ou diminuée au cours du traitement, suivant les circonstances. La durée totale du traitement est assez longue, ce qui n'a rien de surprenant dans une affection aussi tenace et aussi capricieuse.

Mais si, au point de vue de la durée du traitement, cette méthode ne présente pas sur les autres des avantages considérables, elle a sur elles une supériorité incontestable à certains points de vue.

Elle est à peu près indolore et en tous cas bien moins douloureuse que les scarifications et les pointes de feu.

La guérison obtenue, il reste fort peu de traces de l'affection.

L'auteur a eu à traiter toutes les variétés de lupus érythémateux, il a obtenu d'assez bons résultats dans quelques cas de lupus érythémateux fixe, mais c'est surtout le lupus érythémateux symétrique aberrans qui est justiciable du traitement par les courants de haute fréquence.

Cette méthode constitue le traitement de choix pour cette affection.

E. Vogt.

La néphrite au cours de la syphilis et influence du traitement hydrargyrique sur la complication rénale, par Stadelmann (*Deutsche Aerzte Ztg.*, n° 5, 1901). — Le mercure provoquant parfois la néphrite, il est compréhensible que le praticien hésite quand il trouve chez un syphilitique une affection rénale. Deux observations de l'auteur paraissent démontrer qu'il y a lieu en effet d'observer les règles de la plus grande prudence quand on se trouve en présence d'une néphrite chez un syphilitique. Chez un des malades, ayant depuis longtemps des reins légèrement atteints, une syphilis intercurrente fut traitée par des injections hydrargyriques: la néphrite prit rapidement une marche très grave et le malade succomba.

E. Vogt.

Par quelle voie le mercure pénètre-t-il dans l'organisme quand on utilise les frictions hydrargyriques? (*Soc. silésienne, Séance du* 8 février, 1901). — Cette question a fait l'objet des recherches de Juliusberg, sur des chiens trachéotomisés, dont la canule était mise en communication avec l'air exempt de vapeurs mercurielles. Les frictions ont effectué une introduction minime de mercure dans l'organisme, alors que chez les animaux respirant l'air chargé de vapeurs l'introduction a été très marquée. Des expériences analogues faites sur l'homme, ont de même démontré que la plus grande quantité de mercure absorbé dans la cure par frictions l'est par les voies respiratoires.

Dans la discussion qui a suivi la lecture de ce travail, Neisser a conseillé de ne recourir aux frictions que chez les malades disposant d'une chambre chauffable et sans courants d'air: dans le cas contraire, il est préférable de faire des injections. Chotzen fait porter à ses malades leur linge aussi longtemps que possible et conseille de prendre peu de bains en cours de traitement par l'onguent napolitain.

E. Vogt.

Gynécologie et Obstétrique

Dr R. Blondel,

Chef du Laboratoire de la Maternité.
à l'hôpital de la Charité

Action ocytocique de la cocaïne en injection lombaire, par Doléris, (*Bulletin médical, n° 12, p. 129-190*). — L'analgésie de l'utérus et de la zone génitale obtenue pendant le travail de l'accouchement à l'aide de l'injection rachidienne de cocaïne, était le résultat attendu en obstétrique de l'action ordinaire de la cocaïne. Mais la cocaïne a une autre action tout aussi remarquable, tout aussi heureuse, c'est l'*action ocytocique* : l'injection rachidienne de cocaïne augmente l'intensité des contractions, leur durée et leur fréquence; elle possède un pouvoir excitateur de la contractilité utérine qui s'est manifesté dans plus de 50 observations d'accouchements indolores recueillies jusqu'à ce jour.

La main placée sur l'abdomen montre d'une façon indubitable le durcissement de l'utérus: le travail et en particulier la dilatation sont plus rapides. M. Doléris, au cours d'une opération césarienne, a pu constater de visu l'effet ocytocique de l'injection cocaïnique.

Dans le cas d'inertie utérine menaçant de prolonger le travail outre mesure, l'injection d'un centigramme de cocaïne donne à l'utérus une vigueur remarquable.

Dans l'éclampsie, où l'évacuation rapide de l'utérus est indiquée, ce procédé doit être efficace et agit peut être heureusement sur les réflexes nerveux.

G. Lyon.

De l'intervention chirurgicale dans le traitement de la septicémie puerpérale (*Société de chirurgie*, séances de mars 1901.) — Dans l'importante discussion qui vient d'avoir lieu sur ce sujet, les principaux points à mettre en lumière concernent l'indication opératoire dans les cas d'infection suivant de près l'accouchement, sans qu'aucune *localisation précise* ait pu être déterminée. Il est clair en effet que tous les chirurgiens sont d'accord sur les moyens à opposer aux *infections localisées*, généralement plus ou moins tardives, métrites, annexites, abcès pelviens post-puerpéraux. M. Ricard, discutant la question sur le fond, se limite aux cas où les lésions locales sont nulles en apparence. C'est là, dit-il, que l'intervention, c'est-à-dire l'hystérectomie totale est « discutable, difficile et même impossible à établir ». En effet, sur quoi se guidera-t-on ? Sur la *régression imparfaite de l'utérus* ? C'est un signe commun à toutes les suites de couches pathologiques. Le pouls fournira-t-il de meilleures indications ? L'étude des statistiques provenant des différentes Maternités de Paris, a montré à M. Ricard que le pouls suit ici la température, à laquelle il demeure parallèle, sauf au moment de l'agonie, où il y a dissociation, c'est-à-dire quand il est trop tard pour agir. *L'hyperthermie*, de son côté, est due, chez les accouchées, à des causes très diverses, souvent extra utérines (lymphangite mammaire) : elle est parfois transitoire et, tout compte fait, la mortalité globale des femmes ayant eu de l'hyperthermie est faible : on peut l'évaluer à 10 0/0. Cettte étude, faite dans les services d'isolement des Maternités, prouve que la guérison par les moyens ordinaires est non seulement possible, mais fréquente (90 0/0). (curetage, écouvillonnage, injections intra-utérines, etc.). On a fait, dit M. Ricard, bénéficier le sérum anti-streptococcique de beaucoup de cas de guérisons spontanées.

Il reste *l'état général* : mais qui oserait baser une intervention grave sur l'état du facies, l'excavation des yeux, alors que l'on trouve des malades ayant eu tous les stigmates de la septicémie parmi les cas de guérison. Les unes ont le visage coloré, d'autres l'ont pâle, et dans ces deux catégories, on note une issue favorable. En eut-il été de même, si ces femmes avaient subi une opération chirurgicale à cette période ?

L'examen du sang s'est montré insuffisant jusqu'à ce jour ; le streptocoque ne s'y rencontre que très rarement ou très tard. Que nous montre l'étude des résultats obtenus en opérant ? des opérations rapides, plus ou moins brillantes, durant quelques minutes et terminées presque toujours par la mort dans les heures qui les suivent. La statistique de M. J. E. Faure (6 morts sur 7 opérées) n'est pas faite pour encourager les indécis. M. Segond déconseille l'hystérectomie vaginale à cause de la trop grande friabilité de l'utérus, M. Ricard conclut que, dans l'état actuel de la science, *l'hystérectomie* ne saurait être proposée comme traitement de l'infection puerpérale aiguë.

A. Benoit.

Traitement médical de l'infection puerpérale, par Garrigues (*Merck's Archives*, février 1901). — L'auteur n'est pas partisan des injections intra-utérines, et préfère la créoline ou le lysol à 1 0/0 au sublimé, trop toxique, pour les injections vaginales, que l'on fera toutes les trois heures.

La diphtérie de la vulve et du vagin sera traitée par des cautérisations avec du chlorure de zinc à 50 0/0.

S'il n'y a pas de péritonite, on pourra donner des laxatifs salins ou du calomel ; s'il y a péritonite, on se contentera de lavements. La malade sera alimentée avec des aliments liquides (beef-tea, potages au gruau, lait, koumiss, etc.), en outre 180 à 300 grammes de cognac ou de whisky : elle recevra des toniques : quinine, strychnine, strophanthus, etc. On donnera des bains chauds.

Le traitement local utérin sera effectué au moyen de gaze iodoformée ou de bâtonnets iodoformés. La contraction des fibres lisses sera obtenue au moyen du courant faradique. Le sérum de Marmoreck n'a pas donné de bons résultats à l'auteur : le contraire est vrai pour les injections de solutions salées physiologiques. Les vomissements seront enrayés par l'injection de cocaïne : on recourra, s'il y a lieu, à l'alimentation par le rectum.

E. Vogt.

Injections intra-utérines d'après le procédé de Grammatikati (*Wratsch*, n° 50, 1900). — Kohn a employé dans un grand nombre de cas (83) d'endométrite, de salpingite, de salpingo ovarite, etc.), les injections du professeur Grammatikati.

Cet auteur a préconisé, comme on sait, des injections intra-utérines avec un liquide composé d'alcool et de teinture d'iode à parties égales, avec 5 0/0 d'alumnol.

Si ces injections provoquaient des douleurs dans le bas ventre ou dans les reins, on donnait aux malades des suppositoires à la morphine ou bien quelques gouttes de teinture d'opium à l'intérieur.

Le nombre des injections a varié entre 18 et 20, suivant la gravité et la durée de la maladie. Déjà après les premières injections les douleurs ont diminué ; la marche et la miction sont devenues moins douloureuses; le volume de l'utérus a diminué, l'organe est devenu plus mobile et moins douloureux : les sécrétions utérines ont diminué et sont devenues plus séreuses, la tuméfaction des trompes a diminué également; les ovaires sont devenus moins durs et moins douloureux (il faut dire cependant que les ovaires malades résistaient au traitement): les infiltrations périutérines ont disparu.

Dans plus de la moitié des cas, le procédé Grammaticati a donné la guérison complète; dans les autres une amélioration considérable.

Les meilleurs résultats ont été obtenus dans 8 cas d'inflammation chronique de la muqueuse et du parenchyme de l'utérus, dans 15 cas d'endométrite gonorrhéique et dans 27 cas de périmétrite chronique subaiguë.

Kohn explique l'action favorable de ces injections par l'action de la teinture d'iode sur la muqueuse utérine dont elle détruit l'épithélium.

Le nouvel épithélium, qui vient remplacer l'épithélium malade disparu, se distingue par sa structure; on observe du reste le même phénomène après le curettage.

Ces injections intra-utérines sont contre-indiquées dans les métrorrhagies, la grossesse tubaire, la métrite aiguë et la péritonite aiguë.

Bien que le nombre total d'injections pratiquées dans la clinique de Kohn eût été considérable (900 environ), il n'a jamais été observé aucune espèce d'accidents.

Dr Roubleff.

Diagnostic et traitement de la tuberculose génitale par Stolper (*Centralbl. f. d. ges. Therapie*, avril 1901). — Au point de vue thérapeutique, qui seul nous intéresse ici, la prophylaxie joue aujourd'hui un grand rôle. En outre, il importe de s'assurer si les lésions locales sont primaires ou secondaires.

Si l'on se trouve en présence d'une tuberculose utérine primaire, on peut songer au curettage, car il compte quelques succès à son actif, mais cette intervention ne doit être effectuée en général qu'à titre diagnostique. La tuberculose de la cavité utérine a pour corollaire opératoire l'hystérectomie: toute demi-mesure peut exposer la malade aux plus grands dangers. On sait, il est vrai, que la musculature utérine oppose longtemps une barrière à la propagation de l'affection locale, mais on connaît de nombreux exemples d'envahissement de cette couche; il est donc prudent de tout enlever.

L'intervention radicale s'impose bien davantage encore si les trompes sont atteintes, bien que la calcification des foyers caséeux ne soit pas rare. Cette calcification est, du reste, reconnaissable à la palpation : elle fait présumer l'existence de processus réparateurs. Dans ce dernier cas seulement on s'abstiendra d'intervenir chirurgicalement, et on se bornera à l'application de tampons vaginaux imbibés de glycérine ichthyolée. Le danger de l'intervention chez les tuberculeux consiste toujours dans l'épuisement causé par la perte de sang : en outre, on observe, quand les poumons sont déjà atteints, fort souvent une augmentation considérable des bacilles dans les crachats à la suite de l'opération. En résumé, on attendra, en cas de tuberculose primaire, que le temps ait démontré le peu de tendance à la guérison, et en cas de tuberculose secondaire, que les douleurs et les troubles soient tellement pénibles qu'il paraisse nécessaire d'en délivrer la malade. Comme les deux trompes sont en général atteintes, et que l'utérus inspire quelques inquiétudes dans la plupart des cas, il sera préférable de recourir à l'extirpation totale : la voie vaginale semble l'opération de choix, mais elle doit souvent céder le pas à la laparotomie, car les adhérences, les complications péritonéales, etc., sont fréquentes; en outre, on sait que la péritonite tuberculeuse guérit parfois à la suite d'une simple incision abdominale.

E. Vogt.

Traitement du prurit vulvaire (*Centr. f. d. g. Therapie* janv.-fév. 1901). — Kœnigstein, en dehors des médicaments internes, destinés à calmer le système nerveux, de l'hydrothérapie froide, etc., recommande comme traitement local en premier lieu la propreté la plus minutieuse. Un savonnage complet suivi d'injection désinfectante doit être pratiqué deux fois par jour, à condition que la peau supporte cette médication, ce qui n'est pas toujours le cas. Les pommades à l'ichthyol (15 à 50 0/0), à l'aristol (10 0/0), les cautérisations avec des solutions de nitrate d'argent (10 à 20 0/0) donnent de bons résultats.

Dans le prurit des diabétiques, les médications locales les plus variées ne donnent pour ainsi dire pas de résultat : on voit, en revanche, le prurit disparaître si le sucre disparaît des urines. Mais ce sont là malheureusement des cas exceptionnels. Dans le prurit essentiel, sans lésion locale, la tâche est peut-être plus difficile encore. L'auteur a pourtant obtenu une amélioration notable par le séjour prolongé dans un établissement hydrothérapique (eau froide).

L'auteur n'a pas expérimenté les courants de haute tension (arsonvalisation), recommandés par Eulenburg.

E. Vogt.

Pédiâtrie

Dr THIERCELIN

Chef de clinique à la Faculté de Médecine

De quelques phénomènes morbides de la seconde enfance en rapport avec une dyspepsie toxique d'origine alimentaire, par Sevestre (*Journal des Praticiens* n° 8, p. 113, 1901). — Il n'est pas très rare d'observer au cours de la seconde enfance une série de phénomènes morbides, assez variables dans leurs manifestations, mais qui en général se caractérisent surtout par une céphalalgie plus ou moins intense, réveillée ou augmentée par le travail intellectuel, par un état de fatigue et de lassitude générale, d'autres fois, par des poussées de fièvre ou encore par des palpitations ou des troubles nerveux, enfin par des vomissements survenant plus ou moins répétés.

Ces différents malaises se produisent chez les enfants de 7 à 15 ans : ils ont été rattachés a l'arthritisme par quelques médecins. Effectivement, ils s'observent surtout chez les enfants de souche arthritique, mais leur cause essentielle parait résider dans des troubles digestifs, qui se produisent par le clapotage gastrique, la distension gazeuse du colon, l'augmentation de volume du foie, la constipation ou les alternatives de diarrhée et de constipation, la fétidité des selles, l'état saburral de la langue, l'haleine forte, le hoquet, une soif exagérée.

Il s'agit d'enfants gros mangeurs, en tout cas d'enfants qui mangent très vite et avalent de gros morceaux sans les mâcher.

En somme, la cause de ces divers troubles morbides est une auto-intoxication d'origine digestive, favorisée par des causes telles que la claustration dans des salles d'étude mal ventilées et souvent surchauffées, par l'absence d'exercice au grand air: et dans certains cas par des excès de travail, favorisée plus par l'hérédité arthritique, la croissance trop rapide, des excès de morbidation.

La pathogénie des accidents étant ainsi établie, les indications thérapeutiques en découlent naturellement.

Elles se résument au fond à deux principales :

1° Entraver les productions des toxines au moyen d'un régime approprié et lutter contre l'atonie gastro-intestinale.

2° Chercher à favoriser la destruction dans l'organisme ou l'élimination aussi rapide que possible des toxines formées.

Comme régime on prescrira surtout les soupes bien faites, préparées au lait, avec des pâtes ou des farines, ou encore avec des purées de légumes; les œufs et les crèmes, le poisson (sole, merlan, barbue, etc.): les viandes blanches, les viandes de boucherie en quantité modérée et de préférence bouillies ou braisées, les purées de légumes farineux, les légumes verts très cuits, les fruits cuits. Par contre, on évitera les viandes saignantes et le jus de viande, le gibier, la charcuterie, le jambon étant permis, les crustacés, les crudités, la friture, les pâtisseries.

Il faut éviter l'excès d'aliments azotés et prescrire une cuisson prolongée des aliments. Il va sans dire que l'on surveillera avec soin la mastication.

On ne permettra pas plus d'un verre ou d'un verre et demi de boisson à chaque repas ; l'eau pure est la meilleure des boissons ; on pourra lui associer un quart ou un tiers d'extrait de malt. Quant au lait on le réservera pour le petit déjeuner du matin et pour le goûter.

Les repas seront toujours pris à des heures déterminées. Le repas de midi sera le plus important, mais celui du soir sera très modéré ; ce sera le meilleur moyen d'éviter pour la nuit les cauchemars et l'agitation.

Chez les enfants dont le foie est plus ou moins augmenté de volume, on devra éviter les graisses, les tartines beurrées, etc.

Pour combattre l'atonie intestinale on fera prendre des amers ; avant chaque repas dans un peu d'eau 10 à 15 gouttes de la mixture suivante :

Teinture de noix vomique...	3 gr.
Teinture de Colombo........	4 gr.
Teinture de badiane........	5 gr.

On peut encore faire prendre après les repas une infusion très chaude de badiane ou de camomille.

Les moyens qui précèdent peuvent avoir une action sur l'atonie intestinale et contre la constipation, mais il est souvent nécessaire d'y ajouter le massage abdominal.

L'hydrothérapie ne doit pas être négligée : douches ou lotions froides.

Tous les exercices physiques sont bons, à la condition qu'ils ne soient pas portés jusqu'à l'excès. La vie au grand air sera assurée dans la plus grande mesure possible.

G. Lyon.

Intoxication par la résorcine chez les enfants en bas âge (*Medicinskoe Obosrenie*, n° 4, 1900). — On a décrit jusqu'à présent un très petit nombre de cas d'intoxication par la résorcine. Brudzinski rapporte le cas d'une fillette âgée de 30 jours chez laquelle la résorcine administrée en petite dose (0,80 centigr. en l'espace de 12 heures) a déterminé la mort.

A l'autopsie on a trouvé une dégénérescence infectieuse aiguë des reins.

ROUBLEFF.

Un cas de guérison d'hydrocéphalie (*Deutsche med. Wochenschrift*, 17 janv. 1901). — On sait combien sont rares les cas de guérison d'hydrocéphalie chronique : le résultat curatif n'a été observé que dans les cas où l'affection était manifestement due à la syphilis.

NEUMANN a observé un cas de ce genre, chez un enfant de 5 mois, présentant de l'hydrocéphalie depuis 3 semaines environ, et ayant été soumis, au cours des trois premiers mois après la naissance, à une médication antiseptique pour psoriasis syphilitique palmaire et plantaire.

Le traitement spécifique fut immédiatement repris, et au bout de 13 jours déjà, les dimensions du crâne étaient modifiées. La guérison complète a été obtenue au bout de 10 mois.

L'enfant a pris, du 6 novembre 1899 au 14 août 1900, 75 grammes d'iodure de potassium : du 17 mai au 3 juillet 1900, il a été traité chaque jour par les frictions hydrargyriques (1 gr. par jour).

On peut donc espérer, dans des cas analogues, obtenir la guérison de l'hydrocéphalie, si le cas est récent et l'étiologie spécifique manifeste.

E. VOGT.

Pharmacologie

Dr E. VOGT

Ex-assistant à la Faculté de Médecine de Genève

Sur une nouvelle méthode de posologie pour les médicaments très actifs. Solutions normales officinales, basées sur l'équivalent thérapeutique, par ADRIAN, (*Bul. gén. de Thérapeutique*, 28 février 1901). — Une des grandes difficultés de la prescription des médicaments très actifs, réside dans la grande diversité des doses susceptibles d'exerer une action thérapeutique comparable.

Les doses, dans certains produits, peuvent être par exemple, de 10 à 20 centigrammes, et pour d'autres de 10 à 20 dixièmes de milligr. : la différence est de 1 : 100.

Il résulte de ce fait que beaucoup de médecins, par crainte d'une erreur, se privent d'employer un grand nombre de médicaments très actifs doués de propriétés spéciales et pouvant par conséquent rendre dans certains cas, de très grands services.

Pour faciliter la prescription de nombre de produits végétaux très toxiques, dont la mémoire a peine à retenir les doses très variables, il faudrait disposer d'une formule très commode, permettant d'utiliser, sans chance d'accident, les drogues dont les effets thérapeutiques sont précieux.

Des tentatives dans ce sens ont déjà été faites : le glycéro-alcoolé de Petit, qui permet de dissoudre facilement la plupart des drogues très actives, est une solution de la même densité que l'eau, dont chaque gramme donne 50 gouttes. Si l'on s'en sert pour faire des solutions au millième de drogues actives, chaque cc. ou gramme contiendra un milligramme, une goutte contenant un cinquantième de mg. de principe actif.

Mais ce procédé ne permet pas de résoudre la principale difficulté, qui est pour le médecin, de se rappeler les doses limites de chaque substance.

Le système de Duflot est plus avantageux, il propose une posologie décimale, dans laquelle 10 pilules, 10 granules, 10 pastilles, etc., d'un médicament quelconque représentent la *dose maxima pour un adulte et pour vingt-quatre heures*. Pour les liquides, cet auteur choisit 10 cuillerées à café, d'une solution, d'un sirop, d'un vin, etc.

Avec cette méthode, la formule est malheureusement supprimée : le pharmacien serait obligé de posséder toutes les formes medicamenteuses de chaque médicament actif.

Adrian propose d'imiter ce qui se fait en chimie analytique, et d'établir un équivalent thérapeutique pour chaque substance très active ; on établira des solutions thérapeutiques normales dont l'unité de poids et de volume contiendra exactement l'équivalent thérapeutique de ce médicament.

Il faut donc avoir un excipient de densité égale à celle de l'eau (1 ccm = 1 gr.) : chaque ccm. de cette solution contiendra toujours la dose maxima pour 24 heures admise par la thérapeutique.

Ces *solutions thérapeutiques normales* contiendront par exemple : nitrate d'aconitine 1mg, chlorhydrate de morphine 1 cm. digitaline 2 mg, spartéine 10 cm., etc.

En mélangeant quantités calculées d'eau, de glycérine et d'alcool, on préparera un glycéro-alcoolé (Petit), mais il est préférable de le faire de façon à ce qu'il donne 30 gouttes au gramme au lieu de 50, et d'adopter :

Eau distillée...............	80 gr.
Alcool à 90°...............	10 —
Glycérine pure à 30°.......	10 —

En résumé, cette solution normale offre un caractère de logique qui doit lui promettre un bon accueil auprès des médecins, car elle représente une quantité pondérable en rapport avec les effets du médicament à prescrire : elle est bien supérieure aux solutions alcooliques au cinquième du Codex. Un gramme de digitaline, de quinine, etc., ne sont pas des valeurs comparables en thérapeutique, alors que la dose active de ces substances est au contraire une quantité immédiatement compréhensible (1 mg. digitale = 50 cent. de quinine).

E. Vogt.

Nouveau procédé de préparation de quelques pommades, par Crouzel, *Répertoire de Pharmacie*, 10 mars, 1901. — *Pommade soufrée.* — L'altération rapide de la pommade soufrée à base d'axonge est connue de tous les praticiens. La couleur, l'odeur et même la consistance se modifient, par suite de l'action du soufre et de l'oxygène sur l'axonge.

La préparation que l'auteur préconise est inaltérable et le soufre s'y trouve à un état de division impossible à réaliser avec la formule du Codex.

Modus operandi. — Faire une solution saturée et titrée de soufre dans le sulfure de carbone. Introduire une quantité donnée de vaseline dans une capsule en tôle émaillée placée dans de l'eau préalablement portée à l'ébullition et retirée du feu ; ajouter q. s. de solution titrée de soufre dans le sulfure de carbone ; agiter jusqu'à disparition complete du sulfure de carbone et laisser refroidir.

On obtient ainsi une pommade d'une telle homogénéité qu'on ne se douterait pas de la présence du soufre, qui se traduit seulement par une légère couleur jaune semi-transparente.

On peut, à volonté, conserver les proportions indiquées au Codex.

L'unique objection et la seule critique dont ce procédé puisse être l'objet peuvent être basées sur l'odeur désagréable et la toxicité des vapeurs de sulfure de carbone. L'addition de quelques gouttes d'essence de menthe et une ventilation suffisante, à l'abri de la chaleur, suffisent pour obvier à cet inconvénient, qui ne peut constituer un impedimentum.

Pommade camphrée. — Jusqu'ici on a conservé l'axonge comme excipient de cette pommade, parce que la dissolution du camphre s'opère assez bien à chaud. Mais, comme il importe de donner la préférence à un excipient qui, comme la vaseline, est inaltérable à l'air et à la lumière, l'auteur a pensé que la substitution de ce carbure d'hydrogène réaliserait un progrès considérable, d'autant plus que le produit obtenu d'après son procédé est très homogène et d'une manipulation rapide et facile.

Modus operandi. — Procéder comme pour la pommade soufrée.

Le produit obtenu est semi-transparent, d'une homogénéité parfaite et inaltérable.

E. Vogt.

Principes actifs contenus dans les fleurs de Kousso, par M. L. Feltz (*Bulletin des Sciences pharmacologiques*, mars 1901). — Les propriétés anthelminthiques du Kousso sont connues depuis longtemps :

En Allemagne, les fleurs du Kousso sont employées sous deux formes : à l'état de simple mixture avec l'eau (*mixtura agitanda*) et sous forme de tablettes (10 à 20) préparées par le procédé Rosenthal.

Le Codex français les prescrit sous forme d'apozème, dont voici la formule :

Kousso en poudre demi-fine...............	20 grammes
Eau distillée bouillante.	160 —

Le mélange doit être employé sans être passé.

Il serait plus rationnel de se servir d'un extrait éthéro-alcoolique qu'il serait facile de donner sous forme de capsules gélatineuses, comme cela se pratique pour l'extrait éthéré de Fougère.

La *koussine amorphe* de Merck est préparée par le procédé Pavesi-Vée. C'est un *mélange* de kosine cristallisable et de matières résineuses. La présence d'un glucoside est douteuse.

La *kosine cristallisable* peut être retirée de la koussine amorphe par les trois procédés : à l'acide acétique cristallisable, à l'alcool et à la baryte. Elle fond à 148°. Sa formule est $C^{22}H^{30}O^{7}$. La *kosine amorphe* a la même formule. Ni la kosine cristallisable ni la kosine amorphe n'exercent d'action toxique appréciable sur la Grenouille à la dose de *huit milligr.*

La méthode de préparation de la *kosotoxine* simplifiée est plus avantageuse que celle de Leischsenring. La kosotoxine est toxique pour la grenouille à la dose de *sept milligr.* Son point de fusion est 76° ; sa formule est $C^{25}H^{34}O^{9}$. Sous l'action de la baryte caustique, elle se décompose en kosine, en acides organiques volatils et en une substance à forte odeur (acroléine ?).

La kosine cristallisable *n'existe pas dans les fleurs de Kousso* ; elle n'est qu'un produit de décomposition de la kosotoxine.

Il existe dans les fleurs un *tanin* donnant avec le fer une coloration verte.

Pour l'emploi thérapeutique, il serait utile de se servir d'un *extrait éthéro-alcoolique* en capsules gélatineuses.

La vente au détail des fleurs de Kousso devrait être défendue, à cause de l'action toxique de la kosotoxine qu'elles contiennent.

Il serait intéressant de déterminer si les acides kéto-carboniques (l'acide tanacéto kéto-carbonique par exemple) obtenus par l'oxydation des terpènes ont une action anthelminthique.

On peut ajouter qu'il est à souhaiter que de nouvelles expériences soient entreprises dans le but d'étudier spécialement au point de vue de leur action anthelminthique, les divers produits retirés des fleurs de Kousso. Les méthodes élaborées par M. Schatz pour la préparation de la kosine cristallisable et de la kosotoxine permettront d'opérer avec des substances mieux définies que celles qui ont servi aux essais antérieurs faits dans le même but.

E. Vogt.

Analyse chimique de la digitale et de ses dérivés, principalement des glucosides et de la digitoxine, par Solomon (*New-York Med. Journal*, 9 février 1901). — La pauvreté de la littérature, en ce qui concerne plus spécialement la digitoxine, a incité l'auteur à revenir encore sur le sujet si controversé, de la valeur comparative des divers principes actifs extraits de la digitale. Aux Etats-Unis, où l'on ne fabrique pas ces remèdes, la question a une importance capitale, et l'on doit rechercher, parmi tous ces produits, celui qui offre la stabilité la plus grande. Pour arriver à se reconnaître dans ce dédale, on fera bien d'adopter la classification de Fouquet :

1° Digitalines solubles dans le chloroforme et insolubles dans l'eau : *Digitaline cristallisée, amorphe et digitoxine.*

2° Digitalines insolubles dans le chloroforme et solubles dans l'eau : *Digitaline germanique, digitaléine.*

L'action physiologique n'est pas un guide bien sûr, car il y a lieu de remarquer que ce groupe de médicaments, donne parfois d'excellents résultats dans des cas, où la théorie physiologique ferait admettre *a priori* que leur administration serait inutile et même dangereuse. Au point de vue de l'accumulation, l'auteur croit avec Grœdel qu'elle est trop souvent due à l'impatience du médecin qui tient à obtenir avant tout une régularisation de l'action cardiaque sans s'inquiéter de l'élimination.

L'auteur donne ensuite quelques brèves remarques personnelles.

La *digitoxine*, le plus diurétique des dérivés de la digitale, a l'inconvénient d'irriter beaucoup l'estomac.

La *digitophylline*, avec son action énergique, rappelle la digitoxine et sera sans doute un jour beaucoup plus souvent utilisée qu'actuellement.

La *digitaline* est le seul produit qui agisse sur le centre vaso-moteur médullaire et les ganglions nerveux des tuniques musculaires des vaisseaux sanguins.

La *digitaléine* et la *digitoxine* dilatent les vaisseaux sanguins du rein, augmentent la diurèse.

A la suite d'une série de recherches trop longues à développer ici, l'auteur donne la préférence à la *digitoxine germanique*, dont les propriétés diurétiques sont très marquées et la toxicité très grande. Wenzel a recommandé, pour ne pas fatiguer l'estomac, de l'administrer en lavements (0 gr. 003 dissous dans dix gouttes d'alcool et 120 gr. d'eau). Mais l'auteur a pu obtenir des résultats thérapeutiques avec des doses bien inferieures (un à deux dixièmes de milligr.). Ces résultats ont été surtout marqués avec les injections hypodermiques : celles-ci n'ont jamais donné d'accidents sérieux (abcès, par ex.). Elles provoquent toutefois un œdème tres dur et une douleur de peu de durée. Les malades ressentent souvent très nettement l'effet de la digitoxine dans ces conditions et l'auteur a plusieurs fois noté, en outre, une action stimulante sur le péristaltisme intestinal.

Si la tension artérielle est très faible, on se trouvera fort bien d'associer la nitroglycérine à l'administration interne de digitoxine.

L'auteur donne quatorze observations concernant l'emploi de la digitoxine : il dispose d'un nombre de cas beaucoup plus considerable et estime qu'il y a lieu, jusqu'au jour ou l'expression « digitaline » correspondra à une substance toujours la même, quelle que soit son origine, de préférer la digitoxine germanique. Le seul inconvenient de ce produit, consiste dans le fait que ses solutions pourraient se précipiter en présence des sécrétions de l'économie. Pour éviter cet inconvénient, on préparera les solutions avec aussi peu d'alcool que possible et on ajoutera un peu de chloroforme. La solution la plus avantageuse, utilisable aussi bien par voie hypodermique que par ingestion stomacale, est la suivante :

Digitoxine.........	0 gr. 0002
Chloroforme.......	1 goutte 1/
Alcool à 90°.......	23 gouttes
Eau q. s. pour faire	15 grammes

E. Vog.

Posologie de la morphine chez le vieillard par Pauses (*Deutsche Praxis* 25 février 1901). — L'idiosyncrasie des vieillards pour la morphine est connue : elle ne se manifeste pas toutefois chez ceux qui ont été auparavant soumis à un traitement par les opiacés. Les accidents ne présentent pas l'intensité et la gravité qu'ils ont chez l'enfant. Il faut observer, en prescrivant la morphine une grande prudence chez le vieillard, et chercher en tâtonnant la dose active.

E. Vogt.

Emploi du trional et utilisation rationnelle des hypnotiques, par Fischer (*Deutsche Praxis*, 10 février 1901). — L'auteur présente quelques observations au sujet du trional, qui est couramment employé en Allemagne et offre certains dangers : il est certain que les accidents qu'il peut provoquer, ne sont pas si graves que ceux causes par le sulfonal, par exemple, mais ils peuvent par cela même échapper à la vigilance du praticien. Ils sont constitués par un état anémique, un catarrhe gastro-intestinal chronique, avec affaiblissement du système nerveux, etc. Il est nécessaire que le praticien sache que l'emploi pendant un laps de temps très long du trional présente des dangers, et qu'on a tort de permettre aux malades d'user des hypnotiques sans temps d'arrêt. Les malades atteints d'insomnie n'ont que trop de tendance à abuser de ce genre de médicaments. Avant de se décider à prescrire des hypnotiques actifs, on doit essayer de provoquer le sommeil par des pratiques plus anodines (bière, valériane, punch, etc.)

On se souviendra, dans ce domaine, des règles suivantes :

1° Les hypnotiques n'agissent pas de même chez tous les individus ;

2° On ne doit pas recommander un hypnotique de préférence à un autre, mais les faire alterner le plus souvent possible ;

3° Les sujets prenant des hypnotiques doivent rester sous la surveillance médicale : les ordonnances doivent être rédigées de telle sorte que tout abus puisse être évité ;

4° On tiendra compte du poids du corps dans l'appréciation des doses convenables à chaque malade ;

5° Il faut sans cesse recommander aux malades d'essayer de s'abstenir de médicament.

L'auteur passe ensuite en revue les divers hypnotiques et donne, en dehors des règles classiques, diverses indications utiles :

1° *Trional.* — Il serait préférable de ne l'administrer qu'associé à un alcalin (bicarbonate de soude, par exemple) : en outre, combattre activement la constipation pour éviter l'accumulation de trional non décomposé dans le tube digestif, surveiller les moindres troubles gastriques : ils sont l'indice d'une intoxication. Le médicament présentant une action souvent prolongée, on ne donnera le second jour qu'une demi-dose :

2° *Paraldéhyde.* — Hypnotique très utile surtout chez la femme : pas d'accoutumance ;

3° *Hydrate d'amylène.* — Peut-être le plus énergique des hypnotiques, à la dose de 1 à 4 grammes. Provoque facilement des vertiges, et de la chaleur à la tête, mais on n'observe pas de phénomènes toxiques proprement dits ;

4° *Chloralformamidate.* — Ne présente pas les inconvénients du chloral : très utile à la dose de 1 à 3 grammes pour alterner avec d'autres hypnotiques ;

5° *Dormiol.* — Combinaison de chloral et d'hydrate d'amylène ; excellent médicament (dose 1/2 à 2 grammes).

On réussira souvent avec l'association médicamenteuse (paraldéhyde, 3 grammes, trional, 1 gramme, par exemple, successivement ou en même temps). On peut associer aussi à un hypnotique vrai, un opiacé, un bromure.

E. Vogt.

Le Dormiol (*Deutsche Praxis* 10 mars 1901). — Le diméthyl-éthyl-carbinol-chloral ou dormiol a été expérimenté par Munk Il s'est servi de capsules à 0.4 gr. et d'une solution à 50 0/0 : ces deux préparations se trouvent dans le commerce. La dose de deux capsules constitue un hypnotique sans inconvénient. Chez un typhique, cette dose a même chaque fois provoqué un abaissement de la température de 0,6 à 0,8°. L'auteur se propose de continuer ses recherches dans ce sens.

Chez les nerveux, on préfèrera la solution car les capsules pourraient provoquer des gastralgies : ces malades doivent ingérer des doses élevées pour obtenir un effet hypnotique. Chez les cardiaques et les asthmatiques, les doses de 0,5 suffisent. Le médicament exerce en outre une action calmante manifeste en cas d'entéralgie.

E. Vogt.

Résaldol et Hédonal (*Wratsch* n°, 50, 1900). — Brochocki a employé le résaldol (*voir cette Revue, p. 284, 1900*) dans 22 cas qui se décomposent de la façon suivante : Péritonite tuberculeuse, 12 ; Catarrhe gastro-intestinal, 4 ; Dysenterie, 3 ; Fièvre typhoïde, 3.

Le résaldol a été administré à la dose de 3 ou 4 grammes par jour pendant 2 ou 3 jours de suite. Dans tous les cas, excepté toutefois les 3 cas de fièvre typhoïde, le résaldol a donné des résultats favorables et rapides, sans que jamais on eût à constater le moindre accident.

Si l'on ajoute que, avant de recourir au résaldol, l'auteur avait employé sans le moindre succès toutes sortes de médicaments constipants ; xéroforme, opium, nitrate d'argent, salicylate de bismuth, etc., on comprendra qu'il se montre ardent partisan du résaldol dans tous les cas de diarrhée, sauf dans les cas de fièvre typhoïde, et surtout dans la diarrhée tuberculeuse.

Quand à l'hédonal (*V. cette Revue 1900, p. 857*), l'auteur l'a employé dans 15 cas d'insomnie d'origines différentes.

Voici les résultats obtenus. Dans trois cas l'hédonal a déterminé des vertiges, des céphalées et des douleurs de ventre. Dans un cas après trois doses d'hédonal (à 1 gr. chaque), il est survenu de la surdité, des bourdonnements d'oreilles qui ont duré pendant deux semaines.

Dans la majorité des cas le sommeil ne survenait qu'après deux grammes d'hédonal.

En résumé l'auteur estime qu'on ne saurait considérer l'hédonal comme un bon soporifique.

D. Roubleff.

L'urosine, par Manifold Craig (*Deutsche med. Ztg.* 25 mars 1901). — On sait que l'urosine représente une combinaison d'acide quinique et de lithine : l'auteur, atteint de goutte, a pu constater sur lui-même que l'emploi exclusif de ce médicament enraie en quelques heures un accès de goutte aigu. L'état général a été aussi influencé, car toute trace d'épuisement nerveux a disparu à la suite de l'ingestion du médicament pendant quelques jours après la terminaison de l'accès.

L'urosine est facile à prendre.

E. Vogt.

La lécithine en thérapeutique, par A. Gilbert et L. Fournier (*Société de biologie*, 9 février 1901). — On considère la lécithine comme jouant un rôle considérable dans la nutrition générale en favorisant l'assimilation de l'azote et du phosphore. (Danilewski, Selensky, Serons, Desgrez et Saky). La lécithine employée par Gilbert et Fournier a été retirée du jaune d'œuf. Cette substance, administrée aux animaux par la voie gastrique, sous-cutanée ou péritonéale soit à dose de 2 à 5 grammes en une fois, soit par petites doses (0 gr. 10, 0 gr. 20) longtemps prolongées, est dénuée de toute toxicité ; les animaux augmentent très rapidement de poids. Ce fait est surtout appréciable sur de jeunes animaux qui dépassent de beaucoup et rapidement les animaux témoins.

Chez l'homme, la lécithine a été donnée soit par voie buccale, sous forme pilulaire à la dose de 0 gr. 10 à 0 gr. 50 ; soit en injections sous-cutanées, en solution dans l'huile d'olives stérilisée, à la dose de 0 gr. 50 à 0 gr. 75 tous les deux jours.

Chez des tuberculeux déjà avancés, les résultats obtenus ont été l'augmentation de l'appétit, la reprise des forces, l'augmentation assez notable du poids, l'amélioration de l'état général, dans deux cas on a noté la diminution de la toux, des crachats, de la quantité des bacilles.

La lécithine a été employée également chez plusieurs neurasthéniques. D'une façon générale on a noté chez eux une reprise des forces, de l'activité, l'augmentation de l'appétit, l'amélioration notable de l'état général.

G. Lyon.

Le Koumiss au point de vue thérapeutique (*Med. Obsr.* n° 1, 1901). — Fleroff ayant à diriger pendant trois ans un établissement consacré exclusivement au traitement par le Koumiss, a eu l'occasion d'observer 189 cas qui se décomposent de la façon suivante : hystérie 9, anémie 26, chlorose 3, neurasthénie 28, affections cardiaques et vasculaires 7, tuberculose pulmonaire 110.

A ces cas il faut ajouter un certain nombre de malades atteints de coliques hépatiques et néphritiques (l'auteur n'en indique pas le chiffre exact).

Les résultats obtenus dans ces différentes affections par le koumiss ont été les suivants ;

Dans les cas d'anémie et de chlorose il y a eu notable amélioration. Même résultat pour les hystériques et les neurasthéniques. Au contraire le traitement en question a déterminé une aggravation dans les maladies cardiaques et vasculaires, ce que l'auteur explique par ce fait que le koumiss en augmentant la pression sanguine exige une augmentation de l'activité cardiaque.

Dans les coliques hépatiques et néphritiques il y a eu également aggravation qui s'est manifestée par l'exacerbation des douleurs. En ce qui concerne les 111 cas de tuberculose, le traitement par le Koumiss a donné des résultats différents, à savoir ; amélioration (59 cas) ; aggravation (25) ; état stationnaire (25) ; mort (1).

En se basant sur toutes ces observations, Fleroff croit pouvoir formuler les conclusions suivantes :

1° Dans la tuberculose ayant frappé plusieurs organes et surtout dans les cas où la maladie est arrivée à un degré de développement considérable, le koumiss reste complètement inefficace.

2° Dans la tuberculose pulmonaire aiguë, le koumiss reste également sans action.

3° Chez les tuberculeux présentant des lésions considérables (grandes cavernes, grande élévation de température, sueurs épuisantes) il n'y a pas non plus d'amélioration. Au contraire le koumiss dans ces cas ne fait qu'aggraver l'état général, augmente la fièvre, etc. Ces malades-là ne doivent pas être soumis au traitement.

4° Les malades quoique gravement atteints, mais ne présentant ni sueurs, ni fièvre épuisante, ni grosses cavernes, sans tare héréditaire, sans épuisement trop prononcé peuvent espérer une certaine amélioration.

5° Au début et à la deuxième periode de la tuberculose le koumiss apparait à l'auteur comme un des facteurs thérapeutiques les plus puissants et il faut toujours, autant que possible tout au moins, recourir à ce traitement.

6° Le traitement par le koumiss doit durer le plus longtemps possible (plusieurs années de suite).

7° Enfin pour que le traitement par le koumiss donne tous les résultats qu'on est en droit d'attendre de lui, il faut l'installer dans les steppes de la Russie orientale qui présentent en outre d'autres conditions favorables, des établissements modèles pouvant fonctionner toute l'année.

Dr Roubleff.

Emploi thérapeutique de l'ozone (*Arch. d'él. médicale* 15 janvier, 15 février 1901). — Nous retenons de l'important travail de Bordier, qui a trait aussi à la production et aux effets physiologiques de l'ozone, les conclusions thérapeutiques.

Il n'est pas possible de refuser à un gaz aussi actif que l'ozone des propriétés thérapeutiques: son action oxydante se rapproche de celle du chlore, et si l'on pouvait produire ce dernier gaz en proportions aussi faibles que l'ozone, il est permis de penser que les inhalations de chlore très dilué auraient, elles aussi, des effets thérapeutiques marqués.

La difficulté est d'avoir un appareil permettant le dosage de l'ozone administré. L'auteur y parvient par un dispositif ingénieux dont la description nous entraînerait trop loin. Le malade placé dans une guérite spéciale, se trouve respirer un air dont la teneur en ozone est constante.

Deux malades, atteintes de coqueluche, ont été guéries en 17 et 18 séances.

Ces deux petites malades ont été soumises à l'ozone deux ou trois jours après leur entrée à l'hôpital, c'est-à-dire au début de leur coqueluche.

Les résultats sont, comme on le voit, très encourageants, et ils est permis de fonder sur cette méthode de traitement de la coqueluche les plus grandes espérances.

Les autres affections dans lesquelles on a essayé l'action de l'ozone sont : l'anémie, la bronchite chronique et la tuberculose.

L'amélioration semble très réelle, mais l'auteur réserve pour plus tard la publication des résultats obtenus.

Les essais tentés déjà dans ce sens ont d'ailleurs fourni aux divers expérimentateurs des statistiques intéressantes; mais, malheureusement, les dosages de l'ozone absorbé par les malades n'ont pas été faits, et cette lacune jette une certaine indécision sur les conclusions formulées.

Pour se faire une opinion sur la valeur de ce traitement dans la tuberculose, il faudrait que les auteurs n'aient pas oublié de faire l'analyse des crachats au point de vue des bacilles de Koch, afin de voir si l'absorption d'ozone amène la diminution ou la suppression de ces bacilles.

L'étude de l'action de l'ozone sur la tuberculose ne peut pas être entreprise sans que ces recherches anatomo-pathologiques des crachats soient soigneusement faites, en même temps que les autres signes seront scrupuleusement étudiés dans leurs modifications.

Dans ses premières tentatives l'auteur s'est adressé à des malades de l'Hôtel-Dieu de Lyon appartenant à des services dans lesquels l'analyse des crachats a été faite pendant plusieurs jours avant les inhalations d'ozone, les signes stéthoscopiques bien notés et l'observation de chaque malade prise avec le plus grand soin. Les résultats seront publiés sous peu.

En résumé, il y a lieu d'attirer l'attention sur ces recherches qui présentent l'avantage d'être rigoureusement scientifiques et permettront de formuler des conclusions inattaquables sur le point encore fort contesté de l'action thérapeutique de l'ozone.

E. Vogt.

Indications générales de l'hydrothérapie (*Thérapeutique Moderne russe*, n° 2, 1900). — Tschlenof consacre un important travail à cette question. Tout d'abord, avant de prescrire au malade tel ou tel traitement hydrothérapique, il faut avant tout savoir exactement le but qu'on se propose d'atteindre; car le choix du procédé à employer dépend nécessairement du but thérapeutique à atteindre.

Il n'est pas moins important de déterminer dans chaque cas particulier aussi exactement que possible la température, la durée et d'une façon générale la technique du procédé d'hydrothérapie sur lequel on compte porter son choix.

L'auteur recommande de commencer toujours par des procédés doux, car l'hydrothérapeute le plus expérimenté ne saurait indiquer d'avance avec certitude, de quelle manière se manifestera la réaction du malade.

En outre, comme il arrive souvent que le traitement le plus régulièrement prescrit ne produit pas l'effet attendu et même est mal supporté par le malade, il est indispensable de soumettre celui-ci à une surveillance rigoureuse pendant les premiers jours. Enfin, comme les particularités individuelles que peut présenter le malade se modifient facilement, il en résulte que la surveillance dont nous venons de parler ne doit jamais se relâcher au cours du traitement.

La condition essentielle de l'action de toute hydrothérapie froide, c'est le réchauffement consécutif. Si la peau reste pâle ou si elle prend une coloration cyanosée, si le malade a froid (soit immédiatement après la séance, soit durant la journée); si son appétit diminue, si l'on constate chez lui de la lassitude, de l'excitation ou des troubles de sommeil — tous ces phénomènes indiquent que le procédé employé ne convient pas au malade et que s'obstiner à l'employer sera non seulement inutile, mais peut-être même dangereux.

Quel que soit le procédé d'hydrothérapie employé, il est nécessaire de satisfaire aux trois conditions suivantes :

1° Le malade, avant et après la séance, doit avoir le corps suffisamment réchauffé, ses téguments cutanés doivent être chauds et légèrement congestionnés (une certaine humidité de la peau ne constitue pas une contre-indication à l'emploi de l'hydrothérapie), ce à quoi on arrive au besoin par le mouvement, le travail, l'application préalable d'hydrothérapie chaude, etc.

On peut arriver au même résultat en administrant l'hydrothérapie au saut du lit.

2° Après la séance d'hydrothérapie froide il est nécessaire d'obtenir le réchauffement consécutif, pour cela l'auteur préconise des promenades (sans fatigue cependant), la gymnastique ou un travail physique modéré. Si l'on a affaire à des malades très faibles et anémiques, on se bornera à les garder dans une pièce chaude ou même dans un lit préalablement chauffé. On ne doit pas permettre le repos même par un temps très beau.

Dans les affections fébriles aiguës où l'on recherche avant tout l'action hypothermique, le réchauffement consécutif rapide n'est pas indiqué, cela va sans dire ; dans ces cas particuliers, il faut se servir d'une eau plus chaude; en outre la séance doit être plus longue.

3° Dans toutes les affections chroniques, le réchauffement consécutif, est fort à désirer : ici il faut prolonger le moins possible la séance d'hydrothérapie froide. Dans les affections où l'on recherche l'action sédative générale du système nerveux, on ne doit pas employer de douches.

Dans beaucoup de cas de ce genre, les douches restent en effet le plus souvent sans résultat ou même sont nuisibles, tandis que les demi-bains et les enveloppements humides donnent presque toujours de bons résultats.

C'est *l'action mécanique* combinée à l'hydrothérapie froide, qui rend la réaction plus rapide, cet effet est le moins prononcé avec les enveloppements humides et les demi-bains; c'est le plus prononcé avec les douches. En rendant rapide le réchauffement consécutif du corps, l'action mécanique rend en même temps plus forte l'action irritante de l'eau froide, et c'est pour cela qu'on peut y avoir recours non seulement durant la séance même, mais après, au moment où l'on sèche le corps (frictions avec une serviette très rude).

En se basant sur les faits observés dans les établissements spéciaux d'hydrothérapie ouverts toute l'année, on peut dire que l'hydrothérapie peut être administrée avec succès, en toute saison.

En ce qui concerne l'hydrothérapie froide, l'air extérieur froid est même préférable à l'air chaud de l'été, cependant la saison estivale a cet avantage qu'elle permet de combiner l'hydrothérapie à l'aérothérapie.

Si au cours du traitement on vient à constater un certain arrêt dans l'amélioration du malade, il suffira d'abaisser la température de l'eau, de modifier la durée de la séance et d'augmenter l'action mécanique. Si pourtant, cela ne donnait pas le résultat désiré, il serait bon de remplacer le procédé employé par un autre. Il suffit dans ces cas parfois de changer l'heure de la séance ou bien d'interrompre le traitement pendant quelques jours ou quelques semaines.

L'hydrothérapie ne doit pas être administrée immédiatement avant les repas; on la prescrira une heure au moins après le déjeuner, ou trois heures après le diner. Lorsqu'on a recours à des procédés d'hydrothérapie excitants, le mieux sera de les prescrire vers midi, au contraire pour les procédés calmants, le meilleur moment c'est le soir.

D. ROUBLEFF.

FORMULAIRE DE THERAPEUTIQUE CLINIQUE

ANTISEPTIE BUCCALE DENTIFRICE

A. *Solution :*

Acide thymique....... 0 gr. 25
— benzoïque...... 3 grammes
Teinture d'eucalyptus.. 15 —
Alcool............... 120 —
Essence de menthe poivrée............ 0 gr. 75
(Milles)

Quelques gouttes dans un verre d'eau.

Alcool de menthe,..... 160 grammes
Acide phénique pur cristallisé.......... 20 grammes

Quelques gouttes dans un verre d'eau.
(Monin)

Acide phénique neigeux........... } ââ 5 grammes
Salol............ }
Essence de menthe badiane } ââ 10 grammes
Alcool à 90°....... }

V à X gouttes dans un verre d'eau.

Acide phénique....... 1 gramme
— borique........ 25 —
Thymol.............. 0 gr. 50
Essence de menthe ... XX gouttes
Teinture d'anis....... X —
Eau................. 1 litre
(Dujardin-Beaumetz)

A employer pur.

Salol................ 3 grammes
Essence de citron ... } ââ 0 gr. 10
Menthol .... }
Alcool rectifié .... 60 grammes

XXX gouttes dans un quart de verre d'eau.

Alcool à 90°.......... 500 grammes
Essence de menthe.... 10 —
— de badiane.. 6 —
— d'anis........ 2 —
Teinture de benjoin.. } ââ 5 grammes
— de cochenille }

Une cuillerée à café dans un demi verre d'eau.
(Vian)

Menthol............. 4 grammes
Acide phénique....... 10 —
Teinture d'eucalyptus.. 100 —

Quelques gouttes dans un verre d'eau.

Phénosalyl........... 5 grammes
Alcool de menthe ..... 250 —
Teinture de Benjoin ... XXX gouttes
Essence de rue........ I goutte
Extrait de musc vrai... 0 gr. 05

Une cuillerée à café dans un verre d'eau.
(Lyon)

Eau distillée.......... 150 grammes
Glycérine............ 50 —
Acide phénique .... 1 —
Essence de thym...... III gouttes
(Marfan)

Imbiber de cette solution des tampons de coton hydrophile avec lesquels on nettoiera la bouche des enfants.

Saccharine........... 2 gr. 50
Acide benzoïque...... 3 grammes
Teinture de ratanhia.. 15 —
Alcool à 95°.......... 100 —
Essence de menthe poivrée.............. 0 gr. 50
Essence de cinnamone 0 — 80

Quelques gouttes dans un verre d'eau.

Saccharine........... 6 grammes
Bicarbonate de soude.. 4 —
Alcool à 40°.......... 100 —
Essence de menthe.... XXX gouttes

Une cuillerée à café de cette solution dans un verre d'eau.

Permanganate de potasse.............. 0 gr. 30
Eau distillée.......... 30 grammes

5 à 8 gouttes dans un verre d'eau.

Eau distillée de menthe poivrée............ 300 grammes
Hydrolat de laurier-cerise................ 30 —
Borate de soude....... 10 —
Liqueur de Labarraque. 25 —
à employer pure.
Eau oxygénée... ...... 100 —

Une cuillère à soupe dans un verre d'eau.

(Ces trois dernières formules sont indiquées pour les cas où il existe de la fétidité de l'haleine).

B. *Poudres.*

Acide borique finement pulvérisé..........	2 gr. 50
Chlorate de potasse...	2 grammes
Poudre de gaïac.......	1 gr. 50
Craie préparée....... } Carbonate de magnésie............... }	ââ 4 grammes
Essence de menthe q. s.	
	(Legendre).
Résorcine.............	2 grammes
Salol.................	4 —
Iris pulvérisé...... ...	40 —
Carbonate de chaux pulvérisé..............	8 —
Carmin n° 40..........	0 gr. 30
Essence de menthe.....	X gouttes
Carbonate de chaux.....	30 grammes
Chlorate de potasse....	15 —
Borate de soude........	15 —
Salol..................	30 —
Saccharine............	0 gr. 30
	(Thomas).
Menthol.............	0 gr. 50
Salol................	4 grammes
Savon...............	10 —
Carbonate de chaux..	10 —
Essence de menthe...	1 —
Pierre ponce.........	5-10 —
	(Hugenschmidt).
Pierre ponce pulvérisée.	5 grammes
Savon médicinal.......	2 —
Résorcine.............	1 —
Craie préparée.........	20 —
Essence de menthe.....	V gouttes
	(Marchandé).

III. *Savons.*

Thymol...............	1 gramme
Extrait de ratanhia......	4 —
Glycérine..............	24 —
Magnésie calcinée......	2 —
Borax..................	16 —
Essence de menthe poivrée.................	4 —
Savon médicinal........	80 —

G. Lyon.

VARIÉTÉS & NOUVELLES

XIII

XIIIe Congrès international des Sciences médicales. — Le 4e volume des comptes-rendus du Congrès tenu à Paris en août dernier, vient de paraître et nous donne les travaux de la section de médecine et de chirurgie de l'enfance. A ce propos, il n'est pas sans intérêt pour l'honneur du Comité d'organisation, de remarquer qu'une pareille rapidité dans la publication des travaux d'un Congrès de cette importance, est véritablement sans exemple. Le dernier volume du Congrès de Moscou vient seulement de paraître. Quant au Congrès de Rome, la publication n'a pas dépassé le second volume.

Pour le Congrès de Paris, dès la fin de décembre paraissait le volume correspondant à la section de neurologie; dès le 15 janvier, celui des voies urinaires; le 10 mars, celui de la section d'histologie, anatomie et physiologie. Le 1er août, les 17 volumes seront tous parus, soit 14.000 pages.

Un tel tour de force, au point de vue de l'art du libraire, n'est explicable que lorsqu'on sait que la maison Masson était chargée de cet énorme travail.

Ce résultat est la meilleure justification de l'œuvre du Comité d'organisation, depuis le président Lannelongue et son actif secrétaire général, M. Chauffard, jusqu'aux secrétaires de sections qui, grâce à une excellente division du travail, ont pu se donner chacun à la préparation de leur volume comme s'il avait été seul à paraître. Il est facile de critiquer toute l'œuvre d'un secrétaire général, eut-elle demandé quatre années, à propos d'une histoire de vestiaire mal tenu ou de consigne mal comprise par des sous-ordres. Il serait plus juste d'attendre la clôture de sa mission, c'est-à-dire la publication des volumes définitifs pour juger l'ensemble de cette œuvre. Or, il suffit de comparer, à ce point de vue, le résultat actuel à celui des autres Congrès internationaux pour être forcé de rendre justice au *labor improbus*, qu'un pareil effort représente.

R. Blondel.

Premier congrès international de la Presse médicale (*Paris, 27-29 Juillet 1900*). — Les Comptes rendus officiels du 1er Congrès de la presse médicale en 1900 viennent de paraître. Les volumes sont en dépôt au Secrétariat général de l'*Association de la Presse médicale française*, boulevard Saint-Germain, 93, Paris, VI, où l'on peut les retirer.

Suivant l'usage, les exemplaires destinés aux membres étrangers du Congrès ont été expédiés, pour certains pays, aux Délégués provinciaux. En conséquence, les membres étrangers de ces pays sont priés de s'adresser aux personnalités ci-dessous, pour retirer l'exemplaire auquel ils ont droit :

Allemagne et Autriche : M. le Dr Posner (Berlin).
Belgique : M. le Dr Pécheère (Bruxelles).
Italie : M. le Pr Bossi (Gênes).
Angleterre : M. le Dr Spriggs (Londres).
Russie : M. le Dr Petersen (Saint-Pétersbourg).
Amérique du Nord : M. le Dr Fassett (Saint-Joseph, M°).

Pour les autres pays, s'adresser à Paris, au Trésorier adjoint du Congrès, 93, boulevard Saint-Germain.

Les personnes qui, n'ayant pas adhéré au Congrès, désireraient recevoir les Comptes rendus Officiels sont priés de s'adesser directement au Secrétariat de l'*Association de la Presse médicale française*, 93, boulevard Saint-Germain, VI Paris.

Association des médecins de France. — Dans la séance du mois de mars de la Commission administrative de la Société centrale, il a été accordé à onze veuves d'anciens sociétaires une somme de 1450 francs.

Le Dr B... a racheté sa cotisation annuelle 200 francs.

Une veuve secourue autrefois remercie la Société et lui annonce que sa situation s'est améliorée.

Les vers intestinaux et l'appendicite. — On sait que, d'après M. Metschnikoff, l'helminthiase intestinale joue un rôle considérable dans l'étiologie de l'appendicite. M. Matignon vient d'adresser à l'Académie une note résumant une pratique de plusieurs années en Chine où l'helminthiase est plus fréquente que partout ailleurs, et... où il n'a jamais été observé d'appendicite.

Il est possible, comme le fait observer M. Laveran, que la flore microbienne intestinale de végétariens, tels que les Chinois, soit plus inoffensive que celle des Européens, surtout de ceux qui consomment beaucoup de viande.

La rareté de l'appendicite chez les Chinois semble corroborer, dit M. Matignon, l'opinion soutenue par Keen, de Philadelphie, et par M. Lucas-Championnière au sujet de l'influence prédisposante du régime carné dans l'étiologie de l'appendicite.

Le Chinois du nord se nourrit principalement d'aliments appartenant au règne végétal; la viande est un aliment de luxe que les gens aisés peuvent seuls se procurer. « La grande majorité de la population de la campagne et de la capitale consomme surtout du millet bouilli simplement à l'eau, un peu de riz de mauvaise qualité, des patates douces, des choux, des navets conservés dans le sel et de l'ail en forte proportion. Le Chinois mange, comme pain, de la farine de maïs ou de la farine de froment formant des sortes de brioches ou de galettes cuites à la vapeur. » Ces mets grossiers et peu appétissants entretiennent, paraît-il, la liberé du ventre.

BIBLIOGRAPHIE

La Mécanothérapie. — *Application du mouvement à la cure des maladies*, par le Dr L. Regnier, chef de laboratoire à l'hôpital de la Charité. 1 vol. in-16 de 92 pages, avec figures, cartonné (*Actualités médicales*). Librairie J.-B. Baillière et Fils, 19, rue Hautefeuille, Paris. Prix, 1 fr. 50.

La mécanothérapie s'applique au traitement de toutes les affections qui peuvent bénéficier de l'emploi de la gymnastique; elle ne saurait évidemment constituer une méthode exclusive, mais elle joue un rôle important comme auxiliaire des indications ordinaires dans nombre de maladies.

Elle est indiquée dans les traumatismes portant sur les os et les articulations, contorsions, entorses, luxations, arthrites, fractures. Elle s'associe à l'électrothérapie dans le traitement des affections des muscles et des nerfs, myosites, paralysies, névroses, névralgies.

Elle doit être recommandée dans certaines maladies des appareils circulatoire et respiratoire, dans les maladies par ralentissement de nutrition, dyspepsies, ptoses viscérales, obésité, diabète, enfin dans les maladies des femmes et les déformations de la taille.

Ce sont toutes les questions que M. le Dr Regnier, chef de laboratoire à l'hôpital de la Charité, expose en un volume de la collection des *Actualités médicales*.

Il passe d'abord en revue les appareils employés : appareils à mouvements passifs, appareils électriques pour le massage vibratoire et appareils d'orthopédie. Puis il fait connaître les effets thérapeutiques de la mécanothérapie, ses indications, et ses contre-indications dans les diverses maladies énumérées plus haut.

Tous les praticiens qui liront ce petit volume seront au courant de cette médication nouvelle.

Memento formulaire des médicaments nouveaux (*avec une table alphabétique des indications*), par A. Soulier, professeur à la Faculté de médecine de Lyon, membre correspondant de l'Académie de médecine. (*Quatrième édition*). 1 brochure in-8°, cartonnée. (Masson et Cie, éditeurs) . . . . 1 fr. 25.

Cette brochure est un supplément au *Traité de Thérapeutique et de Pharmacologie* du même auteur. Cette quatrième édition renferme de nombreuses additions ; par contre l'auteur a fait disparaître les médicaments morts-nés, à l'exception de quelques-uns d'un grand intérêt chimique.

Le Pneumocoque et les Pneumococcies, par A. Lippmann. Préface du Dr Duflocq, médecin de l'hôpital Tenon. 1 vol. in-16 de 96 pages, cartonné 1 fr. 50 (Librairie J.-B. Baillière et fils, 19, Rue Hautefeuille à Paris.)

Il n'est peut-être pas un de nos tissus ou de nos appareils qui ne puisse être envahi par le pneumocoque. Que de modalités cliniques diverses, propres à dérouter le praticien ! Que de conséquences thérapeutiques en découlent, et d'obligation étroite si l'on veut guérir son malade !

Les interventions ne seront-elles pas différentes dans la pleurésie purulente à pneumocoque, l'empyème streptococcique et la suppuration tuberculeuse ?

La bactériologie pratique doit être aussi familière au médecin que l'usage du stéthoscope, par exemple.

Aujourd'hui, sur la table du médecin, à côté du stéthoscope, de la seringue de Pravaz et de l'appareil à ponctions, il doit y avoir un microscope, des lamelles, quelques flacons de solutions colorées et dans un coin de sa maison une étuve et des tubes à culture. L'usage de ces instruments n'est pas si compliqué qu'on pourrait le croire ; le tout est de s'y mettre, comme l'on dit.

Le médecin ne se croira pas pour cela un bactériologiste ; mais quand il aura quelquefois distingué par ce moyen une angine à pneumocoque d'une diphtérie ou une tuberculose commençante d'une simple bronchite, la démonstration sera faite.

M. Lippmann n'oublie jamais que, bactériologiste, il est en même temps médecin et que toutes ces études d'ordre scientifique ont pour but d'élucider le processus pneumococcique chez l'homme.

Il suffit de lire toute la série des pneumococcies humaines pour juger quelle importance réciproque il y a pour le médecin à pénétrer dans le laboratoire et pour le bactériologiste à ne jamais perdre de vue le malade. C'est bien là cette alliance entre la clinique et la bactériologie qu'en toute occasion il faut préconiser.

Aussi faut-il encourager cette tentative de vulgarisation des *Actualités médicales* qui, sous forme de monographies attrayantes, moins rébarbatives qu'un gros livre de science pure, ont chance de pénétrer davantage dans le milieu médical et de transformer les hésitants et les timides en adeptes convaincus.

Le petit livre de M. Lippmann contribuera à ce résultat.

Nlle Imprimerie, E. Lasnier dir., 35-37, rue St-Lazare, Paris — *Le Propriétaire-Gérant* : R. BLONDEL.

RENSEIGNEMENTS DIVERS

Distinctions honorifiques. — Sont nommés : *Officiers de l'Instruction publique*. — MM. les docteurs J. Belin, M. H. Bénard, Berbez, Blayac, Boulanger, Bucquoy, P.-J. Cornet, Dromain, P.-E. Faivre, Fourrier, Jean Francis, Froger, Isch-Wall, E. Kœnig, F. Kuhn, M. Laffont, P.-H. Marié, Savoire, Schlemmer, F. Soulié, Tourangin des Brirsards, de Paris ; Alexandre, d'Arques ; Bachelez, de Saint-Omer ; Bachelot-Villeneuve, de Saint-Nazaire ; Balp, de Draguignan ; Castaing, de Montmirail ; Cavaillon, de Carpentras ; A. Cayla, de Bergerac ; Collongues, de Bagnères-de-Bigorre ; Deshayes, d'Orléans ; Desvergnes, de Verteillac ; Doillon, de Vesoul ; Dugau, de Bergerac ; Fayart, de Niort ; L.-E. Girat, de Neuvy-Saint-Sépulchre ; Hugonneau, de Saint-Mathieu ; Lebreton, de Lassay ; Legrain, de Ville-Evrard ; Lehmann, de Clichy ; Lignac, de Villeneuve-de-Marsan ; Linarès, de Limeuil ; Marie, de Saint-Aignan-sur-Cher ; Moulinier, d'Excideuil ; Ollié, de Saint-Gaudens ; Ollive, de Nantes ; Paganel,de Saint-Sylvestre ; Petit, de Cette ; Pouillot, de Givry-en-Argonne ; Puech, de Rodez ; Rousseau Saint-Philippe, de Bordeaux ; Salletranque, de Saint-Maur-des-Fossés ; Salomon, de Savigné-l'Evêque ; Sicard, de Castres ; Soula, de Pamiers ; Steibel, de Tournan ; Vincent, Mouveaux, E.-M, Laval, Rouffay (médecins militaires) ; Mlle Danel, médecin à Paris.

Officiers d'Académie. — MM. les docteurs Bailly, Balland, L.-Y. Barré, Beausse, Blottière, Bodneau, Bosquain, Bouteron, G. Brouardel, Cachera, Calton, Charropin, Clairfond, Cordonnier, D. Courtade, Droubaix, Dubar, Dugardin, Dupont, Ertzbisschoff, Gachet, Gardette, Genesteix, A.-G. Gilbert, Got, H. Gourichon, Grunbert, E. Hirtz, J. Janet, Jaylle, Labelle, Labitte, Lafount, Lelarge, Letellier, Magdeleine, R.-G. Mercier, Michel-Dansac, A. Miot, Naudin, L. Netter, Nissim, Péraire, P. Planchon, Pochon, Poirrier, Ponzio, R. Riche, P. Robin, Rouge, Rozier, Ruault, A. Sée, M.-H. Sicard, Sonrel, Tabary, F. Terrien, Thérèse, H. Thierry, Paul Tissier, Vicente, G.-A. Weisgerber, de Paris.

Augussol, de Penthièvre ; Armand, d'Albertville ; Aubineau, de Brest ; Aubry, de Prunay-le-Grillon.

Barbanneau, de Pouzauges ; Bargy, de la Cellette ; Barre, de Caromb ; Barré, de Passais, Bellat, de Breuty, Bertail, d'Ancy-le-Franc ; Bex, de Saint-Simon ; Blond, de Châteauneuf-Val-de-Bargis ; Bole, de Roubaix ; Bon,d'Arthez ; Boudon, de Genevilliers ; Brigault,de Sainte-Maure-de-Touraine ; Bron, de Crazannes ; Bureau, de Corbeil.

Cadeau, deTourcoing ; Calbet, de Chatou ; Campana, de Cervione ; Capmas, du Vésinet ; Carton de Mehun ; Castets,de Mées ; Chabert, de Seiches ; Chardon, de Rennes ; Charvet,de Bois-Colombes ; Christen, de Versailles ; Christine, d'Asnières ; de Coquet, de Bordeaux ; Courtade, d'Outarville ; Crespin, de Valence ; Crouzet, de Nîmes.

Dalbéra, de Contes ; Daleine, de Noisy-le-Sec ; Dausse, de Bordeaux ; Dauzats, de Sceaux ; Decourt, de Mitry-Mory ; Delaux, de Bresles ; Delobel, de Noyon ; Delpierre, d'Ansauvillers ; Delplanque, de Lille, Dorian, de Montmeyran ; Duclaux, de Cahuzac-sur-Vère ; P.-P. Dulac, de Montbrison ; Dulieu, de Longueval ; Dupeux, de Bordeaux ; Dupiellet, de Carlux.

Ecoiffier, de Thuir ; Evesque, de La Motte-Chalançon.

Faucillon, de Chinon ; J.-L. Fichot, de Neuilly-Plaisance ; Filloux, de Contres ; Folliot, de Château-Gontier ; Fortin, de Rouen.

Gagey, de Dôle ; A. Gaslhat, de Gaut ; Galibert, de Clermont-de-l'Hérault ; Gautier, de Pouilly-sur-Loire ; Gillard, de Suresnes ; Giudicelli, de Fleurus ; Gougeon, de Laval ; Groll, de Grenoble ; Guertin, de Chalo-Saint-Mars ; Guesdron, de Buzançais ; Guibal, de Montpellier ; Guidon, de Ligny ; Guyot, de Châlons-sur-Marne.

Hernette, de Saint-Martin-de-Ré ; F.-J. Hommey, de Sées.

Izoard, d'Embrun.

Jacquemard, de Saint-Julien.

Keller, de la Garenne-Colombes : Klein, de Nantes; Kleinschmidt, de Montpellier ; Knœri, de Reims ; Kocher, de Monflanquin.

Lacurie, de Montgiscard ; Lafourcade, de Bayonne ; Laumet, de Troyes ; Laurent, de Bois-Colombes ; J.-S. Laurent, de Cavillargues ; Lefèvre, de Malakoff ; Lefranc, de Clécy ; Lejeune, de Créchy : Lemonnier, de Troarn ; Lerat, d'Evreux ; Lespine, de Verdun ; Lestage, de Gradignan ; Leuillieux, de Conlie ; Luzet, de Saint-Georges-d'Oléron.

Magnan, de Luc-en-Diois ; Malon, du Teilleul ; Marietti, d'Ajaccio ; Martin, de Conches-en-Ouche ; Martin, d'Issoudun ; Martres, de Betchat ; Massard, de Saint-Henri ; Maubon, de Bettaincourt ; Merveilleux, de Bou-Sfer ; Messier, de Badonviller ; Miltas, de La Souterraine ; Mossel, de Mâcon.

Ouvry, de Luneray.

Paris, de Chantonnay ; Paux, de Lille ; L.-A. Payan, de Marseille ; Penot, de Malesherbes ; Peyre, de Bordeaux ; Plaignard-Flaissière, de Marseille ; Platelle, de Rosult ; Pompourcq, d'Acheux ; Pommier, de Torigni-sur-Vire ; Pradel, de Prades ; Pradère, d'Aspect.

Rachet, de Honfleur ; Rebière, de Bonnières ; Renaud, de Gy ; Ricard, d'Agen ; Ricoux, de Levallois-Perret ; Ringuet, de Trélon ; Rioux, de Challans ; Paul Rivière, de Bordeaux ; Robin, de Pantin ; Rodiet, de Moret-sur-Loing ; Rossignol, de Vitré ; Rouveyrolis, d'Aniane.

De Saint-Fuscien, de Grandvilliers ; Santelli, de Canari ; Savidan, de Lannion ; Schneider, d'Oran ; Séguinard, de Bazas ; Sérieux, de Ville Evrard ; Sizaret, de Dôle.

Tarrade, de Châteauneuf-la-Forêt ; Thierry, d'Ancy-le-Franc.

Vandier, de Breloux ; Vannereau, d'Auxerre ; Verdenal, de Pau ; Villemus, de Trets.

Weill, de Versailles.

P.-L. Billet, Garet, Labit, médecins militaires.

Mmes Azéma-Litauer, Phisalix, docteurs en médecine à Paris.

TRAVAUX ORIGINAUX

LE TRAITEMENT MÉDICAL DE LA PÉRITYPHLITE

Par le Dr Bourget

Professeur de clinique médicale à la Faculté de médecine de Lausanne.

Nous n'avons pas la prétention de faire l'historique complet de la pérityphlite e de son traitement : nous nous bornerons à examiner les grandes lignes curatives employées depuis l'avènement du traitement chirurgical de cette affection.

Il serait en effet bien difficile de citer en détail les opinions des nombreux auteurs qui ont écrit sur ce sujet. En 1896, Grohé avait déjà compté 1.250 publications sur la pérityphlite (Grohé. B., *Pathologie und Therapie der Tiphlitiden. Eine historische Studie*, Greifswald, 1896).

Rappelons en passant que le nom de pérityphlite a été proposé pour la première fois par Puchelt en 1899 (Puchelt, *System der Medizin*. Heidelberg, 1829).

Jusqu'en 1885, cette affection était du ressort de la médecine interne, bien que depuis 1846, Rokitansky et Volz eussent démontré la perforation de l'appendice par des corps étrangers (Volz, Ad. *Die durch Kothsteine bedingte Perforation des Wurmfortsatzes, etc.*, Karlsruhe, 1846). On la traitait par les sangsues, les cataplasmes, les purgatifs et les bons onguents, et elle ne fit pas beaucoup parler d'elle pendant cette période, mais elle devint bientôt une calamité publique, dès le moment où les chirurgiens démontrèrent, pièces en mains, que la pérityphlite appendiculaire devait rentrer dans le domaine de la chirurgie.

Dès l'année 1885, toute tumeur ou résistance dans la région iléo cœcale droite, avec fièvre et état général infectieux, était considérée comme une pérityphlite et justiciable d'une intervention chirurgicale. Il fallait agir sans tarder, toute heure perdue était une chance de moins de réussite, et dès cette époque le traitement médical de la pérityphlite était condamné.

Pendant 10 ou 12 ans cette règle demeura immuable; il y eut bien quelques médecins partisans de l'ancien régime (Sahli, Revillod, etc.) qui protestèrent, affirmant que le traitement médical conservait toute sa valeur à côté du traitement chirurgical. Leur voix se perdit dans le désert, et l'intervention chirurgicale sévit avec ardeur avant, pendant et après les accès de pérityphlite appendiculaire. Pendant cette période, la pathologie chirurgicale fit faire un pas énorme aux procédés opératoires et les perfectionna à tel point que les chances d'insuccès étaient minimes, ou réduites à leur extrême limite. Les comptes rendus des sociétés chirurgicales et des congrès médicaux ne sont remplis que de ces détails techniques et des statistiques les plus encourageantes.

On espérait faire passer cette opération de grande chirurgie dans la pratique courante, de façon que tout médecin de campagne pût, avec un couteau et une pince, intervenir dès le début de la pérityphlite; et quand on vit des chirurgiens présenter des statistiques de léthalité de 0,5 0/0, on proposa même de conseiller aux parents l'extirpation préventive de l'appendice, de manière à mettre leurs rejetons à l'abri de la pérityphlite. Si on ne fit pas de loi pour rendre cette opération préventive obligatoire, c'est qu'on était occupé ailleurs, et que la vaccination ou les désinfections obligatoires préoccupaient déjà suffisamment les législateurs.

La technique opératoire était arrivée au maximum de développement désiré, mais il n'en était pas de même de la question de pathogénie de cette affection.

On avait cependant éclairci certains points et en particulier celui des calculs appendiculaires, qu'on cessa de considérer comme de malencontreux noyaux de cerises, ou d'autres fruits, engagés, par hasard, dans ce cul-de-sac, mais bien comme des concrétions formées peu à peu, ainsi que la plupart de celles qu'on trouve dans les différents organes du corps humain, soit, dans le cas particulier, par des matières fécales, ou par des sels calcaires fixés autour d'un noyau de n'importe quelle nature.

L'anatomie normale et pathologique de l'appendice profita aussi de cette étude. On décrivit avec plus de soins les rapports de cet organe avec le cœcum et les organes avoisinants, sa longueur variable ainsi que sa forme, sa vascularisation et la façon dont il était enveloppé par le péritoine. Puis on voulut faire une classification des appendicites, sans y réussir beaucoup. On décrivit l'inflammation de la muqueuse, de la musculeuse, de la séreuse, pour en faire des endoappendicite, appendicite pariétale, périappendicite, puis des appendicites totales, perforantes, suppurées gangreneuses, etc. Mais d'un autre côté on nous disait que l'appendicite la plus simple pouvait donner les symptômes les plus graves, au même titre que l'appendicite gangréneuse.

Cette division n'était donc pas faite pour guider le médecin dans le choix de l'intervention, mais seulement pour l'engager à ne procéder que chirurgicalement.

Quant au mécanisme de la lésion, on accusa tout naturellement le calcul appendiculaire, qui, à un moment donné, devait produire une irritation des parois, du gonflement inflammatoire, de l'œdème et consécutivement un sphacèle par compression. De l'appendice, la phlegmasie gagnait le cœcum, provoquant des troubles graves dans sa paroi et concourant avec les tissus avoisinants à former la tumeur palpable à travers les parois de l'abdomen. C'était l'explication la plus ordinaire, bien qu'on eût pu avec autant de raison faire partir la phlegmasie de la paroi cœcale pour se continuer sur celle de l'appendice, où elle prenait un caractère de gravité tout particulier, à cause de la faible lumière de cet appareil, produisant plus facilement un étranglement; et si, par hasard, un corps étranger était engagé dans le canal, les chances de nécrose pariétale en étaient considérablement augmentées.

Nous passons sous silence un certain nombre de théories additionnelles, cette discussion ne rentrant pas dans le cadre de ce travail. Mais il faut cependant citer la part que prirent les bactériologistes dans l'étude de cette question de pathogénie. Leur concours était bien nécessaire, car ils avaient à chercher les coupables dans la faune et la flore si variées et si fournies de notre tube digestif. Quel était donc le microbe coupable de l'appendicite ?

Le choix était immense, et un grand nombre de microorganismes furent signalés comme les agents de l'infection appendiculaire. En première ligne on nous dénonça ces vieux récidivistes qui s'appellent les streptocoques, les staphylocoques, les pneumocoques, les coli bacilles, etc., sans compter les microorganismes de l'influenza, du rhumatisme, de la scarlatine, de la rougeole, etc.

Tout cela n'était pas très concluant, car nous savons bien que tout ce petit monde circule librement et en foule dans tout nos organes ouverts à l'extérieur, où ils sont pour ainsi dire chez eux, s'y comportant le plus souvent en ami de l'homme, payant du reste son hospitalité en aidant aux travaux de la digestion gastro-intestinale.

Pour les prouver coupables, on imagina qu'ils pouvaient changer de caractère sous l'influence de causes encore mal définies, et on admit que leur virulence, nulle jusqu'à un certain moment, pouvait s'exalter, et qu'alors ils se livraient à toutes sortes de méfaits, forçant le chirurgien à intervenir à main armée. L'ordre rétabli et la paix faite, les microorganismes perdaient leur virulence et reprenaient tranquillement leurs travaux ordinaires.

Sur ce thème nous eûmes des variations infinies, comportant les théories les plus étranges; elles reposent dans toutes les publications spéciales de l'année 1890 à nos jours, mais elles n'ont pas encore pu nous expliquer le pourquoi de la pérityphlite. La faute n'en est pas à la bonne volonté et à la persévérance des bactériologistes, qui, à cette époque, n'étaient pour la plupart pas qualifiés pour s'occuper avec fruit de cette étude des infiniment petits, vivant et se reproduisant comme la plupart des plantes unicellulaires que nous connaissons et qui rentrent donc dans le domaine étudié par le botaniste au même titre que le flore des plantes supérieures, que nous observons à l'œil nu. Si la bactériologie a eu des commencements difficiles, c'est qu'elle a méconnu les lois de la physiologie végétale et qu'elle n'a pas su profiter des découvertes de celle-ci sur la morphologie cellulaire et les symbioses, sur les variations de toxicité dépendant de la composition du sol, et de bien d'autres lois applicables aux grandes comme aux petites cultures.

Le chirurgien a donc fait faire un pas énorme à la technique de l'opération de la pérityphlite, mais il n'a rien pu démontrer de définitif quant à sa pathogénie.

A-t-il été plus heureux dans la question de thérapeutique générale?

Il ne nous paraît pas. La nature de ses fonctions ne le prédispose pas spécialement à être un bon thérapeutiste interne. Il exerce un art plus objectif, reposant sur des données positives, et on comprend qu'il soit habitué à des propositions plus exactes et plus intransigeantes que celles habituelles au médecin toujours en présence du mystère.

Le froid devait diminuer la phlegmasie. Cela peut être vrai pour un abcès superficie mais cela ne l'est plus pour un abcès profond.

L'expérience de Lauder Brunton est probante à cet égard. Il prend un lapin, dans l'abdomen duquel il introduit un thermomètre, et il voit la température monter rapidement lorsqu'on applique des vessies de glace sur la peau du ventre.

Dans le traitement de la pérityphlite, la glace arrive donc au résultat opposé à celui qu'on désire.

Quant à l'opium et ses dérivés, c'est toujours le médicament préféré du pathologiste externe. En l'espèce il avait toutes les vertus et en particulier celle de maintenir l'intestin au repos et de favoriser les adhérences, ultime ressource fournie par la nature, cherchant à empêcher l'envahissement du péritoine par les micro-organiques. Ce narcotique diminuait aussi les phénomènes douloureux. On ne pouvait pas à notre avis, instituer une plus mauvaise thérapeutique, mais elle servait à merveille la cause du chirurgien, en rendant nécessaire, à bref délai, l'intervention armée.

Si la plupart des pérityphlites sont provoquées ou préparées par la stase stercorale dans le cæcum, on voit combien il est illogique d'augmenter encore la constipation par l'opium, dans la trompeuse espérance de favoriser les adhérences avec les séreuses voisines. Or nous savons, parce qui se passe sur la séreuse pulmonaire, combien ces adhérences se forment facilement, malgré le mouvement rythmique de la respiration.

Il est donc douteux que l'opium ait quelque action sur la formation des adhérences ou sur leur solidité ; par contre il voile le mal en procurant au malade un bien-être trompeur : mais ce qui est plus grave, c'est qu'il augmente la coprostase et favorise la décomposition dans le gros intestin et principalement dans le cæcum.

Par contre le chirurgien a supprimé tous les moyens thérapeutiques employés jusque-là par la médecine interne. Il prohibe de la manière la plus absolue tous les purgatifs, même l'innocente huile de ricin, et cela sous la menace d'une perforation immédiate par déchirure d'adhérences problématiques.

Il se moque des sangsues, ce merveilleux moyen décongestionnant. Quant au cataplasme on n'en parle même pas, il est regardé comme de la vieille munition, plus nuisible qu'utile, au même titre que les pommades mercurielles, l'iode, l'ichthyol, etc.

Les lavements sont encore plus sévèrement défendus, s'il est possible, que les purgatifs. L'ancien traitement médical est caractérisé d'expectative sans armes, tandis que la glace et l'opium c'est l'expectative l'arme au pied.

Pendant dix ans ce mode de faire ne change guère, tout l'effort se portant sur la technique opératoire. Quelques chirurgiens compatissants permirent de changer la vessie de glace, contre un bon cataplasme de farine de lin, plus agréable au malade (parce qu'il lui était plus utile) ou par des compresses chaudes. C'est encore le traitement qui sévit à l'heure actuelle.

Depuis trois ou quatre ans, on a vu se produire une certaine diminution d'enthousiasme pour l'intervention précoce; des chirurgiens proposèrent l'opération en deux temps, c'est-à-dire le débridement du foyer purulent d'abord, puis, après quelque temps, les symptômes aigus étant calmés, la résection de l'appendice. Cette prudente temporisation gagne de jour en jour plus de partisans, et il faut le dire à l'honneur de la chirurgie moderne, ce furent les opérateurs ayant le plus pratiqué la résection hâtive de l'appendice qui conseillèrent le plus la prudence.

Cependant les statistiques continuaient à être bonnes, et on n'y trouvait rien qui pût expliquer ce recul du principe de l'intervention immédiate. Il est probable qu'un certain nombre de cas difficilement classables, pour toutes sortes de raisons spécieuses, avaient cependant fini par mettre en garde le chirurgien contre l'opération hâtive.

On conseilla alors d'attendre que la température et le pouls se fussent mis d'accord, ce qui prenait bien quelques jours; puis on temporisa encore huit, dix ou seize jours pour arriver enfin au principe de l'opération à froid, après guérison complète de la poussée aiguë, ce qui demande le plus souvent cinq ou six semaines, grâce à l'illogique traitement de l'expectative l'arme au pied : glace et opium.

Actuellement les six semaines peuvent se prolonger sans crainte jusqu'à huit ou dix.

La chirurgie nous recommande en outre de ne pas généraliser, mais de considérer chaque cas en particulier, et de temporiser le plus possible, si on ne peut agir dès les premières heures. Nous ne voulons pas du reste discuter ces règles, ne voulant admettre notre compétence que pour des questions de thérapeutique générale, et nous proposons au médecin de reprendre sa place de médecin traitant de la pérityphlite, pendant la période que le chirurgien considère comme celle de l'expectative l'arme au pied, en promettant à ce dernier de lui rendre le malade bien préparé pour subir une opération à froid, et dans un temps certainement plus court que celui exigé par le traitement qu'il préconise, et nous revenons avec nos purgatifs, nos sangsues, nos cataplasmes, nos lavements et la statistique pour nous protéger ou nous absoudre en cas de malheur. Pour démontrer la logique de notre thérapeutique, nous devons reprendre l'histoire médicale du malade.

On nous dit que le plus souvent le début de la pérityphlite est brusque, qu'il éclate comme un orage dans un ciel serein. Rien n'est plus contraire à ce que nous observons journellement. Nous pouvons plutôt affirmer que *tous les individus atteints de pérityphlite souffrent de troubles gastro-intestinaux*, et que cela commence presque toujours par des troubles gastriques (souvent de l'hyperchlorhydrie) pour continuer par des manifestations intestinales (alternatives de constipation et de diarrhée) et ces symptômes peuvent durer des mois et des années avant qu'on arrive à remarquer des troubles du côté du cæcum et de l'appendice ; mais il suffit souvent d'un froid de pied, pendant une de ces digestions laborieuses pour provoquer les troubles les plus graves. Tout le monde est d'accord pour admettre que la constipation est la principale cause prédisposante de la pérityphlite, mais nous médecin, nous savons aussi que la constipation n'est qu'une conséquence d'une altération dans les processus digestifs.

Notre part serait donc déjà très belle si on voulait nous remettre le traitement prophylactique de la pérityphlite, qui comprend tout d'abord le régime alimentaire, et les soins à donner à l'intestin pour parer à la constipation : si les grandes villes d'Amérique fournissent un si grand nombre de cas de pérityphlite, ce n'est pas, croyons-nous uniquement, parce qu'on s'y nourrit principalement de viande, mais bien parce que le régime alimentaire général est déplorable. — Outre une nourriture très épicée et prise rapidement, bien souvent debout dans les bars, on boit force boissons glacées. — Le candidat à la pérityphlite doit suivre un régime mixte, où la viande entrera pour une proportion mixte, tandis qu'on augmente les légumes et les fruits très cuits et les farineux. On voit souvent les malades prendre des soins infinis pour ne pas avaler les pépins de fruits, dans la crainte de les voir s'introduire dans l'appendice : nous croyons que c'est là une crainte chimérique et les semences des fruits, à part les noyaux ligneux, ont plutôt une heureuse influence sur la muqueuse intestinale, parce que leur épisperme, par macération dans le liquide intestinal, donne toujours une sorte de mucine très utile pour lubréfier les parois et aider au glissement de la masse alimentaire ou fécale. Les semences de coings, de pommes et de poires possèdent cette propriété au plus haut degré.

On corrigera avec soin l'hyperacidité gastrique, si nuisible à la longue, au fonctionnement intestinal; on y arrive soit par des bouillies préparées au lait, soit en donnant des alcalins au moment où la digestion gastrique est à son point culminant. Pendant la digestion intestinale, on entretiendra la chaleur aux pieds et aux jambes soit par le mouvement, soit par des chaussures appropriées. On ne laissera pas un seul jour l'intestin sans fonction évacuatrice : on l'y aidera par les purgatifs salins, comme le sel de Carlsbad pris le matin à jeûn, à la dose d'une cuillerée à café dans de l'eau chaude ou dans une infusion aromatique (petites camomilles); mais il est encore plus utile de donner une large portion de fruits cuits au petit déjeuner du matin, et, si cela n'est pas suffisant, d'y adjoindre à la fin du repas une ou deux capsules d'huile de ricin (à 2 gr.). Ces deux dernières précautions peuvent se répéter à chaque repas aussi longtemps que la constipation persiste. Quand elle a cédé, on règle alors la fonction en diminuant d'abord la dose d'huile, puis celle des fruits. Il faut faire en sorte que la selle se produise le matin, entre le petit déjeuner et le repas de midi. On peut aussi d'emblée s'aider par les lavages intestinaux administrés le matin comme nous le décrivons plus loin.

La crainte de voir l'intestin s'habituer aux purgatifs et aux lavements n'est pas justifiée. Nous avons toujours vu qu'après des semaines ou des mois de ce traitement les fonctions intestinales reprenaient leur cours régulier et qu'il suffisait alors de veiller simplement sur le régime pour les maintenir normales. En résumé, le traitement prophylactique de la pérityphlite est celui des dyspepsies gastro-intestinales, avec certaines modifications dictées par les circonstances. Le constipé devra s'abstenir de boissons glacées, et à ses repas user de boissons chaudes, soit une infusion aromatique (thé, camomille, tilleul), soit de l'eau chaude aiguisée de vin ou de suc de citron. Nous recommanderons aussi les mouvements de gymnastique, qui mettent en jeu les muscles de l'abdomen, et en premier lieu la rame (muscles droits) et la pagaie (muscles et ceinture). Si le malade n'est pas dans la situation de faire du canotage, on lui fait exécuter le simulacre de ces exercices.

Du reste, le médecin a à sa disposition une foule d'exercices, qui lui seront dictés par les circonstances, et qui toujours tendront à développer les muscles abdominaux. Comme massage nous nous servons d'une méthode très recommandable, parce qu'elle est simple et qu'elle s'applique par le malade lui-même. Elle consiste à faire placer le malade dans la position couchée sur le dos, et de faire exécuter des flexions alternatives de la cuisse gauche et droite, en comprimant vigoureusement la partie supérieure de la cuisse sur l'abdomen, les deux mains étant croisées sous la rotule. On répétera cet exercice quatre fois par jour (nombre des flexions à déterminer dans chaque cas, en moyenne 10 ou 20) à jeun le matin, à onze heures, à quatre heures et le soir en se couchant. Le matin et le soir, le malade fera cet exercice étant nu, et dans la journée sans quitter ses vêtements.

Occupons-nous maintenant du traitement de la pérityphlite une fois déclarée, soit qu'elle se manifeste par des crises appendiculaires, soit que les troubles cæcaux, dominent la situation. Dans le début on peut le plus souvent trouver les symptômes classiques (douleur à la pression, résistance, engorgement des parois, boudin appendiculaire, etc.) mais bien souvent aussi on ne trouve rien, ou très peu de chose, une paroi cæcale épaissie, dont il est bien difficile de juger la consistance, si l'on voit le malade pour la première fois. L'examen des matières nous donne quelquefois de meilleurs renseignements. On voit se produire, dans l'intervalle des périodes de constipation, des diarrhées fréquentes, bien que peu abondantes, se produisant après chaque repas. Les matières ne sont pas liées, et présentent toujours une très forte proportion d'aliments non digérés, soit viandes, soit légumes. Ces symptômes précèdent souvent l'attaque de plusieurs semaines et même de plusieurs mois : ils sont pour nous caractéristiques, mais ils peuvent durer très longtemps sans qu'on arrive fatalement à la crise aiguë.

Le traitement que nous allons décrire s'applique aussi bien à la crise la plus légère qu'à la plus grave ; nous le pratiquons maintenant depuis bientôt dix ans, soit dans notre clientèle particulière, soit à l'hôpital et nous pouvons affirmer qu'il ne nous a jamais donné les accidents que les chirurgiens aiment à signaler, quand on leur parle de traitement médical de la pérityphlite, et nous n'avons voulu le recommander qu'après l'avoir perfectionné au cours des expériences et lui avoir vu faire ses preuves. Il est basé sur la désinfection de l'estomac et du petit intestin, et sur le lavage du gros intestin. Nous ne prétendons pas à la priorité du principe, depuis longtemps appliqué dans le traitement des affections intestinales : nous avons simplement groupé certains éléments de méthodes déjà connues pour en faire un traitement logique et simple des affections cæcales.

Sitôt une crise aiguë commencée, si légère soit-elle, nous mettons le malade à la diète liquide, de préférence des potages à l'eau, avec de la farine d'avoine, du riz, des œufs et, si le patient n'a pas faim, il reçoit du thé léger avec très peu de lait. Journellement nous lui administrons 15 à 20 grammes d'huile de ricin, contenant en dissolution du salacétol (Huile de ricin 20 grammes, salacétol 1 gramme) ou bien 5 ou 10 capsules (à 2 grammes) et 1 à 2 grammes de salacétol en même temps. Si les troubles gastriques prédominent, nous faisons un lavage d'estomac à l'eau bicarbonatée (1 0/0). Quant au lavage du gros intestin, ose-t-on le pratiquer et pouvons-nous espérer en retirer un bénéfice certain?

Des chirurgiens se sont toujours fortement opposés aux lavages intestinaux et même aux lavements ; toujours dans la crainte de gêner des adhérences ou de provoquer une perforation imminente. Ces craintes sont exagérées. Il n'appartient pas à nos moyens de faciliter ou d'empêcher des adhérences intestinales, qui seront ce que la nature voudra bien les faire. Quant à la perforation, elle ne sera ni aidée, ni empêchée par les liquides introduits dans l'intestin ; elle dépend surtout d'un travail antérieur de nécrose de la paroi et, si elle s'est faite d'emblée sans la barrière des adhérences, le cas est des plus graves, mais il ne sera pas aggravé par le traitement ; et si les adhérences ont pu calfeutrer l'orifice, nous n'aurons rien à craindre en poussant nos liquides antiseptiques jusque dans le cœcum. On a vu, nous dit-on, des liquides passer du gros intestin dans le péritoine ; c'est possible, mais dans ces cas le mal était déjà bien grand, et il n'en sera pas augmenté par l'arrivée d'un désinfectant. Quel bénéfice peut-on espérer des lavages intestinaux ? A notre avis il est immense. Puisque la pérityphlite consiste en une phlegmasie cæcale, entretenue par des matières fécales anormales, ou y résidant trop longtemps, et que nous pouvons atteindre directement le lieu du désastre, il n'y a pas à hésiter à faire circuler dans le gros intestin des liquides antiseptiques ou décongestionnants qui auront dans tous les cas le précieux effet de laver cette cavité et d'extraire rapidement et sûrement des éléments d'infection. Cela aura le même effet heureux que le premier lavage d'une plaie contaminée par des corps étrangers. Voilà pour le début de l'affection : mais si elle s'aggrave, ces lotions deviendront de plus en plus utiles, et même dans la période de grande intoxication, nous pouvons toujours espérer enlever directement une partie de la substance intoxicante. Dans ces circonstances un lavage de l'intestin a le même heureux effet qu'un lavage d'estomac dans les cas d'intoxication on d'auto-intoxication. Prenons comme exemple l'intoxication urémique où nous voyons les lavages stomacaux avoir un si bon effet, que du reste nous constatons aussi après le lavage du gros intestin. Nous en obtenons le même bénéfice dans toutes les intoxications, et cela s'explique par le fait, maintenant bien connu, que les substances toxiques pénétrant dans l'organisme par n'importe quelle voie, sont toujours en parties éliminées à la surface des muqueuses, et principalement de la muqueuse gastrique et intestinale, d'où nous pouvons facilement les enlever par des lavages. C'est ainsi que nous arrêtons momentanément les vomissements urémiques, le hoquet et les nausées des septicémiques; c'est ainsi qu'on peut expliquer les heureux effets signalés dernièrement, dans deux cas graves d'intoxication générale, suite de pérityphlite (Lucas-Championnière); c'est ainsi qu'on empêchera ou qu'on arrêtera ces hémorragies stomacales qu'on observe dans les infections graves, surtout celles provenant de perforations intestinales et que même le professeur Dieulafoy a récemment décrites sous la dénomination lugubre de vomito negro.

Nous pouvons donc admettre que si le lavage stomacal est utile dans toutes les intoxications, le lavage intestinal ne l'est pas moins et doit être employé dans les mêmes circonstances.

Par lavage intestinal nous n'entendons pas la pratique qui consiste à introduire en une fois plusieurs litres d'eau, sous pression ; nous considérons cette méthode comme dangereuse ou tout au moins comme trop brutale. Il suffit, pour pratiquer ce lavage, d'un litre d'eau introduit avec précaution, et de façon que ce liquide pénètre en partie dans le cœcum. Nous employons pour cela une sonde stomacale molle (enduite de vaseline) que nous introduisons peu à peu, tout en faisant arriver le liquide de lavage au moyen d'un instrument quelconque de propulsion (seringue, enéma, irrigateur, etc). Nous avons souvent entendu dire qu'une sonde molle introduite dans le rectum ne pénètre pas plus qu'une simple canule d'irrigateur; et qu'elle va s'enroulant dans l'ampoule rectale sans franchir le second sphincter. Nous croyons que c'est là une erreur; on peut avec un instrument convenable arriver facilement à le faire s'engager dans le sphincter supérieur; dans ces cas il n'est pas nécessaire de pousser la sonde plus avant, car le liquide pénètrera très facilement dans le cœcum. Mais même si la sonde s'enroule dans l'ampoule rectale, l'effet utile sera produit parce que cette sonde, ainsi repliée sur elle-même, provoque la contraction de l'anus, mais facilite ou excite même, l'ouverture du second sphincter, permettant ainsi le libre passage du liquide introduit; c'est ce que nous avons souvent observé en introduisant le doigt dans le rectum pendant la manœuvre.

Le liquide introduit aura une température de 38°, et contiendra un antiseptique soluble et non toxique ; nous employons dans ce but exclusivement l'ichthyol, qui a l'avantage de joindre à des propriétés antiseptiques, des vertus décongestionnantes très remarquables; nous l'employons en solution aqueuse à 4 pour mille. En même temps que cette solution, nous faisons pénétrer une certaine quantité d'huile d'olive, au moyen d'un petit instrument de verre que nous décrivons ailleurs (*Therapeutische Monatshefte*, Nov. 1900 Berlin).

Il consiste en un petit ballon de verre à deux tubulures, d'une contenance variant de 100 à 250 grammes, et qu'on place entre l'extrémité libre de la sonde et le tube adducteur de l'irrigateur et de l'enéma après l'avoir rempli d'huile, par aspiration ou avec un petit entonnoir. (*Penfold Verrier*, Genève).

En passant l'eau enlève une certaine quantité d'huile, qu'elle entraîne dans l'intestin.

L'huile employée est l'huile d'olive fine contenant des principes aromatiques volatils, tels que le menthol ou le thymol ou encore le salicylate de méthyle à 1 0/0, ou encore de l'huile essentielle de sauge (5 gouttes par 100 grammes). Nous comptons beaucoup sur l'effet mécanique et émollient de l'huile introduite de cette façon; ce moyen, nous donne également de très bons résultats dans le traitement de la constipation.

Dans les crises appendiculaires, elle calme très rapidement les douleurs, et nous comparons cet heureux effet à celui qu'on observe dans les coliques hépatiques après l'ingestion d'huile d'olive. Dans les cas où la colique appendiculaire est due à la contraction de l'appendice, essayant de se débarrasser d'un calcul, nous pensons que l'huile introduite dans le cœcum lui sera d'un grand secours.

Voici maintenant le dispositif de l'opération. Le malade est couché sur le côté droit, la tête non appuyée par des coussins : le pied du lit est relevé de 20 à 30 centimètres, de la manière que la tête soit la partie la plus déclive du corps, une fois la sonde introduite de 5 à 10 centimètres, on fait passer doucement le liquide qui se charge d'huile à son passage dans l'oleoklysme, puis on fait pénétrer doucement la sonde aussi longtemps que le liquide s'écoule facilement : s'il se produit un arrêt, on retire un peu la sonde, jusqu'à ce que l'écoulement se rétablisse. On enlève avec précaution la canule après avoir introduit un litre de liquide. Le malade reste sur le côté droit autant qu'il le peut, et si possible 20 à 30 minutes.

On peut pendant ce temps faire des frictions de bas en haut sur le colon descendant, pour aider au passage du liquide dans le colon transverse et dans le cœcum. Puis le malade rend ce lavement soit sur la chaise percée soit dans un vase plat. On cherche pour les deux premières fois à lui faire rendre la totalité du liquide, puis une partie seulement pour les fois suivantes, maintenant ainsi une petite quantité d'huile et d'ichthyol dans le cœcum, comme une sorte de pansement. On répète l'opération matin et soir.

Dans l'intervalle des lavages, on place sur la région de la fosse iliaque droite des cataplasmes de farine de lin, ou bien cinq ou six sangsues, si la tuméfaction est très forte et résistante.

Dès le deuxième ou troisième jour du traitement nous remplaçons l'huile de ricin par les purgatifs salins d'après la formule suivante :

Bicarbonate de soude chimiquement pur	de chaque, 5 grammes.
Phosphate de soude anhydre	
Sulfate de soude anhydre........................	
Eau.	1 litre.

En prendre 150 grammes trois ou quatre fois par jour, à répartir dans la journée.

Il serait trop long de publier en détail les observations prises, soit dans la clientèle privée, soit dans notre service d'hôpital, où nous traitons les cas les plus légers comme les plus graves par cette méthode. Il ressort de ces histoires de malades que les lavages intestinaux ont un effet rapide et remarquable sur le symptôme *douleur*. Les *coliques* cessent ou diminuent dès le premier lavage, et le plus souvent sont définitivement éloignées en faisant deux lavages par jour ; la *douleur à la pression* cède aussi, parallèlement et progressivement, en même temps que le malade se laisse mieux palper et que la tumeur diminue de consistance et de volume. Ces symptômes douloureux disparaissent aussi rapidement qu'après l'emploi de l'opium, mais tandis que ce dernier est un palliatif, voilant le mal, notre procédé est vraiment curatif, puisqu'il élimine la cause de la douleur représentée par des substances irritantes ou toxiques.

Ce premier effet est suivi d'un grand sentiment de bien-être ; les symptomes d'intoxication générale : nausées, vomissements, angoisses, sueurs froides, cessent peu à peu, et, dans la plupart de ces cas, dans les 24 heures.

L'effet est aussi remarquable sur la *température*, que sur la douleur.

Combien de fois avons-nous vu tomber la fièvre de 39° ou 40° à 38° ou 37°, dès le premier lavage, pour reprendre un peu et tomber définitivement à la normale après le troisième ou le quatrième lavage!

Nous avons observé cette issue favorable dans des cas où la tuméfaction était considérable, comprenant toute la fosse iliaque droite, s'étendant même jusqu'à l'ombilic, avec ou sans symptômes d'appendicite aiguë. Dans les cas où la collection purulente était probable, la température baissait quand même, pour se maintenir pendant quelques jours à celle d'une simple suppuration (37 à 38°). Puis peu à peu ce symptôme même diminuait et la température redevenait normale. Ce qui tend à prouver qu'il y a un abcès périappendiculaire qui peut, ou bien se résorber, ou bien se vider dans l'intestin par le canal de l'appendice une fois que celui-ci est décomprimé.

La constatation de pus dans les selles est venue quelquefois confirmer cette opinion, en dehors des cas où se sont produites de larges évacuations purulentes par l'intestin.

Dans certains cas graves nous avons tenu à procéder nous-mêmes, aux premiers lavages intestinaux. Notre entourage médical paraissant effrayé des suites possibles d'une intervention aussi en désaccord avec les idées adoptées sur les causes et le traitement de la pérityphlite ; et cependant même dans ces cas délicats nous n'avons jamais eu d'accidents à regretter. Nous avons aussi certaines observations dans lesquelles, les principaux symptômes ayant disparu la fièvre se maintenait avec d'autres symptômes abdominaux, dépendant d'autres désordres, (phlegmasie des annexes chez la femme, tuberculose intestinale et péritonéale, etc., etc.).

La durée du traitement par les lavages intestinaux a été de deux à dix jours; le plus souvent, ils ne sont plus nécessaires après le cinquième ou le sixième jour, et nous les remplaçons par des purgatifs légers, huile de ricin ou eau alcaline phospho-sulfatée, dont nous avons donné plus haut la formule.

Le malade, une fois guéri de l'accès aigu, nous ne nous opposons nullement à l'opération à froid, qui est décidée dans chaque cas en particulier et suivant les circonstances, lorsqu'il y a récidive, ou que le malade ne peut suivre chez lui une hygiène appropriée à son état.

Nous avons des malades que nous suivons depuis plusieurs années et qui, après un accès aigu, peuvent être considérés comme définitivement guéris, puisqu'il n'y a jamais en de rechutes et qu'ils n'éprouvent aucun malaise du côté du système gastro-intestinal. Chez quelques-uns nous avons vu se reproduire des récidives, d'autant plus bénignes qu'on appliquait plus tôt la méthode des lavages intestinaux. Un lavage fait à temps suffisait, bien souvent, pour dissiper un malaise annonçant une récidive probable. Certains de nos malades nous disent qu'ils ont encore de temps en temps recours au lavage, comme moyen prophylactique, par exemple après avoir fait quelques excès de table ou de fatigue.

Une autre série de nos malades guéris ont été ensuite opérés, mais même dans ces cas tous n'ont pas été définitivement débarrassés des symptômes douloureux de la pérityphlite et ils étaient obligés, comme les autres, non opérés, d'avoir recours au lavage intestinal, pour combattre les coliques, la constipation, et même dans un cas les vomissements.

Dans ces conditions, nous pouvons considérer nos résultats comme des plus satisfaisants et, comme médecin, ils nous engagent à revendiquer hautement la direction du traitement de la pérityphlite, non pas que nous pensions pouvoir nous passer du concours du chirurgien, auquel appartiendra bien souvent le dernier mot; mais en le faisant intervenir à son heure et avec des indications plus précises.

Nos revendications sont encore plus légitimes si on veut considérer la pérityphlite et l'appendicite comme la manifestation locale d'une infection générale, ainsi que certains observateurs le pensent (Sahli, Jalaguier, Merklen, Tripier, etc.). Elles ne le sont pas moins si nous considérons le mode de traitement actuel, conseillé par la plupart des chirurgiens, qui d'opérateurs zélés et pressés deviennent temporisateurs, portés à attendre la disparition complète des symptômes aigus et subaigus. En conséquence, nous demanderons de pouvoir nous occuper de ces malades pendant les six ou huit semaines qui les séparent d'une opération à froid, mais pour faire autre chose que de leur administrer de l'opium ou de les couvrir de glace.

Lorsque nous aurons remis en meilleur état un individu atteint d'appendicite, nous n'aurons pas la prétention de le considérer comme guéri, et il pourra toujours recourir au chirurgien pour se faire réséquer l'appendicite, au même titre qu'on enlève des amygdales hypertrophiées et trop sujettes aux angines.

Les chirurgiens ont donc devant eux de belles séries d'appendices à réséquer, même si le traitement médical leur enlevait une bonne partie de la besogne d'antan.

COMPTE RENDU DES SÉANCES

DE LA

SOCIÉTÉ DE THÉRAPEUTIQUE

Séance du 17 Avril 1901

Présidence de M. le Pr BOURGET, de Lausanne

M. le Pr BOURGET donne lecture d'un travail intitulé :
Le traitement médical de la pérityphlite (Paraît dans le numéro de la Revue).

Il est donné lecture d'une communication de M. EMERY-DESBROUSSES traitant du *Tétanos et des injections hypodermiques de quinine.*

Pendant la période de préparation de l'expédition de Madagascar, le tétanos fut très fréquent sur le littoral de l'île. L'emploi du sérum antitétanique ne donna pas des résultats appréciables, car il est capable de prévenir, mais non de guérir cette affection.

A Majunga, on observa plusieurs cas : Presque tous les malades présentaient sur diverses parties du corps des plaies et des excoriations, qui devaient servir de porte d'entrée aux germes tétanigènes. D'autre part, les injections hypodermiques de chlorhydrate de quinine étaient très fréquemment pratiquées, mais avec toutes les précautions d'antisepsie et d'asepsie ; or, il n'était pas possible de renoncer à ce mode d'administration de la quinine, qui s'imposait non seulement dans les cas, trop fréquents, d'accès pernicieux, mais aussi dans certaines formes typho-malariennes présentant des troubles gastriques : l'emploi de la quinine par le tube digestif était impossible, ces malades rendant intacts les pilules ou comprimés de quinine qu'ils avalaient.

Les cas de tétanos se multipliant, on pensa que les malades n'ayant pas reçu d'injections hypodermiques n'étaient pas atteints : la plupart de ces injections étaient pratiquées dans les membres et dans la région fessière.

On fit alors une circulaire prescrivant de restreindre le plus possible les injections hypodermiques, de surveiller encore plus rigoureusement l'antisepsie et enfin de ne faire ces injections que dans la paroi abdominale et dans les flancs.

A partir de ce jour-là, il ne s'est plus déclaré un *seul cas de tétanos.*

Ce fait est de nature à troubler les partisans de l'origine microbienne unique du tétanos.

Le tétanos a peut-être ici été provoqué simplement par une névrite ascendante due à l'irritation par la solution quinique d'un ou de plusieurs nerfs.

Il ne faut pas oublier du reste que les injections dans les membres sont horriblement douloureuses. Par contre, les injections dans les parois de l'abdomen n'ont d'autre inconvénient que de laisser, pendant longtemps, des nodosités indolores qui donnent à l'abdomen l'aspect d'un sac de noix.

M. BARDET donne lecture d'un travail intitulé : *Action du sidonal sur l'excrétion de l'acide urique.*

Le sidonal, étudié pour la première fois en 1889 par BLUMENTHAL, est un quinate de piperazine. L'acide quinique, inusité jusqu'ici en thérapeutique, a cependant été etudié dès 1863 par LUTHEMANN puis en 1872 par Rabuteau : il se décompose dans l'économie en quinone puis en acide benzoïque qui s'empare du glycocolle de l'acide urique pour former de l'acide hippurique. Cette propriété établie par la théorie a été niée à Rabuteau, mais les expériences cliniques semblent permettre de supposer que la théorie est exacte.

La piperazine, comme beaucoup d'autres bases éthyléniques du même genre, forme avec l'acide urique des sels bien solubles : la combinaison de ces deux propriétés diverses est donc logique et les résultats confirment les suppositions du physiologiste.

L'auteur a traité par le quinate de piperazine trois malades atteints de phénomènes goutteux avérés, avec des doses journalières de 3 et 5 grammes. La médication a été prolongée pendant plus d'un mois et l'auteur a pu pratiquer des analyses tous les quinze jours. Sous l'influence de la médication, les phénomènes de fluxion articulaire se sont amendés assez rapidement et complètement, et en même temps l'analyse permettait de constater que la quantité d'acide urique éliminé allait en diminuant.

Le médicament amena réellement et régulièrement la diminution dans l'excrétion de l'acide urique. Mais pourtant il est singulier de constater un abaissement lent et surtout faible du taux de l'excretion, car si les choses se passaient réellement comme la théorie l'indique, on devrait comme chez les herbivores trouver l'acide urique complètement remplacé par l'acide hippurique; on doit donc supposer que la majeure partie de l'acide quinique du sidonal est transformée en bicarbonate, comme l'affirmait Rabuteau.

M. Thomas de Genève présente une *note sur les injections intra-musculaires de calomel dans les arthrites blennorhagiques.*

La cure du rhumatisme blennorrhagique est une œuvre de longue haleine, et souvent le malade ne s'en tire pas sans des déformations plus ou moins pénibles. A voir le grand nombre de médicaments proposés, on peut être certain qu'aucun n'est spécifique; le calomel, sans avoir une pareille prétention, peut revendiquer cependant de beaux succès. Et suivant la doctrine actuelle qui démembre de plus en plus le rhumatisme pour y reconnaître de nombreuses variétés d'arthrites de nature infectieuse, cette action antiseptique peut être fort utile.

L'auteur a employé la méthode indiquée par de Gorsse, mais en se bornant à pratiquer l'injection à la dose de 0.03 à des intervalles de deux à quatre jours. Aucun inconvénient n'a pu être constaté: le malade qui fait l'objet de la troisième observation a eu une récidive de sa blennorrhagie et a été repris de ses arthrites. A cette occasion les injections de calomel ont amené de la stomatite qui a obligé d'interrompre le traitement. La douleur, somme toute, est assez peu considérable et n'a point ennuyé les malades.

Il est bien certain que malgré les fanatiques de l'injection, il pourra se produire encore des accidents, mais en faisant un examen soigneux de l'état du malade, il n'y a pas beaucoup de risques à courir.

Cette méthode de traitement paraît donc présenter des avantages réels ; les malades sont rapidement améliorés et encouragés ainsi à supporter les quelques inconvénients qui peuvent surgir. Sera-t-elle applicable, comme le pense de Gorsse à d'autres formes d'arthrites? C'est là une question que l'avenir pourra résoudre.

M. Schmitt donne lecture du travail suivant : *Traitement d'un cas de péritonite tuberculeuse généralisée par les injections de cacodylate de soude et les lavements d'eau saturée de sulfure de carbone. — Guérison.*

Il s'agit d'une guérison inespérée obtenue dans un cas de péritonite tuberculeuse très grave.

La maladie actuelle a débuté brusquement le 13 décembre, simulant une appendicite, puis survinrent des symptômes d'obstruction intestinale qui nécessitèrent une intervention, suivie d'une amélioration de courte durée. Dix jours apres l'état général s'altérait profondément; le 28 janvier il est désespéré, le pouls est incomptable, le ventre est météorisé, il est sonore dans toute son étendue. La palpation est impossible, tant par la tension des parois que par la douleur qu'elle provoque. Les selles sont tantôt diarrhéiques, tantôt réduites à des scybales très dures, très petites, comme passées à la filière. On commence dès le lendemain le traitement suivant :

1° Le matin injection de 0 gr. 05 de cacodylate de soude :

2° Chaque jour un lavement de :

Sulfure de carbone..................................	5 grammes
Eau distillée...	500 —

3° On pratique la suralimentation.

Le 3 février, état général un peu meilleur; la veille on observe une grande dilatation des veines de l'abdomen. Le foie paraît normal. Le malade accuse une sensation de fort ballonnement après chaque lavement sulfocarboné.

Le 5 février, 8 jours après le début du traitement, l'amélioration est très marquée; le malade veut même se lever.

Le 13 février, abcès paraissant superficiel, sans coséquence. Le ventre a ses dimensions normales, mais il est encore sensible. Le 22 février la palpation profonde fait sentir dans l'hypochondre droit deux anses d'intestin grêle entourées de leur péritoine fortement épaissi et contenant des noyaux indurés de la grosseur d'un pois. Les selles du malade sont abondantes, solides, bien calibrées.

Le diamètre de l'intestin est donc devenu normal, il était diminué depuis de longues années.

Actuellement au 115e jour du début de la maladie, au 73e jour du traitement cacodylique M. C. est dans un état tellement satisfaisant qu'il peut être considéré comme guéri.

On ne peut attribuer cette guérison à l'opération, car on ne voit pas bien comment elle intervient au bout d'un mois après avoir épuisé son action en huit jours et que, en général, l'amélioration qu'elle produit est subite et continue, et que s'il ne survient pas de complications, le malade est sur pied au bout de trois semaines. Or, un mois après l'intervention, l'état général et local était plus mauvais qu'auparavant. C'est donc bien le traitement médical qui a agi.

Le cacodylate de soude a contribué au relèvement de l'état général, au retour de l'appétit et des forces. Les lavements d'eau saturée de sulfure de carbone ont eu pour effets de faire l'antisepsie de l'intestin, peut-être aussi de faciliter la transformation fibreuse et assurément de dilater l'intestin, de le ramener et de le maintenir à son calibre normal, enfin de lui rendre sa tonicité.

Dans l'intestin une certaine quantité de sulfure de carbone se volatilise. Il s'établit une pression, provoquant une dilatation de l'intestin, un ballonnement de tout l'abdomen et des contractions réactionnelles de la part des muscles grand droit et grand oblique. L'abaissement du diaphragme pendant l'inspiration agit dans le même sens. Les fibres lisses de l'intestin sont donc soumises à une sorte de massage interne, à des alternatives d'élongation et de raccourcissement, mouvements bien propices à lui rendre son calibre et sa tonicité.

Les lavements d'eau saturée de sulfure de carbone semblent indiqués dans les cas d'obstruction intestinale. Ils devront précéder les lavements d'eau de seltz qui sont dangereux, les lavements électriques qui sont quelquefois contre-indiqués. Quoi qu'il en soit, les résultats obtenus dans l'observation qui précède, marquent leur place dans le traitement de la péritonite tuberculeuse.

REVUE DES PUBLICATIONS SCIENTIFIQUES

Maladies générales non infectieuses et intoxications

Dr CHASSEVANT

Professeur agrégé à la Faculté de Médecine

Traitement de la glycosurie et du diabète sucré par le salicylate de soude (*The British med. Journal*, 30 mars 1901). — Dans le diabète grave, il est facile, d'après WILLIAMSON, de démontrer l'inefficacité de la thérapeutique : mais, dans les cas moyens, il est beaucoup plus difficile de se faire une opinion à cet égard, d'autant plus qu'au cours de l'évolution de diabètes de ce genre, on observe des fluctuations nombreuses dans l'excrétion du sucre, en dehors de toute médication.

L'auteur a récemment étudié l'action du salicylate de soude à hautes doses sur le diabète : dans un cas, le malade a pu être suivi pendant trente-deux semaines : il a été soumis à une série d'expériences, qui ont démontré les faits suivants :

Le salicylate de soude, à la dose de 4 grammes par jour, a exercé dans ce cas sur l'excrétion du sucre urinaire une influence indéniable, mais ne dépassant pas la durée de la médication : dès que celle-ci était supprimée, le sucre remontait au taux habituel.

19 autres malades ont reçu du salicylate de soude : on peut les diviser en 4 groupes. 1° Un régime était suivi avant l'intervention de l'auteur : il s'agissait de cas légers. On continua le régime et l'action de salicylate se montra manifestement (7 cas). 2° Pas de régime ni traitement antérieurs La presciption simultanée du régime et du salicylate fut continuée pendant 7 semaines, puis, le sucre ayant disparu, le régime seul fut maintenu. Depuis 7 mois, le malade n'a plus reçu de salicylate et n'a présenté que rarement de faibles traces de sucre (1 cas). 3° Cas de diabète grave. Le salicylate n'amena qu'une faible diminution de la glycosurie, mais les malades se trouvèrent améliorés au point de vue de leur santé générale (5 cas). 4° Les autres cas n'ont pu être suivis régulièrement. Il y eut 2 décès peu de temps après l'administration du salicylate, mais le médicament a été pris trop peu longtemps pour pouvoir être incriminé.

En résumé, dans certains cas légers de diabète ou de glycosurie persistante, le salicylate exerce une action fort marquée sur l'excrétion du sucre.

E. VOGT.

Le régime lacté dans le traitement du diabète (*Bl. f. Klin. Hydrotherapie*, février 1901). — STRASSER, qui a préconisé le régime lacte dans le traitement du diabète, revient sur la question. Il recommande de ne pas soumettre plus de 3 jours de suite les malades au régime lacté absolu. Il semble, en outre, que les pratiques hydrothérapiques favorisent la réussite de la médication. Le régime lacté produit un abaissement de la quantité de sucre excrétée par trois moyens : 1° Il constitue un régime d'inanition mitigé ; 2° Cette alimentation n'exerce aucune espèce d'action irritante ; 3° Les albuminoïdes ingérés ne jouent qu'un rôle très accessoire dans la formation et l'assimilation du sucre.

E. VOGT.

Importance des eaux minérales à sels terreux dans le traitement de la goutte (*Deutsche med.-Ztg*, 4 avril 1901). — Les eaux minérales contenant des sels calcaires et mag siens a haute dose, ont été longtemps peu en faveur. KISCH n'a jamais été de cet avis, et les recherches les plus récentes ont démontré leur importance capitale dans le traitement des troubles de nutrition et spécialement de la lithiase rénale. L'administration de carbonate de chaux et de magnésie provoquerait une augmentation dans les urines de la quantité de biphosphate de soude, au détriment du monophosphate ; or le premier de ces sels favorise la dissolution de l'acide urique, le second l'entrave. L'auteur n'a pu obtenir, à ce sujet, des résultats bien démonstratifs à l'appui de cette thèse, mais il a pu reconnaître que les eaux de ce groupe sont fortement diurétiques et que les urines emises

rendre stérile une plaie infectée, pour avancer que les procédés mécaniques de désinfection, large incision, drainage, tamponnement, sont les meilleurs. M. Kœnig (de Berlin), va plus loin et dit que le foyer infecté, après incision large, doit être traité à ciel ouvert. Le premier orateur veut bien concéder toutefois qu'il ne faut pas renoncer entièrement aux désinfectants chimiques et surtout à l'acide phénique, meilleur que le sublimé, à cause de sa réaction sur les substances albuminoïdes. A ces notions, déjà si connues et si anciennes, que l'on est surpris de les voir rééditer dans un congrès. M. van Bruns ajoute cependant que l'*acide phénique concentré* est beaucoup moins toxique qu'en solution. Il ne craint pas de toucher la surface des plaies infectées avec un tampon de gaze trempé dans de l'acide phénique (2 à 6 gr.); il fait suivre cette cautérisation d'un lavage à l'alcool absolu. La réaction, en tant que suintement, est minime. La douleur est supportable et on n'observe pas la coloration verte des urines, comme signe d'intoxication.

M. Kustner veut remettre en honneur les cautérisations répétées au fer rouge, qui est supérieur au thermocautère, pour arrêter la septicémie et dont on se sert sous l'anesthésie chloroformique.

A. Benoit.

Pansement des plaies (*Beitr. Z. Klin. Chirurgie Vol XXIX fasc. 3*). — Honsell recommande la pâte à l'airol, depuis longtemps en usage à la clinique de von Bruns à Tubingue. La formule est la suivante :

Airol...............	5 grammes
Mucilage de gomme arabique.........	ââ 10 grammes
Glycérine..	

Bol blanc. Q. s. pour faire une pâte molle.

Cette pâte n'est pas irritante et semble supérieure à tous les pansements occlusifs usuels, car elle sèche rapidement, adhère intimement aux tissus et présente des propriétés antiseptiques et hygroscopiques remarquables. On n'observe jamais de rétention des sécrétions entre la pâte et la plaie, même dans les cas de sécrétion profuse.

La pâte ne se fendille pas et ne se déplace pas ; quelle que soit la région du corps qu'il s'agit de panser, on peut l'utiliser.

Si la pâte semble vouloir trop dessécher, on ajoute un peu de glycérine, et un peu de bol blanc si la pâte est trop liquide. On ne se servira pas d'instruments en métal pour préparer le topique, car l'airol laisse dégager de l'iode libre en présence des métaux. On ne débouchera pas sans raison ni trop longtemps les récipients en verre ou porcelaine contenant la pâte, et on se servira toujours de glycérine et jamais d'eau pour la diluer.

E. Vogt.

Remarques concernant la péritonite diffuse dans l'appendicite (*Deutsche med. Wochenschrift*, 11 avril 1901). — Sonnenburg admet que 80 à 90 0/0 des péritonites proviennent de la pérityphlite, soit à la suite de perforation ou gangrène de l'appendice, soit à la suite de rupture d'un abcès périappendiculaire, ce qui a été le cas le plus fréquent dans les observations personnelles de l'auteur.

Il y a lieu de distinguer entre la forme diffuse et la forme progressive, toutes deux dues à l'action des bactéries : la variété chimique, sans bactéries, est due à l'action des toxines ; on ne trouve alors qu'un exsudat séreux ou sérofibrineux, rarement hémorragique, et ne contenant pas de pus.

La péritonite, même sans exsudat, est la plus grave : la marche est si rapide que la suppuration n'aurait même pas le temps de se développer. La forme diffuse, avec pus sanieux présente de même une marche le plus souvent foudroyante : le météorisme est considérable. La forme progressive fibrino purulente, est en général plus bénigne, et peut même guérir spontanément. Elle offre deux variétés : les foyers purulents communiquent entre eux ou sont isolés les uns des autres par des adhérences.

Est-il possible de diagnostiquer la péritonite généralisée a son début? Ce premier pas franchi, peut-on diagnostiquer le variété de péritonite à laquelle on a affaire? Ces questions sont fort difficiles à résoudre en dehors des cas extrêmes. On ne doit, en tous cas, jamais négliger l'auscultation de l'abdomen, qui fournit des signes précieux, car on entend, au moment d'une inspiration profonde, très nettement des frottements. En tous cas, le diagnostic et partant le pronostic restent le plus souvent en suspens, aussi ne faut-il pas s'étonner si l'opérateur penche facilement vers l'expectative ; toutefois, si la température est élevée, le pouls fréquent, on n'hésitera pas à intervenir. On fera une incision latérale de grande dimension, permettant d'arriver aisement au foyer primitif et de respecter autant que possible la cavité péritonéale, ce qui est précieux dans les cas ou cette dernière n'est encore que partiellement envahie. Il peut même arriver que le foyer primitif présente un exsudat putride, alors que le reste de la cavité ne contient encore qu'un exsudat séreux : avec l'incision médiane, on risque de généraliser l'infection putride : l'auteur rejette entièrement ce mode opératoire.

L'appendice ne sera enlevé dans ces cas que s'il se présente bien dans la plaie : on s'abstiendra d'aller le rechercher.

L'incision ne facilite pas, dans beaucoup de cas, le diagnostic : on se demande parfois si on se trouve en présence d'une péritonite généralisée au début : en tous cas, si on ne rencontre pas de foyer nettement circonscrit, il faut toujours se dire que l'inflammation était prête à se généraliser et que peut-être, 12 heures plus tard, l'intervention n'eut pu sauver le malade.

Dans quelques cas, que l'on rencontre surtout chez les enfants, les symptômes cliniques sont si graves, que l'on a nettement l'impression de l'inutilité de l'intervention. Les malades se trouvent alors dans un état de remarquable euphorie, et l'opération modifierait fâcheusement cet état sans pouvoir les sauver. Dans ces cas, on se contentera de prescrire des narcotiques.

Il ne faut jamais faire de drainage ni de lavage de la cavité abdominale. L'auteur préfère de beaucoup un tamponnement minutieux.

Les meilleurs résultats opératoires sont obtenus dans les 24 heures qui suivent le début d'une péritonite diffuse ; à ce moment, le péritoine n'est pas encore assez modifié pour avoir perdu ses facultés de résorption, et cette dernière fonction est favorisée par les mouvements du diaphragme et le péristaltisme.

Le traitement consécutif consiste en entéroclyses fréquentes : on favorisera en outre la diurèse et on tonifiera le cœur.

En résumé, l'incision latérale, avec tamponnement, en laissant la plaie ouverte, constitue pour l'auteur le traitement de choix. La statistique de l'auteur est la suivante :

1894-1897

Péritonite	progressive	64 0/0	guérisons
—	diffuse	21 0/0	—

1897-1901

Péritonite	progressive	71 0/0	guérisons
—	diffuse	44 0/0	—

E. Vogt.

La question de la guérison de la tuberculose péritonéale par la seule incision abdominale, par A.-O. Lindfors (Upsala) (*Centralb. für Gynak*, 9 février 1901, n° 6). — L'auteur réplique à Max Nassauer (*Centralb. für, Gynak*, 1890 n° 50) qu'il ne suffit pas d'ouvrir le ventre pour guérir la tuberculose du péritoine. Avec Gatté et Hildebrand, il admet que la laparotomie n'a d'influence favorable que quand, par suite de circonstances naturelles agissant sur les bacilles, il y a déjà un début de processus régressif, caractérisé par la dégénérescence granuleuse des bacilles, la transformation adipeuse, la caséification, la pigmentation, la dégénérescence kystique des cellules épithélioïdes et une régression fibreuse passive et une capsulisation des granulations tuberculeuses.

Il existe un processus régressif malin avec caséification, nécrose et suppuration, contre lequel l'hypérémie résultant de la laparotomie ne peut rien.

Pour Lindfors l'amoindrissement de vitalité résultant de la ligature a précisément pour effet d'amener ce processus régressif bénin sur lequel la laparotomie agit ensuite favorablement. L'extirpation des foyers tuberculeux agit de même.

A l'appui de son hypothèse l'auteur cite l'observation suivante :

Le 10 octobre dernier il a opéré une femme de 52 ans présentant une tumeur de l'ovaire droit et de l'ascite.

Laparotomie, écoulement de 9 à 10 litres d'un liquide jaune clair, rosé et trouble à la fin. Péritoine pariétal épaissi, parsemé de granulations, de même que la trompe droite. L'ovaire gauche était petit, atrophié et la trompe gauche pâle, mince, sans adhérence et sans granulation : on fit l'extirpation de l'ovaire et de la trompe du côté droit. Guérison.

Suivant l'auteur la séreuse du côté gauche était indemne parce que la ménaupose avait exercé sur ce côté son influence atrophiante, tandis que du côté des annexes droites, l'irritation produite par le développement du kyste avait entretenu le processus nutritif normal.

R. Blondel.

Extirpation totale de l'estomac, œsophago-entérostomie (*Deutsche med. Wochenschrift*, 11 avril 1901). — Bardeleben a enlevé, à une femme de 54 ans, l'estomac atteint de carcinome. Ayant séparé le cardia de l'œsophage par une ligature, il extirpa l'estomac tout entier et fixa l'œsophage au duodenum. L'opération dura 75 minutes et les suites furent des plus simples. Le soir même, la malade prit un verre de vin rouge (28 août 1900) : actuellement elle se porte très bien et a augmenté de 8,5 kilos.

E. Vogt.

Maladies des Voies digestives

Dr Soupault

Médecin des hôpitaux

Le massage dans la dyspepsie nerveuse ou neurasthénie gastrique, par le Dr A. Massy (*Rev. de cin. et d'électrothérapie*, 20 avril 1901). — Les bénéfices que les malades atteints de gastro-névroses peuvent retirer d'un traitement par le massage sont des plus importants. Ce traitement n'a pas encore acquis toute la notoriété qu'il mérite, car les résultats thérapeutiques qu'il fournit sont tels que le massage devrait être le traitement physique de choix de la dyspepsie qui s'observe surtout chez les neurasthéniques.

Le trouble des fonctions gastriques d'où dérive la dyspepsie nerveuse, bien que de nature variable et différant effectivement suivant les cas, consiste essentiellement, au point de vue clinique, en une atonie de l'estomac, accompagnée ou non de dilatation, d'altération du chimisme stomacal, de catarrhe avec fermentation.

Lorsque l'atonie est légère, elle porte à la fois sur l'estomac et sur l'intestin. Il y du côté du premier des phénomènes de distension (pesanteur à l'épigastre, congestion céphalique, éructations inodores, ballonnement de la région gastrique) et du côté du second des phénomènes de parésie du tube intestinal (météorisme, sensation de poids dans l'abdomen, constipation).

Quand l'atonie revêt une forme grave, ces troubles gastro-intestinaux deviennent plus intenses, plus développés. La motilité de l'estomac est fort amoindrie : aussi la dilatation succède-t-elle à la distension ; et celle-ci porte une atteinte sérieuse à la nutrition générale du malade, qui maigrit, s'anémie et perd ses forces. La constipation devient aussi intense et opiniâtre.

L'atonie de l'estomac paraît être le point de départ des troubles que comporte la dyspepsie nerveuse, et le massage stomacal, grâce à ses effets mécaniques directs et réflexes, provoque des contractions du muscle gastrique, produit une fluxion plus intense du sang vers l'estomac et favorise ainsi la nutrition des tissus de cet organe.

Pour que le massage puisse produire ces effets, il doit être mis en œuvre par un médecin bien habitué aux pratiques massothérapiques et selon certaines règles fort précises qu'on connaît bien aujourd'hui. Ce massage doit être toujours un massage doux, pratiqué avec prudence d'une façon entièrement rationnelle. Il portera d'abord sur les muscles de l'abdomen, ensuite sur l'estomac lui-même.

Dans les cas (les plus fréquents) où la dyspepsie nerveuse s'accompagne de constipation, le massage sera pratiqué également sur l'intestin.

Ce traitement massothérapique sera effectué tous les jours, quatre heures environ après le repas. Chacune des séances aura une durée de 15 minutes au maximum.

Le nombre des séances nécessaires pour que ce traitement donne entièrement les bénéfices si heureux qu'il est à même de fournir, sera environ de 60 à 70.

Le massage ne donnera bien entendu son plein effet que s'il est employé concurremment avec une thérapeutique médicamenteuse, alimentaire et hygiénique parfaitement appropriée à la dyspepsie qu'il est lui-même appelé à combattre : ce sont là des conditions absolument essentielles pour la réussite du traitement massothérapique.

E. Vogt.

Mode d'action du sulfure de carbone dans certaines affections stomacales et intestinales par Schmitt (*Bul. des Sciences Pharmac.*, avril 1901). — Le sulfure de carbone ne mérite pas l'oubli dans lequel il est tombé. Son grand pouvoir antiseptique a été mis en évidence par Chiandi-Bey, Péligot et Dujardin-Beaumetz. Il a donné de très bons résultats dans les affections stomacales avec fermentations et dans les diarrhées putrides. Son mode d'action est plus complexe qu'on ne l'a cru jusqu'ici. Il ne se réduit pas à un simple arrêt des fermentations. Cet effet est accompagné d'un relèvement de la tonicité de l'intestin et de l'estomac. Le sulfure de carbone produirait une sorte de massage interne dont voici le mécanisme.

Introduite dans l'estomac ou dans l'intestin, une solution aqueuse de sulfure de carbone froide ne tarde pas à émettre des vapeurs par suite de l'élévation de température qu'elle éprouve. Ces vapeurs acquièrent une force élastique assez élevée, elles distendent la paroi abdominale et excitent un mouvement de réaction des muscles grand droit et grand oblique: l'abaissement du diaphragme pendant l'inspiration agit dans le même sens. Nous avons donc alternativement des élongations et des raccourcissements des fibres musculaires de l'estomac et de l'intestin, mouvements bien propres à leur rendre leur tonicité.

L'absorption d'eau de Seltz agirait de la même façon, mais plus brutalement et tout à fait irrégulièrement. On sait qu'un lavement donné avec un siphon d'eau de Seltz peut provoquer la rupture de l'intestin.

L'eau saturée de chloroforme ne permet pas d'obtenir dans les mêmes limites de température une pression aussi élevée, comme le prouvent les chiffres publiés dans les Mémoires de Regnault qui démontrent qu'il existe une différence de pression d'environ 250 mm. de mercure en faveur du sulfure de carbone.

En réalité, les pressions dans l'estomac ou l'intestin sont plus fortes, car la tension de la vapeur d'eau s'ajoute sensiblement à celle du sulfure de carbone comme le démontrent les expériences de Schmitt.

On peut objecter que le sulfure de carbone étant très volatil doit passer à travers les parois du tube digestif : mais qu'il faudrait pour cela un certain temps et qu'il importe peu que l'on ait une pression de 630 mm. où seulement de 600 mm. Le principal est de constater cette dilatation provoquée, et c'est ce qu'a fait le malade dont l'auteur donne l'observation.

Il s'agit d'un homme de quarante-sept ans, ayant eu une appendicite à l'âge de dix-sept ans. Depuis lors, il était sujet à une constipation opiniâtre avec selles laminées. Il fut atteint en décembre dernier d'une péritonite tuberculeuse généralisée, forme sèche et adhésive, qui occasionna de tels rétrécissements qu'il fallut intervenir et libérer les adhérences. L'opération amena un relèvement de l'état général, mais de courte durée. Elle ne put rendre à l'intestin son calibre normal, comme le prouvent les scybales très petites contenues dans les selles diarrhéiques ou provoquées. C'est alors que l'auteur conseilla les lavements suivants :

Sulfure de carbone....	5	grammes
Eau distillée bouillie...	500	—

Agiter fréquemment. Décanter.

Voici ce qu'éprouvait le malade : Pendant les premiers instants, il ressentait des picotements internes plutôt désagréables, puis une sensation de plénitude de l'abdomen. Son ventre lui semblait augmenter de volume. Après quelques secondes succédait une sensation de bien-être. Après une demi-heure, le lavement était évacué. Trois semaines plus tard, le malade avait une selle abondante, bien calibrée. Le diamètre de l'intestin était donc redevenu normal. Depuis, tout s'est passé régulièrement de ce côté.

Les considérations théoriques qui ont guidé l'auteur permettent d'espérer qu'on pourra appliquer les lavements de sulfure de carbone dans certains cas d'obstruction intestinale. Si leur action paraissait insuffisante, on ferait placer sur l'abdomen alternativement des vessies de glace et d'eau chaude, ou on ferait suivre l'injection sulfocarbonée d'un lavement d'eau aussi chaude que possible. Quoi qu'il en soit, dans le cas de l'auteur, les lavements de sulfure de carbone ont eu pour effet de rétablir le calibre de l'intestin et peut-être d'éviter la formation de nouveaux rétrécissements, et à ce titre, ils trouveront leur place dans le traitement de la tuberculose du péritoine.

E. Vogt.

Traitement de l'iléus par l'atropine (*Therap. Monatshefte*, avril 1901). — Robinson communique l'observation d'une malade atteinte d'iléus, avec douleurs intolérables et constipation absolue. Un grand lavage intestinal provoqua des vomissements fécaloïdes et une augmentation considérable des douleurs, qui ne cédèrent ni à une injection de 0 gr. 02 de morphine, ni à des suppositoires d'opium et belladone. Quatre heures après la première intervention, l'auteur se décide à injecter sous la peau, 0 gr. 002 de sulfate d'atropine en solution aqueuse : les douleurs s'amendèrent au bout de fort peu de temps (10 h. du soir).

Pendant la nuit, évacuation d'une grande quantité de gaz par l'anus : les vomissements fécaloïdes continuent. On fait une seconde injection d'atropine de même dose le lendemain : l'état reste stationnaire ; troisième injection le soir à 8 heures : trois heures après, évacuation alvine légère suivie, une heure plus tard, d'une débâcle considérable. Guérison.

E. Vogt.

Le problème du traitement interne de la lithiase biliaire (*Deutsche med. Ztg.*, 11 avril 1901). — Pariser après une série de considérations de pathologie pure, arrive à cette conclusion que la lithiase biliaire ne dépend pas de la présence des calculs, mais qu'il s'agit d'un catarrhe infectieux, donnant naissance à des calculs de la vésicule biliaire. Il faut donc avant tout chercher à faire disparaître ce catarrhe, tout en se rappelant que les calculs entretiennent par action de présence, l'état catarrhal et que leur disparition favorise la guérison de ce dernier ; mais, même en supposant qu'on fût parvenu à éliminer tous les calculs, on n'aurait pas pour cela obtenu la guérison de l'affection. D'un autre côté, en favorisant la sortie des calculs, on ouvre la porte à une nouvelle invasion de microbes provenant de l'intestin et venant envahir des voies biliaires dans lesquelles le processus infectieux peut souvent déjà être en voie de disparition.

Il faudrait donc, en administrant des cholagogues, chercher à exciter la formation de bile, mais non l'expulsion des calculs : sous ce rapport les cholagogues paraissent indiqués, mais tous (salicylate, huile d'olives, sels d'acides biliaires) exercent une influence néfaste sur l'appétit, sans que l'effet cherché soit facilement obtenu. Les thérapeutes, par suite d'idées que l'auteur considère comme erronnées, n'ont du reste préconisé les cholagogues que dans le but de provoquer l'expulsion de calculs par pression *a tergo* de la bile sécrétée en excès. Il est peu admissible que cette pression suffise à mobiliser les calculs.

Il ressort de ces données, et d'autres que nous passons sous silence, que la lithiase biliaire ne saurait être guérie par l'administration de remèdes internes : les guérisons soit-disant obtenues ne sont pas dues aux médications. Le problème, pour l'auteur, doit être résolu par des voies tout à fait différentes.

On sait que dans un dixième des autopsies d'individus âgés de plus de 30 ans, on trouve les calculs biliaires; passé 60 ans, la proportion est d'un quart. Ces constatations ne correspondent le plus souvent à aucun accident constaté pendant la vie : ce sont de pures trouvailles d'amphithéâtre.

La lithiase biliaire, dans l'immense majorité des cas, ne donne donc lieu à aucun symptôme morbide, et le but que devrait se proposer la thérapeutique devrait donc être d'obtenir, non pas une expulsion des calculs, mais une atténuation et disparition des symptômes morbides, l'obtention d'un état que l'on peut considérer comme normal pour les porteurs de calculs biliaires.

Chaque colique hépatique représentant un état inflammatoire aigu greffé sur un état chronique, il faut, avant tout, soumettre les malades au repos au lit pendant une quinzaine : passé ce temps, on prescrit le repos sur un fauteuil ou une chaise longue. C'est là une condition essentielle de réussite.

On prescrira en même temps, des cataplasmes chauds sur la région hépatique, ou l'emploi de thermophores, et l'ingestion d'eaux sulfatées sodiques chaudes, qui agissent sur l'état catarrhal. Il faut bien se garder d'arriver à des doses purgatives, car rien n'est plus contraire au repos des organes digestifs et de leurs annexes que l'augmentation du péristaltisme.

Comme régime, on recommandera surtout aux malades de ne pas faire des repas trop abondants, et d'éviter les épices et les alcooliques.

Les femmes supprimeront le corset, et les sujets obèses porteront des ceintures hypogastriques, qui rendent selon l'auteur, de très grands services.

Tous les classiques recommandent d'un autre côté le mouvement, les grandes promenades, la gymnastique, le massage de la vésicule, etc., toujours dans le but de favoriser le flux de la bile. L'auteur est absolument opposé à ces pratiques : tout ébranlement violent doit être évité. Ici encore le repos doit être le but à atteindre.

Deux objections viennent à l'esprit : Dans la classe ouvrière, la cure de repos est une impossibilité : l'auteur en convient et croit que les indications de l'intervention chirurgicale sont dans ce cas plus pressantes. D'un autre côté, la cure de repos n'empêche pas la formation d'adhérences péricystiques, de fistules, de cancer des voies biliaires, etc., mais on peut toutefois admettre que le repos diminue la prédisposition aux complications de ce genre.

En résumé, il faut chercher à imiter la nature, à supprimer les symptômes morbides ; l'expulsion des calculs ne doit pas constituer le but thérapeutique, car elle est obtenue, quand elle l'est vraiment, au prix d'accidents de tout genre beaucoup plus préjudiciables aux malades que ne le serait la présence indéfinie de calculs dans une vésicule en repos.

E. Vogt.

Appareil pulmonaire
Cœur et Vaisseaux

Dr G. Lyon

Ex-chef de clinique de la Faculté de Médecine

Traitement de quelques hémoptysies, par Lemoine, (*Nord Médical*, n° 256, p. 73, 1901). — Dans les hémoptysies du début de la tuberculose, Lemoine prescrit les règles hygiéniques bien connues : repos absolu au lit, aération de la chambre, aliments de digestion facile : lait, œufs, viande crue ; la révulsion sous forme de bains de pied courts et très chauds (7 à 10 minutes de durée, 50 degrés en moyenne) ; parfois un lavement purgatif du Codex ; enfin, la sinapisation de la poitrine et des cuisses.

A l'intérieur, il administre le sulfate de quinine associé au seigle ergoté :

Sulfate de quinine........	0 gr. 30
Ergot de seigle pulvérisé..	0 gr. 50

Un cachet tous les matins dans un bol de lait

Dans les hémoptysies du cours de la tuberculose, on peut employer l'ergotine, bien que son action sur les capillaires du poumon, qui ne possèdent qu'un nombre très restreint de fibres musculaires lisses soit problématique. On utilisera l'ergotine Yvon en injections (un gramme de la solution d'Yvon contient un gramme d'ergotine) ou bien l'ergotinine de Tanret qui a une action plus rapide :

Ergotinine..............	1 centigr.
Acide lactique..........	X gouttes
Eau distillée bouillie ...	10 grammes.

Injecter 1/4 de centimètre cube pour commencer.

Si l'hémoptysie est persistante, on peut avoir recours au tartre stibié ou à l'ipéca,

Lænnec et Grisolle prescrivaient couramment de 0 gr. 20 à 0 gr. 40 de tartre stibié. M. Lemoine emploie des doses beaucoup plus faibles, soit 0 gr. 05 en moyenne, en plusieurs prises, pour provoquer un état nauséeux, sans aller jusqu'au vomissement :

Tartre stibié............	0 gr. 05
Sirop diacode...........	40 grammes
Sirop d'écorces d'oranges amères........................	60 grammes

Une cuillerée à café toutes les deux heures.

L'ipéca est donné à la dose de 2 à 3 grammes, également à doses fractionnées :

Poudre d'ipéca....	2 à 3 grammes
Sirop d'ipéca......	40 grammes
Sirop diacode......	60 grammes
Sirop d'écorces d'oranges amères........	30 grammes

Une cuillerée à soupe toutes les deux heures.

Dans les hémoptysies dues à la rupture d'un vaisseau dans une caverne, l'injection d'ergotine, à la dose d'un milligramme, constitue le moyen le plus précaire.

Dans les hémoptysies des arthritiques, il convient d'employer la révulsion, de favoriser la diurèse au moyen du lait, du carbonate ou du benzoate de lithine (2 grammes par jour) ; d'employer la digitale.

Dans les hémoptysies supplémentaires des règles les bains de pied, l'aloès (0 gr. 10 chaque soir), sont des moyens préventifs qui ont leur utilité. Ces hémoptysies sont d'ailleurs souvent liées à la tuberculose.

G. Lyon.

Opinions actuelles sur le traitement de la toux (*Die Heilkunde*, février 1901). — Weiss rappelle que Geigel a mesuré la rapidité avec laquelle s'échappe la colonne d'air au moment de l'expectoration : cette rapidité peut atteindre le chiffre colossal de 100 mètres par seconde au moment du passage dans la glotte. Si, d'un autre côté, on mesure le travail effectué au cours des accès de toux, on reconnaît que le sujet qui tousse 12 fois par heure pendant 10 heures dépense environ 250 calories : l'épuisement des malades s'explique aisément par ces chiffres.

La pression atmosphérique agit nettement sur la vigueur de l'expiration : celle-ci est en raison inverse de la hauteur de la pression. Chez un individu jeune, le séjour des altitudes favorisera donc l'expectoration.

Au point de vue thérapeutique, on recherchera en premier lieu la cause de la toux : celle-ci ne doit pas être systématiquement combattue, car il sera souvent utile, comme on sait, de favoriser l'expectoration. En dehors des expectorants médicamenteux, parmi lesquels l'apomorphine semble seule réellement efficace, il sera toujours bon de saturer l'air ambiant de vapeur d'eau, destinée à remplacer la vapeur d'eau extraite des sécrétions par le passage sur elles de l'air expiré.

Dans d'autres cas, il s'agira de modérer les accès de toux et de diminuer la rapidité d'expulsion de la colonne d'air : on s'adressera alors aux narcotiques, parmi lesquels l'héroïne semble bien exercer une action spécifique sur l'acte respiratoire, car elle est le seul médicament de ce groupe qui provoque une augmentation de la durée de l'inspiration et ralentit l'acte respiratoire.

L'héroïne sera prescrite à la dose de 3 à 5 milligr. : le chlorhydrate, beaucoup plus soluble, peut être administré sous forme de gouttes ou de mélanges liquides. Dans les cas où l'emploi du médicament doit être prolongé, la forme pilulaire est préférable : elle permet en outre l'association à la poudre de feuilles de digitale, en cas de toux cardiaque.

La belladone de son côté excite manifestement à faibles doses le centre respiratoire et paralyse les fibres musculaires lisses : elle convient donc dans les cas où il s'agit de combattre le spasme et la douleur, sans supprimer entièrement la toux.

Si la douleur seule doit être combattue, la morphine, la codéine et la dionine seront indiquées.

E. Vogt.

Injections hypodermiques iodées dans la tuberculose pulmonaire (*Merck's Archives*, février 1901). — Croftan constate que l'ingestion d'iode provoque principalement des réactions dans l'arbre respiratoire; l'iode doit donc exercer une action sur les organes les plus souvent atteints par la tuberculose, mais il est difficile d'arriver à un dosage exact avec les modes d'administration usuels (onctions avec pommades iodées, ingestion stomacale).

L'iodipine à 10 0/0, en injections sous-cutanées, dans les régions fessière ou interscapulaire de préférence, présente l'avantage de ne provoquer aucune irritation des organes internes. On peut en continuer l'emploi tous les jours, pendant des mois, sans inconvénient. L'auteur a débuté par une goutte d'iodipine dissoute dans 1 gramme d'huile d'olives stérilisée; il a augmenté les doses d'une goutte par jour, sans dépasser 60 gouttes par jour.

Les résultats obtenus ont été les suivants : chez tous les malades et parfois dès le début du traitement, on constate une augmentation de l'appétit et du poids, une diminution de la toux, des sueurs nocturnes et des signes physiques. Sur les 27 cas traités, 19 présentaient de la tuberculose au début et 20 une infection par le seul bacille de Koch.

Quel que soit le jugement définitif que des recherches ultérieures permettront de porter, on peut dès aujourd'hui constater, selon l'auteur, que les injections d'iodipine ont donné des résultats favorables chez tous les malades traités.

E. Vogt.

Maladies du Système nerveux

Dr P. Sainton

Ancien interne des hôpitaux.

Tumeur cérébrale. — Ponction lombaire. — Disparition de la céphalée et de la névrite optique après évacuation de liquide céphalo-rachidien, par Abadie (*Journal de médecine de Bordeaux*, 24 mars 1901). — Il s'agit d'une malade âgée de quarante-deux ans, entrée dans le service de M. le Pr Pitres, pour des maux de tête continuels et violents.

Il y a environ trois semaines, à la suite d'un accès de migraine, la céphalalgie persista et prit rapidement des caractères différents et une intensité remarquable. Ces maux de tête devinrent continuels, accablant la malade le jour et la nuit, et d'une violence telle que cette dernière se décida à entrer à l'hôpital.

Elle parle lentement, d'une voix éteinte; elle reste dans l'immobilité complète, le moindre mouvement provoquant un redoublement d'intensité de la céphalée dont elle se plaint amèrement : celle-ci est continuelle, avec des paroxysmes spontanés fréquents pendant la journée et une exacerbation intense pendant la nuit. La lumière, le bruit, l'action de parler à voix haute, les mouvements du tronc, des membres et surtout de la tête sur les épaules sont autant de causes de paroxysmes nouveaux que la malade s'applique à éviter en gardant l'immobilité absolue dans son lit, la tête enfouie dans ses oreillers. Les mouvements de la tête sur le tronc sont impossibles à provoquer, la malade immobilisant fortement la tête et le cou sur les épaules, afin d'éviter les exacerbations que procurent la moindre tentative de ce genre.

La moindre pression des globes oculaires détermine un retrait brusque de la tête en arrière, la malade accusant ainsi une hyperalgésie oculaire à la pression très vive; il n'existe pas le moindre strabisme, pas la moindre trace de nystagmus spontané ou provoqué. Névrite optique par stase.

Les jambes sont faibles et incapables de permettre à la malade une station debout longtemps prolongée ou une marche un peu rapide. La marche n'est pourtant pas hésitante et la station debout est possible, même sur un pied. La position verticale ne procure aucune sensation vertigineuse à la malade.

La sensibilité est normale dans tous ses modes et en tous les points du corps, aussi bien au niveau de la peau que des organes profonds ou des viscères.

Dès son entrée à l'hôpital, la malade a été soumise à un traitement mercuriel sévère; on lui a fait pendant douze jours des injections intramusculaires d'huile bi-iodurée.

On a essayé pour la calmer toute la série des analgésiques ; antipyrine, acétanilide, phénacétine, exalgine, héroïne, etc., sans obtenir encore la moindre amélioration. De fortes doses de bromure et de chloral seules ont réussi à calmer légèrement l'intensité de la céphalalgie. On a administré à la malade des pilules de bleu de méthylène.

Enfin, le 20 février, on pratique une ponction lombaire. La ponction est faite au lieu d'élection, suivant le manuel opératoire habituellement employé. Le liquide céphalo-rachidien s'écoule facilement, absolument limpide : on en retire ainsi 25 cc Aucune injection n'est faite sous les meninges rachidiennes. On se borne à la soustraction de la quantité précédente de liquide céphalo-rachidien. Après quelques minutes, la malade est placée dans la station assise; elle se plaint bientôt d'une céphalée plus vive et d'une petite syncope avec pâleur de la face, affaiblissement du cœur, ralentissement du pouls et de la respiration ; ces phénomènes disparaissent rapidement. La malade, transportée dans son lit, est prise aussitôt de nausées pénibles, avec efforts et vomissements, qui durent pendant une heure environ.

Dès le soir, les céphalées s'atténuent; la malade goûte un peu de repos dans la nuit. Le lendemain, les douleurs de tête sont tout à fait calmées. La malade éprouve une satisfaction énorme de cette disparition complète. Les douleurs reviennent cependant à l'occasion d'efforts de défécation; elles ont les mêmes caractères que précédemment, elles disparaissent totalement au bout de vingt minutes. Depuis ce moment, elles n'ont jamais plus reparu.

Pendant quelques jours, à la place des douleurs, la malade a éprouvé une sorte de rigidité du cou, sans raideur de la nuque ni contracture musculaire quelconque, qui l'obligeait à garder la tête sur le coussin. Elle ressentait une sensation de pesanteur presque invincible quand elle essayait de soulever la tête au-dessus du plan du lit.

Quatre jours après la ponction lombaire et l'évacuation du liquide céphalo-rachidien, toute sensation douloureuse avait disparu. La malade était dans le calme complet.

A l'ophtalmoscope, on ne trouve plus qu'un peu de stase veineuse.

L'échec de la médication antisyphilitique, l'inefficacité absolue de la série des médicaments analgésiques, et l'amélioration considérable qui a suivi presque immédiatement la ponction lombaire permettent d'affirmer à peu près sûrement une relation de cause à effet entre l'évacuation de liquide céphalo-rachidien et la disparition complète des céphalées et des symptômes de névrite optique.

Il paraît donc évident, dans ce cas particulier, que la céphalée était fonction de l'augmentation de la pression intra-cérébrale. Cette interprétation ne peut-elle pas logiquement s'appliquer à tous les cas de tumeurs cérébrales avec céphalalgie? La ponction lombaire étant une opération facile, l'évacuation de liquide céphalo-rachidien ne s'accompagnant d'habitude d'aucun phénomène grave, il semble rationnel d'appliquer ce mode de traitement symptomatique à tous les malades porteurs de néoplasmes intra-craniens et atteints de céphalées intenses.

Les symptômes de névrite optique par stase que présentait la malade ont de même complètement disparu à la suite de la ponction lombaire. Il faut certainement voir dans la décompression intra-cranienne la cause de cette disparition

E. Vogt.

Sur le traitement de la sciatique par injection intra-arachnoïdienne de doses minimes de cocaïne par Marie et Guillain (*Société Médicale des Hôpitaux*, 29 mars 1901). — MM. Marie et Guillain ont traité un cas de sciatique de moyenne intensité au moyen de l'injection intra-arachnoïdienne de cinq milligrammes de cocaïne (solution au 1/100e stérilisée à l'autoclave); trois minutes après l'injection le malade accusait une notable diminution de la douleur et six minutes après elle avait complètement disparu et il ne restait plus que quelques vestiges du signe de Lasegue. La guérison s'est maintenue, après un léger retour offensif de la douleur à la fin de la journée.

G. Lyon.

Lumbago guéri instantanément par une injection intra-arachnoïdienne de cocaïne, par P. Marie et G. Guillain (*Société médicale des hôpitaux*, 19 avril 1901). — Un homme de 43 ans souffrait depuis trois jours d'une violente douleur dans la région lombaire survenue à la suite de l'effort fait pour soulever un fardeau. Les mouvements du tronc étaient fort pénibles, la pression des masses sacro-lombaires déterminait une vive douleur. On lui pratique une injection intra-arachnoïdienne de 5 milligrammes de cocaïne (solution à 1/100c. stérilisée à l'autoclave). Trois minutes après l'injection cet homme accusait une amélioration manifeste; en examinant le malade, 8 minutes après l'injection on constate que les masses sacro-lombaires ne sont plus douloureuses. 2 minutes plus tard on permet au malade de se lever : il s'habille sans aucune gêne et lace ses chaussures sans même se servir d'une chaise. Il rentre chez lui guéri et marche une partie de la journée. A aucun moment on n'a constaté d'anesthésie dans les membres inférieurs.

La méthode des doses minimes peut être tout particulièrement recommandée pour les affections douloureuses à détermination primitivement nerveuse ou musculaire portant sur les membres inférieurs, les lombes et la partie inférieure du tronc. Cette méthode qui agit uniquement sur l'élément douleur, tout en se montrant remarquablement efficace est dépourvue des inconvénients qui s'observent parfois quand on fait usage de doses plus fortes.

G. Lyon.

Influences des ponctions lombaires sur les crises gastriques, par M. Debove (*Société médicale des hôpitaux*, 19 avril 1901). — M. Debove rapporte l'observation d'un malade chez lequel une crise gastrique atrocement douloureuse a été supprimée instantanément par une simple ponction lombaire ayant soustrait 30 cc. de liquide céphalo-rachidien, qui s'écoula en jet par la canule. La pression de ce liquide était donc augmentée.

M. Debove ajoute, à ce propos, qu'il a été conduit à faire cette ponction précisément parce qu'il croit qu'un certain nombre de phénomènes douloureux viscéraux sont dus à une augmentation de pression du liquide céphalo-rachidien, et que de ce nombre sont peut-être les crises fulgurantes tabétiques.

G. Lyon.

Applications médicales de l'injection intra-rachidienne de cocaïne, par M. Achard (*Société Médicale des Hôpitaux*, 19 avril 1901). — Un malade atteint de zona abdomino-crural a été soulagé par l'injection de deux centigrammes de cocaïne dans le rachis et a pu retourner chez lui deux heures après.

Un autre malade atteint de myélite syphilitique et sujet au priapisme douloureux fut débarrassé complètement du priapisme par l'injection intra-arachnoïdienne d'un centigramme de cocaïne.

G. Lyon.

Nouvelle méthode pour le traitement du pied plat et contribution à la cocaïnisation de la moelle épinière, par Franke (*Therap. Monatshefte*, avril 1901). — L'auteur rapporte une observation de pied plat douloureux chez une femme de 19 ans, à laquelle il injecta 0 gr. 015 de cocaïne dans le canal médullaire. Au bout de 10 minutes, début de l'analgésie qui remonte au nombril et dure 3/4 d'heure. Vers la 15e minute, la malade fut prise d'une sensation intense de froid, avec pouls très petit et très fréquent; à la suite de plusieurs vomissements, cet état s'améliora. L'auteur confiant dans les assertions de Tuffier concernant l'innocuité de l'injection à la dose sus-indiquée, continua son opération: ayant trouvé un allongement du tendon du jambier postérieur, il raccourcit ce tendon de 1,5 cm.

Quelques heures après l'opération, douleurs violentes dans la région de la plaie qui nécessitèrent une injection de morphine: guérison par première intention et résultat opératoire parfait.

L'auteur croit que son intervention est indiquée dans tous les cas de pied plat où n'existent pas encore de trop profondes modifications des os.

E. Vogt.

Maladies vénériennes
Maladies de la Peau

Dr Morel-Lavallée
Médecin des hôpitaux

Traitement de la syphilis par ingestion mercurielle, par Brocq (*Presse médicale*, n° 29, p. 166-190). — La méthode gastrique a été un peu délaissée depuis la vulgarisation de la méthode des injections. Il faut reconnaître qu'elle présente de graves inconvénients, surtout quand on administre les mercuriaux sous la forme pilulaire. En effet, la forme pilulaire rend la médication bien moins sûre, la dissolution complète de la pilule et l'absorption de son contenu étant aléatoire; en outre, quand la pilule se dissout, le corps actif qu'elle renferme peut agir d'une manière nuisible sur la muqueuse du tube digestif.

Ainsi donc : infidélité d'action, intolérance gastrique ou gastro-intestinale, telles sont les deux grandes objections que l'on peut faire à la méthode pilulaire. Mais celle-ci n'est pas toute la méthode gastrique. M. Brocq lui préfère de beaucoup l'emploi de la liqueur de Van Swieten, en vertu de l'axiome classique : « corpora non agunt nisi soluta. »

M. Brocq administre la liqueur de Van Swieten, soit à doses massives, soit à des doses fractionnées. A doses massives, en donnant la dose totale du médicament : *a*) soit en une fois avant le premier déjeuner; ce procédé est plus commode, mais il a l'inconvénient d'être moins efficace et d'exercer une action parfois irritante sur le tube digestif; *b*) soit en deux fois avant les deux principaux repas.

A doses fractionnées, en donnant la dose totale du médicament prescrit, en quatre à six fois dans la journée, avant les divers repas et dans leur intervalle.

Il faut avoir soin de diluer la liqueur de Van Swieten dans une assez grande quantité de liquide : lait ou eau de Vichy. En cas de maux d'estomac ou de diarrhée, M. Brocq fait ajouter à chaque prise de medicament 5 à 10 gouttes d'élixir parégorique. On peut masquer en partie le mauvais goût de la liqueur de Van Swieten en ajoutant au lait quelques gouttes d'essence d'anis. Il est très rare que l'on observe une répugnance ou une intolérance gastrique absolue.

Par doses fractionnées, M. Brocq prescrit quotidiennement 15 à 20 grammes de liqueur de Van Swieten, soit 1 centigramme 1/2 à 2 centigrammes par jour de bichlorure. Les effets obtenus sont supérieurs à ceux du même sel donné en pilules à plus forte dose.

Le fractionnement des doses, non seulement assure une meilleure tolérance du médicament, mais encore renforce les effets thérapeutiques. M. Brocq, par ce moyen, n'a guère échoué que dans certains cas de syphilides psoriasiformes tertiaires des paumes des mains et des plantes des pieds et dans quelques cas plus rares encore de syphilomes scléreux en nappe de la cavité buccale, de la langue en particulier.

G. Lyon.

Traitement du lupus et du sycosis par les rayons de Rœntgen (*Société rhénale de Bonn*, séance du 11 février 1901). — Gouven présente trois lupiques traités depuis 4 mois environ par les rayons de Rœntgen, sans aucune autre médication. Au début, l'affection se présentait chez les trois sujets sous un aspect verruqueux; on voyait de nombreux tubercules lupiques. Aujourd'hui, on n'aperçoit plus que des cicatrices lisses légèrement hypérémiques dans lesquelles on ne peut plus reconnaître, même en examinant minutieusement, des tubercules nets.

L'orateur s'est en général abstenu de provoquer une irritation intense des parties traitées, car on peut obtenir une amélioration continue sans pousser le traitement aussi loin. Mais il est certain que si par hasard une inflammation intense se produit, malgré toutes les précautions prises, le processus curatif en reçoit un coup de fouet manifeste.

Des examens histologiques ont démontré que la guérison n'est toutefois pas aussi nette qu'elle parait *de visu*; il y a lieu de se demander si l'élimination du tissu tuberculeux est vraiment complète.

Dans 28 cas de sycosis simple et 4 de sycosis parasitaire, l'orateur a obtenu des guérisons dans un espace de temps beaucoup plus court qu'avec les autres méthodes; il n'y a pas eu de récidives. Les symptômes morbides s'atténuent et disparaissent même bien avant la chute des poils dans le sycosis simple, mais il est bon de continuer le traitement jusqu'à ce que cette chute soit obtenue, pour éviter les récidives.

3 cas de lupus érythémateux se sont très favorablement modifiés, mais on n'a pu obtenir jusqu'à ce jour de guérison complète chez aucun de ces malades.

E. Vogt.

Eaux sulfureuses et affections cutanées, (*Deutsche med. Ztg.*, 8 avril 1901). — Winckler constate que la thérapeutique moderne en Allemagne a quelque peu délaissé l'action des thermes sulfureux, alors que le public leur accorde, aujourd'hui encore, une grande efficacité dans les affections cutanées. L'auteur croit que les dermatologues actuels ont renoncé, de gaîté de cœur, à une médication certainement efficace, surtout quand il s'agit d'eaux fortement chargées de soufre (au moins 25 ccm. par litre d'hydrogène sulfuré). Une série de dermatoses trouvent, en effet, un bénéfice évident dans le séjour dans les stations thermales.

Eczéma. — Une cure prolongée, prudemment conduite, combattra efficacement l'eczéma dans tous ses stades et variétés, surtout si l'on utilise le séjour dans un local contenant de l'air chaud, chargé de gaz, provenant des eaux thermales. Il faut dans ce but, faire arriver dans le local l'eau en jets minces, perdant leurs gaz en grandes quantités ; si on utilisait la pulvérisation, on favoriserait l'oxydation rapide de ces gaz, et l'on n'obtiendrait pas les sous-produits gazeux qui prennent naissance quand l'hydrogène sulfuré se transforme en eau et en soufre.

Les eaux sulfureuses utilisées comme bains dans les stations thermales exercent une action certainement beaucoup plus énergique que les bains soufrés pris à domicile. L'ingestion d'eau à la source contribue puissamment à aider à la réussite de la cure, surtout dans les formes sèches de l'eczéma chronique. Les eczémas des arthritiques sont tout spécialement influencés.

Psoriasis. — On obtient parfois des améliorations. L'auteur croit que cette maladie est une névrose vasomotrice s'observant surtout chez des dégénérés : on retrouve chez presque tous ces malades les stigmates caractéristiques. Il sera bon de décaper les placards par les moyens usuels avant la cure, et de commencer celle-ci au début de la défervescence d'une poussée. Il est impossible de pronostiquer le résultat par l'examen du malade, car des formes graves peuvent se modifier aisément et des formes légères rester rebelles à la médication.

Furonculose. — Cette affection, quelle que soit sa ténacité, ne résiste pas à une cure thermale sulfureuse forte. L'auteur s'étonne qu'on préconise sans cesse des médications nouvelles pour une dermatose si facile à guérir par les bains et l'ingestion d'eau. Les diabétiques sont toutefois réfractaires, ainsi que les malades qui présentent des poussées cutanées à la suite d'une infection pyémique. Dans la furonculose classique, on ne voit déjà plus revenir les furoncles à la fin de la première semaine de traitement, et il suffit alors souvent de s'en tenir à l'ingestion seule d'eau sulfureuse.

Acné vulgaire. — On fera bien, en dehors des bains, de prescrire des cataplasmes de boues sulfureuses prises aux sources.

Prurigo. — On préfèrera l'ingestion d'eau et les bains à l'étuve sèche aux bains, surtout prolongés, car ces derniers risqueraient de provoquer une irritation plus marquée.

Sycosis non parasitaire. — Guérison souven obtenue; il en est de même pour l'urticaire.

Ulcère variqueux. — Excellents résultats en employant des compresses imbibées d'eau thermale.

Ichthyose. Favorablement modifiée, souvent pour un temps très long, par l'emploi simultané de tous les modes d'administration des eaux sulfureuses.

L'auteur préconise comme traitement sulfureux, une méthode qui diffère des procédés classiques, et dont voici le résumé :

Tous les jours, pendant 4 à 6 semaines, un bain de 33° à 34° de 10 à 40 minutes de durée ; dans certains cas, on alterne avec des séances d'étuve sèche ou des bains de boue sulfureuse. La poussée ne se développe jamais dans ces conditions : pour l'auteur, cette dermatite est uniquement due à l'exagération de durée ou de température du bain et ne présente aucune valeur thérapeutique ou pronostique.

Les bains sulfureux artificiels ne contiennent pas autant de gaz utiles au traitement, ils sont donc inférieurs aux bains des stations. Il est déjà plus pratique de boire, à domicile, des eaux sulfureuses, car ces eaux ne se décomposent pas si facilement qu'on l'a prétendu.

L'auteur, à propos du régime, défend un point

de vue que les auteurs allemands laissent volontiers dans l'ombre.

Pour lui, beaucoup de dermatoses sont dues à une alimentation irrationnelle : la charcuterie doit être défendue dans la furonculose, le fromage dans l'acné, etc., les prurigineux doivent s'abstenir de café, de condiments. Les œufs sont en général fort mal supportés au cours d'une cure sulfureuse.

Pour l'auteur, l'action des eaux sulfureuses est sédative et non excitante, comme on l'a cru trop longtemps ; les hautes températures doivent donc être abandonnées pour les bains, car elles nuisent à cet effet sédatif.

E. Vogt.

Gynécologie et Obstétrique

Dr R. Blondel,

Chef du Laboratoire de la Maternité, à l'hôpital de la Charité

Remarques sur l'hystérectomie abdominale totale pour myomes, par H. A. V. Guerrard (Düsseldorf) (*Centralb. für Gynæk*, 29 déc. 1901, n° 52). — Pour le traitement des vaisseaux, l'auteur décrit un procédé dont l'emploi lui a semblé être très facile et simple ; il employait la voie abdominale.

Arrivé sur la tumeur, on incise le plica pelvéo-ovarica de chaque côté, suivant les circonstances, en dehors ou en dedans des ovaires; on saisit et on lie les artères spermatiques. Un aide introduit alors le speculum de Fritsch dans le cul-de-sac vaginal postérieur, pour indiquer la direction à donner à l'incision consécutive. Celle-ci est faite du côté le plus accessible, en forme de demi-lune à convexité en dedans, atteignant l'insertion du vagin sur le col (ou sur la tumeur). A l'aide de petits coups de ciseaux on divise le péritoine et on incise le vagin. On saisit dans des pinces la lèvre postérieure, puis la lèvre antérieure. On renverse l'orifice externe vers la cavité abdominale, on le détache tout autour et on libère le col autant que possible. Presque toujours le décollement de la vessie se fait facilement. Toujours dans le but d'obtenir un grand lambeau péritonéal, on fait une incision en demi-lune qui va rejoindre le bord inférieur de l'incision qui a été faite du côté encore intact sur le plica pelvéo-ovarica. L'utérus ne tient plus que par le paramétrium. Il n'est pas nécessaire de décoller le péritoine ; il se rétracte en général de lui-même. Il devient alors facile de sectionner lentement le paramétrium d'abord du côté aisé, puis de l'autre côté. Souvent une seule ligature de chaque côté suffisait ; une fois même il ne fallut qu'une ligature d'un côté, soit pour toute l'opération (hystérectomie pour un myome du volume d'une tête d'enfant) trois ligatures en tout. Il est probable que, dans ce cas, l'artère d'un côté s'était ramifiée de très bonne heure. Après incision du paramétrium, l'utérus devient libre, ne tenant plus qu'au péritoine antérieur si on ne l'a pas sectionné ; on le détache alors à l'aide d'une incision courbe.

Contre toute attente, même à ce moment, où la compression des artères cessait en même temps que la traction exercée sur l'utérus, il n'y avait pas d'hémorragie. Un peu d'écoulement de sang veineux, rarement artériel. Les grands lambeaux péritonéaux retombaient alors d'eux-mêmes sur la cavité opératoire qu'ils rétrécissaient notablement. Pour éviter quelque hémorragie parenchymateuse on faisait une compression à l'aide de gaze iodoformée, bourrée autour du spéculum encore en place, et partiellement poussée en bas. De la sorte, les lambeaux péritonéaux se trouvaient pressés sur les parties qu'ils doivent couvrir. Si quelque vaisseau donne, on le lie.

Il est possible de modifier cette technique selon les cas. C'est ainsi qu'il peut être plus facile de lier le plica pelvéo-ovarica en masse au lieu de saisir l'artère spermatique isolément. De même il peut être préférable d'inciser le cul-de-sac vaginal et de se diriger ensuite de là vers les deux premières incisions, plutôt que de se diriger d'abord d'un côté de haut en bas et de remonter de l'autre côté.

L'important est de détacher la tumeur de ses adhérences pelviennes profondes, sans aucune ligature préventive, de façon à réduire au minimum le nombre des ligatures, sans nuire à l'hémostase et à ne pas abandonner dans la cavité de tissus ligaturés pouvant amener plus tard des adhérences fâcheuses. Le procédé de l'auteur donne un accès facile au champ opératoire et abrège la durée de l'opération.

R. Blondel.

Traitement chirurgical du cancer utérin (*XXXe Congrès de la Soc. allem. de chirurgie*). — Longue discussion, dans laquelle les orateurs, en majorité imposante, font le procès de l'hystérectomie abdominale pour cancer utérin, défendue avec enthousiasme par l'école française et sont d'avis de persévérer dans la voie vaginale. M. Jordan (d'Heildelberg) et autres, se basent surtout sur les bonnes statistiques obtenues par ce dernier moyen, qui, pour une mortalité moindre, donne 33 0/0 de guérisons constatées cinq ans après. La voie abdominale comme dans les cancers des autres organes, paraît en effet, devoir être plus radicale, puisque seule elle permet l'ablation des ganglions lymphatiques. Mais les statistiques sont là pour démontrer que la gravité de l'intervention n'est pas compensée par les avantages que l'on en recueille. Les ganglions, en ce qui concerne les cancers de cet organe sont tardivement pris; leur engorgement n'est pas toujours spécifique. Le tissu cellulaire des ligaments larges doit surtout être enlevé. Or, l'opération vaginale, avec ses divers procédés, permet tout aussi bien que l'autre, de l'extirper dans la mesure possible.

M. Schuchardt (de Stettin) défend son *incision paravaginale*, qui contourne le rectum et se rapproche ensuite de la ligne médiane, comme permettant, grâce à la facilité d'accès que donne la division en deux du périnée, des opérations parfois très radicales.

M. Dührssen (de Berlin), use d'un procédé qu'il nomme colpocœliotomie antérieure, ou *laparatomie vaginale*. Cette opération lui sert pour la plupart des interventions gynécologiques, et consiste à faire une incision en T sur la paroi vaginale antérieure, à séparer la vessie de la matrice et des ligaments larges, ouvrir le cul-de-sac vésico-utérin et, par cette ouverture, faire basculer en avant, la matrice et les ovaires que l'on a sous la main.

Comme exemple d'opinion éclectique, citons M. Kummell qui, reconnaissant la gravité des opérations abdominales, emploie la voie vaginale dans les cas très faciles; la même voie avec incision paravaginale, dans les cas de difficulté moyenne; enfin, la laparotomie abdominale, lorsque la compression des uretères exige une intervention plutôt destinée à soulager les patientes, qu'à les guérir.

A. Benoit.

Extirpation abdominale totale du vagin, par Ernst Wertheim (Vienne) (*Centralb. für Gynäk*, 29 décembre 1900, n° 52). — Déjà précédemment dans le cours d'hystérectomies totales abdominales, l'auteur avait dû enlever, en même temps que l'utérus cancéreux, des lambeaux plus ou moins étendus du vagin envahis par le néoplasme.

Dans les deux cas suivants opérés l'un par lui, l'autre par son assistant Micholitsch, on a enlevé par la voie abdominale la totalité du vagin.

Les deux pièces provenant de ces opérations sont présentées à la Société d'obstétrique et de gynécologie de Vienne, le 30 octobre 1900.

La première pièce provient d'une femme de 56 ans, présentant, à la moitié inférieure de la paroi vaginale antérieure, un noyau de la grosseur d'un œuf, ulcéré et saignant. On ne pouvait rien affirmer sur l'état de l'utérus : le col était dur. A la coupe antéro-postérieure de l'utérus, on voit que la paroi postérieure du col est carcinomateuse.

L'opération fut faite le 19 avril 1900. Laparatomie, séparation des deux uretères, sans cathétérisme, ligature et section des deux ligaments infundibulo-pelviens et des ligaments ronds, décollement de la vessie jusqu'à l'embouchure des uretères. Ligature des deux utérines, libération des deux uretères d'avec le paramétrium ; les deux uretères sont repoussés sur les côtés. Ligature et section des deux ligaments sacro-utérins. Traction sur l'utérus, ce qui facilite la libération périphérique de tout le conduit vaginal jusqu'à la vulve.

L'hémorragie veineuse dans le tissu cellulaire paravaginal est arrêtée par des ligatures assez facilement. Extirpation des ganglions de la région, lesquels n'étaient pas cancéreux, après quoi on enfouit l'utérus et ses ligaments avec tout le tissu paramétral qui lui adhère entre le conduit vaginal et le rectum, à la façon d'un tampon. On replace les uretères dans leur situation normale, on réunit le péritoine de la vessie avec celui du rectum, ce qui exclut tout le tractus génital de la cavité péritonéale. Après suture complète de la cavité abdominale, on couche la femme dans la position ordinaire, sur le dos, on sectionne circulairement le vagin près de la vulve et on enlève le tout. Drainage de l'espace sous-péritonéal avec de la gaze iodoformée, occlusion de la vulve, sauf un espace nécessaire pour ramener la gaze au dehors. Durée de l'opération, une heure et demie. Perte de sang insignifiante.

Guérison parfaite et maintenue jusqu'à présent (six mois après).

La deuxième pièce provient d'une femme de 51 ans. Tumeur en choux-fleur siégeant sur la portion vaginale, du volume d'une pomme molle, friable, recouvrant le cul-de-sac vaginal. Sur la paroi vaginale postérieure, de nombreuses plaques papillaires (cancer) plus ou moins étendues.

Opération le 13 juillet 1900. En décollant la vessie, au point où l'uretère gauche débouche dans le réservoir, il y eut une petite déchirure due à ce que le carcinome arrivait là tout près de la paroi vésicale qui était fixée. Suture, en prenant soin de ne pas toucher à l'uretère. Durée de l'opération, 2 heures.

Suites relativement bonnes : il y eût du côté gauche une fistule urétéro-vaginale. On n'essaya pas de faire l'implantation de l'uretère dans la vessie. Néphrectomie le 22 octobre.

Actuellement (3 mois 1/2) pas de récidive

L'auteur fait ressortir que ce procédé rend le champ opératoire beaucoup plus accessible; on voit mieux. Non seulement on peut enlever les ganglions de la région, mais aussi le tissu cellulaire paramétral. Le procédé facilite la séparation et la préservation des uretères. L'isolement du conduit vaginal d'avec la vessie et le rectum est facile. Pas de difficulté pour l'hémostase.

Enfin on voit avec quelle sûreté on évite tout contact avec le champ opératoire.

R. Blondel.

Du massage gynécologique, par R. Olshausen (*Centralb. fur Gynäkol*, 19 janvier 1901, n° 3). — L'auteur refuse d'abord le nom de massage à la déchirure manuelle des adhérences péritonéales de l'utérus rétrofléchi.

Cette déchirure est possible quand il s'agit seulement d'adhérences péritonéales, surtout de tractus allongés, et chez les femmes à paroi abdominale mince. Encore convient-il d'être prudent pour éviter des hémorragies internes et d'autres complications.

Il faut de même refuser le nom de massage à l'extension lente d'adhérences pathologiques, surtout indiquée quand l'utérus est fixé latéralement.

Le massage proprement dit, pétrissage, effleurage, etc., a moins d'indications que le prétendent ses partisans. L'auteur nie son utilité dans les cas de rétroflexion utérine et de prolapsus sans adhérences. Sauf exceptions explicables, les résultats favorables que certains auteurs ont constatés de suite après quelques séances de massage dans les cas de positions vicieuses de l'utérus non adhérent, ne sont pas des résultats durables.

Le massage ne peut rien contre l'endométrite. Dans la métrite chronique, le massage ne peut amener de diminution de l'hyperplasie qu'autant que celle-ci ne résulte pas d'une rétroversion, d'un myome ou de petits myomes non perceptibles encore.

Dans l'hématocèle récent ou ancien, le massage est fortement contre-indiqué.

En conclusion le massage ne convient qu'aux exsudats pelviens solides, quand tout processus inflammatoire a depuis longtemps disparu.

Encore ne convient-il dans ces cas de recourir au massage que quand, entre les extrémités des doigts qui massent et les exsudats, il n'y a que la paroi abdominale interposée.

Les tumeurs des trompes ne peuvent que rarement être massées avec succès, quand il s'agit d'hydrosalpinx et qu'on peut faire écouler le liquide dans l'utérus. Le massage de la trompe à paroi épaissie sans contenu liquide n'a de valeur que quand le massage s'adresse aux infiltrations périphériques.

R. Blondel.

Contribution à l'opération d'Alexander, par N.-N. Savinov. (*Khirurguia*, décembre 1900). — L'auteur passe en revue l'historique de cette question et décrit sommairement toutes les modifications de cette opération. Elle est indiquée d'une façon générale : 1° Dans les rétroflexions mobiles, quand le paramétrium et les annexes sont sains; 2° les rétroflexions quelque peu immobiles, mais qu'on peut rendre mobiles par le massage, la section des adhérences par la colpotomie postérieure. D'une façon spéciale, le raccourcissement des ligaments ronds est indiqué :

1° Dans la rétroflexion mobile des jeunes filles et des nullipares, où l'introduction d'un pessaire est impossible par suite de l'étroitesse du vagin et l'état psychique des malades ;

2° Dans la rétroflexion chez les femmes qui ont déjà accouché ou ont eu des avortements, chez lesquelles le massage ou les pessaires n'ont pas donné ou ne peuvent pas donner de résultats satisfaisants;

3° Dans la rétroflexion mobile compliquée d'affaiblissement de l'appareil ligamenteux de l'utérus, du plancher pelvien, des parois vaginales, avec descente de l'utérus, en dehors de la ménopause;

4° Dans les cas où les pessaires et le massage ne sont pas supportés par les malades.

Les contre-indications à cette opération sont :

1° L'immobilité de l'utérus; 2° les lésions des annexes avec adhérences; 3° la rétroflexion à la période de la ménopause, par suite de l'atrophie des ligaments ronds; 4° le prolapsus de l'utérus et du vagin au 2e et 3e degré. L'auteur a eu occasion de pratiquer cette opération sur 10 malades. Dans 9 cas, il a obtenu la réunion par première intention; dans un cas la réunion fut par seconde intention; dans 5 de ces cas on avait affaire à des rétroflexions compliquées de salpingites catarrhales, d'endométrite, de paramétrite chronique postérieure (lig. utéro-sacrée); dans un cas à une rétroflexion simple, dans un cas à une rétroposition et rétroflexion, dans 3 cas à une descente de la matrice avec rétroflexion et colpocèle. Toutes les malades sauf une étaient des multipares. Les rétroflexions compliquées furent encore traitées suivant les cas par l'ablation de l'utérus, la périnéoaplastie, la colporrhaphie antérieure et la colpopérinéorrhapie.

Les résultats furent très satisfaisants : la disparition des douleurs de l'utérus et la conservation de la position normale dans la majorité de ces cas même plusieurs années après l'opération. Les menstruations sont devenues normales, pas de hernie. Une des malades est devenue enceinte, a accouché à terme et sans accident aucun. Après l'accouchement l'utérus a conservé sa position normale, et la malade est parfaitement bien portante. Une autre malade a eu un avortement à la septième semaine de sa grossesse, par suite de maladie; après l'avortement on a trouvé l'utérus dans sa position normale.

Se basant sur ses observations personnelles et celles des autres, l'auteur conclut que le raccourcissement des ligaments ronds amène l'utérus dans une antéversion physiologique, conserve la mobilité de l'organe, lui permet de se développer pendant la grossesse, et n'influe pas sur la marche de l'accouchement; après l'accouchement, l'utérus conserva, dans la majorité des cas, sa position normale.

Pour la recherche des ligaments ronds dans le canal inguinal le procédé de Kocher est le plus simple et le plus sûr. Quel que soit le mode de suture des ligaments, il faut fermer le canal inguinal pour éviter la production des hernies.

R. Blondel.

De la section sous-cutanée du sphincter après la périnéorrhapie, par Heinrich Fritsch (*Centralb. für Gynæk.*, 12 janvier 1901, n° 2). — Il arrive souvent, à la suite des périnéorraphies, surtout quand c'est la seconde ou troisième fois que l'opération est faite après échecs antérieurs, que le sphincter reconstitué est rétréci au point que ni le doigt, ni même la canule rectale ne peuvent pénétrer. La rétention des matières et des gaz qui en résulte, surtout quand il s'agit de déchirures anciennes avec ampoule rectale rétrécie par inaction prolongée, produit une tension rectale sous l'influence de laquelle les sutures se relâchent, les tissus s'écartent, et tout le bénéfice de l'opération est perdu, bien qu'extérieurement la suture des tissus tienne parfaitement.

L'auteur a même observé un cas où, au-dessus du sphincter reconstitué, les matières se sont frayé un chemin nouveau dans l'intestin et ont créé un anus artificiel.

Par des soins minutieux on peut éviter ces accidents. Cathétérisme rectal toutes les 2 ou 3 heures; maintenir extérieurement les tissus bien secs, surtout à l'aide de dermatol et de gaze iodoformée, cathétérisme vésical en évitant tout contact de l'urine avec la région périnéale, etc. Mais il n'est pas toujours possible d'avoir pour chaque malade une personne expérimentée pour donner tous ces soins.

L'auteur a essayé de parer à tous ces accidents en laissant à demeure dans le rectum une sonde en gomme entourée de gaze iodoformée. Mais quand le sphincter est très rétréci, la sonde presse sur la suture et trouble la réunion première. Fritsch eut alors recours à la section sous-cutanée du sphincter : quand, à la suite d'une périnéorrhaphie, l'introduction du doigt éprouve de la résistance, on introduit un ténotome courbé, pointu et on sectionne le sphincter sous le contrôle du doigt introduit dans l'anus. Le mieux est de faire une section à droite et à gauche; puis on introduit dans le rectum une sonde en gomme d'un centimètre de diamètre entourée de gaze iodoformée sur une longueur de six centimètres.

R. Blondel.

Pharmacologie

Dr E. Vogt

Ex-assistant à la Faculté de Médecine de Genève

Les sérums en thérapeutique. (*Progrès médical*, 13 avril 1901). — Nous retiendrons du travail d'ensemble de Vidal, les conclusions thérapeutiques qu'il a tirées de ses recherches, en passant en revue les sérums les plus connus.

I. *Tuberculose*. — L'injection de *sérum d'animaux inoculés à la tuberculose aviaire* parut donner à Leroux et à Charrin quelques résultats dans le traitement du *lupus* et des *tuberculoses chirurgicales*. Le *sérum d'animaux inoculés* soit avec des *cultures stérilisées*, soit avec des *extraits tuberculeux*, soit avec de la *toxine tuberculeuse*, sembla susciter dans quelques cas une réaction antitoxique de l'organisme, mais sans effet durable. Le sérum obtenu de l'injection de *tuberculine aviaire* et *humaine* suivie d'injection de *produits tuberculeux* montra des propriétés immunisantes et curatives chez le lapin et le cobaye; il améliora même quelques tuberculoses cutanées humaines, mais il fut souvent inefficace et n'est pas dépourvu de dangers. Quant à la *tuberculine de Koch* et à la *malléine*, elles rentrent dans la catégorie des *vaccins* et n'ont en rien trait à la thérapeutique.

Reste le *sérum de Maragliano*, préconisé au *Congrès de la tuberculose* de 1898 et dont l'action a été étudiée sur 1362 malades.

Ses résultats, des plus brillants, lui sont restés absolument personnels et les quelques thérapeutes qui ont expérimenté sa méthode n'en ont tiré aucun résultat satisfaisant. Son sérum, en tant qu'antagoniste de la *tuberculine*, c'est-à-dire de la toxine de bacille tuberculeux, a une certaine action, mais il n'a aucun effet contre le microbe lui-même dont il ne peut arrêter l'évolution fatale. Néanmoins, son effet sur les poisons tuberculeux doit être pris en considération, car, détruisant les toxines et leurs effets sur la nutrition du tuberculeux, il permet à l'organisme de lutter contre l'envahissement et à l'état général de se remonter. Peut-être, dans un avenir plus ou moins éloigné, pourra-t-on ajouter à ce sérum antitoxinique un sérum antibacillaire qui en fera le spécifique cherché.

II. *Tétanos.* — Le sérum antitétanique a dû passer bientôt au rang de sérum préventif: rien n'est changé dans le traitement du tétanos déclaré. De toutes les toxines, la toxine tétanique est la plus virulente, et celle dont la diffusion se fait le plus rapidement : 0 gr, 00015 suffisent à tuer un cobaye en quelques heures, par action sur le bulbe.

Si l'antitoxine est injectée après l'inoculation microbienne, elle ne peut amener la destruction d'un poison existant déjà dans la circulation et ayant déjà imprégné les cellules nerveuses. Par contre quand cette antitoxine sera injectée dès l'inoculation, avant que les toxines aient eu le temps de se produire, les cellules organiques et les humeurs auront eu le temps d'organiser la résistance et les accidents tétaniques ne se produiront pas. Aussi, pour obtenir un effet utile de l'injection de sérum antitétanique, faut-il l'injecter dans les vingt-quatre heures qui suivent l'inoculation microbienne. Mais comment savoir quand se produit cette inoculation ? Faut-il de parti pris injecter du sérum antitétanique à tous les blessés atteints de plaie par écrasement, de plaie par coup de feu, ou dont les plaies ont été souillées de terre ou de fumier ? Si telle est la pratique de certains chirurgiens, ce n'est pas celle du commun des praticiens qui ont pourtant l'occasion d'observer journellement des plaies de cette nature et qui voient rarement se produire des accidents tétaniques.

Etant donné la difficulté de préciser ce qui rend un blessé « suspect de tétanos » et l'impossibilité d'injecter préventivement tous les blessés, *il vaut mieux dans la pratique courante n'employer le sérum antitétanique que si plusieurs accidents se produisant à quelques jours d'intervalle en un même lieu, chantier ou écurie, l'un des blessés présente des accidents tétaniques.*

III. *Streptococcoses.* — L'utilisation du sérum anti-streptococcique par Marmoreck dans le traitement des streptococcoses, de l'érysipèle, de la fièvre puerpérale, des infections post-opératoires, des phlegmons, des angines, des broncho-pneumonies, etc., avait fait concevoir de légitimes espérances, mais l'expérimentation a refusé son contrôle aux données théoriques.

Alors que l'érysipèle traité par les moyens ordinaires donne une mortalité de 3,50 0/0, à Juhel-Renoy, de 3, 43 à Roger, elle accuse chez Chantemesse avec le sérum antistreptococcique 3,40, c'est-à-dire la bonne moyenne ordinaire. *Inutile donc, pour abaisser en rien la mortalité de l'érysipèle, de recourir à une médication sérothérapique qui n'a même pas pour résultat de hâter la guérison.* Dans la *fièvre puerpérale,* le résultat a été nul, ainsi que dans la *septicémie post-opératoire.* L'injection de sérum n'amena pas même l'abaissement de température passager sur lequel on comptait, et aucun praticien consciencieux ne consentit d'ailleurs à renoncer au traitement local comme le demandait Marmoreck.

Dans certains cas (Durante et Siron, Gaulard), la mort ne tarda pas à suivre l'injection de sérum. *Josias* essaya ce sérum dans 93 cas de *scarlatine* et conclut de sa statistique que ni l'évolution de la maladie, ni la marche de la température, ni les suppurations fréquentes dans la scarlatine ne furent modifiées. Par contre, il observa avec *Sevestre* au niveau des piqûres des abcès graves, à extension rapide, des lymphangites, des purpuras, des éruptions polymorphes, des urticaires généralisées, etc. Ce rapide exposé nous suffit à conclure au *rejet du sérum antistreptococcique dans toutes les affections où il a été préconisé.*

IV. *Choléra.* — La sérothérapie du choléra est encore un procédé de laboratoire sans application pratique. Haffkine seul, reprenant les essais de Ferran (de Barcelone), aurait obtenu une immunité solide au bout de huit jours après la deuxième, et, sur quarante mille personnes traitées dans l'Inde, il n'aurait jamais constaté le moindre accident dû à l'injection. La mortalité serait ainsi notablement abaissée et ce procédé paraît être, en temps d'épidémie, celui qui donnerait les meilleurs résultats.

V. *Peste.* — Dans la peste, les résultats paraissent meilleurs, et si la question n'est pas encore résolue, si le sérum est encore peu actif, il semble être le seul moyen efficace de combattre ce fléau qui menace l'Europe et ne demande qu'à prendre de l'extension. C'est toujours du sérum de cheval immunisé que l'on emploie, sérum qui conserve ses propriétés pendant un an environ si on l'enferme à l'abri de la lumière et de l'humidité. Comme préventif, il doit être injecté à toutes les personnes exposées à la contagion à la dose de 10 c.c. dès qu'un cas de peste éclate dans une maison ou sur un navire. La durée de cette immunisation n'étant pas encore déterminée d'une façon précise, il est prudent de renouveler cette injection préventive tous les dix jours, tant que dure l'épidémie.

Comme curatif, il sera injecté d'emblée à la dose de 30 c.c. S'il est injecté à temps, la fièvre décroît en quelques heures, les bubons diminuent. Si cette amélioration ne se produit pas, il faut renouveler l'injection une ou plusieurs fois, à des intervalles variant avec l'évolution du mal.

VI. *Syphilis*. — Le sérum de cheval inoculé avec des excrétas syphilitiques, injecté à l'homme par différents expérimentateurs, a causé des effets déplorables; de la fièvre, des éruptions graves, de l'albuminurie ne tardèrent pas à se manifester et on renonça à la méthode. Gilbert et Fournier, essayant le sérum de chèvre, de chien et de mouton immunisés, notèrent une amélioration de l'état général, une reprise des forces, la disparition de la céphalalgie, des douleurs osseuses et articulaires, l'atténuation et la disparition des éruptions cutanées et de lésions des muqueuses. Mais ces résultats ne furent pas constants et, souvent, l'insuccès fut complet.

En résumé, sauf le sérum antidiphtérique, aucun sérum n'a encore donné les résultats qu'avaient permis d'escompter des expériences de laboratoire trop hâtivement étendues à l'homme; 2° Il semble que tous ces sérums dits antitoxiniques n'agissent ni sur le microbe, ni sur la toxine, mais sur les cellules de l'organisme qu'ils aident à lutter contre l'ennemi microbien; 3° En conséquence les sérums d'animaux immunisés ne semblent pas jusqu'ici avoir une action *spécifique* certaine, mais une action *tonique générale*; 4° Etant donnée l'incertitude qui règne encore dans l'utilisation des sérums animaux en thérapeutique, il vaut mieux que le praticien continue à n'employer couramment que les sérums dits artificiels, sauf dans quelques cas particuliers à indications précises.

E. VOGT.

Le bromocolle, préparation bromée nouvelle (*Therap. Monatshefte*, avril 1901). Il s'agit d'une combinaison obtenue par précipitation, en présence de la gélatine, dans une solution contenant du brome et du tannin ; ce corps contient 20 0/0 de brome 10 0/0 d'eau et 30 0/0 de gélatine (*Chiffres sans doute inexacts Réd.*) on pourrait le considérer comme une dibromo-tannin-gélatine. La préparation dont BRATZ a fait une étude minutieuse, serait destinée à remplacer le bromure de potassium.

La présence du tannin et l'insolubilité relative font du bromocolle un produit moins caustique que ses congénères et provoquant moins facilement des accidents de bromisme. Soumis à la digestion artificielle stomacale et intestinale, le bromocole résiste davantage que tous les produits similaires à la dissolution. Le suc gastrique n'a presque pas d'action sur lui, et la résorption doit se faire sans doute que fort lentement l'intestin.

Le produit est une poudre sans odeur ni saveur, que les malades acceptent facilement. Il a été essayé chez 17 malades, atteints d'affections nerveuses diverses : on n'enregistra que 2 insuccès. L'auteur n'a pas eu l'occasion de l'administrer à des épileptiques. Les doses ont varié entre 1 et 5 gr. par jour : l'effet est surtout remarquable dans les névroses génitales et les vomissements de la grossesse. Il est probable que le traitement de l'épilepsie exigerait des doses plus élevées.

Aucun des malades traités n'a présenté d'accidents de bromisme.

E. VOGT.

L'hédonal, par ARNDT (*Therap. Monatshefte*, avril 1901). — L'auteur a employé l'hédonal dans plus de 300 cas (dose maxima par jour : 6 gr.) chez des aliénés atteints d'insomnie. L'action hypnotique s'exerce au bout de 15 à 60 minutes. La dose moyenne de 2 grammes, suffisante dans les cas d'épuisement nerveux, doit être augmentée s'il existe des hallucinations : des doses de 3 à 6 grammes peuvent alors être administrées pendant des semaines sans inconvénient appréciable. La durée du sommeil est de 6 à 8 heures et l'on observe rarement un état somnolent dans la journée du lendemain. La question de l'accoutumance reste ouverte, car on constate à cet égard la plus grande variabilité.

Dans un cas de démence sénile et dans un autre de manie circulaire le résultat hypnotique fit défaut. Il arriva en outre trois fois que les malades n'avalèrent pas bien les cachets et refusèrent de reprendre le médicament à cause de son goût, qui rappelle celui du camphre. Dans ces derniers temps, on a préparé le remède en pastilles contenant chacune 0 gr. 5 de principe actif : ce mode d'administration convient entièrement aux aliénés. L'injection du médicament provoque une sensation de chaleur à l'estomac et l'action sur le système nerveux se manifeste au bout de quelques minutes déjà par une sensation de lourdeur des membres qui se termine par le sommeil.

E. VOGT.

Le citrophène (*Bul. gén. de thérapeutique*, 8 avril 1901). — BOLOGNESI a administré ce médicament à 12 malades atteints d'affections très diverses, telles qu'insomnie avec douleurs, névralgies faciales, migraines, sciatique chez une variqueuse, influenza, rhumatisme, etc. Il résulte de l'étude de ces observations que le citrophène est d'une innocuité absolue pour l'organisme, qu'il ne provoque aucun phénomène fâcheux du côté du tube digestif, aucune cyanose, pas de bourdonnements d'oreille ni de vertiges, etc. Les enfants l'acceptent aussi facilement que les adultes, car son goût acidulé rappelle celui de l'acide citrique.

Il donne des résultats certains et rapides dans les névralgies et les douleurs les plus diverses; il ne présente pas chez tous les malades, comme on l'a dit, l'inconvénient d'amener des sueurs abondantes, ainsi que le démontrent plusieurs observations de l'auteur. Dans les affections fébriles toutefois, surtout chez les tuberculeux, l'hypothermie n'est obtenue qu'au prix de transpirations abondantes. Dans les angines, la grippe, etc., on observe une sédation de la douleur et de la courbature, qui hâte la guérison. Dans la coqueluche, le citrophène calme les douleurs de tête, mais n'a pas d'effet certain sur l'élément spasmodique et le nombre des quintes. C'est enfin un calmant de rhumatisme articulaire aigu.

Les doses de 0 gr. 50, administrées 4 à 6 fois par jour, ne présentent aucun inconvénient: chez les enfants, on donnera 0 gr. 20 à 0 gr. 30 à la fois, en cachets ou en solution aqueuse acidulée ou non.

E. Vogt.

FORMULAIRE DE THERAPEUTIQUE CLINIQUE

TRAITEMENT DE LA PELADE

I. Traitement général

Ne pas négliger l'état général, puisque pour beaucoup de médecins la pelade est une trophonévrose liée au surmenage, aux émotions, etc.

Suppression de toutes les causes de fatigue, notamment des excès de travail intellectuel; séjour à la campagne.

Hydrothérapie, notamment douches froides en jet brisé.

Valérianates chez les sujets nerveux.

Huile de foie de morue, quinquina, iodure de fer, arséniate de soude, cacodylate de soude chez les sujets anémiés.

II. Traitement local

Faire raser chaque plaque et autour de chaque plaque dans un rayon de 1 à 2 centimètres.

Tenir la tête très propre; savonnage fréquent.

Application sur les points malades de topiques irritants: petits *vésicatoires bien camphrés* (Vidal), débordant de quelques millimètres les limites de la plaque. Les enlever dès que l'épiderme est soulevé. Appliquer de préférence le *vésicatoire liquide* Bidet dont on passe une seule couche avec un pinceau sur les surfaces malades. Si le cuir chevelu est très sensible, ajouter un peu de chloroforme au liquide vésicant.

Dans le cas de pelade du visage, friction énergique tous les matins sur les points malades, après s'être rasé, avec :

Teinture de cantharides.	30 grammes
Teinture de romarin....	10-30 —

ou :

Teinture de cantharides.	25 grammes
Teinture de benjoin	30 —

(Vidal).

M. Hallopeau emploie l'*iode* comme topique :

Collodion..............	30 grammes
Iode....................	1 —

Enlever les couches tous les trois ou quatre jours.

Ou :

Chloroforme...........	8 grammes
Teinture d'iode.........	12 —

pour des badigeonnages a répéter tous les deux ou trois jours,

M. Besnier utilise surtout l'*acide acétique* pur ou coupé :

Acide acétique cristallisable.............. }	ãã 1 partie
Chloroforme .... }	
Eau distillée...........	2 parties

Agiter avec un pinceau avant d'en badigeonner les parties malades.

ou :

Chloroforme...........	15 grammes
Alcoolat de Fioravanti }	ãã 5 —
Teinture de cantharides.............. }	
Teinture d'iode...... }	
Acide acétique cristallisable...............	5 à 10 gr.

Au bout de quelque temps, remplacer par un topique irritant moins énergique :

Huile de bouleau blanc.	10 grammes
Soufre............. }	1 à 4 —
Turbith minéral.. ... }	
Vaseline..............	90 —

M. Brocq emploie également des *pommades soufrées* au 10e, à l'*acide salicylique*, au *naphtol et à la résorcine* au 40e, que l'on applique sur les plaques malades pendant la nuit, ou bien encore l'*emplâtre de Vigo*.

Il est bon d'ailleurs de varier les traitements.

M. Balzer emploie la pommade suivante, en application le soir :

Précipité jaune.........	5 grammes
Fleur de soufre.........	4 —
Huile de cade..........	15 —
Vaseline...............	30 —

On a encore préconisé l'*acide lactique* :

Alcool à 60°...........	30 grammes
Acide lactique..........	10 —

Frictionner deux fois par jour jusqu'à ce que la plaque devienne rouge. Quand des croûtes commencent à se former, interrompre le traitement et appliquer pendant quelques jours de la vaseline boriquée; puis reprendre le traitement :

On peut encore frictionner les plaques avec une *solution alcoolisée de bichlorure de mercure*.

Bichlorure de mercure.	0 gr. 50
Biiodure d'hydrargyre.	0 gr. 10
Teint. de cantharides..	20 grammes
Alcoolat de Fioravanti.	60 —
Eau de Cologne........	220 —

Outre l'application des topiques irritants précédemment indiqués, le traitement comporte l'emploi de frictions générales sur toute la région velue avec une solution antiseptique ou une solution excitante moins énergique que les topiques :

Beaucoup de médecins se contentent de prescrire des savonnages avec du savon au goudron et du panama ou du savon au naphtol, suivi d'une *lotion à la liqueur de Van Swiéten* tiédie.

D'autres emploient la *lotion excitante de Saint-Louis* :

Alcool camphré.......	125 grammes
Essence de térébenthine..............	25 —
Ammoniaque liquide...	5 —

ou le *mélange de Vidal* :

Ammoniaque liquide....	1 à 3 cuillerées à café
Rhum.......	1 à 3 — à soupe
Eau de feuilles de noyer...	Un verre

On peut encore utiliser les mélanges suivants :

Alcoolat de Fioravanti........... / Alcool camphré...	ãã 100 grammes
Teinture de cantharides. / Teinture de romarin......	ãã 10 à 30 grammes

M. Besnier fait frictionner le cuir chevelu tous les soirs avec la pommade suivante :

Acide salicylique... / Résorcine..........	ãã 1 gramme
Soufre..............	10 —
Vaseline.............	100 —

Lallier faisait faire matin et soir des frictions avec :

Alcool à 90°..........	100 grammes
Sulfate de quinine.....	1 —
Essence de bergamote..	10 —
Essence de Wintergreen..............	2 —

G. Lyon

VARIÉTÉS & NOUVELLES

Cours de la Faculté. — M. le Pr Fournier a repris à l'Hôpital Saint-Louis son cours de clinique des maladies syphilitiques et cutanées et le continuera tous les mardis et vendredis, à 10 heures du matin.

Leçons de clinique chirurgicale.—Le Dr Lucas-Championnière a repris ses leçons de clinique chirurgicale à l'Hôtel-Dieu (Amphithéâtre Desault), le jeudi 25 avril 1901, à 10 heures du matin, et les continue tous les jeudis à la même heure. — Opérations avant la leçon clinique.

Opérations abdominales : le mardi, à 9 heures.

Visite des malades : Hommes (examen des hernies), le mercredi, à 9 heures, dans la salle Saint-Côme.

Femmes, le samedi, à 9 heures, dans la salle Sainte-Marthe.

Massage par le Dr Dagron, le mardi et le vendredi, à 10 h. 1/2.

Cours libre. — M. le Dr Desnos reprendra ses Conférences cliniques sur les *maladies des voies urinaires*, le vendredi 3 mai, à 4 heures, à

Clinique, 15, rue Malebranche et les continuera les vendredis suivants à la même heure.

Association générale de prévoyance et de secours mutuels des Médecins de France (*Conseil général, séance du 29 mars*).— Après la lecture et l'adoption du procès-verbal, M. le président Lannelongue dit au Conseil général avoir assisté à la réunion de l' « Association amicale des médecins français », où il avait été invité. M. le Dr Maurat, président de cette association, ayant exposé la situation et déclaré que des changements devaient être apportés aux statuts l'unanimité des membres présents, après une discussion courtoise, a voté l'urgence de ces modifications et exprimé le désir d'entrer dans l'Association générale. Le résultat de cette délibération sera présenté à l'Assemblée générale du 14 avril 1901.

M. Lannelongue transmet ensuite au Conseil la demande formulée par M. Lande, que le Conseil se réunisse la veille de l'assemblée générale, c'est-à-dire le 13 avril, pour délibérer au sujet d'une entente entre l'Association et la « Caisse des retraites du corps médical français » qu'il préside.

M. Blache, trésorier, informe le Conseil que la Société de la Gironde a versé une somme de 1500 francs à titre de don à la caisse des fonds généraux de l'Association, et celle de Châtillon-sur-Seine 500 francs : Il propose et fait voter des subventions, variant de 100 à 500 francs, aux Sociétés de Meaux, Saint-Jean-d'Angély, l'Aveyron, Marennes et Jonzac, Seine-et-Oise, Toulon, pour secourir des veuves d'anciens pensionnaires de l'Association ou augmenter des anciennes pensions à 600 francs.

Les subventions accordées s'élèvent à 1400 francs.

La séance se termine par la lecture et l'examen des rapports de M. Hallopeau sur les Allocations annuelles, de M. A.-J. Martin sur les Vœux nouveaux, rapports qui doivent être présentés à la prochaine assemblée générale.

BIBLIOGRAPHIE

Le cancer du gros intestin, *rectum excepté*, par R. de Bovis professeur à l'École de Médecine de Reims, 1 vol. in-8°, 5 fr. (Paris, Félix Alcan, éditeur).

Dans cet ouvrage l'auteur étudie l'anatomie chirurgicale et l'histoire clinique du cancer du gros intestin, deux chapitres que notre littérature médicale ne possédait pas encore.

Son travail repose sur l'analyse de 426 faits ou observations personnelles et autres recueillis depuis l'ère antiseptique et ayant été l'objet d'une intervention chirurgicale quelconque.

L'énumération des titres de chapitres : *Étiologie, Anatomie pathologique chirurgicale, Syndromes, Condition, durée, terminaison, Complications, Diagnostic et pronostic, Traitement, Entérectomies simples, Entérectomies suivies de l'établissement d'un anus contre nature, Entérectomies en plusieurs temps, Entérectomies compliquées, Entérectomies pour les voies naturelles* montre avec quel soin et quelle méthode M. de Bovis a traité ce sujet. Une bibliographie très soignée ajoute encore à l'intérêt du travail.

La Société de chirurgie a décerné à ce travail le prix Demarquay, au cours de l'année 1900.

RENSEIGNEMENTS DIVERS

Le lessivage aseptique du linge. — M. Delorme a fait, à l'Académie, une communication des plus intéressantes sur les procédés modernes qui permettent de réaliser à la fois le lavage et la désinfection du linge sale.

Les progrès réalisés dans ces dix dernières années, dit-il, dans l'industrie autrefois si élémentaire du lessivage du linge ont été considérables, tant au point de vue de la simplification mécanique des opérations, de leur célérité, de la diminution énorme de la main-d'œuvre que de l'économie réalisée comme première mise d'installation et comme fonctionnement.

Ces transformations économiques sont des plus plus heureuses sans doute, mais elles pourraient l'être encore davantage qu'elles nous toucheraient peu si elles ne s'étaient accompagnées d'une opération d'ordre tout médical, d'une désinfection.

Or, celle-là ne saurait nous laisser indifférents.

Grâce à certains perfectionnements dont je parlerai tout à l'heure, peuvent disparaître désormais les dégoûts et les craintes fort légitimes de ceux qui redoutent de voir leur linge confondu avec celui de personnes malpropes, bien plus, avec celui de malades atteints d'affections contagieuses, et qui n'ont qu'une confiance médiocre dans la suffisance des lessivages ordinaires.

Grâce à ces transformations heureuses, tout le linge des malades, contagieux et non contagieux, blessés suppurants ou non suppurants d'un hôpital, peut être impunément confondu. Les traitements immédiats du linge des contagieux dans des solutions antiseptiques concentrées qui l'altèrent sont supprimés ou simplifiés et la désinfection préalable à une nouvelle distribution, cette opération si sage à l'exécution de laquelle je tiens tant pour ma part et qu'il est si difficile d'obtenir, devient inutile.

Linge primitivement infecté par les malades et linge de personnes sains consécutivement infecté par son contact avec le premier sont du même coup lessivés et *désinfectés* par la vapeur à 120°, à la température de nos étuves, c'est-à-dire qu'ils sont non seulement en apparence, mais en réalité, propres, aseptiques l'un comme l'autre, scientifiquement parlant irréprochables.

La lessivage du linge, suivant ce qu'on pourrait appeler l'ancienne méthode, qui est encore la méthode usuelle, comprend :

1° L'*essangeage* ou digestion du linge pendant un temps plus ou moins long dans des baquets ou bassins d'eau froide;

2° Dans le *lessivage proprement dit*, opération qui comporte l'action à *chaud* de solutions de soude sur le linge, dans des cuviers, pendant un temps assez prolongé;

3° Dans le *savonnage*, le *battage*, le *brossage*, par la main-d'œuvre de laveuses, puis dans le *avage*, le *rinçage*, dans des bassins spéciaux; enfin dans une *torsion à la main*, à défaut d'essoreuse,

4° En dernier lieu dans le *séchage* à l'air libre l'été, dans de grands *séchoirs couverts*, utilisables l'hiver, ou dans des *séchoirs à air chaud*.

Toutes ces opérations nécessitent de grands efforts, de grands apports et départs d'eau, un nombreux personnel de laveuses, d'assistants, de nombreux bassins des chaudières, d'énormes cuviers, etc., etc., avant tout, de vastes locaux placés à distance des pavillons de malades, tout cela pour aboutir à un résultat des plus onéreux et à une détérioration rapide du linge, si facile à comprendre si l'on songe à l'action brutale des battoirs, au peu de souci que les laveuses ont du sens de la trame du linge qu'elles doivent suivre, à la rudesse du brossage, à la facilité avec laquelle les laveuses dépassent la dose permise des eaux de blanchiment (eau de Javelle, etc.) pour s'éviter un effort; à la manœuvre brutale de la torsion.

Tout cela, pourrais-je ajouter encore, pour amener un résultat des plus regrettables au point de vue hygiénique, *puisque du linge malpropre avant le lessivage, mais non infecté, peut, après avoir repris des apparences de propreté, être contaminant, infecté qu'il a été par un contact suspect.*

Eh bien, l'opération actuelle du lessivage, le dernier cri du lessivage, est bien autrement simple et sûr.

Plus n'est besoin de vastes locaux ; 6 à 8 mètres carrés pour un grand hôpital de 500 lits suffisent : ce sera une cave, par exemple, pourvu qu'elle soit munie de conduites d'apport d'eau, de conduites de déversement et de conduites de vapeur.

Dans ce local figurent quatre appareils principaux :

1° Un cuvier à lessive;

2° Un appareil pour le lessivage et la *désinfection*, avec son réservoir d'eau savonneuse;

3° Une essoreuse;

4° Un séchoir à air chaud;

5° Un moteur de petites dimensions.

6° Dans le cuvier à lessive, le linge est soumis, à chaud, à l'action d'une solution tirée de carbonate de soude.

7° Dans le second appareil s'effectue l'opération principale, le lavage et la *désinfection*.

Cette machine, qui ressemble à une étuve de désinfection du modèle Geneste-Herscher, se compose de deux cylindres en tôle galvanisée ou en cuivre, laissant entre eux un certain intervalle, cylindres auxquels un mécanisme spécial communique automatiquement un mouvement de rotation alternatif très lent.

Le cylindre intérieur est perforé de trous, ne présentant aucune aspérité susceptible de détériorer le linge.

Une porte donne accès dans les cylindres; des tuyaux munis de robinets permettent d'y diriger à volonté de l'eau froide, de la vapeur sous pression, de l'eau savonneuse et de les vider de leur contenu.

Mode d'action. — *a*) L'appareil étant rempli de linge sale et d'une certaine quantité d'eau froide est mis en marche et prend son mouvement alternatif. Le linge, dont la position est incessamment modifiée, *barbote*, *s'essange*, pendant cinq minutes environ.

L'appareil est purgé de son eau souillée.

b) De l'eau chauffée par la vapeur et de la vapeur sous pression à 120 degrés sont introduits simultanément dans l'appareil, *qui fonctionne comme étuve*. Ses mouvements incessants et variés, en changeant la position du linge, permettent à celui-ci de subir plus sûrement l'action de la vapeur.

c) Au bout d'un quart d'heure environ, et sans vider la machine, on fait arriver une solution titrée de savon avec de la vapeur. La *désinfection* se complète alors d'un lessivage, d'un lavage.

d) Au bout de trente à quarante minutes, *désinfection*; *lessivage*, *lavage*, sont terminés.

L'eau savonneuse chargée de toutes les impuretés du linge est déversée, remplacée par de l'eau froide, et un jet de vapeur qui opèrent *à chaud*, un rinçage d'une durée de dix minutes environ.

e) On vide la machine, on fait arriver de l'eau froide, l'appareil tourne durant cinq minutes: c'est le lavage à froid.

f) L'appareil est débarrassé de son eau, qui sort propre et aseptique.

Les opérations du lessivage et de la *désinfection* sont terminées. Elles ont duré *une heure environ*.

3° Le linge lavé est ensuite exprimé dans *l'essoreuse*, débarrassé, par la rotation extrême de cet appareil, de son excès d'eau; puis:

4° Il est asséché dans un *séchoir à air chaud*.

Jusqu'ici, j'ai beaucoup parlé de la désinfection du linge; j'ai à donner la preuve bactériologique que cette désinfection au contact des sels lessiviels et de la vapeur à 120 degrés est bien obtenue. Cette preuve m'est fournie par un confrère dont la situation et la compétence offrent toute garantie, par le Dr Louis Martin, directeur de l'hôpital Pasteur.

Il ressort des expériences de M. le Dr Martin que les cultures faites avec les liquides provenant des opérations de lessivage proprement dit, après introduction préalable dans le linge de bacilles communs, streptocoques, staphylocoques, etc., comme après l'introduction de bacilles charbonneux, que ces *cultures sont stériles*.

L'appareil agit donc bien comme nos étuves à désinfection, je serais tenté de dire qu'il agit mieux, car, animé d'un mouvement alternatif, il déplace le linge, multiplie ses surfaces de contact avec la vapeur, ce qu'on n'obtient pas dans les étuves ordinaires. Or, Messieurs, ce résultat est heureusement obtenu, non à grands frais, mais par des appareils dont les prix d'achat peu élevés sont rapidement couverts (en moins d'une année) par l'économie réalisée sur la main-d'œuvre.

Pour la conduite des appareils et les manipulations du linge suffisent: une surveillante laveuse et un homme quelconque. Il n'est pas nécessaire qu'il soit mécanicien. A l'hôpital d'Enfants de la rue Michel-Bizot, c'est un maçon qui conduit les appareils, et les 5, 7, 8, 10, 20 laveuses d'un hôpital actuel disparaissent. Leur disparition représente une économie considérable.

A la Maison départementale de Nanterre, où 2.500 kilogrammes de linge sont lavés chaque jour, après la première année de fonctionnement, le rapporteur du budget de cette Maison au Conseil général de la Seine constatait, qu'en tenant compte même des frais d'amortissement du capital engagé, l'économie réalisée avait dépassé 28.000 francs.

Nlle Imprimerie, B. Lasnier dir., 35-37, rue St-Lazare, Paris — *Le Propriétaire-Gérant*: R. BLONDEL.

TRAVAUX ORIGINAUX

SUR LES STRYCHNOS AFRICAINS ET LES PLANTES SERVANT A EMPOISONNER LES ARMES EN AFRIQUE.

Par M. Bureau.
Professeur au Museum d'histoire naturelle.

Le Muséum d'histoire naturelle qui, en ce moment, poursuit avec activité l'étude de notre domaine colonial, ne s'est jamais désintéressé des applications. En ce qui concerne le service que j'ai l'honneur de diriger, je n'ai cessé de demander à nos correspondants et à nos voyageurs de nous faire connaître et de recueillir avec un soin particulier les végétaux ayant, dans le pays où ils se trouvent, un emploi alimentaire, médicinal ou industriel. Les instructions qu'ils reçoivent leur prescrivent d'envoyer de chaque plante intéressante un échantillon desséché en fleurs, un autre en fruit, la partie employée de la plante, non pas simplement à titre de spécimen, mais en quantité suffisante pour qu'on puisse en faire une analyse chimique, et au besoin procéder à des expériences physiologiques; enfin, une étiquette détaillée, ou une notice manuscrite, indiquant tout ce que le voyageur a pu voir et apprendre au sujet de cette plante : son port, sa station, son emploi, etc.

Echantillons d'herbier, produit et notice doivent porter le même numéro.

Nous obtenons rarement, je l'avoue, un envoi satisfaisant. Cet ensemble de documents est difficile à rassembler en voyage; le climat ne se prête pas à la conservation de ce genre de collections et, en Afrique surtout, les transports sont aussi pénibles que coûteux.

La collection de plantes utiles que nous avons reçue récemment de M. Thoiré, administrateur colonial, fait véritablement exception, par le soin avec lequel elle a été formée et la précision des renseignements dont elle est accompagnée. Cette collection a été recueillie à la côte d'Ivoire, aux environs de la rivière, ou plutôt du fleuve San Pedro. Malgré son nom espagnol, c'est un cours d'eau bien français et qui arrose une terre française. La côte d'Ivoire, appartenant à notre pays, est située entre la Côte d'or, qui est anglaise, et la République de Libéria, dans la Guinée septentrionnale. C'est peut-être celle de nos colonies dont on parle le moins; cependant, par sa position et sa fertilité elle est appelée à prendre un développement sérieux.

La plupart des végétaux de cet envoi sont réputés par les indigènes plantes médicinales, et ces indigènes sont des fétichistes. Ils sont, par conséquent, très superstitieux, et l'on peut s'attendre à trouver parmi les médicaments qu'ils emploient beaucoup de remèdes que l'on appellerait ici des remèdes de bonnes femmes ; mais il est certain aussi qu'ils connaissent par expérience les plantes de leur territoire qui ont des propriétés énergiques, et qu'ils s'en servent soit dans un but médical, soit pour mal faire.

Il ne serait pas possible d'entreprendre l'énumération des plantes usuelles, qui nous ont été envoyées par M. Thoiré et qui sont au nombre de près de 200; mais je puis, sans attendre que leur détermination soit achevée, signaler une des plus intéressantes, la plante qui sert à empoisonner les armes à la Côte d'ivoire. Je rappellerai à cette occasion le peu que l'on connait sur les *strychnos* africains, qui auraient pu servir à cet usage spécial, comme le font ailleurs d'autres *strychnos*, mais qui, dans cette partie du monde cèdent le pas à des végétaux de familles toutes différentes.

Il est parfaitement connu, en effet, que le poison des flèches, aussi bien en Amérique que dans l'Archipel indien, est fourni par des *strychnos*. Dans le bassin de l'Amazone on a recours à plusieurs espèces et, il y a bien des années, dans ma thèse inaugurale, j'ai pu indiquer quelle est l'espèce employée dans telle ou telle tribu. Toutes, du reste, fournissent le curare, dont le principe actif est la curarine.

A Java, les populations sauvages emploient le *Strychnos tieute*, dont le principe actif est la strychnine, et aussi l'*Antiaris toxicaria*, une Artocarpée.

En Afrique, les *Strychnos* ne manquent pas, ils sont même assez nombreux, mais nous ne les connaissons que très imparfaitement. On sait cependant qu'il y en a de vénéneux.

M. Aubry-Lecomte a rapporté du Gabon, en 1854, une espèce que les indigènes appellent *M'Boundou*, et que Baillon a décrite sous le nom de *Strychnos Icaja*, le collecteur l'a accompagnée de cette note : « Les noirs prétendent qu'en grattant légèrement son écorce, en la faisant macérer dans un verre d'eau, on devient ivre. Une trop grande quantité cause la mort. » On sait maintenant que c'est un des poisons d'épreuves usités au Gabon et un tétanisant.

Ainsi, voilà un strychnos africain dont les effets concordent avec ceux du *strychnos tiente*, néanmoins les Gabonais ne s'en servent pas comme poison de flèches.

Je signalerai, dans la partie orientale de l'Afrique un fait à rapprocher de cette abstention. En 1845, M. Rochet d'Héricourt a recueilli au Choa (Abyssinie) la plante avec la racine de laquelle les archers Gallos et les Somalis préparent le poison pour leurs flèches, ces échantillons, conservés au Muséum, prouvent que ce n'est pas un *strychnos* comme on l'a cru, mais bien le *Carrissa Schimperi* DC., de la famille des Apocynées.

M. Rocher d'Héricourt ajoute, sur l'étiquette qui accompagne les échantillons, qu'ayant voulu essayer de manger du fruit, dont la chair est rouge, et qui a un goût nauséabond, il a été pris de vomissements.

Il faut du reste se méfier des fruits des véritables strychnées, qui eux ne paraissent pas désagréables au goût.

Le *Strychnos densiflora* Baill., du Fouta Dhiallou, a un fruit rempli d'une pulpe rougeâtre dont les singes sont fort avides.

Mais il y a une autre espèce, très répandue dans l'Afrique tropicale, dont les noirs mangent volontiers le fruit. Elle a été recueillie dans la Nubie supérieure par Frédéric Cailliaud, dans la Sénégambie par Leprieur, et, récemment dans le Haut-Niger par M. Chevalier, actuellement chargé du laboratoire colonial du Muséum. C'est le *Strychnos innocua* Baffeneau-Delile, que j'ai montré devoir appartenir au genre *Brahmia*, le plus voisin des *strychnos*. Cette épithète d'*innocua* est beaucoup trop rassurante. L'arbre est très abondant dans le Soudan occidental. M. Chevalier m'a raconté qu'un jour, voyant les nègres cueillir et déguster ce fruit, qui a la forme et la couleur d'une orange, il voulut les imiter ; mais ces hommes intervinrent. « Ça bon pour noir, » lui dirent-ils dans leur langage, « pas bon blanc ; si toi mange comme nous, toi malade. » Notre voyageur ne fit que rire de cet avis et mangea trois fruits. Une demi-heure après, il était pris de violents vomissements ; les nègres n'étaient nullement indisposés.

Cette différence d'action n'a rien d'extraordinaire. Les races humaines sont inégalement sensibles aux agents extérieurs, aux *circumfusa*; elles doivent l'être inégalement aux *ingesta*, et l'on peut comprendre qu'une substance plus ou moins énergique, absorbée produise un moindre effet sur le nègre, plus dur au mal que le blanc.

On peut aussi tenir compte de ce fait signalé par Mérat et de Lens, que la chair des fruits du *Strychnos potatorum*, de l'Inde, se mange lorsqu'ils sont jeunes, et que, plus tard, elle est émétique à la dose d'une cuillerée à café.

M. Chevalier n'a certainement pas choisi des fruits à un état particulier de maturité; mais il a mangé les graines avec la pulpe, comme il le voyait faire aux nègres, du reste. Il est probable que ceux-ci ont été protégés par une certaine accoutumance, et il est probable aussi (on tend de plus en plus à le reconnaître), qu'en général dans les fruits de *Strychnos* la pulpe est plus ou moins inoffensive, tandis que le principe actif, lorqu'il y en a, se trouve dans la coque et dans les graines.

Ainsi, il y a en Afrique, comme en Amérique et en Asie, des strychnos toxiques, et l'espèce même dont le fruit est réputé comestible, peut causer des empoisonnements. Cependant, les peuplades africaines qui empoisonnent leurs armes ne choisissent pas les *strychnos* pour cet usage.

Nous avons dit que, d'après les documents fournis par l'herbier du Muséum, on se servait pour cela, chez les Gallos et les Somalis, d'une Apocynée : un *carissa*.

Ce sont aussi des Apocynées qui, d'après M. Chevalier, sont employées dans différentes régions de l'Afrique occidentale. Nous savons par lui que dans la haute Casamance, la haute Gambie, et sur les bords du Niger et de ses affluents, les chasseurs empoisonnent les lances qui doivent servir à chasser l'hippopotame avec une substance dans laquelle entre l'écorce et surtout les fruits du *Strophantus sarmentosus* A. P. DC.

Il nous apprend encore que les diverses peuplades du territoire de la Volta (rivière située à 750 kilomètres à l'est du San Pedro), cultivent dans leurs champs une autre liane du même genre, le *Strophantus hispidus* DC., spontané en Casamance. Ils s'en servent, dit-il, pour empoisonner leurs armes de combat, et le poison (strophantine?) est si actif qu'une simple égratignure faite par une flèche empoisonnée peut déterminer une mort foudroyante.

Si nous arrivons à la côte d'Ivoire, nous constatons que M. Thoiré y a trouvé un *strychnos*, signalé seulement comme plante médicinale et, de plus, une plante toute différente employée pour l'empoisonnement des armes.

Le *strychnos*, nommé par les indigènes *guigakono*, est probablement une espèce nouvelle, très voisine des deux décrites par Baillon, que j'ai citées plus haut. Notre correspondant nous a envoyé un rameau feuillé, un fruit et une notice sur l'usage qu'on fait de cette plante, qui doit être un petit arbre ou une liane. Elle est employée pour calmer les douleurs de l'éléphantiasis des parties génitales, et M. Thoiré nous donne tout le traitement.

1° Ecraser les feuilles au pilon, ajouter un peu d'eau, mêler et faire boire au malade deux fois par jour;

2° Lui administrer, deux fois par jour, un lavement complet de feuilles réduites au pilon, auxquelles on a ajouté un peu d'eau. Filtrer avant d'administrer.

Les indigènes prétendent, ajoute-t-il, que les douleurs sont beaucoup plus violentes à la nouvelle lune et à la pleine lune que dans d'autres moments.

Il n'est pas bien étonnant que les douleurs aient par moment des exacerbations, et ces exacerbations pourraient fort bien correspondre à certaines époques de développement du parasite produisant l'éléphantiasis.

Quant au *strychnos*, je ne sais pas quel est son effet réel; mais j'inclinerais plutôt à croire qu'il ne doit pas être très vénéneux pour qu'on puisse administrer ainsi les feuilles, qui sont d'ordinaire un des organes contenant en grande quantité le principe actif.

Quoi qu'il en soit, il n'est pas employé pour empoisonner les armes, et cependant, les indigènes de la côte d'Ivoire ont aussi, eux, cette habitude si répandue parmi les peuplades sauvages ou presque sauvages.

Nous avons reçu, par les soins de M. Thoiré, la plante qui sert à rendre leurs coups mortels. Ils ne pouvaient pas mieux choisir, car elle appartient à la famille des euphorbiacées, qui contient un grand nombre de plantes des plus vénéneuses. Celle-ci est le *Croton lobatus* Mull. Arg., proche parent du *Croton tiglium*, mais facile à distinguer par ses feuilles profondément divisées en 3 ou 5 lobes.

Cette espèce offre un autre intérêt que son emploi. C'est une de ces plantes qu'on connaît chaque jour plus nombreuses à mesure que progresse la géographie botanique, et qui se trouvent à la fois en Amérique et en Afrique; placées comme elles le seraient aux deux extrêmités d'un continent qui aurait occupé la place de l'Océan Atlantique, continent que les études sur les plantes fossiles contribuent à rendre vraisemblable, et qui aurait existé jusqu'à une époque géologique voisine de la nôtre. C'est l'Atlantide de Platon qui reparaît, appuyée sur des données scientifiques.

Le *Croton lobatus* de la côte d'Ivoire appartient à la variété *riparius*, la seule qui se trouve en Afrique, où son aire s'étend, depuis la Sénégambie et la Guinée jusqu'au Cordoban, à l'Abyssinie et même à l'Arabie.

Cette plante est désignée par les indigènes sous le nom de *Lablé*. Elle est tellement vénéneuse que notre correspondant a inscrit en grosses lettres, sur le papier qui la renferme, la recommandation de ne pas y toucher. Cela ne nous a pas empêché, bien entendu, de l'étudier complètement. Son suc paraît être d'une horrible énergie, et ne le cède en rien aux poisons les plus célèbres de l'Amérique et de Java.

Voici comment les indigènes procèdent à la préparation :

Ils écrasent la plante : tiges, feuilles et fleurs, entre deux pierres, ils y ajoutent un peu d'eau et remuent avec un bâton pour opérer le mélange. Le tout, mis en bouteilles, est réparti entre les guerriers au moment de leur départ pour une expédition. Ils trempent dans ce liquide leurs couteaux, leurs matchétés, etc. Notre correspondant ne parle pas des flèches. Il est possible qu'ils n'en aient plus ; car les européens leur ont vendu des fusils. Pour les nègres, c'est un progrès; mais ils ont compris ce progrès à leur manière. Avant d'introduire leur balle dans le canon, ils la trempent soigneusement dans le liquide vénéneux. Toute blessure, si légère qu'elle soit, faite par une arme blanche ou par une arme à feu ainsi préparée, est une blessure mortelle.

Nous ne connaissons pas les symptômes qui suivent la lésion ; mais il est vraisemblable qu'ils sont fort différents de ceux que produisent les *strychnos*. Il y a là tout un champ de recherches, et il sera probablement utile de reprendre à cette occasion l'étude chimique et expérimentale du *Croton tiglium*, qui, employé comme le *croton lobatus* pourrait bien être tout aussi redoutable.

En résumé :

Les *strychnos* sont nombreux en Afrique.

Il y en a de vénéneux, comme en Amérique, dans l'Inde et à Java.

Cependant les nègres ne recherchent pas les *strychnos* pour préparer le poison de leurs armes.

Ils emploient pour cet usage presque exclusivement des Apocynées.

Ceux de la côte d'Ivoire utilisent une euphrobiacée.

Toutes ces plantes fournissent des poisons qui peuvent être rangés parmi les plus violents que l'on connaisse.

Aucun d'eux n'a été l'objet d'une étude complète.

Plusieurs n'avaient pas été signalés jusqu'ici, et n'ont, par conséquent, été l'objet d'aucune étude chimique ou physiologique.

Le concours que nous pouvons apporter par nos correspondants et nos voyageurs est assuré, cela va sans dire, à qui désirera s'engager dans cet ordre de recherches.

LES RAISINS EN UROTHÉRAPIE (1)

Par M. P. Carles,

Professeur agrégé à la Faculté de médecine et de pharmacie de Bordeaux.

Il arrive fréquemment que des sujets non atteints de fièvre ont des urines extrêmement acides. Les causes sont souvent indéterminées; d'autres fois, elles ont pour origine avérée une alimentation trop excitante, trop copieuse ou trop carnée. En général, les phosphates acides représentent les facteurs principaux de cet état maladif. Quant aux urates, ils sont aussi facteurs de cette acidité, mais comme ils sont obligés de céder à l'acide minéral la majeure partie de leurs bases, l'acide urique devient plus ou moins libre et, partant prématurément insoluble. On sait que cette insolubilité se manifeste généralement par une couleur briquetée ou, si la division de l'acide est extrême, par un trouble blanchâtre, très volumineux. Selon le degré d'acidité, selon la proportion d'eau en présence, selon la saison, ce trouble se manifeste au moment même de la miction, ou seulement quelques heures après. Un pareil état de choses, a toujours sur les malades une influence morale fâcheuse; les conséquences physiques sont quelquefois pires. Pour y mettre un terme, ou tout au moins les amender, la chimie suggère le recours à une médication alcaline: aussi, selon la situation sociale du malade, lui prescrit-on souvent ou du bicarbonate de soude dans de l'eau ordinaire, ou bien de l'eau de Vichy ou de Vals. Malheureusement, l'expérience démontre que l'effet obtenu n'est pas toujours celui qu'on attendait, surtout quand le remède est pris à table. Il semble même que chez certains sujets le résultat soit opposé. On l'explique par la production d'une hypersécrétion gastrique qui entraînerait une surproduction urique équivalente ; car, le plus souvent, la première provoque l'autre.

En pareille occurrence, nous avons recherché un sel acide qui fût susceptible de se transformer dans l'économie en sel alcalin. Le type et le plus commun de ces sels est le bitartrate de potasse ou crème de tartre. Cette crème, lorsqu'elle est absorbée, se comporte dans l'économie comme dans un creuset rouge de feu : l'acide tartrique se brûle et elle se transforme en carbonate de potasse. Voilà donc un sel qui a la propriété dans l'estomac, en raison de son acidité propre, d'aider la digestion, et même de modérer l'acidité gastrique plutôt que de l'exciter ; tandis qu'arrivé dans le torrent circulatoire il prend de l'alcalinité, il entraîne l'acide urique, et finalement, il met en équilibre

(1) Communication à la Société de Médecine et de Chirurgie de Bordeaux, 19 avril 1901.

l'acidité. Les Anciens le savaient bien, mais comme ils ne pouvaient l'expliquer, ils avaient peu de foi dans les vertus de cette crème.

La difficulté était de communiquer à ce bitartrate le maximum d'assimilabilité; car à l'état libre et à la dose de plusieurs grammes, il n'est plus absorbé et devient purgatif. Il est au contraire très bien toléré en combinaison naturelle avec certaines matières végétales, ainsi que cela a lieu dans toutes les variétés de raisins mûrs, sans exception. Là il est relativement soluble. Bien mieux, il y est toujours associé à des sucres d'allures chimiques et d'action physiologique voisine de celles du sucre de lait, ce qui augmente ses propriétés diurétiques. Les raisins frais, chasselas, et autres, sont assurément préférables comme goût et comme vertu pharmacodynamique aux raisins secs; parce que ces derniers sont généralement surmuris, et, à ce titre, moins riches en tartre. Cependant, les raisins secs de Malaga, qui représentent l'espèce commerciale la plus courante, dès le printemps, conviennent très bien encore. Une dose de 100 grammes par jour, divisée entre les deux principaux repas et prise comme dessert nous paraît être une bonne moyenne. L'analyse démontre que ces 100 grammes contiennent la moitié de leur poids de sucre, et, en plus, 2 grammes environ de bitartrate de potasse ou autres sels à acides organiques. Par combustion complète, tout cela est capable de fournir 73 centigrammes de carbonate de potasse ou 50 centigrammes de potasse alcaline (1); et cette dose de potasse est habile, à son tour, à transformer 90 centigrammes d'acide urique libre en urate neutre de potasse soluble. Ces 90 centigrammes représentent à peu près la dose normale d'acide urique libre ou combiné dans les urines de 24 heures d'un adulte en santé.

Pratiquement, c'est là la dose que nous avons conseillée à une femme et à quatre hommes dont les urines avaient une acidité double et presque triple de la normale, et un poids d'acide urique exagéré dans le même sens. Pour quatre de ces malades, la dose d'acidité s'est abaissée dans les 24 heures à la normale et même au-dessous. Bien mieux, pour une cause qui nous échappe, la quantité totale d'acide urique a elle-même diminué très sensiblement.

Chez le dernier malade seul, les résultats ont été médiocres. Peut-être est-ce parce qu'il s'agissait d'un homme essentiellement arthritique, sujet aux coliques néphrétiques depuis l'enfance, atteint de néphrite et ayant en plus une répulsion absolue pour l'alimentation végétale.

Dans tous les cas, cette indication est simple, agréable et innocente. Il est vrai que les sels de potasse ont mauvaise réputation, mais on les regarde d'un œil moins malveillant depuis que l'on sait qu'au centre de l'Afrique de nombreuses peuplades ont de tout temps remplacé le sel marin par du chlorure de potassium extrait de certaines cendres végétales. Nos 100 grammes de raisins contiennent à peine le dixième de la potasse que les noirs prennent individuellement et par jour dans leurs aliments. Depuis Noé, l'espèce blanche a l'air, d'ailleurs, de bien tolérer les raisins.

---

(1) C'est à peu près la même dose que nous avons trouvée dans les chasselas de conserve un peu flétris par quelques mois de conservation.

UN APPAREIL DE SOUTIEN CARDIAQUE
CEINTURE HYPO-CARDIAQUE (1)

par le Dr Albert Deschamps, *de Riom*

J'étudie cet appareil depuis cinq ans. Je l'aurais gardé quelques temps encore en observation, si deux médecins allemands, Abée (2) et Hellendal (3) n'avaient publié, l'an dernier, des articles sur des appareils analogues. Ces travaux, inspirés par une préoccupation semblable à la mienne, m'ont engagé à donner le résultat de mes recherches sur cette même question.

DESCRIPTION

Cette ceinture se compose :

1° D'une *pelote* de forme trapézoïde qui s'applique sur la région cardiaque avec le mamelon comme centre. Je lui ai donné cette forme, afin que sa partie inférieure pût couvrir tout l'espace occupé par la pointe du cœur dans ses déplacements normaux ou pathologiques. On sait en effet que la pointe du cœur est très mobile. Elle se déplace suivant les mouvements respiratoires, les efforts, les attitudes (4), et aussi par hypertrophie, dilatation, ou cardioptose (Rummo).

La pelote est concave, afin de mieux s'adapter au pourtour du thorax ; sa face postérieure est plus épaisse dans sa moitié externe, parce que la pression doit s'exercer plutôt en dehors qu'en dedans.

2° D'une *ceinture* en tissu élastique, qui est fixée à la partie inférieure de la pelote et fait le tour du thorax ; elle est très élastique afin de ne pas gêner le rythme respiratoire.

3° D'une *bretelle* qui s'attache en arrière à la ceinture, passe sur l'épaule gauche et vient se fixer sur le bord supérieur de la pelote pour l'empêcher de basculer en avant.

MODE D'ACTION

Tous les cardiaques qui souffrent de leur cœur sont soulagés par une pression loco-dolenti soit avec la main, soit au moyen d'un artifice quelconque. C'est cette pression douce et instinctive que la pelote assure méthodiquement.

Elle diminue ainsi l'hypéresthésie de la paroi thoracique toujours augmentée, comme on sait, chez les cardiopathes (la compression calme la douleur, c'est un fait d'observation) ;

Elle *renforce* cette même paroi généralement amincie par atrophie musculaire.

Et, déjà, *elle facilite l'effort* par ce simple moyen mécanique. Or l'effort, qui est une cause de fatigue, même pour l'homme sain, est, pour le cardiaque, un acte particulièrement dangereux. Tout artifice capable de le diminuer aura un résultat bienfaisant. C'est ainsi que ce coussin externe fournissant à la paroi costale un point d'appui fixe

(1) Travail présenté à la Société de Thérapeutique. — Séance du 8 Mai 1901.

(2). De l'emploi d'un appareil de protection du cœur. Abée. *Deutsche Med. Woch.*, 25 janvier 1900.

(3). Hellendal. *Deutsche M. W.*, 29 novembre 1900.

(4). Potain. Merklen. Petermann. (*Deutsche Med. Woch.*, 12 avril 1900).

allège d'autant le travail que doivent donner les muscles thoraciques; il le fractionne, le divise, le rend plus commode et moins pénible. Le malade se sent plus fort; il a plus de confiance en soi.

Peut-être y a-t-il là un élément psychique; il ne le faut pas dédaigner. Les cardiopathes, qui savent ce que leur coûte un effort exagéré : palpitations, lipothymies, parfois syncopes ou encore, crises de tachycardie ou d'arythmie, limitent volontiers leurs efforts, et, de crainte de dépasser le but, ne donnent pas toujours tout ce qu'ils pourraient donner. La présence de cette ceinture leur rend la confiance et la « possibilité » d'agir.

Enfin, et c'est là son action principale : *elle augmente la pression artérielle.*

Les praticiens n'ont pas toujours à leur disposition une sphygmomanomètre, mais avec un peu d'habitude il est facile d'apprécier au doigt les variations de la pression. L'augmentation est d'abord passagère et disparait quand on ôte la ceinture; puis, peu à peu à la longue, par la lente stimulation produite sur le cœur (comme nous le verrons tout à l'heure) elle peut devenir durable, — à supposer que les autres conditions d'hygiène cardiaque soient rigoureusement observées. On n'ignore pas qu'en thérapeutique cardiaque, hors de l'hygiène il n'y a pas de salut.

Abée (loc. cit.) a, de son côté, remarqué que sous l'influence de la pelote qu'il préconise, « le pouls radial devient plus plein, les limites du cœur sont repoussées en haut, les limites du poumon s'abaissent. »

Comment expliquer cette action ?

On sait que les stimulations vives ou prolongées des extrêmités sensitives produisent des actes réflexes favorables, sur la motilité comme sur la nutrition générale. C'est ainsi qu'agissent les frictions, le massage, les douches, l'électricité statique, soit sur l'ensemble de la périphérie nerveuse, soit sur un point localisé du corps.

Abrams (1) a montré que si l'on excite la peau de la région précordiale, il se produit une contraction réflexe du myocarde; le phénomène est très manifeste chez les enfants.

Ne sait-on pas, en outre, que l'un des meilleurs moyens de calmer les palpitations tumultueuses est l'application du froid sur la région cardiaque.

N'est-il pas permis de penser que la pression exercée par une pelote agissant à la façon d'un massage léger, égal et prolongé, détermine des contractions réflexes du myocarde? d'où augmentation de la pression artérielle, et par conséquent de la diurèse (Abée) — circulation meilleure — effet tonique général, et, enfin, à la longue, amélioration de l'état cardiaque.

Abée pense « qu'en relevant le cœur, elle facilite la systole et la diastole et pare, dans une certaine mesure, aux accidents de la dilatation. »

INDICATIONS

Ces faits montrent que cette ceinture donnera ses meilleurs résultats dans l'*asthénie cardiaque avec hypotension artérielle.*

Ses effets sont favorables toutes les fois que le cœur faiblit : soit par neurasthénie, soit par amyosthénie, soit par neuro-amyosthénie — il est souvent difficile de discerner la cause exacte de l'insuffisance cardiaque en dehors des lésions bien définies —; dans les arythmies passagères ou permanentes; dans certaines tachycardies et bradycardies avec hypotension ; dans les dilatations cardiaques. Encore faut-il que le myocarde

(1) *Medical Record*, 22 avril 1900.

demeure excitable. Et je ne saurais dire si cette ceinture est applicable aux cardiopathes chez qui la compensation n'existe plus ; je ne l'ai pas essayée chez ces malades.

Peut-elle être utile aux cardiaques à hypertension ? Je l'ignore. A priori, je ne le pense pas. Les réactions qu'elle provoque ne seraient peut-être pas sans danger.

Cependant Hellendal recommande son appareil dans les accès angineux (quels angineux ?) — dans l'insuffisance mitrale, dans l'hypertrophie cardiaque consécutive au rein granuleux, dans la maladie de Basedow.

Une étude plus longue est nécessaire, je pense, pour trancher toutes ces questions.

Mais on peut conseiller la ceinture aux convalescents de certaines maladies graves pendant lesquelles le cœur a été touché et la pression abaissée, comme la fièvre typhoïde, la pneumonie, l'influenza, la scarlatine, etc.

On peut aussi la recommander aux jeunes gens à cœur délicat et irritable, qui, par goût ou par obligation, se livrent à des sports fatigants ou à des exercices forcés : bicyclistes, gymnasiarques, jeunes soldats, etc. Dans ces cas-là, en stimulant le myocarde et la pression, la ceinture peut prévenir les troubles du rythme et la dilatation.

MODE D'EMPLOI

Le modèle que j'ai adopté après des tâtonnements divers, me paraît léger, commode et pratique. La ceinture, en tissu très élastique, ne gêne pas le rythme respiratoire ; du reste une boucle placée sur le devant de la poitrine permet de la serrer et de la desserrer à volonté. L'emploi d'un bandage à ressort, comme fait Hellendal, me semble gênant ; je l'ai essayé, j'ai trouvé que cette pression forcée, constante, exercée par le ressort, était fatigante et rapidement intolérable.

La pelote est peu volumineuse et se dissimule aisément sous le gilet.

Pendant les premiers jours, le port de cet appareil gênera sans doute quelques malades; l'habitude viendra vite (l'habitude n'est-elle pas nécessaire pour supporter même les simples bretelles ?)

Il est inutile de porter cette ceinture la nuit. Durant la journée, il est bon de ne pas la porter sans cesse, on fera bien de la quitter pendant les repas, ou de la desserrer de façon que la pression soit nulle, la tension artérielle étant généralement augmentée par les repas et pendant les premières heures de la digestion. Au repos également, elle peut être mise de côté de temps à autre. D'une façon générale, il faut l'employer seulement quand elle est utile, soit pour faciliter l'effort pendant la marche ou pour un travail quelconque, soit au repos pour stimuler le myocarde, à la façon d'un tonique cardiaque.

J'ai remarqué d'ailleurs que si elle est portée constamment, elle ne produit plus les bons effets qu'on en obtient en la quittant à propos : la tension artérielle qui avait été augmentée baisse de nouveau et l'asthénie reparaît. Cela se peut expliquer par ce principe de physiologie : que toute excitation trop prolongée amène l'épuisement, principe que toutes les médications internes ou externes confirment chaque jour.

D'autre part, on a prouvé récemment (Delbet. Soc. de chirurgie) que l'augmentation de la pression s'arrête quand elle est revenue à la normale, et que, en aucun cas, elle ne saurait aller au-delà. Je dirai plus : si, chez un individu à vaso-moteurs instables, et par un procédé quelconque (injections de sérum, toniques) on veut pousser la pression au-delà de la tension normale chez cet individu, cette pression baisse subitement, et elle redevient nulle à l'instant précis où elle était la plus forte et produisait une sensation subjective de bien-être. J'ai fait souvent cette observation; Chéron l'avait faite aussi.

Il ne faut pas croire que l'on puisse remonter à sa guise la pression artérielle d'un malade. Ce n'est pas en imprimant à cette tension une impulsion brusque et violente, ou moins forte et continue, que l'on obtient un résultat durable. Il faut, au contraire, stimuler progressivement le système nerveux, et par suite le système circulatoire, en procédant par des excitations courtes et espacées, car nous n'avons aucun moyen précis de discerner l'instant où une stimulation a atteint son maximum d'effet. J'ajoute que plus le malade est affaibli, plus les stimulations doivent être faibles et lentes, sauf dans les cas de shock opératoire.

Cette ceinture-pelote agissant probablement par excitation du myocarde, il est sage d'interrompre de temps en temps l'excitation et, par conséquent, le port de la pelote afin de ne pas dépasser la résistance du malade. Cette pratique, qui donne pour l'hydrothérapie et le massage, par exemple, d'excellents résultats, doit servir de règle pour l'emploi de cette ceinture. L'excitation de notre périphérie sensitive n'est jamais chose indifférente.

Pour ceux qui ne peuvent s'habituer à cette ceinture, j'ai fait construire une pelote simple, sans ceinture ni bretelle. Elle offre cet avantage d'être très mobile, de pouvoir être mise en place et ôtée très facilement. L'effet thérapeutique est le même, car le principe de cet appareil, étant la compression de la région cardiaque, est représenté par la pelote qui en constitue la partie essentielle. Mais elle a un inconvénient : maintenue par des vêtements peu serrés, elle exerce une compression médiocre et parfois insuffisante.

Il appartient aux médecins de choisir l'appareil qui produit les meilleurs résultats, selon la tolérance du malade. Cela est question de détail.

J'ajoute qu'il est facile de faire soi-même une pelote simple et peu coûteuse avec de l'ouate, du calicot et un morceau de carton.

J'ai à peine besoin d'ajouter qu'elle n'est pas utilisable chez la femme. Si le corset n'existait pas, il serait possible de créer un modèle spécial. Mais le corset étant une partie essentielle du vêtement féminin, on pourra peut être essayer d'introduire — et de faire tolérer — une simple pelote d'ouate au-dessous du sein. D'ailleurs le corset exerce par lui-même une pression constante, qui, si elle n'est pas exagérée, me semble favorable à la circulation et à la pression artérielle.

En résumé, cet appareil — qu'il s'agisse d'une ceinture ou d'une simple pelote — diminue l'hyperesthésie de la paroi thoracique, renforce cette même paroi, facilite l'effort, augmente la pression artérielle; il est indiqué dans tous les cas d'asthénie ou d'insuffisance cardiaque avec hypotension artérielle. Il agit à la façon d'un tonique cardiaque, à la condition d'être employé suivant les règles que j'indique. Sans empiéter sur le domaine de la thérapeutique, il est un adjuvant utile et bienfaisant. Et je pense qu'il pourra prendre place parmi les agents physiques à côté des ceintures de soutien gastrique, intestinal et rénal, dont tout le monde aujourd'hui reconnaît l'utilité.

J'appelle donc l'attention des médecins sur cet appareil. Il peut rendre, et il a rendu, de véritables services aux malades. J'espère que des observations plus nombreuses et plus variées que les miennes permettront d'en fixer les indications et les contre-indications. En thérapeutique, il n'y a pas de quantités négligeables.

COMPTE RENDU DES SÉANCES

DE LA

SOCIÉTÉ DE THÉRAPEUTIQUE

Séance du 8 Mai 1901

Présidence de M. le Dr ALBERT ROBIN

M. Soupault donne lecture d'une note de M. Hérard de Bessé concernant le *traitement du cancer par l'acide osmique*. En 1895, le Dr Hérard de Bessé a eu l'occasion de traiter le cancer par une substance fixant les cellules épithéliales avec plus d'énergie que le bleu de méthylène, et d'essayer l'acide osmique sous la forme de liqueur chromo-acéto-osmique de Flemming. L'expérience de cette époque avait été trop courte pour mériter une publication : aujourd'hui, l'auteur croit qu'il y a lieu de faire connaître ce procédé.

La liqueur de Flemming a été utilisée en compresses humides et en injections interstitielles, faites tantôt profondément dans l'espoir de créer une zone de cellules fixées limitant la tumeur dans la profondeur, tantôt superficiellement pour créer une perte de substance donnant accès à des compresses.

Chez tous les malades, pendant la durée du traitement, la quantité et la qualité des urines n'ont pas été sensiblement modifiés, bien que la liqueur de Flemming ait été sans cesse employée pure, en larges compresses appliquées sur de larges surfaces et en injections (jusqu'à 8 ccm. en une seule séance).

Les résultats sont les suivants :

Les compresses produisent une couche noirâtre assez mince, s'enlevant assez facilement par le lavage. Une injection superficielle de 1 ccm. provoque au bout de quelques jours une perte de substance pouvant loger une petite noisette. La liqueur de Flemming a un certain pouvoir hémostatique, et son injection dans la tumeur est peu ou pas douloureuse : son application en compresses ne provoque aucune réaction.

De l'ensemble du traitement résulte une sédation manifeste de la douleur, peut-être due à l'action antinévralgique de l'acide osmique et une diminution marquée des sécrétions et de la fétidité.

L'usage de la liqueur de Flemming semble sans inconvénients même a fortes doses, sans doute parce que sa grande puissance fixatrice empêche son absorption.

Le traitement du cancer par l'acide osmique mérite donc d'attirer l'attention et pourra sans doute remplacer avantageusement celui par le bleu de méthylène dans tous les cas de tumeur épi théliale inopérable ou qu'on ne veut pas opérer.

M. Albert Robin donne lecture d'une note de M. Deschamps concernant *une ceinture hypo-cardiaque* (*Paraît dans le numéro de la Revue*).

M. Bouloumié donne lecture d'un travail sur *les variations de la tension capillaire sous l'influence du traitement hydrominéral de Vittel*. L'étude de l'état du système artériel est fort importante chez les arthritiques, mais elle a été jusqu'à ce jour difficile à mener à bien, car les divers appareils servant à mesurer la tension artérielle ne donnent pas toute satisfaction. L'appareil de Gartner fait exception sous ce rapport, mais il donne plutôt la pression des petits vaisseaux, car l'anneau s'applique sur le doigt. Pour obtenir des résultats valables, il faut observer diverses règles ; appliquer l'anneau librement sur le doigt, ne pas le placer sur une articulation inter-phalangienne ni sur un doigt portant d'ordinaire une bague serrant un peu. Les différences entre les doigts sont du reste assez grandes, les variations entre le matin et le soir, avant ou après le repas sont de même marquées, et la station debout augmente manifestement la pression. La poire de l'appareil, étant en caoutchouc, présente les inconvénients inhérents à cette substance (dilatation inégale, marche saccadée de l'aiguille).

Il faut, pour toutes ces raisons, se placer toujours dans des conditions rigoureusement identiques, pour obtenir des résultats valables. L'auteur a fait, dans ces conditions, des examens sur 273 hommes et 110 femmes, et a pu reconnaître que la tensio artério-capillaire s'accroît avec l'âge, et qu'elle augmente assez brusquement chez la femme au moment de la ménopause. La goutte provoque nettement l'hypertension, alors que la gravelle rénale ne semble exercer aucune action dans ce sens. La lithiase biliaire diminue au contraire la tension. On trouve d'un autre côté souvent de l'hypertension dans les petits vaisseaux, alors que l'auscultation décèle un cœur en apparence normal.

Le traitement de Vittel, actuellement préconisé pour l'artério-sclérose au début, n'offre-t-il pas quelque danger? L'auteur a cherché à élucider cette question et est arrivé aux conclusions suivantes : au début du traitement, l'absorption d'eau en grandes quantités entraîne une augmentation de pression de 1 à 3 cm. de mercure ; chez les malades qui n'urinent pas davantage après cette injection, on trouve l'estomac vide; l'eau a donc passé dans le système circulatoire et provoque une hypertension manifeste qui semble aller à l'encontre du but cherché chez l'artério-scléreux. Cette situation est heureusement passagère, car dès que la diurèse s'établit, la tension tombe au-dessous de la normale. Les malades de l'auteur lui ont donné les chiffres suivants, à la fin du traitement : tension abaissée 58 0/0 des cas, plus élevée 22 0/0, sans changement 20 0/0.

M. Le Gendre demande si l'auteur attribue l'hypertension observée au début à la simple ingestion de grandes quantités d'eau ou à la minéralisation spéciale de cette dernière.

M. Bouloumié croit à une simple action mécanique; il est curieux de constater cependant qu'en continuant la cure, cette hypertension ne dure que peu d'instants; l'augmentation de la diurèse la fait disparaître.

M. Le Gendre pense qu'il y aurait lieu pour éviter même cette hypertension passagère, de fractionner davantage encore l'administration de l'eau.

M. Robin se sert couramment de l'appareil de Gartner et a constaté que les diabétiques présentent souvent une hypertension considérable : cette hypertension continue même après la disparition du sucre, obtenue par un traitement approprié.

M. Le Gendre attribue à l'arthritisme l'hypertension des diabétiques. Il y a entre l'arthritisme et la tuberculose un antagonisme sous ce rapport, et l'on voit, quand un arthritique devient tuberculeux, sa pression diminuer et faire place à de l'hypotension à mesure que l'affection bacillaire s'installe.

M. Frémont présente quelques observations concernant la *technique de l'analyse du suc gastrique*. L'auteur a pu reconnaître, sur des chiens à estomac isolé, que la quantité de chlorure total de leur suc gastrique est toujours la même; les quantités d'acide chlorhydrique combiné et d'acide chlorhydrique libre n'ont donc pas besoin d'être si minutieusement déterminées. HCL combiné n'est pas le critérium du travail de l'estomac ; il se forme en présence des albuminoïdes liquides, et l'on peut, sans faire intervenir les phénomènes digestifs, obtenir les mêmes réactions en opérant *in vitro* avec du bouillon et HCL du commerce. Les chiffres importants sont l'acidité totale et le taux des acides organiques : la différence donnera HCL libre ou combiné.

M. Soupault croit que ces données ne sont pas applicables à l'homme, car le chlore total varie dans de grandes proportions si l'on va de l'hyperchlorhydrie très élevée au cancer stomacal. (de 4 00 00 à 2,50 00 00).

M. Mathieu estime que les déterminations jugées inutiles par M. Frémont donnent au contraire, chez l'homme, de précieux renseignements.

M. Frémont a pensé de même, au début de ses recherches; il est arrivé à admettre aujourd'hui que la quantité de chlorure est toujours la même, et qu'on perd son temps à analyser le chlore total.

M. Mathieu déclare s'intéresser surtout aux résultats cliniques donnés par ces analyses : or, une perte du chlore total indique une maladie grave, avec disparition probable d'un grand nombre d'éléments glandulaires. Quand la diminution du chlore total est moindre, on peut espérer une guérison de la muqueuse, alors moins modifiée. Si on observait des chiens atteints de gastrite chronique, on reconnaîtrait sans doute que leur chlore total a diminué.

M. Frémont répond qu'en administrant du Simarouba à 12 chiens, il a obtenu des gastrites expérimentales violentes, avec hémorragies intenses, et diminution très marquée de la sécrétion. Or, chez ces chiens, le chiffre du chlore total était le même que chez les animaux à estomac sain. Si on trouve chez les cancéreux des chiffres faibles, cela tient à ce que l'estomac ne sécrète presque plus rien dans ce cas : rien d'étonnant à ce que dans ces conditions on trouve très peu d'HCL.

M. Robin n'admet pas que toutes les conclusions de M. Frémont puissent s'appliquer à l'homme. On a certes exagéré la valeur du chlore total, mais cette détermination sera utile dans certaines circonstances. Il est certain d'un autre côté que HCL combiné ne donne pas la valeur du pouvoir peptique, mais seulement celle de la rétention gastrique, s'il n'existe pas de fermentations spéciales.

M. Bardet, à propos de la gastrite provoquée par M. Frémont sur ses chiens au moyen d'injection de décoction de Simarouba, fait remarquer que ce produit, considéré comme voisin du quassia, par les ouvrages de matière médicale, en diffère considérablement. MM. Adrian et Bougarel ont extrait du Simarouba un alcaloïde et une série de produits dont 2 corps intéressants : 1° une résine vésicante d'une intensité considérable, car il suffit d'une quantité minime pour produire une vésication sur la peau ; 2° un alcaloïde présentant toutes les réactions de l'aspidospermine. Il y a donc quelque danger à employer le cimarouba à la place du quassia.

M. Le Gendre fait remarquer que le Simarouba n'est pas considéré comme un amer simple comme le quassia, mais comme un amer astringent.

M. A. Robin rappelle qu'en effet le Simarouba, employé couramment en Cochinchine, y est utilisé pour combattre la dysenterie.

A. Robin donne lecture d'un travail de M. Tétau concernant une *méthode de diagnostic précoce du terrain de prédisposition à la tuberculose pulmonaire*. Par l'étude de la température moyenne de l'homme, on reconnaît bientôt que certains individus ont normalement moins de 37° ou plus que 37,5°. Les chiffres élevés indiquent une prédisposition à la tuberculose, les chiffres au-dessous de la normale, l'arthritisme, l'herpétisme ou la scrofulose. La réceptivité pour la tuberculose pulmonaire est en raison directe de cette hyperthermie.

Il va sans dire que les températures seront toujours prises à des heures et dans des conditions identiques : il s'agit de températures axillaires.

M. Bardet estime que pour établir des lois de cette importance, il faut s'entourer des précautions les plus minutieuses, car beaucoup de causes peuvent influencer la justesse des résultats.

M. Le Gendre s'étonne d'entendre l'auteur citer une phrase de Lasègue, qui dit qu'un malade qui ne tousse pas n'est pas un tuberculeux pulmonaire. On peut être un tuberculeux ganglionnaire, avoir des ganglions péri-bronchiques infectés et faire, pour cette raison de l'hyperthermie. On n'est déjà plus dans ce cas un prédisposé, on est un tuberculeux confirmé, bien qu'on ne tousse pas encore. En outre, l'orateur est étonné de voir les scrofuleux rangés dans les hypothermiques, alors que ces malades sont aujourd'hui à juste titre rangés parmi les tuberculeux.

M. Robin fait remarquer que dans ses recherches sur les échanges respiratoires, il a pu reconnaître que ces derniers sont diminués chez le scrofuleux, alors qu'ils sont augmentés chez le phtisique. Les tuberculoses locales se conduisent donc à cet égard autrement que la tuberculose pulmonaire.

REVUE DES PUBLICATIONS SCIENTIFIQUES

Chirurgie générale

Dr BENOIT
Ancien interne des hôpitaux

Traitement chirurgical du goître; son traitement par le phosphore (*XIIIe Congrès de la Société Allemande de Chirurgie*, avril 1901). — M. Kocher (de Berne) possède une série ininterrompue de 302 opérations pour goîtres, tant ordinaires que malins ou exophtalmiques. Dans les débuts il a enregistré, en extirpant des goîtres simples, quatre décès par intoxication mercurielle (sublimé), anesthésie chloroformique, cachexie strumiprive et un consécutif à l'exothyropexie.

Cette dernière opération a été supprimée de sa pratique comme étant un anachronisme à notre époque *en dehors des cas d'urgence*. Le sublimé lui paraît également devoir être proscrit. Enfin, lorsqu'il faut supprimer des goîtres étendus, il fait administrer la thyroïdine à l'avance, pour supprimer les accidents d'athyroïdisme aigu. Quant à l'anesthésie chloroformique, elle est remplacée dans sa clinique par l'anesthésie locale, car il la considère comme dangereuse par les vomissements qu'elle entraîne et qui peuvent infecter la plaie, ou entraîner des hémorragies secondaires. Donc tous les décès ci-dessus mentionnés auraient pu être évités. L'auteur insiste sur les difficultés que l'on rencontre dans l'ablation des goîtres intra-thoracique *partiels* et surtout *complets*, ces derniers accompagnés de tous les signes de dilatation veineuse propres aux tumeurs du médiastin. Il a fait construire un levier en forme de cuiller qui facilite le désenclavement, que l'on cherche à opérer en tirant avec des pinces. Le doigt introduit dans le tissu strumeux lui-même, pourra être une ressource pour faire rapidement la [...]xation.

[...]st toujours sur la portion du goître qui [...] la compression que le chirurgien doit [...] *résection*, qui est l'opération de [...]er un noyau visible si l'état du [...]tion de tissus tyroïdien. Il réserve l'*énucléation* énucléation aux cas de récidive. Comme la luxation opératoire du goître s'accompagne d'accès de suffocation très vifs dus à la compression de la trachée, il faut non seulement agir très rapidement, et avoir apprête une longue canule trachéale, mais encore lier par avance tous les vaisseaux que l'on peut atteindre et sectionner aussi l'isthme après l'avoir lié.

Grâce à ces précautions, l'auteur a pu opérer les 22 cas de goître rétro-sternaux de sa statistique avec plein succès.

M. Kœnig a fréquemment observé le goître à Berlin où il est sporadique. Il pense avec M. Kocher qu'il faut laisser environ un quart du corps thyroïde pour éviter des accidents de tétanie ou de cachexie. M. Goldmann a observé un cas de goître tuberculeux fistulisé; le malade succomba a une broncho-pneumonie.

Pour le traitement médical, l'augmentation des ablations chirurgicales est la meilleure preuve de son inefficacité. La *thyroïdine* est chère, dangereuse par les accidents de thyroïdisme aigu ou chronique; ses effets sont réels, immédiats, mais passagers. La *médication iodurée* expose aussi à l'iodisme aigu ou chronique. Elle peut néanmoins servir, selon M. Rehn (de Francfort) a faire apparaître un goître rétro-sternal soupçonné et confirmer un diagnostic hésitant. Reste la *médication phosphorée*. M. Kocher, malgré des observations encore en nombre restreint, pense que l'ingestion de phosphore pur, ou d'acide phosphorique, améliore le fonctionnement du corps thyroïde, qui diminue notablement de volume. Son emploi est donc appréciable pour les goîtres hyperplasiques et vasculaires, enfin dans le goître basedowien.

A. Benoit

Résultats de la suture des nerfs (*Société de Chirurgie*, 1er mai 1901). — MM. Reynier et Potherat apportent des faits indiscutables de rétablissement de la motilité après la suture immédiate ou secondaire des principaux nerfs du membre supérieur. Le dernier de ces chirurgiens accorde une certaine influence au *massage* et à l'*électrisation* dans le retour des fonctions.

MM. Quénu et Ricard déclarent que ces faits sont en contradiction absolue avec les expériences pratiquées chez les animaux, où la réunion primitive des nerfs sectionnés n'est pas suivie du retour de la motilité, ainsi qu'avec l'examen microscopique qui montre, qu'au niveau de cette union, en apparence parfaite, il y a du tissu conjonctif néoformé et interruption complète de la continuité des cylindres-axes. Le débat appelle donc de nouvelles études.

A. Benoit.

Traitement des tumeurs malignes ou récidivantes par la quinine (méthode de Jaboulay), par Launois (*Rev. int. de méd. et de chir.*, 25 avril 1901). — Il s'agit d'une femme atteinte de cancer du sein inopérable avec généralisation possible aux corps vertébraux, qui a été soumise aux injections sous-cutanées d'un sel de quinine soluble.

Les injections furent commencées dès le 20 novembre : elles furent faites soit à la fesse, soit à la face externe de la cuisse et furent d'abord quotidiennes et composées de 50, puis 25 centigrammes de chlorhydro-sulfate de quinine en solution. Au bout de cinq jours survinrent quelques phénomènes d'intolérance : on ne fit plus alors d'injections que tous les 2 jours.

Au bout d'un mois l'accoutumance à la quinine s'est faite : les crises douloureuses sont moins intenses et moins fréquentes. La malade a, depuis quelque temps déjà, retrouvé le sommeil et un peu d'appétit : son ulcération est moins suintante et a cessé de s'agrandir et de se creuser.

Les forces reviennent progressivement. A la fin de décembre, les nodules de carcinose cutanée ont pâli et sont en voie de régression ; les ganglions axillaires et sus-claviculaires ont diminué de volume dans des proportions telles qu'ils atteignent à peine le volume d'un pois.

A partir du 12 janvier, les injections sont pratiquées tous les jours : on injecte un centimètre cube de la solution suivante :

Chlorhydrate neutre de quinine.............	1 gramme
Eau distillée...........	4 grammes

Chaque centimètre cube représente 0 gr. 25 de sel de quinine. On peut se servir de bibromhydrate, de bichlorhydrate, de chorhydrosulfate dans les mêmes proportions.

L'ulcération s'est rétrécie des trois quarts ; elle s'est recouverte d'une croûte épidermique au centre de laquelle on aperçoit quelques débris du mamelon. La secrétion s'est tarie depuis assez longtemps déjà.

La malade mange avec appétit : ses fonctions se sont régularisées, elle a retrouvé la gaieté et le sommeil. Ses forces sont en grande partie revenues ; elle peut rester levée pendant plusieurs heures.

On a pratiqué 54 injections depuis le commencement du traitement ; leur usage a été suspendu depuis le 10 février, époque à laquelle la malade a reçu, par la voie hypodermique, 16 gr. de sel soluble de quinine. Depuis la cessation du traitement, encore récente il est vrai, l'amélioration se continue.

E. Vogt.

Anesthésie lucide par l'éther ou le chloroforme et la morphine combinés (*Revue médicale de la Suisse Romande*, 20 avril 1901). — M. Julliard a communiqué à la Société médicale de Genève les curieuses constatations qu'il a faites sur ses malades, en employant l'éther et la morphine en injections sous-cutanées, suivant la méthode anciennement indiquée par Cl. Bernard et Nussbaum. Il commence par dire que les injections sous-arachnoïdiennes de cocaïne lui ont donné des accidents si graves, qu'il est vite revenu à son anesthésique préféré, le moins dangereux de tous à son avis, l'éther, qu'il proclame le « doyen des anesthésiques ». Or, en donnant *très peu d'éther ou de chloroforme* à ses opérés, qui avaient reçu préalablement une injection sous-cutanée de 0,01 centigramme de morphine, il a pu leur éviter la perte complète du sentiment et mener à bonne fin les plus importantes interventions. Malheureusement, cette anesthésie n'est pas renouvelable à volonté ; c'est, dit-il, un accident de la combinaison de l'éther et de la morphine, sur lequel il est impossible de compter. Mais on en est quitte alors pour rendormir son malade Vu la singularité de ces cas, nous citerons l'une des observations qu'il rapporte :

Observation I. — H. de 45 ans, auquel je faisais une résection du coude. On fait une piqûre de 0,01 de morphine et un quart d'heure après on commence la chloroformisation. Le malade s'endort très bien, sans excitation et avec peu de chloroforme. Je commence l'opération : au bout de deux ou trois minutes, *le malade se réveille et on s'aperçoit qu'il ne souffre pas.* Il a les yeux ouverts, reconnaît son monde et fait la conversation comme s'il n'y avait eu ni chloroforme, ni morphine. Et ceci a duré jusqu'à la fin de la résection, qui a été de trois quarts d'heure au moins, sans qu'on lui ait donné une seconde fois du chloroforme. Le malade me regardait opérer, changeait la position de son coude pour me faciliter l'opération. Lorsque le moment fut venu de scier les os, il présenta lui-même son humérus dénudé à l'instrument. L'opération terminée, je fis le pansement. A ce moment, le malade fut pris d'un sommeil tranquille et profond qui dura jusqu'au soir; il se réveilla très bien sans aucun malaise. Le lendemain, il se rappelait ce qui s'était passé, et il disait qu'il avait tout senti, mais qu'il n'avait pas souffert.

A. Benoit.

Sur la distribution et le mécanisme de l'anesthésie par injection intrarachidienne de cocaïne par MM. A. Pitres et J. Abadie (de Bordeaux), (*Soc. de Biologie*, 27 avril 1901). — MM. Tuffier et Hallion ont conclu, de leurs expériences sur des chiens, que la cocaïne injectée dans l'arachnoïde lombaire devait presque exclusivement ses effets anesthésiants à son action sur les racines postérieures. Si l'on étudie, chez l'homme, la manière dont débute, se propage et se localise l'anesthésie par rachicocaïnisation, les phénomènes que l'on constate sont favorables à cette interprétation; en effet, la distribution et l'envahissement de l'analgésie n'affectent pas une disposition nettement métamérique, comme ce devrait être le cas si la moelle elle-même était en cause.

M. Hallion fait observer qu'il s'agit ici uniquement de l'action anesthésiante de la cocaïne injectée dans le liquide céphalorachidien à dose faible, comme c'est le cas chez l'homme.

En dehors de l'anesthésie, on note certains effets d'excitation motrice: telle est, par exemple, l'augmentation de la contractilité utérine, qui, d'après M. Doléris, exerce au cours de l'accouchement une influence eutocique; les effets sont dûs à ce que la cocaïne, abordant l'axe gris à dose excessivement faible, y détermine une stimulation.

R. Blondel.

Maladies du Système nerveux

Dr P. SAINTON

Ancien interne des hôpitaux,

L'injection intra-rachidienne dans le traitement de quelques affections douloureuses par Ch. Achard (*Société de neurologie*, 7 mars 1901). — A. a eu l'occasion d'appliquer plusieurs fois l'injection intra-rachidienne de cocaïne à des affections douloureuses. Dans trois cas de sciatique les injections de cocaïne ont été faites à la dose de un à deux centigrammes, les résultats ont été assez satisfaisants; dans un cas, la douleur a complètement disparu, dans un autre la sédation s'est maintenue pendant trois jours, dans un dernier la douleur n'a persisté qu'au point sacro-iliaque. Deux tabétiques avec crises gastriques ont été soulagées au moment de leurs paroxysmes par le même traitement. Enfin dans un cas de zona, la douleur a été très diminuée par la cocaïnisation intra-arachnoïdienne. Dans un cas de colique de plomb, les douleurs ont cessé momentanément, mais le malade a eu quelques accidents, vertiges, vomissements, accès fébriles par suite de la dose trop élevée (3 centigrammes) injectée.

P. Sainton.

L'étiologie de la chorée et son traitement par l'Aspirine par Besançon et Paulesco (*Journal de Médecine Interne*, 1er avril 1901). — L'absence de notions certaines sur l'étiologie de la chorée rend sa thérapeutique incertaine. Les théories de la chorée névrose, de la chorée dégénérescence doivent faire place à la théorie microbienne qui rapproche cette maladie de la fièvre rhumatismale. Son apparition est d'ailleurs favorisée par les conditions hygiéniques mauvaises, dans lesquelles se trouvent les enfants des classes pauvres à Paris. Un fait en faveur de l'origine infectieuse de la maladie, est l'augmentation manifeste de volume de la rate constatée par les auteurs chez tous les malades.

Ils ont employé l'aspirine dans le traitement de la chorée parce qu'elle a sur les salicylates l'avantage de ne pas se dissoudre en milieu acide, et par suite de ne se décomposer que dans l'intestin. Dix observations des choréiques traités par ce médicament à la dose de 1 à 3 grammes montrent son efficacité réelle: dans certains cas, si l'amélioration ne suit pas l'ingestion du médicament, il est bon de suspendre son administration pendant quelques jours pour reprendre ensuite son emploi à plus haute dose. Il est bon d'associer à l'aspirine le repos au lit, les frictions et les lotions alcoolisées. Le régime doit être surveillé: le lait dans les cas d'inappétence, la viande crue hachée, les œufs, le beurre frais, la somatose ont rendu de grands services en relevant l'état général.

P. Sainton.

Le traitement de la céphalalgie, par L. Harrison Mettler (*Merck's Archives*, mars 1901). — Les céphalalgies peuvent être divisées en plusieurs classes au point de vue étiologique : 1° Céphalées dues à des troubles vasomoteurs (hyperémie, anémie, artério-scléroses); 2° Céphalées dues à des toxémies (urémie, acétonémie, goutte, rhumatisme, empoisonnements par l'opium, l'alcool, la quinine, le chloroforme; saturnisme, tabagisme, théisme, caféisme; infections pneumonique, typhique, grippale, malarique); 3° céphalées d'origine réflexe causées par des affections des yeux, de l'estomac, des organes génitaux; 4° céphalées d'origine névropathique (hystérie, épilepsie, neurasthénie, surmenage cérébral, migraines); 5° céphalées dues à des maladies organiques (tumeurs, hydatides, ostéomes, méningites syphilitiques, tuberculeuses, insolation).

Quand le malade appelle auprès de lui le médecin, il lui demande de le soulager. Mais faire disparaître la douleur n'est point guérir la céphalalgie. Dans les céphalées dues à des troubles circulatoires, la céphalalgie est modifiée par la situation de la tête du patient, les applications chaudes ou froides; la céphalée des artério-scléreux est la moins influencée par ces moyens. Quelques céphalées névropathiques disparaissent très rapidement sous l'influence de la suggestion, du changement de milieu ou des excitations réflexes (électricité, massage, etc.). Parmi les agents médicamenteux que l'on peut employer, la morphine tient le premier rang, mais il faut y avoir recours en dernier ressort. Les malades associent fréquemment l'idée de morphine avec celle d'injections hypodermiques; on est, dans certains cas, autorisé à les tromper et à substituer, sans les en prévenir, à la morphine les injections d'eau pure ou d'un autre médicament que la morphine. D'ailleurs, la plupart des hypnotiques peuvent être employés en injections sous-cutanées. Après la morphine, les substances qui agissent le mieux sont, dans l'ordre préféré, la phénacétine, l'antipyrine, l'acétanilide; elles doivent leur efficacité, non point seulement à leur pouvoir hypnotique, mais encore à leur action sur le cœur et l'hémoglobine du sang. On peut associer l'antipyrine au camphre; les larges doses de bromure de sodium et de lithium sont peu efficaces. Dans la neurasthénie, on peut cependant tirer un bénéfice de leur association avec la caféine. L'hydrate de butyl-chloral, la paraldéhyde, le chloralamide, le bromure d'éthyle, la thermodine et la triphénine sont très inconstants dans leur action. Il vaut mieux leur préférer la jusquiame, associée aux bromures et au guarana.

Dans la neurasthénie avec céphalée on se trouvera bien de l'emploi d'injections sous-cutanées de strychnine, de l'hydrothérapie sous forme de bains. En dehors des agents médicamenteux, l'électricité est le meilleur moyen thérapeutique à employer. On préférera la galvanisation directe de la tête avec faradisation générale. L'électricité statique ne peut être conseillée d'une façon générale. Le massage vibratoire a soulagé quelques cas.

Il ne suffit pas de traiter la céphalée, il faut encore s'adresser à la cause. Le traitement des céphalées syphilitiques ou d'origine oculaire est tout indiqué: chez les rhumatisants les salicylates, chez les goutteux le colchique et les régimes ne doivent point être négligés.

En terminant l'auteur insiste sur le traitement de la migraine; les attaques sont calmées par la morphine, et si celle-ci est contre-indiquée, par la galvanisation de la tête avec faradisation générale, ou par un bain prolongé. Si la migraine résiste, l'antipyrine, l'aconitine ou la cocaïne en injections sous-cutanées ont rendu des services. Les fortes doses de salicylate de soude dans une forte infusion de café, calment parfois la douleur. Les agents médicamenteux que l'on peut employer sont la phénacétine, l'antifébrine, l'exalgine, le bleu de méthylène, le guarana, la cystine, la migrainine; il faut y ajouter des médicaments plus inconstants tels que l'agathine, la bromamide, l'euphorine, le chlorhydrate de phénocolle, la pyridine, la salipyrine, la thymacétine. Dans l'intervalle des attaques on excite la fonction rénale par la theobromine et le salicylate de soude et la fonction intestinale par les purgatifs salins. Ce mode de traitement a l'avantage d'éviter l'auto-intoxication qui domine l'étiologie de la migraine. Dans la migraine neurasthénique, on appliquera le traitement général de la neurasthenie, arsenic, alimentation forcée, bains frais, toniques, electricité.

P. Sainton.

Aphonie hystérique; guérison par suggestion, par Crespin (*Echo medical du Nord*, 5 mai 1901). — Il s'agit d'un cas d'aphonie hystérique guérie par suggestion, à l'aide de badigeonnages avec l'éther picrique. Le moyen n'a bien entendu, agi qu'à titre de suggestion. D'autres auteurs ont conseillé, pour obtenir le même effet psychique, l'introduction d'une sonde dans le larynx, puis après avoir retiré celle-ci, le malade épelle, compte lentement, et articule les mots progressivement. La même méthode a été employée pendant le sommeil hypnotique, certains ont vanté l'électrisation extérieure ou intérieure du larynx, l'examen rhino-pharyngien.

P. Sainton.

Ophtalmologie

Dr E. Kopff

Médecin oculiste de l'hôpital St-Joseph

Le bleu de méthylène en ophtalmologie, par Jacqueau (*Echo méd. de Lyon*, 15 avril 1901). —

Ce topique est un antiseptique précieux pour certaines lésions oculaires.

D'une façon tout à fait générale, le bleu de méthylène est indiqué toutes les fois qu'il existe soit une infection, soit une menace d'infection du globe oculaire. C'est, à n'en pas douter, un antiseptique très énergique. Mais pour qu'il agisse réellement, il faut qu'il imprègne les surfaces infectées, il faut que l'on puisse voir la surface privée de son épithélium colorée en bleu par le réactif; sans cette condition primordiale l'action est ou nulle ou fort peu active.

C'est donc dans les affections cornéennes à début superficiel que réside surtout l'action curative du bleu de méthylène. Le collyre instillé entre les paupières glissera sans laisser de traces sur les surfaces saines et se fixera sur les points malades que ne protège plus leur épithélium; il pourra même parfois révéler en le colorant un ulcère minuscule ayant échappé à un premier examen; l'action antiseptique est du reste d'autant plus énergique que la coloration est plus vive. Le titre du collyre à employer variera selon la gravité des cas de 1/500 à 1/1000, mais on peut aller à des dosages beaucoup plus élevés.

La moyenne des instillations sera de deux par jour, elles seront suivies d'un pansement occlusif; dans le plus grand nombre des cas il est extrêmement rare de n'avoir pas une rapide amélioration et la guérison totale se fait peu attendre.

On arrive toujours très facilement à faire pénétrer le topique sur l'œil lui-même et sans aucune violence puisqu'il suffit pour cela d'entrouvrir très faiblement les paupières.

Les kératites diverses de l'enfance, si souvent premiers stades de graves états infectieux, deviennent presque toujours d'une remarquable bénignité lorsqu'elles sont traitées à temps par ce procédé. Dans les cas peu graves il n'est même pas utile de faire de pansements; quelques soins de propreté, une obscurité relative, deux instillations de bleu dans la journée et l'enfant guérira : il sera à coup sûr à l'abri d'une complication infectieuse.

Dans quatre ou cinq cas, l'auteur a employé le bleu de méthylène après cautérisation ignée de la cornée. Il s'agissait toujours de formes infectieuses sévères avec céphalée très intense et d'hypopion très marqué dans un cas : toujours la guérison est survenue plus rapidement qu'avec la cautérisation seule. Il emploie alors le bleu à doses très élevées 1/100: la surface cautérisee se colore très vivement et on est vraiment surpris de la rapidité avec laquelle guérissent les malades sans qu'il soit nécessaire de revenir à une nouvelle cautérisation.

Les injections sous-conjonctivales de bleu de méthylène que préfère Rollet à la cautérisation, faite au titre de 1/500e sont sans gravité, indolores et paraissent aussi réellement efficaces.

Dans les conjonctivites l'action des instillations est beaucoup moins constante; elle donne cependant parfois d'excellents résultats dans les conjonctivites dites catarrhales, surtout lorsqu'il existe des papulo-pustules, de véritables excoriations qui servent à fixer le bleu de méthylène. Dans les formes catarrhales simples elle n'est pas supérieure aux astringents usuels, sulfate de zinc, nitrate d'argent et protargol. Dans les conjonctivites granuleuses vraies l'action paraît plutôt salutaire.

Si, au lieu d'affections superficielles, il s'agit d'affections interstitielles ou profondes, de kératites parenchymateuses, d'iritis suppurative, de phlegmon de l'œil, on comprend aisément que les instillations ne sauraient guère avoir de résultat favorable.

Le plus grand reproche, qu'on puisse faire à la méthode est de colorer très vivement en bleu les tissus, mais cette coloration n'est pas indélébile, elle s'en va aisément au lavage surtout au contact avec les savons alcalins : l'action irritante sur les muqueuses, l'exsudat couenneux n'existent jamais lorsqu'on se sert d'une solution bien faite et convenablement étendue.

D'une façon générale on peut dire qu'à partir de 1/500 la solution de bleu de méthylène est admirablement supportée par la cornée et la conjonctive, et, même longtemps continuée, n'amène ni douleur, ni irritation; elle est plutôt analgésique. A un titre plus élevé il est de règle qu'elle devienne au contraire irritante, soit immédiatement, soit au bout de quelques jours selon le degré du titrage, et on est d'ordinaire obligé ou de cesser ou de revenir à des solutions plus étendues. Toutefois une instillation unique à 1/100 n'a jamais d'inconvénients, sauf, dans la plupart des cas, une douleur très supportable et de durée variant de 1/4 heure à 2 heures au maximum.

Il est enfin de toute importance que le bleu de méthylène employé soit aussi pur que possible et que l'eau distillée soit absolument neutre. Le bleu du commerce n'est presque jamais pur, mais est la plupart du temps un mélange de bleus divers dont les propriétés ne concordent pas toujours, d'où les différences d'action. En outre, on y incorpore pour lier ces couleurs une certaine quantité de dextrine, ce qui ne permet pas toujours d'avoir une solution répondant exactement au titre indiqué. On confond encore assez souvent le bleu de méthylène avec le bleu de méthyle.

L'eau distillée doit être absolument neutre. En effet, la moindre trace d'acide accentue la coloration tandis que tout alcalin la diminue et même la fait totalement disparaître; or il semble bien qu'en perdant sa coloration, la solution perd egalement toutes ses propriétés. On formulera donc de la façon suivante, pour une solution à 1/800 par exemple :

Bleu de méthylène médicinal pur.............	0 gr. 01
Eau distillée absolument neutre...............	8 grammes

E. Vogt.

Orthoforme dans la pratique oculaire (*Thér. mod. Russe*, n° 1, 1901). — Etant donné que l'orthoforme, d'après la plupart des expérimentateurs, n'agit que sur des nerfs mis à nu et que son action est anesthésiante et antiseptique en même temps qu'elle accélère notablement la formation des granulations, on pouvait déjà à priori supposer que l'orthoforme doit trouver des indications dans le traitement des ulcères de la cornée, des blessures et des brûlures et des affections concomitantes de la conjonctive. C'est précisément dans ces affections que Tscherness a expérimenté l'action de l'orthoforme et il a constaté que le résultat obtenu est très satisfaisant. Ainsi par exemple, dans la kératite catarrhale ulcéreuse : dès le deuxième jour de traitement tous les malades ressentirent une notable amélioration; les symptômes d'irritation de l'œil avaient diminué et l'ulcère s'était détergé.

Dans un certain nombre de cas de trachome avec pannus très prononcées ulcère de la cornée et forte irritation de l'œil, l'orthoforme a donné un résultat vraiment extraordinaire. Tous les symptômes d'irritation subjectifs ou objectifs ont disparu dès la deuxième application d'orthoforme. Même résultat dans d'autres cas d'ulcères de la cornée, de plaies non perforantes, dans les phlyctènes, les brûlures et aussi dans les affections conjonctivales de même ordre.

D'une façon générale l'auteur arrive à cette conclusion que l'orthoforme est un excellent agent thérapeutique dans la pratique oculaire au point de vue antiseptique et anesthésique. Et si au point de vue antiseptique il n'est pas supérieur à l'iodoforme ou au xéroforme, il présente en tout cas cet avantage considérable d'être un anesthésiant énergique, ce qui, cela va sans dire, est d'une grande importance.

L'auteur a employé l'orthoforme sous forme de poudre ou de pommade en applications quotidiennes, la concentration de l'orthoforme ne dépassant jamais 5 0/0.

Presque immédiatement après l'application, au bout d'un laps de temps variant de quelques secondes à deux minutes, il se produit une forte irritation de l'œil allant chez certains malades jusqu'à déterminer une sensation de brûlure intense et même une véritable douleur.

Mais ces phénomènes disparaissent rapidement, faisant place à de l'analgésie. Cette analgésie est tellement prononcée que des malades souffrant d'insomnie à cause de leurs souffrances s'endorment après l'application de l'orthoforme.

Dr Roubleff.

Le massage en ophtalmologie (*Collège médical viennois*, 25 février 1901). — Elschnig recommande vivement le massage dans les cas de trachome chronique grave résistant aux médications usuelles. Les malades présentés à la Société par l'auteur ont été guéris définitivement en quelques semaines. Même résultat quand il s'agit de combattre les kératites récidivantes qui se développent après guérison du trachome. Le massage sera fait énergiquement sur toute la conjonctive, au moyen d'un agitateur en verre, recouvert d'ouate imbibée d'une solution d'oxycyanure d'hydrargyre à 1 : 4000. L'agitateur est introduit sous les paupières et celles-ci appliquées sur lui par pression de l'index. Les premières séances sont précédées d'une instillation de cocaïne à 2 0/0, et après chaque séance, on applique une vessie de glace qui s'oppose à tout phénomène réactionnel. Au début, on masse tous les jours, plus tard tous les 2 ou 3 jours : chaque œil est traité pendant 5 minutes, et on termine par un massage externe des paupières avec le doigt enduit d'un corps gras. On n'observe jamais d'accident ou de non-réussite.

Le massage est de même indiqué dans la conjonctivite catarrhale chronique, surtout dans les cas où les glandes de Meibomius présentent de l'hypersécrétion avec stase. La conjonctivite phlycténulaire est de même justiciable de la médication, et dans les catarrhes saisonniers le massage avec l'agitateur non recouvert d'ouate exerce une action curative marquée. Des chalazions, s'ils ne sont pas trop anciens, peuvent être ainsi enlevés chez des malades pusillanimes, et la dacryocystoblennorrhée est rapidement améliorée par un massage du sac lacrymal, exécuté au début toutes les heures. Le massage avec l'agitateur sans ouate, donne de remarquables succès dans certaines affections de la cornée et de la sclérotique, et cette pratique favorise la résorption de masses sanguines épanchées dans la chambre antérieure du contenu du cristallin après discision de la capsule et des exsudats dus à l'iritis. Le massage donne même des résultats très favorables dans des affections résistant en général à la thérapeutique (rétinite albuminurique, thrombose des vaisseaux rétiniens, etc.).

E. Vogt.

Maladies vénériennes
Maladies de la Peau

Dr Morel-Lavallée
Médecin des hôpitaux

Le traitement de deux cas de lèpre nerveuse suivis de guérison, par George Thin (*British Medical Journal*, 4 mai 1901). — La lèpre nerveuse peut guérir, comme le montrent quelques cas publiés. L'auteur a pu obtenir un résultat complet chez deux malades atteints de cette forme de la maladie. Le premier est un enfant de 7 ans, qui fut soumis au traitement par l'huile de Chaulmogra à l'intérieur et en frictions. Le traitement hygiénique consistait en bains boriqués, séjour au grand air, nourriture fortifiante. Dans le second cas, les médicaments employés furent à l'extérieur l'onction avec l'acide pyrogallique, à l'intérieur l'injection d'huile de gurjun, avec un traitement arsenical intermittent (liqueur de Fowler). Le malade est guéri depuis quelques années déjà.

P. Sainton.

Traitement de la pelade par les courants de haute fréquence, par le Dr P. Bordier (*Arch. d'Él. méd.*, 15 avril 1901). — L'auteur a essayé l'action de la haute fréquence chez divers malades atteints de pelade : il a appliqué les courants de haute fréquence, dont la tension était élevée au moyen du solénoïde d'Oudin juxtaposé au solénoïde à gros fil, et dont les extrémités sont en relation avec les armatures des condensateurs de l'appareil de d'Arsonval. On règle une fois pour toutes le nombre de spires du solénoïde à gros fil qu'il faut prendre pour donner à l'aigrette émanant de l'extrémité du solénoïde de haute tension la longueur la plus grande.

Les interruptions du courant primaire actionnant le transformateur ne doivent pas être aussi rapides que possible ; on choisira donc un interrupteur à mercure, à cause du nombre relativement faible d'interruptions produites dans l'unité de temps.

Le transformateur n'a pas besoin d'avoir, lui non plus, une grande puissance. L'intensité du courant circulant dans le primaire doit avoir 8 à 10 ampères.

L'appareil étant en marche, on applique la calotte sphérique qui termine l'excitateur sur la plaque dénudée du cuir chevelu ou de toute autre région ; un torrent d'étincelles petites et bleues jaillissent entre le manchon de verre et la peau, en même temps que des effluves provenant des parties latérales du tube se produisent vers la peau.

On promène l'excitateur lentement sur la plaque de pelade, en l'appuyant un peu sur la peau : si la pelade est à son début, on insiste sur la périphérie de la plaque.

Au bout d'un certain temps, variable avec les dimensions de chaque plaque à traiter, on voit se produire des phénomènes vaso-moteurs importants au niveau de la surface cutanée, et en même temps une rubéfaction intense se manifeste. Il faut s'arrêter à ce moment-là. Si l'on insistait, en effet, on verrait apparaître une véritable vésication constituée par des phlyctènes confluentes, dues à une trop forte irritation de l'épiderme par les étincelles. Il faut éviter d'arriver jusque-là et, par conséquent, bien surveiller l'application dont la durée peut varier entre deux et cinq minutes.

Une croûtelle se forme à la suite des séances de haute fréquence. Pour faire l'application suivante, il faut attendre que cette légère croûte se soit détachée, ce qui demande quatre à cinq jours. On devra donc faire trois séances en quinze jours, mais ce nombre peut varier, car la susceptibilité cutanée est loin d'être la même pour tous les malades.

Après quelques séances, on voit apparaître d'abord des poils follets, puis de petits cheveux moins foncés d'abord que les cheveux du malade ; leur densité va en augmentant ; et leur couleur devient peu à peu la même que celle des autres cheveux. Enfin, la plaque de pelade se recouvre entièrement, la guérison est complète alors.

Quatre premiers malades ont été traités et guéris jusqu'ici.

D'autres malades sont actuellement en traitement et tous en voie de guérison. Quelques-uns avaient des plaques occupant la moitié de la tête.

Les résultats obtenus semblent donner raison aux auteurs qui soutiennent la théorie nerveuse de la pelade contre la théorie parasitaire : l'action stimulante de la nutrition de la peau est très énergique avec les courants de haute fréquence ; il y a, en outre, un effet sur les nerfs trophiques cutanés : l'auteur ne croit pas que ce soit l'action antiparasitaire de l'ozone qui joue ici le principal rôle.

E. Vogt

Maladies des Voies urinaires

Dr CHEVALIER,
Chirurgien des hôpitaux,
ancien Chef de clinique de la Faculté.

L'oxycyanure de mercure dans la thérapeutique urétro-vésicale, par GENOUVILLE (in *Ann. Gen. Ur.*, 1901, p. 385). — Genouville, dans son service des voies urinaires à l'hôpital Saint-Joseph, a fait sur l'emploi de l'oxycyanure de mercure des études que son élève Compain a relatées dans sa thèse, et que lui-même relate dans un mémoire. Les conclusions sont que, employé aux doses de 1/10000e à 1/1000e, l'oxycyanure présente des avantages dans la blennorrhagie, surtout à la période de déclin où il représente une véritable arme de rechange avec le permanganate dans la lutte contre le gonocoque.

Dans les urétrites non gonococciennes, l'oxycyanure est d'une efficacité plus faible : il est inférieur au nitrate d'argent.

Chez les rétrécis infectés, il est très inférieur au nitrate d'argent, mais il est préférable à l'eau boriquée dans les cas non infectés.

Dans la cystite, il est sans effet, sauf dans la cystite blennorrhagique.

C'est donc contre l'uréthrite à gonocoques qu'il faut l'employer.

E. CHEVALIER.

Sur quelques symptômes et signes, et en particulier du réflexe pyélo-vésical et urétero-vésical dans les lésions suppuratives du rein, par BAZY (*in Bull. Soc. chir.*, 1901, p. 410). — Dans la palpation bimanuelle du rein, en prenant la paroi antérieure à 2 ou 3 cm. en dehors de la ligne médiane, on peut (dans les pyélites) déterminer une douleur : si celle-ci s'irradie vers la vessie en s'accompagnant du besoin d'uriner (comme la colique néphrétique), cela constitue un réflexe pyélo-vésical, assez rare d'ailleurs.

Le réflexe urétéro-vésical se recherche ainsi : au toucher vaginal chez la femme, quand la vessie est vide, on explore la face inférieure de la vessie et, au point correspondant à l'arrivée de l'uretère dans la vessie, on provoque une douleur et une envie douloureuse d'uriner. Cela permet d'affirmer l'existence d'une lésion urétérale et pyélitique. Ce point existe seul, si la vessie n'a pas de cystite, tandis que dans la cystite le point douloureux est au col vésical.

Chez l'homme, la recherche du point urétéral est difficile, mais possible.

Bazy relate encore le signe de Bouchard : verser dans un tube de verre un peu d'urine, puis goutte à goutte de la liqueur de Fehling : on a un liquide bleu pâle ou vert, un peu gélatineux. Agitons brusquement le liquide : si le pus vient de la vessie, il n'y a rien ; s'il vient du rein, il y a des bulles de gaz. Chauffons : si cela vient de la vessie, le coagulum tombe au fond du tube ; s'il vient du rein il flotte, à cause des bulles de gaz emprisonnées.

E. CHEVALIER.

Etude sur les calculs de la prostate, par PASTEAU (*in Ann. Gen. Ur.*, 1901, p. 416). — Les calculs de la prostate sont de plusieurs ordres :

1) Les calculs urinaires, assez fréquents, qui peuvent se développer sur place, dans l'urèthre prostatique et ses diverticules et qui, le plus souvent, ne sont que des calculs migrateurs venus des voies urinaires supérieures.

2) Les calculs intra-glandulaires, plus rares, calculs vrais de la prostate, formation autochtone, dont le développement doit être attribué à l'existence d'une infection atténuée de la glande.

E. CHEVALIER.

Traitement de la blennorrhagie par l'ichthargan (*Deutsche med. Wochenschrift*, 4 avril 1901). — FURST dispose de 75 observations : 26 malades n'avaient jamais eu auparavant de blennorrhagie, et 49 étaient infectés pour la seconde fois ou davantage, 52 cas étaient aigus, 23 chroniques.

La durée du traitement a été la suivante : 5 à 8 jours, 6 cas ; 1 à 2 semaines, 24 cas ; 2 à 3 semaines, 20 cas ; 3 à 4 semaines, 12 cas ; plus de 4 semaines, 13 cas. Sur ces 13 derniers, 4 n'ont pas été guéris encore.

Complications : cystite, 8 fois ; infiltration périuréthrale, 2 fois ; épididymite, 1 fois.

Les malades font eux-mêmes leurs injections avec une solution de 0,02 à 0,05 pour 200 gr. d'eau. Les solutions fortes conviennent aux cas aigus avec sécrétion très riche en gonocoques, les faibles agissent comme un astringent et seront utilisées vers la fin du traitement.

L'injection doit être conservée 5 à 10 minutes dans l'urèthre : on prescrira 4 à 5 injections par jour. L'auteur ne croit pas qu'il soit utile de faire faire des injections au cours de la nuit.

Si l'urèthre postérieur est envahi, on fera des instillations avec 6 à 10 gouttes d'une solution d'ichthargan à 3 0/0. Les malades ne se plaignent jamais de douleurs à la suite de ces instillations.

L'emploi de bâtonnets contenant 0,05 à 0,10 d'ichthargan semble favoriser tout spécialement l'action du médicament en profondeur. Dans 2 cas d'infection tout-à-fait récente, avec gonocoques apparaissant à peine dans la sécrétion, l'auteur a obtenu la guérison en six jours, en introduisant tous les jours un bâtonnet qu'on laissait en place pendant trois heures : au bout de ce temps, on faisait plusieurs fois dans la journée des injections à l'ichthargan (0,05 : 200).

Les lavages intravésicaux seront faits avec des solutions de 1 : 3000 à 1 : 2000.

L'auteur estime que l'ichthargan est supérieur au nitrate d'argent et au protargol.

E. Vogt.

Des injections de paraffine dans l'incontinence d'urine, indiquées par Gersuny par Johannes Pfannenstiel (*Centralb. für Gynæk.*, 12 janvier 1901, n° 2). — Chez une femme ayant dû subir l'extirpation de l'urèthre atteint de métastase cancéreuse, et présentant de l'incontinence d'urine, avec un orifice uréthral perméable à un doigt, l'auteur a appliqué le traitement indiqué par Gersuny, à savoir injections tout autour de l'orifice uréthral d'environ 30 cc. d'un mélange approprié de paraffine solide et liquide, dans le but de rétrécir l'orifice.

A la suite de ces injections, on voit un col vésical turgescent et l'entrée de la vessie rétrécie au point de ne plus admettre qu'une fine sonde.

Mais, en rentrant chez elle, la malade est prise subitement de toux, point de côté, cyanose, crachats sanguinolents, puis se montrent tous les symptômes de l'embolie pulmonaire, il apparaît même quelques symptômes faisant craindre une embolie cérébrale. C'est ce qu'on observe quelquefois à la suite des injections de paraffine et de bichlorure d'hydrargyre chez les syphilitiques.

L'auteur fait remarquer que ces accidents doivent être beaucoup plus fréquents avec les injections autour du col vésical où le système veineux est particulièrement développé.

La malade guérit des accidents pulmonaires, mais conserva son incontinence d'urine.

R. Blondel.

Gynécologie et Obstétrique

Dr R. Blondel,

Chef du Laboratoire de la Maternité, à l'hôpital de la Charité

Evacuation de l'utérus avec la curette de Saint-Cyr, par D.-W. Basham (*Kansas City, M. Index Lancet*, 1900, XXI, 208-209). — Après avoir rappelé combien autrefois, avant l'invention de la curette par Récamier, le médecin se montrait anxieux lorsqu'il se trouvait en présence d'une adhérence ou d'une rétention du placenta, l'auteur parle de la curette qui est connue sous le nom de curette de Saint-Cyr. C'est un instrument de forme spirale, qui ressemble à une tarière. Quand elle fut inventée, il en acheta une série de différentes grandeurs : il la considéra d'abord comme une chose manquée ; mais après de nombreuses expériences, il en arriva à cette conclusion qu'elle complétait l'armement médical actuel. Avec cet instrument, dit-il, on n'a aucun danger à redouter : il y aurait danger si on l'employait imprudemment avant la dilatation parfaite de l'utérus et dans les cas de fortes adhérences du placenta, qu'on risquerait de déchirer par suite de la grande pression exercée par l'extrémité de l'instrument.

Enfin la curette spirale est d'une grande efficacité lorsqu'on veut débarrasser l'utérus des caillots qui l'obstruent. La friction exercée par son tranchant qui tourne en frottant contre la paroi utérine, produit de fortes contractions, et joue un rôle important dans la prophylaxie des hémorragies.

R. Blondel.

Asepsie dans la petite chirurgie gynécologique, par A.-H. Goelet (*J. Surg. Technol.*, N. Y., 1900, t. I, p. 1-3.) — L'auteur insiste sur la nécessité, même pour faire un examen gynecologique ordinaire, de pratiquer d'une *façon complète* la stérilisation des mains ainsi que celle de tous les instruments employés à cet usage. Il donne pour raison que les germes infectieux (notamment le stapylocoque et parfois le streptocoque) se trouvent sur les mains de tout le monde et principalement sur celles des médecins. Il importe aussi, dit-il, de faire, avant tout examen, une irrigation antiseptique de la vulve et du vagin.

Pour la désinfection des mains et l'irrigation du vagin et de la vulve, l'auteur emploie un savon antiseptique liquide (Synol) fourni par Johnson et Johnson. Cette préparation, comme il l'a constaté, désinfecte positivement les mains qui sont débarrassées de tout germe après un frottage de cinq minutes avec une brosse à ongle. Pour faire un examen ordinaire, il se contente de se frotter les mains avec le savon pendant trois minutes, qui suffisent amplement pour la désinfection.

Pour la stérilisation des instruments après leur emploi, il les place pendant cinq minutes dans une solution chaude de savon à 3 0/0. Puis il les lave avec de la gaze ou du coton absorbant trempé dans le savon. Il les fait ensuite bouillir dans une solution de savon à

10/0. Enfin, après avoir dit quelques mots de la table qui lui sert pour faire l'examen gynécologique, il énumère les différents instruments qu'il emploie dans la petite gynécologie aseptique.

R. Blondel.

Rétrodéviations utérines et kynésithérapie (*Rev. de cin. et d'électrothérapie*, 20 avril 1901). — Bloch ayant à traiter une malade atteinte de rétroversion douloureuse, avec utérus immobile et ovaire prolabé à droite, a obtenu, au bout de plusieurs mois de traitement, une disparition des douleurs, des métrorrhagies et de la dysménorrhée.

L'utérus n'a pu cependant être réduit et l'ovaire est toujours prolabé. Ce cas démontre nettement, que la question du redressement n'est pas la chose capitale, les rétrodéviations ne sont pas douloureuses par elles-mêmes, les douleurs proviennent de l'état des annexes, de la congestion pelvienne chronique, des œdèmes. Ces modifications pathologiques extra-utérines sont la cause efficiente des empâtements diffus englobant en une seule masse tout au partie de l'appareil génital; ce sont ces derniers qui infiltrent les parois rectales, et souvent le tissu cellulo-graisseux de la paroi abdominale, pour produire la panniculite, et qui donnent bien souvent aux malades, ces sensations de pesanteur abdominale, de chute d'un corps entre les jambes, attribuées plus d'une fois à des prolapsus purement imaginaires.

Dans les cas de ce genre, on commencera par interdire à la malade de la façon la plus formelle le repos complet et absolu, elle doit marcher au moins 10' avant et 10' après la séance de massage qu'il ne faut jamais exécuter sur la face antérieure d'un utérus rétrodévié. Le massage devra être seulement pratiqué dans les fosses iliaques, et sur l'abdomen bien au-dessus du plan vertical où se trouve le fond de l'utérus. Faute d'observer cette règle, on congestionnera l'utérus qui sera plus irréductible que jamais.

L'utérus placé *in situ* on aura au contraire avantage à masser légèrement sa face postérieure. Cette manœuvre fait contracter l'utérus et le réduit de volume.

Il ne faut sous aucun prétexte forcer la réduction. C'est la mobilisation qu'il faut rechercher. Un massage bien conduit, sans manœuvres violentes d'aucune sorte, l'amènera tôt ou tard en décongestionnant l'utérus, en provoquant la résorption des œdèmes qui l'entourent et le fixent. Ceux-ci disparus, l'utérus se mobilisera, s'offrira pour ainsi dire de lui-même à la main de l'opérateur; spontanément il se redressera légèrement. C'est à ce moment qu'il faut tenter la réduction. Et alors elle sera bien facile, souvent il suffira d'appuyer sur le col.

D'autres fois la manœuvre ne réussira qu'en accrochant avec la main qui se trouve sur l'abdomen, le fond de l'utérus: d'autre fois encore lorsque le corps aura tendance à se plier sur le col, le redressement s'opérera par la voie recto-vaginale, en appuyant le pouce introduit dans le vagin sur la face antérieure du col pendant que l'index placé dans le rectum, repoussera en avant le corps de l'utérus. Ces manœuvres il faut les recommencer journellement, l'utérus retombant presque toujours. L'utérus mobilisé, les annexes libérées, les ligaments assouplis, les œdèmes des parois supprimés, les douleurs disparaîtront et la malade sera guérie symptomatiquement sinon anatomiquement.

Restent les crises intercalaires, apparaissant vers le 10e ou le 20e jour après le début des règles, qui diminuent d'intensité à mesure que la circulation abdominale se régularise.

En résumé, dans les rétrodéviations utérines, il ne faut jamais chercher à réduire de force par la kinésithérapie, un utérus : cette réduction n'est pas nécessaire pour obtenir le retour des malades à la vie active et la disparition de tous les symptômes de l'affection.

E. Vogt.

Les bains pendant la menstruation. (*Thér. méd. Russe*, n° 1, 1901). — Abel a pu constater que les bains de *limon* (d'Odessa) à température indifférente (27 à 28° R) d'une durée de 15 à 30 minutes, n'exercent aucune action fâcheuse pendant la menstruation chez les femmes dont la sphère génitale ne présente aucune modification pathologique.

Mais les mêmes bains, à une plus haute température (29 à 30° R), rendent les règles plus abondantes, augmentent la durée de la période menstruelle, et déterminent une faiblesse générale et certains accidents du côté du système nerveux.

Les bains de limon et les bains de boue, à la température de 29 à 30° R de 20 minutes de durée, exercent une action favorable chez les femmes ayant des règles peu abondantes et d'une courte durée, en augmentant la durée de la période menstruelle et en rendant les règles plus abondantes.

Dans l'aménorrhée, les bains en question restent totalement inefficaces.

Dans la dysménorrhée, les bains de limon à température indifférente, n'exercent aucune action fâcheuse sur le caractère des règles, tandis que les bains à température plus élevée déterminent différents accidents du côté du système nerveux.

Dans la ménorrhagie et la métrorrhagie, les bains de limon exercent une action fâcheuse, et cela, quelles que soient leur concentration et leur température.

Dr Roubleff.

Pédiâtrie

Dr Thiercelin

Chef de clinique à la Faculté de Médecine

Traitement de la tuberculose infantile (*Centralbl, f. d. ges. Therapie*, mai 1901). — Steckel explique les résultats défavorables que donne chez l'enfant la lutte contre la tuberculose, par le fait que ce dernier ne peut, comme l'adulte, être entraîné à lutter contre l'anoréxie ou à se soumettre à des pratiques thérapeutiques désagréables. On n'arrive pas à suralimenter un enfant anorexique ou à lui faire prendre des médicaments qui ne lui plaisent pas. En outre, la créosote semble être tout particulièrement dangereuse à manier en pédiâtrie, et doit être remplacée par le thiocolle, son dérivé exempt d'odeur et de saveur; ce dernier médicament, mélangé à du sirop d'écorces d'oranges est fort bien accepté des enfants. Le mélange est connu en Allemagne sous le nom de siroline.

Pour lutter contre l'anorexie, la siroline rend de grands services, car elle excite l'appétit. Il ne faudrait pas croire que la présence dans la préparation de sirop d'écorces d'oranges, soit la cause unique de l'exagération de l'appétit chez les jeunes malades ainsi traités; plusieurs expériences de contrôle instituées par l'auteur ont démontré que le sirop sans thiocolle n'est pas eupeptique.

Une fois l'appétit amélioré, il est préférable de s'ingénier à donner à l'enfant une alimentation plus digestible, que d'augmenter la quantité des ingesta. On fera rajouter de la crème au lait, on mettra un jaune d'œuf dans les potages, et on donnera en proportion plus de sucre et de corps gras. Pour faire bien accepter le lait, on lui adjoindra des correctifs variés, et l'on n'oubliera pas les fruits et compotes.

La siroline est administrée à la dose de 2 cuillerées à café si l'enfant a moins de 2 ans. Entre 2 et 6 ans, on donne 2 cuillerées à entremets et plus tard 2 cuillerées à soupe.

On observe souvent que ce médicament agit très efficacement pour enrayer la toux; on sait du reste que les accès de coqueluche sont modifiés par l'administration de thiocolle.

En dehors de la médication interne et de l'alimentation, le médecin portera son attention sur les pratiques hydrothérapiques: il est intéressant de constater, à ce propos, que l'hydrothérapie froide est remarquablement bien supportée par les petits tuberculeux; la réaction se fait toujours d'une façon normale. Les bains et affusions tièdes ou chauds ont donné à l'auteur de mauvais résultats, et il préfèrerait encore l'emploi de l'eau très chaude. Dans tous les cas, l'auteur fait usage des enveloppements de Priessnitz, qui ne trouvent qu'une seule contre-indication, l'eczéma, que l'on peut du reste traiter en se servant d'eau boriquée pour faire les enveloppements.

E. Vogt.

Traitement de l'asthme chez les enfants, (*Thér. mod. Russe*, n° 1, 1901). — Kissel rapporte un certain nombre de cas d'asthme bronchique nerveux chez des enfants (dont l'âge variait de 6 à 15 ans), où il a obtenu d'excellents résultats par l'iodure de sodium qui, comme on le sait, avait été préconisé autrefois par Trousseau, et dernièrement par Moncorvo.

Dans tous ses cas, Kissel a eu affaire à des malades chez lesquels l'asthme existait depuis plus ou moins longtemps, et avait déterminé une perturbation profonde dans la santé de l'enfant.

Or le traitement, par l'iodure de sodium, (en solution de 2 à 4 0/0) a déterminé, non seulement la suppression de l'asthme, mais encore une amélioration de l'état général.

Dr Roubleff.

Indications des vomitifs dans le croup (*Thér. mod. Russe*, n° 1, 1904). — L'administration des vomitifs pour combattre la sthénose du larynx dans le croup chez les enfants, autrefois couramment utilisée, est à l'heure qu'il est, abandonnée ou à peu près, par la plupart des médecins; on préfère aujourd'hui recourir à la trachéotomie ou au tubage.

L'action mécanique des vomitifs à n'est pas suffisamment énergique à elle seule pour déterminer la chute des fausses membranes très adhérentes; d'un autre côté, si l'on arrivait même par les vomitifs à provoquer la chute des fausses membranes, on n'aurait exercé aucune action sur la cause fondamentale de l'affection, ce qui fait qu'on ne serait nullement garanti contre une nouvelle et rapide formation de ces membranes, formation qui pourrait déterminer des phénomènes d'asphyxie. Or, répéter l'administration des vomitifs serait dangereux, étant donné l'action déprimante que les vomitifs exercent sur le cœur.

Mais les choses changent complètement de face lorsqu'il s'agit des cas où les fausses membranes devenues molles se sont détachées de la paroi du larynx mais ne sont pas encore rejetées au dehors. Dans ces cas-là, les vomitifs peuvent être d'une grande utilité, ils peuvent même permettre de ne pas recourir à des mesures plus énergiques.

En outre, étant donné que les vomitifs présentent la propriété de diminuer l'excitabilité de l'appareil neuro-musculaire, ils peuvent être fort utiles dans les cas de croup véritable où la gêne respiratoire dépend plutôt des contractions de la glotte que de l'irritation de la muqueuse laryngée.

C'est en tenant compte des considérations que nous venons d'exposer que l'auteur attribue le succès obtenu par les vomitifs à leur action particulière et nettement definie indiquée plus haut.

Comme l'introduction de la sérothérapie a complètement modifié l'évolution de la diphtérie laryngée, il peut se présenter actuellement des conditions très favorables à l'administration des vomitifs.

Nous savons en effet que déjà 12 à 18 heures après l'injection du sérum les fausses membranes se ramollissent et se détachent de la paroi laryngée. Et tandis que dans la diphtérie pharyngée elles sont rejetées facilement par les efforts de toux, elles restent souvent plus ou moins accollées dans les cas où la diphtérie a envahi les parties les plus profondes. Pour les faire rejeter, on est alors obligé de recourir à des interventions plus ou moins violentes, au tubage, par exemple. Or, c'est précisément dans les cas de ce genre qu'on possède dans les vomitifs l'agent nécessaire pouvant remplacer les moyens habituellement employés.

Mikousox rapporte 15 cas de croup où la guérison est survenue sans intervention chirurgicale et cela grâce justement à des vomitifs.

Il va sans dire qu'on n'a pas fait entrer dans ces 15 cas ceux très graves où l'on n'a pas eu le temps d'attendre l'action du sérum. Dans les autres cas, les vomitifs ont donné d'excellents résultats et ce n'est que fort rarement que l'auteur a été obligé de répéter l'administration d'un vomitif.

L'auteur n'a jamais observé d'action fâcheuse sur le cœur et il croit qu'en agissant prudemment et en administrant en même temps des excitants, on peut réduire l'action nuisible des vomitifs à son minimum.

En ce qui concerne le choix du vomitif dans le croup, l'auteur a toujours employé l'ipeca sous forme de vin. Lorsqu'il avait affaire à de tout petits enfants, il mélangeait ce vin avec du sirop d'ipeca en proportions variables suivant l'âge de l'enfant.

Pour l'auteur, l'ipeca est le meilleur des vomitifs; il est bien supporté. En outre, en dehors de son action directe, il provoque la diminution de la contractilité musculaire et la disparition des réflexes, chose très importante dans le croup, où les phénomènes de sthénose sont aussi en rapport avec les contractions de la glotte.

Dr Roubleff.

Incontinence d'urine chez l'enfant (*Société silésienne*, séance du 22 mars 1901). — Thiemisch croit que cette affection constitue un phénomène hystérique. Le trouble morbide se manifeste en effet fréquemment chez les enfants dont les ascendants ont présenté des troubles hystériques, et qui offrent d'autres stigmates de la névrose. Il arrive enfin que l'affection prend un caractère épidémique dans certains cas.

L'isolement réussit souvent, alors que le traitement médicamenteux échoue; une ou deux séances de faradisation douloureuse suffisent parfois pour obtenir une guérison durable, et il sera utile de faire en même temps de la suggestion verbale. L'auteur croit que les remarquables succès obtenus par l'enlèvement des végétations adénoïdes sont dus à la suggestion : nous pensons que la disparition des cauchemars par anoxémie, à la suite du rétablissement d'une respiration plus complète, jouent un rôle dans ce résultat. Le soulèvement du bassin agirait de même par suggestion d'après Thiemisch, et non par diminution de la pression sur le col de la vessie. Il serait en outre d'autant plus difficile de guérir les petits malades que les essais thérapeutiques ont été plus nombreux; l'auteur voit dans ce fait, une preuve de plus de la nature hystérique de l'affection. Les récidives sont fréquentes, autre caractère rappelant la névrose.

Dans la discussion qui a suivi cette communication, le point de vue de Thiemisch a été vivement combattu. Ephraïm a fait ressortir que la guérison de l'incontinence après ablation des végétations est obtenue fort souvent sans que personne n'ait attiré au préalable l'attention du malade ou de l'entourage sur ce résultat éloigné de l'opération.

Sackur rappelle qu'on trouve souvent de l'hyperesthésie du sphincter vésical qui cède au cathétérisme.

Hamburger cite un cas où la faradisation resta impuissante, et où l'ablation de polypes vésicaux amena une prompte guérison.

E. Vogt.

Pharmacologie

Dr E. VOGT

Ex-assistant à la Faculté de Médecine de Genève

Méthodes thérapeutiques et médicaments nouveaux (années 1899 et 1900) (*Deutsche Praxis*, 10 avril 1901). — Le travail de WEISS représente une récapitulation des nouveautés médicales de 1899 et 1900, dans l'ordre alphabétique.

Astringents. — L'ichtoforme a donné quelques bons résultats, de même le résaldol, mais il est difficile dans ce domaine de distinguer l'action médicamenteuse de celle du régime et de l'hydrothérapie: l'entérite chronique présente du reste, sans raison apparente, des rémissions et exacerbations successives indépendantes de toute médication.

La tannalbine est plus constante dans ses effets, mais ces trois médicament n'offrent pas d'avantages marqués sur le traitement adopté par Weiss à son hôpital de diaconnesses (Fribourg-en-Br.), consistant, pour l'entérite chronique, en un régime sévère, des pratiques hydrothérapiques et des lavements de tannin et amidon ou de nitrate d'argent.

Antihydrotiques. — Les sueurs des phtisiques sont favorablement influencées par des lavages avec une solution de formol de 1 p. 200 d'alcool à 90°. Les lavages seront faits sous la couverture, pour éviter l'action irritante du formol sur le visage.

Antirhumatismaux. — Quand le salicylate n'est pas bien supporté, on prescrira des poudres composées de: antipyrine, antifébrine, phénacétine ââ 0,2 ou 0,3. L'aspirine n'a pas présenté d'avantages spéciaux. Les arthrites chroniques ont été traitées avec succès par des appareils à air chaud.

Eupeptiques. — Le tannate d'oréxine est fort variable dans ses effets; le thiocolle, la siroline, le créosotal, donnés comme eupeptiques à des tuberculeux, sont bien supportés, mais leur effet thérapeutique est peu prononcé.

Hypnotiques. — Le trional est certainement le meilleur médicament de ce groupe: il arrive parfois cependant que le dormiol, moins actif que le trional aux doses moyennes (1 à 1,5 gr.), réussit mieux que ce dernier.

L'héroïne, à la dose de 0,005 gr. a rendu de grands services aux malades incommodés par la toux: elle permet de reculer, dans les cas désespérés, l'inévitable moment où entrent en scène les injections de morphine.

La dionine et la codéine sont moins actives que l'héroïne.

Dans un cas de sciatique extrêmement violente, des injections sur le trajet du nerf, une à deux fois par jour, d'une seringue de Pravaz, remplie d'un gramme du mélange suivant : cocaïne 0,4 gr., acide phénique 0,6 gr., eau distillée 30, donnèrent des résultats remarquables.

Préparations nutritives. — Le goût du tropone empêche de l'administrer longtemps: le plasmone est en revanche très bien accepté.

Toniques. — La spermine de Pœhl n'a donné aucun résultat.

Médications diverses. — Pour combattre le desséchement de la langue, si pénible pour les fébricitants, des frictions avec du coldcream mentholé représentent de beaucoup la meilleure médication.

Dans la scrofulose, les frictions au savon mou de potasse (Kapesser), permettent d'enregistrer d'excellents résultats.

Dans les affections cardiaques, l'appareil de sustention d'Abbé rend les plus grands services: l'auteur ne sait si la suggestion joue ici un rôle. Il n'est pas nécessaire qu'il existe de la cardioptose pour que le malade déclare ressentir un grand soulagement. Objectivement, l'auteur n'a jamais pu constater de modifications du rythme cardiaque à la suite du port de ce bandage.

E. VOGT.

Pourquoi et comment prescrire le régime lacté, par SURMONT (de Lille). (*Echo médical du Nord*, 31 mars 1901). — A chaque instant, le régime lacté s'impose dans la pratique de la médecine, cependant nombre de malades disent ne pouvoir le tolérer; ils le supportent mal parce qu'ils ne savent prendre le lait sous la forme qu'il leur convient.

Les maladies dans lesquelles on doit employer l'alimentation lactée sont de deux ordres: aiguës et chroniques. Son utilité dans les infections générales à déterminations rénales, dans les formes toxiques d'origine locale ou générale, dans les accidents toxi-infectieux caractérisés par des troubles graves, n'est pas discutable. Il en est de même dans les épisodes aigus des maladies chroniques : urémie, accès d'insuffisance hépatique, éclampsie. Dans ces cas, les sécrétions digestives étant en général diminuées, il faut se garder d'employer d'emblée de grandes quantités de lait; il est prudent de faire précéder son administration d'une purgation ou d'une journée de diète hydrique.

Dans les maladies chroniques, il est nécessaire de prendre des précautions analogues et de désinfecter préalablement le tube digestif par des lavages de l'estomac, des laxatifs; le lait rend alors les plus grands services dans les maladies des reins, du foie, de l'appareil urinaire, les hétéro-intoxications ou les auto-intoxications chroniques.

Qu'il s'agisse de maladies aiguës ou chroniques le lait est indiqué dans les conditions suivantes : 1° Lorsque l'on veut donner au malade un aliment « facile à digérer, substantiel, non encombrant, non irritant pour le tube digestif : » 2° Lorsque l'on veut diminuer les fermentations intestinales ; 3° Lorsqu'il faut aider à la dépuration urinaire et désintoxiquer l'organisme ; 4° Quand ces diverses indications, ce qui existe dans la pratique, sont réunies.

Les indications du lait étant posées, il faut savoir comment on doit le prescrire et l'employer. Le lait de vache, en pratique, est le seul usité ; quoique le lait cru, et de l'avis des médecins, et de l'avis des malades soit le plus facile à digérer, il doit être défendu à cause de la tuberculose bovine. L'auteur pose en principe « qu'il ne faut jamais prescrire du lait cru, sauf quand il provient d'une vache n'ayant pas réagi à l'epreuve de la tuberculine et isolée ultérieurement dans une étable désinfectée ». Puisqu'en général il faut faire cuire le lait, il n'y a aucun avantage à prendre du lait de la même vache.

La quantité de lait à prendre par jour doit être en moyenne de quatre litres pour la ration d'entretien d'un individu fournissant un travail léger. Les malades tolèrent rarement cette quantité, aussi vaut-il mieux les mettre au repos et ne leur faire ingérer que trois litres. De plus, l'ingestion d'une trop grande quantité de liquide pourrait avoir pour effet d'amener une pléthore circulatoire, se traduisant par de l'hypertension artérielle et l'apparition d'un bruit de galop.

Le lait doit être réparti en repas égaux, de deux heures en deux heures, soit huit petits repas, avec un repos de huit heures la nuit. Il ne faut jamais prescrire de grosses doses de lait à la fois : 1.600 grammes suffisent le premier jour ; dès le second jour on peut arriver à deux litres, deux litres et demi. Les repas doivent être pris par petites gorgées en dix ou quinze minutes, il ne faut point avaler le repas en une seule fois. On évitera ainsi l'indigestion. Il vaut mieux en général prendre le lait chaud, il ne sera pris froid que dans les cas où il y a de l'éréthisme gastrique et de la tendance aux vomissements.

En même temps, il faut exiger des malades au régime lacté, une antisepsie buccalle absolue. Après chaque prise de lait ils devront se rincer la bouche avec du borate de soude aromatisé de teinture de benjoin ou d'alcoolature de cochléaria.

Plusieurs difficultés se rencontrent encore dans l'application du régime lacté. Les sujets se dégoûtent assez facilement du lait, surtout les névropathes et les alcooliques : il faut avoir assez d'influence sur le malade pour lui imposer sa volonté. D'ailleurs, la saveur du lait peut être masquée par l'addition de café, thé, chocolat, infusions diverses, sucre, acide carbonique, eaux de fleurs d'oranger, de vanille, de laurier-cerise, liqueurs diverses (kirsch, rhum, cognac). Certains incidents peuvent encore gêner l'application du régime lacté ; ce sont, l'intolérance gastrique et l'intolérance intestinale. La première peut être combattue en ayant soin de n'employer que du lait écrémé, additionné, s'il est chaud, d'une infusion aromatique ou d'une cuillerée à soupe d'eau de chaux officinale par 200 grammes de lait, s'il est ingéré froid, d'une eau minérale alcaline comme l'eau de Vals. Avec de la patience, on peut arriver, chez les sujets qui ont de l'intolérance gastrique, à vaincre celle-ci ; il faut les préparer en les purgeant énergiquement, en les mettant à la diète hydrique pendant 48 heures, et en leur faisant ingérer progressivement du lait écrémé de moins en moins dilué. Chez certains malades, le régime lacté provoque de la diarrhée ; il faut alors avoir soin de leur faire boire le lait à petites gorgées, et l'alcaliniser fortement, ou avoir recours au lait stérilisé. Si la diarrhée est liée à un état dyspeptique de l'intestin, il faut la traiter par les moyens ordinaires et surtout par le sous nitrate de bismuth, supérieur au salicylate ; plus fréquemment, le régime lacté provoque de la constipation. Il faut y remédier par l'usage des lavements froids, ou l'ingestion de graine de lin ou de psyllium et de laxatifs divers. En tout cas, il ne faut point laisser persister cette constipation ; elle cèdera par l'adjonction au lait de pain, de légumes, de fruits cuits, aussitôt que le permettra l'état du malade.

Dans les cas, fort rares, où le lait de vache n'est pas supporté, on a conseillé de recourir au lait d'ânesse ou au kéfir. Le lait d'ânesse a une puissance nutritive moindre que le lait de vache ; il est notoirement insuffisant pour une alimentation prolongée.

Quant au kéfir, il vaut mieux l'employer tout préparé que d'ajouter soi-même au lait des grains de kéfir. Il est plus digestible que le lait et se prend de la même façon.

P. Sainton.

Technique et utilisation des injections sous-cutanées de quinine (*Deutsche med. Wochenschrift*, 25 avril 1901). — Bluemchen s'est trouvé en 1898 dans les possessions allemandes de l'ouest africain, et a utilisé pour ses injections hypodermiques, le chlorhydrate de quinine. Ce sel, difficilement soluble dans l'eau froide, se dissout dans parties égales d'eau bouillante. On se sert d'une seringue de 2 cent. cubes d'une solution à 50 0/0, dont on injecte le contenu en deux points différents du corps. Par-dessus un pansement humide; l'auteur a pu constater que les infiltrations sous-cutanées étaient beaucoup plus rares avec ce pansement : le développement de ces infiltrations dépend du reste aussi de la quantité de sel quinique injectée à la fois. Si l'on veut éviter toute irritation, il ne faut pas dépasser 0 gr. 50 de principe actif par injection. Si par exception, des infiltrations se produisent, elles ne sont pas douloureuses et la peau ne subit aucune modification.

La solution aqueuse à chaud, injectée avec toutes les précautions antiseptiques, étant à cette dose absolument indolore, facile à préparer, sûre dans ses effets, doit être par conséquent recommandée spécialement.

L'auteur malgré de minutieuses recherches, n'a pu trouver trace de ce procédé si simple dans la littérature.

E. Vogt.

L'euthanasie et la seringue de Pravaz, avec considérations sur l'emploi des excitants en injections sous-cutanées (*Deutsche Aerzt. Ztg.* n° 3, 1901). — Edlefsen estime qu'on n'utilise pas suffisamment l'action calmante de la morphine dans les cas d'affections cardiaques. L'angoisse précordiale, les douleurs cèdent le plus souvent à l'emploi judicieux de cet alcaloïde, ce n'est que dans les cas d'athérome des coronaires, ou de myocardite avancée qu'on observera une certaine réserve.

Chez l'agonisant, on a la tendance à recourir aux toniques, qui servent uniquement dans certains cas, comme Binz l'a fait ressortir avec raison, à rendre au sujet la conscience du triste état dans lequel il se trouve. Les injections de morphine, en procurant un peu de calme au mourant épuisé par ses souffrances, rendraient souvent des services quand les toniques sont contre-indiqués.

Les toniques seront réservés aux malades arrivés au terme de leur existence et se trouvant sous l'influence d'une asthénie complète avec sensation de l'approche de la mort. Les injections sous-cutanées de camphre sont alors indiquées : une solution de camphre dans de l'huile est ici bien supérieure à l'éther, car ce dernier peut provoquer des gangrènes cutanées et des parésies de nerfs moteurs. Edlefsen se sert d'une solution de camphre dans de l'huile d'amandes douces (1 : 5). Le musc représente aussi un bon tonique, mais la teinture du codex est beaucoup trop faible. L'auteur recommande la solution suivante, préparée à l'avance, car elle exige plusieurs jours pour sa préparation : Musc 1 partie, alcool dilué, eau distillée āā 5 p. Cette dernière préparation est très utile pour lutter contre le collapsus des enfants atteints de pleuropneumonie ou d'entérite cholériforme (2 à 6 divisions de la seringue). L'action du musc, extrêmement énergique, n'a pas la durée de celle du camphre et ne sera en conséquence utilisée que dans les cas où il s'agit de parer à un danger grave et subit.

E. Vogt.

L'emploi de la glace par le rectum dans les empoisonnements par les narcotiques, par Willis Cummings (*Merck's Archives*, mars 1901). — L'auteur se montre très enthousiaste de l'usage de la glace dans les empoisonnements par les narcotiques; il introduit de petits morceaux de glace dans le rectum dans les cas de coma, dus à une intoxication par le chloral, l'opium ou même l'alcool. Cette pratique lui a donné d'excellents résultats alors que les moyens habituels employés en pareille circonstance avaient été inefficaces. Il semble que ce moyen doive être usité dans les cas où l'on veut obtenir une excitation des centres vasomoteurs et sympathiques.

P. Sainton.

Sur l'emploi de la morphine, par le Pr Lemoine (*Rev. int. de méd. et de chirurgie*, 25 mars 1901). — Les médecins aliénistes seuls osent parfois utiliser l'action stimulante de la morphine, et traitent certaines formes de manie ou de lypémanie par l'administration de doses croissantes de morphine. On peut donner jusqu'à 0 gr. 40 et 0 gr. 50 de morphine par jour à des aliénés, en commençant par une dose initiale de 0 gr. 02 et augmentant chaque jour d'un quart ou d'un demi-centigramme.

Chose curieuse, on voit chez ces malades la morphine ne jamais produire de sommeil, leur cœur bat mieux, moins vite et plus fortement; leurs diverses fonctions organiques se régularisent, surtout celles qui sont sous la dépendance du bulbe, et ils continuent à uriner normalement, bien qu'on ait prétendu que la morphine diminuait la quantité de l'excrétion urinaire.

L'auteur, s'inspirant de cet exemple, a utilisé l'action excitante de la morphine dans certaines cardiopathies et certains cas d'urémie.

Dans la grippe à forme cardiaque, il a toujours obtenu des résultats meilleurs avec elle qu'avec les stimulants ordinaires du cœur : caféine ou digitale.

Si le cœur présente de la faiblesse et des intermittences, on donnera exclusivement de la morphine; mais si l'état du cœur et, par suite, celui de la circulation, est tel que le poumon s'engorge et qu'on ait de la splénisation des bases, on lui associe la caféine. Dans le premier cas, l'amélioration est presque immédiate et le cœur reprend rapidement sa vigueur ancienne.

L'auteur ne donne jamais que de faibles doses de morphine à la fois, procédant par des injections de 0 gr. 003, trois ou quatre fois par vingt-quatre heures. Dans quelques cas seulement, lorsque l'irrégularité du cœur amène de l'angoisse et de la gêne précordiale, il donne un demi-centigramme à la fois. L'effet sédatif est assez vite obtenu, le malade se sent mieux et n'est plus gêné par les palpitations, qui diminuent peu à peu de force et de fréquence, mais cet effet peut aussi être fugace, et le lendemain, les faux pas du cœur reparaissent si on ne donne pas de la morphine, puis s'atténuent si on refait les piqûres. Il n'y a, du reste, aucun inconvénient à prolonger le traitement pendant plusieurs jours de suite, et l'auteur n'a jamais eu de peine à déshabituer les malades de la morphine, une fois que la grippe avait cessé de porter son action sur le cœur.

La congestion pulmonaire passive ou active, sera traitée concurrement par la caféine et la morphine. Ce double emploi n'a rien de paradoxal, si l'on se rappelle que la morphine est un stimulant.

On débute par une injection de caféine variant, selon les cas, de 0 gr. 20 à 0 gr. 50; puis, quatre heures après, 1/2 centigr. de morphine; on diminue ensuite et espace les doses, de façon à donner, par jour, de 0 gr. 50 à 1 gramme de caféine et de 0 gr. 01 à 0 gr. 01 1/2 de morphine. La respiration devient plus calme, l'anxiété précordiale diminue, le cœur se régularise peu à peu et la phase dangereuse de la maladie se traverse plus facilement.

Dans l'*urémie*, la morphine ne fait pas dormir les malades, mais procure un sentiment de bien-être à ceux qui sont atteints d'anxiété respiratoire : elle renforce et calme le cœur.

Comme dans les affections précédentes, on administrera la morphine à la dose de 0 gr. 01 à 0 gr. 02 par jour, divisée en trois ou quatre injections.

E. Vogt.

Manière de prescrire le protargol (*Soc. pharmaceutique allemande*. Séance du 7 mars 1901). — Goldmann recommande de donner toute son attention à la confection des ordonnances de protargol : on ne se servira jamais d'eau chaude, cette dernière ayant certainement une influence délétère sur le produit. Une solution au même titre, faite à chaud, sera plus foncée qu'une solution à froid, sans doute à cause de l'oxydation des matières protéiques qui font partie intégrante du protargol. On constate, d'ailleurs, que la solution faite à chaud est irritante, alors que la solution à froid de même titre est fort bien supportée.

Les deux meilleurs procédés pour obtenir une solution de protargol sont les suivants :

1° On verse, par exemple, dans une capsule de porcelaine, o gr. 5 de glycérine et d'eau, et on ajoute 1 gr. de protargol en agitant : on rajoute ensuite dans la bouteille où a été versé ce mélange, la quantité d'eau distillée nécessaire à la confection de l'ordonnance. Les proportions respectives de l'eau, de la glycérine et du protargol devront être invariables.

2° On verse dans une capsule la quantité d'eau distillée nécessaire, et à sa surface, sans agiter, la poudre de protargol qui surnage : au bout de 10 à 15 minutes, la dissolution est terminée. Il est bon de garder un peu d'eau en réserve, pour entraîner les petits grumeaux de protargol qui pourraient rester adhérents à la porcelaine.

La pratique courante, consistant à tenir prêtes, dans l'officine, des solutions concentrées de protargol qu'on délaie suivant les besoins, n'est pas approuvée par l'auteur, qui a présenté à la Société des solutions préparées d'après ses procédés et le procédé usuel. On a pu reconnaître aisément que des processus d'oxydation avaient modifié la coloration de la solution de protargol concentrée de réserve.

E. Vogt.

La lécithine par Vacheron (*Echo méd. de Lyon*, 15 avril 1901). — Nous retiendrons de cet important travail la partie thérapeutique. La lécithine en tant que substance phosphorée joue un rôle essentiel dans le fonctionnement de nos organes et tissus les plus importants. Il semble donc logique de l'administrer toutes les fois que nos tissus n'ont pas leur quantum physiologique de phosphore. C'est ce qui arrive dans toutes les affections qui provoquent une élimination plus abondante de phosphates par les urines, diabète, phosphaturie, maladies du cerveau et de la moelle, tuberculose au début, ostéomalacie, rachitisme, etc. Des essais expérimentaux et cliniques ont montré l'exactitude de cette hypothèse.

Serono de Turin fut le premier à pratiquer des injections sous-cutanées de lécithine chez l'homme. Il l'expérimenta sur des tuberculeux, des neurasthéniques, des chlorotiques, des vieillards et il constata toujours une amélioration de l'état général avec augmentation de l'appétit et des forces et une augmentation du poids ; il en conclut que la lécithine possède une action reconstituante comparable à celle de l'arsenic, mais plus rapide.

D'autres expérimentateurs Italiens arrivèrent au même résultat en introduisant la lécithine dans la thérapeutique infantile.

Plus récemment, Gilbert et Fournier ont publié de nouvelles recherches portant sur des animaux et sur l'homme. Ils ont administré la lécithine par la voie sous-cutanée et la voie digestive.

L'administration à des cobayes et à des lapins, soit de doses de 1 à 3 grammes en une seule fois en injection sous-cutanée, soit de 0,60 tous les cinq jours pendant un mois n'a pas déterminé le moindre trouble chez ces animaux, donc la *lécithine n'est pas toxique*. Chez des tuberculeux présentant des lésions avancées d'un ou des deux sommets les résultats ont été très concluants : augmentation assez notable du poids, même, dans un cas, chez un fébricitant. Chez les neurasthéniques les résultats sont aussi fort encourageants.

Les différentes formes de la médication phosphorée. — Les autres formes de la médication phosphorée si couramment employées, phosphore, phosphates, glycérophosphates, ont-elles une action analogue à la lécithine ?

Le phosphore administré à l'état métalloïdique, soit en pilules, soit en dissolution dans l'huile est très toxique et très oxydable à l'air, il subit donc des modifications qui le font absorber à l'état de phosphate ou d'acide phosphorique.

L'assimilation des *phosphates minéraux* est fortement niée par bon nombre d'expérimentateurs qui veulent comme Robin que ce soit sous forme de glycérophosphates que les phosphates soient absorbés. Le phosphate monocalcique lui-même, pourtant si couramment prescrit en solution, leur semble peu absorbé.

Les glycérophosphates constituent bien une combinaison organique du phosphore. Robin qui a affirmé l'efficacité de ces sels s'est inspiré de l'idée suivante : les lécithines qui sont des combinaisons à base d'acide glycérophosphorique sont des produits de première importance pour les tissus, il est donc naturel d'admettre que les glycérophosphates puissent être utiles ; ils doivent fournir à l'organisme un élément facile à transformer en lécithine.

La médication glycérophosphatée n'est donc en quelque sorte qu'une étape avant d'arriver à la lécithine et si cette dernière n'a pas été employée plus tôt, c'est que sa préparation est difficile et son coût élevé.

Absorption et mode d'action de la lécithine. — L'emploi de la lécithine en thérapeutique soulève une question très importante ; toute substance, quelle qu'elle soit, nutritive ou médicamenteuse, a besoin pour agir valablement d'être absorbée : la lécithine est-elle absorbée ? Elle l'est sûrement, administrée par la voie sous-cutanée, les expériences de Sereno de Turin et de Desarez et Aly Zaky en font foi ; par la voie digestive, son absorption est également certaine. Le suc pancréatique la dédouble bien, en acide gras, acide glycérophosphorique et choline, mais par analogie à ce qui se passe dans la digestion des corps gras, ces différents éléments se recombinent en traversant la muqueuse, pour réformer la lécithine par voie de synthèse après l'assimilation. La présence de la lécithine dans le lait et dans les œufs est d'ailleurs un argument en faveur de son rôle alimentaire et de son absorption.

On peut se demander maintenant par quel mécanisme agit la lécithine. Elle doit sans doute ses propriétés thérapeutiques à deux causes ; la première, la plus importante, c'est qu'elle est un composé organique phosphoré complètement assimilable, facilement dédoublable et capable de s'adapter aux divers tissus et de leur fournir le phosphore dont ils ont besoin, mais il semble encore que la lécithine ait une action spéciale, simple action de présence. La lécithine produirait sur le protoplasma des cellules une action stimulante.

Mais ne pourrait-on pas administrer directement le jaune d'œuf comme substance lécithinifère puisque c'est de lui qu'on l'extrait. Mais dans le jaune d'œuf la lécithine est noyée dans une grosse quantité de matières grasses, elle s'y trouve de plus combinée avec une matière albuminoïde et cette combinaison est diversement attaquable par les sucs digestifs suivant leur composition, elle l'est surtout peu chez les malades dont les organes digestifs ne fonctionnent pas normalement. Dans le jaune d'œuf cuit et les cervelles, la lécithine est en grande partie décomposée par la chaleur, ce qui lui enlève toute valeur médicale.

La lécithine sera administrée de préférence en injections hypodermiques huileuses à la dose de 0,10 gr. ou en granulé sucré à la dose de 0,15 à 0,25 gr. par jour.

E. Vogt.

Remarques thérapeutiques sur l'acétopyrine (*Allg. Wiener med. Ztg*, 2 avril 1901). — Goldmann a étudié l'acétylsalicylate d'antipyrine ou acétopyrine, poudre blanche, cristalline, plus facilement soluble dans l'eau chaude que dans l'eau froide.

De nombreux cas d'influenza ont été traités par l'acétopyrine : il a suffi souvent de 2 à 3 doses d'un gramme, prises toutes les trois heures, pour enrayer complètement l'attaque, souvent intense : la température tombait peu à peu ; la sudation n'a jamais été profuse, la convalescence a toujours été, dans les cas simples, très courte et l'appétit est promptement revenu. Chez les enfants, les doses furent de 0 gr. 25 à 0 gr. 40.

Dans les cas compliqués de bronchite, Goldmann a reconnu que le médicament exerçait son influence sur le processus bronchitique, en diminuant les douleurs et en enrayant la toux. L'auteur a eu l'impression que de cette façon des complications pulmonaires par propagation de l'inflammation bronchique, ont pu être évitées.

Dans les formes gastro-entériques, le résultat a été de même fort satisfaisant.

Dans les formes nerveuses, qui se développent en général au cours de la convalescence chez des sujets ayant échappé aux phénomènes à grand orchestre si fréquents au début de l'attaque d'influenza, l'acétopyrine a eu raison des troubles nerveux en 6 à 8 jours, à la dose de 0 gr. 50 deux fois par jour. Les névralgies intercostales ont seules résisté plus longtemps.

Dans la tuberculose pulmonaire, le médicament est précieux pour combattre la fièvre de résorption, car il n'exerce aucune influence nocive sur l'appétit et ne déprime pas le cœur. Le meilleur mode d'administration est 0 gr. 50 matin et soir.

Dans le rhumatisme articulaire aigu, l'action antithermique calmante et analgésique s'exerce d'une façon remarquable : l'auteur n'a jamais observé de complications cardiaques.

L'administration prolongée du médicament n'a jamais eu pour conséquence des troubles généraux ou locaux quelconques.

E. Vogt.

L'acétopyrine (*Bul. gén. de thérapeutique.* 30 mars 1901). — Bolognesi a soumis 10 malades à l'action de ce médicament : il s'agissait de rhumatismes, de névralgies et d'arthrites diverses.

L'auteur arrive aux conclusions suivantes :

L'acétopyrine est un médicament absolument inoffensif pour l'estomac et l'organisme tout entier. Il présente comme toutes les préparations salicylées, une action prompte et sûre, principalement dans le rhumatisme articulaire aigu qu'il jugule très rapidement. Il a l'avantage sur toutes ces préparations de ne pas amener de troubles gastriques, de bourdonnements d'oreilles, etc. Il paraît être, pour l'auteur, le meilleur antirhumatismal.

C'est aussi un excellent antithermique : l'abaissement thermique, obtenu en une heure environ, peut aller à deux degrés, et la température remonte ensuite progressivement. On n'observe jamais, même chez des tuberculeux, d'abattement ou de collapsus.

En résumé, les conclusions de l'auteur sont conformes à celles de Godmann sur tous les points où les recherches ont eu le même objet.

Comme analgésique, il paraît agir avec rapidité et durée, même dans des cas de névralgies graves (sciatique).

L'élimination se fait sous forme d'acide salicylique et d'antipyrine, elle n'amène jamais de troubles dans le parenchyme rénal, car les analyses d'urine n'ont jamais décelé la moindre trace de sucre ou d'albumine.

L'acétopyrine sera administrée en cachets de 0 gr. 50, deux à six fois par jour. On peut, quand les cachets sont mal acceptés, administrer le remède en potions syrupeuses, dont le goût acidulé est très agréable.

E. Vogt.

Recherches nouvelles sur le pyramidon (*Allg. Wiener med. Ztg.* 26 mars 1901). — La diméthylamidoantipyrine (pyramidon) a été expérimentée par Hirschkron de Vienne au cours de l'épidémie d'influenza de l'hiver 1900-1901. L'action antithermique du médicament à la dose de 0,30 trois fois par jour est indubitablement plus douce, plus graduelle et plus durable que celle de l'antipyrine.

Sur 11 malades atteints de migraine, 9 parvinrent à enrayer leurs accès avec une seule dose de 0,30 gr., et 2 durent prendre une seconde dose 2 h. plus tard.

Dans un cas de céphalalgie causée par une tumeur cérébrale, le pyramidon seul a pu amener quelque soulagement. Dans 2 cas de névralgie du trijumeau, suite d'influenza, une seule dose a fait disparaître la névralgie, alors qu'avec les médicaments usuels il fallait 8 à 15 jours pour obtenir la guérison chez d'autres malades.

Les névralgies occipitales se sont montrées beaucoup plus rebelles, il en a été de même de la névralgie sciatique rhumatismale, qui résiste du reste à tous les antinévralgiques connus.

Les résultats sont excellents dans les douleurs fulgurantes du tabès et dans la gastralgie hyperesthésique des nerveux.

L'action a été négative dans les accès d'hystéro-épilepsie, mais très marquée dans les cas de boule hystérique et dans un cas de névralgie suite de zona. Dans un cas de lumbago chronique, une dose de 0,50 de pyramidon a donné 5 à 6 heures de tranquillité au malade chaque fois qu'on l'a administrée.

En résumé, c'est un médicament précieux, ne causant ni accidents ni troubles d'aucune sorte, très utile dans le traitement des affections où le système nerveux entre principalement en jeu.

E. Vogt.

Recherches thérapeutiques concernant la Johimbine (*Deutsche med. Wochenschrift*, 25 avril 1901). — Berger a étudié le chlorhydrate de johimbine, extrait de l'écorce de johimbehe, arbre du Cameroon, et recommandé comme aphrodisiaque, sur 7 sujets, dont 5 étaient impuissants et 2 normaux : la dose a été de vingt gouttes trois fois par jour d'une solution à 1/2 0/0.

Dans les cinq premiers cas, le remède a donné un résultat positif; peu de jours après le début du traitement, l'impuissance complète, durant depuis un temps plus ou moins long, avait disparu et le coït normal était redevenu possible. L'effet continue environ six à neuf semaines après la cessation du traitement et disparaît ensuité entièrement. Chez les deux sujets normaux, on obtint dans un cas un résultat passager, dans l'autre cas résultat négatif.

L'impuissance était due chez les 5 malades à une paralysie fonctionnelle des centres médullaires.

Le médicament semble tout à fait inoffensif, on n'observe aucun trouble quelconque, pas même le gonflement testiculaire que les expérimentateurs ont décrit chez les animaux soumis à cette médication, qui semble représenter dans l'arsenal thérapeutique, une intéressante nouveauté; la plupart des aphrodisiaques sont en effet toxiques ou inefficaces.

E. Vogt.

La photothérapie (*Soc. Balnéologique Berlin*, mars 1901). — Lindemann distingue, en photothérapie, l'influence de la chaleur rayonnante, celle de la lumière et enfin celle de la suggestion.

La chaleur rayonnante des lampes possède une action sudoripare très énergique, s'accompagnant d'une irritation cutanée ayant pour conséquence une suractivité circulatoire dans toute l'économie. La lumière provenant de lampes à arc, à travers un verre bleu, présente une influence analogue, mais moins marquée, et convient aux nerveux.

En tous cas, la sudation est obtenue sans suractivité circulatoire excessive, ce phénomène constitue un grand avantage par rapport au bain turc, par exemple, et permet de soumettre des cardiaques à la photothérapie. L'orateur considère comme exagérée la crainte exprimée par divers auteurs au sujet de cette catégorie de malades : il a eu maintes fois l'occasion de constater que les cardiaques se sentent soulagés après un bain de lumière. Il est probable que ce dernier, en agissant sur la circulation périphérique, décharge l'organe central. Après une augmentation de la température cutanée pouvant aller à 3° C., on observe un ralentissement du pouls qui devient en même temps plus plein. La chloro-anémie est donc aussi justiciable de cette méthode, et les prévisions théoriques se sont trouvées confirmées pour plusieurs malades de ce genre que l'orateur a eu l'occasion de suivre.

Les bains de lumière exercent en outre une action curative remarquable dans le rhumatisme chronique et la goutte : dans ce dernier cas, ils retardent l'apparition des accès et diminuent leur intensité. L'obésité est de même influencée.

Les accidents ont été fort rares : l'orateur a enregistré des palpitations et dans un cas une syncope, des phénomènes d'angoisse chez une hystérique, mais au cours du premier bain seulement. En tout cas, ces incidents ont été beaucoup moins nombreux que lorsqu'on utilise les bains à l'étuve sèche. L'artério-sclérose constitue une contre-indication formelle.

L'emploi localisé de la lumière avec lampe à arc (15 à 30 ampères) est indiqué quand on recherche une action bactéricide; on traitera par ce procédé les ulcères torpides, même spécifiques. La sécrétion tarit, de bonnes granulations se développent : en dehors de l'ulcère de jambe, on enregistrera des succès dans l'acné, la furonculose, l'eczéma chronique. L'appareil de Finsen (40 à 80 ampères) est beaucoup plus énergique encore : les résultats qu'il donne sont suffisamment connus.

Dans la discussion qui a suivi cette communication Liebreich a fait remarquer que les cas de lupus présentés par Finsen ne sont pas guéris au vrai sens du mot, car par la méthode phanéroscopique dont Liebreich est l'inventeur, on peut reconnaître que des parties qui semblent, à première vue, normales, présentent des lésions lupiques. La méthode de Finsen n'est, d'ailleurs, pas purement photothérapique, car cet auteur cautérise les parties ulcérées.

Posner, contrairement à l'assertion de Lindemann, a reconnu que tous les cas d'artério-sclérose soumis par lui à la photothérapie ont trouvé un grand bénéfice subjectif avec ce traitement.

Munter a vu plusieurs cas de rhumatisme chronique et de goutte s'exaspérer à la suite de séances de phototérapie : cette méthode ne doit être employée que dans les cas où l'on recherche une sudation légère.

Winternitz a obtenu d'excellents résultats dans l'eczéma chronique par l'action et la lumière solaire traversant un verre rouge, mais il ne se charge pas d'expliquer ce succès.

E. Vogt.

FORMULAIRE DE THERAPEUTIQUE CLINIQUE

TRAITEMENT DE L'INSOMNIE CHEZ LES ENFANTS

Plus encore que chez l'adulte, le traitement de l'insomnie chez l'enfant, comporte, surtout celui de moyens hygiéniques. Ces moyens suffisent en effet, le plus souvent, à ramener le sommeil; d'autre part les médicaments hypnotiques sont presque tous toxiques et ne doivent être employés qu'avec prudence chez l'enfant.

Avant tout on doit se préoccuper des troubles de l'*appareil digestif*, cause la plus fréquente de l'agitation nocturne et de l'insomnie, aussi bien chez le nourrisson que chez l'enfant plus âgé.

Chez le nourrisson on veillera à la régularisation des tétées et à leur réduction s'il y a lieu; si l'enfant est allaité au sein, on se préoccupera de l'alimentation de la mère ou de la nourrice et chez cette dernière on veillera à ce qu'il n'y ait pas abus des boissons alcooliques. Si l'enfant est élevé au biberon, on se préoccupera de la qualité du lait, de son coupage si l'enfant est âgé de moins de cinq mois, l'emploi du lait pur, même de qualité irréprochable, étant susceptible d'entrainer des troubles digestifs.

La constipation, s'il y a lieu, sera combattue par les moyens appropriés : *lavements, suppositoires, huile de ricin, magnésie*.

Chez l'enfant plus âgé, la nécessité de veiller au bon fonctionnement de l'estomac et de l'intestin n'est pas moins indiquée que chez le nourrisson.

Il faut éviter la surcharge alimentaire, réduire notamment la quantité des aliments aux repas du soir; supprimer tous les mets épicés, ou de digestion difficile, comme les viandes marinées, la charcuterie, les moules et coquillages, les sauces, les graisses, les céleris, les asperges, les fromages fermentés, les fruits crus et insuffisamment murs, les pâtisseries, les sucreries; d'autre part interdire le café, le thé, toutes les boissons alcoolisées, y compris les vins toniques de quinquina, kola, coca, etc., dont les parents ont tendance d'abuser pour leurs enfants.

En combattant les troubles digestifs, on combat du même coup l'excitabilité nerveuse qui en dépend le plus souvent. Cependant, il est des cas où l'insomnie est sous la dépendance directe de *troubles ou maladies du système nerveux*, sans participation de troubles digestifs.

Certains enfants, issus de parents nerveux, ou même hystériques, épileptiques ou d'arthritiques, ont facilement de l'insomnie ou bien un sommeil agité par des rêves, des cauchemars; cette insomnie est l'un des stigmates de la tare nerveuse qui chez quelques-uns, se traduira plus tard par l'hystérie, l'épilepsie, la chorée, etc.

A ces enfants il faut éviter d'imposer un travail intellectuel hors de proportion avec leur âge; il convient au contraire de les faire vivre le plus possible au grand air, de leur prescrire un exercice modéré : marche, bicyclette, gymnastique suédoise, jeux divers, en évitant d'ailleurs l'abus des sports, qui ne serait pas moins préjudiciable que celui du travail.

Il faut encore user des pratiques hydrothérapiques : bains tièdes pris le soir; tub le matin, suivi de frictions légères avec de l'alcool.

On devra faire prendre à l'enfant des habitudes régulières, en ce qui concerne les heures du lever et du coucher.

Si, malgré l'emploi de ces moyens hygiéniques, les troubles du sommeil persistent, il peut être indiqué d'employer, mais à titre temporaire, les moyens médicamenteux.

Les préparations de *valériane*, absolument inoffensives, peuvent suffire dans quelques cas : tisane de valériane et de feuilles de menthe (soit 10 gr. pour 1 litre; donner le soir une tasse sucrée avec du sirop de fleur d'oranger); valérianate d'ammoniaque en pilules (0 gr. 10-0 gr. 20) ou en solution (1 cuil. à café de valérianate d'ammoniaque liquide formule Pierlot).

Les meilleurs calmants de l'hypérexcitabilité nerveuse sont le bromure de potassium et le chloral.

Bromure de potassium :

Jusqu'à 3 mois......	5 à 10 centigr.
De 3 à 6 mois........	20 —
De 6 mois à 1 an 1/2.	30 à 40 —
A partir de 2 ans....	1 à 3 grammes.

Bromure de potassium............	q. var.
Eau de tilleul......	àà 20 grammes
Eau de fleurs d'oranger............	(àà 20 grammes)
Eau de laurier-cerise.	5 —

Chloral :

Au-dessus d'un an.	20 à 30 centigr.
A un an...........	50 —
De un an et demi à 2 ans.............	60 —
A partir de 2 ans....	1 gramme

En raison de sa saveur désagréable, il est préférable de l'employer en lavement :

Eau tiède ou lait......	100 grammes
Jaune d'œuf....	n° 1
Hydrate de chloral....	q. var.

Le chloral est particulièrement indiqué dans la chorée.

On peut encore, dans les cas d'insomnie nerveuse, utiliser les hypnotiques nouveaux : sulfonal, trional, mais surtout ce dernier.

Le *Sulfonal* ne doit pas être administré avant 3 ans : à cet âge, on pourra le prescrire à la dose de 0 gr. 10-0 gr. 20 ; de 5 à 10 ans, on donnera 0 gr. 25-0 gr. 50.

Le trional est d'un emploi plus facile :

De 1 mois à 1 an.	0 gr. 20-0 gr. 40
De 1 an à 2 ans..	0 gr, 40-0 gr. 80
De 2 à 6 ans.....	0 gr. 80-1 gr. 20
De 6 à 10 ans.....	1 gr. 20-1 gr. 50

On peut le prescrire chez les tout jeunes enfants, soit dans du lait, soit enrobé dans la confiture, soit en suppositoires.

Contre l'insomnie douloureuse, il faut utiliser les médicaments analgésiques et notamment *l'antipyrine*, très bien supportée chez l'enfant, et le chloral.

Antipyrine :

de 0 à 6 mois.........	0,05-0,10
6 mois à 1 an..........	0,10-0,25
1 à 2 ans.......	0,25-0,50
2 à 5 ans..............	0,50-1 gr.

en potion :

Antipyrine............	3 grammes
Sirop de fleurs d'oranger	20 —
Eau..	100 —

(0 gr. 10 par cuillerée à café).

Ou en lavement.

L'opium, contre-indiqué dans l'insomnie nerveuse pure, ne devra être employé qu'avec la plus grande prudence dans l'insomnie douloureuse.

Laudanum de Sydenham (en potion de 90 gr. à prendre à doses fractionnées).

de 0 à 6 mois.............	1/2 goutte
6 mois à 1 an.........	I —
1 à 2 ans.............	V —

En lavement à partir de 2 ans :

2 ans.................	III gouttes
3 à 5 ans.............	V-X —
5 à 10 ans............	X-XX —

Le *chloralose*, en raison de sa toxicité, ne devra être donné que chez les enfants au-dessus de 2 ans, à la dose de 5 à 10 centigr. dans un peu de lait.

Dans les *maladies fébriles*, l'insomnie cède facilement à l'emploi des bains *tièdes*, de *l'antipyrine* et du *sulfate de quinine*, qui agissent indirectement, en combattant la fièvre, et *du bromure de potassium*.

Dans la fièvre intermittente, le sulfate de quinine (0 gr. 10 à 6 mois ; 0 gr. 20 de 6 mois à 1 an ; 0 gr. 30 à 1 an) est le remède spécifique de l'insomnie.

Les *affections prurigineuses de la peau* sont une cause fréquente d'insomnie chez l'enfant. On la supprimera par l'enveloppement et en même temps en combattant les troubles digestifs.

G. Lyon.

VARIÉTÉS & NOUVELLES

Hôpital Tenon. — M. le Dr Broca commencera le mercredi 15 mai à 10 h. 1/2 des leçons cliniques de chirurgie infantile et les continuera les mercredis suivants à la même heure.

Chaire d'histoire de la médecine. — Le Conseil de la Faculté, dans sa séance du 2 mai, a proposé pour cette chaire : en 1re ligne, M. Déjerine (par 27 voix sur 30 votants) : en 2e ligne, M. Ballet ; en 3e ligne, M. Chauffard.

Guerre.—Le ministre de la guerre a décidé que le nombre des médecins de la réserve et de l'armée territoriale à convoquer en 1901 serait ainsi fixé dans chaque grade.

Réserve. — 5 médecins-majors de 2e classe, 45 médecins aides-majors de 1re classe et 430 médecins aides-majors de 2e classe.

Armée territoriale. — 30 médecins-majors de 2e classe, 222 médecins aides-majors de 1re classe et 275 médecins aides-majors de 2e classe.

Le bénéfice des dispositions de la circulaire ministérielle du 31 mars 1901 (essai de stages par fractions de huit jours et plus), sera accordé, sur leur demande, à tous les médecins de réserve et de l'armée territoriale qui, depuis le 1er janvier 1896, ont pris part, en qualité d'officiers du service de santé, soit aux grandes manœuvres de la troupe, soit aux exercices spéciaux du service de santé en campagne.

En conséquence, ces médecins seront autorisés, s'ils le désirent, à accomplir leur période d'instruction par fractions d'au moins huit jours, et ils pourront choisir pour leur convocation l'époque qui leur conviendra le mieux dans le temps compris entre le 15 mars et le 15 novembre des années 1901 et 1902.

Ils seront tenus de faire connaître leurs préférences, à ces deux points de vue, au directeur du service de santé de leur corps d'armée d'affectation, et dans un délai de deux semaines à partir du jour où ils auront reçu leur avis de convocation.

Le directeur du service de santé procédera, s'il y a lieu, à des convocations nouvelles, de manière à utiliser en 1901 le crédit disponible par suite du renvoi à 1902 d'un certain nombre de périodes (ou fractions de périodes) prévues, au titre de chaque corps d'armée, dans la présente circulaire.

Il demeure entendu que les médecins de réserve et de l'armée territoriale, qu'ils puissent ou non bénéficier des dispositions de la circulaire précitée du 21 mars 1901, sont autorisés à demander des changements de lieu de convocation ou des stages sans solde. C'est au directeur du service de santé de leur corps d'armée d'affectation qu'ils doivent, en pareil cas, adresser leurs demandes, ainsi que pour obtenir soit un sursis, soit un devancement d'appel.

Un moyen de reconnaître la présence du sang humain dans une tache de sang. — MM. Ogier et Herscher (*Société de Médecine légale*) sont arrivés à caractériser la présence du sang humain dans une tâche de sang en opérant de la façon suivante :

Ils injectent 10 centimètres cubes de sérum humain sous la peau d'un cobaye. Au bout de 2 jours, ils renouvellent l'injection, la font suivre de 2 jours de repos et ainsi de suite à six reprises. Après la dernière injection, le lapin est laissé au repos pendant 6 jours, puis saigné, et l'on recueille son sérum, qui servira à l'examen de la tache de sang.

Celle-ci est dissoute dans de l'eau physiologique; cette solution étant placée dans un tube à expérience, on y verse un demi-centimètre cube de sérum du lapin. S'il s'agit de sang humain, il se produira un coagulum : il n'y en aura pas s'il s'agit du sang d'animaux.

Les auteurs ont constaté que du sérum datant de 3 semaines et conservé par le froid avait gardé sa propriété comme réactif du sang humain.

Extraits d'un manuscrit du XVIIe siècle. Nous respectons l'orthographe.

Vertus de la véronique :

Elle convient à la migraine, aux cathares, à la faiblesse des yeux, à la surdité, à la paralysie, soit de la langue ou de tout le corps, à *la ptisie*, à la jaunisse, à la diarée, fortifie la mémoire, il faut la prendre comme le thé ou dans du vin blanc, ou dans de l'eau de pluie : l'ayant fait infuser, elle fortifie l'ouïe, elle guérit les maux de gorge.

Pour guérir la migraine d'une femme :

Prenez le bras gauche d'un crapaud et le laisser aller, puis calciner le bras sur une thuille et porter cette poudre sur le cœur, en trois mois on guérit pour toujours.

Pour connaître si une femme est stérile :

Prenez soufre et le jettez dans son urine et s'il s'y engendre des vers, elle n'est pas stérile.

Pour connaître si elle est grosse :

Prenez huit onces d'eau de rivière et une once de miel, agitez le tout ensemble, que la femme boive le tout et si elle sent des tranchées elle est grosse.

Pour conserver la dureté des tétons ou seins :

Prenez graine de lentille à poignée, roses rouges sèches 1 once, mettre le tout en poudre et les faire cuire comme une bouillie avec l'eau féré, faites un cataplasme et l'appliquer sur les mamelles pendant 5 ou 6 jours.

Pour la jaunisse d'une fille :

Prenez deux œufs frais, mettez-les dans son pot de chambre, qu'elle urine dessus, enfin quand il y aura assez d'urine, faites cuir les œufs bien durs dans un chaudron avec l'urine jusqu'à ce qu'il soit bien durs, ensuite les peler pour les jeter dans un trou de fourmilière de fourmis, à mesure qu'ils les mangeront la malade guérira.

BIBLIOGRAPHIE

Le paludisme à Paris, par le Dr Manuel Vicente. 2 volumes in-16, 480 pages, 96 gravures, 1 planche en couleurs, à la Société d'Editions scientifiques, 10 francs.

La deuxième partie du *Paludisme à Paris* est la partie clinique de l'ouvrage du Dr Vicente. Une planche en couleur, 44 gravures, 5 tracés, rendent ce volume clair, attrayant et complet. Sa publication vient opportunément contribuer à résoudre la question des parasites de la malaria et de ses agents de transmission.

Par un effort persévérant, le Dr Vicente a pu rendre avec vérité la physionomie d'une maladie infectieuse qui exerce ses ravages souvent à notre insu. Tout ce que contient son livre est démontré par des observations minutieusement faites et suffisamment prolongées, par le relevé complet des communications récentes sur la malaria. Pour faciliter l'étude des plasmodies, l'auteur s'est appliqué à rechercher et à représenter tous les parasites du sang capables de les stimuler; il y en a un grand nombre, généralement inédits, formant un groupe anonyme et singulièrement énigmatique.

Le paludisme, souvent méconnu à Paris, peut devenir grave et dégénérer en formes remittentes et en formes pernicieuses; il peut simuler l'apoplexie, le collapsus, le péritonisme. Chez l'enfant, il peut causer les convulsions; chez la femme, il donne lieu aux métrorragies, à l'avortement. Il y a une hystérie paludéenne dont le diagnostic différentiel est très difficile à établir. Ses accidents nerveux sont innombrables. Parmi les éruptions qu'il peut déterminer, il faut signaler l'eczéma, que la quinine seule guérit. Il y a un purpura, une hémophilie paludéenne. La scarlatine, les oreillons, la fièvre typhoïde et beaucoup d'autres maladies réveillent les manifestations paludéennes, et la mort peut résulter de cette association. Il peut simuler plusieurs maladies différentes sur le même individu, par exemple la fièvre des foins et la maladie de Ménière. Il peut s'installer dans une maison, se transmettre par des plantes d'appartement, atteindre toute une famille, sommeiller pendant des années et se réveiller brusquement. La forme classique fébrile et paroxystique n'est pas fréquente à Paris.

Quand on sait le diagnostiquer et le traiter, le paludisme est, parmi les maladies graves, la plus facile à guérir. On peut le deviner quand il se cache, si l'on a su s'affranchir des jugements préétablis, des notions fausses et des préjugés qui courent le monde au sujet de la quinine.

Manuel de Thérapeutique, par le Dr Berlioz, professeur à la Faculté de médecine de Grenoble, directeur du bureau d'Hygiène et de l'Institut sérothérapique. — Préface de M. le professeur Bouchard. Quatrième édition, revue et augmentée, 1 vol. in-16 diamant, cartonné toile anglaise, tranches rouges. Masson et Cie, éditeurs, 6 fr.

La 4e édition du « Manuel de Thérapeutique » de M. le Dr Fernand Berlioz diffère sensiblement des précédentes. Ainsi que le dit l'auteur dans son « avertissement » chaque jour voit éclore un médicament nouveau et chacun de ces médicaments à été l'objet d'une étude spéciale. Nous citerons particulièrement les *antiseptiques*, les *antipyrétiques*, les *anesthésiques*, généraux et locaux. La *sérothérapie* et l'*opothérapie* font l'objet d'une étude approfondie et complète, l'auteur ayant en ces matières une compétence spéciale, puisqu'il dirige un Institut sérothérapique.

Tous les chapitres ont été revus, et mis au courant des dernières découvertes : en un mot, le livre est bien le manuel le plus complet qui existe de la thérapeutique actuelle.

Nlle Imprimerie, E. Lesnier dir., 35-37, rue St-Lazare. Paris — *Le Propriétaire-Gérant* : R. BLONDEL.

RENSEIGNEMENTS DIVERS

La lutte contre la syphilis. — M. le Pr Fournier a, le 26 avril, comme leçon de réouverture de son cours, entretenu son auditoire de la fondation d'une ligue contre la syphilis, et il a montré, par des considérations et des exemples saisissants, la nécessité de cette création et son but.

Nous croyons devoir résumer brièvement ici cette leçon, car elle contient des enseignements intéressants à plus d'un titre.

« Il est prouvé d'abord, que la prophylaxie actuelle de la syphilis est insuffisante. En effet d'après les recherches de M. Lenoir, la fréquence de la maladie paraît augmenter depuis ces dix dernières années; elle est de 15 0/0 en moyenne, sur 100 individus hospitalisés pour des maladies quelconques, non spécifiées; ce chiffre peut être regardé comme représentant la proportion suivant laquelle la syphilis sévit sur la population adulte de Paris. C'est beaucoup trop, évidemment.

En second lieu, le pronostic est plus sombre de nos jours qu'il ne l'était jadis, il y a une cinquantaine d'années, ainsi qu'en témoigne la lecture des anciens auteurs. Le cadre de l'affection s'est singulièrement élargi, notamment avec la notion des accidents *para-syphilitiques*, dont les plus incontestés sont le tabès, la paralysie générale, la leucoplasie buccale « mère du cancer ».

Enfin, une révolution s'est accomplie dans le traitement et les opinions régnantes au sujet du mariage des syphilitiques : jadis celui-ci était permis au bout de 10 à 15 mois de traitement; aujourd'hui nous ne l'autorisons pas avant 3 à 5 ou 6 ans (Fournier, Besnier); on reconnaît la nécessité d'une thérapeutique de longue haleine. Donc la syphilis est, comme la tuberculose, comme l'alcoolisme, un fléau, vis-à-vis duquel il est urgent de protéger la société.

D'autre part, les pouvoirs publics se sont montrés jusqu'ici indifférents ou inactifs à ce sujet. En 1887, cependant, l'Académie de Médecine indiquait au gouvernement ce qu'il y avait à faire. Le Congrès de Bruxelles proposait d'améliorer l'enseignement, d'exiger un stage des étudiants en médecine dans les services spéciaux, M Bérenger porta la question à la tribune du Sénat, mais ce fut vainement.

La *ligue*, qui réunira toutes les corporations, aura recours à trois sortes de moyens : ceux d'ordre moral et religieux; ceux d'ordre administratif; ceux d'ordre médical.

Les premiers auront pour objet l'épuration des mœurs, l'entretien du respect dû à la femme et surtout à la jeune fille, l'encouragement aux unions précoces, selon l'expression de Mme Butler (Congrès de Bruxelles), « le mariage à 25 ans entre deux jeunes gens également chastes et dignes l'un et l'autre de porter la fleur d'oranger. » La ligue fait appel au concours, dans cette voie, du prêtre, du pasteur, du rabbin, de l'instituteur et de l'institutrice. Il est malheureusement à craindre que ces moyens ne réussissent guère dans une société telle que la nôtre, et en face des provocations journalières du roman et du théâtre agissant sur de jeunes cerveaux.

Quant au second moyen, à la prophylaxie administrative et policière, il y a ici d'importantes réformes à accomplir.

On a dit que l'ingérance de l'administration dans les actes extérieurs de la prostitution était un abus de pouvoir, une violation de la liberté; mais « cette liberté d'*envéroler* les passants, racolés par provocations sur la voie publique, paraît aussi peu respectable que la liberté de circulation pour le chien enragé », a-t-on écrit.

Cette ingérance de l'administration est légitime, et surtout pour les deux considérations suivantes : la première, c'est l'extraordinaire fréquence de la syphilis chez les prostituées clandestines. En effet, sur 100 filles insoumises, arrêtées à Paris, on en trouve de 25 à 40 atteintes de syphilis ou de blennorrhagie (statistique de M. Le Pileur, en 1897).

La seconde raison, c'est que la syphilis frappe aussi les sujets qui ne s'y exposent pas volontairement, les mères de famille, et surtout les enfants. Ces victimes innocentes ont droit a la protection contre le fléau, et on doit d'autant moins s'en désintéresser qu'il y a là une cause de dépopulation évidente. Vous savez que les enfants nés de parents syphilitiques meurent dans la proportion de 84 à 86 0/0. Ici, donc, l'intérêt public défend l'abstention. Mais cette protection doit être humanitaire et légale, c'est-à-dire qu'il faut substituer l'hôpital à la prison, et c'est répondre là au sentiment public, qui se révolte devant l'arbitraire de la police.

Que les filles délictueuses soient jugées devant un tribunal, que celles qui sont simplement malades soient soignées à l'hôpital et non internées dans une prison et soumises à toutes les vexations et les rigueurs du régime pénitentiaire.

Parmi les autres réformes que désire la ligue, il faut signaler la fermeture de certaines brasseries et débits de vin, et l'abolition de la prostitution des mineures.

Le devoir de la Société est de lutter contre cette gangrène morale, et d'arracher ces filles à l'ornière de la corruption et du vice. Il faudrait créer pour elles, non des maisons de correction, mais des asiles charitables, et même des écoles professionnelles. Il y a là toute une question de sociologie, d'étude du paupérisme, du salaire des femmes, etc., qui sera l'objet spécial des recherches des philosophes et des philanthropes, et qui a été bien indiqué par Ch. Benoit (*Ouvrières à l'aiguille*), et le comte d'Haussonville (*Salaires et misère des femmes*).

Sur cette question viendront se greffer celles de l'accession des carrières libérales à la femme, de l'instruction des jeunes filles sur les dangers qui les menacent, de l'éducation et de la recherche de la paternité ; l'application du système établi en Suisse sur la responsabilité du dommage causé à autrui par contamination vénérienne, etc.; la création d'œuvres de charité et de relèvement moral.

Enfin, vient la prophylaxie *médicale*. Celle-ci est la meilleure sauvegarde, la plus directe. Guérir les malades, c'est tarir les sources de la contagion. Or, l'organisation actuelle est défectueuse. Il faut créer des dispensaires, et supprimer les causes qui éloignent souvent les malades de l'hôpital, à savoir : l'encombrement, la perte de temps, la promiscuité, la confession publique de la maladie.

En outre, les services actuels sont organisés de telle sorte, qu'on ne peut consacrer à chaque malade tout le temps qu'il serait nécessaire à l'examen, qu'il s'agisse de syphilis, de blennorrhagie, et, surtout de blennorrhée. Il faudrait donc des dispensaires assez nombreux, répandus dans les différents quartiers de Paris. La gratuité des médicaments a une importance capitale, car on a vu des malades, faute d'argent, négliger le traitement qui leur avait été prescrit et avoir des lésions irréparables (au voile du palais, par exemple). C'est là une réforme urgente.

La prophylaxie médicale de la syphilis est immense : elle comprend certains sujets qui, à eux seuls, constituent d'importants chapitres : tels sont la prophylaxie de la syphilis dans l'armée, chez les nourrices, etc.

Enfin, la contamination serait plus souvent évitée si le public était moins ignorant de ce qui concerne la syphilis. Cette ignorance est telle qu'on a parfois beaucoup de peine à persuader aux malades atteints de plaques muqueuses de la bouche, par exemple, qu'ils peuvent contaminer leurs proches par un baiser. Il y a des cas de syphilis ainsi transmise à des parents, à des enfants, surtout ; cela est navrant. Il faut éveiller l'attention des mères de famille sur le danger que peut offrir une nourrice syphilitique, sur les risques qu'elles font courir à leur enfant en laissant la nourrice allaiter des enfants étrangers ; bref, il y a à faire toute une éducation du public qui, quelque délicate qu'elle soit, s'impose à cause de la gravité du danger qu'il s'agit d'éviter.

Cette éducation, cette instruction spéciale doit être donnée surtout aux adolescents. C'est là une question qui a été bien souvent discutée, et plus d'un père famille, soucieux de la santé de son enfant, s'est demandé s'il devait le laisser dans l'ignorance, lorsqu'il a atteint sa dix-huitième année. Des opinions très diverses règnent à cet égard dans le public. Les uns considèrent l'intervention comme très profitable, les autres la jugent inutile et ne veulent pas « ternir d'un souffle impur le cristal d'une âme vierge ». *Adhuc sub judice lice est.*

En résumé, la prophylaxie actuelle est insuffisante ; sur quelques points, défectueuse et immorale. Il faut donc l'améliorer au point de vue, tout à la fois moral et humanitaire.

La *ligue* s'inspirera de ce mot du grand Pasteur : « Le devoir ne cesse que là où le pouvoir manque. »

TRAVAUX ORIGINAUX

Traitement de l'hypertrophie de la Prostate par la méthode de Bottini

Par le Dr E. DESNOS
Ancien interne des Hôpitaux.

Depuis un petit nombre d'années, les opérations portant sur la prostate hypertrophiée ont repris faveur. Cette tendance de la chirurgie reconnait des causes diverses dont la principale est une conception plus exacte de la nature et de l'évolution même de l'hypertrophie prostatique. Sans vouloir retracer les phases par laquelle a passé le pathogénie de cette affection, je rappellerai néanmoins que pendant les cinquante dernières années, les pathologistes étaient partagés entre les deux opinions émises l'une par Civiale, l'autre par Mercier; pour le premier la dysurie des prostatiques était due à une atonie primitive de la vessie; tandis que Mercier y voyait l'aboutissant d'une lutte contre la tumeur prostatique, lutte dans laquelle la vessie finissait par céder. Avec des variantes, les théories restèrent à peu près les mêmes jusqu'aux douze dernières années, époque à laquelle Launois, défendant l'opinion du Prof. Guyon, considéra le prostatisme comme une maladie générale qui n'était autre que l'artério-sclérose frappant simultanément tous les organes de l'appareil urinaire, du rein à l'urèthre.

Cette théorie brillamment défendue fit fortune pendant quelque temps et eut pour conséquence thérapeutique que l'ablation des tumeurs prostatiques faisant saillie dans la vessie fut abandonnée. Il semblait illogique en effet de libérer le passage de l'urine alors que la vraie cause de la dysurie résidait dans l'impuissance du muscle vésical.

Mais des faits contradictoires ne tardèrent pas à être apportés par Casper, d'abord, puis Griffiths, Mausell-Moulin, etc.; enfin et surtout Motz dans sa thèse, démontra que l'artério-sclérose manquait chez un grand nombre de prostatiques et qu'elle jouait un rôle effacé dans la pathogénie du prostatisme. Je me suis convaincu pour ma part que la théorie de Launois est vraie, qu'elle répond à la réalité chez un certain nombre de prostatiques qui sont d'ailleurs en grande minorité. Il y a donc là un diagnostic à faire avant d'instituer un traitement chirurgical.

Ce dernier n'est applicable que lorsque deux conditions primordiales sont réunies : il faut que la vessie ait conservé sa contractilité musculaire d'une part, et d'autre part qu'il existe au niveau du col une saillie prostatique suffisante pour faire obstacle à l'écoulement de l'urine. Dans ce cas une opération à ciel ouvert, par le périnée ou par l'hypogastre permet de libérer complètement le col vésical et de bien rétablir le cours de l'urine, opération aujourd'hui bien réglée et dont les résultats ne sont pas contestables. Mais elle est d'une réelle importance et dans des cas que j'aurai à déterminer elle me semble pouvoir être remplacée par des manœuvres plus simples, c'est-à-dire par une section galvano-caustique intra-uréthrale, ou méthode de Bottini. Cette méthode est déjà ancienne, car il y a près de 30 ans que Bottini, professeur de Clinique chirurgicale à Pavie, l'appliqua pour la première fois. Il se bornait alors à pratiquer une cautérisation de la partie saillante de la glande à l'aide d'un cathéter dont l'extrémité seule était portée à l'incandescence. Malgré des modifications et des perfectionnements dans son instrumentation, Bottini ne vit sa méthode se répandre que lentement; c'est à partir du Congrès de Berlin en 1890 qu'elle parvînt à forcer l'attention des chirurgiens grâce aux nombreuses observations apportées par l'auteur. L'appui principal lui fut fourni par un chirurgien de Berlin, Freudenberg, qui en transformant l'instrument primitif par d'ingénieuses modifications contribua à vulgariser cette opération.

Bien que répandue désormais, surtout en Allemagne, en Russie et en Amérique, elle rencontre encore de sérieux adversaires, et des objections graves lui sont faites; on lui reproche de donner des résultats incomplets, s'exposer à des accidents difficiles à combattre et surtout d'agir d'une manière aveugle. J'avoue que pour ma part j'ai partagé longtemps ces préventions, mais les communications publiées ou verbales que j'ai recueillies m'ont engagé à pratiquer à mon tour cette opération, et je n'ai eu jusqu'à présent qu'à m'en féliciter.

Avant d'aller plus loin vous me permettrez de donner une description de l'appareil et de la méthode.

La technique de l'opération est simple ; toutefois il ne faut pas se laisser prendre à l'apparence d'une simplicité et d'une facilité exagérée : c'est une opération délicate, avec laquelle des accidents sont possibles et résultent de la négligence des précautions multiples qui sont à prendre.

L'appareil de Freudenberg de Berlin est à peu près le seul employé. Il est construit sur le modèle d'un lithotriteur, la branche mâle est terminée par une lame de platine iridié, mince et mousse ; elle pénètre et peut être entièrement cachée dans la branche femelle qui ressemble à celle du lithotriteur ; elle est canaliculée et les deux extrémités du conduit qui la parcourt sont en communication avec deux canaux de même dimension qui se continuent dans toute la tige; une circulation d'eau peut ainsi être établie et empêcher que la température de l'instrument tout entier s'élève pendant le passage du courant.

La tige de l'instrument se termine par un pas de vis muni d'un volant qui actionne la branche mâle et lui fait exécuter les mouvements d'avancement et de retrait nécessaires à la manœuvre. A ce niveau sont fixés les fils conducteurs du courant qui est fourni par un accumulateur muni d'un ampérimètre qui en indique l'intensité.

Si les voies urinaires sont aseptiques, il n'est pas besoin de traitement préparatoire et l'opération peut être pratiquée dès que le diagnostic aura été précisé. Un léger purgatif sera administré la veille et un lavement le matin même de l'opération. En cas d'infection, il n'en est pas de même, et la nécessité de soins antiseptiques s'impose. Si la vessie ne se vide pas, le cathétérisme sera pratiqué plusieurs fois par jour, ou bien on laissera une sonde à demeure ; très souvent, sous l'influence seule de cette évacuation, les urines redeviennent limpides ; ailleurs des lavages antiseptiques au nitrate d'argent à 1/1000 ou au protargol à 4/1000 ou au chlorure de zinc seront nécessaires.

On commence par s'assurer du fonctionnement de l'appareil et on porte la lame de platine au degré d'incandescence qu'on veut employer. Beaucoup de chirurgiens ne craignent pas de la porter au rouge blanc ; un grand nombre d'opérations faites ainsi n'ont pas été suivies d'accidents. Je crois plus prudent d'agir avec une température plus basse et ne pas dépasser un rouge un peu vif. Quel que soit d'ailleurs le parti adopté, il importe de noter la division du cadran à laquelle s'arrête l'aiguille de l'ampérimètre lorsqu'on a obtenu la température voulue ; un aide devra ne pas quitter des yeux cette aiguille et, au moyen du régulateur, la ramener au point choisi dès qu'elle s'en écarte, car des variations surviennent au cours de l'opération.

La vessie est vidée, on y injecte, ainsi que dans l'urèthre prostatique une solution de cocaïne à 2 0/0 qu'on évacue au bout de trois minutes; puis elle est remplie d'une solution d'acide borique, ou mieux de protargol à 4/1000e. L'instrument est introduit comme un lithotriteur; les mors sont renversés de façon que leur concavité embrasse la saillie prostatique. Suivant les indications fournies par le cystoscope, on le laissera en contact avec la partie de la tumeur prostatique à attaquer. Ce n'est donc pas toujours sur la ligne médiane qu'on se tiendra. L'instrument est solidement fixé de la main gauche qui l'appuie sur la prostate, puis le chirurgien, en même temps qu'il fait établir le courant électrique et la circulation d'eau froide, actionne le volant; on le sent pénétrer dans le tissu prostatique. L'opération, est-il dit souvent, ne doit pas durer plus de deux minutes pour une section de 35 millimètres. Je pense qu'on ne peut établir un chiffre absolu qui dépend du degré d'incandescence et de l'épaisseur des tissus ; on doit surtout porter son attention sur la résistance que rencontre le volant et accélérer le mouvement si la rotation s'accomplit très facilement. En général, deux à trois minutes suffisent. Avant de retirer la lame et de la faire rentrer dans la branche femelle, on la porte au rouge-blanc pour brûler les fragments d'eschare qui s'y attachent; puis on s'interrompt un moment.

Suivant les dispositions des lobes prostatiques, on se bornera à une seule incision, ou bien on la répètera sur chacune des parties saillantes; deux sont, en général, nécessaires lorsque l'hypertrophie porte sur les lobes latéraux, parfois il en faut pratiquer trois, toujours en observant les mêmes précautions.

L'instrument est retiré, puis une sonde-béquille, introduite aussitôt, livre passage à une urine parfois sanguinolente, et qui entraîne de légers débris d'eschare noir-rougeâtres. Des lavages sont pratiqués; il est bon de les faire au nitrate d'argent s'il y a eu infection. Les suites sont, en général, des plus simples ; dès le lendemain, les urines ne sont plus teintées; elles contiennent encore quelques filaments pendant les jours suivants, mais il est rare que la limpidité même de l'urine soit altérée.

Beaucoup de chirurgiens ne placent pas la sonde à demeure et laissent la miction se faire normalement. J'estime qu'il n'y a aucun inconvénient à laisser à demeure au moins pendant les vingt-quatre premières heures, une sonde qui confère une très grande sécurité au point de vue de l'infection et de l'hématurie et qui offre, de plus, l'avantage de supprimer les douleurs mictionnelles.

Avant de préciser les indications de cette opération et d'en apprécier les résultats, je rapporterai ici cinq observations personnelles qui permettront de se rendre compte de ce qu'on peut attendre de cette opération.

Observations

Observation I.

M. Duv... âgé de 61 ans, souffre depuis plusieurs années de troubles de la miction. Il ne présente aucun autre antécédent pathologique, que des attaques de rhumatisme articulaire aigu dans sa jeunesse ; il n'a pas eu de blennorrhagie ; c'est vers 58 ans qu'il commença à être obligé d'uriner la nuit, miction facile d'abord, bientôt plus lente que de coutume. Peu de temps après, la fréquence se fit sentir pendant le jour, ce n'est que 18 mois environ après que la miction devint pénible et quelquefois douloureuse, non pas à la fin mais au départ du jet. Il fut sondé à ce moment et quoique la vessie ne retînt pas d'urine et que celle-ci ne parût pas infectée, on pratiqua néanmoins des lavages de la vessie, sans aucun résultat.

Quelque temps après, les urines se troublèrent un peu et la miction terminale devint douloureuse. C'est à ce moment que je vis le malade chez qui je constatai l'état suivant : urine légèrement trouble, tenant des filaments en suspension, canal libre, traversée prostatique courte, mais présentant au niveau du col un obstacle sur lequel butte l'explorateur à boule. La vessie retient 60 grammes environ d'une urine un peu louche, à peine plus blanchâtre à la fin de la miction ; la vessie est sensible au contact, et intolérante à la distension : 150 grammes de liquide provoquent un besoin violent. La prostate examinée par le rectum, parait assez développée, parfaitement symétrique. Des instillations de protargol amenèrent une amélioration manifeste, et les urines reprirent leur limpidité.

6 mois après, l'infection vésicale avait reparu et une nouvelle série d'instillations ne donnèrent aucun résultat, la rétention était la même, mais les douleurs deviennent un peu plus vives. Une section galvano-caustique fut décidée et pratiquée le 23 janvier 1901.

Le malade est anesthésié par le chloroforme, et la vessie étant lavée et aseptisée, l'instrument de Freudenberg est introduit renversé de façon que la concavité du bec embrasse la saillie prostatique, il est fortement assujetti dans cette position. La lame est alors portée au rouge sombre et une section de 2 centim. 1/2 est pratiquée en 4 minutes. Après le retrait du prostatotome, une sonde-béquille est introduite ; par elle s'écoule un liquide assez fortement teinté ; après quelques lavages, le liquide revient à peine rosé. La sonde est maintenue à demeure.

Le soir, la température est de 38°2, l'état général bon, une douleur vague, contusive reste au périnée. Le lendemain atténuation de cette sensation ; température normale, urine un peu rouge. Le 23 janvier, température normale, urine limpide, la prostate examinée par le rectum n'est pas enflammée ni congestionnée.

La sonde est retirée le 4e jour ; les premières mictions sont assez pénibles et douloureuses pour l'expulsion des dernières gouttes ; un peu de sang s'échappe avec elles, il existe aussi une légère rétention, qui est réduite à 20 grammes, la situation ne se modifie pas pendant 4 ou 5 jours. A partir de ce moment sans autre traitement qu'un lavage boriqué tous les jours, les urines redeviennent limpides et les douleurs cessent.

6 semaines après les mictions étaient devenues normales, la rétention après une miction réduite à 10 grammes à peine, les urines normales. Cet état s'était maintenu le 2 mai, l'examen cystoscopique pratiqué ce jour-là montre une brèche profonde dans la saillie prostatique, non pas médiane mais latérale comme si un des côtés seulement de l'obstacle avait été détruit. La rétention est presque nulle ; les mictions se renouvellent toutes les 4 heures et ne sont plus douloureuses à aucun moment.

Observation II.

M. Cla..., 60 ans, avec une excellente santé générale a un passé urinaire assez chargé, bien que ses accidents soient peu variés. Blennorrhagie à 20 ans, mal soignée, pendant laquelle de petites ruptures de l'urèthre ont dû se produire ; depuis lors, l'urèthre n'a cessé de suppurer, avec des rémissions pendant lesquelles le canal paraissait presque sec, et des recrudescences ramenant l'affection à l'état aigu. Depuis vingt ans environ, le suintement est très peu prononcé, mais les filaments de l'urine sont toujours abondants.

Rétréci dès 35 ans, il fut dilaté à plusieurs reprises et subit une urétrotomie interne à 45 ans. Depuis lors, son canal, régulièrement dilaté d'ailleurs, est resté large. Des crises de cystite se sont montrées à diverses reprises, une fois suraiguë avec hématurie terminale, le plus souvent légère : depuis l'urétrotomie, elles n'avaient plus reparu.

C'est, il y a trois ans que la fréquence a reparu, mais nocturne au lieu d'être plus prononcée dans la journée comme autrefois : la progression de ce symptôme fut assez lente, mais au bout d'un an, des sensations douloureuses vinrent s'y ajouter, douleurs terminales prolongées pendant quelques secondes, parfois quelques minutes après la miction.

Le 10 mars 1900, je constate l'état suivant : urines troubles, peu abondantes, laissant un dépôt blanc-grisâtre et mélangées de nombreux grumeaux; les mictions pénibles, exigent des efforts, la nuit surtout, les dernières gouttes un peu plus chargées de pus. Par le toucher rectal prostate volumineuse, lobe droit un peu plus gros, pas de sensibilité exagérée, canal libre, traversée prostatique longue avec un ressaut brusque au col vésical. La vessie évacuée après une miction retient à peine quelques grammes d'urine, plus purulents que l'urine rendue spontanément : elle est intolérante et n'admet que 20 grammes environ du liquide qui est expulsé violemment par la sonde.

Un traitement antiseptique procure quelque soulagement; la vessie fut évacuée tous les jours et des instillations de nitrate d'argent pratiquées deux fois par semaine. Au bout d'un mois, les mictions étaient moins douloureuses, mais aussi fréquentes. Ce traitement ne fut plus suivi que d'une façon irrégulière jusqu'au mois de novembre, époque où on crut devoir placer une sonde à demeure. Celle-ci fut très mal supportée, retirée après quatre jours, l'irritation vésicale était plus prononcée qu'auparavant. De nouvelles instillations pratiquées régulièrement jusqu'au mois de janvier amènent une diminution légère de la fréquence et la vessie devint un peu plus tolérante.

Pendant une cessation de 15 jours du traitement, l'état antérieur reparut, aussi le malade vint-il réclamer l'opération de Bottini dont je lui avais parlé. Un examen cystoscopique montra des dispositions favorables : deux lobes latéraux, peu volumineux, étant reliés par une saillie transversale.

Le 19 juin, je pratique une section galvano-caustique de cette barre; le malade étant chloroformé et la vessie remplie de liquide boriqué, l'instrument introduit est renversé, la concavité placée contre la barre prostatique qui est sectionnée de 4 centimètres en cinq minutes environ. Une sonde de gomme introduite donne issue à un liquide à peine teinté, mélangé de débris escharifiés rougeâtres, qui sont entraînés par un lavage. Le jour, température 37.5; douleur assez prononcée dans la région périnéale : au toucher, la prostate est congestionnée et un peu sensible.

Le lendemain, ces phénomènes avaient disparu. La sonde resta quatre jours en place; les urines sans trace de teinte sanguine étaient presque limpides.

La miction se fit normalement, sans douleur, mais avec une certaine fréquence. Celle-ci diminua cinq ou six jours après, puis au bout d'une semaine, les mictions étaient espacées de 4 à 5 heures; les urines étaient limpides.

A ce moment (10 mai) survinrent tout d'un coup des envies fréquentes et douloureuses, en même temps que les urines se troublaient et abandonnaient un dépôt purulent épais au milieu duquel on reconnaissait des débris sphacélés sanguinolents; le cathétérisme et le toucher rectal ne donnèrent aucun renseignement; cet état dura 2 jours environ et très rapidement les urines reprirent leur limpidité; la douleur et la fréquence disparurent. La prostate examinée à plusieurs reprises ne présenta jamais aucune trace de congestion ni d'inflammation.

Depuis lors le bon état vésical ne s'est pas démenti; les mictions sont à peine plus fréquentes qu'à l'état normal et ne se font plus que toutes les trois heures; toute douleur a disparu. Au cystoscope on voit la brèche faite par la lame galvano-caustique, sous la forme d'une dépression à angles arrondis.

Observation III

M. Van... âgé de 68 ans, ne présente aucune tare constitutionnelle, et on ne trouve pas chez lui de manifestations diathésiques. Il n'est pas syphilitique; il a contracté de 20 à 25 ans deux ou trois blennorrhagies qui ne paraissent pas avoir laissé de traces. Grand mangeur et grand buveur autrefois, il a fait certainement des excès alcooliques.

Ce n'est que vers 60 ans qu'il a commencé à éprouver quelques troubles dans les mictions, qui deviennent plus fréquentes vers la fin de la nuit; peu impérieuses dès le début, ces mictions se répétèrent à des intervalles de plus en plus rapprochés, si bien qu'au bout de 2 ans, il fut forcé d'uriner toutes les heures environ. Les symptômes se bornaient à cette fréquence à ce moment; le départ du jet et l'expulsion étaient relativement faciles et il n'en avait aucune douleur.

Il fut alors sondé et il semble que les précautions nécessaires n'aient pas été prises car les urines se troublèrent bientôt après; la vessie s'infecta tout à fait et des douleurs mictionnelles assez violentes apparurent : la fréquence augmenta aussi, si bien que le malade renonça pendant près d'une année à tout traitement local, temps pendant lequel les symptômes restèrent les mêmes.

En juin 1896 il vint à Paris et je constatai l'état suivant. Urine purulente en masse et abandonnant un dépôt abondant ; urèthre libre, traversée prostatique pas très longue mais offrant une résistance brusquement franchie par un explorateur à boule ; la vessie sondée immédiatement après une miction contient 120 grammes d'urine retenue, purulente ; elle n'est pas sensible au contact et presque pas à la distension puisqu'elle admet près de 300 grammes de liquide. Par le toucher rectal, on rencontre une prostate assez volumineuse, lisse, sans bosselure, les reins paraissent normaux. Après 3 semaines d'un traitement consistant en trois évacuations vésicales par jour, lavages boriqués et lavages nitratés tous les deux jours, les urines redeviennent à peu près limpides, mais non aseptiques : la rétention avait sensiblement diminué, revenant à 50 grammes.

Je restai près de 4 ans sans nouvelles du malade qui vint me retrouver au mois de janvier dernier. Il avait continué à se sonder mais au bout de 6 mois, les urines tout en restant à peu près claires, étaient émises avec des difficultés croissantes ; 18 mois après toute miction normale avait été supprimée. Depuis cette époque, il y a près de 2 ans, M. Van..., est en état de rétention complète : il se sonde assez régulièrement 4 fois par jour, avec beaucoup de facilité d'ailleurs et n'éprouve le besoin que 12 à 15 heures après un cathétérisme ; dans ce cas alors quelques gouttes s'échappent par regorgement.

Un nouvel examen me fit constater un volume peu considérable de la prostate, sans augmentation depuis 4 ans, et une rétention d'urine complète ; par le cystoscope on voyait au col vésical une simple barre transversale, très saillante, et sur les côtés deux masses peu volumineuses. La contractilité vésicale était peu considérable mais non complètement absente. Après 10 jours de lavages nitratés elle devint plus énergique ; c'est alors que je proposai l'opération de Bottini.

Le 2 février la vessie ayant été longuement lavée et aseptisée, est anesthésiée ainsi que la portion prostatique de l'urèthre à l'aide d'une solution de cocaïne à 2 0/0, puis remplie de 100 gr. de solution boriquée : j'introduis l'instrument de Freudenberg et la lame appliquée contre la prostate étant portée au rouge sombre, je trace une incision de 3 centimètres, en 4 minutes ; aucun incident ne survint ; le liquide vésical évacué par la sonde fut à peine teinté, quelques débris d'eschare seulement furent évacués. Le malade a accusé une douleur un peu vive dès le début, presque immédiatement atténuée.

Une sonde laissée à demeure fonctionna parfaitement et jusqu'au lendemain livra passage à une urine rouge très claire ; le 4, elle s'éclaircit et resta sans teinte rosée à partir du 5. Pendant tout ce temps on ne constate aucune élévation de température, aucune sensation douloureuse, à peine un peu de gêne au périnée pendant la première journée, ainsi que de faux besoins d'uriner, rapidement calmés par un lavement d'antipyrine.

Le 8 février la sonde est retirée : les deux jours suivants sans résultat fonctionnel, pas de miction volontaire, et le cathétérisme reste nécessaire ; mais le 11, le malade peut rendre 50 gr. d'urine par une miction normale. Les jours suivants, la quantité d'urine rendue varie pour chaque miction entre 40 et 50 grammes, et dans les 24 heures s'élève à 600 grammes environ.

Néanmoins le 20 février, la vessie contenait encore après une miction 200 grammes d'urine. Le malade quitte Paris, ne se sondant plus qu'une fois dans les 24 heures.

Il est revu le 15 avril ; la situation est restée la même, les mictions spontanées sont possibles mais la vessie retient encore 200 grammes environ d'urine, qui reste trouble, mais à un degré moindre qu'avant l'opération ; les besoins se renouvellent toutes les deux heures environ. L'état général est excellent.

Observation IV

M. Rey..., 66 ans, offre d'assez nombreux antécédents pathologiques : fièvre paludéenne, rhumatismes, etc., qui paraissent n'avoir eu aucun retentissement sur l'appareil urinaire. De ce côté, il a eu des difficultés de mictions dues à une étroitesse congénitale du méat avec adhérences balano-préputiales soumises à de nombreux traitements sans succès définitifs jusqu'à une opération plus complète, consistant en une large excision; depuis ce moment, il y a 10 ans, la miction est parfaitement normale.

Ce n'est que depuis 3 ans qu'il a de nouveau présenté des troubles mictionnels, consistant en une fréquence plus grande, mais bientôt, eut des douleurs terminales assez vives; des cathétérismes répétés, des lavages, n'amenèrent aucun soulagement.

Le 1er mars, les urines sont très légèrement troubles; les mictions se renouvellent toutes les heures environ, peut-être plus souvent la nuit, le départ du jet se fait assez difficilement et s'accompagne d'une sensation douloureuse. Par le rectum, prostate peu volumineuse assez sensible à la pression. Le cathétérisme donne issue, après une miction, à 40 grammes environ d'urine; la vessie est contractile et tolère environ 120 grammes de liquide.

Au cystoscope on voit une saillie prostatique médiane se prolongeant en barre latéralement.

Devant l'échec des traitements palliatifs déjà suivis, l'opération de Bottini est proposée, acceptée et pratiquée le 5 mars. La section de la saillie prostatique se fit en 3 minutes et immédiatement après une sonde-béquille donna issue à un liquide à peine teinté; elle fut laissée à demeure pendant trois jours.

Dès le lendemain du retrait de la sonde, le malade urina facilement sans avoir besoin de faire des efforts comme auparavant, l'urine est limpide avec quelques filaments. Une sonde introduite après une miction ne retire plus que 10 grammes d'urine environ.

Quinze jours après l'opération, le malade, qui n'a plus été sondé, a été pris de besoins fréquents et impérieux, presque subitement et le lendemain les urines se troublèrent et restèrent chargées d'une assez forte proportion de pus, puis trois jours après cet état diminua; la prostate examinée par le rectum à ce moment présente des signes de congestion légère et une épididymite se déclare; mais les urines redeviennent tout à fait claires, la miction normale et la rétention nulle.

Observation V.

M. Car., 63 ans, ne présente pas d'autres antécédents que des blennorrhagies assez nombreuses; il aurait eu il y a une trentaine d'années un rétrécissement soumis à la dilatation.

Il n'a rien éprouvé du côté des voies urinaires jusqu'aux trois dernières années; à ce moment les besoins furent un peu plus fréquents et surtout la miction plus difficile, des efforts étaient nécessaires, la nuit surtout et n'amenaient souvent qu'une faible quantité d'urine. A ces difficultés se joignit bientôt une douleur qui se prolongeait après la miction; très variable dans son intensité, quelquefois à peine appréciable, ailleurs violente. Les urines paraissent être devenues troubles vers la même époque.

Il y a un an il suivit un traitement local; on lui pratiqua des instillations de nitrate d'argent qui amenèrent une amélioration et tout au moins parurent rendre l'urine limpide, mais seulement pendant quelques semaines à peine; voilà sept ou huit mois que le malade reste dans la même situation, souffrant par intermittences, surtout tourmenté par un besoin d'uriner très fréquent.

Le 22 mars mon exploration me montre un canal libre, une traversée prostatique longue et régulière; un ressaut très net au col vésical; la vessie vidée par la sonde aussitôt après une miction contient 40 grammes environ d'urine un peu blanche; elle se contracte vigoureusement et le liquide est chassé avec force par la sonde, propulsion qui contraste avec la faiblesse de la miction normale.

Le toucher rectal permet de constater une prostate peu considérable sans déformation. Par contre le cystoscope montre une saillie prostatique assez considérable, mamelonnée, presque médiane, un peu inclinée à gauche.

Le 28 mars je pratique une section galvano-caustique : la vessie, étant aseptisée et anesthésiée avec une solution de cocaïne à 2 0/0; l'instrument de Freudenberg est introduit, renversé, et le bec tourné en bas et légèrement à gauche dans la direction connue de la saillie prostatique. La lame étant portée au rouge, trois minutes et demie suffisent pour la faire progresser de 4 centimètres. Une sonde introduite aussitôt après livre passage à un premier jet d'urine très rouge, coloration qui s'atténue: le lavage boriqué ramène un liquide à peine coloré. Les sensations douloureuses ont été insignifiantes.

La sonde est laissée à demeure jusqu'au 31 mars, temps pendant lequel aucun incident n'est à signaler, sinon la température qui s'élève à 38°3 le premier soir pour retomber à 37°. Une gêne douloureuse par instants se manifeste au périnée.

Pendant le quatrième jour, retrait de la sonde : les mictions furent cuisantes, mais la fréquence diminua. Dès le sixième jour le malade urine à peu près normalement; à la fin une sensation légère de cuisson se manifeste. Explorée le 15 avril, immédiatement après une miction, la vessie se vide complètement, l'urine est limpide et parait aseptique.

Le 3 mai la situation est devenue tout à fait bonne, le malade peut rester quatre heures sans uriner. Enfin le 15 mai un examen cystoscopique permet de constater que la saillie prostatique est divisée par une brèche à contours arrondis et que la muqueuse vésicale est à peu près normale.

Les quelques faits que je viens de rapporter n'auraient pas une grande signification, s'ils ne concordaient avec les résultats des nombreuses observations publiées à l'étranger; ils permettent, à mon sens, de dégager en partie les avantages et les indications de la section galvano-caustique de la prostate.

La condition qui domine cette indication est, on l'a vu, la conservation de la contractilité vésicale; dans quatre de nos observations les résultats définitifs ont été bons, et médiocres dans l'observation III qui a trait à une rétention complète, à une vessie distendue depuis longtemps. Il ne faut pas conclure de la faiblesse du jet constatée à un premier examen à une abolition de la puissance musculaire; celle-ci peut se réveiller dans deux conditions : d'abord, quand la vessie habituellement distendue, est soumise à des évacuations régulières; ensuite, quand les parois infectées sont l'objet d'un traitement qui les rend aseptiques ou en diminue l'infection. Après ce double traitement, on voit souvent entrer en contraction une vessie qui en avait depuis longtemps perdu la faculté.

Plus délicates sont à diagnostiquer les dispositions de la prostate qui sont justiciables d'une action galvano-caustique. Il n'existe pas de rapport absolu entre le volume de la prostate et la rétention d'urine : des malades urinent normalement et vident leur vessie, alors que le doigt introduit dans le rectum, y rencontre une volumineuse saillie prostatique. Au contraire, l'existence d'une glande de petite dimension, coïncide ailleurs avec la rétention d'une grande quantité d'urine. C'est qu'ici les saillies plus ou moins pédiculées qui entourent le col vésical, jouent un rôle prédominant; or, elles peuvent se développer et acquérir un volume important même lorsque le corps de la glande augmente peu de volume. Enfin, les dispositions qu'elles affectent donnent l'explication de faits cliniques en apparence contradictoires; une simple saillie en forme de luette, une barre transversale jouent le rôle de soupape et oblitèrent le col au moment de la miction.

La connaissance de la topographie de la région cervicale est donc de toute importance; un examen direct est indispensable, les explorateurs ordinaires donnent quelques indications, presque toujours imparfaites; l'usage du cystoscope est indispensable. Grâce à lui, on a la région toute entière sous les yeux et on est à même de décider non seulement de l'utilité de l'opération mais aussi d'en arrêter les détails opératoires.

La réunion de ces deux conditions ne suffit pas pour opérer, car un certain nombre de vieillards qui les présentent n'en souffrent pas et peuvent arriver ainsi à un âge avancé. Mais dès que des symptômes certains du prostatisme se manifestent, que la fréquence apparaît, que la rétention s'établit et augmente, que les douleurs et l'infection menacent, on est en droit d'intervenir et le plus tôt sera le mieux.

J'aborde ici une question capitale, c'est l'âge du malade qui tient le pronostic sous sa dépendance. Plus les observations se multiplient, et plus il devient évident que les seuls résultats excellents ont suivi des opérations pratiquées sur des sujets relativement jeunes. C'est chez eux qu'on a vu la rétention diminuer, ou même disparaître complètement, la fréquence s'atténuer et surtout que l'amélioration obtenue s'est maintenue. Et cela devait être si l'on considère les conditions pathogéniques : en avant d'une vessie fatiguée, s'élève et grandit un obstacle qui l'oblige à des contractions plus puissantes; elle luttera pendant un temps d'autant plus long que le malade sera plus résistant, mais elle finira par succomber et se laisser distendre. Un prostatique est alors comparable à un malade atteint de rétrécissement de l'urèthre ; il ne viendrait à personne aujourd'hui la pensée d'abandonner ce dernier à lui-même et de ne pas lever l'obstacle : sans pousser trop loin l'analogie, il faut bien cependant reconnaître combien sont semblables les situations des uns et des autres. L'intervention semble même plus urgente auprès d'un prostatique dont la vessie moins jeune et moins résistante se laissera plus facilement forcer.

Aussi est-ce pour ces cas que l'opération de Bottini trouve des indications particulières. Sans doute, une opération à ciel ouvert vise un résultat plus précis et plus complet. Mais en présence de ces cas de début, alors que les symptômes se réduisent à peu de chose, et qu'on cherche surtout à sauvegarder l'avenir, le chirurgien peut hésiter à pratiquer une taille hypogastrique ou périnéale, opérations d'une importance réelle. Au contraire, l'opération de Bottini, faite sur des organes aseptiques, chez un sujet résistant, est suffisante pour lever un obstacle léger et peu considérable, et empêcher ainsi l'évolution du prostatisme, dans un grand nombre de cas.

A l'étranger, les indications de l'opération semblent un peu différentes, et certains chirurgiens la pratiquent contre la rétention complète. Assurément, elle rend des services dans ces cas, en tant que méthode palliative ; je pense cependant que lorsque les voies urinaires sont très infectées, il vaut mieux ouvrir largement la vessie, agir sur la prostate et ne pas refermer immédiatement la cavité vésicale. Laisser la plaie produite par le couteau galvanique en contact avec un liquide infecté dans une cavité close me semble dangereux, et la plupart des accidents signalés reconnaissent cette étiologie.

Des accidents sont en effet possibles, et l'innocuité de l'opération de Bottini, est loin d'être absolue : l'hémorragie est rare, mais tout au moins atteint-elle rarement une importance notable; le plus souvent, il s'agit d'infection : prostatite et périprostatite, pyélite et pyélonéphrite accidents généraux d'intoxication urineuse, dont la nature vient confirmer les réserves que j'émettais à l'instant au sujet de l'incision galvano-caustique chez les sujets infectés.

Quoi qu'il en soit, j'estime que l'opération de Bottini mérite d'entrer aujourd'hui dans la thérapeutique du prostatisme. Il ne faut pas en faire, ainsi qu'elle paraît être aux yeux de certains chirurgiens étrangers, une panacée, et ne pas lui reconnaître de contre-indications; vouloir l'appliquer à tous les cas, indistinctement, est assurément le meilleur moyen de la déconsidérer.

Réservée aux malades aseptiques ou peu infectés, à ceux chez qui la sonde passe difficilement, aux sujets d'un âge médiocrement avancé, aux petits cas et aux cas moyens en un mot, elle constitue une opération peu dangereuse, efficace, facilement acceptée des malades, et dont l'application me paraît devoir s'étendre, sinon se généraliser.

Historique du Traitement de la Chlorose par les Sels de cuivre

Par M. LIÉGEOIS (de Bainville-aux-Saules),
Correspondant national de l'Académie de médecine.

I. — Il y a eu tantôt trente-neuf ans qu'un médecin italien, Mendini (1), préconisa un sel de cuivre, le *sulfate de cuivre ammoniacal*, dans la chlorose :

Sulfate de cuivre ammoniacal	0 gr. 75
Electuaire de rhubarbe	2 grammes.

Mêlez. — Pour 9 pilules, à prendre une le matin, une le soir.

Chaque pilule renfermait un peu plus de 0 gr. 08 du sel de cuivre, dont les malades ont pris quotidiennement jusqu'à 0 gr. 16, 0 gr. 17 et même 0 gr. 33. Mendini obtint des succès « remarquables » dans « beaucoup de cas d'aménorrhées » et dans « beaucoup de cas de chloroses rebelles à d'autres moyens ».

II. — Je n'avais jamais entendu parler du travail de Mendini, lorsque vingt-cinq ans après — en 1887 — le hasard m'amena à constater l'influence curatrice dans la chlorose de l'*acéto-phosphate de cuivre* :

Acétate neutre de cuivre	0 gr. 01 (0 gr. 005 chez les filles de 6 à 12 ans).
Phosphate de soude	0 — 05
Poudre de réglisse et glycérine	Q. s.

Mêlez. — Pour une pilule argentée.

(On recouvre l'acétate de cuivre de poudre de réglisse; on glycérinise ensuite l'extérieur, puis on saupoudre avec le phosphate sodique qu'on entoure de papier d'argent).

J'ai fait lire sur ce sujet à la Société de thérapeutique, le 26 novembre 1890 (2) un mémoire intitulé : *Le traitement de la chlorose par le cuivre*. Appréhendant le premier degré de la tuberculose pulmonaire chez les chlorotiques essouflées, à la toux quinteuse parfois accompagnée d'une expectoration muqueuse laryngo-pharyngienne sans caractère, je leur avais prescrit l'acéto-phosphate de cuivre que feu A. Luton (de Reims) recommandait à cette époque dans la période initiale des tuberculoses. L'examen des crachats était-il négatif quant aux bacilles de Koch? J'abandonnais l'idée de tuberculose et mettais sur le compte de la chlorose l'ensemble des symptômes; l'apparition des souffles cardiaques et carotidiens venait bientôt détruire mes derniers doutes. Que de médecins eussent renoncé sur le champ à l'acéto-phosphate de cuivre, qu'ils auraient remplacé par le fer! Je persévérai, au contraire, dans l'emploi du cuivre : l'une des conclusions de la vieille enquête de Pécholier et Saint-Pierre — à savoir que les femmes occupées dans les fabriques de verdet ne deviennent pas chlorotiques — n'avait pas été étrangère à ma détermination. Et comme, fréquemment déjà, j'avais vu, à la suite de l'administration de l'acéto-phosphate de cuivre, des engorgements ganglionnaires strumeux se résoudre, je me laissai aller à ne plus me servir que de ce sel (3) chez les chlorotiques lymphatiques scrofuleuses ou de souche scrofulo-tuberculeuse.

(1) *Gaz. prov. Venete*, février 1862.
(2) *Bull. gén. de thérapeutique*, 1890, p. 246.
(3) Fer, arsenic ou cuivre dans la chlorose, *Journal des Praticiens*, 1900, p. 615; — Préparations cupriques pour l'usage interne, *Ibidem*, 1901, p. 4.

Il me semble qu'on a singulièrement exagéré en prétendant que les trois quarts des chlorotiques sont de souche scrofulo-tuberculeuse ; car, dans 85 0/0 de nos cas, cette hérédité fait défaut. De ces 85 chlorotiques, 50 guérissent par le fer, 35 par l'arsenic. Il n'y a, d'après nous, que 15 chlorotiques sur 100 chez lesquelles ou parmi les ascendants desquelles on trouve la scrofulo-tuberculose, et c'est à celles-là seules que nous conseillons l'acéto-phosphate de cuivre : deux pilules à 0 gr. 01 ou 0 gr.005 pendant les principaux repas. Nos doses journalières sont de 0 gr. 04 ou de 0 gr. 02, que les estomacs, même gastralgiques, supportent parfaitement.

« Je n'ai pas — disais-je dans mon mémoire de 1890 — essayé de saisir avec le compte-globules la transformation des hématoblastes de création nouvelle en hématies parfaites ; je n'avais que faire de cet instrument pour affirmer la guérison : les forces étaient revenues ainsi que la coloration de la face et des muqueuses ; la maigreur d'antan était remplacée par de l'embonpoint ; les symptômes viscéraux de la dystrophie avaient rétrocédé ; cliniquement parlant, la chlorose avait vécu. » Mais, cherchant à pénétrer le secret de la guérison, je ne voulus point regarder le cuivre comme un générateur direct des globules. Ce n'est pas directement, à la manière du fer, qu'il reconstitue l'hémoglobine ; c'est indirectement : d'une part, en stimulant l'hématopoïèse ; d'autre part, en aidant à une assimilation plus parfaite des quatre éléments que l'hémoglobine puise dans les matières alimentaires (fer, carbone, azote et soufre), d'où transformation des hématoblastes en hématies plus régulières, plus résistantes, moins susceptibles de péricliter aussitôt après leur naissance.

Et d'ailleurs, qu'y a-t-il d'étonnant que l'hypoplasie hématique intimement liée, dans ce cas particulier, à la dégénérescence de nutrition qui a nom lymphatisme ou scrofulose, retire de la médication cuprique les mêmes bénéfices que les autres manifestations morbides de ces dystrophies constitutionnelles ?

III. — Un peu plus d'un an après la lecture de mon mémoire devant la Société de thérapeutique, un médecin des Etats-Unis d'Amérique, M. le Dr H.-A. Hare (de Philadelphie) relata (1) ses succès dans les anémies de cause fonctionnelle avec l'*arsénite de cuivre* (*arsenite of copper*), — et non avec l'arséniate de cuivre comme on l'a rapporté par erreur. Il signala, sous l'influence de ce médicament, la disparition des troubles digestifs, le retour de la coloration des téguments et l'amélioration de la nutrition.

Le 22 mars dernier, M. Hare m'écrivait à ce propos : « Laissez-moi déclarer que je pense encore bien de l'arsénite de cuivre dans le traitement de l'anémie, *pas autant dans l'anémie chlorotique* que dans ces types qui sont plus de la classe pernicieuse, où il y a un manque de nutrition, avec diminution du nombre des globules rouges. Il m'a toujours semblé être un tonique utile pour les membranes muqueuses, pour la nutrition générale et pour le sang ». Voilà plutôt que la médication cuprique des anémies, une autre façon de les traiter par l'arsenic ; l'auteur n'a eu d'ailleurs pour but que de « remplacer avec avantage la liqueur de Fowler ».

M. Hare a omis de répondre à ma demande : quelles sont les doses ? 1/4 de milligramme trois fois par jour et à chaque repas ? 1 à 2 milligrammes trois fois par jour aux repas ? L'une et l'autre posologie ont été données dans les comptes rendus.

IV. — Je l'ai dit dans mon mémoire de 1890 : je n'avais pas d'autre preuve de la valeur du traitement cuprique dans la chlorose que le retour de la coloration de la face et des muqueuses coïncidant avec la disparition des symptômes viscéraux. C'était la preuve clinique. La preuve expérimentale de l'augmentation du taux de l'hémoglobine

(1) *Therapeutic Gazette*, janvier 1892.

ıprès l'ingestion d'un sel de cuivre était fournie quelques années plus tard à la Société les sciences naturelles et économiques de Palerme par MM. le Pr Vincenzo Cervello et e Dr E. Barabini, auteurs d'un mémoire en commun : *Sul potere ematogeno dei metalli pesanti* (1). Ces pharmacologistes soumirent à une nourriture identique des coqs et des :hiens; et, dès que les chiffres de l'hémoglobine, mesurée journellement avec l'hémonètre de Fleisch, se maintinrent invariables, ils mêlèrent du *sulfate de cuivre* avec les ıliments : 0 gr. 05 à gr. 10 *pro die* chez les coqs comme chez les chiens. L'hémomètre nonta chez les coqs de 48 à 49, de 43 à 55, et chez les chiens de 64 à 73.

M. Cervello (2) soumit de même à un régime constant deux peronnes devenues anémiques consécutivement à la malaria chronique, et leur administra le sulfate de cuivre ıussitôt que les chiffres de l'hémoglobine mesurée avec l'hémomètre furent invariables. Chez la première, des doses quotiennes de 0 gr. 02 à 0 gr. 04 firent monter l'hémomètre le 14 à 16; chez la seconde, ces doses portées à 0 gr. 06 le firent monter de 22 à 36. M. Guagenti (3) est arrivé à des conclusions pareilles chez les animaux.

M. Cervello a indiqué les quantités de ce sel que l'on peut sans inconvénient prescrire ı l'homme : 0 gr. 02 à 0 gr. 02 à la fois à chaque repas, en poudre, avec du sucre; il ,outient qu'on peut aller bien au delà sans danger pourvu que l'augmentation soit graluelle. « Dans les anémies primitives, et spécialement dans la *chlorose*, dit-il (je traduis ittéralement le texte italien), je suis tout conduit à croire que l'on devrait obtenir des 'ésultats semblables, et en tel cas avec guérison complète des malades... Le cuivre de là *quindi*) aurait en commun avec le fer cette indication thérapeutique : je réserve pour les études ultérieures la comparaison de l'efficacité de ces deux métaux ».

M. le Pr Cervello, qui est revenu récemment sur ce sujet (4), n'a pas, plus que précé:emment, formulé le mode d'action hématogène du cuivre; mais nous avons été heureux le lui voir exprimer cette idée, longuement exposée par nous dans notre mémoire le 1890, à savoir, que le cuivre médicinal ne régénère sûrement pas l'hémoglobine en énétrant « dans sa molécule ». M. Cervello taxe cette conception de « très hasardée » t déclare qu'elle « n'est pas admissible ». Il eût pu, comme nous, invoquer contre elle es recherches de P. Bert, de MM. Jolyet et P. Regnard, de M. Frédéricq, qui établissent n effet, que l'hémoglobine bleue, à base de cuivre et non de fer, n'est dans l'espèce umaine qu'une curiosité chimique extraordinairement rare, même au cours d'un traitenent cuprique, et n'a guère été rencontrée que chez les animaux inférieurs. M. Cervello, l est vrai, n'admet pas davantage que les ferrugineux régénèrent l'hémoglobine par énétration du fer médicinal dans sa molécule.

V. — Voici venir un autre sel de cuivre, le *cupro-hémol* — un sel organique, celuià, — que deux élèves de M. Cervello, MM. les Drs Scarpinato et Mercadante, ont mployé « chez quelques individus anémiques ». C'est un précipité insoluble résultant e la combinaison de l'hémoglobine avec un sel de cuivre ajouté au sang frais dans des roportions respectives que j'ignore. M. Cervello m'a écrit qu'il est fabriqué par le droguiste allemand Merck, pour qui on peut en élever la dose de 0 gr. 10 à 0 gr. 50 trois ois par jour.

(1) Brochure in-8°, 15 pages. Palermo, Typografia editrice *Tempo*, 1894.

(2) Sul potere ematogeno dei metalli pesanti (Nota I) Influenza del rame nelle anemie. *Archivio di Farmacologia e Terapeutica*, anno II, 1894, fasc. 16.

(3) *Archivio di Farmacologia e Terapeutica*, anno IV, 1896, p. 361.

(4) Les métaux pesants considérés comme médicaments hématogènes dans le traitement de anémie, *Journal des Praticiens*, 1901, p. 22.

M. Scarpinato (1), qui a noté l'augmentation du nombre des globules rouges chez les animaux sains soumis au cupro-hémol, semble considérer ce sel organique de cuivre comme plus hématogène qu'un sel inorganique, le sulfate, par exemple. M. Mercadante (2), qui a expérimenté l'hémol seul, c'est-à-dire le corps pulvérulent qui reste après déplacement du métal, croit qu'il n'a pas grande action; il ne nie pas les propriétés hématogènes des hémols métalliques, mais il les attribue presque exclusivement au métal pesant — le cuivre, au cas particulier — qui entre dans la molécule de l'hémol; tout en reconnaissant que les hémols des métaux pesants régénèrent l'hémoglobine et augmentent parallèlement le nombre des hématies dans les anémies par diminution des globules rouges, il remarque que les sels inorganiques de ces métaux produisent des résultats équivalents « peut-être même en un temps plus court ».

VI. — *Préparations cupriques pour l'usage interne*, tel est le titre d'un travail que le *Journal des praticiens* publiait sous ma signature le 5 janvier 1901, dans lequel j'insistais de nouveau sur les bienfaits de l'acéto-phosphate de cuivre chez les chlorotiques lymphatiques et scrofuleuses. Le 5 janvier 1901, dis-je, et le 19 janvier, la *Semaine médicale* consignait ceux que l'*acétate de cuivre* a fournis dans dix-huit cas de « chlorose » à M. V. Giudiceandrea, médecin adjoint des hôpitaux de Rome, qui débuta par une pilule à 0 gr. 005 peu de temps après les repas, dose qu'il porta progressivement à 0 gr. 025, soit 0 gr. 05 par jour. Ce médecin n'a jamais eu à enregistrer une seule fois l'intolérance qu'il évite précisément en alternant la médication martiale avec la médication cuprique, et, lorsque le fer est d'emblée mal supporté, il a recours à l'acétate de cuivre. Toujours il a réussi à améliorer l'état général des malades, à augmenter le taux de l'hémoglobine et le nombre des globules rouges. Il n'attache aucune importance à l'albuminurie passagère, insignifiante, qu'il a observée dans trois circonstances à la suite d'une cure prolongée.

« J'ai le ferme espoir, écrivais-je à la fin de ma communication de 1890 — de voir confirmés par d'autres les résultats que j'ai obtenus dans la chlorose avec le cuivre. » Ces résultats, des médecins étrangers, qui n'ont pas eu plus connaissance de mon mémoire que moi-même de celui de Mendini, les ont proclamés à leur tour; les médecins de notre pays tarderont-ils à dire leur mot?

---

(1) *Archivio di Farmacologia e Terapeutica*, anno III, 1895, p. 537.
(2) *Archivio di Farmacologia e Terapeutica*, anno V, 1897, p. 521.

COMPTE RENDU DES SÉANCES

DE LA

SOCIÉTÉ DE THÉRAPEUTIQUE

Séance du 22 Mai 1901

Présidence de M. le Dr Albert ROBIN

M. Leredde présente *l'appareil photothérapique de Lortet et Genoud* de Lyon, avec lequel il traite exclusivement les malades atteints de diverses variétés de lupus et d'autres affections cutanées. On sait que Finsen, l'inventeur de la méthode nouvelle, est arrivé à Copenhague à guérir des malades considérés avant lui comme incurables. Mais le dispositif de Finsen est fort coûteux, son action très lente; il faut des mois pour guérir les points traités.

MM. Lortet et Genoud ont inventé des modifications à cet appareil, et l'ont rendu ainsi très pratique. Le dispositif nouveau permet d'obtenir en 10 minutes les réactions inflammatoires et bactéricides qu'on obtient en une heure avec l'appareil de Finsen (10 à 15 ampères au lieu de 80).

Les charbons de la lampe à arc sont inclinés, les rayons sont ainsi projetés en avant, et le malade est placé de l'autre côté d'une chambre en cristal à double paroi, contenant de l'eau qu'un courant continu empêche de se réchauffer. Le malade est placé à 4 centimètres du foyer lumineux, et le point traité reçoit presque la totalité des rayons émis par la lampe, alors qu'avec l'appareil de Finsen beaucoup de rayons sont perdus au-dessus et entre les tubes.

Les succès thérapeutiques sont beaucoup plus rapidement obtenus qu'avec l'appareil de Finsen qui est d'un maniement beaucoup moins commode.

Il est difficile de dire aujourd'hui si les guérisons obtenues avec l'appareil nouveau sont définitives, car il y a trop peu de temps que l'orateur s'en sert : les 12 à 15 lupiques guéris en apparence sont revus tous les 2 mois environ : d'autres malades sont encore en traitement. M. Finsen a obtenu des résultats moins constants, cela tient à ce qu'il a eu à lutter plusieurs fois contre des lupus très graves, alors que les cas de l'orateur ont été jusqu'ici moins rebelles.

Dans l'épithéliome, la photothérapie ne pourra sans doute pas facilement enregistrer des succès, à cause du tissu scléreux qui se développe dans l'ulcère, et qui ne laisse pas pénétrer les rayons. Peut-être, avec le nouvel appareil, sera-t-on plus heureux, puisqu'on obtient autant en une heure qu'en six heures avec l'ancien.

Le nœvus vasculaire plan est tout spécialement justiciable de la méthode ; l'orateur a obtenu chez deux malades traités, la guérison des points soumis à l'action des rayons.

M. Baudoin confirme les bons résultats enregistrés par l'orateur : à Saint-Louis, on se sert de l'appareil L. et G. depuis le 18 avril, et l'on a fait déjà 414 applications à 53 lupiques, 3 péladiques, etc. Dans la pelade, les cheveux ont repoussé au bout de 24 séances chez un malade.

Pour le lupus, les malades traités antérieurement par d'autres méthodes, sont beaucoup plus réfractaires à la photothérapie : les lupus tout nouveaux offrent des réactions beaucoup plus énergiques et une transformation rapide. Chez 2 malades atteints depuis 3 mois, le processus a été enrayé en 3 à 4 séances. Il faut attendre pour être sûr que le résultat est définitif.

M. Leredde fait ressortir que les lupus antérieurement traités par d'autres méthodes, présentent un tissu cicatriciel scléreux, à travers lequel les rayons ne sauraient, le cas échéant, aller trouver les lupomes enfouis au-dessous de lui. Le lupus au début, donne au contraire des résultats extraordinaires.

L'action sur les nœvus s'explique par des oblitérations vasculaires, et non par une vaso-constriction.

M. Desnos donne lecture d'un travàil intitulé : *Traitement de l'hypertrophie de la prostate par la méthode de Bottini. (Paraît dans le numéro de la* Revue).

M. Albert Robin demande à l'orateur ce qu'il pense du traitement médical de l'hypertrophie de la prostate.

M. Desnos répond que les malades se trouvent surtout bien des prescriptions hygiéniques : ils doivent éviter les excès, les mets épicés, faire de la révulsion cutanée. L'iodure de potassium, jadis très en faveur, ne donne pas de résultats. Le cathétérisme bien fait, avec les précautions antiseptiques actuellement reconnues indispensables, permet du reste de retarder longtemps l'intervention chirurgicale et devra rester la méthode de choix, tant que celle de Bottini présentera encore quelque danger.

Les traitements médicaux sont difficiles à étudier au point de vue des résultats qu'ils peuvent donner, car la maladie procède par à-coups, et l'on fait difficilement la part du traitement dans ces conditions.

Les suppositoires d'onguent mercuriel donnent d'excellents résultats en cas de poussées congestives : ils décongestionnent, mais ne guérissent pas. Le même résultat est obtenu par les opérations sur l'appareil testiculaire : on sait aujourd'hui que ces interventions qui semblaient si brillantes il y a peu de temps encore, donnent des succès éphémères : au bout d'un ou deux ans, le prostatisme reprend sa marche.

Les courants d'eau chaude ou froide (Méthode de Winternitz) circulant à travers une canule de forme spéciale, agissent de même sur les poussées congestives seulement.

M. Bouloumié a souvent obtenu de bons résultats avec les lavements-cataplasmes de Guyon a base d'ichthyol, d'iodoforme ou d'acide phénique. Il recommande à ses malades de ne pas rester assis trop longtemps et de céder au besoin d'uriner quand il se présente. De cette façon, on évite toute rétention. Les courants d'eau chaude (M. de Winternitz) sont très efficaces, mais mal supportés.

Le passage d'un gros Béniqué réussit deux ou trois fois de suite à soulager les malades, mais si on continue à employer ce procédé, on constate parfois que le succès est de peu de durée.

M. Balzer demande si l'on a essayé, dans l'hypertrophie de la prostate, les injections interstitielles si utiles dans le traitement de l'hypertrophie de la thyroïde.

M. Desnos répond que Heyne a eu 3 morts sur 6 opérés auxquels il injecta de la teinture d'iode. Pousson, de Bordeaux, eut 3 abcès avec l'électropuncture.

L'orateur a pu examiner au cystoscope un de ses malades, avant et après l'opération de Bottini. On voit aujourd'hui une encoche profonde en un point où existait auparavant un renflement très marqué.

REVUE DES PUBLICATIONS SCIENTIFIQUES

Maladies infectieuses

Dr LESAGE

Médecin des hôpitaux

Traitement de la fièvre typhoïde (*Wiener med. Wochenschrift*, n° 15,1901).—KLEIN estime qu'on ne tient pas en général assez compte, au début d'une fièvre typhoïde, de l'action nocive de la coprostase si fréquente à ce moment. La pression mécanique exercée par les matières sur les parois intestinales doit être combattue, et nous voyons que l'organisme, dans sa lutte contre le poison typhique, cherche au bout de quelques jours à éliminer ce dernier par une suractivité du péristaltisme. Donc, il y a lieu, de favoriser dès le début cette élimination en vidant l'intestin.

Une seconde indication est la désinfection du tractus digestif.

Comment satisfaire à ces deux indications? L'administration d'un laxatif, à un moment où aucune perforation intestinale n'est à craindre, n'offre aucun danger, et l'auteur préfère le calomel à tous les autres médicaments de ce genre, car il permet en même temps de désinfecter les voies digestives. Mais comme on ne saurait en prolonger trop longtemps l'usage à dose purgative, on préfèrera une infusion de séné contenant 3 grammes d'eau d'amandes amères pour 100 d'infusion. En outre, on administrera deux fois par jour des entéroclysmes à l'eau bouillie, la canule étant enfoncée à 25 cm. La percussion permettra de reconnaître s'il n'existe pas de coprostase dans la région cæcale.

La desinfection stomacale sera obtenue par l'administration de faibles doses (1 à 2 centigr.) de calomel toutes les 2 heures. L'auteur recommande de ne pas interrompre cette médication pendant toute la durée de l'affection.

Lorsque la percussion indiquera que l'intestin est en état de vacuité, on ne prescrira pas l'infusion laxative. En cas de météorisme accentué, on donnera du menthol (0 gr.50 par jour dans du cognac). Les entérorrhagies seront combattues par le sous-acétate de plomb. La quinine rendra des services en cas de complications pulmonaires.

L'auteur dispose de 50 cas ainsi traités dans le cours des deux dernières années : il a pu reconnaître que la fièvre typhoïde évolue, sous l'influence de cette médication, d'une façon bénigne, que jamais l'entérite, qui vient compliquer l'affection principale et se manifeste par le grand nombre des selles, ne s'observe avec son traitement, et que la convalescence est rapide.

E. VOGT.

Note sur les résultats obtenus par les inoculations antityphiques en Egypte et à Chypre pendant l'année 1900, par L. WRIGHT (*British Medical Journal*, 4 mai 1901). — La statistique publiée par l'auteur sur les résultats de l'inoculation antityphique pratiquée sur les troupes anglaises est des plus démonstratives. Sur 2,669 individus non inoculés, 68 ont pris la typhoïde soit 2,50 0/0, 10 en sont morts, soit une proportion de mortalité de 0,40 0/0. Au contraire parmi les individus inoculés, un seul a été atteint par la maladie et y a succombé, ce qui donne un pour centage de 0,14 très inférieur au pourcentage precédent. Et encore semble-t-il que le seul cas constaté chez les inoculés ait été contracté avant que l'immunité fut acquise.

P. SAINTON.

Le traitement du cœur dans la fièvre typhoïde et dans les autres maladies infectieuses par ALBERT ABRAMS (de San Francisco), *Medical News*, 16 mars 1901). — Le maintien de la vigueur cardiaque est une des préoccupations les plus grandes du médecin, dans le traitement de la fièvre typhoïde. L'effet antipyrétique du bain froid est évident; mais il ne faut point oublier qu'il agit avant tout sur l'appareil circulatoire. Malgré ses effets salutaires, il présente plusieurs inconvénients: 1° la brutalité apparente de la méthode ; 2° le désagrément qu'elle cause au malade; 3° la difficulté maintes fois constatée de son emploi dans la pratique privée: 4° la nécessité d'aides pour l'appliquer; 5° les accidents de collapsus que l'on voit sur venir à la suite de son emploi. C'est une méthode de traitement qui ne convient pas dans tous les cas.

L'auteur préfère avoir recours à ce qu'il appelle le bain friction qui consiste à frotter vigoureusement le malade avec de l'alcool, et à faire suivre cette manœuvre d'une vigoureuse friction cutanée jusqu'à rougeur de la peau : cette friction est employée quand la température atteint 102° Fahrenheit ou quand la faiblesse cardiaque est évidente.

Enfin l'auteur a obtenu d'excellents résultats de la méthode du siphon. Elle consiste à asperger la surface du corps de liquide carbonaté, avec une sorte de boîte siphon.

P. Sainton.

Péritonite par perforation typhique guérie par le traitement médical (*Société imp. ottom. de médecine*, 15 mars 1901). — Peppo Acchioté a réussi, dans un cas classique de péritonite par perforation au 17e jour d'une fièvre typhoïde, à guérir le malade par la glace *intus et extra*, l'extrait d'opium à hautes doses, le champagne à l'intérieur et les injections sous-cutanées de caféine.

E. Vogt.

Modifications subies par les parasites de la malaria sous l'influence du bleu de méthylène (*Deutsche med. Wochenschrift*, 2 mai 1901). — Pour Ivanoff, la différence d'action de la quinine et du bleu de méthylène, s'explique fort bien quand on étudie les modifications que subissent les parasites de la malaria sous l'influence de ces médicaments.

Les formes jeunes, contenant très peu de plasma, ne sont pas modifiées par le bleu, mais sont très sensibles à l'action de la quinine. Les parasites adultes, formés surtout de protoplasma, sont, en revanche, fortement influencés par le bleu.

E. Vogt.

Chirurgie générale

Dr BENOIT

Ancien interne des hôpitaux

L'analgésie cocaïnique par voie rachidienne (*Société de chirurgie*, 8 mai 1901). — Nous aurions cru que la question de l'analgésie sous-arachnoïdienne, suivant la méthode de Bier-Tuffier, était définitivement jugée à partir du jour où le premier cas de mort fut publié. Or, ne l'oublions pas, M. P. Reclus communiqua 6 décès à l'Académie de Médecine en disant « qu'il ne lui paraissait guère possible de ne pas les imputer à la cocaïne ». Malgré ces précédents, plusieurs orateurs ont cru devoir remettre la méthode en discussion et la majorité d'entre eux n'ont fait que charger le dossier d'iniquités qui lui sont directement imputables. M. Schwartz a vu l'absence d'analgésie dans 5 cas, sur 49 opérations. Neanmoins, quelques malades ont eu des nausées. Les vomissements que l'on a tant reprochés au chloroforme, se sont prolongés dans un de ses faits pendant cinq jours. M. Ricard a toujours obtenu l'anesthésie parfaite, mais il y a eu des vomissements dans la grande majorité des cas et souvent les phénomènes les plus inquiétants, anxiété, céphalalgie prolongées, etc. M. Reclus ajoute aux cas précédemment communiqués, qu'il possède une série d'observations, où l'on a vu survenir des accidents qui ont failli être mortels. Aussi est-on surpris de voir M. Nélaton, après avoir proscrit la rachi-cocaïnisation pour les grandes interventions, comme insuffisante et dangereuse, exprimer l'opinion qu'elle doit être conservée pour les interventions simples et courtes, portant sur les membres inférieurs ou le pelvis. Car, s'il est des cas où la sécurité dans l'analgésie doit être surtout recherchée, c'est bien dans les opérations courtes et de peu de gravité.

A. Benoit.

Le chlorhydrate de tropacocaïne. Sa substitution à la cocaïne dans l'anesthésie par voie rachidienne, par Willy Meyer (de New-York) (*Medical News*, 13 avril 1901). — Apres Karl Schwarz, l'auteur a employé la tropacocaïne par voie lombaire au cours de plusieurs opérations graves pratiquées sur le rein. Il préfère cet alcaloïde à la cocaïne pour un certain nombre de raisons. La tropacocaïne est, en effet, moins toxique que la cocaïne; son action dépressive sur le système ganglionnaire et sur le muscle cardiaque est moins intense. La persistance de ses effets est moindre. Enfin, sa solution est plus stable que la solution cocaïnique ; elle peut être stérilisée par l'ébullition. La formule employée par l'auteur est la suivante :

Chlorhydrate de tropacocaïne	0 gr. 015
Chlorure de sodium	0 gr. 06
Eau distillée	10 grammes

L'auteur a pratiqué, en employant cette anesthésie spéciale, diverses opération portant sur l'appareil urinaire, opération de Bottini, litholapaxie, interventions pour des tumeurs vésicales, et a toujours été satisfait du résultat analgésique obtenu.

P. Sainton.

Modification à la narcose par l'éther (*Cent. f. Chirurgie*, n° 11, 1901). — Reinhard, pour combattre l'excrétion parfois considérable des muqueuses de l'arbre respiratoire au cours de l'éthérisation, prescrit avec succès, 3/4 d'heure à 1 heure avant la narcose, l'injection d'une demi à une seringue de Pravaz de la solution suivante :

Sulfate d'atropine.......	0 gr. 01
Chlorydrate de morphine	0 gr. 2
Eau dist................	10 grammes

Grâce à l'addition de morphine, les inconvénients dus à l'influence de l'atropine sont aisément annihilés.

E. Voit.

Influence des sensations auditives musicales dans l'anesthésie opératoire (*Acad. de médecine* 14 mai 1901). — M. Laborde a rapporté à l'Académie les curieuses expériences de M. Drosner, en anesthésie dentaire. On sait que les opérés soumis à l'action du protoxyde d'azote se plaignent souvent d'avoir éprouvé des sensations auditives terrifiantes, qui ne paraissent être qu'une amplification hypéresthésique des bruits extérieurs, bruits de la rue, etc. Aussi l'auteur de la méthode a-t-il eu l'idée d'accrocher à l'oreille de ses patients des tubes de phonographe, qui leur versent, durant l'opération, le rêve musical sous ses aspects les plus variés. Les résultats auraient été, jusqu'à ce jour, surprenants.

A. Benoit.

Cure radicale de la hernie inguinale oblique, par M. A. R. Anderson (*Britsh Medical Journal*. n° 2092-1901). — L'auteur avait fait usage, pour ses premières opérations de cure radicale de hernie inguinale, des divers procédés décrits partout, et dans lesquels le cordon spermatique est laissé dans sa position normale, couché dans le canal inguinal. Il n'a pas tardé à abandonner ces méthodes pour l'opération de Bassini-Halsted qui consiste essentiellement à consolider la paroi abdominale, sans se préoccuper de l'ancien canal inguinal et à créer un nouveau passage pour le cordon spermatique. Dans cette opération, il n'y a plus d'amorce de hernie, comme dans les autres, car, non seulement l'anneau externe est fermé, mais le canal oblitéré. C'est encore grâce à cette modification totale de l'anatomie de la région qu'il a obtenu des cures absolument assurées contre la récidive. La contribution personnelle de l'auteur à ce procédé déjà connu d'oblitération totale, consiste dans les modifications suivantes à l'opération de Bassini Halsted : incision de la paroi découvrant l'aponévrose de l'oblique externe de l'anneau interne à l'anneau externe. Hémostase soignée. Le canal inguinal est alors fendu jusqu'à l'anneau interne, comme dans l'opération de Bassini. On disseque le sac et on en fait l'ablation, après l'avoir lié comme dans les autres méthodes. Il reste à traiter le cordon, et c'est là le point important. Sauf, chez les enfants, où le cordon doit être toujours respecté, il faut disséquer les enveloppes, ce qui réduit toujours d'autant son volume. On se trouve alors en présence de veines de calibre très variable, suivant les sujets. Ici, on trouvera des veines très dilatées ; on les enlèvera sans hésitation. Si le cordon est de petit volume, on peut le laisser intact, au lieu d'enlever systématiquement les veines spermatiques, à l'exemple de Halsted. Mais, dans le cas où il paraitra nécessaire d'en réséquer, on le fera avec parcimonie, en ayant soin de laisser un nombre suffisant de veines profondes en contact avec le canal déférent, pour assurer le retour du sang veineux et préserver l'artère spermatique. Le cordon ainsi réduit, pourra donc passer par un fort petit orifice, et on le laissera dans l'angle supérieur de la plaie pendant que six ou huit points de suture seront passés à travers les parois musculaires et fibreuses du canal. Le cordon cheminera donc sous la peau et sur l'aponévrose de l'oblique externe, jusqu'à son entrée dans le scrotum. Le port d'un bandage, après cette opération, est plutôt nuisible qu'utile.

A. Benoit.

Diagnostic et traitement des contusions de l'abdomen par coups de pied de cheval, par M. Justice (*Arch. méd. Belges*, 4e fascicule 1901). — Ce travail, qui concerne la chirurgie d'armée, n'en est pas moins intéressant à connaître pour le praticien civil. L'auteur se pose trois questions. Etant donné un coup de pied de cheval ayant atteint le ventre :

a) Y a-t-il lésion d'un viscère abdominal ?

b) Quel est le viscère lésé ?

c) Comment faut-il intervenir ?

a) Pour être fixé sur la réalité d'une lésion viscérale, peu de données certaines. *L'aspect du blessé* peut-il nous mettre sur la voie des lésions internes ? L'auteur répond formellement : *Non*. Il en est de même d'ailleurs dans tous les cas de contusion abdominale. On a vu des cavaliers très gravement atteints reprendre leur service et mourir subitement après quelques heures. Aussi faut-il tenir compte de plusieurs données : d'abord la *situation du blessé* contre un plan resistant, au moment de l'accident. Si le tronc a pu se dérober en fléchissant, les lésions sont généralement moins graves. M. Mott a souvent observé deux petites perforations intestinales, par choc direct du fer, et une large, distante des deux premières, produite par éclatement. La distance doit aussi entrer en ligne de compte. C'est à un mètre et plus qu'un coup de pied de cheval porte le plus rudement. Ce n'est donc que quelques heures plus tard qu'apparaissent des *indices de lésions graves*. Ce sont : 1° La disparition de la matité hépatique, remplacée à la percussion par une zone de sonorité, produite par la pénétration de gaz dans le péritoine: 2° La contracture permanente de la paroi abdominale « ventre en bois » ; rupture intestinale presque certaine ; 3° Désaccord entre le pouls et la température. Pouls fréquent et petit, avec hypothermie sont presque toujours signe d'hémorragie interne; la pâleur de la face et l'état syncopal permettent d'achever ce diagnostic; 4° Les caractères de la douleur. Ceci n'a de valeur que pour une douleur profonde, limitée à un point très précis, avec irradiations, aggravée par les mouvements; 5° Les vomissements sanglants seuls trahissent une rupture de l'estomac; les vomissements alimentaires accompagnent toute commotion péritonéale.

C'est avec ces signes qu'il faut asseoir son diagnostic quelques heures après l'accident, et non sur un seul symptôme. Il convient de citer aussi comme moyen de diagnostic : la *boutonnière exploratrice sus-pubienne* de Guinard. Trois centimètres de ligne blanche sont anesthésiés à la cocaïne, on fait une incision de deux centimètres entre les muscles droits sur le péritoine. Un doigt introduit dans l'abdomen se renseigne en déprimant les anses sans les faire sortir. S'il ne s'échappe ni gaz, ni sang, ni liquide péritonéal, on ferme la petite plaie. Dans le cas contraire, on fait la laparatomie classique. Ce procédé, qui laisse, il est vrai, dans le doute en cas de résultat négatif cependant, est, à recommander, d'après son auteur, parce qu'ayant fourni sept fois sur huit un résultat positif, il a permis d'opérer les malades en temps utile.

b) Quel est le viscère lésé? Localisation du coup, à étudier avec soin, cela va sans dire. En outre, voici quelques phénomènes plus ou moins spéciaux.

Estomac. — Shock prononcé; hématémèses, nausées constantes. *Intestin* : Tympanisme. Ventre « en bois ». Selles sanglantes. *Foie* : Douleur irradiée vers l'épaule droite; dyspnée. Symptômes d'hémorragie interne. *Rate* : shock accentué ; signes d'hémorragie. *Reins* : douleurs lombaires, propagées le long de l'uretère et la cuisse. Hématurie, oligurie, anurie. Tuméfaction locale. *Vessie* : rétention d'urine, ténesme : urine retirée sanglante. Tuméfaction hypogastrique *prévésicale* simulant la vessie dilatée. *Gros vaisseaux, mésentère, épiploon.* Hémorragie interne plus ou moins rapidement mortelle. Il importe, à cet égard, de ne pas confondre le shock nerveux, ou péritonéal, qui va en s'atténuant, avec les signes d'hémorragie interne qui vont en s'aggravant, accompagnés des *sueurs froides* et d'une *soif ardente*, spéciales à l'hémorragie.

Le diagnostic de la lésion offrant, comme on le voit, de grandes difficultés, la *laparotomie exploratrice* sera, somme toute, assez souvent indiquée.

c) Comment faut-il intervenir ?

1° *Premiers soins à donner au blessé* : Par dessus tout, immobiliser le blessé, même sur place, dès les premières minutes de l'accident, jusqu'à l'arrivée du médecin. Puis transport sur un brancard, sans lui permettre de faire un seul mouvement. Injection de morphine de 1/2 centigr.

2° *Traitement consécutif* : Réchauffer ensuite le blessé, combattre le shock (éther, caféine, spartéine et injections de *sérum artificiel*. Pas de potion, tout au plus un peu de glace, si la soif est vive. En cas de signes d'hémorragie interne, malgré la gravité du shock, il faut opérer sans attendre, car c'est la mort à bref délai. Si l'on juge qu'il y a lieu d'opérer, choisir le moment où le blessé est sorti de l'état de shock, et ne pas attendre qu'il y soit retombé. Pièce très bien chauffée, *sérum sous-cutané*, injecté au bras et continué même pendant l'opération ; éther, de préférence au chloroforme, comme anesthésique. Le ventre est rapidement ouvert; laisser couler le sang qu'il contient, déterger avec des tampons, sans brasser les anses intestinales. Explorer doucement au doigt. Souvent la lésion apparaît d'emblée.

I. *Il n'y a pas de perforation de l'intestin.* La source de l'hémorragie doit être cherchée à droite et à gauche du feuillet mésentérique. Pour les hémorragies qui semblent venir du petit bassin, la position inclinée est très recommandable. S'il s'agit de déchirures ou désinsertions de l'*épiploon*, lier, suturer et, si nécessaire, réséquer. Les désinsertions mésentériques seront suturées, si elles ne sont pas très étendues. On peut être obligé de faire la résection intestinale pour celles qui dépassent 10 centimètres. La déchirure des replis péritonéaux sera traitée aussi : 1° par le pincement et la ligature des vaisseaux ; 2° par la suture des deux bords de la fente. La *rupture des gros vaisseaux*, quand on arrive à temps, ne comporte que la compression, suivie de la ligature ou des pinces à demeure. Le tamponnement est la dernière ressource lorsque le sang, par son abondance, empêche de rien saisir. *Rupture du foie* : suture viscérale hémostatique, pincement à demeure, tamponnement.

d) Pour la rate.

Il faut savoir que de simples fissures de l'estomac ou de l'intestin, sans rupture complètes peuvent saigner abondamment. On déterge la surface et on suture avec ou sans drainage. S'assurer qu'il n'y a pas de source d'hémorragies multiples avant de fermer le ventre.

II. *Perforations et ruptures de l'intestin.* — A l'ouverture, flot de sang, mêlé de matières et de gaz. Les matières peuvent être reconnues, quand elles viennent de l'estomac, aux parcelles alimentaires; à la couleur jaune, si elles sont issues du petit intestin, brune, si elles viennent du gros intestin. Se garder de brasser les anses intestinales; éponger sur place, en suivant le liquide « à la trace » en formant *barrage* avec des compresses autour des points contaminés. Souvent, c'est au voisinage de la colonne vertébrale que l'on découvrira les anses qui portent les lésions. Si la recherche échoue, *dévider* l'intestin, sans déployer la masse intestinale hors du ventre. L'*affaissement* d'une anse, son aspect rouge, ecchymotique seront des indices fréquents qui mèneront droit sur la perforation.

Les perforations partielles ou totales seront traitées d'après les règles ordinaires, sur un lit de compresses, hors du ventre.

Réunion solide à trois plans.

A. Benoit.

La question de la guérison de la tuberculose péritonéale par la seule incision abdominale, par A.-O. Lindfors (Upsala) (*Centralb für Gynak*, 9 février 1901, n° 6). — L'auteur réplique à Max Nassauer (*Centralb. für Gynak*, 1890, n° 50) qu'il ne suffit pas d'ouvrir le ventre pour guérir la tuberculose du péritoine. Avec Gatté et Hildebrand il admet que la laparotomie n'a d'influence favorable que quand, par suite de circonstances naturelles agissant sur les bacilles, il y a déjà un début de processus régressif, caractérisé par la dégénérescence granuleuse des bacilles, la transformation adipeuse, la caséification, la pigmentation, la dégénérescence kystique des cellules épithélioïdes et une régression fibreuse passive et une capsulisation des granulations tuberculeuses.

Il existe un processus régressif malin avec caséification, nécrose et suppuration contre lequel l'hypérémie résultant de la laparatomie ne peut rien.

Pour Lindfors l'amoindrissement de vitalité résultant de la ligature a précisément pour effet d'amener ce processus régressif bénin sur lequel la laparatomie agit ensuite favorablement. L'extirpation des foyers tuberculeux agit de même.

A l'appui de son hypothèse l'auteur cite l'observation suivante :

Le 18 octobre dernier il a opéré une femme de 52 ans présentant une tumeur de l'ovaire droit et de l'ascite.

Laparotomie, écoulement de 9 à 10 litres d'un liquide jaune clair, rosé et trouble à la fin. Péritoine pariétal épaissi, parsemé de granulations; intestins injectés, également couverts de granulations, de même que la trompe droite fortement adhérente à la trompe gauche. L'ovaire gauche était petit, atrophié et la trompe gauche pâle, mince, sans adhérence et sans granulation. On fit l'extirpation de l'ovaire et de la trompe du côté droit. Guérison.

Suivant l'auteur, la séreuse du côté gauche était indemne parce que la ménopause avait exercé sur ce côté son influence atrophiante, tandis que du côté des annexes droites l'irritation produite par le développement du kyste avait entretenu le processus nutritif normal.

R. Blondel.

Extirpation totale du larynx (*Société libre des chirurgiens de Berlin*, 14 janvier 1901). — Braun a présenté un malade auquel il a enlevé le larynx, l'épiglotte et la partie supérieure de la trachée atteints de carcinome. Au bout de fort peu de temps, le sujet retrouva l'usage de la parole grâce à des exercices auxquels il fut soumis; aujourd'hui, la voix est rude, mais elle s'entend de loin. L'orateur ne peut expliquer quelles sont les vibrations qui remplacent chez son malade celles des cordes vocales absentes, car les essais d'examens laryngoscopiques les plus variés n'ont pu éclaircir la question : le malade, en effet, ne peut proférer aucun son quand la bouche est ouverte et le miroir laryngien en place.

E. Vogt.

Maladies des Voies digestives

Dr SOUPAULT

Médecin des hôpitaux

Leçons sur le traitement de l'ulcère simple de l'estomac, par Albert Robin (*Journal de médecine interne*, 15 mars, 15 avril, 1er mai 1901). — Le régime lacté est le traitement classique de l'ulcère de l'estomac; il est resté dans la pratique depuis 71 ans, il a donc fait ses preuves. Mais il faut cependant modifier les conditions dans lesquelles on procède à son administration et le faire précéder de quelques soins préparatoires.

Le traitement de l'ulcère de l'estomac dépend actuellement de quatre indications : 1° il faut prévenir la maladie; 2° la traiter; 3° combattre les prédominances symptomatiques; 4° remédier aux complications.

L'ulcère de l'estomac étant la conséquence de la gastrite hypersthénique avec hyperchlorhydrie, c'est le traitement de cette maladie qui constitue la prophylaxie de l'ulcère.

Pour traiter la maladie, il est bon de faire suivre au malade, avant le régime lacté absolu, un traitement préparatoire. Le malade doit être mis au lit, on applique sur son creux épigastrique des compresses chaudes, recouvertes de taffetas gommé, de ouate, et maintenues par des bandes de flanelle. On supprime toute alimentation par la bouche et on nourrit le malade uniquement par voie intestinale. Celui-ci devra prendre par jour 4 lavements alimentaires et deux lavements désaltérants. Le matin au réveil le premier lavement désaltérant sera un lavement de 250 grammes d'eau tiède de 28 à 32°. Une heure après un lavement alimentaire sera prescrit. La formule que préfère l'auteur est la suivante : on bat deux ou trois œufs avec 2 ou 3 cuillerées de peptone, on ajoute au mélange 100 grammes d'une solution de glucose à 20 0/0 et on bat le tout ensemble. Enfin on peut ajouter suivant les cas 1 gr. 50 à 2 gr. de chlorure de sodium et quelques gouttes de laudanum. On obtient ainsi un lavement de 150 à 160 cc, qui est parfaitement toléré. Le malade est accoutumé progressivement à ce traitement. Il prendra le premier jour 1 lavement alimentaire et deux ou trois lavements désaltérants, le 2e jour 2 lavements alimentaires, le 3e jour 3 lavements alimentaires, le 4e quatre lavements. Malheureusement l'intolérance rectale peut être un obstacle à l'emploi d'une telle médication; les cas n'en sont pas très nombreux. La dose de laudanum peut être alors portée à 12 ou à 15 gouttes par jour; on pourra remplacer le laudanum par la teinture thébaïque et supprimer les irritants principaux qui sont la peptone et le chlorure de sodium. La durée de la période de repos que préfère l'auteur varie entre neuf et douze jours; elle devra prendre fin devant l'intolérance rectale persistante, avant l'affaiblissement du malade. On a proposé de remplacer l'alimentation rectale par l'alimentation sous-cutanée; les seules substances que l'on puisse introduire sans inconvénient sous la peau et avec certitude d'absorption sont les huiles et les glucoses. Les essais fait par R., ne lui ont pas permis de considérer, jusqu'ici tout au moins, cette méthode comme très pratique.

Pendant la cure de repos, les symptomes de l'ulcère disparaissent; en général, la perte de poids est très faible, 500 grammes à 2 kilogs si l'on se borne au terme fixé de neuf jours.

Le régime lacté sera commencé de la façon suivante; le premier jour un lavement alimentaire sera remplacé par l'ingestion de 100 grammes de lait chaud; le deuxième jour, deux lavements sont supprimés, le malade prend 200 gr. de lait; le troisième jour, les prises seront de 150 grammes; le quatrième, le dernier lavement sera supprimé et le malade prendra 800 grammes de lait en quatre fois. Peu à peu, la quantité sera portée à 3 litres pris en six fois; on pourra aller jusqu'à 4 litres 200 en augmentant par fraction de 25 grammes. Ce régime ne devra pas cesser avant six mois.

L'alimentation sera reprise alors; on diminuera peu à peu la quantité de lait, en la remplaçant par des repas composés d'aliments végétaux. On préfèrera les potages au lait avec semoule, tapioca, arrowroot; les légumes cuits à l'eau avec un peu de beurre frais au moment de l'ingestion. Les farineux et le lait sont bien supportés; les desserts consisteront en pruneaux, pommes cuites. Au bout de quinze jours, on commencera la seconde phase de ce traitement que A. Robin, appelle le traitement de passage. Le lait est supprimé et remplacé par de l'eau pure. On permet le bouillon, le bœuf bouilli haché, le poulet, le veau rôti, les œufs. Le malade fera deux repas par jour et prendra du lait le matin et à 4 heures.

L'alimentation normale est reprise ensuite. Dans le régime, on permettra : 1° les viandes, volailles, gibiers très cuits, hachés menus sans sauce; 2° les poissons au court-bouillon sans sauce, assaisonnés de sel ou de jus de citron; 3° les œufs à la coque : 4° les légumes cuits à l'eau et additionnés à table d'un peu de beurre frais; 5° les fruits cuits. La boisson préférée sera de l'eau pure ou une eau faiblement minéralisée, telle que l'eau d'Alet ou d'Evian.

Dans la majorité des cas, les malades sont guéris. Il peut persister chez certains un état neurasthénique, la médication arsénicale par le cacodylate de soude en injections sous-cutanées est la meilleure : chez d'autres malades, on constate un état anémique, il faudra alors employer le perchlorure de fer en pilules, à la dose de 0 gr. 10. Il a l'avantage d'être reconstitant, hémostatique et de diminuer l'aptitude sécrétoire de la muqueuse.

Diverses méthodes ont été proposées pour remplacer le traitement de Cruveillier. Le traitement de Fleiner, en grande faveur en Allemagne, consiste dans l'introduction dans l'estomac du sous-nitrate de bismuth par la sonde : ce procédé est dangereux, étant donné les doses que l'on a employé (jusqu'a 200 gr.). D'autres traitements, tels que les lavages au nitrate d'argent (Boards), au perchlorure de fer (Bourget), les lavages simples doivent être rejetés. L'auteur s'élève également contre l'emploi du bicarbonate de soude à haute dose qui, d'après lui, excite la sécrétion chlorhydrique. On a proposé l'eau de Carlsbad artificielle suivant la formule :

Eau distillée	1 litre
Bicarbonate de soude....	2 grammes
Sulfate de soude,........	1 —

Cette méthode ne peut être comparée à celle que l'auteur conseille.

P. Sainton.

Sur l'insuffisance motrice de l'estomac et son traitement, par A. H. Carter (*The Polyclinic*, avril 1901). — Il est de la plus haute importance de rechercher chez les malades les causes de l'insuffisance motrice. Chez les femmes, le corset en appuyant sur l'estomac déplacé peut jouer un rôle dans les troubles gastriques : beaucoup de cas reconnaissant cette origine sont guéris par le port d'une simple ceinture abdominale. La principale régle du régime doit être ne ne donner jamais un repas avant que l'autre soit complètement évacué. Cette condition est réalisée en donnant de petites quantités de nourriture à intervalles fréquents, ou mieux de faire prendre des repas bien rationnés à longs intervalles. En général, les liquides et les solides ne doivent point être pris en même temps. Une période de repos complet sera prescrite entre chaque repas.

Les aliments gras seront pris au premier repas du jour. Un verre d'eau chaude une heure avant le déjeuner et au milieu de la journée stimule l'activité stomacale, il peut-être remplacé par une tasse de thé léger. S'il existe de la rétention du contenu gastrique avec fermentations intestinales les matières hydrocarbonées doivent être évitées. On peut les introduire dans l'organisme par des lavements alimentaires. L'absence de tonicité sera combattue par les exercices systématiques des muscles abdominaux, par l'usage des douches alternativement chaudes et froides, le massage et l'électricité. Le massage sera pratiqué au moins deux heures après les repas. On traitera la constipation par les suppositoires, les lavements. Comme apéritifs on emploiera des sels, tel que le phosphate de soude. Enfin la strychnine peut rendre des services.

P. Sainton.

Influence de quelques aliments sur la quantité de suc gastrique sécrété et sa teneur en pepsine (*Therap. Monatshefte*, mai 1901). — Les recherches de Pawlow avaient démontré que la viande crue, le suc de viande, le bouillon, le lait, la gélatine, certains peptones et l'eau excitent la sécrétion du suc gastrique. Hertzen remarquant que ces substances sont précisément les peptogènes de Schiff, avec cette différence toutefois que l'action sur la sécrétion gastrique se produit par l'intermédiaire du système nerveux (il suffit d'introduire dans l'anus ces substances pour que l'effet ne se produise plus), alors que l'action sur la sécrétion peptique se produit par l'intermédiaire du sang. N'existerait-il pas des substances uniquement excitantes de la sécrétion ou uniquement peptogènes? Hertzen a dirigé ses recherches dans ce sens et a reconnu qu'à faibles doses la dextrine est surtout peptogène et le Liebig surtout excitant de la sécrétion.

L'alcool excite puissamment la sécrétion, et cela même, à un moindre degré il est vrai, quand il est introduit dans l'anus. L'alcool semble exercer une action élective sur les glandes stomacales.

Si l'on additionne de l'inuline ou du glycogène hépatique à de faibles doses d'alcool, on obtient une sécrétion gastrique très riche en pepsine. Il en est de même quand on se sert de dextrine du commerce : la dextrine chimiquement pure ne produit aucun effet.

Les résultats thérapeutiques que l'on peut espérer obtenir en tenant compte de ces données physiologiques sont importants, car il peut être utile dans certains cas de chercher à augmenter la quantité de suc gastrique, alors que dans d'autres on préférerait voir augmenter la teneur en pepsine seule. L'auteur est déjà entré dans cette voie et a reconnu qu'en ajoutant de petites quantités de dextrine à du Liebig on obtient un suc gastrique riche en pepsine chez des sujets où cette substance est diminuée.

E. Vogt.

Hémorragies stomacales occultes (*Deutsche med. Wochenschrift*, 16 mai 1901). — Boas, en étudiant des contenus d'estomacs, a pu reconnaître que beaucoup d'entre eux renfermaient du sang en proportion parfois assez élevée, alors que rien ne faisait soupçonner cette particularité. Les recherches ont été faites au moyen de la teinture fraîche de gaïac (méthode de Weber), sur des ingesta extraits, avec toutes les précautions desirables, de l'estomac au moyen de la sonde.

Depuis que le hasard a mis l'auteur sur cette voie, 83 sujets ont été étudiés à ce point de vue et les résultats divisés en 3 groupes : 1° absence du sang; 2° présence intermittente; 3° présence constante.

Dans le premier groupe, se rangent toutes les névroses, le sgastrites anachlorhydriques, hypo et hyperacides, l'ectasie simple. Dans les deuxième groupe, les ulcères stomacaux avec spasme pylorique consécutif et un cas de syphlis de l'estomac. Dans le troisième groupe, un cas de sténose pylorique avec hypertrophie et tous les cas de carcinome stomacal.

En résumé, la stase marquée et la présence d'ulcères sont les facteurs étiologiques de ces hémorragies insoupçonnées, échappant à l'examen classique. Pour le carcinome stomacal, les statistiques indiquent 36 0/0 seulement des cas avec hémorragies appréciables, alors que l'auteur retrouve le sang dans tous les cas observés.

Il est fort probable que ces hémorragies sont la cause principale de la cachexie cancéreuse, et c'est en supprimant ces pertes de sang que la gastroentérostomie donne aux opérés cet aspect florissant que l'on observe si souvent après l'intervention.

Au point de vue thérapeutique, la découverte de Boas est fort importante, car il y aura lieu, à l'avenir, de chercher à combattre par tous les moyens dont nous disposons ces hémorragies, pour permettre au malade de lutter le plus longtemps possible et de se maintenir dans un état de santé qui l'aide à résister aux dangers d'une intervention chirurgicale éventuelle.

E. Vogt.

Traitement des rétrécissements de l'œsophage par l'électrolyse linéaire, par J. A. Fort (*Indépendance médicale*, mai 1901). — Aux 13 cas de guérison publiés par l'auteur viennent s'en ajouter deux autres. C'est surtout dans les rétrécissements cicatriciels que l'électrolyse linéaire donnerait des résultats. Les malades dont l'auteur rapporte l'observation étaient atteints de rétrécissements consécutifs à l'ingestion de potasse caustique.

P. Sainton.

Des infections buccales et de leur prophylaxie, par Calmette, (*Bulletin médical*) n° 26. p. 297, 1901. — La cavité buccale constitue un milieu de culture de prédilection pour les micro-organismes ; elle contient des microbes saprophytes et des microbes pathogènes ; mais il est indifférent de distinguer ou de séparer les premiers des seconds, car tous les micro-organismes de la bouche peuvent devenir pathogènes, lorsqu'ils trouvent un terrain favorable pour exalter leur virulence.

Vignal a isolé un grand nombre de bactéries de la bouche et depuis, le nombre des germes signalés dans cette cavité s'est accru considérablement. En dehors des moisissures et des levures qui proviennent des aliments ; en dehors des espèces saprophytes telles que le leptothrix buccalis, le bacillus mesentericus, le bacterium termo, le bacillus subtilis et les divers spirilles, on trouve des germes virulents ou susceptibles de le devenir, tels que les staphylocoques, le pneumocoque, le streptocoque, le bacille diphtérique, les colibacilles, le tétragène, le bacille fusiforme de Vincent. L'action de tous les germes est neutralisée par une phagocytose intensive.

Parmi les meilleurs dentifrices il faut citer l'acide benzoïque, mélangé à l'alcool et au bichlorure de mercure ; il supprime 94 °/o des bactéries buccales. La formule de Miller est la suivante :

Acide benzoïque......	3 grammes
Teinture d'eucalyptus..	15 —
Bichlorure de mercure.	0,80 —
Alcool à 95°..........	100 —
Essence de menthe.... poivrée.........	0,75 —

Ce gargarisme à l'inconvénient d'être désagréable ; en voici un autre qui supprime 42 °/o des bactéries buccales :

Saccharine...........	2 grammes 50
Acide benzoïque......	3 —
Teinture de ratanhia..	15 —
Alcool à 95°.........	100 —
Essence de menthe.. poivrée.........	0 — 50
Essence de cinnamome	0 — 50

L'acide salicylique est précieux comme microbicide, mais ses solutions sont décalcifiantes.

Les solutions alcooliques de salol n'ont qu'une efficacité médiocre. L'alcool est un excellent antiseptique, surtout lorsqu'il est dilué à 50 °/o.

G. Lyon.

Appareil pulmonaire

Cœur et Vaisseaux

Dr G. LYON

Ex-chef de clinique de la Faculté de Médecine

Injections intratrachéales dans le traitement de la tuberculose pulmonaire (*The New-York med. Journal*, 9 février 1901). — Murray a expérimenté un traitement recommandé par Mundell, et qui consiste à injecter trois ou quatre jours de suite, chez les tuberculeux, 3 cc. à la fois de la solution suivante dans la trachée :

Essence de thym..		
— d'eucalyptus.	āā	5 grammes
— de cannelle..		
Huile d'olives stérilisée...........		100 ccm.

Us. ext.

Ces injections, faciles à exécuter, provoquent au début des accès de toux, mais les malades les supportent bientôt aisément. Sur 13 cas, 10 ont obtenu un résultat thérapeutique marqué : la toux et l'expectoration diminuèrent, la température s'abaissa, l'état général se releva.

Le grand avantage de la méthode consiste dans le fait que les organes digestifs ne sont pas mis à contribution.

E. Vogt.

Contribution à l'étude du traitement hydrothérapique à domicile de la tuberculose pulmonaire au début (*Deutsche med. Wochenschrift*, 9 mai 1901). — Meffert estime qu'il y a lieu de faire pénétrer dans le public cette idée que certaines pratiques hydrothérapiques, jusqu'ici considérées comme l'apanage des établissements spéciaux, peuvent fort bien être exécutées à domicile. Pour la tuberculose pulmonaire, encore au début, ces pratiques sont de la plus haute importance, car les classes moyennes et pauvres ne peuvent se soumettre facilement à un traitement hors du domicile. L'auteur préconise le système suivant :

On étend sur le lit une grande couverture de laine, et sur elle une pièce de laine plus petite à l'endroit où viendra se placer le tronc du malade. Une seconde pièce semblable est étalée au point où viennent se placer les jambes et les reins. Par-dessus, du linge sec sur lequel s'étend le patient, que l'on enveloppe ensuite, et qui reste dans cette situation jusqu'à ce qu'il soit bien réchauffé. A ce moment, on déroule la grosse couverture et on enlève la pièce de laine thoracique, ainsi que le linge jusqu'aux reins exclusivement. Le malade, ainsi nu jusqu'à la ceinture est lavé à l'éponge à grande eau (1/2 m). Puis, on enroule le malade dans ses couvertures, on fait comme ci-dessus pour la partie inférieure et on ne le délivre que lorsqu'il est tout-à-fait sec et réchauffé, pour le placer debout dans un seau contenant de l'eau tiède jusqu'à quelques centimètres de hauteur. On arrose alors le sujet avec de l'eau tiède, de bas en haut, en commençant par le dos (1/2 minute), puis on le sèche et on lui permet de se rhabiller.

Il va sans dire qu'on fera varier la température de l'eau suivant les cas ; en général, deux séances par jour sont à recommander. Pour la séance du matin, il n'est pas nécessaire de procéder à l'enveloppement sec du début ; le malade reste dans son lit encore chaud.

Les raisons qui ont fait adopter cette procédure se comprennent d'elles-mêmes ; la réaction s'installe d'une manière lente et agréable, la respiration est améliorée. Le premier effet obtenu consiste dans la disparition de la sensation d'abattement qui envahit si souvent le tuberculeux au début : la toux ne tourmente plus autant le sujet, le sommeil devient calme et n'est plus troublé par les sueurs profuses. L'appétit se relève et avec lui le poids et l'état général.

Dans la chloro-anémie, le même traitement rend aussi de grands services.

E. Vogt.

Médicaments cardiaques et vaso moteurs (*Congrès de médecine interne. Berlin*, 16 avril 1901). — Le rapport du Pr Sahli de Berne débute par étudier la stase sanguine, qu'il distingue en cardiaque, respiratoire et splanchnique : ces trois variétés sont justiciables de la digitale. Ce médicament agit même dans les cas où la pression sanguine est exagérée ; chose curieuse, il provoque alors une diminution de cette pression.

Il existe des cas de lésions valvulaires qui ne peuvent être compensés ; la digitale ne saurait ici lutter contre des conditions par trop défavorables. Mais quand la compensation est possible, la digitale est toujours utile, quelle que soit la lésion valvulaire. Il n'y a, à ce point de vue, aucune distinction à faire entre les diverses variétés de lésions. Si dans l'insuffisance aortique, par exemple, la digitale paraît rendre peu de services, cela tient à ce que les troubles de compensation se manifestent dans cette affection à une époque où existent déjà des complications graves, à pronostic désespéré.

La caféine est un vaso-constricteur, elle devra donc être administrée dans les cas de stase par vaso-dilatation (affections infectieuses aiguës, par exemple). Le médicament exerce aussi son action sur le cœur lui-même ; elle est purement systolique.

L'alcool présente une action, passagère il est vrai, car il diminue la pression vasculaire exagérée : il peut donc servir d'adjuvant à la digitale ou à la caféine. L'auteur estime qu'en présence de troubles circulatoires au cours d'une maladie infectieuse aiguë, l'alcool est contre-indiqué, car son action est parallèle à celle des toxines. On doit réserver son administration à la lutte contre les frissons, qu'il peut enrayer grâce à son action vaso-dilatatrice.

E. Vogt.

Traitement des anévrysmes (*Soc. méd. de Hambourg*, 4 avril 1901). — Rathjen a présenté à la Société une pièce anatomique (anévrysme de l'aorte) sur laquelle on peut facilement reconnaître les effets du traitement interne : ce traitement a consisté en diminution de l'alimentation (340 grammes d'aliments solides, 240 gr. de liquides) et administration interne d'un mélange de gélatine et d'iodure et de bromure de sodium. Le malade était dans un état très grave à son entrée à l'hôpital Sainte-Marie, mais sous l'influence de la médication, un caillot solide se forma dans l'anévrysme, et l'angoisse précordiale disparut jusqu'au moment de la mort.

Par quelle influence un caillot solide a-t-il pu se former dans ce cas? Peut-on admettre une action de la gélatine, alors que cette substance est profondément modifiée par la pepsine stomacale? Quoi qu'il en soit, cette observation démontre que l'on peut obtenir une coagulation du contenu du sac sans s'adresser à l'électrolyse ou à d'autres médications d'ordre chirurgical. Pour l'orateur, c'est la diminution de l'alimentation qui aurait joué le rôle principal dans le résultat obtenu, qui encourage à des essais ultérieurs sur des malades moins gravement atteints.

E. Vogt.

Observation de trois cas d'anévrismes thoraciques traités par les injections sous-cutanées de gélatine par Lewis A. Conner (de New-York, *Medical News*, 16 mars 1901). — Sur les trois malades, deux ont reçu trois injections de sérum gélatiné et l'autre sept. Dans les deux premiers cas on a dû cesser l'emploi de cette thérapeutique, à cause de la violente douleur que provoquaient les piqûres ; dans le troisième cas la sensation accusée par le malade était peu pénible. Les résultats ont été différents : le sujet qui avait reçu sept injections eut une légère amélioration ; dans un second cas il y eut aggravation, dans le troisième la mort survint au cours du traitement. De telles observations ne peuvent faire porter un jugement sur la valeur du traitement de Lanceraux ; il n'en est pas moins vrai qu'il est difficile à appliquer dans la pratique à cause des douleurs très violentes que provoque l'injection gélatinée.

P. Sainton.

Maladies du Système nerveux

Dr P. SAINTON

Ancien interne des hôpitaux.

Névralgie sciatique guérie très rapidement par la ponction lombaire et l'injection intra-arachnoïdienne d'une faible dose de cocaïne, par Courtois Suffit et Armand Delille. (*Gazette des Hôpitaux*, 30 avril 1901). — Suivant les préceptes de Marie et Guillain, les auteurs dans un cas de sciatique extrêmement aiguë ont eu recours à la ponction lombaire ; ils ont retiré 3 centimètres cubes de liquide céphalo-rachidien et injecté 0.005 milligrammes de cocaïne. Deux minutes après l'injection la malade put se lever et marcher sans aucune douleur, alors qu'auparavant elle ne pouvait poser le pied à terre sans éprouver des douleurs très vives. Deux jours après l'amélioration persistait complète.

P. Sainton.

Le traitement des affections musculaires paralytiques, par W. M. Ewart (*The Polyclinic*, mai 1901). — A la période aiguë, il faut avoir recours aux germicides les plus actifs, mercure et arsenic, on peut aussi employer avec profit le calomel, le cacodylate de soude.

Le traitement local reconnait plusieurs indications : 1° il faut maintenir la circulation : pour cela on aura recours aux sinapismes, aux frictions et aux massages; 2° le repos est exigé à cause de la faiblesse. Les appareils prothétiques maintenant les muscles dans leurs rapports normaux peuvent être très utiles ; 3° l'exercice par les mouvements passifs, les courants galvaniques et faradiques peuvent être indiqués ; 4° la nutrition générale sera maintenue en bon état par une nourriture fortifiante, à laquelle on joindra l'emploi de la saccharine et des hydrocarbonés, agissant sur la nutrition des muscles.

P. Sainton.

Traitement des douleurs vésicales et intercostales par la méthode d'analgésie épidurale de Sicard par Widal (*Société médicale des Hôpitaux*, 10 mai 1901). — M. Sicard a montré qu'on peut obtenir des résultats analgésiques analogues à ceux de l'injection de cocaïne dans le liquide céphalo-rachidien, en injectant la cocaïne dans l'espace épidural, en dehors des méninges, en faisant pénétrer l'analgésique par le ligament sacro-cocygien postérieur entre les deux petits tubercules du sommet du sacrum que le doigt reconnait aisément à travers la peau. Cette voie est facilement abordable et ne présente aucun danger.

M. Widal a vu, avec M. Souques, la douleur disparaître instantanément chez une malade atteinte de sciatique gauche depuis plusieurs mois, après inoculation de 2 centigrammes de cocaïne dissous dans 2 c. c. d'eau.

Par cette méthode d'analgésie on peut traiter des douleurs siégeant dans des régions relativement élevées, telles que certaines douleurs intercostales et vésicales.

M. Widal a obtenu, en effet, le même résultat immédiat chez un malade atteint de névralgie intercostale, après inoculation de la même dose. Chez lui l'analgésie a été, il est vrai, de courte durée; M. Widal a vu également les douleurs disparaître chez une femme atteinte de crises gastriques très violentes, au cours d'un ulcère à l'estomac.

G. Lyon.

Traitement de la paralysie générale (*Bull. gén. de thérapeutique*, 23 avril 1901). — A. Robin croit qu'il y a mieux à faire chez les malades de ce genre, au début de l'affection, que de prescrire un peu d'iodure de potassium. Ce médicament est, pour l'auteur, non seulement inefficace, mais même dangereux parfois, car dans deux cas personnels à l'auteur, sa suppression a fait disparaître des accidents (crises apoplectiformes) qui s'étaient manifestés pendant que le malade prenait l'iodure. Il est donc préférable d'être très économe avec ce médicament, et de s'adresser aux trois médications suivantes :

1° *Médication arsenicale* : Modérative de la nutrition, elle paraît indiquée dans une maladie où l'élément nerveux est en état de méiopragie évidente. On donnera donc deux cuillerées à soupe par jour d'une solution d'arséniate de soude (0,05 gr. pour 300 grammes d'eau).

2° *Laxatifs* : On choisira ceux qui congestionnent la partie inférieure de l'intestin, c'est-à-dire les drastiques : on prescrira :

Aloès	2 grammes
Résine de jalop....... » de scammonée. Turbith végétal......	ââ 1 gramme
Extr. de belladone... Extr. de jusquiame...	ââ 0 gr. 05

Savon amygdalin q. s. pour 50 pilules, 1 à 2 le soir avant le dîner.

3° *Révulsion cutanée* : Elle consistera en pointes de feu sur la nuque, vésicatoire à distance (au bras par ex.)., en y ajoutant un pois pour entretenir une légère suppuration, ou séton.

On combinera le traitement de la façon suivante : arsenic pendant 20 jours par mois, tous les jours une ou deux pilules.

E. Vogt.

Le traitement par le repos au lit en médecine mentale par Alexandre Paris (*Archives de Neurologie*, mai 1901). — Les résultats donnés par l'alitement dans les maladies mentales sont évidents. Pratiquement, il ne cause point comme le croient certains médecins d'asile, une augmentation de dépenses. S'il exige un personnel plus nombreux, il supprime les bris d'objet ou de vêtement, conséquence de l'agitation des malades, les dépenses d'hypnotiques, les indemnités aux gardiens blessés. Depuis son application les maladies chirurgicales, métrorrhagies, plaies, fractures et surtout hernies sont plus rares.

L'alitement en dortoir ne donne point de bons résultats chez les maniaques hystériques; il doit être remplacé par l'isolement en chambre ordinaire qui est rapidement suivi d'accalmie. Quant à l'isolement cellulaire, l'auteur le rejette complètement.

P. Sainton.

Maladies du Larynx du Nez et des Oreilles

Dr Courtade

Ancien interne des hôpitaux

Traitement de la rhinite chronique hypertrophique diffuse, par P. Viollet (*Gaz. des hôp.* mai 1901). — M. Viollet a expérimenté la méthode de Hamm dans des cas où la muqueuse des cornets était atteinte de gonflement chronique diffus mais où l'extrémité postérieure des cornets n'était pas hypertrophiée.

Après avoir cocaïnisé la muqueuse du cornet inférieur avec une solution au 1/20e, l'auteur injecte dans l'épaisseur du cornet quatre à cinq gouttes d'une solution de chlorure de zinc au 1/10 après s'être assuré que l'aiguille n'a pas pénétré dans un vaisseau.

La réaction, qui se traduit par un larmoiement, une sécrétion nasale exagérée, du gonflement de la muqueuse, disparaît le lendemain.

Cependant, une malade eut pendant 6 heures, de la névralgie faciale et des frissons, une autre eut une légère épistaxis, enfin un enfant de 9 ans eut un peu de fièvre et de malaise le lendemain de l'opération.

Sur 30 interventions, une quinzaine ont pu être suivies sur les 8 malades opérés.

En général une seule injection a été pratiquée, exceptionnellement deux, à 1 mois d'intervalle.

La rétraction du cornet a lieu de 8 jours à 1 mois après; quant à la dose de médicament injectée, elle a varié de deux à dix gouttes, mais la dose ordinaire était de cinq gouttes.

Les résultats peuvent être résumés ainsi :

1 cas d'hypertrophie vraie localisée, non justiciable de la méthode ; aucune modification.

2 cas, peu améliorés.

5 cas, bons résultats avec persistance de l'amélioration, constatée pour quelques cas, plus d'un an après.

Suivent 3 observations prises parmi les plus intéressantes.

A. Courtade.

Un cas de surdité verbale pure due à un abcès du lobe temporal gauche. Trépanation; Guérison, par Van Gehuchten et Goris (*Ann. de l'Institut chirurg. de Bruxelles*, 15 avril 1901). — Après quelques considérations cliniques et anatomo-pathologiques, sur l'aphasie et la surdité verbale, les auteurs exposent l'observation de leur malade. Il s'agit d'un homme de 40 ans atteint d'otorrhée gauche depuis l'âge de 3 ans. Dans le cours de l'examen pratiqué par M. Goris le malade est frappé de surdité verbale: depuis plusieurs jours déjà le caractère s'était modifié et de sérieux, réservé, était devenu gai et communicatif. Il existait une large perforation du tympan et du pus fétide dans la caisse.

L'opération est pratiquée le lendemain; mastoïde remplie de pus, pertes osseuses mettant le sinus latéral et la dure-mère à nu.

Comme l'amélioration cérébrale n'était pas survenue après l'ouverture de l'apophyse mastoïde, M. Goris, 4 jours après, applique une couronne de trepan de 2 cent. de diamètre à 3 cent. au-dessus du conduit auditif; du pus s'échappe aussitôt à la suite de la pénétration accidentelle de la sonde cannelée dans le cerveau. La sonde qui s'enfonçait par son propre poids, de 6 à 7 cent. dans le lobe temporal fut remplacée par un drain; le pus était aseptique.

A partir de ce moment l'amélioration fut graduelle et quand le malade quitta l'hôpital le 18 février la surdité verbale avait disparu; il ne tarda pas à reprendre la direction de ses affaires commerciales.

Des expériences faites ultérieurement sur le cadavre démontrent que l'abcès siegeait à la partie moyenne de la 2e circonvolution temporale.

Cette observation des plus intéressantes au point de vue de la pathologie cérébrale montre que la surdité verbale n'est pas toujours due à une destruction de substance nerveuse mais qu'elle peut aussi être occasionnée par une simple compression de la substance grise des circonvolutions temporales supérieures ou des fibres sous-jacentes.

A. Courtade.

Hygiène de l'oreille, par Lermoyez (*Presse Médicale*, n° 11, p. 62, 1900). — M. Lermoyez a consacré à l'hygiène de l'oreille un excellent article dont il est bon de rappeler les préceptes.

Quelques conseils spéciaux s'adressent aux individus qui exercent des professions exposant au froid et par suite aux gelures des pavillons de l'oreille, ou bien aux poussières. D'autre part il en est qui s'adressent à tous indistinctement, comme l'interdiction de se gratter l'intérieur des oreilles avec un corps étranger quelconque, ce qui est le meilleur moyen de provoquer l'apparition de furoncles.

Il faut surtout se garder d'introduire dans les oreilles aucun topique, sans qu'un médecin l'ait ordonné. On ne doit pas mettre d'huile, par exemple, si l'on se sent devenir sourd car « une oreille dure n'a rien de commun avec une serrure rouillée ». On ne doit jamais non plus introduire quoi que ce soit dans les oreilles quand on a mal aux dents, car il n'y a aucun avantage à joindre à une carie dentaire une otite externe provoquée par l'introduction dans le conduit d'ouate chloroformée ou de laudanum.

En principe on ne doit jamais porter de coton dans ses oreilles, parce que l'occlusion du méat entretient dans le conduit auditif une humidité constante qui favorise le développement des affections cutanées, parce que l'on diminue ainsi sans motif son audition. Deux exceptions doivent cependant être faites à cette défense:

1° Les personnes ayant une perforation sèche du tympan;

2° Celles qui ont une affection labyrinthique doivent porter du coton quand elles s'exposent à des bruits violents, intenses.

Les soins de la bouche ont une grande importance pour les oreilles. Si les dents sont intactes il faut les entretenir par un brossage soigneux fait chaque matin et chaque soir par un savon dentifrice.

Si l'on a des dents cariées, il faut les faire enlever ou obturer, car la septicité d'une bouche à chicots est pour le pharynx et l'oreille une perpétuelle menace d'infection.

Le froid aux pieds est un danger pour l'oreille en raison des incessantes poussées de rhino-pharyngite qu'il engendre.

Le tabac est interdit à ceux qui ont un passé otitique, car le naso-pharynx et la trompe d'Eustache sont toujours lésés chez les personnes qui avalent la fumée.

Les bains froids sont interdits à ceux qui ont le tympan perforé.

Le plomb, l'alcool sont des poisons pour l'oreille interne.

G. Lyon.

Maladies vénériennes
Maladies de la Peau

Dr Morel-Lavallée
Medecin des hôpitaux

Contribution au traitement du cancer de la peau (*Journ. des mal. cut. et syphilitiques*, avril 1901). — Unna recommande plusieurs traitements: le *thermocautère* ne doit servir qu'à flamber et non à cautériser à fond. On utilisera de préférence un cautère à pointes multiples, dont l'action calmante provoque la production de granulations de bonne nature.

La *résorcine* sera employée en substance et sous forme d'emplâtre et d'alcoolat. On accroît considérablement son effet en saupoudrant de la résorcine en substance sous l'emplâtre. Quand l'emplâtre reste sans action, les compresses imbibées d'alcool résorciné à 5 0/0 ont également donné de bons résultats.

Dans ces derniers cas, l'auteur a parfois employé l'*acide benzoïque*, antiseptique puissant, uni à la résorcine et il croit avoir obtenu par ce mélange, des effets encore plus rapides, surtout dans l'ulcus rodens. Il semble hâter la formation de tissu de granulations sain. Enfin, l'auteur emploie contre le carcinôme l'emplâtre suivant : acide arsénieux, extrait de Cannabis ââ 5, acide salicylique 20, pour 1 mètre d'emplâtre. Cet emplâtre a pour les carcinômes cutanés des origines les plus variées une sorte d'action élective : les tissus suspects s'ulcèrent vite et la peau reste beaucoup plus longtemps saine entre les points nécrosés.

En résumé, l'auteur commence par l'emplâtre résorciné appliqué d'une façon permanente et observe ce qui se passe. Si quelques nodules restent sans modification, on les pique au thermocautère, de même que des plaques indolentes d'ulcères. On revient alors à l'emplâtre, renforcé de poudre de résorcine en substance. S'il s'agit de carcinômes profonds, étendus, on emploie de suite le thermo pour flamber la plaie, ou on traite l'ulcération par l'emplâtre résorciné ou par le pansement humide ou résorciné benzoïné de 1 à 5 0/0. On traite ensuite les reliquats de la même façon.

E. Vogt.

L'huile térébenthinée rectifiée dans les dermatomycoses et surtout dans le pityriasis versicolor et l'herpès tonsurans, par Leven (*Journ. des mal. cut. et syphilitiques*, avril 1901). — L'emploi de l'huile de térébenthine en thérapeutique dermatologique a été jusqu'ici assez restreint.

L'auteur l'a le plus souvent employée contre le pityriasis versicolor contre lequel à sa connaissance, elle n'avait pas encore été recommandée. Dans cette affection sans gravité mais pourtant parfois très gênante pour ceux qui en sont atteints, on obtient avec l'huile de térébenthine de bien meilleurs résultats qu'avec les autres moyens usuels. On fait frotter énergiquement les parties atteintes une fois par jour pendant 5 minutes avec un tampon d'ouate ou un morceau de flanelle ; si la maladie a envahi une grande partie du revêtement cutané, pour éviter des effets désagréables, on ne fait faire le traitement chaque jour que sur un rayon moyennement étendu.

Le rôle de l'huile de térébenthine dans l'herpès tonsurans est beaucoup plus important, de même que cette affection a des conséquences beaucoup plus graves que la précédente. Et c'est justement la forme d'herpes tonsurans qui donne souvent lieu aux cas si rebelles de sycosis parasitaire, l'herpès tonsurans vésiculeux circonscrit, qui est le plus favorablement influencée par un emploi énergique de la térébentine. L'auteur a exclusivement employé jusqu'ici l'huile de térébenthine rectifiée dans cette forme où l'on trouve, à la suite d'une infection par le rasoir, sur le cou ou la face, des figures circulaires aux bords surelevés, couverts de bulles ou de squamules. Ce traitement paraît toujours indiqué dans les formes fortement infiltrées de sycosis parasitaire étendu. Quant au mode d'emploi dans l'herpès tonsurans, on applique matin et soir des morceaux de toile imbibés de térébenthine rectifiée, taillés plus grands que le foyer morbide circulaire. Suivant la sensibilité de la peau et le siège de l'affection, la réaction arrive plus ou moins vite. Elle est généralement intense au bout de six jours aux points d'application : les couches supérieures de l'épiderme sont détachées, toute la région est suintante et sensible. Cette sensibilité, surtout lorsqu'on renouvelle la compresse térébenthinée, permet au malade lui-même de savoir s'il doit continuer ou cesser les applications. Si l'effet voulu est complètement atteint, la guérison des parties de peau enflammées s'obtient rapidement avec des pommades indifférentes quelconques, sans cicatrice consécutive. L'auteur n'a pas eu de récidives dans les cas traités jusqu'ici.

L'herpès tonsurans maculeux disséminé guérit habituellement plus facilement. Le traitement est le même que pour le pityriasis versicolor.

Des recherches ultérieures détermineront si le traitement térébenthiné convient à d'autres dermatoses parasitaires et notamment aux formes circonscrites. A ce point de vue, il conviendrait peut-être de l'appliquer d'abord à des cas appropriés de favus.

E. Vogt.

Quelques questions fondamentales concernant le traitement de la syphilis (*Corr.-Bl. f. Schw. Aerzte*, 1901, n° 6). — Heuss traite deux questions fondamentales :

1° *Quand doit-on commencer le traitement général de la syphilis?* Pour l'auteur, le traitement commencé dès l'apparition du chancre, qui semble justifié théoriquement, est irrationnel, inutile, nuisible même. Jamais on n'est parvenu, par ce traitement, à empêcher l'apparition des accidents secondaires ou tertiaires. Dans un cas observé par Heuss lui-même, un traitement aussi radical que possible, c'est-à-dire l'excision d'une petite plaie du frein, chez un sujet ayant eu *10 heures avant* des rapports avec une femme présentant des plaques muqueuses, n'empêcha pas l'apparition, dix semaines après l'intervention, d'une roséole caractéristique et des accidents classiques ultérieurs. Une enquête rigoureuse démontra l'absence de toute autre source d'infection ;

2° *Combien de temps doit-on continuer le traitement?* L'auteur n'est pas partisan du traitement continu avec courtes périodes de repos : cette pratique n'est pas indifférente pour l'organisme, et ne met à l'abri ni de récidives, ni d'accidents tertiaires. En tout cas, la première règle doit rester celle-ci : il faut soigner le syphilitique et non la syphilis, se garder de toute médication systématique et uniforme pour tous les cas, et ne pas se croire obligé de traiter généralement tous les accidents qui peuvent apparaître au cours de la maladie.

E. Vogt.

Gynécologie et Obstétrique

Dr R. Blondel,

Chef du Laboratoire de la Maternité, à l'hôpital de la Charité

Douleurs pelviennes et abdominales chez la femme. — Lavements chauds et irrigations continues par le rectum, par le Pr V.-Th. Sneguirief (*La Gynécologie*, 15 avril, d'après *Klinitshesky Journal*, 1900). — Sneguirief s'est déjà occupé en 1899, de l'endométrite douloureuse. Aujourd'hui il démontre que les points douloureux caractéristiques sont beaucoup plus nombreux, qu'ils intéressent aussi les plexus solaire, rénal, hypogastrique supérieur et inférieur, les nerfs honteux, etc. Les plexus lombaire et sacré jouent un rôle non moins important et il y a des faits pathologiques qui démontrent les rapports de ces nerfs avec les ganglions sympathiques, abdominaux et pelviens. L'auteur a aussi recherché les points caractéristiques des lésions du gros intestin, de la vésicule biliaire, de l'estomac, etc., de sorte qu'on peut réunir en un tout complet tous ces points. En effet, la cavité pelvienne et la cavité abdominale ne forment en réalité qu'une seule cavité ayant la même circulation, la même innervation sympathique, sensitive et motrice. Les malades se plaignent de toutes sortes de troubles, particulièrement de troubles de défécation et de miction. La lésion concomitante de ces trois orifices internes, du col de l'utérus, de l'anus et du méat urinaire, a donné à l'auteur l'idée de créer le groupe de lésions *trisphinctériennes* dues aux contractions spasmodiques des muscles annulaires comme dans les fissures à l'anus. La douleur a ici le même mécanisme et doit être traitée par les mêmes procédés, dilatation ou section des sphincters.

Sneguirief a encore noté certains faits particuliers, tels que la douleur au releveur de l'anus intact ou déchiré, au point où il est traversé par le vagin. Ces douleurs siègent, le plus souvent à gauche. Il y a des cas où la douleur se localise aux tubérosités de l'ischion et aux branches ascendantes du pubis; dans d'autres cas les malades éprouvent des douleurs dans les articulations du bassin, dans la symphyse du pubis et l'articulation sacro-iliaque et dans les cas très rares des douleurs dues à l'écartement des os du bassin.

Suit une longue énumération des points douloureux qu'on révèle par la palpation, le toucher vaginal et rectal.

L'auteur insiste sur la nécessité d'étudier le caractère de ces douleurs, l'époque de leur apparition et de leur répétition (quotidiennes, mensuelles ou annuelles), leur rapport avec les fonctions de l'utérus et des annexes, de la vessie, du rectum et d'autres organes plus éloignés, leur influence sur l'état psychique des malades. On aura ainsi non pas un seul symptôme, mais tout un complexus symptomatique. Il faut encore connaître la cause première de ces phénomènes, s'ils sont dus à un traumatisme, à un refroidissement, à une auto ou hétéro-infection, à une auto-intoxication. On a ainsi une idée des caractères individuels de la douleur, de son intensité, de sa durée. Suivant les cas, le traitement est différent, mais le plus souvent on a recours à l'hystérectomie vaginale antérieure, par un procédé simplifié. La dilatation exsangue n'a été faite que dans les lésions trisphinctériennes. Le procédé de Sneguirief est une modification de celui de Simpson (d'Edimbourg). Mais tandis que ce dernier faisait une section transversale du col et avait ainsi des hémorragies graves et même mortelles, par suite probablement de blessures de l'anneau veineux ou des branches de l'artère utérine, Sneguiriet introduit un hystérotome caché dans la cavité cervicale, sectionne l'orifice interne du col de l'utérus et sa paroi antérieure sur la ligne médiane qui est très pauvre en vaisseaux. L'hémorragie fait alors défaut ou est insignifiante. Ce procédé a des avantages sur l'hystérotomie de Delontaine en ce qu'il ne nécessite pas de narcose, ne laisse pas d'enfoncement difforme si l'on ne suture pas la plaie, ne nécessite pas deux aides, ni la dissection du cul-de-sac antérieur. Sneguirief suture seulement les couches musculaires superficielles et laisse les couches profondes et la muqueuse non suturées. L'auteur a pu se convaincre que les bons résultats de cette opération ne dépendent pas de la béance de l'orifice interne, mais de la suppression du spasme de cet orifice. Ce procédé est aussi employé par l'auteur dans les antéflexions et la sténose congénitale, mais non pas quand le col est conique ou en forme de trompe.

Il y a encore trois complications de l'endométrite douloureuse : l'altération du système nerveux, la salpingo-ovarite et l'ovarite, la périmétrite postérieure adhésive.

L'état du système nerveux est bien influencé par les injections sous-cutanées d'arsenic combinées à la cure de Weir Mitchel. L'hydrothérapie sous toutes ses formes ne doit pas être négligée.

L'ovarite chronique avec descente de l'ovaire est traitée avec avantage par l'opoparahédine de J.-B. Shoher.

L'hyperémie abdominale provoquée par l'irritation des deux premiers nerfs lombaires peut simuler à s'y méprendre une colite ou une péritonite. Les révulsifs sur la colonne lombaire sous forme de douches, de pointes de feu, de pulvérisations, sont alors indiqués et donnent des résultats satisfaisants.

L'ovaro-salpingite et l'ovarite adhésives surtout sont traitées par les lavements chauds et l'irrigation continue par le rectum : de la même manière sont traitées la pelvipéritonite et la périmétrite postérieure. La femme prend ces lavements dans la position génu-pectorale. On administre chaque jour un lavement avec une solution physiologique de chlorure de sodium à 35° R de 1-2-3 acres Au bout de trois semaines de ce traitement la plupart des phénomènes morbides disparaissent, l'état général, l'appétit, le sommeil sont améliorés. L'auteur espère que ce procédé rendra autant de services que l'irrigation continue par le vagin.

R. Blondel.

Autocystoplastie et colpocystoplastie dans les fistules vésico-vaginales avec pertes de substances étendues (*Centralb. für Gynäk.*, 15 décembre 1900, n° 50), O. Witzel, (Bonn.). — L'auteur décrit un procédé opératoire employé par lui dans un cas de fistule vésico-vaginale avec large perte de substance chez une femme de 46 ans ayant été opérée déjà trois fois sans succès.

Le procédé est basé sur l'emploi, pour combler la perte de substance, de la partie de la paroi vaginale postérieure située en regard de la perte de substance.

Voici comment l'opération a été exécutée :

Dans la position de la taille, on étend largement le vagin à l'aide des doigts, et on introduit une grande valve postérieure. On enlève la muqueuse vaginale tout autour de la fistule, en haut et sur les côtés sur une largeur de 1 centimètre 1/2, en bas 2 centimètres. On retire la valve, on note le point de la paroi vaginale postérieure qui correspond au bord inférieur de la fistule et on y fixe un fil de métal qui servira plus tard à attirer les tissus en haut.

On élève le bassin ; on fait au niveau du pli suprasymphysaire une incision transversale de 15 centimètres intéressant la peau et les aponévroses ; deux tiers seulement des muscles droits sont sectionnés.

A l'aide du doigt introduit dans le vagin et à travers la fistule, on libère la vessie en avant et latéralement jusqu'à l'urèthre et on la repousse en avant. On l'incise transversalement entre deux paires de pinces à griffes au-dessous du sommet, en avant, sur une longueur de 8 centimètres.

Quand la fistule a contracté des adhérences solides avec le bassin, la libération devient instrumentale sous le contrôle du doigt qui, au besoin, pénètrera par l'urèthre. On suture les lèvres de la plaie, de la lèvre vésicale à la peau qui se rétracte en comprenant dans les fils toute l'épaisseur de la paroi vésicale.

On aperçoit alors, à l'intérieur de la vessie, la fistule qui se trouve élargie par suite de la traction exercée par la peau. A gauche, on aperçoit la saillie de l'uretère le long du bord de la fistule ; à droite, l'embouchure de l'uretère est à 1 centimètre ; la ligne qui unit les deux embouchures coupe en deux l'ovale formé par la fistule.

En tirant légèrement sur le fil métallique placé au début sur la paroi vaginale postérieure, celle-ci rentre dans la perte de substance ; on place un deuxième fil au niveau du bord supérieur. On fait sur la muqueuse vaginale une incision superficielle dessinant la forme et la dimension de la fistule.

On élargit ce futur bouchon tout autour d'un peu moins d'un centimètre en pénétrant progressivement obliquement avec le bistouri dans la muqueuse. A l'aide de petits crochets on attire la circonférence de la fistule comme une manchette : quelques coups de ciseaux plats éloignent l'embouchure uretérale à gauche : on élève également les bords du bouchon vers la vessie à l'aide d'un fin fil d'argent, on suture la circonférence déjà avivée de la fistule à celle du bouchon formé sur la muqueuse vaginale et on complète l'union à l'aide de soie fine.

On introduit par l'urèthre une grosse sonde de Nélaton qu'on fixe dans la vessie. Suture de Lembert à trois étages au catgut pour fermer la vessie. On place à droite et à gauche de la vessie un tube à drainage de Kocher ; on introduit une mèche de gaze de chaque côté à l'extrémité de l'incision de la paroi. Suture des muscles et aponévroses avec des fils de soie perdus ; puis suture de la peau.

La guérison fut parfaite ; au quatrième jour, écoulement par le vagin d'un liquide sentant l'urine. Une violente contraction de la vessie avait obturé la sonde, d'où communication qu'il fut possible de reconnaître en injectant environ 100 grammes de liquide dans la vessie. Par prudence on laissa la sonde en permanence jusqu'au 25e jour. La plaie suprasymphysaire guérit normalement.

Le vagin se trouvait dans ce cas remplacé par deux conduits permettant l'introduction d'une grosse sonde. Comme cette femme avait subi antérieurement l'hystérectomie pour myomes, ces conduits vaginaux n'avaient plus d'importance fonctionnelle. Dans d'autres cas ils suffiront amplement à l'écoulement des règles. Il conviendra, quand l'utérus existe, de laisser, après l'opération, une sonde dans chacun de ces conduits pour éviter la rétention des liquides et des sécrétions durant la cicatrisation.

Chez les femmes en état de concevoir, il est possible de détacher plus tard de sa base le segment de paroi vaginale qui bouche la fistule, de suturer les bords des surfaces saignantes et de rétablir ainsi un vagin à peu près normal.

R. Blondel.

Le traitement électrique des fibromes et des fibro-myomes utérins, par Moutier (*Bull. off. de la Soc. franç. d'électrothérapie*, avril 1904). — L'auteur, sans vouloir insister sur les indications et les contre-indications des interventions chirurgicales, constate qu'aujourd'hui nombre de chirurgiens ne conseillent une opération que :

1° Si l'on doit craindre une dégénérescence maligne ou fibro-kystique ;

2° S'il existe des phénomènes de compression du côté des viscères voisins de nature à compromettre la vie des malades ;

3° Si le fibrome atteint un volume tel que la malade ne peut plus « porter son ventre » ;

4° Si les douleurs deviennent intolérables ;

5° Si les hémorragies arrivent par suite de leur abondance à mettre la vie en danger.

Sur les trois premières indications, les électriciens sont d'accord avec les chirurgiens, dans ces cas, il y a lieu d'intervenir chirurgicalement sans avoir recours préalablement à des traitements autres.

Quant aux indications basées sur les douleurs et les hémorragies, le chirurgien ne devrait intervenir que dans les cas soumis sans résultat à des traitements, qui peuvent faire disparaître ces symptômes.

Dans presque tous les cas on peut par l'électrothérapie :

1° Supprimer les douleurs ;

2° Supprimer les hémorragies ;

3° Le plus souvent empêcher le développement des fibromes, quelquefois les faire diminuer de volume, rarement les faire disparaître.

Sur ce dernier point, il y a lieu de distinguer les fibromes interstitiels des fibromes souspéritonéaux, car l'action thérapeutique sera bien plus complète sur les premiers que sur les autres.

Ces résultats sont toujours accompagnés d'une amélioration considérable dans l'état général des malades par l'emploi de l'électricité, mieux que par n'importe quel autre traitement.

Les traitements médicamenteux sont la plupart du temps sans action, quand ils n'exposent pas les malades à des dangers de la plus haute gravité comme la thyroïdine : la comparaison ne pourrait être établie qu'avec la cure thermale, qu'avec certaines interventions de chirurgie conservatrice comme le curetage avec ignipuncture profonde du col, etc.

Dans certains cas comportant des indications particulières, on pourra avec raison et avec utilité recourir à l'un de ces traitements. Mais d'une façon générale, c'est à l'électricité que l'on devra avoir recours et c'est par l'emploi de cet agent thérapeutique que l'on pourra arriver à une guérison symptomatique tout au moins.

Les méthodes électriques varient dans d'assez grandes limites, mais il faut remarquer que les traitements qui semblent arriver au résultat désiré le plus rapidement et avec le moins de chances de récidives sont ceux qui présentent des dangers au point de vue de leur application.

La chimicaustie intra-utérine en est un exemple : elle consiste à faire des eschares intra-utérines avec des courants de 50 à 250 m. A ; c'est elle qui a été préconisée par Apostoli, et qui est la plus employée à l'étranger.

Il faut se rappeler les dangers de la méthode, les accidents graves qu'elle a provoqués, les douleurs qu'elle cause aux malades, le repos qu'elle impose à celles-ci à la suite de chaque séance ; on obtient des eschares dont on ne peut connaître ni la *profondeur*, ni l'*étendue*.

Les dangers sont moins grands quand on reste dans les intensités moyennes ne dépassant pas 80 m. A., ainsi que faisait Apostoli au début de sa pratique.

A côté de la méthode d'Apostoli qui comporte les dangers signalés ci-dessus, à côté de toutes les méthodes intra-cervicale ou intra-utérine qui exposent aussi les malades à des accidents de diverses natures, l'auteur voudrait rappeler une méthode à application vaginale sans chimicaustie, sans électrolyse, d'une innocuité absolue et qui amène moins rapidement peut-être, mais sûrement et sans risque, les mêmes résultats : la guérison symptomatique et souvent aussi la diminution de volume.

Cette méthode déjà ancienne, a été décrite d'abord sous le nom de méthode des intermittences rythmées de courant continu et plus tard elle a été perfectionnée et elle est devenue la méthode des décharges rythmées du condensateur voltaïque, par son auteur, J. Chéron.

Les meilleurs résultats sont obtenus avec des courants d'une intensité variant de 15 m. A. minimum à 60 m.A. maximum, suivant la tolérance individuelle et la période du traitement.

L'instrumentation se compose d'une source d'électricité, piles ou accumulateurs pouvant donner une force électromotrice de 70 à 80 volts, un collecteur ou mieux un réducteur de potentiel permettant de débiter la quantité nécessaire d'électricité, un condensateur voltaïque et un métronome permettant de charger le condensateur et de le décharger sur la malade. On règle le métronome de façon à avoir une décharge chaque seconde.

Comme électrodes, une plaque abdominale en amadou ou autre et une électrode en charbon placée dans le vagin.

Dans les premières séances on devra agir avec circonspection, sinon ou pourrait déterminer des réactions fébriles avec toutes leurs conséquences.

Les électrodes étant en place, on débite la quantité d'électricité nécessaire pour amener la contraction de la paroi abdominale et des plans sous-jacents sans provoquer de douleurs trop vives.

En prenant cette précaution et seulement dans ce cas particulier, les malades supportent très bien le choc et sans douleur appréciable.

Les séances ont lieu trois fois par semaine en général et ont une durée de dix à vingt minutes.

Toujours on obtient la suppression des hémorragies et des douleurs et le plus souvent une diminution de la tumeur. Le tout sans faire courir aucun danger aux malades, sans provoquer de douleurs, ni de réaction post-opératoire, sans nécessiter un repos après les applications.

L'innocuité du traitement est telle qu'on peut en confier l'application aux malades elles-mêmes, dans certains cas.

E. Vogt.

Pharmacologie

Dr E. Vogt

Ex-assistant à la Faculté de Médecine de Genève

Les silicates dans la médecine interne (*L'Echo méd. de Lyon*, 25 mai 1901). — Décime Olivier de Caille se sert depuis 7 ans d'une solution composée de silicate de soude, de fluosilicate de magnésie et de carbonate de lithine, dont les proportions ne sont pas indiquées dans son travail. Cette solution a été administrée avec succès dans une série d'affections.

Dans la *fièvre typhoïde*, on obtient une défervescence rapide, en en continuant l'usage pendant six à sept jours, en diminuant les doses progressivement jusqu'à ce que les selles soient redevenues normales.

Les silicates ont un goût terreux désagréable, qui disparaît complètement en les mélangeant avec du vin. Il ne faut pas ajouter trop d'eau à celui-ci parce qu'il serait décoloré ainsi qu'il l'est par le bicarbonate de soude. Du reste le vin peut être remplacé par de l'eau additionnée d'un sirop de fruits quelconque.

Le malade prend, le premier jour, 5 à 8 cuillerées à café de solution qui représentent 0 gr. 80 à 1 gr. 30 de silicates secs et cette dose va en diminuant progressivement.

Les *diarrhées infectieuses* sont toutes guéries rapidement par l'emploi de la solution siliceuse, ainsi que les diarrhées des nourrissons ayant une cause identique.

Pour les doses et l'administration, l'on opérera absolument comme dans les cas de fièvre typhoïde.

Cinq ou six heures suffisent pour que le malade soit soulagé et, à ce moment même la fièvre tombe, la diarrhée est moins mauvaise et cesse d'être aussi fréquente.

Pour la faire cesser complètement, il faut continuer l'usage de la solution encore un jour ou deux.

Les *diarrhées des cachectiques et des tuberculeux* sont passibles du même traitement.

Chez les enfants, aussi bien que les grandes personnes, l'on ajoutera à l'eau vineuse ou à l'eau sucrée quelques gouttes d'élixir parégorique, si l'on veut calmer plus vite les coliques et éviter les convulsions des nourrissons. On fait boire à ceux-ci 10 à 20 gouttes de solution, toutes les heures, dans de l'eau ou du lait, sucré de préférence avec le sirop de papaïne.

Dans la *dyspepsie* et la *gastralgie*, on donne la solution en mangeant mêlée au vin pur ou coupé : mais elle devra être employée, à n'importe quel moment, lorsqu'il se produira une douleur gastralgique ou même un simple malaise stomacal. Elle agit alors comme les alcalins ordinaires et donne lieu à quelques éructations.

Le cancer toutefois, fait une exception à cette règle car la solution réveille les douleur névralgiques qui, d'ordinaire, accompagnent les tumeurs malignes et la solution n'est pas tolérée ou du moins ne produit aucun effet.

En résumé, la solution siliceuse agit comme antizymotique, dans les fermentations anormales des voies digestives, et aussi comme antiseptique — par une voie inconnue — dans la fièvre typhoïde et dans les dysenteries et les diarrhées infectieuses.

Les expériences futures permettront d'établir, d'une façon précise, son mode d'action dans chaque cas particulier d'infection.

La solution à des doses plus concentrées serait fort désagréable à prendre et ne produirait pas d'effet plus sensible : elle excite la vitalité des tissus d'une façon remarquable et, sans doute, cette action doit avoir sa valeur lorsqu'elles est employée pour l'usage interne.

L'on ne doit pas attribuer ses effet à son alcalinité, car des solutions siliceuses, acides, agissent d'une façon plus puissante que les alcalins dans certaines affections, et en particulier dans le muguet des enfants.

E. Vogt.

La médication apéritive (*Bul. gén. de thérapeutique*, 30 avril 1901). — A. Robin donne une nomenclature des apéritifs, médicaments dans lesquels les médecins n'ont en général que peu de confiance, car les succès thérapeutiques obtenus avec ces substances sont peu nombreux. Parmi elles, on peut ranger :

1° Le *persulfate de soude* en solution étendue, à la dose de 0,20 cm. en 2 fois, une demi-heure avant les repas.

2° Les sels de vanadium, et surtout le *métavanadate de soude* préconisé comme le précédent à titre de médicament anti-bacillaire, alors qu'il n'est qu'un simple apéritif. Dose : une cuillerée à soupe 3/4 d'heure avant les deux principaux repas, d'une solution de 0,03 gr. sur 150 gr. d'eau.

Pour ces deux médicaments on ne dépassera jamais 8 jours ; on cessera même au bout de 5 à 6 jours, si l'effet est déjà produit.

Les doses trop fortes, trop longtemps prolongées irritent l'estomac et ramèneraient l'inappétence qu'elles devaient combattre.

Si au bout de 8 jours l'effet est nul, changez le médicament.

3° *L'orexine*, employée surtout sous forme de tannate.

4° Le *trèfle d'eau*, la *gentiane*, le *colombo*, le *quassia*.

5° Le *sulfate de strychnine* (1 à 2 mgr par jour en solution) : La *teinture de noix vomique*, 4 à 5 gouttes avant les repas : la *teinture de fèves de Saint-Ignace*, plus riche en brucine, moins riche en strychnine : la *teinture de fausse angusture*, souvent très efficace.

En outre, on peut stimuler la sécrétion gastrique par les médicaments suivants : *Ipéca*, 0,02 à 0,03 gr. dans un peu d'eau avant le repas ; *bicarbonate de soude* 0,30 à 0,40 gr. en un cachet, 1/2 heure avant le repas. On peut aussi associer ces médicaments et prescrire :

Sulfate de potasse	ãã 0 gr. 05
Nitrate de potasse.....	
Poudre d'ipéca..........	0 gr. 01
Bicarbonate de soude....	0 gr. 25

Pour un cachet, à prendre 1/2 heure avant le repas.

L'auteur prescrit enfin un vin de composition complexe aux carcinomateux et bacillaires avancés ; l'hyperchlorhydrie est une contre-indication formelle.

Voici la formule de ce vin :

Condurango blanc 5 grammes, trèfle d'eau 5 grammes, thériaque 5 grammes : jeter dessus le mélange suivant :

Vin de quassia....	ãã 125 grammes
Vin de Colombo...	

Porter à l'ébullition et laisser infuser 24 heures et filtrer. Au liquide filtré ajouter 20 gouttes de teinture de noix vomique. Ce vin est très amer mais il agit précisément à cause de cette amertume.

Dose : une cuillerée à soupe 30 minutes avant le déjeuner ou le dîner.

Pour le malade atteint de carcinome gastrique ce vin est indispensable pour ainsi dire avant l'intervention chirurgicale, car il donne des forces et remonte l'organisme. On ne doit pas oublier que beaucoup d'opérés de carcinome succombent à leur état précaire préopératoire.

E. Vogt.

Effets accessoires désagréables du camphre à doses thérapeutiques (*Deutsche med. Wochenschrift*, 16 mai 1901). — Bohlen a observé chez deux vieillards de 70 ans environ, cachectiques, des accidents, au second jour de l'administration, toutes les 2 heures, de poudres contenant 0,2 d'acide benzoïque, 0,05 de camphre en poudre, et 0,3 de sucre. Ces accidents ont consisté en délires et idées de persécution : ils ne disparurent qu'après suppression du camphre, que l'auteur n'avait pas incriminé les premiers jours. Le benzoate de soude n'a sans doute joué aucun rôle dans la genèse des troubles observés : on a du reste signalé des délires dans les cas d'absorption des doses élevées de camphre, mais les délires sont alors précédés d'un stade d'obnubilation que les deux malades de Bohlen n'ont pas présenté.

En tous cas, ces exemples démontrent que l'action analeptique si remarquable du camphre peut, chez des vieillards peu résistants, s'accompagner de troubles psychiques dont l'interprétation serait difficile pour l'observateur non prévenu.

E. Vogt.

Action toxique de la fougère mâle, administrée à doses thérapeutiques. (*Thér. mod. Russe*, n° 1, 1901). — Sevenson rapporte un cas de cécité survenue sous l'influence de la fougère mâle administrée par un médecin à la dose de 7 gr. 50 d'extrait, dans le but d'expulser un ténia.

Les accidents toxiques (nausées et vomissements) ont commencé déjà trente minutes après l'administration du médicament. Ces phénomènes ont été suivis de perte complète de la conscience, qui a duré vingt-quatre heures, à la suite de quoi est survenue une cécité absolue des deux yeux.

Au bout de 48 heures, la cécité de l'œil droit a disparu totalement d'elle-même, tandis que celle de l'œil gauche a persisté.

Dr Roubleff

FORMULAIRE DE THERAPEUTIQUE CLINIQUE

RACHITISME

Toute la *prophylaxie* du rachitisme consiste à prévenir l'apparition des troubles digestifs chez l'enfant ; à traiter ces troubles, dès le début :

Il faut donc :

a) Régler le nombre des tétées (8 par 24 heures pendant les quatre à cinq premiers mois ; ensuite 7, en supprimant celle de nuit).

b) Régler l'abondance des tétées.

Le tableau suivant (Marfan) indique, suivant l'âge, le nombre des tétées en 24 heures, les intervalles des tétées et la quantité de lait par tétée.

Age	Nombre de tétées en 24 h.	Intervalles des tétées	Quantité de lait par tétée	Quantité de lait en 24 heures
1er jour	4	toutes les 4 h.	8	32
2e jour	6	toutes les 3 h.	20	120
3e jour	7	—	40-50	280-350
4e jour	7	—	50-60	350-420
1er mois	8	toutes les 2 h. 1/2	60-80	480-640
2e et 3e mois	8	—	80-100	640-800
4e et 5e mois	7	toutes les 3 h.	120-130	840-910
6e au 9e mois	7	—	140-150	980-1050

c) A préconiser l'allaitement maternel, ou, à défaut de l'allaitement par la mère, celui par la nourrice.

d) A faire couper le lait, dans des proportions convenables, dans le cas d'allaitement artificiel.

Coupage :

1er jour....	Lait	1 partie
	Eau lactosée à 10 0/0..	1 —
2e jour.....	—	
3e jour.....		
4e jour....		
8e-30e jour.	Lait	2 parties
	Eau lactosée à 10 0/0...	1
2e et 3e mois	—	
4e et 5e mois	—	
6e et 9e mois	Lait pur lactosé à 20/0	

e) A ne pas sevrer prématurément l'enfant.

f) A ne pas lui donner d'aliments tels que préparations de lait concentré qui dans certains cas ont pu être incriminées comme facteurs du rachitisme.

Traitement médical :

Le *régime* du rachitique consiste à nourrir l'enfant, à partir de deux ans avec du lait, des bouillies de bonne farine, des œufs, des cervelles, des purés de lentilles, haricots, pommes de terre.

On doit éviter toute surcharge alimentaire.

Chez les enfants dont l'estomac extrêmement dilaté se vide mal, est le siège de fermentations intenses, le *lavage de l'estomac* est parfois nécessaire.

Le *phosphore* et les *phosphates* sont les agents médicamenteux par excellence.

On peut prescrire :

Le phosphate tricalcique (0,20 — 0,60) en poudre ; le phosphate bicalcique en solution avec l'acide chlorhydrique :

Phosphate de chaux bicalcique............	17 grammes
Acide chlorhydrique pur q. s. : environ........	10 »
Eau distillée..........	973 »

Une cuillerée à café contient environ 8 centigrammes de phosphate, 1 à 4 suivant l'âge.

Le phosphate monocalcique en sirop :

Phosphate monocalcique,	5 grammes
Alcoolature d'orange....	3 »
Sirop simple...........	2. s. pour 300

0,25 par cuillerée à soupe :

Les sirops de chlorhydro-phosphate ou de lacto-phosphate de chaux : 1 à 3 cuillerées à café par jour.

Le glycéro-phosphate de chaux en poudre ou en sirop (0,05 par jour et par année).

Le phosphore peut se prescrire à la dose de 1/2 milligramme à 2 milligrammes par jour (Kassowitz) :

Huile d'amandes douces...	30 grammes
Phosphore...............	1 milligr.
Gomme arabique.........	15 grammes
Eau distillée, sucre......	40 —

Une à deux cuillerées à café par jour

ou :

Huile de foie de morue..	un litre
Phosphore............	dix centigr.

1 à 3 cuillerées à café par jour.

L'huile de foie de morue est, avec les phosphates, un médicament de premier ordre ; commencer par de petites doses et augmenter progressivement.

Marfan associe l'huile de foie de morue au sirop de lacto-phosphate de chaux :

Gomme adragante.........	5 grammes
Solution de lacto-phosphate de chaux à 50/1000	150 —
Sirop de lacto-phosphate de chaux à 50/1000............	350 —
Huile de foie de morue.......	500 grammes
Alcoolature de zestes de citron	20 —

4 cuillerées à café par jour.

En été, et chez les enfants âgés de deux ans au moins, on peut prescrire les préparations *iodées* : sirop iodo-tannique, sirop de raifort iodé, sirop d'iodure de fer (1 à 3 cuillerées à café par jour).

Sirop d'iodure de fer.......	ââ 250 grammes
Sirop de lacto-phosphate de chaux..................	
Alcoolature d'oranges.....	5 grammes

Une cuillerée à dessert, deux fois par jour.

Le traitement externe est un adjuvant indispensable du traitement : les *bains salés* (1 à 2 kilogr. de sel marin par bain); les *cures salines* à Biarritz, Salins-Moutiers, Salins-du-Jura, Salins de Béarn, à Bex (Valais), etc., les *bains de mer chauds* donnent d'excellents résultats.

L'influence du *climat marin*, indépendamment du bain de mer, est des plus heureuse; les plages de sable (celle de Berck notamment) conviennent particulièrement.

Des *frictions stimulantes* avec de la flanelle imbibée d'un alcoolat doivent être faites régulièrement.

Tant que les os restent flexibles, les enfants doivent être maintenus étendus, au repos absolu.

Chez ceux atteints de déformations osseuses, acquises (*genu valgum* ou *varum*), le TRAITEMENT CHIRURGICAL devient indispensable. On y joindra l'emploi du *massage* et de l'*électrisation* contre les atrophies musculaires.

VARIÉTÉS & NOUVELLES

Association de la Presse médicale française (*Réunion du vendredi 3 mai 1901*). — Le vendredi 3 mai 1901 a eu lieu la Réunion statutaire de l'Association de la Presse médicale française, sous la présidence de M. Laborde, syndic. — Trente-deux personnes y assistaient.

1° Honorariat (Modification à une décision antérieure). — Désormais, pour être nommé membre honoraire, il faudra avoir fait partie de l'Association pendant cinq années (au lieu de dix).

2° Elections. — M. le Dr Wurtz représentera à l'Association les *Archives de Médecine expéri-*

mentale et d'Anatomie pathologique, en remplacement de M. le Pr Joffroy. — M. le Dr Lapeyre est nommé membre titulaire (*Gazette Médicale du Centre*). — M. le Dr Lévy, ancien rédacteur de la *Rev. ill. de Polyt. méd. et chir.*, est élu membre honoraire.

3° Carte d'identité. — Les nouvelles cartes d'identité, avec photographie, permettent individuellement l'entrée dans les deux Salons du Grand Palais; à l'Exposition de l'Enfance, et au Casino d'Enghien (avec un fauteuil pendant la saison théâtrale).

4° Association internationale de la Presse médicale (Conférence préparatoire de Bruxelles). — L'Association délègue à cette Conférence deux de ses membres : MM. Janicot et Valude, de façon à être représentée officiellement à cette réunion.

Le médecin ne doit pas délivrer à des tiers de certificat médical en cas d'accident. — Il arrive souvent que lorsqu'une personne est victime d'un accident — il s'agit ici de la responsabilité civile, et non de la responsabilité que vise la loi du 9 avril 1898 — l'individu responsable des blessures, pour diminuer l'étendue de la responsabilité qui lui incombe, demande au médecin qui a soigné le blessé un certificat qu'il produit ensuite en justice.

Nous croyons bon de prévenir nos confrères que la délivrance d'un certificat de ce genre hors la présence et sans le consentement du blessé constitue, d'après la jurisprudence, un manquement grave aux devoirs de discrétion qui sont imposés à l'homme de l'art. En effet, le médecin est tenu de ne pas révéler aux tiers les constatations par lui faites lors de ses visites, sans y avoir été expressément autorisé par la personne à laquelle il donne ses soins. *A fortiori*, il lui est plus formellement encore interdit, s'il a été appelé auprès d'un blessé, de délivrer à une tierce personne intéressée à contester les conséquences des blessures, un certificat médical dont usage pourrait être fait contre le blessé, qui lui a accordé sa confiance. Et alors même que le médecin aurait été appelé d'un commun accord par les deux parties, l'obligation au secret professionnel n'en subsisterait pas moins au profit de la victime vis-à-vis de la personne responsable des blessures.

Il y a plus : un certificat médical étant produit en justice dans les conditions sus-énoncées, le tribunal, après l'avoir rejeté du débat, peut, sur les réquisitions du ministère public, en prescrire le dépôt immédiat au greffe aux fins d'examen de poursuite pour violation du secret professionnel. (*Sem. méd.*)

Cours de gynécologie. — M. le Dr Doléris, accoucheur des hôpitaux, commencera le 3 juin à 9 heures, à la Maternité de l'hôpital Boucicaut, son cours complet de gynécologie théorique et pratique qu'il continuera les mercredis, vendredis et dimanches suivants, à la même heure; la durée du cours sera de six semaines.

Ce cours est publié pour les docteurs et étudiants français et étrangers ; se faire inscrire à la Maternité de Boucicaut avant l'ouverture du cours.

Académie de Médecine. — On a élu, mardi, à la presque unamité des suffrages, correspondants étrangers : les docteurs Auguste Reverdin, de Genève; Ceccherelli, de Parme, et Frantz Neugebauer, de Varsovie.

MM. Reverdin et Ceccherelli, chirurgiens connus et estimés, sont auteurs de travaux afférents à diverses questions de médecine opératoire.

Les travaux du docteur Neugebauer ont trait tout particulièrement aux questions d'obstétrique. Ses études sur les viciations du bassin et les déformations de la colonne vertébrale lui ont valu une juste réputation dans le monde scientifique.

Nlle Imprimerie. E. Lasnier dir., 35-37, rue St-Lazare, Paris

Le Propriétaire-Gérant : R. BLONDEL.

RENSEIGNEMENTS DIVERS

Les alcalins et l'arthritisme. — Faut-il donner des alcalins dans les maladies que Bouchard a rangées dans la classe des « MALADIES DE LA NUTRITION » maladies où l'on rencontre l'hyperacidité urinaire ? — A cette question on répondait jusqu'ici par l'affirmative. Or M. Joulie dans une série de mémoires, en employant un nouveau mode d'analyse de l'urine, prétend avoir trouvé, dans la majorité des cas, non pas l'*hyperacidité*, mais l'*hypoacidité*, et il en conclut que ces malades sont justiciables, non d'un traitement alcalin, mais d'un traitement acide.

M. Gautrelet, dans un article très documenté du Bulletin des Sciences pharmacologiques, a fait à la méthode de M. Joulie, plusieurs reproches qui l'attaquent dans ses principes. — A) Inconstance et difficulté de conservation de la solution de sucrate de chaux employée par M. Joulie. — B) Non saturation de la totalité des acides urinaires, au moment où apparaît le précipité de phosphate tricalcique qui marque, pour M. Joulie, la fin de la réaction — c'est ce qui explique que M. Joulie ait trouvé seulement 7 0/0 d'hyperacides dans les maladies de la nutrition, alors que par les autres méthodes on en trouvait jusqu'à 84 0/0. — Bien d'autres objections, d'ordre purement chimique, faites par M. Gautrelet à cette méthode, permettent de conclure avec lui, qu'il n'y a pas lieu de rejeter les anciens procédés, dont les résultats sont constants, et en rapport avec les données cliniques, et par suite il faut s'en tenir à la médication alcaline et ne pas craindre d'envoyer ces malades faire une cure aux eaux thermales bi-carbonatées (Vichy, Grande-Grille) dont l'efficacité dans ce cas est consacrée par l'expérience de tous les praticiens.

Consulter : Joulie.— « Dosage de l'hypoacidité urinaire, et thérapeutique de l'hyper et l'hypoacidité. » — « Urologie pratique et thérapeutique nouvelle, *idem*.

Cautru : « Du rôle de l'acidité urinaire en pathologie. — Traitement de l'hypoaciditu par l'acide phosphorique. »

Association générale de prévoyance et de secours mutuels des médecins de France, 5, rue de Surène. *Conseil général. Séance du 3 mai 1901.* — Le Conseil vote une somme de 200 fr. à la Société de Meaux, à laquelle avait été précédemment accordé un secours de 500 fr. pour des besoins urgents.

Il remercie la Société des Alpes-Maritimes qui vient de faire à l'Association un don de 4.000 fr. qui sera versé à la Caisse des Fonds généraux, et non à la Caisse des Retraites.

Le Conseil décide que les membres de l'Association amicale des médecins français et de la Caisse des pensions de retraite du Corps médical français, ne faisant pas encore partie de l'Association générale n'auront pas à payer de droit d'admission quand ils se feront inscrire à l'Association générale, M. le Dr Maurat, président de l'Amicale, et M. le Dr Lande, président de la Caisse des pensions de retraite, seront informés de cette décision.

Le Conseil général invite donc MM. les présidents des Sociétés unies à admettre ces confrères sans leur réclamer les 12 francs du droit d'admission.

M. le président Lannelongue est heureux d'annoncer au Conseil que M. Lande a déjà fait voter à Bordeaux la révision des statuts de la Caisse des pensions de retraite, et qu'il n'y a plus qu'à attendre l'approbation de M. le ministre de l'Intérieur; de ce côté, les choses sont donc aussi en bonne voie.

M. le secrétaire général Lereboullet ayant été sollicité pour l'adjonction de la Société Lagoguey à l'Association générale, le Conseil décide que, quand la question lui sera posée officiellement, elle sera soumise à un examen spécial.

Sur la proposition de M. le Dr Sainton, archiviste de l'Association, il est décidé par le Conseil que les archives seront désormais cataloguées et qu'il sera envoyé une circulaire aux Sociétés unies, ou à celles d'entre elles qui publient des comptes rendus, d'adresser régulièrement ces comptes rendus au siège de l'Association.

TRAVAUX ORIGINAUX

Etude sur la lithiase intestinale (1)

Par le Dr Louis VIBERT
Médecin-consultant à Châtel-Guyon (Puy-de-Dôme)

On peut rencontrer dans les intestins deux ordres de calculs bien différents : 1° Ceux nés en dehors de l'intestin, véritables corps étrangers, tels que les calculs pancréatiques ou biliaires, les noyaux, les graines de fruits alimentaires, débris d'os, arêtes, etc., les calculs vésicaux ou vaginaux au cas de fistules vésico ou vagino-rectales, les poudres médicamenteuses (craie, sous-nitrate de bismuth); 2° Ceux nés dans l'intestin lui-même et sécrétés par lui. Ces derniers seuls méritent véritablement le nom de lithiase intestinale, et c'est de ceux-ci que nous avons l'intention de nous occuper.

Cette affection, connue aussi le nom de gravelle de l'intestin, se présente sous deux formes : le sable et les calculs, le sable étant plus fréquent que les calculs. Ces concrétions, quelle que soit leur forme, sont expulsées après une crise violente de coliques, si elles sont abondantes, et accompagnées d'un ensemble de signes que forment les syndrômes de la « lithiase intestinale », entité morbide bien nettement caractérisée et qui mérite sa place dans le cadre nosologique au même titre que les autres lithiases.

Historique

Jusqu'en 1823, on ne connaît guère que les calculs biliaires et néphrétiques. A cette époque, Children signale quelques concrétions trouvées dans le côlon d'un jeune homme

En 1825, Torbet rapporte un cas du même genre.

En 1826, Caventou décrit un bézoard humain. Deux ans plus tard, Denis réunit plusieurs cas de concrétions intestinales végétales chez l'homme.

Mackinstosh fait connaître, en 1832, un cas de constipation avec symptômes fébriles produits par des substances alimentaires non digérées retenues dans le gros intestin.

En 1837, le compendium médical fait pénétrer dans le cadre nosologique les calculs intestinaux, en leur consacrant un long article dans lequel il citait les travaux de Monro et Thompson, Capeland, Marcet, Rudini, qui constituaient définitivement, selon lui, l'histoire clinique et médicale de ces « productions inorganiques. »

Plusieurs auteurs poursuivirent plus loin l'étude de ces calculs et en donnèrent l'analyse qualitative ou microscopique. Schœnlein, de Zurich, dans une épidémie de typhus,

(1) Société d'Editions scientifiques, Paris, 1901.

trouva chez un malade, mélangés aux fèces, une grande quantité de cristaux miscroscopiques composés surtout de phosphate et de sulfate de chaux et d'un sel de soude. Muller, O'Brian, Bellinghan, Harrison, Bizzozero trouvèrent et décrivirent des cristaux analogues dans différentes maladies infectieuses.

Jusqu'à cette époque on ne faisait pas la division entre les calculs intestinaux, mais on séparait nettement depuis Rudini les calculs biliaires des calculs intestinaux véritables. « Les premiers contiennent de la cholestérine, cristallisent en aiguilles rayonnées, brûlent avec flamme; les seconds sont salins, terreux, cristallisent en lames concentriques, noircissent sans brûler; ils ne sont pas, comme les calculs biliaires, solubles dans l'huile de thérébentine et contiennent toujours dans leur centre un noyau formé par un corps étranger. »

Cette comparaison nous montre qu'on ne connaissait encore que les concrétions que nous pourrions appeler secondaires, c'est-à-dire constituées soit par un corps étranger dans le gros intestin, soit par une carapace enveloppant ce corps étranger. Cloquet lui-même en signalant cette faculté d'enrobement des corps étrangers méconnaît la véritable lithiase intestinale, et affirme que, pour qu'il y ait calcul, il faut un noyau primitif étranger d'une nature quelconque. A cette catégorie de calculs d'origine externe, appartient celui décrit par Hus et Mosander, et qui, ne mesurant pas moins de 17 centimètres sur 6, était constitué par des caryopses d'avoine. Nous le citons à titre de curiosité.

Laboulbène a eu l'honneur de faire la première description clinique de la lithiase intestinale, dont il a apporté en 1873 à l'Académie de médecine de belles observations. Voici les conclusions auxquelles il est arrivé :

1° On peut quelquefois trouver dans les garde-robes une matière sableuse qu'on peut appeler sable intestinal.

2° Cette matière ressemble beaucoup à du sable jaune ou brunâtre, dont les grains les plus gros auraient les trois quarts d'un millimètre ou même un millimètre de diamètre, et les plus petits deux à trois dixièmes de millimètre. La surface en est inégale et revêtue de prolongements en forme de cristaux irréguliers.

3° L'examen anatomo-pathologique fait constamment reconnaître dans le sable intestinal des particules siliceuses, encroûtées de matière organique et de phosphate ammoniaco-magnésien.

4° Dans un grand nombre de cas, en même temps que la silice, on trouve des cellules végétales inattaquées par les liquides actifs de l'estomac et de l'intestin.

5° Le sable intestinal provient du dehors et paraît se former à la suite d'une alimentation trop exclusivement végétale et par une ingestion inaperçue, ou peut-être volontaire de particules siliceuses.

6° Les moyens qui paraissent le plus utiles à employer, sont les purgatifs modérés, et une alimentation azotée prédominante.

En 1879, à l'Association française pour l'avancement des sciences, Marquez rapporte un cas de lithiase intestinale, au milieu d'un catarrhe chronique de l'intestin avec flux périodique accompagné de mucosités. Dans cette observation, la malade avait une alimentation purement animale, on ne peut donc incriminer l'influence végétarienne invoquée par Laboulbène.

En 1896, paraissent les observations complètes et détaillées de Mongour, Oddo et Mathieu.

L'année suivante, de nombreux travaux sont publiés : Dieulafoy donne dans son *Manuel de pathologie interne* la première description de la lithiase intestinale et fait à l'Hôtel-Dieu une leçon clinique sur le même sujet. Fontet passe à Bordeaux sa thèse sur la même donnée.

En 1898, Maurice de Langenhagen publie dans la *Semaine Médicale* un article sur l'entérite muco-membraneuse ; Chevallier, à Paris, prend pour sujet de thèse la gravelle intestinale.

L'année suivante, Renault, de Lyon, exprime sa manière d'envisager cette maladie dans la thèse de Mazeran.

Etiologie

Les causes de cette affection sont très mal connues ; on peut la rencontrer à toutes les époques de la vie, mais son maximum de fréquence est entre 45 et 55 ans, plutôt avant qu'après cet âge.

A l'encontre de l'appendicite, la lithiase est plus fréquente chez la femme que chez l'homme.

Les deux principaux antécédents personnels sont les troubles intestinaux et les manifestations arthritiques ; viennent ensuite les accidents nerveux et les troubles digestifs de l'estomac.

On trouve chez les ascendants des malades, le nervosisme ou l'arthritisme.

Les causes occasionnelles qui peuvent provoquer une crise de lithiase intestinale sont la constipation, une série d'efforts violents, un saut brusque, les secousses d'une promenade en voiture.

Les causes directes sont très difficiles à déterminer. Cette maladie n'entraîne pas la mort, aucune autopsie n'est venue permettre de vérifier les hypothèses faites. On a invoqué une altération dans les sécrétions de la muqueuse de l'intestin, une inflammation amenant une éclosion de microbes ; quels sont ces microbes, à quel groupe appartiennent-ils ? C'est un point qui n'est pas encore élucidé. Cette théorie serait celle du vase clos appliquée le plus fréquemment à une partie du côlon.

Pathogénie

La littérature médicale, qui ne comptait pas beaucoup d'observations, s'est enrichie dans ces dernières années, nous allons en citer quelques-unes qui permettront de fixer un point important : la composition du sable et des grains qu'on englobe sous le nom de lithiase intestinale. Tous les chimistes qui ont fait des analyses de cette gravelle sont d'accord que deux éléments concourent à sa formation : un élément organique de nature stercorale et un élément inorganique constitué par des sels de chaux et de magnésie, avec traces de silice et de chlorures. Dans les calculs et le sable biliaires on trouve de la cholestérine et jamais de matière organique d'origine stercorale. Il y a quelquefois des exemples où les lithiases biliaire et intestinale sont associées, mais même dans ces cas-là les calculs gardent leur autonomie.

La lithiase intestinale se présente sous différents aspects : le plus fréquemment c'est un sable jaunâtre ou brunâtre mélangé aux matières dont il faut le séparer par le lavage et le tamis ; parfois ce sont des graviers gros comme une lentille ou un pépin de raisin ; d'autres fois ce sont des calculs de la dimension d'un pépin d'orange ou d'une noisette.

La première observation que nous ayons trouvée est celle que Marquez a communiquée au Congrès de l'Association française pour l'avancement des sciences de 1879.

Observation I

Femme de 48 ans, à la ménopause. De complexion délicate, elle a souffert, dès sa jeunesse, mais plus particulièrement depuis une quinzaine d'années, d'états morbides, qui ont emprunté leurs caractères à l'herpétisme et à l'arthritisme, et qui ont touché à tous les grands appareils de la vie, à toutes les fonctions, sans cependant laisser nulle part l'empreinte d'un travail de désorganisation. De ces assauts divers et fréquemment subis, il est résulté de bonne heure un appauvrissement de plus en plus accentué de l'économie, la nécessité de vivre de ménagements et l'obligation de suivre le régime qui convient à l'anémie.

Il y a trois ans, aux approches de la ménopause, le ventre s'est plus sérieusement entrepris. A une diarrhée dysentérique qui doit avoir duré deux ou trois mois, a succédé un catarrhe chronique du gros intestin avec fluxions périodiques irrégulières et parfois hémorrhagiques, selles capricieuses presque toujours précédées ou accompagnées et surtout suivies de tranchées plus ou moins douloureuses.

Nous ne pensons pas qu'il soit utile d'entrer ici dans le détail d'actions morbides dont la continuité — à certains moments l'exaltation sous forme de crises aiguës — exagère les pertes de l'organisme et use les ressorts de la vie. Mais nous devons noter que cette situation a augmenté l'anémie et rendu l'estomac plus dyspeptique encore que par le passé.

Aussi le régime depuis trois ans est-il plus surveillé que jamais. — Il y a intolérance complète pour les végétaux, fruits ou légumes ; ils sont proscrits. Exception a été faite en faveur des dattes, qui passent assez convenablement, et du raisin dont on peut, aux meilleurs jours, prendre quelques grains, en ayant soin de rejeter peaux et pépins... Notre malade ne vit à grand'peine que d'un peu de laitage, de bouillon et de potages gras, un peu de poisson ou de blanc de volaille, rarement d'autre viande ; à peine un peu de pain ou quelque féculent ; assez régulièrement l'albumine de deux ou trois œufs crus.

Fréquemment le matin une légère dose d'eau de Hunyadi pour provoquer quelque selle en retard ou déblayer la voie encombrée tantôt par des paquets de mucosités plus ou moins épaisses et quelquefois sanguinolentes ; tantôt par des matières diarrhéiques ou de petites scybales de teinte ardoisée et souvent enrobées de mucosités de même nature que celle dont il vient d'être parlé.

Dans ses selles, un jour, il y a quelque mois, Mme ..... a découvert quelque chose de grumeleux, qui lui a paru être du sable... On a pris des précautions pour ne point se laisser induire en erreur sur la provenance de ce sable et l'on a acquis la certitude qu'il venait bien de l'intestin. Ces départs ne sont pas quotidiens ; rien ne les annonce ; ils ne correspondent pas nécessairement à une période de crise ; ils ont lieu à l'occasion d'une selle quelconque, diarrhéique, moulée ou glaireuse, par lavement ou laxatif ; ils deviennent de plus en plus fréquents, sans qu'il ait été touché au régime habituel.

On a recueilli de ce sable. Lavé avec soin et bien séché, il se présente sous l'aspect de corpuscules, la plupart granuleux et de couleur brunâtre, quelques-uns blanchâtres. Au microscope ces derniers n'ont rien de régulier et semblent être des débris de matière organique. Les autres, les granules bruns, apparaissent sous la forme de grains oblongs, arrondis, mamelonnés et parfois hérissés de petits cristaux.

L'analyse chimique, faite avec beaucoup de soin, a établi : 1° Qu'il ne s'agissait ni de gravelle biliaire, ni de gravelle urique, non plus que de résidus hématiques ou fibrineux ; 2° Que dans la composition de nos grains sableux entrent des matières azotées et une notable proportion de matière minérale.

Suivant le mode d'opérer de Méhu (2e observation Laboulbène) 34 centigrammes de granules bien desséchés après avoir été épuisés par l'éther et par l'alcool bouillant sont placés dans une capsule pour être incinérés. Ils brûlent donnant une flamme blanche, se boursouflant et répandant une odeur de corne brûlée. Il reste un flocon charbonneux de nuance grisâtre. On ajoute deux gouttes d'eau distillée et d'acide azotique : très légère effervescence, indice de la présence de carbonates. Le travail d'incinération est repris : il fait obtenir pour résidu une cendre blanche dont le poids est de 94 milligrammes.

La substance essayée contient donc 27,6, chiffre rond 28 0/0 de matières minérales et 72 0/0 de matières organiques azotées.

Le produit de l'incinération ci-dessus est dissous dans de l'acide azotique étendu d'eau distillée. Partie de cette dissolution traitée par une solution nitrique de molybdate d'ammoniaque donne un précipité également abondant de chaux grenue et amorphe.

De cette seconde opération et de la très légère effervescence dont il a été parlé plus haut il se déduit que les 28 parties de matière minérale sont composées de phosphate de chaux avec traces de carbonate de chaux.

Pour résidu de traitement une quantité minuscule de substance blanche, cristalline, grinçant sur le verre, résistant à l'action isolée ou combinée du feu et des acides nitrique et sulfurique concentrés, et qui peut être de la silice. Nous nous en tenons à cette énonciation dubitative parce qu'il ne nous a pas été possible avec ce résidu insignifiant de pousser notre opération assez loin pour être affirmatif.

Nous avons donc affaire à une substance sableuse où l'on rencontre comme éléments constitutifs une matière calcaire abondante (près de 28 0/0 de phosphate de chaux avec traces de carbonate de chaux) et une matière organique de nature animale; en outre, peut-être de la silice, mais celle-ci en proportions si minimes qu'il n'y aurait pas lieu d'en tenir un compte sérieux, son existence fût-elle hors de doute.

Ce sable provient d'une malade anémiée, psychralgique, atteinte d'une hypersécrétion de mucus intestinal et dont le régime alimentaire est très franchement azoté; il provient d'un organisme où l'assimilation s'alanguit et où la dénutrition s'affirme.

Le fait dont nous venons de dire les traits essentiels s'ajoute à ceux que Laboulbène a relevés et à ceux qu'il a cités d'après Hérard et d'après Legouest pour établir qu'il peut se rencontrer du sable bien authentique dans les matières alvines de certains malades.

Cela posé, la question se dédouble.

Les observations de Laboulbène présentent du sable intestinal dans la formation duquel l'élément minéral est faible, variant entre 2 et 4 0/0; elles mettent en relief le rôle d'une alimentation trop exclusivement végétale dans la production de ce sable, étant donnée l'intervention de certains éléments venus du dehors.

Notre observation introduit qu'une alimentation presque exclusivement animalisée n'a pas été un obstacle à la production de sable dans les voies intestinales d'un sujet dont l'état de santé et le régime semblent devoir peu favoriser la formation de semblables produits. Ici, c'est du sable phosphaté; calcaire assez fortement minéralisé (28 0/0), moins cependant que dans le fait de Hérard (40 0/0). — De même que les observations de Legouest et de Hérard, notre observation ne fait pas appel à l'extériorité. Elle part d'un fait pathologique au lieu d'en créer un. Elle nous livre un produit pathologique dont la nature rappelle volontiers l'idée d'une constitution assez riche et qui, ici, en vertu d'actions et de réactions dont le secret nous échappe, s'est formé dans un organisme appauvri, et semble s'y former avec plus d'abondance à mesure que la nutrition devient plus imparfaite.

Il y a là un problème d'étiologie qui ressortit à la physiologie pathologique. Serait-ce que dans cet organisme si détérioré, le peu qu'on lui donne à digérer jouât le rôle d'une alimentation trop généreuse? Quoi qu'il en soit, il nous a semblé qu'il pouvait y avoir intérêt à recueillir les éléments de cette observation, et à les soumettre à votre appréciation.

Observation II

En 1892, je voyais une dame âgée d'une cinquantaine d'années, qui se plaignait de douleurs abdominales mal localisées.

Ces douleurs survenaient sans cause appréciable à époques indéterminées: elles étaient accompagnées de ballonnements du ventre, d'état nauséeux, de constipation. Parfois elles cédaient à un purgatif et assez fréquemment, les garde-robes contenaient des matières glaireuses, sanguinolentes, avec ou sans lambeaux membraniformes. Il s'agissait là d'une colite pseudo-membraneuse. En 1895, la situation s'était sensiblement modifiée. Les crises douloureuses étaient si fortes, que plusieurs fois je me demandai s'il ne s'agissait pas de coliques hépatiques. Pendant des heures et des jours, les douleurs abdominales se succédaient plus ou moins vives, parfois si violentes que la malade réclamait avec insistance des piqûres de morphine. Ces coliques étaient accompagnées de nausées, de vomissements et parfois d'un état d'anéantissement voisin de la lipothymie. Plusieurs fois, j'avais cherché avec soin les points douloureux de la colique hépatique, sans pouvoir les déterminer exactement. Plusieurs fois, également, j'avais recherché avec soin les points douloureux de l'appendicite, sans arriver à les localiser. Il fallait donc chercher ailleurs le diagnostic.

Sur ces entrefaites, la malade me montra un jour une quantité de sable assez gros, jaunâtre, qu'elle avait rendu « par paquets », en allant à la selle. Il n'y avait pas à douter, nous avions affaire à une lithiase intestinale, et, depuis ce moment, à fréquentes reprises, j'ai constaté de *vraies débacles de sable intestinal* chez cette dame que j'envoyai faire une cure à Châtel-Guyon.

Je priai Berlioz de me donner l'analyse de ce sable intestinal, et voici la note qu'il a eu l'obligeance de m'envoyer.

« Ce sable est de couleur brun-pâle. Il renferme des pigments analogues à ceux des matières fécales et en particulier de l'urobiline. Une prise d'essai a été portée à l'étuve à 100 degrés jusqu'à dessication complète, puis calcinée pour en obtenir des cendres blanches. D'après cette expérience la composition de ce sable rapportée à 100 parties est la suivante :

Substances solides totales	86 gr. 46
Eau obtenue par différences	13 gr. 54
Matières organiques	85 gr. 29
Sels minéraux	1 gr. 17

« Ces chiffres nous indiquent que le produit soumis à notre analyse est composé surtout de matières organiques. Ces matières sont constituées par des débris végétaux mélangés à ceux du contenu intestinal dans lequel on trouve :

« L'indol, le scatol, le phénol, le crésol, des acides gras, des amines, des ptomaïnes, de l'excrétine et d'autres produits ammoniacaux, résultant d'une série de transformations dues surtout à des bactéries ;

« 2° Des pigments (urobiline) ;

« 3° Des matières grasses et féculentes ;

« 4° Des acides biliaires, de la dyolisine et de la cholestérine ;

« 5° Des matières végétales et animales non assimilables.

« Quant aux sels minéraux qui s'y trouvent en si petite quantité (1 gr., 17 0/0), ils sont formés d'acide phosphorique, de chaux, de traces de magnésie et de silice. De ces résultats nous croyons pouvoir conclure que ces divers corps sont à l'état de phosphate de chaux renfermant un peu de phosphate de magnésie.

« Le gros fragment rendu seul a été examiné séparément. Il est constitué en grande partie par des sels minéraux et surtout par du phosphate de chaux. Nous y avons trouvé également des traces très appréciables de magnésie. Il renferme aussi un peu de matières organiques et il est coloré par de l'urobiline ».

Observation III

Au mois de mars dernier, je voyais en consultation avec Valmont et Hutinel une enfant de 4 ans 1/2, de souche arthritique, atteinte d'accidents pleuro-pulmonaires aigus survenus dans le cours d'une affection intestinale. Je passe sur les détails de la phase pleuro-pulmonaire et je ne m'occupe que de l'état intestinal dont l'observation m'a été donnée par Valmont. Dès l'âge de 2 ans cette enfant était sujette à des crises de vomissements accompagnées de fièvre. Vers l'âge de 2 ans 1/2, quand l'alimentation est devenue plus azotée, les crises ont été plus longues, plus fébriles, annoncées par de légères éruptions prurigineuses et accompagnées de coliques, de diarrhée fétide avec mucosités membraneuses. Pendant les semaines qui suivent ces accidents gastro-intestinaux, les selles sont recouvertes de mucosités et contiennent en quantité notable du sable de coloration brunâtre. En mars 1895, éclate l'épisode pleuro-pulmonaire auquel je faisais allusion plus haut. Pendant les quelques semaines qu'a duré cette épisode, les selles ont été souvent diarrhéiques, fétides, avec des mucosités malgré le régime lacté exclusif. Puis l'enfant ayant guéri, on a constaté mélangées aux garde-robes des quantités énormes de sable. Ce sable, de couleur brunâtre, parsemé de grains blanchâtres, a été analysé par Berlioz. Voici les détails de l'analyse :

Matières grasses	3 gr. 50
Autres matières organiques	45 gr. 22
Cholestérine	Néant.
Sels minéraux	51 gr. 28

Les sels minéraux sont ainsi composés :

Chaux	26 gr. 85
Acide phosphorique	23 gr. 32
Magnésie	Traces

Depuis cette époque, l'enfant est en bonne santé; elle va régulièrement à la selle, mais elle rend très souvent du sable intestinal.

Observation IV

J'ai vu, en juillet 1896, un homme d'une quarantaine d'années, un peu surmené par le travail intellectuel, un peu neurasthénique et sujet à des troubles gastro-intestinaux rappelant les symptômes de la colite membraneuse. Depuis des années, il s'est aperçu qu'il rend par moments, en allant à la garde-robe, des quantités de sable. Ces décharges de sable surviennent sans douleur, sans colique, sans avertissement préalable; elles ne sont suivies d'aucune modification, d'aucun changement en bien ou en mal dans la santé: c'est un phénomène sans valeur, c'est un incident sans conséquence qui n'est en rien comparable aux accès si violents, si douloureux déjà signalés.

Observation V(1)

Une dame d'une cinquantaine d'années, de famille goutteuse et elle-même rhumatisante, a été prise dès son enfance de crises intestinales subites, très douloureuses, se terminant par d'abondantes évacuations. Depuis cette époque, c'est-à-dire depuis une quarantaine d'années, ces crises ont persisté. La crise douloureuse éclate brusquement, elle atteint vite son apogée, les douleurs sont d'emblée généralisées à tout l'abdomen avec ou sans vomissements. Bientôt la malade, sollicitée à aller à la selle, rend des matières durcies, puis des matières liquides avec une quantité de sable plus ou moins considérable.

« Les douleurs abdominales ou les débâcles se succèdent pendant dix-huit ou vingt-quatre heures, et, souvent, lorsque les débâcles ont été prolongées et les selles nombreuses et abondantes, la crise se termine par des selles sanguinolentes et graisseuses accompagnées de ténesme rectal. »

Les crises se reproduisent par séries plusieurs jours de suite et il est rare que la malade passe un mois sans crise. La quantité de sable rendu dans le courant d'une crise est parfois considérable. Dans l'intervalle des crises, la malade rend souvent quelques petits graviers intestinaux sans douleurs et sans débâcle.

Voici l'analyse de ce sable intestinal : (2)

Matières grasses		28 gr. 50 0/0
Matières fixes	Phosphate de chaux Phosphate ammoniaco-magnésien Carbonate de chaux Traces de chlorure	16 grammes 0/0
Matières animales et débris organiques		65 gr. 50 0/0

(1) Oddo. Observation présentée à la Société médicale des Hôpitaux, 19 juin 1896.
(2) Analyse faite par Robert, chef des travaux chimiques à l'Ecole de Médecine de Marseille.

Pour la première fois, il y a quelques mois, la malade, après sa crise de lithiase intestinale, a constaté les fausses membranes et les flocons de la colite pseudo-membraneuse.

Observation VI.

Une femme de 31 ans présentait depuis six ans des troubles gastro-intestinaux (1). Elle fut prise brusquement des symptômes de l'entérite muco-membraneuse et, bientôt après, elle rendit dans les selles une quantité de petits graviers du volume d'un pépin d'orange. Certains de ces graviers avaient même la dimension d'une noisette. Cette émission de calculs intestinaux a donné les résultats suivants (Barthe) :

Phosphate de magnésie........................	26 gr. 82
Carbonate de chaux...........................	43 gr. 60
Matières organiques..........................	29 gr. 28

Ces calculs sont jaunâtres, très friables, sans organe central.

Observation VII.

Il s'agit ici d'entero-colite fébrile sableuse simulant l'appendicite. Un jeune étudiant en médecine, très névropathe, est réveillé à 2 heures du matin par des coliques occupant surtout l'étage inférieur de l'abdomen. Ces vives douleurs n'irradiaient ni à la région hépatique, ni aux testicules; la pression ne les exagérait pas, le malade cherchait même à les soulager en prenant dans son lit les positions les plus diverses. Des vomissements fréquents et répétés étaient survenus quelques heures après. Un peu plus tard il avait eu un frisson suivi de fièvre. A l'examen du malade on ne trouve aucun signe de localisation appendiculaire, la douleur semble prédominante au côlon ascendant et à l'angle du côlon transverse ; le ventre n'est ni météorisé, ni rétracté, ni hyperesthésié ; la température atteint 39°,6. On porte le diagnostic de colite ou typhlo-colite fébrile, probablement membraneuse ou sableuse. Dans les gardes-robes qu'on examine, on trouve du sable jaune qui confirme le diagnostic. La fièvre persiste trois jours encore ; les vomissements disparaissent, les coliques sont beaucoup moins vives et la guérison survient sans autre incident qu'une rétention passagère d'urine nécessitant le cathétérisme.

Observations VIII et IX

Ces deux cas ont été publiés par Mathieu. L'un concerne une jeune femme de 28 ans, qui fut prise en décembre 1891 de violentes douleurs à l'hypocondre droit, douleurs qui furent confondues avec des coliques hépatiques. En 1892, à la suite de crises semblables qui furent encore rapportées à la lithiase biliaire, on trouva dans les selles des glaires, des fausses membranes, et du sable dont l'origine fut méconnue. Depuis cette époque le sable n'a presque jamais cessé de se montrer en quantité variable, et quand cette lithiase intestinale fut reconnue par Mathieu, la malade, dyspeptique et très amaigrie, éprouvait après ses repas du ballonnement, de la pesanteur, des tiraillements douloureux au creux épigastrique. Parfois la douleur qui procédait sous forme de crises paraissait localisée à la moitié droite du côlon ; la constipation était habituelle, les matières étaient dures et contenaient des glaires, des membranes et du sable.

Dans la deuxième observation il est question d'une femme de 52 ans, qui souffrait du ventre depuis une dizaine d'années. Chez cette malade les selles sont formées de matières assez dures avec glaires et membranes, on y trouve assez souvent du sable d'aspect plâtreux, dont la quantité est évaluée au moins à une cuillerée à soupe. La malade accuse, au flanc et à la région iliaque gauche, une sensation de pesanteur et d'endolorissement souvent accompagnée de douleurs vives et de crises très pénibles. Dans ces deux cas l'analyse du sable intestinal a donné, en proportions diverses, des matières organiques et des sels de chaux (2).

(1) Moncour. Société médicale des Hôpitaux, 22 février 1896.

(2) A. Mathieu et A. Richard. Deux cas de sable intestinal et d'entérite muco-membraneuse. *Bulletins et mémoires de la Société médicale des hôpitaux*. 28 mai 1896.

Observation X

J'ai été appelé à soigner une enfant de 7 ans chez laquelle on ne relève aucune de ces fièvres éruptives qu'on rencontre si fréquemment à cet âge. Pas de dothiénentérie.

La mère a eu des crises de rhumatisme. Le père, officier de marine, est atteint de congestion du foie pour laquelle il va tous les ans à Vichy. La malade a eu pendant soixante-dix-sept jours une température de 39° à 40° attribuée à l'influenza. Le diagnostic était indécis lorsque le médecin fit examiner les selles et trouva du sable en assez forte proportion. Depuis les crises se sont renouvelées longues sans fièvre; si elles sont courtes, le thermomètre marque 39°. L'attaque est chaque fois annoncée par de la constipation qui ne cède qu'à des purgatifs répétés.

Il n'y a aucun amaigrissement; l'appétit est normal, régulier, le ventre absolument indolore, sans tympanisme, ni ballonnement. Les fausses membranes n'ont apparu qu'à la seconde crise qui survint six semaines environ après la première; depuis les attaques se sont renouvelées à des époques irrégulières. La scarlatine n'a provoqué aucune débâcle sableuse.

Dans toutes les observations que nous venons de relater nous remarquons la concordance entre une affection intestinale (entérite membraneuse, colite, entéro-colite) et la lithiase. Il s'agit de déterminer dans les cas où l'on peut y parvenir quelle est celle des deux maladies qui a précédé l'autre. La solution n'est pas toujours facile. Bien souvent en effet le sable passe inaperçu dans les glaires et membranes. Dans bien des cas il semble que l'entéro-colite-muco-membraneuse a précédé la lithiase. L'intestin serait atteint d'un catarrhe lithogène, peut-être sous la dépendance d'agents microbiens et qui provoquerait le sable et les graviers. Dans les antécédents des malades on retrouve la fièvre typhoïde, un catarrhe dysentériforme, des diarrhées profuses et des constipations opiniâtres. Ainsi considérée, la lithiase intestinale ne serait qu'un épiphénomène associé à des lésions purement locales de l'intestin : Dieulafoy croit que bien des cas de gravelle de l'intestin font partie du groupe de maladies dénommé colite chronique ou colite muco-membraneuse.

Mongour et Fontet interprètent cette affection d'une autre manière et en font une des manifestations les plus intéressantes de la diathèse goutteuse et voici des observations qui peuvent aider à cette démonstration.

Laboulbène cite le cas d'un homme de 51 ans qui a eu comme preuves de sa constitution arthritique des coliques néphrétiques, de l'asthme et des hémorroïdes. Quand la gravelle du rein a disparu, le malade a été pris d'accès d'entéralgie. « Il s'occupe beaucoup de ses déjections qui sont accompagnées de douleurs anales. Il vient surtout demander conseil pour deux petits corps ressemblant à de fins graviers qu'il a trouvés dans le papier de toilette en allant à la garde robe. Il a rassemblé patiemment une assez grande quantité de ces corpuscules. » Les concrétions intestinales, analysées chaque fois que cet homme en apportait une certaine provision recueillie soigneusement, contenaient des matières organiques et des matières minérales composées presque exclusivement par des phosphates de chaux et de magnésie.

Une dame d'une cinquantaine d'années, a depuis plusieurs mois, des crises abdominales terminées par l'expulsion soit de calculs biliaires, soit de gros sable intestinal; chacune de ces productions diathésiques conservant sa composition particulière. Le frère de cette dame a rendu des calculs du rein, a subi l'opération de la lithotritie pour un calcul vésical. Les parents sont goutteux, arthritiques et hémorroïdaires.

Un malade de 33 ans, dont la famille est évidemment arthritique, est sujet à des migraines depuis l'âge de 5 ans. Chez les parents de cet homme, on trouve, l'eczéma, la lithiase biliaire et la migraine ; les grands-parents ont été obèses, rhumatisants, diabétiques et goutteux. Chez ce malade, un eczéma fort tenace, ne cédant à aucun traitement, a paru, il y a peu d'années, aux mains et à la face. Les migraines ont disparu complètement pendant une poussée hémorroïdaire qui a duré un mois, il y a trois ans. Plus tard, le malade trouva dans ses garde-robes des mucosités glaireuses semblables à l'albumine de l'œuf mal cuit et une quarantaine de petits grains calcaires gros comme un pépin de raisin. Cette expulsion de gravelle n'était précédée, ni accompagnée des douleurs abdominales si fréquentes dans la colite sableuse. Chose importante à noter, pendant cette période de lithiase intestinale, le malade n'avait ni migraine, ni eczéma, ni hémorroïdes, qui reparurent six semaines après la disparition totale de la sablose de l'intestin.

Il n'est pas rare, ainsi qu'on vient de le voir, de rencontrer l'alternance de la lithiase intestinale avec d'autres manifestations de la diathèse goutteuse. On peut dans ces conditions faire entrer cette affection au même titre que les gravelles biliaire et rénale, dans le cadre de la diathèse goutteuse.

Symptomatologie

Le passage du corps étranger dans l'intestin est quelquefois très douloureux, et pourtant on s'explique moins bien les douleurs que dans les gravelles néphrétique et biliaire, où le canal à parcourir est très étroit et la migration pénible. Dans quelques cas on rend du sable et des graviers sans s'en apercevoir. La zone douloureuse est variable, parfois c'est la région épigastrique sur le trajet du côlon transverse ; d'autres fois le maximum d'intensité siège dans la région iliaque gauche, correspondant au trajet du côlon descendant, d'autres fois dans le voisinage du cœcum, au niveau du côlon ascendant. Les douleurs sont le plus souvent étendues à tout l'abdomen sans pouvoir leur assigner un lieu d'élection.

La crise douloureuse est souvent précédée d'une sensation de langueur, de malaise, de fatigue et de ballonnement du ventre. Un des symptômes les plus fréquents, est le tympanisme de l'abdomen avec ou sans éructations. Cette crise dure quelquefois une journée ou quelques heures ; on voit des accès se renouveler plusieurs fois en vingt-quatre ou trente-six heures et former ainsi une véritable attaque. On peut donner à ces crises le nom de colique intestinale lithiasique, pour les séparer des autres coliques d'origine abdominale. L'intensité de ce phénomène est quelquefois assez grande pour arracher des cris au malade, surtout lorsqu'il y a expulsion de matières tantôt dures, tantôt diarrhéiques associées à des glaires ou à des membranes. Dans ces garde-robes on trouve, quand on veut l'y rechercher, le sable, les graviers ou les calculs.

Ces coliques intestinales lithiasiques reviennent plusieurs jours de suite, à heure fixe, quelques heures après le repas ; elles apparaissent plusieurs fois par mois, plusieurs fois dans l'année. Quelquefois, un malade aura une série de crises pendant un an, et passera plusieurs années sans avoir une attaque ; dans d'autres cas la personne aura, comme dans l'observation de Oddo, des rechutes tous les mois pendant quarante ans. On ne peut poser une règle absolue en présence de faits aussi divers. Une colique intestinale lithiasique très intense peut être suivie de crises indolores ; une attaque non douloureuse peut au contraire être unique et ne pas se renouveler.

Diagnostic

Les affections abdominales qui simulent la colique intestinale lithiasique sont fort nombreuses : les coliques saturnines, les douleurs de l'ulcère stomacal ou duodénal peuvent être différenciées par un interrogatoire approfondi. Les coliques hépatiques et l'appendicite demandent au contraire un examen très serré. La douleur, dans les deux maladies, peut siéger aux confins du côlon ascendant et du côlon transverse; il peut y avoir des vomissements alimentaires ou bilieux dans les deux cas : les irradiations douloureuses sont plutôt thoraciques et scapulaires, dans les coliques hépatiques, et abdominales.

Dans les coliques intestinales lithiasiques. Le tympanisme est beaucoup plus sensible dans la colique intestinale que dans les coliques hépatiques. Le vrai moyen de diagnostic exact est l'analyse chimique des graviers.

L'appendicite présente un point douloureux très limité dans la fosse iliaque droite : le point de Mac-Burney situé au milieu d'une ligne qui unit l'ombilic à l'épine iliaque, antéro-supérieure.

Cette localisation n'existe pas dans la colique lithiasique. Dans l'appendicite le plan musculaire abdominal est tendu, douloureux, contracturé, surtout au niveau de la fosse iliaque droite, rien de semblable ne se rencontre dans la lithiase intestinale. Les douleurs soudaines qui marquent le début de ces deux affections ont pu dans quelques cas les faire confondre, mais en examinant, on trouve dans l'abdomen un tympanisme plus subit, plus généralisé dans la colique lithiasique que dans l'attaque appendiculaire. Tous ces symptômes réunis permettent de faire assez rapidement le diagnostic entre l'appendicite et la gravelle intestinale. La première de ces maladies nécessite quelquefois une opération dans les vingt-quatre heures, la seconde ne relève que d'un traitement médical.

Traitement

Le traitement de la lithiase intestinale doit être divisé en deux parties bien distinctes : traitement curatif et traitement préventif.

1° *Traitement curatif.* — La première chose à faire, lorsqu'on se trouve en présence d'une malade atteinte de coliques intestinales lithiasiques, est de tenter de calmer la douleur aiguë, souvent même paroxystique comme dans la colique hépatique ou néphrétique. Pour arriver à ce but, il convient d'appliquer la médication palliative de la douleur : on appliquera sur l'abdomen des compresses d'eau chaude, des cataplasmes laudanisés, ou au contraire des serviettes trempées dans l'eau froide et renouvelées fréquemment. A l'intérieur, on emploiera les opiacés, les pilules d'opium, le sirop thébaïque, l'extrait de belladone. Si l'accès est paroxystique, on fera une demi ou même une piqûre de morphine.

Il ne suffit pas de s'attaquer au symptôme douleur, il faut encore combattre la stagnation du sable dans l'intestin tant pour empêcher son agglomération que pour lutter contre l'inflammation de la muqueuse irritée par le frottement de ce sable. Pour cela il faut avoir recours à l'entéroclyse que l'on pratique ainsi que nous allons le décrire.

La malade étant couchée sur le côté droit pour empêcher le reflux du liquide, on fait pénétrer le plus profondément possible dans le rectum une sonde en gomme dite sonde rectale de 20 centimètres ou la sonde molle œsophagienne, en particulier le tube de Frémont qui a une certaine consistance et tend moins à se replier dans l'intestin. Cette sonde est ajustée à un long tube de caoutchouc, de 2 mètres si l'on veut, qui communique avec la douche d'Esmarch, dite bock, d'une contenance de 2 litres et que l'on suspend à une distance du malade de 50 centimètres au plus sous peine de perforer l'intestin. On remplit le bock avec de l'eau ayant bouilli préalablement et employée tiède, car froide elle provoquerait des contractions intestinales et un spasme s'opposerait à l'écoulemen du liquide ou provoquerait de la douleur.

On fait couler le liquide avec une extrême lenteur et l'entéroclyse pour être parfaite doit durer au moins une heure.

Il est bon d'ajouter, pour la rendre un peu antiseptique, la valeur d'une cuillerée à bouche d'acide borique dans l'eau tiède pour une irrigation.

2° *Traitement préventif.* — La crise est passée et la malade n'a plus de sable, que faut-il faire ? Tâcher de prévenir le retour des nouvelles crises qui ne manqueront pas de se produire si les malades sont abandonnés à eux-mêmes ; on y parviendra par un régime alimentaire approprié.

Les substances végétales sont celles qui ont le plus de chances de séjourner dans l'intestin à cause de la cellulose qu'elles renferment, on les supprimera donc le plus possible en donnant la préférence aux aliments carnés qui contiennent une grande proportion d'azote.

On évitera avec le plus grand soin la constipation ; on comprend en effet combien est importante chez les lithiasiques la liberté de l'intestin alors que le plus léger obstacle donnant lieu à la stase peut provoquer la formation du sable. On administrera des purgatifs légers au moment opportun, on emploiera les mets rafraîchissants. Si la constipation persiste on devra avoir recours à l'entéroclyse, mais il faut en user modérément et de loin en loin pour ne pas fatiguer les malades.

Oddo, de Marseille, vante l'antisepsie intestinale par le benzonaphtol qui lui a donné les meilleurs résultats. Il est bon, suivant les conseils de Grasset, de l'employer à la dose de 1 gramme par jour associé à une faible quantité de magnésie.

A côté de ce traitement purement médicamenteux, et conjointement avec lui, le médecin trouve dans les eaux minérales un adjuvant des plus précieux, mais ici, il faut faire une sélection. Nous avons vu que la lithase intestinale était toujours accompagnée de colite membraneuse ; la constipation est en outre un des facteurs les plus importants pour entretenir cette sablose, les eaux laxatives dans ce cas sont donc très nettement indiquées. Châtel-Guyon doit être placé au premier rang de ce groupe : l'action du chlorure de magnésium contenu en assez forte proportion dans ces eaux, est trop connue depuis les expériences de Laborde, pour que j'insiste sur ce sujet, son efficacité est indéniable dans le traitement de l'entéro-colite, et de l'entérite muco-membraneuse. Le malade trouvera dans cette station une installation complète pour pratiquer l'entéroclyse qui rend l'intestin antiseptique et stimule ses contractions.

Plombières est utile pour calmer les malades atteints d'éréthisme nerveux.

Nous devons mentionner encore Vichy, qui combat la diathèse goutteuse, Vittel et apvern.

COMPTE RENDU DES SÉANCES

DE LA

SOCIÉTÉ DE THÉRAPEUTIQUE

Séance du 12 Juin 1901

Présidence de M. le Dr Albert ROBIN

M. DESTRÉE de Bruxelles présente une note concernant *l'action diurétique d'un sel double de théobromine sodée et d'acétate de soude*. La théobromine est pratiquement notre meilleur diurétique, car la caféine présente une action cardiaque qui empêche de l'utiliser dans tous les cas.

La theobromine sodée est malheureusement caustique, aussi a-t-on proposé, pour diminuer cette causticité, de lui ajouter du salicylate de soude, et l'on a ainsi obtenu la diurétine, qui présente certains avantages sur son congénère, mais est encore caustique. L'auteur s'est en conséquence ingénié à obtenir, avec un de ses élèves, un sel de théobromine plus facilement maniable, et il a étudié à ce point de vue le citrate, le succinate, le malate de théobromine, etc. Mais ce sont surtout le nitrate et l'acétate qui lui ont paru les plus avantageux, l'acétate principalement. Ce dernier médicament est un sel un peu hygroscopique, cristallin, contenant à poids égal une quantité plus élevée de théobromine que la diurétine et présentant une causticité bien moindre : il est en effet de 30 0/0 moins caustique que la théobromine, alors que pour la diurétine la proportion est de 25 0/0.

Ces essais ont été faits en premier lieu sur des animaux, puis, l'innocuité du sel ayant été ainsi établie, on a essayé sur des malades présentant de l'intégrité des reins et du cœur; dans le premier cas il s'agissait d'une sciatique avec troubles trophiques. Avec des doses de 1,5 gr. du sel nouveau, la diurèse augmenta de 88 0/0, l'urée de 17 0/0, les chlorures de 5 0/0 et les phosphates de 70 0/0. Cet effet se maintint pendant six jours, après suppression du médicament. Tous les éléments sécrétés ont subi une augmentation.

Dans un second cas, il s'agissait d'une femme neurasthénique chez laquelle des doses de 0,25 gr. ont suffi pour faire monter la quantité d'urine de 1150 à 1850 gr. Ces deux premiers essais ont encouragé l'auteur qui a pu reconnaître ensuite sur de nombreux malades l'activité réelle de l'acétate de théobromine et de soude. Dans trois cas où le rein était malade, l'effet diurétique a été nul.

L'avantage du sel double nouveau est sa faible causticité et sa grande activité, car on peut le prescrire à très petites doses. Il n'y a pas lieu de le prescrire dans les cas de phosphaturie, car il agit tout spécialement en augmentant la dose des phosphates éliminés.

M. HUCHARD fait remarquer qu'il n'a jamais constaté que la théobromine fût caustique : en tous cas, le sel nouveau constitue un progrès thérapeutique, puisqu'il agit déjà à la dose de 0, 25 gr. L'orateur préfère du reste la théobromine à son salicylate (diurétine) dont il ne se sert jamais: La diurétine, en effet, irrite le rein, grâce au salicylate qu'elle contient. Les doses moyennes de théobromine sont de 1 à 3 gr. par jour : en dehors du lait, on peut considérer ce médicament comme l'idéal des diurétiques.

M. DESTRÉE rapppelle qu'il a fait ses essais sur un sel à base de théobromine sodée, sel caustique, mais plus actif que la théobromine qui est assez irrégulièrement assimilée et par conséquent inégale dans son action.

M. HUCHARD lit une note concernant les *trois hypertensions, leur pathologie et leur thérapeutique*. Les trois hypertensions sont les suivantes : 1° artérielle, 2° pulmonaire, 3° portale. La première est connue depuis longtemps, mais ce qui est moins connu, c'est qu'elle précède l'artériosclérose, la maladie de la fonction engendrant la maladie de l'organe. Si donc on veut combattre l'artério-sclérose, il faut s'attaquer à l'hypertension qui la précède, et, avant tout modifier l'alimentation trop carnée, riche en toxines vaso-constrictives, que la société actuelle a adoptée à son grand préjudice.

En dehors de cette prescription, on donnera des médicaments hypotenseurs et l'on n'oubliera pas le massage abdominal, qui exerce une action manifeste dans ce sens. La plupart des auteurs n'ont pas suffisamment tenu compte de ce fait qu'il existe, en dehors du cœur central, un cœur périphérique, et qu'en soulageant ce dernier on favorise dans une large mesure le bon fonctionnement du cœur central. Le massage est en outre antitoxique, car il favorise l'élimination des déchets; il rend par exemple de grands services aux sujets condamnés à un repos prolongé au lit, qui accumulent des déchets dans leur organisme et les éliminent insuffisamment.

Parmi les glandes du corps, les unes sont hypertensives (capsules surrénales p. ex.), les autres hypotensives (foie, thymus, ovaire). Peut-être, avec les progrès de l'opothérapie, parviendra-t-on un jour à utiliser dans de meilleures conditions qu'actuellement ces propriétés si remarquables des divers tissus glandulaires.

L'hypertension pulmonaire n'offre pas à considérer des faits bien nouveaux, mais il n'en est plus de même de l'hypertension portale: la stase sanguine du système porte, longtemps méconnue, joue un rôle considérable en pathologie. Les veines mésaraïques peuvent présenter fort longtemps de la stase avant qu'on soupçonne un trouble dans leur fonctionnement; elles peuvent pendant longtemps charrier trop lentement des toxines, qui seront mal neutralisées par un foie ne fonctionnant déjà plus normalement. L'hypérémie avec stase donne naissance à de la pléthore abdominale, puis aux maladies par ralentissement de la nutrition; on constate nettement le fait chez les femmes qui engraissent après la ménopause.

L'alimentation lacto-végétarienne et le massage abdominal abaissent la pression artérielle chez les sténocardiques artériels. Le massage agit sur la quantité et la composition des urines, dont le taux de l'acide phosphorique, de l'urée, des chlorures augmente. Il y a lieu, à ce sujet, de se demander si ces produits ne seraient pas capables d'augmenter la tension artérielle. On voit souvent enfin le massage donner un coup de fouet à l'action diurétique de la théobromine, restée inefficace avant l'intervention de la massothérapie.

M. Dalché constate que les accidents de la ménopause sont souvent très favorablement modifiés par la médication hypotensive (tétranitrol p. ex.), un régime bien institué et des révulsifs cutanés. Mais il n'y a pas lieu d'admettre, dans tous les cas de ce genre, un trouble circulatoire de la veine-porte : il est plutôt indiqué d'admettre qu'à ce moment se développent des accidents de pseudo-myxœdème, des dystrophies ovariennes.

M. Cautru est d'avis que le meilleur moyen de combattre les troubles de la présclérose et d'obtenir l'hypotension est le massage abdominal. 3 à 6 massages suffisent pour faire uriner abondamment les malades de ce genre: en même temps, on observe sous l'influence du massage, une diminution du nombre des pulsations. Mais pour obtenir ce résultat, il faut pratiquer un massage doux et profond, et proscrire les hâchures par exemple. Si au lieu du massage abdominal on pratique le masage général, on augmente la tension artérielle au lieu de la diminuer.

M. Bardet donne lecture d'une note du Dr Kelmé concernant l'action de la *médication cacodylique sur les scrofuleux*. L'auteur n'a pas obtenu des résultats marqués chez les tuberculeux, mais, en revanche, chez une trentaine de scrofuleux, il a enregistré de très notables améliorations. Parmi ces malades, il n'y avait pas d'adénoïdiens. Le traitement a été institué par la voie buccale, l'auteur a donné par jour de 0 gr. 03 à 0 gr. 10, en augmentant graduellement et diminuant ensuite, comme pour d'autres préparations arsénicales. Il a parfois noté des symptômes d'intolérance.

M. Burlureaux préfère de beaucoup la voie hypodermique à la voie gastrique: on évite ainsi les accidents d'intolérance. Le cacodylate de magnésie se prête tout spécialement à l'emploi en injections sous-cutanées.

REVUE DES PUBLICATIONS SCIENTIFIQUES

Maladies infectieuses

Dr LESAGE

Médecin des hôpitaux

Résultats pratiques obtenus avec le traitement hydrothérapique de la rougeole et de la scarlatine, (*Réunion de la Soc. balnéologique, Berlin*, mars 1901). — PUTZER se contente de combattre les poussées hyperthermiques par des lavages à 18° C., 3 ou 4 fois par jour, une fois l'éruption nettement établie. En cas de tendances aux convulsions, on place le malade dans un demi-bain à 26° C. (durée 4 à 5 minutes), et on lui fait des affusions avec de l'eau à 16° C.

En cas de spasme de la glotte, on donnera des bains très chauds (42 à 42°) d'une durée de 5 à 10 secondes seulement; pendant la durée du bain, on place sur la tête de l'enfant, des compresses imbibées d'eau très froide.

La bronchite capillaire et la broncho-pneumonie seront combattues par les enveloppements thoraciques chauds (38 à 40°) sinapisés, d'un quart d'heure de durée, ou par des bains à 34° avec affusions rapides sur le cou et le thorax avec de l'eau à 16°. On peut aussi diriger, au moyen d'une seringue, un jet d'eau à 16° sur la nuque. Ces interventions provoquent une régularisation marquée de la respiration.

Au cours de la période de desquamation, les bains de son à 29° sont indiqués.

La température de la chambre doit être moins élevée en cas de scarlatine qu'en cas de rougeole, le scarlatineux étant enclin aux délires.

Dans la forme asthénique grave de la scarlatine, l'auteur s'est bien trouvé, pour prévenir les troubles méningitiques et le collapsus, de *cataplasmes glacés*, placés sous la nuque. Ce cataplasme est composé de deux couches de farine de graine de lin séparées par une couche de morceaux de glace : (épaisseur de la couche 3 à 4 cm.) la glace ne fond dans ces conditions qu'au bout de quelques heures, et l'eau est absorbée par la farine de graine de lin. Les petits malades acceptent fort bien ce coussin rafraîchissant : on renouvelle le cataplasme 4 à 5 fois en 24 heures.

Dans certains cas de scarlatine, on observe, en même temps que des températures allant jusqu'à 41°, un aspect livide de la peau qui semble fraiche au toucher. Dans ces cas, il y a afflux sanguin vers les organes internes, sans doute par mauvais fonctionnement des lympathiques. On devra, dans ces conditions, recourir à des bains de 38 à 40° de courte durée, à des enveloppements chauds de 15 minutes, qui provoqueront une poussée d'exanthème franche et abaisseront la température.

Dans la néphrite scarlatineuse, l'auteur préconise des bains de vapeur, donnés au lit, 2 à 3 fois par semaine, l'application de thermophores, etc., dans le but de provoquer une diaphorèse abondante.

E. VOGT.

L'atropine dans la fièvre malarique à forme algide, par VAN ZANDT (*Merck's Archives*, avril 1901). — L'auteur dans le courant de sa pratique a eu à soigner quelques cas de malaria à forme algide. Dans le premier cas traité d'après les méthodes habituelles le malade mourut après 24 heures. Deux autres cas ne furent pas plus heureux, malgré les soins et l'attention dont ils furent l'objet. Ces insuccès ont décidé l'auteur à rechercher un autre procédé thérapeutique. Il pensa que le symptôme dominant, l'agidité avec peau bleue très froide et moite, devait être surtout combattu et qu'il fallait rechercher à ramener dans le revêtement cutané une circulation active.

L'auteur se décida à recourir dans ce but à la belladone: mais lorsqu'un nouveau cas se présenta il hésita à adopter une méthode si nouvelle. La maladie avait débuté le matin; l'auteur traita attentivement son malade jusqu'à minuit, en suivant les procédés classiques. A ce moment le malade était arrivé au coma, son pouls ne battait qu'à peine. Devant cet état désespéré l'auteur n'hésita plus, il fit dissoudre 1/4 de grain d'extrait solide de belladone dans quelques gouttes d'eau et l'administra en injection hypodermique. Au bout d'une heure l'état n'ayant pas empiré, il administra une seconde dose pareille. Au bout de vingt minutes, le pouls et l'état général donnant des symptômes d'amélioration, l'auteur donna une troisième dose. Peu après cette dernière injection le malade devint conscient, et la réaction se fit tranquillement.

Depuis cette époque l'auteur a traité différents cas toujours avec succès, en dernier lieu il a remplacé la belladone par le sulfate d'atropine. Ses expériences avec la belladone l'ayant enhardi, il commença d'emblée avec 1/60 de grain de sulfate d'atropine en renouvelant cette dose et même davantage, ou bout de vingt ou trente minutes si aucun effet décisif ne s'était produit. Ces temps derniers l'auteur a ajouté à l'atropine une bonne dose de sulfate de strychnine, 1/30 ou 1/20 de grain.

Sous l'action de cette médication et généralement au bout de quelques minutes, la réaction survient et la diarrhée et les vomissements cessent.

L'auteur trouve que l'atropine agit tout aussi énergiquement sur d'autres frissons que sur ceux de la malaria.

E. Vogt.

Maladies générales non infectieuses et intoxications

Dr CHASSEVANT

Professeur agrégé à la Faculté de Médecine

Le traitement hydrothérapique de la goutte (*Réunion de la Soc. balnéologique*, Berlin, mars 1901). — Munter réunit quatre indications pour le traitement de la goutte : 1° s'opposer à la production de l'acide urique et des autres produits azotés intermédiaires; 2° favoriser la destruction de ces derniers par oxydation; 3° augmenter leur solubilité dans le milieu sanguin et, dans les autres liquides de l'économie; 4° Favoriser leur élimination. L'hydrothérapie peut-elle rendre des services à cet égard? On sait que l'excitation thermique froide, sans production d'hypothermie dans l'économie, augmente l'activité des échanges, et que l'excitation thermique chaude l'abaisse. Si, au contraire, la température du sujet baisse ou monte sous l'influence de l'excitation, les échanges suivent une marche parallèle. Or, il faut dans la goutte, chercher, soit à activer les échanges, soit à augmenter la désassimilation. Dans la goutte atonique, nous chercherons à satisfaire au premier desideratum, au moyen d'excitations thermiques froides rapides, de façon à ne pas soustraire trop de calorique à l'économie : ce calorique sera, du reste, de préférence emprunté à l'hyperémie cutanée obtenue au préalable par des pratiques hydrothérapiques. Donc, la douche froide sera précédée d'enveloppements humides, de bains de vapeur, sable chaud, etc., à condition de ne pas exagérer la sécrétion sudorale, qui ne contient qu'une minime proportion d'excreta et contribue à provoquer un épaississement du liquide sanguin. A ce point de vue, les bains de lumière électrique sont trop énergiques. Le bain de sable chaud, avec localisation au point malade, est au contraire fort utile, car la sudation est modérée : il ne faut pas toutefois dépasser la somme de deux bains par semaine.

Dans la goutte aiguë, c'est l'élimination et la transformation des produits azotés autres que l'urée, que l'on recherche surtout : on peut alors s'adresser à l'hydrothérapie froide, avec déperdition marquée de calorique, suivie d'une réaction intensive obtenue par un exercice violent. Le sujet doit être robuste et ingambe : cette dernière condition ne se retrouve toutefois pas facilement chez les goutteux. La méthode est donc forcément limitée dans ses applications. On fera donc bien, dans la majorité des cas, d'envisager le problème sous une autre face.

On sait qu'en augmentant artificiellement la température du corps, soit par apport de calorique, soit en rendant plus difficile la déperdition de calorique, l'oxydation des substances azotées est nettement favorisée. Pour obtenir ce résultat, ce sont surtout les bains de vapeur, les enveloppements chauds humides, les bains chauds prolongés qui seront utiles. La transpiration est modérée, l'élimination de calorique entravée, et on voit souvent, la température monter à 39° C et davantage dans ces conditions.

Il ne faut pas considérer l'accès de goutte comme un *noli me tangere* : l'auteur préconise les enveloppements excitants, les bains généraux, d'eaux-mères surtout, qui diminuent certainement la durée des accès.

La goutte viscérale elle-même est justiciable de l'hydrothérapie; bains de sable en cas de névralgies, douches écossaises, enveloppements humides, etc., et surtout les bains d'électricité faradique.

Si l'on a accessoirement pour but de diluer la masse sanguine épaissie par déperdition sudorale, on donnera fréquemment de petites quantités de liquides chauds : si l'on cherche à provoquer, par une diurèse abondante, l'élimination de déchets accumulés dans l'organisme hyperthermié, on donnera rarement de grandes quantités à la fois de liquides froids.

E. Vogt.

L'aspirine dans le rhumatisme, avec complications cardiaques (*The Therapist*, 15 mars 1901). — On sait que le salicylate de soude exerce à la longue sur le cœur une action dépressive : Morn a étudié spécialement, à ce point de vue, l'aspirine, et lui a trouvé un avantage marqué sur son congénère. Les expériences physiologiques avaient du reste fait pressentir cette différence entre les deux médicaments, car l'aspirine excite l'activité cardiaque chez la grenouille, alors que le salicylate la déprime.

L'auteur donne quelques observations à l'appui de ce qui précède, concernant des rhumatisants de tout âge (10 à 63 ans) atteints d'affections cardiaques, chez lesquels l'aspirine, donnée même pendant des semaines, n'a produit aucun accident quelconque et n'a, en aucune façon, contrecarré le traitement spécial dirigé contre les troubles circulatoires.

E. Vogt.

Traitement de l'obésité (*Soc. méd. de Berlin*, 22 mai 1901). — Stadelmann cite le cas d'une alcoolique de 32 ans qui fut opérée de pied-bot : le repos au lit eut pour conséquence de la faire engraisser, de telle façon qu'elle passa en un an de 70 à 145 kilos. La thyroïdine provoqua chez elle de la glycosurie, la diminution de l'alimentation ne donna aucun résultat : on fut obligé d'arriver à la ration quotidienne de 125 gr. d'albumine, 32 gr. de graisse, 49 gr. d'hydrocarbures, soit 1014 calories, pour obtenir une diminution de poids, qui fut de 1 kil. 5 à 2 kilos par semaine. Toutes les six semaines, on autorisa l'ingestion de 1500 calories. Le sujet perdit 60 kil. en un an ; exeat.

L'orateur cite le cas de Debove, où l'ingestion d'un seul litre de lait par jour, sans autre alimentation, amena une diminution de poids de 53 kil. Il pense que ce régime est trop sévère, car 1 litre de lait ne représente que 680 calories.

E. Vogt.

La transfusion du sang et son utilisation thérapeutique au point de vue des idées actuelles (*Munchen. med. Wochenschrift*, n° 15, 1901). — Bier rappelle les accidents que l'on observe souvent après la transfusion : ce sont la dyspnée, la toux, la congestion faciale, une augmentation marquée du péristaltisme, la fièvre, les frissons. Ces accidents passés, on constate que le transfusé présente une augmentation de l'appétit et une exagération des phénomènes nutritifs.

L'auteur, guidé par ces constatations, a cherché à utiliser l'influence bienfaisante de la transfusion sur des malades gravement atteints de tuberculoses locales : il a enregistré des améliorations positives, des arrêts de sécrétion dans des cas où existaient des fistules, etc. Il est probable que l'hyperémie provoquée par la transfusion a pour conséquence une transsudation sérieuse, marquée surtout dans les organes malades, et agissant favorablement sur les lésions locales. Il n'y aurait rien d'étonnant non plus à ce que l'exagération des phénomènes nutritifs, les modifications subies par la masse sanguine et même l'accès fébrile, n'eussent une influence thérapeutique. En tous cas, la méthode des transfusions répétées semble devoir rendre un jour de grands services dans les états pathologiques dont nous venons de parler, et leur emploi pourra sans doute être ensuite généralisé à d'autres états morbides

E. Vogt.

Chirurgie générale

Dr Benoit

Ancien interne des hôpitaux

Etranglement d'une anse d'intestin grêle par un appendice adhérent, en forme d'anneau (*Deutsche med. Wochenschrift*, 6 juin 1901). — Si nous citons ici ce cas de Hermes, dont l'opération ne présenta aucune difficulté, c'est que la symptomatologie en fut extrêmement compliquée et que l'incertitude du diagnostic (péritonite par perforation ou iléus) ne cessa qu'avec l'examen de la pièce au cours de l'opération. L'entrée de l'anse d'intestin grêle, dans l'anneau formé par l'appendice fortement adhérent au cœcum par son extrémité, a été brusque, car on ne trouva pas d'adhérences reliant l'intestin grêle à l'anneau.

Le cas constitue certainement une grande rareté.

E. Vogt.

Luxation de l'épaule traitée par le massage (*Société de Kinésithérapie*, 26 avril 1901). — Dagron rappelle qu'on rencontre parfois des malades qui ont une telle contracture du sous-scapulaire que la réduction amène sa déchirure et quelquefois sa désinsertion, lésions qui expliquent les complications fréquentes dans les mouvements de rotation, comme les tractions simples dans l'axe du bras amènent des ruptures ou des contusions simples du côté du plexus brachial avec des paralysies deltoïdiennes ou autres. Est-il besoin de dire que ce procédé est fort pénible dans les cas où la contracture est si difficile à vaincre ? Aussi est-il plus simple de mettre l'épaule en résolution musculaire au moyen de la chloroformisation générale, et la réduction s'opère pour ainsi dire toute seule.

Mais, puisqu'il suffit d'amener la résolution musculaire pour que la tête humérale retrouve sa place, ne pourrait-on l'obtenir par le massage? Dans la plupart des cas, là où le muscle seul s'opposait à la réduction, l'auteur a pu obtenir la résolution musculaire et réduire sans aucune douleur, et deux ou trois fois avec une sensation simplement désagréable quand la tête rentrait dans la cavité glénoïde.

Il faut pour mettre un muscle en résolution le masser tout doucement d'une pression très légère, d'une véritable caresse qu'on augmente d'intensité tant que le blessé ne ressent aucune sensation même désagréable, sinon le muscle persiste dur et sensible. On masse ainsi deltoïde, grand pectoral, biceps, triceps, grand dorsal, sus et sousépineux, grand rond, trapèze même, et pendant ce temps on fait exécuter quelques mouvements de l'épaule avec la main gauche, ou par un aide éduqué ou instruit simplement avant la séance, pour profiter du calme musculaire que donne le massage. Aucun mouvement ne doit faire de mal, sinon la manœuvre est défectueuse. Quant au sous-scapulaire, cause principale de la position anormale de la tête, il ne saurait être atteint, mais il cède cependant puisque l'observation le démontre. Il cède comme le brachial antérieur cède quand on a massé le biceps, comme les muscles profonds de la jambe cèdent quand on masse les jumeaux. Il suffit de masser doucement un corps musculaire contracturé pour que les muscles du même territoire nerveux et surtout participant aux mouvemennts d'une même jointure, reprennent leur tonicité normale ou tout au moins tendent à perdre cet état de contracture si pénible pour le blessé.

Lorsque la résolution musculaire de l'épaule est obtenue, la tête rentre dans sa cavité glénoïde si l'aide qui a donné quelques mouvements à l'épaule a eu soin d'amener l'humérus en propulsion, en adduction et en rotation externe.

Le procédé pour la réduction de la luxation de l'épaule peut être étendu à toutes les articulations luxées. Il permet de réduire facilement et préserve le blessé des douleurs si pénibles d'une réduction brutale, enfin il ne causera aucune complication secondaire aux ruptures de faisceaux musculaires ou tendineux, aux contusions du plexus brachial ou aux ruptures des artères et veines du creux de l'aisselle.

Sans crainte de récidive, on peut mobiliser de suite, activement et passivement. Le luxé ne souffre plus dès le 3e jour, mais il ne saurait avoir la force de son épaule avant plusieurs jours: c'est la violence du traumatisme, le nombre, la réussite des manœuvres de réduction qui donneront la si grande variété dans la durée des soins à donner.

E. Vogt.

L'emploi de la capsule surrénale dans l'hémostase, par M. Kenworthey (*Medical Record*, 16 mars 1901). — On a souvent employé la capsule surrénale dans différentes formes d'hémorragies, mais jusqu'ici on ne l'avait pas appliquée à l'hémostase.

L'auteur a employé cette médication chez un malade pris subitement d'une hémorragie pulmonaire sans qu'aucun symptôme précédent n'ait fait soupçonner une prédisposition à cet accident.

A la suite d'une promenade à bicyclette, ce malade fut pris subitement d'une toux violente et en deux heures et demie, il rendit environ un demi litre de sang, malgré l'administration d'opium, d'ergotine, d'acide gallique, les applications de glace et le repos absolu.

Le lendemain, l'hémorragie revint et le malade perdit presque autant de sang que la veille, malgré le traitement mentionné.

Le troisième jour, le malade présentait 140 pulsations faibles et irrégulières; une température de 102° Fahr. et 40 respirations : l'hémorragie continuait.

L'auteur commença alors le traitement par la capsule surrénale en cachets à la dose de 0 gr. 15, un cachet toutes les demi-heures, jusqu'à absorption de trois cachets; à partir de ce moment, on donna un cachet toutes les deux heures encore, jusqu'à absorption de trois nouveaux cachets; le lendemain, on administra trois cachets par jour pendant une semaine. Ces poudres étaient prises à sec sur la langue, mâchées et avalées sans eau.

Après la première poudre l'hémorragie cessa complètement au bout de cinq minutes et ne reparut pas durant les dix semaines que dura le traitement. Le soir qui suivit cette première absorption de capsule surrénale, le pouls était à 90, fort et régulier; la température à 101° F, la respiration à 28.

Au moment de l'exeat, six semaines après cessation du traitement, le pouls était de 75-80, ce qui fait admettre à l'auteur que l'action de la capsule surrénale sur le cœur est plus constante qu'on ne le suppose en général.

Une particularité à noter est que la hausse et la baisse de la température se manifestèrent dans ce cas différemment des cas habituels, le matin elle s'élevait à 99°-99,4 Fahr. et le soir elle était normale.

Le poids du malade augmenta de 18 livres pendant les 10 semaines de traitement.

Dans 14 cas traités par l'auteur, la capsule surrénale a toujours donné les résultats attendus sauf dans un des cas où l'hémorragie ne s'arrêta que 15 minutes après l'administration du premier cachet. Les autres doses ne sont probablement pas indispensables, mais elles sont données par mesure de précaution, le médicament paraissant être tout à fait inoffensif, même continué pendant un temps assez long.

Dans chaque cas on constata une grande amélioration du pouls et de la respiration, la diminution de la toux et de l'expectoration.

L'auteur conclut que la capsule surrénale est le plus prompt et le plus sûr des médicaments à employer pour obtenir l'hémostase.

E. Vogt.

Emploi de l'extrait aqueux de capsules surrénales comme hémostatique (*Medical Record*, 9 février 1901). — Bates emploie depuis 6 ans cet extrait, qu'il recommande de préparer de la façon suivante : une partie de glande séchée et pulvérisée est mélangée à dix parties d'eau; on obtient ainsi une sorte d'émulsion qu'on n'utilisera qu'à l'état frais; au bout de deux heures, le liquide commence à se putréfier. Quand il s'agit de l'introduire dans l'œil ou l'oreille, on le filtre; on peut du reste le stériliser sans lui enlever de son efficacité.

Pour l'usage interne, la poudre de glande est à recommander; on peut la garder indéfiniment à l'état sec.

L'auteur cite quelques applications chirurgicales.

Œil. — Les interventions sur les muscles oculaires exigent un champ opératoire privé de sang; aussi est-il bon de faire avec la solution ci-dessus des irrigations pendant que l'on opère. Le canal lacrymal peut être incisé sans qu'une seule goutte de sang ne se répande, si l'on injecte alternativement une solution d'extrait de glande et de la cocaïne, car l'action hémostatique ne s'exerce que si le malade ne souffre pas.

Oreille. — On peut enlever le tympan et les osselets à sec, grâce à l'extrait.

Nez et gorge. — L'action de l'extrait est moins marquée si la région est enflammée; en revanche même chez les hémophiles, on peut en moins d'une minute arrêter une épistaxis avec l'extrait appliqué sur le point qui saigne. Les opérations sur le septum se font à sec si on applique en cours d'intervention, le liquide hémostatique. Il est inutile de placer un tampon comme pansement, car il n'y a pas à craindre d'hémorragie consécutive.

Moore, dans un cas d'hémorragie post-partum, tamponna avec un fort tampon de coton saturé d'une solution concentrée d'extrait surrénal : en même temps, il administra deux doses de 0,50 gr. de poudre de glande par la bouche. La métrorrhagie s'arrêta rapidement.

Le même auteur obtint un succès dans un cas d'urétrorrhagie suite d'urétrotomie interne.

Floersheim utilise ce médicament dans les cas de métrorrhagie chez les cancéreux.

Pour Bates, l'extrait surrénal est le plus actif hémostatique que nous possédions : il donne toute satisfaction si on s'en sert dans les règles, et se fait surtout remarquer par sa rapidité d'action. Il suffit en effet de quelques secondes pour que cet extrait, appliqué localement ou pris à l'intérieur, arrête les hémorragies.

E. Vogt.

Appareil pulmonaire
Cœur et Vaisseaux

Dr G. Lyon

Ex-chef de clinique de la Faculté de Médecine

Dilatation des bronches, par Combemale (*Echo médical du Nord*, n° 21, p. 237, 1901). — Les « anévrysmes bronchiques » ont une pathogénie voisine de celle des anévrysmes aortiques : disparition dans la paroi des fibres élastiques et des fibres musculaires; ces lésions ne sont pas moins incurables ici qu'ailleurs. Il est donc fallacieux de rechercher la guérison d'une maladie pour laquelle on est réduit au traitement symptomatique. L'évacuation des crachats est l'indication la plus pressante, ainsi que leur désinfection. Il faut de plus, combattre la toux, l'insomnie qu'elle procure, le retentissement général de la suppuration bronchique et la bronchite fétide, ou la gangrène pulmonaire, complications éventuelles de la dilatation bronchique.

Le traitement varie suivant la période à laquelle le malade en est arrivé.

A. Phase prébronchectasique. — Le dilaté n'est encore qu'un bronchorrhéique, il faut s'efforcer à ce moment de prévenir les poussées aiguës de bronchite qui aboutissent à la bronchectasie.

Au sortir de la dernière poussée, on prescrira la terpine aux doses de 0 gr. 60-1 gr., pendant une vingtaine de jours; puis, après une dizaine de jours de repos, le *carbonate de gaïacol* (0 gr. 20-0 gr. 30).

On recommande en même temps la vie en plein air, sous un climat à l'abri des variations brusques de température; on activera la vasomotricité des téguments par des frictions sèches ou de rapides lotions à l'éponge suivies de friction et de promenade.

B. Phase bronchectasique. — Les fausses vomiques avec leur odeur forcent l'attention.

Tant que l'évacuation se fait sans grand effort, il n'y a pas lieu d'intervenir. On recommandera seulement au malade de prendre plusieurs fois par jour la position qui assure le mieux la toux expulsive.

Si l'expectoration diminue, la toux persistant, on refuse au malade les opiacés qui suppriment le réflexe tussigène, mais on prescrit les *inhalations de vapeurs aromatiques* : une cuillerée du mélange de teinture d'eucalyptus et de benjoin dans un demi litre d'eau bouillante.

On prescrira, d'autre part, les expectorants: *Oxyde blanc d'antimoine, kermès, polygala* :

Oxyde blanc d'antimoine.	1-2 grammes
Sirop de polygala.......	30 —
Eau....................	60 —

Une cuillerée à soupe toutes les trois heures.

Le bicarbonate de potasse, en tisane, suivant la formule de Bouchardat, est un expectorant utile :

Bicarbonate de potasse	āā 5 grammes.
Teinture de vanille...	
Teinture de cannelle..	
Sirop simple............	100 —
Eau.....................	900 —

par verre à bordeaux, toutes les quatre heures.

L'infection des crachats est justiciable des antiseptiques qui s'éliminent par le poumon : *eucalyptus, térébenthine*.

Pour assurer le sommeil on prescrira, pendant peu de temps, le *chloral*, le *sulfonal*.

Le *repos* est le seul moyen efficace contre la dyspnée.

En cas d'hemoptysie, d'ailleurs rarement sérieuse, l'*ergotine Yvon* (2 gr. par jour), l'ergotinine de Tanret (1 milligr.), l'ipéca, suivant la méthode de Graves, c'est-à-dire à raison de 10 centigrammes toutes les vingt minutes, seront les remèdes de choix.

Si le cœur fléchit, la *digitale* est préférable à la caféine (une vingtaine de gouttes de la solution au millième, chaque quinzaine).

On modifiera l'état général au moyen d'un régime réparateur : viandes grillées ou rôties, œufs, lait, poissons, beurre.

On prescrira les préparations de *quinquina*, de *noix vomique*, etc.

Lorsque la dilatation bronchique est bien limitée, située au voisinage immédiat du thorax, la *pneumotomie* est légitime, en raison de l'insuffisance des moyens médicaux.

G. Lyon.

L'asthme, sa nature et son traitement (*Deutsche med. Ztg.*, 16 mai 1901.) Brugelmann insiste en premier lieu sur les points *asthmogènes* qui se retrouvent sur la muqueuse respiratoire, varient d'un sujet à un autre et souvent chez le même sujet, et résistent plus ou moins bien aux irritations. Ces points prennent presque toujours naissance au cours de catarrhes chroniques : quand le système nerveux central est normal, l'accès d'asthme ne se développe pas.

En observant bien les asthmatiques à ce point de vue, on peut distinguer leur affection en asthme nasal, pharyngien et bronchique.

Mais les organes les plus divers (utérus, estomac, etc.), peuvent présenter des points asthmogènes : d'un autre côté, des irritations localisées peuvent aller exciter d'autres centres que le centre respiratoire, et l'on aura alors, au lieu d'un accès d'asthme, des contractions toniques et cloniques, des accès de migraine, etc.

Les humeurs et leurs modifications pathologiques peuvent enfin constituer des centres asthmogènes, d'où les trois variétés d'asthme, traumatique, réflexe et toxique.

Dans le premier groupe, on rencontre des formes graves, provoquées par un shock nerveux, qui donne à son tour naissance à des sensations d'angoisse allant exciter le centre cérébral.

L'asthme réflexe est plus spécialement représenté par l'asthme nasal, et l'asthme toxique s'observe surtout dans les affections rénales et cardiaques.

De ces données résulte un système thérapeutique ; l'asthme traumatique est justiciable de l'intervention chirurgicale, l'asthme réflexe est aisément curable dans la plupart des cas, et l'asthme toxique, grave le plus souvent, devient bénin s'il s'agit de pléthore, par exemple.

L'asthme psychique est du domaine de la neurologie, dans les cas graves, c'est la morphine, ou mieux encore la dionine qui rendront des services : cette dernière, n'a pas des effets désagréables de la morphine, la constipation exceptée.

L'asthme réflexe exige avant tout un traitement local et une influence du médecin, sorte d'éducation asthmatique, destinée à modifier la volonté chancelante du sujet. L'iodure de potassium, associé au chloral à hautes doses, réussit dans un grand nombre de cas, spécialement quand il s'agit d'asthme nasopharyngien compliqué de neurasthénie. L'atropine, qui jugule si énergiquement les formes spasmodiques, est malheureusement difficile à manier. La cocaïne est d'un grand secours dans les formes d'origine nasale, et l'antipyrine convient aux formes nerveuses.

Dans l'asthme toxique, c'est surtout dans la forme pléthorique que nos prescriptions diététiques donneront de remarquables résultats.

Il n'existe pas, pour l'auteur, de station climatérique conférant l'immunité. Tel asthmatique verra ses accès disparaître à une station, ou tel autre les verra augmenter : l'immunité fait du reste souvent place à une recrudescence inusitée des accès quand le sujet retourne dans ses foyers. En général, on peut cependant admettre qu'un climat chaud et humide, avec peu de vent, soulagera les malades.

E. Vogt.

Recherches cliniques et thérapeutiques sur la phtisie pulmonaire (*Soc. de méd. interne de Berlin*, 20 mai 1901). — Stadelmann, après une série de remarques concernant des questions de bactériologie, a parlé de la sueur nocturne des phtisiques. Les procédés thérapeutiques et même le plus moderne, les lavages au formol si désagréables pour l'entourage et le malade, ne donnent pas grand résultat : l'atropine est efficace mais dangereuse à manier. Seul, le *gaïacamphol*, qui ne se décompose qu'une fois arrivé dans l'intestin, administré le soir à la dose de 0 gr. 20 dans un cachet, réussit à combattre sans inconvénient cette complication. On est parfois obligé d'arriver peu à peu à des doses plus élevées, et d'aller même à 1 gramme par jour, mais on peut, au bout de 8 jours cesser la médication, car l'effet se prolonge longtemps encore après suppression du remède.

Sur 56 cas, l'auteur n'enregistra que 4 insuccès. Il est probable que l'acide camphorique contenu dans le gaïacamphol, excite les centres vasomoteur et respiratoire et active de cette façon l'excrétion des toxines.

Contre les poussées hyperthermiques, l'auteur a essayé chez 40 phtisiques le *pyramidon*, et a pu constater qu'on obtient ainsi un abaissement de la température à la normale, sans inconvénient d'aucune sorte, à l'exception de quelques sueurs, infiniment moins fréquentes qu'avec d'autres médicaments. On donne par jour 0 gr. 4 à 0 gr. 5 divisés en deux doses, une le matin, une l'après-midi : ce n'est pas là un maximum, car on peut sans inconvénient, administrer 1 gr. 50 par jour. Si le pyramidon n'a pas d'effet antithermique, on peut s'attendre à ce que ses congénères ne donnent pas de meilleurs résultats chez un malade donné.

On peut se servir aussi des trois sels suivants : le camphorate neutre, le camphorate acide et le salicylate de pyramidon.

Les sels camphoriques (0 gr. 7 par dose pour le neutre, 1 gramme pour l'acide), agissent tout spécialement contre la tendance aux sueurs. Le salicylate (0 gr. 7 par dose), agit comme analgésique.

L'orateur a utilisé avec succès ces trois préparations dans 12 cas de phtisie très grave. On peut, le cas échéant, doubler et tripler les doses indiquées.

E. Vogt.

Affections cardiaques et alimentation (*Deutsche med. Ztg*, 30 mai 1901). — Barwinkel croit qu'on ne tient pas assez compte, dans l'étude des affections de l'appareil circulatoire, de la constitution physique de la masse sanguine : il est cependant fort important de connaître la fluidité d'un liquide si l'on veut pouvoir apprécier la facilité avec laquelle il s'écoulera à travers un système de canaux aussi compliqué que celui de l'appareil circulatoire.

La viscosité du sang varie, d'un autre côté, avec le genre d'alimentation, et on sait qu'elle est beaucoup plus élevée chez le carnivore que chez l'herbivore. Ces quelques données, appliquées à l'étude des affections cardiaques, amènent à des conclusions importantes.

En premier lieu, il faut tenir compte de l'influence de la quantité des aliments ingérés sur le volume de la masse sanguine. Il est inutile de soumettre le cœur au surmenage en permettant une alimentation trop abondante, qui aura, en outre, l'inconvénient de favoriser l'obésité. En restreignant quelque peu l'alimentation du cardiaque, on diminue les frottemnnts intra-vasculaires et on soulage le cœur ; car le sang perd de sa viscosité sous l'influence de cette restriction. On a aujourd'hui beaucoup trop la tendance de vouloir tonifier le cardiaque pour éviter la dégénérescence du myocarde.

Il est important, en outre, de forcer les cardiaques à manger lentement et à boire de même ; toute ingestion brusque de liquides provoque une augmentation de la pression sanguine qui peut persister pendant plusieurs heures.

Si on étudie ensuite la qualité de l'alimentation, on reconnaît bientôt que la viande joue un rôle trop grand dans nos menus, et l'augmentation si remarquable du nombre des cardiaques tient sans doute à cette erreur de régime. Les nombreuses toxines et ptomaïnes, provenant de la décomposition putride des albuminoïdes contenus dans l'intestin, provoquent un spasme des petits vaisseaux, la viscosité du sang augmente, et en fin de compte on obtient une exagération de pression sanguine et un ralentissement du torrent circulatoire. En outre, l'alimentation carnée ne provoque pas aussi vite le sentiment de satiété que l'alimentation végétarienne, ce qui favorise la consommation de luxe et la surcharge sanguine.

On a grand tort d'accuser l'alcoolisme de produire l'artériosclérose, elle est due bien plutôt à l'alimentation trop carnée. L'auteur cite quelques exemples: dans l'Oldenbourg où la population est pauvre et végétarienne par nécessité, mais où dans chaque ferme on distille des alcools de fort mauvaise qualité, l'artériosclérose est rare. En Suède, la lutte efficace contre l'alcoolisme n'a fait baisser en rien la proportion des artérioscléreux, et cette maladie est enfin aussi fréquente chez la femme que chez l'homme, alors que l'alcoolisme est bien plus rare chez elle.

Parmi les aliments de nature végétale, il faut éviter d'un autre côté ceux qui contiennent beaucoup de chaux, car la chaux augmente la viscosité du sang. Celle-ci augmente aussi en été, aussi, a-t-on depuis longtemps, dans le public, adopté une alimentation plus riche en légumes et fruits pendant les chaleurs de l'été.

E. Vogt.

Etat de la pression sanguine au cours du traitement des affections cardiaques chroniques (*Deutsche med. Wochenschrift*, n°s 22 et 23, 1901). — Schott, dont les travaux sur le traitement physico-diététique des affections cardiaques sont connus, cherche à bien préciser les indications de ce traitement auquel un enthousiasme irréfléchi pourrait facilement nuire.

L'étude de la pression sanguine joue un rôle capital dans les recherches concernant l'opportunité d'un traitement physico-diététique : la percussion et l'auscultation doivent être soutenues par le sphygmo-manomètre. L'auteur recommande pour ces recherches le tonomètre de Gaertner; il faut apprendre son maniement très exactement avant de tenir compte des données qu'il fournit, récolter un grand nombre de faits et se garer des conclusions hâtives, etc.

Une série d'observations démontre que l'action des bains minéralisés se manifeste par une augmentation de la pression artérielle. Dans certains cas toutefois le traitement balnéaire et gymnastique provoque un abaissement de la pression : il faut alors cesser le traitement, car le malade n'en retirera aucun bénéfice. Dans ce dernier groupe viennent en général se ranger les cas de myocardite et d'artério-sclérose avancée, les anévrysmes : mais il arrive parfois aussi que les malades, par auto-suggestion, ressentent une amélioration après les premiers bains. Il ne faut donc pas se contenter d'un seul examen tonométrique, et contrôler fréquemment l'état de la pression sanguine.

Les mêmes remarques s'appliquent au traitement par la gymnastique, qui accompagne le traitement balnéaire proprement dit.

E. Vogt.

Maladies du Système nerveux

Dr P. Sainton

Ancien interne des hôpitaux.

Cure d'air pour nerveux et névropathes (*Deutsche Praxis*, 25 mai 1901). — Lœwenfeld s'élève contre la croyance, répandue dans le monde médical, que l'air des altitudes est le plus fortifiant, parce qu'il est frais, et que ce résultat est d'autant plus marqué que la station est plus élevée. Au milieu de la journée, la chaleur peut devenir aussi accablante sur les hauts sommets que dans la plaine. Les stations d'altitude vraiment agréables en été sont celles qui sont soumises à une ventilation constante, et l'on aurait tort de croire que cette ventilation se retrouve partout sur les hauts sommets. En outre, le sirocco règne dans beaucoup de station de ce genre ; c'est là une contre-indication absolue pour les nerveux. Il arrive parfois que de deux localités voisines, c'est l'inférieure dont l'air présente le plus de qualités toniques, car la ventilation, en favorisant la perspiration cutanée, excite les échanges intraorganiques, et permet aux malades de s'exposer à l'action des rayons solaires sans risque d'insolation. Il semble donc qu'il faille accorder à la ventilation un rôle capital au point de vue des effets curatifs. Or, si l'on étudie à ce point de vue la plupart des stations d'altitude, on s'aperçoit qu'elles sont privées, au milieu du jour, de toute ventilation régulière, et que les malades recherchent les forêts pour s'y abriter de la chaleur : le but principal du séjour dans les altitudes, et qui consiste dans le mouvement au grand air, au soleil, n'est donc absolument pas atteint.

Les observations ci-dessus s'appliquent presqu'exactement au séjour au bord de la mer; la brise de mer peut exister en un point et manquer en un autre. Là, la végétation permet de reconnaître les points favorables : les arbres de haute futaie y sont rares, leurs branches inclinées par le vent dominant.

Ces données générales admises, il y a lieu d'entrer dans quelques détails concernant les diverses affections nerveuses justiciables de la cure d'air. Les neurasthéniques ne supportent pas les stations élevées ; ils se plaignent de palpitations, d'insomnie, de vertiges, etc. Tout au contraire, l'épuisement nerveux, suite de surmenage, sera rapidement modifié par un climat de ce genre. Le neurasthénique ne supporte pas non plus aisément les stations à ventilation énergique, pour lui, les stations calmes, bien ombragées, sont préférables.

Le climat marin est tonique et sédatif : les patients y deviennent contemplatifs et présentent une certaine paresse cérébrale, provoquée par la monotonie des impressions visuelles et acoustiques.

Dans l'hystérie pure, les cures d'air sont de peu d'utilité, mais dans l'hystéro-neurasthénie, forme beaucoup plus fréquente, il n'en est plus de même. L'épilepsie peut être améliorée par le séjour aux stations moyennes, mais le climat marin et les hauts sommets lui sont préjudiciables. Les névralgies pures ne trouvent aucun bénéfice dans les déplacements quels qu'ils soient. Les ataxiques, dans certains cas, se trouvent fort bien d'un séjour à la montagne, à condition qu'ils évitent les stations trop ventilees. L'artériosclérose est une contre-indication, bien que l'on ait sans nul doute exagéré à ce point de vue. Les états dépressifs et mélancoliques ne sont pas modifiés, il arrive même que ces états s'aggravent. Cette remarque est importante, car on a facilement la tendance à conseiller les déplacements aux malades de cette catégorie.

Il faut toujours avertir les nerveux des effets que peuvent produire sur eux les climats d'altitude, dans les premiers jours. Au bord de la mer, on conseillera de ne rester qu'une ou deux heures près du rivage au début de la cure.

Il arrive fréquemment, dans la montagne, que les stations présentant un site pittoresque, sont fort peu favorables au point de vue du climat, mais il est souvent difficile de faire renoncer les nerveux, très sensibles en général aux beautés du paysage, à un séjour de ce genre. Même observation pour les centres d'où partent de nombreuses routes, et qui sont encombrés de touristes de passage ; le nerveux n'y trouvera aucun repos, et trop de distractions.

En tous cas, les nerveux ne devront jamais faire d'excursions de longue haleine ; ils se reposeront vers le milieu de la journée.

E. Vogt.

Traitement du délirium tremens par l'injection intra-veineuse de solution salée, par James Warbasse (*Medical news*, 2 mars 1901). — On ne connait pas encore les toxines spéciales qui déterminent le delirium tremens. On peut cependant supposer que ces toxines proviennent pour une part de l'usure organique, et pour une autre part de sécrétions qui dans un organisme normal, jouent un rôle physiologique. Le delirium tremens se caractérise par l'action de ces substances sur le système nerveux ; dans ces conditions, elles ne sont plus ni éliminées, ni absorbées, ni neutralisées.

Les bons résultats obtenus par l'injection intra-veineuse de solution salée dans certains cas où le sang contient une grande quantité de substances toxiques, ont amené l'auteur à appliquer cette méthode au delirium tremens.

L'auteur cite le cas d'un malade atteint de delirium dont l'état était de nature à faire craindre une issue fatale dans les 36 heures. On lui fit une injection de 40 onces de solution saline dans la veine céphalique à la température de 116° F. Le changement qui se manifesta dans l'état du malade fut des plus frappants. La circulation s'améliora rapidement, le delirium disparut, et le patient redevint conscient en l'espace de quelques heures. La guérison complète se fit rapidement et sans incident : c'était une véritable résurrection.

Voici comment l'action se produit : l'injection intra-veineuse dans des cas de cette nature, augmente la quantité du liquide dans lequel les matériaux toxiques sont dissous, le poison ainsi dilué vient irriguer les centres nerveux dans des conditions moins défavorables pour leur fonctionnement. La quantité de liquide accumulée dans l'appareil circulatoire augmente et les sécrétions plus abondantes entraînent avec elles une plus grande quantité de toxines. L'action cardiaque est améliorée parce que les vaisseaux auparavant en hypotension se remplissent. Cette action suffit à rétablir l'équilibre physiologique et à amener la guérison.

E. Vogt.

Pansement à l'alcool dans le zona. (*Bl. f. Klin. Hydrotherapie*, avril 1901). — Helmer traite le zona par l'application de huit couches de gaze hydrophile imbibées d'alcool : par-dessus, un morceau de taffetas gommé, de baptiste de Billroth, etc. ; on laisse le pansement 24 heures en place. Les douleurs disparaissent dès la première application, et le traitement entier ne prend pas plus de 3 à 7 jours.

L'interprétation des résultats obtenus est plus difficile : sans doute l'hypérémie artérielle artificiellement obtenue provoque-t-elle une vaso-dilatation localisée, car on observe un effet analogue des pansements à l'alcool dans le phlegmons, la lymphangite, les panaris, l'érysipèle, etc. Grâce à cette vaso-dilatation, la quantité de sang parcourant le point traité augmente dans de larges proportions, et le toxines sont soumises à un haut degré à l'action des produits antitoxiques que le sang contient.

E. Vogt.

Maladies du Larynx du Nez et des Oreilles

Dr COURTADE

Ancien interne des hôpitaux

De l'obstruction nasale. — Ses rapports avec les affections générales par Edm. Jauquet (*La Clinique*, 11 mai 1901). — Dans cet article, M. Jauquet expose les notions déjà connues des affections ou des symptômes éloignés que peut produire l'obstruction nasale.

L'obligation de respirer par la bouche quand les fosses nasales sont obstruées, provoque la sécheresse de la bouche et un développement rapide de tartre sur les dents.

Comme affections de voisinage, il mentionne les sinusites, l'otite, la céphalalgie rebelle, les amygdalites et l'hypertrophie des amygdales, les angines à répétition, les laryngites.

Les affections de poitrine, causées par l'obstruction nasale, résultent du défaut de filtration de l'air inspiré et de la propagation de l'inflammation du nez à la muqueuse des voies respiratoires.

La respiration nasale peut être insuffisante et peut réclamer la suppléance de la respiration buccale; ce sont des cas que le médecin doit savoir dépister quand il constate chez un enfant un défaut de développement ou de vigueur que l'on ne peut expliquer.

La cause la plus fréquente de l'obstruction nasale est, chez l'enfant, la présence de végétations adénoïdes; d'où atrésie des fosses nasales, hypertrophie des amygdales.

L'inflammation des adénoïdes peut donner lieu à des accidents aigus et à des complications telles que les abcès rétro-pharyngiens. La déviation de la cloison vient en seconde ligne des causes de l'obstruction; elle peut provoquer des symptômes reflexes qui peuvent aller de l'éternuement aux accès d'asthme le plus violent.

Les synéchies sont une cause fréquente de céphalalgies intenses; il faut encore mentionner le coryza et l'hypertrophie des cornets. L'abondance des sécrétions peut déterminer des troubles digestifs par ingestion de ces sécrétions comme cela a lieu chez l'enfant.

En s'attaquant à la cause : hypertrophie, queue de cornet, polypes muqueux, on tarit les sécrétions et on améliore ainsi l'état général.

Comme cause d'obstruction, l'auteur mentionne encore les polypes naso-pharyngiens, les séquestres, les corps étrangers, les rhinolithes.

Le traitement doit être approprié à chacune de ces affections qui produisent l'obstruction nasale.

A. Courtade.

Applications locales d'héroïne en rhino-laryngologie (*Die Heilkunde*, 5 mai 1901). — Lagowsky n'a pas trouvé dans la littérature d'indications concernant ces applications, qu'il a expérimentées (solution aqueuse à 5 0/0) sur une série de malades. Le topique abaisse nettement la sensibilité de la muqueuse rhino-pharyngienne normale. La même action s'est manifestée dans le larynx à la suite d'injections intra-laryngiennes (0,10 gr. de la solution à 5 0/0 à la fois). Les sensations constrictives que provoque cette introduction rappellent celles dues à la cocaïne. La dysphagie des tuberculeux dont le larynx est atteint disparaît pendant plusieurs heures à la suite de l'injection de 0,005 ccm d'héroïne en solution. L'alimentation est ainsi facilitée et cesse souvent même d'être douloureuse. Il va sans dire que la toux diminue aussi bien et mieux que sous l'influence de l'administration interne.

E. Vogt.

Poudres pour inhalations (*Deutsche med. Wochenschrift*, 16 mai 1901). — Schrick, au moyen d'un appareil spécial, projette des poudres médicamenteuses dans le larynx : 2 à 3 fois par jour, le malade exécutera de 20 à 50 inspirations avec l'appareil.

Cette pratique ne présente aucun inconvénient, n'excite pas la toux et convient même aux enfants.

Chez les phtisiques, le nombre des inhalations sera de 10 à 30, 2 à 3 fois par jour.

Voici quelques-unes des formules utilisées par l'auteur.

1°	Bicarbonate de soude...	5 grammes
	Sucre blanc ad	20 —
2°	Teinture de myrrhe....	5 grammes
	Sucre blanc ad.........	20 —
3°	Bicarbonate de soude } Teinture de myrrhe. } àà	2 gr. 5
	Sucre blanc ad.......	20 grammes
4°	Tannin	1 gramme
	Iodoforme..............	0 gr. 5
	Sucre blanc ad.........	20 grammes

Cette dernière formule est surtout utilisée pour combattre la phtisie pulmonaire et laryngée.

E. Vogt.

Inhalations de vapeurs de menthol dans les affections aiguës du larynx et des voies respiratoires (*Wratch*, n° 6, 1901). — D'après les observations de Sousdalsky les vapeurs de menthol peuvent être considérées comme occupant la première place parmi les agents thérapeutiques symptomatiques dans les affections aiguës du larynx et des voies respiratoires.

Le nombre des observations est de 23. Au laryngoscope on a constaté : congestion des cordes vocales, parfois petites hémorragies ; épaississement du bord des cordes vocales. Les malades se plaignent de toux, d'enrouement et quelquefois de douleurs de poitrine.

La durée du traitement a été en rapport avec l'époque à laquelle on l'avait institué. Plus tôt le traitement a été appliqué, plus tôt la guérison est survenue. Les malades entrés à l'hôpital le premier ou le deuxième jour de la maladie, ont guéri en l'espace de trois jours en moyenne. La durée maxima du traitement a été de six jours.

Il est regrettable que l'auteur n'indique point dans son travail ni sa manière de procéder, ni le nombre d'inhalations.

Dr Roubleff.

Symptômes et traitement de l'angine mercurielle (*Wratsch*, n° 6, 1901). — Liant a eu l'occasion d'observer cinq cas ; l'angine mercurielle est souvent bilatérale, quoique généralement un côté soit plus fortement atteint que l'autre.

Dans la majorité des cas, c'est l'arrière-gorge seule qui est atteinte, la muqueuse des gencives, des joues et de la luette restant intacte.

L'angine mercurielle est accompagnée de douleurs de déglutition, parfois très intenses, et aussi de tuméfaction douloureuse des ganglions sous-maxillaires. Le début aigu avec fièvre intense, rougeur diffuse, vertiges, céphalées, etc., n'est observé que rarement.

Pour prévenir l'angine mercurielle, on doit prescrire aux malades des gargarismes antiseptiques, aussi bien pendant le traitement mercuriel qu'après le traitement.

Lorsque l'angine est déclarée, on obtiendra d'excellents résultats par l'eau oxygénée et — dans les cas où il y a des ulcérations — par l'iodoforme glycériné, et des badigeonnages au nitrate d'argent et à l'acide chromique.

Dr Roubleff.

Ophtalmologie

Dr E. Kopff

Médecin oculiste de l'hôpital St-Josepn

Les injections sous-conjonctivales de chlorure de sodium dans le décollement de la rétine, par Etiévant (*L'Echo méd. de Lyon*, 15 mai 1901). — Ces injections de chlorure de sodium surtout à 4 0/0, et plus, avaient la réputation bien méritée, d'être très douloureuses. Mais l'auteur a pu, après Darier, constater que la douleur qu'elles provoquent est presque annihilée par l'addition d'*acoïne*.

Le cas qui a donné le plus beau succès à l'auteur est malheureusement celui pour lequel un heureux résultat était le moins nécessaire. Il s'agissait en effet d'un myope qui eut brusquement un décollement à droite. L'apparition du scotome, dans le champ visuel flou de l'œil droit, troublait la vision de l'œil gauche. C'était là le seul résultat fâcheux de l'accident.

Au bout de six injections, pratiquées tous les quatre jours (deux semaines après l'apparition du scotome), le malade était débarrassé de son scotome, et l'ophtalmoscope ne montrait plus trace de décollement.

La deuxième observation a trait à un jeune homme qui avait reçu un volumineux fragment de bois sur l'œil. On n'avait constaté sur le moment qu'une hémorragie située derrière le cristallin. Six mois après, il n'avait plus qu'un léger trouble sur la cristalloïde postérieure, mais il avait en outre un décollement partiel périphérique. Le succès fut plus long à se faire attendre ; il fallut douze injections. L'acuité, toutefois, ne put dépasser 1/3 en raison du trouble causé par l'exsudat, qui néanmoins avait, lui aussi, diminué par le fait des injections.

Dans la troisième observation il s'agissait d'une personne de 45 ans traitée sans succès par le repos au lit et des pointes de feu sur la conjonctive bulbaire. Son décollement datait de quatre mois ; dix injections suffirent pour lui donner une acuité à peu près normale.

Ces trois observations heureuses ne diraient rien par elles-mêmes, si d'autres observateurs n'étaient venus apporter à la même méthode de traitement l'appui de leur autorité.

Winselmann (de Berlin) était resté longtemps sceptique à ce sujet, lorsque en 1899 il obtint un résultat éclatant dans un cas presque désespéré. Depuis, il a eu deux nouveaux succès, confirmés après onze mois d'observation.

Il s'agissait dans ces trois cas de décollements partiels et de date relativement récente. D'après Staerklo, dans les cas de décollement total et ancien, on pourrait obtenir par cette méthode un certain résultat. Les formes intermédiaires subiraient, suivant leur étendue et leur ancienneté, une amélioration plus ou moins marquée.

E. Vogt.

Traitement des kératites par des injections sous-conjonctivales de chlorure de sodium (*Ther. Mod. russe*, n° 2, 1901). — MATOUSSOVSKY a pu se convaincre que les injections sous-conjonctivales de 1/2 0/0 de sublimé habituellement pratiquées dans les kératites peuvent être remplacées par des injections sous-conjonctivales de chlorure de sodium à 3 0/0, en injectant à la fois une quantité variant de trois divisions à une seringue de Pravaz entière.

Ces injections doivent être pratiquées apres anesthésie préalable de l'œil à la cocaïne à 5 0/0.

L'effet thérapeutique de ces injections est d'après l'auteur absolument le même que dans les injections au sublimé aussi bien au point de vue des phénomènes locaux qu'au point de vue des phénomènes généraux : céphalée, insomnie, etc.

Ce n'est que dans la forme parenchymateuse de la kératite que ces injections, non seulement ne déterminent aucune amélioration, mais encore empirent plutôt l'état du malade.

Les injections de chlorure de sodium présenteraient sur les injections de sublimé, parmi d'autres avantages, celui de ne pas être douloureuses. En outre, l'auteur n'a jamais observé en employant ces injections de formation d'adhérences entre la conjonctive et le globe oculaire.

Dr ROUBLEFF.

Glycérine au sublimé dans le traitement du trachome (*Wratsch*, n° 6, 1901). — SAMTSCHOUK a expérimenté la glycérine au sublimé dans 485 cas de trachome.

Chez la grande majorité des malades, le trachome était très intense; chez un certain nombre il était compliqué de modifications pathologiques du côté de la conjonctive et d'une sécrétion tantôt purulente, tantôt muco-purulente.

Pendant toute la durée du traitement on n'a jamais observé de complications du côté de la conjonctive, malgré l'existence de cicatrices chez un certain nombre de malades.

Sur les 485 malades soumis au traitement par la glycérine au sublimé, 266 ont guéri, ce qui constitue une proportion de 54,7 0/0. Quant aux autres malades, s'ils n'ont pas guéri complètement, tous ont été notablement améliorés:

La solution employée se compose de :

Sublimé..............	0 gr. 12
Glycérine............	30 grammes

A l'aide d'un pinceau d'ouate, l'auteur badigeonnait la surface conjonctivale des paupières retournées, les badigeonnages ont été pratiqués tous les trois jours, le plus souvent tous les cinq jours et même plus rarement.

La sensation de brûlure très vive qui se manifeste immédiatement après le badigeonnage, ne persiste que fort peu de temps, pas plus d'une demi-heure : le plus souvent au bout de ce laps de temps, le malade n'éprouve plus aucune sensation douloureuse et peut parfaitement vaquer à ses occupations habituelles (les malades de l'auteur sont tous des militaires).

Ajoutons que cette sensation de brûlure dure de moins en moins avec la répétition du badigeonnage. Le lendemain du badigeonnage, l'auteur a employé un collyre au sulfate de zinc, parfois avec de la cocaïne.

Dans les cas où l'on constate une certaine tuméfaction de la conjonctive, on emploie des badigeonnages au nitrate d'argent à 2-3 0/0 avec des lavages consécutifs avec la solution physiologique de chlorure de sodium.

L'auteur estime que le sublimé en forte concentration, en dehors de son action antiseptique, provoque dans la conjonctive un grand afflux sanguin, afflux qui détermine un échange organique plus actif, favorisant une décomposition et une absorption plus rapide des noyaux trachomateux.

Dr ROUBLEFF.

Maladies vénériennes
Maladies de la Peau

D' MOREL-LAVALLÉE
Medecin des hôpitaux

Traitement de l'eczéma, par GAUCHER (*Rev. int. de méd. et de chirurgie*, 25 mai 1901). — Le traitement de l'eczéma doit remplir deux indications; il doit être *étiologique* et *anatomique* : il variera suivant que la dermatose sera aiguë ou chronique : contre l'eczéma aigu, on emploiera une médication calmante et décongestionnante; contre la forme chronique, une médication resolutive et substitutive, cette dernière consistant à déterminer une poussée aiguë que l'on guérit ensuite plus facilement : on fait ainsi de l'homœpathie externe et bien comprise.

Le *traitement interne* de l'eczéma est commun aux formes aiguës et aux formes chroniques : la *médication prophylactique* consiste à supprimer, chez les prédisposés, toutes les causes occasionnelles qui peuvent provoquer l'apparition de l'eczéma, et de l'alimentation, toutes les substances nuisibles. Il faut aux eczémateux ou aux prédisposés un *régime special*, basé sur la notion suivante : éviter l'introduction dans le tube digestif de substances fermentees ou facilement fermentescibles et d'aliments azotés renfermant des substances extractives.

Il faudra donc défendre, d'une façon absolue, le *bouillon de viande* ou *bouillon gras*, qui renferme toutes les substances extractives de la viande. La même interdiction s'étendra au *poisson*, à moins qu'il ne soit frais au point de vue chimique, donc cuit immédiatement après sa mort : la chair du poisson est en effet une albumine altérable en quelques heures et le poisson consommé loin de l'endroit où on l'a péché est toujours nuisible. Il n'est pas nuisible quand il est frais et c'est pour cela que les populations habitant le bord de la mer ou des rivières, ne sont pas plus sujettes à l'eczéma que les autres.

Dans le même ordre d'idées, on interdira le *gibier*, la *charcuterie*, la *triperie*, les *fromages fermentés*.

Il est encore une catégorie d'aliments à proscrire, les *aliments acides* : l'arthritisme, en effet, est une dyscrasie acide, caractérisée par la tendance des humeurs à devenir plus acides que normalement, probablement par excès d'acide urique. On supprimera donc de l'alimentation l'oseille, les tomates, les fruits acides, ainsi que l'*alcool*, les *liqueurs* de toutes sortes, le *vin pur*, les *boissons excitantes*, comme le thé et le café.

La *médication étiologique* est difficile à réaliser. Toutefois, on devra s'adresser au bicarbonate de soude, au carbonate de lithine, au benzoate de soude, exceptionnellement au salicylate de soude qui, par lui-même, peut être la cause d'éruptions cutanées.

On recommande également les *eaux minérales alcalines*, prises soit à la source, soit à domicile, et parmi elles les eaux de Vichy et de Vals; les autres sont trop faibles et insuffisantes. Cependant, certaines eaux minérales diurétiques, quoique peu alcalines, pourront rendre des services (Vittel et Contrexéville).

Enfin, dans certains cas, l'emploi d'une *eau purgative faible*, comme celle de Châtel-Guyon, sera utile en déterminant un flux intestinal modéré, une sorte de révulsion interne. Chez les malades bien portants et robustes, l'eau de Carlsbad, plus forte, remplira la même indication.

Si le malade est un lympathique, on s'adressera aux *eaux sulfureuses faibles*, Saint-Gervais et Saint-Honoré. Les eaux des Pyrénées sont trop actives, en raison de leur surcharge en sulfure de sodium : une seule peut être employée, mais elle est cuivreuse et non sulfureuse, c'est l'eau de Saint-Christau.

L'arsenic n'est pas un médicament spécifique de l'eczéma, mais seulement un puissant modificateur de l'épiderme ; il est absolument contre-indiqué dans toutes les poussées eczémateuses aiguës ; il est au contraire indiqué dans l'eczéma chronique.

Quant à l'*eczéma aigu, il est guérissable par l'eau et par l'eau seule*; on utilisera donc des compresses de tarlatane bouillies et imbibées d'eau bouillie, appliquées en permanence et recouvertes d'une mince feuille de gutta-percha laminée, ou, à son défaut, de taffetas gommé ; ces pansements doivent être renouvelés matin et soir.

L'eau bouillie peut être remplacée par de l'eau boriquée, mais quelquefois l'eau boriquée elle-même est irritante.

L'*acide picrique*, en applications locales, ne doit pas être appliqué sur les surfaces malades en compresses, sous peine de déterminer une violente inflammation ; il faut simplement badigeonner la surface avec un pinceau d'ouate, trempé dans une solution aqueuse d'acide picrique au centième ; on recouvre ensuite d'un pansement ouaté, qu'on enlève au bout de 48 heures pour surveiller l'action du topique.

Quand l'abondance du suintement contre-indique l'emploi, au moins immédiat, du pansement humide, on saupoudre la surface suintante avec une poudre inerte, la poudre d'amidon, par exemple, pour concréter l'exsudat.

De même, lorsqu'il y a des croûtes très épaisses, le pansement humide est parfois insuffisant. Pour les détacher, on pourra alors appliquer des *cataplasmes d'amidon cuit refroidis*.

On a voulu remplacer le cataplasme d'amidon par le *caoutchouc*, mais on obtient en général de mauvais résultats de ce traitement, car le caoutchouc forme un revêtement imperméable sous lequel les produits d'excrétion fermentent facilement.

Lorsque, sous l'influence du traitement, la poussée aiguë d'eczéma est guérie, il peut être mauvais de continuer les pansements humides qui, à la longue, peuvent amener le ramollissement de la peau. On se contentera alors de recouvrir l'épiderme d'un *enduit protecteur* qui lui permette de se reformer (pommades à base de *poudres inertes*, amidon, oxyde de zinc, sous-nitrate de bismuth dans la proportion de un pour dix, ou encore une pommade plus astringente, la pommade au *dermatol* à 1/10).

Le traitement de l'*eczéma chronique* est différent. On commence par faire tomber les croûtes en même temps qu'on calme l'inflammation et qu'on ramollit la peau, au moyen de *bains* : bains d'amidon, bains alcalins, bains d'eaux minérales naturelles.

Puis on applique des substances irritantes, astringentes, (*huile de cade*, mais l'huile de cade vraie pure, *extraite du genévrier*, et non l'huile de cade extraite de la houille) : l'une, la vraie, a des reflets rougeâtres ; l'autre, celle de houille, est complètement noire.

L'huile de cade sera en général diluée avec de l'huile, dans les proportions de 1/2, 1/3, 1/5, 1/10, ou en pommade dans les mêmes proportions.

On formulera aussi :

Collodion à l'acétone...........	20	grammes
Huile de cade pure de genévrier.	10	—

Dans ce mélange, on trempe un pinceau d'ouate avec lequel on badigeonne la surface eczémateuse.

L'*ichthyol* est une mauvaise préparation.

Le *tannin* est un bon médicament que l'on peut employer sous forme de pommades ou de lotions 1/30, 1/20, 1/10. Le *sous-acétate de plomb* à 1/10, ou 1/15, en pommades, présente des dangers d'intoxication.

Le *nitrate d'argent*, employé en badigeonnages d'une solution au centième, et même au trentième, présente un grave inconvénient, celui de colorer la peau en noir, ce qui rend son emploi sur la face impossible.

Parmi les eczémas localisés, l'*eczéma de l'anus* est particulièrement rebelle. S'il s'agit d'une poussée aiguë, on applique des compresses humides en permanence. Si l'eczéma est chronique et torpide, on emploi l'huile de cade pure, en badigeonnages, et dans l'intervalle des pommades astringentes au calomel, au tannin, à l'extrait de ratanhia. S'il existe des fissures, on les cautérise avec un cristal de sulfate de cuivre.

Contre le prurit, parfois si intense, de l'eczéma anal, bains de siège, lotions chaudes, lotions avec une solution phéniquée, lotions chloralées à 2 0/0, application de pommades cocaïnées, mentholées, phéniquées à 1/100. Enfin, on pourra faire mettre des suppositoires composés de 3 grammes de beurre de cacao et renfermant chacun soit 2 ou 3 centigrammes de cocaïne, soit 1 centigramme de belladone, soit 3 à 5 centigrammes d'extrait thébaïque.

L'*eczéma du scrotum* est guérissable presque exclusivement par des compresses humides ou par des cataplasmes. Lorsque les phénomènes aigus ont disparu, on applique des pommades à base de poudres inertes.

Pour l'*eczéma du vagin*, son meilleur traitement consiste dans l'introduction dans le vagin d'un cataplasme d'amidon en forme de spéculum plein : on évite ainsi le contact nuisible des deux parois du conduit.

L'*eczéma plantaire et palmaire* s'accompagne le plus souvent d'un épaississement très marqué et de stratifications de l'épiderme. On fera deux ou trois fois par semaine des lotions avec une solution alcoolique de savon noir, afin de ramollir et de décaper l'épiderme ; dans l'intervalle des lotions, on applique la pommade au diachylon de Hébra. Lorsque le décapage est complet, on fera des badigeonnages à l'huile de cade, et en cas de non réussite avec une pommade salicylée.

Quant à l'*eczéma des ongles*, sa guérison est encore plus difficile à obtenir. On l'a traité par tous les moyens possibles sans obtenir de résultats certains.

E. Vogt.

Maladies des Voies urinaires

Dr CHEVALIER,

Chirurgien des hôpitaux,

Ancien Chef de clinique de la Faculté.

Chirurgie du rein et de l'uretère, par le Pr James Israel (*de Berlin*). (Traduction par le Dr Rodriguez) de Valparaiso, éditée à Paris par la Soc. d'éditions scientifiques. — Le nom d'Israël est universellement connu par les chirurgiens des voies urinaires, et c'est une bonne fortune de trouver une traduction bien faite de cette sorte de clinique publiée par lui. Les tumeurs malignes du rein, les hydronéphroses, pyonéphroses, abcès du rein, la tuberculose du rein, la syphilis, les calculs, les hémorragies rénales sans cause connue, le rein mobile sont passés en revue, et l'ouvrage se termine par un tableau détaillé des opérations d'Israël et de leurs résultats.

Le Dr Rodriguez a fait en nous donnant cette intéressante traduction, une œuvre utile.

E. Chevalier.

Traitement par les injections de la blennorrhagie aiguë chez l'homme (*Derm. Centralblatt*, 1901, n° 8) — Loeb s'est livré à de nombreuses mensurations de la capacité de l'urèthre antérieur : il a trouvé qu'elle variait entre 4 et 22 cc. En injectant dans un canal plus de liquide qu'il n'en peut contenir, on risque de chasser dans l'urèthre postérieur les germes pathogènes. Il faudrait donc qu'avant de permettre au malade de faire des injections, on mesurât exactement la capacité de son urèthre antérieur, en l'empêchant d'injecter à la fois plus de la moitié ou des deux tiers de la quantité de liquide correspondant à cette capacité.

Pour obtenir ce résultat, on injecte jusqu'à ce que l'on sente de la résistance : le malade doit presser légèrement pendant ce temps, comme s'il voulait vider son canal. On mesure ensuite la quantité de liquide injectée et l'on prescrit une seringue d'une capacité correspondant aux 2/3 du chiffre obtenu.

E. Vogt.

Traitement cinésithérapique de l'ectopie rénale, par De Munter (*Rev. de cin. et d'électrothérapie, mai 1901*).

Le traitement cinésithérapique de l'ectopie rénale est fort peu connu et plus rarement employé encore.

L'auteur donne deux observations personnelles dans lesquelles il y avait, en outre, du relâchement des parois abdominales, de la constipation habituelle, du ralentissement de la circulation viscérale.

Le traitement a consisté à combattre ce triple faisceau de phénomènes et l'affection principale, l'ectopie rénale.

La séance se compose de massage et de mouvements

Le massage a été d'abord pratiqué comme dans la constipation opiniâtre par atonie intestinale, pétrissage et tapotement de la paroi, frictions et pétrissage de l'intestin. Ces manœuvres ont été suivies d'une vibration prolongée de toute la masse viscérale. On pratiqua ensuite des effleurages très doux, puis de plus en plus profonds sur la partie de la paroi sous laquelle on sentait l'extrémité inférieure du rein, dans le but d'insensibiliser la région ; il faut continuer jusqu'à ce qu'on puisse introduire la main qui opère sous l'organe ectopié sans causer de douleur. Ce mouvement refoule en même temps les anses intestinales sus-jacentes à l'organe. Puis vient l'opération principale qui consiste en une vibration pratiquée sous le rein, mais en remontant de façon à refouler doucement le viscère devant la main. Cette manœuvre qui a, en même temps, un effet anesthésique marqué peut être continuée très longtemps avec une pression de plus en plus forte, et dès la première séance, on pourra refouler le rein très haut, peut-être dans sa loge.

Les mouvements principaux sont de deux ordres.

1. Les uns agissant sur la musculature et les viscères abdominaux. Ce sont généralement ceux décrits plus haut à propos de la constipation ;

2. Les autres des mouvements décongestionnants détournant le courant sanguin artériel des vaisseaux abdominaux et aspirant le sang veineux de l'obdomen. Citons-en quelques-uns :

Debout (*appui antérieur des cuisses*). Redressement du tronc avec pression sur le ventre et les reins.

Debout (*appui antérieur des mains*). Extension de la cuisse.

Debout (*appui antérieur des cuisses*). Abduction des bras.

Tous ces mouvements dérivent le courant sanguin vers les muscles du dos.

Califourchon. Circumduction du tronc.

Califourchon. Flexion alternative du tronc.

Ces mouvements produisent l'aspiration du sang veineux de la veine cave et des organes abdominaux.

Il faut bien se garder de faire faire des mouvements profonds d'inspiration ou autres amenant un abaissement considérable du diaphragme, qui pourrait refouler le rein vers le bas.

Le traitement cinésithérapique de l'ectopie rénale devrait être recommandé chaque fois que le traitement médical ayant échoué, il n'est pas possible d'appliquer le traitement chirurgical soit par suite du mauvais état de santé du malade, soit parce que ce dernier se refuse à l'opération. Dans un certain nombre de cas, il pourrait, semble-t-il, à lui seul, donner des guérisons ou des améliorations suffisantes ; dans d'autres cas, il interviendra utilement pour mettre les malades dans de meilleures conditions pour supporter une opération que leur mauvais état de santé ne leur permettrait pas d'affronter impunément.

E. Vogt.

Gynécologie et Obstétrique

Dr R. Blondel,

Chef du Laboratoire de la Maternité.
à l'hôpital de la Charité

Des diverses méthodes de traitement électrique des fibromes utérins (*Rev. de Cin. et d'Electrothérapie*, mars-avril 1901). — Nous retiendrons dans les leçons faites par Lacaille à l'Hôtel-Dieu, ce qui se rapporte aux traitements utilisés actuellement. On emploie deux formes de courant : les courants constants, soit continus, soit interrompus, et les courants faradiques.

On n'emploie plus que la méthode monopolaire pour les courants faradiques. Une plaque (positive) est appliquée sur le ventre, tandis qu'un tampon humide (négatif), est maintenu dans le vagin et le col. Le fil de la bobine doit être du fil gros ou de quantité, et les interruptions de 2 à 4 par secondes, durée 4 à 5 minutes, fréquence tous les jours 2 à 3 fois pour arrêter une hémorragie actuelle, ou trois fois par semaine comme traitement régulier du fibrome. Telle est la méthode faradique actuellement encore employée avec certains succès par quelques électrothérapeutes.

Cette méthode par son mode d'action et ses résultats se rapproche beaucoup de la méthode dite des courants constants interrompus. La source électrique seule diffère, le mode d'application restant le même ; les résultats semblent d'ailleurs à peu près les mêmes.

Restent maintenant à étudier deux méthodes de courants continus, l'une en applications extra-utérines vaginales non électrolytiques, l'autre en applications intra-utérines.

Cette dernière est surtout celle qui a donné lieu aux plus grandes controverses. Sous le nom d'Apostoli, elle a fait le tour du monde, tour à tour vantée et rejetée par les médecins des différents pays.

Voici essentiellement en quoi elle consiste :

Une plaque très large de petite densité et petite résistance électriques est appliquée sur un point du corps où elle puisse le plus facilement adhérer (le ventre, les reins). On emploie généralement un gâteau de terre glaise humide (consistance de la terre à modeler), le gâteau est relié à l'un des pôles de la pile. L'autre pôle, pôle actif est représenté par une électrode en forme d'hystéromètre plus ou moins long, plus ou moins gros. On a fait tour à tour cette electrode en métal non ou peu attaquable (platine) ou en charbon de cornues, ou encore en métal *intentionnellement choisi attaquable*, cuivre, argent, etc.. Dans le cas de l'électrode non attaquable, l'auteur voulait seulement utiliser l'action caustique locale et l'action trophique du courant. Dans le cas au contraire de l'électrode attaquable, on voulait faire pénétrer dans les tissus mêmes, le sel à l'état naissant et résultant de la combinaison électro-chimique du métal avec les acides développés dans les tissus au contact du pôle positif.

L'intensité a été ce qu'on a le plus fait varier: actuellement on se sert des intensités moyennes (60 millim.). Il est généralement admis maintenant que le pôle positif est plutôt décongestionnant, le pôle négatif ayant une action contraire.

Si donc il s'agit d'arrêter une hémorragie, on emploiera le pôle positif, que l'électrode soit attaquable ou inattaquable par le courant, qu'elle soit introduite dans la cavité cervicale seule ou dans la cavité utérine elle-même.

Si, au contraire, on veut rappeler le flux sanguin ou l'augmenter, c'est au pôle négatif qu'on aura recours comme pôle actif.

Certains auteurs, se contentent de placer dans le vagin un tampon d'ouate ou d'éponge humide qui constitue l'électrode active. Ce tampon est relié avec le pôle positif ou le pôle négatif, selon le but congestionnant ou décongestionnant qu'on se propose. L'intensité employée varie de 10 à 40 mill. environ, la durée de la séance de 5 à 10 minutes et leur fréquence de 1 à 6 par semaine.

Quels sont les résultats que l'on peut attendre de ces divers moyens thérapeutiques ? On a pendant longtemps beaucoup parlé de la fonte partielle ou totale des tumeurs fibreuses. Cette fonte est en général plus apparente que réelle.

Certes si l'on considère la masse totale formée par la tumeur, ses exsudats inflammatoires connexes, l'intestin et la paroi abdominale, si l'on considère toute cette masse il est incontestable qu'on la voit diminuer notablement dans son ensemble sous l'influence du traitement électrique.

Mais les malades atteintes de fibromes, ont généralement un état péritonéal plus ou moins voisin du péritonisme. Leur intestin a perdu de ce fait plus ou moins de tonicité, il est paresseux, se distend par le gaz et fonctionne fort irrégulièrement, d'où un ballonnement et une constipation constantes.

D'autre part, il existe souvent autour du fibrome une sorte de gangue d'exsudats inflammatoires ou congestifs qui semblent en augmenter le volume réel. Enfin l'utérus est d'autant plus gros qu'il se trouve dans une période de congestion plus ou moins accusée. Les divers traitements électriques ayant pour résultat d'agir précisément sur ces divers symptômes, il en résulte fatalement une diminution apparente. La constipation disparaissant, le ballonnement étant supprimé, la gangue d'exsudats péri-utérins se résolvant, l'utérus se décongestionnant, la masse totale de la tumeur se trouve forcément réduite plus ou moins. Le ventre ayant diminué, la masse utérine moins lourde et moins grosse aussi pesant moins sur les organes voisins, il se produit un bien-être relatif qui a pu en imposer réellement à des observateurs de bonne foi. L'ensemble est moins gros, c'est vrai, mais la tumeur elle-même n'a pas fondu.

Mais ces organes pressant moins les uns sur les autres, *les douleurs* de compression de voisinage diminuent ou disparaissent même. Les nerfs *douloureux* sont remarquablement calmés par l'action du courant électrique. De plus les pertes, dans les cas favorables, diminuent et disparaissent pour un temps plus ou moins long et selon que le traitement a été appliqué d'une façon suffisamment prolongée avec l'expérience voulue.

D'autre part, on assiste la plupart du temps à une restauration de l'état général, plus ou moins rapide selon les cas.

Ceci posé, l'auteur donne quelques règles concernant les indications du traitement électrique des fibromes. Tout fibrome donnant lieu, le soir d'une première électrolyse prudente, à une réaction fébrile quelconque, doit être considéré comme non justiciable de l'électrothérapie. Cette expérience ne devra même pas être tentée si on a diagnostiqué un fibrome compliqué de dégénérescence ou de lésions annexielles ou péritonéales.

A cette grande contre-indication absolue, il faut joindre une contre-indication relative résultant de l'intolérance que présentent souvent certaines hystériques et certaines malades atteintes d'entérite.

Pour ces deux sortes de malades, l'application de l'électrothérapie (particulièrement sous forme de courants constants), est souvent très douloureuse et même parfois intolérable.

En cas de fibromes sous-péritonéaux, l'électricité ne pourra être utile que contre l'atonie intestinale et seulement en application sur l'intestin. Restent les fibromes interstitiels, présentant des phénomènes douloureux soit directement par eux-mêmes soit par la compression qu'ils exercent sur les organes du voisinage, et occasionnant des pertes soit de sang, soit d'une eau gommeuse et abondante.

Il en est de même des fibromes sous-muqueux. C'est précisément contre ces deux catégories de fibromes et contre leurs manifestations pathologiques que l'électrothérapie présente la plupart du temps une action manifeste et indéniable.

Les pertes de sang intermenstruelles disparaissent petit à petit pendant que les règles deviennent plus physiologiques quant à leur périodicité et à leur quantité ; les douleurs deviennent de moins en moins vives.

Enfin l'intestin reprenant progressivement sa vigueur de contractilité, les selles deviennent régulières.

Les fibromes qui donnent parfois des déceptions sont les gros fibromes.

En dehors de la méthode d'Apostoli, la méthode faradique a donné des résultats, c'est incontestable, mais ils sont moins appréciables que ceux de la méthode de courants voltaïques appliqués soit en électrolyse intra-utérine, soit en voltaïsation vaginale.

Dans les deux cas, on utilise l'action électrochimique interpolaire, mais ce n'est que dans l'électrolyse intra-utérine que se produisent ces cautérisations de la muqueuse qui aident puissamment à l'hémostase cherchée. Or, la méthode d'Apostoli est dans ce cas préférable à toute autre : c'est donc à elle qu'on revient toujours en définitive.

E. Vogt.

Pédiâtrie

Dr Thiercelin

Chef de clinique à la Faculté de Médecine

La symphyse cardiaque et l'asystolie chez l'enfant par Marfan (*Bulletin médical*, n° 32, p. 361. 1901). — Le fait de constater de l'asystolie chez un enfant permet d'établir presque à coup sûr le diagnostic de symphyse ; en effet, les lésions valvulaires, quand elles sont isolées, ne donnent presque jamais naissance à l'asystolie, tant que dure la période infantile et juvénile.

L'asystolie infantile, en outre de cette particularité qu'elle est liée presque toujours à la symphyse rhumatismale, présente la suivante, à savoir qu'elle détermine des phénomènes hépatiques presque toujours prédominants sur les autres stases viscérales.

Dès que les signes d'asthénie cardiaque se montrent, dès qu'on constate l'œdème des jambes, la tuméfaction du foie, la stase du poumon, la rareté des urines, il faut administrer la digitale. G. Sée a avancé qu'au-dessous de cinq ou six ans, la digitale est mal supportée. En tous cas, au-dessus de cet âge elle est très bien tolérée et très efficace.

Les deux meilleures formes pharmaceutiques sont, au premier rang, la macération de poudre de feuilles de digitale et, au second, la digitaline cristallisée. La teinture est infidèle et l'infusion est peu efficace, comme toutes les préparations à chaud.

En ce qui concerne la macération, les doses sont, pour un enfant au-dessus de cinq ou six ans, de 0,20 à 0,40 de poudre de feuilles de digitale pour 60 ou 100 grammes d'eau froide. On laisse macérer 24 heures, puis on passe dans un linge fin et on fait boire le liquide à jeun en une seule fois. On renouvelle cette dose tous les matins pendant cinq jours au plus.

Au bout de cinq jours, si la diurèse ne s'est pas établie, si les œdèmes persistent, on s'adresse à la théobromine (donnée en paquets à la dose de 0 gr. 75 par jour au-dessous de six ans, de 1 gramme à 1 gr. 50 par jour au-dessus de six ans).

La digitaline cristallisée se donne en une seule dose massive qu'on ne renouvelle qu'après une intervalle de quelques jours. La dose est de un quart de milligramme au-dessus de cinq ans (soit douze gouttes des solutions officinales).

Quand la théobromine ne réussit pas, on peut avoir recours à la caféine et faire une injection sous-cutanée de 0,10 à 0,20 de caféine pendant deux ou trois jours. En continuant plus longtemps on peut déterminer une excitation cérébrale qui confine au délire.

Le strophantus s'administre à la dose de 1/2 à 1 milligramme d'extrait, de cinq à dix ans. Il est assez bien supporté ; cependant il provoque parfois une diarrhée qui oblige à en suspendre l'emploi. La spartéine est un médicament très infidèle.

Il arrive parfois que l'ascite nécessite la paracentèse ; souvent même la diurèse ne s'établit que lorsqu'on a pratiqué cette opération, ce qui assure la décompression du rein.

Quand les accidents asystoliques ont disparu, il faut soumettre les enfants à une hygiène rigoureuse. Le repos physique et intellectuel doit être presque absolu.

Contre la tendance du foie cardiaque à évoluer vers la cirrhose, on administrera tous les quinze ou vingt jours du calomel à doses faibles et fractionnées (5 centigrammes en cinq prises à une demi-heure d'intervalle dans une matinée).

G. Lyon.

L'iodure d'arsenic contre la bronchite, dite chronique, emphysémateuse des enfants, par R. Saint-Philippe (*Journal de médecine de Bordeaux*, 5 mai, page 309, 1901). — L'asthme essentiel de même que la bronchite chronique simple n'existent pas chez l'enfant. Si l'enfant peut être sujet à des poussées de bronchite, fréquentes et tenaces, elles ne sauraient être comparées à la bronchite chronique du vieillard, entretenue par des lésions d'ordre sénile, irrémédiables.

Ce qu'on voit souvent chez les enfants, chez les rachitiques, chez les lymphatiques, les scrofuleux, c'est la bronchite emphysémateuse, à l'origine de laquelle on trouve tantôt une maladie infectieuse, tantôt une prédisposition.

L'huile de foie de morue a toujours été considérée comme le remède de choix, chez ces enfants débilités. D'autre part l'iodure de potassium est difficile à administrer en raison de sa saveur désagréable. Aussi M. de Saint-Philippe préconise-t-il vivement l'emploi de l'iodure d'arsenic qui est bien supporté en général, qui stimule vigoureusement l'organisme, excite l'appétit, augmente les forces.

On prescrit :

Iodure d'arsenic..	0 gr. 30
Eau distillée..............	30 grammes

Faire dissoudre à froid.

Débuter par 5 gouttes à chaque repas ; augmenter d'une goutte matin et soir et arriver progressivement à 15 et même à 20 gouttes à chaque repas. Rester à la dose maxima pendant environ 1 mois. Redescendre en sens inverse et en suivant les mêmes proportions jusqu'à 5.

Se reposer 8 à 10 jours et recommencer comme avant.

G. Lyon.

Tannalbine, tannigène et tannoforme dans les affections intestinales chez les nourrissons (*Wratsch*, n° 7, 1901). — Preiss a employé les substances thérapeutiques mentionnées plus haut dans 178 cas qui se répartissent de la façon suivante :

Indigestion intestinale, 73 cas ; catarrhe aigu de l'intestin grêle, 75 cas ; catarrhe aigu du gros intestin, 20 cas ; catarrhe chronique de l'intestin grêle, 15 cas ; choléra infantile, 10 cas ; tuberculose intestinale, 8 cas ; septicémie, 7 cas.

La dose pour un enfant d'un mois a été de 0,03 à 0,06 centigr. 3 à 7 fois par jour ; pour un enfant de deux mois, de 0,10 centigr. et, pour un enfant de 3 mois de 0,20 centigr. à la fois.

L'auteur n'a jamais prescrit de doses fortes.

Voici quels ont été les résultats obtenus.

Le tannigène et le tannoforme se sont montrés inefficaces dans tous les cas d'indigestion ; il en a été de même pour la tannalbine dans les cas où il y avait des phénomènes stomachiques ou bien une autre affection concomitante. Dans l'indigestion intestinale pure, la tannalbine a donné de bons résultats. Dans le catarrhe aigu de l'intestin grêle, le tannigène s'est montré complètement inefficace : le tannoforme n'a agi que dans deux cas, tandis que la tannalbine a donné dans tous les cas de bons résultats (on administrait la tannalbine après un purgatif ou avec de petites doses de calomel.)

Dans le catarrhe du gros intestin, toutes les trois substances se sont montrées inefficaces : le tannoforme seul a donné 3 succès sur 11 cas.

Dans le catarrhe chronique de l'intestin grêle, la tannalbine a toujours donné un résultat satisfaisant ; le tannoforme a donné deux succès sur cinq ; le tannigène est resté sans effet.

Dans le choléra infantile, la tannalbine n'a bien agi que lorsqu'elle a été administrée avec du calomel : le tannoforme a donné des résultats satisfaisants chez des enfants plus âgés : quant au tannigène son action a été nulle. Enfin dans la septicémie, aucune de ces substances n'a donné de résultat.

On voit, en récapitulant, que la tannalbine a été utile dans l'indigestion intestinale, dans les catarrhes chroniques et aigus de l'intestin grêle et dans la diarrhée tuberculeuse ; que la tannigène n'a exercé d'action dans aucun cas, que le tannoforme n'a été efficace que dans les catarrhes chroniques et aigus de l'intestin grêle, dans le catarrhe du gros intestin dans le choléra infantile et dans la diarrhée tuberculeuse.

Mais même dans ce cas les résultats favorables — souvent incertains — n'ont été obtenus que chez des enfants âgés d'au moins deux mois.

Dr Roubleff.

Pharmacologie

Dr E. Vogt

Ex-assistant à la Faculté de Médecine de Genève

Sur l'étude comparée des glycérophosphates et glycéro-arséniates (*Bul. des Soc. pharmacologiques*, mai 1901). — Schlagdenhauffen et Pagel en s'occupant, il y a deux ans de l'analyse des glycérines au point de vue de leur pureté, y ont décelé constamment la présence de l'arsenic. Les produits de cette nature, employés à la préparation des glycérophosphates semblent donc devoir fournir des combinaisons renfermant ce métalloïde.

Des expériences spéciales, faites en vue de vérifier ce premier point, ont parfaitement confirmé les présomptions, les auteurs n'ont pour ainsi dire pas trouvé un seul glycérophosphate alcalin ou alcalinoterreux du commerce qui ne fût souillé par de l'arsenic. Dès lors, on peut se demander si les nombreux traitements heureux, obtenus avec ces composés, sont dus en réalité à la combinaison glycérophosphorique ou à l'arsenic qui y est contenu. De plus, les glycérophosphates actuels, plus purs que ceux d'autrefois, semblent moins bien réussir, et cela de l'avis de nombreux praticiens. D'après cela, les guérisons par les glycérophosphates, pourraient être attribuées moins à l'élément glycérophosphorique qu'à l'impureté contenue dans ces sels. En poursuivant cet ordre d'idées, les auteurs se sont donc demandés si l'arsenic envisagé comme impureté des glycérophosphates, y existerait peut-être sous forme de glycéroarséniate.

Cette hypothèse semblait d'ailleurs d'autant plus justifiée que les liens de parenté entre le phosphore et l'arsenic sont nombreux; tels: l'isomorphisme des acides phosphorique et arsénique, celui des phosphates et arséniates. Toutes ces raisons ont engagé les auteurs à la confirmer expérimentalement.

Ils se sont donc donné pour tâche de préparer des glycérophosphates, dans la pensée que ces nouvelles combinaisons devraient avoir la plus grande analogie avec les glycérophosphates au point de vue de leurs propriétés chimiques.

Le glycérophosphate de chaux, par exemple, est constitué par une poudre blanche légèrement cristalline, soluble dans 15 p. d'eau froide, presque insoluble dans l'eau bouillante, insoluble dans l'alcool, et donnant à peine la réaction de l'acide phosphorique.

Le glycéroarséniate de chaux, que les auteurs lui ont comparé, se présente sous l'aspect d'une poudre cristalline analogue, en tout point, au glycérophosphate de chaux. Il est insoluble dans l'alcool et l'eau, mais se dissout aisément dans les acides minéraux et organiques et, en particulier, dans les solutions d'acide citrique.

L'analyse chimique a démontré une analogie complète avec celle du glycérophosphate.

Le professeur Spillmann a expérimenté dans sa clinique de l'hôpital civil de Nancy, ce nouveau composé arsenical, complètement inoffensif chez les animaux, ainsi que l'ont démontré de nombreuses expériences des auteurs.

Quelques malades, atteints de tuberculose, ont pris chaque jour 0,01 de ce sel, soit en injection hypodermique, soit en pilules.

On constata de jour en jour une augmentation régulière de poids chez tous les sujets en expérience. Au bout d'un mois, elle atteint 1.500 grammes en moyenne pour chacun d'eux.

L'élimination du sel est excessivement rapide, comme dans le cas de l'administration du cacodylate de soude.

Les observations cliniques commencées en janvier se continuent depuis lors : les auteurs feront connaître plus tard en détail, les résultats obtenus, mais celles recueillies jusqu'à présent permettent d'espérer des applications thérapeutiques très nombreuses et certaines.

E. Vogt.

Quelques mots sur le dormiol, par F. Combemale et L. Camus (*Bul. de la Soc. centr. de méd. du dép. du Nord*, 24 mai 1901). — Les auteurs ont pu reconnaître, en expérimentant ce produit sur de nombreux malades atteints d'affections variées, qu'on obtient un bon effet hypnotique dans les cas où n'entre pas en jeu l'élément douleur et où ne se rencontre pas un élément psychique avec agitation considérable : dans ces cas d'ailleurs, sa valeur n'est pas supérieure à celle du sulfonal ou de l'hydrate de chloral.

Ces conclusions sont d'ailleurs celles qu'a formulées le Dr A. Claus, qui, observant dans l'asile d'aliénés de Mortseele, près Anvers, a écrit : « Si le dormiol n'est pas le médicament de choix pour les insomnies avec agitation prolongée. il l'est au contraire pour les neurasthéniques, les aliénés à forme douce comme les mélancoliques ». Cependant, dans les cas où l'élément douleur intervient, sévère ou faible, pour entretenir l'insomnie, si l'on peut atténuer d'autre part cet élément douleur, le dormiol donnera de bons résultats.

L'administration du médicament sous forme de capsules en rend l'usage aisé; sur les deux cents doses prises par les malades, jamais le moindre malaise n'a été signalé.

A ne considérer le dormiol qu'au point de vue hypnotique, c'est à côté de l'hydrate de chloral et du sulfonal, mais légèrement au-dessous, qu'il faudrait le ranger. Si réellement il n'a pas les propriétés toxiques du chloral, — et seules des recherches cliniques prolongées le montreront, — les services que le dormiol est appelé à rendre peuvent être considérables, et de nature à détrôner les hypnotiques les plus communément employés.

E. Vogt.

FORMULAIRE DE THÉRAPEUTIQUE CLINIQUE

IMPETIGO

Prophylaxie :

Faire l'occlusion des surfaces impétigineuses.

Traitement local :

Au début modérer l'état inflammatoire et faire tomber les croûtes :

Pulvérisations d'eau tiède pure ou d'eau boriquée; *lavages* avec de l'eau de tête de camomille, de fleur de sureau, de racine d'aulnée, de feuilles de noyer.

Aujourd'hui on emploie plutôt *l'eau d'Alibour* :

Sulfate de zinc....... } — de cuivre..... }	ââ 4 grammes
Camphre...........	0,50 —
Safran..............	0,20 —
Eau.................	120 —

Diluer cette solution de 4 à 8 fois son volume d'eau bouillie et tamponner plusieurs fois les surfaces suintantes avec un bourdonnet de coton hydrophile.

Application de *cataplasmes* de fécule ; *pansements humides* fait avec des compresses de tarlatane, pliées en huit ou dix doubles, imbibées d'eau boriquée et recouvertes de guttapercha laminée ou de cataplasmes.

Ensuite applications biquotidiennes de *vaseline boriquée* au 10e ou au 15e, de *glycérine boriquée* à la même dose.

En cas d'intolérance remplacer par la *pommade à l'oxyde de zinc* ou au *sous-nitrate de bismuth* au 10e ou au 5e ou encore par la pommade suivante légèrement salicylée.

Vaseline...... ...... } Axonge............. }	ââ 5 grammes
Oxyde de zinc.......	20 —
Acide salicylique	2 —
Acétate de plomb cristallisé.............	1 —
	(Dubreuilh)

Une fois la période inflammatoire passée, on peut employer des topiques modificateurs plus énergiques, notamment *l'huile de cade*, le *précipité jaune*, le *calomel*, *l'onguent de Vigo*, la *résorcine* etc.

Précipité jaune	0 gr. 50 à 2 grammes	
Huile de cade..	1 gr. à 3 —	
Cérat sans eau.	20 —	
		(Vidal).

Tannin...............	2 grammes
Calomel..............	1 —
Glycérolé d'amidon à la glycérine neutre.....	30 —
	(Vidal).

Vaseline..............	50 grammes
Résorcine............	0 gr. 50
Vaseline	30 grammes
Acide borique.........	1 —
Onguent de Vigo.......	5 —
	(Besnier).

Lanoline.......... } Vaseline........... }	ââ 50 grammes
Huile de bouleau blanc	4 —
Précipité jaune......	1 gr. 50
Acide salicylique....	1 gramme
	(Morel-Lavallée).

On peut aussi employer les *emplâtres mercuriels*, l'emplâtre de Vigo, ou mieux l'emplâtre rouge de Vidal, moins irritant :

Minium......	2 gr. 50
Cinabre...............	1 gr. 50
Diachylon.............	26 grammes

En dernier ressort, on peut toucher tous les deux jours avec une *solution de nitrate d'argent* au 30e.

On peut avoir à traiter certaines complications : Rhinite, stomatite impétigineuses.

On traite la *stomatite* par les *lavages à l'eau boriquée, chloralée* (10 p. 1000), l'attouchement des ulcérations avec le *salol sulforiciné*, l'*acide lactique au tiers*.

La *rhinite* par des irrigations nasales avec une solution de résorcine au 200°, etc.

Les *complications oculaires* seront traitées par les moyens appropriés.

TRAITEMENT GÉNÉRAL :

Bien qu'étant une maladie inoculable, de cause externe, l'impetigo s'installe de préférence sur les terrains lymphatiques, d'où l'indication de modifier le terrain par l'*iode* (sirop raifort iodé ou iodo-tannique), par l'*arsenic*, de l'*huile de foie de morue*.

G. LYON.

VARIÉTÉS & NOUVELLES

Administration de l'Assistance publique. — M. Charles Mourier, maître des requêtes au Conseil d'Etat, est délégué dans les fonctions de directeur de l'Administration générale de l'assistance publique à Paris, en remplacement de M. le Dr Napias, décédé.

Congrès britannique de la tuberculose (du 22 au 26 juillet 1901). Dans le but de faciliter aux Congressistes français leur voyage et séjour à Londres, et de leur permettre de visiter facultativement l'Écosse, à la suite du Congrès, l'*Agence des Voyages Economiques* a organisé les services suivants :

A. Transport, aller et retour, de Paris à Londres, avec séjour dans un hôtel de 1er ordre (quartier de Westminster) du 21 au 26 juillet inclus : chambre et 3 repas, sans la boisson.

Viâ Dieppe : 1re classe, 150 francs ; 2e classe, 130 francs.

Viâ Calais : 1re classe, 195 francs ; 2e classe. 165 francs.

B. Transport de Paris à Paris, avec séjour à Londres, du 21 au 26 juillet inclus, comme ci-dessus, et excursion en Écosse, selon le programme de l'Agence.

Viâ Dieppe ou Viâ Calais ; 1re classe, 800 fr.

C. Transport de Paris à Paris et excursion en Ecosse, sans le séjour à Londres.

Viâ Dieppe ou Viâ Calais : 1re classe, 725 fr.

L'Agence remboursera les repas non pris à l'hôtel à Londres, à raison de 1 fr. 25 le petit déjeuner ; 2 fr. 70 le déjeuner à la fourchette et 3 fr. 60 le dîner.

Pour tous renseignements et programmes détaillés de l'excursion en Ecosse, s'adresser à l'Agence.

Les souscriptions seront closes le 15 juillet 1901.

Un médecin communal n'est pas fondé à demander la suppression de délibérations municipales si celles-ci n'ont aucun caractère diffamatoire. — Des difficultés étant survenues entre le médecin communal de Tizi-Ouzou et le médecin militaire en résidence dans cette localité, le maire réunit le Conseil municipal pour le faire juge du conflit. L'assemblée communale estimant que la responsabilité de la situation incombait au médecin communal, invita le maire, par délibération du 25 mai 1897, à la faire cesser, même en se séparant de ce collaborateur. Quelque temps après, notre confrère donna sa démission de médecin communal, et s'adressa au Syndicat des médecins du département pour aplanir le conflit. Mais, malgré ces démarches, le Conseil municipal se réunit de nouveau les 11 et 25 juin 1897, et confirma ses délibérations précédentes.

Le médecin communal démissionnaire demanda alors au préfet d'ordonner, par application de la loi du 14 décembre 1789, la radiation de certains passages de ces délibérations. On sait que l'article 60 de cette loi dispose que « si un citoyen croît être personnellement lésé par quelque acte du corps municipal, il pourra exposer ses sujets de plainte à l'administration ou au directoire du département qui y fera droit sur l'avis de l'administration du district qui sera chargée de vérifier les faits. » Mais le préfet répondit qu'il estimait que les propos tenus au cours de ces délibérations, malgré leur vivacité, ne constituaient que l'exercice d'un droit de contrôle et ne présentaient pas, au surplus, de caractère diffamatoire suffisamment déterminé.

Dans ces conditions, le médecin s'adressa au Conseil d'Etat qui, à la date du 18 janvier 1901, a rejeté la requête en motivant ainsi sa décision:

« Qu'il résulte de l'examen des pièces versées au dossier que, dans les conditions où le Conseil municipal de Tizi-Ouzou, consulté par le maire au sujet des difficultés survenues entre la municipalité et le sieur X..., médecin communal, s'est associé au blâme exprimé par le maire sur l'attitude de ce médecin dans l'accomplissement de ses fonctions, le Conseil n'a pas excédé les limites de son droit de contrôle sur les services communaux;

« Que c'est avec raison que le préfet a, par l'arrêté attaqué, refusé de prononcer la nullité des délibérations des 25 mai, 11 et 25 juin 1897;

« Que ces délibérations ne contenaient aucune mention injurieuse ou diffamatoire dont le sieur X.... fût fondé à demander la suppression par application de la loi du 14 décembre 1789 ».

BIBLIOGRAPHIE

La Chirurgie et la Médecine d'autrefois, par M. le Dr P. Hamonic. 1 vol. in-8 avec 487 reproductions d'instruments anciens. Paris, 1900. — Maloine, éditeur.

La *Chirurgie et la Médecine d'autrefois*, tel est le titre d'un intéressant livre quo vient de publier Maloine et qui est dû à la plume si autorisée de M. le Dr P. Hamonic.

On sait combien ce chirurgien est versé dans les questions d'archéologie et combien importantes sont les collections qu'il a réunies.

Ce qui fait l'originalité de l'ouvrage que nous annonçons, c'est que l'auteur, au lieu d'appuyer sur des documents historiques une étude qui aurait été forcément sujette à discussion, et en tout cas d'une lecture peu attrayante, a voulu présenter l'état de la chirurgie et de la médecine d'autrefois en se basant exclusivement sur un certain nombre d'instruments et appareils renfermés dans ses collections et ayant figuré à l'Exposition.

L'Insuffisance hépatique, petit in-8, (*Encyclopédie scientifiqne des Aide-Mémoire*), par Gouget (A.), médecin des hôpitaux. Paris, 1892, librairie Masson et Cie.

L'insuffisance hépatique est par excellence une question à l'ordre du jour. Il n'est pour ainsi dire pas de semaine qui ne voit éclore quelque nouvelle communication sur les moyens de dépister cette insuffisance à ses débuts. Et cependant, à part quelques brèves revues, aucun travail d'ensemble n'a paru sur la question. Il y avait là une lacune qu'est venu combler le livre du Dr Gouget.

Maladies des voies urinaires, Tome IV. — **Thérapeutique spéciale** par Bazy, en collection des Aides mémoires Léauté, chez Masson et Gauthier-Villars. — Dans ce petit volume qui complète la série de ceux qu'il a consacrés aux voies urinaires, M. Bazy, dont chacun connait la compétence spéciale, passe en revue pour chaque affection le traitement qui lui convient. Pour le rein il étudie les traumatismes, la lithiase, les rétentions rénales, la tuberculose, le rein mobile, les kystes. Pour la vessie et l'urèthre, il fait de même et donne ainsi un exposé court, mais clair et complet des indications du traitement.

L'analgésie chirurgicale par voie rachidienne. Injections sous-arachnoïdiennes de cocaïne. *Technique, résultats, indications*, par le Dr Tuffier, professeur agrégé à la Faculté de médecine de Paris, chirurgien des hôpitaux. (N° 24 de l'*Œuvre médico-chirurgical*, Dr Critzman, directeur) 1 brochure in-8° Masson et Cie, éditeurs, 1 fr. 25.

La nouvelle méthode d'anesthésie générale par les injections intra-rachidiennes de cocaïne est, tout-à-fait d'actualité. Le Dr Tuffier le promoteur et jusqu'à un certain point l'inventeur de cette méthode, consacre la présente monographie de l'œuvre médico-chirurgical du Dr Critzman à l'étude complète des indications et contre-indications de cette manière d'anesthésie, du manuel opératoire, des accidents qu'on peut observer et de l'influence de la cocaïne injectée dans l'espace dure-mérien sur la mœlle épinière et les racines postérieures.

Cette étude constitue un guide indispensable pour tous ceux qui voudront remplacer le chloroforme, souvent dangereux, par les injections de cocaïne dans le canal rachidien. La monographie du Dr Tuffier est, au point de vue pratique, d'une importance extrême. Elle rend rigoureusement compte de tous les documents publiés jusqu'à ce jour.

E. C.

Nlle Imprimerie. E. Lasnier dir., 35-37, rue St-Lazare. Paris — *Le Propriétaire-Gérant* : R. BLONDEL.

RENSEIGNEMENTS DIVERS

VOYAGES D'ÉTUDES MÉDICALES. — EAUX MINÉRALES, STATIONS MARITIMES, CLIMATÉRIQUES ET SANATORIUMS DE FRANCE. — **VOYAGE DE 1901.**

STATIONS DU DAUPHINÉ ET DE LA SAVOIE. — *Uriage* — *La Motte* — *Allevard* — *Salins-Moutiers* — *Brides* — *Pralognan* — *Challes* — *Aix* — *Le Revard.* — *Marlioz* — *Hauteville* (*Sanatorium*) — *Divonne* — *Saint-Gervais* — *Chamonix* — *Thonon* — *Evian.* — **Du 1er au 12 septembre 1901.**

Les **VOYAGES D'ÉTUDES MÉDICALES** sont organisés dans un **BUT** d'intérêt général : Faciliter aux médecins français et étrangers la visite et la connaissance pratique de toutes les stations thermales et climatériques de France.

Ces stations, très nombreuses et très variées, ont été divisées en plusieurs groupes, d'après leur situation géographique.

Chaque année, au mois de septembre, un voyage comprend toutes les stations situées dans la même région.

Le voyage d'études médicales de 1901 — comme celui de 1899 aux stations du centre et de l'Auvergne, et celui de 1900 aux stations du Sud-Ouest — est placé sous la direction scientifique du Dr Landouzy, *professeur de thérapeutique à la Faculté de médecine de Paris*, qui fera sur place des conférences sur la médication hydro-minérale, ses indications et ses applications.

Sont seuls admis à ce voyage : les médecins français et étrangers et les étudiants en médecine; les femmes des médecins accompagnant leur mari.

Pour les inscriptions et renseignements, s'adresser au Dr Carron de la Carrière, 2, rue Lincoln, Paris (8e).

Les inscriptions sont reçues jusqu'au 15 août 1901, terme de rigueur.

PROGRAMME

Dans l'après-midi du SAMEDI 31 AOUT et dans la matinée du DIMANCHE 1er SEPTEMBRE, concentration à Uriage, de tous les adhérents à ce voyage.

Dimanche 1er septembre 1901 : Déjeuner à 11 heures; après déjeuner, visite d'*Uriage*; dîner et coucher au Grand-Hôtel. — **Lundi 2**: Excursion à la Grande Chartreuse; coucher à Uriage. — **Mardi 3** : Le matin, départ d'Uriage pour *La Motte*, par Viriel; Visite de La Motte. L'après-midi, arrivée à Allevard vers 4 h. 30; dîner et coucher à l'Hôtel des Bains. — **Mercredi 4**: Le matin, visite d'*Allevard*; à 1 heure, départ pour *Salins-Moutiers*, visite; dîner et coucher à Brides, Hôtel des Thermes. — **Jeudi 5**: Excursion à *Pralognan*; coucher à Brides. **Vendredi 6**: La matin, visite de *Brides*; à midi, départ pour Challes : Visite; dîner et coucher à Aix, Grand-Hôtel. — **Samedi 7**: Visite d'*Aix*, *Marlioz*, *Lac du Bourget* et *Hautecombe*; coucher à Aix. — **Dimanche 8**: Le matin, excursion au *Lac d'Annecy*, *Gorge du Fier*; l'après-midi, *Le Revard*; coucher à Aix. — **Lundi 9**: Le matin, départ pour le *Sanatorium d'Hauteville*: visite, déjeuner; à 3 heures, départ; arrivée à Divonne à 7 h. 30; coucher à l'hôtel de l'établissement. — **Mardi 10**: Le matin, visite de *Divonne*; à 12 h. 30, départ; arrivée à Saint-Gervais à 5 h. 30; coucher, Hôtel de Savoie. — **Mercredi 11**: Le matin, visite de *Saint-Gervais*, l'après-midi, excursion à *Chamonix*: coucher à Evian, Grand Hôtel des Bains. — **Jeudi 12** : Le matin, visite d'Evian ; après déjeuner, départ en bateau pour *Thonon*; dîner à 6 heures : dislocation.

Les voyageurs pourront, à leur gré, soit prendre à Thonon, vers 7 h. 30, le train pour Paris et Lyon, soit rentrer à Evian, où nous assurerons leur coucher au Grand Hôtel des Bains et leur petit déjeûner le lendemain matin.

CONDITIONS DU VOYAGE

I. — **Uriage** est la première station prise comme point de concentration de tous les voyageurs. Chacun s'y rendra isolément : descendre à la gare de Grenoble et prendre le tramway à vapeur qui relie cette gare à Uriage.

Pour arriver à la gare de Grenoble (Compagnie Paris-Lyon-Méditerranée), les Compagnies de Chemins de fer accordent une **réduction de moitié prix** à tous les médecins et étudiants en médecine, quel que soit le point de la Erance d'où ils partent. Pour recevoir, en temps voulu, ce billet de faveur, il est nécessaire d'indiquer très exactement, en s'inscrivant, la gare de départ, ou, pour les étrangers, la gare d'accès sur le territoire français. Semblable réduction est accordée aux femmes de médecins par toutes les Compagnies de Chemins de fer, à l'exception de la Compagnie du Midi.

Chaque voyageur peut arriver à Uriage, à son gré, dans la journée du 31 août ou dans la matinée du 1er septembre. — Pour ceux qui choisissent le 31 août : nous assurons leur dîner et leur coucher, à la condition qu'ils nous préviennent 10 jours d'avance. — Pour ceux qui préfèrent le 1er septembre : le train de Paris arrive à Grenoble à 8 heures du matin, le tramway à vapeur part de la place de la gare 20 minutes après, et arrive à Uriage vers 9 heures et demie.

II. — D'Uriage à Evian, les voyageurs visiteront, en groupes, les stations suivantes : *Uriage* ; *La Motte* ; *Allevard* ; *Salins-Moutiers* ; *Brides* ; *Pralognan* ; *Challes* ; *Aix* ; *Marlioz* ; *Le Revard* ; *Hauteville (sanatorium)* ; *Divonne* ; *Saint-Gervais* ; *Chamonix* ; *Evian* ; *Thonon*.

Prix à forfait : 300 francs par personne, payable en s'inscrivant. Ce prix comprend tous les frais du voyage, depuis le moment de l'arrivée à Uriage (dans la journée du samedi 31 août ou le matin du dimanche 1er septembre au gré de chacun), jusqu'au moment où les voyageurs se sépareront à Evian (le jeudi 12 septembre dans la soirée ou le vendredi matin 13 septembre, au gré de chacun) : trajets en chemin de fer, bateau, voiture, hôtels, nourriture, transport des bagages, pourboires.

III. — Le jeudi 12 septembre, le dernier repas pris en commun sera le dîner à **Thonon**, à 6 heures environ. — Après le dîner, les voyageurs pourront, à leur gré, soit prendre à **Thonon**, vers 7 h. 30, le train pour Paris et Lyon, soit rentrer à Evian où nous assurons leur coucher et leur petit déjeuner le lendemain matin.

Pour retourner de Thonon ou d'Evian à son lieu de résidence, qui a été son point de départ, chaque médecin ou étudiant en médecine bénéficiera, comme à l'aller, en venant à **Grenoble**, de la **réduction de moitié prix** sur les chemins de fer. Toutes les Compagnies de chemins de fer — à l'exception de la Compagnie du Midi — accordent la même réduction aux femmes des médecins.

*En raison de la courte durée du voyage et des trajets importants en voiture, les voyageurs sont priés de réduire leurs bagages au strict nécessaire et de n'emporter qu'***une valise d'un maniement facile.**

Les Compagnies de chemins de fer, en accordant d'une façon tout à fait exceptionnelle aux adhérents de ce voyage, la faveur de rejoindre isolément, avec des billets à demi-place, la première station de la tournée, Uriage, ont expressément spécifié qu'on s'y rendrait sans arrêt *et par la* voie la plus directe. *Il en est de même pour le retour au lieu de résidence, en quittant la dernière station,* **Evian.**

Dans le cas où, pour un motif quelconque, le voyage n'aurait pas lieu, les personnes inscrites ne pourront prétendre qu'au remboursement des sommes versées.

POUR S'INSCRIRE, ENVOYER :

I. Son *adhésion* au Docteur CARRON DE LA CARRIÈRE, **2, rue Lincoln, Paris (8e)** : 1° Son nom et son adresse lisiblement écrits ; 2° l'indication de la gare d'où l'on partira, ou, pour les étrangers, la gare d'accès sur le territoire français ; 3° le jour de l'arrivée à Uriage.

II. Sa *souscription*, 300 francs, à M. le Directeur du Crédit Lyonnais, Agence B., Compte V. E. M., Place de la Bourse, PARIS.

Les inscriptions sont reçues jusqu'au 15 août 1901, terme de rigueur.

Chemins de fer du Nord

La Compagnie du Chemin de fer du Nord a soumis à l'homologation ministérielle une nouvelle édition de son tarif des abonnements contenant de nombreuses réformes.

Avec le nouveau tarif, les abonnés entre deux gares pourront passer par deux itinéraires différents dans les mêmes conditions que les porteurs de billets d'aller et retour.

Les petits employés et ouvriers, en général les personnes qui ne peuvent pas débourser d'une seule fois le prix d'un abonnement d'un an, pourront l'acquitter en douze fois par versements mensuels.

Il n'est pas douteux que ces réformes seront goûtées du public aussitôt qu'elles pourront être appliquées.

TRAVAUX ORIGINAUX

Décharge des précipités salins dans l'organisme vivant.

n rôle dans la genèse des affections arthropatiques du groupe arthritique. — Nutrition retardante et Nutrition galopante. — Traitement rationnel de la goutte et de l'arthritis.

par A. MOREL-LAVALLÉE,
Médecin des hôpitaux.

Il s'agit là de notions toutes nouvelles de formes par l'évolution d'une maladie de peau bservée (*lymphangite calculeuse phosphatique*, *tronco-valvulaire*, *ulcéro calcifiante*). ne courte note a été lue sur ce sujet à l'Académie de Médecine, dans sa séance du avril dernier.

Au point de vue dermatologique même, les faits cliniques se sont déroulés sous une rme exceptionnelle, bizarre, presque invraisemblable. Au reste, le mieux est de se porter tout de suite au résumé de cette observation.

C'est d'abord une simple éruption cutanée, — infection *locale* de forme et d'origine lgaires, — mais qui, bientôt, se transformant au milieu de complications imprévues, nne lieu à des symptômes si étranges, comme aspect et comme évolution, que pendant d'un an le diagnostic reste en suspens.

Puis, rapidement, voici que la région intéressée devient le siège d'une série de phémènes d'un autre ordre, tout aussi extraordinaires et inexplicables; mais alors leur portance est devenue véritablement considérable; primitivement localisés, les incints morbides nouveaux n'en entraînent pas moins des conséquences singulièrement endues; c'est qu'elles ressortissent au domaine de la *pathologie générale*, et vont oir, de déduction en déduction, leur retentissement sur un grand nombre d'affections roniques.

Il s'agit d'un sujet d'une quarantaine d'années, atteint il y a deux ans à la face d'un *pétigo phlycténulaire* de *T. Fox*, auquel succéda *in situ*, se combinant bientôt plus moins avec lui, une éruption régionale de ces *folliculites suppuratives*, surmontées acune d'une *sphérule jaune d'or*, et dites à tort *impétigo de Bockhart*; c'est là, on le it, la variété ordinaire et inoffensive de la culture *superficielle*, sur peau humaine, du *taphylococcus pyogenes aureus*, le furoncle étant dû, lui, à une localisation de la même culture au corps d'une des glandes pilosébacées, lesquelles, situées profondément dans des aréoles à parois cellulo-élastiques incomplètes, font partie de l'infrastructure du tégument. L'inflammation, dans le cas actuel, descendit jusqu'à cette couche profonde, qu'elle attaqua avec une telle violence qu'il se fit une exagération, puis une perversion, de la trichogénèse (fabrication des poils), avec hypersécrétion de matière grasse et production de poils monstrueux, déformés, altérés dans leur structure et leur composition chimique.

Ceux-ci, comme celle-là, étaient éliminés par la voie d'une série de cratères successivement ouverts à la surface de la joue, au moyen d'un processus infectieux ulcératif : au début, c'était de petites plaies arrondies, à bords taillés à pic, évoluant chacune pour son compte : l'ensemble n'en constituant pas moins un processus d'allures serpigineuses, de tendance envahissante irréductible, envoyant des prolongements souterrains « en tunnel », véritables « galeries de mine » dont l'effondrement faisait place à autant de rigoles ulcéreuses.

Les rebords des dits orifices portaient souvent une garniture de petites logettes, dans lesquelles s'encastrait par blocs une substance noirâtre, épaisse et graisseuse, produite en abondance par la peau de la joue, au niveau de l'éruption et dans la zone voisine. Cette substance s'entassait, *de place en place*, en amas dont la saillie se laissait deviner au-dessus de la surface cutanée demeurée intacte, mais de préférence aux endroits où le feutrage cellulaire de l'hypoderme offrait le plus de laxité. Un léger massage exercé sur ces élevures, et l'on voyait sortir du tégument, *même en dehors de la zone enflammée*, quantité de ces boulettes à l'aspect crasseux, dont toutefois le véritable chemin de sortie passait par les ulcérations préalablement formées. Mais, avant tout, cette substance apparaissait comme le vecteur probable de l'élément infectieux, car on la trouvait co tamment : 1° godronnant les bords des érosions sur le côté où la lésion progressait; 2° sous forme de traînées remplissant les *galeries de mine* dont j'ai parlé. Aussi avais-je mis en avant le nom de *séborrhéne infectieuse, ulcérative post-impétigineuse*.

Concurremment à ce produit de la sécrétion sébacée, grasse, accrue et pervertie, l'inflammation aboutissait à un effort du même genre de la part de la substance pil proprement dite. C'est ainsi que d'innombrables fragments de *pseudo-poils* gé méconnaissables, fabriqués à profusion, suivaient une destinée absolument parall celle des particules noires précédentes : *agglomération* par monceaux disposés ordre compréhensible, puis *élimination* au dehors, soit par les orifices béants de la j soit *au travers de la peau saine* : et c'étaient de petits bâtons grisâtres et mollasses, des fragments plus durs, comme des morceaux d'allumettes, puis enfin de minusc esquilles, tels des débris de coquilles d'œufs.

C'est alors, vers le quatorzième mois de la maladie, que la scène changea, et cela dans l'espace d'un mois. Les orifices des ulcérations cutanées qui avaient, à ce moment, l'aspect de chancres mous, virent leurs bords se calcifier, en même temps que les divers corpuscules auxquels ils donnaient issue prenaient une apparence plus solide, une consistance crétacée, et finissaient par n'être plus que des particules franchement calca'

Non moins remarquable était une autre modification accomplie à l'insu du malad les « trous » de sa figure ne se montraient plus semés sans ordre, jetés çà et là dans l'ai de la joue droite ; ils se présentaient, au contraire, disposés en trois rangées transversales, suivant des lignes qui uniraient : 1° la naissance du nez au lobule de l'oreille; 2° la commissure buccale, au même point; 3° le sommet du menton à l'angle de la mâchoire. Ces trois rangées étaient d'ailleurs reliées entre elles par des séries verticales analogues, faites de boursoufflements ulcérés, ou en voie de l'être, si bien qu'à ce moment, n'eussent été la calcification sur le rebord de ces ampoules déhiscentes et les particules crétacées auxquelles elles donnaient passage, on aurait dit d'une *lymphangite ampullaire infectieuse*, tuberculeuse ou non.

Le malade était très frappé de cette élimination abondante de calculs par la peau. La *goutte* était inconnue dans sa famille ; mais, arthritique renforcé, il se souvenait d'avoir plusieurs fois vu l'acide urique abonder extraordinairement dans son urine. Supposant donc, à mon tour, que les corpuscules éliminés au niveau de sa figure pouvaient bien être formés d'urates acides, j'en fis faire un examen. Il n'y avait rien de pareil : *graisse très abondante*, *amidon*, fragments d'étoffe, très peu de phosphate neutre de chaux, — acide urique : néant. — L'analyse de l'urine, faite le même jour, donna ceci : urine presque normale : ni acide urique, ni urates en excès ; faible en chlorures ; phosphaturie exagérée.

Cependant la crétification de la peau s'accentuait ; bientôt il arriva, au bout de quelques instants de frictions, de voir sortir au pourtour de l'ongle et de la dernière phalange, une bouillie calcaire *très épaisse*. Et cette bouillie calcaire qui venait *par suintement* au bout des doigts, on la faisait, par une simple pression, sortir à flots en trois points sis au pourtour de l'ongle et toujours semblablement placés. C'était là la conséquence d'une disposition anatomique qui m'a paru constante : mais je n'insiste pas pour le moment, et j'arrive tout de suite à un *incident capital*, qui se reproduisit à plusieurs reprises : alors que le malade faisait sa toilette, on put apercevoir à travers la peau, à la face dorsale de deux ou trois doigts, — au moment même où le savonnage déplaçait les concrétions qui siégeaient à l'intérieur des lymphatiques collatéraux, — un admirable et minuscule réseau blanc grisâtre, dont la richesse, la disposition, l'aspect boursouflé en segments étranglés, visible sur les tubes offrant déjà un certain volume, reproduisaient la figure schématique des lymphatiques de la peau dessinées dans les atlas d'anatomie.

Cette découverte fut un trait de lumière pour l'explication des lésions faciales dont l'interprétation devenait aisée. N'y avait-il pas, en effet, de fortes chances pour que le processus eut été le même à la face qu'aux doigts, et que les phénomènes actuels, restés les conséquences de l'infection éruptive du début, eussent bien aussi leur siège dans les lymphatiques ? Les particules calcaires, précipitées pour une cause encore inconnue dans le liquide circulatoire au point le plus stagnant (radicules originelles des lymphatiques aux extrémités) remplissaient les troncules, aussitôt ceux-ci nés des convergences radiculaires ; parvenues au niveau des ampoules valvulaires, où il leur fallait « marquer le pas », ces particules s'arrêtaient, donnant communément naissance à une thrombose calcaire qui bouchait la lumière du vaisseau. De proche en proche, tout le liquide se solidifiait dans l'ampoule. dont la paroi même était gagnée par l'incrustation. Aussi finissait-elle par éclater, et cette bouillie, hérissée parfois de pointes très aiguës, usant rapidement la peau (du visage) qui la recouvrait, s'éliminait au dehors grâce aux pertes de substance ainsi produites. — Ailleurs, au contraire, les particules calcaires circulant dans les canaux lymphatiques en sortaient par endroits, pour former dans la peau elle-même ces groupements en foyers que nous avions vus en libre communication avec le système tronculaire.

A ce moment la question venait de faire un grand pas. Je tenais le diagnostic de mon malade : j'entends le diagnostic *brut*, la *nature de la maladie*, mais la pathogénie restait à élucider. J'avais devant les yeux une *dermite calculeuse phosphatique*, une *lymphangite calculeuse, ulcéro-calcifiante*, en même temps qu'*oblitérante*. Maintenant, comment et pourquoi le malade laissait-il ses phosphates se précipiter ? *That was the question*. Et pourquoi dans ses lymphatiques ? Quant au siège à la face, c'était un détail.

C'est alors qu'un heureux hasard professionnel me mit au courant des récents travaux de M. Joulie, à la lumière desquels la présente observation va s'éclaircir entièrement. Pour cet auteur, c'est à tort que l'on attribue à tous les arthritiques une réaction hyperacide des humeurs et les tissus, l'acide urique étant chez eux le grand coupable. Certes il existe des arthritiques qui rentrent dans ce cas ; et chez ceux-là l'acide urique et les urates constituent bien réellement les *humeurs peccantes*. Ch *nution* des *échanges organiques*, *abaissement des oxydations* ; c droit qualifier de *ralentissement de la nutrition* la source comm ils sont tributaires : goutte, gravelle, migraine, asthme, hémorrhoïdes, etc. Mais ceux-là, à en croire M. Joulie, ne formeraient qu'une minorité infime, contrairement à l'opinion classique, et en face d'eux se dresse la longue, l'interminable procession des HYPOACIDES, laquelle englobe la presque totalité des arthritiques ; 12 SUR 13, dit M. Joulie, car telle aurait été l'erreur commise ! Or, si les « hypoacides » ont droit à toutes les affections rentrant dans le cadre du groupe *dit* arthritique, tout comme les précédents, en revanche, la pathogénie est chez eux inverse, à savoir *excès des oxydations*, *dépense excédant la recette*. Dès lors, si l'auteur de cette théorie est dans le vrai, il est inconcevable que, par un excessif désir de conciliation peu compatible avec la rigueur scientifique, il ait voulu faire rentrer ses hypoacides dans le groupe des bradytrophiques ; il n'avait du reste qu'un mot à changer, et dire, à leur sujet VICE, au lieu de RETARD de la nutrition : mais mieux encore eut valu avoir le courage de son opinion, et déclarer, comme je l'ai fait depuis, que ces sujets relevaient d'une *nutrition galopante.*

Sans vouloir ici m'occuper des causes attribuées à cette hypoacidité, voyons les affections dont elle est incriminée : cachexie goutteuse, maladies consomptives, rachitisme, *gravelle phosphatique et oxadique*, dyspepsie hyperchlorhydrique, varices, hémorrhoïdes, eczémas.

Mais il est un point bien plus intéressant : au sommet de cette échelle pathologique, M. Joulie inscrit le phénomène de la *précipitation des sels du sérum chez le vivant*, phénomène que je n'ai trouvé signalé nulle part, bien que je l'aie moi-même observé dans le cas présent, imputable dans l'espèce à l'hypoacidité. Mais rien ne vaut une citation littérale. Voici donc quelle est, en substance, cette conception originale.

Tandis que les acides épaississent le sang, qu'ils coagulent, les alcalins le liquéfient ; devenu moins acide, le sang circulera donc plus vite, d'où tachycardie (1). L'hypoacidité, exagérant les oxydations, augmente la température intérieure du corps, mais parmi ses conséquences il en est une qui peut, à elle seule, expliquer toutes les autres.

C'est l'insolubilité dans le sang hypoacide de l'oxalate de chaux et *des phosphates alcalino-terreux* (de chaux et de magnésie) provenant de la résorption des *os* ou de l'alimentation...

Dans le sang normal, les oxalates et phosphates de chaux, le phosphate de magnésie et même le phosphate ammoniaco-magnésien sont en dissolution, grâce à l'acide carbonique qui se trouve en excès dans ce liquide, et qui maintient ces phosphates à l'état de phosphates acides parfaitement solubles et dialysables : aussi leur est-il facile de s'éliminer par les reins et d'être excrétés avec l'urine.

Mais que l'acidité carbonique, saturée par l'ammoniaque provenant de la désassimilation des matières azotées, vienne à diminuer à un certain degré, *les phosphates alcalino-terreux acides deviendront phosphates* NEUTRES *ou phosphates* BASIQUES INSOLUBLES dans le sang, *et seront emportés* avec lui *dans la circulation* A L'ÉTAT DE SABLE MINERAL.

Ce sable ira encombrer et même obstruer les capillaires (A) dans certains organes (B) où il déterminera de la stase sanguine ou, tout au moins un ralentissement de la circulation avec dilatation des capillaires sous l'influence de la pression cardiaque. Il en résultera des phénomènes plus ou moins inflammatoires et plus ou moins douloureux dans les organes où ces dépôts se seront produits. Le lieu d'élection de ces dépôts sablonneux dépendra évidemment de l'organisation spéciale (C) de l'individu, et *la maladie observée prendra un nom différent suivant l'organe ainsi atteint*. Si ce sont les artères, le foie, le cœur, on aura les scléroses de ces organes avec toutes leurs conséquences. Dans le cristallin, le dépôt d'une certaine quantité fort minime évidemment de ces phosphates, amènera la cataracte : dans la rétine, la cécité en sera la conséquence

(1) Le pouls du réveil, au matin, est normalement, d'après M. Joulie, de 60 à 65. S'il dépasse ce chiffre, il y a hypoacidité d'autant plus intense qu'il le dépasse davantage.

fatale. Dans l'appareil auditif, les dépôts produiront la surdité. *Dans les articulations, dans les muscles, ils développeront l'ARTHRITISME*, etc.

A ces lignes, d'une précision réellement divinatoire, je n'aurai, disons-le tout de suite, que SIX MOTS à ajouter en les intercalant, à savoir :

a) Ce sable ira encombrer et même obstruer les capillaires... LYMPHATIQUES.

b) Dans certains organes, qu'il s'agisse des VISCÈRES, des ARTICULATIONS, OU *de la peau*.

c) Le lieu d'élection dépendra évidemment de l'organisation spéciale ET DES TARES LOCALES ACQUISES.

Il n'y aurait, je crois, qu'un seul reproche à formuler à M. Joulie, à propos de ce passage, c'est lorsqu'il écrit : Ces dépôts, dans les articulations, dans les muscles, *développeront l'* « ARTHRITISME. »

Ces derniers mots constituent à première vue, pour le médecin instruit, une hérésie, plus même, un mot vide de sens; cependant, en l'espèce, le vague que laisse planer dans l'esprit ce terme en réalité dépourvu de sens précis, est tellement heureux que j'en suis à me demander s'il n'a pas été *voulu*, et si ce n'est pas là un lapsus volontaire sous la plume d'un ignorant de génie. On verra plus loin pourquoi.

Seule donc la théorie révolutionnaire du *néo-arthritisme* s'était montrée capable de me fournir une explication d'accord avec la réalité des faits, je devrais mieux dire une *explication quelconque*. J'avais le devoir de lui demander des preuves, de la mettre à même de *faire ses preuves*.

Voici comment je procédai :

I. ANALYSE DE L'URINE. — Y avait-il *hypoacidité* et absence d'acide urique en excès? Voici le bulletin rédigé par M. Joulie lui-même :

Urée, acide urique : en proportions normales (1).

Hypochlorurie. — Phosphaturie.

HYPOACIDITÉ. — Le coefficient étalon normal étant 4,55, on trouva ici 3, soit 1/3 de perte sur l'acidité relative à l'état de santé.

Je commençais à comprendre pourquoi la pipérazine et le lycétol, dissolvants des urates, n'avaient rien fait chez mon client.

II. EXAMEN MICROSCOPIQUE DES CORPUSCULES ISSUS DE LA SURFACE CUTANÉE AU VISAGE. — (Ce qui suit est également rédigé par M. Joulie, qui a fait lui-même l'examen.)

Après lavage à l'éther, pour enlever les matières grasses, il est resté une petite masse de filaments végétaux, provenant des linges et sparadraps, et une poudre blanche amorphe qui s'est dissoute dans H Cl.

La solution contenait CaO, SO3HO, Ph.O5. La poudre blanche était donc essentiellement formée de *phosphate* et de *sulfate de chaux*. Pour ce qui a trait au sulfate, bien évidemment, il provient ici du sulfure qui existe toujours en plus ou moins grande quantité à la surface de la peau : celle-ci, en effet noircit par l'application prolongée du diachylon plombique.

Ces deux analyses comblèrent de joie mon infortuné patient, qui en conçut immédiatement l'espoir d'une thérapeutique plus efficace, heureuse peut-être à bref délai ; et moi, de mon côté, je restais confondu devant cette étonnante confirmation apportée une fois de plus par la clinique à la pathologie théorique; l'hypothèse de Joulie allait vraisem-

(1) Ce résultat est en conformité avec ceux de 3 analyses précédentes, faites dans des pharmacies différentes.

blablement en effet se trouver ici vérifiée. Toutefois le témoignage des yeux étant le seul à donner confiance absolue, c'est à lui, dans ma pensée, que l'auteur devait demander la preuve de ce qu'il avait affirmé par simple induction théorique, à savoir la précipitation, en pleins tissus vivants, des *phosphates* chez *l'hypoacide*, et vraisemblablement des *urates* chez *l'hyperacide*. Or *le fait est réel*, et cette découverte allait même trouver un complément, d'importance capitale, dans les faits cliniques apportés par moi. Le phénomène débute dans le système lymphatique, réseau initial périphérique, et fentes lymphatiques conjonctives. Il était aisé de suivre ce processus chez mon malade dans les troncules émergents, suivant une direction centripète. La coagulation, vraie d'ailleurs, ne s'étendait pas très loin dans ce sens : en maint endroit, les troncules obstrués, distendus en amont d'un barrage calcaire, laissaient facilement crever leur mince paroi dans l'atmosphère lamineuse ambiante ; sans doute y avait-il excès de pression sous la poussée de la bouillie calcaire (ou uratique) amoncelée contre la muraille adventice qui coupait brusquement la lumière du conduit, empiétant par de solides assises sur le tissu cellulaire périvasculaire.

Que la précipitation des sels dans l'organisme devenus insolubles dans le sérum, ait pour siège initial l'intérieur des plus petits vaisseaux lymphatiques et leurs origines dans le tissu cellulaire (au sein duquel débordent les amoncellements calcaires, démontrant ainsi comment les lymphatiques communiquent librement, *en clinique*, avec ledit tissu cellulaire) c'est là un fait anatomique de haut intérêt ; mais Joulie ne pouvait le prévoir, puisque j'en dois, moi, la connaissance au hasard, à une dermopathie de forme exceptionnelle. Et précisément, en énumérant les organes susceptibles de souffrir des conséquences de son hypoacidité, il n'a pas fait mention de la peau, à laquelle pourtant il allait devoir le triomphe de ses idées. Ce qu'il a fait est déjà fort remarquable, du reste, puisque, — en songeant que la précipitation des sels était inévitable —, il avait pressenti, dans ce processus, le mécanisme causal de la goutte viscérale. Et ce même processus, la chimie biologique vient de nous le montrer présidant ici à l'origine de la *goutte de la peau*. Ici, la dermite ressortit à la *goutte phosphatique* (*goutte blanche*) ; mais quelle que soit la variété chimique du phénomène, *goutte blanche*, avec ses précipités phosphatiques, ou *goutte rouge* (acide urique) avec ses précipités uratiques, ne sommes-nous pas en droit de généraliser ? Il est en tout cas permis de le présumer et nous aurions alors pris là sur le vif, nous tiendrions, sous l'œil même du praticien, par induction analogique, le mécanisme général de la goutte, articulaire ou viscérale... Quelles conséquences lumineuses, dans cette hypothèse, pour tant de problèmes hier encore insolubles !

Prenons la congestion hépatique des goutteux : le foie est distendu par les humeurs peccantes ? — Oui certes ! Mais, ces humeurs peccantes, ce sera le milieu intérieur qui, HYPOACIDE, fera gonfler la glande entière (ou un de ses lobes) sous l'effort de ses lymphatiques turgides et obstrués de précipités phosphatiques ; — ou bien alors, HYPERACIDE, y précipitera les urates acides, par un mécanisme analogue, mais inverse. Comme la pathologie se trouverait simplifiée ! Nous voilà loin, certes, de la théorie d'Ebstein, avec sa nécrose préalable d'un bloc de parenchyme, précédant le dépôt salin goutteux (1).

III. — Je fis donc voir mon malade à M. Joulie et lui montrai ce qu'il n'avait pu prévoir, je veux dire le système lymphatique comme siège de la formation des concré-

(1) Cette théorie n'en contient pas moins une idée juste en soi, c'est l'influence de la mort, *vitale* ou *fonctionnelle*, du tissu ou de la cellule sur le dépôt salin. Chez mon malade, il suffisait de produire avec une aiguille une dilacération superficielle, indolente, de l'épiderme pour que l'endroit devint instantanément blanc et crétacé.

tions phosphatiques, — sans même songer à ce moment là, je l'avoue, aux conséquences probables qui en découlaient au sujet du mécanisme de la formation des dépôts goutteux.

Cette vérification éclatante du dogme hypoacide *in anima vili* ne parut aucunement impressionner le père de la doctrine.

C'était bien là le mécanisme : qu'il avait exposé; quant au fait de la précipitation des sels se produisant effectivement dans les lymphatiques, c'était à ses yeux un *détail* (?): la précipitation s'opère *là où la circulation est le moins active*, voilà tout!

Cette dernière explication pathogénique était-elle conforme à la réalité? Une seconde de réflexion, un coup d'œil jeté sur le malade suffirent à m'en démontrer l'exactitude.

Quelles régions affectait cet extraordinaire processus?

Les *extrémités*, celles où l'on recherche d'habitude le refroidissement cyanotique par arrêt de la circulation, — en cas de mort apparente ou réelle : à savoir la *face*,, et les points éloignés du centre circulatoire; *nez*, *orifice buccal*, *oreilles*, puis *extrémités digitales*. Les troncs lympathiques s'obstruaient tout près de leurs origines : bientôt leur aspect se dessinait avec leurs séries d'étranglements et de boursoufflements, et c'était, au niveau de ceux-ci, autant de dilatations ampullaires : c'est dans ces cavités que le courant, déjà si faible, achevait de perdre sa direction, dans le remous dû à l'oscillation rétrograde de la lymphe épuisant son reflux le long des anses valvulaires. On voit d'ici quelles conditions favorables pour la formation du thrombus qui, sans cesse grossissant, avait vite fait d'oblitérer le vaisseau. Aussi celui-ci allait-il finir par éclater, avec sa paroi pleine d'incrustations qui la fendillaient, puis la faisaient crever, trouant du même coup la peau adhérente ; et c'étaient ces pertes de substances, disposées en rangées, et correspondant aux valvules éclatées, qui représentaient au visage la situation exacte des canaux lympathiques.

Le long de ces lignes noueuses, une friction un peu forte faisait jaillir de la peau des concrétions calcaires : mais une simple « pichenette » les faisaient envoler sans effort et en abondance, au pourtour des orifices cutanéo-muqueux, principalement au niveau du raccord de la peau (saine) de la joue avec la muqueuse des lèvres. On remarquera qu'en ce point nous sommes à l'origine même du réseau, à la source du courant lymphatique, avec une pression presque égale à zéro.

Ainsi, ne pouvant plus demeurer à l'état de dissolution, les phosphates se précipitaient, là où il y avait *stagnation relative* des humeurs circulantes, — *origine mécanique* de ce processus de précipitation saline : mais la *pathologie* devait être également douée du pouvoir de le produire, si l'explication théorique était conforme à la vérité.

Or, justement, est-ce que cette précipitation en masse des phosphates dans toute une région, n'y avait pas succédé *in situ* à une pyogénèse infectieuse inoculée? Tant il est vrai que la nature est une dans ses grandes lois, l'infection présidant du même chef à la calculose hépatique ou urinaire, et à la lithiase cutanée. Nous en eûmes d'ailleurs la plus élégante démonstration expérimentale, précise comme une expérience de laboratoire. Il advint un jour que le malade, pris d'un fort accès d'asthme, — se fit à la cuisse trois injections hypodermiques : or, l'une d'elles donna lieu à un *abcès*, c'est-à-dire à *une ouverture de la petite nodosité rouge fluctuante*. Il en sortit presque exclusivement, une *bouillie calcaire*, *sanieuse* le premier jour, qui se reproduisit plusieurs fois, et finit par tarir, grâce à l'occlusion de la petite plaie sous un pansement iodoformé parfaitement hermétique.

IV. — Restait l'épreuve thérapeutique : forcé d'abréger, je dirai seulement ceci : elle fut décisive, bien qu'incomplète.

En quatre jours du régime phosphorique, la peau se décongestionnait, les boursouflements s'affaissaient et les ulcérations des ampoules se fermaient d'elles-mêmes, tandis que la toilette du matin et du soir faisait tomber de la joue une pluie de flammèches phosphatiques. Si la guérison complète ne s'en est pas immédiatement suivie, la médication phosphorique pure n'en saurait être, de ce fait taxée d'insuffisance, car il y eut à cela des raisons complexes.

Mais pour en revenir à la généralité des faits, il est une, chose que j'ai à cœur de dire ici. La thérapeutique des accidents de la série hypoacide, je puis à présent en parler d'après mon expérience personnelle, et en m'appuyant sur des résultats véritablement surprenants obtenus en des cas très dissemblables. Eh bien, il ne me semble pas qu'elle doive être ramenée au degré de trop exclusive simplicité « unimédicamenteuse » mise en avant par M. Joulie. C'est là, évidemment, un point capital; mais je me réserve de le traiter ailleurs et ne puis que l'indiquer aujourd'hui.

Le dualisme biochimique des sujets *dits* arthritiques ne doit plus présentement, je pense, faire question pour mes lecteurs, car mon observation a bien démontré la réalité du type hypoacide; et, quant à l'autre, au type hyperacide classique, son existence n'a été, à ma connaissance, l'objet d'aucune contestation; encore que ce dernier constitue dans la réalité l'exception, à en croire du moins M. Joulie, d'après lequel l'hyperacidité ne se rencontrait chez les arthritiques que dans 1 cas sur 12. Pour moi, la proportion serait encore beaucoup moindre; sur dix-huit clients suspects d'arthritisme, je n'ai rencontré qu'une seule fois le type classique hyperacide; deux fois, je crois, le coefficient était normal. *Dans tous les autres cas, c'était l'hypoacidité,* variant de 1 tiers à 2 tiers (en perte) jusqu'à zéro, dans 1 cas; (15 sur 18).

Et qui, d'ailleurs, pourrait aujourd'hui s'étonner de voir deux tempéraments tout à fait opposés, et par conséquent deux états anatomopathologiques tout à fait *inverses*, conduire à des syndrômes *identiques*, quoique étant si dissemblables par leur substratum biochimique? (Ce dernier impliquant d'ailleurs une différence radicale dans le traitement à suivre pour l'un et l'autre cas)... Qu'y a-t-il donc ici de contraire à la *jurisprudence pathologique* courante? Est-ce que la congestion et l'anémie cérébrales n'ont pas des symptômes superposables? N'en est-il pas de même pour l'uréthrite gonococcique ou *blennorrhagique vraie*, et les uréthrites uréthro-bactériennes, ces « écoulements » de nos devanciers?

Jusque dans le domaine de la thérapeutique, nous allons poursuivre la même analogie. Ne sait-on pas que le traitement par les irrigations de sublimé (infiniment dilué à 1/20.000) qui guérit, — parfois en une ou deux séances, l'uréthrite *vulgaire*, est au contraire, et au plus haut point, *nuisible* dans la phase *aiguë* de la *blennorhagie vraie*. A cette période, en effet, il se trouve que la virulence de l'organisme de Neisser est exaltée par le sublimé, s'il existe à l'état de culture pathogène en pleine activité dans l'organisme : explication toute simple d'une apparente contradiction.

Certes, tout n'est pas dit avec la présente note et la parenthèse est loin d'être fermée. D'abord, nous sommes malgré nous troublé par cette scission pathogénique venant soudain déchirer ce groupe si joliment construit des maladies par *ralentissement de nutrition*, dont la cohésion, si parfaitement intime, était passée parmi nous à l'état de dogme. Ensuite, comment ne pas rester surpris devant ce *groupe hypoacide*, si envahissant dès sa naissance que le voici déjà réclamer pour lui les 12/13 de ceux qui, parmi les humains, *ne vivent pas du travail manuel*! Puis à dire vrai, est-ce que ce ne serait pas humiliant pour nous d'être amenés, par l'inflexible rigueur d'une équation chimique, à admettre, à reconnaître que cet état morbide s'est, dans nombre de cas, développé à la suite et comme conséquence d'un traitement trop longtemps continué (bi-carbonate de soude, indéfiniment prolongé). Et pourtant, il nous est bien difficile de nous dérober devant cette accusation, alors que nous trouvons sous la plume du Pr Bouchard un passage, cité dans le livre de M. Joulie, et où il est dit en propres termes : « La soude amène, « *à la longue*, un état de *saturation durable..... Quand cette saturation a été obtenue* « *lentement*, par des doses minimes, les urines, devenues neutres ou alcalines, laissent « précipiter les phosphates terreux, ce qui, à bien des points de vue, est une circons- « tance défavorable. Si, alors, on suspend le traitement, l'acidité des urines se reproduit « vite; mais pendant des mois, *même pendant des années, il suffira d'un verre d'eau de* « *Vichy pour ramener l'état neutre des urines et la précipitation des phosphates.* C'est « un fait qui n'est pas commun, mais *dont je puis vous garantir la réalité*, parce que je « l'ai personnellement vérifié. » (Bouchard, cité par Joulie page 73).

Peut-être, d'ailleurs, le vieil arthritisme univoque classique a-t-il encore la ressource d'interjeter appel, en fondant son pourvoi sur les points demeurés obscurs dans la question. Qu'est-ce par exemple, que cet *arthritisme* auquel correspond l'ensemble de ce double groupement biochimique? *La goutte* en est, à coup sûr ; mais au sujet du *rhumatisme*, quelles affections subdivisionnaires de ce terme générique ferons-nous rentrer dans le Néoarthritisme? Le Rh. art. aigu, la « rheum. fever » des Anglais, notre *polyarthrite fébrile aiguë*, doit-elle toujours, à titre d'infection autochtone, demeurer exclue? Que conserverons-nous alors?

La *polyarthrite déformante noueuse subaiguë*, les nodosités d'*Aberden*, le rhumatisme *fibro-musculaire*? M. Joulie, dans son ardeur néophytique d'inventeur, a matérialisé l'agent pathogène de toute la série sous les espèces du précipité salin qui était à l'état *de saturation morbide* ; mais n'est-il pas vraisemblable qu'il exagère quelque peu, lorsque, par exemple, il invoque le même mécanisme pour la sciatique, dont il raconte avoir souffert?

Y avait-il donc aussi, dans ce cas-là, *précipitation de sable minéral* dans la gaine lymphatique périnévritique? Cela paraît difficile à admettre, et cependant de quel droit limiter à tel ou tel accident la génèse mécano-chimique dont la démonstration a été si limpide, alors surtout que l'auteur a réussi à faire sur lui-même ce que j'appellerai grossièrement la *preuve par 9*. Il était parvenu à se débarrasser de tout le complexus morbide, après qu'il eut, par le traitement, ramené à l'acidité normale son alcalinité cause de tout le mal; or, il vit les mêmes accidents reparaître comme par enchantement du moment où, ayant exagérément prolongé le traitement par l'*acide* phosphorique auquel il s'était astreint, il arriva à *renverser* son coefficient d'acidité; celui-ci, d'abord redevenu normal, finit un jour par indiquer une hyperacidité obtenue avec trop de succès par la médication acide. Le dépôt urinaire rouge brique bien connu apparut. Il n'y a pas le moindre doute, pour M. Joulie, qu'il ait, dans cette auto-expérimentation, réalisé sur lui-même la précipitation des *urates* parvenus à l'état de saturation au sein de ce même sérum qui, dans l'état morbide précédent, laissait, du fait de son hypoacidité spontanée, déposer à cristallisation des phosphates amoniaco-magnésiens.

Je n'oserais affirmer que l'obstruction — par des sels minéraux précipités — des vaisseaux lymphatiques les plus ténus et de leurs origines intra-lamineuses soit la cause *univoque et constante* de la Goutte, *G. viscérale* s'il s'agit des lymphatiques du foie ou du myocarde, *G. articulaire* ou *attaque de goutte franche*, si les ligaments *péri-articulaires* sont intéressés; mais je le soupçonne fort, ayant le droit de le faire, à mon sens, pa induction; un peu plus, et je me croirais autorisé à dire, après les prudentes réserves ci-dessus : *Je n'en sais rien mais j'en suis sûr.*

Je sais que cela ne suffit pas pour asseoir une conviction scientifique ; pourtant, je ne saurais m'avancer davantage, car ce problème, même une fois indiscutablement *résolu par et pour lui-même*, est gros de conséquences à l'*infini* : assurément, voilà, je l'ai dit, mise à néant la *théorie* d'Ebstein, qui exigeait une nécrose préalable d'une zone quelconque de l'organisme pour y rendre possible la précipitation de l'*acide urique* et de ses sels, *bientôt suivie de la calcification qui attend les organes* hors de fonction. Mais il est une question subsidiaire qui vient d'une façon pressante s'imposer à l'esprit ; c'est celle-ci : *Est-ce l'obstruction minérale des lymphatiques fibro-articulaires qui constitue, par elle-même, l'attaque de goutte, et en occasionne les phénomènes douloureux?* Pour la genèse du symptôme douleur, d'ailleurs assez complexe, on pourrait invoquer : 1° La distension des tissus surchargés de précipités ; 2° La compression des filets nerveux ; 3° La tension gravative inhérente au raptus violent d'une éventuelle fluxion sanguine collatérale, (car il se peut à la rigueur que les capillaires sanguins soient susceptibles d'être bouchés à l'instar de leurs homologues vecteurs de la lymphe).

Comment, en effet, réfuter l'*objection* possible *de la précipitation des sels en saturation, survenant seulement à la suite et comme conséquence d'une fluxion hématique* (de cause alors demeurée inexpliquée) ; ou bien au contraire s'étant faite *antérieurement et indépendamment* de toute crise articulaire aiguë ?

Ce que j'ai observé personnellement me laisse précisément dans le doute absolu à ce sujet ; mais d'abord, quelques mots pour mettre à jour mon observation.

Au commencement d'avril, le traitement acide, dosé en anhydride phosphorique d'après la méthode de M. Joulie, avait rapidement produit de l'effet. En moins de huit jours, cicatrisation des mamelonnements de la joue, correspondant aux valvules lymphatiques ulcérées ou non ; — évacuation, par le massage ou à la simple toilette, des monceaux de particules micacées de phosphate (neutre) calcique amassées depuis de longs mois en divers points de concentration, et qui maintenant étaient expulsées au dehors, soit par les orifices d'une ou de deux ulcérations ampullaires restées béantes à de très grandes distances, soit, la plupart du temps, *à travers les téguments* **intacts**.

Ce qui restait de plus malade, c'était les doigts ; d'innombrables lavages avaient bien vidé les gros troncs collatéraux de leurs concrétions, particules d'aspect et de couleur micacées et rendant un son métallique. En même temps, et davantage de jour en jour, à mesure que s'accentuait l'imprégnation acido-phosphorique, les réservoirs en forme de « poches », plus rares aux mains qu'à la figure, étaient évacués ; mais chaque lavage n'en faisait pas moins soudre une quantité infinie de corpuscules d'aspect divers, à savoir, 1° noirâtres et graisseux comme le sébum du début ; 2° noirs et secs, comme des fragments de charbon ; 3° des grumeaux transparents, durs et gélatiniformes évidemment phosphatiques (phosphate gélatineux), par conséquent *en voie* de solubilisation, en tant que phosphates *devenant acides*.

Si maintenant on veut bien se reporter à un certain passage du livre de Joulie, cité dans ce travail, on va retrouver l'alinéa où l'auteur, faute du mot approprié qui ne lui venait pas et qu'il ne pouvait en réalité connaître, n'étant pas médecin, a fait usage d'un terme tout à fait impropre, mot vague, dénué de toute signification réelle, et qui, même ainsi employé, constituait une grosse hérésie médicale. Et pourtant, disais-je, c'est peut-être une habileté de l'auteur qui est volontairement resté dans le vague. Or, voici à nouveau cette phrase : S'ils se déposent dans les articulations, dans les muscles, ils (ces PHOSPHATES) développeront l'ARTHRITISME...

Les régions périarticulaires, chez le sujet dont il est ici question, étaient farcies de particules phosphatiques, expulsées par le massage. Où siégeaient-elles ? Dans le tissu cellulaire ? Dans les capillaires lymphatiques ? En tout cas, qu'ont-elles produit chez lui, du moins si je m'en tiens à ne dire que ce que je sais ? Eh bien, elles ont produit de l'ARTHRITISME, car je ne puis rien dire de plus : elles ont commencé l'incrustation des zônes articulaires, de façon telle que, si ce traitement ne fut intervenu, n'est-il pas vraisemblable que, dans un délai indéterminé, nous aurions vu survenir une grosse crise, c'est-à-dire l'explosion d'une des maladies arthropathiques du groupe arthritique ? Car j'ai bien dit LA GOUTTE, mais, dans la réalité, rien ne m'autorise à faire un tel choix. Si bien qu'entre l'auteur qui a dit : il va se développer l'ARTHRITISME, et moi qui ai dit LA GOUTTE, c'est *l'autre* qui est dans le vrai, avec *son doute*, — un si bon oreiller pour une tête bien faite, — comme disait M. de Montaigne.

Pour peu maintenant que l'on réfléchisse devant ces aperçus tout nouveaux, on reste surtout étonné de la tolérance de nos tissus périarticulaires ou non, pour ces singulières d'incrustations, on en est à se demander pendant combien de temps, et jusqu'à quel volume, de semblables agglomérations peuvent rester latentes et tolérées ; pendant combien de temps la médecine peut avoir prise sur elles, en faisant appel à l'un des procédés de guérison dont elle dispose dans cette direction ; j'en vois, quant à moi, trois que voici : 1° la *résorption progressive* (mais en combien de temps ?) des dépôts salins en question, par le sérum sanguin, dont il faut pour cela accroître la masse hydrique et abaisser le point de saturation saline ; on peut ainsi comprendre pourquoi, dans la plupart des cas, ainsi que le dit M. Joulie, les saisons thermales doivent leurs bons effets presque exclusivement aux quantités d'eau qu'elles fournissent à l'économie : mais, pour arriver à ce résultat au moyen d'une intervention chimique, combien ne faudra-t-il pas faire passer par les reins et les capillaires de liquide et de solutions salines *convenables* ! Ce dernier point, INDICATION SUPRÊME, pourra désormais, avec ce que je viens de rappeler sur les réactions chimiques humorales que l'on ne devra jamais négliger de déterminer, être fixé d'une façon certaine.

Quant aux autres moyens qui peuvent rester à la thérapeutique, je ne vois guère que les 2 suivants : 1° Le massage, grâce à l'action aspirative qu'il exerce, débarrassera des corps étrangers salins les téguments d'abord, puis les profondeurs articulaires, sans parler de l'action de broiement qu'il viendra apporter à la rescousse de la dissolution chimique. Enfin en dernier lieu (j'entends sous le rapport de la numération), l'action eutrophique exercée par l'intermédiaire du système nerveux.

Or, cette action eutrophique, non moins que l'action massothérapique précédente, on pourra, avec égales chances de succès la demander à la percussion hydrothermique mise en jeu dans les stations thermales, quelle que soit d'ailleurs la composition de ces eaux. C'est ainsi que les stations les plus chargées en sels alcalins, et susceptibles à ce point de vue de n'apporter qu'un faible secours aux hypoacides, vont retrouver nombre d'indications pour ces mêmes malades, grâce au perfectionnement de leur outillage et à leur bonne organisation en vue des applications externes de l'hydrothérapie.

Ainsi donc nous sommes loin d'avoir suffisamment élucidé les rapports existant entre les diverses affections arthropathiques du groupe arthritique, la goutte en tête.

Toutefois en dépit d'esprits restés dans l'ombre, il suffira, pour montrer jusqu'à quel point l'étude approfondie d'un cas exceptionnel peut être féconde, de passer en revue, comme c'est notre droit, les notions acquises à l'improviste, les inconnues révélées, les questions intéressantes posées seulement, mais avec chance d'une solution à venir. C'est par cette analyse que je préluderai au dépôt de mes conclusions.

COMPTE RENDU DES SÉANCES

DE LA

SOCIÉTÉ DE THÉRAPEUTIQUE

Séance du 26 Juin 1901

Présidence de M. le Dr Albert ROBIN

A l'occasion du procès-verbal, M. Leredde, répondant à une réclamation de priorité adressée au bureau par M. Foveau de Courmelles, déclare que lorsqu'il a présenté le nouvel *appareil photothérapique* de MM. Lortet et Genoud (de Lyon), il n'avait pas connaissance de l'appareil de M. Foveau de Courmelles ; ses expériences ont été faites avec l'appareil lyonnais, et il ne veut pas se faire juge de la question de priorité soulevée entre les différents inventeurs.

M. Bardet présente, au nom de M. Paillard, un petit *appareil destiné aux injections hypodermiques* et permettant de faire passer directement de l'ampoule dans l'aiguille le liquide à injecter, sans avoir à soutirer préalablement ce liquide comme on le fait avec les seringues ordinaires. Il se compose d'une sorte d'étui ajouré, dans lequel on loge l'ampoule, fixée à chaque. extrémité dans une petite rondelle en caoutchouc ; on brise d'un trait de scie les deux pointes de l'ampoule: l'aiguille est alors vissée à l'extrémité inférieure de l'étui, et à l'autre bout l'on adapte le corps de pompe d'une petite seringue. En pressant sur le piston de celle-ci, l'air qu'elle contient est envoyé dans l'ampoule et chasse le liquide à travers l'aiguille.

M. Bardet donne lecture d'une communication relative aux *moyens de maintenir le taux acidi trique normal des urines.*

Les travaux de M. Joulie ont fait connaître l'existence d'un coefficient intéressant, exprimant le rapport entre la quantité d'acide renfermée dans les urines et le chiffre indiquant l'excès de la densité de ces urines sur celle de l'eau. M. Joulie a donné, comme correspondant à l'état normal, pour ce coefficient, le chiffre de 4 à 5 0/0.

M. Bardet trouve ce rapport beaucoup trop élevé et estime qu'avec 2 1/2 0/0 on reste encore dans l'état normal : aussi lui paraît-il inexact de considérer comme atteints d'hypoacidité urinaire les malades qui ne présentent que ce chiffre peu élevé de 2 1/2 0/0, et croit-il inutile de gorger ces malades d'acide phosphorique. Cette question de l'acidité urinaire est d'ailleurs fort complexe et beaucoup d'éléments nous manquent pour la juger actuellement en connaissance de cause. C'est ainsi que M. Bardet a vu, contrairement aux affirmations de M. Joulie, des neurasthéniques chez lesquels l'emploi de l'acide phosphorique à la dose de 2 à 3 grammes (et l'on sait que MM. Joulie et Cautru n'ont pas craint d'aller jusqu'aux doses énormes de 4, 5 et 6 grammes par jour), au lieu d'élever l'acidité urinaire, l'abaissait dans des proportions sensibles. Inversement, il a vu l'emploi de la médication alcaline, au lieu d'abaisser l'acidité, tout au contraire la relever, ce qui démontre que l'emploi de l'eau de Vichy chez les malades hypoacides n'était nullement contre-indiqué, comme on a essayé de le soutenir.

C'est ainsi que chez un malade, soumis à un régime comportant l'absorption de 6 à 7 grammes de bicarbonate de soude par jour (Vichy-Célestins), il a vu au bout de 2 à 3 semaines le taux de l'acidité passer de 1 1/2 à 2 1/2, l'urée monter de 17 grammes à 23 grammes 5, et le coefficient d'élimination azoturique tomber de 91 0/0 à 88 0/0.

Il ne faut donc pas trop se presser de conclure, ni surtout déduire des travaux, d'ailleurs intéressants, de M. Joulie, une thérapeutique schématique et un peu trop simpliste, qui consisterait à donner les alcalins aux hyper-acides et les acides aux hypo-acides, car le résultat pourrait ne pas être celui qu'on attend.

M. Dalché appuie les observations de M. Bardet et ajoute qu'il avait déjà fait les mêmes remarques en observant les variations de l'acidité urinaire avec l'emploi du citrate de soude : ce médicament, qui appartient à la médication alcaline, employé à la dose de 5 grammes par jour chez les individus sains, a fait apparaître dans leurs urines des doses énormes d'acide phosphorique.

D'ailleurs ce serait une erreur que de conclure de l'acidité du contenu vésical à celle des tissus organiques et des humeurs, beaucoup d'éléments pouvant intervenir dans la question.

M. Desesquelle fait observer que lorsqu'on emploie l'acide phosphorique, on fait appel en réalité à deux éléments : la fonction acide d'une part, et de l'autre le phosphore. M. Joulie s'est-il rendu un compte exact de ce qui appartient a l'un et à l'autre ? Le phosphate de soude, par exemple, ne réaliserait-il pas les mêmes effets avec beaucoup moins de dangers, si c'est lui qui est en cause, étant connu ses propriétés régularisatrices de la composition de la substance nerveuse et d'autre part le rôle capital du système nerveux dans les phénomènes élémentaires de la nutrition.

M. Bardet répond que M. Joulie, dans son mémoire, a déclaré avoir expérimenté le phosphore et n'en avoir obtenu aucun résultat quand il s'est agi de corriger l'hypoacidité.

M. Albert Robin trouve la question trop intéressante pour n'en pas faire l'objet d'une discussion approfondie devant la Société et propose d'inscrire cette discussion à l'ordre du jour de la prochaine séance. Bien des éléments du problème sont encore mal connus : ce qu'il importe, c'est moins de corriger l'alcalinité ou l'acidité des urines par un procédé purement chimique, que de guérir chez le malade les conditions qui font qu'il élimine de l'urine trop ou insuffisamment acide. Si l'on ne veut qu'obtenir des urines acides, il y a un moyen très simple d'y arriver sans recourir à l'emploi de médicaments dont on oublie peut-être un peu trop la nocivité : il n'y a qu'à faire manger au malade beaucoup de viande. Si l'on veut diminuer son acidité, il suffit de le mettre au régime végétarien.

M. Bardet approuve complètement la manière de voir de M. Robin : chez les malades qu'il a cités plus haut, si le taux de l'acidité urinaire avait remonté, et si la quantité de l'urée éliminée s'est accrue, malgré l'emploi de l'eau de Vichy, c'est parce que le malade s'est mis au repos, à la vie au grand air, et qu'il s'est produit une oxydation plus intense des tissus en même temps qu'une consommation plus grande des matières albuminoïdes, phénomène capital qui a plus d'importance sur la formation de l'urée que n'importe quelle médication.

La Société décide que la discussion sera inscrite à l'ordre du jour de la prochaine séance.

M. Desesquelle présente, au nom de MM. Pépin et Leroux, *une nouvelle matière organique iodée* constituée par l'association de l'iode à l'albumine peptonisée. Cette substance qu'il appelle iodogénol, renferme 13,45 0/0 d'iode et est parfaitement tolérée par les malades, malgré un emploi prolongé. M. Desesquelle l'a employée avec succès dans tous les cas où la médication iodée est indiquée : emphysème, asthme, arthritisme, etc. Jamais il n'a observé de phénomènes d'iodisme : par contre, des malades qui n'avaient été influencés en rien par les autres préparations iodiques ont été très améliorés dès qu'on a eu recours à cette nouvelle substance.

M. Albert Robin pense qu'aucune association nouvelle de l'iode ne pourra remplacer les iodures dans les cas où ceux-ci sont nettement indiqués, dans la syphilis, par exemple, et dans les affections cardiaques. Il faut bien distinguer entre la médication iodée et la médication iodurée. Dans la première peuvent prendre place toutes les associations organiques de l'iode, depuis le Sirop iodotannique et le Sirop de raifort iodé jusqu'aux iodoalbumines dont M. Desesquelle vient d'enrichir le groupe. Mais les iodures métalliques constituent des agents très différents, dans lesquels le radical métallique joue un rôle qui, pour n'être pas très défini, n'en est pas moins certain et important, tel, par exemple, que celui du potassium, lorsqu'on emploie KI dans les affections vasculaires.

M. Mathieu présente un travail de M. Delherm sur le *traitement de l'arthrite blennorrhagique par les courants galvaniques,*

Remak avait déjà employé ce traitement avec succès dans le traitement du rhumatisme articulaire aigu. M. Delherm l'a appliqué, dans le service de M. Mathieu, à six cas de rhumatisme blennorrhagique et il en a obtenu des résultats qui ont véritablement émerveillé M. Mathieu. Dès le lendemain de la première séance, l'amélioration se dessinait, la douleur diminuait ainsi que le gonflement, et de véritables guérisons sont survenues dans l'espace invraisemblable de quelques jours.

M. Delherm emploie une pile au bioxyde de manganèse ou au sulfate de mercure et il se sert, comme électrode, d'une peau de daim, ou de terre glaise humectée : la force électrique qu'il emploie est de 20, 30, 50 milliampères suivant l'épaisseur de l'articulation à traverser. Le premier jour, on fait deux applications d'une durée de 35 minutes chacune. Les applications suivantes sont faites tous les jours ou tous les deux jours avec une durée moyenne d'un quart d'heure. Les cas traités comprenaient des types très divers d'arthrites, depuis l'hydarthrose jusqu'à l'arthrite avec gonflement périarticulaire intense simulant le phlegmon : toutes ont été rapidement guéries, et même l'une d'elles en trois séances. L'atrophie musculaire a été moins marquée qu'avec n'importe quel autre traitement. Enfin M. Delherm, chez un malade atteint d'hydarthrose simultanément aux deux genoux, a traité l'un de ses membres par des applications de salicylate de méthyle et l'autre par le courant galvanique : ce dernier était déjà guéri que le premier n'avait pas encore été influencé en quoi que ce soit par le traitement.

M. Blondel croit que les heureux effets de cette méthode ne doivent pas être limités au seul rhumatisme blennorrhagique, mais généralisés au contraire à toutes les arthrites. Aujourd'hui, d'ailleurs il est bien difficile d'affirmer qu'une arthrite survenant au cours d'une blennhorragie, même chez les arthritiques, — surtout, pourrait-on dire, chez ceux-là — est d'essence blennorrhagique, et non une arthrite banale, résultat du réveil de la diathèse par l'infection et telle qu'en peuvent produire la rougeole, l'angine, la scarlatine, etc. Peut-être les bons effets du traitement électrique, dont M. Mathieu a dit entre autres qu'il prévenait l'atrophie musculaire, sont-ils dus précisément à l'intervention de ces contractions musculaires : c'est ainsi que l'on voit des arthrites rebelles du genou céder rapidement lorsqu'on fait agir, non sur l'articulation, mais sur le triceps, l'électricité ou même le massage.

M. Mathieu répond que M. Delherm a fait usage uniquement des courants continus et en limitant leur action à l'articulation, sans toucher aux muscles. La contraction musculaire n'a donc pas à intervenir ici : il s'agit probablement d'une action vaso-motrice ou trophique propre au courant continu.

REVUE DES PUBLICATIONS SCIENTIFIQUES

Chirurgie générale

Dr BENOIT

Ancien interne des hôpitaux

Des indications thérapeutiques dans les luxations anciennes de l'épaule par M. Legueu (*Sem. med.* 29 mai 1901). — La question du traitement a fait quelques progrès, en ce qui concerne les luxations de l'épaule non réduites, soit qu'elles aient été méconnues, soit qu'on ait échoué dans les premières tentatives, ou qu'on n'ait rien tenté. Dans ce dernier cas, on est souvent surpris de la facilité avec laquelle on parvient à réduire, même après quelques semaines. Mais la difficulté consiste à traiter celles qui sont réellement irréductibles et qui résistent aux méthodes de force, telles que l'emploi de l'appareil de Hennequin, un des plus recommandables.

L'auteur distingue fort judicieusement 1° les lésions qui sont la *cause de l'irréductibilité* et 2° celles qui sont la conséquence de l'irréductibilité. Parmi les premières, *l'interposition*, entre la tête et la cavité glénoïde, de la partie postérieure de la capsule; l'arrêt de la tête par un *fragment de tubérosité*, l'interposition des tendons musculaires divers, en particulier le tendon luxé du biceps, le petit pectoral (Lejars). Parmi les secondes, conséquences de la luxation elle-même, la *rétraction de l'orifice capsulaire*, la formation de *tissu fibreux* autour de la tête, les *adhérences* entre la capsule et la glène, la *néarthrose* entre l'omoplate et la tête humérale.

On voit à quels mécomptes on s'expose si l'on n'hésite pas à recourir dans ces cas à la *méthode sanglante ou de précision*. Plan opératoire. Suivant la position de la tête, qui est presque toujours en avant, M. Legueu conseille de donner la préférence à l'*incision antérieure*, ou mieux *antéro-externe*, sur la voie axillaire, dangereuse et incommode, ou la voie postérieure, qui ne permet pas toujours de réduire. L'arthrotomie sera facilitée par la *section de l'arc acromio-claviculaire*, qui ménage complètement les muscles (Duplay). On fait une incision horizontale sur le bord externe de l'acromion, incision qui commence en avant, en dedans de l'articulation acromio-claviculaire, et se termine en arrière à l'origine de l'épine de l'omoplate. Une deuxième incision, partant de l'extrémité de la première, se porte en bas et en dehors suivant les fibres du deltoïde. On dissèque la lèvre supérieure de la première incision, pour bien découvrir l'acromion et l'extrémité externe de la clavicule. Il est facile alors de sectionner en arrière l'acromion, près de l'épine de l'omoplate, et la clavicule près de son articulation externe.

On a un lambeau ostéo-musculaire, comprenant tout le deltoïde, qui peut être rabattu. Rien de plus aisé que d'agir alors sur les causes de l'irréductibilité. Ici, l'appréciation des lésions subies par les surfaces articulaires déplacées aura toute son importance.

L'étude des résultats éloignés montre que, dans beaucoup de cas, au lieu de s'en tenir à la reposition pure et simple de la tête humérale, il faudra *réséquer* cette dernière dans une mesure assez large, ou la modeler convenablement, pour s'assurer des mouvements étendus. La suture osseuse se fait comme d'habitude avec des fils d'argent; on draine la capsule et on suture la peau. Le massage et l'électrisation, que l'on peut appliquer dès la troisième semaine, aident puissamment au rétablissement fonctionnel.

A. Benoit.

L'amputation du sein cancéreux par M. Cestan (*Gazette des Hôpitaux*, 1901, p. 597). — L'A. passe en revue les principales techniques opératoires les plus récentes. Comme il donne finalement l'avantage à celui de Halsted, qui a la plus belle statistique au point de vue de la longueur de survie et de la rareté des récidives, nous décrirons en résumé cette nouvelle méthode. *W. S. Halsted* a publié deux travaux, dont le deuxième, qui date de 1898, n'est qu'une modification du premier. L'incision cutanée qu'il emploie part de la face antéro-supérieure du bras, au niveau des insertions humérales du grand pectoral. Cette incision, qui ne comprend que la peau, est franchement transversale, vient passer sous la clavicule, en se recourbant en bas, et vient achever sa boucle autour du sein, qu'elle aborde ainsi par son côté interne, pour le contourner et venir se terminer sur la queue de la raquette, au-dessus du néoplasme. On voit donc que c'est une raquette ordinaire, dont le manche est reporté plus haut et plus en dedans que dans les procédés classiques.

Cette disposition a pour but de faciliter l'exérèse des parties suivantes : le néoplasme avec les deux pectoraux en entier. Halsted divise les insertions costosterno-claviculaires du grand pectoral, puis ses insertions humérales, ainsi que les insertion celles du petit pectoral. La veine axillaire est ainsi exposée en entier, et l'on peut dépouiller l'aisselle en une fois de dedans en dehors et de haut en bas. L'auteur fait systématiquement le curage sus-claviculaire. Pour y parvenir, renonçant à sectionner la clavicule, comme il le faisait jadis, il incise en arrière du bord postérieur du muscle cléidomastoïdien, découvre la jonction des veines jugulaires externe et sous-clavière, élève fortement l'épaule pour éloigner la clavicule de la première côte, et obtient ainsi assez de champ pour pouvoir passer les doigts sous cet os et enlever le trousseau fibreux qui unit la veine à la clavicule, ainsi que la graisse sous-claviculaire et postérieure de l'aisselle qu'on ne pourrait atteindre par l'aisselle. La masse totale du néoplasme est enlevée d'un seul bloc, de haut en bas, au ras des côtes Quant aux sutures cutanées, elles sont réalisées en utilisant le lambeau cutané triangulaire, formé surtout aux dépens de la peau de l'aisselle et qu'on avait eu soin de bien disséquer dès le début jusqu'au bord postérieur de l'aisselle. Il reste le plus souvent une zone inférieure impossible à recouvrir sans excès de tension et qui guérit simplement par seconde intention.

Ainsi, grâce aux progrès de la technique, en associant diverses statistiques, on arrive aux résultats suivants :

a) La mortalité opératoire tombée de 17 0/0 à 0,5 0/0.

b) Abaissement des récidives de 66 0/0 à 25 0/0.

c) Les cas de survie après 3 ans sont montés de 10 0/0 à 40 0/0.

Le progrès est évidemment dû à la destruction précoce de territoires lymphatiques de plus en plus étendus.

A. Benoit.

Traitement des hémorroïdes et des fissures anales par des courants à haute intensité et à grande fréquence (*Medicinskoie Obosrenie*, n° 3, 1901). — Ivanoff a employé le traitement par des courants à haute intensité et à grande fréquence chez 85 malades atteints d'hémorroïdes ou de fissures anales.

L'électrisation employée a été bipolaire, avec ou sans résonateur. Dans ce dernier cas, la durée du traitement a été de beaucoup moindre (presque de moitié). Les malades éprouvent une sensation de chaleur, ou rarement de cuisson, au point d'application des électrodes. Ce qui disparaît tout d'abord chez les malades atteints d'hémorrhoïdes, ce sont les phénomènes douloureux.

Dès la première séance, la douleur est calmée ; après trois ou quatre séances, elle disparaît totalement ainsi que la sensation de pesanteur dans l'anus. En même temps, la turgescence des bourrelets hémorrhoïdaires externes et internes diminue; le spasme du sphincter et la constipation sont très rebelles au traitement et persistent parfois après vingt séances. Les hémorragies s'arrêtaient parfois très rapidement (dès la première séance) : mais dans quelques cas, elles résistèrent longtemps, même quand elles étaient fort peu abondantes. Cependant, on peut dire que d'une façon générale les hémorragies s'arrêtent au bout de dix séances.

L'auteur n'a jamais observé aucune sorte d'accidents. Les malades se sentaient mieux, l'appétit et le sommeil s'amélioraient, les vertiges et la céphalée disparaissaient. Quant aux fissures de l'anus, le traitement en question a donné, dans tous les cas, une guérison complète. Dans la majorité des cas, l'auteur a fait des séances de 4 à 5 minutes tous les deux jours. Il n'y a pas eu de récidives; du moins, on n'en a pas constaté chez les malades revus au bout d'un an.

Quant à l'action du procédé thérapeutique dont il s'agit, l'auteur l'explique par ce fait qu'il supprime le spasme du sphincter, d'où disparition de la stase des veines hémorrhoïdales et consécutivement rétablissement du tonus veineux, dilatation des petites artères et augmentation de la pression sanguine.

L'auteur termine en disant que ce traitement peut remplacer une intervention chirurgicale.

Dr Rochleff.

Tétanos post-opératoire (*Société de chirurgie*, 5 juin 1901). — A propos d'une petite épidémie de tétanos, survenue dans le service de M. Reynier, la Société a eu à examiner des cas divers rapportés par MM. Delbet, Baun et Bazy. Dans ces observations, il est dit que le sérum antitétanique en injection intra-crânienne, injecté par M. Borrel, semble avoir causé la mort rapide des sujets. Seul, ce sérum, employé préventivment, paraît mériter quelque confiance. La chose a déjà été dite il y a près d'un an, à propos d'une épidémie de tétanos. Car c'est dans ces cas seulement et dans les services hospitaliers, que l'usage du sérum préventif semble surtout indiqué.

L'association du sérum au *chloral* à hautes doses semble indispensable à M. Bazy, qui a noté une aggravation immédiate après la suppression du chloral, laquelle s'amenda sitôt que le médicament fut repris.

A. Benoit.

Compresses à la soude dans les suppurations. — (*Med. Obozr.* n° 2, 1901). — C'est le Dr Gueorguiesky qui le premier a préconisé l'emploi des compresses imbibées d'une solution de soude à 20 0/0 dans les suppurations et nous avons, en son temps, signalé les travaux de ce médecin à nos lecteurs.

Vladimiroff a essayé ce traitement chez les enfants dans 30 cas d'affections différentes, accompagnées de suppuration. *Brûlures* aux 2e et 3e degré, éruption pustuleuse, *fistules* avec suppuration abondante, plaies *contuses*, *abcès* lymphadéniques.

Les résultats obtenus ont été des plus satisfaisants.

Ces compresses présentent particulièrement trois propriétés précieuses ; 1° Elles n'offrent aucune espèce de danger ; 2° leur action antiseptique est énergique ; 3° on peut en dire autant de leur action analgésique. C'est précisément l'absence de tout danger qui rend l'emploi des compresses à la soude à 2 0/0 particulièrement précieux dans la pratique infantile.

Il faut cependant faire remarquer que l'emploi prolongé de ces compresses a provoqué dans quelques cas une excitation des régions saines de la peau. On en est venu facilement à bout par des applications de pommade à l'oxyde de zinc. Etant donné cette action si favorable des compresses de soude dans les suppurations, l'auteur estime qu'on ferait bien de les expérimenter dans les otites chroniques suppurées, dans les fistules et aussi dans les pleurésies, où l'on remplacerait la solution physiologique de chlorure de sodium par celle de soude à concentration correspondante.

Quant à expliquer l'action des compresses de soude dans la suppuration, on est toujours réduit à des hypothèses et l'auteur ne se prononce nullement à ce sujet.

Dr Roubleff.

La ponction du canal sacré et la méthode épidurale, par Cathelin (*Presse médicale*, n° 48, p. 281, 1901). — La méthode des injections rachidiennes épidurales et le procédé du canal sacré ne comporte que des applications d'ordre médical. Les premières expériences sur les chiens remontent au mois de janvier dernier, et les résultats en ont été communiqués à la *Société de Biologie*, dans les séances des 27 avril, 4 et 11 mai.

La conclusion fut qu'il était facile, chez le chien et sur le cadavre humain, d'injecter sans danger dans l'espace compris entre la dure mère et le périoste vertébral, en introduisant une aiguille au-dessous du cône dural, par l'orifice inférieur du canal sain, et que les liquides injectés ne pénétraient pas dans l'espace sous-arachnoïdien.

La ponction du canal sacré est d'une simplicité extrême chez l'homme :

On place le malade dans son lit, en position accroupie, ou encore en position latérale inclinée pour tendre le ligament sacré inférieur, puis on lave la région au savon et à l'alcool.

On se sert d'une aiguille spéciale longue de 6 centimètres, d'un diamètre de 7 dixièmes de millimètres.

Se plaçant à la gauche du malade, on repère avec l'index gauche les deux cornes du sacrum, ou mieux, les deux tubercules sacrés postéro-internes qui sont sous la peau, qu'on sent toujours facilement, même chez les individus gras, à 1 ou 2 centimètres au-dessus de la rainure interfessière ; on sait qu'ils limitent la partie latérale et inférieure du V ou de l'U sacré, le large hiatus inférieur du canal sacré fermé par une membrane ligamenteuse. Entre les deux saillies osseuses, au-dessous du dernier tubercule médian de la crête sacrée, le doigt tombe dans une dépression triangulaire toujours très marquée, vers le sommet de laquelle on introduit l'aiguille obliquement, en se dirigeant vers la paroi antérieure du canal, et on a la sensation très nette de perforer le ligament, qu'on crève comme une peau de tambour. On enlève alors le doigt, puis, relevant délicatement la pointe de l'aiguille, on la pousse tout droit dans un plan bien médian pour éviter la blessure des nerfs coccygiens et de leurs ganglions, jusqu'à une profondeur de 3 à 5 centimètres.

L'aiguille est alors en place pour faire l'injection, que l'on pratiquera lentement. La petite piqûre sera occluse pour plus de sûreté avec une lamelle de collodion.

Il est prudent de ne pas faire lever les malades immédiatement après la ponction, et de s'abstenir de toute injection si une goutte de sang venait perler au pavillon de l'aiguille.

La cocaïne agit par osmose au travers des riches plexus veineux intra-rachidiens, qui forment presque à eux seuls tout l'espace épidural.

On a confirmé cette théorie, en injectant sous pression de la cocaïne colorée dans l'espace épidural : on a vu la pénétration dans le système veineux et dans les canaux du diploé.

Au point de vue anatomique, la méthode a l'avantage que les injections restent exclusivement vertébrales, par suite de l'insertion de la dure-mère au pourtour du trou occipital, ce qui prévient toute dérivation du liquide dans les espaces sous-arachnoïdiens du cerveau.

Un autre avantage est de ne pas fuser latéralement par les trous de conjugaisons.

Au point de vue physiologique, le grand bénéfice de ces injections est d'agir sur une immense surface vasculaire, qui offre une riche voie d'absorption. Le principe fondamental est de se servir de solutions très étendues : toute solution faible comme quantité de véhicule perd plus de la moitié de ses effets en restant sur place.

Au point de vue pratique, le grand avantage de la ponction sacrée est sa facilité et sa bénignité. En outre, elle est absolument anodine.

Indications.— La voie épidurale reste, en tant que voie d'absorption, une voie intermédiaire à la voie sous-cutanée, plus lente, à la voie sous-arachnoïdienne, certainement moins générale et plus grave.

Jusqu'ici la méthode n'a été employée que pour calmer les douleurs ; mais il est probable qu'elle a une grande valeur comme voie d'absorption médicamenteuse générale.

Elle a donné des succès dans des cas de douleurs névralgiques des membres intérieurs, dans les sciatiques, le lumbago, dans les douleurs fulgurantes des tabétiques et même, paraît-il, dans les névralgies intercostales et les crises gastriques.

Au point de vue chirurgical, elle est à tenter dans les cas de cancer douloureux inopérable du rectum, dans les fissures hémorroïdaires, dans les cas d'accouchements douloureux et dans les affections articulaires douloureuses des membres inférieurs (tumeur blanche, arthrite sèche).

La quantité de cocaïne à injecter est de 4 centigrammes en moyenne, de la solution à 1 pour 100 ou mieux à 1 pour 200.

Au point de vue médical, elle est à tenter pour la plupart des médicaments solubles administrés par les voies buccale, rectale et sous-cutanée.

On pourra se trouver bien des injections de chloral à hautes doses dans le cas de tétanos et surtout des injections de sels solubles de mercure (benzoate, cyanure) dans les cas de syphilis grave

G. Lyon.

Du phénomène pupillaire en anesthésie chloroformique, par M. Blockemann (de Hambourg) (in *Sem. médicale*, 1901 page 178). — Schleich avait déjà conseillé de maintenir les malades sous le chloroforme en état de *dilatation moyenne* de la pupille, période qui succède à celle du rétrécissement progressif de la fente pupillaire. Il estimait qu'on dépasse la dose maniable, lorsque le débit de l'anesthésique est continué dans ces conditions. M. Flockemann pense qu'il ne faut même pas aller si loin et il a vérifié que l'analgésie est complète dans la période caractérisée par le *rétrécissement de la pupille et son insensibilité absolue à la lumière*.

Comment saisir le début de cette insensibilité ? Au moyen du *phénomène pupillaire* : si l'on interroge chaque œil isolément, on peut trouver l'insensibilité complète de chaque côté, alors que le réveil est imminent.

Au contraire, l'examen des *deux yeux*, fait *simultanément* montre une réaction de la pupille à la lumière, chaque fois que le malade est prêt à se réveiller. C'est donc dans ce signe que l'on doit puiser l'indication de pousser ou de restreindre l'administration de l'anesthésique. Ce moyen ne dispense pas de surveiller le pouls et la respiration, mais il assurerait un *dosage* suffisant du chloroforme, et mettrait à l'abri des accidents dûs à l'irrégularité de la chloroformisation. En même temps, les vomissements sont moins fréquents, et le réveil plus facile.

A. Benoit.

Maladies des Voies digestives

Dr SOUPAULT

Médecin des hôpitaux

Compresses thermo-électriques dans le traitement des affections gastriques (*Bl. f. Klin. Hydrotherapie*, avril 1901). — Lindemann, au moyen d'un dispositif spécial, arrive à chauffer en quelques instants des plaques métalliques recouvertes d'amiante et de toile, que l'on applique sur les points du tégument cutané que l'on désire soumettre à l'action de la chaleur. Ces compresses, en métal flexible, s'adaptent à toutes les courbures que peuvent présenter les surfaces à traiter, et on peut faire varier *ad libitum* leur degré thermique, alors que la plupart des thermophores présentent un maximum de chaleur au moment de l'application et se refroidissent lentement ensuite. Or, chez beaucoup de malades, l'application brusque de la chaleur est mal supportée : il se produit une vaso-constriction suivie d'un état parétique du systèm vasculaire. Cette contraction est beaucoup moins marquée quand l'application thermique est graduelle, et la peau supportera des températures beaucoup plus élevées. Avec les compresses thermo-électriques, on peut ainsi arriver à des températures de 70° sans produire de brûlure, à condition d'augmenter lentement le degré thermique.

L'auteur n'insiste pas sur les affections ordinairement traitées par l'application locale de la chaleur, mais cite deux observations de gastrites nerveuses, ayant résisté à tous les traitements et rapidement améliorées grâce à son procédé. Dans ces deux cas, l'irritabilité gastrique extrême avait rendu impossible tout emploi du tube Faucher; il a suffi, dans un cas, d'une seule séance, dans l'autre, de quelques séances thermo-électriques, pour faire accepter le tube. A partir de ce moment, on continua cette double intervention et les deux malades retrouvèrent la santé en un mois environ. L'acidité du suc gastrique a augmenté, résultat qui était d'ailleurs à prévoir, car d'autres auteurs ont constaté le même effet de l'application locale de la chaleur.

Il est bon de terminer les séances par une douche froide localisée ou un spray à l'alcool ou à l'eau de Cologne, pour tonifier la peau.

Le traitement préconisé par l'auteur convient spécialement aux troubles nerveux caractérisés par de l'hyperesthésie stomacale : quand l'atonie domine, ce sont les applications froides qui seront indiquées.

E. Vogt.

Indications chirurgicales dans le cancer de l'estomac par Pauchet (*Gazette médicale de Picardie*, mai 1901). — L'intervention chirurgicale doit être proposée à tout sujet atteint ou même soupçonné de cancer d'estomac. L'opération sera d'autant plus bénigne et la survie plus longue que le malade aura été gastrectomisé à une époque plus rapprochée du début de la maladie. Il faut donc faire tous ses efforts pour dépister cette affection dès l'origine.

Les symptômes classiques : teinte jaune paille, vomissements noirs, tumeur épigastrique, indiquent un cancer déjà avancé dans son évolution, et, s'ils ne constituent pas une contre-indication, ils ne permettent pas d'espérer une longue survie. On peut porter un diagnostic précoce en recherchant d'autres signes.

Il faut, autant que possible, procéder à l'examen du malade en deux séances différentes. Dans la première, on s'enquerra des troubles fonctionnels et génitaux : on procédera à l'examen de l'épigastre avant et après insufflation de l'estomac.

La deuxième exploration sera faite le lendemain, au matin, douze heures au minimum après le dernier repas de la veille. Ce nouvel examen aura pour but : *a*) de rechercher s'il y a de la *stase gastrique*, ce que révélera le clapotage et le cathétérisme stomacal ; *b*) d'exécuter le repas d'épreuve, qui révélera l'état du chimisme gastrique.

Ces deux examens cliniques éclairant complètement sur les troubles que présente le malade, on posera l'indication opératoire en présence de l'un des phénomènes suivants :

1° Tumeur ou résistance épigastrique.

2° Signes de stase gastrique, vomissements massifs, péristaltisme, dilatation gastrique, stase constatée plus de douze heures après le dernier repas, par le cathétérisme ou le clapotage.

3° Troubles dyspeptiques coïncidant avec l'amaigrissement rapide ou progressif du sujet, malgré le traitement médical.

4° Troubles dyspeptiques coïncidant avec ascite ou leucocytose mononucléaire.

5° Apparition de troubles fonctionnels graves ou répétés : douleurs, vomissements, hémorragies.

G. Lyon

Rapport concernant 80 cas d'entérite catarrhale observés dans le cours du mois d'août (*Therap. Monatshefte*, juin 1901). — Schmid-Monnard a traité, en août 1900, 80 enfants, dont 2 seulement âgés de 3 et 4 ans, les plus jeunes de moins de 6 mois. L'étiologie a présenté une grande variété : il y eut 6 décès. Comme complications, l'auteur a noté 2 pneumonies et une otite suppurée. Les cas guérirent plus rapidement au début de l'épidémie : il y eut 8 récidives avec 2 décès.

Le traitement a débuté en général par un purgatif (presque toujours de l'huile de ricin) : si le résultat était insuffisant, on donnait une seule dose de calomel de 0 gr. 015 à 0 gr. 03. La répétition quotidienne de cette médication échoua pour ainsi dire chaque fois. Le premier jour, on ne permit que des potages à la farine de seigle, salés ou sucrés. Les enfants âgés de moins de 6 mois et ceux qui paraissaient très malades reçurent toutes les demi-heures trois gouttes d'ammoniaque anisée avec des gouttes d'Hoffmann. Comme constipant, on prescrivit la décoction de bois de campêche à 8 0/0 (une cuillerée à café deux fois par jour); ce traitement n'eut pas de résultat dans 3 à 4 cas.

En même temps, on prescrivit parfois des entéroclysmes. Chaque fois que la durée de l'affection dépassa 3 jours, on revint peu à peu à l'usage du lait, en commençant par de petites quantités à la fois. Quand le catarrhe est tenace, on fait bien d'administrer des lavements de 200 gr. composés de 3/4 d'eau, 1/4 de vin rouge et d'un peu de tannin. Les lavements seront donnés froids si la tendance aux hémorragies se manifestait; si l'estomac est intéressé, on donne par la bouche des cuillerées à café d'une solution de nitrate d'argent au millième, et dans les cas tenaces on fait des lavages de l'estomac. On ne peut, chez les enfants de moins de 3 ans, supprimer le lait plus de 2 à 3 jours; chez les autres on peut aller à 7 à 8 jours. Le lait stérilisé est privé des microorganismes acidifiants, et comme ces derniers s'opposent à l'action des germes qui contribuent à décomposer les albuminoïdes, ce lait est plutôt nuisible qu'utile. L'auteur préfère conserver le lait dans de la glace plutôt que de le stériliser. Le bouillon n'est pas à recommander. Il faut compter, pour calculer la quantité d'aliments nécessaires à un enfant de 1 à 1 1/2 ans, 1/5 de litre par kilo de poids du corps. Un litre de lait de vache correspond à environ 620 calories. Les enfants atteints de catarrhe intestinal sont capables le plus souvent d'utiliser presqu'autant que les enfants bien portants les aliments qu'on leur fournit, mais il est nécessaire, les premiers jours, de ne leur accorder qu'une alimentation insuffisante.

E. Vogt.

Traitement de la lithiase biliaire (*Med. Obosr.* n° 7, 1901). — Reichmann consacre un long travail à cette question importante. Il émet tout d'abord cet avis que les affections locales des voies biliaires (catarrhe, obstruction, etc.) ne jouent pas un rôle essentiel et dominant dans la formation des calculs biliaires et que la lithiase biliaire est déterminée par une diathèse de nature encore indéfinie. C'est ce qui fait que pour le moment il est difficile de parler d'un traitement prophylactique. Cependant le médecin peut supprimer certaines conditions qui favorisent la formation des calculs, par exemple: vie sédentaire, pression du corset trop serré, constipation, etc. Pour le moment, on ne connaît pas d'agent thérapeutique possédant la propriété de dissoudre des calculs déjà formés.

Parmi les différents moyens préconisés à cet effet, la première place appartient à l'huile de Provence.

L'auteur administre à ses malades 100 à 150 grammes d'huile de Provence aussi bien pendant les accès qu'en dehors des accès. Cette dose est quotidienne et est administrée durant une semaine; après ce laps de temps, on la réduit à la moitié.

On réussit le plus souvent à favoriser l'élimination des calculs en supprimant les conséquences pathologiques qu'ils provoquent, notamment le spasme, l'inflammation et le rétrécissement des voies biliaires.

Ce sont précisément des conséquences qui sont l'origine de la colique hépatique.

En ce qui concerne le traitement du spasme des voies biliaires, on peut avoir recours, en dehors de l'huile de Provence, à des bains tièdes prolongés, à des injections sous-cutanées de morphine (mélangées parfois à de l'atropine), au chloroforme, à l'éther, etc.

Mais ce qui a une plus grande importance, c'est le traitement de l'inflammation des voies et de la vésicule biliaires.

Dans le traitement de l'inflammation aiguë, le repos absolu constitue le point dominant.

On mettra donc le malade au lit: on lui donnera du lait — exclusivement si possible —; on appliquera une vessie de glace sur la région de la vésicule et dans quelques cas on pratiquera une saignée locale.

Il est impossible de se passer de morphine.

Le repos absolu et le régime lacté ont donné à l'auteur les meilleurs résultats dans les cas chroniques, où les rechutes se répétaient très souvent avec des intervalles fort courts.

Quand on se trouve en présence d'une inflammation aiguë de la vésicule et des voies biliaires, on n'oubliera pas que l'inflammation représente en quelque sorte dans ce cas la tendance qu'à l'économie de se débarrasser d'un corps étranger. Le médecin doit donc s'efforcer d'aider la nature en facilitant l'élimination du calcul au moyen de grandes quantités d'huile de Provence. Les eaux minérales, surtout celles de Vichy et de Carlsbad, rendent de grands services dans les cas chroniques en diminuant la tuméfaction et le rétrécissement des voies biliaires.

En terminant son travail, l'auteur énumère les cas où l'intervention chirurgicale est indiquée.

Ces cas sont: Adhérences de la vésicule biliaire aux organes voisins; rétrécissement cicatriciel des voies biliaires; rétrécissement du pylore et des intestins; communication de la vésicule biliaire avec les voies biliaires et l'estomac; obstruction chronique du canal cholédoque; empyème et hydropisie de la vésicule biliaire; abcès du foie; épuisement général du malade à la suite d'accès répétés de coliques hépatiques, de fièvre, etc. En outre l'auteur estime que l'abus de la morphine résultant de la répétition fréquente des accès peut également constituer une indication à l'intervention chirurgicale.

Enfin on aura recours à une opération dans les cas où l'on aura affaire à un malade pauvre qui ne peut pas se soumettre à un traitement médical systématique et prolongé.

Dr ROUBLEFF.

Ophtalmologie

Dr E. KOPFF

Médecin oculiste de l'hôpital St-Joseph

A propos de quelques médicaments nouveaux usités dans les affections oculaires (*Deutsche Praxis*, 25 avril et 10 mai 1901). — HEBENREISER passe en revue quelques acquisitions nouvelles, en tenant compte de celles qui ont fait leurs preuves.

1° *Succédanés de l'iodoforme*. *L'airol* est pour l'ophtalmologue un topique précieux, toujours indiqué quand il s'agit de prévenir ou guérir une infection. On utilisera avec grand avantage la pâte suivante : Airol 5, liniment siccatif de Pick, Bol blanc, ââ 10, pour recouvrir des plaies suturées : un pansement n'est pas nécessaire.

Le *xéroforme* rend de même de grands services pour combattre certaines formes d'eczémas conjonctivaux : on l'insuffle en nature dans le sac conjonctival.

2° *Pommade au précipité jaune*. — Cette antique préparation a subi dans ces derniers temps des perfectionnements intéressants. Brackebusch ne se sert, pour cette préparation, que de précipité frais, rendu entièrement anhydre, par des lavages successifs à l'alcool absolu. Ensuite, on décante autant que possible l'alcool, et on verse la poudre dans un récipient contenant de la vaseline liquide aussi pure que possible. Le précipité ira au fond du vase, et l'alcool restant surnagera, et pourra facilement être enlevé par décantation. Le mélange de précipité et de vaseline liquide sert ensuite à la préparation des pommades dont la concentration varie de 1. 2 à 10 0/0.

Ces pommades n'irritent jamais et peuvent être confiées aux malades : l'auteur s'en sert en lieu et place des insufflations de calomel en cas de kératite phlycténulaire. Elles sont en outre indiquées dans toutes les variétés de conjonctivite pustuleuse, de kératites superficielles, pour éclaircir les taies cornéennes, etc. Dans la plupart des cas, on ajoutera un massage plus ou moins énergique à l'emploi du topique.

3° *Solutions huileuses*. — Ces solutions, destinées à être instillées dans le sac conjonctival, ne paraissent pas présenter, pour l'auteur, de grands avantages. L'huile ne reste pas aseptique, et les malades préfèrent les liquides aqueux : l'emploi de pommades, dans les cas où ces derniers doivent être évités, est préférable à l'emploi de solutions huileuses, car les malades parviennent plus facilement à introduire un peu de pommade dans le sac conjonctival qu'à se servir du compte-gouttes.

4° *Vaseline au sublimé*. — Très utile dans les kératites ulcéreuses compliquées d'iritis, ce qui est presque toujours le cas. On prescrira :

Sublimé	0 025
Sulfate d'atropine............	0 1
Vaseline blanche............	20

Us. ext.

5° *Protargol*. Ce produit présente le grand avantage sur le nitrate d'argent de pouvoir être laissé en contact avec la muqueuse malade pendant une minute et davantage, sans produire d'irritation. Il ne faut pas s'étonner de cette différence, le protargol ne contenant que 8,3 0/0 d'argent, alors que le nitrate en contient 65 0/0. Les solutions de protargol seront établies entre 5 et 10 0/0 : elles ne provoquent jamais d'argyrose de la conjonctive dans les conditions ordinaires. Mais il ne faudrait pas s'en servir d'une façon très prolongée (4 mois par exemple) : dans ce cas, une pigmentation de la muqueuse serait à craindre. Le contrôle médical est donc nécessaire pour empêcher les malades de continuer indéfiniment l'emploi du topique.

La blennorrhée chronique du sac lacrymal est tout spécialement justiciable du protargol, qui donne, employé en injections, des résultats inespérés.

6° *Dionine*. En solution de 2 à 10 0/0, ou mieux en bâtonnets à base de beurre de cacao (10 à 25 0/0), longs de 4 à 7 millimètres, ce produit provoque, introduit dans le sac conjonctival, un chemosis intense. Au bout de 2 à 3 minutes, les patients ne peuvent plus ouvrir les paupières œdématiées. L'effet dure de 2 à 18 heures. Les premières applications donnent des résultats très marqués, mais peu à peu l'action devient moins intense. Cette action sera utilisée avec fruit dans diverses kératites, dans leurs conjonctivites catarrhales chroniques, dans l'iritis et l'iridocyclite.

L'auteur a, en outre, retiré de grands avantages de la dionine dans le traitement des opacités de la cornée, surtout dans les cas récents. L'application d'une pommade au précipité jaune à 1 0/0, avec addition de 5 0/0 de dionine, sera faite le soir, pour éviter au malade et à son entourage l'aspect inquiétant des paupières fortement œdématiées.

La dionine exerce en outre une action analgésiante indéniable dans les cas d'iridocyclite et de kératite phlycténulaire.

E. VOGT.

Péronine dans les affections oculaires (*Thér. mod. Russe*, n° 1, 1901). — SMIRNOFF arrive à ce sujet aux conclusions suivantes ;

1° L'anesthésie déterminée par la péronine est rapide et durable.

2° L'injection et l'œdème provoqués par des solutions concentrées de péronine sont considérables, mais sont très atténués avec l'emploi de solutions faibles qui, du reste, déterminent une anesthésie suffisante.

3° Pour éviter le plus possible l'œdème, il ne faut injecter qu'une seule goutte en deux ou trois fois d'une solution à 1/3 0/0.

4° La péronine contracte la pupille : elle est l'antagoniste de l'atropine et abaisse la pression sanguine.

5° Les solutions concentrées de péronine augmentent considérablement la diffusion, les solutions faibles ont la même propriété à ce point de vue que la cocaïne.

6° La péronine constitue, à l'heure qu'il est, le seul agent anesthésique possédant la propriété de contracter la pupille et d'abaisser la pression sanguine.

Dr ROUBLEFF.

Maladies du Larynx du Nez et des Oreilles

Dr COURTADE

Ancien interne des hôpitaux

Traitement de l'otite moyenne purulente chronique, par JAMES M'KERNON (*Medical News*, mai 1901). — Le traitement doit viser à guérir l'otorrhée, améliorer l'ouïe et faire disparaître les bruits subjectifs quand ils existent.

Si le malade peut être vu assez souvent, on peut traiter l'écoulement par les pansements secs; dans le cas contraire on fera des injections désinfectantes comme la suivante :

Acide borique..........	1 gramme
Solution de bichl. d'hydrargyre au 1/000.....	5 —
Alcool rectifié..........	30 —

On touchera les granulations avec une solution de nitrate d'argent de 1 à 12 grammes pour 30 d'eau distillée : la cautérisation répétée 1 ou 3 fois par semaine amènera une prompte guérison.

Pour les enfants on se servira, non de la seringue, mais de la poire à injections; les lavages seront d'autant plus fréquents que l'écoulement sera plus abondant; on pourra les répéter d'abord toutes les 2 heures, puis, quand l'otorrhée diminuera, toutes les 5 ou 6 heures.

La solution sera tiède. Si l'irrigation provoque des douleurs, du vertige, des nausées, il faut l'abandonner et se borner à absorber le pus avec des tampons d'ouate.

Les solutions à employer sont très nombreuses, celle de sublimé à 1/2000 ou 1/5000 donne de bons résultats. La solution d'acide borique à 1/30 est prescrite par la majorité des praticiens.

On peut aussi avoir recours à la solution d'acide phénique à 1 ou 2 0/0 et dans les cas rebelles à la solution de formaldéhyde à 1/1000; l'irritation que provoque cette dernière doit en faire suspendre l'usage au bout de quelque temps ou bien on doit employer une solution à un titre inférieur.

La solution de permanganate de potasse enlève l'odeur aux sécrétions fétides.

Quand il y a exfoliation épidermique et irritation du méat, on se trouvera bien d'employer une solution alcoolique d'acide salicylique à 1 5 dont on versera 4 à 8 gr. dans 120 gr. d'eau stérilisée.

On peut observer des cas où, malgré l'application de ce traitement, l'écoulement augmente au lieu de diminuer; il faudra alors recourir aux pansements secs.

On ne négligera pas d'examiner le rhinopharynx et de traiter les affections que l'on peut y rencontrer, car elles sont une cause de persistance de l'écoulement

Lorsque la perforation du tympan est très étendue et que la muqueuse de la caisse est tuméfiée, on touchera celle-ci avec une solution de nitrate d'argent assez concentrée : 12 à 18 gr. pour 30.

Il faut veiller à ne pas toucher les parties saines avec cette solution; on peut aussi employer celle de sulfate de zinc ou de cuivre, cette dernière à 2 0/0.

Quand l'écoulement a diminué, le malade peut utiliser les instillations avec la solution suivante dont il versera 5 à 10 gouttes dans l'oreille, matin et soir :

Acide borique...........	1 gramme
Solution de sublimé au 1/1000.......	6 —
Alcool absolu, q. s. pour faire	30 —

Si, malgré ce traitement, il n'y a point de résultat, l'auteur emploie la solution de Powell, qui est une solution d'acide phénique pur.

Cette solution caustique est versée dans l'oreille et au bout de 30 à 40 secondes il fait rapidement une injection d'alcool absolu; ce mode de traitement a donné des résultats dans des cas où tout autre moyen avait échoué.

Dans tous les cas le malade pratique le Valsalva pour chasser le pus.

Il faut rejeter les instillations huileuses qui favorisent le développement de champignons variés.

En ce qui touche l'eau oxygénée, l'auteur n'en est pas partisan parce qu'il a vu des cas où on pouvait lui imputer l'apparition de mastoïdite après son usage.

On ne doit pas insuffler de grandes quantités de poudre dans le conduit et ne pas la laisser durcir, ce qui cause la rétention du pus. Les poudres employées en insufflation sont variées : acide borique, aristol, acétanilide, nosophene, oxyde de zinc, iodol, alun, iodoforme qui est un peu abandonné à cause de la persistance de son odeur ; le dermatol ne présente pas d'effets bien particuliers.

Si le pus vient de l'attique, il faut pratiquer le lavage de cette région.

Si la muqueuse est très granuleuse, il faut détruire ces granulations avec la solution de nitrate d'argent ou l'acide chronique ; le galvanocautère peut être utilisé, mais son emploi est très difficile. Avant de détruire le tissu granuleux, il faut insensibiliser la caisse avec une solution de cocaïne à 5 ou 10 0/0. S'il s'agit d'un polype, il faut l'enlever avec un serre nœud, après avoir anesthésié avec la cocaïne ; on peut encore avoir recours a la curette tranchante.

Une application préalable d'une solution de capsule surrénale pendant 10 à 15 minutes empêche l'hémorragie post-opératoire. Pendant 24 heures on fermera le méat avec de la gaze stérilisée.

Si les granulations reparaissent malgré un traitement de 2 à 3 semaines il faut l'attribuer à la présence d'une carie osseuse.

L'aspergillus qui se développe parfois sur le tympan sera combattu par des badigeonnages avec la solution alcoolique d'acide salicylique et des insufflations d'acétanilide ou d'acide borique.

Si la perforation est insuffisante pour assurer un libre écoulement au pus, il faudra l'agrandir ou faire une nouvelle perforation.

Quand il ne reste qu'un très faible écoulement, il peut y avoir avantage à fermer la perforation avec un disque de papier mince, comme l'a indiqué Blake ; au bout de 2 à 8 jours on place un autre disque ; après 2 ou 3 applications semblables, la suppuration est arrêtée et la perforation réparée.

Les adhérences des osselets, consécutives à la suppuration, doivent être sectionnées pour améliorer l'audition ; 2 cas seulement sur 24 n'ont pas bénéficié de l'opération.

Dans les cas ordinaires, il suffit de pratiquer l'insufflation d'air 3 fois par semaine au début, puis à plus grande distance, pour rétablir l'audition.

Si, malgré l'insufflation, le malade se plaint de bruits d'oreilles, on prescrira l'iodure de potassium à la dose de 0 gr. 2, 3 fois par jour, en augmentant la dose jusqu'à ce que se produise l'amélioration.

S'il existe de la carie osseuse, révélée par l'exploration avec le stylet, après anesthésie locale, il faut intervenir soit par l'ouverture de la mastoïde ou l'opération de Stacke ; quand ce sera possible, il sera préférable d'opérer par le conduit auditif.

On ne devra pas négliger le traitement général, qui favorise l'action du traitement local.

A. Courtade.

Maladies vénériennes

Maladies de la Peau

Dr MOREL-LAVALLÉE

Médecin des hôpitaux

Emploi des cacodylates en dermatologie (*Therap. Monatshefte*, juin 1901). — Saalfeld, après un historique détaillé de l'acide cacodylique, destiné, sans doute, à mettre ses lecteurs allemands au courant de la question, communique le résultat de ses essais : l'auteur s'est servi de préparations provenant de France, sur cinquante malades environ, et a pu constater en premier lieu que l'ingestion de pilules ne produisit aucun trouble digestif, à l'exception d'un seul cas (hystérique) : un tiers des malades seulement se plaignit de l'odeur alliacée spéciale, mais il n'y eut aucune plainte concernant les inconvénients habituels des arsénicaux (diarrhées, sécheresse de la gorge, etc.) Deux malades qui ne supportaient pas les autres arsénicaux n'ont pas été incommodés par les pilules de cacodylate de soude.

Mais l'auteur s'est surtout intéressé aux injections sous-cutanées, et il reconnaît que, grâce aux ampoules stérilisées, le praticien a sous la main une préparation qui permet d'utiliser l'arsenic sous une forme extrêmement active. Le cacodylate de fer, ainsi administré, est un médicament précieux de la chlorose.

L'auteur cite plusieurs cas à l'appui de ses conclusions : dans un cas de psoriasis, les placards disparurent beaucoup plus vite sous l'influence des injections qu'avec les préparations arsénicales précédemment prescrites : ces dernières avaient, du reste, à plusieurs reprises, donné lieu à des troubles digestifs. Dans un cas de prurigo datant de quatre ans et ayant résisté aux arsénicaux classiques, la guérison fut obtenue avec dix injections. Malheureusement, le sujet cessa le traitement et eût une récidive que l'auteur soigne en ce moment avec succès ou moyen d'injections intra-rectales.

E. Vogt.

Injections sous-cutanées de calomel dans l'éléphantiasis (*Méd. Obozr.*, n° 1, 1901). — Schaginianine rapporte le cas d'une femme de 54 ans, atteinte d'éléphanthiasis, qu'il avait soumise au traitement par des injections de calomel.

Le nombre total des injections a été de 14 pendant une durée d'environ 6 semaines: la quantité totale de calomel injectée a été de 0,90 cent. Les premières injections ont été d'une demi seringue d'une solution à 5 0/0, les autres de 7 divisions de la seringue de Pravaz séparément dans chaque extrémité.

Les intervalles entre les injections ont varié de 3 à 8 jours, en rapport avec la réaction produite. Les phénomènes de réaction survenus pendant les injections doivent être envisagés aux points de vue local et général. En ce qui concerne les phénomènes d'ordre général, ils ont été pour ainsi dire nuls; pas de frissons, pas d'élévation de température. On n'a constaté qu'une légère augmentation de transpiration, de diurèse et d'amaigrissement général (la malade a perdu en l'espace d'environ 6 semaines 27 livres russes): il faut ajouter qu'elle a été soumise à la diète.

Quant à la réaction locale, elle s'est manifestée de la façon suivante: quelques jours après l'injection (généralement le 3e ou le 5e jour, plus rarement le 6e ou le 8e jour) on observait au point d'injection de la rougeur, de la tuméfaction et une certaine infiltration douloureuse.

Tous ces phénomènes ont augmenté rapidement d'intensité pendant 10-12 jours et à ce moment il est survenu des vésicules rouge sombre rappelant les varices, d'où s'écoulaient une ou deux cuillerées à soupe de sang rouge sombre. Cette formation de vésicules laissait après elle une infiltration peu volumineuse compacte, mais non douloureuse.

La réaction locale a presque toujours été plus violente du côté droit que du côté gauche, ce qui s'explique par ce fait que l'extrémité gauche était moins atteinte que l'extrémité droite.

Les améliorations obtenues dont nous allons parler ne sont point considérées par l'auteur comme pouvant constituer une véritable guérison, toutefois elles ont été considérables.

Tout d'abord le volume des deux extrémités a considérablement diminué: sur l'extrémité droite, cette diminution a atteint 26 0/0. La malade a malheureusement interrompu le traitement en pleine réaction consécutive aux dernières injections: on serait donc en droit de supposer que cette diminution de volume a dû être plus prononcée encore après que la réaction se sera apaisée.

En outre les tissus des extrémités atteintes se sont considérablement modifiés; l'état fibro-scléreux ainsi que l'œdème, ont disparu et leur consistance est devenue normale.

Enfin, et c'est là certes le point le plus important des résultats obtenus, les fonctions se sont considérablement améliorées: la malade qui, avant le traitement, pouvait à peine se lever et marchait avec difficulté, a pu après le traitement marcher facilement et même monter un escalier.

Dr Roubleff.

Traitement de l'ulcère de jambe (*Münch. med. Wochenschrift*, 1901, n° 2). — Schultze recommande l'application sur l'ulcère, deux ou trois fois par jour, d'une pommade dont la formule varie avec le degré de susceptibilité du malade. Il recourt à deux prescriptions différentes:

1°

Camphre en poudre...	2 grammes
Oxyde de zinc.........	15 à 20
Axonge...............	100 —

Us. ext.

2°

Camphre en poudre....	2 grammes
Huile d'olives.........	50 —
Oxyde de zinc.........	40 à 50

Us. ext.

Agiter fortement avant de s'en servir.

E. Vogt.

Des injections intra-veineuses de sels mercuriels solubles, par Ch. Abadie (*Bulletin médical*, n° 35, p. 397, 1900). — Les lésions oculaires tardives, d'origine syphilitique, sont rebelles aux traitements ordinaires par les pilules, les frictions. Les injections sous-cutanées, plus efficaces, ont les inconvénients d'être toujours plus ou moins douloureuses, de laisser à leur suite des nodosités, etc. On a donc été conduit à expérimenter les injections intra-veineuses, qui ont l'avantage de mettre les sels mercuriels en contact avec le plasma sanguin.

Sans doute on peut craindre des accidents, tels que thromboses ou embolies, si des précautions antiseptiques rigoureuses ne sont pas prises: mais il est facile d'éviter ces accidents en lavant avec soin la région (alcool, puis sublimé), en se servant d'une seringue toute en verre avec piston de verre, d'une aiguille en platine iridié.

On est assuré qu'on est dans la veine en retirant un peu la tige du piston en arrière; on voit de suite le sang affluer dans la seringue.

Comme solution M. Abadie emploie celle de cyanure de mercure au 100e, dont il injecte tous les jours vingt gouttes.

G. Lyon.

Gynécologie et Obstétrique

Dr R. BLONDEL,

Chef du Laboratoire de la Maternité.
à l'hôpital de la Charité

Traitement de la rétroflexion, par A. Schucking (*Centralb. für Gynak.*, 7 avril 1901, n° 14). — L'auteur fait rapidement la critique des différentes méthodes de correction de la rétroversion: flexion utérine, ventrofixation, raccourcissement des ligaments ronds, vaginofixation. L'expérience a démontré les mauvais résultats de ces opérations.

Pour obtenir néanmoins, dans les cas où elle est nécessaire, la correction intra-abdominale de la position de l'utérus, l'auteur a proposé la méthode suivante.

Dans son premier procédé, après ouverture de la cavité péritonéale par le cul-de-sac vésico-utérin, il fait passer un fil double par dessus le fond de l'utérus, à travers le Douglas, dans le cul-de-sac postérieur, où on le fixe en anse; puis le fil double, tordu sur lui-même, passe par dessus le fond utérin, qu'il enserre dans une anse, et vient se fixer dans le cul-de-sac vaginal antérieur. Avec une curette, on avive le point de la face utérine antérieure où se trouvera l'angle de flexion. En tirant sur les extrémités des fils, on produit une antéflexion. Le fil reste environ dix jours en place.

Ce procédé exposait l'embouchure utérine des trompes à la compression par l'anse des fils. Aussi l'auteur l'a-t-il modifié de la façon suivante :

Après ouverture du cul-de-sac vésico-utérin, on attire fortement l'utérus en avant; on libère ou allonge les adhérences rétro-utérines qui peuvent exister. Avec une aiguille à manche on perfore le ligament large tout contre l'utérus et au-dessous de l'insertion des ligaments ronds. L'aiguille fait le tour de la paroi postérieure de l'utérus, et à travers le ligament large de l'autre côté, est ramenée en avant. L'aiguille employée était longue, fortement courbée, coudée à angle obtus sur son manche. On avive comme précédemment le lieu de flexion sur la face utérine antérieure.

Le résultat est à la fois orthopédique et chirurgical. L'utérus est fortement fléchi : la paroi postérieure, atrophiée au niveau du point de flexion, est tendue : la paroi antérieure se trouve comprimée au point de flexion, d'où un retour à l'état normal. Au point de flexion de la paroi antérieure, le péritoine contracte des adhérences, ce qui empêche une récidive. Le peu d'étendue de ces adhérences, qui se trouvent à la hauteur de l'orifice interne, assure la mobilité complète du corps utérin et permet à l'organe de s'étendre suffisamment.

Cette technique opératoire convient aussi dans les cas où l'utérus est fixé ; il faut alors laisser les fils assez longtemps en place.

L'auteur a opéré suivant cette méthode cinq cas avec plein succès. Il ne peut rien dire de l'influence de la grossesse sur le résultat.

R. Blondel.

Ventrofixation temporaire, par H. Rose (Hambourg) (*Central. für Gynæk.*, 23 mars 1901, n° 12). — Chez une femme ayant une hémorragie dans le cours d'une grossesse, du pavillon de la trompe, on vit que le péritoine de la paroi supérieure de l'utérus et du Douglas avait perdu son aspect brillant et était très injecté, et comme l'utérus augmenté de volume était en contact avec la paroi pelvienne postérieure, pour éviter des adhérences fixant l'utérus en arrière, l'auteur pratiqua la ventrofixation.

Avec un fort fil de catgut on sutura le ligament rond droit (la grossesse était à gauche), à son origine près de l'utérus, avec la paroi abdominale : à deux centimètres à droite de l'incision médiane, en comprenant dans la section le fascia, les muscles et le péritoine. Le ligament rond se trouva alors en contact avec la paroi abdominale, l'utérus était un peu tordu, le côté droit en avant et en haut (la femme étant couchée), le côté gauche regardant en arrière et en bas.

Au quatorzième jour, on trouve l'utérus en position normale, mobile derrière la paroi et libre en arrière.

Il n'y a pas à craindre, de cette façon, que la fixation, faite pour un temps limité, devienne définitive, les faibles adhérences au niveau du point de contact du ligament rond avec la paroi n'étant pas capables de maintenir l'utérus en avant. On n'a donc pas à redouter les douleurs qui se montrent quelquefois après la ventrofixation, ni chez les femmes pouvant devenir enceintes les troubles qui résultent de l'immobilisation utérine.

L'auteur s'est abstenu de fixer les deux ligaments ronds, pour éviter qu'il y ait des adhérences des deux côtés, mais surtout pour que l'utérus n'adhère pas à l'incision abdominale et ne forme pas, avec les adhérences latérales au niveau des deux ligaments ronds, des espaces dans lesquels l'intestin peut s'incarcérer.

Si l'on craint que le catgut, contrairement à ce qui s'est produit ici, soit résorbé avant que le péritoine soit revenu à l'état sain, on pourra user de fil non résorbable: mais il devient alors nécessaire de comprendre toute l'épaisseur de la paroi dans la suture et de lier sur la peau. Plus tard, quand on jugera le moment venu, on enlèvera le fil et on mettra ainsi fin à la ventrofixation.

Cette opération est indiquée dans tous les cas de laparotomie où l'état du péritoine pelvien peut faire craindre des adhérences rétro-utérines.

L'auteur estime, sans essai de sa part, que dans les colpocœliotomies antérieures, on pourrait, avec les mêmes indications et contre-indications, faire également une vaginofixation temporaire. Avant de rentrer l'utérus dans la cavité abdominale, on saisit, à l'aide d'un fil armé de deux aiguilles, l'utérus au niveau du point de départ du ligament rond : on rentre l'utérus en place: on fait passer les aiguilles à travers le péritoine décollé de l'utérus et fortement abaissé, au niveau de la partie antérieure de l'excavation vésico-utérine, au-dessous de la vessie qu'on relève et à travers la paroi vaginale; on tire l'utérus en avant, et on lie le fil dans le vagin. On fixe de nouveau sur l'utérus le péritoine qu'on avait décollé, et on ferme l'incision vaginale.

R. Blondel.

Traitement opératoire des paramétrites cicatricielles par le Pr D. von Ott (*Société d'Obstétrique et de Gynécologie de Saint-Pétersbourg*, séance du 17 janvier 1901). — Une des affections les plus pénibles pour les femmes et en même temps une des complications les plus fâcheuses pour les gynécologues, ce sont, sans contredit, les adhérences fibreuses qui ne cedent pas au massage, même prolongé, par la méthode de Thure-Brandt. Par la compression des vaisseaux lymphatiques et sanguins et des nerfs qu'elles provoquent, ces adhérences deviennent le point de départ des symptômes les plus pénibles et amenent la stérilité. On a essayé de les sectionner ou de les reséquer: mais les résultats ont été nuls, car elles se reformaient *in situ*. Aussi Ott s'est-il arrêté à l'idée de sectionner les adhérences et de les suturer dans le sens contraire à la section. La section diffère suivant qu'elle est pratiquée dans les culs-de-sac antérieur, postérieur ou latéraux. Pendant la section des adhérences dans la région des ligaments larges, on peut, par mégarde, sectionner les vaisseaux utérins ou les uretères. Aussi faut-il éviter d'opérer à l'aveuglette, lier les vaisseaux avant la section des adhérences et introduire une sonde dans les uretères afin d'éviter leur blessure. L'opération par le cul-de-sac postérieur est la plus facile, quoiqu'on soit obligé d'ouvrir le péritoine. En un mot, la technique de l'opération n'est pas uniforme, mais la base du procédé consiste dans la *section des adhérences avec suture consécutive*. Depuis 3 ans et demi qu'Ott traite les adhérences par ce procédé, il a eu l'occasion d'opérer dans plusieurs dizaines de cas. Il en cite deux: dans l'un, la malade ne pouvait pas étendre les cuisses, qui étaient en flexion forcée sur le bassin: après l'opération, l'extension des membres inférieurs est devenue possible sans douleur aucune. Dans l'autre cas, la malade restée longtemps stérile, est devenue enceinte après l'opération.

Discussion : Rein regrette qu'il n'y ait pas encore d'observations detaillées à ce sujet. Cette opération peut, à priori, déjà être considérée comme un procédé rapide donnant parfois des résultats favorables, mais qui n'est pas exempt de dangers. D'un autre côté, les indications de cette intervention ne sont pas très nettes. Les adhérences ordinaires cèdent au massage ; pour les adhérences très rebelles qui restent comme reliquat de suppurations, cette opération ne convient pas, car, dans les conditions ordinaires, la section des adhérences peut amener une aggravation du processus morbide. En plus, comment sectionner les adhérences qui occupent la moitié du petit bassin et même plus? Quand les adhérences sont si étendues, tous les organes du petit bassin, ainsi que les vaisseaux et les uretères sont déplacés et il est facile de les blesser au cours de l'opération. Par conséquent, dans ces cas, l'opération ne peut être pratiquée ou du moins, si elle est pratiquée, elle présente de grands dangers. Et ce sont cependant ces cas précisément devant lesquels nous nous trouvons désarmés.

Fenomenov trouve aussi que les indications de l'opération ne sont pas très claires : faut-il sectionner les adhérences du ligament large par exemple, quand elles occupent la base seulement de ce ligament, ou même quand ce ligament est envahi en entier ? Même si le tissu cicatriciel est sectionné pour libérer les vaisseaux et les nerfs enserrés, on ne peut être sûr des bons résultats, car, en somme, une seule bride fibreuse est divisée en deux parties liées entre elles par des tissus suturés. On ne sait pas non plus ce que deviennent les vaisseaux sectionnés au cours de l'opération. Ott répond en constatant que personne ne s'est élevé contre le principe même de ce mode d'intervention. Quant aux indications, il ne faut certainement pas faire de cette opération une panacée pour tous les cas : ce serait les vouer à un insuccès certain. La section des adhérences ne peut être faite que dans les cas où le processus inflammatoire est complètement terminé, ou l'on a déjà affaire à du tissu cicatriciel. Il faut éviter d'intervenir dans les paramétrites suppurées ou suppurant encore, quoique l'incision n'aurait pas même ici des conséquences graves, car on aurait en même temps ouvert les foyers suppurés. Quant aux observations, Ott les publiera bientôt, mais il exprime le désir que chacun vérifie le procédé pour son propre compte.

R. Blondel.

Le lamium album (ortie blanche) dans les métrorrhagies, par J.-S. Kalabin (*Khirurgia*, février 1901). — L'auteur a étudié l'action du lamium album sur la pression sanguine, la coagulation du sang, les contractions de l'utérus et les métrorrhagies.

L'étude expérimentale faite sur des chiennes a été menée de la façon suivante : On injectait dans la veine fémorale de l'animal en expérience, 25 à 50 cc. d'une infusion de lamium album au dixième. On notait la courbe de la tension sanguine, celle des contractions utérines : on notait le moment de la coagulation du sang avant et après l'injection. Dans toutes les 8 expériences, la tension sanguine tombait d'abord, puis remontait à la normale et la dépassait même. La chute initiale allait jusqu'à 50 0/0, par suite de l'action directe du lamium album sur le cœur (affaiblissement). L'augmentation de la tension qui fait suite à la chute est due au spasme des vaisseaux périphériques et tombe à 5 à 6 0/0 au-dessus de la pression initiale. Il n'y a pas de paralysie des vaso-moteurs même avec des hautes doses de lamium album, car après l'injection de 50 cc. de cette substance, l'excitation du nerf crural provoque l'effet vasomoteur ordinaire.

La coagulation du sang est ralentie après injection de 50 cc. de lamium album.

Quant aux contractions uterines, après injection de 25 cc. de lamium album (50 cc. dans un cas), on obtient des contractions constantes et prolongées de l'utérus. La courbe de ces contractions est toujours concomitante avec la courbe de la tension sanguine. En clinique, l'auteur se sert depuis 14 ans de teinture de lamium album contre les métrorrhagies, et la prescrit à doses de 40 gouttes toutes les 2 heures dans un peu d'eau. Sur 60 cas traités, il a obtenu de bons effets dans plus de la moitié des cas, surtout dans les fibromes interstitiels, où la tumeur devenait plus dure quand les métrorrhagies s'arrêtaient. Dans les métrorrhagies dues aux annexites, les bons résultats ont été obtenus dans les 2/3 des cas. Les résultats sont aussi satisfaisants dans les métrorrhagies post-partum, mais ils sont moins sûrs qu'avec l'ergot de seigle et l'ergotine.

Dans les métrorrhagies post-abortum, vingt-cinq gouttes de teinture de lamium album trois ou quatre fois par jour donnent des résultats aussi constants et aussi satisfaisants que le viburnum prunifolium. L'auteur a aussi obtenu de bons résultats avec l'ortie blanche dans quelques cas de métrorrhagies après l'ablation des annexes, même là ou l'on n'a pas réussi avec l'ergotine, l'hamamelis virginica et l'hydrastis canadensis.

R. Blondel.

L'électrothérapie en gynécologie (*Th. moder. Russe*, n° 1 1901). — Strokine consacre un très important mémoire à cette question. Il commence par rappeler que c'est Apostoli qui, le premier a attiré l'attention sur l'importance thérapeutique des courants sinusoïdaux et ondulatoires en gynécologie. Ces courants sont appliqués généralement de deux façons : soit localement à l'aide d'électrodes ordinaires, soit sous forme de bains électriques, l'intensité du courant variant de 10 à 30 millitempères pendant un laps de temps pouvant aller jusqu'à cinq minutes, les séances ayant lieu deux ou trois fois par semaine.

En gynécologie, les courants en question sont appliqués de la même façon que le courant galvanique : un électrode est placé sur le ventre ou sur les lombes, et l'autre dans le vagin, le canal cervical ou bien dans la cavité même de l'utérus.

Dans les deux derniers cas, l'extrémité de l'électrode destiné à l'utérus doit être en platine.

Le courant ondulatoire est mieux supporté par les malades que le courant sinusoïdal. Il ne détermine ni irritation ni brulûre ; il ne fait que provoquer une sensation fort peu prononcée de fourmillements, disparaissant du reste rapidement après la séance.

Généralement on ne constate aucune réaction ni fièvre, ni excitation, ni douleur. Une élévation de température après la séance peut indiquer l'existence d'une annexite suppurée ; dans ces cas, l'emploi de ces courants est contre-indiqué.

Après la voltoïsation sinusoïdale, les malades n'accusent jamais ni sensation de pesanteur épigastrique, ni coliques utérines ; au contraire elles ressentent un bien-être général.

En ce qui concerne les résultats anatomiques obtenus par l'application du courant ondulatoire en gynécologie, on peut constater ceci. Le courant ondulatoire, sans provoquer une diminution manifeste du volume des fibromes, fait disparaître plus énergiquement que le courant sinusoïdal les douleurs qui accompagnaient l'augmentation de poids de certains fibromes.

Grâce à son action électrolytique, il contribue à la résolution plus rapide des para et périmétrites en favorisant en même temps la résorption des adhérences entre l'utérus et les annexes.

Dans les cas de tumeurs malignes ou suppurées, ce courant est absolument indiqué, car il arriva dans ces cas qu'après l'électrisation, les troubles cardiaques disparurent complètement, et la phonation fut légèrement améliorée. La malade a été examinée depuis et on n'a rien trouvé d'anormal, soit du côté de l'aorte, soit du côté du cœur. On a constaté simplement un léger degré de tachycardie.

Enfin, si l'on pénètre dans le détail des observations et si l'on essaye d'analyser l'action de ces applications directes dans les différents cas qui ont été observés par l'auteur, on peut ramener leurs effets :

1° A une action analgésique ; 2° à une action résolutive ; 3° à une action vaso-motrice ; 4° à une action trophique.

Quoi qu'il en soit, les résultats déjà publiés et les observations personnelles de l'auteur ne permettent pas de fournir une formule synthétique des indications ou des effets des applications directes de haute fréquence. Il faudra, pour cela, que l'expérience clinique en ait été longtemps poursuivie. Ces applications directes, en effet, telles que l'auteur les a employées, ont été jusqu'ici fort peu utilisées.

Les applications directes des courants de haute fréquence ont été utilisées sous deux formes différentes, à savoir :

1° Des applications directes *stabiles* : le malade est relié aux deux extrémités du solénoïde par des électrodes fixées sur les régions soumises au traitement ;

2° Des applications directes *labiles* : le malade est relié au solénoïde, d'une part au moyen d'une électrode fixe, de l'autre au moyen d'une électrode mobile.

Les résultats consignés dans les observations de l'auteur sont relatifs au premier de ces procédés. Tous les malades, en effet, ont été mis en communication avec les deux extrémités du solénoïde d'un appareil d'Arsonval-Gaiffe par des plaques d'étain moulées sur les régions et en contact immédiat avec la peau.

E. Vogt.

Désinfection prophylactique du vagin au moment de l'accouchement (*Deutsche Praxis*, 25 mars 1901). — Sippel rappelle que les divergences des auteurs sont à ce sujet assez marquées ; les uns appliquent la désinfection à toutes les opérations intra-utérines exécutées au moment de l'accouchement, d'autres la réservent à certains cas, d'autres enfin s'abstiennent systématiquement. Ces divergences ont pour base les recherches bactériologiques qui sont loin d'avoir donné des résultats concluants, et l'étude des statistiques qui n'a pas davantage éclairci la situation. On ne saurait aujourd'hui donner une réponse catégorique à cette simple question : existe-t-il dans le vagin d'une femme enceinte des germes pathogènes ?

Il est en premier lieu difficile de déterminer ce qu'on doit entendre par un vagin normal : les causes capables de modifier cet organe et surtout son contenu sont tellement nombreuses que l'état normal, même chez des femmes n'ayant jamais été examinées, est une rareté. Mais, grâce à la résistance à l'infection, les germes peuvent pulluler dans le vagin sans que pour cela la femme enceinte soit en danger ; il faut des conditions spéciales pour que la cavité utérine soit envahie à son tour. Les conditions sont moins favorables au moment de l'accouchement : la pénétration se fait plus aisément et les chances d'infection dans une cavité contenant à ce moment des caillots, des débris de membranes, etc., sont beaucoup plus grandes. Les dangers sont accrus encore quand on se trouve obligé d'intervenir, et parmi les interventions, les plus dangereuses sont celles qui concernent l'enlèvement de restes de placenta. Donc, la désinfection prophylactique bien faite est certainement indiquée, quelle que soit l'intervention intra-utérine à effectuer.

Il est vrai que, même avant qu'on ne connaisse les principes de la désinfection, de nombreuses interventions au moment de l'accouchement n'ont eu aucune conséquence fâcheuse : cela tient à ce que, dans la règle, les germes contenus dans le vagin ne sont pas virulents. Mais nous n'avons pas de critérium infaillible, nous permettant de reconnaître si, dans un cas donné, la sécrétion vaginale est virulente ou non. Il est donc, pour l'auteur, absolument nécessaire de procéder à une désinfection minutieuse du vagin avant toute intervention intra-utérine : il faut espérer que ces notions s'implanteront suffisamment pour que, dans un avenir peu éloigné, l'abstention soit considérée comme une faute de technique.

E. Vogt.

Pédiâtrie

Dr Thiercelin

Chef de clinique à la Faculté de Médecine

Le traitement de l'infantilisme et de la cryptorchidie par les préparations thyroïdiennes, par Apert (*Bulletin médical*, n° 31, p. 349, 14 mai 1901).—Les récents travaux de M. Hertoghe et les leçons cliniques de M. Brissaud ont attiré l'attention sur le rôle de la sécrétion interne du corps thyroïde dans les arrêts de croissance et dans l'infantilisme. Il en résulte qu'un certain nombre d'états caractérisés par un retard dans le développement physique et dans le développement intellectuel de l'individu sont liés à l'insuffisance du fonctionnement de la thyroïde. L'heureux résultat du traitement par les préparations thyroïdiennes est la démonstration absolue de la nature dysthyroïdienne de l'affection. Quelques mois de ce traitement font plus pour le développement physique et intellectuel des sujets atteints d'infantilisme que tous les soins les plus attentifs longtemps prolongés.

On sait depuis les travaux de Bourneville (1880) quelle est l'heureuse influence du traitement thyroïdien sur les sujets présentant le type de l'idiotie myxœdémateuse. Les travaux de Hertoghe et Brissaud ont mis en lumière un point nouveau, à savoir que de nombreux sujets ne rappelant nullement l'idiot myxœdémateux sont, en réalité, atteints de myxœdème fruste : les infantiles du type Lorrain, maigres, élancés, grands, paraissent immobilisés dans une perpétuelle adolescence. Certains obèses eunuchoïdes à face arrondie, à graisse exubérante, à développement génital nul — d'autres sujets, encore des efféminés, des gynécomastes, à sexe indifférent, — certains nains avec ou sans chondrodystrophie, en résumé, des sujets de tout genre, à développement retardé ou anormal, ont pu, par un traitement thyroïdien, renaître à la virilité normale.

Une première observation relatée par M. Apert concerne un jeune homme de quinze ans, obèse, présentant l'état eunochoïde (verge minuscule, testicule dans le trajet inguinal, voix très grêle, etc.). L'intelligence, assez développée, n'était cependant pas en rapport avec l'âge et ne s'appliquait qu'aux choses enfantines.

Le traitement consista en deux pilules par jour de thyroïdine (du 13 avril 1899 au 5 octobre 1899). Les modifications obtenues par ce traitement furent les suivantes : l'air enfantinet placide fit place à un aspect plus viril, les joues devinrent moins bouffies, le corps moins épais, la verge augmenta notablement de longueur et de volume, enfin les testicules, au bout de deux mois de traitement, prirent leur place dans les bourses et quelques poils apparurent au pubis. Enfin l'enfant se développa au point de vue du caractère et de l'énergie physique. Cette observation est complètement démonstrative de la bonne action des préparations thyroïdiennes sur le développement génital.

Deux autres observations sont également très démonstratives par le résultat de la thérapeutique.

Il est donc certain que les altérations du corps thyroïde troublent la croissance et déterminent des dystrophies diverses; d'ailleurs les troubles de croissance peuvent exister avec une thyroïde saine, le corps thyroïde étant seulement troublé dans son fonctionnement. Il est acquis que l'administration du corps thyroïde chez un cryptorchide peut suffire à déterminer la descente spontanée des testicules.

Discussion : A la suite de cette communication M. Guinon rappelle que M. Brissaud distingue deux espèces d'infantilisme. L'un, lié à des troubles de la sécrétion thyroïdienne, est l'infantilisme disthyroïdien ou myxœdème fruste, qui peut s'accompagner ou non de troubles de l'intelligence et de myxœdème cutané. L'autre, auquel Brissaud donne le nom d'infantilisme, type Lorrain serait une dystrophie due a des maladies, maladies de la rate (paludisme), du foie (cirrhose), infections chroniques (tuberculose), intoxications.

M. Guinon estime qu'il n'existe qu'un infantilisme, pouvant être dû à des causes variées ; qu'en somme, tout processus entravant le développement normal de l'organisme peut y aboutir.

Même dans les cas où l'insuffisance thyroïdienne ne paraît pas en cause, le traitement thyroïdien doit être tenté, car on peut obtenir par lui des améliorations.

Il semble que l'extrait thyroïdien excite le fonctionnement des viscères en général

M. Variot déclare que dans les cas de développement général incomplet, ce n'est pas au corps thyroïde qu'il faut s'adresser, mais aux glandes génitales. L'extrait thyroïdien n'a pas d'action, l'extrait testiculaire fera apparaître la virilité.

G. Lyon.

La paralysie spinale infantile. — Ses réactions électriques et son traitement électrique, par Lacaille (*Rev. de cin. et d'électrothérapie*, mai 1901). — L'auteur se demande quelle doit être la conduite du spécialiste expérimenté en face d'un cas de paralysie infantile.

D'abord, l'électricité peut-elle réellement avoir ici une action efficace?

Bien entendu, on ne saurait avoir la prétention de refaire les éléments anatomiques détruits, mais on peut chercher à empêcher de mourir complètement des éléments anatomiques qui, livrés à eux-mêmes, finiraient par disparaître aussi.

L'électrisation peut donc avoir déjà pour but d'empêcher la disparition des centres nerveux des muscles frappés partiellement de paralysie et d'atrophie, en attendant que ces muscles soient revenus ad integrum.

Après un examen clinique général minutieux, il faut faire l'électro-diagnostic en détail, groupe par groupe d'abord, et muscle par muscle ensuite.

On pourra donc, en étudiant soigneusement ceux de chaque malade, voir à quelle période il se trouve et donner approximativement le pronostic réservé à tel ou tel muscle en particulier.

Ce qui est irrévocablement perdu, ce sont les muscles atteints depuis longtemps de réaction de dégénérescence ou naturellement ceux qui ne répondent plus du tout aux excitations galvaniques quelconques.

Pour traiter les autres, comme l'enfant supporte mal qu'on le fasse souffrir, il faut diminuer le plus possible la *densité* du courant utilisé. On prendra donc de très larges électrodes : l'une, de 20/15 cent. environ, bien humide d'eau salée, reliée au pôle positif, sera maintenue sur le dos du petit malade, à la base du cou pour les bras, et à la ceinture pour les jambes. La main ou le pied plongera complètement dans une cuve d'eau salée en relation avec l'autre pôle.

Les choses étant ainsi disposées, on débitera progressivement le courant jusqu'à 10 et 15 milliampères.

La séance durera 15 minutes et devra être répétée au début tous les jours, puis tous les deux jours. A la fin de la séance, on fera des interruptions en élevant l'intensité du courant jusqu'à obtention des constrictions des muscles malades. (Une quinzaine de secousses en tout).

C'est par mois nombreux, quelquefois par années, qu'il faut calculer souvent la durée d'un semblable traitement. Si ce traitement doit être long, il le sera cependant d'autant moins qu'il aura été commencé plus près du début de la maladie, c'est-à-dire, dès le premier jour du constat de la paralysie. Il en est malheureusement rarement ainsi dans la pratique.

E. Vogt.

Pharmacologie

Dr E. Vogt

Ex-assistant à la Faculté de Médecine de Genève

Nouvelles communications concernant la valeur thérapeutique de l'héroïne (*München. med. Wochenschrift*, n° 12, 1901). — Nusch considère que la dose de 0 gr. 003, admise par Penzold comme dose moyenne de l'héroïne chez l'adulte, est certainement trop faible. Depuis mars 1900, Nusch a prescrit, à l'Hôpital de Nuremberg, l'héroïne dans plus de 200 cas ressortissant surtout à la tuberculose pulmonaire à tous les degrés. Les résultats obtenus démontrent que l'héroïne est bien supérieure à la morphine lorsqu'il s'agit de calmer la toux : grâce à la faiblesse des doses prescrites, on n'observe pas d'effets accessoires nuisibles, et le médicament est facilement accepté. Dans la tuberculose laryngée, les effets sont tout particulièrement remarquables.

L'hémoptysie est combattue avec succès par l'héroïne, qui est bien préférable à la morphine dans ce cas, car elle ne provoque jamais de nausées.

La bronchite chronique avec violents accès de toux est de même rapidement améliorée par l'héroïne.

Dans un cas de gottre avec anévrysme de l'aorte, des doses de 0 gr. 005 d'héroïne, administrées plusieurs fois par jour, débarrassèrent le malade de ses crises de suffocation.

L'effet directement hypnotique n'a pu être constaté; on n'obtient qu'une sensation de lassitude qui prédispose toutefois au sommeil.

L'accoutumance ne paraît pas exister (ce fait a déjà été noté par d'autres auteurs) : on peut administrer l'héroïne pendant des semaines et des mois sans voir son action faiblir.

Le médicament n'a aucune action antithermique.

En résumé, l'héroïne constitue une bonne acquisition pour l'arsenal thérapeutique, comme calmant la toux et enrayant les accès de suffocation de moyenne intensité.

E. Vogt.

L'iodothyrine (*Aerztl. Central Ztg*, n° 1901). — Hennenschmidt fait remarquer que cette substance, qui ne contient pas d'albuminoïdes, ne subit jamais d'altération et est directement assimilée: son action est donc plus rapide que celle du corps thyroïde et de ses extraits : ces produits n'agissent que par l'iodothyrine qu'ils contiennent. Or, la teneur en iodothyrine peut varier et le degré d'assimilation aussi; il est donc préférable de prescrire l'iodothyrine, qui contient 3 milligrammes d'iode par gramme.

L'action sur l'économie est général et locale : la quantité de l'excrétion urinaire augmente et il se fait ainsi une déperdition azotée marquée. L'action locale varie suivant l'affection traitée.

Les observations recueillies par l'auteur lui ont démontré qu'il faut, pour obtenir des résultats curatifs dans l'obésité, par exemple, une grande persévérance de la part du patient et une surveillance suivie du médecin. A ce prix, on parviendra à modifier efficacement la dystrophie, sans faire subir au sujet un régime quelconque et sans l'éloigner de ses occupations.

On commencera toujours par une tablette d'iodothyrine et on augmentera tous les 4 jours d'une tablette jusqu'à effet: de cette façon, on évitera les accidents de thyroïdisme.

E. Vogt.

La triferrine (*Ther. der Gegenwart*, avril 1901). — Salkowski a constaté qu'au cours de la digestion de la caséine du lait de vache, une partie du phosphore organique entre en solution sous forme d'un acide organique phosphoré, l'acide paranucléinique. Cet acide peut se combiner aux oxydes de fer et donne le paranucléinate d'oxyde de fer, sel contenant 4 0/0 d'azote, 2,5 0/0 de phosphore et 22 0/0 de fer. Le produit se dissout facilement dans les solutions iodiques faibles, mais il est insoluble dans l'acide chlorhydrique dilué au même taux que dans l'estomac.

Klemperer a étudié les effets de ce produit, qui a reçu le nom de *triferrine*, sur une série de chloro-anémiques. Il a pu constater une amélioration marquée de l'état général et une augmentation manifeste des globules rouges du sang à la suite de l'emploi de la triferrine. On n'enregistra jamais de troubles digestifs ou autres.

Doses, 0 gr. 3, trois fois par jour.

E. Vogt.

Emploi et indications thérapeutiques de l'iodipine (*Therap. Monatshefte*, juin 1901). — Baum rappelle que l'iodipine se trouve dans le commerce sous deux formes, à 10 0/0 et 25 0/0 : cette dernière solution a une coloration brune, qui ne provient pas de l'iode qu'elle contient, mais d'une résine que l'on ajoute à la préparation. Le goût de la solution à 10 0/0, qui seule sert à l'usage interne, rappelle entièrement celui de l'huile. Comme le produit ne perd son iode que fort lentement, il ne provoque des phénomènes d'iodisme que dans des cas extrêmement rares. L'iode se retrouve dans l'urine plusieurs semaines après cessation de la médication. Pour l'usage interne, les doses moyennes sont de 3 à 4 cuillerées à café. Pour les injections sous-cutanées, on commence par chauffer l'iodipine à 25 0/0, ce qui la rend plus fluide : la seringue aura une capacité de 5 à 10 ccm., et on se servira d'une canule de 6 à 7 cm. de long que l'on enfonce aussi loin que possible dans le tissu cellulaire sous-cutané : fermeture de la petite plaie avec du collodion iodoformé. Comme l'injection est parfois, surtout chez les femmes, très douloureuse, on fera bien d'anesthésier auparavant la région au chlorure d'éthyle. Pour l'auteur, le lieu d'élection pour les injections est la région fessière.

Le troisième mode d'emploi, recommandé par Radestock, la friction, est, pour l'auteur, inacceptable, car l'iode n'est pas résorbé.

Il va sans dire que les affections syphilitiques sont, avant tout, justiciables de la médication, mais elle donne aussi de fort bons résultats dans la bronchite avec emphysème, dans les névrites et névralgies, et spécialement dans la sciatique (injection quotidienne de 5 ccm. de la solution à 25 0/0, sur le trajet du nerf). En général, l'affection est jugulée par une dizaine d'injections, surtout dans les cas chroniques.

E. Vogt.

L'euguforme (*Deutsche med. Wochenschrift*, 16 mai 1901). — Spiegel a donné ce nom à une poudre gris-blanchâtre, presque inodore, obtenue par action du formol sur le gaïacol, avec acétylisation consécutive. Maas s'est chargé d'étudier les propriétés de ce produit nouveau comme topique chez des enfants présentant des plaies ; l'action siccative et antiseptique est remarquable, et les eczémas du pourtour des plaies, si fréquents chez les petits malades, disparaissent rapidement. L'action analgésique semble nette, bien qu'à l'âge des sujets cette constatation soit difficile. On n'enregistra jamais d'accident d'aucun genre. L'action sur les scrofulides paraît nulle : la teinture d'iode rendit dans ces cas beaucoup plus de services.

E. Vogt.

L'extrait fluide de marron d'Inde et son utilisation thérapeutique (*Therap. Monatshefte*, juin 1901). — Schuermayer rappelle que l'extrait fluide de marron d'Inde contient de la saponine; son emploi dans une série d'affections où la saponine a déjà été utilisée avec succès semblait donc tout indiqué (Rhumatismes, névralgies).

L'extrait non dilué, utilisé en frictions, n'occasionne aucune irritation cutanée en dehors d'une rougeur légère. Une solution aqueuse à 1-2 0/0 d'extrait en gargarisme ne provoque pas de troubles du côté du pharynx, bien que le goût soit amer : les autres saponines sont plus irritantes.

L'administration de pilules à 0,1 gr. additionnées de 0,05 gr. d'extrait de rhubarbe (3 à 4 par jour), n'a jamais provoqué aucun trouble quelconque, ce qui fait admettre à l'auteur que la saponine du marron d'Inde n'est pas toxique comme la plupart de ses congénères,

L'action sur les rhumatismes et névralgies est nette, et il est probable que l'extrait de marron d'Inde jouera à l'avenir un rôle assez important dans le traitement de ces affections.

E. Vogt.

Une nouvelle préparation bromée (*Deutsche med. Wochenschrift*, 6 juin 1901. — Marx a étudié, à la policlinique du Pr Mendel à Berlin, le *bromocolle*, poudre brun jaunâtre, inodore et insipide, insoluble ou à peu près dans l'eau et les acides dilués, mais facilement soluble dans les liquides alcalins. C'est une combinaison de gélatine et de dibromotannin · (v. cette Revue 1901 p. 321). La teneur en brome est de 20 0/0 environ, proportion bien inférieure à celle du brome dans le sel potassique (60 0/0).

Treize cas d'épilepsie (grand et petit mal) ont été soumis à l'action du médicament nouveau. Les malades ont été suivis pendant 2 à 5 mois, et des expériences comparatives instituées sur eux avec le bromure de potassium. En général, la dose quotidienne a été de 3 grammes au début et portée plus tard à 8 grammes maximum. Les sujets se présentaient une à deux fois par semaine à la clinique.

Trois cas ne purent être régulièrement suivis. Les résultats obtenus sur les 10 cas restants sont les suivants : dans six cas, les accès ont été favorablement modifiés : chez un des six malades, présentant deux accès par semaine depuis 4 ans, les accès ont entièrement disparu : dans trois autres cas, ils ont presque entièrement disparu, et dans deux cas ils ont diminué dans de grandes proportions.

Dans deux cas, les accès disparurent d'abord mais reparurent plus tard plus nombreux dans un cas, sans changement dans l'autre. Mais il y a lieu de remarquer que chez ces deux malades l'emploi du bromure de potassium augmenta manifestement le nombre des accès.

Aucun résultat dans deux autres cas : dans l'un d'eux, les effets thérapeutiques du bromure de potassium se montrèrent plus favorables.

En résumé, même action que le sel potassique ; étant donné que le bromocolle contient beaucoup moins de brome, le dosage a été relativement faible et le sel nouveau semble donc le plus actif des deux. Le grand avantage du bromocolle consiste dans l'absence complète d'actions accessoires nocives. L'auteur n'a jamais noté la moindre poussée d'acné, le moindre trouble digestif, etc.

E. Vogt.

Posologie de la morphine chez le vieillard par Pauses (*Deutsche Praxis* 25 février 1901). — L'idiosyncrasie des vieillards pour la morphine est connue : elle ne se manifeste pas toutefois chez ceux qui ont été auparavant soumis à un traitement par les opiacés. Les accidents ne présentent pas l'intensité et la gravité qu'ils ont chez l'enfant. Il faut observer, en prescrivant la morphine une grande prudence chez le vieillard, et chercher en tâtonnant la dose active.

E. Vogt.

FORMULAIRE DE THÉRAPEUTIQUE CLINIQUE

VOMISSEMENTS

TRAITEMENT SYMPTOMATIQUE.

Suppression de toute alimentation solide, parfois des liquides autres que l'eau pure.

Boissons glacées ou gazeuses prises par petites gorgées.

Potion de Rivière :

a) Potion alcaline (n° 1)

Bicarbonate de potasse	2 grammes
Eau	50 —
Sirop de sucre	15 —

b) Potion acide (n° 2)

Acide citrique ou tartrique	2 grammes
Eau	50 —
Sirop de limon	50 —

Faire prendre à la suite immédiate l'une de l'autre une cuillerée de la potion alcaline et une cuillerée de la potion acide.

Eau chloroformée diluée (plusieurs cuillerées à soupe par jour) ;

Cocaïne (1 à 5 centigrammes, par jour)

Menthol (0 gr. 20 0 gr. 50 par jour)

Menthol	1 gramme
Alcool	20 —
Sirop de sucre	50 —

Une cuillerée à café d'heure en heure.

Ou :

Menthol	0 gr. 25
Julep gommeux	220 grammes

Par cuillerées à soupe.

Menthol dissous dans l'alcool	0 gr. 50
Chlorhydrate de cocaïne	0 gr. 10
Eau chloroformée	250 gr.
Sirop simple ou de belladone	50 gr.

Une cuillerée avant chaque repas.

Teinture d'iode (V à X gouttes dans eau saine)

Teinture d'iode Chloroforme	ãã 5 grammes

2 gouttes matin et soir.

Créosote :

Créosote Huile d'amandes douces	ãã 5 grammes

V à X gouttes dans du lait.

Strychnine	1 centigramme
Alcool	1 gramme
Eau distillée	100 —

Une à trois cuillerées à soupe.

Moyens externes : *Inhalations d'oxygène*. Injections de morphine et d'atropine associées, 1/2 centigr. de l'un, 1/2 milligr. de l'autre. *Applications de compresses imbibées d'eau froide pulvérisation d'éther, de chlorure de méthyle*; *Emplâtres* :

Emplâtre de diachylon	2 parties
— de thériaque	2 —
Extrait de belladone	1 —

(Gueneau de Massy).

Electricité : *faradisation* (un jet au niveau du dos, un autre à l'épigastre).

Gavage chez certains tuberculeux.

II. Traitement local.

Vomissements dans les gastropathies et les affections de l'intestin. Rares chez les hypopeptiques; se présentent surtout sous forme de pituites (rejet de liquides muqueux, filants). Justiciables des alcalins pris à jeûn ; dans certains cas, du lavage de l'estomac avec de l'eau additionnée de bicarbonate de soude (2 cuillerées à soupe par litre).

Fréquents chez les hyperchlorhydriques et surtout chez ceux atteints de gastrite ulcéreuse ou d'ulcère de l'estomac. Dans ces cas surviennent surtout sous forme de crises, provoquées par des écarts de régime, du surmenage, des émotions, etc.

Le traitement de ces crises comporte :

Le *repos absolu au lit*, les *applications froides ou très chaudes* (sac d'eau chaude) sur l'estomac ; le *régime lacté absolu* ; l'emploi du *sous-nitrate de bismuth à hautes doses* (10 à 20 gr. pris le matin ou le soir, en une seule fois, dans un verre d'eau tiède ou introduits avec la sonde). On peut y joindre la *belladone* (3 à 4 centigr. d'extrait dans les vingt-quatre heures).

S'il s'agit d'ulcère avéré, la suppression de l'alimentation par la bouche peut devenir nécessaire ; on a recours aux *lavements nutritifs*.

Lait	250 grammes
Jaune d'œuf	n° 2
Peptone sèche	une cuillerée à soupe
Chlorure de sodium	2 grammes

3 à 5 par jour.

Lavement évacuateur avant le premier lavement nutritif.

Dans le cas de sténose cancéreuse ou non, le même traitement peut suffire, si la sténose est peu serrée, sinon *gastro-entérostomie*.

Dans le cas de sténose cancéreuse, les *lavages de l'estomac* constituent le seul traitement nutritif palliatif ; la gastrectomie ou la gastro-entérostomie s'imposent si le cancer est opérable.

Le vomissement est fréquent dans la gastro-névrose hystérique. La réglementation de l'alimentation importe peu; il faut surtout employer les moyens généraux de traitement propres à modifier l'état nerveux, agir par suggestion; *isolement, gavage ou lavage, révulsion* sous forme de pointes de feu, de pulvérisations d'éther ou de chlorure d'éthyle. Dans certains cas, *diète hydrique* ou *lavements nutritifs*.

Dans la dyspepsie infantile (forme aiguë de l'infection) la *diète hydrique* (100 grammes d'eau bouillie toutes les heures) est le moyen nécessaire, mais suffisant. Dans la forme chronique, quand l'estomac est très dilaté, il est nécessaire d'employer les *lavages*.

La constipation invétérée peut déterminer des vomissements, par le mécanisme de l'auto-intoxication.

Avant tout, il faut désobstruer l'intestin (*grands lavages avec le bock*, huile de ricin).

Dans l'occlusion intestinale, qu'elle qu'en soit la cause, le *lavage de l'estomac* constitue un moyen palliatif précieux, en attendant que l'on puisse supprimer l'obstacle au cours des matières.

Vomissements dans les maladies infectieuses. Pas de traitement spécial, quand le vomissement est accidentel, dû à l'élévation de la température. Si le vomissement se répète, songer à une intoxication ou une irritation de l'estomac par des médicaments (quinine, antipyrine, naphtol, alcool à hautes doses, etc.); à une détermination gastrique de la maladie (fièvre typhoïde); à une complication péritonéale, et agir en conséquence.

Dans le cas de déterminations gastriques, outre le lait, aliment exclusif, prescrire la *limonade chlorhydrique, l'eau chloroformée*, etc.

Pendant la convalescence des maladies infectieuses, les vomissements peuvent être de nature hystérique.

Vomissements dans les maladies générales chroniques.

Dans les maladies générales chroniques, la cause des vomissements peut être complexe et le traitement doit varier suivant la cause.

Chez les tuberculeux, le vomissement est le plus souvent provoqué par la toux; la *glace, l'eau chloroformée* ou *bromoformée*, l'*opium* à petites doses calment, en général, la toux émétisante.

Chez les brightiques, le vomissement est dû à l'élimination de produits toxiques par la muqueuse gastrique. Traitement : *régime lacté, lavages de l'estomac, inhalations d'oxygène.*

Vomissements dans les *intoxications*. Suppression de la cause, *régime lacté.*

Vomissements dans les maladies nerveuses organiques. Les crises gastriques des tabétiques surviennent de préférence chez les dyspeptiques; il suffira d'un régime sévère dans l'intervalle des crises, de l'abstention de tout médicament irritant.

Pendant la crise, *diète hydrique, injections de morphine.* Parfois le *sous nitrate de Bismuth* ou les *alcalins* à hautes doses suppriment les vomissements.

Vomissements réflexes.

Traitement variable suivant la cause :

Chez les malades atteint de rein flottant *repos au lit*, puis port d'une *ceinture de Glénard.*

Chez les femmes enceintes, de nombreuses indications ont été essayées. Les plus simples et les plus efficaces sont les meilleures : *repos au lit, régime lacté* ou même *diète hydrique* temporaire, *inhalations d'oxygène, chloral* en lavement (2-4 gr.). *Injections de sérum* si l'adynamie est très marquée.

G. Lyon.

VARIÉTÉS & NOUVELLES

Académie de médecine. — Le 12 juin dernier, l'Académie de médecine a procédé à l'élection d'un membre titulaire dans la section d'hygiène et de police sanitaire, en remplacement du regretté docteur Bergeron.

Au premier tour de scrutin, M. Chantemesse, professeur de médecine expérimentale à la Faculté de médecine de Paris, obtenait 37 voix ; M. Le Roy des Barres, médecin de l'hôpital de Saint-Denis, membre du conseil d'hygiène du département de la Seine, 21 voix ; M. A.-J. Martin, directeur du service de l'assainissement à la Préfecture de la Seine, 20 voix ; M. Laugier, médecin expert auprès du tribunal civil, 5 voix ; M. Josias, médecin de l'hôpital Trousseau, 1 voix.

Au deuxième tour de scrutin, M. Chantemesse était élu par 61 voix contre 21 voix à M. Le Roy des Barres, 11 voix à M. Martin, 1 voix à M. Laugier et 1 voix à M. Josias.

Dans la même séance, l'Académie a élu, au nombre de ses membres associés nationaux, M. Heurtaux (de Nantes) par 54 voix contre 16 voix à M. Paulet et 5 voix à M. Henriot (de Reims).

Le 25 juin, elle a procédé à l'élection d'un membre titulaire dans la section de pathologie médicale en remplacement de M. Potain. Au premier tour de scrutin, le docteur Troisier professeur agrégé à la Faculté de médecine des hôpitaux, a été élu par 10 voix sur 54 votants

MM. Chauffard, Brissaud et Marie ont obtenu chacun une voix ; 1 bulletin blanc.

Dans la même séance, M. le docteur Galtier (de Lyon) a été élu associé national, et MM. Livon (de Marseille) et Motais (d'Anger) correspondants nationaux.

Association générale de prévoyance et de secours mutuels des médecins de France (*Société Centrale*). — Dans sa séance du 9 mai, la Commission administrative de la Société Centrale a accordé à 13 veuves de sociétaires. 1.750 francs.

Il a été admis 8 membres nouveaux.

Le Conseil général de l'Association s'est réuni

sous la présidence de M. le professeur Lannelongue, le vendredi 7 juin à 5 heures.

Il rappelle à MM. les Présidents et Trésoriers des Sociétés unies que la loi du 1er avril 1898, sur les Sociétés de Secours Mutuels, dispense d'apposer un timbre de quittance sur les reçus de cotisation (art. 19).

Il remercie M. le Dr Meusnier, Président de la Société du Loir-et-Cher, du don de 200 francs qu'il a fait à la Caisse des veuves et orphelins.

Il vote un total de 1,850 francs en subventions réparties entre les Sociétés du Loir-et-Cher, du Morbihan, d'Alais (Gard), d'Ille-et-Vilaine, de Brignoles et Draguignan (Var), de Meurthe-et-Moselle et du Finistère.

M. le Président Lannelongue annonce qu'une Assemblée Générale des délégués des Sociétés unies aura lieu le 10 novembre prochain, et rappelle à ces Sociétés qu'elles doivent, avant cette réunion, avoir statué et fait approuver par M. le Ministre de l'Intérieur, les modifications qu'il y a lieu d'apporter aux statuts. Les modifications essentielles à introduire dans ces statuts portent sur l'admission des femmes et sur la suppression de la limite d'âge, précédemment fixée pour l'entrée dans les Sociétés unies.

L'Assemblée du 10 novembre aura pour but, alors, de rattacher définitivement les œuvres des Caisses Indemnité-Maladie et des Retraites à l'Association Générale.

Le Conseil est d'avis que, étant donné les modifications qu'on apporte en ce moment à la loi sur les accidents du travail, il y a lieu de suivre de bien près la discussion afin d'assurer le maintien des tarifs établis et acceptés par les Syndicats.

Dans sa séance du 13 juin 1901, la Commission administrative de la Société centrale des médecins de France a voté quatre cents francs à trois veuves d'anciens sociétaires, et une indemnité à un médecin âgé, pour lequel, malheureusement, elle ne peut demander une pension, le confrère n'ayant qu'un trop petit nombre d'années de présence dans la Société.

Une décision, et ce n'est pas la première, dont l'importance n'échappera à aucun médecin, a été prise en séance. Un sociétaire, âgé et malade, envoie sa démission. La Commission décide de la refuser, jusqu'à plus ample informé. Si ce confrère donne sa démission, par crainte de ne pouvoir verser sa cotisation annuelle, ce n'est pas au moment où il peut avoir besoin de la Société centrale, que celle-ci accepterait cette démission. Cette dernière ne sera donc reçue, que si le confrère malade est à l'abri du besoin.

XIVe Congrès international de médecine. — Les travaux préparatoires du XIVe Congrès international de médecine ont commencé. Le Comité exécutif a été constitué ainsi qu'il suit : *Président* : Pr Julian Calleja y Sanchez ; *Secrétaire général* : Dr Angel Fernandez-Caro y Nouvilas; *Trésorier* : Dr José Gomez y Arma; *Membres* : Les Présidents et secrétaires des sections

Extrait du règlement

Article Premier. — Le XIVe Congrès international de médecine se réunira à Madrid, sous le patronage de LL. MM. le roi D. Alphonse XIII et son auguste mère la reine régente, dans les jours du 23 au 30 avril 1903. La séance d'ouverture aura lieu le 23 avril et celle de clôture le 30 avril. Le but du Congrès est exclusivement scientifique.

Art. 3. — Le montant de la cotisation sera de 30 pesetas. Cette somme doit être versée, au moment de l'inscription et à partir de ce jour jusqu'à l'ouverture du Congrès, au secrétariat général (faculté de médecine, Madrid), lequel remettra à l'intéressé sa carte d'identité respective ; cette carte servira de document pour pouvoir profiter de tous les avantages réservés aux congressistes.

Art. 9. — Le Congrès sera divisé dans les sections suivantes :

I. Anatomie (anthropologie, anatomie comparée, embryologie, anatomie descriptive, histologie normale et thératologie).

II. Physiologie, physique et chimie biologiques.

III. Pathologie générale, anatomie pathologique et bactériologie.

IV. Thérapeutique, pharmacologie et matière médicale.

V. Pathologie interne.

VI. Neuropathies, maladies mentales et anthropologie criminelle.

VII. Pédiatrie.

VIII. Dermatologie et syphiligraphie,

IX. Chirurgie et opérations chirurgicales.

X. Ophtalmologie.

XI. Otologie, rhinologie et laryngologie.

XII. Odontologie.

XIII. Obstétrique et gynécologie.

XIV. Médecine et hygiène militaire et navale.

XV. Hygiène, épidémiologie et science sanitaire technique.

XVI. Médecine légale.

Article complémentaire. Les dames appartenantes aux familles des Congressistes et accompagnées de ceux-ci, bénéficieront des réductions sur les chemins de fer et pourront assister aux fêtes et cérémonies qui seront données en l'honneur des Membres du Congrès. Elles devront pour cela se munir d'une carte spéciale moyennant le paiement de 12 pesetas par personne.

Recherche des traces laissées par les pinces à griffes sur les lèvres du col utérin, (*Centrab. für Gynak.*, 26 janvier 1901, n° 4). — Dans un but médico-légal, R. Chrobak a fait des recherches sur la durée des traces laissées sur le col utérin par les pinces à griffes. Tout dépend de la pince, de la force déployée dans les différentes recherches; on s'est entouré autant que possible des mêmes circonstances.

Le travail repose sur 20 observations, mais pour différentes raisons, 14 seulement peuvent être retenues. Dans ces 14 cas, il s'agissait 5 fois d'utérus gynécologiques non puerpéraux, et, dans ces 5 cas, toute trace des pinces avait disparu microscopiquement au bout de 7, 25, 17, 7 et 7 jours. Au point de vue médico-légal un intervalle de 2 jours ne permet plus d'affirmer qu'il n'y a pas eu emploi de pinces à griffes.

Ce qui est à remarquer, c'est que les choses diffèrent suivant qu'il s'agit d'un utérus puerpéral ou non. Dans les 9 cas d'utérus puerpéraux, toute trace avait disparu après un temps qui varie entre 2 et 6 jours. Donc, en moyenne, les traces des pinces disparaissent dans l'état puerpéral au bout de 12 jours, ce qui s'accorde avec ce fait physiologique connu que la régénération épithéliale est plus active dans l'état puerpéral.

BIBLIOGRAPHIE

Le paludisme à Paris, par Manuel Vincente (2e partie) (Société d'édition scientifique, 1901).

Dans cette seconde partie, l'auteur discute la valeur de l'hématologie dans le paludisme et le mode de transmission de la maladie. Il passe en revue les différentes formes du paludisme non traité et méconnu, ainsi que les formes cliniques anormales; les manifestations du paludisme sur différents organes, foie, rate, voies urinaires, etc. font l'objet de chapitres spéciaux. Il est impossible de donner ici le résumé des considérations souvent originales que l'auteur émet sur le sujet, et qui s'appuient sur un très grand nombre d'observations.

L'asepsie opératoire, par Delbet et Bigeard (*n° 25 de l'œuvre médico-chirurgical,* chez Masson et Cie, éditeurs).

Cette monographie expose complètement et clairement les conditions de l'asepsie chirurgicale, cette méthode qui de plus en plus tend à prendre la place de l'antisepsie chirurgicale, avec laquelle elle se combine pourtant souvent. Les auteurs ont déjà pris une grande part aux discussions scientifiques sur ce sujet qu'ils étaient tout indiqués pour traiter dans la collection du Dr Critzman. On lira avec plaisir et profit leur monographie.

Chirurgie des aliénés par M. Picqué et Dagonet, (Tome premier, année 1901), chez Masson et Cie, éditeurs.

On sait avec quelle ardeur M. Picqué s'est adonné à la chirurgie des aliénés, et comment ses travaux et ses démarches ont abouti à la création du beau pavillon de chirurgie de l'Asile Sainte-Anne, et à la constitution d'un service chirurgical pour aliénés. Picqué et Dagonet ont créé un ouvrage destiné à recueillir les travaux faits dans les services d'aliénés, ou le pavillon de Sainte-Anne, sur les délires psychiques et les psychoses post-opératoires, et diverses publications de Picqué, Perronne, Febvré, Briand, Colombani, Dide, Macé, etc., qu'on lira avec intérêt et profit.

C'est le commencement d'une série qui continuera chaque année, et dont l'intérêt ira croissant, nous l'espérons.

Nlle Imprimerie, E. Lasnier dir., 35.37, rue St-Lazare, Paris *Le Propriétaire-Gérant* : R. BLONDEL.

RENSEIGNEMENTS DIVERS

ASSISTANCE PUBLIQUE. — *Organisation des consultations externes dans les hôpitaux et hospices de Paris*

I. — Consultations de médecine et de chirurgie générales.

Tous les jours (dimanches et fêtes compris) dans les établissements ci-après (entrée du public de 8 à 9 heures du matin) :

1° **Adultes.** — *Hôtel-Dieu* : Médecine, M. Jules Renault ; chirurgie : M. Marion. — *Pitié* : Médecine, M. Legry ; chirurgie, M. Thiéry. — *Charité* : Médecine, M. Legry ; chirurgie, M. Launay. — *Saint-Antoine* : Médecine, M. Macaigne : chirurgie, M. Guillemain. — *Necker* : Médecine, M. Aviragnet ; chirurgie, M. P. Riche. — *Cochin* ; Médecine, M. Lesage ; chirurgie, M. Rieffel. — *Beaujon* : Médecine, M. Bruhl ; chirurgie, M. Lyot. — *Lariboisière* : Médecine, M. Triboulet ; chirurgie, M. Beurnier. — *Tenon* : Médecine, M. Lamy ; chirurgie, M N... (Dr Longuet, assistant de consultation suppléant). — *Laënnec* : Médecine, M. Dupré ; chirurgie, M. Bouglé. — *Bichat* : Médecine, M. Soupault ; chirurgie, M. Chevalier. — *Andral* : Médecine seulement, M. N... (Dr A. Riche, assistant de consultation suppléant). — *Broussais* : Médecine, M. Caussade ; chirurgie M. Auvray. — *Boucicaut* : Médecine, M. F. Bezançon ; chirurgie, M. Demoulin. — *Saint-Louis* : Chirurgie seulement, M. Legueu. — *Salpêtrière* : Chirurgie seulement, M. Mayet, assistant de consultation suppléant (la consultation n'a lieu que les lundi, jeudi et dimanche).

2° **Enfants.** — *Enfants-Malades.* — Médecine : lundi, 9 h., M. le Pr Lannelongue ; mardi, 9 h., M. Comby ; mercredi, 9 h., M. Richardière ; jeudi, 9 h., M. Variot ; vendredi, 10 h., M. Moizard ; samedi, 9 h., M. Marfan ; dimanche, 9 h., à tour de rôle par les six médecins. — Chirurgie : lundi, mardi, jeudi, samedi, 10 h., M. le Pr Lannelongue ; mercredi, vendredi, 9 h., M. Brun ; dimanche, 9 h., à tour de rôle par les deux chirurgiens.

Bretonneau. — Médecine : Lundi, mercredi, vendredi, 9 h., M. Sevestre ; mardi, jeudi, samedi, M. Josias ; dimanche. 9 h., à tour de rôle par les deux médecins. — Chirurgie : tous les jours, 9 h., M. Félizet.

Trousseau. — Médecine : Lundi, mercredi, vendredi, 9 h., M. Netter ; mardi, jeudi, samedi, 9 h., M. L. Guinon ; dimanche, 9 h., à tour de rôle par les deux médecins. — Chirurgie : Tous les jours, 9 h., M. le Pr Kirmisson.

Hérold. — Médecine : lundi, mercredi, vendredi, 9 h., M. H. Barbier ; mardi, jeudi, samedi, 9 h., M. Jeanselme ; dimanche, 9 h., à tour de rôle par les deux médecins. — Chirurgie : tous les jours, 9 h., M. Albarran.

Enfants Assistés. — Médecine : Lundi, mercredi, vendredi, 10 h., M. Hutinel. — Chirurgie : mardi, jeudi, samedi, 10 h., M. Jalaguier.

Tenon : Chirurgie : tous les jours, 9 h., M. Broca.

II. — Consultations pour maladies spéciales.

Femmes enceintes (Tous les jours à 9 h.). — *Hôtel-Dieu*, M. Champetier de Ribes ; *Pitié*, M. Lepage ; *Charité*, M. Maygrier : *Saint-Antoine*, M. Bar ; *Beaujon*, M. Ribemont-Dessaigne ; *Lariboisière*, M Bonnaire ; *Tenon*, M. Boissard ; *Boucicaut*, M. Doléris. — *Maternité*, M. Porak ; *Baudelocque*, M. le Pr Pinard ; *Tarnier*, M. le Pr Budin.

Gynécologie (Maladies des femmes). — *Saint-Antoine.* — Mardi, vendredi, 9 h., M. Siredey ; mercredi, 9 h., M. Monod ; samedi, 9 h., M. Blum.

Necker. — Lundi, vendredi, 9 h., M. le Pr Le Dentu ; mercredi, samedi 9 h., M. Routier.
Cochin. — Lundi, mercredi, vendredi, 8 h. 1/2, M. Bouilly.
Lariboisière. — Jeudi, 10 h., M. Landrieux ; mardi, samedi, 9 h.. M. Bonnaire.
Bichat. — Lundi, vendredi, 9 h., M. Picqué.
Saint-Louis. — Dimanche, 9 h., M. Richelot.
Broca. — Tous les jours, 9 h., M. le Pr Pozzi.
Maternité. — Mardi, samedi, 10 h., M. Charrin.
Baudelocque. — Mardi, 9 h., M. le Pr Pinard.

Maladies cutanées et syphilitiques. — *Saint-Louis.* — Lundi : matin, 9 h., M. Hallopeau ; soir, 2 h., M. le Pr Fournier. — Mardi : matin, 9 h., M. Tenneson ; soir 1 h., M. Danlos. — Mercredi : matin, 9 1/2, M. Du Castel ; soir 1 h. 1/2, M. Tennesson. — Jeudi matin 9 h. 1/2, M. Balzer ; soir, 1 h.. M. Hallopeau. — Vendredi matin, 9 h. 1/2, M. Danlos ; soir, 1 h. M. Balzer. — Samedi matin, 9 h. 1/2, M. le Pr Fournier ; soir, 1 h., M. Du Castel. — Dimanche matin, 9 h., à tour de rôle par les six médecins.

Ricord. — Mardi et vendredi, 10 h., M. A. Renault ; mercredi et samedi, 10 h., M. Queyrat ; lundi et jeudi, 10 h., M. Humbert ; dimanche, 10 h., à tour de rôle.

Broca. — Mardi, jeudi, samedi, 10 h., M. de Beurmann, lundi, mercredi, vendredi, 8 h., M. Brocq.

Pitié. — Mercredi, samedi, 9 h., M. Thibierge.

Saint-Antoine. — Lundi, mercredi, samedi, 9 h. 1/2, M. Gaucher.

La Rochefoucault. — Lundi. mercredi, vendredi, 9 h. 1/2, M. Darier.

Maladies des yeux. — *Hôtel-Dieu* : Tous les jours, 9 h., M. le Pr Panas. — *Lariboisière* : Tous les jours, 9 h., M. Delens. — *Bichat* : Lundi, 9 h., M. Picqué.

Maladies des voies urinaires. — *Necker* : Mardi, jeudi, samedi, 8 h. 1/2, M. le Pr Guyon. — *Beaujon* : Lundi, jeudi, samedi, 9 h., M. Bazy. — *Lariboisière* : Tous les jours, 9 h., M. Hartmann. — *Bichat* : Mercredi, 9 h., M. Picqué.

Maladies mentales et nerveuses. — *Salpêtrière* : Lundi, 8 h., M. Charpentier; mardi, 8 h. 1/2, M. le Pr Raymond; mercredi, 9 h. 1/2, M. Déjerine; vendredi, 10 h., M. Deny; samedi, 10 h., M. J. Voisin; dimanche, 8 h., M. Charpentier. — *Hôtel-Dieu* : Mercredi, 9 h., M. Brissaud. — *Pitié* : Mercredi, 10 h., M. Babinski. — *Saint-Antoine* : Mardi, 10 h., M. Ballet; mercredi, vendredi, 9 h. 1/2, M. Gilles de la Tourette. — *Necker* : Jeudi, 10 h., M. Cuffer.

Maladies du larynx, du nez et des oreilles. — *Saint-Antoine* : Mardi, jeudi, samedi, dimanche, 8 h. 1/2, M. Lermoyez. — *Lariboisière* : Lundi, mardi, vendredi, samedi, 9 h., M. Gouguenheim. — *Hôtel-Dieu* : Mardi, vendredi, 4 h., M. le Pr Duplay. — *Bichat* : Mercredi, 8 h. 1/2, M. Picqué. — *Tenon* (pour enfants seulement). — Mardi, 9 h. 1/2, M. Broca.

Goitres. — *Lariboisière* : Mercredi, 10 h., M. Duguet.

Maladies des voies respiratoires. — *Necker* : Mercredi, 9 h. 1/2, M. Barth.

Maladies du cœur. — *Hôtel-Dieu* : Jeudi, 10 h., M. Muselier. — *Necker* : Vendredi, 9 h. 1/2, M. Huchard.

Maladies du thorax et de l'abdomen. — *Beaujon* : Jeudi, 10 h. 1/2, M. le Pr Debove.

Maladies de l'estomac, du tube digestif et de la nutrition. — *Pitié* : Samedi, 9 h., M. Robin — *Necker* : Lundi, 9 h., M. Rendu. — *Andral* : Mercredi, 8 h., M. Mathieu.

Maladies des dents. — *Hôtel-Dieu* : Lundi, vendredi, 9 h., M. Pietkiewicz. — *Pitié* : Mardi, vendredi, 9 h., M. Ferrier. — *Charité* : Mardi, samedi, 9 h., M. Cruet. — *Saint-Antoine* : Mardi, vendredi, 10 h., M. Gaillard. — *Necker* : Lundi, vendredi, 9 h., M. Brochard. — *Beaujon* : Mardi, samedi, 9 h. 1/2, M. Aguilhon de Sarran. — *Lariboisière* ; Lundi, vendredi, 10 h., M. Rodier. — *Tenon* : Mardi, jeudi, 9 h., M. Richer. — *Saint-Louis* : Mardi, samedi, 9 h., M. Combe. — *Enfants-Malades* (pour enfants seulement) : Lundi, vendredi, 9 h., M. Galippe. — *Bretonneau* : Lundi, vendredi, 10 h. 1/2, M. Queudot. — *Trousseau* : Mardi, vendredi, 10 h., M. Jarre. — *Hérold* : Lundi, vendredi, 9 h., M. Moiroud. — *Enfants-Assistés* : Lundi, vendredi, 9 h. 1/2, M. Thomas.

Orthopédie. — *Hôtel-Dieu* : Mercredi, 11 h., M. Kirmisson.

Bandages. — *Hôtel-Dieu* : Mardi, samedi, 11 h., M. Beurnier.

TRAVAUX ORIGINAUX

Décharge des précipités salins dans l'organisme vivant.

(Goutte et arthritisme; déductions thérapeutiques).

(2e *Article*)

Etude de ce processus dans la peau et le système lymphatique cutané. — Notions nouvelles sur la physiologie de la peau et des vaisseaux lymphatiques

par A. Morel Lavallée, médecin des hôpitaux.

Je disais, en terminant le précédent article, que nous étions redevables, à l'observation minutieuse de ce fait clinique d'importance majeure, de notions aussi nouvelles qu'inattendues, tant en pathologie qu'en physiologie et en anatomie. Quelques-unes doivent être immédiatement signalées.

Ainsi, pour ne pas sortir de la pathologie générale ; n'est-ce pas un gros chapitre que celui dont la révision est d'ores et déjà entamée? Car ce problème plus haut énoncé, des rapports de la Goutte avec *les* rhumatismes, nous sommes aujourd'hui autorisés à prévoir le jour ou nous entrerons en possession de sa solution impatiemment attendue. Déjà la connaissance que nous avons maintenant du dualisme anatomochimique du tempérament des arthritiques va mettre chacun de ceux-ci en possession d'un nouveau criterium pour sa santé, aussi précieux qu'aisé à consulter.

Uroacide ou classique — ou bien alcalin et néoarthritique, telle est en effet la question que vont partout se poser, trop fréquemment peut être, nos chroniques timorés, leur pèse-urines à la main. C'est que le parfait équilibre des fonctions organiques, qu constitue l'état de santé, est pour eux fonction de la façon dont est résolue à l'éta usuel, dans leur organisme, une simple équation de chimie biologique. Il convient toutefois de consoler ici les partisans du « Quid divini », et les irréductibles promoteurs de l'objection que voici : « Le corps humain n'est pas une cornue ». Le corps de l'homme, en effet, est composé de la réunion *d'une infinité* de cornues, mais les réactions qui s'accomplissent dans l'intérieur de celles-ci sont soumises à des influences innombrables, et quelques unes seulement d'entre elles nous sont connues; si bien qu'en fin de compte le maintien de la santé est loin d'être uniquement suspendu à la solution (dans un sens ou dans l'autre) de la fameuse équation chimique divisant les gens en *hypo* ou *hyperacides*. J'en vais donner sur le champ une preuve rassurante.

Le malade de mon observation actuelle avait son coefficient acidimétrique abaissé de 4,55 à 3,00, c'est-à dire qu'il était en baisse dans la proportion de 3/4,55 ou de 6/9 ou de 1/3 ou 33 0/0; il avait donc perdu un tiers de son acidité normale, et cela avait suffi (peut être était-il besoin d'une perte beaucoup moindre) pour mettre son sérum. devenu alcalin, dans la nécessité de laisser précipiter les phosphates amoniaco-magnésiens. Mais est-ce à dire pour cela que cette précipitation soit fatale chez les hypoacides dont le coefficient est tombé à 66 0/0?

Nullement; et la preuve, c'est que chez deux autres de mes clients de la ville, le coefficient susdit était tombé jusqu'à 1,50 (soit en perte de 66 0/0) pour le premier, et *zéro* (c'est-à-dire à l'état *neutre*) pour la deuxième. Et cependant ni le premier ni la seconde n'avait présenté le moindre accident du programme hypoacide, et notamment pas la moindre précipitation calcaire phosphatique.

L'horoscope des hypoacides peut donc être en somme établi de la façon que voici : Ils courent deux sortes de dangers :

1° Intrinsèques : par exemple, la *précipitation* (à l'état de sable) *des phosphates* parvenus au point de saturation, comme dans mon observation, etc., etc.

2° Extrinsèques : la perte de leurs phosphates est pour eux une cause d'*affaiblissement*, et par conséquent ils doivent être plus aptes que d'autres à contracter certaines maladies, infectieuses ou non; et peut être constituent-ils un *terrain particulièrement « ameubli » pour la culture de certaines bactéries.*

Voilà pour le côté *humain* ou *subjectif*; voici maintenant le côté « immanent », le « quid divini » : Oui, tout cela *peut être* le partage des hypoacides, mais c'est là une simple *possibilité*, et il faut, pour que cela se produise, l'intervention d'un autre facteur, l'un de ceux-ci, par exemple : un coup de froid, une émotion trop vive, le surmenage cérébral, une atteinte au pouvoir frénateur du système nerveux. Si rien de tout cela ne se montre, l'hypoacide restera simplement *sous le coup* d'une menace permanente à sa santé, tout comme le sont la plus grande partie des humains pour une cause quelconque; et ce n'est pas une incrustation calcaire isolée dans l'organisme qui pourra mettre à mal l'imagination d'un sujet, heureusement ignorant de l'état chimique de ses humeurs.

Je ne puis toutefois laisser partir ces quelques gnes consacrées à la pathologie générale sans relater un incident, prodigieux à première vue, et dont le malade en question vient de me donner la clef. Les dépôts et incrustations calcaires sont en général regardés comme réservés aux tissus frappés de vétusté ou de nécrose (craie entourant les dépôts uratiques dans les tophus); pour les vaisseaux, en particulier, on s'accorde à voir dans leurs incrustations calcaires un *aboutissant* possible de l'athérome, c'est-à-dire de l'artério-sclérose ou *artérite* chronique. Or, cela n'est aucunement forcé. La doublure calcaire des troncs lymphatiques chez mon malade, résorbée et disparue à mesure que remontait son coefficient d'acidité en est déjà un témoignage; mais j'avais eu, il y a quelques années, la chance d'en recueillir un autre, au sujet duquel la clarté ne s'est faite qu'hier seulement dans mon esprit. Un homme jeune encore (35 ans environ, arthritique non athéromateux — c'était un confrère) — me montra un jour avec terreur une dilatation bizarre qu'il présentait à la veine dorsale de la verge, au point où son tronc médian unique, constitué, quitte la couronne du gland. Ma stupéfaction fut extrême en constatant la paroi de cette grosse veine *calcifiée* sur la longueur de plus d'un centimètre et convertie ainsi en un tuyau de pipe déformé. « Je vais avoir une hémorragie à ma première érection, me dit ce confrère; et une embolie calcaire dans le foie ou dans le poumon à mon premier coït. » — Je tâchai, en plaisantant, de lui donner une assurance que je ne partageai point; mais, trois jours après, toute trace de cette induration calcaire avait disparu, à l'insu même de l'intéressé. — Celui-ci, — c'est clair à présent, — avait inconsciemment réalisé une forte hypoacidité temporaire, d'où précipitation, au point mentionné, d'une nappe de phosphate alcalino terreux, aussi vite résorbé que venu, et sans que peut-être la veine en question eût pour cela sa paroi lésée, ni avant ni après.

Enfin, quel que soit mon désir d'être bref, je ne puis me dispenser de quelques considérations anatomophysiologiques que l'observation clinique imposait à l'esprit, principalement en ce qui concerne les tissus ou organes qui ont été le théâtre de la maladie : à savoir la *peau* et le *système lymphatique*.

Pour ce qui est de la première, les phénomènes indécrits, étranges, qu'elle a présentés me permettent de dire qu'à *la face* en tout cas, et lorsqu'elle est, ou bien le siège d'une inflammation, ou bien dans un voisinage (encore même assez relatif) d'une zone enflammée, la peau est capable d'absorber (1) sous l'influence d'un « affleurement » aussi doux que celui du doigt étalant une pommade, des particules pouvant atteindre le volume de têtes d'épingles à blanchisseuse, et pouvant présenter une forme *quelconque*, telle que l'aspect d'une fausse membrane large comme un demi-centime. A mainte reprise j'ai pu, avec PLUSIEURS CONFRÈRES, voir de telles particules sortir de la surface cutanée, *saine en apparence*; quelques-unes d'entre elles, bien manifestement, y étaient entrées par la même voie (fragments de sparadraps). J'ai encore pu constater plusieurs fois que, dans les mêmes conditions, et dans la même région, la peau pouvait être douée d'une curieuse *mobilité localisée*, étant par exemple animée d'un mouvement de glissement, tel qu'en possèdent certains meubles à coulisse, s'ouvrant pour laisser passer un objet quelconque. Enfin j'ai pu prendre sur le vif le mécanisme de production d'une loi réflexe que je proposerai volontiers d'appeler LOI D'ÉCHOPRAGIE, à moins que l'on ne préfère le terme évidemment moins bon, mais aussi moins prétentieux, de LOI DES RÉFLEXES HOMŒOPRAGIQUES. On peut désigner sous le nom de pouvoir réflexe ÉCHOPRAGIQUE cette curieuse faculté que possède un organe ou un système (et dont le système tégumentaire est doué à un si haut degré), faculté en vertu de laquelle, subissant dans une de ses parties une impression à laquelle il répond, dans la zone intéressée, suivant un mode réactionnel donné, il présentera *spontanément et immédiatement dans toutes ses parties* la même manifestation réactionnelle, l'ensemble se mettant ainsi (sans aucune sollicitation directe) *à l'unisson* [ἠχώ, écho, et πράττειν, faire] de la région intéressée. C'est en vertu de ce principe d'*échopragie* que l'on peut voir consécutivement à une friction de térébenthine faite sur un membre, et le dit membre étant devenu le siège d'un érythème balsamique, la peau présenter sur presque toute sa surface une éruption exactement semblable, encore qu'il n'y ait là ni propagation, ni irritation directe, ni auto-inoculation.

J'arrive maintenant aux notions véritablement curieuses que j'ai recueillies sur le *système lymphatique*. Là est le terrain sur lequel j'ai le plus rencontré à m'instruire, le plus de choses à apprendre, parfois même de véritables *trouvailles* à faire. La principale, sans contredit, est celle d'une conformation constante, sur mon sujet, constante à chacun de ses doigts (et sans doute existant chez tout le monde), portant sur la *disposition des troncs lymphatiques péri-unguéaux, laquelle donne la clef du panaris angioleucy-*

(1) ..., ou mieux, de se laisser pénétrer par...

tique, et du rôle qu'y joue la propagation de l'infectieux par les voies lymphatiques. Il en sera, du reste, fait état ailleurs.

C'est précisément sur les lymphatiques de la face et des doigts qu'avaient porté mes investigations, et cela dès le jour où j'avais eu la certitude de rencontrer en eux le siège initial de la précipitation calcaire. J'y fus amené par la constatation de phénomènes de plusieurs ordres. Ce fut d'abord la vision *transépidermique*, intermittente, mais fort nette, d'un réseau lymphatique superficiel schématique, injecté (par la bouillie calcaire); la disposition de la matière graisseuse, puis pierreuse, en des séries de tubes *symétriques* latéro-digitaux, étranglés par place, pareils çà et là aux trachées de certains insectes; ces canaux venaient déverser autour de l'ongle leur terne cambouis métallique. — Cette évacuation une fois accomplie en pressant méthodiquement avec le pouce, on voyait la peau rester brillante, d'un reflet laqué, tandis que les points terminaux, — je veux dire *initiaux*, — des tubes (soulagés alors de leur contenu solide), se montraient sous forme de petits orifices taillés en bec de flute et maintenus béants par un cadre d'infiltration calcaire. A mainte reprise le malade, puis moi-même, cédâmes à la tentation d'ouvrir, de *fendre au canif* (c'est-à-dire à l'aide d'une aiguille à discision pour cataracte) la peau, en longueur et sur le trajet d'une ligne sinueuse et rosée, allant de la lunule unguéale à la racine du doigt. Nous mettions ainsi au jour un « dièdre » creux très accentué, sorte de rigole à parois rigides et rosâtres, riche en affluents et en confluents et *renfermant souvent* encore des fragments crayeux tubulés.

Je ne ferai que mentionner les éclaircissements obtenus sur la double circulation lymphatique, tronculaire et lacunaire, — incroyablement rapide parfois, et, d'autres fois, stagnante avec des remous rétrogrades ; la communication du système lymphatique, au moins à ses origines, avec le tissu cellulaire et ses fentes, ses dépressions, et ses logettes (normales ou pathologiques), l'énorme facilité de pénétration des voies lymphatiques naissantes et des lacunes du tissu cellulaire, soit de dehors en dedans, *soit de dedans en dehors*. Que dire encore de cette forme ampullaire, infiltrante — mais ulcérative en même temps, réalisant ainsi dans une affection *diathésique*, le type bien connu de la *lymphangite tronco-valvulaire infectieuse ulcérante* (telle qu'en produisent la tuberculose cutanée et le chancre mou)? Et de ces véritables gommes « goutteuses » lymphangitiques, pertes de substance dues à un mécanisme analogue, et que j'ai vues se produire une fois au médius *gauche* et les autres fois à la figure! Et du rôle de *nettoyage* dévolu à ces vaisseaux, dont la vidange cutanée est une des fonctions essentielles, si bien que les lymphatiques de la peau pourraient être dits, par comparaison, *les intestins du système tégumentaire!* Ne sont-ils pas chargés à la fois de l'absorption, à la surface cutanée, et de l'emport des déchets ou des produits excrémentitiels (acide sarcolactique, pour les muscles, et détritus non utilisés par la sécrétion pilo sébacée, etc.)?

C'est un volume qu'il faudrait pour donner sur tous ces points des développements suffisants. Mais pour l'instant, je ne retiendrai que quatre points de tout premier ordre, ayant trait au rôle que j'ai vu jouer dans cette dermite au système lymphatique :

1° Siège des précipités salins, en sursaturation dans le sérum altéré.

Il est une particularité qu'il ne sera pas superflu de rappeler : il y a environ vingt ans, mon malade fut affligé en l'espace de quelques années, à la troisième phalange de l'index droit, d'une série de panaris bénins, limités parfois à la tourniole périunguéale, et dont je m'explique à présent l'origine et le mécanisme angioleucytique. Nettement fluxionnaires d'allure, extrêmement rapides comme marche, leur apparition était presque toujours soudaine et non motivée, ces panaris n'allèrent jamais jusqu'à la maturation suppurative; ils se terminaient communément par résolution, dans l'espace de deux à six semaines. Parfois il y avait une *légère desquamation*, au point où la pseudo-fluctuation s'était montrée au maximum; au cours d'une de ces dactylites, l'élimination d'une *poussière crayeuse* accompagna l'*épidermolyse furfuracée*; une autre fois il y eut, par l'ouverture artificielle faite à la pointe d'un bistouri, issue d'un petit bloc d'apparence calcaire; il fut malheureusement égaré sans qu'on pût en faire l'analyse; toutefois il n'y eut à cela que demi mal, car ce petit bloc crétacé a pu aussi bien être alors composé d'urate acide que de phosphate terreux. Mon sujet en effet, comme pour apporter aux idées de M. Joulie l'éclatante démonstration d'un témoignage clinique complet dans toutes ses parties, a présenté le phénomène de l'*inversion de la « diathèse »* signalée par l'éminent chimiste des superphosphates. *Avant d'être hypoacide* comme il est aujourdhui, *il a longtemps été un hyperacide*, un « classique », ayant à plusieurs reprises constaté dans son urine, sans qu'il y eût diminution de l'urée, l'augmentation colossale de l'acide urique, lequel est monté jusqu'à 2 grammes par jour.

Pour ce qui est des incidents actuels, un mot seulement au sujet de la précipitation des phosphates. Ils ont paru d'abord sous forme de minuscules fragments, s'éliminant par les ulcérations, en compagnie de la matière graisseuse sécrétée en excès; puis ç'a été des flammèches micacées, sortant au moindre choc, en n'importe quel endroit de la joue, exulcéré *ou non*. C'étaient à ce moment d'infimes particules individuellement précipitées dans le tissu cellulaire ou dans ses fentes lymphatiques, puis s'étant réunies et conglomérées en des loges artificiellement créées par l'écartement des fibres conjonctives, là où c'était le plus facile, notamment sur le parcours des faisceaux vasculo-nerveux et au niveau des confluents existant sur le trajet des faisceaux en question. Consécutivement, les fragments éliminés se montrèrent partiellement ou intégralement *crétacés* tandis que le bord des ampoules déhiscentes s'entourait d'un cadre calcaire de plus en plus complet et résistant.

C'est justement cette infiltration crayeuse des ampoules valvulaires perforées, et d'autre part, la précédente constatation des divers produits épidermiques, passés à l'état de corps étrangers — et empilés dans l'intérieur de ces tubes latéro digitaux que nous reconnûmes bientôt être des vaisseaux lymphatiques, — qui permit d'établir la filiation des phénomènes ayant pour aboutissant ultime la précipitation des sels organiques dans nos tissus, celle-ci constituant d'ailleurs comme la synthèse symbolique du processus. Voici en effet dans quel ordre évolutif se déroulent les faits cliniques : — *Précipitation de corpuscules isolés*, çà et là dans le tissu cellulaire; *agglomération* de ces corpuscules en des *points de concentration* créés en pleine atmosphère lamineuse; — puis, extension de proche en proche de cette précipitation saline qui, du tissu cellulaire (où nous venons de la voir par îlots), — c'est-à-dire en pleines origines lacunaires lymphatiques, — *gagne les radicules* tronculaires de ces mêmes lymphatiques, se montre alors dans les troncs de tout petit volume, puis dans des conduits plus gros tels que ceux des doigts; mais là, la bouillie calcaire, — cheminant déjà avec l'infinie lenteur de la lymphe, dont elle alourdit la densité de tout le poids de ses précipités, ou sablonneux ou irréguliers, — finit par arriver en des points où la pression de la lymphe circulante est voisine de zéro; dans ces points, comme je l'ai fait voir déjà, la stagnation se complique même d'une certaine action de brassage, en raison du remous probable à l'intérieur des ampoules valvulaires. Aussi le contenu de ces dernieres sera-t-il susceptible de se prendre parfois en masse ainsi qu'il arrive du liquide des sources pétrifiantes.

Le mouvement circulatoire est donc là réduit à néant: l'infiltration envahit la coque valvulaire, puis la paroi même du lymphatique en amont et en aval: et alors, deux alternatives sont possibles ; 1° l'infiltration progressive sera lente et finira par déteindre sur l'atmosphère celluleuse ambiante, qu'elle calcifiera à son tour, *si bien que le lymphatique oblitéré sera lui-même* englobé dans une gangue calcaire ; (c'est là ce que j'ai observé souvent aux points où la circulation se fait sous la pression la plus faible (dernières plalanges des doigts). 2° ou bien l'infiltration, rapidement produite, se trouve devant une paroi vasculaire déjà altérée ; pour peu qu'elle entre alors en contact avec elle au moyen de quelque fragment calcaire muni d'aspérités, la paroi du vaisseau aura tôt fait de se perforer, et, si le tronc est mince et superficiel et la peau fine, comme à la joue, c'est au dehors et par une perte de substance de la peau que l'ampoule valvulaire, éclatée, va déverser son contenu de bouillie calcaire. Ainsi va se trouver constituée une ulcération crayeuse momentanément sans tendance à la guérison, et que l'on pourrait appeler *gomme lymphangitique goutteuse*.

Quand l'obturation du vaisseau a cessé, les particules crétacées, pour s'éliminer au dehors, peuvent cheminer dans son intérieur avec une incroyable rapidité (1) jusqu'au point où elles vont rencontrer la « prise d'air » qui leur permettra de sortir ; il suffira souvent, pour donner lieu à une semblable migration, d'une simple « pichenette » venant frapper, à plusieurs centimètres de distance du puits (ulcératif) de sortie, le foyer d'agglomération des particules phosphatiques précipitées.

Je me suis efforcé tout à l'heure de faire ressortir plus haut, en un résumé schématique, la filiation des phénomènes dans ce curieux processus des précipitations salines ; mais, bien que j'aie conscience d'avoir été aussi clair que possible, j'ai bien peur que ma description n'ait été au-dessous de sa tâche, et n'ait pas réussi à émouvoir le lecteur au moment psychologique. Je veux dire que l'on n'aura pas eu, en me lisant, la perception du moment précis où l'organisme va brusquement se révolter contre cette marée montante de pétrification qui menace de l'étouffer ; — qui, lente et progressive dans le cas actuel, dut inversement jadis, en se produisant sous sa forme rapide, jouer un si mauvais tour à ce pauvre Loth et à ses deux filles. La révolte ici (chose curieuse pour un processus essentiellement chronique), c'est un accès suraigu ; là, comme dans toutes les affections constitutionnelles à crises violentes et soudaines, c'est la *goutte d'eau* faisant déborder le vase qu'un mince filet de liquide (ici de poussière sablonneuse) remplissait d'une façon *latente*, lente et continue.

Je vais, je le sens, abuser de l'attention du lecteur ; c'est qu'il s'agit là d'un mécanisme un peu complexe : à coup sûr, il était beaucoup plus simple de se contenter, pour toute explication, de dire que *la goutte est une affection diathésique et constitutionnelle*.

Voici donc un organisme où la circulation s'effectue, normale et sans obstacle. Les phosphates du sérum y restent *sages* et silencieux, à l'état monocalcique, y étant dissous dans une proportion que je supposerai correspondre au chiffre fictif de 80, le

(1) C'est là un fait que j'ai indéniablement constaté, et reproduit *à volonté*. Ces particules attardées vont, sous l'influence d'une « tape » légère, frappée en un point A, émerger en B, à l'orifice d'une ulcération réunie à ce point A par un boyau lymphatique souterrain insoupçonné, et maintenu béant grâce à l'infiltration calcaire de sa paroi : il constitue, dès lors, une galerie couverte *d'accès large et facile, à dater du moment où* s'est faite l'évacuation de l'embâcle crayeuse qui en oblitérait la lumière. C'est dans cette grande voie spacieuse que la particule crétacée, détachée et mobilisée par la *pichenette*, va cheminer, légère et rapide, jusqu'au puits libérateur : tel, à la sortie du théâtre, un spectateur attardé, qui franchirait, en courant, la longueur des couloirs, encore obstrués, quelques secondes auparavant, par l'écoulement interminable d'une foule entassée.

point de saturation du sérum pour ces sels étant alors, si l'on veut, représenté par le nombre conventionnel de 100.

Mais voilà que, sous une influence quelconque, la *crase* sanguine s'altère, si bien que le point de saturation de ces sels dans ce sérum tombe de 100 à 80. Voilà un terrain tout prêt pour la germination de telle ou telle ivraie infectieuse. Mais celle-ci n'est pas ensemencée, et ce sujet, ignorant le danger, à l'abri de toute émotion, continue à vivre tranquille, en honnête mollusque.

Cependant l'altération s'accentue ; ce sera si vous le voulez, une *dyspepsie hyperchlorhydrique* qui va accroitre l'alcalinisation du sérum, si bien que le point de saturation y tombe à 75, 70, 65. Alors, enfin voici apparaître dans les capillaires, le *sable minéral*, si mince, si tenu, que le liquide circulant roule avec soi, au risque de déterminer dans les viscères ces thromboses auxquelles Joulie a attribué (pourquoi ?) l'origine de certaines scléroses.

Concurremment, aux extrémités, çà et là, des stases sablonneuses, inévitables, donneront lieu à l'issue de corpuscules semblables à ceux que nous avons rencontrés dans notre observation.

Cela peut durer ainsi des semaines, des mois, des années même ; que sais-je ? Pendant ce temps, dans tel ou tel recoin de l'organisme, contre le dos d'un métacarpien, autour d'une articulation phalangienne, dans la chair du quadriceps fémoral, ou ailleurs, il se forme bien par ci par là quelque roche adventice aux strates révélatrices... pour qui sait lire dans le livre de nature. Mais les capillaires lymphatiques (et peut être sanguines) continuent à rouler dans leurs ondes tolérantes les fines particules sablonneuses qui ont « pu faire, pendant si longtemps, leur tour du monde » 76 fois par minute, sans péril ni inconvénient du moment qu'elles n'ont rencontré ni barrage ni plaque athéromateuse flottante qui les eût retenues au passage ; car alors voici ce qui se fut produit : l'agglutination du sable sur une plaque de même composition chimique, son incrustation dans les inégalités de l'endartère altérée, eut vite créé en ce point une sorte de « baratte » où le battage de la lymphe restée liquide, mais à sursaturation, n'aurait pas été long à la « faire prendre en masse » sous la forme d'une gelée molasse d'abord, puis bientôt d'une nappe calcaire obstruant le vaisseau intéressé, avec toutes les conséquences de l'oblitération vasculaire, variable suivant le vaisseau obstrué.

Or, le dernier période du processus, le période suprême, devant lequel cessera fatalement la tolérance de l'organisme, *le voilà* ! Là en effet, ce n'est plus un ralentissement du milieu circulant, alourdi simplement par des particules sablonneuses — c'est à dire ténues, sphériques, lisses, légères, minuscules, *transportables*, c'est l'*obstruction totale* d'un ou de plusieurs vaisseaux effectuée par leur intérieur, mais gagnant ensuite de proche en proche de façon à constituer un bloc de tissu pétrifié, où le tronc primitivement atteint figure un tube plein, enserré lui-même dans une gangue calcaire. Dans le cerveau, ce sera le ramollissement par thrombose, etc. Dans les régions articulaires, où j'ai pu surprendre la circulation chargée de sable compatible avec la santé *apparente*, est-ce cette obstruction totale, cette crétification en masse, qui est le signal, la cause, le « primum movens « de l'attaque articulaire ? » — Je n'ai pu la surprendre sur le fait ; je ne puis donc résoudre le problème capital de cette corrélation.

Certes, lorsque l'on considère ce processus de lymphangite pétrifiante généralisée à toute la région faciale, on comprend l'inquiétude, l'effroi même du malade ; n'en pouvait-on craindre en effet la propagation centripète indéfinie, et, par conséquent, la formation d'une embolie lymphatique, le *caillot de tête* de la thrombose pouvant être entraîné par un courant collatéral affluent? De même une infection supplémentaire n'était-elle pas à redouter, qui pût menacer l'économie tout entière, et cela précisément en raison de la nature streptococcique probable de la contamination *initiale*? — Or, non seulement rien de tel ne se produisit, mais encore il n'y eut, pendant les vingt-deux mois écoulés jusqu'au jour présent, AUCUN RETENTISSEMENT GANGLIONNAIRE. Cela peut étonner au premier abord, mais moins pourtant pour peu que l'on veuille un instant réfléchir.

En effet, le processus était moins infectieux que *para* infectieux; de plus, la précipitation oblitérante débute aux radicules pour arriver jusqu'aux troncules, mais seulement aux plus petites divisions de ceux-ci; si bien qu'aucun bouchon phosphatique obturant ne s'est jamais montré dans les troncs déjà plus volumineux aboutissant aux ganglions; et, qui plus est, entre le barrage calcaire le plus éloigné de la périphérie, et le ganglion dont le même vaisseau était tributaire, il arrivait toujours de rencontrer, sur le parcours de ce conduit, des « tuyaux d'échappement », ouvertures entrebaillées d'une, sinon de plusieurs ampoules valvulaires restées béantes après leur éclatement. Les précipités ne pouvaient donc passer dans la circulation générale puisqu'ils n'arrivaient même pas à atteindre la première étape ganglionnaire, bien loin qu'ils pussent la franchir.

Mais si la sécurité semblait exister de ce côté, et qu'il n'y eut pas à craindre la séparation d'un morceau de thrombus calcaire, susceptible d'être entraîné vers le centre, aussi longtemps que durait, et durerait, la *période d'obstruction complète* par les phosphates agminés à l'état de sel tribasique insoluble, — en revanche, la théorie permettait de craindre que, lors du retour tant espéré de l'acidité normale, on pût encourir, du fait de la débâcle et de la part des mêmes précipités phosphatiques en train de virer à l'état *bi* ou *monabasique*, c'est-à-dire soluble, — le danger dont nous venons de parler, j'entends ici le phénomène de l'*embolie*, et celle-ci pourrait être, ou purement mécanique, obstruction calcaire simple, — ou même septique, l'embolus étant constitué précisément par « l'embâcle » vecteur possible de bactéries, *attardées ou même récemment envahissantes*.

C'est précisément ce qui eut lieu. Le premier jour — où l'acidité ayant sans doute juste à ce moment reparu, — il y eut une chûte spontanée de particules phosphatiques se présentant à fleur de peau de la figure, on vit nettement s'y dessiner trois cordons rougeâtres étalés, ébauche d'un processus d'angioleucyte se dirigeant vers l'angle de la mâchoire...

Il me resterait encore à aborder un problème de haute importance ; celui du mécanisme de l'envahissement des régions articulaires par les calcaires, lesquels paraissent bien être la source de tout le mal venu ou à venir. Y sont-ils constamment apportés par les vaisseaux lymphatiques, comme je l'ai cru un instant hors de toute discussion, au vu d'une disposition anatomopathologique plusieurs fois constatée et que j'avais jugée démonstrative, je n'oserais plus l'affirmer aujourd'hui. C'est qu'en effet les tissus cellulo-fibreux peuvent être envahis par la calcification s'effectuant dans leurs propres lacunes intra-fibrillaires, tout aussi bien qu'ils peuvent *la recevoir « toute faite »*, et convoyée alors par leur système de canaux lymphathiques ; aussi le problème se posera-t-il, pour eux, dans des termes identiques à ceux que nous avons dû discuter précédemment.

Ainsi qu'il était aisé de le pressentir, nous allons voir le traitement des arthritiques subir, au fur et à mesure de la confirmation des théories nouvelles, de profondes modifications. Il y a là effectivement une série de faits d'une portée incalculable. Si par exemple, on considère que *l'on est toujours l'arthritique de quelqu'un*, tant que l'on ne fait pas du ballast, ou que l'on ne travaille pas à la terre ; — qu'ainsi un homme de lettres est *arthritique par comparaison* avec un médecin obligé de se mobiliser pour visiter sa clientèle, — tout comme l'ouvrier *maçon* sera *L'arthritique de l'ouvrier bijoutier*, on conçoit l'immense quantité de terriens dont on devra (12 fois sur 13), invertir « le traitement », à moins de regarder comme ayant été constamment déçus par d'incroyables séries de hasard clinique M. Joulie, mon ami Cautru (son prophète) puis moi-même.

Une fois mis en lumière l'état hypoacide, un corollaire obligé s'imposait, comme déduction thérapeutique : à savoir la médication *acide*. De là l'origine des cures phosphoriques, instituées en partant du type Ph^2O^5 (Anhydride Ph.) ou du phosphate bi-basique *de soude*. Le premier effet en fut... une explosion de protestations ou de sarcasmes. C'était une nouvelle *panacée* que l'on voulait créer là sous les espèces de l'acide phosphorique ; et d'aucuns avouèrent que cette drogue séditieuse sentait quelque peu le bûcher, c'est-à-dire exhalait comme une vague odeur de *camphre*. Comme pour ce dernier, en tout cas, cela vous avait je ne sais quel relent révélateur qui trahissait sa filiation pharmaceutique. Et la défaveur dont allaient jouir la théorie et la thérapeutique nouvelle auprès de tous s'accentuait, grâce à une malencontreuse association d'idées sur cette large conception médicale d'un intrus dans notre science ; il semblait qu'on vit par instants planer l'ombre spectrale d'une autre barbe blanche, également demeurée dans son temps, en dehors du diplôme ; l'ombre de F. V. Raspail, si dédaigné, si méprisé, jusqu'à ce que Wirchow eût réinventé sa théorie cellulaire...

Et pourtant, ce reproche était-il bien justifié ? En prenant *cet acide pour base* (!) de la médication nouvelle, que s'était proposé M. Joulie ? De combattre *directement* un état morbide déterminé ? — Non pas, mais « d'ameublir » *un terrain humain* épuisé, incapable de produire rien que l'*ivraie*, constituant en même temps, de ce fait, pour le sujet porteur, un substratum de moindre rendement pour le bon fonctionnement du machinisme vital, de moindre solidité pour la résistance aux agressions du dehors ; telle la coque d'un vieux bateau vermoulu, plus menacée de faire eau qu'une nef moderne aux flancs d'acier.

Mais que penser de ce reproche de *panacée ?* Voici, dans trois plans différents, le sol simultanément appauvri par autant de cultures intensives et variées. Laissant de côté les agents nitrificateurs, n'est-ce pas le même engrais (superphosphates ou autres) auquel on aura recours afin de rendre « meuble » à nouveau l'humus végétal épuisé ? Mais ne quittons point le *genus homo* : voici une ville assiégée en proie à la famine ; une colonne de secours parvient à la ravitailler. Voyez-vous d'ici la distribution de pain restreinte à la moitié seulement de la garnison *pour cette raison que le pain n'étant pas une panacée, il n'y a pas lieu d'en donner à tous indistinctement* !

Je n'insiste pas. Toutefois, cela est indéniable, le traitement univoque et invariable par l'acide phosphorique universalisé, est *une faute*, ne fut-ce même qu'au point de vue tactique, ce qui indispose le public ; or, on ne heurte jamais en vain le sentiment des foules. Proclamer que le salut, pour une si grosse masse d'humains, réside dans l'acide phosphorique, et dans lui seul, équivaudrait à l'aveu d'une fissure dans l'édifice théorique, car *à posteriori*, le raisonnement public, qui se refusait déjà il y a 200 ans à ratifier l'extension à tous de la célèbre formule thérapeutique :

> « *Clysterium donare,*
> « *Posteà saignare,*
> « *Ensuità purgare,*

se retournerait contre la théorie nouvelle qui offrirait en tout et pour tout — en guise de traitement — l'édiction d'une formule identique, applicable à tout le monde, — fait mathématiquement « absurde » *à priori*. Il ne saurait d'ailleurs être question de remédier à tout au moyen du *seul* acide phosphorique, ni même de constituer à celui-ci un monopole; personne n'en a eu la pensée, et je défie que l'on produise un texte à l'appui de cette assertion. On a simplement dit que cet acide semblait le meilleur à mettre en usage, dès l'instant où une médication acide s'imposait.

Je ne puis encore, pour ma part, donner de conclusions fermes, même pour *la Goutte;* et pourtant j'ai déjà obtenu de curieux résultats. Tout d'abord, le succès n'est pas lié indispensablement au seul acide phosphorique, en passe déjà de devenir le lion du jour. Cela est fort heureux, car cette substance ne va pas sans quelques inconvénients que la plus vulgaire honnêteté fait un devoir de révéler; il est nombre de sujets chez lesquels elle a déterminé l'un ou l'autre des incidents que voici : haleine ailliacée (rare), — pollakisurie, par crises intermittentes (et surtout dans la deuxième moitié de la nuit); insomnie, — hyperexcitation génitale, — gastralgie, avec crampes, etc... Or, j'ai pu me passer de ce médicament : c'est ainsi qu'une de mes clientes s'est fort bien trouvée de l'acide *citrique* naturel, c'est-à-dire du jus de citron continué pendant 3 mois...

Le choix de l'acide, dans cette cure antialcaline, n'est du reste qu'un des côtés de la question : une simple comparaison en fera ressortir la raison. Prenez la glycosurie, elle est habituellement entravée par l'ingestion de l'opium, de la belladone, des alcalins, des arsenicaux, de l'antipyrine, du bromure. Est-ce que ces médicaments seront prescrits au hasard, et indifféremment à tous les glycosuriques ? En aucune façon; qu'il s'agisse, je suppose, d'un de ces diabètes par saisissement nerveux, et dans lesquels la guérison est possible; que va-t-on faire ? Mais, tout naturellement, on donnera les médicaments nervins, et en premier lieu, l'extrait de valériane, qui souvent peut suffire à assurer à lui seul la victoire. Eh bien, la comparaison s'impose. La valériane s'adresse là au *terrain*, c'était l'acide (phosphorique ou autre); les autres drogues, belladone, antipyrine, etc., que l'on va appeler à la rescousse, ce sont les médicaments *du symptôme.*

Mais je l'ai dit, il peut arriver que l'on doive la guérison à la seule « panacée », à la valériane (j'allais dire à l'*acide*...). On comprend donc, pour cette raison, l'importance attribuée par le chimiste à la médication *générale*, à celle qui, dans l'espèce, s'adresse au terrain. Et, je dois le dire à mon point de vue particulier, on trouve notamment quelques dermatoses parmi les affections que l'on a ainsi traitées avec succès. Il est donc bien difficile, on le voit, de donner même une idée des associations thérapeutiques susceptibles de conduire avec le plus de chance à la guérison. Que d'éventualités à prévoir, de combinaisons posologiques à imaginer. Les maladies cutanées, je n'ai même pas voulu en parler ici, malgré des résultats très encourageants obtenus sur des terrains séborrhéiques. C'est qu'à mon sens, tout l'effort devra porter sur les affections *articulaires* et périarticulaires ; la *goutte*, en tête, puis les *rhumat. chroniques*, les *arthropathies à nodosités ostéofibreuses*, et, à titre presque égal, le *rhum. fibreux* et le *lumbago.*

Mais c'est la *goutte* qui, jusqu'à publication de faits contradictoires démonstratifs, réserve à la thérapeutique du *néoarthritisme* ses plus belles victoires.

Je laisse de côté une inconnue pourtant bien intéressante. Comment agissent les salicylates et la colchique sur les arthropathies spécifiques respectives des affections que je viens d'énumérer, — sur les accès douloureux qui constituent les *crises* aiguës de ces maladies ? — Pour ce qui est de l'élément *douleur*, à en croire les enthousiastes, là même l'acide phosphorique se serait montré bienfaisant, oui, même dans les accès aigus. Mais le point capital, le *fait nouveau*, la triomphante *bonne nouvelle* pour tant de pauvres perclus jadis abandonnés, c'est que, — si *la théorie récente est vraie*, — nous n'aurons plus à craindre désormais de métastases. Plus de goutte remontée ! plus de fluxions compensatrices, de *transports* (de goutte) *au cerveau ou au cœur* ! — Du moment que la goutte est une simple altération de la *crase* sanguine, modifiée *en plus ou en moins* du côté de *l'alcalinité* ou de *l'acidité*, il suffira de poursuivre patiemment la saturation progressive, (modérée mais continue), des humeurs chez le malade, en sens inverse de la réaction morbide que l'on aura constatée. Et cela, au lendemain même de l'attaque de goutte, *que nous pouvons à l'avenir combattre* rudement, *sans crainte d'arrière pensée.* Bien plus, nous commencerons en pleine santé ; dès qu'un malade nouveau, venant se confier à nous, nous aura par son récit, imposé l'analyse acidimétrique de l'urine, nous agirons pour prévenir l'attaque à venir,... *laquelle ne viendra plus.* Il suffira de la mise en jeu d'une médication puissante, à *double effet*; la sécurité, nous la trouverons dans le faisceau thérapeutique dont l'acide X... sera l'axe ; — disons, si vous le voulez, jusqu'à ce que le problème soit résolu, *l'acide phosphorique*, mais ceci uniquement pour ne pas embrouiller les idées, pour simplifier, car ce serait, je le répète, folie que de croire la thérapie de l'arthritisme ramenée à la lecture d'un seul article d'un dictionnaire de chimie, que le premier profane venu pourrait appliquer lui-même. — Et n'est-il pas heureux, beau, et rassurant de songer que nous pouvons à présent posséder de quoi supprimer, — si non peut être la *goutte latente*, *l'état goutteux*, — du moins l'accès aigu et ses souffrances ; et que, pour ce faire, nous sommes à la tête de médicaments véritablement héroïques, mais surtout d'un puissant *commutateur* chimique, lequel sera :

A. l'*acide... phosphorique* (ou autre), pour les HYPOACIDES, et B. la pipérazine, les lycétols, le *phosphate acide de soude*, l'huile de genévrier, etc..., pour les HYPERACIDES, car enfin il faut être bon prince, et ne pas oublier — j'allais écrire *opprimer* — les minorités, même *hyperacides* ou uratiques...

Je sais fort bien la peine que les notions précédentes auront à se faire jour, — puisqu'elles choquent les idées *reçues*. Nous sommes, dit-on, un peuple avide de nouveautés, fertile en révolutions ? C'est seulement en surface ; — négligeant les résultats féconds qu'elle eût pu retirer pour elle-même des terribles secousses dont elle a ébranlé le monde, la France garde pour elle traditiens et routine, laissant partir, — pour les adopter parfois, il est vrai, à leur retour de l'étranger, — les nouveautés, les inventions, qui sont et font le progrès. Elle a coupé le cou à son roi pour créer le calendrier républicain, le système décimal et le système métrique ; —... le premier est au rancart, sauf pour la numération ou désignation des Lois, Edits, Décrets. (Ainsi, on dit le *Décret de Messidor*, quand on cherche qui doit entrer le premier à la *mairerie*, du sous-préfet, ou du capitaine des pompiers, lors des solennités municipales !) — Le système métrique ? Il sera matériellement en vigueur dans l'Empire Russe et la Grande Bretagne avant de l'être dans nos campagnes, où l'on compte encore par onces, arpents, toises et vergers. Pour revenir à *nos moutons*, *les arthritiques* étant catalogués, étiquetés, estampillés *hyperacides*, avec l'acide urique pour emblème de la Compagnie, — hyperacides et hyperuriques ils resteront, et cela pour de longues années. Or c'est la, pour ces sujets, une source de périls sérieux, — incalculables.

Si l'on se contentait de *ne pas guérir* ses malades, ce ne serait rien, ou peu de chose, car *guérir n'est pas l'affaire du médecin.* Il soulage et console, prévient les complications, empêche les manœuvres inopportunes des malades.

Le rôle du médecin, c'est de *diriger la Nature vers la guérison*, cherchant à *rencontrer* la voie, le *courant physiologique* de compensation qui, en présence d'*une* maladie, chez un *malade donné*, vise à atteindre le rétablissement de l'*équilibre normal*, qui est la santé. Si par exemple un *paludique* est, *spontanément*, sorti jadis d'accès fébriles *par et au moyen* d'une crise *urinaire*, *c'est celle-ci* que devra chercher à provoquer le médecin, et là est *le secret de nature* qu'il doit se proposer de pénétrer *pour chaque malade* en particulier. Mais de *guérir* son malade, qui diable devrait s'aviser de demander cela à un médecin ? Pourquoi pas tout de suite, alors, des dommages intérêts, puis la prison, si le malade vient à mourir malgré tout? Tout cela, qu'on ne s'y trompe pas, n'a qu'un rapport très éloigné avec la plaisanterie. C'est pourquoi j'avais le besoin, *le devoir* d'y insister, du moment que ces considérations pouvaient être actuellement soulevées à propos. Or, précisément l'occasion ne manquerait pas, ici, de déroger au principe tutélaire du *Primo non nocere*, qui ne doit pas cesser d'être le premier article de notre *Credo* ; on va d'ailleurs s'en rendre compte aisément.

J'ai fait voir plus haut comment les *hypoacides* étaient en danger de voir leurs phosphates précipités dans leur organisme, dès que leur coëfficient d'acidité est en baisse de 33 0/0, comme pour mon malade (et peut-être avec une perte moindre); quel ne sera donc pas le péril encouru par eux dans cet ordre d'idées, si une médication malencontreuse vient, dans le but de combattre une *uricémie hypothétique*, à augmenter la saturation alcaline de leur milieu intérieur ! Réfléchissez un instant maintenant, à quel point les arthritiques sont farcis, gorgés, quotidiennement et à tout propos, de bicarbonate de soude ! ! ! Eh bien ! ces sujets, considérés à tort comme hyperacides et crus justiciables, à ce titre, de la médication alcaline, — c'est *12 fois sur 13* qu'ils présentent, au contraire, dans la réalité, un état *hypoacide ou d'alcalinité* (lequel ne peut être que colossalement accru par l'usage du bicarbonate de soude). Douze fois sur treize ! Voilà dans quelle proportion les arthritiques sont menacés par la routine. Ah ! ceux-là doivent vouer une fière reconnaissance à leur sérum, de ne pas céder plus souvent et, dans un laps de temps plus court, aux puissantes sollicitations d'une thérapeutique inopportune ! En effet, l'effort qu'un semblable traitement fait peser sur le sérum ne peut faire autrement que d'aboutir, en un temps donné, à lui faire abandonner et déposer dans tous les recoins de l'organisme ses pauvres phosphates. Oui ! un moment arrivera fatalement où la force de résistance *eutrophique du système nerveux* sera vaincue : et alors, c'est l'encombrement des capillaires les plus ténus par les sables brutalement précipités. Alors, dira-t-on, voici à présent un médecin qui a le pouvoir de donner la goutte à son malade? Il n'en est rien. Il n'est pas au pouvoir de l'homme de *faire* naître *à son gré* un accès de goutte. Mais tout en ce monde a son équivalent : or, ce que peut faire une thérapeutique mal avisée, le voici :

Le jour de ma communication à l'Académie, voulant mettre en lumière, jusqu'à l'extrême logique, les conséquences possibles d'une thérapeutique que l'on voudrait, sans recourir à l'exploration chimique, opposer au pied levé à telle ou telle manifestation de l'arthritisme, — c'est à la physiologie normale que, pour être à l'abri de tout reproche, je fus demander une argumentation démonstrative.

Le fonctionnement de l'appareil digestif me fournit immédiatement un lumineux exemple. Je reproduis textuellement.

Voici les aliments du repas qui finit, arrivés dans l'estomac : afin de digérer les matières albuminoïdes qui se trouvent dans cette masse alimentaire, les glandes gastriques vont avoir à fournir — si nous négligeons pour un moment la pepsine — d'énormes quantités d'une solution diluée de HCl. Cet HCl, où le prendre ? Au chlorure de sodium apporté par les aliments ; dès lors, que va-t-il se passer ? Tout le chlore du NaCl étant utilisé pour la solution digérante, la soude, mise en liberté, passe dans la circulation : immédiatement, elle neutralise, et même avec excès, le CO^2 du sang. Aussitôt, voilà ce liquide devenu alcalin, et, lorsqu'il va s'offrir à la dialyse rénale, il laisse fatalement se déposer, sous les arcades des pyramides de Ferrein, des monceaux de phosphate calcaire momentanément devenu insoluble.

Mais, cette *gravelle rénale* n'est, chez l'homme sain, qu'un incident physiologique transitoire autant que périodique. En effet, à son arrivée dans l'intestin, la masse alimentaire est inondée par les sucs pancréatique et intestinal, et par la bile, auxquels le mélange intimement le brassage péristaltique.

L'acide chlorhydrique, attardé dans ses combinaisons avec les matières albuminoïdes attaquées à des degrés divers par le chimisme digestif, reprend sa liberté ; il retourne donc au sang, se jetant avec avidité sur la soude qui y circulait, combinée à l'acide carbonique. Celui-ci, redevenu libre à son tour, la scène change : les amoncellements provisoires de phosphate tribasique, que nous avons laissés tout à l'heure sous les arcades des pyramides, virent au phosphate *acide* ou *monobasique*, — et, fondant en un clin d'œil comme la neige au contact d'un courant d'eau chaude, se laissent entraîner par le sérum réacidifié jusqu'au torrent de la grande circulation.

Supposons à présent qu'à ce sérum, momentanément alcalinisé au point de précipiter ces phosphates pour une durée de quelques quarts d'heure, une thérapeutique mal avisée vienne (dans la pensée de combattre une uricémie hypothétique) apporter un surcroît de bicarbonate de soude, qui empêchera le retour à l'acidité normale du liquide sanguin ; comment donc fera ce pauvre sérum pour rentrer alors en possession de ses phosphates, qu'il avait pour un instant déposés aux pieds des pyramides ! Voilà donc le provisoire devenu définitif. Car on devine d'ici la suite : quel beau et impérissable monument élevé en pierres de taille, au milieu des calices pétrifiés, à la gloire de la thérapeutique !

REVUE DES PUBLICATIONS SCIENTIFIQUES

Maladies générales non infectieuses et intoxications

Dr CHASSEVANT

Professeur agrégé à la Faculté de Médecine

Glycosurie et glycosurie alimentaire (*Société des médecins de Vienne*, Séance du 10 mai 1901). — RAIMANN admet que la glycosurie physiologique n'atteint jamais 0,2 0/0; dans la glycosurie alimentaire, le sucre apparaît quand le sujet en a trop ingéré, et dans la glycosurie spontanée le sucre se montre même si les aliments n'en contiennent pas. Ces trois stades ne se distinguent que par le degré d'intensité du trouble nutritif. Pour chaque individu, il existe à l'état sain une limite constante d'assimilation du sucre : cette limite peut s'abaisser sous l'influence d'agents externes ou internes divers (maladies, poisons, etc.), et elle monte au contraire dans une série d'affections mentales (idiotie, manie, épilepsie) : elle baisse dans la mélancolie, la démence sénile, la paralysie générale à marche rapide. En dehors des affections mentales, la goutte et l'obésité abaissent tout spécialement la limite d'assimilation du sucre et doivent en conséquence être combattues.

Ces recherches ont été faites chez des sujets au repos absolu : elles donnent pour l'homme sain une limite de 0,14 à 4,4 de sucre assimilable par kilo de poids du corps, et nous les signalons parce qu'elle pourront peut-être servir de base à une thérapeutique de la glycosurie.

E. VOGT.

Action du sidonal dans la goutte chronique (*Therap. Monatshefte*, juin 1901). — ROSENTHAL donne une auto-observation : atteint de diathèse uratique à un assez haut degré, il a essayé sans succès de toutes les médications recommandées jusqu'ici. Seul le sidonal (l'auteur en a pris un centaine de grammes) a fait disparaître la rougeur et la tension cutanées au-dessus des tophus des phalanges. Après un repos de trois semaines, le traitement a été repris comme auparavant, à la dose de 2 gr. 5 deux fois par jour, dans un verre d'eau froide. Dans un autre cas, les résultats ont été les mêmes.

Le médicament est malheureusemsnt très cher.

E. VOGT.

Anémie grave par suite d'hématémèse, traitée par le fersan par HRACH (*Wiener med. Wochenschrift*, n° 23, 1901). — L'auteur traite ses malades atteints d'hématémèse par l'ingestion de bouillon concentré de pieds de veau, et leur administre ensuite, une fois l'hémorragie arrêtée, trois cuillerées à café de poudre de fersan, préparation martiale dont nous avons déjà parlé, et qui a l'avantage d'être très facilement digestible.

E. VOGT.

Un antidote du venin du scorpion, par le Dr AMADOR ESPINOSA (*Crónica Médica Mexicana*, 1er mai 1901).—L'auteur assure, d'après les résultats que lui ont donnés ses expériences sur les animaux, que la graisse de cochon est un précieux remède pour combattre, ou pour mieux dire, prévenir les effets du venin du scorpion.

Dans une première série d'expériences, le Dr Espinosa fait prendre aux animaux, poules et lapins, une certaine quantité de graisse de cochon ; après, il leur injecte du venin de scorpion et celui-ci ne produit pas ses effets ordinaires.

Dans une deuxième série d'expériences, il injecte d'abord le venin : immédiatement après, il leur fait prendre la graisse. On obtient aussi un bon résultat.

Dans les deux cas, on apporte des animaux témoins, auxquels on injecte seulement le venin, en observant les effets ordinaires de la piqûre.

Le Dr Espinosa avait fait auparavant des expériences avec le sérum de chien et de cochon, ayant obtenu de bons résultats. On sait que ces deux animaux ne sont pas affectés par le susdit venin.

Sur l'homme, il a eu occasion d'appliquer ce traitement avec bon résultat. Il s'agissait de son fils qui, accidentellement, fut mordu par un scorpion, lui ayant administré deux cuillerées de graisse sans que les effets du venin se fassent sentir.

Il croit que ce remède est simple et inoffensif, n'ayant pas les inconvénients des autres, qu'on doit administrer à dose déterminée, passé laquelle ils agissent comme poisons, restant souvent dans le doute si la mort est occasionnée par le remède ou le mal.

La graisse de cochon n'a pas cet inconvénient; il faut seulement la prendre le plus tôt possible et tâcher que la dose ne soit pas excessive pour tâcher d'empêcher les vomissements.

F. Bérini.

Chirurgie générale

Dr Benoit

Ancien interne des hôpitaux

Contribution à l'incision de la paroi abdominale dans la laparotomie, par Th. Bogoiavlensky (de Moscou) (*C. R. du 1er Congrès des chirurgiens russes* tenu à Moscou du 28 au 30 décembre 1900). — Désirant se rendre compte des rapports qui existent entre la formation des hernies après laparotomie et telle ou telle direction de l'incision de la paroi abdominale, l'auteur a fait des expériences sur les animaux. A cet effet, il a laparotomié 21 lapins et 19 chiens, en pratiquant les incisions les plus variées des parois et a étudié la réunion des plaies. Les résultats obtenus ont démontré que les incisions qu'on fait ordinairement soit sur la ligne blanche, soit parallèlement au bord externe du muscle droit de l'abdomen, sont les moins rationnelles, et l'espoir sur les tissus hétérogènes (gaines fibreuses et tissu musculaire) n'est pas toujours justifié. Si l'on est forcé de faire une incision sur la ligne blanche, il faut la sectionner sur toute sa hauteur, aviver les bords des muscles droits et les suturer. Les sutures intéressant toute l'épaisseur des muscles et faites parallèlement à la direction des fibres sont les plus solides si l'on ne sectionne pas les nerfs qui les animent ; dans le cas contraire, il peut y avoir une atrophie musculaire. Pour avoir une réunion plus parfaite de la plaie, l'auteur conseille d'écarter autant que possible les faisceaux musculaires au lieu de les sectionner et de ménager les fibres nerveuses.

R. Blondel.

Contribution au traitement de la péritonite aiguë généralisée par le Dr Rusca (*Revista de ciencias medicas de Barcelona*, mars 1901). — Il s'agit d'un individu ayant reçu une blessure pénétrante produite par couteau dans l'hypocondre droit, à 4 cm. de l'ombilic. Il survint une péritonite aiguë qui mit la vie du malade en danger pendant quelques jours. Quelques jours après, la lésion de la séreuse se circonscrivit à l'hypocondre droit. Le malade se remit un peu et quelques jours après se levait; mais ayant eu l'occasion de prendre deux pilules purgatives, il sentit une violente douleur à l'abdomen, suivie de vomissements et fièvre.

Le lendemain, le Dr Rusca le vit pour la première fois et, d'après l'examen du malade, diagnostiqua une *péritonite diffuse aiguë consécutive à une perforation intestinale probable*.

Il opéra et pratiqua une longue incision par laquelle sortit une grande quantité de liquide verdâtre, sale et de mauvaise odeur : les intestins grêles étaient congestionnés, saignant au moindre contact, distendus et couverts d'exudats fibrineux. Détruisant avec la main quelques adhérences de peritonite ancienne, il vit une portion d'intestin aplatie, vide, comprimée par une anse adhérente par son bord mésenterique au péritoine pariétal-postérieur. Il recousut la perforation et la sutura. Tout de suite après, il pratiqua l'éviscération sous un jet continu de sérum artificiel à 40°; les intestins étaient reçus dans une serviette aseptique et pris dans une cuvette pleine de liquide salin chaud. Le malade étant couché dans le decubitus latéral droit, il lava soigneusement la masse intestinale, ainsi que la cavité abdominale vide, épongeant finalement tout le liquide et ré intégrant la masse intestinale dans l'abdomen.

Le Dr Busca procéda de suite au drainage du péritoine. Dans une zone dépourvue de vaisseaux, à la racine du mésentère, il pratiqua une ouverture de 2 centimètres à travers laquelle il introduisit un gros tube de caoutchouc fenêtré, se prolongeant à droite et à gauche, par dessus le colon, jusqu'aux autres ouvertures situées dans des points diamétralement opposés des deux hypocondres. De la face inférieure du foie d'un côté et de la voûte diaphragmatique supra splénique de l'autre, suivant les espaces compris entre le bord externe du colon et le péritoine pariétal, il disposa deux tubes qui débouchaient par dessus le ligament de Poupart dans sa moitié externe, assurant ainsi le drainage latéral de l'abdomen. Un dernier tube fut appliqué dans l'extrémité inférieure de l'incision abdominale jusqu'au bout du pelvis.

Les parois de l'abdomen suturées, on fit une injection de sérum par les tubes et on appliqua le pansement. Après quelques jours le malade sortait guéri.

L'auteur fait suivre son travail de quelques considérations sur l'opportunité du traitement chirurgical dans les péritonites septiques, démontrant les chances de salut qu'a le malade par une intervention prompte.

Quant à la technique de l'opération, il recommande une large incision et un lavage abondant des intestins et de la cavité abdominale. Il fait noter la facilité de la respiration quand l'éviscération est faite; en outre la pression sanguine augmente et les intestins recouvrent leur contractilité.

Le drainage appliqué dans la forme mentionnée, ou modifié suivant les exigences de chaque cas, remplit l'indication finale, assure la sortie de la sérosité péritonéale qui se produit immédiatement après l'intervention et, par ce mécanisme, contribue à la sortie continuelle de la matière infectante.

Les injections de grandes quantités de sérum, les jours suivant l'opération, agissent : 1° en nettoyant le séro-pus déposé dans les tubes et en empêchant la rapide formation d'exsudats autour du tube.

2° Par son action locale, l'injection chaude stimule l'intestin, active sa contractilité et favorise les selles.

3° Par sa facile absorption, rehausse le tonus organique et excite les fonctions excrétoires, surtout rénales.

F. Berini

Traitement des tumeurs malignes par les combinaisons arsenicales (*Wiener med. Wochenschrift*, n° 19, 1901). — Prunecek revient sur ce sujet : il a étendu sa méthode, primitivement destinée à traiter les seuls épithéliomas, au traitement du sarcome non ulcéré. Si l'on se trouve en présence d'une tumeur sous-cutanée, avec peau adhérente, on commence par enlever par grattage l'épiderme, jusqu'à ce qu'une goutte de sang apparaisse; à ce moment, on applique le mélange suivant : acide arsénieux pulvérisé, 1 gramme; alcool absolu, eau distillée, ââ 75 gr. Si la peau n'est pas adhérente à la tumeur, on enlève aux ciseaux un morceau de peau au point où la tumeur fait saillie, et l'on applique le mélange arsénial aussitôt que l'hémorragie a cessé. On renouvelle tous les jours les applications; il suffit que l'arsenic arrive sur un point minime en contact avec le tissu cancéreux, pour que la tumeur diminue déjà au bout de 4 à 5 jours et prenne un aspect desséché; bientôt, se forme la croûte noire caractéristique que le traitement des épithéliomes a rendue familière aux opérateurs.

Au début, le mélange arsenical est préférable pour éviter une résorption trop rapide : plus tard, quand les croûtes noires se sont détachées, on se servira de solutions : arsénite de potasse, 10; alcool absolu, eau distillée, ââ 75 (*dans le texte, se trouve le chiffre de 7,50, sans doute un erratum, Note du Réd.*) La surface granuleuse mise à nu par la chûte de la croûte ne résorbe pas facilement, et l'arsenic en solution peut pénétrer dans tous les interstices beaucoup mieux que l'acide arsénieux. Il faut naturellement agir avec la plus grande prudence, si l'on se trouve en présence d'une muqueuse, et se décider pour la solution ou le mélange suivant les cas.

Les indications sont précises : le sarcome ne doit pas être trop avancé : il doit être localisé (pas de ganglions pris) et accessible de l'extérieur, pour éviter toute intoxication. La méthode peut même s'appliquer aux cancers facilement accessibles du larynx; la région pharyngée se prête moins, en revanche, à la médication, à cause du danger de résorption.

Les avantages de la méthode, là où elle est applicable, sont les suivants : on peut toujours reconnaître, en cours de traitement, s'il reste encore du tissu cancéreux dans la plaie : une inoculation des tissus sains est impossible, et le traitement s'attaque aux seuls tissus pathologiques. On évite par ce procédé les grands délabrements, et la région faciale, par exemple, ne devrait jamais être traitée autrement.

L'auteur termine par quelques considérations générales : pour les cancroïdes et carcinomes cutanés, les résultats sont définitifs, et le pronostic est surtout bon quand l'ulcération siège en un point où un plan osseux ou cartilagineux résistant se trouve placé au-dessous. Il va sans dire que la méthode ne doit pas s'appliquer aux cas où existe déjà une infection ganglionnaire.

L'auteur n'a jamais noté d'action de l'arsenic sur l'organisme au cours de ses applications, même dans les cas où il s'agissait de tumeurs de la cavité buccale ou d'applications nombreuses. Quand on pousse le traitement avec trop d'énergie, il se développe un œdème aigu des parties circonscrivant les points d'application : cet œdème avertit l'opérateur qu'il y a lieu de cesser le traitement pendant quelques jours. C'est dans les ulcères du voisinage de l'œil que l'emploi du procédé demande une grande habileté, et quand on se trouve en présence d'une muqueuse, il faut limiter exactement les applications aux points malades. Dans ces derniers cas, la solution ne doit jamais être employée si un danger quelconque de résorption existe.

La méthode s'applique aux carcinomes au début : comme elle est inoffensive et évite l'emploi du bistouri, il est à espérer qu'elle se généralisera, car les malades s'y soumettront sans tergiversation dès le début de l'apparition de l'ulcère, ce qui n'était pas le cas jusqu'ici. En outre, il est difficile de persuader à un malade, porteur d'une minime ulcération, qu'une opération sanglante est nécessaire, alors qu'il acceptera aisément les badigeonnages. Il est certain que si le diagnostic était toujours fait dès le début et l'opération acceptée de suite, les affections de ce genre guériraient plus vite par l'ablation au bistouri que par les badigeonnages : mais le temps que perd souvent le chirurgien à prescrire une médication antisyphilitique pour assurer son diagnostic peut être utilisé en applications arsénicales, qui représentent elles-mêmes un parfait moyen de diagnostic. En effet, *seules les parties en dégénérescence cancéreuse se transforment en une croûte noire :* si cette dernière ne se forme pas, on n'a pas affaire à une tumeur maligne. On observe dans ce dernier cas, une légère inflammation du pourtour qui dure un ou deux jours seulement, et est sans danger pour le malade.

La méthode est d'autant plus efficace que le stroma conjonctif est moins développé dans la tumeur : l'action est surtout intense sur le tissu embryonnaire. Il arrive donc souvent que la première couche à cellules kératinisées, est moins rapidement détruite que les couches profondes. Les ulcérations très petites, vierges de tout traitement, exigent 3 a 4 semaines pour leur guérison, mais en général les résultats curatifs sont beaucoup moins rapidement obtenus : il est du reste facile d'apprendre aux malades à faire eux-mêmes leurs badigeonnages. On ne cessera qu'une fois la cicatrisation complète obtenue.

Lorsqu'il s'agit de sarcomes ulcérés, on peut, pour aller plus vite, enlever aux ciseaux les croûtes qui se forment pour multiplier les applications. Si l'on se trouve en présence de tumeurs inopérables, on peut utiliser la méthode pour éviter les hémorragies et la putréfaction.

L'alcool, que certains auteurs ont considéré comme inutile dans la formule, sert à extraire l'eau du tissu cancéreux. Le processus curatif peut se résumer ainsi : sécrétion séreuse irritant la peau environnante, atteignant parfois de fortes proportions ; quand, au bout de quelque temps (plusieurs jours dans les cancers medullaires), cette sécrétion tarit, la croûte noirâtre commence à apparaître. Il semble que l'action de l'arsenic ne s'exerce qu'à condition que le tissu cancéreux perde une partie du liquide qu'il contient. Le sarcome, plus homogène, commence par s'anémier et les hémorragies spontanées ne se montrent plus : cette anémie va jusqu'au fond de la tumeur, puis la masse se dessèche et devient parcheminée. Le sarcome, à l'inverse du carcinome, ne présente jamais de suppuration sous la croûte.

L'examen microscopique démontre l'existence d'un travail de nécrose, avec momification plus prononcée quand il s'agit de sarcome.

Les essais faits avec d'autres caustiques démontrent que l'action élective pour le tissu pathologique est bien le propre de l'arsenic : il existe dans les cellules du carcinome un état d'*arsénophilie* (*sic*).

En résumé, le processus se caractérise par une coagulation du protoplasma cellulaire, une dégénérescence des cellules du stroma, une inflammation délimitante dans le tissu sain, se terminant par suppuration et éliminant les tissus pathologiques.

E. Vogt.

Note sur l'application du courant galvanique au traitement des arthrites blennorrhagiques à la période aiguë, inflammatoire et fébrile par Delherm, (*Soc. franç. d'electrothérapie*, 11 avril 1901). — L'arthrite blennorrhagique, si rebelle aux traitement médicaux, oblige souvent le médecin, pour calmer la douleur et l'inflammation, à placer l'articulation malade dans une gouttière plâtrée.

Mais souvent, quand on lève le plâtre, l'articulation est compromise. Elle peut être ankylosée et alors elle n'est plus d'aucune utilité pour le malade ; elle peut conserver pendant longtemps des raideurs qui en limitent les mouvements.

Enfin l'ankylose musculaire est pour ainsi dire de règle, et, dans les cas heureux, il faut de longs mois de massage et d'électrisation pour permettre aux muscles de récupérer toutes leurs actions physiologiques.

L'auteur, se basant sur les propriétés analgésiques bien connues du courant galvanique, sur son action vaso-constrictive en applications longues, sur son action trophique, sur la nutrition des muscles, s'est décidé a l'employer dans le traitement des arthrites blennorrhagiques.

Le manuel opératoire est très simple : il est nécessaire de pouvoir fournir 40 à 50 m. A. environ, et de vaincre la résistance assez élevée que les tissus opposent au passage du courant.

Il est absolument indispensable d'avoir deux grandes électrodes, plus longues que larges, capables de recouvrir chacune non seulement une moitié de l'articulation malade, mais de la dépasser largement en haut et en bas, pour intéresser les tissus péri-articulaires.

L'électrode en terre glaise semble combler tous les desiderata : elle s'applique en effet d'une manière intime sur les tissus, elle permet d'utiliser des intensités élevées, elle rend la séance peu douloureuse, enfin son propre poids suffit pour assurer l'intimité absolue entre les tissus et l'électrode.

Un autre avantage de l'électrode en terre glaise, c'est qu'on ne risque pas de provoquer d'eschare.

L'auteur s'est fort peu préoccupé de placer systématiquement l'électrode positive en un point, et l'électrode négative en un autre point de l'articulation malade : il n'a jamais fait de renversement de pôle, ni d'interruption du courant.

L'intensité était réglée sur la sensibilité du malade, et sa tolérance la seule limite. En moyenne, on peut aller jusqu'à 20, 30, 50 m. A. si le malade peut les supporter.

Le nombre des séances était de deux le premier jour et d'une les jours suivants.

La durée de chaque séance était de 30 minutes au début, d'un quart d'heure ensuite.

L'auteur a surtout employé le courant galvanique pour combattre l'hydarthrose blennorrhagique, l'arthrite des grosses articulations et l'arthralgie.

La forme des grosses articulations est la plus grave parce que la blennorrhagie se localise à une d'elles et y cause le plus souvent des désordres irréparables : c'est elle qui nous paraît appelée à bénéficier le plus largement de l'intervention électrique.

Quand faut-il électriser les arthrites blennorrhagiques?

Il faut les galvaniser dès le début, dès le premier jour si c'est possible.

Seule l'intervention électrique précoce est réellement utile ; ce n'est pas quand l'articulation a pris une mauvaise position, quand les muscles sont atrophiés, quand les tissus péri-articulaires se sont organisés qu'il faut intervenir, c'est avant l'apparition de tous ces troubles.

L'état général du malade n'est pas une contre-indication. On a prétendu que toutes les fois qu'il y avait de la fièvre, il fallait soigneusement s'abstenir de toute intervention électrique : l'auteur ne saurait accepter cette proposition. Parmi les malades traités, tous avaient de la fièvre, les uns entre 38 et 39, les autres au-dessus de 39 et pourtant on n'a jamais eu à enregistrer le plus petit incident.

Toutes les fois que, pour une raison quelconque, on n'a pas pu galvaniser les malades au début, toutes les fois qu'on a laissé les tissus péri-articulaires s'organiser, il a été beaucoup plus difficile de calmer les phénomènes inflammatoires et douloureux et on fut alors obligé de pratiquer des séances beaucoup plus longues et beaucoup plus nombreuses.

C'est probablement aux mêmes difficultés que se sont heurtés les auteurs qui ont voulu galvaniser les arthrites, et c'est ce qui explique leur insuccès.

Sur 7 cas traités, 5 avaient trait soit à des arthrites des grosses articulations de moyenne intensité, soit à des hydarthroses, soit à de l'arthralgie. Chaque malade avait rarement une seule articulation prise. En général deux ou trois étaient suffisamment intéressées pour nécessiter l'intervention électrique.

Dès que le malade entrait dans les salles, on commençait le traitement par l'articulation la plus douloureuse.

En général, immédiatement après la séance on ne constatait aucune amélioration ; mais, une ou deux heures après, la douleur diminuait et cette diminution se maintenait pendant plusieurs heures : rarement elle était définitive.

Pour venir à bout du phénomène douleur, il faut un certain nombre de séances, dont le chiffre est difficile à fixer en règle générale, à cause de la variabilité des phénomènes inflammatoires.

Les œdèmes péri-articulaires disparaissent en même temps que la douleur : quant aux muscles ils ne se laissent pas atrophier, et dès que l'inflammation a disparu, l'article a retrouvé toute l'amplitude de ses mouvements.

L'auteur a également traité deux formes très graves de l'arthrite mono-articulaire ankylosante.

L'un de ces malades avait une arthrite du coude qui était placée dans un plâtre au moment où l'auteur commença le traitement par le courant galvanique.

Deux heures après une séance de 25 minutes le malade commençait à pouvoir remuer son bras et en 3 ou 4 séances la guérison définitive survint.

Chez l'autre malade, également atteint d'une forme très grave, on n'a obtenu qu'une sédation marquée des phénomènes douloureux : l'amélioration a été beaucoup plus longue à se produire, le traitement ayant dû être interrompu pendant 8 jours.

Le traitement électrique des arthrites blennorrhagiques par le courant galvanique paraît justifié par l'insuffisance des traitements préconisés jusqu'ici contre cette affection.

Les nombreux traitements pharmaceutiques utilisés en applications externes n'ont pas plus de succès que les traitements internes.

L'immobilisation dans un appareil plâtré a pour résultat immédiat la diminution de la douleur et des phénomènes inflammatoires. Mais le côté défectueux de ce procédé, c'est qu'à sa suite on voit trop souvent des atrophies musculaires, des raideurs articulaires ou de l'ankylose.

L'auteur a soigné par le courant faradique 4 malades, mais n'a réellement obtenu un bon résultat que dans un cas de synovite légère du dos de la main. Dans les autres cas, la douleur a cédé rapidement, mais les phénomènes inflammatoires persistaient longtemps avec la même intensité. Il a fallu beaucoup plus de séances pour arriver à un résultat vraiment durable, et toutes les fois qu'on interrompait l'électricité, même longtemps après le début de l'affection, la douleur reparaissait aussi vive.

En résumé, le traitement préconisé par l'auteur présente :

1° Sur les traitements médicaux, l'avantage incontestable, tout en diminuant la douleur, d'éviter l'atrophie ; il est préférable au salicylate de méthyle.

2° Sur le plâtre le sérieux avantage, tout en diminuant aussi vite que lui la douleur et l'inflammation, d'éviter la raideur, l'atrophie musculaire et l'ankylose.

E. Vogt.

Obturation cranienne au moyen des plaques de celluloïd par le Dr Llobet (*Anales de Sanidad Militar*, Buenos-Aires, avril 1901). — Le Dr Llobet, médecin de l'hôpital Rawson, publie une importante étude sur les procédés d'autoplastie des os du crâne dans les cas de perte de substance, évitant les hernies cérébrales et autres sortes de complications.

Il étudie la prothèse au moyen des pièces de porcelaine, d'os d'animaux, par la réimplantation osseuse, le caoutchouc et le celluloïd, se déclarant enfin partisan de la prothèse cranienne au moyen du celluloïd incolore.

Il croit que cette substance est suffisamment dure et résistante à l'action des acides ; que, par sa ductilité et sa disposition en lames, ainsi que par sa composition, se prêtant à la désinfection et à la stérilisation elle constitue le procédé de choix pour la prothèse cranienne.

F. Berini

Sur quelques cas de fissures sphinctéralgiques traitées par les courants de haute fréquence, par Zimmern et Laquerrière (*Soc. franç. d'électrothérapie*, 11 avril 1901). — Les auteurs disposent de quatre observations, prises sur des syphilitiques : les quatre malades ont été rapidement débarrassées des accidents pénibles dont elles étaient atteintes. On pourrait penser que le traitement antisyphilitique, appliqué concurremment, a joué le rôle principal dans ce résultat, mais deux des patientes n'ont suivi aucun traitement de ce genre pendant qu'on les électrisait.

Ces observations présentent donc un intérêt primordial, car la constance des résultats permet d'envisager le traitement par les courants de haute fréquence comme le traitement de choix de la fissure sphinctéralgique, et cela sans aucun enthousiasme exagéré. A ce titre, les courants de haute fréquence peuvent rivaliser avec la dilatation du sphincter, la seule méthode qui, en France du moins, paraisse avoir conquis la faveur des chirurgiens. Il est certain que cette dernière opération est excellente, qu'elle a de grandes chances de déterminer la guérison, qu'elle est, dans son essence, tout à fait facile, mais elle nécessite d'une façon absolue l'anesthésie et un repos de plusieurs jours, deux conditions fâcheuses qui viennent singulièrement compromettre sa simplicité.

E. Vogt.

Traitement des brûlures (*Merck's Archives*, avril 1901). — Binkerd se sert, comme topique, d'un mélange de deux parties de glycérine pure pour une partie d'acide phénique cristallisé qu'on liquéfie dans 10 0/0 d'eau ; il recouvre d'ouate et d'une bande. Au bout de quelques heures, la douleur reparait : on enlève le pansement, on procède à un lavage minutieux de la plaie à l'eau chaude et au savon, puis on refait une nouvelle application de glycérine phéniquée. Quand la plaie ne sécrète plus, on se sert de la préparation suivante :

Cire jaune	1 once
Huile d'olives	3 onces

Mêlez les deux substances fondues et chauffées dans deux vases différents, et agitez ensuite jusqu'à refroidissement : ensuite ajoutez :

Acide phénique,....	4 drachmes
Sous-nitrate de bismuth............	4 —
Tannin............	2 à 4 —

Us. ext. Appliquer à chaud plusieurs fois par jour si c'est nécessaire.

E. Vogt.

Maladies des Voies digestives

Dr SOUPAULT

Médecin des hôpitaux

Du régime de transition entre le régime lacté absolu et l'alimentation normale chez les dyspeptiques hypersthéniques avec hyperchlorhydrie (*Bul. gén. de thérapeutique*, 15 mai 1901). — ALBERT ROBIN recommande d'être très prudent dans la prescription du régime consécutif au régime lacté absolu; la durée de la période de transition variera selon la symptomatologie présentée par le malade, l'ancienneté de l'affection, le temps qu'il a mis à s'améliorer. On peut, à ce point de vue, ériger en règle générale que trois étapes sont nécessaires.

1re *étape*. — On permettra à 11 heures du matin et à 7 h. 1/2 du soir, des soupes maigres, sans beurre, des nouilles, des macaronis, du tapioca, des œufs à la coque, des légumes cuits à l'eau et sans beurre, les fruits cuits, un peu de pain grillé; on boira au repas un demi-litre de lait.

Avant ces deux repas, on administrera quatre gouttes de la mixture suivante :

Solanine	0 gr. 10
Acide sulfurique dilué par dissolution	0 — 09
Picrotoxine	0 — 01
Chlorhydrate de morphine	0 — 05
— de cocaïne	0 — 03
Sulfate neutre d'atropine	0 — 01
Ergotine Yvon	1 gramme
Eau de laurier cerise	12 —

Mêlez et filtrez.

Au milieu des deux repas, un cachet de pepsine de 1 à 2 gr., et à la fin, le paquet suivant, dissout dans un peu d'eau (paquets de saturation) :

Lactose	} ââ 4 gr.
Magnésie calcinée	}
Bicarbonate de soude	}
Carbonate de chaux précipité	6 gr.

Pour 12 paquets.

Cette première étape durera 8 à 10 jours, en moyenne.

2e *étape*. — Au lieu de lait au repas, de l'eau pure ou une eau minérale indifférente : on permettra le poisson cuit au court-bouillon, toutes les viandes, mais cuites et sans sauce. Le reste du traitement n'est pas changé. Durée de l'étape, 2 à 10 jours.

3e *étape*. — Le lait est complètement supprimé: le matin, du pain, du jambon froid, quelques fruits cuits, sans boissons. Les deux principaux repas comme ci-devant, avec de l'eau comme boisson. Les médicaments sont supprimés, mais si le malade accuse quelques malaises, on donnera, pendant 4 jours, un paquet de saturation (v. plus haut). S'il y a des douleurs, des brûlures, des renvois, faire prendre de suite un paquet contenant :

Lactose	10 grammes
Magnésie calcinée	15 —
Sous-nitrate de bismuth	} ââ 7 —
Craie préparée	}
Codéine	0 gr. 05
Bicarbonate de soude	10 grammes

Mêlez et divisez en 10 paquets.

E. VOGT.

A propos de la constipation, par le Dr MARTINEZ VARGOS (*La Medicina de los Ninos*, mai 1901). — Quand les moyens usuels ne suffisent pas et que le lavement devient ennuyeux à administrer tous les jours, au lieu de recourir à la magnésie, qui souvent ne suffit pas, car les doses sont insuffisantes, et qui à la longue crée un état dyspeptique par alcalinisation de l'estomac, le Dr Martinez Vargos recommande la formule suivante avec laquelle on a une ou deux selles par jour, sans que la digestion en souffre et sans déterminer des états irritatifs de la muqueuse digestive :

Extrait fluide de cascara sagrada	3 grammes
Aloïne	0 gr. 10
Podophyline	0 gr. 05
Glycérine	20 grammes
Sirop de sucre ou de rhubarbe	80 —

Une cuillerée à café à jeun, seule ou délayée dans de l'eau : on peut en donner deux, trois ou même quatre à la fois.

F. BERINI.

Appareil pulmonaire
Cœur et Vaisseaux

Dr G. LYON

Ex-chef de clinique de la Faculté de Médecine

Traitement de la pneumonie (*Merck's Archives*, avril 1901). — HEATH donne quelques indications sur le traitement de la pneumonie, qui diffèrent en plusieurs points de nos méthodes thérapeutiques. Il administre à l'intérieur du calomel, de la quinine, de la créosote si le patient la supporte, et fait faire des inhalations d'un mélange de chloroforme et de créosote. Ces inhalations auraient un effet calmant sur le point de côté et l'agitation nerveuse. La saignée est indiquée chez les sujets robustes. Les inhalations d'oxygène rendent de grands services dans les cas desespérés. Pour soutenir l'activité cardiaque, on donnera toutes les 4 heures un à deux milligrammes de strychnine.

Au cours de la convalescence, on administre du gaïacol et des hypophosphites, et l'on fait faire fréquemment des inhalations de vapeur d'eau.

E. Vogt.

Traitement de la tuberculose pulmonaire par la tuberculine (*Deutsche méd. Wochenschrift*, 20 juin 1901). — Gœtsch traite à nouveau un sujet qui paraissait épuisé: il n'a pas cessé, depuis 10 ans, d'utiliser la tuberculine, mais avec des précautions minutieuses. Depuis 1891, l'auteur a traité 224 tuberculeux (pendant 3 ans, de 92 à 94, les malades refusèrent de suivre le traitement de Koch). En 1900, l'auteur a pu réunir 110 observations nouvelles, preuve que la terreur d'antan a fait place à la confiance.

Sur les 224 malades, 12 quittèrent au bout de peu de temps la maison de santé que dirige l'auteur, et 37 sont encore en traitement. Restent 175 cas avec 125 guérisons (71 0/0) et 50 améliorations. Sur 224 patients, 88 seulement avaient des bacilles dans leurs crachats; les 135 autres présentèrent dès les premières injections la réaction caractéristique. Durée du traitement: 198 jours en moyenne. Augmentation de poids du corps 9 1/2 kilos en moyenne. La plupart des malades guéris ont été réexaminés à diverses reprises.

L'auteur fait deux injections par semaine: avant 1896, aucun autre procédé thérapeutique n'a été appliqué aux malades. Depuis cette époque, l'auteur a ajouté un régime spécial et des pratiques hydrothérapiques au traitement de Koch; il constate toutefois que ses résultats n'ont guère été influencés par cette innovation.

L'auteur ne *fait jamais d'injections aux fébricitants*: si l'on ne parvient pas à débarrasser les malades de la fièvre, il faut renoncer à appliquer la médication.

Trois jours après l'entrée, on commence le traitement par une dose de 0,0001 gr. de l'ancienne tuberculine; si on obtient une réaction, on ne donne la fois suivante que 0,00001 gr.; si cette dose est encore trop forte, on donne 0,001 milligr., de la tuberculine nouvelle (T. R.) Quand on est arrivé a 0,1 mgr. T. R., on reprend 0,0001 gr. de l'ancienne tuberculine, qui est alors bien supportée et on arrive peu à peu à 1 gr. de l'ancienne tuberculine. Tant qu'une dose donnée provoque de la réaction, il faut s'y maintenir; on ne passe à la dose supérieure qu'au moment où toute réaction a disparu.

L'auteur n'a jamais pu parvenir, avec T. R. seule, à faire disparaître entièrement les bacilles des crachats.

Les malades doivent, le jour et le lendemain de l'injection, ne pas quitter le lit.

Les ganglions infectés présentent des réactions très vives, mais finissent par disparaître.

L'auteur n'a jamais observé d'hémoptysies à la suite du traitement chez des malades n'en ayant pas eu avant leur entrée; chez les autres, les accidents devenaient toujours moins marqués pour cesser tout à fait. Les sueurs nocturnes disparaissent vers la 4e semaine.

Dans une courte notice, annexée au travail de Gœtsch, Koch revient sur le conseil précédemment donné, de ne pas injecter la tuberculine à des malades présentant des infections microbiennes secondaires, et d'éviter toute réaction violente. Il se déclare partisan du procédé de Gœtsch, qui est encore plus prudent et cherche à arriver aux doses élevées en évitant autant que possible toute espèce de réaction.

E. Vogt.

Traitememt de la tuberculose (*Soc. de med. interne de Berlin*, séance du 3 juin 1901). — Au cours de la discussion ayant fait suite à la communication de Stadelmann, Litten a reproché à tous les médicaments destinés à combattre les sueurs nocturnes des phtisiques le peu de durée de leur action: il excepte pourtant, jusqu'à un certain point, de cette liste, l'infusion refroidie d'écorce de chêne pulvérisée, qui lui a donné, dans beaucoup de cas, d'excellents résultats, et le gaïacamphol, qui, à la dose limitée de 0 gr. 5, agit efficacement pendant longtemps. Les badigeonnages au formol provoquent toujours de l'irritation de la muqueuse du nasopharynx, quel que soit l'artifice employé pour éviter cet inconvénient: en outre, le formol irrite la peau, et le phtisique présente facilement de la macération épidermique due a la transpiration, ce qui permet aux vapeurs irritantes d'atteindre les couches profondes de la peau.

L'orateur estime d'un autre côté qu'on n'utilise pas suffisamment l'air marin dans le traitement de la tuberculose: les côtes de la mer du Nord et de la Baltique devraient se couvrir de Sanatoria. D'un autre côté, la fondation de Sanatoria pour les classes pauvres s'impose, car l'ouvrier phtisique qui reste seul à la maison s'ennuie, rentre trop tôt à l'atelier et retombe bientôt plus malade qu'auparavant. Dans un sanatorium, il trouve de la société, peut se promener au grand air, etc., etc., et attend patiemment son exeat.

Jacob recommande de donner le pyramidon, trois ou quatre heures avant le maximum de l'accès fébrile, en une fois, à la dose de 0 gr. 5 à 1 gramme. L'orateur a eu des accidents (hémoptysies, etc.) avec le formol en badigeonnages.

Klemperer a reconnu que l'on trouve parfois des bacilles tuberculeux sur les cigares confectionnés par des phtisiques. L'emploi du porte-cigares est donc à recommander.

Kaminer se déclare très satisfait du gaïacamphol, à condition de donner 0 gr 5 à la fois. Il suffit, dans ces conditions, de répéter l'administration du remède pendant trois à quatre soirs de suite, pour faire disparaître les sueurs nocturnes. Associé au pyramidon, le gaïacamphol rend de grands services aux fébricitants présentant des sueurs nocturnes.

E. Vogt.

Traitement physique de la tuberculose pulmonaire, au moyen de l'hypérémie par stase (*Deutsche med. Zeitung*, 10 juin 1901). — Schenk ne se dissimule pas que ses propositions seront reçues avec scepticisme par le public médical, car elles succèdent à beaucoup d'autres qui ont donné de maigres résultats. Il faut pourtant retenir parmi elles les pratiques hydrothérapiques (frictions à l'eau très froide, très rapidement faites), qui ont certainement pour résultat de décongestionner les organes internes. Il est donc possible de trouver encore, dans le domaine des modifications circulatoires, des méthodes efficaces pour la cure de la tuberculose au début.

Le résultat cherché par l'auteur consiste à créer dans le poumon un état de la circulation semblable à celui que provoque l'insuffisance mitrale, incompatible avec le développement des bacilles de Koch. Il faut arriver à dilater les vaisseaux des sommets du poumon pour augmenter en ce point l'apport du sang.

Il faut en premier lieu modifier la position du malade au lit ou sur la chaise longue. La tête et le tronc doivent se trouver à la base d'un plan incliné dont les pieds occupent le sommet. Il faut arriver au maximum d'inclinaison supporté par le malade. En cas de céphalalgie, il suffit d'appliquer sur la tête un bonnet réfrigérent à circulation d'eau, semblable à ceux que Winternitz préconise. Quand le temps est sec, le malade reste toute la journée à l'air libre étendu dans cette position ; le temps humide est fort mal supporté. L'auteur place dans ce dernier cas ses patients dans leur chambre chauffée : l'air y sera maintenu aussi sec que possible, de façon à favoriser l'exosmose pulmonaire.

La nuit, les malades conservent la même position.

Pour provoquer une dilatation des vaisseaux des sommets, on a recours à la chaleur : le thorax du malade est recouvert d'une bande humide, et par-dessus on enroule un tube de caoutchouc disposé de façon à former un gilet, et à travers lequel circule un courant d'eau chauffée à 45° et davantage. Le reste du corps sera recouvert de vêtements légers dans le but d'obtenir une contraction vasculaire par action du froid. Les mains et les pieds seront toutes les 5 minutes passés à l'eau froide par l'infirmier, sans essuyer.

Les malades ne quittent leur position qu'au moment des repas : l'application de l'eau chaude leur est faite pendant plusieurs heures le matin et le soir : elle leur procure une sensation de bien-être remarquable, leur aspect devient tout différent, car le teint se colore et ce résultat exerce une influence psychique indéniable. Pour le médecin, il est l'indice que l'hyperémie pulmonaire est obtenue.

Si l'on est obligé de relever la tonicité cardiaque, souvent affaiblie par l'effet de l'application de la chaleur, il suffit de placer sur la région du cœur un tube de Leiter à circulation d'eau froide. On s'aperçoit de l'affaiblissement de la tonicité à l'auscultation, car on constate, alors, au bout de quelques jours de traitement, l'existence d'une insuffisance mitrale relative, perceptible à l'oreille. L'influence localisée du froid rétablit bientôt une tonicité normale.

C'est surtout l'expectoration qui est modifiée par la méthode : les crachats, par leur poids, s'accumulent dans les grosses bronches et un effort minime suffit pour les expulser.

Au bout de quelque temps, quand le malade est suffisamment amélioré, on songera à activer les fonctions cutanées par les applications rapides d'eau froide : on commence par une seule application le matin ; plus tard, on l'effectue matin et soir.

L'objection principale que l'on pourrait faire à la méthode serait qu'elle favorise les hémoptysies. Tel n'est pas le cas : l'application locale d'eau chaude provoque une dilatation passive des vaisseaux, une sorte de parésie qui s'oppose à toute rupture. L'auteur n'a du reste enregistré aucun accident de ce genre sur les nombreux patients qu'il a traités. La suppression des efforts de toux contribue du reste de son côté à écarter tout danger de ce genre.

L'auteur cite, parmi beaucoup d'autres, une douzaine de cas, qui démontrent l'efficacité de la méthode, et il termine en faisant remarquer que son procédé est facilement applicable à domicile, et peut par conséquent rendre des services aux nombreux phtisiques que leur situation pécuniaire empêche de se rendre dans les sanatoria. L'auteur dispose du reste d'une observation, concernant un cocher guéri à domicile par la méthode.

E. Vogt.

Thiocol dans la tuberculose pulmonaire (*Wratsch*, n° 6, 1901). — Ackvledbania a employé le thiocol chez 8 tuberculeux à la première période.

Tous les jours, on prenait soigneusement la température matin et soir; on constatait le nombre des pulsations et des respirations. Deux fois par semaine on mesurait le poids et l'on examinait les crachats au point de vue microbien.

Le traitement a duré de 1 à 2 mois. Le thiocol a été administré à des doses variant de 2 à 8 gr. en 24 heures.

Chez aucun malade on n'a constaté d'amélioration. La faiblesse générale, la toux, les sueurs nocturnes restaient les mêmes : le nombre des bacilles dans les crachats non seulement ne diminuait pas, mais au contraire augmentait. Le poids diminuait.

On n'a pas constaté non plus d'amélioration à l'auscultation et à la percussion.

Même absence de modification dans la température, le pouls, la respiration.

Le thiocol ne serait donc, d'après l'auteur, d'aucune efficacité dans la tuberculose pulmonaire.

Dr Roubleff.

Influence de la grossesse et de l'accouchement sur le processus tuberculeux : valeur thérapeutique de l'avortement provoqué (*Société de médecine interne de Berlin*, séance du 3 juin 1901). — Kaminer a réuni 50 cas de grossesse (dont 23 personnels) chez les tuberculeux : chez 33, la phtisie s'aggrava à la suite de la grossesse; chez 8 seulement, on ne nota aucune influence. Les 9 cas restants ne purent être observés suffisamment. L'accouchement, surtout, en provoquant de brusques modifications circulatoires, constitue un grave danger pour la tuberculeuse. Sur 28 malades de Kaminer, 11 succombèrent à la suite de l'accouchement, et 7 d'entre elles dans les premiers jours qui le suivirent. L'auteur se prononce pour l'avortement provoqué, parce que l'intervention est moins importante que celle de l'accouchement prématuré et parce que l'influence nocive de la grossesse est ainsi réduite au minimum. Grâce à cette pratique, l'auteur a pu empêcher toute aggravation de la tuberculose chez ses malades, mais il ne conseille l'avortement que dans les cas où il y a lieu d'espérer pour la tuberculose une amélioration durable de son état, dans les cas où on voit que la grossesse exerce manifestement une action aggravante sur une malade, jusque là relativement peu atteinte, et dans ceux enfin où la tuberculose se développe au cours de la grossesse chez une femme jusque là bien portante.

En tout cas, il est du devoir du praticien d'avertir les tuberculeuses des dangers de la grossesse.

E. Vogt.

Aspirine dans la pleurésie exsudative (*Med. Obs.* n° 7, 1901). — Après avoir constaté l'excellent résultat obtenu avec l'aspirine dans le rhumatisme articulaire aigu et dans la goutte, le Dr Savelloff a songé à la substituer au salicylate de soude dans certains cas de pleurésie exsudative, où auparavant il avait eu habituellement recours au salicylate de soude.

Les événements ont justifié les espérances qu'il avait fondées sur cette nouvelle préparation salicylique.

L'auteur n'a jamais eu à constater d'accidents à la suite de l'administration de l'aspirine.

Cependant il cite un cas intéressant d'idiosyncrasie envers les préparations salicyliques en général et envers l'aspirine en particulier.

Le cas concerne une femme atteinte de rhumatisme musculaire, à laquelle on avait administré 5 gr. en l'espace de 48 heures. On a été obligé dès le troisième jour de suspendre le traitement, la malade ayant été prise de bourdonnements d'oreilles, de faiblesse, de délire et d'autres symptômes d'intoxication salicylique.

Dr Roubleff.

Toniques du cœur (*Merck's Archives*, avril 1901).—Upshur estime que la *digitale* présente une certaine incertitude d'action, car, en excitant le pneumogastrique, elle provoque au début une contraction des artérioles du rein et diminue l'élimination urinaire. Mais si l'on continue l'emploi du remède après le stade d'effet utile, on observera souvent une augmentation de fréquence des pulsations par épuisement du pneumogastrique. Dans l'insuffisance mitrale, son action utile est fort transitoire et ses effets ultimes sont dangereux. Quand il y a dégénérescence graisseuse du myocarde, la digitale augmente le danger de rupture de l'organe. Dans le rétrécissement mitral, la digitale, en prolongeant la diastole, rend de grands services, et un effet plus marqué s'observe quand la lésion mitrale se complique de lésion tricuspidienne. Dans le rétrécissement aortique, au contraire, on risque, avec la digitale, de favoriser la rupture du myocarde en arrière de l'obstacle. Même effet dans l'insuffisance aortique, car le prolongement de la diastole favorise la surcharge ventriculaire.

La *convallaria*, dont l'action est analogue, présente sur la digitale l'avantage de limiter ses effets au cœur, de ne pas prolonger autant la diastole, de pouvoir être donnée plus longtemps sans interruption et d'être souvent mieux supportée, mais l'action diurétique est moins marquée.

La *spartéine* constitue un vrai stimulant du myocarde: elle rend de grands services si ce dernier est affaibli.

Le *strophantus* présente une action moins prolongée que la digitale : on peut obvier à cet inconvénient en l'associant à la strychnine. Il agit sur le myocarde directement, et ne produit pas, comme la digitale, les effets nuisibles dus à la fatigue du pneumogastrique. Il est très utile dans les cas de rupture de compensation, de myocardite due à l'influence d'affections infectieuses, quand on l'associe à la strychnine.

L'*atropine* accélère la fréquence des battements cardiaques et combat l'action des nerfs inhibiteurs ; elle rendra des services dans des cas de collapsus soudain, dans ceux où le cœur est faible et où il existe de la bronchorrhée due à ce défaut d'action cardiaque. On fera bien de l'associer aussi à la strychnine.

La *caféine* stimule les ganglions du myocarde et rend des services quand l'élimination rénale est insuffisante : son action n'est pas curative, mais elle soulage le malade.

La *strychnine* a conquis de plus en plus la confiance de l'auteur, car elle constitue un tonique stomacal et favorise les échanges nutritifs; sous son influence, la respiration se ralentit et devient plus profonde, l'activité cardiaque se relève. Elle rend de grands services pour prévenir l'action hyposthénisante du chloroforme sur le cœur, et beaucoup de praticiens des Etats-Unis l'injectent sous la peau, à la dose de 2 à 3 mgr., avant de procéder à la narcose. Les états morbides où elle est indiquée sont : la faiblesse cardiaque se manifestant au cours des affections infectieuses ou à la suite d'hémorragies profuses, la syncope d'origine cardiaque, les troubles fonctionnels du cœur, l'asthénie cardiaque de la période ultime du mal de Bright. On n'observe ni action cumulative, ni action dépressive consécutive à l'excitation thérapeutique. Pour l'auteur, c'est le meilleur tonique cardiaque que nous possédions.

La *nitroglycerine*, considérée par certains auteurs comme un stimulant du cœur, est, pour Upshur, contre-indiquée dans tous les cas où existe de l'asthénie cardiaque.

L'*opium*, dans les cas de fièvre typhoïde prolongée, avec parésie vasomotrice, affaiblissement cardiaque et météorisme prononcé, rendra de grands services.

E. Vogt.

L'héroïne dans les affections cardiaques (*Thér. Mod. russe*, n° 2, 1901). — Les observations cliniques faites par Faninski et Adelt à l'hôpital du Saint-Esprit (de Varsovie) sur l'action de l'héroïne dans les affections cardiaques les ont amenés aux constatations suivantes :

1° Sans modifier la pression sanguine, et exercer d'action spécifique sur les fonctions du nerf vague, l'héroïne exerce dans les affections cardiaques une action sédative générale, en agissant sur le système nerveux central;

2° Les meilleurs résultats sont obtenus avec l'héroïne dans l'insuffisance aortique d'origine rhumatismale ou artério-scléreuse ;

3° L'action de l'héroïne est moins efficace dans les affections de la mitrale ;

4° L'héroïne combinée à l'iode est fort utile dans l'artériosclérose, dans l'asthme d'origine cardiaque, dans les affections du myocarde et dans les névroses du cœur;

5° L'action de l'héroïne dans la véritable angine de poitrine est insignifiante ;

6° Dans la maladie de Graves, à la période initiale, l'héroïne exerce une certaine action favorable.

Dr Roubleff.

Le massage vibratoire dans les affections cardiaques (*Deutsche med. Ztg.*, 23 mai 1901) — Siegfried a soumis au massage vibratoire de la région thoracique précordiale, une série de malades atteints d'affections cardiaques : tous ressentirent une impression agréable, une sensation de chaleur. A l'examen, on s'aperçoit que la peau a rougi à l'endroit où la pelote vibrante a été appliquée et que la peau est chaude au toucher. Les effets réflexes obtenus sont plus importants et consistent en un retentissement du pouls, manifeste déjà au bout de 2 minutes de marche de l'appareil (4 à 6 pulsations au moins) chez l'individu bien portant : chez les cardiaques, cette action est ou bien encore plus marquée ou bien absente. Cette influence de la vibration est réflexe, car on l'obtient tout aussi bien en appliquant la pelote sur la région rachidienne (vertèbres dorsales supérieures) ou sur le creux épigastrique. On peut d'un autre côté augmenter l'effet en plaçant la pelote sur le bord interne du sterno-cléido-mastoïdien (action directe sur le pneumogastrique), ce qui démontre que le ralentissement du pouls est dû à une excitation des nerfs d'arrêt du cœur et non à une paralysie des nerfs accélérateurs.

Les tracés sphygmométriques indiquent que le massage vibratoire augmente dans une assez forte proportion la tension artérielle : la méthode ne saurait donc être employée dans les cas où ce phénomène pourrait constituer un danger pour le malade. Dans l'arythmie, les résultats sont très remarquables, et la dyspnée est influencée dans le même sens.

En résumé, la vibration devra toujours être modérée, limitée à certains cas (tachycardie, myocardite, dilatation du cœur). Elle possède le grand avantage d'être un moyen thérapeutique agréable au malade; l'action est malheureusement de courte durée.

La vibration est contre-indiquée dans l'artério-sclérose avancée, l'anévrysme, dans tous les cas en un mot où une augmentation brusque de la pression sanguine doit être évitée.

E. Vogt.

Maladies du Larynx du Nez et des Oreilles

Dr Courtade

Ancien interne des hôpitaux

De l'obstruction nasale. — Ses rapports avec les affections générales.— Son traitement, par le Dr Edmond Jaiquet (*La Clinique*, 15 juin 1901). — La cause la plus fréquente de l'obstruction nasale chez les enfants, est l'existence de végétations adénoïdes, et le seul traitement logique est l'ablation de ces tumeurs.

Il est à peine besoin de réfuter l'opinion des médecins qui conseillent de respecter ce tissu pathologique, car semblable opinion est surabondamment réfutée par l'expérience journalière.

D'autres auteurs conseillent encore l'abstention sous prétexte que l'examen des végétations montrait leur nature tuberculeuse, ce qui est infirmé par des faits nombreux et irréfutables; ne serait-ce que pour faciliter la respiration nasale, il y aurait lieu de pratiquer l'ablation.

L'opération doit être complète, pour éviter les récidives, et doit être pratiquée sous l'anesthésie par le bromure d'éthyle.

L'enfant insensibilisé, l'auteur enlève, avec la curette à panier, la plus grande partie de la tumeur; dans un second temps, il curette à nouveau le cavum avec un instrument plus petit; enfin, dans un 3e temps, il explore avec le doigt les moindres anfractuosités du pharynx et détache, avec l'ongle, les derniers vestiges de végétations qui restent toujours dans les dépressions que la curette n'a pu atteindre. L'ensemble de l'opération dure à peine quelques secondes. L'hémorragie, qui est assez abondante, s'arrête presque instantanément par un mouchage énergique. Si l'enfant est trop jeune pour se moucher, on pratique des insufflations avec la poire de Politzer.

M. Jauquet n'emploie pas les curettes électriques, car le curettage avec le doigt, qui est indispensable, provoque la plus forte hémorragie, ce qui est précisément la complication qu'on veut éviter dans l'emploi de la curette-cautère.

De plus, ce procédé d'ablation laisse des escharres qui peuvent ne pas être sans inconvénients, et enfin il est loin d'être exsangue dans tout les cas, comme l'ont prétendu ses partisans.

Le malade doit toujours être opéré à domicile, pour éviter un déplacement fâcheux après l'opération; le premier jour, l'opéré ne prend qu'une nourriture liquide et froide: il prendra des morceaux de glace pendant deux heures de suite d'abord, puis seulement toutes les demi heures; repos au lit, la tête élevée.

Au deuxième jour, ni repos au lit, ni glace: nourriture légère et, dès le troisième ou quatrième, régime ordinaire.

S'il existe en même temps de l'hypertrophie des amygdales, on devra tout d'abord enlever ces glandes avec l'amygdatotome.

Au-dessus de 15 ans, le bromure d'éthyle ne donne plus de résultats satisfaisants; l'auteur emploie alors l'anesthésie locale et, dans des cas exceptionnels, le chloroforme.

Chez l'adulte, on enlèvera les amygdales avec l'anse galvano-caustique.

Les inflammations aiguës peuvent être suivies d'abcès pharyngiens que l'on combattra par les applications du froid avec l'appareil de Leiter et la glace dans la bouche.

La déviation de la cloison sera traitée par l'exerèse avec la scie de Bosworth, après anesthésie avec la cocaïne; pansement avec la gaze iodoformée.

Chez les personnes trop impressionnables, on emploiera l'électrolyse: 15 à 25 milliampères pendant 10 à 20 minutes.

Après l'électrolyse, l'élimination de la déviation réclame plusieurs semaines; avant de procéder à une deuxième séance, il faut donc attendre ce laps de temps.

Les synéchies, qui récidivent si facilement, sont justiciables de l'électrolyse.

L'hypertrophie des cornets sera traitée par des cautérisations au galvano-cautère; on emploiera les douches nasales quand les sécrétions nasales seront exagérées.

Les polypes muqueux, la dégénérescence polypoïde des cornets, seront enlevés à l'anse froide ou chaude.

A. Courtade.

Traitement de la tuberculose laryngée (*Deutsche med. Wochenschrift*, 20 juin 1901).—Besold estime qu'il faut éviter tout exclusivisme au point de vue du traitement de la laryngite tuberculeuse : il est souvent inutile d'intervenir quand les lésions sont peu caractérisées, quand on ne constate qu'un léger épaississement avec inflammation périphérique, car dans ces cas le traitement général fera disparaître la lésion. Si au contraire on reconnaît l'existence d'une ulcération à bord cellieux, il faut intervenir sans retard, quelque aléatoire que soit le résultat définitif, pour éviter les rétrécissements ultérieurs. Si l'on intervient, il faut le faire hardiment, et ne pas adopter une méthode opératoire et des instruments toujours les mêmes.

Comme caustique local, l'acide lactique est certainement le plus employé : il peut agir comme astringent (à 20-30 0/0) ou comme désinfectant (50, 60 même 75 0/0). On obtient ainsi des escharres qui resteront en place pendant une quinzaine environ. Avec ces liquides concentrés, il ne faut jamais faire de badigeonnages étendus, mais faire des attouchements localisés. L'acide lactique ne doit servir qu'en cas d'ulcération ; la curette servira à enlever les tumeurs non ulcérées : mais il est en général préférable d'enlever seulement les parties saillantes à la curette, et de cautériser la base au galvanocautère, pour éviter de trop grands délabrements.

L'intervention est utile chaque fois que les troubles locaux (gêne de la déglutition et de la respiration, toux laryngée, etc.), dominent la scène ; elle peut se borner à des insufflations d'orthoforme, d'huile mentholée, etc.; mais, si l'état général est bon, l'état local grave, on n'hésitera pas à attaquer le mal avec énergie. L'extirpation totale du larynx pourrait certes sauver bien des malades ; mais ceux-ci, aussi bien que les chirurgiens, acceptent difficilement cette intervention radicale.

L'épiglotte n'est pas aussi indispensable qu'on le croit en général, à la bonne exécution de l'acte de la déglutition : elle est en revanche un obstacle considérable à l'exécution de cet acte quand elle est infiltrée.

Pour l'auteur, l'infection tuberculeuse du larynx se fait surtout par les lymphatiques et non par inoculation à la surface de la muqueuse; si l'on admet cette opinion, on s'explique facilement que des tuberculeux pulmonaires gravement atteints peuvent présenter un larynx indemne, et vice-versâ. Cette hypothèse explique aussi pourquoi la tuberculose laryngée a souvent une marche rapidement envahissante, et pourquoi les lésions sous-muqueuses sont si souvent beaucoup plus étendues que les lésions de surface. Rien d'étonnant, dans ces conditions, à ce que la guérison d'une ulcération superficielle ne constitue pas, dans bien des cas, une garantie de guérison du processus; la tuberculose continue sa marche envahissante par les voies lymphatiques. Le traitement n'est en général inefficace que parce qu'il est trop timidement institué.

E. Vogt.

Ophtalmologie

Dr E. Kopff

Médecin oculiste de l'hôpital St-Joseph

Le trachome et sa guérison (*Wiener med. Wochenschrift*, n° 22, 1901). — Hamburger donne sur cette affection un travail étendu, dont nous retenons la partie thérapeutique. Parmi les 500 cas traités par l'auteur, les premiers ont été soumis à la médication suivante : destruction des granulations et lavage consécutif au sublimé à 1:2,000. Ce procédé est fort douloureux, très long à appliquer et les résultats peu encourageants. Il fut remplacé, dans les cas suivants, par le procédé de Kernig, consistant dans l'introduction, dans le sac conjonctival, de bourdonnets d'ouate imbibés de solutions de sublimé de concentrations variables, avec friction consécutive. Le titre des solutions a varié de 1/1.800 à 1/200. Les malades ont fort bien supporté ces interventions et l'auteur n'a noté aucune opacité cornéenne consécutive à l'emploi de solutions aussi concentrées. Actuellement, l'auteur se sert d'ouate de bois dont il fait des bourdonnets minces et très serrés : les uns sont imbibés d'une solution à 1/1.600, les autres d'une solution à 1/800. Avec ces bourdonnets, l'auteur frictionne les replis et la conjonctive palpébrale (paupières retournées), jusqu'à ce que le tout ne se présente plus que sous l'aspect d'une vaste surface saignante : il commence par la solution faible et termine par la solution forte. On continue les interventions jusqu'à disparition complète des granulations. Si l'on anesthésie au préalable à la cocaïne à 3 0/0, l'intervention est fort bien supportée. L'ouate de bois a l'avantage d'être plus rude que l'ouate ordinaire, et d'agir par conséquent mécaniquement avec énergie.

Au début, on fera 2 à 3 frictions par semaine, plus tard on s'en tiendra à une seule : dans les jours intercalaires, on instille une solution d'acétate d'alumine, et en cas d'irritation du rebord ciliaire, on emploie la pommade au précipité jaune : le calomel en insufflations sert à combattre les phlyctènes de la conjonctive bulbaire, s'il s'en développe. Dans les derniers temps, l'auteur a encore simplifié : après la première friction, il attend 8 à 10 jours, et recommence, s'il existe encore des granulations, avec une solution à 1:200. Si le trachome est à son début, ces deux interventions suffisent; la résorption des produits de prolifération commence dès le troisième jour après l'intervention et l'eschare tombe au bout de peu de jours. Si le trachome est chronique, il faut 8 à 10 opérations et l'on ne peut plus compter, comme dans le cas précédent, sur une *restitutio ad integrum*. Comme les malades ne souffrent qu'au moment de l'opération et ressentent de suite après un soulagement considérable, ils se soumettent volontiers au traitement jusqu'à guérison complète.

Pour le trachome au début, la durée du traitement est en moyenne de 10, pour le trachome chronique, de 40 jours. Sur 309 trachomes ainsi traités, 160 ont été entièrement guéris.

E. Vogt.

Traitement de la conjonctivite croupale, par le Dr J. Viciano (*La Medicina Valenciana*, janvier 1701). — Dans ce travail l'auteur admet encore comme différentes la conjonctivite croupale et la diphthérique.

Après avoir passé en revue les opinions des différents auteurs, lesquels sont tous d'accord pour repousser le nitrate d'argent, dans la première période, le Dr Viciano se croit autorisé, d'après deux séries de cas cliniques (dans un desquels il n'y avait pas encore d'altérations cornéennes, tandis que dans l'autre il y en avait, à soutenir l'opinion contraire, utilisant ce sel *dès le commencement* en solution à 4 0/0, suivie de neutralisation avec le chlorure de sodium.

L'application systématique de ce traitement dans tous les cas observés (25) aurait produit les meilleurs résultats, évitant ou arrêtant les complications cornéennes si terribles dans cette forme de conjonctivite.

F. Berini.

Maladies vénériennes

Maladies de la Peau

D' Morel-Lavallée

Médecin des hôpitaux

Traitement des accidents syphilitiques. Période tertiaire, par le Pr Charmeil (*L'Écho méd. du Nord*, 7 juin 1901). — Il est utile, au point de vue de la prophylaxie du tertiarisme, d'indiquer brièvement les causes qui semblent influer sur son développement : celle qui les domine toutes, et de beaucoup, c'est la façon dont a été traitée la syphilis du sujet considéré. Sur 100 malades affectés d'accidents tertiaires, on en trouve, d'après Fournier :

78 qui ne sont pas traités du tout ou bien qui se sont très incomplètement traités ;

19 qui ont subi un traitement moyen ;

Et 3 qui se sont bien traités, c'est-à-dire qui se sont soumis pendant un laps de temps égal ou supérieur à trois ans.

Indépendamment de ce facteur majeur, on peut énumérer comme facilitant les manifestations tertiaires : le surmenage physique et intellectuel sous toutes ses formes ; l'alcoolisme; l'impaludisme; les tares familiales névropathiques. Si le tabes ou la paralysie générale sont presque toujours, sinon toujours, des séquelles de la vérole, le fait se rencontre presque exclusivement chez des malades prédisposés du fait de l'hérédité, du surmenage cérébral, ou d'une intoxication. Cette constatation est importante, car elle indique, chez tout individu porteur d'une des tares mentionnées, la nécessité d'un traitement particulièrement intensif et prolongé pour le soustraire aux conséquences possibles de son infection.

Au point de vue de la localisation, on peut hardiment affirmer qu'il n'est pas de système organique, voire même pas d'organe, qui ne soit susceptible de présenter des manifestations de la syphilis tertiaire. Mais il est indiscutable que certaines parties sont particulièrement prédisposées.

Syphilides tertiaires. — Sauf le cas de syphilis maligne précoce, les syphilides tertiaires ont une tendance à abdiquer le mode de diffusion qui est le propre des syphilides secondaires; mais ce qu'elles perdent en surface, elles le regagnent en quelque sorte en profondeur : elles envahissent généralement toute l'épaisseur du derme, constituant deux types bien différents au point de vue symptomatique, suivant qu'elles infiltrent la peau sous forme de tubercules secs, avec intégrité de la couche cornée superficielle, ou qu'elles aboutissent à un processus d'ulcération plus ou moins profond. On a affaire, dans le premier cas, aux syphilides tuberculeuses sèches, tantôt isolées ou groupées de manière variable; dans le second cas aux syphilides tuberculo-ulcéreuses ou tuberculo-croûteuses, quand une croûte d'épaisseur variable vient recouvrir et masquer les ulcérations.

Les syphilides tuberculeuses n'offrent le plus souvent pas d'indications thérapeutiques particulières.

Les syphilides tuberculo-ulcéreuses ou tuberculo-croûteuses réclamant assez souvent une médication topique indépendante du traitement général, on aura recours à des pansements humides antiseptiques, qui détergeront les ulcérations, empêcheront l'extension des infections secondaires, et faciliteront la cicatrisation. Tous les antiseptiques pourront être employés, à condition qu'ils ne soient pas trop irritants; signalons en particulier la liqueur de Labarraque à 40 0/0, les solutions de sublimé à 0,50/1000, etc., etc.

Une fois les plaies détergées, on aura recours soit à l'emploi de l'*iodoforme ou de ses succédanés* moins odorants, mais aussi moins actifs, tels que l'iodol et l'aristol, employés en poudre ou en pommades au dixième, soit aux *bandelettes de taffetas de Vigo*, soigneusement imbriquées, de manière à épouser la forme de l'ulcération et à en permettre la compression exacte.

Bien entendu, les soins de propreté, une bonne hygiène générale, parfois le repos, faciliteront la réparation des lésions: au cas où la cicatrisation se ferait d'une manière exubérante, des cautérisations soit avec de la teinture d'iode, soit avec le crayon de nitrate d'argent devront être mises en œuvre.

Au point de vue thérapeutique, dans la grande majorité des cas, il est indiqué de s'abstenir de toute intervention directe. Les frictions mercurielles locales, les applications de la teinture d'iode avec ou sans enveloppement ouaté, l'emplâtre de Vigo hydrargyrisé, que l'on conseille parfois au stade de crudité, peuvent être considérés comme n'ayant qu'une utilité des plus problématiques et deviennent franchement nuisibles dès que la peau commence à rougir. Quelque imminente que semble l'ouverture spontanée, ne jamais la provoquer: le traitement spécifique fait se résorber les gommes au stade de ramollissement le plus avancé, alors qu'on a affaire à de véritables bulles remplies de liquide qui paraissent toutes prêtes à crever. En pareil cas, ce n'est que lorsqu'on observe des phénomènes de compression auxquels il est urgent de remédier, comme dans la région cervicale avec gêne de la respiration, que l'on est autorisé à employer l'instrument tranchant. A fortiori, au stade de crudité, on doit s'abstenir de toute tentative d'exérèse.

L'iodure de potassium semble avoir contre les gommes une efficacité supérieure au mercure; on l'emploiera à bonne dose, de 4 à 6 grammes dans les vingt-quatre heures. En prévision de l'avenir, il sera toujours bon de faire après la cure iodurée, ou conjointement avec elle, une cure mercurielle. Pour ménager les voies digestives déjà mises à contribution pour l'administration de l'iodure, on aura recours de préférence aux injections ou aux frictions mercurielles.

Au moment du stade d'ulcération et d'élimination, le traitement pourra comprendre, en outre, des pansements locaux qui détergeront la caverne gommeuse et faciliteront la cicatrisation.

Lésions tertiaires du côté des muqueuses. — Le devoir du chirurgien est de toujours songer, en présence des lésions de ce genre à la possibilité d'une méprise et à sauvegarder sa responsabilité soit par un traitement d'épreuve anti-syphilitique, soit par l'ablation d'une portion minime de la lésion, qui permettra par l'examen microscopique un diagnostic sans ambages. Au point de vue du traitement d'épreuve, il ne faut pas oublier que l'absorption de l'iodure à doses suffisantes a une fâcheuse action au point de vue du développement des épithéliomes, qu'elle leur administre facilement un véritable coup de fouet. Il faudra donc mieux recourir aux composés mercuriels, et comme le temps presse en pareil cas, s'adresser aux méthodes les plus énergiques et les plus rapides : c'est là une des indications les plus nettes des injections de calomel.

Les syphilides tertiaires du système génital n'offrent en général pas d'indications thérapeutiques spéciales, soit au point de vue du traitement spécifique, soit au point de vue des soins locaux à mettre en œuvre dans les lésions ulcéro-gommeuses du tégument externe. Il faut signaler pourtant la fréquence relative du phagédénisme dans les lésions tertiaires de la verge. En pareil cas, il sera indiqué de recommander le repos absolu, un régime tonique, des bains locaux prolongés, à la fois antiseptiques et émollients.

Une fois le sphacèle accompli, il sera utile d'employer parfois un pansement sec constitué par un véritable embaumement iodoformé de la partie qui va se détacher. On évitera de la sorte la suppuration profuse qui épuise le malade, et, la portion mortifiée détachée, on se trouvera en face d'une plaie de bonne apparence qui ne demandera qu'à se cicatriser. Là encore il faudra savoir résister à la tentation de se servir de l'instrument tranchant : l'œuvre de la nature sera toujours plus économique pour le patient que l'intervention chirurgicale.

Sarcocèle syphilitique. — On ne saurait faire le dénombrement des testicules enlevés ou évidés comme cancéreux ou tuberculeux, et qui étaient tout simplement syphilitiques.

Au point de vue du traitement, les variétés scléreuses obéissent mieux au mercure; les gommeuses, à l'iodure; mais là encore, c'est le traitement mixte qui donnera les meilleurs résultats. Il faut savoir que l'on ne peut demander au traitement en pareil cas que l'arrêt du pro cessus envahisseur, mais si le testicule est déjà transformé en un bloc scléreux, la thérapeutique sera évidemment incapable de lui rendre ses attributs physiologiques. Ceci dit pour éviter au malade un traitement d'une durée indéfinie, une fois tout le résultat légitimement attendu obtenu, et l'évolution du mal arrêtée.

Syphilis tertiaire de la bouche. — Les syphilides tertiaires des lèvres, sous la forme hypertrophique ou sous la forme scléreuse pseudo-cancroïdienne, offrent des problèmes diagnostiques intéressants bien plus que des indications thérapeutiques particulières en raison de leur localisation.

Le leontiasis tertiaire est très rebelle au traitement usuel, et on est obligé d'en arriver à des doses massives, tant de mercure par la voie percutanée que d'iodure, pour obtenir de bons résultats. Localement, une compression continue à l'aide d'une bande de caoutchouc appliquée au devant des lèvres et nouée à l'aide de rubans derrière le cou, facilite indiscutablement la résorption des exsudats interstitiels.

Glossites tertiaires. — Tout d'abord, proscription absolue de toutes les causes d'irritation locale, tabac, boissons alcooliques, mets de haut goût. Ne manger que du pain frais, en laissant de côté la croûte ; réduire les aliments en pulpe avant de les ingérer. Gargarismes émollients : les antiseptiques un tant soit peu énergiques sont mal tolérés, en raison de l'irritation qu'ils provoquent. Véritables bains de bouche avec de la décoction tiède de guimauue, de pavot, etc.; on pourra utiliser, quelques instants avant le repas, des collutoires cocaïnés qui faciliteront l'ingestion des aliments. Des cautérisations au nitrate d'argent, faites à l'aide d'un crayon finement taillé et promené au fond des fissures douloureuses, donnent souvent de bons résultats.

Là, comme pour le sarcocèle syphilitique, n'attendre de la médication spécifique que ce qu'elle peut donner. Il est bien évident que si le malade a attendu pour consulter d'avoir la langue transformée en un bloc fibreux, il n'est pas de thérapeutique qui puisse ramener une « *restitutio ad integrum* ».

Glossite gommeuse. — Le traitement d'épreuve énergique, surtout à l'aide des injections de calomel, sera particulièrement de mise. Si cette épreuve, en amenant une amélioration évidente, a montré le bien fondé du diagnostic syphilis, recourir à de fortes doses d'iodure qui, employées d'emblée, ne seraient pas sans inconvénient en cas de néoplasie. Au point de vue des soins locaux, hygiène buccale, topiques émollients, antiseptiques non irritants.

E. Vogt.

Gynécologie et Obstétrique

Dr R. Blondel,

Chef du Laboratoire de la Maternité.

à l'hôpital de la Charité

Etude critique et résultats de l'Atmokausis et du Zestokausis par Ludwig Pincus (*Centralb. für Gynak*, 20 avril 1901, n° 17).— L'auteur fait d'abord remarquer combien l'emploi de la vapeur chaude pour le traitement de certaines affections gynécologiques s'est répandu dans tous les pays, et en quelle estime elle est tenue par la plupart de ceux qui en ont fait usage.

Il entre dans quelques développements sur les modifications que lui ou d'autres ont fait subir à l'appareil.

L'auteur répète ce qu'il a déjà dit, que le procédé appartient exclusivement aux gynécologues et aux chirurgiens et que, pour le moment tout au moins, il ne saurait convenir à la pratique générale.

Entre les mains des gynécologues et des chirurgiens, la méthode peut être considérée comme sans danger, si l'on prend toutes les précautions que l'auteur a maintes fois exposées.

Le nombre des cas dans lesquels l'atmokausis a vraiment sauvé la vie des malades, va sans cesse en croissant. C'est l'*ultimum refugium*, quand des moyens plus simples ont échoué.

Son emploi doit devenir aussi courant que celui de la curette, La méthode sera plus utile que la curette si l'on a soin de bien nettoyer au préalable la muqueuse.

Il est inutile, dans les cas ordinaires, d'endormir les malades pour atmocautériser. Il est très important que l'utérus ait conservé sa contractilité ; non seulement le résultat, mais aussi la durée de la guérison est en proportion de la force et de la durée de la contraction de l'utérus. Il n'y a d'hémorragie consécutive que si la contraction est nulle ou insuffisante.

Parfois il est nécessaire de faire plusieurs séances; il serait injuste de parler d'insuccès quand, après une séance, l'hémorragie ne diminue pas de suite autant qu'on le désirerait.

Dans les cas d'avortement putride, l'auteur ne conseille l'atmokausis que si, après évacuation radicale, il persiste de la fièvre ou des hémorragies. L'hémorragie après l'avortement n'est une indication que quand la cavité utérine est vide et que c'est l'endométrite qui est la cause de l'hémorragie. L'atmokausis est moins indiquée contre l'hémorragie elle-même que dans le but de provoquer une involution parfaite.

Aucun traitement, pas même le curettage, ne saurait être comparé à l'atmokausis employé immédiatement, dans les cas d'endométrite septique puerpérale.

Dans le cas d'hémorragie pour myomes (à l'exception des myomes sous-muqueux ou polypeux) l'atmokausis donne souvent de bons résultats. La méthode est indiquée quand on est obligé de renoncer aux opérations radicales. On peut encore l'employer avant de recourir aux interventions radicales, aussi longtemps que le volume de la tumeur n'exige pas son ablation.

L'emploi de la vapeur exerce une influence sur le développement du myome, et peut amener une diminution du volume et même la disparition de la tumeur. Sous l'influence de la chaleur, l'utérus se contracte fortement et le tissu du myome devient plus succulent, d'où la possibilité de son expulsion.

On explique de même la diminution du volume de l'utérus dans les processus métritiques de formation cicatricielle dans le col, la cavité cervicale ou la cavité utérine.

Il importe dans tous ces cas que l'utérus soit entièrement libre d'adhérences, sans quoi il se contracte mal. C'est pour cette raison que l'atmokausis est contre-indiqué quand les annexes sont malades.

Le zestokauter constitue une forme atténuée du thermocautéé : il permet une action localisée à des points déterminés de la paroi, par exemple, aux angles tubaires, tandis que l'action des substances chimiques ne reste jamais localisée. Il est indiqué dans les catarrhes cervicaux.

L'auteur l'a employé dans les cas d'endométrite dysménorrhéique simple. Il exerce une action anesthésiante sur l'endometrium hyperesthésié. Le passage d'une sonde, douloureux avant la zestokausis, ne l'est plus après.

Dans les cas de gonorrhee chronique du corps utérin, on fait l'atmokausis; dans la cavité cervicale, on se sert du zestocauter. Mais si l'intervention produit de la douleur, il faut de suite renoncer à l'emploi de la vapeur, car alors il y a des complications du côté des annexes.

R. Blondel.

Des résultats du traitement du cancer de l'utérus par J. Pfannenstiel (*Centralb, fur Gynak.*, 13 avril 1901, n° 15). — L'auteur s'appuie sur 120 opérations faites à la clinique des femmes de Breslau et sur 105 extirpations de cancer utérin faites par lui-même, pour juger de la valeur de la thérapeutique dans le cancer de l'utérus.

I. *De l'amputation élevée du col utérin.* — Elle a été faite par Fritsch 4 fois, par l'auteur 2 fois.

On peut lui objecter :

1) Qu'outre le foyer du col, il peut y avoir exceptionnellement un petit noyau dans le corps. Il existe des cas de carcinome double de l'utérus; on admet qu'alors le cancer du col résulte de l'implantation, dans le col, de parcelles carcinomateuses provenant du corps et dans ces cas ce ne sont pas des choux-fleurs cancéreux, lesquels sont primitifs. Mais il faut remarquer qu'avec des sondages il est possible que, dans les cas de cancer primitif du col, il se soit fait une métastase dans le corps;

2) Que dans les cas où l'opération partielle pourrait être indiquée, l'extirpation totale n'est pas plus grave et assure des résultats meilleurs;

3) Que dans les cas de cancer de la partie inférieure de l'utérus, la muqueuse du corps est malade, atteinte d'endométrite chronique, de sorte qu'après l'opération partielle les femmes souffrent encore;

4) Qu'il n'y a pas lieu, vu la gravité du cancer, de s'occuper de maintenir à la femme la faculté de concevoir, surtout qu'après l'amputation partielle on a noté des grossesses interrompues et des accouchements dystociques et même mortels. Par contre, l'auteur attache un grand prix à la fonction des ovaires avant la ménaupause. A l'exception des cas très avancés, on n'observe pas, dans le carcinome du col, de métastase dans les ovaires, et on peut donc, à moins de raisons spéciales, les laisser en place, tandis qu'il faut les extirper quand il s'agit de cancer du col.

L'opération partielle restera néanmoins, à titre exceptionnel et en cas de nécessité, quand une opération plus grave, plus longue, est contre-indiquée, comme chez les femmes âgées, dans les cas ou l'affection locale se complique d'un mauvais état général, ou quand des exsudats, des adhérences paramétritiques rendent l'hystérectomie vaginale dangereuse ou même impossible.

II. *Hystérectomie vaginale totale.* — De 1883 à 1890, Fritsch a fait cette opération 116 fois. 10 cas de mort plus ou moins rapide, soit 8,62 0/0. Sur ces 10 morts, il y en a 9 avant 1888. De 1888 à 1890, il y eut 42 hystérectomies vaginales totales avec une mort, soit 2,37 0/0.

Causes de la mort : 4 infections, 1 collapsus, 1 épuisement, 1 œdème pulmonaire, 1 embolie, 1 lésion uretérale, 1 cause inconnue.

Les récidives ont été surtout fréquentes dans les deux premières années; on n'en a plus observé après la cinquième année. C'est donc à partir de ce moment que le résultat peut être considéré comme définitif.

Étaient sans récidive :

Après 3 ans..	36,4 0/0	à savoir de..	77 à 28
— 4 —	35,0 —	—	60 à 21
— 5 —	36,2 —	—	47 à 17
— 6 —	38,4 —	—	39 à 15
— 7 —	45,0 —	—	20 à 8
— 8 —	40,0 —	—	7 à 2

Dans cette statistique, on a éliminé les cas des femmes mortes après l'opération, et celles sur le sort desquelles les renseignements manquent. On a considéré comme ayant eu une récidive toutes les femmes mortes de causes non spécifiées.

Par rapport à la durée de la guérison, l'auteur relève :

Bien portantes après	6 ans..	14 femmes.
— —	7 —	8 —
— —	8 —	3 —
— —	11 —	1 —
— —	13 —	1 —

Il importe de noter qu'à la clinique de Breslau environ 1 cas de carcinome sur 5 était considéré comme opérable (19,5 0/0). Sur 36 0/0 de guérisons durables, il y a 7 0/0 de guérisons définitives. Les résultats furent meilleurs dans ces dernières années, le diagnostic précoce permettant d'opérer un plus grand nombre de malades. Depuis 1894, l'auteur est parvenu à opérer 35,4 0/0 des cas, et en 1900 ce chiffre a atteint 53, 6 0/0. Le nombre des cas s'élève à 93, avec une mortalité de 3 cas, soit 3,2 0 0 depuis 1887.

Au point de vue des résultats éloignés, l'auteur ne peut utiliser que le chiffre des opérées de 1894 à 1897, qui s'élève à 19, sur lesquels il y a 1 décès et un cas perdu de vue. Sur les 17 autres femmes, 10, donc 58,8 0/0, sont bien portantes après 3 ans. Ce chiffre élevé tient en partie au petit nombre de cas, peut-être aussi au grand soin avec lequel l'auteur procède au curetage et à la cautérisation avant l'opération, et enfin à ce que deux fois sur 17 cas il s'agissait de cancer du corps, et l'on sait que dans ce cas le pronostic est meilleur.

Sur la totalité des opérées depuis 1887 par l'auteur, étaient bien portantes :

depuis plus de	6 ans..	6 femmes
— —	7 —	5
— —	8 —	4
— —	9 —	2
— —	13 —	1

Ce sont les carcinomes du corps qui donnent les meilleurs résultats. Parmi les cancers du col ceux de la portion cervicale donnent des résultats meilleurs que ceux de la portion vaginale :

Récidives du cancer de la portion vaginale, 61,4 0/0.

Récidives du cancer de la partie cervicale, 33,3 0/0.

Par contre, le cancer de la partie cervicale est beaucoup plus rapidement inopérable que le cancer situé plus bas.

La façon d'opérer de l'auteur ne présente guère de particularité remarquable; quand il le jugeait favorable, il facilitait l'accès du champ opératoire par une incision longitudinale du vagin et du périnée, selon l'enseignement de Fritsch. L'auteur se sert de pinces; il considère leur emploi comme une heureuse acquisition pour la technique de l'hystérectomie vaginale. Autant que possible il s'est efforcé d'obtenir une bonne occlusion du péritoine; dans tous les cas où il l'a obtenue, le résultat fut très bon. Les trois décès se trouvent parmi les opérées chez lesquelles la cavité péritonéale n'a pu être fermée. Parfois l'auteur a vu des lésions des uretères et de la vessie.

III. *Hystérectomie abdominale totale.* — Il faut distinguer :

1° L'opération de Freund, c'est-à-dire l'enlèvement de l'utérus, du paramétrium et des ganglions;

2° L'opération de Veit, c'est-à-dire l'ablation de l'utérus, du paramétrium et des ganglions perceptibles;

3° L'opération radicale, c'est-à-dire l'ablation de l'utérus, des annexes, du vagin en partie ou en totalité, etc..., donc l'évidement du bassin (opération de Wertheim).

L'opération de Freund ne donne pas de résultats meilleurs que l'opération vaginale. Fritsch n'a fait qu'une seule fois cette opération et le cas a été compté parmi les opérations vaginales. L'auteur a fait une fois l'opération de Wertheim et neuf fois l'opération de Veit.

Sur ces neuf cas, deux décès par péritonite. L'auteur s'accuse de ces deux morts : une fois il a cru pouvoir enlever l'utérus par l'abdomen après l'avoir libéré, sans avoir préalablement cautérisé, alors que Veit recommande de fermer la cavité péritonéale et d'enlever l'utérus par le vagin; la seconde fois un ganglion cancéreux situé près de la veine iliaque éclata pendant qu'on l'isolait, et son contenu purulent infecta le péritoine.

Sur les sept autres cas, il y eut deux récidives; les cinq autres femmes ont été opérées depuis trop peu de temps (maximum 16 mois).

La femme opérée selon les indications de Wertheim put se lever le seizième jour; mais elle avait une fistule uretérale. Elle mourut le trente-troisième jour, de pyélonéphrite.

Laissant de côté la grande mortalité de l'hystérectomie abdominale pour cancer relativement à la voie vaginale, l'auteur recherche si au point de vue des résultats éloignés, le pronostic est meilleur. Il examine la question des ganglions. Nous savons, grâce à l'hystérectomie vaginale, que la récidive a lieu dans les 3/4 des cas (73,6 0/0) localement et non dans les ganglions; donc le point important, en vue d'une opération radicale, consiste non pas à enlever les ganglions, mais à ne pas laisser le paramétrium, le tissu conjonctif qui enveloppe le col : dès lors on ne voit pas très bien où est l'avantage de l'opération abdominale, surtout quand on envisage la grande mortalité immédiate de cette opération. Aussi l'auteur a-t-il décidé de toujours opérer de préférence par la voie vaginale, sauf dans certains cas où l'hystérectomie vaginale est impossible pour des raisons indépendantes du cancer, comme quand le cancer est compliqué de myomes trop volumineux ou de tumeurs solides de l'ovaire, d'adhérences très serrées, dans les cas de vagin très étroit, etc.

Le devoir du médecin n'est pas seulement de sauver beaucoup d'existences, mais aussi de faire en sorte que les opérées restent en bonne santé. Les guérisons futures seront obtenues, selon l'auteur, moins par des améliorations des procédés opératoires que par le diagnostic précoce du cancer.

Il importe de ne pas oublier que le carcinome n'est pas une maladie de la vieillesse ; le plus grand nombre de cas se rencontre entre 40 et 50 ans, et beaucoup de cas, surtout de cancer du col, s'observent avant l'âge de 40 ans.

Enfin il fait remarquer que, dans le choix des cas à opérer, il faut envisager, non pas seulement l'état du paramétrium, mais aussi la forme du cancer. Les cancers mous et du jeune âge ne doivent être opérés que quand ils sont complètement localisés.

R. Blondel.

Pharmacologie

D' E. Vogt

Ex-assistant à la Faculté de Médecine de Genève

Etude physiologique et clinique sur la codéine, par Bardet. (*Les nouveaux remèdes*, nos 9 et 10, 1901). — On sait que les propriétés de la codéine donnent lieu à maintes controverses; encore aujourd'hui, par exemple, on n'a pas établi d'une façon péremptoire quelle est, de la morphine et de la codéine, la substance la plus dangereuse pour l'homme. A plus forte raison, les opinions varient-elles quand il s'agit d'établir l'ordre et la valeur des phénomènes physiologiques provoqués par l'absorption de ce médicament. Un fait reste certain, c'est que la codéine, employée à 1 ou 2 grammes, tue des animaux qui supportent impunément des doses doubles de morphine. Mais il n'est point certain que 20 centigrammes de morphine ont déterminé la mort de plusieurs personnes, tandis que 30, 40 et 80 centigrammes de codéine ne developpent même pas d'accidents toxiques.

On objectera que la codéine agit d'une manière insidieuse, que de deux animaux amenés progressivement au morphinisme et au codéisme, le codéiné mourra le premier. C'est possible, mais, chez l'animal, cela n'a rien d'étonnant puisque la codéine est également plus toxique chez lui à dose massive. Il n'existe nulle part, chez l'homme, d'observation qui prouve que le codéinisme soit plus dangereux que le morphinisme, et la morphine doit être considérée comme étant, chez l'homme, aussi bien à dose répétée qu'à dose massive, plus toxique que la codéine.

Laborde dit que si on dépasse de 1 ou 2 milligrammes la dose tolérable, des accidents dangereux se manifesteront; soit, mais quelle est cette dose tolérable ? On sait que pour la morphine elle est assez basse, 5 à 6 centigrammes au plus chez les adultes non accoutumés, mais on ne la donne pas pour la codéine; est-ce 10, 20, 40 centigrammes ? L'auteur a dépassé souvent 40 centigrammes : il a ingéré lui-même 80 centigrammes et *jamais* il n'a été malade comme avec seulement 3 centigrammes de morphine.

Si la codéine est plus toxique que la morphine, elle devrait être moins tolérée; or, l'auteur n'hésiterait pas à prescrire 40 centigrammes de codéine; y a-t-il un médecin qui donnerait cette dose de morphine à un client? On peut objecter, il est vrai, que la morphine ingérée sera vomie, mais l'auteur s'est injecté par cinq piqûres 25 centigrammes de codéine et n'a pas été malade; la même expérience tentée avec la morphine aurait-elle été aussi bénigne?

Au point de vue de l'effet hypnotique, les divergences sont absolues : certains auteurs font de la codéine un hypnotique utile, quoique moins sûr que la morphine, mais privé des effets désagréables de celle-ci. Pour d'autres auteurs, au contraire, la codéine est une substance convulsivante et dangereuse.

Entre deux avis si tranchés il est donc permis de se poser cette question : la codéine est-elle inactive, hypnotique ou convulsivante? L'auteur cherche à résoudre la question, car il a pu rassembler un certain nombre de faits qui lui ont prouvé l'innocuité et l'inertie relatives de la codéine à des doses très élevées. L'auteur espérait trouver dans la codéine un bon synergique de la morphine : tout au contraire, il a trouvé un médicament sinon inactif, du moins très différent dans ses propriétés de celles qui sont généralement acceptées.

Les observations ont été prises sur l'homme, avec des produits soigneusement analysés. La codéine administrée l'a été en injections, en pilules ou en solutions, soit pure, soit à l'état de chlorhydrate ; dans tous les cas, les résultats ont été sensiblement les mêmes.

Les expériences faites par l'auteur sur lui-même d'abord et sur d'autres sujets ensuite, démontrent que la codéine, prise au-dessous de 0 gr. 15 est inactive, à l'état de veille : elle amène un peu de faiblesse musculaire, un peu de pesanteur de tête, mais aucun effet hypnotique.

A la dose de 0, 20 à 0, 40 gr., on observe de l'affaiblissement musculaire marqué, des démangeaisons, du malaise, de la soif, des nausées et même parfois des vomissements, mais nulle tendance au sommeil, chez l'individu debout. Chez un sujet couché, on observe un sommeil pénible, avec malaise au réveil, moins prononcé qu'avec 0, 02 gr. de morphine.

Enfin, à dose massive, de 40 à 80 centigrammes, les phénomènes s'accentuent, le vomissement est fréquent, il y a prostration, mais jamais excitation. Malgré l'intensité de l'action du médicament, le malade qui l'a absorbé à 9 heures du soir peut se lever et déjeuner le lendemain à 11 heures du matin, chose qu'il ne ferait certes pas si, non habitué à l'opium, il avait absorbé une dose forte de chlorydrate de morphine, soit 5 à 6 centigrammes. Pas plus à 60 et 80 centigrammes, qu'à 0 gr. 40, l'auteur n'a rencontré l'effet hypnotique recherché.

En somme, la codéine n'est pas hypnotique et, par conséquent, elle ne répond nullement à l'indication thérapeutique : calmant. L'auteur croit donc, comme Rabuteau et d'autres, que la codéine est un mauvais médicament. Son action est surtout affaiblissante, hyposthénisante, et elle n'a jamais fait dormir aucun des sujets observés par l'auteur.

Mais de là à dire qu'elle est dangereuse, il y a loin ; la codéine employée comme *médicament* ne fera certainement pas de mal.

Reste à savoir si le codéisme se présente chez l'homme plus rapidement et avec des caractères plus malins que le morphinisme : mais jusqu'à nouvel ordre, on ne saurait accuser la médication par la codéine de produire des désordres réels dans l'économie, la dose ordonnée étant, d'ailleurs, toujours beaucoup au-dessous de la dose non seulement toxique, mais même active.

E. Vogt.

Valeur thérapeutique de l'aspirine (nouvelle communication) (*München. med. Wochenschrift*, nº 12, 1901). — Nosch a expérimenté en 1 1/2 ans, sur plus de 500 malades de l'hôpital général de Nuremberg, ce succédané du salicylate de soude : il n'a observé que rarement des céphalalgies et de légers bourdonnements d'oreille, chez des sujets très susceptibles : le goût légèrement acidulé du produit le fait facilement accepter. Administrée à des cardiaques, l'aspirine a été fort bien supportée.

Le meilleur mode d'administration, en cas d'attaque aiguë de rhumatisme est le suivant : 1er jour, 5 grammes divisés en cinq doses ; 2e jour, 4 grammes, et ainsi de suite en diminuant chaque jour d'un gramme. En général, une série suffit pour faire disparaître les douleurs : si tel n'est pas le cas, on continue le traitement comme ci-dessus.

Dans les cas très rebelles, on fera bien de donner 4 grammes par jour, plusieurs jours de suite. Quand les douleurs ont entièrement disparu, il est bon de continuer encore pendant quelques jours la médication (2 à 3 gr. par jour).

L'action sur les névralgies est indéniable, mais il n'en est pas de même pour l'action antigoutteuse.

L'auteur vante l'action de l'aspirine dans la pleurésie avec exsudat et dans la pleurésie sèche des phtisiques : elle serait bien supérieure au salicylate dans les cas de ce genre.

Comme antithermique, l'auteur préfère l'aspirine à ses congénères, quand il s'agit de combattre les poussées fébriles des tuberculeux, car son administration n'est que rarement suivie de transpiration : il suffit souvent de 0 gr. 25 pour abaisser pendant 1 à 2 heures la température à la normale.

E. Vogt.

FORMULAIRE DE THERAPEUTIQUE CLINIQUE

FLATULENCE; AÉROPHAGIE

A. Flatulence.

S'observe chez les hyperpeptiques, comme chez les hypopeptiques, quel que soit le type chimique, chez tous les malades dont l'estomac se vide tardivement et où se font des fermentations anormales.

Régime. — Le tabac doit être supprimé.

Aliments à interdire : graisses sous toutes les formes et fritures, sauces, viandes faisandées ou marinées, charcuterie, gibier, poissons gras (maquereau, thon, anguille, sardine, saumon, etc.). Homard, coquillages, champignons, truffes, épices, choux, salsifis, féculents non décortiqués, fromages fermentés, fraises, figues, noix, noisettes, amandes, pain imparfaitement cuit, pâtisseries, sucre, chocolat; vins sucrés et mousseux, cidre, bière, liqueurs.

Aliments à permettre : potages maigres, potages au lait, lait en petite quantité et coupé d'une eau minérale légère, non gazeuse (Evian, par exemple), cacao à l'eau; viandes bien cuites, grillées ou rôties; œufs à la coque bien frais. Poissons maigres, bouillis, arrosés de jus de citron. Purée de pommes de terre au lait. Quelques légumes verts (chicorée, artichauts, laitue, etc.), passés au tamis. Fruits cuits. Fromages mous. Crèmes renversées; soufflés, œufs à la neige, meringues. Pain rassis ou grillé (50 à 60 grammes par repas). Boissons : eau pure, infusions aromatiques chaudes, eau additionnée de cognac (5 gr. par jour), de rondelles de citron.

Les traitements palliatifs usuels consistent dans l'emploi des poudres absorbantes; on utilise habituellement le *charbon de bois de hêtre*, le *carbonate de chaux*, le *sous-nitrate de bismuth*, la *magnésie hydratée*, le *bicarbonate de soude* (ce dernier à petites doses seulement, car les doses un peu fortes favorisent les fermentations anormales, notamment la fermentation lactique).

On peut prescrire, pour saturer les acides de fermentation :

Craie préparée...........	1 gramme
Sous-nitrate de bismuth..	0 gr. 30
Magnésie hydratée.......	1 gramme
Bicarbonate de soude....	0 gr. 50

pour un paquet à prendre dans de l'eau une ou deux heures après le repas.

ou : Bicarbonate de soude } Craie préparée..... }	àà 10 grammes
Magnésie calcinée......	5 grammes
Poudre de racines de belladone..............	0 gr. 30

Pour 20 cachets. Un après le repas; un second en cas de besoin, deux heures après.

Ou :

Salicylate de Bismuth } — de magnésie. } Benzoate de soude.. }	àà 5 grammes

Pour 20 cachets. Un au début de chaque repas.

Ou :

Phosphate neutre de soude..............	60 grammes
Bicarbonate de soude..	30 —
Craie préparée........	15 —

3 ou 4 cuillerées à café par jour.

Les médicaments dits antiseptiques : naphtol, benzonaphtol, bitol, salol sont à peu près complètement abondonnés.

Plus efficace est la médication excito-motrice, qui accélère l'évacuation de l'estomac; on prescrit le *sulfate de soude*, le *chlorure de sodium*, à petites doses. Tous les matins a jeûn on fait prendre un verre d'eau de Vichy tiédie au bain marie à 38°, additionnée d'une cuillère à café de sel naturel de Carlsbad où d'une cuillerée à cafe du mélange suivant :

Bicarbonate de soude } Sulfate de soude.... }	àà 40 grammes
Chlorure de sodium. } Phosphate neutre de soude }	àà 10 grammes

Ou bien encore avant chaque repas un verre d'eau de *Vic-le-Comte* ou de *Saint-Nectaire*.

Ou bien encore l'*Ipéca* à petites doses : 2 à 3 pastilles après chaque repas (ces pastilles étant dosées à un centigramme) ou IV à V gouttes de teinture.

Ou :

Teinture d'ipéca..... } — de Colombo. } — de gentiane. }	àà 5 grammes

XV à XXX gouttes après le repas, en 2 ou 3 fois, à une demi-heure d'intervale.

Ou la *noix vomique* :

Teinture de Colombo. } Liqueur d'Hoffman... }	àà 6 grammes
Teinture de badiane.. } — de noix vomique }	àà 2 grammes

XX gouttes à chaque repas.

(Mathieu)

L'acide chlorhydrique est quelquefois utile chez les hypopeptiques, à la dose d'un verre à madère d'une solution à 1 p. 1000, ou sous la forme suivante :

Eau distillée..................	400 gr.
Sirop d'écorces d'oranges amères	100 gr.
Acide chlorhydrique............	0 gr. 50

Un verre à madère après les repas.

D'après M. A. Robin, le *fluorure d'ammonium*, employé dans l'industrie des bières pour arrêter la fermentation lactique, pourrait être utilisé :

Eau distillée..........	300 grammes
Fluorure d'ammonium.	1 —

Une cuillerée à soupe après chaque repas.

Les médicaments nervins peuvent être prescrits en lavements chez les névropathes.

Avec le régime et les médicaments excito-moteurs, les moyens physiques sont les plus utiles:

Lavage de l'estomac, soit avec de l'eau bouillie purement et simplement, soit avec de l'eau additionnée de 50 gr. de sulfate de soude par litre, ou de 10 gr. de benzoate de soude, soit avec un lait de bismuth (10 gr. pour un litre d'eau).

Maillot humide, surtout chez les dyspeptiques nerveux, déglutissant de l'air.

Hydrothérapie sous ses différentes formes.

Massage de l'estomac.

B. — Aérophagie

Régime.

Repos dans le décubitus horizontal après les repas.

Maillot humide.

Médicaments nervins : *Bromure, Valérianate d'ammoniaque*, en lavements.

G. Lyon.

VARIÉTÉS & NOUVELLES

Attentat contre le docteur LOIR. — M. le docteur Loir, neveu du grand Pasteur, qui s'est adonné avec succès et distinction aux études créées et patronnées par son illustre oncle (1), et qui était placé, depuis plusieurs années, en qualité de directeur, à la tête de l'Institut Pasteur, à Tunis, vient d'être victime d'un grave attentat. Un de ses préparateurs, nommé Panet, en proie à un accès de délire de persécution, a déchargé son revolver sur le docteur Loir, au moment où celui-ci arrivait à l'Institut, et deux balles l'ont atteint, l'une au cou, l'autre à la tête.

Le docteur Loir a demandé, lui-même, à être transporté à l'hôpital, et nous apprenons que l'extraction des balles a pu être facilement faite, et qu'à part un peu de fièvre, il ne s'est pas produit, jusqu'à présent, de complication appréciable chez le blessé.

Corps étranger cause de dystocie. La *Deutsche med. Wochenschrift du 6 juin 1901* publie une observation de Czarnecki (de Gnesen) qui semble tenir du roman. Appelé au moment de l'accouchement, chez une femme de 27 ans, il trouva, à peine engagée dans l'orifice externe, une boîte en fer blanc de 10 cm de long et 4 cm de haut, de forme ovale, contenue dans l'utérus. La boîte une fois extraite, l'accouchement se termina dans de bonnes conditions.

L'histoire de cette boîte est la suivante : à l'âge de 12 ans, l'accouchée l'avait introduite dans son vagin pour enrayer son premier écoulement menstruel, et n'avait parlé à personne de cet incident. Elle n'essaya jamais d'extraire la boîte. A 25 ans elle se maria : à ce moment elle sentait fort bien par le palper la boîte dans le vagin, mais son mari ne s'aperçut pas de la présence de ce corps étranger. Cinq mois après son mariage, elle devint enceinte et avorta au 4e mois. A partir de ce moment, elle ne sentit plus la boîte dans le vagin et ne s'en inquiéta pas davantage.

Il y a lieu d'admettre qu'au cours de l'avortement, le canal cervical se dilata suffisamment pour permettre à la boîte d'entrer dans l'utérus et de ne reparaître qu'au moment de l'accouchement à terme.

La boîte resta donc 14 ans dans le vagin et 1 1/2 an dans l'utérus sans provoquer aucun désordre autre que des désordres mécaniques au moment de l'accouchement.

(1) Ceux que ces questions intéressent n'ont pas oublié, sans doute, le voyage du docteur Loir, en Amérique, pour y mettre en pratique les moyens de destruction des lapins, infestant le pays, par la méthode pasterienne.

BIBLIOGRAPHIE

Traitement des blessures de guerre, par les Drs H. Nimier, médecin principal de 2e classe, professeur au Val-de-Grâce, et Ed. Laval, médecin-major de 2e classe. 1 fort vol. in-12 avec 52 gravures dans le texte, 6 fr. (Félix Alcan, éditeur).

Ce qui caractérise tout particulièrement la chirurgie militaire, c'est le milieu bien spécial dans lequel sont produits et évoluent les traumatismes dont elle s'occupe. Or, c'est surtout quand il s'agit du traitement de ces traumatismes que les conditions propres au milieu et les conditions de guerre prennent une importance de premier ordre. Aussi les auteurs commencent-ils par décrire l'aspect d'un champ de bataille, puis le lendemain de la bataille, enfin le taux des pertes, et leur répartition.

Ils étudient ensuite quelle doit être l'action chirurgicale dans chacune des diverses formations sanitaires échelonnées entre le lieu du combat et l'hôpital où doit s'achever le traitement du blessé. Chemin faisant, ils proposent une série d'améliorations, dont quelques-unes assez importantes, destinées à mettre le service de santé en campagne à la hauteur de la chirurgie et de la tactique actuelle.

Enfin, la dernière partie de l'ouvrage est consacrée aux règles du traitement des blessures de guerre étudiées d'abord à un point de vue général, puis d'après les régions du corps. MM. Nimier et Laval ont, pour rajeunir le sujet, mis à profit les nombreuses observations relevées au cours des toutes dernières guerres.

Ce volume complète et termine la série des ouvrages que les auteurs ont consacrés à la chirurgie de guerre et dont les premiers ont été couronnés par l'Académie de médecine.

Chirurgie du foie et des voies biliaires, par F. Terrier, professeur à la Faculté de Médecine de Paris, et M. Auvray, chirurgien des hôpitaux de Paris. 1 vol. gr. in-8° avec 50 fig. dans le texte, 10 fr. (Félix Alcan, éditeur.)

L'énumération des chapitres permettra, mieux que tout commentaire, de juger de la valeur du nouvel ouvrage que vient de publier le professeur Terrier, avec le concours du Dr Auvray : *Les traumatismes du foie.—Corps étrangers intra-hépatique. — Traumatismes des voies biliaires.— Foie mobile et son traitement chirurgical. — Les tumeurs du foie au point de vue chirurgical. — Tumeurs des voies biliaires et canaux biliaires, vésicule. — Séparation de monstres xiphopages unis par un pont de substance hépatique.* — Ce dernier chapitre, basé sur un cas récemment publié, n'a été jusqu'alors l'objet d'aucune étude spéciale dans les ouvrages consacrés aux maladies du foie.

Ce livre est conçu suivant la méthode d'enseignement du distingué professeur. Après un court aperçu historique et une étude de l'anatomie pathologique et des symptômes de l'affection, les auteurs abordent dans chaque chapitre la partie purement chirurgicale; le traitement décrit, ils donnent des tableaux des différentes opérations pratiquées jusqu'à ces temps derniers, et une étude très complète des résultats : un index bibliographique, terminant le chapitre, permet au lecteur de se reporter à toutes les sources qui lui peuvent être utiles.

Ce volume est le premier d'une série d'études des mêmes auteurs qui seront consacrées aux affections chirurgicales du foie et des voies biliaires.

Les femmes médecins d'autrefois, par le Dr Marcel Baudouin, — (*Paris* 1901.) Institut de bibliographie, in-18, 263 pages avec neuf belles photogravures hors texte. Prix : 5 fr.

Le premier tome de l'importante publication, comprenant quatre volumes, que M. Marcel Baudouin veut consacrer aux « Femmes médecins », vient de paraître.

Il est exclusivement consacré aux « Femmes médecins d'autrefois » et renferme une longue série de notices biographiques et historiques d'un très réel intérêt.

Les autres volumes de cet ouvrage de longue haleine, contiendront d'abord les biographies des « Femmes médecins modernes, » avec les « portraits » des plus célèbres; puis une étude sociologique très complète de cette question de brûlante actualité internationale.

Nlle Imprimerie, E. Lasnier dir., 35-37, rue St-Lazare, Paris *Le Propriétaire-Gérant* : R. BLONDEL.

RENSEIGNEMENTS DIVERS

L'Ancien Collège de Médecine. — La ville de Paris, après enquête contradictoire sur les lieux et avis favorable de M. Bouvard, directeur des services d'architecture, a décidé la restauration de l'ancien Collège de Médecine. Ce berceau de la Faculté, dont s'enorgueillit notre capitale, était absolument digne d'être sauvé de la destruction, tant pour les souvenirs de son passé que pour sa valeur d'art architecturale.

M. le Dr Le Baron, président d'honneur du syndicat des médecins de la Seine, a été le promoteur et, depuis dix ans, l'ouvrier le plus dévoué de ce méritoire sauvetage.

La fondation du vieux collège remonte à l'année 1472, sous le règne de Louis XI ; le premier médecin du roi Charles VII, messire Jacques Depars, avait déjà, par testament, légué trois cents beaux écus d'or, dans ce but, à ses confrères misérablement installés rue du Fouarre.

Ce fut tout à côté, rue de la Bûcherie, en plein grouillement truculent et picaresque du quartier de la place Maubert, à quelques pas de l'Hôtel-Dieu, entre les carillons de Saint-Séverin, de Saint-Julien-le-Pauvre et la grosse voix des cloches de Notre-Dame, que fut créé le premier collège officiel d'enseignement médical.

Il reste de cette époque une construction rectangulaire, aujourd'hui surchargée de deux étages, mais dont la salle basse a gardé sa curieuse physionomie d'autrefois. Elle mesure plus de seize mètres sur douze; trois portes et six fenêtres ogivales l'éclairaient ; certaines à cette heure sont aveuglées. Du côté de la rue de l'Hôtel-Colbert, qui s'appelait jadis rue des Rats (nom très justifié, puisque nous voyons encore des rats se promener en plein jour dans les rues avoisinantes, voire dans celle qui s'intitule rue du Chat-qui-Pêche), de ce côté, les fenêtres ouvraient sur un jardin botanique, comptant trois carrés de plantes : notre premier jardin botanique.

A l'autre extrémité, les trois baies en fines nervures en ogive donnaient sur une petite cour où se trouvait l'écurie à deux stalles, destinée aux mules des deux professeurs. L'Ecole comptait, en effet, deux chaires professorales, l'une que l'on pourrait qualifier de pathologie, et l'autre de physiologie.

Aux jours d'examen, dans cette vaste salle supportée par deux robustes piliers encore existants et montrant par en haut des masques pleins de caractère, les médecins de Paris s'assemblaient. Au fond : le doyen, les examinateurs, le récipiendaire : sur les bancs des côtés, d'une part, les *juniores*, c'est-à-dire les docteurs exerçant depuis moins de dix ans ; de l'autre, les *seniores*, docteurs ayant plus de dix ans de grade, et enfin, derrière eux, le public « décemment vestu ».

Ajoutons que de riches tapisseries couvraient les murs et les dorsaux des cathèdres et qu'aux fenêtres scintillaient des vitraux représentant les Estudians à l'entour de Nostre-Dame la Vierge.

La salle au-dessus était en partie consacrée aux délibérations et pour l'autre partie à une spacieuse chapelle où, les jours de Saint-Luc et de la Purification, fêtes patronales du lieu, le corps médical assistait en robe et grand apparat aux messes solennelles.

En 1678, tous ces locaux furent restaurés avec les deniers du chanoine Le Masle : un linteau de porte en marbre noir nous l'apprend.

Mais déjà, en 1617, sous Louis XIII, un amphithéâtre avait été bâti à l'angle des deux rues, sur l'emplacement de deux des carrés du jardin. Cet amphithéâtre était modeste. En 1744, au contraire, une fort élégante rotonde le remplaça. On peut encore étudier ses proportions harmonieuses, sa coupole ajourée de quatre fenêtres, ses arcatures du rez-de-chaussée, ses cartouches, sa porte monumentale d'excellent style et son pilier de cave, tour de force, chef-d'œuvre mathématique cachant la force sous la grâce. C'est un grand calice de pierre autour duquel une voûte circulaire offre la douceur de retombée des branches d'un saule pleureur autour du tronc de l'arbre. Dans le fronton triangulaire de la porte, la Faculté écrit fièrement : « A la ville et au monde, santé. »

Cette rotonde servait de salle de dissection et chose intéressante, un étroit escalier menait à une tribune où le populaire, moyennant quatre ou cinq sols d'entrée, voyait à loisir coupiller bras, cuisses ou têtes de pauvres hères défunts. La recette allait aux établissements charitables, ce qui excusait cette curiosité un peu cruelle.

Ces deux bâtiments, précieux types architecturaux des quinzième et dix-huitième siècles, vont être débarrassés de toutes les maisons parasitaires qui les étouffent et les masquent. Autour d'eux des cours drapées de lierre, meublées de bustes, statues tombales, inscriptions lapidaires, mettront une préface de mélancolie.

Et à l'intérieur, un musée d'instrument de chirurgie ancienne, de jetons d'argent frappés pou les doyens, de portraits, de thèses encadrées de nobles ornements, enfin des figures de cire, en costume du temps, ressusciteront complètement l'Histoire.

TRAVAUX ORIGINAUX

TRAITEMENT DES HERNIES

INDICATIONS OPÉRATOIRES

par le Dr G. Phocas

Professeur agrégé à la Faculté de Lille

Hernies en général. — Le temps est passé où Malgaigne déclarait qu'il ne voudrait se soumettre à aucun des procédés de cure radicale.

Grâce à l'asepsie, la cure radicale est acceptée par tous et même par le public. Toute question est de préciser les indications.

La formule de Trélat était la suivante : « toute hernie quelle qu'elle soit, qui n'est complètement, constamment, facilement contenue par un bandage, est justiciable de cure radicale. » A cette heure, il vaut mieux dire avec Terrier : « la cure radicale est plicable à tous les cas » ; c'est-à-dire la cure radicale est le traitement de choix de ites les hernies.

Mais qu'on se rappelle ceci : la hernie, justiciable d'une cure radicale, ne compromet immédiatement la vie, et il faut bien admettre que l'étranglement herniaire est un ident relativement rare et pas toujours mortel.

La cure radicale, pour devenir un procédé courant, doit donc être inoffensive et ne exposer à la mort. C'est la condition la plus importante de la détermination opéra-re.

L'*innocuité absolue* de la cure radicale doit donc être posée en principe. Cette innoté existe ; elle est absolue, mais sous certaines conditions : 1° que l'opération soit rectement faite ; 2° que le malade soit en état de supporter une opération.

L'opération doit être aseptique. Une telle opération est condamnée d'avance, si elle entreprise dans un milieu impropre. Ce n'est que dans une maison de santé, dans un pital ou, en dernier lieu, dans une maison facile à approprier, qu'il y a lieu d'opérer.

Le malade n'est pas en état de supporter l'opération, s'il est trop vieux ou trop jeune, s'il est porteur d'affections graves (diabète, albuminurie, tuberculose, affection cardiaque, affection aiguë des voies respiratoires).

Au point de vue de l'âge, il faut s'entendre. Un individu de quarante-cinq ans peut être vieux, s'il présente des signes de sénilité.

A partir de cinquante ans, il n'est pas prudent de conseiller la cure radicale. Les enfants nouveau-nés supportent sans doute l'opération; mais les soins consécutis sont chez eux si difficiles qu'il est préférable de s'abstenir d'opérer avant l'âge de deux ans.

Si on élimine ces causes de mortalité, on aura bien rarement des accidents à déplorer.

L'opération doit être efficace. — A ce point de vue, les statistiques sont plutôt mauvaises. On signale beaucoup de récidives. Cela tient à deux causes : à ce que les statistiques sont mal faites; elles englobent des cas dissemblables, des opérations inopportunes, etc. Cela tient aussi à l'imperfection de la technique opératoire suivie jusque dans ces dernières années. Ce n'est que depuis quelques années qu'on fait bien la cure radicale, et les opérateurs se perfectionnent au fur et à mesure qu'ils font beaucoup d'opérations.

La cure radicale n'est pas à la portée de tous.

C'est une opération toujours délicate, parfois très difficile, qu'on n'arrive à bien fair qu'avec le temps et beaucoup d'expérience.

La récidive est d'ailleurs fatale, dans certains cas, qu'il faut savoir éliminer : Le *hernieux à paroi abdominale sans résistance*, à parois amincies et dépressibles, ayan des hernies souvent multiples; les *hernieux porteurs d'une véritable éventration* ave une hernie dont le contenu a perdu droit de domicile, sont fatalement destinés à récidi ver si on les opère.

Pour nous résumer : la cure radicale est le traitement de choix des hernies, à condi tion que l'opération soit INOFFENSIVE ET EFFICACE. Pour que l'opération soit inoffensiv il faut qu'elle soit *aseptique* et pratiquée sur un individu bien portant. Pour qu'elle s *efficace*, il faut que les conditions locales permettent une reconstitution intégrale solide des parois.

Après avoir éliminé ces causes d'insuccès, j'estime que la cure radicale peut su porter la comparaison avec le bandage le mieux approprié. Si le bandage peut guérir hernie dans certains cas déterminés, ces cas sont rares et nécessitent une patience p commune. En fait, le bandage ne fait que pallier à une infirmité. Souvent le banda devient dangereux, soit à causes des conditions locales de la hernie, soit à cause d'imp fections dans son choix, sa pose ou son entretien. Et quand on songe que ces imperfe tions peuvent surgir dans le cours d'une vie entière, on ne sera pas étonné qu'elles soie fréquentes. Mais le port du bandage devient aussi un obstacle au développement sujets jeunes et une gêne dans la vie ordinaire de l'adulte. Devant la perspective d' guérison sans risques, que nous pouvons promettre sous les réserves énumérées haut, je pense que les amateurs de bandages deviendront de plus en plus rares.

Il existe d'ailleurs des cas ou le port du bandage est formellement interdit : quand hernie est *irréductible* et provoque des accidents (douleurs, coliques, tiraillement quand la hernie est réductible, mais *incoercible*, c'est-à-dire quand elle s'insinue a dessous du bandage; quand la hernie est accompagnée d'une *ectopie du testicule*. Da ces trois cas, la cure radicale est formellement indiquée. Elle devient une opérati *vitale*.

Hernies en particulier. — Nous allons maintenant passer en revue les *hernies l plus communes* et examiner leur traitement (bandages ou cure radicale), suivant les ca

Hernie inguinale. — *Chez le nouveau-né.* — Il n'existe pas de bons bandages po les nouveau-nés. Ce n'est que dans les familles très soigneuses qu'on peut permettre port d'un bandage. On préfère alors le bandage français à ressort doux, à pelote ov laire si la hernie est pubienne, triangulaire si elle est scrotale. Chez les pauvres, le bandage doit être évité, si la hernie n'est pas trop volumineuse, si elle n'occasionne pas de troubles et si elle n'a pas de tendance à s'accroître. Les soins minutieux de propreté sont de rigueur.

La cure opératoire à cet âge (trois, quatre, cinq mois) n'est admise que dans certains cas déterminés :

1° Quand la hernie est étranglée;

2° Quand elle est impossible à contenir et qu'elle provoque des troubles (coliques, altération de l'état général);

3° Quand, malgré le bandage, la hernie a une tendance à s'accroître.

L'étranglement herniaire, chez les bébés, est rare, mais il existe. Il est difficile à diagnostiquer. Je suis d'avis de pratiquer d'abord le taxis modéré, de laisser passer quelques jours et de faire la cure radicale.

C'est une question difficile à résoudre, de savoir si l'altération de l'état général tient à la hernie. Si l'examen médical ne permet pas de trouver d'autres causes de dépérissement, et, surtout, si l'alimentation est correcte, il y a lieu d'intervenir.

Enfin, devant les hernies qui, malgré tout, augmentent de volume, l'indication d'opérer est justifiée.

Il est bon de savoir que la cure radicale, chez les bébés, n'est pas une opération grave ; tous ceux qui l'ont pratiquée sont unanimes sur ce point. Pour mon compte personnel j'ai opéré souvent à quatre, cinq, six mois sans inconvénient.

Si la *hernie s'accompagne d'ectopie testiculaire*, le bandage est absolument interdit à cet âge. On fera la cure radicale, s'il y a des accidents; sinon on attendra jusqu'à ce que l'enfant soit sevré.

A partir d'un an, l'enfant atteint d'une hernie inguinale peut et doit supporter un bandage. Il faut toujours donner, à ce moment, un bandage approprié, français, que le malade portera jour et nuit.

C'est le traitement de la cure radicale par le bandage. Il ne faut jamais permettre à la hernie de sortir.

Si le port consciencieux du bandage n'a pas guéri la hernie au bout de deux ans, conseillez l'opération. L'enfant aura trois ou quatre ans. C'est un moment très favorable pour la cure radicale.

Mais, si le bandage est mal supporté ou mal surveillé, s'il produit des douleurs, s'il contient mal la hernie, il y a lieu de faire la cure radicale plus tôt, c'est-à-dire à l'âge de douze, quatorze, quinze mois.

Il faut se comporter de même devant l'ectopie testiculaire, si le testicule ne peut être séparé de la hernie.

Si, par contre, le testicule peut en être séparé, on réduira la hernie et on appliquera le *bandage en fourche*, en pratiquant des massages pour abaisser le testicule.

Chez l'adolescent. — La hernie inguinale est preque toujours, pour ne pas dire toujours, congénitale.

On sait que ces hernies s'étranglent volontiers et que leur étranglement est grave. On sait aussi, par les statistiques, que la cure radicale est, à partir de quinze ans, facile, inoffensive et efficace. Enfin les convenances sociales, la nécessité de gagner sa vie, pour le jeune ouvrier, la nécessité du service militaire, de la vie active, de l'admission dans certaines écoles, et même la coquetterie pour les jeunes gens de la classe aisée, toutes ces raisons font de la cure radicale le traitement de choix. On est, d'ailleurs, si souvent sollicité à intervenir à cet âge qu'il faut savoir s'en défendre, si on trouve des contre-indications tirées de l'état général de l'individu ou du milieu dans lequel on veut vous faire opérer.

Chez l'adulte. — La cure radicale est de rigueur, sauf contre indications, et les considérations générales, que nous avons déjà développées, lui sont applicables.

Si, pour une raison ou pour une autre, on se décide à prescrire un bandage, on choisira un bandage français. La pelote doit être ovalaire, à grosse extrémité inférieure, peu convexe et large. Presque toutes les hernies inguinales réductibles s'accommodent de ce bandage. Pour les hernies très volumineuses à orifices larges, la pelote doit être triangulaire et terminée par un angle à bec-de-corbin, qui s'applique sur le pubis.

Les hernies très difficiles à maintenir, si elles ne sont pas opérables, peuvent être justiciables du bandage de Dupré ou de Prévost. Ce sont des appareils à pression rigide, difficiles à supporter. Quand la *hernie est irréductible* et qu'elle n'est pas opérable, on donnera une pelote concave qui loge dans sa concavité la hernie. Si elle est très volumineuse, on enfermera le scrotum dans un large suspensoir en tissu élastique de Berger, relié à une ceinture, assujettie elle-même par des bretelles.

Les *hernies inguinales* chez les *jeunes filles* sont toutes justiciables de la cure radicale. Ici, le résultat est toujours excellent, puisqu'on peut fermer complètement la paroi, et le port du bandage est cruel.

Hernies crurales (bandages, cure radicale). — Les hernies crurales sont très difficiles à contenir par le bandage. La guérison par ce moyen est une chose inconnue. La hernie crurale est donc toujours justiciable de la cure radicale.

La cure radicale de la hernie crurale est très bénigne. Il n'y a pas de mortalité. Malheureusement il faut savoir qu'à la suite de la cure radicale il y a encore des récidives; sur 395 observations recueillies par Bresset, on note 81 récidives. La technique opératoire doit être surveillée, et la suture de l'anneau est de rigueur.

Avec les perfectionnements des méthodes opératoires, les récidives deviennent de moins en moins fréquentes. D'ailleurs, la cure radicale est justifiée par la gravité des hernies crurales, qui s'étranglent si souvent, par la difficulté du port du bandage, et par son inefficacité absolue.

Quand il existe des contre-indications à la cure radicale (état général, milieu peu approprié, état de laxité des tissus et coïncidence de plusieurs hernies), il y a lieu d'avoir recours aux bandages.

Le bandage français est le seul applicable ; les pelotes mobiles doivent être rejetées. La pelote doit être ovalaire ou ronde et assez petite, le ressort ferme. Le ressort présente au niveau du collet un coude brusque, qui le porte en bas pour aller retrouver la cuisse. Ce bandage doit être muni d'un sous-cuisse, qui joue ici un rôle important. Il doit être fixé sur le collet du bandage près de la pelote, de manière à embrasser le pli de l'aine et le pli de la fesse.

Hernie ombilicale. — *Chez l'enfant.* — Jusqu'à l'âge de sept à huit ans, on aura bien rarement l'occasion d'opérer. Ces hernies guérissent, en général, spontanément.

Aussi il est nécessaire de les traiter par les bandages.

Chez le nouveau-né, l'appareil le plus simple est le meilleur ; une boule d'ouate, un peu plus grosse que la hernie, est appliquée sur l'ombilic et on l'assujettit à l'aide d'une bande de diachylon faisant deux fois le tour du corps. Malheureusement le diachylon irrite souvent la peau. On a conseillé aussi une plaque de liège, une plaque de gutta-percha enfermée dans une bande de calicot lacée en arrière, une plaque d'ivoire munie au centre d'une tige arrondie. Ces bandages ont une tendance à se déplacer, à cause de la forme du ventre chez l'enfant, qui a le bassin très étroit et le ventre très large (Malgaigne). Aussi a-t-on souvent adopté le bandage de caoutchouc, muni d'une pelote à air. Il est bon d'avoir une pelote qui ne rentre pas dans l'anneau pour ne pas le dilater.

Quand l'enfant commence à marcher, on doit lui faire porter un appareil plus solide. On a le choix entre ces deux sortes d'appareils.

1° Une pelote montée sur une plaque métallique, et fixée sur l'ombilic a l'aide de bandelettes de diachylon ; le tout maintenu en place par une ceinture élastique ;

2° Un bandage à ressort avec pelote articulée.

Souvent on prescrit le bandage à deux branches.

Le bandage doit être porté jour et nuit.

La *hernie ombilicale de l'adulte* est petite ou grosse. Quand elle est petite elle est toujours justiciable de la cure radicale ; en effet, dans ces cas, l'opération n'est pas grave : elle est efficace (27 hernies, petites ou moyennes, ont donné 3 récidives, d'après *Baumelou*), et la cure par les bandages est difficile et dangereuse, puisque la hernie a de la tendance à s'accroître. On conseillera donc la cure radicale dans toutes les hernies ombilicales, petites et moyennes, surtout chez la femme, à moins de contre-indications du côté de l'état général ou du milieu.

Quand la hernie est volumineuse, la cure radicale est plus difficile et plus dangereuse. Il s'agit alors le plus souvent de femmes obèses et de hernies incomplètement réductibles. On accuse dans ces cas 1/10 de mortalité et 8 récidives sur 25 hernies (Baumelou). Cependant, le volume de la hernie n'est pas une contre-indication à la cure radicale, et tout dépend de l'état général, de l'état du cœur et des poumons, de l'état de l'appareil urinaire. Deux cures radicales pour de très grosses hernies m'ont donné deux guérisons sans récidives sur des femmes obèses.

Les modèles de bandages usités dans la hernie ombilicale de l'adulte sont très nombreux.

Pour les petites hernies, on peut prescrire le bandage de Dolbeau ou de Drapier, qui tient la hernie réduite.

Dans les hernies plus volumineuses, on doit souvent renoncer à la réduction de la hernie. Une plaque concave soutient seulement les viscères et empêche l'augmentation du volume de la hernie.

Enfin des ceintures de toutes sortes ont été imaginées pour soutenir la paroi relâchée.

Cure radicale technique.)

Nous ne ferons que signaler certains procédés de cure radicale :

Hernie inguinale chez l'adulte. — Le procédé de Bassini est celui qu'on préfère. Il consiste à ouvrir le canal inguinal, à découvrir le sac et à l'exciser. La réparation commence par la restauration de la paroi postérieure. On suture le tendon conjoint, c'est-à-dire l'aponévrose du transverse à l'arcade de Fallope. On mettra cinq à sept points de suture ou bien on fera un surjet. Le cordo, qui a été soulevé, est remis en place, et la paroi antérieure (aponévrose du grand oblique) est suturée à son tour.

Hernie inguinale chez l'enfant. — Voici le procédé que je préconise : Incision qui découvre le canal inguinal. Ouverture du canal, isolement du cordon. Section du crémaster et de la fibreuse commune. Je trouve alors le sac, que j'isole *sans l'ouvrir*, en le saisissant avec une pince sur un de ses bords.

Quand le sac est isolé, s'il contient de l'épiploon (ce qui est visible à travers les parois), je l'ouvre, sinon je le résèque sans l'ouvrir.

Enfin je pratique deux points en X sur la paroi postérieure du canal, réunissant le tendon conjoint avec l'aponévrose, et je ferme la paroi antérieure.

J'opère sur le plan incliné.

La Hernie crurale est traitée par la dissection du sac et son excision. La fermeture du canal crural est difficile. On a coupé l'arcade crurale pour la suturer à la branche horizontale du pubis. On a employé des *myoplasties* (pectiné [Cheyne], adducteur [Schwartz], Berger, de même que Bassini, se contentent de fermer le canal avec des sutures passées dans le pectiné et dans l'aponévrose.

Hernie ombilicale. — Le procédé le plus recommandable est l'*omphalectomie* de Condamin, que j'ai modifié de la façon suivante : laparotomie étroite sus-ombilicale, examen de l'anneau, avec le doigt introduit dans le ventre ; incision de tous les tissus, sur le doigt, en dehors de la hernie, de manière à rabattre l'ombilic et la hernie sur le ventre, comme un tablier, et à traiter les viscères herniés de dedans en dehors en ouvrant le sac par son collet.

Les procédés les plus récents de la cure radicale ont été inspirés par le désir de supprimer les fils perdus pour éviter les suppurations tardives. Cette idée a guidé Duplay et Cazin, qui se servent du sac lui-même pour faire des ligatures, Jonnesco et d'autres qui ont utilisé des fils temporaires.

Kélotomie pour Hernie étranglée

La hernie est étranglée, quand elle est irréductible en même temps qu'il existe des signes d'occlusion intestinale, c'est-à-dire une impossibilité d'émettre des gaz par l'anus avec ballonnement plus ou moins considérable du ventre et des vomissements.

La hernie, plus ou moins dure, est douloureuse au niveau du pédicule.

L'étranglement est une indication urgente de l'opération.

Le taxis ne doit être employé que dans certains cas déterminés, chez les vieillards présentant de grosses hernies où l'épiploon prédomine, chez les tout jeunes enfants, dans les étranglements datant de quelques heures. Jamais il ne faut donner le chloroforme pour faire le taxis.

Il est plus avantageux et moins grave d'opérer.

Le taxis ne doit pas se prolonger au-delà de quelques minutes.

Kélotomie pour Hernie étranglée

Désinfectez la région. Lavez au savon pendant cinq minutes. Rasez les poils des bourses. Lavez de nouveau et brossez. Passez la peau successivement à l'alcool, à l'éther et au sublimé. Recouvrez le tout d'une grande serviette bouillie. Chloroformez le malade toutes les fois que cela est possible, c'est-à-dire quand l'état général n'est pas trop mauvais. Il m'est arrivé, sur une femme n'ayant presque plus de pouls, d'opérer sans aucun anesthésique. La malade a guéri. D'autres fois il est possible d'avoir recours à la cocaïne. Mais j'estime que l'administration prudente du chloroforme est plus inoffensive que l'anesthésie à la cocaïne.

Faites une incision cutanée dont l'extrémité supérieure atteigne et dépasse la limite supérieure tangible de la hernie et dont l'extrémité inférieure empiète largement sur les bourses. Cette incision sera parallèle au grand axe de la hernie. Sans autre précaution, coupez la peau et le tissu cellulaire. Deux artérioles, en général, donneront un peu de sang, il sera facile de les oblitérer à l'aide de pinces hémostatiques. Dès que vous aurez entamé le tissu cellulaire, dilacérez-le avec les doigts pour mettre à découvert l'aponévrose du grand oblique (premier point de repère). L'aponévrose du grand oblique et l'orifice inférieur du canal inguinal doivent être mis à découvert. Sous cet orifice, on voit la saillie de la hernie. Insinuez une sonde cannelée sous l'aponévrose du grand oblique et divisez-la dans l'étendue de 3 ou 4 centimètres, suivant la direction du canal inguinal en haut et en dehors. Vous ne risquez rien en allant jusqu'au niveau de la ligne transversale, qui part de l'épine iliaque antéro-supérieure.

La hernie est mise à découvert, coupez maintenant avec précaution les couches successives et cherchez le sac. En saisissant entre le pouce et l'index la membrane que vous pensez être le sac, vous la soulevez et vous pouvez la sectionner en dédolant. On a dit : que *tant qu'on hésite on n'est pas sur l'intestin*. Mais il faut ouvrir le sac avec précaution pour ne pas entamer l'intestin, qui est parfois sous-jacent d'une manière immédiate. Aussi l'incision du sac ne doit se faire que sur un pli soulevé par les doigts; elle doit être très petite. Dès qu'on a ouvert le sac, on voit sourdre du liquide; en son absence, on voit que la face interne de la membrane qu'on a ponctionnée est lisse et unie, et, dans son intérieur, on aperçoit déjà l'intestin ou l'épiploon. Le sac est ponctionné et reconnu. La sonde cannelée agrandit l'ouverture, le doigt remplace la sonde, et, sur le doigt comme sur une sonde, le sac est largement ouvert en haut et en bas. Des pinces hémostatiques repèrent les deux lèvres.

Examinez le contenu. Épongez le liquide avec des compresses aseptiques. Soulevez l'épiploon, examinez-le, touchez l'intestin rouge et gonflé. Sentez avec le doigt l'anneau de l'étranglement et allez débrider cet étranglement. Pour cela, faites-vous de la place; si l'épiploon gêne, excisez-le immédiatement en y jetant une ou deux ligatures. Introduisez le doigt sous l'anneau constricteur en haut et insinuez, entre la pulpe de l'index qui regarde en haut et les parois, une branche de ciseaux, coupez. Cela vous permet d'introduire le doigt plus loin et renouveler la manœuvre.

Vos sections seront dirigées en haut et en dehors, le long du canal inguinal que vous incisez avec les ciseaux dans toute son étendue. Si le doigt refuse de pénétrer au delà attirez l'anneau, avec les pinces qui repèrent le sac, et *à ciel ouvert*, incisez-le de bas en haut.

N'arrêtez ce travail que lorsque votre doigt peut pénétrer librement dans la cavité abdominale. C'est alors seulement que l'étranglement est levé. Inspectez les lèvres de l'incision, arrêtez le sang s'il existe une hémorragie, chose rare.

Retournez dans le sac, prenez l'intestin délicatement entre deux doigts et attirez-le à vous. Il viendra facilement et vous aurez mis au dehors la portion étranglée et la portion saine, séparée par un sillon plus ou moins profond. Inspectez le sillon et l'intestin.

L'intestin est sain. Vous pourrez le réduire; mais, pour cela, procédez lentement en faisant rentrer peu à peu, d'abord la portion postérieure, ensuite l'antérieure. Si l'épiploon n'est pas réséqué, vous pouvez maintenant le réséquer. Pour cela, s'il est peu volumineux, faites un nœud double solide au catgut fort, coupez au dessous et réduisez. Si la portion de l'épiploon est très grosse, divisez-la en deux ou trois paquets, à l'aide d'une pince hémostatique. Pour cela étalez l'épiploon, passez entre les vaisseaux la pince, ramenez le fil, faites une ligature et coupez. Faites-en autant du côté opposé et liez en dernier lieu la partie moyenne. Le moignon de l'épiploon doit être exsangue. Il doit se réduire facilement sans violence, de crainte de voir partir les ligatures et d'avoir une hémorragie.

La résection de l'épiploon est à conseiller dans presque tous les cas. Ce n'est que dans certains cas où l'épiploon paraît sain, qu'on peut le réintroduire sans le réséquer.

Tout est rentré. Reste le sac. Faut-il l'exciser? faut-il pratiquer la cure radicale? Je ne le pense pas. En consultant la statistique de la kélotomie, on voit que cette opération offre encore un taux de mortalité très élevé. A quoi bon compliquer l'opération et la rendre plus grave? Il est assez rare de voir une hernie étranglée opérée récidiver et nécessiter une opération nouvelle. Il est donc probable que l'irritation du sac suffit pour la guérison de la hernie.

La seule tentative que je me croirais permise, ce serait l'oblitération du collet du sac, c'est-à-dire la dissection circonférencielle du collet et sa ligature avec excision de sa partie inférieure. Mais, pour peu qu'il subsiste des doutes sur l'intégrité de l'intestin réduit, pour peu qu'il y ait des signes d'irritation du sac, contentez-vous de plonger un drain jusque dans l'orifice du péritoine, drain qui viendra s'ouvrir à la peau. Sur ce drain, réunissez la *paroi en masse*, à l'aide de gros points de suture embrochant une épaisse couche des lèvres de la plaie et capitonnant le sac.

Faites un pansement compressif à l'aide d'ouate et de bandes.

Certaines particularités sont à examiner :

Les *adhérences de l'épiploon avec le sac* ne sont pas difficiles à traiter. Prenez l'adhérence au niveau du sac et excisez-là, après avoir pratiqué deux ligatures, en abandonnant une petite partie d'épiploon adhérente au sac.

Les *adhérences du sac avec l'intestin* sont beaucoup plus difficiles à traiter. Heureusement elles sont rares. C'est avec le doigt et les ciseaux mousses qu'on parviendra peu à peu à libérer l'intestin. Il n'est pas mauvais, dans ces cas, de sacrifier le sac et de laisser des bandelettes du sac adhérentes à la paroi de l'intestin, tout en dégageant l'anse en entier, de façon à éviter les coudures.

La *difficulté de réduction de l'intestin* peut tenir à ce que les viscères ont perdu droit de domicile.

Dans ces cas, il n'y a qu'un parti à prendre : élargir l'ouverture de la paroi par en haut, ne pas craindre d'empiéter sur la paroi abdominale: faire une petite laparotomie. Après cela, on essaiera la réduction, en mettant le malade dans la position inclinée, les pieds élevés et la tête basse, position qu'on peut improviser avec deux aides, qui prennent sur leurs épaules les cuisses du malade et qui se relèvent ensemble.

Dans certains cas rares, on ne trouve pas de sac, on tombe immédiatement sur un viscère, la *vessie* ou le *gros intestin*. On ouvre souvent ces viscères. Il faut réparer l'incision à l'aide de sutures à la Lambert (aiguille de couturière et fil fin en soie ou en coton).

Dans les cas d'*adhérence charnue naturelle*, c'est-à-dire d'adhérence du cœcum au sac, je ne vois qu'une conduite facile, c'est de lever l'étranglement et de laisser le cœcum dans le sac, quitte à procéder plus tard à tête reposée, quand le malade est guéri de son étranglement, à une opération radicale par dissection et réduction du sac avec le cœcum.

La Hernie crurale étranglée. — Il s'agit généralement d'une femme. La hernie est souvent petite et le danger de l'étranglement réside dans la petitesse de la hernie et son contenu souvent exclusivement intestinal.

On conseille avec raison d'être sobre de tentatives de taxis et d'avoir recours à l'opération, dès qu'on a fait le diagnostic. JE DIRAI MÊME QUE LE TAXIS, DANS LA HERNIE CRURALE ÉTRANGLÉE, DOIT ÊTRE IGNORÉ DU MÉDECIN.

La *kélotomie* est pratiquée le plus tôt possible.

Après avoir rasé et savonné la peau, on la passe à l'alcool, à l'éther et au sublimé. On circonscrit le champ opératoire avec des compresses aseptiques ou des serviettes bouillies, et l'on commence l'opération.

L'incision se fait suivant le grand axe de la tumeur.

On la fait horizontale ou verticale. Je la préfère verticale, dépassant largement par n haut l'arcade de Fallope.

Après avoir incisé la peau, suivez l'excellent conseil de Lejars et allez dénuder le sac erniaire, comme si vous deviez l'extirper en totalité ; c'est-à-dire pénétrez à travers un lan de clivage et, par dissection mousse, écartez et rabattez toute la graisse, de manière mettre largement à découvert une *tumeur*, dure, plus ou moins volumineuse, mobile, ais attachée profondément par un pédicule. Attachez-vous à bien découvrir les contours e ce pédicule, en vous rappelant qu'il est limité en dedans par le *ligament de Gimbernat*, i siège le plus souvent l'agent de l'étranglement, en dehors, par la *veine fémorale*, 'il faut savoir éviter, en haut par l'arcade de Fallope, que vous n'avez pas à respecter, plus haut chez l'homme, par le canal inguinal et son contenu. Le pédicule de la hernie donc disséqué par la voie mousse et mis à découvert.

Il s'agit maintenant d'ouvrir le sac, de manière à bien voir l'intestin et le contenu de hernie.

Faites un pli au sac et ouvrez-le avec précaution sur une très petite étendue. Du uide coloré s'en échappe et vous montre que vous êtes dans le sac. Il est rare que le soit sec.

Epongez le liquide. Inspectez le contenu. Quelque chose de *noir*, de *tendu* et de *id* se montre dans la profondeur : c'est l'intestin. En général, il s'agit d'une petite e intestinale fortement serrée.

Allez à l'étranglement et levez-le.

Pour cela, voici la manière classique, celle indiquée par tous les auteurs : l'index iche, écartant l'intestin, va à la recherche de l'étranglement, et l'ongle touche et roche l'anneau constricteur. Sur la pulpe de l'index, glissez le bistouri de Cooper, né à plat ; arrivé sur l'étranglement, redressez l'instrument et coupez dans ndue de 2 à 3 millimètres.

Où doit-on faire ce débridement ? On conseille de le faire *en bas et en dedans*, *en ns* ou *en haut*. Si on fait le débridement avec le couteau de Cooper, il est bon de le e porter en bas et en dedans pour éviter à coup sûr toute anomalie artérielle et débrir l'anneau dans sa partie la plus saillante.

Mais il existe une autre manière de procéder. Elle consiste en ceci : débrider à ciel vert.

Pour cela, s'il s'agit d'une femme, comme c'est le cas le plus habituel, je conseille de dre l'arcade crurale, d'abord directement de haut en bas, ensuite en insinuant la de cannelée entre l'intestin et tous les tissus qui nous séparent de la peau ; de cette n vous ouvrez largement le sac et, quel que soit l'agent de l'étranglement, vous le levez.

Lejars indique une autre manière de débrider à ciel ouvert : elle consiste à découvrir *dedans* l'agent de l'étranglement, à l'accrocher avec l'index ou à le couper sur la de cannelée. Cette manière de faire me paraît plus délicate.

Il ne faut pas se dissimuler que la section de la bride de l'étranglement n'est pas tou- chose aisée dans les hernies crurales. Aussi il est bon de commencer toujours par essayer la *divulsion* de l'anneau avec le doigt; si le doigt peut s'insinuer entre l'agent de l'étranglement qui *est en dedans* et l'intestin, la partie est gagnée.

Il suffit de forcer un peu pour devenir maître de la situation sans user du bistouri. Mais, si cette manœuvre n'est pas couronnée de succès et si l'agent de l'étranglement n'apparaît pas facilement dans la plaie, je ne connais rien de mieux que l'incision large *par en haut*, surtout chez la femme, ou l'incision en bas et en dedans avec le couteau de Cooper.

Avec les doigts, tirez doucement et extériorisez l'intestin. Inspectez avec soin le contour de l'anse étranglée et *ne vous pressez pas de réduire*. Il m'est arrivé, une fois, pour n'avoir pas assez examiné l'anse, de la réduire et d'avoir le désagrément de voir s'écoul des matières, aussitôt cette réduction faite. Une perforation imminente s'est complét pendant la réduction. Examinez donc soigneusement et lavez l'intestin.

Réduisez et liez le sac ou drainez.

La cure radicale est souvent délicate. Je ne crois pas qu'il y ait lieu de la faire.

Hernie ombilicale étranglée. — L'étranglement des petites hernies ombilicales ne diffè pas, dans ses caractères essentiels, de l'étranglement des autres hernies déjà étudiées. Ma dans les grosses hernies ombilicales, l'étranglement, avant de s'établir, est souve précédé de crises de *péritonite herniaire* ou d'*engouement;* tantôt il s'agit d'une infla mation passagère du sac, tantôt de la production d'adhérences. Enfin il existe caractère spécial à ces dernières hernies. Souvent l'étranglement n'a pas lieu au col du sac, mais dans le sac lui-même, et il est dû à des brides inflammatoires, à la coudu au volvulus de l'intestin ou au pincement d'une anse dans une éraillure du sac, etc.

Au point de vue pratique, ce qu'il faut retenir, c'est la notion suivante : les signes l'étranglement dans les petites hernies ombilicales commandent l'opération immédia Quand il s'agit, par contre, de grosses hernies irréductibles et qui deviennent le siège douleurs avec des phénomènes d'étranglement, la conduite à tenir est plus complexe, c il peut se faire que les accidents cèdent au repos, à l'application de glace sur le ventr Ajoutons, que, dans ces sortes de hernies volumineuses, l'état général est habituelleme précaire, et que l'opération est toujours grave. On comprend donc qu'on hésite à inte venir immédiatement,

Si on est appelé dès le début, on est autorisé à prescrire le repos au lit, et la gl sur le ventre pendant vingt-quatre ou quarante-huit heures. En général, quand les missements fécaloïdes apparaissent, les phénomènes ne rétrocèdent plus. Cependant, eu à soigner une dame obèse et diabétique avec M. le professeur Berger. Chez ell existait des vomissements fécaloïdes et une occlusion complète. Quarante-huit he après le début des accidents, un certain calme est survenu; sans opération, elle guérir et se porte bien depuis plus de trois ans.

Les indications dans les hernies volumineuses sont donc plus complexes qu'on ne c En principe, l'opération hâtive est à conseiller; mais, si l'état général du sujet est vais, si la hernie est très volumineuse, si la crise que traverse le malade est la prem on est, je crois, autorisé à patienter.

Si, au contraire, la hernie est devenue très volumineuse subitement et que les dents pressent, avec un état général passable (pas d'albumine, pas de sucre), si la cr n'est pas la première en date, l'opération hâtive est indiquée.

A plus forte raison, ne remettez jamais au lendemain la réduction d'une hernie om licale de moyen volume qui, contenue jusque-là, s'est étranglée subitement. Faites taxis prudent pendant quelques minutes (trois ou quatre), et, en cas d'échec, ayez à l'opération.

Quant aux petites hernies, elles sont toutes justiciables de l'opération hâtive. L'engouement est une théorie qui doit être ignorée du praticien dans ces cas.

On peut résumer d'un mot ces considérations :

Devant une hernie ombilicale qui présente des phénomènes d'étranglement, ne vous embarrassez pas de théories, ne croyez pas à l'engouement. Mais, si l'opération ne paraît pas très grave, opérez de suite. Il en sera ainsi dans les petites et moyennes hernies, moins souvent dans les très grosses, chez des sujets non tarés d'affections organiques. Si l'opération paraît grave et disproportionnée aux accidents observés, patientez deux, trois jours, et alors de deux choses l'une, ou les accidents deviennent assez sérieux pour contrebalancer les risques de l'opération, ou ils s'amendent. Il en sera ainsi chez les femmes obèses, diabétiques ou albuminuriques, emphysémateuses, à grosses hernies ombilicales, présentant quelques signes d'étranglement, une forte douleur à la pression, quelques vomissements, une constipation plus ou moins opiniâtre sans vomissements fécaloïdes.

L'opération est décidée. — Préparez le nécessaire, comme pour une laparotomie. En fait c'est une véritable laparotomie que vous allez faire. Donnez le chloroforme.

Après avoir fait une antisepsie soignée de la peau de tout l'abdomen et surtout de la région ombilicale, circonscrivez le champ opératoire de compresses aseptiques, placez vous à droite et commencez.

Incisez la peau sur la tumeur ombilicale que vous soulevez, en traçant une incision elliptique qui évite les parties centrales de la tumeur et approche de ces parties latérales. Latéralement disséquez les deux lèvres et avec le doigt par dissociation, *isolez une meur*, comme si vous vouliez l'enlever.

En faisant cette dissociation, on a souvent l'illusion d'avoir affaire à une véritable tumeur isolable de partout. En réalité, elle ne tient que par l'orifice profond. Découvrez donc l'orifice par sa surface externe.

La tumeur que vous venez d'isoler est le sac.

Pour l'ouvrir, abordez-le latéralement, pincez-le avec les doigts, soulevez-le et incisez-le d'abord prudemment de manière à pouvoir y introduire une sonde cannelée, ensuite le doigt ; sur le doigt continuez l'incision du haut en bas sur toute la demi-circonférence du sac.

L'incision latérale du sac a ses avantages. Elle vous permet d'arriver rapidement sur portion qui vous intéresse, sur l'intestin ; elle vous permet, dans la majorité des cas, de isser devant vous l'épiploon et de gagner du temps.

Dans certains cas vous pourrez compléter prudemment la section circonférentielle du c et en le laissant adhérer par son extrémité inférieure, relever le tout et vous mettre en présence de l'intestin.

Assurez-vous que le tablier que vous relevez est formé d'épiploon adhérent au sac et, après avoir mis une pince ou deux sur l'épiploon étalé, coupez le. Cela vous permettra de voir clair et de trouver en haut l'orifice *cintré* fibreux par où sortent l'épiploon et l'intestin. Cet orifice, allez le débrider; sur l'épiploon, entre lui et l'orifice fibreux *dans l'orifice*, engagez la sonde cannelée et dirigez-la à droite; sur la sonde, coupez l'aponévrose, le débridement est complété avec le doigt, l'anneau est élargi.

Reportez-vous alors sur l'instestin que vous soulevez délicatement et que vous examinez. S'il n'est pas altéré, rouge seulement et congestionné, lavez-le et réduisez-le doucement. Les difficultés de la réduction peuvent être grandes. Le malade, imparfaitement anesthésié fait des efforts, pousse et fait sortir l'intestin distendu par le ballonnement. Procédez doucement, agrandissez l'orifice, faites une véritable petite laparotomie avec les ciseaux guidés sur l'index introduit à travers l'orifice, saisissez avec des pinces les bords de l'incision, et avec une compresse enveloppez d'abord l'intestin procident, engagez ensuite les bords de la compresse sous les bords de la paroi tirée en haut par les pinces et par des pressions douces et larges, réduisez.

Le reste de l'opération sera simplifié.

Si vous pouvez saisir le collet de sac, liez-le et faites par dessus une suture. Sinon traitez la plaie comme une simple laparotomie; faites des sutures qui comprennent la peau, les muscles et le péritoine. Ce n'est pas la plus mauvaise manière de fermer.

Si vous avez le temps (opération simple, malade en bon état), faites la réparation à deux étages de sutures.

Mais rappelez-vous encore qu'ici plus que dans les autres hernies la kélotomie est une opération grave, qu'il ne faut pas aggraver par les longues manipulations d'une cure radicale. Les statistiques donnent sur 55 opérations 9 morts (Vulpius), sur 19 kélotomies 7 morts (Lejars). Sur 3 opérations, j'ai eu 2 morts et 1 guérison. L'opération est donc grave parce qu'on agit souvent trop tard et sur des malades déjà empoisonnés par la stercorémie.

C'est aussi la raison qui me fait hésiter à préconiser dans ces cas l'*omphalectomie*, comme méthode générale.

Conduite à tenir quand on trouve l'intestin malade. — Jusqu'ici, dans la description de la kélotomie, nous avons supposé que l'intestin était sain et qu'il pourrait être réduit sans danger.

Mais l'intestin peut être *menacé de gangrène, gangréné, gangréné et ouvert.*

Reconnaître la gangrène ou la menace de gangrène est le premier devoir de l'opérateur. Pour cela, il s'aidera de la vue, du toucher, de l'odorat, de la réaction de l'intestin sous un courant d'eau chaude.

L'odeur est caractéristique, dit-on; mais on se fiera modérément sur ce signe.

La couleur verte et irisée, *feuille morte*, ou une coloration bronzée, ou une sorte de pustule, seront des signes plus sûrs. Dans le doute, irriguez à l'eau chaude l'anse suspecte. Les plaques douteuses reprendront leur poli et leur vascularité, si elles ne sont pas mortifiées.

Enfin, par le toucher, on se rendra compte de la consistance de l'intestin. L'intestin flasque ramolli, ne rendant pas de son sous la percussion, est malade.

A. L'*anse intestinale est menacée de gangrène.* — L'intestin est douteux. Il n'a plus son poli. Il est inégal de couleur et de consistance. Par place il existe des plaques grisâtres plus amincies, etc. La gangrène n'est pas patente; mais la vitalité de l'intestin est compromise. Ne réduisez jamais pareil intestin, ce serait courir le risque de le voir éclater sous les doigts ou d'avoir une perforation secondaire. — Mais vous pouvez attendre, vous pouvez faire la *kélotomie sans réduction.* Débridez bien le collet du sac, attirez l'intestin en dehors et fixez-le sur les débris du sac et à la peau, à l'aide de deux ou trois points de suture. Recouvrez le tout d'un pansement aseptique et attendez quarante-huit heures.

Au bout de ce temps, ou la perforation s'est faite, ou la vitalité de l'intestin s'est affirmée. Laissez alors l'anse se réduire spontanément ou, si la réduction tarde à se faire, détruisez quelques adhérences et réduisez l'intestin.

B. L'*anse intestinale est gangrenée;* mais la gangrène est *discrète* ou *confluente.*

S'il n'existe que deux, trois plaques de gangrène bien limitée, faites l'*enfouissement*, c'est-à-dire déprimez dans l'intestin la portion malade et enfermez-la à l'aide de points de sutures séro-séreuses à la Lambert, sutures faites sur la partie saine dans le sens transversal ou vertical.

La portion malade est-elle peu considérable, il est permis de l'*exciser* et de pratiquer ensuite la suture intestinale par *enterorraphie latérale*.

La gangrène occupe une bonne partie de l'anse ; l'enfouissement est impossible. Guinard a proposé et pratiqué l'*invagination*. Mais c'est à l'*entéroctomie avec entérorraphie* ou à l'*anus contre nature* que vous aurez recours.

L'ENTÉRECTOMIE consistera à exciser toute la portion malade un peu obliquement, à réséquer aussi un coin du mésentère correspondant, à anastomoser ensuite les deux bouts. Pour cela, on peut réunir les deux bouts circulairement, à l'aide de deux plans de sutures, l'un total, l'autre séro-séreux, ou bien fermer les deux bouts à l'aide de deux plans de sutures et anastomoser un bout dans l'autre (réunion par implantation latérale). Enfin on peut utiliser le bouton de Murphy, qui fait gagner du temps.

L'ANUS CONTRE NATURE est l'intervention à la portée de tous. Trois cas peuvent se présenter :

1° *L'anse est pincée latéralement*. — Excisez la plaque gangrénée et recousez la peau sur les bords de la perte de substance ;

2° *L'anse gangrénée est courte*. — Incisez-la sur son bord libre, en plein sphacélé, et rattachez les bords de l'ouverture aux débris du sac à l'anneau.

Mais cela ne suffit pas ; il faut s'assurer avec le doigt que le bout supérieur est libre et, s'il y a nécessité, débrider l'anneau prudemment pour ne pas contaminer la grande cavité péritonéale. Le mieux est d'introduire dans le bout supérieur de l'anse un drain de caoutchouc.

3° *L'anse gangrenée est longue*. — Attirez l'anse au dehors, reconnaissez les parties saines. Protégez le ventre. Excisez toute l'anse malade et liez les vaisseaux qui donnent (mésentère, intestin). Vous êtes en présence des deux bouts intestinaux sains que vous adosserez en canons de fusil par des sutures séro-séreuses, ou mieux, que vous réunirez en arrière en les laissant ouvertes en avant et en protégeant leur fond par une mèche de gaze. La portion antérieure, béante, est réunie aux débris de sac et à la peau.

C. *L'intestin est gangréné et ouvert*. — Ici l'anus contre nature s'impose.

Le plus souvent on hésitera, en pratique, entre l'*anus contre nature* et l'*entérorraphie*.

Je ne cache pas mes préférences. Elles sont toutes en faveur de l'anus, quand il s'agit d'une hernie étranglée chez un sujet débilité, quand on n'est pas très expert dans les opérations intestinales, quand on n'est pas très outillé. Toutes ces circonstances se trouvent réunies quand on opère la nuit, en ville ou à la campagne, avec un matériel et un éclairage insuffisants.

Je serais, par contre, partisan de ces interventions dans un milieu approprié, à condition cependant que l'état du malade soit encore assez bon.

Si j'avais à faire une résection et une suture, je n'hésiterais pas à fixer l'anse réparée près de la paroi à l'aide de quelques points, et à placer un drain venant l'effleurer. De cette façon on pourrait éviter une catastrophe, en cas d'insuccès, sans nuire au bon résultat de l'opération, si la suture tient suffisamment.

D'ailleurs, je le répète, ce n'est pas tant l'insécurité de la suture qui est le danger, mais la *prolongation des manœuvres*. Aussi je n'hésiterai pas à dire, en terminant, aux débutants et à ceux qui n'ont jamais fait d'entérorraphie : ne faites pas vos débuts par une entérorraphie dans la kélotomie.

Anus contre nature et fistules stercorales

L'anus contre nature et les fistules stercorales s'observent à la suite des hernies ou d'autres lésions (appendicites, abcès, etc.). L'anus contre nature a un large orifice et un éperon, c'est-à-dire une bande saillante qui sépare le bout supérieur du bout inférieur; la fistule stercorale n'a pas d'éperon mais elle présente souvent une poche purulente entre la peau et l'intestin perforé (fistule pyo-stercorale).

L'anus contre nature et surtout la fistule stercorale, large ou petite, sans éperon, sont susceptibles de guérir par le *traitement médical*. J'ai vu, dans le service de Trélat, un anus, établi à la suite d'une opération de hernie, guérir spontanément. Pour cela, Trélat faisait faire : 1° la compression sur la fistule ; 2° donnait des purgatifs (huile de ricin); 3° et maintenait ensuite le malade constipé pendant cinq à six jours. Ces alternatives de constipation et de débâcle unies à la compression peuvent suffire à guérir un anus contre nature.

J'en ai eu la preuve récemment sur une fistule stercorale.

La cautérisation de l'orifice fistuleux, les soins de propreté, l'ouverture de la poche purulente et son curage peuvent aussi donner de bons résultats.

Mais, en général, l'anus contre nature avec éperon, ainsi que la fistule stercorale, nécessitent un *traitement chirurgical*.

Anus contre nature sans éperon et fistules sans poche purulente. — Dans ce cas, on peut faire l'*entérorraphie latérale*, en pénétrant dans le péritoine et en restant dans la zone des adhérences et en faisant une opération extra-péritonéale. J'ai pratiqué deux fois cette opération avec succès. Dans un cas il s'agissait d'un anus contre nature, arrivé à la suite d'une opération d'appendicite, faite par un autre médecin. J'ai pu facilement détruire les adhérences dans l'étendue de 2 centimètres, abraser la muqueuse, réunir ensuite la muqueuse et la musculeuse et fermer la peau. J'ai suivi en partie le procédé de Chaput. La malade a guéri, et elle est restée guérie après avoir eu une petite fistule stercorale qui s'est refermée dans la suite. Dans un autre cas, j'ai pu fermer un anus contre nature, établi par un de mes confrères, à la suite d'une kélotomie pour hernie inguinale chez un homme âgé. J'ai fait là deux tentatives, et la seconde opération, exécutée plus largement en dépassant sur un point les adhérences, m'a donné un succès complet. Dans ce dernier cas, il existait un petit éperon.

L'opération doit être faite assez largement, et on doit dépasser les adhérences, du moins sur un point, pour *adosser les séreuses*.

Par dessus l'entérorrapie on peut réunir la peau; mais je laisse toujours un drainage, et je n'attache pas une grande importance à la réunion parfaite de la peau.

Voici un anus contre nature avec éperon. — Que doit-on faire? tant que l'éperon existe, le procédé que nous venons de mentionner est inapplicable.

La plupart des chirurgiens conseillent de recourir à l'*entérotome* de Dupuytren pour couper lentement l'éperon et transformer l'anus avec éperon en anus sans éperon.

Le Dentu conseille de placer l'entérotome, de le laisser tomber et de pratiquer ensuite l'entérorrapie après la *laparotomie. C'est une méthode mixte.*

En ce qui me concerne, je préfère ou m'en tenir aux *procédés extra-péritonéaux*, c'est-à-dire faire l'entérorraphie dans la *zone des adhérences*, ou pénétrer délibérément dans le ventre et alors juger la question de la façon suivante : L'intestin est-il accollé sur une grande étendue avec une autre anse? Faire l'anastomose. Est-il, au contraire, facile à amener au dehors? Faire l'*entérorraphie latérale complète.*

Je crois, en un mot, que l'entérotome de Dupuytren, tout en étant inoffensif, est un procédé trop lent et trop aveugle pour pouvoir être actuellement préconisé.

Les fistules avec poche purulente intermédiaire sont justiciables d'une opération intra-abdominale, c'est-à-dire d'une opération qui ne touche pas à la poche purulente. La seule opération, dans ces cas, est l'anastomose latérale, opération simple et donnant toute garantie.

C'est ainsi que j'ai pu guérir tout dernièrement un enfant d'une fistule pyo-stercorale en lui faisant deux opérations : 1° l'anastomose intra-péritonéale latérale des deux bouts; 2° la fermeture de la fistule par le procédé extra-péritonéal, après avoir nettoyé la poche purulente.

Reste une dernière ressource, c'est l'*entérectomie.* Malgré l'opinion de quelques chirurgiens, on doit se résoudre rarement à l'entérectomie et seulement lorsque tous les traitements ont échoué. Elle a une mortalité de 10 0/0, en tenant compte des derniers faits publiés.

En somme, voici le traitement que je préconise dans le cas d'anus contre nature ;

1° Pendant deux mois, traitement médical, purgations suivies d'une période de constipation. Compression. Repos et soins de propreté;

2° En cas d'insuccès, traitement opératoire :

a) *Entérorraphie* dans la zone des adhérences sans craindre de les dépasser sur un point et en prenant les précautions nécessaires pour ne pas infecter le péritoine;

b) *Entérorraphie,* ou *anastomose latérale* après la laparotomie, si la première méthode a échoué;

c) *Entérectomie* en cas d'échec.

Dans les fistules pyo-stercorales :

1° Débridement du foyer et curage de l'abcès. Soins de propreté, traitement médical pendant deux mois.

En cas d'échec :

2° Laparotomie latérale en dehors de la poche purulente et *anastomose latérale* en respectant les adhérences et la poche purulente.

L'anastomose sera suivie d'*entérorraphie dans la zone des adhérences* dans la même séance ou ultérieurement.

En cas d'insuccès, entérectomie.

Une variété de l'entéro-anastomose est l'*exclusion intestinale* partielle, qui consiste à anastomoser les deux bouts intestinaux après avoir isolé les anses malades par section et suture.

Une autre variété d'entéro-anastomose est la récente opération de Pauchet, qui enfouit la fistule stercorale entre deux anses (1).

---

(1) Ce chapitre est extrait des manuels de Thérapeutique clinique « Thérapeutique chirurgicale et chirurgie journalière ». 1 vol. in-8° de 648 pages, chez Vigot, Frères, éditeurs, Paris. — Vient de paraître.

REVUE DES PUBLICATIONS SCIENTIFIQUES

Maladies infectieuses

Dr LESAGE

Médecin des hôpitaux

Le phénol dans le traitement du charbon (*Med. Obozr.* n° 2, 1901). Neartschenkoff rapporte le cas suivant très grave de charbon où les injections de phénol à 5 0/0 ont amené la guérison.

Il s'agit d'un homme de 23 ans chez qui l'œdème charbonneux de l'œil droit s'est propagé à la joue et au front. C'est la conjonctive palpébrale qui probablement a été le point de départ de l'affection. Il n'a pas été possible, cela va sans dire, de pratiquer dans ces conditions l'excision du foyer malade. L'auteur eut donc recours à la méthode thérapeutique suivante. Tous les jours il a injecté dans le foyer pathologique de 2 à 7 seringues de phénol à 5 0/0. Cependant la maladie suivait une marche progressive; l'œdème se propageait au cuir chevelu, au cou et à la poitrine. Ce n'est que le 6e jour, en plein développement des phénomènes pathologiques (pouls 96°, température élevée) que l'auteur a injecté à la fois dans les régions œdématisées 10 seringues et demie de phénol (à 5 0/0) en dépassant ainsi de 25 fois la dose permise par le codex. L'action de ces injections a été véritablement magique.

Le soir même la température est tombée à la normale; l'état général est devenu excellent. Depuis ce moment la maladie a marché rapidement à la guérison. Les œdèmes ont disparu ainsi que tous les symptômes pathologiques.

Le malade a guéri sans aucune espèce de complications sinon une légère adhérence de la paupière au coin interne de l'œil droit, l'œil lui-même étant resté intact.

L'auteur, en rapportant ce cas excessivement curieux, ajoute quelques renseignements touchant le phénol.

Une solution de phénol faible à 2 0/0 s'absorbe rapidement et déjà en petite quantité détermine une intoxication généralisée, tandis que, au contraire, une solution bien plus for[te] à 5 0/0 ne s'absorbe que lentement sans dét[er]miner d'intoxication.

L'excision du foyer malade est souvent cha[n]ceuse, surtout parce que les phénomènes d'i[n]toxication générale surviennent de très bon[ne] heure et ne sont par conséquent nullement i[n]fluencés par l'intervention chirurgicale.

Dr Roubleff.

Un cas de tétanos guéri (*Deutsche m[ed.] Wochenschrift*, 18 juillet 1901). — Leyden a p[ré]senté, à la Société de médecine interne de B[er]lin, le 17 juin 1901, un malade traité par l'inj[ec]tion intradurale de sérum antitétanique [de] Behring. L'orateur fait ressortir que le trai[te]ment par le sérum n'a véritablement don[né] des effets satisfaisants qu'à partir du mome[nt] ou l'on a reconnu la localisation de la toxi[ne] tétanique dans l'axe cérébro-spinal et la néc[es]sité d'injections localisées.

Le malade a reçu, au troisième jour de [la] maladie, une première injection, après l'év[a]cuation de 10 c.c. de liquide cérebro-spinal, [de] 5 c.c. d'antitoxine; trois jours plus tard, no[u]velle injection exécutée de même façon que [la] première. 20 c.c. de cette antitoxine solu[ble] représentent un gramme d'antitoxine solide. L[es] doses injectées sont donc très faibles.

L'effet thérapeutique a été remarquable. [La] température de 41° avant l'injection tomba [le] lendemain à 37,4 : cette chute thermique pe[ut] être considérée comme la cause directe du re[ta]blissement du malade, car l'orateur ne se so[u]vient pas d'avoir vu guérir jusqu'ici un té[ta]nique présentant 41°. La seconde injecti[on] n'exerça aucune influence sur la températur[e] car la fièvre ne se représenta plus.

On n'a fait aucun autre traitement sérothér[a]pique chez ce malade : comme médication i[n]terne, on prescrivit du chloral.

Le sujet est palefrenier; il ne présente aucu[ne] blessure : la recherche de bacille tétaniq[ue] dans les crachats a donné un résultat négatif.

Le liquide cérébro-spinal évacué a été injec[té] à des souris qui furent atteintes de tétanos malgré le résultat négatif des recherches bactériologiques, il y a donc lieu d'admettre qu'aucune erreur de diagnostic n'a été commise.

E. Vogt.

Chirurgie générale

Dr Benoit

Ancien interne des hôpitaux

La désarticulation du genou, par le Dr Laurent (*La Clinique de Bruxelles*, 22 juin 1901). — C'est à tort qu'on préfère habituellement les amputations basses de la cuisse à la désarticulation du genou. Celle-ci n'est pas plus grave et, sauf le cas où on aurait à redouter un sphacèle étendu des lambeaux (inflammation, troubles circulatoires, artéro-sclérose), c'est celle qui donne à l'opéré la meilleure faculté de se mouvoir. En effet, deux lambeaux latéraux viennent fournir une bonne cicatrice qui va se cacher entre les condyles ou derrière eux et le malade marchera directement sur les condyles; en opérant, on doit sacrifier les cartilages semi-lunaires et la rotule, qu'il n'y a pas d'intérêt à conserver. L'opéré se rapprochera dans la suite, comme résultat, des amputés de jambe au lieu d'élection. Les mouvements de flexion et d'extension de la cuisse sont conservés; il marche dans le plan antéro-postérieur et la jambe artificielle dissimule fort bien chez lui la mutilation, ce qui n'aurait pas lieu si le point d'appui était à l'ischion, comme dans l'amputation de cuisse. Il faut faire usage, il est vrai, du point d'appui à l'ischion pendant les premiers temps; mais lorsque le moignon est bien fait à son usage, l'opéré finit par appuyer directement dessus.

A. Benoit.

Tumeurs osseuses de l'aine (*Société de chirurgie*, 19 juin 1901). — On trouve dans la région précoxale, à l'aine, des tumeurs qui semblent faire corps avec le squelette. Or M. Lejars a vu, dans deux cas, des *ostéomes* se développer dans l'épaisseur du psoas, à la suite de chute ou traumatismes divers, surtout chez les tabétiques, et l'ablation de ces tumeurs osseuses n'a pas été suivie de récidive.

A. Benoit.

Considérations sur le traitement actuel des fractures (*Deutsche Praxis*, 10 juin 1901). — Volpius rappelle que la caractéristique de la tendance actuelle, dans le traitement des fractures, est de songer dès le premier jour au rétablissement de l'activité fonctionnelle intégrale du membre. Dans la période précédente, on songeait avant tout à la consolidation anatomique. Mais comme toujours, la préoccupation d'éviter les atrophies et les impotences fonctionnelles a donné lieu à des exagérations : l'auteur considère comme telle, par exemple, la proposition de se passer de tout appareil rigide dans le traitement de la fracture du radius.

L'auteur croit que les appareils modernes, permettant aux malades de se servir du membre fracturé même avant la consolidation, représentent une arme à deux tranchants : excellents dans un service hospitalier, quand ils sont appliqués par des praticiens compétents, ils deviennent fort dangereux entre les mains de médecins moins expérimentés, et peuvent donner lieu, par exemple, à la formation d'un pied plat dans les cas de fracture de la cheville ou de la jambe. En outre, l'irritation fonctionnelle exagérée peut donner naissance à un col hypertrophique. Les mêmes remarques peuvent s'appliquer aux bandes gélatinées destinées à remplacer le plâtre.

Les appareils qui permettent aux malades de vaquer à leurs occupations avant que la consolidation soit complète, rendent de grands services dans les cas où, pour une raison quelconque, la consolidation se fait attendre, ou bien lorsque le patient, âgé, alcoolique, emphysémateux, etc. supporterait mal un séjour prolongé au lit. Dans la fracture du col du fémur, les procédés modernes ont certainement sauvé la vie à de nombreux vieillards. Le principal inconvénient de ces appareils est leur prix élevé.

Quelle est la conduite à tenir en présence d'une fracture récente ? Il faut s'abstenir de toute pose d'appareil le premier jour ; si le traumatisme a été très violent, si le gonflement est considérable, on se contentera d'un appareil plâtré très lâche qu'on remplacera quelques jours plus tard. L'application d'une vessie de glace autrefois très recommandée n'a plus aujourd'hui autant de partisans, car elle trouble manifestement la circulation sanguine et enraie la résorption. Il est bien préférable d'enrouler autour du membre fracturé une bande humide exactement appliquée, et de n'appliquer l'appareil plâtré, par-dessus une bande de flanelle ne faisant pas de plis, que lorsque le gonflement a disparu. Dès que l'on suppose que la consolidation est obtenue, on fend l'appareil et on commence le traitement par le massage.

Quand il n'y a pas lieu de craindre un déplacement des fragments, comme dans la fracture du radius par exemple, l'appareil plâtré n'est pas indiqué : il en est de même lorsqu'on ne saurait espérer une consolidation.

Pour le radius, on applique dès le premier jour très exactement une bande humide, on pose le bras sur une attelle en carton et on fait faire dans les deux articulations digitales libres des mouvements actifs. Vers le 5e jour, on change le pansement, on fait de légers effleurages, et on augmente les manipulations vers le 10e-12e jour : l'attelle est alors supprimée.

La fracture transversale de la rotule est actuellement traitée ainsi : ponction et aspiration de l'hémathrose, si la malade se trouve dans une clinique chirurgicale. Si tel n'est pas le cas, massage et compression. Dès que l'on peut faire affronter les traits de fracture, on les immobilise par les bandes de sparadrap. Dès le premier jour, massage de triceps crural, si possible deux fois par jour : les mouvements passifs seront exécutés à partir de la seconde, et les premiers essais de déambulation à partir de la quatrième semaine.

L'appareil à extension est préférable en cas de fracture du col du fémur : le meilleur procédé pour faire cet appareil consiste à pulvériser sur la peau le liquide suivant :

Cire jaune.	
Résine Dammar	
Colophane............	ââ 10 gr.
Térébenthine....	1 gr.
Ether	
Alcool	
Essence de térébenthine.	ââ 55 gr.

Filtrer ; usage externe.

Par dessus, on colle les bandelettes en feutre larges de 5 à 10 cm. et on fixe avec des bandes.

E. Vogt.

L'intervention chirurgicale dans les affections gastriques par le Dr J. Tarruella (*Revista de Medicina y Ciruqia*, 15 mai 1901). — L'intervention chirurgicale, comme thérapeutique radicale et certaine de quelques gastropathies, est une des conquêtes les plus importantes en gastropathologie ; mais il arrive encore que beaucoup de malades ne guérissent pas parce qu'on n'est pas intervenu à temps. L'auteur cherche à déterminer le moment psychologique de l'intervention.

L'auteur adopte le point de vue suivant : *la gastropathie à laquelle on a appliqué avec une rigoureuse méthode les moyens thérapeutiques pharmacologiques et le régime alimentaire, que le diagnostic impose, suivant les connaissances actuelles, est justiciable de l'intervention chirurgicale quand la non réussite du traitement médical est évidente et que l'inanition est progressive.*

S'il s'agit d'un cancer, surtout primitif, il ne faut pas, cela va sans dire, s'en tenir à cette règle, car l'intervention chirurgicale est l'unique chance de salut. Mais comme le diagnostic certain du carcinome gastrique est presque impossible au moment où l'intervention aurait vraiment chance de succès, la formule antérieure pourrait être modifiée comme il suit : *le soupçon bien fondé, scientifique (d'après les connaissances actuelles) de l'existence d'un épithélioma gastrique impose la laparotomie exploratrice immédiate.*

Il n'est généralement pas difficile de diagnostiquer les maladies de l'estomac, si on applique avec méthode tous les procédés d'investigation dont on dispose actuellement. Même sans employer les méthodes compliquées d'analyse, par l'observation au chimisme purement clinique (méthode de Günzburg, Mintz-Hehner et Seemann, de Linassier) et l'examen de la motilité d'après la méthode de Débove Raymond, suivi d'un interrogatoire et examen externe minutieux, on a une base suffisante pour formuler un diagnostic qui, sans être exact et mathématique, suffit pour décider un traitement rationnel.

Par contre, si on se fie au simple examen externe, à l'étude du clapotage, à la forme du ventre, à la tension épigastrique de Bouveret, aux ondulations péristaltiques de Kussmaul, à la percussion, etc., on risque de se tromper, car ces signes, tout en étant très importants, sont insuffisants.

Un autre facteur qu'il ne faut jamais oublier, c'est l'étude de la fonction motrice, ainsi que celle de la douleur et de l'intolérance gastrique qui, dans certaines occasions, peuvent par elles seules incliner la balance en faveur de l'intervention.

L'auteur étudie encore les indications opératoires dans les cas d'hémorragie. La majorité des cliniciens reculent devant l'intervention dans la gastrorrhagie aiguë : l'état du malade, sa grande prostration et dépression nerveuse, n'est pas très favorable pour une intervention ; mais quand ces hémorragies se répètent souvent et que l'état du malade empire tous les jours, pourquoi ne pas intervenir ? Par contre, le Dr Tarruella n'est pas partisan de l'intervention dans les hématémèses uniques, abondantes, car celles-là ordinairement sont arrêtées par les moyens dont dispose la thérapeutique (injections d'ergotine, de sérum, repos général et gastrique absolus, la glace, etc.).

F. Berini.

Traitement du prolapsus du rectum (*Société de chirurgie*, 19 et 26 juin 1901). — M. Delbet communique un mémoire de M. Juvara (de Bucharest) exposant un nouveau procédé de traitement chirurgical du prolapsus rectal. Cette opération comprend comme premier temps la résection de la muqueuse, exactement comme le procédé de M. Delorme. Le deuxième temps consiste à faire des plicatures de la paroi musculaire, avec plusieurs étages de points de suture, et à relier entre eux ces différents plans par des anses de fil. Cette manière de faire a donné, il est vrai, des succès, mais on a eu à déplorer deux décès par infection dans des cas où les sutures n'avaient pas tenu. M. Quénu a obtenu mieux comme résultat, en faisant la *rectococcypexie*. Il ajouterait la *fixation latérale* à la fixation postérieure.

M. Delorme apporte deux nouveaux succès à l'actif de sa méthode.

A. Benoit.

Traitement de l'iléus par l'atropine (*Soc. méd. de Hambourg*, 30 avril 1901). — Rumpel présente deux observations : dans l'une (femme de 64 ans), l'iléus se développa brusquement, et comme l'état général était mauvais (bronchectasies), on renonça à toute intervention chirurgicale et l'on administra de suite 1 mgr. et deux heures plus tard 2 mgr. d'atropine en injection hypodermique. Les vomissements fécaloïdes cessèrent. Le soir, on donne à nouveau 3 mgr. d'atropine. La nuit se passe bien, le matin évacuation abondante de gaz et selle composée de scybales, après un lavement. Plusieurs autres lavements, donnés au cours de la journée, donnent les mêmes résultats.

2e obs. Femme de 50 ans, bien portante ; début brusque des accidents classiques. Le lendemain, l'état général est très grave : on commence avec une injection d'un mgr. d'atropine et 5 heures plus tard on en injecte 2 mgr. L'abdomen devient moins dur, l'état général s'améliore, émission abondante de gaz. On administre à nouveau 2 mgr. d'atropine. Au cours de la nuit, évacuation alvine spontanée abondante. Guérison.

Il a été impossible, dans les deux cas, de préciser le diagnostic (occlusion anatomique ou état parétique) : en tous cas, il est bon, en présence de pareils résultats, de toujours commencer par l'emploi de l'atropine, avant de songer à une opération.

L'orateur a fait plusieurs expériences sur des animaux ; il a pu reconnaître que chez les sujets atropinisés, l'anse située au-dessus de la ligature posée était beaucoup moins congestionnée que chez le sujet témoin.

Dans la discussion qui a suivi la lecture du travail de Rumpel, Moritz a préconisé l'extrait de belladone à l'intérieur (0,015 gr. toutes les 4 à 6 heures). Les gaz sont émis en général au moment où apparaissent les premiers symptômes d'intoxication belladonée. La belladone diminue le spasme intestinal ; elle donne aussi d'excellents résultats chez les neurasthéniques constipés.

Kummel ne croit pas qu'un iléus vrai, d'origine mécanique, soit influencé par les médications dont les orateurs précédents ont parlé. Cette forme se distingue par l'existence d'un péristaltisme exagéré. Si l'on se trouve en présence d'un iléus vrai, il faut opérer de suite, et réserver la belladone, l'opium et leurs dérivés aux cas d'iléus paralytique ou de spasme dû à l'existence d'une péritonite.

Wiesinger estime qu'en cas d'iléus de cause mécanique, on aurait grand tort de chercher à atténuer les symptômes par des médications quelles qu'elles soient : l'intervention hâtive est la seule règle à observer.

Lenhartz fait ressortir que le péristaltisme exagéré permet de reconnaître l'existence d'un obstacle mécanique, justiciable de l'intervention chirurgicale. Dans tous les autres cas, le diagnostic devient beaucoup plus difficile, mais alors l'emploi de l'opium et de la belladone rendra presque toujours de grands services, même s'il s'agissait d'autres affections simulant l'iléus.

Rumpel rappelle en terminant que les résultats de l'intervention chirurgicale sont loin d'être brillants et qu'il est toujours préférable de commencer par administrer l'atropine, qui peut faire disparaître les accidents, surtout dans les cas d'occlusion par pression d'une tumeur avoisinante.

E. Vogt.

Traitement opératoire de la hernie ombilicale de l'adulte, par M. Blake (*Medical Record*, 25 mai 1901). — Les statistiques ont été jusqu'ici peu encourageantes en ce qui touche les hernies ombilicales larges, avec écartement de 15 centimètres et dissociation des fibres des muscles droits, cas compliqués le plus souvent d'entéroptose. Suivant Berger, dans les cas les plus défavorables, la récidive, après l'opération, est de 30 0/0. Il en est autrement dans les hernies de petit volume.

Dans le traitement des grosses hernies ombilicales on a à lutter contre les difficultés suivantes : écartement des muscles droits bien au-delà du collet du sac, et amincissement de leurs bords, qui ne fournissent pas un appui suffisant aux sutures ; tension des muscles et de leurs aponévroses, lorsqu'on veut les rapprocher, surtout chez les sujets très gras. Si l'on suture en plusieurs plans, on n'est jamais sûr, selon l'auteur, de ne pas comprendre, entre les points de suture du plan profond, quelques houppes de graisse propéritonéale, qui sera plus tard une amorce de récidive. Il propose donc un procédé qui consiste, après avoir réséqué tout ou partie seulement du sac et de la ligne blanche, au-dessous et au-dessus de la hernie, à doubler l'une des moitiés de l'abdomen avec l'autre. La figure, une fois l'opération accomplie, donne une ligne de suture placée à une certaine distance à droite et à gauche de la ligne médiane, et formant ellipse à grand axe vertical. Telle la figure formée par un bandage de corps appliqué sur le ventre. Tantôt le péritoine est suturé isolément, et les couches musculo-aponévrotiques de l'abdomen croisées par dessus; tantôt, le péritoine est laissé adhérent, débarrassé de sa graisse et légèrement irrité par des scarifications, pour venir s'appliquer sur la face superficielle du côté opposé; la réunion est aussi parfaite par ce procédé, qui est meilleur même lorsque le tissu adipeux est facile à enlever. Enfin, l'ablation d'un lambeau elliptique de peau et de graisse avec suture superficielle isolée est souvent nécessaire. Les avantages de cette méthode, également applicable, d'ailleurs, à toutes les éventrations de la ligne blanche et aux entéroptoses, peuvent se résumer ainsi :

1° Renforcement des parois du ventre au niveau de la hernie.

2° Solidité des lignes de suture.

3° Large surface d'union.

4° Rapprochement des muscles droits et réduction du volume de l'abdomen.

A. Benoit.

Traitement chirurgical des ruptures traumatiques de la rate (*Société de chirurgie*, 26 juin 1901). — Deux cas, rapportés par M. Guinard, qui prouvent que l'intervention, pour être efficace, doit souvent être faite avant que les signes d'hémorragie interne, assez tardifs lorsque la rate est en jeu, aient eu le temps d'apparaître. Il faut aussi s'abstenir, après la splénectomie, de tout *lavage péritonéal*.

A. Benoit.

Sur le procédé opératoire de l'anthrax par le Dr Mallo-Herrera (*Revista I Americana de Ciencias medicas*, n° 1, 1901). — La destruction du foyer injecté, quelles que soient ses dimensions et son emplacement, constitue l'indication primordiale, le résultat obtenu : il faut songer à la reconstitution. L'auteur divise par conséquent les procédés en trois groupes : 1° destruction lente et reconstitution lente : 2° destruction rapide et reconstitution lente : 3° destruction et reconstitution rapides.

Dans la première catégorie, on rangera les caustiques chimiques (pâtes arsenicales, potasse caustique, acides minéraux, nitrate d'argent traitement intensif par l'acide phénique, le sublimé, etc.) l'incision simple, l'incision cruciale, la circulaire, l'étoilée, la cruciale sous-cutanée, la péritomie. Heureusement la plupart de ces moyens ont été justement abandonnés et seule l'incision simple, la cruciale, etc., jouissent encore d'une certaine faveur. Le Dr Herrera fait voir les inconvénients communs à la plupart de ces procédés.

Dans le deuxième groupe se trouvent la destruction au thermo-cautère ou au fer rouge, l'extirpation avec le bistouri ou la cuiller tranchante. Les inconvénients sont grands et, pour arriver à un résultat il faut détruire complètement le foyer; la reconstitution est très lente, à cause de l'élimination des eschares.

Etant donné tous ces inconvénients, l'auteur préconise une méthode qui lui aurait donné de très bons résultats et qu'on peut placer dans la troisième catégorie citée plus haut; destruction rapide et reconstitution rapide.

Voici comment il procède. Après anesthésie, avec un bistouri court et étroit, il pratique quatre incisions d'un centimètre de long, chacune dans les limites de deux diamètres perpendiculaires de la tumeur. Ces incisions sont toujours faites en plein tissu sain, à 1 centimètre de distance du territoire induré. En pratiquant la quatrième incision et en tenant fortement la tumeur de la main gauche, il enfonce le bistouri jusqu'au centre et le retire tout de suite. Il prend la curette et, la faisant pénétrer par le trajet fait par le bistouri, il commence le raclage en se dirigeant d'abord vers l'incision la plus rapprochée, laquelle étant pratiquable lui sert pour introduire la canule de l'irrigateur soutenu par un aide. Le raclage n'est supprimé qu'au moment où la curette donne partout la sensation de tissu normal. On dirigera le tranchant de la curette parallèlement à la surface du corps pour éviter de léser les vaisseaux du derme et compromettre la vitalité de la peau : plus en dedans on s'expose à racler l'aponévrose et à ouvrir les espaces musculaires. Quand la curette mousse ne suffit pas, on prend la coupante, surtout quand il s'agit d'anthrax ligneux.

Une fois le raclage terminé, on voit la peau se soulever sous la pression du liquide de l'irrigateur et sortir par les ouvertures. Si l'hémorragie persistait, on touchera les parois avec un peu de gaze imbibée de chlorure de zinc et finalement on lave à l'eau bouillie ou au sublimé.

Bien que l'auteur ait obtenu la cicatrisation par première intention dans deux cas, il croit préférable le drainage, qu'il pratique de la manière suivante : par une des incisions il introduit une pince à ligature ou à pansement utérin.

selon les dimensions de l'anthrax, et, la faisant sortir par l'incision opposée, il accroche un tube en forme de croix préparé à l'avance et le fait sortir par la première incision; il en fait de même du côté opposé. Le lendemain on retire les tubes, qu'on remplace par quatre points de suture qui ferment bien les incisions.

Les avantages de ce procédé sont évidents : il transforme en peu d'instants un foyer infectieux en une cavité aseptique; l'opération est courte, elle dure cinq minutes à peine : il n'y a pas de sang, il conserve la peau si menacée qu'elle soit et ne laisse pas de cicatrice. La réunion primaire aseptique est la règle.

L'anesthésie n'a pas besoin d'être portée aux degrés extrêmes; les dimensions de l'anthrax ne constituent pas d'inconvénient, la cicatrisation se faisant très vite : c'est pour cette même raison que le procédé donne de très bons résultats chez les diabétiques. L'auteur l'a employé dans 21 cas et s'en est toujours très bien trouvé.

F. Beaini.

Du décollement du « Mikulicz » et des pansements adhérents par l'arrosage des plaies avec l'eau oxygénée, par le Pr Poncet (*L'Echo méd. de Lyon*, 15 juillet 1901). — Le tamponnement de la cavité abdominale, suivant le procédé de Mikulicz est apprécié depuis longtemps : il fait partie, de cet ensemble de moyens précieux, qui constituent la chirurgie à ciel ouvert, et dont les indications, dans les plaies infectées ou susceptibles de l'être, se rencontrent journellement.

L'auteur signale à ce sujet un moyen simple, efficace, en même temps innocent, de détacher, quand on le juge utile, le parapluie intra-péritonéal du tamponnement à la Mikulicz, et aussi toute espèce de pansements, cavitaires et autres, plus ou moins intimement adhérents aux tissus voisins. *Ce moyen réside dans l'emploi de l'eau oxygénée, versée à la surface de la plaie, pendant que les doigts décollent et exercent de légères tractions sur les pièces adhérentes du pansement.*

Il a été indiqué récemment à l'auteur par le professeur Mikulicz dans une visite à la clinique chirurgicale de Lyon.

L'eau oxygénée permet, avec une facilité étonnante, le décollement des compresses, des chiffons, des lanières de gaze faisant corps intime avec les tissus qu'elles recouvrent, avec les organes, au milieu desquelles elles se trouvent placées.

Quand on arrose les bords de la plaie avec de l'eau oxygénée, il se produit immédiatement un véritable bouillonnement de bulles gazeuses très fines, donnant naissance à une mousse abondante; en même temps, les pièces de pansement si intimement fixées quelques instants auparavant, se détachent, en quelque sorte, d'elles-mêmes.

Il suffit de tractions légères, pratiquées suivant les règles habituelles du décollement des adhérences, pour en rendre l'extraction facile.

L'auteur a eu plusieurs fois recours à l'eau oxygénée, pour enlever des pansements cavitaires, pour extraire des mèches profondes, etc., le résultat a toujours été le même, c'est ainsi par exemple, qu'après l'ablation d'un énorme cancer du lobe droit et de l'isthme de la thyroïde, un tamponnement de la vaste plaie qui avait succédé à cette opération fut enlevé très aisément cinq jours après.

Ces propriétés libératrices de l'eau oxygénée s'étendent naturellement à toute espèce de pansement adhérent, quels qu'en soient la nature, le siège, les dimensions, l'épaisseur. La seule condition nécessaire est l'imbibition des pièces adhérentes.

Quant au *modus faciendi*, il mérite à peine d'être décrit. S'agit-il de l'ablation d'un tamponnement intra-abdominal, un aide, muni d'un flacon d'eau oxygénée, en verse lentement et en petite quantité au niveau des bords de la plaie, là ou le chirurgien exerce des tractions avec une main, sur la gaze à détacher, en même temps qu'avec les doigts de l'autre main, il la sépare des tissus vivants. La mousse gazeuse, comparable à la mousse du lait chaud agité avec un moussoir, est parfois si abondante, qu'elle masque le champ opératoire, et peut aussi gêner les manœuvres : il faut alors l'essuyer et l'enlever avec des compresses de gaze stérilisée.

Dans le cas de pansements adhérents au pourtour, dans la profondeur, à la surface d'une plaie quelconque, l'eau oxygénée donne les mêmes résultats.

Comment expliquer son action? Voici sur ce point l'opinion de M. Porteret, pharmacien en chef de l'Hôtel-Dieu : « Le décollement facile, après arrosage avec de l'eau oxygénée, des pansements adhérents, est dû à la formation, en présence de matières organiques, de très fines bulles d'oxygène qui agissent mécaniquement, en créant aux points de contact une très mince couche gazeuse.

« Le même phénomène ou un phénomène analogue se produit lorsqu'on plonge dans l'eau oxygénée une plaque photographique : la pellicule de gélatine, ordinairement très adhérente au verre, est soulevée par le dégagement d'oxygène et vient nager dans le liquide. »

On serait ainsi en présence d'une action purement mécanique.

E. Vogt.

Anesthésie générale par le chlorure d'éthyle par le Dr Verneuil (de Bruxelles) (*Le Scalpel*, 23 juin 1901). — On trouve dans le commerce un chlorure d'éthyle très pur, sous le nom de *Kélène*. Employé avec un masque particulier qui enferme bien le visage, on obtient l'anesthésie générale plus rapidement qu'avec le chloroforme et, si l'opération venait à se prolonger, on peut substituer le chloroforme au premier agent d'anesthésie. L'anesthésie par le chlorure d'éthyle dure de cinq à six minutes. Le malade étant profondément endormi, si l'on continue avec le chloroforme, on aura évité toute la période de transition qui précède le sommeil dans la chloroformisation. Le réveil est brusque et il est exempt des troubles ordinaires, quand on emploie le chlorure d'éthyle seul.

A. Benoit.

Appareil pulmonaire
Cœur et Vaisseaux

Dr G. Lyon
Ex-chef de clinique de la Faculté de Médecine

Le bain froid dans un cas grave de pneumonie double, par Legrand (*Bul. gén. de thérapeutique*, 15 juin 1901). — Observation d'un cas de pneumonie ayant présenté une rechute très grave au 9e jour : à ce moment, on administre un bain à 35° progressivement refroidi à 23°, avec affusions froides sur la tête, de 10 minutes; une toux violente provoqua l'expulsion de nombreux crachats muco-purulents. Deuxième bain vers le soir : l'agitation et la dyspnée reprennent vers minuit : vu la faiblesse du pouls, on injecte le lendemain 0,60 gr. de caféine en deux fois : on donne, ce jour-là encore, deux bains et trois le jour suivant. Pendant et après l'immersion, on note toujours une expectoration considérable. Guérison franche le 20e jour.

Au moment de la rechute, le malade se trouvait menacé d'asphyxie, par suite de l'accumulation des mucosités, et le bain progressivement refroidi, en provoquant de violentes quintes de toux, a certainement sauvé le malade, incapable à ce moment, de produire un effort pareil spontanément. En outre, pendant la réaction, l'anémie du poumon devenait un obstacle à la production de sécrétions nouvelles.

E. Vogt.

Du camphorate de pyramidon et de son emploi chez les phtisiques, par les Drs B. Lyonnet et Lançon (*L'Echo méd. de Lyon*, 15 juillet 1901). — Les auteurs ont expérimenté le camphorate de pyramidon sur quinze malades, tous des tuberculeux atteints de fièvre et de sueurs.

Ils ont donné en général 1 gramme *pro die*, divisé en deux cachets de 0,50 centigr. ; mais on pourrait certainement dépasser cette dose.

Le médicament étant soluble, peut aussi fort bien s'administrer dans une potion quelconque.

Chez presque tous les malades, on a constaté un sentiment de bien-être souvent assez net. Dans la plupart des cas, il y a eu un abaissement de température marqué. Aucun malade ne s'est plaint d'avoir de sueurs, et plusieurs ont même vu diminuer une sudation profuse dont ils étaient affligés.

Du reste, si l'on voulait avoir une action antisudorale plus intense, il suffirait d'ajouter à chaque cachet de camphorate de pyramidon une certaine quantité d'acide camphorique.

Les auteurs n'ont encore étudié le camphorate de pyramidon que sur des phtisiques; mais il est certain que ce médicament pourra rendre des services dans une foule d'autres cas.

A part de rares exceptions, le camphorate de pyramidon est en général très bien supporté.

Il s'agit donc d'un corps qu'il importe d'étudier. Il semble supérieur à beaucoup de points de vue à l'antipyrine et au pyramidon.

E. Vogt.

Décortication du poumon dans l'empyème chronique, par George Ryerson Fowler (de Brooklyn) (*Medical News*, 15 juin 1901). — La *décortication du poumon* convient à tous les cas d'empyème chronique où des lésions tuberculeuses en voie d'évolution rapide n'existent pas et ceux où le malade conserve une résistance suffisante. Cette opération doit être substituée à celle d'Estlander, en ce qu'elle restitue la fonction du poumon et ferme tout aussi bien la cavité thoracique. Elle doit être aussi préférée à l'opération de Schede. Elle comprend l'extirpation de toute la plèvre malade, corticale, viscérale et diaphragmatique. A défaut d'une extirpation totale, on fera la pleurotomie viscérale. A la rigueur, la pleurectomie avec la libération totale du feuillet viscéral pourra suffire, lorsque la condition du patient l'exige: les exercices respiratoires seront prescrits aussitôt après l'opération, car le fonctionnement des poumons ne pourrait se rétablir sans leur aide.

A. Benoit.

Action du sérum antidiphthérique dans l'asthme par le Dr R. Espina J. Capo (*Revista Medica de Sevilla*, 15 mai 1901). — Après les communications de Revilliod (de Genève) et S.

Fernandez (de la Havane) l'auteur a voulu expérimenter le sérum antidiphtérique chez les asthmatiques : il dispose d'une observation où la médication a été suivie de succès. On a fait à ce malade neuf injections et dès le commencement les accès ont disparu.

Les phénomènes physiologiques observés sont les suivants : 1° une extrême petitesse du pouls avec contraction évidente des vaisseaux, perceptible au doigt. Du côté du cœur on observe des phénomènes pareils à ceux produits par la digitale et l'ergot de seigle, c'est à dire une diminution du nombre des contractions.

La sudation a été abondante, avec disparition des accès et retour du sommeil. L'urine a augmenté sans présenter d'albumine.

Les doses administrées ont été les suivantes : on a commencé par 5 grammes de sérum de Roux, on a tout de suite passé à 10 et même 20 grammes On a fait les injections dans les régions fessière et pectorale. Les trois premiers jours les injections ont été quotidiennes : l'amélioration survenant on a espacé les interventions à 4, 5, 6 jours et même trois semaines.

Chez plusieurs autres malades l'auteur a employé la même médication avec succès.

F. Berini

Traitement de la fièvre des foins (*Deutsche med. Wochenschrift*, 11 juillet 1901). — Simon cite une observation concernant un sujet bien portant atteint chaque année de coryza et conjonctivite compliqués d'asthme pendant un mois ou deux à partir de la fin de mai. Malgré tous les procédés thérapeutiques utilisés (on fut même forcé de recourir aux injections de morphine), l'affection suivit, depuis 14 ans, une marche légèrement ascendante. En désespoir de cause, l'auteur administra, au lendemain d'un accès d'asthme très violent, alors qu'on pouvait certainement s'attendre à la réapparition d'un accès dans la soirée, une solution de sulfate d'atropine à l'intérieur, à la dose de 0,00015 gr. L'accès ne se développa pas ; l'atropine, à la dose de 0,0003 gr. fut continuée pendant plusieurs jours. Au grand étonnement de l'auteur, les accès d'asthme ne reparurent plus et le malade abandonna toutes les prescriptions hygiéniques et diététiques jugées jusque-là indispensables. L'état catarrhal local des muqueuses nasale et conjonctivale ne fut en revanche pas modifié.

L'auteur, bien qu'il ne dispose que d'une seule observation n'hésite pas à recommander la médication qu'il a expérimentée, en présence d'un résultat aussi remarquable. Toute suggestion doit être écartée dans l'interprétation de ce fait.

E. Vogt.

Maladies du Système nerveux

Dr P. Sainton

Ancien interne des hôpitaux.

Sciatique traitée et guérie par une injection épidurale de cocaïne, par Souques (*Société médicale des Hôpitaux*, 28 juin 1901). — M. Souques a traité par les injections épidurales de cocaïne, une femme de 64 ans, atteinte de sciatique droite depuis cinq mois. La cocaïne fut injectée à la dose de deux centigrammes. Après la première injection, la guérison fut instantanée, mais transitoire ; après la seconde, elle fut également instantanée, mais durable. On peut la considérer comme définitive, car elle se maintient depuis cinq semaines.

Cette observation semble plaider en faveur de l'action directe de la cocaïne sur les racines postérieures.

D'après M. Achard, les injections intra-arachnoïdiennes et les injections épidurales ne produisent pas de résultats identiques. Les injections intra-arachnoïdiennes paraissent plus actives et amènent un soulagement plus marqué ; on peut les répéter quatre ou cinq fois sans incidents, et la réaction leucocytaire qui en résulte est peut-être un phénomène favorable. Dans les injections épidurales, les résultats sont moins absolus.

M. Widal reconnaît à l'injection épidurale, dans la cure de la sciatique, une supériorité incontestable sur l'injection intra-rachidienne par la voie lombaire. Cette dernière amène une analgésie plus complète, il est vrai, mais moins durable ; elle ne peut être répétée sans danger : enfin, elle a des inconvénients possibles, céphalée, vomissements.

L'injection par voie lombaire convient à l'anesthésie chirurgicale, l'injection par voie sacrée, plus durable et plus sédative qu'anesthésiante trouve, au contraire, ses indications dans les affections viscérales douloureuses.

G. Lyon.

Sur un cas de névralgie sacrolombaire traitée par les injections épidurales de graiacol orthoformé, par Colleville (*Union médicale du Nord-Est*, 30 mai 1901). — La formule employée pour l'injection épidurale a été la suivante :

Graiacol cristallisé......	6 grammes
Orthoforme.............	0 gr. 50
Acide benzoïque.........	0 gr. 365
Huile d'amandes douces stérilisée à 120°.......	q. s. p. 60 c.

Le mode opératoire a été le suivant : le malade est placé dans la position médicale pour la rachicocaïnisation (position latérale). L'espace où doit se pratiquer la ponction est limité sur la ligne médiane par l'échancrure sacrée à concavité inférieure et par l'échancrure coccygienne à concavité supérieure, sur les côtés se trouvent les cornes du sacrum et du coccyx; le ligament sacrococcyque ferme le canal sacré. La dépression qui correspond à ce ligament est facile à sentir en explorant dans le sillon interfessier les vertèbres coccygiennes et les vertèbres sacrées. Celle-ci reconnue, après les précautions aseptiques ordinaires, l'aiguille est enfoncée, rencontre une résistance correspondant au ligament, et pénètre dans le cana sacré. Certains expérimentateurs ont observé que les malades étaient soulagés au delà du territoire ressortissant au plexus lombaire; le fait s'explique par les phénomènes de l'osmose. En pratiquant une injection de bleu de méthylène dans l'espace épidural, l'auteur a vu que la solution colorée imprégnait non seulement le filum terminael, mais le sac terminal de la duremère et la queue de cheval jusqu'à une certaine hauteur.

Le malade dont il est question dans ce travail souffrait d'une névralgie ileolombaire bi-latérale, ayant résisté à tous les moyens thérapeutiques. Sous l'influence de l'injection épidurale d'une solution contenant 1 cent. de gaiacol, le soulagement fut rapide; deux jours après, une deuxième injection, puis une troisième, fut pratiquée. La guérison fut complète.

Deux cas de sciatique traités de la même façon, furent améliorés, l'un par l'injection d'un centimètre cube, l'autre par l'injection de 2 cc. Aucun accident spécial n'a été observé.

P. Sainton.

Cocaïnisation rachidienne (*Société de chirurgie*, 3 juillet 1901). — MM. Broca et Nélaton viennent de communiquer, le premier, un cas de mort, pour *un centigramme de cocaïne* injecté dans le canal rachidien, le second, des accidents très graves dus à l'emploi du même procédé. Après tout ce qui a été communiqué au sein de ladite assemblée, la question de responsabilité se pose nettement pour ceux qui persévèreront dans l'emploi d'un procédé d'anesthésie aussi redoutable.

A. Benoit.

Hémichorée récidivante datant de trois mois guérie en une seule séance de suggestion par Paul Farez (*Indépendance médicale*, 29 mai 1901). — Les mouvements d'hémichorée apparurent à la suite d'une émotion; la malade soumise à un traitement dans une maison de santé pendant six mois ne fut point améliorée. L'existence d'une hémianesthésie indiquait la nature de l'affection. Sous l'influence de la suggestion hypnotique, l'hémichorée disparut; la malade put faire des mouvements très délicats aussitôt après.

L'hémianesthésie fut combattue par les agents œsthésiogéniques, frictions, massage, douche statique, électricité faradique. Une douleur persistante dans la fosse iliaque droite et une constipation opiniâtre furent guéries par suggestion.

P. Sainton.

La faradisation de la tête dans le traitement de l'insomnie chronique et des névroses qui l'accompagnent par Samuel Sloac (*Medical News*, 29 juin 1901). — On emploie généralement le courant galvanique lorsque l'on veut pratiquer l'électrisation de la tête. L'auteur dans l'insomnie seule ou associée à diverses névroses a eu recours à la faradisation. Sur 46 cas ainsi traités, il a obtenu 21 guérisons, 15 améliorations très grandes, 5 améliorations légères; dans 4 cas aucun résultat n'a été obtenu, dans un seul le traitement paraît avoir amené quelque aggravation temporaire. La faradisation semble agir en modifiant la circulation cérébrale et en agissant sur la nutrition en général. Pour mesurer la force du courant, l'auteur emploie un faradimètre spécial; le maximum employé doit être au plus d'un milliampère.

P. Sainton.

Ophtalmologie

Dr E. Kopff

Médecin oculiste de l'hôpital St-Joseph

Avantages de la discision de la capsule avec le couteau, dans l'extraction de la cataracte luxée, par le Dr Santos Fernandez (*Archivos de Oftalmologia Hispano Americana*, n° 2, 1901). — Le travail de l'auteur se rapporte à ces cataractes dont la luxation n'est appréciable qu'après avoir fait la kératotomie ou après avoir pratiqué la discision, car dans les cataractes complètement luxées, étant données les difficultés de la discision, il est préférable d'extraire ces cataractes avec la capsule, car celle-ci donnerait plus tard des difficultés nouvelles.

Les luxations dont il s'agit, obéissent à des états pathologiques de la zone de Zinn, dans lesquels le moindre changement de position dans la lentille opaque fait rompre les insertions. La pointe du couteau, en déchirant la capsule, n'exerce pas de pression d'avant en arrière ou de haut en bas, le malade étant couché. Aussi peut-on éviter la luxation complète, et faciliter l'expulsion du cristallin.

F. Berini.

L'iridectomie dans l'opération de la cataracte par le Dr Juan Santos Fernandez (*Archivos de Oftalmologia hispano-americana*, Janvier 1901). — L'iridectomie introduite dans la pratique de l'extraction de la cataracte par Græfe a pour objet principal de faciliter la sortie de la lentille opaque sans grande kératotomie : mais actuellement, grâce à l'antisepsie et à l'anesthésie locale, la kératotomie peut être faite aussi largement qu'on voudra et pour ce motif la plupart des chirurgiens modernes conviennent de l'excellence de l'extraction simple comme moyen opératoire.

Les conséquences de cette intervention sont toutefois sujettes à caution parfois : dans les kératotomies périphériques l'auteur a vu se produire des synéchies antérieures. L'auteur décrit ensuite l'histoire de trois malades chez lesquels il fit quatre extractions simples, une combinée (méthode de Græfe) et une iridectomie après extraction de la cataracte. Dans l'extraction simple avec lambeau périphérique, il observa dans quelques cas la hernie de l'iris. Donc l'iridectomie, quand il sera possible de la faire après avoir terminé l'extraction simple, met à couvert de la synéchie antérieure ou de la hernie.

F. Berini.

Considérations sur le traitement du glaucome chronique simple, par le Dr M. Menacho, de Barcelone (*Archivos de Oftalmologia Hispano-Americana*, no 1, 1901). — L'auteur donne une idée des différentes théories émises pour expliquer la nature du glaucome en général, et se prononce pour l'impossibilite d'une pathogénie unique.

Il expose dans tous ses détails la symptomatologie du glauéome chronique simple pour établir son diagnostic sur des bases solides et le différencier de l'atrophie des nerfs optiques.

Les 13 malades traités par l'auteur, ont été soumis à un traitement complet, 15 fois il y avait un glaucome chronique simple, et 11 fois un glaucome absolu : chez les premiers, il pratiqua 12 sclérotomies et 4 iridectomies.

Après quelques considérations pour expliquer les effets de la maladie sur la papille surtout, l'auteur s'occupe du traitement, objet principal de son travail. Il tient compte des deux faits principaux suivants : 1° la filiation glaucomateuse; 2° l'importance de l'atrophie progressive du qispue papillaire.

Parmi les collyres à action myotique employés dans ces cas, il donne la préférence au collyre à la pilocarpine en solution à 1 ou 2 0/0 ; ces topiques sont d'ailleurs suffisants pour arrêter la marche progressive de la maladie.

En passant en revue les différentes opérations pratiquées dans le glaucome, il estime que celle qui produit les effets les plus efficaces est la sclérotomie. L'auteur pratique cette opération depuis 1887 avec une modification (sclérotomie sous-conjonctivale) dans le but d'établir un trajet capillaire entre la chambre antérieure et le tissu cellulaire sous-conjonctival ; il a eu l'occasion d'observer la persistance du dit trajet filtrant au bout de dix ans après cette opération, dont il décrit en détail la technique opératoire : comme complément il fait le massage ou malaxation de l'œil opéré dès les premières heures qui suivent l'opération.

L'atrophie de la papille doit être traitée comme n'importe quelle autre forme d'atrophie du nerf optique. On se servira de courants électriques continus centrifuges, de strychnine en injections aux tempes ou sous-conjonctivales. L'auteur permet l'usage modéré des boissons alcooliques et du tabac.

Il résume son opinion dans les termes suivants :

1° L'usage des myotiques en forme de collyre est d'une efficacité très limitée.

2° Combinés avec les courants continus centrifuges et les injections de strychnine, ils constituent un traitement de quelque efficacité.

3° La sclérotomie sous-conjonctivale est un traitement assez efficace, sinon pour guérir la maladie (ce qui est presque impossible) du moins pour en limiter ses progrès.

4° On doit proscrire l'iridectomie car, avec cette opération, on obtient des résultats moindres qu'avec la sclérotomie.

F. Berini.

Enucléation avec greffe de tissu adipeux dans la capsule de Ténon, par le Dr Barraquer (*Archivos de Oftalmologia hispano-americana*, no 2, 1901). — Pour que la prothèse soit parfaite, nous dit le Dr Barraquer, il est indispensable que le moignon soit volumineux pour soutenir la pièce artificielle et ne pèse pas sur le sac inférieur.

Pour obtenir ce résultat on a voulu remplacer l'énucléation par d'autres opérations qui permettent de conserver une portion plus ou moins grande du globe oculaire et quand l'extirpation est l'unique ressource on a tâché d'augmenter le volume du moignon par inclusion de différentes substances dans l'orbite.

Les inclusions inorganiques sont éliminées. Les organiques qui résistent à l'élimination sont résorbées ; ce qui démontre qu'il faut greffer des tissus mous dont la forme peut s'adapter facilement à celle de la pièce prothétique et qui puissent vivre indéfiniment dans la capsule de Tenon. Le tissu adipeux réunissant les meilleures conditions, l'auteur le retire de la région fessière du patient, affirmant que ce tissu ne s'élimine jamais.

Cette greffe donne encore de bons résultats pour améliorer la prothèse dans les cas d'enfoncement de la paupière supérieure ou d'atrophie du fond de sac inférieur; dans ces cas l'auteur dépose le tissu adipeux dans une grande cavité sous-muqueuse.

L'auteur ne saurait affirmer qu'avec le temps le tissu greffé ne s'atrophie pas, mais il croit que c'est ce tissu qui réunit les meilleures conditions de durée : il faudra encore savoir si le moignon adipeux diminuera de volume pendant les maladies fébriles ou par l'effet de l'inanition.

F. Berini.

Maladies vénériennes
Maladies de la Peau

Dr MOREL-LAVALLÉE

Médecin des hôpitaux

Traitement de l'eczéma, par le Dr Carbonell Salés (*Revista Cientifica profesional*, mai 1901). — Après avoir défini l'eczéma et montré la nécessité d'un traitement topique l'auteur ajoute quelques considérations sur le mode d'application des médicaments les plus usités.

Il reconnaît que les substances solides, même réduites en poudre, doivent être exclues, car cet état n'est pas le plus favorable pour obtenir l'introduction entre les cellules épidermiques et agir sur le réseau vasculaire sous-jacent. Ces topiques pourront être absorbants, calmants, décolorants, mais on ne saurait obtenir avec eux la guérison.

Les substances liquides ne peuvent pas être employées car il est très difficile de maintenir le contact permanent avec les parties traitées, à moins d'employer les fermentations, et dans ce cas le véhicule doit être aqueux : or, l'emploi de ce véhicule est toujours contre-indiqué.

L'état intermédiaire, demi-solide, c'est-à-dire la pommade ou l'onguent doit être préféré, car à la fluidité de l'excipient sejoint l'action des substances dont l'application en poudre serait presque sans action. Il s'agit ensuite de choisir entre la vaseline, la lanoline, l'axonge, la glycérine. Etant donné l'état congestif avec exsudation des vaisseaux dermiques caractéristique de l'eczéma, il faut choisir l'excipient le plus fluide et plus avide d'eau, le moins fermentescible et celui qui conserve le mieux les éléments anatomiques: la glycérine. Pour lui donner la consistance nécessaire, il suffit de l'additionner d'amidon.

Le glycérolé d'amidon additionné de sous-nitrate de bismuth ou de goudron suffit dans presque tous les cas. Le bismuth modifie favorablement les cellules cutanées, la qualité et la quantité des sécrétions sudoripare et sébacée: il régularise la circulation capillaire dermique d'une façon appréciable. Le goudron par la créosote, le phénol et l'acide acétique qu'il contient agit comme antiseptique et probablement comme agent d'irritation substitutive spécifique.

La proportion de bismuth incorporée au glycérolé doit être de 20 0/0: celle de goudron peut aller de 1 au 5 0/0. Plus l'eczéma sera chronique, et plus grande devra être la quantité de goudron: on procédera par tâtonnement et on augmentera progressivement la quantité jusqu'à obtention de l'effet désiré.

F. Berini.

Un cas de guérison du noma (*Deutsche med. Wochenschrift*, 20 juin 1901). — Achwedliani communique l'observation d'un enfant de 9 ans atteint de noma et de néphrite, suite de scarlatine, qu'il traita en premier lieu par les cautérisations au Paquelin, les gargarismes au chlorate de potasse, et l'application d'un pansement au chlorure de zinc à 20 0/0. Ce traitement n'eut aucun succès, le processus destructif continua sans modifications. L'auteur se décida alors à employer la pyoctanine à 1 0/0, dont il imbiba toutes les ulcérations : toutes les heures, on renouvelait les badigeonnages. Au bout de 8 h. 1/2, l'affection était enrayée, la mauvaise odeur avait disparu. On fit encore deux badigeonnages à la pyoctanine, puis un pansement au xéroforme. Guérison du noma au bout de quinze jours: l'albumine a diminué beaucoup et les cylindres ont disparu dans l'urine.

Le traitement sus-indiqué a été préconisé par le Pr Poljakoff (*Med. Obosrenie*, août 1899.)

E. Vogt.

Maladies des Voies urinaires

Dr CHEVALIER,

Chirurgien des hôpitaux,

Ancien Chef de clinique de la Faculté.

La récidive des calculs de la vessie par le Pr Guyon (in *Ann. Gen. Ur.* 1901, p. 513). — A propos de l'histoire de trois malades de son service de Necker, M. Guyon expose que, au point de vue de la récidive, les interventions les plus indiquées et les mieux conduites ne sont en définitive que la préface du traitement. Taille et lithotritie se valent à cet égard. Il est indispensable, dans les cas de vessie infectée, de faire avant l'opération une préparation méthodique de la vessie, comme il l'a depuis longtemps enseigné, et après l'opération de bien traiter la cystite, car l'opération a elle seule n'y suffit pas. Les instillations et les évacuations réglées et successives sont les méthodes les meilleures. Le nitrate d'argent est le topique de choix.

Le régime est indispensable aussi : mais pour les calculeux phosphatiques il faut se garder des eaux alcalines, des tartrates, citrates et autres sels de chaux ou de magnésie qui augmenteraient leur alcalinité. Au contraire les calculeux uriques à urines franchement acides auront tout bénéfice au régime anti-goutteux et anti-acide ; il faut de toute nécessité surveiller l'état de leur urine et leur imposer une hygiène sévère.

E. Chevalier.

Hypertrophie de la prostate. Prostatectomie périnéale totale. Guérison, par Roux (de Brignoles) (in *Bull. Soc. Chir.*, 1901, p. 496). — L'auteur a opéré un homme de 66 ans atteint d'hypertrophie prostatique avec rétention. Voici les temps successifs de l'opération. Tamponnement du rectum, placement du malade dans la position de la taille périnéale, évacuation de la vessie, placement d'un cathéter métallique dans l'urèthre : incision périnéale oblique et concave en arrière, d'un ischion à l'autre, section de tous es plans jusqu'à la couche cellulo-adipeuse : prise du lobe droit de la prostate avec une pince de Museux, désinsertion de la glande du rectum, abaissement de la prostate complété par la libération antérieure : libération du lobe moyen par une section de l'urèthre, décollement et dégagement de ce lobe, puis dégagement du lobe gauche. Pas de suture du canal, mais placement d'une sonde à demeure et d'un drain de verre. La prostate enlevée pesait 115 grammes. Guérison.

E. Chevalier.

Quelques aperçus sur le prostatisme par Ciechanowski (in *Ann. Gen. Ur.* 1901, p. 536). — Les conclusions de l'intéressant mémoire de l'auteur sont les suivantes.

L'hypertrophie prostatique est du processus des inflammations chroniques à évolution extrêmement lente. Elle ne correspond pas à une seule entité anatomique, quoique l'auteur n'ait pas eu à observer des cas où, comme pour Albarran et Hallé, il s'agissait de néoplasies épithéliales au début. Les relations de l'hypertrophie prostatique avec la blennorragie lui paraissent devoir être réservées.

E. Chevalier.

Le traitement de la blennorragie par l'acide picrique, par H. de Brun (in *Journal des Praticiens* 1891 p. 369). — L'auteur emploie une solution d'acide picrique de 1/200e à 1/100e. Celle à 1/100e peut quelquefois donner des douleurs, l'autre est indolore. Il soigne la blennorragie aiguë par des injections de 5 à 6 centimètres cubes faites à la petite seringue de verre et gardées 3 minutes. On fait les injections 1, 2, ou 3 fois par jour.

S'il y avait de l'uréthrite postérieure on pourrait y ajouter des instillations.

La guérison est très rapide.

E. Chevalier.

Intervention chirurgicale dans les néphrites infectieuses aiguës et dans les néphrites chroniques par A. Pousson (in *Bull. Soc. chir.*, 1901 p. 689). — L'auteur a été amené, par l'examen des faits de sa pratique chirurgicale, à conclure que dans les néphrites infectieuses aiguës l'intervention chirurgicale est légitime et que la meilleure est la néphrotomie, qu'elle est légitime aussi dans la néphrite chronique, même dans le mal de Bright : dans certains cas il fait la néphrectomie.

Legueu est plus réservé dans les indications de l'opération, et Albarran croit que le traitement médical est souvent meilleur et que le traitement chirurgical est bien souvent impuissant.

E. Chevalier.

Kyste hydatique du rein. Nephrectomie lombaire. Guérison, par Albarran (in *Bull. Soc. chir.* 1901, p. 663). — Albarran présente une malade de 33 ans chez laquelle, aux examens locaux et cytoscopique, il fit le diagnostic de kyste hydatique du rein gauche. La néphrectomie lombaire fut pratiquée et malgré une petite ouverture du péritoine et de la plèvre qu'on répara immédiatement, la guérison se fit sans incident. Le rein était presque complètement détruit par compression et par envahissement direct ; les portions qui restent ont des lésions d'hydronéphrose et les calices dilatés contiennent des hydatides.

Bazy, Monod, Tuffier relatent aussi des cas d'intervention pour kystes hydatiques du rein.

E. Chevalier.

Traitement du rein mobile par le massage (in *Bull. Soc. Chir.* 1901, p. 481), par Mlle Rosenthal : rapport de M. Richelot. — Richelot expose le procédé de Mlle Rosenthal qui masse le rein de bas en haut par frémissements rapides, fait garder toute la nuit la compresse froide de Priessnitz et soutenir le ventre pendant le jour par une bande de crêpon ; les séances sont de 20 à 45 au maximum : les deux ou trois premières sont douloureuses et durent 5 ou 6 minutes ; à partir de la septième, on la laisse durer dix minutes ; vers la douzième séance, les douleurs et tiraillements lombaires sont très atténués : vers la fin du traitement, la malade marche sans fatigue.

E. CHEVALIER.

Gynécologie et Obstétrique

Dr R. BLONDEL,

Chef du Laboratoire de la Maternité.

à l'hôpital de la Charité

De l'influence de la vapeur d'eau chaude sur la muqueuse utérine, par KOSNENKO (*Centralb. für Gynak.* 27 avril 1901, n° 17.) — L'auteur a cherché, d'une part, à mesurer la température de la vapeur dans l'utérus avec des pressions différentes et, d'autre part, à étudier les modifications survenues dans la muqueuse utérine après la vaporisation. Les expériences ont été faites sur de grosses chiennes : injection de morphine et anesthésie chloroformique ; ouverture du ventre dans la région hypogastrique et par cette ouverture incision du cul-de-sac vaginal antérieur, pour faciliter l'introduction de l'instrument. Incision longitudinale sur une corne utérine et, par l'ouverture, introduction d'un thermomètre dans l'utérus. L'autre corne fut isolée de l'utérus par une ligature élastique.

Avec une augmentation de pression de 0 atmosphère dans le récipient, la température dans l'utérus fut de 100° durant 5 à 6 minutes, pour ensuite lentement s'abaisser. Avec une pression augmentée d'une demi-atmosphère, la température monta à 106-107° où elle se maintint environ deux minutes, pour ensuite descendre rapidement. Avec une augmentation de pression d'une atmosphère, la température se tint au plus une demi-minute a 110°-111°. Avec 2 atmosphères, 115 à 116° durant 5 à 10 secondes. Avec des pressions plus fortes, l'utérus de la chienne éclate.

Donc, sous l'influence de la vapeur, la température atteint d'abord son maximum, puis baisse d'autant plus rapidement que la pression de la vapeur est plus élevée. L'auteur put aussi constater que la vapeur produit une forte contraction utérine. Après quelques secondes l'utérus devient pâle et enserre fortement la canule. Par une plus longue application de la vapeur, le tissu utérin devient gris rosé, enfin gris — donc nécrosique.

Les utérus examinés au point de vue des modifications produites par la vapeur, avaient été soumis jusqu'à durant 20 secondes à l'action de la vapeur avec une pression de 2 atmosphères dans le récipient.

Au 1er jour, destruction de la muqueuse jusqu'à une certaine profondeur ; au 3e jour, délimitation des parties nécrosées ; au 6e jour, élimination de ces parties et, au 9e jour, régénération de la muqueuse.

Les couches profondes des glandes restent intactes, conservent leur vitalité et servent à la régénération.

Bien que, dans les conditions ordinaires, l'action de la vapeur reste limitée aux couches superficielles, il n'est pas douteux qu'avec une pression plus élevée et une plus longue durée d'application, il puisse y avoir destruction complète de la muqueuse et oblitération de la cavité utérine. C'est ainsi que l'auteur rapporte l'observation d'une femme chez laquelle Sneguireff s'était proposé d'amener une oblitération dans le but d'éviter une nouvelle grossesse. La vaporisation fut faite durant une minute avec une pression de 2 atmosphères. Après 6 jours, la femme expulsa des lambeaux de muqueuse, nécrosée avec la couche musculaire sous-jacente. La femme quitta la clinique après trois semaines (fin mai). Le 10 juin, légère perte de sang durant 20 minutes avec quelques douleurs qui allèrent en s'atténuant. Le 21 juillet, nouvelles douleurs intermittentes et légère perte de sang, puis de sérosité, durant 5 jours. Le 21 août, perte de sang durant 10 jours avec interruption de 2 à 3 jours. En septembre, quelques gouttes à plusieurs reprises. Cette femme, âgée de 34 ans, qui, auparavant, concevait régulièrement deux mois après chaque accouchement, ne fut plus enceinte. En l'examinant en octobre, on constate une diminution de volume de l'utérus, une consistance plus flasque ; l'orifice externe était ouvert, le canal cervical totalement oblitéré.

R. BLONDEL.

Emploi des pinces à demeure en gynécologie et en chirurgie, par D. E. GOROKHOV (*Ejénedelnik*, 1901, n° 15). — L'auteur a eu l'occasion de pratiquer 27 hystérectomies vaginales avec ou sans ablation des annexes, et a toujours employé des pinces à demeure. 16 de ces cas ont été publiés antérieurement. Des 11 derniers cas (tous opérés par le procédé de Doyen, avec quelques légères modifications) 5 ont été opérés pour cancer de l'utérus, 1 pour myxome de cet organe, 4 pour fibrome et un pour métrite avec annexite chronique.

Une des malades opérées a succombé à la suite d'obstruction intestinale, 5 semaines après l'opération. Une autre a été opérée deux fois: la première, on lui a fait l'extirpation des annexes droites pour une salpingo-ovarite chronique grave; la seconde fois on a pratiqué l'hystérectomie totale avec ablation des annexes gauches, pour fibrome, avec dégénérescence kystique de l'ovaire correspondant.

Gorokhov emploie les pinces à demeure dans tous les cas où l'application des ligatures est difficile ou impossible, soit à cause de la profondeur ou de l'etroitesse de la plaie opératoire, soit qu'il y ait lieu de supposer que la ligature coupera le vaisseau ou glissera. L'impossibilité d'application des ligatures peut se rencontrer quand l'hystérectomie est pratiquée dans la position de l'utérus in situ.

Comme avantage du procédé par les pinces à demeure, l'auteur cite d'abord la durée moindre de l'opération. En plus, le tissu cellulaire mortifié après l'application des pinces, se détache rapidement (en 8 jours environ), tandis que les ligatures, si on ne peut pas les enlever, et si elles ne se résorbent pas, provoquent parfois une suppuration très prolongée.

Gorokhov conseille de profiter de ce fait que les tissus comprimés entre les mors d'une pince à demeure se mortifient au bout de 48 heures, et se détachent sans danger aucun, pour l'extirpation des néoplasmes quand, pour une cause quelconque, on ne peut pas enlever avec le bistouri tous les foyers suspects.

L'auteur considère les indications à l'application des pinces à demeure comme assez précises et croit qu'elles doivent devenir plus nombreuses.

R. Blondel.

Levure stérilisée desséchée et son emploi en écologie, par Walter-Albert (Dresden) *entralb. für Gynak.*, 27 avril 1901, n° 17). — mars 1899, Théodor Landau a décrit pour la remière fois le traitement des flueurs blanches r la levure et signalé les bons résultats obus en injectant dans le vagin 15 à 20 centitres cubes de moût de bière renfermant de la evure.

Les cellules de levure pouvant, comme tous les utres microbes, produire dans les organes géitaux de la femme des inflammations catarhales et des infections, Landau trouva peu 'imitateurs.

La technique de l'auteur est toute différente. Au lieu de levure de bière fraîche, il se sert de levure sèche, pulvérisée. On mélange 4 grammes de cette poudre (environ 15 cent. cubes) à 20 centimètres cubes d'une solution de sucre à 20 0/0 et on en fait une bouillie. (On augmente ou diminue la quantité de liquide suivant que le vagin est plus ou moins large; il faut seulement que le rapport de la levure au sucre et à l'eau soit comme 1 : 1 : 5; avec plus de sucre la fermentation est trop lente, avec moins de sucre elle est trop rapide). La femme est dans le décubitus dorsal sur la table à spéculum ou en travers du lit, le bassin élevé; on écarte bien les parois vaginales à l'aide de valves pour bien voir la cavité vaginale et la nettoyer à l'aide de coton sec.

Pour qu'une grande quantité de bouillie puisse entrer dans le vagin, il est bon d'y introduire une sorte de spirale qu'on peut fabriquer avec un de ces anneaux en celluloïd qu'on trouve dans le commerce. On injecte 15 centimètres cubes dans le vagin; on trempe dans les 5 centimètres cubes restants un tampon d'ouate destiné à empêcher la sortie de la bouillie injectée. Mieux vaut encore injecter les 20 centimètres cubes et tremper le tampon dans de l'eau sucrée. Si le périnee est bas, le plus simple est d'élever le bassin ou de prolonger la paroi vaginale postérieure à l'aide d'une valve de Sims. Puis avec précaution (afin d'éviter la pression abdominale), on couche la femme dans son lit où elle reste 6-8 heures environ. En tout cas, après 12-14 heures, la fermentation est terminée et il faut enlever soigneusement le liquide, car la levure qui ne fermente plus constitue un excellent terrain de culture pour d'autres bactéries. On enlève le tampon et la spirale et on lave le vagin avec de l'eau pure chaude. Les deux jours suivants on fait matin et soir une injection avec de l'eau salée, et le 3e jour on recommence le traitement.

Au début, l'auteur a fait pour chaque cas l'examen des sécrétions vaginales avant et après l'injection de la levure et il a pu constater, à l'aide des procédés de coloration, que les bactéries du vagin subissaient des changements notables certains; leur virulence s'atténuait.

En même temps, l'écoulement se transformait et les érosions guérissaient. Au bout d'un certain nombre d'injections, l'écoulement cessait.

Il fallait quelquefois jusqu'à vingt injections avant qu'on pût affirmer la guérison. Les gonocoques paraissent particulièrement influencés par ce traitement. Dans deux cas, après 2 et 5 injections, il n'y avait plus de gonocoques dans le vagin, les érosions étaient guéries et le col hypertrophié avait sensiblement diminué.

Les injections de levure sèche stérilisée peuvent rendre de grands services comme préparation en vue d'une opération vaginale ; si l'on injecte la levure la veille au soir de l'opération, le vagin se trouvera mieux désinfecté et préparé que par les procédés actuellement employés.

R. Blondel.

Courant triphasé et son emploi en Gynécologie par N. V. Sletov et N. K. Ivanov (*Meditzinskoïe Obozrénié*, mars 1901). — Depuis l'année 1899, les auteurs ont traité un nombre très considérable de malades atteintes d'affections génitales diverses par le courant triphasé. Il y avait 102 cas d'endométrites dont 11 hémorrhagiques et 7 blennorrhagiques, 3 cas d'involution incomplète de l'utérus, 73 cas de métrite chronique, 7 cas de fibrome de l'utérus, 6 cas de salpingite, 86 cas de salpingo-ovarite et d'ovarite uni ou bilatérale, 18 cas de paramétrite, 49 cas de périmétrite, 3 cas de prolapsus de l'utérus, et 6 cas de prolapsus des parois vaginales. Deux malades furent traités pour vaginisme et deux autres pour incontinence de l'urine par suite d'affaiblissement du col vésical.

Les auteurs ont trouvé que ce mode de traitement donne des bons résultats dans l'involution incomplète de l'utérus, les endométrites et les métrites non blennorrhagiques. La leucorrhée diminue sous l'influence du courant triphasé, les métrorrhagies sont supprimées, les menstruations deviennent plus régulières, les douleurs disparaissent, l'utérus diminue de volume et devient plus ferme. Dans les paramétrites, ce mode de traitement aide à la résorption des exsudats. Son action analgésiante est très manifeste dans les dyspareunies et les ovarialgies Sous son influence, les phénomènes inflammatoires disparaissent dans les salpingites et les ovarites; les ovaires diminuent souvent de volume, ce qui fait reculer la nécessité d'une ovariotomie.

Les bons effets du courant triphasé se font sentir dans le prolapsus de l'utérus et des parois vaginales en élevant le tissu musculaire et en rendant plus résistant l'appareil musculaire et en rendant plus résistant l'appareil musculoligamenteux de l'organe. Il agit aussi comme tonique dans l'affaiblissement du col vésical avec incontinence de l'urine.

Le traitement par de forts courants triphasés est, d'après les auteurs, absolument sans danger. Par leur force, ces courants se rapprochent des courants continus, par leur action analgésiante ils rappellent plutôt les courants induits. Etant donné la possibilité d'employer un courant triphasé dont la force est de 30 ou 50 fois supérieure à celle d'un courant induit, les résultats qu'on obtient avec le premier dépassent d'autant ceux du second. L'effet de ces courants est égal à la somme d'action des courants continus et interrompus, tout en ne présentant aucun de leurs inconvénients.

Dans les fibromes de l'utérus, le courant triphasé fait diminuer la leucorrhée, arrête les métrorrhagies, calme les douleurs, semble limiter l'accroissement de la tumeur et diminue ainsi l'urgence d'une opération. Dans tous les cas où les courants continus restent sans action, les courants triphasés donnent de bons résultats. Les malades les supportent beaucoup mieux et certaines (d'entre elles qui étaient sensibles à un courant continu même très faible se trouvaient très bien avec un courant triphasé très intense. L'état général des malades se trouve notablement amélioré, les phénomènes du côté du système nerveux se calment, l'appareil digestif récupère ses fonctions, le sommeil est amélioré, la constipation diminue.

Le courant triphasé ne provoque pas de brûlures de la peau ou des muqueuses vaginale et utérine. Jamais on n'a observé une aggravation quelconque, une poussée aiguë du côté du processus morbide, ni douleurs violentes, ni faiblesse ou métrorrhagies. Sans vouloir préjuger des résultats définitifs de ce mode de traitement dont l'étude n'est pas encore terminée, les auteurs croient néanmoins que le courant triphasé occupera dans l'avenir une place importante en gynécologie. Il faut ajouter que ce traitement est d'un bon marché excessif : une séance de 5 minutes revient à 1/20 de centime

R. Blondel.

Note sur un nouveau procédé pour provoquer l'accouchement, par le Dr M. Orellano (*La Medicina Valenciana*, mars et mai 1901). — La méthode préconisée par l'auteur consiste dans l'administration des stimulants du système nerveux et d'ergot de seigle. Il fait prendre d'heure en heure une cuillerée à bouche d'une potion éthérée pendant trois jours et des prises de 50 centigrammes d'ergot chaque demi-heure quand on voudra commencer l'accouchement.

L'auteur, s'appuyant sur neuf cas, termine par les considérations suivantes :

1° L'accouchement peut être provoqué sûrement et sans danger pour la mère et l'enfant, si l'on continue à administrer les stimulants du système nerveux et l'ergot de seigle.

2° Ce procédé permet de fixer le jour et à peu près l'heure où commencera le travail.

Si, à ce procédé, on ajoute l'anesthésie chloroformique avec intervention, on peut préciser, à quelques minutes près, l'heure à laquelle l'accouchement s'effectuera.

3° C'est le procédé le plus pratique, car on n'a besoin d'aucun instrument pour obtenir le résultat.

4° On n'a pas besoin d'intervenir ni dans le vagin ni dans l'utérus et, par conséquent, on n'expose pas le sujet à l'infection.

5° Les décollements placentaires, si faciles à produire avec le catheter, l'hémorragie consécutive, l'infection probable et la facile entrée de l'air dans l'utérus, se trouvent évités par ce procédé.

6° Il n'influe aucunement sur la présentation du fœtus, qui ne peut être déplacé.

7° Parfois le col de l'utérus est situé à très grande distance de la vulve, et par conséquent inaccessible; d'autres fois, par suite d'un rétrécissement ou d'une dilatation sacciforme de la face antérieure du segment inférieur de l'utérus on ne peut, ni ponctionner les membranes, ni placer un catheter ou des bougies de Hegar, ou une éponge préparée, ou enfin des ballons de Tarnier, Barney, etc. Dans tous ces cas, le procédé de l'auteur est le seul pratique.

F. Berini.

Pharmacologie

Dr E. Vogt

Assistant à la Faculté de Médecine de Genève

Pommades inaltérables à principes actifs insolubles et à base de vaseline; par M. Ed. Crouzel. (*Rép. de Pharmacie*, 10 juin 1901). — Peu de temps après la préparation des pommades suivantes, à base de vaseline : au calomel, au bi-iodure de mercure, aux précipités rouge et jaune, à l'iodure de plomb, à l'acide borique et en général à tous les principes minéraux insolubles, il se produit une séparation des ingrédients se manifestant par des granulations qui envahissent toute la masse.

On peut expliquer ce phénomène physique par la différence qui existe entre la densité de la vaseline et celle des substances incorporées. Les particules des principes actifs insolubles ont tendance à se réunir en agglomérats granulés, visibles à l'œil nu et progressant en volume au fur et mesure du vieillissement des pommades, jusqu'à une limite variable avec la finesse des poudres employées.

Par suite de cette séparation spontanée, la pommade au précipité rouge ordinaire, rose au début, devient de plus en plus rouge, et la vaseline boriquée perd peu à peu de son opacité et de son homogénéité pour devenir semi-transparente.

Pour éviter cette séparation, qui ne peut manquer d'être préjudiciable à l'effet curatif des pommades, l'auteur a imaginé d'augmenter la consistance de la vaseline par l'addition de 20 pour 100 de paraffine, de façon à conserver à ce mélange de carbures d'hydrogène l'inaltérabilité absolue. De cette façon, on a des pommades ne se liquéfiant pas en été. L'emploi médical en est facilité, puisque le produit ne se liquéfie qu'au contact prolongé de la main qui doit le porter sur les parties malades. Celles-ci ayant sensiblement la même température, en toutes saisons, exerceront toujours, dans le même temps, la même action liquéfiante et calorifique.

Les avantages de la modification préconisée se manifestent surtout en oculistique. Le maniement des pommades, consistant à porter celles-ci sur la cornée ou sur la surface interne des paupières, s'effectue avec la plus grande facilité et toujours plus aisément qu'avec les pommades se liquéfiant au moindre contact de la main.

Certains oculistes font dans le même but ajouter à la vaseline de la lanoline, qui est plus consistante. Mais ce produit est altérable, puisqu'au contact de l'air, il jaunit.

E. Vogt.

Examen biologique des eaux ferrugineuses naturelles. (*Deutsche med. Wochenschrift*, 27 juin 1901). On sait que les eaux ferrugineuses perdent peu à peu leur fer qui se dépose sur les parois de la bouteille ; Binz a démontré que la déperdition d'acide carbonique ne peut pas être seule incriminée dans ce processus, car il existe dans ce processus une inconnue qu'Adler a cherché à dégager.

Une eau ferrugineuse forte, qui sert à Carlsbad pour les bains, a été étudiée sous ce rapport. Récoltée en flacons stérilisés avec toutes les précautions nécessaires, elle présente déjà au bout de quinze jours un dépôt abondant.

Au cours de ses recherches, Adler essaya un jour de traiter cette eau par l'antisepsie. Il ajouta dans une série d'expériences 2 0/00 de sublimé, dans une autre 2 0/0 d'acide phénique : dans une troisième série, on se contenta de chauffer avec prudence les bouteilles pleines pour les stériliser. Tous ces essais donnèrent le même résultat : déperdition minime du fer en dissolution. Le dépôt varie en raison inverse de la quantité d'antiseptique ajoutée ou de la durée de la stérilisation. Les bouteilles de contrôle offraient le phénomène ordinaire d'une déperdition très marquée.

Les examens microscopiques des dépôts des bouteilles de contrôle, montrèrent une quantité considérable de spirilles, sur les caractères desquels l'auteur donne quelques détails.

Pour démontrer en outre que ces microorganismes jouaient bien un rôle important, l'auteur a introduit dans des échantillons traités par les antiseptiques ou la stérilisation, des cultures pures de spirilles, et le dépôt s'est de suite formé.

La conclusion logique de ces recherches est que ces microorganismes jouent un rôle considérable dans les modifications chimiques subies par l'eau examinée, et que sans doute il en est de même pour d'autres eaux ferrugineuses. Le procédé le plus pratique, pour conserver les eaux de ce groupe, prises à la source consiste dans la stérilisation par chauffage long et modéré (pour éviter l'évaporation de l'acide carbonique) et l'emmagasinement consécutif dans des locaux à basse température.

L'auteur se réserve d'étudier aussi à ce point de vue les eaux arsénico-ferrugineuses.

E. Vogt.

Examens du sang après des bains à l'ichthyol (*Société balnéologique. Session de Berlin*, mars 1901). — Schutze a pu constater que l'hémoglobine et le nombre des globules rouges augmentent considérablement sous l'influence des bains ichthyolés; on arrive même à dépasser la normale et à provoquer de l'excitation nerveuse chez les malades. Les recherches ont toujours été faites 24 heures au moins après le bain, de façon à éviter l'érythrocytose passagère due au bain chaud en lui-même. Pour 250 litres d'eau, on compte 60 grammes d'ichthyol: durée du bain 10 à 15 minutes, température 35° C. Ces bains excitent l'appétit d'une façon marquée.

Les recherches ont porté sur des sujets atteints de chloro-anémie, de diabète, de neurasthénie, d'obésité, de diathèse goutteuse. Chez tous les malades, l'influence sur l'hémoglobine et la quantité des globules rouges a été notée, chez le diabétique leur augmentation s'accompagna parallèlement de la diminution du sucre, mais l'auteur ne veut pas tirer de ce fait isolé des conclusions thérapeutiques.

On sait, depuis les travaux de Rohrig, que la peau à l'état normal est capable, sous certaines conditions, de résorber des substances variées. Elle résorbe les liquides volatils, car les vapeurs et les gaz sont absorbés: si un liquide de ce genre contient un médicament, des molécules de ce dernier pouvaient être entraînées mécaniquement par les gaz résorbés. Les substances kératolytiques sont en outre assimilables, et l'on peut enfin faire pénétrer dans la peau avec l'aide d'une forte pression des liquides finement pulvérisés.

Les recherches de Bela ont en outre démontré que la peau est capable de résorber les substances qui sont aussi solubles dans l'eau que dans les corps gras, et que l'ichthyol qui se trouve dans ce cas, est aisément résorbé par la peau normale du chien. Le dosage du soufre urinaire a toujours indiqué une augmentation notable de soufre à la suite d'applications ichthyolées chez les animaux.

L'auteur, en présence des résultats obtenus par l'examen du sang, n'hésite pas à conclure que les modifications enregistrées sont dues chez ses malades à la résorption de l'ichthyol.

E. Vogt.

Médicaments et oxydases, par M. P. Carles (*Rep. de pharmacie*, 10 juin 1901) — Les médecins qui s'intéressent à l'art de formuler et la plupart des pharmaciens qui suivent le courant de la science pharmaceutique connaissent aujourd'hui le remarquable rapport que M. le Pr Bourquelot a lu au Congrès de médecine tenu à Paris en 1900, sur les altérations des médicaments par oxydation. Ces altérations sont causées par les oxydases.

Il divise ces oxydases en quatre groupes à modalités fort distinctes. On retrouve les unes et les autres dans les drogues végétales et même dans les sucs animaux. Si, dans certains médicaments végétaux, les oxydases disparaissent, du moins en partie, par la dessiccation, elles persistent notablement dans d'autres. La gomme, la myrrhe, l'encens et presque toutes les graines sont dans ce dernier cas. L'expérience démontre que l'alcool à 50° (et même quelques degrés au-dessus) ne paralyse pas l'action des oxydases, mais que la chaleur à 100 degrés les stérilise.

Tous ces faits doivent être connus des médecins, afin qu'ils n'associent pas la gomme et les gommes résines, par exemple, aux nombreux composés phénoliques usités en médecine : phénol, crésol, naphtol, anisol, eugénol, vanilline, aniline, morphine, colchicine, ésérine, aloïne, podophylline, etc.

Après ce court résumé du rapport de M. Bourquelot, on aurait tort de croire qu'il n'y a que des oxydases nuisibles. Pour ces diastases, comme pour les microbes, s'il y en a de nuisibles, il y en a aussi d'utiles et même, croyons-nous, d'extrêmement précieuses. La difficul
est de discerner les cas où il faut les dét
les modérer, les réglementer, ou au con
les conserver intégralement, tout en les t
en réserve.

Pour l'oxydase de la gomme, par exe
il n'est pas douteux qu'elle soit nuisible
conservation du sirop d'iodure de fer.

Il est incontestable aussi que certaines
latures voient, sous l'influense des oxydases
des plantes fraîches, leur chlorophylle dispa

raître, leur tannin changer rapidement de nature. Nulle, sous ce rapport, ne paraît plus altérable que l'alcoolature de kola, dont la combinaison caféique se transforme en peu de temps. Mais doit-on, pour ces motifs, ne plus préparer désormais les alcoolatures qu'avec l'alcool bouillant, afin de muter ces oxydases? Pour s'y résoudre, il faudrait être sûr que la température de l'alcool bouillant ne produit, à son tour, aucun effet nuisible sur le médicament; qu'elle ne déséquilibre pas les combinaisons chimiques naturelles; qu'elle ne fait pas, de l'alcoolature, une sorte de teinture à base de plante sèche, comme cela serait avec les noix de kola.

L'alcoolature vulnéraire inscrite au Codex est préparée avec dix-huit plantes fraîches aromatiques. Il est fort à croire que la plupart contiennent des oxydases. Suivant que cette alcoolature est récente, ou vieille, elle a une couleur, une odeur et un bouquet différents. Sans doute, il serait mieux qu'elle fût uniforme dans ses qualités, et l'emploi de l'alcool bouillant constituerait un acheminement vers cette uniformité. Mais le plus novice des distillateurs pourrait prédire que, malgré la stérilisation des oxydases, il n'en existera pas moins de notables différences organoleptiques entre le produit vieux et le produit récent.

Dans d'autres circonstances, l'action modérée des oxydases bonifie certainement les médicaments. En voici des exemples : quand l'alcoolature de raifort est récente, elle possède une ardeur et une âcreté désagréables et insupportables. Au bout d'un an environ, ces défauts se sont notablement amendés, et il est probable qu'une oxydase est la cause de cette heureuse transformation. Même remarque pour les alcoolatures de citron et d'orange. Cependant, il est juste de reconnaître qu'au bout de plusieurs années, elles finissent par acquérir un goût de ranci trop prononcé, qui devient désagréable par son excès même.

Quand, selon le Codex, on prépare le sirop de digitale et de belladone avec une teinture récemment préparée avec des feuilles encore vertes, cette teinture, qui est verte, communique au sirop une coloration verte. Dans ces conditions, la chlorophylle et peut-être un peu de tannin se séparent au bout de quelque temps dans le sirop au repos et forment des nuages qui le louchissent si l'on agite. Pareil résultat n'a pas lieu avec les teintures vieilles et déverdies probablement par l'intermédiaire de l'oxydase restée en réserve dans les feuilles et dissoute par l'alcool.

Les ratafias de brou de noix, de coings, de cassis, qu'on estime d'autant plus qu'ils sont plus vieux, et qui, du reste, vieillissent beaucoup plus vite que les produits distillés, n'auraient sûrement pas ces même qualités, si l'on paralysait l'oxydase de leurs fruits par la chaleur.

Enfin, il y a un nouveau médicament dont la dominante des effets physiologiques paraît résider dans un principe inhérent au fruit frais, puisque l'expérience séculaire démontre que cette dominante baisse notablement dans le fruit sec et probablement plus encore dans les préparations pharmaceutiques. Ce sont les noix de kola. Cette dominante est représentée, non pas exclusivement, sans doute, par la koloxydase ou oxydase de ce fruit, mais avec elle par la nature particulière du suc de ces graines, lorsqu'il est exempt de toute altération. Or, on sait que cette altération est rapide ici et même profonde, et que la liberté d'action de l'oxydase en est la cause. Supprimer cette oxydase par l'alcool bouillant et considérer comme seuls actifs les principes uniquement dissous par ce dissolvant à 80°, paraît diminuer l'action de la kola. Tandis que, si l'on mélange intimement et rapidement le fruit frais avec le sucre blanc, on fait passer l'oydase à l'état latent, et on peut alors conserver le fruit à l'état de fraîcheur pendant des années avec l'intégralité de ses vertus, ce qui permet de le retrouver, à l'heure du besoin, sous une forme agréable et identique à ce qu'il était quand les nègres l'ont cueilli. Il suffit, pour s'en rendre compte, de délayer la pulpe dans un peu d'eau. L'oxydase se réveille brusquement et avec toute sa force.

E. Vogt.

Cacodylate d'hydrargyre, par Brocq (*Société française de Dermatologie et de Syphiligraphie*, 4 juillet 1901).— M. Brocq s'est d'abord servi du produit pur qui est acide, mais très toxique et très douloureux ; aussi y a-t-il renoncé pour lui substituer un cacodylate neutre, où il entre un peu de soude et de l'iodure de sodium ; ce composé très stable peut être stérilisé à 120°, il contient par centimètre cube, 47 milligrammes, de biiodure d'hydrargyre et 4 centigrammes de cacodylate de soude. Ce médicament a été employé sous forme d'injections à la dose de 1 à 2 cc. La douleur est nulle ou légère, et il ne se forme en général de nodosité que si le liquide est introduit trop superficiellement sous la peau.

D'une façon générale le cacodylate iodohydrargyrique a paru très efficace sur toutes les manifestations syphilitiques aussi bien de la période secondaire que de la période tertiaire. Ses bons effets sont surtout marqués chez les syphilitiques débilités, ou neurasthéniques. L'association de la médication arsenicale et du traitement mercuriel qui se trouve réalisé par le cacodylate d'hydrargyre, donne, dans certains cas, des résultats supérieurs à ceux du traitement mercuriel simple.

G. Lyon.

Remèdes internes et externes pour diminuer la douleur (*Merck's Archives*, mai 1901). — Cohen donne quelques indications concernant l'emploi des divers analgésiques. Il conseille, dans les douleurs intenses de la région frontale en cas d'influenza, dans les coliques hépatiques ou néphrétiques, d'associer à une injection hypodermique d'un centigramme de morphine, un tiers de milligramme de bromhydrate d'hyoscine. Pour les gastralgies, les douleurs dues au cancer stomacal ou à l'ulcère rond, le cannabis indica constitue le calmant de choix.

L'auteur s'élève contre l'abus des préparations dérivées du goudron, car elles exercent une action dépressive souvent longtemps prolongée.

Parmi les analgésiques externes recommandés par l'auteur, nous citerons un mélange d'huile de gaulthéria et de gaïacol, à base de lanoline, qui donne d'excellents résultats ; on formulera ainsi :

Gaïacol............ } Huile de gaulthéria. }	ââ X gouttes
Menthol...........	0 gr. 30
Essence de moutarde	II gouttes
Lanoline........... } Vaseline........... }	ââ 10 grammes

Us. Ext.

Dans certains cas (sciatique, pleurodynie etc.), on peut ajouter un peu d'iode métallique à ce mélange.

L'orthoforme est le spécifique des douleurs locales de la tuberculose laryngée. On prescrira : orthoforme, extrait de capsule surrénale, iodoforme, parties égales.

La solution de capsule surrénale bien filtrée, rend de grands services dans les douleurs dues à l'hypérémie conjonctivale et nasale, dans certaines formes d'uréthrite douloureuse, etc. Le remède doit être employé avec prudence.

E. Vogt.

FORMULAIRE DE THÉRAPEUTIQUE CLINIQUE

TRAITEMENT DES PIQURES DE MOUSTIQUE

Traitement préventif

Fermer les fenêtres le soir, quand les lumières sont allumées.

Brûler gros comme une noisette de poudre de Pyrèthre sur un morceau d'amadou.

Déposer sur une assiette du pétrole ou de l'essence de térébenthine.

Lotions le soir avec :

Ether acétique.........	10 grammes
Teinture d'eucalyptus...	20 —
Teinture de pyrèthre... } Eau de Cologne........ }	ââ 60 gr.
Eau..................	qs. pour un litre.

Se poudrer avec poudre de riz parfumée.

Traitement curatif

Calmer les douleurs par les lotions de sublimé au 100e par l'acide, phénique au 100e, par l'eau addtionnée de quelques gouttes d'ammoniaque.

Parfois les simples lotions de camomille, de euilles de noyer suffisent.

On a recommandé les applications, sur les points piqués, de collodion salicylé au 20e, de collodion au sublimé au 1000e, mais ces applications sont douloureuses.

Les moyens en faveur actuellement sont les applications de *formol* et de *menthol*.

a) Formol à 40 0/0 du commerce. 5 grammes.

Alcool à 90°..... } Eau............. }	ââ 10 gramm

Appliquer un peu de cette solution sur la papule et faire plusieurs applications successives.

(Se garder des applications permanentes qui seraient caustiques).

b) Eau de Cologne.	100 grammes.
Menthol.............	4 —
ou :	
c) Alcool à 60°.........	100 —
Menthol.	10 —

G. Lyon.

VARIÉTÉS & NOUVELLES

Clinique chirurgicale de la Charité. — Pendant la période des vacances, M. J.-L. Faure, agrégé, fera un cours de clinique chirurgicale à la Charité. Il commencera ce cours le lundi 22 juillet 1901, à 9 heures, et le continuera les vendredis et lundis suivants à la même heure.

Les lundis et vendredis, après la leçon, opération de chirurgie générale;

Les mercredis, opérations abdominales.

Concours du clinicat médical. — Ont été nommés :

Chef de clinique des maladies nerveuses : A Sicard, titulaire ; A Riche, adjoint.

Chef de clinique des maladies cutanées : Milian, titulaire; H. Bernard, adjoint.

Chef de clinique médicale : Gandy, titulaire; Griffon adjoint.

Corps de santé militaire. — Ont été nommés dans l'ordre de la Légion d'honneur;

Au grade de commandeur : M. Chauvel.

Au grade d'officier : MM. Clavel, Jourdan et Massie.

Au grade de chevalier : Les médecins-majors de 1re classe : MM. Delorme, Carlier, Bimler, Moreau, Gleize, Marcelin, Ducros, Hugard, Vachez, Clavelin, Landouzy, Bonnamy, Marix, Courtois, Capus, Dumas, Piron, Rit et Noquet.

Les médecins-majors de 2e classe : MM. Pech, Guérin, Bonjean, Sicard, Cultin, Marmey, Deshayes et Zœller.

Corps de santé de la marine. — Ont été promus ou nommés dans l'ordre de la Légion d'honneur :

Au grade d'officier : M. Dhoste.

Au grade de chevalier : Les médecins de 1re classe : MM. Bellard, Rerriat, Sadoul, Bonnescuelle, de Lespinois, Martenot, Brochet.

Les médecins dans les villes d'eaux. — Il existe dans un certain nombre de stations thermales, un local mis à la disposition des médecins, dans l'établissement thermal lui-même, pour recevoir les malades à l'heure du traitement.

L'administration a émis l'intention de prendre pour base du calcul de la patente des médecins, non seulement la valeur locative du cabinet où ils reçoivent leurs clients à leur domicile particulier, mais encore celle de ce local, quoiqu'il fasse partie de l'établissement thermal. Elle a soutenu en effet que ce cabinet sert également à l'exercice de leur profession et doit entrer en compte. Il en résultait une notable augmentation de patente.

Les médecins ont protesté, et le Conseil d'Etat vient de leur donner raison en repoussant la prétention de l'administration et en décidant qu'ils ne sauraient être assujettis au droit proportionnel de patente à raison de l'usage de ce local.

A propos des suicides dans les hôpitaux. — A propos d'un suicide récent à l'hôpital Tenon, le Conseil municipal de Paris vient de renvoyer à l'Administration la proposition suivante de M. Landrin :

« Considérant que l'insuffisance de surveillance est due au manque de personnel dans les salles des hôpitaux par rapport au nombre de malades en traitement;

« Qu'il peut en résulter des accidents graves dont peuvent être victimes les malades atteints de certaines maladies ou leurs voisins de salles ;

« Délibère :

« L'Administration et la 5e Commission sont invitées à étudier l'établissement dans les hôpitaux de salles spéciales où seraient traités les malades pouvant avoir des accès de fièvre les rendant dangereux pour leurs voisins ou pour eux-mêmes.

Contre les fraudes dans l'examen de la vision. — M. Rémy (de Lyon) a présenté à l'Académie un diplocoque qui permet de séparer la vision et de déceler les supercheries des individus qui, blessés à un œil prétendent ne plus pouvoir se servir de cet œil.

On présente dans des situation diverses, des lettres qui sont vues séparément par l'un et l'autre œil, et par l'interrogatoire, on arrive à savoir s'il y a supercherie. L'appareil permèt aussi de déceler la diplopie latente chez les individus qui n'ont pas la vision binoculaire.

BIBLIOGRAPHIE

Comment on défend ses enfants (La lutte contre leurs maladies) par le Dr Georges Petit (*Société d'éditions*).

Avec un titre aussi attrayant, et sous la signature du Dr Georges Petit, cette brochure est un succès assuré.

Elle s'adresse aux familles, aux institutions, à tous ceux qui ont souci et charge d'enfants. Ceux qui ont subi le charme de la parole de l'aimable conférencier, retrouveront là un résumé des principales notions d'hygiène que l'auteur a déployé avec tant de succès et d'une façon si personnelle, dans son cours d'hygiène et les conférences faites à la mairie du VIe arrondissement.

Ecrite dans un style simple, sans grands mots scientifiques, cette brochure apprend à chacun ce que tout le monde doit connaître et que l'auteur appelle : l'*Art d'éviter les maladies*. La coqueluche, la diphtérie, les fièvres éruptives, la fièvre typhoïde, la tuberculose, etc. . y sont traitées séparément.

Le Dr Georges Petit a fait œuvre nouvelle en ne plaçant dans cet ouvrage que ce qui est à la portée de tous. Les lecteurs sont certains d'y trouver les éléments d'une prudente sagesse et les mères en feront leur livre de chevet.

La profession médicale, *ses devoirs, ses droits*; par le Dr Morache, professeur de médecine légale à la Faculté de médecine de l'Université de Bordeaux, membre associé de l'Académie de médecine. 1 vol. in-12 de la *Collection médicale*, cart. à l'angl. 4 fr. (Paris, Félix Alcan, éditeur.)

La profession médicale traverse, depuis quelques années, une crise qui, à des degrés différents, peut-être, mais sous des formes sensiblement identiques, sévit dans tous les pays à civilisation européenne. Bien des facteurs ont contribué à cet état de choses. Il importe de les étudier et, si l'on peut, de les modifier.

On a pu dire que les nouveaux admis à l'exercice professionnel connaissent insuffisamment le groupe dans lequel ils vont évoluer leur existence, qu'ils n'ont qu'une imparfaite connaissance de la déontologie médicale et qu'ils ne l'apprennent guère qu'avec la pratique de la vie. Ils peuvent alors se laisser aller, dès le début, à commettre à l'encontre des malades et des familles ou envers leurs confrères, telles ou telles fautes, simples erreurs sans doute, mais fâcheuses pour eux-mêmes et pour la profession toute entière. Ces assertions contiennent une grande part de vérité.

M. Morache a cherché, dans son livre, à envisager avec la plus entière indépendance les conditions de la profession médicale. Les futurs médecins, ceux qui, déjà, s'engagent sur le terrain si difficile de la pratique professionnelle, recueilleront dans cet ouvrage d'excellents principes qui pourront leur servir de guides, tout au moins les aider à fixer leurs légitimes hésitations. Cet ouvrage intéressera également le grand public qui, s'intéressant à la vie des médecins, sera curieux de connaître leurs devoirs professionnels.

L'Asepsie opératoire, par MM. Pierre Delbet, professeur agrégé à la Faculté de Paris, chirurgien des hôpitaux, et Louis Bigeard, chef de clinique chirurgicale adjoint à la Faculté de Paris, ancien interne des hôpitaux. (N° 25 de l'*Œuvre médico-chirurgical*, Dr Critzman, directeur.) 1 brochure grand in-8° (Masson et Cie, éditeurs). Prix : 1 fr. 25.

Le souvenir des grandes discussions sur l'antisepsie et l'asepsie opératoire est encore présent à tous les esprits. La Société de chirurgie à Paris a consacré plusieurs séances à cette grave question, et les conclusions qu'elle a adoptées ont subi un examen approfondi. L'œuvre médico-chirurgicale a demandé à M. le professeur agrégé Delbet qui a pris une part si brillante à ces discussions et qui, en collaboration avec M. le Dr Bigeard, a institué des expériences absolument convaincantes sur la supériorité de l'asepsie, de donner une forme classique aux solutions trouvées, et de formuler les règles exactes de l'asepsie chirurgicale dans ses applications pratiques.

Vve Imprimerie, B, Lesnier dir., 25-27, rue St-Lazare, Paris — Le Propriétaire-Gérant : B. BLONDEL.

RENSEIGNEMENTS DIVERS

Rapport de MM. Branly, Lacaille et Oudin, au sujet de l'affaire R... Accidents de Radiographie. — (Rapport présenté par le Dr Oudin, *à la Soc. franc., d'électrotherapie* 22 mai 1901 (*Extrait.*)

..... On croyait généralement que les radio-dermites étaient dues à l'électricité et non aux rayons X eux-mêmes, que par conséquent une ampoule molle ne laissant pas passer autour d'elle d'électricité, ne devait pas causer d'accidents; que si on employait une source d'électricité au lieu d'une autre, le patient courait plus de risques; que si on interposait entre l'ampoule et le malade une feuille d'aliminium, on supprimait toute chance de danger.

..... Ce sont là autant d'erreurs avérées aujourd'hui.....

..... Les rayons X seuls sont causes des accidents de radio-dermites. Kienbock soignant un certain nombre de malades avec une ampoule très dure, n'avait pu réussir à provoquer chez eux qu'un peu d'érythème, quand un hasard mit son ampoule hors d'usage. Il en prit une autre très molle et 15 jours après il voyait éclater chez ces patients des accidents graves de radio-dermite aiguë. Il vivait comme presque tous les savants sur cette erreur, que les accidents étaient dus à l'électricité passant autour de l'ampoule et non aux rayons X, aussi fut-il très surpris par cette déconvenue et entreprit-il des expériences pour préciser la question. Exposant des animaux pendant des temps égaux à des ampoules de plus en plus résistantes, il constata que la gravité des accidents était en raison inverse de la quantité d'électricité passant autour du tube. Plaçant une ampoule en face du flanc de lapin, de façon que le plan de l'anticathode soit perpendiculaire aux téguments, il vit la limite de la radio-dermite s'arrêter exactement à l'intersection de ce plan, ménageant complètement les régions placées derrière l'anticathode, régions soumises pourtant aux mêmes flux d'électricité que les autres, mais ne recevant pas de rayons X. Il interposa des écrans métalliques percés de trous entre l'ampoule et l'animal et vit que les lésions étaient à leur maximum en face des trous, et que les lésions était proportionnelles à la perméabilité des métaux pour les rayons X.

..... Ne connaissant pas les travaux de Kienbock, j'étais de mon côté arrivé aux mêmes conclusions par la même voie.

..... Cette opinion est aujourd'hui celle de tous les auteurs s'occupant de radiographie ou de radiothérapie; et on ne peut même s'expliquer que nous ayons à cet égard si longtemps vécu dans l'erreur, que par les affirmations absolues, bien que non démontrées, des premiers auteurs qui ont abordé cette question.

Si d'ailleurs il pouvait rester quelque doute dans l'esprit, il serait complètement levé par les toutes récentes communications d'auteurs qui ont provoqué sur eux-mêmes des radio dermites graves, absolument semblables aux autres, ayant la même marche et le même aspect, en se servant de matières radio-actives qui, on le sait, produisent des rayons X, ou des radiations très voisines des rayons X, sans qu'intervienne l'électricité, par la simple propriété d'émission de métaux comme le radium, le polonium ou l'uranium. Et à ce propos un rapprochement s'impose à l'esprit entre le cas de M. Becquerel, et celui qui nous occupe ici. M. Becquerel connait bien les corps radioactifs puisque les rayons qui en émanent ont reçu le nom de cet illustre savant. Il n'en a pas moins provoqué involontairement chez lui une radiodermite grave en gardant dans la poche de son gilet un tube de verre contenant quelques centigrammes de radium. S'il avait confié ce tube à son domestique ou à une tierce personne, il aurait été dans le même cas que le Dr R., et passible des mêmes peines que lui.

On peut donc affirmer ceci aujourd'hui. Peu importe la source d'électricité, peu importe même l'électricité, les accidents de radiographie sont proportionnels au nombre et à la pénétrabilité des rayons X produits; et le tribunal qui a condamné notre confrère est tombé dans l'erreur que partageaient alors presque tous les savants.....

Le tribunal reproche au Dr X, d'avoir employé une ampoule de mauvaise qualité hors d'usage, parce que son anticàthode rougissait trop; or, c'est précisément le contraire qui est la vérité. Le malhear du Dr X, est d'avoir eu entre les mains une ampoule parfaite ayant un rendement considérable en rayons X, très pénétrants. Mais en 1898 il ne pouvait devancer les travaux qui ont été faits depuis, et il prolongeait la durée des séances, les croyant sans danger.....

En éloignant l'ampoule de la peau de 40 m. le Dr X. semblait s'être mis à l'abri de toute possibilité d'accidents, et pour que ces accidents se soient produits il a fallu, nous ne saurions trop le répéter, un rendement exceptionnel et impossible à prévoir en rayons X....

Enfin on reproche vivement au Dr X. sa mauvaise installation parce que la malade était couchée sur le tapis de son appartement. Ce sont peut-être au contraire pour une radiographie de la hanche, les conditions les meilleures. Si on installe le patient sur un lit ou sur un canapé, il faut toujours interposer une planche entre lui et le meuble, et l'on n'a jamais sur les ressorts d'un sommier l'immobilité nécessaire pour une pose longue; quant au calage des membres par des livres, c'est le plus commode que nous connaissions et nous l'employons journellement de préférence à des coussins qui n'assurent jamais l'immobilité.....

TRAVAUX ORIGINAUX

Influence de quelques aliments et principes alimentaires sur la Quantité et la qualité du suc gastrique

par Mme M. POTAPOW-PRACAITIS

Travail du Laboratoire de Physiologie de Lausanne

PREMIÈRE PARTIE

APERÇU HISTORIQUE ET CRITIQUE

Les premiers auteurs qui se soient occupés de l'influence des aliments et de quelques principes alimentaires sur la sécrétion du suc gastrique, sont Beaumont et Blondlot. Avant eux, on pensait que les aliments exerçaient sur l'estomac une action purement mécanique, en irritant la muqueuse gastrique et en provoquant de cette façon la sécrétion stomacale. Beaumont, qui a eu la chance de pouvoir faire ses observations sur un homme, son fameux Canadien à large fistule stomacale, a démontré toute l'insuffisance de l'ancienne théorie mécanique et cherché à la remplacer par une autre, plus conforme aux faits observés.

Vers 1842, deux physiologistes, Bassow à Moscou et Blondlot à Nancy, ont eu, indépendamment l'un de l'autre, l'idée de faire des fistules stomacales chez les animaux. L'opération a très bien réussi ; les chiens opérés guérissaient rapidement et pouvaient être maintenus indéfiniment à l'état de parfaite santé. Grâce à cette méthode ingénieuse, les physiologistes ont pu suivre pas à pas toutes les phases de la digestion des substances introduites par la bouche ou par la fistule dans l'intérieur de l'estomac. Bassow ne semble pas avoir fait de recherches détaillées ; Blondlot, au contraire, a fait de nombreuses expériences.

D'accord avec Beaumont, il nie qu'une irritation mécanique de la muqueuse stomacale suffise *à elle seule* pour mettre celle-ci en activité. Il admet que cette muqueuse ne devient *active* que sous l'influence des *aliments*, qui la mettraient d'abord dans « l'état turgide », et puis activeraient par leur présence la sécrétion du suc gastrique. Il n'exclut donc pas entièrement une certaine efficacité de l'irritation mécanique, une fois la muqueuse excitée par les aliments. Voici, d'ailleurs, comment il s'exprime à ce sujet :

« Voyons maintenant ce qui arrive lorsqu'on stimule mécaniquement ou chimiquement la membrane interne de l'estomac passée à l'état turgide sous l'influence des aliments.

« Je pose en principe que, lorsqu'elle a acquis ce nouveau mode de vitalité, non seulement elle fournit du suc gastrique qui en découle spontanément avec plus ou moins d'abondance, mais qu'aussi les nouvelles causes de stimulation, mécaniques ou chimiques, auxquelles elle vient à être soumise dans ce nouvel état, contribuent plus ou moins puissamment à activer la sécrétion de ce suc (1) ».

Et plus loin :

« Les matières alimentaires sont le stimulant spécial sous l'influence duquel l'estomac déverse son suc chimificateur et elles ont seules le pouvoir d'amener sa tunique interne au degré de surexcitation stable et uniforme qui constitue l'état turgide, tandis que les agents purement mécaniques ou chimiques se bornent à une excitation partielle et momentanée. »

Pour rendre l'écoulement du suc gastrique plus prompt et plus abondant, Blondlot a ajouté à la nourriture de ses chiens différentes substances, comme le poivre, la magnésie décarbonatée, le bicarbonate de potasse, et prétend qu'elles favorisent la digestion, en activant la sécrétion du suc gastrique.

Il a trouvé que le sucre, introduit directement par la fistule, n'amène pas la sécrétion du suc gastrique, mais que, *donné par la bouche*, il produit une sécrétion abondante et voici l'explication qu'il en propose :

« On peut expliquer ce fait de différentes manières : celle qui me paraît la plus vraisemblable est que l'impression produite par le sucre sur l'organe du goût stimule *sympathiquement* la membrane interne de l'estomac.

« Une autre conséquence plus générale qu'on peut, ce me semble, déduire de cette expérience, c'est que les opérations préliminaires de la dégustation, de la mastication, de l'insalivation et de la déglutition, ont pour effet de provoquer sympathiquement un certain degré de surexcitation sur la membrane de l'estomac et qu'ainsi elles ne sont pas sans influence sur la sécrétion du suc gastrique ».

Nous voyons par ce passage que Blondlot a eu déjà une idée très nette de la sécrétion *réflexe* du suc gastrique. Il appelle cette influence « sympathique », mais un peu plus loin il explique comment il faut comprendre cette expression. L'estomac doit être comparé à un organe glandulaire, lequel, à l'instar des glandes salivaires, peut être mis en activité fonctionnelle *par voie indirecte* (nous disons aujourd'hui par action réflexe). Le passage relatif à ce point mérite d'être cité *in extenso* :

« Sous ce rapport on pourrait comparer l'estomac à un organe glanduleux, aux salivaires, par exemple, dont la sécrétion est activée par le simple contact des aliments avec l'orifice du conduit excréteur, sans que la glande elle-même soit stimulée directement. Cette expérience démontre que le sucre est une substance stimulante pour l'estomac ».

(1) Blondlot, Traité analytique de la digestion, Nancy 1843, p. 216 et suiv.

Le livre de Blondlot contient ainsi en germe les résultats d'une rare perfection obtenus une cinquantaine d'années plus tard par Pawlow. Mais entre Blondlot et Pawlow se placent les vastes recherches de Schiff.

Comme tout ce qui est sorti de la plume de ce physiologiste, ses travaux sur la digestion font époque. Dépassant de beaucoup ses prédécesseurs par le nombre, la précision et la rigueur de ses expériences, Schiff a créé une œuvre qui restera exemplaire dans l'histoire de la physiologie expérimentale (1).

Voici les faits établis par Schiff, concernant l'influence des aliments sur la sécrétion stomacale. Herzen ayant donné dans sa *Digestion stomacale* un résumé aussi concis et clair que substantiel des longues recherches de Schiff à ce sujet, nous pouvons être ici d'autant plus bref.

1° Après l'accomplissement d'une digestion copieuse et difficile (comme par exemple après un repas *préparatoire* composé de 2 à 3 kilogs de viande) le suc sécrété par l'estomac d'un chien est *acide*, mais non *peptique* ; la provision de pepsine de la muqueuse gastrique est épuisée et l'estomac est incapable, pour plusieurs heures (24 et plus), de fournir un suc peptique.

2° Le suc gastrique devient de nouveau peptique et la digestion se ranime quand certaines substances (que Schiff a nommées « peptogènes »), sont introduites dans le sang, soit par absorption stomacale ou rectale, soit par injection sous-cutanée ou intraveineuse ; mais ces mêmes substances introduites dans l'intestin grêle, perdent la propriété pepsinogène ; elles ne produisent alors aucun effet appréciable sur le pouvoir digérant du suc gastrique.

Schiff a étudié à ce point de vue 27 substances alimentaires, dont 12 se sont montrées plus ou moins efficaces, tandis que les autres ont été sans action sur la digestion ; quelques-unes semblaient même la ralentir. Les voici :

Substances efficaces :	*Substances inefficaces :*
1. Dextrine.	1. Albumine coagulée.
2. Bouillon de viande.	2. Pulpe de viande lavée.
3. Viande crue.	3. Eau acidulée HCl.
4. Pain.	4. Purée de pommes.
5. Fromage.	5. Huile d'olive.
6. Peptones.	6. Viande cuite lavée.
7. Extrait aqueux de viande.	7. Marc de café.
8. Extrait aqueux de pain.	8. Eau.
9. Extrait aqueux de petits pois.	9. Sucre de canne.
10. Extrait aqueux de lentilles.	10. Sel de cuisine.
11. Gélatine d'os.	11. Glycose.
12. Café noir (action faible).	12. Empois d'amidon.
	13. Gomme arabique.
	14. Sang.
	15. Sérum sanguin.

Il a aussi observé que l'*inanition* un peu prolongée est très apte à charger la muqueuse stomacale de pepsine. Ce sont les produits de l'autorésorption circulant dans le sang qui agissent comme peptogènes.

(1) Voir : Schiff. Leçons sur la digestion, Turin 1867, et *Recueil des Mémoires physiologiques*, Vol. IV, Lausanne. 1898.

Pour démontrer l'influence peptogénique des substances citées plus haut, Schiff a fait de nombreuses expériences au moyen de deux méthodes : celle des *infusions* et celle de la *fistule* : il a presque toujours fait ses observations d'abord *dans l'estomac vivant*, ainsi que *in vitro*, avec le suc retiré de l'estomac par la fistule, et ensuite, après s'être maintes fois assuré de ce qui se passait, il a contrôlé les résultats obtenus en tuant les animaux et en faisant l'infusion de leur estomac : les digestions artificielles ont toujours confirmé les résultats fournis par les deux autres manières de procéder. Il a ainsi contrôlé trois fois la même expérience.

Pour ses expériences avec la fistule, Schiff prenait toujours des chiens en pleine santé, bons mangeurs, leur donnait un copieux « repas préparatoire » et, quatorze heures après, il leur introduisait par la fistule un sachet de tulle, attaché à une ficelle et rempli d'albumine cuite en morceaux.

Dans ces conditions l'*albumine ne se digérait pas*, les morceaux restaient intacts, même après un séjour de cinq à six heures dans l'estomac ; le suc sécrété pendant ce temps était *acide*, mais *apeptique* selon l'expression de Herzen.

Dans d'autres expériences, Schiff introduisait dans l'estomac en même temps que l'albumine, les différentes substances citées plus haut ; le résultat était alors *le même* si la substance introduite n'était pas un pepsinogène ; si, au contraire, elle l'était, le résultat devenait tout autre : l'*albumine se digérait vite*, disparaissant en trois ou quatre heures, accusant ainsi la présence d'un suc gastrique *très peptique*. Même effet, si le peptogène avait été absorbé par le rectum ou par le tissu cellulaire sous-cutané ou injecté dans une veine.

Dans les expériences avec la méthode d'infusion, Schiff procédait toujours de la manière suivante : il tuait les animaux au moment où ils se trouvaient dans les conditions expérimentales voulues (à jeun, après le « repas préparatoire » ou en digestion, avec ou sans administration préalable de peptogènes) ; il prenait immédiatement leur estomac, le rinçait dans l'eau froide, découpait la muqueuse en petits morceaux, la mettait dans 200 grammes d'eau acidulée d'HCl et mettait les flacons à l'étuve à 40° ; au bout d'un temps variable, mais toujours le même pour chaque série comparative, il prenait un volume *constant* de ce liquide et le mettait à l'étuve avec une quantité *constante* d'albumine cuite, pour examiner son pouvoir digérant. Il a constaté ainsi que :

1° L'infusion stomacale d'animaux tués en pleine digestion, ou bientôt après l'administration des peptogènes, *commençait à digérer tout de suite et digérait rapidement une grande quantité d'albumine*.

2° L'infusion, faite avec l'estomac d'animaux tués quatorze à seize heures après un copieux « repas préparatoire », commençait à digérer *tardivement et digérait lentement une petite quantité d'albumine*.

Schiff a donc prouvé à l'aide de cette méthode : 1° que les conditions qui rendent le *suc de l'estomac vivant* apeptique, le font en consommant la pepsine disponible ; 2° que les peptogènes, qui rendent de nouveau le *suc gastrique* riche en pepsine, le font en *favorisant la formation de pepsine nouvelle* dans les éléments glandulaires de la muqueuse stomacale.

Au commencement de ses recherches Schiff pensait que les peptogènes fournissaient au sang et, par lui, à la muqueuse stomacale, *les matériaux* pour la formation de la pepsine, mais il a modifié son opinion après la découverte de la *propepsine* par Heidenhain et ses élèves. La plupart des physiologistes ont cru que les découvertes de Schiff et celles de Heidenhain sont en contradiction les unes avec les autres. C'est à Herzen que revient le mérite d'avoir montré que leurs résulats non seulement ne se contredisent point, mais qu'au contraire, ils se complètent mutuellement.

Après avoir confirmé tous les faits constatés par Schiff et ceux découverts par l'école de Breslau, il a admis que les substances peptogènes agissent sur la sécrétion gastrique en favorisant la *transformation du proferment insoluble* (propepsine) emmagasiné dans les cellules glandulaires, *en ferment soluble* (pepsine définitive).

Outre ses expériences sur les animaux, Herzen a eu la chance de pouvoir faire une série d'observations sur un homme à fistule gastrique (1). Il put ainsi vérifier directement *sur l'homme*, l'influence des peptogènes de Schiff (2). Malgré les conditions défavorables offertes par le sujet, telles que l'impossibilité de lui appliquer un « repas préparatoire » suffisant, l'abondance de la production de pepsine chez lui, la fréquente présence de bile dans son estomac, l'influence des peptogènes ressortait avec une netteté parfaite.

Ces expériences ont été faites de la manière suivante : on donnait au patient à 7 h. du soir, par sa fistule, un souper copieux ; on exigeait qu'il ne prenne rien jusqu'au matin (ce que le patient n'accomplissait que rarement). A 6 h. du matin, on examinait le liquide stomacal à jeun, ensuite on introduisait, en guise de déjeûner, l'*albumine de trois œufs durs, hachée, avec 200 à 300 gr. d'eau*; en même temps on introduisait dans la fistule trois sachets en fil de soie, contenant chacun huit cubes d'albumine, réguliers et de même grandeur; on retirait les sachets les uns après les autres à une heure d'intervalle, et on jugeait des progrès de la digestion d'après la diminution du volume des cubes d'albumine.

En même temps on prenait une portion du liquide contenu dans l'estomac; comme sa densité était très variable, on le diluait toujours avec dix fois son volume d'HCl au 2 0/0, puis on le mettait à l'étuve avec des cubes d'albumine. Il offrait régulièrement une digestion de valeur égale à celle qui s'accomplissait dans l'intérieur de l'estomac; son pouvoir digérant étant beaucoup plus considérable les jours où le sujet recevait des peptogènes avec le repas expérimental (« le déjeûner »). Herzen a, de plus, constaté une différence remarquable entre le suc pris pendant la digestion et celui pris à *jeun*, avant le repas : le pouvoir digérant de ce dernier *augmentait* du jour au lendemain, tandis que celui du premier *n'augmentait pas;* il en conclut que celui-ci contenait de la *pepsine active* et celui-là de la *propepsine.*

Grâce à une série d'expériences préalables, Herzen a constaté que, lorsque la digestion du patient était normale, le volume des cubes d'albumine renfermés dans les sachets diminuait d'heure en heure dans la proportion suivante : première heure 5 0/0, deuxième heure 25 0/0, troisième heure 50 0/0.

Mais lorsqu'avec le « déjeuner » il donnait un bon peptogène, la diminution des cubes était beaucoup plus considérable, quelquefois de 30 0/0 dès la première heure et de 90 0/0 à la fin de la troisième heure. *En lavement,* l'action des peptogènes était un peu plus tardive, mais en somme, la même.

Voici les moyennes que Herzen a obtenues de l'ensemble de ses nombreuses expériences :

Durée de la digestion	0/0 d'albumine digérée *sans peptogènes*	0/0 d'albumine digérée *avec peptogènes*
1 heure :	2,33 0/0	12 0/0
2 heures :	23,66 0/0	45 0/0
3 heures :	51 0/0	76 0/0

(1) Voir sa Digestion stomacale, Lausanne, 1886, p. 53-109.

(2) Elle a été confirmée sur le chien par le Dr Girard, de Genève. *Arch. de Physiol. norm. et path.*, 1889.

Le poids des résidus secs de ces cubes d'albumine révèle une différence encore plus considérable :

Durée de la digestion	0/0 *des résidus secs d'albumine* *sans peptogènes*	*avec peptogènes*
1 heure :	90 0/0	30 0/0
2 heures :	50 0/0	10 0/0
3 heures :	25 0/0	3 0/0

Il est évident que ces résultats confirment pleinement ceux obtenus depuis longtemps par Schiff sur les animaux (1).

Une nouvelle époque dans l'étude de l'influence des substances alimentaires sur la sécrétion du suc gastrique commence avec les travaux de M. le prof. Pawlow (2).

Il y a longtemps déjà que Heidenhain a isolé une partie du *fundus* et l'a transformée en un cul-de-sac déversant sa sécrétion en dehors. Quant on introduisait la nourriture dans l'estomac, le petit estomac artificiel sécrétait du suc gastrique pur. Mais en isolant entièrement un morceau de l'estomac, Heidenhain coupait nécessairement les rameaux des vagues qui cheminent dans la membrane musculo-séreuse, et privait ainsi le « petit » estomac de son innervation normale, ce qui pourrait modifier la sécrétion quantitativement et qualitativement. En s'inspirant de ces idées, Pawlow a perfectionné l'opération de Heidenhain et a réussi, grâce à une nouvelle technique opératoire, à séparer une partie de l'estomac sans léser les filets pneumogastriques en question. Son ingénieuse innovation consiste à conserver entre le grand et le petit estomac un large pont de musculo-séreuse, ce qui permet précisément de laisser intacts les nerfs que reçoit la partie isolée de l'estomac. Nous décrirons plus loin l'opération.

Une fois guéris, les chiens se portent très bien. De plus, Pawlow en a soumis quelques-une à l'*œsophogotomie*, avec suture des deux bouts de l'œsophage aux téguments. De cette manière, il a obtenu une séparation complète entre les deux estomacs d'une part, et, d'autre part, entre la cavité buccale et le grand estomac. Ces animaux devaient être nourris en leur introduisant les aliments par la fistule œsophagienne inférieure, car tout ce qu'ils avalaient tombait par l'ouverture supérieure. Pour recueillir le suc du petit estomac, Pawlow introduit dans le cul-de-sac un petit tube en verre ou en caoutchouc retenu en place par un cordon élastique noué autour du corps du chien. L'animal lui-même est fixé à une sorte de chevalet où il peut rester des heures entières sans se fatiguer sensiblement. La plupart du temps il s'endort et on peut continuer l'expérience pendant très longtemps. Le suc qui s'écoule goutte à goutte de la canule, et qui est du suc gastrique absolument pur, est recueilli dans des éprouvettes graduées, afin de déterminer la rapidité, l'abondance et la durée de la sécrétion et d'étudier son pouvoir digérant.

Cette opération offre de très grands avantages sur celle de la *fistule stomacale simple*, ainsi que celle de l'*isolement complet* de l'estomac d'après le système Frémont. La gastrostomie usuelle permet d'étudier avec fruit la *marche de la digestion*

(1) Herzen a fait aussi quelques applications hygiéniques et thérapeutiques des peptogènes. Il a éprouvé sur lui-même l'effet bienfaisant du bouillon de viande et d'infusion aqueuse de croûte de pain qui contient beaucoup de dextrine. Dans sa famille il a observé un cas de troubles graves de la digestion chez un petit enfant, qui a été sauvé et complètement guéri grâce aux lavements de bouillon très concentré avec de la dextrine donnés pour toute nourriture pendant trois jours (l. c. p. 124-133).

(2) Voir : Pawlow. Leçons sur le travail des principales glandes digestives. Saint-Pétersbourg, (en russe). Traduction allemande, Wiesbaden, 1898, Bergmann.

dans l'intérieur de l'estomac vivant; c'est ainsi que Schiff a découvert les peptogènes et que Herzen en a confirmé l'efficacité sur l'homme; mais elle n'est en aucune façon adaptée à l'étude des *conditions qui agissent sur la quantité du suc secrété*, étude basée toute entière sur la mesure du volume du suc fourni par la muqueuse, et qui ne peut être faite qu'en l'absence de toute communication avec la cavité buccale et avec le duodénum. L'estomac *isolé* répond, il est vrai, à cette exigence, et on pourrait, à la rigueur, y observer aussi bien les variations tant quantitatives que qualitatives du suc gastrique; mais l'animal est dans l'impossibilité de s'alimenter normalement. La méthode de Pawlow offre tous les avantages des deux autres et est exempte de tous leurs inconvénients : le grand estomac permet une alimentation tout à fait normale de l'animal; le petit estomac fournit, à chaque acte digestif, sa quote-part de suc, car il continue à fonctionner, comme s'il était encore normalement relié au reste de l'estomac. Grâce à cette méthode, on peut donc étudier sur le même animal l'influence des différentes substances alimentaires, aussi bien au point de vue de la *quantité* de suc dont leur ingestion provoque la sécrétion, qu'au point de vue du *pouvoir digérant* de ce suc; mais il ne faut pas oublier que, si on n'a pas recours au repas préparatoire, on ne peut rien conclure quant à l'action *pepsinogène* des substances ingérées; Pawlow ayant négligé cette précaution si essentielle, ses résultats ne sont probants que relativement à la *durée* et à la *marche* de la sécrétion et au *volume* de suc sécrété en un temps donné, tandis que, en ce qui concerne non l'*excrétion* de pepsine préformée, mais la *production* de pepsine nouvelle, ils ne le sont nullement (voir la seconde partie de ce travail).

Pour mesurer le pouvoir digérant du suc recueilli, Pawlow emploie la méthode de Mette : Dans un tube de verre de 1 à 2 mill. de diamètre, on aspire de l'albumine liquide qu'on y coagule ensuite à 95°. On casse le tube en morceaux de 10 à 12 mill. de longueur et on les met à l'étuve à 37-38° dans 1 ou 2 cc. de suc gastrique; l'albumine se dissout aux deux extrémités du tube. Après dix heures de digestion, on mesure la longueur du cylindre d'albumine dissoute ou celle de son reste indissout, et on détermine le pouvoir digérant en millimètres et en fractions de millimètres. Nous reviendrons, dans la seconde partie de ce travail, sur la valeur de cette méthode de mensuration.

Telles sont les méthodes que Pawlow a employées dans ses recherches; voici maintenant les résultats qu'il a obtenus :

I. Quand on donne à manger à un chien à diverticulum stomacal et œsophagotomié, bien que toute la nourriture tombe au dehors par le bout supérieur de l'œsophage (exercice que Pawlow appelle « alimentation fictive »), *la sécrétion du sac gastrique pur commence au bout de cinq minutes.*

II. Chez des chiens ayant survécu à la double vagotomie, l'alimentation fictive *reste inefficace* : ces animaux peuvent manger pendant des heures sans que la sécrétion se produise. Par contre, Pawlow a réussi, en irritant les pneumogastriques, avec des secousses d'induction isolées (irritation rythmique toutes les une à deux secondes), à provoquer la sécrétion du suc gastrique même dans l'estomac entièrement vide. Mais si on injecte à l'animal une substance qui paralyse les nerfs sécrétoires, par exemple l'atropine, l'irritation du vague ne provoque plus de sécrétion. Donc, il faut admettre que *le pneumogastrique est la voie centrifuge du réflexe sécrétoire cérébro-stomacal conscient.*

III. *L'irritation mécanique ou chimique de la cavité buccale* est insuffisante pour provoquer la sécrétion du suc gastrique. Pawlow a, en effet, irrité la muqueuse buccale par des acides ou par d'autres substances irritantes, comme le poivre, la moutarde, etc.; il a forcé ses chiens à mâcher des morceaux d'éponge, de petits cailloux, et jamais il n'a obtenu par ces procédés la sécrétion du suc gastrique.

IV. *Un vif désir de manger*, l'idée du plaisir que donne le fait de manger, en un mot, *l'appétit est l'irritant le plus puissant des nerfs sécrétoires de l'estomac*. Pawlow dit même : « l'appétit, c'est le suc ». Si on introduit la nourriture dans l'estomac d'un chien pendant son sommeil, à son insu, on n'obtient jamais une activité de la muqueuse comme celle qui se produit quand l'appétit est en jeu. Le contact des aliments, introduits dans l'estomac, peut seulement provoquer l'appétit ou l'augmenter en agissant par *réflexe psychique*. Ce suc, que Pawlow nomme le suc « psychique », est, selon lui, toujours très peptique.

V. En recherchant le rapport entre la nature des aliments introduits dans l'estomac et la sécrétion du suc gastrique, Pawlow a trouvé que la quantité et la qualité de ce dernier *varient dans des limites très étendues*, selon la quantité et la qualité de l'aliment ingéré.

Il existe des substances qui exercent sur les glandes stomacales une influence que Pawlow a nommé *sécrétoire* ou *succagogue*, c'est-à-dire qui activent la sécrétion du suc gastrique, comme l'irritation de la corde du tympan active celle de la salive sous-maxillaire; d'autres substances se montrent inefficaces, quelques-unes arrêtent même la sécrétion.

Les substances examinées par Pawlow et ses éleves sont au nombre de 16, dont 8 efficaces, 5 inefficaces et 3 inhibitrices.

Efficaces (succagogues) :	*Inefficaces* :
1. Extrait de Liebig.	1. Viande bouillie et lavée.
2. Bouillon de viande.	2. Graisse.
3. Suc de viande.	3. Amidon.
4. Eau (en quantité de 200-500 gr.)	4. Albumine d'œuf crue ou cuite.
5. Lait.	5. Acide chlorhydrique.
6. Gélatine avec de l'eau.	*Inhibitrices* :
7. Peptone (sécrétion faible).	6. Sel de cuisine.
8. Viande crue.	7. Huile d'olives.
	8. Solution de soude.

VI. Les substances succagogues agissent sur la muqueuse par *réflexe glandulaire*, en l'irritant *chimiquement* et non *par le sang*; Pawlow confirme cette manière de voir par le fait que son principal succagogue, l'extrait de Liebig, perd toute son efficacité lorsqu'il est administré en *lavement*. En outre, comme les succagogues agissent après la section des vagues, Pawlow attribue leur action à un réflexe sécrétoire inconscient dû aux filets gastriques du grand sympathique; mais il ne semble pas avoir fait d'expériences sur ce nerf.

VII. Les substances qui n'ont pas d'influence sécrétoire directe, provoquent néanmoins la sécrétion réflexe psychique, puis, *pendant leur digestion* par le suc psychique, se produisent des substances analogues aux substances extractives de la viande, lesquelles, à leur tour, excitent la muqueuse *chimiquement* et agissent comme succagogues.

Si, chez un chien à fistule œsophagienne ou stomacale, on introduit, *à son insu*, une certaine quantité de viande *crue*, hâchée, on obtient au bout de 15 à 30 minutes une sécrétion assez abondante ; si au lieu de la viande crue, on introduit de la viande *bouillie et rincée*, la sécrétion est insignifiante ou nulle, mais il suffit d'ajouter à cette viande un peu d'extrait de Liebig pour produire une sécrétion abondante et prolongée. Avec le pain ou l'albumine cuite, on obtient le même résultat; sans adjonction d'extrait de Liebig, ces aliments peuvent rester deux à trois heures dans l'estomac sans provoquer aucune sécrétion.

VIII. Quant aux variations *qualitatives* du suc gastrique, Pawlow les explique en admettant que *plus la nourriture est indigeste, plus aussi le suc doit être riche en pepsine* pour pouvoir la digérer. Il y aurait une relation de finalité entre la nature de l'aliment et le pouvoir peptonisant du suc gastrique. C'est une explication qui n'en est pas une; elle impliquerait de la part de l'estomac une intuition aussi fallacieuse que singulière; des aliments, d'ailleurs excellents, mais relativement indigestes, tels que la viande cuite, l'albumine coagulée, ne provoquent *aucune* sécrétion, tandis qu'un peu d'extrait de Liebig en provoque une *très abondante* et qu'un peu de dextrine la rend *très peptique*. bien qu'il n'y ait *rien à digérer*. Où donc est la finalité? Nous contestons, d'ailleurs, que Pawlow se soit jamais placé dans les conditions voulues pour apprécier l'action *pepsinogène* des aliments; comme il n'a jamais employé de repas préparatoire, il trouvait toujours dans le suc des quantités variables de pepsine, oscillant selon le hasard de la digestion précédente. Nous reviendrons sur ce point à propos de nos recherches personnelles.

Dans son petit historique, Pawlow affirme que pendant la cinquantaine d'années qui s'est écoulée depuis l'apparition du travail de Blondlot. on n'a rien fait d'important relativement à la question de l'influence des aliments sur la sécrétion du suc gastrique. Seul Heidenhain aurait, en 1879, pensé à cette influence, et son travail serait le seul qui mérite d'être mentionné. On sait cependant que les recherches de Schiff, *précisément sur l'influence en question*, recherches qui l'ont conduit à la découverte des peptogènes, ont été publiées dès 1861, une vingtaine d'années après Blondlot et une vingtaine d'années avant Heidenhain.

Si nous comparons, au point de vue spécial qui nous occupe, le travail de Heidenhain avec celui de Schiff, nous nous persuaderons facilement de la supériorité de ce dernier. Dans un nombre très considérable d'expériences, poursuivies pendant plusieurs années, Schiff s'est attaché à élucider l'influence des substances alimentaires sur la teneur du suc gastrique en pepsine ; ses résultats sont nets et précis ; il établit une liste complète des aliments et des principes alimentaires qui sont pepsinogènes. Longtemps après, Heidenhain, dans le cours de ses études sur la digestion, arrive seulement à *entrevoir* cette influence, ne s'y arrête point, dit vaguement que l'absorption par l'estomac ou l'injection dans le sang de certaines substances alimentaires semble favoriser la sécrétion de la pepsine, — mais que ces substances sont encore indéterminées. Et c'est tout !

Nous ne méconnaissons nullement les mérites *réels* de Heidenhain dans le domaine de la physiologie de la digestion ; ils sont grands et sérieux ; c'est aux belles recherches du maître et de ses élèves que nous devons toute la morphologie des cellules glandulaires au repos et en activité, ainsi que l'importante découverte des *proferments* (du zymogène stomacal ou propepsine et du zymogène pancréatique ou protrypsine).

Tout cela est trop universellement connu et apprécié pour que nous ayons à insister, mais cela n'est assurément pas une raison d'attribuer à Heidenhain ce que Schiff a fait, surtout relativement à un côté de la question que le premier a à peine effleuré, alors que le dernier l'avait creusé et élaboré à fond. Pareille inexactitude et — disons le mot — pareille injustice historique nous a fort étonnée de la part d'un savant aussi éminent que Pawlow. La vérité est que Schiff, Heidenhain et Pawlow ont chacun approfondi *un côté spécial* de la physiologie des glandes digestives et que, pour être complète, notre connaissance du fonctionnement de ces glandes doit tenir compte *des faits établis par chacun d'eux*, et réunir en un faisceau les conclusions auxquelles ils sont arrivés.

Quant à la *théorie* de Schiff concernant la façon dont les peptogènes agissent sur la muqueuse stomacale, celui-ci avait d'abord pensé qu'ils fournissent au sang les *matériaux aux dépens desquels se forme directement la pepsine*; mais, après la découverte de la pepsine (zymogène stomacal) par Ebstein et Grützner, élèves de Heidenhain, il a modifié sa théorie et admis, avec Herzen, que les peptogènes sont les principaux agents de la *transformation* de la propepsine en pepsine définitive. S'il s'est trompé dans sa première interprétation (qui d'ailleurs ne pouvait être rectifiée que grâce précisément à la découverte de la propepsine), cela ne donne pas le droit de négliger les *faits* établis par lui; « les faits restent toujours des faits, quelle que soit leur explication », dit excellemment, à plusieurs reprises, Pawlow. Or, les faits constatés par Schiff d'une part, et par Pawlow d'autre part, prouvent : 1° qu'il y a des substances alimentaires qui agissent sur la muqueuse stomacale de façon à lui faire rapidement produire une grande quantité de pepsine et 2° qu'il y a des substances alimentaires qui agissent sur cette muqueuse de façon à lui faire rapidement sécréter une grande quantité de suc. Et, chose curieuse, la plupart de ces substances, des peptogènes de Schiff et des succagogues de Pawlow *sont les mêmes*, de sorte que les deux propriétés qu'elles possèdent et qui ont été révélées séparément par les deux observateurs, pourraient bien n'être qu'une seule et même propriété, appartenant à toutes les substances trouvées efficaces par les deux observateurs. Cependant, comme, administrés en lavement, les peptogènes agissent aussi bien que par la bouche, tandis que les succagogues perdent leur influence, il se pourrait, au contraire, que les propriétés en question fussent distinctes et indépendantes l'une de l'autre. Pour résoudre ce dilemme, il fallait étudier le suc gastrique fourni pendant un seul et même acte digestif, au double point de vue du *volume* de suc sécrété en un temps donné et de sa *teneur en pepsine*, après administration *per os* ou *per anum* de la substance à examiner.

Notre attention s'est avant tout portée sur le principal peptogène de Schiff, la *dextrine*, que Pawlow n'a pas étudiée, et sur le principal succagogue de Pawlow, l'*extrait de viande de Liebig*, sur lequel Schiff n'a point fait d'expériences. Nous espérions que par hasard ces deux substances n'agiraient justement chacune que dans l'un ou l'autre sens; cet espoir n'a été qu'en partie réalisé et nous avons dû nous convaincre que, de même que tous les *pepsinogènes* sont plus ou moins succagogues, tous les *succagogues* sont à leur tour plus ou moins pepsinogènes ; ils sont l'un et l'autre, *mais dans des proportions différentes*, de sorte qu'il s'agit quand même de deux propriétés bien distinctes.

Il va sans dire que nous parlons uniquement de l'influence *directe* des substances en question, c'est-à-dire de celle que les peptogènes de Schiff exercent *par leur présence dans le sang* et que les succagogues de Pawlow exercent *par leur contact avec la muqueuse*, car il ne faut pas oublier que toutes ces substances ont sur la quantité du suc fourni en un temps donné et sur sa teneur en pepsine une influence *indirecte*; elles accé-

lèrent et activent la digestion. soit en provoquant la sécrétion d'un suc plus copieux, mais chargé du même taux de pepsine, soit celle d'un suc plus riche en pepsine, mais dont la quantité reste à peu près la même ; or, pendant la digestion de certains aliments, même de ceux que Schiff et Pawlow ont trouvé inefficaces, il se produit des substances actives : l'amidon, par exemple, devient dextrine ; la viande bouillie et lavée donne des produits succagogues. Nous nous sommes soigneusement prémunis contre cette source d'erreur ; nous dirons plus loin comment.

Appendice

Aux pages 65-66 de son livre (édition russe) Pawlow dit qu'en pratiquant la section sous-diaphragmatique des vagues, Schiff a laissé les filets situés dans l'épaisseur des parois œsophagiennes et qu'il ne faut pas oublier que l'estomac reçoit des nerfs du grand sympathique ; il dit en outre que Schiff n'a pas fait une comparaison exacte et détaillée de la sécrétion du suc gastrique avant et après la section des vagues.

C'est là une nouvelle inexactitude historique et une nouvelle injustice envers Schiff.

La vérité est que Schiff a fait, sur des chiens, des chats et des lapins, trois séries d'expériences, avec *section des vagues, section des sympathiques, section des vagues et des sympathiques*. Le tout est décrit en détail dans ses leçons sur la digestion. (Voir les leçons 32, 33 et 34).

Pour la section sous-diaphragmatique des vagues, il faisait, dans la région de l'hypochondre gauche, une incision d'environ 3 centimètres par laquelle il saisissait la partie sous-diaphragmatique de l'œsophage, l'amenait au dehors et réséquait d'abord tous les nerfs *visibles* à sa surface : puis, il incisait circulairement l'enveloppe extérieure et le tissu cellulaire jusqu'à la tunique musculaire, en coupant ainsi tous les filets nerveux qui se rendent à l'estomac ; enfin, il *badigeonnait la plaie avec une solution concentrée d'ammoniaque*, qui, comme on sait, tue irrévocablement les fibres nerveuses : de plus, pour empêcher la réunion des nerfs coupés (réunion qui d'ailleurs n'est plus admise aujourd'hui) il *retroussait* la séreuse et le tissu cellulaire en haut et en bas, en dénudant ainsi la tunique musculaire sur une certaine longueur. Il s'est assuré plusieurs fois, par *l'examen microscopique*, que ce moyen suffit complètement pour empêcher la régénération des nerfs.

On voit ainsi avec quel soin Schiff a fait tout ce qui est possible pour obtenir la destruction *complète* de tous les filets gastriques des deux vagues. Quant à la section des sympathiques, nullement oubliés par Schiff, il l'a pratiquée de la manière suivante : au-dessus de la région du rein gauche il faisait une incision de quelques centimètres, jusqu'à la capsule surrénale, en dedans et au-dessus de laquelle se trouvent les artères cœliaques et mésentériques, entourées des filets et des masses ganglionnaires du plexus solaire ; il soulevait les deux artères sur une sonde cannelée et allait chercher les ganglions, qui peuvent être au nombre de trois, quatre et même cinq, sans compter la fréquente division en deux des ganglions principaux ; il les détruisait en les broyant entre les mors d'une pince et en les *arrachant* ensuite, ce qui entraîne les nerfs qui s'y rendent ou en sortent. Lorsque ce procédé présentait de grandes difficultés, Schiff touchait les nerfs avec un pinceau trempé dans l'ammoniaque caustique : les vaisseaux restent alors inaltérés, tandis que les nerfs se détruisent sur le champ.

Enfin Schiff a répété cette opération de l'extirpation du grand sympathique sur les animaux guéris après l'incision circulaire de l'œsophage, et qui se trouvaient ainsi privés de *tous* les nerfs se rendant à l'estomac. Chez ceux qui ont survécu à cette double opération, il a pu constater le retour évident de l'appétit et de toutes les fonctions digestives.

Schiff conclut que la section des vagues ou des sympathiques ou des uns et des autres, n'abolit ni l'absorption, ni la sécrétion, ni les mouvements de l'estomac (p. 404).

Il ne pouvait assurément pas s'apercevoir de la suppression du réflexe cérébrostomacal ou « *psychique* » de Pawlow, puisque les méthodes à lui connues ne permettraient pas de constater ce réflexe; mais il a vu que les animaux survivaient indéfiniment à la section des vagues, mangeaient, digéraient, grandissaient; cela suffit pour conclure que le vague n'est pas indispensable à la production d'un suc gastrique actif, et c'est tout ce qu'il a conclu; cela est du reste en parfait accord avec les observations de cas de longue survie à la vagotomie bilatérale (1), dont les plus parfaites sont dues à Pawlow lui-même, et avec la découverte par le même expérimentateur du réflexe sécrétoire *inconscient* (vià sympathique), provoqué par l'irritation chimique directe, locale, de la muqueuse par le contact de certains aliments.

Donc, après la section au cou ou sous le diaphragme des filets gastriques des vagues, la digestion continue, ainsi que Schiff l'avait observé. Mais si le réflexe sécrétoire sympathique vient aussi à manquer, cela est-il à dire que *toute* digestion stomacale est supprimée ? Non, puisque Schiff a vu des animaux survivre, manifester de l'appétit et digérer après la destruction des deux ordres de filets nerveux ; les cellules glandulaires ne changent pas pour cela de nature et continuent à faire ce qu'elles faisaient auparavant ; il se passe sans doute en elles ce qui se passe dans la glande sous-maxillaire « énervée », qui continue à donner de la salive (la salive dite « paralytique »), abondante même, mais peu active : il se peut qu'elles s'atrophient et dégénèrent peu à peu et qu'à la longue la sécrétion tarisse. Quoi qu'il en soit, dans les premiers temps après l'« énervation », la sécrétion continue et il est même possible que l'irritation *locale* produise encore un certain effet : la seule chose qui manque sûrement, ce sont les *réflexes* sécrétoires venant des centres.

(*A suivre*)

REVUE DES PUBLICATIONS SCIENTIFIQUES

Maladies générales non infectieuses et intoxications

Dr CHASSEVANT

Professeur agrégé à la Faculté de Médecine

Traitement du diabète sucré, par ABRAHAM MAYER (*Medical News*, 29 juin 1901). — La cause du diabète n'étant point encore connue, on ne peut agir que sur les symptômes présentés par les individus. Le traitement en général doit avoir pour but : 1° de favoriser l'élimination du sucre de l'urine et du sang ; 2° de maintenir ou d'accroître l'équilibre nutritif ; 3° de maintenir ou d'accroître l'assimilation des hydrates de carbone ; 4° de prévenir les complications.

On peut diviser les diabètes, au point de vue thérapeutique, en deux classes : les formes légères et les formes graves. Sous le nom de formes légères, il faut comprendre les cas dans lesquels le sucre peut être réduit à des proportions infinitésimales, par suppression des hydrocarbures, sans modifier le poids du patient. Dans les formes graves, le sucre ne disparaît point, malgré l'entière privation des hydrocarbonés.

Lorsqu'on veut diminuer la glycosurie et l'hyperglycémie, il faut remplacer les hydrates de carbone par d'autres aliments. Il vaut mieux opérer cette substitution en 3 ou 4 jours que la faire brusquement. Cette abstention peut avoir pour résultat de faire disparaître le sucre de l'urine. Au bout de quelques semaines ou de quelques mois, le malade peut très bien absorber une quantité d'hydrates de carbone relativement grande, sans avoir de glycosurie. Il peut même engraisser.

Si malgré ce traitement une petite quantité de sucre persiste dans l'urine, le lait est indiqué, et peut être d'un grand secours.

Dans les cas très graves, si l'urine présente la réaction de Gerhardt, un régime trop sévère est une grosse erreur. Mais si l'épreuve de Gerhardt est négative, si la quantité d'urée est normale ou accrue, un régime sévère est indiqué. La quantité de nourriture qui doit alors être ingérée doit fournir : pour un individu pesant 60 kilogrammes, 2368 calories, par exemple.

Voici un exemple de régime conseillé par l'auteur : à 8 heures du matin, une tasse de thé avec saccharine, 3 œufs et 50 grammes de jambon ; à 10 heures, une tasse de bouillon avec un œuf ; à midi, une tasse de bouillon épais, 250 grammes de poisson blanc frit, asperges et épinards, 100 grammes d'agneau rôti, salade, 25 grammes de fromage, une tasse de café noir ; à 7 heures, trois œufs brouillés, 50 grammes de jambon grillé, salade, 25 grammes de fromage, une tasse de thé avec saccharine ; à 10 heures, une douzaine d'huîtres. Un verre de Rhin ou de Moselle peut être pris avantageusement au dîner et au souper. Les malades souffrent beaucoup de la privation de pain ; celui-ci ne peut être remplacé, cependant, les noix peuvent servir à cet usage.

Divers médicaments ont été prescrits dans le diabète : l'opium peut avoir aussi de bons effets, il faut commencer avec de petites doses et les accroître progressivement ensuite. Dans les cas graves, l'arsenic donne peu de succès ; il donne de meilleurs résultats dans les cas légers. Chez certains diabétiques, dont la maladie commence à la suite d'une infection, le mercure peut donner des résultats.

Le traitement hygiénique est important, bains chauds, bains d'acide carbonique sont utiles : le massage est également indiqué.

P. SAINTON.

Le traitement du rachitisme par l'ingestion de capsules surrénales (*Münchener med. Wochenschrift*, n° 16, 1901). — HONIGSBERGER a soumis, à la policlinique du Pr Seitz, 20 enfants rachitiques de 2 à 21 mois à ce traitement. Les expériences ont été instituées au début avec un produit anglais, plus tard avec des pastilles préparées par la méthode de Stœlzner. La dose a été calculée de la façon suivante : un centigramme de substance active par kilo de poids de l'enfant traité.

On obtint dans un seul cas une amélioration considérable, presque une guérison, survenant, il est vrai, au moment du retour de la belle saison. Dans 2 cas, l'état général s'améliora, mais le processus rachitique s'aggrava. L'influence sur l'état général a été notée chez la plupart des petits malades : il faut excepter un cas où l'on observa une aggravation et quelques cas où l'état général varia constamment. Dans 3 cas seulement, les enfants percèrent des dents : dans les 17 autres, le résultat fut négatif. Les sueurs profuses disparurent dans 6 cas peu à peu : dans 3 elles cessèrent pour réapparaître plus tard et dans 11 on n'observa aucune modification. Dans 7 cas, les malades purent se mouvoir plus aisément : dans aucun, on ne constata une solidification du système osseux.

Il résulte de ces observations que les assertions de Stœlzner, concernant l'action spécifique de la capsule surrénale dans le rachitisme, n'ont pas été confirmées. On ne retrouve comme action thérapeutique que le relèvement de l'état général (action sur l'appareil circulatoire et le centre respiratoire). Il est donc inutile de s'adresser à un remède dont le prix est fort élevé, pour obtenir des effets que beaucoup d'autres médicaments éprouvés sont capables d'exercer.

E. Vogt.

La maigreur doit être combattue au point de vue hygiénique (*Deutsche med. Zeitung*, 25-29 juillet 1901). — Strebel dans un travail très documenté, fait l'historique de la maigreur, et termine par une série de prescriptions, destinées à combattre cet état qu'il qualifie d'anti-physiologique.

Régime. — Beaucoup d'hydrocarbures, de fromage (Parmesan surtout), suppression du thé et du café. Beaucoup de lait, de jaunes d'œuf donnés dans de la bière ou du suc de viande, de viande pulpée incorporée à de la gelée de fruits. On alternera ces trois alimentations, en changeant tous les jours. Au besoin, on augmentera l'apport d'albuminoïdes au moyen de lavements. Si les corps gras ne sont pas acceptés avec plaisir, on administrera des injections sous-cutanées d'huile camphrée au millième, dont on injecte 50 grammes à la fois.

Médicaments internes. — Dès le premier jour, on administre de l'arsenic (1 à 5 mgr. par jour). Parfois, on donnera des cacodylates en lavements ou injections hypodermiques.

Exercice. — Gymnastique raisonnée, destinée à fortifier le système musculaire, à réveiller l'appétit : ne jamais aller à l'épuisement ou à la transpiration.

Vêtements. — Les vêtements et l'habitation seront chauds, mais le sujet ne devra jamais transpirer.

E. Vogt.

Traitement du rhumatisme articulaire subaigu par Weisz (*Ungar. med. Presse*, n° 6 1901). — Le grand danger de l'arthrite rhumatismale consiste dans les ankyloses consécutives au stade aigu et affectant les articulations non encore entièrement guéries : le développement de ces ankyloses est surtout à craindre quand, dans le but de soulager les malades de leurs douleurs, on fixe leurs articulations dans une position donnée. Dans les cas de ce genre, on fera exécuter aux malades des mouvements dans le bain : la motilité étant beaucoup facilitée par l'immersion dans l'eau, le patient reprend confiance. Le massage rendra de grands services, à condition d'éviter tout tapottement, toute friction trop énergique : les effleurages doux feront la base du traitement. La gymnastique médicale active ne donne que de piètres résultats, car les malades manquent de vigueur et de volonté : la méthode de Zander est dans ce cas tout indiquée et sert de prologue à la gymnastique active.

Comme médication interne, les salicylates et dérivés perdent leur efficacité quand la fièvre et la douleur ont fait place à l'ankylose : les iodures donnent parfois quelques résultats dans ce dernier cas. Mais il ne faut pas trop compter sur la médication interne et appeler à son secours toutes les méthodes externes qui se sont tellement perfectionnés dans ces dernières années.

E. Vogt.

Chirurgie générale

Dr Benoit

Ancien interne des hôpitaux

Résultats éloignés de la désarticulation sous-astragalienne (*Société de Chirurgie*, 24 juillet 1901). — MM. Chancel et Delorme ont eu l'occasion d'observer longtemps des opérés ayant subi la désarticulation sous-astragalienne. Chez tous, le résultat fonctionnel a été excellent. Dans le cas de M. Delorme, où l'opération avait été faite pour une tumeur de l'avant-pied, l'équitation a été reprise après la guérison.

A. Benoit.

Sur la désarticulation du genou par G. Chevannaz (*Journal de Médecine de Bordeaux*, 1901, n° 24). — Pour les mêmes raisons que M. Laurent (1) (de Bruxelles), M. Chevannaz (de Bordeaux) plaide en faveur d'une reprise de la désarticulation du genou, dans les cas où on avait récemment tendance à préférer l'amputation

(1) Voir la *Revue de Thérapeutique* 1901, p. 521.

basse de la cuisse. L'auteur a appliqué cette intervention à deux malades ; il a choisi le procédé elliptique, avec conservation et suture de la rotule en arrière, par quatre gros fils de catgut unissant le ligament rotulien aux muscles du lambeau postérieur : dans l'un de ces cas, cet os est demeuré bien fixé au-dessous des condyles : dans l'autre, il est remonté à sa situation primitive.

A part ce détail, qui est sujet à discussion, puisque d'autres sacrifient de parti pris la rotule, les résultats de la prothèse ont été très supérieurs à ceux de l'amputation de cuisse. Résumons-les :

Dans les cas favorables, on obtient une marche directe sur le moignon lui-même, avec un simple pilon, comme pour les amputés de jambe, sans appui tels que béquille ou canne.

Si l'état du moignon oblige à se servir du cuissard, l'amputé conserve toute la longueur du levier fémoral avec les muscles puissants de la cuisse pour manœuvrer son appareil. Enfin, d'autres devront recourir à un appareil à *double appui*, le poids du corps portant à la fois sur le moignon et sur l'ischion, le point d'appui ischiatique devant être définitif ou temporaire.

A. Benoit.

Thérapeutique chirurgicale de la hernie sciatique, par le Dr Miclescu (*Gazette médicale d'Orient*, 1901, nos 6 et 7). — Il n'existe que dix cas publiés de *hernie sciatique*, qui occupe la dernière place dans la statistique générale des hernies, pour la fréquence. Trois seulement ont été opérées. L'auteur en a observé deux nouvelles et publie le récit de l'intervention radicale qu'il a appliquée à l'une d'elles, le second malade n'ayant pas voulu se laisser traiter.

La production de ces hernies est toujours favorisée par des lipomes sous-péritonéaux. Aussi leur palpation donne-t-elle la sensation de lobules inégaux, voilant la tension profonde de la hernie propre. Elles sont susceptibles d'atteindre un assez gros volume, un œuf d'oie, une tête de fœtus à terme. Elles subissent les impulsions de la toux et des efforts et occasionnent des douleurs plus ou moins vives. Dans un des cas, la tumeur est apparue subitement à la suite d'un effort. La peau glisse sur les parties profondes ; la percussion est d'autant plus sonore ou tympanique qu'il existe plus d'intestin dans le contenu du sac.

Enfin une grande quantité de graisse adhérente au sac empêche souvent la réduction sous la pression de la main d'être complète. Passons maintenant à l'opération elle-même. Incision de 15 cent. parallèle au bord inférieur du muscle grand fessier ; incision transversale de ce muscle : le sac apparaît, un simple fascia le recouvre et l'ouverture du péritoine peut être faite ; séreuse normale, avec un peu de liquide. Les viscères intra-abdominaux sont sortis par le segment inférieur de la grande échancrure sciatique ; il existait donc les rapports suivants : *en haut*, le muscle pyramidal, *en bas*, les ligaments sacro-épineux et sacro-tubéreux (grand et petit ligament sacro-sciatique de notre anatomie), *en dehors*, le nerf sciatique et les vaisseaux sciatiques, tout voisins du sac herniaire. De crainte de blesser les vaisseaux à une si grande profondeur, l'auteur résolut de les couper entre deux ligatures. Il refoula ensuite le cæcum, engagé dans le sac, réséqua un peu d'épiploon et fit l'excision du sac après l'avoir lié. La suture fut faite avec 4 fils de soie forte, unissant les muscles pyramidal et jumeaux et la bandelette sacro-épineuse. Suture du fessier et sutures superficielles. Pansement antiseptique. Guérison par première intention en six jours.

Dans le cas où la hernie sort par la partie supérieure de l'échancrure, c'est-à-dire *au-dessus du muscle pyramidal*, ses enveloppes superficielles seront les mêmes, mais elle se trouve en rapports non plus avec le faisceau sciatique, mais avec le nerf fessier supérieur et *l'artère fessière*.

A. Benoit.

Traitement du rétrécissement du rectum. (*Société de Chirurgie*, août 1901). — Dans la dernière séance de l'année scolaire, la Société s'est occupée des rétrécissements du rectum. A propos d'une observation de M. Souligoux, qui a trait à un cas de rétrécissement rectal, amélioré par le cathétérisme rétrograde que permit de faire l'anus artificiel, plusieurs membres rapportent des observations où le rétrécissement s'est trouvé bien de la seule *dérivation des matières fécales*. Selon M. Delbet, la disparition d'un rétrécissement du rectum, après création d'un anus iliaque, a été plusieurs fois obtenue, mais dans des cas de rectite, où la *dérivation* a réalisé son action salutaire. Mais ce traitement reste sans effet sur le rétrécissement d'une autre origine.

A. Benoit.

Traitement chirurgical de l'ascite, dans les cirrhoses veineuses du foie, par MM. Mongour et Dubourg (in *Gazette hebdomadaire de Méd. et de Chirurgie*, 14 juillet 1901). — On connaît l'opération de Talma d'Utrecht, qui vise à remplacer les ponctions répétées pour ascite cirrhotique, par l'*omentofixation*, curative non de la lésion du foie, mais de sa complication, l'épanchement. L'opération consiste essentiellement dans une laparotomie médiane qui permet d'extraire l'épiploon et de le fixer entre les muscles de la paroi abdominale, en dehors du péritoine. Des grattages superficiels sont aussi opérés sur la surface du foie, de la vésicule, de la rate.

L'épiploon peut être ou bien simplement interposé aux deux lèvres de l'incision péritonéale et suturé à points séparés peu serrés, en ayant soin d'éviter les vaisseaux, ou bien étalé entre le péritoine disséqué et un lambeau musculo-cutané de la paroi abdominale. Le résultat cherché est de créer des anastomoses entre les vaisseaux épiploïques et les branches d'origine de la veine cave inférieure (sous-cutanée abdominale, épigastrique) ainsi que les branches des mammaires internes, afin que le sang porte se rende directement au cœur, sans passer par le foie. L'excès de pression disparaissant dans le système porte, l'ascite disparaîtrait aussi.

Jusqu'à ce jour on avait obtenu quelques améliorations par cette méthode chirurgicale. Les auteurs sus-nommés l'ont mise en pratique deux fois.

Le résultat a été chez la première malade, un succès opératoire, mais l'ascite se reproduisit tout comme avant l'opération.

Chez la deuxième malade, la mort suivit de près cette intervention. En comparant ces cas récents avec ceux qui ont été déjà publiés, les auteurs mettent en relief les dangers de l'opération de Talma, qui fut d'abord considérée comme inoffensive. Les sujets en état d'insuffisance hépatique supportent aussi mal les chocs opératoires, que ceux en état d'insuffisance rénale. De plus, les résultats sont incertains. Tout au plus, concluent-ils, pourrait-on y avoir recours lorsque l'ascite elle-même, malgré les ponctions répétées, menacerait sérieusement par son abondance la vie des malades.

A. Benoit.

Pseudo-néoplasmes inflammatoires; cancer thyroïdien (*Société de chirurgie*, 10 et 24 juillet 1901). — La discussion, quelque peu confuse au début, s'est engagée à propos de quelques cas de tumeurs thyroïdiennes de nature indéterminée. Il ne faut pas se hâter de porter un pronostic trop sombre pour les tumeurs diffuses de cette région. Tel n'est pas l'avis de M. Poncet (de Lyon), pour qui toute tumeur macroscopiquement envahissante de cette région doit être étiquetée cancer, quel que soit le résultat de l'examen histologique. D'autres pensent au contraire, avec M. Ricard qu'il s'agit souvent de *thyroïdites chroniques* avec épaississements inflammatoires. En différant toute intervention, on a vu de ces productions diminuer et même disparaître.

A. Benoit.

Tétanos post-opératoire (*Société de chirurgie*, 10 juillet 1901). — M. Reynier communique l'observation d'une malade du Dr Platon (de Marseille), opérée dans un pavillon d'isolement où il n'y avait jamais eu de tétanique, entourée de toutes les précautions d'asepsie désirables, et qui n'en succomba pas moins à un tétanos post-opératoire. M. Reclus dit que le bacille de Nicolaïer existe en permanence partout où l'on marche. Sur l'efficacité du sérum, les auteurs qui l'ont employé préventivement sont gravement divisés. Tandis que MM. Reynier et Peyrot ont perdu des malades injectés dans les premières heures après l'opération, M. Bazy a obtenu les meilleurs résultats. Il considère comme très réelle l'efficacité du sérum préventif et déclare que depuis qu'il l'emploie régulièrement chez les blessés porteurs de plaies suspectes, il n'a pas eu un seul cas de tétanos à enregistrer.

A. Benoit.

Guérison d'un nez camard par des injections de paraffine liquéfiée (*Société médicale de Berlin*, 24 juillet 1901). — Stein a présenté une malade de la clinique de Bergmann qui se brisa le nez dans une chûte. La peau étant mobile, l'orateur proposa au Dr Bergmann, après une série d'expériences sur des animaux, de restaurer le nez de cette malade. Les expériences préliminaires démontrèrent la parfaite innocuité des injections de paraffine liquéfiée, et l'absence de tout danger d'embolie graisseuse. Si l'on se sert de paraffine très solide (point de fusion 96° au moins), la masse injectée se ramollit et prend une consistance cartilagineuse au bout d'un mois : la paraffine molle durcit dans le même temps et prend la même consistance cartilagineuse. Ce résultat identique est dû, pour l'orateur, au développement du tissu conjonctif dans la masse. La paraffine est plus rapidement résorbée dans les régions où existent des muscles (massage). Cette résorption n'a pas d'inconvénient, car, au moment où elle commence, le tissu conjonctif a depuis longtemps envahi la masse injectée et créé un feutrage résistant.

Dans la discussion qui a suivi cette communication, Eckstein a fait ressortir qu'il préfère la paraffine dure à la vaseline, malgré les grandes difficultés techniques provenant de la solidification trop rapide de la paraffine. On peut, avec cette dernière, injecter des quantités beaucoup plus faibles : Gersuny injecte 50 ccm. dans des cas où Eckstein n'en injecte que 6, 4 ccm.

E. Vogt.

Emploi chirurgical de l'eau oxygénée ; valeur antiseptique, propriétés, par M. Lucas-Championnière (*Journal de Médecine et Chirurgie*, 10 juillet 1901). — Depuis sa communication à l'Académie de Médecine, l'A. constate que l'emploi de l'eau oxygénée dans les hôpitaux de Paris est passée de quelques litres à seize mille litres pour 1900. Cette eau, à 10 ou 12 volumes, a une action antiseptique considérable, ce qui est d'ailleurs connu depuis Paul Bert et Regnard (1880). On l'a vue se montrer active là où tous les antiseptiques avaient échoué. *L'eau acide* paraît meilleure en chirurgie que l'eau alcaline ; elle arrête mieux les fermentations. La conservation de ce liquide exige quelques précautions ; l'addition d'alcool pur en petite quantité la favorise. Les poussières de l'air l'altèrent ; aussi vaut-il mieux, en vase clos, l'en protéger par de la ouate, que par un bouchon. Enfin il faut la tenir à l'abri de la lumière. A la condition de ne pas en injecter de grandes quantités dans les cavités séreuses, comme la plèvre, il n'y a pas à redouter les embolies gazeuses que l'on a signalées.

Les conditions indispensables de son efficacité exigent un *contact* assez prolongé, une véritable imprégnation des tissus et non des lavages, même copieux. Le gaspillage de grandes quantités de ce liquide est donc non seulement inutile, mais inefficace.

Les indications chirurgicales sont celles de tout antiseptique non toxique, non irritant. Signalons : la préparation des champs opératoires, surtout des régions où l'eau phéniquée forte n'est pas d'un emploi indifférent, *vagin*, *rectum*. Cavités de suppurations septiques ; ici son action est incomparable (abcès du foie, de la plèvre), phlegmons, nettoyage du ventre en pleine septicémie (appendicites, ovarites) en observant toujours les précautions indiquées plus haut et empêchant la mousse de se répandre hors des foyers infectés. En *gynécologie*, son emploi est précieux ; on porte dans l'utérus un tampon simplement imprégné, pour obtenir une désinfection suffisante ; on peut aussi l'associer à l'eau phéniquée, suivant les cas, ou pour enlever les liquides mousseux que l'eau oxygénée développe.

En pathologie spéciale, nez, oreille, bouche, l'auteur s'élève contre l'emploi des quantités trop larges, l'abus de cet antiseptique, comme de tous les autres, étant préjudiciable aux matières organiques, surtout quand il s'agit d'organes délicats.

Au point de vue toxique pur, aucun danger n'est à redouter.

A. Benoit

Le catgut en chirurgie, par J. Triollet (*Bul. des Sc. Parmacologiques*, juin 1901). — Dans la pratique ordinaire de la stérilisation du catgut, cinq moyens peuvent être utilisés avec un égal succès, pourvu qu'on consacre à chacun les conditions de temps et de température qui lui sont propres ; c'est-à-dire si on peut également bien stériliser :

1° Par les antiseptiques ;
2° Par la chaleur sèche :
3° Par la méthode de Tyndall ;
4° Par l'autoclave (milieu aqueux) ;
5° Par l'autoclave (milieu anhydre).

On doit reconnaître, par contre, qu'en raison de la nature particulière de sa composition, le catgut, exceptionnellement, ne se prête pas indifféremment à l'un et à l'autre de ces procédés de stérilisation.

Les antiseptiques ne peuvent pas stériliser le catgut : la stérilisation ainsi obtenue n'est qu'illusoire et donne lieu aux plus cruelles déceptions, ainsi que l'auteur l'a démontré.

D'autre part, la chaleur sèche, pour être vraiment utile, doit être portée à 180° pendant une heure. Or, à cette température, le catgut est littéralement cuit et ne peut être d'aucun usage. Le procédé du Pr Reverdin, de Genève, qui consiste à chauffer le catgut à 140° pendant quatre heures, est un procédé trop délicat ; il exige un véritable tour de force pour monter lentement, progressivement, degré à degré, la température jusqu'à 140°. La moindre brusquerie dans l'élévation de la température donne un catgut fragile. Il faut faire un reproche encore plus sérieux à son procédé, car la chaleur sèche de 140°, même prolongée pendant quatre heures, détruit bien les microbes, mais laisse intacts la plus grande part de leurs germes qui résistent à 130°, à 160° même. Il est donc inutile n'insister davantage sur le procédé de la chaleur sèche.

Quant à la stérilisation à 120° en milieu aqueux (autoclave), elle n'est pas applicable au catgut parce qu'il subit, dans ces conditions de température et de milieu, un véritable phénomène de gélatinisation qui le rend impropre à tout usage. Il sort de l'autoclave absolument inutilisable et ressemble singulièrement alors, comme aspect et comme consistance, à du vermicelle bien cuit.

Il reste donc deux procédés pour stériliser le catgut : la méthode de Tyndall et l'autoclave en milieu anhydre ; ces deux méthodes peuvent donner, au point de vue de la stérilisation, des résultats parfaits. Cependant il faut bien reconnaître la supériorité incontestable, en rapidité et en sécurité, de l'autoclave sur la méthode du chauffage discontinu.

C'est au Dr Réfix qu'on doit le meilleur procédé pour la stérilisation du catgut. C'est lui qui, le premier, a fait voir que le catgut peut être facilement stérilisé à l'autoclave dans les vapeurs d'alcool absolu. L'expérience apprend qu'il existe un certain nombre d'autres liquides au sein desquels le catgut peut supporter des températures élevées, même supérieures à 134°, sans dommage pour la solidité primitive. Parmi ces liquides il convient de citer tous les alcools (amylique surtout), pourvu qu'ils soient bien anhydres. Certains autres liquides, comme la vaseline, l'huile de ricin, la glycérine anhydre sont aussi sans conséquence néfaste pour la solidité du catgut. Par contre l'essence de térébenthine, l'huile d'arachides, le xylol, la glycérine à 28° et tous les liquides contenant de l'eau, même à l'état de traces seulement, sont désastreux pour cette solidité.

Il en résulte que la stérilisation du catgut à l'autoclave est chose facile, à condition de faire un choix judicieux du liquide stérilisant.

Cependant il ne faut pas perdre de vue qu'il est souvent assez difficile d'avoir un catgut à la fois stérile et solide: ces deux qualités sont malheureusement trop souvent incompatibles. Il faut bien se garder de conserver le catgut stérilisé dans du bouillon, c'est-à-dire dans un milieu aqueux qui ne tarde pas à le désorganiser et à lui faire rapidement perdre sa solidité. Débarrassé de cette erreur de conservation, le procédé de stérilisation à l'autoclave en milieu anhydre est incontestablement celui qui offre les plus grandes garanties au point de vue bactériologique.

Certes, le procédé n'est pas toujours d'une exécution facile. La moindre hydratation du catgut ou de l'alcool au moment de la stérilisation donne un produit fragile; quelques centigrammes d'eau suffisent à 120° pour gélatiniser en partie le catgut, c'est-à-dire pour le rendre inutilisable. Or, les conditions d'absolue déshydratation sont difficiles à réaliser, car le catgut est un corps fort hygrométrique qui emprunte à l'air, avec la plus grande facilité, l'eau dont il est si avide.

La stérilisation alcoolique à 120° donne malheureusement toujours un catgut sec, dur, ayant à peu près la rigidité du fil de fer. C'est qu'alors, en effet, il manque encore au catgut une qualité qui lui est cependant indispensable pour le rendre utilisable: *il n'est pas souple*. Or, sans la souplesse, la ligature parfaite est difficile, surtout avec les gros numéros. De plus, chose infiniment plus grave, la résorption devient problématique. Et cependant il ne faut pas oublier que la résorption est la seule excuse de l'emploi du catgut, car, sans cette qualité idéale qu'il est seul à posséder, il serait plus logique de lui substituer la soie, si facilement stérilisable.

En principe la résorption se fait d'autant plus lentement que le calibre du catgut est plus gros et que la dessiccation, avant stérilisation, a été plus parfaite. La dessiccation a pour conséquence de rendre le catgut difficilement pénétrable par les liquides de l'organisme. Or, la résorption du catgut est en somme une véritable peptonisation qui ne peut s'effectuer convenablement que si certaines conditions d'hydratation sont réalisées. Il n'est pas douteux qu'un catgut parfaitement anhydre, comme il l'est après la stérilisation alcoolique et employé tel au cours de l'opération, est moins vite pénétré, c'est-à-dire peptonisé par les liquides de l'organisme, qu'un catgut assoupli par une immersion préalable et de durée suffisante dans un liquide soluble dans les plasmas. D'ailleurs, de nombreuses expériences ont démontré qu'après des mois, on a retrouvé les catguts, autoclavés dans l'alcool, et non assouplis avant l'usage, pour la plupart à peu près intacts dans les tissus. Enfin, des essais de digestions artificielles de catgut, avec la tripsine Maquaire, ont montré qu'il faut en général dix à quinze fois plus de temps au catgut anhydre qu'au catgut assoupli pour être complètement digéré.

Il s'ensuit que la résorption, quand elle se fait, s'effectue toujours tardivement, souvent même trop tardivement, pour répondre au but cherché par le chirurgien.

Il faut donc que le catgut soit souple, non seulement parce qu'il permet une ligature plus parfaite, mais aussi et surtout parce qu'il se résorbe plus sûrement.

L'auteur annonce que dans un autre article, il étudiera cette dernière question.

E. Vogt.

Appareil pulmonaire
Cœur et Vaisseaux

Dr G. Lyon

Ex-chef de clinique de la Faculté de Médecine

Traitement symptomatique de la toux (*Therap. Monatshefte*, juillet 1901). — Saenger préfère, pour combattre la toux, ne pas recourir aux narcotiques dont les inconvénients dépassent les avantages. Le procédé le moins nocif pour combattre la toux consiste dans l'inhalation des vapeurs de menthol. Un appareil est superflu: il suffit de chauffer dans une cuillère quelques cristaux de menthol et d'aspirer les vapeurs qui s'échappent. On peut aussi verser dans la paume des mains 10 à 20 gouttes d'une solution alcoolique de menthol à 40-50 0/0, frotter les deux paumes l'une contre l'autre et aspirer les vapeurs en appliquant les mains comme un masque sur la figure.

Ces procédés fort simples agissent d'une façon remarquable chaque fois que la muqueuse n'est pas recouverte de sécrétion. Si la sécrétion est abondante, on injectera dans le larynx une solution huileuse de menthol : cette manœuvre provoque de violents accès de toux qui expulsent les mucosités : le menthol injecté peut ensuite exercer son action anesthésiante, car les inspirations profondes consécutives aux accès de toux font pénétrer le menthol jusque dans les parties plus profondes de l'arbre respiratoire. On injectera à la fois 1 à 2 grammes d'une solution à 10-20 0/0 : la toux disparaîtra pour 3 à 5 heures. Dans les cas de toux opiniâtre 3 à 4 injections par jour suffisent, car le menthol exerce une action cumulative.

En dehors de la bronchite chronique (les effets curatifs sont moins marqués dans la bronchite aiguë), la coqueluche doit être citée comme une affection justiciable de cette médication, mais, vu l'indocilité des enfants, on sera le plus souvent réduit à l'emploi des inhalations.

On peut arriver à exécuter une injection intralaryngienne sans laryngoscope en appuyant fortement sur la base de la langue avec l'abaisse-langue et en plaçant l'extrémité de la canule à moitié chemin entre la base de la langue et la paroi postérieure du pharynx.

Les contre-indications de l'emploi du menthol sont la présence de sang dans l'expectoration et les opérations endolaryngiennes, après lesquelles ces injections pourraient provoquer des états congestifs préjudiciables à la bonne guérison.

E. Vogt.

Traitement de la phtisie pulmonaire (*Therap. Monatshefte*, juillet 1901). — Volland de Davos, qui a toujours combattu les exagérations systématiques dans le traitement de la tuberculose pulmonaire, affirme n'avoir jamais trouvé aucun bénéfice à permettre à ses malades les ascensions, les douches, la gymnastique pulmonaire. L'organisme luttant contre l'invasion bacillaire par des réactions inflammatoires, le simple raisonnement doit nous conduire à prescrire le repos de l'organe dans lequel cette lutte a lieu. Si l'on a méconnu ce principe, cela tient à ce que les poumons sont privés de nerfs sensibles : les foyers morbides irrités ne réagissent pas par la douleur, comme dans une articulation, par exemple. Il est heureux que grâce aux adhérences pleurales, les poumons enflammés soient en général immobilisés, en partie du moins, de sorte que les procédés thérapeutiques cités plus haut n'ont pas souvent les conséquences funestes qu'on pourrait craindre.

L'abus du lait a de même des effets parfois nuisibles sur le fonctionnement du tube digestif, car la musculature des parois stomacales a perdu de sa tonicité et les aliments séjournent trop longtemps dans l'estomac. Ce dernier organe joue un rôle considérable dans la mise en jeu de la résistance organique contre la maladie, et le médecin doit se garder de le surmener par le gavage. Le phtisique ne doit pas manger s'il n'a pas envie de le faire. Il est certain que le gavage peut engraisser les malades, mais l'engraissement ne donne pas de la force de résistance, et l'appétit vrai est fonction du retour à la santé, comme dans toutes les autres maladies.

La température normale du phtisique est souvent passablement inférieure à 37,5°, chiffre qui indique chez lui un peu de fièvre. Si donc on trouve chez un malade 36,2° C., par exemple, il n'y a pas lieu de vouloir combattre cette hypothermie qui est normale dans ce cas particulier. On comprend aisément, d'un autre côté, combien des sujets de cette catégorie peuvent souffrir éventuellement de l'emploi des douches froides, car la réaction ne se fait pas ou se fait mal.

L'emploi du grand air demande aussi des ménagements : si le vent est fort, si le soleil a disparu derrière l'horizon, les malades se mettent à tousser s'ils séjournent au grand air. Les mêmes remarques s'appliquent à l'abus de la fenêtre ouverte dans la chambre a coucher.

L'auteur n'a pas grande confiance dans les médicaments antituberculeux dont il a vu déjà un grand nombre disparaître après une vogue passagère. La morphine, la codéine, l'héroïne pourront rendre passagèrement des services dans les cas de toux fatigante. Il faut bien se garder de considérer la toux comme utile et facilitant l'expectoration : ce réflexe congestionne l'arbre bronchique, et excite ce dernier à une sécrétion exagérée qui elle-même engendre la toux. Pour éviter au malade ce cercle vicieux, on prescrira le repos au lit, les narcotiques.

Un médicament utile pour enrayer les diarrhées est le salicylate de bismuth.

Les douleurs rhumatoïdes, les névralgies intercostales, etc., seront de préférence combattues par l'application locale de la chaleur.

E. Vogt.

Traitement de l'anorexie chez les tuberculeux par la Persodine (Persulfates alcalins), par J. Hobbs (*Congrès de la tuberculose*, Londres 21-26 juillet 1901). — L'auteur fait remarquer qu'un tuberculeux qui peut s'alimenter est en bonne condition pour lutter contre le bacille de Koch, et espérer sa guérison; malheureusement, il arrive fréquemment qu'un des premiers symptômes, alors même que les lésions pulmonaires sont très peu avancées, est une anorexie absolue. Malgré les conseils de son médecin qui lui ordonne la suralimentation, le tuberculeux fait tous ses efforts, mais ne peut réussir à manger. C'est en vain que l'on essaie l'un après l'autre tous les amers, ils échouent tous : l'amaigrissement progresse et la cachexie s'installe peu à peu.

Bien des médicaments en dehors des amers ont été essayés pour lutter contre l'anorexie, et l'on dispose aujourd'hui d'un produit nouveau destiné à relever la nutrition des tuberculeux, à activer leurs oxydations : ce produit est le persulfate de soude qui a été étudié en même temps que les persulfates minéraux de potassium, sodium, ammonium, baryum et plomb et les persulfates organiques dont les principaux sont les persulfates de quinine et de cocaïne.

L'auteur dispose de six observations qu'il divise de la façon suivante :

Une tuberculose pulmonaire douteuse, chez un enfant de douze ans, douteuse en ce sens que malgré des signes stéthoscopiques positifs on n'a pas trouvé de bacilles dans les crachats.

Trois tuberculoses pulmonaires au premier degré chez deux enfants de cinq à huit ans et chez un adulte de vingt-quatre ans, ce dernier avec fièvre.

Une tuberculose au second degré chez un adulte de quarante-cinq ans, fébrile également.

Une tuberculose au troisième degré chez un adulte de vingt-huit ans, avec fortes poussées de température.

Ces six malades étaient tous atteints d'une anorexie plus ou moins intense et principalement les enfants.

A tous, on a donné le persulfate de soude une heure avant le repas, dans un peu d'eau, à la dose d'une cuillerée à café pour les enfants, d'une cuillerée à soupe pour les adultes.

Dès le second jour, chez l'enfant atteint de tuberculose douteuse et chez un de ceux arrivés à la première période, l'appétit revint, et à partir du quatrième jour chez tous les autres malades.

Chez tous le réveil de l'appétit se manifesta par une sensation de vide au niveau du creux de l'estomac avec un véritable besoin de s'alimenter.

Tous les malades ont augmenté de poids : la fillette atteinte de tuberculose douteuse augmenta de 4 kilogrammes en vingt jours ! les deux autres de 3 livres et 3 livres et demie.

Deux malades adultes voient leur poids monter de 60 à 62 kilogrammes, de 70 à 71 kil. 500 en vingt-cinq jours.

Chez le tuberculeux à la troisième période, l'amaigrissement qui était progressif s'arrêta, il y eut même une augmentation de 500 grammes qui malheureusement ne continua pas.

En somme, on peut dire que tous ces malades ont vu leur poids s'accroître par l'usage du persulfate de soude.

Malgré les doses un peu fortes : deux cuillerées à soupe par jour, continuées pendant vingt-cinq jours, aucun de ces malades n'a eu de diarrhée.

L'auteur conclut que le persulfate de soude est un excitant de la nutrition et qu'il combat efficacement l'anorexie des tuberculeux.

E. Vogt.

Maladies du Système nerveux

Dr P. Sainton

Ancien interne des hôpitaux.

Le traitement de l'épilepsie, par Daniel R. Brower (*Medical Age*, 25 juin 1901). — La prophylaxie de l'épilepsie a été trop négligée. Bien souvent une convulsion survenue dans l'enfance est la première manifestation d'une prédisposition épileptique. Il ne faut donc point se borner à la thérapeutique banale qui consiste à donner un bain, une purgation et quelques grammes de bromure, il faut dès ce moment, tâcher d'en préciser la cause et rechercher si la crise épileptique n'est point due au rachitisme, à une syphilis héréditaire ou à une hémorragie cérébrale.

Les enfants qui ont une telle prédisposition doivent éviter tout surmenage moral et physique; ils devront s'abstenir de boissons alcooliques, de thé, de café, dans l'enfance, d'excès sexuels dans l'adolescence. L'existence chez eux, d'un phimosis, d'une altération de l'œil ou des voies respiratoires supérieures doit appeler l'attention du spécialiste qui pratiquera l'intervention nécessaire. Ces enfants, en général, ne doivent point être élevés dans une école où leur irritabilité et leur manque d'équilibre mental les exposent à de nombreux inconvénients. La durée des heures d'étude ne doit pas être pour eux de plus de deux à trois heures par jour.

La question du choix d'une profession n'est pas moins importante pour eux; les parents devront faire le sacrifice de toute ambition, il les destineront à l'horticulture et à l'agriculture, bien loin de rechercher pour eux une carrière commerciale.

La prophylaxie de l'épilepsie traumatique consiste dans un traitement judicieux des plaies de tête et dans une trépanation exploratrice, s'il est nécessaire, peu de temps après l'accident.

Pour prévenir l'attaque d'épilepsie qui, à la longue devient une habitude, il faut tâcher d'arrêter chaque paroxysme à son début. Dans ce but, le malade portera sur lui des ampoules de nitrite d'amyle qu'il absorbera en inhalations au début de la crise. Quand l'aura est périphérique, on aura recours à la ligature du membre: parfois un vésicatoire sur le membre où se manifeste l'aura, a une action efficace.

Pendant l'attaque, le malade sera étendu, le cou libre : le traitement consistera en injections hypodermiques de morphine, en lavements de chloral avec application de glace sur la colonne vertébrale.

Dans l'intervalle des crises, le malade doit être bien nourri; la méthode de Toulouse et de Richet peut donner des bons résultats. Quelquefois la diète lactée à l'exclusion de tout autre traitement donne des résultats surprenants. Le tube digestif sera dans tous les cas tenu absolument libre.

L'hydrothérapie tiède sous forme de bains à 125° Fahrenheit: l'hydrothérapie froide à 75° F sont des adjuvants précieux. La galvanisation cérébrale avec un courant de 3 milliampères peut être très utile : la séance sera de dix minutes.

Parmi les médicaments, il faut citer au premier rang les bromures; l'auteur préfère le bromure de sodium, moins pénible pour l'estomac.

Les iodures sont également indiqués non seulement à cause de leur action antisclérosante, mais encore de leur pouvoir éliminatoire.

Dans les cas débutant après 15 ans, on pourra joindre à titre d'épreuve le mercure aux iodures. Si ceux-ci sont mal tolérés on les remplacera par du chlorure d'or et de sodium. Parmi les autres médicaments de quelque efficacité, il faut faire une place à l'extrait d'adonis vernalis, au chloral, à l'acétanilide. Le traitement opiacé et romuré suivant les préceptes de Flechsig ne donne point de résultats satisfaisants. La glonoïne et le nitrate de sodium sont des remèdes qui, combinés aux bromures, peuvent agir contre le petit mal. Il ne faudra point négliger les antiseptiques intestinaux pour empêcher les fermentations : on prescrira le salol, le salicylate de bismuth, le carbonate de gaïacol.

Dans nombre des cas les toniques ont leur utilité : la strychnine, l'arsenic, les hypophosphites, l'acide phosphorique, le fer peuvent être prescrits : mais l'auteur donne la préférence au bromure de fer.

Quant à la question du traitement chirurgical, on peut avec Clark résumer ainsi ses indications. Il ne faut jamais trépaner dans les cas de grand mal épileptique : quand il y a des attaques d'épilepsie jacksonienne, il faut réserver la trépanation au cas où il n'y a point de paralysie cérébrale infantile, ni d'hérédité de dégénérescence très marquée : il faut alors faire l'ablation de la zône épileptogène. Les épilepsies traumatiques ne doivent être trépanées que quand la relation de cause à effet est bien établie entre le traumatisme et les attaques. Les résultats d'autres opérations telles que la résection du sympathique cervical, l'oophrectomie, la ligature des artèbres vertébrales ou carotides ne justifient point ces interventions.

Enfin, pour l'auteur, le meilleur système pour le traitement de ces malades en commun est le système des colonies.

P. Sainton.

Extirpation du ganglion de Gasser (*Société rhénane*, séance du 20 mai 1901). — Hammesfahr présente un malade qui souffrait de névralgie rebelle du trijumeau, auquel il a extirpé le ganglion de Gasser. 24 heures après l'intervention, le malade offrit une amnésie bizarre : il avait perdu la mémoire de tous les noms propres, le sien y compris. En outre, tous les réflexes tendineux avaient disparu, les réflexes cutanés étaient manifestement diminués, et la courbe de la température montra pendant trois jours les irrégularités les plus considérables. Tous ces troubles morbides disparurent le 8e jour après l'opération.

La plaie se cicatrisa sans difficultés et la névralgie a entièrement disparu.

E. Vogt.

Maladies du Larynx du Nez et des Oreilles

Dr Courtade

Ancien interne des hôpitaux

Nouveau traitement des vertigineux de l'oreille (*Soc. franc. d'électrothérapie*, 23 mai 1901). — Libotte préconise un traitement qui ne connaît aucune contre-indication, n'est pas douloureux et ne soumet pas le malade à la recrudescence du symptôme et aux troubles gastriques, comme la quinine.

Il supprime assez rapidement le vertige ou l'état vertigineux chronique, ainsi que les symptômes concomitants : céphalalgie, bourdonnements d'oreille, incertitude de la marche particulièrement ressentie au haut d'un escalier lorsqu'on veut le descendre, incertitude de la marche dans l'obscurité. Ce traitement consiste dans l'application de l'électricité statique au moyen d'une électrode spéciale auriculaire, le patient se trouvant isolé sur le tabouret.

L'auteur se sert depuis plusieurs années d'une électrode qui permet d'administrer un souffle, une aigrette d'un voltage de 60,000 volts environ réglant l'intensité avec rapidité, s'adaptant à la sensibilité du sujet et ne provoquant aucune réaction douloureuse.

Cette électrode représente une tige en bois terminée par un bout en ébonite, et renfermant en son centre un fil en graphite.

Le sujet isolé sur le tabouret est relié au pôle positif de la statique. L'opérateur tient l'excitateur en main, le manche en verre dans la main gauche, tandis que la main droite reliée au pôle négatif de la machine glisse sur la partie en bois du même excitateur.

Une aigrette se dégage de l'excitateur sur l'électrode pour aller impressionner le fond de l'oreille externe, le tympan, les osselets et leurs muscles, les fenêtres ronde et ovale du labyrinthe, etc. Plus on approche la main droite reliée au pôle négatif de l'anneau de l'excitateur, et plus l'aigrette gagne en force.

Les premières séances durent cinq minutes, les autres dix minutes a quinze minutes. A la fin on distance les vacations.

Lorsque les séances sont rapprochées il est utile, le soir de l'électrisation, de faire couler une goutte de glycérine dans le fond de l'oreille électrisée.

En rapport avec le pôle positif de la machine, le sujet reçoit par l'électrode auriculaire, l'aigrette du pôle négatif.

Les sujets justiciables de ce traitement étant généralement devenus neurasthéniques, démoralisés, atteints parfois d'une véritable psychose déprimante, bénéficient en outre de l'application statique générale, ce qui n'est pas à dédaigner, car la statique est un tonique du système nerveux qui relève assez rapidement toutes les grandes fonctions quand celles-ci ne sont pas trop compromises.

L'ouïe s'améliore parfois étonnamment.

Les bourdonnements se dissipent ainsi que la céphalalgie.

Les malades sont ravis de reprendre avec facilité, force, vivacité, leur marche d'autrefois, et ils reprennent leurs occupations avec une nouvelle ardeur.

L'auteur communique 4 observations, se rapportant à des malades ayant été traités auparavant sans succès par d'autres méthodes, et entièrement guéris aujourd'hui.

E. Vogt.

Action de l'extrait de capsules surrénales sur la muqueuse du nez et du larynx (*Soc. laryngologique de Vienne*, 11 avril 1901). — Harmer a utilisé cet extrait dans 32 cas, en poudre ou en solution à 10 0/0 ou 50 0/0. Dans 22 cas concernant la cavité nasale, on put constater un effet ischémiant remarquable : dans les 10 cas concernant le larynx, l'extrait renforça l'action anesthésique de la cocaïne d'une façon indubitable. La laryngite aiguë, l'œdème ne furent pas influencés. En tous cas, l'extrait est ischémiant, nettement anesthésiant et tout à fait inoffensif. Il est en conséquence indiqué dans tous les cas de congestion intense des muqueuses nasale et laryngée, nécessitant pour leur guérison des quantités considérables de solutions concentrées de cocaïne : or, on sait que les accidents d'intoxication sont fréquents quand on emploie des doses de ce genre.

E. Vogt.

Guérison de l'ozène par influence du streptocoque de l'érysipèle (*Deutsche med. Zeitung*, 1er août 1901). — Montoro de Francesco a reconnu que l'action de l'antitoxine diphtérique n'est que passagère ; plusieurs auteurs ont fait du reste les mêmes constatations.

L'auteur a été amené à adopter le traitement qu'il préconise par le cas suivant : femme de 26 ans, très robuste, atteinte d'ozène depuis 7 ans ; les traitements usuels sont restés sans effet. En septembre 1898, elle est atteinte d'érysipèle de la face qui dura 8 jours ; au bout de ce temps, l'auteur fut profondément étonné, en examinant les fosses nasales, de ne plus trouver trace de l'ozène qui existait encore intense avant l'atteinte d'érysipèle. L'auteur s'attendait à voir reparaître l'ozène au bout de quelque temps, ainsi qu'il l'avait observé après emploi de l'antitoxine diphtérique ; aussi prescrivit-il à la malade de ne pas négliger son traitement usuel. Celle-ci refusa énergiquement de continuer aucune médication, et attribua, ainsi que son entourage, la guérison à une intervention divine. Aujourd'hui (1901), l'ozène n'a pas reparu : on voit sur la muqueuse humide de nombreux petits vaisseaux : l'atrophie est en voie de disparition. Il ne reste de l'affection qu'un peu d'ensellure du nez.

Dans une autre famille, l'auteur soignait une jeune fille de 18 ans également atteinte d'ozène. Le frère de la malade ayant été pris d'érysipèle de la jambe droite, communiqua son mal à sa sœur (érysipèle du lobule de l'oreille gauche). Pour faciliter, dans un but thérapeutique, la propagation de l'érysipèle au nez, l'auteur pratiqua deux petites incisions superficielles, l'une dans la région du masséter gauche, l'autre tout près de l'aile du nez. Au bout de 30 heures, les points ainsi traités étaient largement envahis.

Toute la face, à l'exception du nez, fut traitée par l'application en permanence de compresses imbibées de sublimé à 1 1/2 00/00. L'odeur nauséabonde et les croûtes disparurent des fosses nasales le jour même où ces dernières furent envahies par le processus infectieux.

La guérison de l'ozène se maintient depuis un an déjà.

Les conclusions de l'auteur sont les suivantes:

1° L'ozène est certainement une maladie infectieuse déterminée par le coccus de Lœwenberg.

2° Ce coccus, pour pulluler et provoquer des modifications pathologiques, doit rencontrer une membrane de Schneider déjà altérée.

3° Les altérations de cette muqueuse sont dues à l'exaltation, sous l'influence d'une cause occasionnelle, des microbes que l'on rencontre communément dans les fosses nasales.

4° L'arrivée du coccus de L. dans une cavité nasale ainsi modifiée est la cause de l'apparition de l'ozène; ce coccus résiste aux traitements les plus énergiques.

5° L'influence curative du streptocoque de l'érysipèle est due soit à une leucocytose inflammatoire se manifestant dans les tissus atrophiés, soit à l'influence des toxines solubles qui exaltent la force de résistance des tissus malades.

E. Vogt.

Le futur traitement de la fièvre des foins, par Holbrook (*Curtis Medical Record*, 13 juillet 1901). — Dans ce travail, l'auteur apporte le résultat de ses recherches sur le traitement de la fièvre des foins par l'extrait aqueux de certaines plantes et de leur pollen. C'est ainsi qu'il a employé avec des résultats satisfaisants en le prescrivant soit à l'intérieur, soit en injections hypodermiques, l'extrait de roses ou de violettes, de lys. Il a obtenu de plus, d'excellents résultats avec la teinture d'ambrosia artemisia. Il y a là une indication pour la possibilité d'un traitement immunisant de la maladie.

Dans les cas où il y a une infection associée, il a obtenu d'excellents résultats de l'extrait surrénal en spray nasal.

P. Sainton.

Maladies des Voies urinaires

Dr Chevalier,

Chirurgien des hôpitaux,

Ancien Chef de clinique de la Faculté.

Extirpation totale de la prostate pour guérir l'hypertrophie de cet organe, par M. P. J. Freyer, chirurgien de Saint-Peters hospital de Londres. (*British. med. Journal*, 20 juin 1901). — L'auteur a présenté au Medical Graduates College, deux malades auxquels il a fait subir l'ablation totale de la prostate hypertrophiée. Chez l'un d'eux, les lobes latéraux de cet organe formaient à l'intérieur de la vessie deux tumeurs séparées du volume d'un petit œuf de poule, ainsi qu'on peut s'en rendre compte sur les figures qui accompagnent cette clinique. Le lobe moyen égalait en grosseur une noisette. L'orifice uréthral s'ouvrait au-dessous et dans l'intervalle de ces tumeurs. L'opération fut réalisée par la taille sus-pubienne et les manœuvres facilitées grandement par l'introduction d'un doigt dans le rectum. Les tumeurs furent successivement saisies avec une longue pince et purent être énucléées par une incision unique de la muqueuse qui les recouvrait. L'examen histologique démontra qu'il s'agissait d'adénomes purs. De simples irrigations chaudes suffirent pour enrayer l'hémorragie. Un catheter introduit dans l'urèthre permit des lavages de la vessie, dans les jours qui suivent l'opération. Quand à l'orifice sus-pubien, il fut drainé pendant 48 heures avec un tube de forte dimension. Chez un autre de ses opérés, la tumeur, qui occupait un seul des lobes prostatiques, remplissait presque totalement l'espace entre l'arc pubien et le rectum; de sorte que son énucléation, avec le doigt qui la séparait avec peine des tissus voisins, fut très laborieuse. Aucune ligature ne fut nécessaire. Mêmes soins consécutifs et le malade se rétablit rapidement.

Il avait auparavant subi plusieurs interventions graves, entr'autres la résection des canaux déférents, sans en avoir retiré un soulagement quelconque.

L'auteur se reporte aux leçons cliniques de Guyon (1888) dans lesquelles le maître mettait en doute qu'on puisse jamais pratiquer l'ablation des lobes prostatiques hypertrophiés. Et, disait-il, « quand un tel prodige opératoire deviendrait réalisable, croyez-vous que la vessie, après avoir été plus ou moins longtemps soumise à la distension, pourrait récouvrer son intégrité anatomique et fonctionnelle?... Je puis ainsi conclure que le traitement radical de l'hypertrophie de la prostate n'existe pas et ne saurait exister. » Le chirurgien anglais rappelle aussi que Sir H. Thompson exprimait l'opinion que, l'obstacle prostatique fût-il complètement enlevé, on ne pourrait jamais restituer à la vessie longtemps privée de sa fonction expulsive, la force nécessaire pour une restauration utile de la fonction.

Chez les quatre opérés de M. Freyer, cette fonction, perdue depuis six mois à 4 ou 5 ans, s'est totalement rétablie après l'opération. Les malades peuvent conserver leur urine cinq à six heures pendant le jour et suffisamment longtemps la nuit pour que leur sommeil n'en soit pas troublé.

Quant aux canaux déférents, s'ils sont sacrifiés dans tous les cas où la tumeur prostatique vient *en masse*, il peut aussi arriver qu'ils puissent être ménagés. En tout cas, il ne saurait y avoir là de contre-indication à une opération qui est la seule efficace, puisqu'il s'agit de sujets âgés.

L'A. exprime l'espoir qu'avec l'opération qu'il préconise, nous sommes en possession d'un traitement rationnel radical de cette affection aussi douloureuse que fréquente.

A. Benoit.

Traitement chirurgical des néphrites (*Société de Chirurgie*, 12 juin 1901). — M. Poisson, de Bordeaux, s'est trouvé bien de la *néphrotomie* dans le traitement des néphrites aigues, ou même chroniques. M. Legueu n'en a pas obtenu le résultat qu'il espérait. M. Albarran partage ses doutes sur l'efficacité du traitement chirurgical dans les néphrites médicales. Ce traitement agirait surtout en réalisant une saignée de l'organe infecté.

A. Benoit.

Gynécologie et Obstétrique

Dr R. BLONDEL,

Chef du Laboratoire de la Maternité.

à l'hôpital de la Charité

Traitement de l'infection puerpérale (*Académie de Médecine*, 4 juillet 1901). — M. Budin expose à l'Académie le traitement de l'infection puerpérale auquel il a recours personnellement depuis 1892. Cette infection est due à la pénétration de germes divers ou de microbes pathogènes dans les organes génitaux, puis dans toute l'économie. Il semble que si on pouvait, de bonne heure, débarrasser l'utérus de ces germes pathogènes, on éviterait le développement de la maladie; si on n'intervient que plus tard, on aura de plus à lutter contre l'infection générale.

M. Budin montre que dans les conditions ordinaires, lorsque les suites de couches sont normales, l'utérus revient assez vite sur lui-même, et après quelques jours, l'orifice interne du col est fermé : on ne le traverse qu'en faisant un certain effort. Si, au contraire, la muqueuse utérine est malade, il semble que les fibres musculaires sous-jacentes soient comme paralysées et on pénètre facilement avec le doigt dans la cavité du corps utérin. La perméabilité anormale de l'utérus a donc une grande importance pour le diagnostic.

Pour nettoyer l'utérus il faut, après avoir plongé la femme dans l'anesthésie complète, procéder au curage dégital et à l'écouvillonnage, dont M. Budin décrit en détail le manuel opératoire. Il fait usage de gros écouvillons en côtes de plumes qui sont très résistants; les faits démontrent que le nettoyage de la cavité de la matrice peut être absolument complet.

M. Budin résume ainsi les faits :

Si, de la fièvre survenant chez une femme récemment accouchée, on constate dans l'utérus la présence de caillots fétides ou non, les enlever et laver la cavité de l'organe peut suffire.

Si la muqueuse de la matrice est atteinte, surtout au niveau de la caduque inter-utéro placentaire, il faut, sans hésitation, procéder au curage digital et à l'écouvillonnage. Lorsqu'on intervient vite, la guérison est habituellement plus rapide.

Si l'infection dure depuis quelques jours lorsqu'on pratique le nettoyage, la guérison est plus lente, car il y a pénétration de germes ou de toxines dans l'économie.

Enfin, si l'infection date plus longtemps, on aura recours aux mêmes interventions et on aidera l'organisme à lutter. Dans un certain nombre de cas qui paraissent désespérés, on obtiendra la guérison ; mais parfois la mort surviendra.

Il résulte encore de ces faits une autre conséquence : si une femme accouche ou fait un avortement, alors que les membranes sont rompues depuis quelques jours, si le liquide amntiotique est fétide, il faut faire de suite le curage digital et l'écouvillonnage, c'est-à-dire le *nettoyage prophylactique*.

Pendant la dernière année scolaire, du 1er novembre 1900 au 30 juin 1901, M. Budin a obtenu les résultats suivants. Il y a à la clinique Tarnier un service d'isolement dans lequel on reçoit les femmes infectées au dehors ou celles qui ont été infectées à l'hôpital. De là deux catégories de faits.

33 femmes infectées ont été apportées du dehors.

4 fois des injections utérines après exploration digitale ont suffi.

13 fois on a eu recours au nettoyage prophylactique.

16 fois on a dû faire le curage digital et l'écouvillonnage.

Une seule femme n'a pu être sauvée. Elle avait été apportée de Choisy-le-Roi dans un cas extrêmement grave, huit jours après son accouchement.

Les femmes qui ont contracté de l'infection dans le service et qui ont été transportées au service d'isolement sont au nombre de 59. Toutes ont guéri. Pendant cette même période, il y a eu 1137 accouchements ou avortements à la clinique Tarnier, avec une statistique par conséquent de 0 décès par infection. En admettant qu'il y ait eu une année scolaire particulièrement heureuse, M. Budin pense que la méthode à laquelle il a recours peut être recommandée.

R. Blondel.

Traitement de la fièvre puerpérale (*Therap. Monatshefte*, mai 1901). — Aufrecht a reconnu qu'une femme enceinte atteinte de pneumonie au cours de la grossesse est très facilement prise d'accidents puerpéraux. Des expériences sur des animaux ont démontré en outre à l'auteur que l'on peut faire naître une endométrite puerpérale chez la lapine en injectant sous la peau des diplocoques pneumoniques.

Aufrecht traitant ses pneumoniques par des injections sous-cutanées de quinine, les rapports qui semblent, d'après ce qui précède, exister entre la pneumonie et les accidents puerpéraux l'entraînèrent à appliquer aux deux maladies le même traitement. Les résultats obtenus depuis 3 ans par la combinaison du traitement local et des injections de quinine sont extrêmement favorables. Le traitement local consiste en lavages intra-utérins avec de l'eau phéniquée chaude à 2 1/2 0/0. Le liquide injecté doit avoir 35°, au moins, car les injections moins chaudes risquent de produire du collapsus.

En outre, dès que le diagnostic d'endométrite puerpérale est assuré, on fera une injection sous-cutanée de quinine par jour. On se servira d'une solution de chlorhydrate de quinine dans l'eau à 1 : 34; à ce titre, le sel se dissout à chaud et reste dissous après le refroidissement. On évite ainsi toute addition d'acide : il faut tout spécialement recommander au pharmacien le titre en question. Donc, pour une injection de 0 gr. 50 de sel actif, la quantité de liquide à injecter est de 17 grammes. On se servira de seringues à injection de sérum : le lieu d'élection est la région abdominale latérale, car le tissu conjonctif sous-cutané est lâche en cette région et l'on évite ainsi d'injecter dans la couche profonde du derme, ce qui provoque des douleurs et même de l'inflammation locale.

Il faut éviter de désinfecter la seringue avant l'emploi avec une solution phéniquée, car il se formerait des cristaux de chlorhydrate de phénolquinine dans la seringue.

E. Vogt.

Le tamponnement de l'utérus (méthode de Duhrssen), dans la pratique obstétricale (*Deutsche Praxis*, 10-25 mai 1901). — Neuschaefer estime qu'on ne cherche pas en général, suffisamment à ménager le sang en obstétrique. L'opérateur qui n'est intervenu qu'au moment de l'accouchement n'a pas l'occasion, la plupart du temps, d'observer ce qu'il advient de sa malade, qui reste souvent pendant des mois épuisée et anémique. Le tamponnement de Duhrssen constitue pour l'auteur, une manœuvre qu'il faut employer le plus souvent possible, car il enraie rapidement la métrorrhagie, provoque d'énergiques contractions de l'utérus et épargne au praticien des interventions souvent fort compliquées.

L'auteur dispose de 100 observations personnelles, se rapportant toutes à des grossesses normales se terminant par un accouchement où l'intervention fut nécessaire. Sur ces 100 cas, on n'observa de la fièvre (38° C.) que dans deux cas avec adhérences du placenta.

Le tamponnement est toujours facile, mais demande une antisepsie stricte : il ne faut surtout pas négliger de raser la région. Le liquide désinfectant préféré par l'auteur est la solution de lysol chaude.

Le tamponnement sera fait avec de la gaze iodoformée à 5 0/0. Quand il est terminé, on fait dans la plupart des cas une injection d'ergotine.

En général, on laissera le tampon 24 heures en place.

L'effet le plus constant de la méthode de Duhrssen consiste dans le fait que les couches, après l'intervention, se passent toujours normalement et que l'involution des organes est irréprochable. L'auteur conseille donc, en dehors de toute métrorrhagie, de faire le tamponnement après chaque intervention intra-utérine, principalement après le décollement manuel du placenta. Il n'est pas nécessaire, grâce au tamponnement, d'enlever minutieusement tous les débris placentaires, car on les trouve sur le tampon au moment où l'on enlève ce dernier.

Dans les cas d'inertie utérine, il arrive parfois qu'un peu de sang vient suinter à l'orifice vaginal après le tamponnement. Il s'agit dans ce cas de sang absorbé par le tampon au moment où ce dernier a été placé, et exprimé par la pression utérine. Toute intervention est inutile dans un cas de ce genre.

Il est préférable de se décider rapidement à tamponner et de ne pas essayer au préalable d'autres procédés : ceux-ci peuvent certainement donner le même résultat, mais au prix d'une perte de sang beaucoup plus grande. En outre, le tamponnement n'exige pas l'introduction dans la cavité utérine de la main, qu'on ne parvient jamais à aseptiser entièrement.

L'auteur termine en recommandant chaudement le procédé de Duhrssen : s'il ne paraît pas dans les cliniques et maternités, devoir s'imposer, il en est autrement pour la pratique, à la campagne surtout, où l'emploi d'une méthode réduisant au minimum l'intervention des mains donne une grande sécurité.

E. Vogt.

Extirpation d'un kyste de l'ovaire droit à travers une incision du canal inguinal gauche, par Léopold Reinprecht (*Centralb. für Gynak.*, 2 février 1901, n° 5). — La malade, âgée de 65 ans, s'était présentée à la clinique de Chrobak, avec une tumeur mobile du volume du poing siégeant à droite et en avant de l'utérus, diagnostiquée kyste de l'ovaire : elle présentait en outre une hernie inguinale gauche, un cystocèle et une rupture du périnée ancienne incomplète.

On résolut de faire l'opération radicale de la hernie gauche selon la méthode de Bassini et d'extirper le kyste droit à travers l'orifice herniaire élargi. Incision de la peau au sommet de la tumeur, parallèlement et à deux travers de doigt au-dessus du ligament de Poupart, sur une longueur de 13 centimètres. Incision dans la même direction de l'aponévrose du muscle oblique externe depuis l'orifice inguinal externe jusqu'à l'angle supérieur de la plaie. Isolement du sac herniaire et ouverture. Il renfermait une masse épiploïque du volume d'un œuf ; ligature et ablation. Après refoulement du pédicule, on voit que l'anneau herniaire est trop petit pour qu'on puisse extraire le kyste. On incise alors l'aponévrose de l'oblique interne et le péritoine dans le sens de l'incision antérieure.

Par le vagin, il fut possible d'amener le kyste vers l'incision. Une ponction donna issue à environ 400 centimètres cubes d'un liquide verdatre trouble, filant.

A l'aide de pinces on put amener la poche kystique, en la libérant de quelques adhérences, dont quelques-unes plus solides se dirigeaient vers le ligament large. Ne pouvant amener le ligament infundibulo-pelvien au niveau de la plaie, il ne fut pas possible de faire une ligature extra-abdominale du pédicule. On saisit alors la trompe et le ligament large tout contre la corne utérine à l'aide de deux pinces et on sectionna ; on put alors pincer le ligament infundibulo-pelvien et enlever la tumeur. Il y eut aussi quelques difficultés pour lier les pédicules profondément situés et d'un accès difficile. Fermeture du péritoine. On fixa ensuite les muscles oblique interne et transverse et en bas le muscle droit au bord interne du ligament de Poupart ; suture de l'aponévrose de l'oblique externe et de la peau.

On fit ensuite une colporrhaphie antérieure et une périnéorrhaphie selon Lawson Tait.

La malade quitta la clinique 15 jours plus tard : 8 jours après on la trouva morte dans son lit ; elle avait eu de la diarrhée pendant quelques jours auparavant.

Il n'y eut pas d'autopsie : peut-être la mort est-elle attribuable à une embolie, la femme étant d'ailleurs une alcoolique.

R. Blondel

Pharmacologie

Dr E. Vogt

Ex-assistant à la Faculté de Médecine de Genève

Assimilation des préparations martiales inorganiques par l'organisme (*Therap. Monatshefte*, juillet 1901). — Jaquet, se basant sur les nombreux travaux publiés à ce sujet, admet la possibilité de la résorption du fer inorganique dans l'intestin. Mais il s'agit de savoir si ce fer résorbé est assimilé : les recherches de Müller et Cloetta semblaient démontrer cette assimilation. Abderhalden est toutefois arrivé à admettre que le fer inorganique est un simple excitant des organes hématopoiétiques, et que seul le fer contenu dans les aliments est assimilé. Mais Jaquet, en soumettant les expériences de cet auteur à un examen critique minutieux, démontre que les conclusions de ce dernier sont trop absolues, et que l'organisme est capable de couvrir ses dépenses en fer par les préparations martiales, quelles qu'elles soient, soumises à l'assimilation. La pratique semble du reste démontrer que les fers organiques, sur lesquels on a beaucoup compté, dans le traitement de la chlorose, dans ces dernières années, ne présentent pas sur les anciennes préparations inorganiques d'avantages assez marqués pour que celles-ci puissent être abandonnées. Le seul avantage des préparations organiques consiste dans le fait qu'elles sont en général mieux supportées que leurs congénères et ne provoquent pas de troubles gastro-intestinaux : indispensables dans quelques cas où les fonctions digestives sont gravement atteintes, elles ne le sont pas pour la majorité des chloro-anémiques.

E. Vogt.

Précautions dans l'administration des cacodylates. Contre-indications. Adjuvants (*Bull. de l'Acad. de médecine*, 3 juillet 1901). — Nous analyserons ici, dans le travail d'A. Gautier, intitulé : *La médication par l'arsenic latent*, la partie qui contient les faits les plus nouveaux.

La dose de cacodylate varie de 0,05 à 0,20 gr. par jour : il faut recourir à la méthode hypodermique et séparer chaque série de 7 à 10 injections par un nombre égal de jours de repos. Si l'on ne suit pas ces règles on provoque des phénomènes d'intolérance qu'il est important de connaître, car la tolérance varie pour chaque malade et l'on n'obtient d'effet thérapeutique qu'en se rapprochant de la dose limite maxima.

Les signes d'intolérance sont : des bouffées congestives à la face, avec excitation générale, parfois avec sensation de douleur vague au ventre, de l'urticaire, etc. Chez les femmes on observera des métrorrhagies. Un des signes les plus sûrs est constitué par les bourdonnements d'oreille, la surdité avec vertige.

Quelques très rares malades ne supportent pas le traitement, qui provoque des troubles intestinaux sérieux, rappelant ceux que produit la médication thyroïdienne.

Contre-indications. — L'albuminurie légère n'est pas une contre-indication si l'on adopte la méthode hypodermique : le trouble morbide peut même disparaître en cours de traitement, alors qu'il est aggravé si l'on emploie la voie buccale.

La fièvre, même intense, la diarrhée, les vomissements, ne constituent pas des contre-indications. On ne peut en dire autant de l'insuffisance fonctionnelle, de l'hypertrophie du foie ou de la cirrhose du foie. L'odeur alliacée de l'haleine se développe dans certains cas de ce genre, très rapidement.

Adjuvants. — Ces derniers jouent surtout un rôle dans le traitement de la tuberculose. Ce sont l'air calme, la lumière, une alimentation rationnelle, et parmi les médicaments, le sirop iodo-tannique, l'huile de foie de morue, etc. L'auteur recommande les formules suivantes :

Sel marin.............	5	grammes
Iodure de potassium....	1	—
Bromure de potassium...	1	—

Eau q. s. pour faire 100 centim. cubes.

Une cuillerée à dessert une heure au moins avant le déjeuner. En outre, en mangeant et à chaque repas, 15 cent. cubes de la potion suivante :

Sel marin............	15	grammes
Phosphate de chaux précipité..........	30	—
Phosphate ammoniaco-magnésien........	10	—
Fluorure d'ammonium.	15	—
Acide chlorhydrique officinal............	30	—
Acide citrique cristallisé	12	—
Sucre...............	100	—

Eau ordinaire q. s. pour faire 300 cent. cubes.

On évite ainsi une dénutrition rapide et on enraie la désassimilation souvent exagérée de l'azote.

Un autre adjuvant est la viande crue, de mouton de préférence, râpée et roulée en grosses boulettes, qu'on avalera à la fin du repas sans la mâcher, ou le suc de viande (1 gr. correspondant à 33 gr. de viande).

Dans les maladies pulmonaires, on prescrira en outre des inhalations de sulfure de carbone rectifié. Trois à quatre fois en 24 heures, on fait respirer quelques gouttes versées sur du coton hydrophile ou les vapeurs s'échappant du goulot d'un flacon à large ouverture. Chaque séance ne doit pas durer plus d'une minute : on s'arrête après 4 à 5 jours. Cette médication exige une grande prudence.

En cas de douleurs thoraciques, on fait avec 3 à 4 grammes d'une solution de 3 grammes d'iode dans 100 grammes de salicylate de méthyle, des frictions locales avec un gant de peau. On recouvre ensuite le point traité de taffetas gommé.

La créosote et le gaïacol exercent une inhibition sur la puissance assimilatrice de l'économie, ils agissent donc en sens inverse des cacodylates et ne doivent jamais être associés à ces derniers.

Action des cacodylates. En résumé, l'arsenic latent régularise les oxydations et enraie les déperditions anormales de l'organisme.

Pour obtenir un maximum d'effet, il faut s'en tenir aux règles ci-dessus énoncées, parce que l'économie emmagasine le médicament, qui ne s'élimine ensuite que lentement. L'auteur commence par 25 mgr. le premier jour, 50 le second, et se tient à cette dernière dose durant un septénaire : après 7 jours de repos, il recommence avec 50 mgr. pour arriver à 100 et y reste s'il y a amélioration sensible, sinon il augmente la dose jusqu'à apparition de symptômes d'intolérance : à ce moment, il diminue de 5 centigr. et plus, et se tient enfin à la dose efficace. A partir d'une certaine dose, l'effet utile ne croît plus.

Si, après deux séries de 7 à 8 injections, le bien-être ne s'est pas fait sentir, il ne faut pas s'attendre à un résultat utile en augmentant la quantité de médicament.

On observe souvent l'*accoutumance* chez les tuberculeux ; dans ce cas, on laissera quelque temps les malades au repos.

Les cacodylates peuvent être employés durant des années consécutives sans provoquer aucun désordre de la nutrition, aucune congestion viscérale ou cutanée.

Ils excitent la reproduction des cellules, multiplient les hématies, rajeunissent les tissus et confèrent à l'économie une grande résistance aux déchéances de cause morbide.

E. Vogt.

Contribution à l'étude de la Yohimbine (*Therap. der Gegenwart*, juillet 1901). — Lœwy démontre que cet aphrodisiaque nouveau, dont nous avons déjà parlé (V. cette revue, p. 356, 1901), ne peut exercer d'action nocive, car la dose efficace est très faible. Si l'on veut obtenir l'effet purement localisé à la sphère génitale, il faut bien se garder de forcer les doses.

On a admis que le médicament provoque une hypérémie marquée de l'appareil testiculaire avec érections réflexes consécutives : les expériences de Lœwy lui ont démontré que des chiens châtrés présentaient des érections aux mêmes doses que les animaux non châtrés. On ne saurait donc parler d'effet réflexe, et il faut chercher ailleurs l'explication de l'action observée.

Il y a lieu d'examiner si chez l'homme, le médicament nouveau pourrait donner les mêmes résultats et provoquer des érections chez des individus privés, pour une cause quelconque, de leurs testicules.

Dubot (*Annales de la policlinique de Bruxelles*, avril 1901), a utilisé, en injections sous-cutanées, une solution à 1 0/0 de chlorhydrate de Yohimbine chez 4 sujets atteints de neurasthénie sexuelle. Ces injections ne sont pas douloureuses mais la solution est peu stable et son prix élevé. On fera mieux d'administrer le médicament en tablettes, dont chacune contient 0,005 gr. de principe actif (3 à 4 par jour). Six malades ont été ainsi traités, ce qui donne un total de 10 cas. Dans 2, l'effet a été nul, chez les 8 restants, l'effet s'est produit 4 à 5 jours après le début du traitement.

Schalenkamp (*Reichsmed. Anzeiger*, 7 juin 1901), a fait des recherches analogues : il dispose d'un cas concernant une femme atteinte d'anaphrodisie, chez laquelle les tablettes de Yohimbine provoquèrent une réapparition de la menstruation, arrivée à peu près à sa fin au moment de l'injection du médicament : l'effet aphrodisiaque fit en revanche tout à fait défaut.

Les autres cas traités, concernant des hommes, ont donné les mêmes résultats que ceux enregistrés par d'autres auteurs. Schalenkamp, en raison de l'afflux sanguin que le médicament provoque dans le système génital, croit prudent de conseiller l'abstention dans tous les cas où préexiste un état inflammatoire du testicule ou de l'epididyme, ou même des traces d'inflammations anciennes.

Dans notre première analyse, nous avions, avec Berger, écrit « *Johimbine* » : les auteurs récents ayant adopté l'orthographe « *Yohimbine* », nous l'adoptons à notre tour pour éviter toute confusion.

E. Vogt.

Observations concernant l'emploi de quelques médicaments nouveaux : l'euménol, la dionine et la stypticine (*Therap. Monatshefte*, juillet 1901). — Langes a soumis à l'expérimentation clinique ces trois produits.

L'*euménol*, extrait de la racine d'une araliacée de Chine (le Tang-Kin) a été prescrit dans divers cas de dysménorrhée chez des multipares, de déviations utérines peu marquées, de ménorrhagies, etc. Une semaine avant l'arrivée des époques, la patiente prend 3 fois par jour une cuillerée à soupe d'euménol après les repas (en tout 100 à 150 gr.). Les résultats sont remarquables : à une seule exception près, les violentes rachialgies qui se manifestaient au début des règles disparurent entièrement pour ne reparaître que 3 mois plus tard ; à ce moment il suffit de 100 grammes en tout d'euménol pour débarrasser entièrement les malades de leurs maux. Chez la malade qui fit exception (endométrite, salpingite, ovarite), on obtint du moins une notable diminution de la ménorrhagie.

L'auteur a en outre administré le médicament à une femme au 9e mois de la grossesse, présentant des pertes sans cause appréciable : les accouchements précédents s'étaient accompagnés chaque fois de pertes de sang très abondantes. Au moment de l'accouchement, la perte fut cette fois minime.

La *stypticine* en tablettes est de même un médicament précieux dans les cas de ménorrhagies (5 tablettes par jour). Il est préférable d'attendre l'apparition des règles pour donner la stypticine : le premier jour, les époques semblent devoir être plus abondantes, mais elles diminuent dès le second jour et s'arrêtent le 3e, au plus tard le 4e jour.

La *dionine* agit sur les phtisiques en facilitant et diminuant l'expectoration, en diminuant les sueurs nocturnes et en relevant l'état général. La toux est notablement influencée : ce dernier effet se produit aussi dans la bronchite aiguë.

Chez un malade atteint de myocardite grave, l'auteur a pu obtenir avec huit gouttes d'une solution de dionine à 5 0/0 les mêmes effets calmants qu'avec une injection hypodermique de 0,02 grammes de morphine. La dose de dionine utilisée pour les phtisiques était moitié moindre; des doses de morphine correspondantes, données à ces derniers malades à leur insu, ont toujours provoqué des observations : les patients réclamaient leur médicament habituel.

E. Vogt.

Quelques remarques sur le tannigène (*Deutsche med. Ztg.*, n° 50, 1901). — Tausig a pu constater que ce dérivé acétylé du tannin est fort lentement décomposé et résorbé, aussi l'action astringente peut-elle s'étendre sur de grandes surfaces. C'est surtout dans les cas d'acidité exagérée du contenu du tube digestif chez les nourrissons que le médicament rendra des services.

Dans les entérites aiguës de l'enfance, il suffit de 3 à 4 doses pour modifier entièrement les selles : la guérison s'obtient en général en 3 à 4 jours. Dans les formes chroniques, l'effet est moins marqué : en tous cas, il faut en continuer pendant quelques temps encore l'emploi quand la diarrhée a disparu. Jusqu'à 2 ans, on administrera 0,25 gr. à la fois, et 0,5 chez les enfants plus âgés, 4 à 5 fois par jour.

Les dyspepsies simples, les gastrites proprement dites ne sont pas justiciables de la médication : l'entérite tuberculeuse est dans le même cas.

E. Vogt.

Sur les dangers de l'emploi des fleurs de Genêt, par Perrot (*Bull. des Sciences Pharmacologiques*, juin 1901).—Les fleurs du Genêt à balais (*Sarothamnus scoparius*) sont encore assez fréquemment usitées dans la médecine populaire à cause de leur action purgative : elles ne sont pas complètement inoffensives, mais la faible teneur en alcaloïde, qui serait de 30 centigr. environ pour 1 kilo de la plante, permet leur emploi à doses peu élevées.

Il n'est pas rare d'ailleurs de rencontrer ces fleurs parmi les éléments qui constituent les tisanes purgatives plus ou moins spécialisées dans certaines pharmacies. C'est ainsi que très récemment, un pharmacien mettait en vente un mélange purgatif, composé de feuilles d'*Angélique* et de *Séné*, de fruits de *Coriandre*, de sommités de *Fumeterre* et d'*Hysope*, auquel il avait ajouté des fleurs de *Genêt*. Il distribua dans sa clientèle un grand nombre de petits paquets dosés pour un litre de tisane, et le soir même on lui signalait sept ou huit cas d'intoxication assez graves qui s'étaient manifestés par des sueurs abondantes, des nausées, des troubles de la vue, suivis de vomissements, de coliques intenses, etc.

L'examen approfondi des substances qui composaient la tisane fit découvrir à l'auteur qu'on avait substitué dans la tisane incriminée les fleurs du Genêt d'Espagne (*Spartium junceum*) aux véritables fleurs du Genêt à balais.

Le pharmacien avait demandé à son fournisseur des fleurs de Genêt, sans spécification particulière, et il avait reçu sous ce nom un colis uniquement composé de fleurs de Genêt d'Espagne.

Il semble que dans le commerce de l'herboristerie pharmaceutique, on n'attache aucune importance à l'origine botanique du Genêt; or dans le cas ci-dessus, on ne saurait attribuer les accidents survenus à aucune autre plante.

Si l'on consulte les auteurs, on est étonné de ne rencontrer aucune observation précise sur la toxicité du Genêt; il est impossible de savoir si le Genêt à balais est seul usité pour la préparation de la Spartéine. Çà et là dans divers journaux médicaux, on peut rencontrer quelques petites notes rapportant des empoisonnements plus ou moins graves résultant de l'emploi de cette plante.

Tous les ouvrages classiques se contentent de signaler le Genêt à balais comme une plante dangereuse et admettent en outre que le Genêt d'Espagne jouit des mêmes propriétés, mais que sa toxicité serait cinq ou six fois plus grande.

Il n'existe aucune étude approfondie de l'action physiologique des Genêts, et ni même de leur composition chimique. L'auteur pense pouvoir entreprendre cette étude et publier à bref délai des résultats satisfaisants: il importe en effet d'être fixé à ce sujet, afin d'empêcher l'apparition de nouveaux accidents préjudiciables à la santé publique.

Parmi les fleurs dangereuses qui pourraient être mêlées frauduleusement à celles du Genêt sont les fleurs de Cytise (*Cytisus Laburnum* L.).

L'attention a depuis longtemps été attirée sur cette plante éminemment toxique et on ne la rencontre plus jamais dans l'herboristerie, les collecteurs de plantes ayant appris, souvent à leurs dépens, à prendre à son égard les plus grandes précautions. Néanmoins, il n'est pas rare de voir signaler chaque année un ou plusieurs empoisonnements dus à l'emploi accidentel de ces fleurs. Dans l'état actuel de la question, il convient donc de mettre en garde tous les pharmaciens contre l'emploi des fleurs de Genêt. Seul le Genêt à balais (*Sarothamnus scoparius*) ne saurait donner d'accidents, employé à faible dose. La substitution commerciale du Genêt d'Espagne, qui semble se faire couramment, est extrêmement dangereuse, puisque, 7 à 8 grammes de ces fleurs dans un litre d'infusion peuvent donner lieu à des accidents assez graves, qui sont peut-être de simples phénomènes exagérés de purgation chez des sujets prédisposés, mais qui n'en doivent pas moins être évités, tant dans l'intérêt du malade que dans celui des pharmaciens.

E. Vogt.

Action thérapeutique des applications directes des courants de haute fréquence, par J. Denoyès (*Archives d'électricité médicale expérimentales et cliniques*, 15 février et 15 mars 1901). — L'étude que l'auteur a entreprise des applications directes semble prouver qu'elles peuvent être employées avec quelque succès et tout au moins, sans inconvénient, dans un certain nombre d'affections :

1° Dans certaines affections articulaires;

2° Dans les névrites;

3° Dans les amyotrophies;

4° Dans certaines affections de l'appareil vasculaire.

Leur emploi dans ces affections mérite une expérience systématique, de même que leur comparaison aux autres modes de traitement électrique usités en pareil cas. A ce dernier point de vue, on ne saurait non plus apporter de conclusions fermes. Sans doute, dans certaines de ces observations, les applications directes ont été utilisées après insuccès de la galvanisation, ou même de la galvanisation et de la faradisation associées; mais on ne peut, pour le moment, que constater le fait. Ce n'est que sur un très grand nombre de résultats de ce genre, qu'on pourra baser une opinion définitive.

De même, dans d'autres observations, le traitement par les applications directes n'a pas été exclusif; on leur a adjoint, avec avantage, semble-t-il, soit la faradisation, soit l'auto-conduction. L'auteur est convaincu que, s'il y a intérêt à ne pas user à la fois des applications directes et d'un autre procédé d'électrisation, pour arriver à des conclusions précises sur leur valeur thérapeutique, leur usage exclusif ne sera, au contraire, que très rarement indiqué dans la pratique.

Toutefois, il n'est peut-être pas superflu d'espérer que la propriété essentielle des hautes fréquences, l'absence de toute excitation sensitive ou motrice, permettra de les utiliser sans inconvénient dans les affections où l'emploi de la galvanisation elle-même est parfois sinon contre-indiqué, du moins très mal supporté (chez les spasmodiques, par exemple). L'auteur a eu l'occasion, précisément, de traiter par les applications directes une paraplégie syphilitique spasmodique, et le traitement a été très bien toléré (le tremblement a disparu depuis un mois environ). D'autre part, il a observé une malade atteinte de paralysie du récurrent droit due vraisemblablement à un goître plongeant développé aux dépens du lobe droit du corps thyroïde. Cette malade fut d'abord traitée (cinq séances) par la galvanisation, qui n'amena aucune amélioration, mais, au contraire, l'apparition de troubles cardiaques (tachycardie exagérée, palpitations, etc.). La galvanisation fut supprimée, et ces troubles, que la malade n'avait jamais ressentis auparavant, s'atténuèrent immédiatement. En substituant les applications directes de haute fréquence à la galvanisation, on observe une pénétration des produits de suppuration dans le sang ou bien la formation de métastases.

Dans le cas de tumeurs fibreuses le courant sinusoïdal n'agit ni sur le volume de la tumeur ni sur la circulation sanguine de la tumeur. Le courant en question exerce en revanche une action des plus favorables sur les douleurs.

Dans les douleurs dysménorrhéiques, on obtient également de bons résultats, parfois dès la première séance.

En outre, les névralgies cèdent rapidement à l'action du courant sinusoïdal. Dans les cas de métrite chronique l'utérus en rétro, latéroversion ou flexion devient plus libre dans ses mouvements et cela au bout de quelques séances.

Il devient en même temps moins douloureux et bien plus mobile, ce qui prouve que le courant sinusoïdal contribue à la résorption des exsudats péri et paramétriques.

L'application purement symptomatique du courant ondulatoire dans les affections gynécologiques mérite une plus grande attention, étant donnée son action sur le système nerveux local et les fibres musculaires lisses.

Il y a lieu de faire ressortir d'abord son excellente action sur la douleur quelle qu'en soit l'origine. En outre le courant ondulatoire dans l'électrisation intra-utérine exerce une excellente action dans les métrites à la période hypertrophique.

Bien que cette action soit moins énergique que celle obtenue par le courant galvanique, le courant ondulatoire n'en présente pas moins cet important avantage qu'il diminue rapidement le volume de l'utérus, grâce à son action sur les fibres musculaires lisses.

Les sécrétions vaginales épaisses, jaunâtres ou verdâtres exerçant une action irritante et rebelle à tout traitement sont améliorées par le courant ondulatoire en ce sens qu'elles deviennent liquides et muqueuses, par conséquent moins irritantes. Parfois même, elles disparaissent complètement. L'application du courant sera dans ce cas intra-utérine.

La constipation opiniâtre disparaît également sous l'influence du courant ondulatoire. Des femmes qui pendant des années étaient obligées de recourir à des lavements, vont à la selle sans difficulté après quelques séances.

On ne saurait manquer d'attirer l'attention sur ce fait que le vaginisme disparaît rapidement sous l'influence du même traitement. L'auteur insiste à ce propos sur le bénéfice qu'il y a à remplacer dans le traitement du vaginisme la faradisation bipolaire par l'électrisation avec le courant ondulatoire, celle-ci n'étant aucunement douloureuse.

Enfin pour terminer l'auteur rapporte 11 cas d'endométrite désignés par Snegguireff sous le nom d'*endométrite douloureuse* où l'électrisation par le courant ondulatoire a donné un brillant résultat : la disparition de tous les points douloureux en même temps que la rapide augmentation des forces et l'amélioration de l'état général.

E. Vogt.

Quelques résultats de la thérapeutique par les machines de Zander (*Rev. méd. de la Suisse Romande*, 20 mars 1901). — Reymond donne le bilan des résultats obtenus à l'institut médico-mécanique de Genève. Nous citerons les cas les plus intéressants.

Un cas de *diarrhée chronique* vieille de 13 ans, facilement guérie par les vibrations de la masse abdominale.

Sept cas de *constipation ancienne*, avec cinq guérisons.

Un cas d'*insuffisance mitrale et aortique*. Disparition de l'arythmie, des palpitations et de l'œdème, diminution de l'essoufflement. L'auteur croit que cette méthode, qui bannit tout effort, est insuffisamment appréciée du corps médical au point de vue du traitement des affections cardiaques.

Pour les *affections respiratoires*, la gymnastique suédoise sait, par l'attitude du corps et la disposition de la machine, faire respirer profondément sans provoquer d'effort ni d'essoufflement. Elle rend plus mobile la cage thoracique, augmente l'amplitude respiratoire, suroxygène le sujet et modifie heureusement l'élément anatomique pulmonaire, pleural, bronchique.

Le résultat s'est traduit, à l'Institut, par la guérison complète de sept *bronchitiques chroniques* d'âges divers, dont l'un avait des adhérences pleurétiques et dont trois autres présentaient de la matité et des signes sthétoscopiques des sommets.

Dans l'*insuffisance thoracique des adolescents*, ce n'est pas seulement le volume thoracique intrinsèque qui augmente, à la suite du traitement, mais l'amplitude de l'acte respiratoire. Et cette dernière augmentation peut devenir considérable pour beaucoup de sujets qui ne savent pour ainsi dire pas respirer. Il y en a, en effet, chez lesquels l'inspiration la plus profonde se traduit par un allongement du ruban périmétrique de trois ou quatre centimètres seulement, la moitié de ce qu'il devrait être normalement. Aussi l'insuffisance thoracique est-elle chez l'enfant une cause souvent non soupçonnée de faiblesse générale, de développement retardé, de maigreur, de prédisposition à la scoliose, aux bronchites fréquentes, voire même à l'asthme essentiel.

Dans les cas de ce genre, les résultats sont tout à fait remarquables, car l'augmentation de la capacité thoracique retentit sur l'état général et le développement d'enfants jusque-là chétifs.

Dans la *scoliose*, il faut se garder d'appliquer des appareils, tout au contraire, on doit chercher à mobiliser et redresser les convexités, développer les muscles atrophiés, modifier la statique du corps par des attitudes hypercorrectives. Pour cela Zander a construit des machines des plus ingénieuses et exactes, dont les unes redressent l'asymétrie du squelette, tandis que les autres servent à mettre en jeu les points où la musculature est atrophiée et distendue. Leur emploi a donné de bons résultats à l'auteur, qui se réserve de revenir plus tard sur ce sujet. Contrairement à l'opinion reçue, l'auteur admet que les différentes formes de la scoliose habituelle sont les phases, les étapes d'une évolution qui s'accomplit toujours de la même façon, qui a la courbure totale comme point de départ et comme point d'arrivée, une courbure sigmoïde (scoliose au troisième degré) dont *la convexité principale* (*dorsale*) *est tournée du côté opposé à celui où s'est produite la courbure primaire*.

E. Vogt.

FORMULAIRE DE THERAPEUTIQUE CLINIQUE

ULCÈRE DE L'ESTOMAC

A. — ULCÈRE RÉCENT, NON COMPLIQUÉ

1° *Repos absolu au lit.*

2° *Régime lacté absolu.* — Lait écrémé, chaud ou froid, donné d'abord à très petites doses (un litre par jour), puis en plus grandes quantités (trois litres), par fractions égales et régulièrement espacées (toutes les deux heures environ).

3° *Application permanente sur l'estomac de compresses humides froides,* recouvertes d'une enveloppe imperméable (gutta-percha laminée ou taffetas chiffon).

4° *Sous-nitrate de bismuth,* à hautes doses :

Sous-nitrate de bismuth.... 10-20 gr.

A prendre en une seule fois, le matin à jeun. Verser cette quantité dans un flacon rempli d'eau chaude que l'on bouchera; agiter à plusieurs reprises et avaler vivement. Se coucher cinq minutes sur le dos, cinq minutes sur le ventre, cinq minutes sur l'un et l'autre côté. Poursuivre la médication pendant 10 à 20 jours (jusqu'à sédation complète et définitive des phénomènes douloureux).

Ce traitement général est en même temps celui des symptômes cardinaux de l'ulcère (hémorragies, vomissements, douleurs, etc.)

Cependant quelques indications spéciales peuvent se présenter.

HÉMORRAGIES :

De moyenne intensité. Supprimer l'alimentation buccale. Avoir recours aux *lavements alimentaires.*

Eau tiède.......	Un verre.
Peptones sèches.	Deux cuillerées à soupe.
Jaunes d'œufs...	N° 2.

Ou

Lait..................	250 grammes
Jaunes d'œufs........	N° 2
Chlorure de sodium...	2 grammes

Donner trois à six de ces lavements par jour, suivant la tolérance. Avoir soin d'administrer au préalable un grand lavement évacuateur. Se servir d'une seringue à laquelle on adapte une longue canule molle en caoutchouc rouge.

Pratiquer en même temps des *injections de sérum artificiel* (200 gr., 300 gr. par jour), autant pour pa[illegible]er à l'insuffisance d'alimentation que pour relever les forces déprimées.

DOULEURS :

Sont calmées en général par le bismuth à hautes doses, plutôt que par le *bicarbonate de soude* et les autres alcalins à doses massives.

On peut cependant faire prendre toutes les heures ou toutes les deux heures, suivant les cas, l'un des paquets suivants :

Bicarbonate de soude...	1 gramme
Craie préparée......	} àà 0 gr. 30
Magnésie calcinée....	

Pour un paquet.

L'*opium* ne doit être employé que le plus rarement possible, sous forme de gouttes noires anglaises (II-IV gouttes), de gouttes blanches de Gallard (morphine).

Chlorhydrate de morphine...	0 gr. 10
Eau distillée de laurier cerise................	5 grammes

La *belladone* est préférable :

Extrait de belladone....	0 gr. 20
Eau distillée de laurier cerise...............	20 grammes

Vingt gouttes trois ou quatre fois par jour.

En cas cas de douleurs rebelles, *alimentation rectale* exclusive.

VOMISSEMENTS :

Cèdent en général au traitement général. S'ils sont persistants, réduire la quantité du lait, le donner glacé, donner des antiémétiques anodins, comme la *potion de Rivière*, l'eau de *Seltz*; donner la *cocaïne* à petites doses :

Chlorhydrate de cocaïne	0 gr. 02
Eau de chaux..........	50 grammes

par cuillerées à café.

Eviter le menthol, l'eau chloroformée, irritants pour l'estomac.

Marche du traitement :

Durée du repos au lit : un mois au minimum; durée du régime lacté absolu : trois semaines à un mois; ensuite alimentation suivante : lait, potages au lait et aux pâtes; œufs à la coque peu cuits.

Puis, poudre de viande alcalinisée (Debove) : une, puis deux et trois fois par jour 25 grammes de poudre de viande délayés dans de l'eau ou du lait et additionnée de 10 grammes de bicarbonate de soude.

Ou viande crue pulpée de bœuf, donnée à petites doses, 40-50 grammes, et élevées progressivement.

Finalement, viande cuite pulpée, cervelles cuites dans le bouillon, poissons bouillis, purées de féculents, crèmes cuites, fromages mous, compotes de fruits passées; quelques biscottes, eau pure, comme boisson exclusive.

Au bout de deux ou trois mois. Traiter la

Gastrite hyperpeptique :

Tous les matins à jeun prescrire un verre d'eau tiédie au bain-marie, additionnée d'une cuillerée à café de sel de Carlsbad ou du mélange suivant :

Bicarbonate de soude..	āā 40 grammes.
Sulfate de soude.......	
Chlorure de sodium....	20 grammes.

Relever l'état général par les *injections sous-cutanées de cacodylate de soude* (0,05 — 0 gr. 10 par jour.)

Prescrire le séjour prolongé à la campagne ou à la montagne (1.000 m.); les *frictions sèches quotidiennes*, les *douches chaudes*.

B. Traitement des complications et de l'ulcère chronique.

Hémorragies répétées.

Alimentation rectale exclusive et prolongée. Intervention chirurgicale de moins en moins employée.

Perforation. — Intervention précoce.

Abcès sous-phrénique. Périgastrite. adhérences. Indications nettes pour l'intervention.

6. Sténose du pylore. Gastro-entérostomie.

7. Ulcère chronique rebelle au traitement médical suffisamment prolongé : Pylorectomie ou gastro entérostomie.

G. Lyon.

VARIÉTÉS & NOUVELLES

Responsabilité des médecins d'hôpitaux en cas d'erreurs pharmaceutiques. — Dans un cas récemment jugé, il s'agissait de savoir si un médecin d'hôpital qui, au cours d'une opération donne l'ordre à un infirmier d'aller chercher un médicament à la pharmacie de l'hôpital, peut être et doit être rendu responsable de l'erreur commise à la pharmacie, alors surtout que ledit produit présente tous les signes extérieurs du médicament commandé.

En fait, le cas était le suivant. Le 20 septembre dernier, à la clinique dentaire des Quinze-Vingts, M. le Dr X... s'apprêtait à faire une opération sur une malade quand il s'aperçut qu'il n'avait plus de chlorhydrate de cocaïne. Il chargea un infirmier d'aller en chercher à la pharmacie de l'hôpital. L'infirmier revint bientôt, rapportant une fiole sur laquelle se trouvait l'étiquette : chlorhydrate de cocaïne. Le docteur se servit du liquide, qui était non du chlorhydrate de cocaïne, mais du sublimé. Il en est résulté pour la patiente des escarres et une nécrose de la mâchoire. D'où le procès actuel, qui a pour objet une demande en dix mille francs de dommages-intérêts formée par la victime contre M. le Dr X.

La septième Chambre du Tribunal civil, après avoir entendu les plaidoiries des parties en cause, représentées à sa barre par Me Mesmin et par Me Fabars, a rendu, un jugement très longuement motivé, aux termes duquel elle reconnaît le principe de responsalité à l'égard de M. le Dr X.

Et les raisons qu'elle donne pour asseoir sa décision méritent d'être rapportées, car, pour le médecin opérateur, elles me paraissent vraiment bien difficiles à observer.

«..... Attendu que, sans doute et comme il l'a soutenu à l'audience, X. ne pouvait faire l'analyse du flacon qui venait de lui être apporté mais attendu qu'il n'y avait aucune nécessité de recourir à ce moyen et que, puisque la pharmacie se trouve dans l'hôpital où il faisait ses opérations, X. *n'avait qu'à se rendre à la pharmacie* où il aurait *lui-même* demandé la substance dont il avait besoin et où on lui aurait remis à lui-même le liquide qu'il devait employer.

« Attendu que ce moyen était simple et sans inconvénient; mais qu'au lieu d'agir ainsi, X donna verbalement un ordre que l'infirmier n'a pu que répéter verbalement, et qu'il a rapporté une substance qui, en admettant les explications de X., a causé tout le mal;

« Qu'il suit de là que la responsabilité de X. résulte de ses explications mêmes... »

Avant de statuer sur le quantum des dommages-intérêts, le tribunal a commis trois experts: les docteurs Laugier, Richardière et Chompret, qui auront à se prononcer sur l'importance des blessures occasionnées par le médicament à la fausse étiquette.

La langue française dans les périodiques Scandinaves. — On se rappellera sans doute, que le « *Nordiskt medicinskt Archiv* », organe central de la médecine scandinave, supprima le 1er janvier le français, qui avait été depuis la fondation de ce périodique la langue officielle pour les communications et les résumés qui accompagnaient chaque travail original, pour remplacer cette langue avec l'allemand.

Cette mesure souleva entre autres une violente protestation de la part de notre ami Ehlers (de Copenhague).

Le comité de rédaction dudit périodique s'excusa, en protestant que c'était surtout un changement économique, car il était impossible d'avoir des traductions françaises, aussi bon marché que des traductions en allemand. Toujours la fameuse formule : *Made in Germany* (*Schlecht und billig*).

Mais le docteur Ehlers décida un traducteur français à baisser ses prix pour faire de la concurrence aux allemands ; un autre professeur de français suivit son exemple et le français fera le 1er août sa rentrée triomphale à l'important périodique de médecine scandinave.

Nous ne pouvons que féliciter notre ami Ehlers, dont la fidélité aux traditions françaises sont si connues et si appréciées ici, de la nouvelle preuve qu'il nous en donne. A en juger par les difficultés sans nombre que rencontrent, en France même, tous les bons esprits qui veulent tenter quelque chose, pour accroître au dehors le prestige et l'influence de notre pays, on peut se demander si beaucoup de Français en eussent fait autant que lui.

Cette mesure permettra de rendre plus facile celle que nous proposions l'an dernier au Congrès de la Presse et que nous avons cherché à faire prévaloir dans des conférences que nous allâmes faire tout exprès à Copenhague, à Christiania, à Stockholm, à Pétersbourg et à Berlin même, l'adoption universelle du français dans les résumés de travaux scientifiques que centralisera l'association internationale de la Presse médicale pour les répartir entre tous les périodiques médicaux. R. Bl.

Le nouveau projet de loi sur l'exercice de la pharmacie. — Voici le texte d'un amendement à la proposition de loi de M. Astier et de plusieurs de ses collègues sur l'exercice de la pharmacie, présenté par M. Empereur, député.

Art. 9 — 1° *Rédiger comme suit le deuxième paragraphe de cet article* : « Toutefois, le médecin dont le domicile sera à plus de 4 kilomètres de toute pharmacie pourra fournir des médicaments aux malades près desquels il sera appelé ou qui viendront le consulter dans son cabinet. »

2° *Ajouter à la fin de cet article un paragraphe ainsi conçu* : « Les médecins exerçant la pharmacie dans les conditions de l'article 11 de la loi du 21 germinal an XI pourront continuer cet exercice et jouiront en outre des droits prévus au présent article ».

Art. 10. — *Compléter comme suit le dernier paragraphe de cet article* : « La vente des médicaments spécialisés, français et étrangers est interdite, à l'exception, toutefois, de ceux qui seront approuvés par l'Académie de médecine. Ces médicaments devront toujours porter la formule exacte de leur composition, mais ne devront jamais être accompagnés d'aucune indication thérapeutique écrite ou imprimée.

Société coopérative délivrant des médicaments à ses membres: arrêt de cassation déclarant ce débit illégal (*Chambre civile de la Cour de Cassation*, 22 avril). — Vu l'art. 25 de la loi du 21 Germinal an XI;

Attendu que cet article interdit le débit et la vente des médicaments à toute personne qui n'est pas munie d'un diplôme régulier de pharmacien;

Attendu qu'il résulte, tant de l'arrêt attaqué que du jugement dont il a adopté les motifs, que la Société de Trignac achète en gros des médicaments, qu'elle livre à ceux de ses sociétaires qui en ont besoin, moyennant la remise d'un jeton dont la valeur représente, outre le prix de revient, une somme destinée à couvrir les frais généraux, à amortir ceux d'installation et à constituer un fonds de réserve;

Attendu que la Cour d'appel a vu, à tort, dans cette opération, un simple partage déclaratif de propriété;

Qu'il ne s'agit pas d'une acquisition faite par des communistes, avec des ressources collectives et suivie d'une répartition faite entre eux, en proportion de leurs droits, d'objets achetés pour leur compte;

Que la Société coopérative est, aux termes de l'article 53 de la loi du 24 juillet 1867, une personne civile, distincte de ses membres, qui acquiert et possède pour elle-même;

Qu'en cédant au détail, moyennant un prix convenu, à ceux des sociétaires qui s'adressent à elle, les médicaments qu'elle a achetés avec ses ressources, elle leur en transmet la propriété, ce qui constitue à la fois une vente et un débit, en contravention de la loi;

Qu'en décidant le contraire, l'arrêt attaqué a violé l'article de loi sus-visé; par ces motifs, casse, annule et renvoie devant la Cour d'Angers.

BIBLIOGRAPHIE

Traité médico-chirurgical de gynécologie, par F. Labadie-Lagrave, médecin de la Charité, et F. Legueu, professeur agrégé à la Faculté de médecine de Paris, chirurgien des Hôpitaux, 2e édition revue et augmentée, avec 323 gravures dans le texte, 1 fort vol. grand in-8° cart. à l'angl. 25 fr. (Paris, Félix Alcan, éditeur).

Bien que trois ans à peine se soient écoulés depuis qu'a paru la première édition de ce traité, les auteurs ont cependant introduit de nombreuses modifications dans cette seconde édition. Tout en conservant à l'ouvrage le plan général qui en a fait le succès, ils l'ont mis au courant des plus récentes découvertes et des derniers travaux.

Certains chapitres ont été complètement remaniés; d'autres ont reçu des développements étendus, qui, dans la première édition ne donnaient que quelques descriptions succinctes. Tels sont les chapitres qui ont trait aux *plaies de l'utérus*, aux *corps étrangers de l'utérus*, à la *tuberculose génitale*, aux *ovarites sclérokystiques*, à la *torsion des salpingites*, aux *kystes tubo-ovariens*.

Aide-Mémoire des maladies du cœur, par le professeur Paul Lefert, 1 vol. in-18 de 304 p., avec fig., cart. (Librairie J.-B. Baillière et fils, 19, rue Hautefeuille, à Paris), 3 fr.

L'accueil favorable que praticiens et étudiants ont réservé à ses précédentes publications ont encouragé le professeur Paul Lefest à publier une nouvelle série d'*Aide-mémoire* où il donne un exposé succinct mais complet de chacune des branches des sciences médicales. Après la dermatologie, la gynécologie et la neurologie, il vient d'aborder l'étude des maladies de l'estomac.

L'Aide-mémoire des maladies de l'estomac a été écrit pour les praticiens: aussi a-t-on réduit au minimum l'anatomie pathologique et les théories, n'insistant que sur celles qui sont acceptées par la majorité des auteurs, ou bien sur celles qui nous ont semblé de nature à rendre plus facile la compréhension des symptômes, ou bien encore sur celles qui ont été le point de départ de méthodes thérapeutiques.

L'ouvrage se divise en quatre parties:

La première partie est consacrée à l'étude de la *Séméiologie de l'estomac*: on l'a faite aussi détaillée que possible, dans l'espoir qu'ainsi l'étude des maladies sera rendue plus facile, et qu'il sera plus aisé d'attribuer à chaque manifestation morbide la valeur qu'elle comporte.

Dans la deuxième partie, on a réuni sous le nom général de *Maladies causées par une inflammation ou une intoxication*, les dyspepsies aiguës et chroniques, les gastrites; cette dénomination basée sur l'étiologie est moins exclusive que les anciennes, elle ne prête pas à la discussion, elle permet en outre de rapprocher des gastrites aiguës les embarras gastriques et l'indigestion, affections si voisines au point de vue clinique et cependant dépourvues de la lésion anatomique durable.

La troisième partie comprend les *gastropathies caractérisées par une lésion bien définie*, spéciale à chacune d'elles ; c'est-à-dire l'ulcère, le cancer, la sclérose du pylore, et les malformations de l'estomac.

Physiologie normale et pathologique du pancréas, petit in-8° par Hédon (E.), professeur de physiologie à la Faculté de Médecine de Montpellier (*Encyclopédie scientifique des Aide-Mémoire*). Broché 2 fr. 50; cartonné, 3 fr. Masson et Cie, éditeurs à Paris.

L'auteur s'est proposé de réunir en un exposé concis les principales données de la physiologie normale et pathologique du pancréas, telles qu'elles résultent non seulement des travaux anciens depuis longtemps devenus classiques, mais encore des recherches plus récentes qui, dans ces dernières années, ont pris un énorme développement.

Les fonctions du pancréas ont été en effet, depuis peu, l'objet de recherches de la plus grande importance aussi bien pour la physiologie que pour la pathologie. L'étude du processus sécrétoire et de l'innervation de la glande, des troubles digestifs consécutifs à la suppression du flux pancréatique dans l'intestin, a suscité une foule de mémoires enrichissant dans une large mesure la littérature physiologique. De même la découverte du diabète pancréatique expérimental a provoqué dans ces derniers temps des recherches nombreuses et du plus haut intérêt, de la part des expérimentateurs et des cliniciens.

Bien que tous les problèmes soulevés par ces recherches soient encore loin d'être résolus et que chaque jour paraissent de nouvelles études, cependant les résultats obtenus jusqu'ici constituent un faisceau tellement considérable qu'un exposé méthodique résumant l'état actuel de nos connaissances sur ce sujet répond à un réel besoin et ne peut qu'être favorablement accueilli par tous ceux, étudiants ou praticiens, auxquels le temps manque pour suivre le développement d'une question dans les mémoires originaux. Tel est le but que s'est proposé l'auteur, qui lui-même, depuis plusieurs années, a publié de nombreux travaux sur les fonctions du pancréas.

Traitement des gangrènes limitées dans l'étranglement herniaire, par le procédé de l'« enfouissement » ou de l'invagination latérale partielle par M. le Dr Ch. Faguet de Périgueux, ancien chef de clinique chirurgicale à la Faculté de Médecine de Bordeaux. (Extrait des comptes rendus de l'*Association Française pour l'avancement des Sciences*). Congrès de Paris 1900. — Paris, secrétariat de l'Association (Hôtel des Sociétés savantes 28, rue Serpente).

Formulaire de Thérapeutique infantile et de posologie, par le Dr Fouineau. Introduction par le professeur Hutinel. 1 vol. in-18 de 260 pages, cartonné 3 fr. (Librairie J.-B. Baillière et fils, 19, rue Hautefeuille, à Paris).

La thérapeutique infantile n'est plus aujourd'hui ce qu'elle était il y a 25 ou 30 ans : le traitement hygiénique et diététique tend à prendre le pas sur le traitement médicamenteux. L'organisme de l'enfant ne supporte pas du reste les différents médicaments de la même façon que l'adulte et la dose qui peut et doit être administrée varie avec chaque âge. Le Formulaire de thérapeutique infantile du Dr Fouineau rendra donc service au praticien en lui évitant des tâtonnements, des calculs et des recherches.

La première partie, consacrée à la Thérapeutique infantile, comprend le traitement symptomatique des principales maladies, le régime, l'hygiène thérapeutique, la prophylaxie. Dans la deuxième, consacrée à la Posologie, on trouvera les doses des médicaments usuels, les antidotes qui leur conviennent, et, ce qui constitue l'originalité de ce Formulaire, des formules suivant les âges. La troisième partie traite des grandes lois de l'hygiène et de la physiologie de l'enfance.

Nlle Imprimerie, E. Lasnier dir., 35-37, rue St-Lazare, Paris — *Le Propriétaire-Gérant* : R. BLONDEL

RENSEIGNEMENTS DIVERS

Distinctions honorifiques. — Le ministre de la guerre a conféré à un certain nombre de médecins civils des récompenses honorifiques pour les soins qu'ils donnent gratuitement, depuis une série d'années, aux militaires de la gendarmerie.

Ces récompenses consistent en trois ordres de médailles et en une lettre d'éloges officiels : la médaille de vermeil est conférée après 25 années au moins de soins gratuits ; la médaille d'argent, après 20 années ; la médaille de bronze, après 15 années ; la lettre d'éloges officiels est délivrée après 10 années au moins de soins gratuits.

Par application de la décision ministérielle du 11 février 1900, les concessionnaires des médailles de vermeil, d'argent et de bronze sont autorisés à prendre le titre de médecin de la gendarmerie.

Voici les noms des médecins auxquels il a été conféré des récompenses honorifiques.

Médailles de vermeil. — MM. les Drs Aucopt, de Doyet;

Barrier, de La Voulte-sur-Rhône; Biau. de Cancon; Bonnet, de Lignières; Bordo, de Chéragas; Bouillon-Lagrange, de Saint-Chéron; Boulet, de Saint-Didier-la-Séauve; Bourdon, de Méru; Bourgeois, de Jarnac; Bourguet, de Graissessac:

Cailleteau, de Saint-Philibert-de-Granlieu; Carret, de Haumont; Cazaux, de Langoiran; Chabenat, de La Châtre; Chalmet, de Landerneau; Chapin, d'Allonnes; Chapot, de Saint-Anthème; Chapuis, de Boufarik; Chassagne, de Bélabre; Coillot, de Monthozon; Cottigny, de Haubourdin; Couyba, de Sainte-Livrade;

Daffas, de Salviac; Delaunay, de Rosny-sous-Bois; Diard, de Rambouillet; Dubrac, de Magnac-Laval; Durand, d'Arcueil; Durand, de Verdun; Duvernoy, d'Audincourt;

Epron, de La Châtaigneraie;

Fauchey, de Saint-Vivien; Fidel, de Saint-Romain-de-Colbosc; Fort, de Carbonne; Fournier, de Vauvillers; Fuzet du Pouget, de Casteljau;

Gaimard, d'Aubagne; M.-A. Gallice, de Langeac; Gaubert, de Durban; Genret, de Houdan; Girandier, de Castelnau-de-Médoc; Grabinski, de Neuville-sur-Saône; Granier, de Villefranche;

Horeau, de Fresnay-sur-Sarthe;

Jomard, de Beaujeu;

Labat, de Nérac; Le Bouteiller, de Valognes; Lecomte, de Ménil-Hubert-sur-Orne; Lemaître, de Moreuil; Lemarchand, de Messac; Lemoyne, de Valréas; Le Roy des Barres, de Saint-Denis; Logeais, de Pallnau; Lombard, de Terrasson; Lorber, de Beaucourt;

Malsang, de Champeix; Manichon, d'Oulchy-le-Château; Mercier, de Gamaches; P.-J. Metzquer de Montbozon; Michel, d'Yssingeaux; Mille-Lacombe, de Miallet; Mounier, de Tence;

Naudier, de Lagny;

Peyromore-Debord, d'Orsay; Piettre, de La Varenne-Saint-Hilaire;

Raguet, de Paimbœuf; Rascol, de Murat-sur-Vèbre; Rebulet, de Bourgtheroulde; Richer, de Dozulé; Robert, de saint-Mihiel;

Saligue, de Créon; Salva, d'Agde; Sayous, de Pessac; Susini, de Caldarello, Tarnawski, de Joigny ; Tournier, de Faverney; Vidal de Paulhaguet; de Vincenti, de Cervione;

Médailles d'argent. — MM. les docteurs Ader, de Bréval; Alleaumé, de Coubert; Anneau, de Villiers-Charlemagne; Aubert de Mondovi; Auger, de Bolbec.

Bailleul, de Pontorson; Baraduc, de Montaigut-en-Combraille; Baratier, de Bellenaves; Barbaux, de Quingey; Boyt, de Lamastre; Broquet, de Gonesse.

Camino, de Hendaye; Capron, de Chaumont-en-Vexin; Carcopino, de Verneuil-sur-Avre; Cathala, d'Olonzac; Caule, de Maintenon; Caussidou, de Saint-Eugène; Chantelauze, de La Chaise-Dieu; Châteaufort, d'Eguzon); J.-C. Colard, d'Ornans; Crimail, de Pontoise.

Dantagnan, de Saint-André-de-Cubzac; Davy, de Bayeux; Degorge, d'Aigueperse; Delmas, de Rieux-Minervois, Dixneuf, du Loroux-Bottereau; Dufourcq, de Salies-de-Béarn; Dupont, de Mantes; Dupouy, de La Romieu: Durand, de Brassac; Durand, de Pont-de-Salars.

Fabre, d'Aïn-Tédelès; Feuillet, de Villefagnan; Feuvrier, du Russey, Fritz, de l'Isle-Adam.

Gaudeffroy, de Vatan; Gervais, de Saugues; Giberton-Dubreuil, de Jouy-en-Josas; Gierszynski, d'Ouarville; Grellot, de Giromagny; Gromier, de Delle; Guérin, de Flers.

Hébert, d'Envermeu; Aerbline, d'Isigny; Hubert, de Buzançais; Hugonneau, de Saint-Mathieu; Hurpy, de Dieppe.

Jobard, de Wassy.

Lagnoux, d'Yerville; Lamarche, de Saint-Marcellin; Lebrun, de Bar-sur-Aube; Legougeux, de Saint-Pierre-sur-Dives.

Mabaret du Basty, de Saint-Léonard; Mahoudeau, de Channay; Marquet, de Rochechouart; Mathon, de Forges-les-Eaux: Mattrais, de Chinon; Ménard, de Bacqueville; Ménard, de Laint Saint Vaast-la-Hougue; Michellet, d'Eu; Léo Monnier, d'Aigues-Mortes; Mornard, d'Ecueillé.

Nadaud, de Bordj-Menaïel.

Orsini, de Luri-de-Corse.

Pangon, de Saint-Vallier; Pasdeloup, de Marolles-les-Braux; Pinard, de Brecey; Plantin, de Luze-la-Rousse; Poirier, de Saint-Mars-la-Jaille; Ponteil, de l'Isle-Jourdain.

Riche, de Jeumont; Rivière, de La Ferté-Milon.

Steibel, de Tournan.

Tarrade, de Châteauneuf-la-Forêt; Tanchon, de Valenciennes; Terras, de Saint-Remy-de-Provence; Thomas, de Randon; Lresfort, de Roye; Tronché, de La Réole; Turrel, de Cadalen.

Urdy, de Valréas.

Vergnes, de Lacune; Vidal, d'Hyères; Villebrun, de Capestang, Viple, d'Ebreuil.

Médailles de bronze. — MM. les docteurs Artu, de Carentan.

Béal, de Saignes; Benassy, d'Arfeuilles; Berguin, de Castelmoron-sur-Lot; Bertrin, de Brie-Comte-Robert; Boisson, de Sceaux; Bos, de Lesparre; J. Boudou, de Montech; Boulay, de Charenton-du-Cher; Bourreterre, de Dax; Braud, de Saint-Laurent-sur-Gorre; Brionne, de Chanu; Burgat, de Tassin-la-Demi-Lune; Busquet, de Saint-Aigulin.

Caire, de Nanterre; Calbris, de Tunchebray; Chassaigne, de Châteaudun-du-Rhumel; Chevallier, de Saint-Agnant; Cheyrou, de Chalus; Courtet, de Châtillon-en-Bazois.

Daujat, de Voiteur; Davy, de Trappes; Debelut, de Châteauponsac; Duchâteau, de Gardanne; Dumas, de Nangis; Duret, de Mayet-de-Montagne; Duval, de Margny; Duret, de Saint-Leu.

Espagne, d'Aumessas; Evesque, de la Motte-Chalançon.

Forier, de Vitry-le-Français; Françon de Tenay.

Gachon, de Gouzon; Garabuau, du Gua; Gaudin, de Tonnay-Charente; Gaudrez, de Montreuil-Bellay; Girard, de Cannes; Gorry, de Saint-Laurent-Médoc; Gosselin de Montivilliers; Grégoire, de Livarot; Grégoire, de Vermenton; Greuell, de Gérardmer; Guignard, de Guitres; Guillot de Châteaumeillant.

Hameau, de Laventie; Herland, de Rosporden; Huber, d'Amiens; Jarrier, de Courpière.

Lacour, de Chalais: Lacroisade, d'Aigre; Lalo, de Hautecloque; Laporte, d'Aignay-le-Duc; Laurent, d'Etaples; Laux, de Murviel; Leclère, de Condé-en-Brie; Lecompte, de Fresnes-en-Woëre; Legrand, de la Bassée; Le Nepvou de Carfort, de Châteaubriant; Lenoir, de Ligny-en-Cambrésis; Letard, de Chelles; Lordereau, de Saint-Forentin; Lucas, de Montfort-sur-Risle.

Magnan, de Luc-en-Diois; Marmoyet, de Servian; Michaux, d'Aubervilliers; Mignot, de Gouzeaucourt.

Pain, de Bourbon-Lancy; Peyrat, de Villefranche-de-Lauragais; Prodhomme, de Putanges.

Rabasté, de Jugon; Rascol, de Rétiers; Reboul, de Nédroma; Reynaud-Lacroze de Saint-Saturnin-lès-Apt; Richard, de Vanves; Roche, d'Oradour-sur-Vayres; Roig, de Millas; Roux, de Herment.

Sabaterie, d'Arlanc; Sahut, de Gannat; Sauvat, d'Issoire; Stabl, de Villers-Marmery.

Tessier, de Chavroche; Therre, de Vichy; Thoviste, d'Amplepuis; Tourvieille, de Largentière.

Vergeron, de Savin-de-Blaye; Vidal, du Puy-Guillaume.

Zimmermann, de Blamont.

TRAVAUX ORIGINAUX

Influence de quelques aliments et principes alimentaires sur la Quantité et la qualité du suc gastrique

par Mme M. POTAPOW-PRACAITIS

Travail du Laboratoire de Physiologie de Lausanne

(*Suite*)

DEUXIÈME PARTIE

RECHERCHES PERSONNELLES

1° Opération

Il nous fallait absolument, pour pouvoir soumettre notre hypothèse à un contrôle expérimental sérieux et complet, avoir au moins un chien opéré d'après la méthode de Pawlow et en parfaite santé. L'opération est longue et difficile et les conditions du Laboratoire de Lausanne sont défavorables à une bonne antisepsie; nous n'osions pas espérer une bonne guérison et craignions de voir nos animaux succomber à la péritonite. Nous en avons cependant opéré trois et, malgré tout, les trois opérations ont parfaitement réussi, du moins au point de vue chirurgical.

Deux chiens ont été opérés par M. Radzikowski, assisté de M. Herzen. Ils ont guéri de l'acte opératoire, mais n'ont pas pu servir à nos expériences et ont dû être sacrifiés au bout de quelques semaines; l'un parce qu'il ne voulait manger que très peu à la fois et qu'il perdait constamment le suc gastrique autour de la canule, ce qui empêchait la plaie extérieure de se cicatriser; l'autre parce qu'au moment où nous pensions pouvoir nous servir de lui, il s'est établi une large communication entre le « grand » et le « petit » estomac.

Le troisième animal, un énorme chien de 40 kilog., jeune, vigoureux et très vorace, a été opéré par un des jeunes chirurgiens les plus distingués de Lausanne, M. le Dr H. Vulliet, privat-docent, assisté par MM. Herzen et Radzikowski. Le chien a rapidement et complètement guéri. Depuis six mois il se porte parfaitement bien, n'a rien perdu de sa vigueur, mange à toute heure tout ce qu'on veut et digère admirablement (1).

(1) Il a été, de temps à autre, affirmé qu'un estomac qui a subi une atteinte chirurgicale dans le genre d'une gastrotomie vulgaire et, *a fortiori*, de l'opération de Pawlow, cesse d'être un estomac normal, et qu'on ne peut pas appliquer à l'animal sain et surtout à l'homme, les résultats de l'étude de la digestion dans un tel estomac. Sur quoi cette affirmation est-elle basée? Les faits disent exactement le contraire : Schiff, Herzen et Pawlow ont eu des chiens à simple fistule ou à double estomac, qui ont vécu pendant de longues années en bonne santé (6, 8, 10 et 12 ans!), mangeant et digérant à la fin comme au commencement, manifestant jusqu'au bout l'effet des peptogènes ou des succagogues, et se maintenant vigoureux et bien nourris. Mais que sont les faits aux yeux des doctrinaires?

Voici comment l'opération a été exécutée : Chez l'animal profondément narcotisé par une forte dose de morphine en injection hypodermique et des inhalations d'éther, l'estomac sorti de l'abdomen est saisi entre deux grandes pinces de Doyen et incisé dans la direction horizontale, à son tiers inférieur sur les 3/4 de cette ligne, en allant de droite à gauche.

Le lambeau de fundus, en forme de grande cuillère, en communication avec le reste de l'estomac par un pont de 4 à 5 travers de doigt de largeur, est écarté, et on procède immédiatement à la suture de la muqueuse du grand estomac ; c'est ici que se présente la partie délicate et difficile de l'opération : il s'agit d'établir une *séparation complète et durable* entre la cavité du grand estomac et celle du petit, *sans nuire aux nerfs* qui, venant du cardia, franchissent le pont; il faut, pour cela, inciser *la muqueuse seule* dans toute son épaisseur et sur toute la largeur du pont, soulever les bords de l'incision sur une étendue suffisante pour pouvoir les suturer de façon à former deux cavités isolées l'une de l'autre; on achève alors la suture de la muqueuse du petit estomac, en laissant à l'extrémité du sac ainsi formé une ouverture destinée à recevoir une petite canule.

On procède ensuite à la suture des tuniques musculaire et séreuse, on place la canule et on fixe l'extrémité du petit estomac aux parois abdominales.

Après quelques jours de diète et de régime adapté, l'animal était complètement remis et nous pouvions commencer nos observations.

2° *Méthode de mensuration. Evaluation du pouvoir digérant du suc recueilli.*

Avant d'aller plus loin nous devons exposer la méthode de mensuration du pouvoir digérant du suc recueilli. Deux méthodes sont employées dans ce but : l'une, l'ancienne, *macroscopique*, l'autre, la moderne, *microscopique* (méthode de Mette).

L'ancienne méthode consiste simplement à prendre un volume constant de suc gastrique (par exemple 10 cm³), avec son propre volume d'albumine finement divisée; on place le tout à l'étuve ou au bain-marie et au bout d'un laps de temps, toujours le même, en général 24 heures, on mesure le volume de l'albumine non dissoute.

La nouvelle méthode consiste à coaguler à 95° l'albumine d'œuf crue, aspirée dans des tubes de verre de 1 à 2 millimètres de diamètre, à couper ensuite ces tubes en morceaux de 10 à 12 millimètres de longueur, à mettre un de ces morceaux dans le liquide digérant et à mesurer, au bout d'un certain temps, la longueur du petit axe d'albumine dissoute aux deux bouts, ou la partie non dissoute qui reste au milieu du tube.

Nous avons préféré l'*ancienne* méthode et voici pourquoi : Elle permet de soumettre à l'action de *tout* le ferment, contenu dans les 10 cm³ de liquide digérant, une masse considérable, à peu près maximale, d'abumine coagulée, finement divisée; nous prenons en général *le même volume* de suc et d'albumine, car il est rare qu'un suc gastrique même extrêmement actif, digère en 24 heures, à 38°-40°, plus de son propre volume d'albumine coagulée.

Les différences que l'on obtient ainsi, en comparant plusieurs sucs entre eux au point de vue de leur pouvoir digérant, sont *énormes;* les restes non dissouts peuvent, par exemple, être pour le suc *A* 9 cm³ et pour le suc *B* 1 cm³ (ils sont généralement de 7 à 8 cm³ pour l'un, et de 2 à 3 cm³ pour l'autre). Pas moyen de s'y tromper.

Dans la méthode de Mette, un minuscule cylindre d'albumine dont *toute la surface longitudinale* est protégée contre le contact du ferment par une enveloppe de verre, ne peut être attaqué que sur sa *minuscule surface transversale* (1 à 2 mm.²) par *une fraction minime* du ferment présent; aussi ne s'en dissout-il que des quantités minimes, que l'on mesure au microscope en millimètres et fractions de millimètres, soit de ce qui manque aux deux bouts du cylindre d'albumine, soit de ce qui en reste au milieu.

Cela est élégant et séduisant; admettons que cela soit aussi d'une exactitude parfaite. Certes, il faut de l'exactitude dans les mesures, mais pas trop n'en faut là où il s'agit de grosses différences; ce que nous voulons dans nos expériences et la seule chose qui nous importe, c'est de constater que, dans certaines conditions, le liquide examiné digère *lentement et peu*, tandis que dans d'autres conditions, il digère *vite et beaucoup*; nous n'avons que faire des millimètres et de leurs fractions, et il se pourrait bien qu'à force de chercher ces millimètres on perdît de vue les centimètres cubes! C'est là une chose qui, bien certainement, est arrivée maintes fois à ceux qui se fient aveuglément à la méthode de Mette.

D'ailleurs, cette méthode est-elle réellement aussi exacte qu'elle semble l'être? Nous en doutons beaucoup et pour cause: l'ayant mise à l'épreuve plusieurs fois, nous avons souvent vu que la longueur du cylindre d'albumine dissoute *n'était pas la même aux deux bouts*; supposons qu'elle soit de 2 mm. d'un côté et de cinq de l'autre; est-ce 2 ou 5 qui représente le pouvoir digérant du liquide? On prend alors directement ou indirectement (en mesurant le reste *non dissout* du cylindre) la moyenne de ces deux chiffres, mais il est bien évident que rien ne justifie un pareil procédé, car le pouvoir digérant est représenté par 2 ou par 5 et non par 3 $^1/_2$. Mais il y a plus: à l'œil nu, la limite du reste d'albumine non dissoute semble être assez tranchée; au microscope ou seulement à la loupe, elle s'efface; la partie solide, opaque et blanche, devient peu à peu, à ses deux bouts, moins blanche, moins opaque, de plus en plus incolore, hyaline, gélatineuse, semi-liquide; le passage est tellement graduel qu'on ne sait plus du tout où placer la limite. Que devient alors la prétendue exactitude?

Enfin « *last not least* » la *préparation même* des tubes Mette est une chose, non seulement longue et fastidieuse, mais *incertaine*: malheur si la coagulation a eu lieu à une température un peu inférieure ou peu supérieure à 95°! malheur si quelques petites bulles d'air se trouvent prises dans l'albumine coagulée ou entre elle et le verre!

Peut-on, dès lors, jamais être sûr que deux tubes sont réellement comparables entre eux, avec la rigueur imposée par le but qu'on veut atteindre: celui de mesurer des fractions de millimètre? Toute cette peine, toute cette perte de temps, toute cette exactitude fictive disparaissent dans la méthode *massive* que nous employons et qui donne des résultats infiniment plus sûrs (1).

Nous nous approvisionnons de temps en temps, d'albumine coagulée en hachant menu, à l'aide d'une machine *ad hoc*, le blanc d'une douzaine d'œufs durs et nous la

(1) Supposons que nos morceaux d'albumine soit d'un mm.^{3} chacun, dont chacun offre à l'action du ferment 6 surfaces d'un mm.^{2} chacune; chaque c.^{3} contient 1000 mm.^{3} donc 10 c.^{3} = 10.000 mm.^{3}; nous exposons donc au ferment une surface de 60.000 mm.^{2}. La digestion est naturellement *infiniment plus rapide* et les différences sont *énormes*, tellement énormes qu'il n'y a pas moyen de s'y tromper. Même si nous prenions notre albumine sous la forme de 10 morceaux, chacun de 1 cm.^{3} nous aurions encore exposé à la totalité du ferment une surface de 6.000 mm.^{2} et notre méthode donnerait encore des différences 6,000 fois plus grandes que celle de Mette.

En réalité, nos morceaux ne sont ni 1000, ni 10, mais environ 250 par cm.^{3}, qu'importe, puisque, n'eussions-nous qu'une surface totale de 100 mm.^{2} exposée à l'action du ferment, nos différences seraient toujours 100 fois plus grandes que celles de Mette; donc, en somme, dans une évaluation *comparative*, 100 fois plus éloquentes et plus sûres. Or, quand on a affaire à des différences aussi énormes que les nôtres, peu importe, qu'il y ait quelques millimètres de plus ou de moins de dissout: même si nous nous trompions chaque fois en moins pour le liquide qui digère plus et en plus pour celui qui digère moins, ou vice-versa, cela n'aurait aucune importance devant l'énormité de nos différences.

conservons dans la glycérine ; celle-ci, on le sait, n'empêche nullement la digestion, elle la ralentit peut être un peu, mais cela n'a aucune importance, puisqu'elle le fait *également* dans tous les liquides à comparer, d'ailleurs nous rinçons à fond cette albumine avec de l'eau fraîche avant de l'employer. Nous en prenons toujours 10 cm.³ pour 10 cm.³ de suc, l'expérience ayant montré que le suc gastrique le plus actif digère rarement plus de son propre volume d'albumine en 24 heures à 38°-40°. Dans ces conditions et au bout de ce temps (après lequel la digestion ne fait plus guère de progrès sensible) nous mesurons le volume du reste indigéré et nous obtenons ainsi les différences *énormes* que nous avons indiquées plus haut.

Cette manière de procéder satisfait entièrement à toutes les exigences du problème : il ne s'agit pas, en effet, de déterminer la quantité absolue d'albumine que tel suc peut digérer ; il s'agit uniquement de constater dans des expériences *comparatives*, la rapidité *relative*, avec laquelle différents sucs digèrent l'albumine coagulée et la quantité *relative* qu'ils en digèrent en un temps donné ; c'est pourquoi on leur donne dès le début une quantité maximale d'albumine à digérer et on note le résultat au bout du laps de temps après lequel la digestion ne fait plus de progrès sensibles, sauf dans des cas exceptionnels.

D'ailleurs cette méthode, *appliquée au suc sécrété par l'estomac vivant* n'est pas loin de donner une mesure *absolue* du pouvoir digérant de ce suc ; lorsque la quantité d'albumine digérée dans ces conditions est, par exemple, de 3 cm³ dans une éprouvette et de 6 dans l'autre, on peut conclure que la dernière contenait, sinon rigoureusement, du moins avec une approximation pratiquement suffisante, deux fois autant de pepsine que la première ; en effet, si alors on ajoute *quelques flacons de fibrine*, ils restent, dans la plupart des cas, *tout à fait intacts*, pendant 24, 36 et 48 heures et ne se digèrent que si le pouvoir peptique est extraordinairement élevé (1).

3° *Observations préliminaires.*

Nous avons d'abord étudié le caractère de notre chien, sa manière de se comporter, ses goûts, sa façon de manger, l'abondance et la rapidité de sécrétion ainsi que le pouvoir digérant du suc fourni par le petit estomac.

Il fallait pour cela recueillir ce suc ; nous nous y prenions en introduisant le bout de la canule dans une éprouvette graduée, retenue par une ficelle, passant autour du corps de l'animal. Mais celui-ci, impatient, indocile et violent, ne se prêtait nullement à ces manœuvres ; nous avons été obligés, une fois pour toutes, de le fixer tous les jours, muselé, sous une lourde table au moyen de sangles passées autour de ses quatre extrémités et se rejoignant sur la table ; peu à peu il s'est habitué à rester tranquille une heure ou deux et même à dormir pendant toute la durée de la récolte du suc, en appuyant son museau sur une chaise placée exprès devant lui.

Nous avons, de prime abord, dû nous convaincre que le *réflexe psychique* faisait complètement défaut chez notre chien ; cela ne nous a naturellement pas inspiré le moindre doute au sujet des constatations si nettes de Pawlow ; elles établissent irréfutablement l'existence et l'extraordinaire efficacité sécrétoire du réflexe psychique (2). Son

(1) Nous insistons sur le fait qu'il en est ainsi seulement pour le *suc gastrique naturel*, car les infusions ou solutions artificielles peuvent contenir beaucoup plus de pepsine et il faut alors procéder tout autrement pour déterminer leur pouvoir digérant *absolu*. Voir *Herzen*. La digestion peptique des albumines. Rev. gén. d. Sciences p. et appl. 1894.

(2) L'autopsie révèlera un jour si les nerfs avaient souffert au niveau du pont. L'influence psychique sur les glandes salivaires est très nette chez notre chien : il suffit de lui montrer de loin un morceau de sucre, pour que la salive coule en abondance.

absence chez notre animal était à certains égards regrettable : il eût été extrêmement intéressant de comparer le pouvoir digérant du suc sécrété sous son action, à estomac vide, chez l'animal rendu à peu près apeptique par le repas préparatoire, avec celui du suc sécrété également à estomac vide, mais après la digestion d'un repas léger, destiné à laisser la muqueuse *chargée de pepsine active*, ou après administration de peptogènes *par le rectum*. Nous avons essayé de remplacer le réflexe manquant par de *faibles doses de pilocarpine*; les résultats obtenus seront indiqués plus loin.

A un autre point de vue, nous ne pouvions que nous réjouir de l'absence du réflexe psychique, car, grâce à elle, nos observations étaient affranchies de l'immixtion perturbatrice, dans chaque expérience, du suc sécrété sous l'influence de ce réflexe; la constatation de l'action succagogue des peptogènes eût été impossible et nous eussions été forcés de pratiquer chez notre animal la double fistule œsophagienne, pour pouvoir ensuite exclure à volonté le réflexe psychique au moyen des stratagèmes imaginés à cet effet par Pawlow. Mais, abstraction faite des soins incessants et minutieux qu'exigent les animaux ainsi opérés, notre chien n'était nullement un sujet favorable pour ce genre de manipulations, à cause de son indocilité et de sa violence.

En somme, le réflexe psychique eût été non seulement inutile, mais nuisible au but restreint de nos recherches; pour tout ce qui le concerne, nous acceptons de confiance les belles constatations de Pawlow et nous ne nous en occupons pas.

Bien que l'importance du repas préparatoire, dans le but de rendre la muqueuse apeptique avant de procéder à l'expérience, ait été indubitablement établie par Schiff et par Herzen, nous avons voulu nous en assurer à nouveau.

Dans nos premières expériences, le chien ne recevait qu'un repas par jour « le *repas expérimental* », c'est-à-dire celui qui devait non seulement le nourrir, mais aussi provoquer la sécrétion de la part du petit estomac. Celle-ci s'établissait régulièrement au bout d'environ 15 minutes; mais, si sa rapidité et son abondance offraient un rapport à peu près constant avec la nature ou la quantité des aliments ingérés, en accord complet avec les résultats de Pawlow, son pouvoir digérant, par contre, n'offrait pas les grandes différences observées par Schiff et ses élèves selon la présence ou l'absence de peptogènes parmi les aliments : il digérait toujours plus ou moins; l'estomac contenait évidemment toujours *des restes* plus ou moins considérables de *pepsine active*, *formée mais non entièrement consommée pendant l'acte digestif précédent*, accumulés dans la muqueuse et expulsés avec le suc sécrété après ingestion du repas suivant. Dans ces conditions on peut, sans doute, observer l'influence *succagogue* de certains aliments, mais il est impossible d'observer l'action *pepsinogène* d'une substance quelconque (ou l'absence de cette action). L'absence ou l'insuffisance du repas préparatoire sont, en effet, la cause pour laquelle tant de physiologistes n'ont pas réussi à constater l'efficacité extraordinaire des peptogènes (1). Il n'y a, nous le répétons et nous y insistons à dessein, qu'un moyen pour la constater nettement : c'est de donner un repas préparatoire, *abondant* et *résistant*, apte à épuiser, ou à peu près, la pepsine active que l'estomac est capable de fournir en un seul acte digestif. La muqueuse, après la digestion de ce repas, ne contient plus que de la *propepsine* et c'est alors seulement qu'on peut juger de l'influence pepsinogène de telle ou telle substance donnée seule, comme aliment, ou mélangée à d'autres aliments, dont on sait, que, par eux-mêmes, ils ne sont pas pepsinogènes.

Dès lors, nous avons adopté *une fois pour toutes*, l'ordre suivant :

a) Chaque jour, entre 5 et 6 heures du soir, l'animal reçoit un repas préparatoire, destiné en même temps à le nourrir et à épuiser, ou à réduire à un minimum négligeable

(1) Herzen. Digestion stomacale, pages 40-43

la pepsine formée pour le diriger. Ce repas se compose *d'un kilo et demi de viande de cheval bouillie, avec son bouillon, et de 3 à 4 litres de soupe de maïs concassé.* Jusqu'au lendemain matin le chien ne reçoit plus rien que de l'eau fraîche à discrétion.

b) Le lendemain matin, entre 8 et 9 heures (donc 15 à 17 heures après le repas préparatoire) l'animal, amené au Laboratoire, reçoit le *repas expérimental*, ayant pour but, tout en lui offrant un supplément de nourriture, de provoquer la sécrétion qu'on se propose d'étudier; mais, afin de pouvoir observer sur le suc ainsi sécrété, les propriétés pepsinogènes ou succagogues de telle ou telle substance, il fallait que ce repas fût par lui-même *dépourvu de ces deux propriétés*, autant du moins que des substances alimentaires peuvent l'être. Or, nous savions par les recherches de Schiff, quels sont les aliments non pepsinogènes et par celles de Pawlow, quels sont les aliments non succagogues; nous avons donc donné à notre chien quelques fois *l'albumine de 10 à 12 œufs durs*, habituellement *une livre de viande de cheval bouillie en petits morceaux* et *bien lavée ensuite avec de l'eau fraîche*, ou bien soit *un peu de lait*, soit un litre de *soupe de gruau de maïs* (1).

La sécrétion commençait au bout de 15 à 30 minutes; les premières gouttes étaient quelquefois peu acides ou neutres; nous ne commencions la récolte que lorsqu'elles devenaient franchement acides; avec le repas expérimental *seul* la sécrétion était peu abondante et le pouvoir digérant du suc était très faible; cela une fois bien établi, nous n'avions plus qu'à ajouter au repas expérimental une certaine quantité de la substance dont nous voulions examiner l'effet succagogue ou pepsinogène, ou à la donner en lavement.

Ayant ainsi fixé la manière de procéder, nous pouvions aborder les séries d'expériences définitives.

Nous n'avons presque jamais recueilli le suc *jusqu'à cessation de la sécrétion;* cela est utile et nécessaire lorsqu'on se propose d'étudier la *marche* de la sécrétion d'un bout à l'autre de l'acte digestif et la *quantité totale* de suc fourni ; Pawlow l'a fait avec un soin extrême; nous nous en remettons complètement à ses résultats, relativement à ces deux points, et nous y renvoyons le lecteur ; pour nous, cela n'avait point d'intérêt, et eût occasionné une grande perte de temps : si une substance peptogène ou succagogue n'a pas dévoilé ses propriétés au bout d'une heure ou deux, c'est qu'elle ne les possède pas; de fait, on verra que l'effet se prononce habituellement déjà beaucoup plus tôt.

Les recherches de Herzen sur son homme à fistule ont prouvé suffisamment que le facteur décisif du pouvoir digérant n'est pas l'acide, mais la pepsine ; c'est pourquoi nous n'avons pas *mesuré* l'acidité du suc de notre chien, mais nous l'avons chaque jour constatée ; il rougissait, en général, fortement le papier de tournesol, il a donné la réaction caractéristique avec une solution aqueuse de tropéoline chaque fois que nous l'avons essayée ; tous les jours, avant ou après la récolte, quelques gouttes s'écoulaient sur le sol (ciment), et y produisaient régulièrement une légère effervescence.

4° *Expériences définitives*

Les observations et les considérations exposées jusqu'ici nous ont conduit à adopter pour toutes nos expériences ultérieures une manière de procéder *ne varietur;* nous

(1) Ce dernier aliment constitue le repas expérimental *idéal*, celui qui donne le *minimum* de suc contenant le *minimum* de pepsine. Nous en conseillons vivement l'emploi dans ce genre de recherches.

allons la résumer ici à grands traits, ce qui nous permettra de donner les expériences elles-mêmes sous forme de tableaux portant toutes les indications utiles sans répétitions superflues.

1° Tous les jours, entre 5 et 6 heures du soir, l'animal reçoit le *repas préparatoire*, toujours le même.

2° Tous les matins, entre 8 et 9 heures, il reçoit le *repas expérimental*, sans autre, ou bien avec administration, *per os*, ou *per anum*, de la substance à étudier comme peptogène ou comme succacogue.

3° Le suc gastrique est recueilli pendant une ou deux heures ; les chiffres indiquant le volume recueilli ne représentent donc pas la *totalité* du suc fourni pendant tout l'acte sécrétoire, mais seulement la quantité produite *pendant la durée de la récolte*. Afin d'avoir des grandeurs directement comparables et en vue des moyennes de chaque groupe d'expériences, nous avons, partout où cela était nécessaire, calculé la quantité de suc qu'on aurait obtenu *en une heure*.

4° 10 cc. additionnés de 10 cc. d'albumine hachée ont été mis à l'étuve, entre 38 et 40° ; les restes indissous d'albumine ont été mesurés au bout de 24 heures.

5° Dans nos dernières séries, nous avons introduit un important perfectionnement : sachant que le suc fourni après le repas expérimental *seul* digère très peu, nous avons, dans les expériences avec applications de succagogues ou de pepsinogènes, recueilli et étudié séparément une *première portion de 10 cc. de suc*, afin de pouvoir comparer son pouvoir digérant à celui d'une *dernière* portion de 10 cc. prise sur le suc recueilli plus tard. Ces deux portions ont, ainsi qu'il fallait s'y attendre, offert entre elles les différences qui se produisent toujours lorsqu'on compare un suc contenant peu de pepsine à un suc qui en contient beaucoup, et le fait d'observer de telles différences dans deux portions de suc fournies l'une après l'autre pendant un *seul et même* acte digestif, rend la constatation de l'effet extraordinaire des peptogènes tout à fait frappante. Mais il doit bien être entendu que la première portion ne peut servir que de *contrôle de l'efficacité du repas préparatoire* et de *point de comparaison* entre le suc à peu près apeptique du début et le suc plus ou moins actif obtenu plus tard ; aussi avons-nous toujours soustrait du *temps* de récolte celui que les premiers 10 cc. mettaient à venir et de la *quantité* recueillie les 10 cc. en question. Dans ce cas, « suc recueilli en une heure » signifie donc *en une heure depuis la récolte des premiers 10 cc.*

Groupe I (1)

Repas expérimental seul (2)

Moyennes du 1er Groupe

1. La sécrétion a commencé en moyenne au bout de................ 29 min.
2. La sécrétion moyenne par heure a été de........................ 9 cc.
3. La digestion par 10 cc. de suc en 24 h. a été moyenne de......... 1,4 »
4. Ce qu'aurait digéré le suc rec. en 1 heure........... .... 1,3 »

N. B. — Les groupes VIII et IX se composent de quatre expériences faites avec du *glycose, qui n'est pas un peptogène*. La moyenne de la digestion dans ces groupes a été de 1 ; nous pouvons donc fondre cette moyenne avec celle du groupe précédent, ce qui donne le chiffre de 1, 2. De plus, comme nous avons souvent pris une première portion

(1) Les nécessités de la mise en pages nous ont forcé de supprimer les tableaux relatifs aux groupes I, VII, VIII et IX. (*La Réd.*)

(2) Deux expériences semblables ont été faites sans mesurer le volume du suc recueilli : 10 cc. de suc mis à l'étuve avec 10 cc. d'albumine ont digéré en 24 h. 11/2 et 1 cc.

de 10 cc. de suc *avant l'administration des peptogènes*, nous pouvons fondre la moyenne fournie par toutes ces *premières portions*, qui est aussi de 1, avec celle que nous venons d'obtenir; nous aurons ainsi *la moyenne générale* de tous les cas de digestion avec le suc *non peptogénisé*. Cette moyenne générale serait d'env. 1.

Groupe II

Dextrine par la bouche avec le repas. (1)

Les peptogènes donnés par la bouche l'ont toujours été *avec le repas*, et non quelque temps auparavant.

Heures	Expériences	Commencement de la sécrétion	Première portion de 10 cc de suc.	Quantité totale de suc recueilli	Volume moyen de suc par heure	Albumine digérée en 24 h. par 10 cc.	Ce qu'aurait digéré le suc rec. en 1 h.	Observations éventuelles
	N° 28, du 18 juillet.							Nous avons pensé que le chiffre de 6 1/2, représentait le pouvoir digérant *moyen* d'un suc d'abord *peu actif* (non encore peptogénisé), et de celui de plus tard. C'est pourquoi nous l'avons divisé dans les expériences suivantes en *deux portions*.
8.30	Repas plus 50 gr. de dextrine.							
9.10	Commencement de la sécrétion. . . .	40						
11	Suc recueilli en 1 h. 50.	....	....	23	12 1/2			
11.15	Etuve : 10 cc. digèrent.	....	....	....	....	6 1/2	8	
	N° 33, du 31 juillet.							La prévision ci-dessus s'est complètement vérifiée; la première portion n'a pas encore, ou à peine subi l'influence pepsinogène de la dextrine; par contre le suc recueilli plus tard l'a fortement subie.
8.45	Repas + 50 gr. de dextrine.							
9.20	Commencement de la sécrétion. . . .	35						
9.35	1re portion de 10 cc.	....	15					
11.30	Suc recueilli en 2 heures.	....	....	35	17 1/2			
11.50	Etuve. { Ire portion.	....	....	....	....	3		
	{ IIme portion.	....	....	....	....	9	8	
	N° 34, du 1 août.							Cette expérience suit *immédiatement* la précédente; le pouvoir digérant de la 1re p. dénote une sorte d'action *cumulative* des peptogènes, — fait qui s'observe souvent, mais pas toujours.
8.45	Repas + 50 gr. de dextrine.							
9	Commencement de la sécrétion.	30						
9.25	1re partie de 10 cc.	....	30					
10.45	Suc recueilli en 1 h. 20 m.	....	....	50	43			
11	Etuve. { Ire portion.	....	....	....	....	6		
	{ IIme portion.	....	....	....	....	7 1/2	32	
	N° 35, du 2 août.							Même observation que pour le n° 34.
8.50	Repas + 50 gr. de dextrine.							
9.20	Commencement de la sécrétion. . . .	30						
9.50	1re partie de 10 cc.	....	30					
11	Suc recueilli en 1 h. 10 m.	....	....	50	43			
11.15	Etuve. { Ire portion	....	....	....	....	6		
	{ IIme portion.	....	....	....	....	7 1/2	32	
	N° 36, du 3 août.							Même observation que pour les nos 34, 35.
8.30	Repas + 50 gr. de dextrine.							
8.50	Commencement de la sécrétion	20						
9.10	1re portion de 10 cc	....	20					
10.50	Suc recueilli en 1 h. 40 m.	....	....	45	27			
11	Etuve. { Ire portion	....	....	....	....	6		
	{ IIme portion.	....	....	....	....	8	22	

(1) Trois expériences semblables ont été faites sans mesurer le suc recueilli ; 10 cc. ont digéré en 24 heures, en moyenne, 7 cc. d'albumine.

	N° 86, du 30 novembre							
9	1/2 lit. de *soupe de maïs* et 50 gr. de dextrine							Début tardif de la sécrétion ; 1re portion de 10 cc. fortement peptogénisée, grâce probablement à ce retard.
9.45	Commencement de la sécrétion	45						
10	1re portion de 10 cc	....	15					
10.45	Suc recueilli en 45 m	....	....	35	47			
11	Etuve. Ire portion	....	....	....	....	7		
	Etuve. IIme portion	....	....	....	....	6 1/2	30 1/2	

Moyennes du Groupe II.

1. La sécrétion a commencé en moyenne au bout de............... 30 min.
2. La sécrétion moyenne par heure a été de....................... 30 cc.
3. La digestion par 10 cc. en 24 heures a été en moyenne de....... 7 1/2
4. Le suc fourni par heure aurait digéré.......................... 22 1/2

Groupe III.

Dextrine en lavement après les premiers 10 cc. de suc.

Heures	Expériences	Commencement de la sécrétion	Première portion de 10 cc. de suc.	Quantité totale de suc recueilli	Volume moyen de suc par heure	Albumine digérée en 24 h. par 10 cc.	Ce qu'aurait digéré le suc rec. en 1 h.	Observations éventuelles
	N° 16, du 4 août.	cc.	cc.	cc.	cc.	cc.	cc.	
9	Repas :							La différence entre le suc recueilli avant et après le lavement est tout à fait frappante.
9.20	Commencement de la sécrétion	20						
10.30	1re portion de 10 cc. de suc.	....	1.10					
»	Lavement de 50 gr. de dextrine.							
12	Suc recueilli en 1 h. 30 m. après le lav.	....	...	25	17			
12.15	Etuve. 1re portion	....	....	....	....	2 1/2		
	Etuve. IIme portion	....	....	...	....	10	17	
	N° 17, du 5 aout.							Ici il y a de nouveau, comme pour les nos 34, 35 et 36 un effet cumulatif evident du jour au lendemain : toute la pepsine formée la veille n'est pas consommée par le repas préparatoire.
8.10	Repas.							
9.10	Commencement de la sécrétion	30						
9 50	Lavement de 80 gr. de dextr							
11	1re portion de 10 cc	...	1.50					
12	Suc recueilli en 1 heure,	....	....	20	20			
12.15	Etuve Ire portion	....	....	....	....	6		
	Etuve IIme portion.	....	....	....	....	7	14	
	N° 31, du 21 aout.							Sécretion extraordinairement *lente* et *parcimonieuse* Le chiffre 6 1/2 représente la moyenne entre le pouvoir digérant des premières et dernières portions de suc.
8.30	Repas.							
9.10	Commencement de la sécrétion	40						
»	Lavement de 50 gr. de dextr.							
12	Suc recueilli en 2 h. 50 m.	....	....	10	3			
12	Etuve.	....	....	....	....	6 1/2	2	

Moyennes du Groupe III

1. La sécrétion a commencé en moyenne au bout de............... 30 min.
2. La sécrétion moyenne par heure a été de....................... 13,3 cc.
3. La digestion par 10 cc. a été en moyenne de.................... 7,8
4. Le suc fourni par heure aurait digéré en moyenne.. 11

Groupe IV

Extrait de Liebig par la bouche, avec le repas.

On remarquera que l'extrait a été *moins* succagogue que la dextrine, mais il a été administré à dose plus petite. On pourrait attribuer l'augmentation du pouvoir digérant sous son action aux *produits pepsinogènes de la digestion*, mais on verra que, donné en lavement il *continue d'agir comme pepsinogène* et *cesse d'agir comme succagogue.*

Heures	Expériences	Commencement de la sécrétion	Première portion de 10 cc. de suc.	Quantité totale de suc recueilli	Volume moyen de suc par heure	Albumine digérée en 24 h. par 10 cc	Ce qu'aurait digéré le suc rec. en 1 h.	Observations éventuelles
	N° 45, du 14 août.			cc.	cc.	cc.	cc.	
8.30	Repas + 20 gr. de Liebig							
9	Commencement de la sécrétion	30						
9.20	Premiers 10 cc. de suc.	....	20					
11	Suc recueilli en 1 h. 40 m.	....	....	15	9			
	Dig. { Ire portion	....	....	....	....	2		
	Dig. { IIme portion	....	....	....	....	3	3	
	N° 46, du 15 août.							
8.35	Repas + 35 gr. de L.							
8.50	Commencement de la sécrétion	15						
9.15	Premiers 10 cc. de suc	....	25					
11	Suc recueilli en 1 h. 45 m.	....	....	35	20			
	Dig. { Ire portion	....	....	....	....	3		
	Dig. { IIme portion	....	....	....	....	6	12	
	N° 47, du 16 août.							
8.30	Repas + 30 gr. de L.							
8.45	Commencement de la sécrétion	15						
9.10	Premiers 10 cc. de suc.	....	25					
10.45	Suc recueilli en 1 h, 35 m.	....	....	30	20			
	Dig. { Ire portion	....	....	....	....	5 1/2		
	Dig. { IIme portion	....	....	....	....	8	16	
	N° 48, du 17 août.							
8.30	Repas + 30 gr. de L.							
8.45	Commencement de la sécrétion	15						
9.10	Premiers 10 cc.	....	25					
10.15	Suc recueilli en 1 heure	....	....	20	20			
	Dig. { Ire portion	....	....	....	....	2 1/2		
	Dig. { IIme portion	....	....	....	....	8	18	

N.-B. — Ces quatre expériences ayant été faites *de suite*, on voit très bien l'action cumulative que les peptogènes exercent souvent.

Moyennes du Groupe IV

1. La sécrétion a *commencé* en moyenne au bout de............. 18,75 min.
2. La sécrétion moyenne *par heure* a été de..................... 17,2 cc.
3. La digestion moyenne *par 10 cc.* en 24 heures a été de........ 6,5 cc.
4. Le suc fourni par heure aurait digéré en moyenne........... 12,25 »

Groupe V

Extrait de Liebig en lavement.

Le lavement a *toujours été donné après les premiers 10 cc. de suc*; cette première portion est là comme « *témoin* » ou contrôle; il n'en est pas tenu compte dans les moyennes concernant le suc recueilli par heure; et il n'est tenu compte que de la digestion par les *dernières* portions de suc.

Heures	Expériences	Commencement de la sécrétion	Première portion de 10 cc. de suc	Quantité totale de suc recueilli	Volume moyen de suc par heure	Albumine digérée en 24 h. par 10 cc.	Ce qu'aurait digéré le suc rec. en 1 h.	Observations éventuelles
	N° 50, du 21 août.			cc.	cc.	cc.	cc.	
8.30	Repas:							
8.45	Commencement de la sécrétion	15						
9.25	Premiers 5 cc. de suc en 40 m.							
»	*Lavement* de 20 gr. de Liebig.							
11	Suc recueilli en 2 h. 15 m.	....	....	15				
	Depuis le lavement en 1 h. 35.	....	....	10	6.6			
	Dig. { 1ers 5 cc. digèrent 1. donc 10 cc.	....	....	....	....	2		
	Dig. { 2me 10cc. des portions suivantes.	....	....	....	....	8	5 1/2	
	N° 51, du 23 août.							
8.30	Repas:							
8.45	Commencement de la sécrétion	15						
9.15	Premiers 10 cc. de suc.	....	30					
»	Lavement de 20 gr. de Liebig.							
10.45	Suc recueilli en 2 h	....	....	20				
	Depuis le lavement en 1 h. 30 m.	....	....	10	6.6			
	Dig. { 1ers 10 cc.	....	....	....	....	1 1/2		
	Dig. { 2me 10 cc.	....	....	....	....	7	4 3/4	
	N° 52, du 29 août.							
8.45	Repas:							
9.20	Commencement de la sécrétion	35						
9.40	Premiers 10 cc. de suc.	....	20					
»	Lavement de 20 gr. de Liebig.							
11.20	Suc recueilli en 2 h.	....	....	20				
	Depuis le lavement en 1 h. 40 m.	....	....	10	7			
	Dig. { 1ers 10 cc.	....	....	....	....	0		
	Dig. { 2me 10 cc.	....	....	....	....	5	3 1/2	
	N° 53, du 30 août.							
8.45	Repas:							
9.15	Commencement de la sécrétion	30						
9.50	Premiers 5 cc. de suc	....	35					
»	Lavement de 20 gr. de Liebig.							
11	Suc recueilli en 1 h. 45 m	....	....	30				
	Depuis le lavement en 1 h. 10 m.	....	....	25	25			
	Dig. { 1ers 5 cc	....	....	....	....	0		
	Dig. { 2me 10 cc.	....	....	....	....	5	121	

Moyennes du Groupe V.

1. Début de la sécrétion au bout de........................... 23,75 min.
2. Sécrétion moyenne par heure........................... 11,3 cc.
3. Digestion moyenne par 10 cc........................... 6,25 »
4. Le suc fourni en 1 heure *après le lavement* aurait digéré...... 7

Groupe VI.

Bouillon.

Le bouillon de viande étant *peptogène* dans le sens de Schiff et *succagogue* dans le sens de Pawlow, nous l'avons essayé dans l'expérience 62. Les deux autres ont été faites avec du bouillon de *foie*.

Heures	Expériences	Commencement de la sécrétion	Première portion de 10 cc. de suc.	Quantité totale de suc recueilli	Volume moyen de suc par heure	Albumine digérée en 24 h. par 10 cc.	Ce qu'aurait digéré le suc rec. en 1 h.	Observations éventuelles
	N° 62, du 19 octobre.			cc.	cc.	cc.	cc.	
9	1 livre de viande de cheval avec son bouillon. (environ 1/2 litre.).							
9.30	Commencement de la sécrétion. . . .	30						
9.40	Premiers 10 cc. de suc	....	10					
11	Suc recueilli en 1 h. 20 m.	....	....	30	22			
	Dig. { Ire portion.	....	....	....	....	5		
	Dig. { IIme portion.	....	....	....	....	8	18	
	N° 67, du 30 octobre.							
8.45	1 livre de foie de cheval avec son bouillon (environ 1/2 litre).							
9	Commencement de la sécrétion	15						
9.10	Premiers 10 cc..	....	10					
10	Suc recueilli en 50 minutes.	....	....	20	24			
	Dig. { Ire portion	....	....	....	....	2 1/2		
	Dig. { IIme portion.	....	....	....	....	6 1/2	15.6	
	N° 68, du 31 octobre.							
9.15	1 livre de foie ~~de cheval avec son bouil~~lon (environ 1/2 litre).							
10	Commencement de la sécrétion	45						
10.30	Premiers 10 cc..	....	30					
11	Suc recueilli en 30 minutes.	....	....	17				
	Dig. { Ire portion	....	....	....	34	4		
	Dig. { IIme portion	....	....	....	....	6 1/2	22	

Moyennes du Groupe VI.

1. Début de la sécrétion au bout de............................ 30 min.
2. Sécrétion par heure, depuis la première portion............... 27 cc.
3. Digestion par 10 cc. de la 2me portion en 24 heures............ 7 »
4. Le suc fourni par heure aurait digéré.......................... 18,5 »

Groupe VII.

Extrait de Liebig et Dextrine par la bouche.

Moyenne du Groupe VII.

1. Début de la sécrétion au bout de.............................. 16 min.
2. Sécrétion par heure depuis la première portion environ......... 17 cc.
3. Digestion par 10 cc. de la deuxième portion en 24 heures....... 5,4 »
4. Le suc fourni en 1 heure aurait digéré .. .. 9,2 »

Groupe VIII.

Glycose par la bouche, avec le repas expérimental.

Moyennes du Groupe VIII

1. Début de la sécrétion au bout de.............................. 20 min.
2. Sécrétion par heure en moyenne.......................... 2 1/4 cc.
3. Digestion par 10 cc. en 24 heures environ.................... 1
4. Le suc fourni en 1 heure aurait digéré.................. .. 1/4

N.-B. — Le glycose semble exercer sur la sécrétion du suc gastrique une influence *inhibitrice* comparer ces moyennes avec celles du groupe I.

Groupe IX

Glycose en lavement, après les premiers 10 cc. de suc.

Moyennes du Groupe IX

1. Début de la sécrétion au bout de.............. .... 45 min.
2. Sécrétion par heure environ.................................. 3 1/2
3. Digestion par 10 cc. en 24 heures.......................... 1
4. Suc fourni par heure aurait digéré.......................... 1/2

Groupe X

Pilocarpine.

Ce groupe n'est pas à mettre en parallèle avec les autres; il est conçu d'après un tout autre plan : *chaque expérience* doit donner un résultat différent et il ne peut être question d'une moyenne. On verra que la pilocarpine chasse un suc tantôt très pauvre, tantôt très riche en pepsine, *selon la nature du repas préparatoire, celle du repas expérimental* et même *à estomac vide*. Tout l'intérêt porte donc sur le pouvoir digérant du suc dans les différentes expériences et sur la comparaison des deux portions de suc dans chaque expérience.

Heures	Expériences	Commencement de la sécrétion	Première portion de 10 cc. de suc.	Quantité totale du suc recueilli	Volume moyen de suc par heure	Albumine digérée en 24 h. par 10 cc	Ce qu'aurait digéré le suc rec. en 1h.	Observations éventuelles
	N° 30, du 20 juillet.							
	Repas préparatoire la veille.							
9	1 livre de viande cuite et lavée + 0,05 de pilocarpine.....................							
9.25	Commencement de la sécrétion.......	25						
9.40	Premiers 20 cc. de suc................	....	15					
10.30	60 gr. de dextrine en lavement........							
11.10	Evacuation très forte................							
12	Fin de l'expér. (Suc en 2 h. 35 m.).....	....	....	40				
	Dig. { Ire portion.....................	....	....	....	1 1/2			
	Dig. { IIme portion.....................	....	....	....	2 1/2			

	N° 80, du 22 novembre.						
	Repas prép. modéré la veille.						
9.20	Un peu de soupe de maïs + 0,025 gr. de Pilocarpine						
10.15	Commencement de la sécrétion	55					
10.40	Premiers 10 cc. de suc	....	25				
11.15	Fin de l'expér. (Suc en 1 h.)	....	....	25			
	Dig. { Ire portion	....	....	....	2		
	Dig. { IIme portion	....	....	....	1		
	N° 82, du 24 novembre.						
	Repas *pepsinogénique* la veille.						
9.30	Un peu de soupe de maïs + 0,025 gr. de Pilocarpine.						
10	Commencement de la sécrétion	30					
10.30	Premiers 10 cc. de suc	....	30				
11	Fin de l'expér. Suc recueilli en 1 heure	....	....	30			
	Dig. { Ire portion	....	....	....	....		
	Dig. { IIme portion	....	....	....	....		
	N° 87, du 1 décembre						
	Repas *pepsinogénique* la veille.						
9.25	Un peu de soupe de maïs + 0,020 gr. de Pilocarpine + 10 gr. de dextrine.						
10.25	Commencement de la sécrétion	60					
10.40	Premiers 10 cc. de suc	....	15				
11	Suc recueilli en 1 h. 35 minutes	....	....	50			
	Dig. { Ire portion	....	....	....	8 1/2		
	Dig. { IIme portion	....	....	....	5		
	N° 89, du 6 decembre						
	Repas *pepsinogénique* la veille.						
9.20	0,020 gr. de pilocarpine en lavement *à estomac vide.*						
10.20	Commencement de la sécrétion	60					
10.50	Premiers 10 cc. de suc	....	30				
11.20	Suc recueilli en 1 heure	....	....	30			
	Dig. { Ire portion	....	....	....	6		
	Dig. { IIe portion	....	....	....	1 1/2		

N.-B. — Dans la première de ces expériences, les conditions étaient trop défavorables à l'absorption de la dextrine ; elle n'a évidemment pas eu le temps d'agir. Dans leur ensemble, ces expériences expliquent très bien les quantités variables de pepsine que l'on trouve dans le suc lorsqu'on néglige l'emploi du repas préparatoire ou qu'on ne tient pas compte de la nature plus ou moins peptogénique du repas expérimental.

Conclusions

1. Le *repas préparatoire*, suffisamment copieux et résistant, est *indispensable* pour pouvoir constater si une substance donnée possède ou ne possède pas, à un degré quelconque, la propriété de favoriser la transformation de la propepsine en pepsine active, en d'autres termes, si cette substance est ou n'est pas *pepsinogène.*

2. Grâce au repas préparatoire, l'estomac sécrète toute la pepsine qu'il est capable de fournir en *un seul acte digestif*, et reste alors pendant quelque temps incapable de fournir spontanément un suc *peptique* ; dans cette condition il ne sécrète après l'ingestion d'un repas expérimental dénué de propriétés succagogues ou pepsinogènes qu'un suc *peu copieux*, *acide*, mais *apeptique ou à peu près* ; mais si on ajoute au repas expérimental

des substances succagogues et pepsinogènes, il donne bientôt une sécrétion *abondante et riche en pepsine.*

3. Un certain nombre de substances alimentaires ne sont ni pepsinogènes dans le sens de Schiff, ni succagogues dans le sens de Pawlow; un certain nombre d'autres substances ayant été trouvées efficaces comme pepsinogènes par Schiff et comme succagogues par Pawlow, et la plupart des substances actives examinées par ces deux auteurs étant *les mêmes*, il s'ensuit qu'elles sont *en même temps pepsinogènes et succagogues.*

4. Le principal pepsinogène de Schiff, la dextrine, non étudiée par Pawlow, est aussi succagogue, mais elle ne l'est manifestement *qu'à haute dose*; de même le principal succagogue de Pawlow, l'*extrait de viande Liebig*, non étudié par Schiff, est aussi pepsinogène, mais il ne l'est manifestement *qu'à haute dose*.

5. L'effet *succagogue* de ces substances *disparait entièrement lorsqu'elles sont absorbées par le rectum*, tandis que leur *effet pepsinogène persiste*; il s'ensuit, conformément aux résultats de Schiff et de Pawlow, qu'elles agissent comme peptogènes par *l'intermédiaire du sang* et comme succagogues par *l'intermédiaire du système nerveux* (réflexe sympathique inconscient).

6. Quelle que soit la quantité de suc fourni en un temps donné, sa *teneur en pepsine*, de la première à la dernière portion, est *uniformément faible*, si l'animal n'a pas reçu de pepsinogènes *per os* ou *per anum*; lorsque, au contraire, il en a reçu, le suc, *d'abord à peine peptique*, devient au bout de quelque temps, *très riche en pepsine*, dont le taux augmente à mesure que la substance pepsinogène pénètre dans le sang; cette augmentation est d'autant plus marquée que la substance ingérée est plus pepsinogène et qu'elle est absorbée en plus grande quantité.

7. Il n'y a aucun rapport entre la *digestibilité de l'aliment* et le volume ou la richesse en pepsine du suc dont son ingestion provoque la sécrétion : *la dextrine*, qui n'a besoin d'aucune digestion, rend le suc très peptique, le bouillon de viande qui n'a qu'à être absorbé, le rend très copieux et très peptique, tandis que la viande bouillie et lavée, le blanc d'œuf coagulé, la soupe de gruau de maïs, qui ont besoin d'une longue digestion, provoquent une sécrétion très peu abondante et à peu près apeptique (après le repas préparatoire, bien entendu).

8. *La pilocarpine* produit toujours une sécrétion très abondante, mais la qualité de suc dépend des conditions dans lesquelles se trouve l'animal : après la digestion d'un repas préparatoire suffisant, elle chasse un suc *très pauvre* en pepsine; après celle d'un repas moyen elle chasse un suc contenant des *quantités variables* de pepsine (les restes de la pepsine formée, mais non consommée); après absorption de peptogène elle chasse un suc *très riche en pepsine.* (Il est probable qu'à cet égard le réflexe « psychique » agit comme la pilocarpine).

9. Nos recherches prouvent que, loin de se contredire ou de s'exclure réciproquement, les faits établis par Schiff d'une part, et par Pawlow d'autre part, sont, au contraire, *complémentaires les uns des autres* et nous fournissent, dans leur ensemble, une connaissance plus complète et plus approfondie de la digsetion stomacale. Et cette connaissance doit, nous semble-t-il, trouver de nombreuses et utiles applications dans l'hygiène et dans le traitement des troubles fonctionnels de la muqueuse gastrique; elle met le médecin en mesure de régler, jusqu'à un certain point et selon les cas, soit la *quantité* de suc gastrique, soit *sa teneur en pepsine.*

REVUE DES PUBLICATIONS SCIENTIFIQUES

Maladies infectieuses

Dr LESAGE

Médecin des hôpitaux

Le traitement de la fièvre typhoïde par Virginius W. Gayle (*Mercks Archives* juillet 1901). — Dans les cas où la température n'est point très élevée, il est inutile de se servir des antipyrétiques, dans ceux où il y a hyperpyrexie, il faut avoir recours aux bains froids à l'hôpital et aux affusions avec du vinaigre et de l'eau dans la pratique privée. Parmi les agents antipyrétiques, l'acétanilide est supérieure à tous les autres : on peut l'administrer de la façon suivante :

Acétanilide	0,45	centigrammes
Brombydrate de caféïne	0,06	—
Bicarbonate de soude	0,15	—

En un paquet, 2 ou 3 doses dans les 24 heures, pris dans de l'eau ou du Whisky.

Le Calomel à la dose de 0,05 milligrammes toutes les heures six fois par jour peut être utile contre la diarrhée, on peut l'allier au bicarbonate de soude ou au sulfate de soude. Si la diarrhée persiste il faut ne pas hésiter à user du bismuth.

La formule suivante est à recommander.

Sous-nitrate de Bismuth.......	28	grammes
Teinture d'opium.............	7	—
Sirop de rhubarbe et de potasse	5	—
Eau de Cinnamome...........	150	—

Une cuillerée à soupe toutes les 3 heures.

Si la diarrhée persiste, il faut supprimer le lait, s'il y a de la constipation, on donnera des lavements avec des antiseptiques.

Médication antiseptique. — L'auteur pense que les antiseptiques agissent sur le météorisme et le tympanisme, il s'est trouvé bien d'employer la formule suivante:

Acide phénique cristallisé..	0 gr. 50
Teinture d'iode...........	3 gr. 80
Sirop de limon...........	90 gr. »

Une cuillerée à soupe trois fois par jour.

On peut encore préconiser comme antiseptique le mélange suivant :

Menthol................	0 gr. 60
Carbonate de gaïacol......	3 gr. 85
Eucalyptol..............	3 gr. 85

A diviser en vingt capsules, une capsule toutes les trois heures.

S'il survient une hémorragie, on aura recours à la morphine et à l'ergotine en injections hypodermiques, à l'application de glace sur le ventre. Si le cœur faiblit, le nitrate de strychnine en injections sous-cutanées relèvera la tonicité du muscle cardiaque. Dans le cas de perforation intestinale, l'intervention chirurgicale peut amener la guérison chez 37 0/0 des malades. L'entéroclyse et le sérum en injections hypodermiques sont parfois utiles. La toux, quand elle est persistante, peut être calmée par l'héroïne. Quand les symptômes nerveux prédominent, ils sont justiciables du bromure de strontium : parmi les hypnotiques, quand le besoin s'en fait sentir, il faut user de préférence du trional.

La prophylaxie de la fièvre typhoïde consiste dans la désinfection des déjections typhiques avec des composés chlorés. Les injections de sérum à titre préventif ont donné d'heureux résultats.

Les médecins sont en désaccord sur l'alimentation. L'auteur donne de l'eau, du blanc d'œuf, du jus de bœuf (pas de bouillon), du lait peptonisé. L'alcool peut être utilisé, non point comme aliment, mais comme conservateur de l'énergie; le café est un stimulant puissant. Enfin, des soins de propreté judicieux permettent d'éviter des escharres pendant le séjour au lit.

P. Sainton.

Traitement de la fièvre typhoïde par les lavements froids, par Lemoine (de Lille), *Nord Médical*, 1er août 1901. — Les bains froids sont impossibles à administrer dans certains milieux, aussi Lemoine a-t-il eu l'idée de les remplacer par des lavements froids. On se sert d'un bock et d'une canule rectale enfoncée de 15 à 20 centimètres; le bock ne doit pas être élevé au-dessus du siège de plus de 50 centimètres de façon à ce que la pression ne soit point très considérable. On fait écouler ainsi 2 litres d'eau préalablement bouillie, amenée à la température de 18° à 20°, que l'on fait passer lentement en permettant à l'intestin de se vider graduellement. Les lavements agissent à la fois en abaissant la température et en désinfectant l'intestin. La température s'abaisse même plus rapidement qu'après le bain, mais elle remonte plus rapidement. Les lavements sont donnés comme les bains toutes les 3 heures. Sur 32 malades ainsi traités un seul a succombé, ce qui donne une mortalité de 3 pour 100. Cette méthode est très aisée à appliquer dans la clientèle pauvre où on ne peut songer aux bains; elle est en tout cas très supérieure à celle des lotions et des enveloppements qui fatiguent le malade, sans agir d'une façon notable sur l'évolution de la fièvre.

P. Sainton.

Traitement chirurgical de la fièvre typhoïde, par M. Maclagan (*British med. record*, 15 juin 1901). — Les accidents de *perforation intestinale* sont ceux pour lesquels on a eu recours à la chirurgie, dans le traitement de la fièvre typhoïde. Pour de telles complications presque toujours mortelles, il parait évident que le malade a plus à gagner à subir la laparotomie, démontrée inoffensive dans le cours de la dothienentérie, qu'à être traité médicalement. De fait, on obtient d'autant plus de succès que l'intervention a été plus précoce. L'auteur rappelle que les trois principaux signes dont la concordance vient assurer le diagnostic de la perforation sont les suivants :

a. douleur fixe dans la moitié inférieure de l'abdomen.

b. diminution de la respiration abdominale.

c. rigidité des parois du ventre.

Selon lui, une autre indication, non moins urgente, se dresserait aujourd'hui : certains malades au cours de la troisième semaine éliminent par leur intestin, des produits putrides et des eschares, qui passent de l'iléon dans le cæcum et s'accumulent dans cette partie du gros intestin. Ils y développent des gaz au point de gêner le fonctionnement du diaphragme. Les contractions intestinales abolies par la paralysie typhique, ne leur permettent plus de vider la poche cæcale, centre d'infection qui hâte la terminaison fatale. On serait donc autorisé, selon M. Maclagan à *ouvrir le cæcum* et à le vider, même à pratiquer un lavage de l'intestin. Le soulagement immédiat de la fonction thoracique devrait suivre cette intervention. L'ouverture intestinale peut être bornée au strict nécessaire pour assurer l'évacuation des matières. L'auteur n'a pas encore mis en pratique ce traitement nouveau, mais déclare qu'il n'hésitera pas à le faire à l'occasion.

A. Benoit.

Traitement des infections streptococciques et staphylococciques par la levure de bière, par les docteurs A. Presta et J. Tarruella, de Barcelone (*Revista de Medicina y Cirugia*, juin 1901). — L'usage empirique de cette substance a démontré deux faits : l'innocuité absolue de son emploi et son efficacité souveraine dans la furonculose.

Partant de ces faits les auteurs ont dirigé leurs recherches dans un autre sens. Il y a quelques mois ils ont eu occasion d'administrer la levure à un enfant qui, à la suite de la variole avait tout son corps couvert d'abcès et de furoncles. Le résultat fut brillant : au cinquième jour du traitement la malade était apyrétique et la suppuration était réduite notablement, le huitième jour la malade était guérie.

Ce résultat les a porté à penser que si la levure était capable de tarir en si peu de temps l'infection staphylococcique et étant donné l'action de la levure dans les phegmons, ils pouvaient l'essayer dans toutes les infections qui primitivement ou secondairement sont tributaires du staphylocoque ou du streptocoque.

Ils ont employé la levure de bière dans sept cas de petite vérole, en commençant le traitement dans la période de vésiculation, dans l'espoir d'éviter la transformation purulente du contenu vésiculaire due à l'infection staphylococcique secondaire. Le résultat clinique a démontré la réalité de leur manière de voir. Les vésicules évoluèrent très rapidement vers la dessiccation : les unes se déssèchent, dans les autres le contenu devient trouble et se réabsorbe sans arriver à suppurer : d'autres en se fusionnant forment des plaques dont le contenu est résorbé en très peu de temps. Dans aucun cas il n'y a eu formation de croûtes purulentes, excepté dans un seul : le traitement avait commencé ici au début de la période de suppuration.

Dans tous les cas ils ont observé, la disparition rapide de l'œdème facial, la modification de la courbe thermique, qui ne monte pas comme dans les cas ordinaires, l'apyrexie apparaissant complète au bout de 5 ou 6 jours comme terme moyen; le pouls et la respiration marchant de pair avec la température. L'état général est bon, les malades n'accusent ni douleur, ni picotements, ni tiraillement, etc.

La maladie terminée, le tégument externe reste sans perte de substance et libre de congestion, et chose remarquable, au lieu des dépressions cicatricielles caractéristiques de la maladie on voit des petites élévations rosées ou papules, résultant pour les auteurs du processus d'infiltration leucoplasique et plasmatique qui n'arrive pas à la suppuration. Au bout de huit à dix ours lesdites papules disparaissent par résorpion, la peau restant lisse.

La durée de la maladie traitée par la levure est de 13 à 15 jours, au lieu des 4 à 5 semaines qu'elle dure dans les cas ordinaires.

Les auteurs ne prétendent pas que la levure de bière ait la valeur d'une médication spécifique dans la petite vérole : ils croient que par son action on évite la transformation purulente du contenu des vésicules; l'infection staphylococcique est enrayée ainsi que le danger de résorption de produits septiques.

Partis de cette idée pathogénique, les auteurs ont essayé cette médication dans l'érysipèle et ont obtenu dans 2 cas un résultat remarquable, car la guérison arriva le troisième jour. Un cas de scarlatine a subi la même heureuse influence. Finalement un cas de rougeole s'est modifié très favorablement.

Dans une des conclusions que les auteurs posent à la fin de leur travail, ils croient pouvoir expliquer l'action de la levure par une antisepsie intra-organique vis-à-vis de ces espèces microbiennes.

F. Bérini.

Nouvelle contribution à l'étude clinique de l'érysipèle, par H. Roger (*Archives générales de Médecine*, juillet 1901). — M. Roger a renoncé à l'usage des pommades, des emplâtres ou des collodions médicamenteux; car ces moyens, inutiles le plus souvent, peuvent devenir dangereux; le collodion notamment, en se fendillant, peut provoquer de petites érosions douloureuses. Un topique à la fois inoffensif et utile est l'éther camphré à saturation, employé en pulvérisations; mais le meilleur traitement local consiste dans l'application de compresses chaudes fréquemment renouvelées.

Les pansements humides et chauds conviennent également pour le traitement des érysipèles des membres. Quand il existe de la gangrène il faut employer les bains locaux dans des solutions légères à 1/10000 de permanganate de potasse. On fait ensuite des pansements avec de la gaze imbibée d'eau oxygénée neutralisée.

Quand l'érysipèle des membres prend une marche inquiétante soit par son extension, soit par le sphacèle plus ou moins profond qu'il provoque, M. Roger est arrivé plusieurs fois à enrayer le processus morbide par des injections interstitielles d'eau oxygénée.

L'eau du commerce est étendue de son volume avec une solution de bicarbonate de soude à 4/1000. Le liquide ainsi obtenu est neutre ou légèrement alcalin. On en injecte par trois ou quatre piqûres de 5 à 6 cent. cubes à la périphérie des lésions ou autour des points sphacélés.

Le traitement général, applicable seulement dans les cas sérieux, consiste dans l'administration des stimulants diffusibles : acétate d'ammoniaque, sirop d'éther; des oxydants comme le benzoate de soude. Si l'état général est grave, on utilise les injections sous-cutanées de sérum artificiel ou d'huile camphrée. Enfin, si la température est élevée et l'adynamie profonde, il faut prescrire la balnéation. M. Roger a renoncé aux bains froids. Suivant les cas, il prescrit le bain tiède à 28 ou 32°. Au-delà de quarante ans, il faut être très prudent dans l'emploi des bains, même des bains tièdes. Plusieurs fois, M. Roger a vu se produire des phénomènes de collapsus fort inquiétants.

De toutes les maladies infectieuses, l'érysipèle est peut-être celle qui provoque le plus souvent le délire. Chez l'homme le trouble est généralement sous la dépendance de l'alcoolisme et il relève en grande partie des lésions hépatiques et rénales. Il devra donc être traité par les oxydants qui favorisent la diurèse. On donnera par exemple, 4 grammes de benzoate de soude; on emploiera en même temps la balnéation tiède qui agit sur tout l'organisme, améliore la circulation du foie et du rein et exerce une action sédative sur le système nerveux.

Quand le délire est très intense M. Roger prescrit du vin opiacé : un demi-litre de vin contenant 0 gr. 10 d'extrait d'opium.

Quand le délire relève simplement de l'état névropathique, ce qui s'observe surtout chez la femme, on donne les sédatifs, notamment l'extrait de valériane à dose de 4 à 5 grammes, le bromure de sodium ou de calcium à la dose de 2 grammes et, pour la nuit, 1 gramme de sulfonal ou de trional.

Le sulfate de quinine n'est guère utile. Cependant quand la fièvre revêt le caractère intermittent, à exacerbations vespérales, on peut en prescrire dans la matinée de 0 gr. 50 à 1 gramme.

G. Lyon.

Chirurgie générale

Dr Benoit

Ancien interne des hôpitaux

Traitement palliatif non sanglant de la luxation congénitale de la hanche (*Soc. de médecine de Nancy*, 13 mars 1901 *in* : *Revue méd. de l'Est*, 15 juillet). — M. Frœlich présente une jeune fille de 13 ans qu'il traite depuis un an par la méthode palliative pour une luxation congénitale de la hanche. — Cette jeune fille marche d'une façon parfaite avec à peine une légère boiterie, alors que le raccourcissement initial du membre était de 7 centimètres et qu'il est encore actuellement de 6 centimètres.

Le traitement palliatif qu'emploie M. Frœlich est le suivant :

I. Il fait porter un corset en cuir ou celluloïde moulé sur le bassin, avec béquilles, fourche autour du trochanter et pelote à pression directe sur cet os.

II. Emploi d'une semelle surélevée du côté de la jambe la plus courte.

III. Pendant la nuit les enfants portent un écarte-cuisses destiné à abaisser la tête du fémur et à presser cette tête contre la fosse iliaque.

IV. Un massage est pratiqué tous les jours sur les muscles pelvi-trochantériens inférieurs.

Ce traitement a déjà été appliqué chez cinq jeunes filles de 10 à 15 ans et la marche est devenue chez toutes très satisfaisante.

L'indication de ce traitement est limitée aux enfants qui ont dépassé 9 ans, âge extrême pour la réduction non sanglante de la luxation, réduction qui est l'opération de choix, le traitement palliatif n'étant qu'un pis-aller qui laisse les enfants dans l'obligation de porter un appareil pendant des années et ne permet pas de faire sans fatigue des courses un peu longues.

De plus il n'est possible d'appliquer ce traitement palliatif non sanglant que dans les cas où l'adduction est minime. Lorsque cette dernière est très forte, l'ostéotomie sous-trochantérienne oblique peut être indiquée comme opération préliminaire.

E. Vogt.

L'examen externe du rectum et son utilisation thérapeutique (*Deutsche med. Wochenschrift*, 25 juillet 1901). — Ebstein rappelle combien la présence habituelle de matières fécales, dans le rectum, gêne une bonne exploration quand on examine par l'anus cette partie de l'intestin. On ne sait pas que le rectum peut être, quand il est rempli de fécès, palpé depuis l'extérieur, à gauche dans la rainure interfessière ; il donne la sensation d'un boudin plus gros que le pouce allant, sur la gauche, du sommet du coccyx au plus haut jusqu'à l'anus. Le boudin est mammelonné, et lorsque l'auteur le rencontra pour la première fois, il se crut en présence de quelque néoformation pathologique. Avec des frictions douces d'arrière en avant, on peut faire disparaître ce boudin : grâce à cette manœuvre, des scybales peuvent être expulsées par l'anus, et le doigt introduit ensuite dans l'ampoule pourra l'explorer à l'aise. Il va sans dire que le boudin ne s'observe que dans les cas où le rectum est fortement rempli de matières : dans les cas moins nets, on sent un cordon gros comme un crayon, que les manœuvres d'expulsion ne peuvent amener à l'extérieur. Il est probable que dans ce cas le rectum se contracte sur des masses peu volumineuses. A droite, le palper donne toujours des résultats négatifs.

Depuis cette découverte, l'auteur a cherché à l'utiliser soit pour vider l'ampoule, soit pour exciter, au moyen de massages, l'activité expulsive de cette portion de l'intestin.

Pour la première indication, on pratique, comme il a été dit plus haut des effleurages d'arrière en avant : on peut au besoin enseigner la manœuvre aux malades eux-mêmes, en leur recommandant de l'exécuter au moment où ils se trouvent assis dans les water-closets. Le grand avantage de cette manière de procéder au nettoyage du rectum consiste dans l'absence absolue d'irritation. Si les scybales sont très dures, on pourra introduire avant la manœuvre 30 à 50 grammes d'huile d'olives dans le rectum.

Pour la seconde indication, on placera le malade dans le décubitus latéral gauche, et l'on fera, avec les doigts légèrement huilés, des effleurages et même des pétrissages légers d'arrière en avant : les séances doivent durer 2 à 3 minutes. Le malade peut apprendre la manœuvre, mais on lui recommandera de ne pas la continuer sans interruption pendant plus de 4 à 6 semaines.

E. Vogt.

Le splénoptose et son traitement (*Deutsche med. Ztg*, 15-19 août 1901). — Le Pr Ssaweljew (de Dorpat), à propos d'un cas de déplacement de la rate observé par lui, discute le traitement. L'extirpation de l'organe est aujourd'hui beaucoup moins dangereuse qu'autrefois, beaucoup d'auteurs estiment qu'elle n'offre aucun inconvénient. La splénopexie est fort difficile a exécuter et ne présenterait donc pas d'avantages, si vraiment les fonctions de la rate ne sont pas indispensables à l'activité vitale.

Mais il semble aujourd'hui exister un courant en faveur de la conservation de la rate et Sykow se prononce nettement en faveur de la splénopexie, car la rate hypertrophiée diminue de volume après l'intervention.

L'auteur a réussi sans intervention chirurgicale, à guérir son malade par un régime fortifiant, l'application de compresses trempées dans l'eau chaude et l'administration de calomel à l'intérieur. Pour agir sur l'hypertrophie de la rate, il administra de l'euquinine à l'intérieur, et pour obtenir la réposition de l'organe, il fit coucher son malade sur le dos et fixa par une bande la rate dans la région qu'elle occupe normalement. En six semaines, le malade (enfant de 4 ans) était guéri définitivement.

L'auteur conclut en faveur du traitement non chirurgical et de la médication tonique : il faudra toujours y recourir pendant quelque temps, dans les cas de ce genre, avant de s'adresser à l'intervention chirurgicale, toujours hasardeuse, malgré les perfectionnements de la technique actuelle.

E. Vogt.

Ascite dépendant d'une cirrhose atrophique du foie traitée par des moyens chirurgicaux, par Miguel Blasquez et Angel Cautreras (*Cronica Medica Mexicana*, 1er juin 1901). — Le malade qui fait l'objet du présent travail est un cirrhotique vulgaire, avec étiologie alcoolique. Étant donné le pronostic que comporte cette maladie et les chances de guérison que peut donner la laparotomie, les auteurs se décidèrent à intervenir en employant un procédé spécial.

On fit une incision sur le bord externe du muscle droit du côté droit, on vida tout le liquide épanché (16 litres), on essuya avec des compresses tout ce qui restait et après s'être assuré des petites dimensions du foie et de l'hypertrophie de la rate, le Dr Cautreras sortit par la plaie le grand épiploon et comprima ensuite les surfaces viscérale et pariétale du péritoine avec une cuillère mousse jusqu'à faire sortir du sang : il essuya ensuite et comprima le ventre pour faire l'hémostase. L'épiploon fut ensuite fixé sur la surface du foie et réuni par des sutures au catgut aux bords du péritoine sectionné. Pour terminer, suture du péritoine et des plans musculaires sans drainage consécutif.

Les suites furent bonnes, la plaie se cicatrisa rapidement, l'état général devint très satisfaisant et le malade n'éprouvait aucune douleur à la palpation du ventre. Le liquide se reproduisit en très petite quantité, et les veines sous-cutanées de l'abdomen se développèrent très peu.

Pour l'auteur, les indications sont de produire des adhérences entre le péritoine et l'épiploon, en cherchant la néoformation de membranes fines plutôt que de travées conjonctivales. Il ne faut pas faire de drainage, et l'incision sera faite de préférence sur le bord externe du muscle droit car il faut que dans l'endroit de la cicatrice où se trouve fixé l'épiploon, la circulation compensatrice soit bien développée.

F. Berini.

Un cas d'action favorable de la cancroïne d'Adamkiewicz (*Therap. Monatshefte*, août 1901). — Le Pr Kugel, de Bucarest, donne une observation de cancer du sein, extirpé à plusieurs reprises et récidivant sans cesse. Une dernière récidive, sous forme d'envahissement des ganglions supra-claviculaires fut considérée comme inopérable, et la malade confiée au Pr Adamkievicz : ce dernier a fait, pendant 7 mois 1/2, des injections quotidiennes de 0 gr. 5 de cancroïne, avec repos de 6 à 8 jours après chaque 20e injection. Le seul accident observé fut après une des injections, un accès de vertige dont la cause resta inconnue.

Actuellement, le ganglion cancéreux de la région cervicale ont diminué de volume, alors qu'au cours des six semaines écoulées entre son apparition et le début du traitement, le ganglion avait atteint la taille d'une noisette. Les douleurs du bras et l'œdème de la main que présentait la malade ont diminué dès la 10e injection pour disparaître entièrement après la 20e. L'état général, qui était devenu fort mauvais, ne s'est pas aggravé; il a actuellement une tendance à l'amélioration.

E. Vogt.

L'analgésie chirurgicale par voie rachidienne par Vanverts (*Nord Médical*, 1er août 1901). — Dans cette revue générale, l'auteur estime que la cocaïnisation rachidienne ne doit être limitée qu'à un certain nombre de cas. Les indications de son emploi sont les suivantes : elle convient dans les opérations simples, bien réglées, de courte durée portant sur les membres inférieurs, ne relevant point de la cocaïnisation localisée, dans les cas où l'état du poumon ou du rein contre-indique une anesthésie générale, où le malade est trop pusillanime ou trop âgé, enfin dans les cas où l'on manque d'aides pour le chloroforme.

La cocaïnisation est contre-indiquée par Vanverts dans les cas d'opérations abdominales, en raison des vomissements possibles, dans les opérations nécessitant la position obstétricale pour raisons de convenance surtout en ville, dans les cas d'opérations sus-ombilicales par suite de l'inconstance de l'analgésie; de même on devra s'en abstenir dans la réduction des fractures, des luxations (nécessitant une résolution musculaire absolue) ; enfin chez les sujets très nerveux, craignant l'opération ou chez les jeunes enfants.

P. Sainton.

Maladies des Voies digestives

Dr SOUPAULT

Médecin des hôpitaux

Le traitement du cancer de l'estomac, par Albert Robin (*Journal de Médecine Interne*, 1er et 15 juillet 1901). — Le traitement médical du cancer de l'estomac à deux buts 1° diminuer les souffrances des malades, 2° les nourrir et les prolonger le plus possible. Pour cela il faut entretenir l'espoir de la guérison chez les malades et traiter le cancer comme les autres affections curables de l'estomac. Il n'y a point de médicament spécifique : le condurango blanc peut rendre des services, mais ce n'est point un médicament curateur. Il est utile comme stimulant de l'appétit. On le prescrit sous forme de décoction, d'extrait (0,10 à 0,50 centigrammes), de teinture (10 à 50 gouttes). Il en est de même du chlorate de soude, qui peut aider à la digestion gastrique. Le bichromate de potasse préconisé par Vulpian (5 centigr.) est inférieur aux médicaments précédents. La teinture de Thuya Occidentalis proposée comme spécifique à la dose de 5 à 100 gouttes agit simplement comme apéritif. L'extrait de grande chélidoine préconisé par Grésesko est plus nuisible qu'utile. Le Calayo peut être conservé en tant qu'amer et agissant sur l'appétit. Le sulfate d'aniline, la pyoctanine, le chlorure d'or et le sodium, le bromure d'or associé aux arséniates et aux alcalins doivent être proscrits. Les sérums anticancéreux, celui de Richet et Héricourt, aussi bien que celui de Wlaëf n'ont point faif leurs preuves.

Il n'y a donc point de traitement spécifique du cancer, il faut avoir recours à des moyens palliatifs. Tout d'abord se pose la question de l'alimentation. On peut soumettre les malades à 3 régimes : le régime lacté absolu, le régime lactè mixte, le régime mixte végéto-minéral sans lait. Le régime lacté convient chez les malades atteints de sténose, chez ceux qui viennent d'avoir des hémorragies, chez ceux qui ont des hémorragies rebelles au traitement habituel, chez ceux qui ont des vomissements. Le régime mixte lacté végéto-animal sera composé de lait, de végétaux nourrissants tels que pois, lentilles, fèves des marais, haricots rouges ; de pâtes alimentaires ; on y joindra la gelée de viande, les pieds de mouton, la tête de veau, qui contiennent de la gélatine. On peut permettre les viandes jeunes, poulet de grain, veau, agneau. Il ne faut point défendre les condiments qui peuvent exciter de l'appétit. Chez d'autres sujets qui ont bon intestin on peut obtenir un bon résultat et même de l'augmentation de poids par le régime suivant ; au 1er repas à huit heures du matin, 200 grammes de lait avec du thé ou du café, 30 grammes de pain grillé avec du beurre. — 2e repas à 10 heures : 100 gr. de cervelle ou riz de veau, 2 œufs à la coque peu cuits, 50 grammes de pain grillé et beurre, additionné d'un hachis de jambon — 3e repas à midi, six huîtres ; 150 grammes de riz au lait, une petite tasse de jus de viande, 50 grammes de macaroni, pain. — 4e repas, à 3 heures, 150 grammes de thé au lait et un petit gâteau — 5e repas à 8 heures du soir ; 100 gr. de crème, 40 gr. de jambon haché, un demi merlan, pain grillé et beurre.

Le traitement médicamenteux est destiné à combattre les symptômes prédominants ou les accidents. Au premier rang des signes essentiels il faut placer l'anorexie ; elle peut être combattue par la macération de quassia amara ; si elle est impuissante on aura recours au vin de ményanthe. On place 5 grammes de ményanthe dans une tasse, on verse dessus 100 grammes de vin bouillant, on filtre au bout de 20 minutes. On a ainsi une mixture apéritive qui se prend à la dose d'un verre à liqueur avant le repas. L'élixir de Gendrin, la teinture de Baumé, la teinture de fève de St-Ignace, ou de fausse angusture, la teinture de noix vomique sont des adjuvants utiles. Dans les cas d'anorexie absolue, l'auteur donne un cachet contenant :

Chlorure d'ammonium	0,25	centigrammes
Poudre de Dower	0,10	—
Bicarbonate de soude	0,25	—

Ou bien :

Sulfate de potasse	àà 5	centigrammes
Azotate de potasse		
Poudre d'Ipéca	2	—
Bicarbonate de soude	30	—

Une troisième préparation très efficace est la suivante :

Écorce de Condurango.	10	grammes
Ményanthe	10	—
Thériaque	10	—

Faites infuser 2 heures dans le mélange suivant :

Vin de quassia	125	grammes
Vin de Colombo bouillant	125	—

Ajouter 40 gouttes de noix vomique.

Deux médicaments peuvent encore être employés en désespoir de cause, le persulfate de soude à la dose de 10 centigrammes en solution aqueuse ; le métavanadate de soude à la dose de 1 milligramme avec les deux repas. On arrive ainsi à faire renaître l'appétit chez la moitié des cancéreux.

Quand la sécrétion gastrique est très altérée, il faut employer la solution d'HCl à 2 gr. pour 1000, à la dose d'un verre à Bordeaux que le malade *boit par petites gorgées* pendant la durée du repas. On prendra en même temps 3 ou 4 cachets de

Pepsine...................	0 gr. 30
Maltine...................	0 gr. 10

On peut aussi employer comme adjuvant à la fin du repas une ou deux pilules contenant 10 centigrammes de pancréatine.

Pour empêcher les fermentations, quand il y a fermentation lactique, on emploiera de préférence une cuillerée à soupe au milieu du repas de la solution suivante :

Fluorure d'ammonium.	0 gr. 25
Eau.................	300 grammes

Si la fermentation est butyrique, il vaut mieux prescrire au milieu du repas un des cachets suivants :

Erythrol......	0 gr. 01 ou 0 gr. 02
Magnésie calcinée.......	0 gr. 10

Si ces deux agents sont inactifs, le soufre iodé à la dosé de 0,10 centigrammes peut être ingéré avec succès.

Contre la douleur, on peut appliquer au creux épigastrique un emplâtre de thériaque, d'extrait de belladone, de ciguë et d'acétate d'ammoniaque avec vésicatoire pansé avec 10 centigrammes de poudre d'opium brut. On peut avoir recours à la cocaïne et à la codéine suivant cette formule :

Eau de chaux.........	150 grammes
Chlorhydrate de cocaïne..............	0 gr. 05
Codéine..............	0 gr. 06

une cuillerée à dessert au moment des accès.

Les accès douloureux peuvent être dûs aux acides provenant des fermentations et être traités par une poudre absorbante délayée dans un peu d'eau :

Lactose........	1 gramme
Magnésie calcinée.........	1 gr. 50
Sous-nitrate de bismuth	ãã 0 gr. 70
Craie préparée.	ãã 0 gr. 70
Codéine.......	0 gr. 005 à 0. gr. 01
Bicarbonate de soude........	1 gramme

Parmi les accidents du carcinome gastrique un des plus graves est l'hémorragie : pour la combattre ou la prévenir, quand les malades ont des filaments noirâtres sanguinolents dans les vomissements, il faut prescrire :

Acide tannique..........	25 à 50 centigr.
Poudre d'opium brut...	2 centigr.
Magnésie calcinée......	10 centigr.

en un cachet, un avant chaque repas.

Parfois les vomissements sont incoercibles, il faut alors employer en dernier ressort :

Picrotoxine..........	ãã 5 centigr.
Chlorhydrate de morphine.............	ãã 5 centigr.
Sulfate d'atropine......	1 centigr.
Ergotine............	1 gr.
Eau de laurier cerise.	12 gr.

5 à 6 gouttes avant l'injection des aliments.

Sur 25 malades ainsi traités 10 ont augmenté de poids et ont été améliorés. La durée moyenne a été de 422 jours.

Si l'on compare ce traitement au traitement chirurgical, on voit que ce dernier peut donner des améliorations considérables, quand on a fait la pylorectomie. Pour l'auteur la gastro-entérostomie en faveur de laquelle il semble exister un courant, donne dans l'opinion des chirurgiens des résultats inférieurs. Dans les cas où on le peut encore, il faut pratiquer de préférence la pylorectomie.

P. Sainton.

Appareil pulmonaire

Cœur et Vaisseaux

Dr G. Lyon

Ex-chef de clinique de la Faculté de Médecine

Injections de sérum gélatiné contre les hémorragies bronchiques, par Demange (*Revue médicale de l'Est*, 15 juillet 1901). — L'auteur a eu l'occasion de faire, au service de M. le professeur Spillmann, à Nancy, des injections de gélatine chez trois malades atteints de bronchectasies avec hémorragies profuses; il a employé un sérum à 5 0/0 stérilisé, qu'il injectait, après asepsie, sous la peau du flanc, à l'aide de la seringue de Debove.

Tous les deux jours, il a pratiqué une injection de 50 centimètres cubes.

Dans ce premier cas, l'hémorragie diminua insensiblement jusqu'au 4e jour sous l'influence d'injections répétées d'ergotine.

Nouvelle hémoptysie 6 jours plus tard. Le lendemain injection de 50 centimètres cubes de sérum gélatiné. Même quantité tous les deux jours pendant 7 jours.

Dès lors, les hémorragies ne se reproduisent plus pendant 3 semaines: à ce moment, dans la nuit, une hémoptysie apparaît, on fait une injection de sérum gélatiné, le sang s'arrête.

Nouvelle hémorragie un mois plus tard arrêtée par la gélatine.

Les hémorragies sont maintenant beaucoup moins fréquentes et disparaissent très rapidement.

L'état général du sujet s'est amélioré sensiblement.

Dans les deux autres cas, les résultats obtenus ont été de même très encourageants.

Les injections étaient fort bien supportées et n'ont jamais été suivies d'élévation de température.

La précaution essentielle à prendre est de ne pas injecter en une fois une dose trop considérable de sérum gélatiné. L'auteur a traité un malade atteint d'anévrysme de l'aorte qui faisait un mouvement fébrile chaque fois qu'on injectait plus de 60 centimètres cubes et présenta même des symptômes alarmants avec 39° de température à la suite d'une injection de 100 centimètres cubes.

On peut tâter la susceptibilité du sujet et commencer par des doses minimes et espacées, mais Demange a pu injecter des doses plus élevées que celles recommandées par la majorité des auteurs sans déterminer le moindre malaise.

Il est important de soumettre les malades au repos absolu et de leur prescrire un régime spécial. Il faudra exclure avec soin tous les aliments pouvant fournir des toxines capables d'augmenter la pression sanguine : Bouillon, viandes noires et fumées, poissons de mer, coquillages, gibier, condiments, fromages fermentés, alcool, vin, café, thé.

Le lait devra donc être la base de l'alimentation.

On pourra tolérer les œufs, les viandes blanches, les légumes verts cuits, les poissons légers.

Grâce à ces quelques précautions, on se met dans les conditions les plus favorables et on assurera le succès à une médication qui est appelée à rendre encore de grands services.

E. Vogt.

Traitement des anévrismes par la gélatine en injections sous-cutanées par MM. Lancereaux et Paulesco (*Académie de Médecine*, 16 juillet 1901). — MM. Lancereaux et Paulesco rappellent l'inutilité des injections de gélatine dans les cas de simple ectasie des vaisseaux sans poche anévrismale proprement dite. Dans ces conditions la coagulation ne se produit pas, parce que le cours du sang n'est pas suffisamment ralenti.

D'autre part il faut injecter au moins 5 gr. de gélatine dissoute dans 200 à 250 cent. cubes d'une solution de chlorure de sodium à 7 00/00 pour obtenir un résultat appréciable.

Quant au nombre des injections, il doit s'élever souvent à 10, 15, 20 et même 30.

Faite aseptiquement et poussée lentement dans le tissu cellulaire de la fesse, l'injection est indolore et ne détermine pas de fièvre.

MM. Lancereaux et Paulesco présentent à l'Académie deux malades atteints : l'un, d'un anévrisme de l'artère sous-clavière droite ; l'autre, d'un anévrisme de la crosse de l'aorte et considérablement améliorés l'un et l'autre, sinon guéris, par les injections sous-cutanées de gélatine.

G. Lyon.

Traitement des phlébites, par E. Hirtz (*Journal des Praticiens*, n° 32, p. 497, 1901). — Dans la période de début des phlébites, une première indication s'impose, c'est l'immobilisation, nécessitée par la douleur et inspirée par la crainte de l'embolie. On se sert de la gouttière en fil de fer de Mayor, coudée pour le membre supérieur, rectiligne pour les membres inférieurs. Dans les phlébites doubles, il n'y a rien de mieux que la gouttière de Bonnet.

La durée de l'immobilisation est très variable, le chiffre fatidique de 6 semaines sera parfois dépassé. Trousseau cite un cas d'embolie mortelle après une immobilisation de près de trois mois.

Comme topiques locaux, il faut rejeter les pommades iodurées, les onguents mercuriels. Les applications humides sont d'usage courant. M. Hirtz a recours à des compresses imbibées de solution saturée de chlorhydrate d'ammoniaque, à l'eau sédative coupée au 1/3, et si la peau n'est pas tout à fait intacte, à l'eau blanche.

Pendant la période d'état, au bout de trois semaines, on peut sortir le membre malade, sans secousse, de la gouttière, l'entourer d'une forte couche d'ouate et pratiquer la compression élastique au moyen de bandes de Velpeau. La compression fera disparaître plus rapidement l'œdème.

L'hamamelis virginica n'a qu'une efficacité contestable. On peut prescrire l'extrait sec à la dose de 0 gr. 10 par jour, etc.

A la période terminale on pourra utiliser, avec prudence, la massothérapie recommandée par Ludwig et ses élèves, par Van Mosengeil, par Anders Wirde, etc.

Au début on ne pratiquera le massage que sur les zones situées en dehors de la zone phlébitique, en allant progessivement par pressions douces et continues.

On le réservera aux seuls cas de phlébite où le membre atteint restera tuméfié et dans les cas de déformation en équin par pied-bot phlébitique et surtout aux troubles trophiques musculaires.

Pendant la convalescence c'est au traitement hydrominéral qu'il faut s'adresser. Les bains salés, à domicile (4 à 5 kilogs de gros sel gris par bain) hâtent la résolution des œdèmes. Leur durée sera de 20 à 40 minutes, leur fréquence de 3 à 4 par semaine. Plus tard on adressera les malades à Bagnoles-de-l'Orne, ou encore à Plombières, Bourbonne-les-Bains ou à Dax (forme chronique).

Dans le cas de phlébite blennorragique (Martel, Perrin, Gouget) on pourra utiliser les applications locales de :

Ichthyol...........	10 gr.
Lanoline	āā 50 gr.
Vaseline.........	

et celles d'onguent napolitain dans la phlébite syphilitique.

Dans le cas de périphlébite goutteuse, on pourra avoir recours au colchique.

Poudre de semences de colchique....	1 gr.
Sirop de guimauve..................	3 gr.
Extrait de digitale....................	0 gr. 40

Pour 20 pilules, 1 par jour.

Ou encore à la teinture de Laville (2 à 3 c. à café, le matin à jeun).

La phlébite rhumatismale se manifeste souvent aussi sous forme de périphlébite; aussi pourra-t-on être moins sévère pour l'immobilisation.

L'antipyrine calme assez bien les douleurs dans ce cas.

G. Lyon

Le traitement des phlébites par Dagron (*Soc. de Kinésithérapie*, 31 mai 1901). — L'auteur rappelle que jusqu'ici, la crainte de l'embolie pulmonaire dominait tout le traitement de la phlébite; chaque médecin conseillait à son malade le repos le plus absolu pendant des durées plus ou moins longues, et si le mal frappait les deux membres inférieurs, c'était une immobilisation dans le lit dans le décubitus dorsal jusqu'à ankylose des jointures et atrophie complète de la musculature cruro-jambière.

Partisan de la mobilisation dans toutes les affections, l'auteur a pensé à modérer ces longues périodes d'immobilité; il conclut aujourd'hui à la nocivité de l'immobilisation dans la phlébite, et a proposé en conséquence, en 1899 de faire de la mobilisation après la semaine d'immobilité nécessaire à l'adhérence du caillot et l'obturation de la veine malade.

Le sujet est double: 1° le massage dans les anciennes phlébites avec raideur, 2° mobilisation et massage dans la phlébite.

L'intérêt du premier sujet est secondaire quand on le compare au second. Certes, il est intéressant de rendre les mouvements à un infirme, de lui permettre de se redresser quand il marche, mais il n'y a guère lieu à discuter cette question, sur laquelle tout le monde est d'accord.

Pour la seconde question, l'auteur admet qu'un phlébitique est susceptible d'être mobilisé sans crainte, quand on a la certitude qu'il n'a présenté aucun état général, aucune température anormale depuis une huitaine de jours. Comme c'est le temps nécessaire à l'évolution du caillot, s'il existe une phlébite récidivante, il serait téméraire de commencer par la mobilisation pendant la période où le caillot n'adhère que faiblement à la paroi veineuse.

Aussi est-il préférable de connaître le malade depuis le début de l'affection, non seulement parce qu'on peut lui appliquer de suite un traitement rationnel qui lui évitera l'ankylose, la raideur musculaire, etc., mais aussi parce qu'on peut mieux saisir par l'examen de ses symptômes généraux, et surtout de la température, le moment où on peut intervenir sans aucun danger.

Malheureusement les praticiens ont toujours entendu dire à leurs maîtres que l'immobilisation seule peut défendre les phlébitiques contre la rupture du caillot intraveineux, aussi ne se décident-ils guère à proposer dans ce cas de mobiliser les membres malades, et la méthode, malgré ses succès, aura de la peine à se faire accepter du public et des médecins.

Le principe est le suivant: une phlébite isolée évolue en une huitaine de jours, ou tout au moins l'évolution microbienne et la réaction inflammatoire est de huit jours environ. A la fin de cette période, le caillot adhère à la paroi du vaisseau. Le résultat est le suivant: une veine est oblitérée, les collatérales, les adjacentes vont se dilater pour remplacer celle qui a été annulée.

La circulation voisine est donc défectueuse; on l'aide par la contraction musculaire qu'on réveille, par la mobilisation des membres en amont. C'est pour cela qu'il faut dès la deuxième semaine conseiller quelques mouvements des jambes et des pieds. Un mouvement est dangereux, la flexion du bassin, on l'évite jusqu'à la fin du traitement.

Au bout de 15 jours, s'il n'y a eu aucune poussée phlébitique secondaire, on peut faire plus de mobilisation, et même les médecins expérimentés peuvent masser les zones musculaires des membres inférieurs.

Peu à peu, on lèvera le malade, pour qu'il soit tout à fait valide au bout du mois. A ce moment, il existe de l'œdème aux malléoles, surtout le soir.

Cet œdème disparaîtra peu à peu; en tous cas, il ne doit jamais inquiéter : il faut recommander aux malades, surtout aux jeunes, de ne pas porter de bas à varices, car se serait entraver l'éducation de la circulation veineuse inférieure, et plus tard, les malades ne peuvent plus se passer de cette compression.

Pour éviter de méconnaître, en cours de traitement, l'apparition d'une phlébite secondaire, il suffit de surveiller la température.

En résumé, la phlébite se présente suivant trois aspects. Si c'est une phlébite toute récente, on donnera le temps au caillot d'adhérer à la paroi, puis on mobilisera le membre malade sans crainte, dans le but d'éviter de nouvelles phlébites, et les impotences secondaires aux immobilisations.

Si c'est une phlébite à peu près guérie, il faut se méfier et interroger le thermomètre; après 8 jours d'état général normal, on pourra commencer le traitement de la phlébite.

Si enfin, c'est une malade qui présente des infirmités consécutives aux immobilisations trop prolongées des anciens traitements, on donnera les mêmes soins que pour toute ankylose, atrophie, rétraction, etc., car les veines ont fait depuis longtemps leur évolution pathologique, et s'il y a encore à aider l'éducation veineuse, il n'y a plus à craindre de segmentation de caillots.

E. Vogt.

Maladies du Système nerveux

Dr P. SAINTON

Ancien interne des hôpitaux.

Du traitement de la chorée hystérique par l'immobilisation, par Heyens. (*Nord Médical*, 1er août 1901). — Tous les moyens de suggestion ont donné des succès dans le traitement de la chorée hystérique, soit que l'on plongeât le sujet dans l'hypnose, soit que l'on préférât la suggestion indirecte en employant le bleu de méthylène, les bracelets de collodion iodoformée; s'inspirant de ces faits l'auteur préconise la méthode suivante qui lui a donné des guérisons chez 6 malades. Le malade est chloroformisé, après quelques bouffées, sans rechercher l'anesthésie on le masse vigoureusement, de façon à ce qu'il ait notion d'une intervention opérée sur lui. Le massage terminé, on immobilise bras et jambes dans des gouttières, bien garnies : au bout de cinq ou six jours les mouvements cessent. Ce moyen est efficace parceque l'autosuggestion est continue et parceque le malade ne voyant plus ses membres oublie de bouger.

P. Sainton.

De la sympathicectomie dans le goitre exophtalmique (*Thèse de Montpellier*, 1900-1901 par M. Marquès). — Les interventions faites jusqu'à ce jour ne sont guère comparables, puisque, dans certains cas on a simplement sectionné le cordon sympathique, dans d'autres, réséqué tout ou partie du sympathique cervical. Donc, inconstance des résultats thérapeutiques. Pourtant, le symptôme qui a été presque toujours amélioré est l'*exophtalmie* elle-même, qui diminue dès le soir ou le lendemain de l'opération et peut disparaître sans récidive. Le goitre diminue assez souvent, mais demeure parfois stationnaire. On a été moins heureux sur le symptôme tachycardie, même avec la résection totale. Enfin, on peut citer comme bénéfice de l'acte opératoire la disparition des palpitations et la diminution constante du tremblement, en même temps que l'état général se relève.

A. Benoit.

Valeur de la ponction lombaire : ses applications par le Dr G. Roqueta (de Barcelone), (*Revista de Medicina y Cirugia*, Juillet 1901). — Après un court historique et une description de la technique de la ponction lombaire, l'auteur donne de grands détails sur la composition du liquide céphalo-rachidien et ses propriétés. Il étudie ensuite les indications qu'on peut en retirer pour le diagnostic qui se base sur la variété de composition dudit liquide dans diverses maladies : méningites tuberculeuses, méningites cérébro-spinales, maladies chroniques, paralysie des aliénés, myélites syphilitiques, etc. Les signes importants pour le diagnostic sont la présence de microbes et l'apparition des cellules lymphatiques, celles-ci ayant une valeur absolue, car leur présence est constante, tandis que les micro-organismes peuvent manquer, comme il arrive dans la méningite tuberculeuse et les maladies chroniques.

Partant de ces faits il est possible de déduire l'importance de la ponction lombaire pour le diagnostic des maladies aiguës. Par son intermédiaire il nous sera facile de séparer des méningites les rhumatismes aigus, la grippe, la fièvre typhoïde, etc.

La ponction de Quincke présente aussi de grands avantages pour le pronostic des affections aiguës du système nerveux périphérique, comme par exemple les névrites consécutives aux infections graves, ainsi que pour différencier le tabès de la forme ataxique de la polynévrite alcoolique, de l'hystérisme, etc.

Dans un autre chapitre le Dr Roqueta étudie les résultats qu'on peut espérer de la ponction lombaire comme moyen thérapeutique. Tous les cliniciens qui ont employé la ponction ont poursuivi l'idée d'éviter la compression que l'excès de liquide céphalo-rachidien détermine sur la substance nerveuse; tous à vrai dire, sont d'accord pour énoncer que dans la méningite tuberculeuse les résultats sont nuls et que dans la méningite cérébro-spinale, en s'aidant d'autre moyens on obtient de bons résultats comme on les obtient parfois en employant les moyens classiques usuels. L'auteur, dans 8 cas de méningite tuberculeuse, n'a pas eu d'amélioration après avoir fait une à quatre ponctions par malade.

Comme procédé curatif, la ponction est en contradiction, d'après l'auteur, avec les résultats pratiques et nos connaissances actuelles sur la physiologie des méninges, non seulement parce qu'il s'agit presque toujours de lésions irréparables, mais aussi parce que le liquide cérébro-spinal se reproduit avec une extraordinaire rapidité, comme le prouvent les nombreux cas de fractures de la base du crâne et un cas très curieux observé par l'auteur.

Il ne faudrait pas déduire de tout cela que la ponction lombaire comme opération palliative doive être abandonnée, au contraire, il existe des cas ou on a pu démontrer son efficacité pour combattre quelques symptômes, la douleur surtout.

Applications : Elles consistent a introduire quelques médicaments dans l'espace sous-arachnoïdien dans un but thérapeutique.

Les injections d'air stérilisé (de 50 à 120 c. c.) conseillées par Weill dans le traitement de la méningite tuberculeuse n'ont pas donné de résultat. De toutes les substances introduites par voie rachidienne, la cocaïne est celle qui l'emporte. Les inconvénients, d'après l'auteur, sont les suivants (pour l'anesthésie) : 1° Mortalité supérieure à celle des autres anesthésiques; 2° inconstance et irrégularité de son action; 3° Mêmes contre-indications que les autres anesthésiques; 4° L'opéré peut suivre les phases de l'opération; 5° Suites post-anesthésiques.

Dans le domaine de l'obstétrique on l'a employée souvent; mais son principal inconvénient, malgré l'action eutocique de la cocaïne soutenue par Doleris, est la difficulté du dosage.

En médecine on a employé beaucoup cette méthode pour le traitement des sciatiques, lumbagos, zonas, etc., et en général tout processus où l'élément douleur domine et on a toujours observé que quand la maladie est récente on guérit facilement, mais quand elle est ancienne le soulagement disparaît avec l'action de l'analgésique.

L'auteur cite encore les travaux de Jacob (injection d'iodure et antitoxine tétanique) et ceux de Cortaigne (injection de liquide céphalo-rachidien de malades néphrétiques avec symptômes d'urémie nerveuse), mais les résultats ne sont pas encourageants.

Les conclusions de cet important travail sont : 1° La ponction lombaire bien pratiquée, est une opération inoffensive; 2° Comme moyen d'exploration elle constitue un auxiliaire de très grande valeur diagnostique; 3° Comme moyen thérapeutique elle mérite très peu de confiance.

F. Berini.

Ophtalmologie

Dr E. Kopff

Médecin oculiste de l'hôpital St-Joseph

Traitements locaux destinés à favoriser l'absorption des exsudats intraoculaires par le D M. Uribe Troncoso (*Anales de oftalmologia.* de Mexico Tome 3, n° 3).—L'auteur divise les exsudats oculaires en trois catégories, suivant leur origine ; exsudats produits par infection *exogène*; exsudats produits par infection *endogene* et exsudats inflammatoires *aseptiques*.

Les infections exogènes comprennent : les blessures pénétrantes de l'œil qui ouvrent la porte à l'infection, les ulcères perforants, les enclavements anciens de l'iris, qui s'enflamme et progage cette inflammation à tout l'œil. Contre ces infections l'auteur recommande, pour les blessures l'asepsie et l'antisepsie prophylactiques, et la cautérisation ignée quand la plaie s'infecte et tend à propager l'infection au fond de l'œil; quand celle-ci s'est effectuée il recommande les injections sous-conjonctivales de cyanure de mercure, l'introduction d'un crayon d'iodoforme dans la chambre antérieure, des sangsues, ou des ventouses aux tempes.

Quand malgré tout cela, la panophtalmie éclate, il injecte une ou deux gouttes de sublimé au millième, ou encore du calomel ou de l'eau chlorée dans le corps vitré.

Dans les infections endogènes, le microbe, la toxine ou le poison cellulaire arrivent dans l'œil par l'intermédiaire du sang et ces agents phlogogènes produisent des exsudats séro-fibrineux, fibrineux et purulents.

L'auteur distingue ces infections en deux groupes : 1° inflammation du segment antérieur et 2° du segment postérieur de l'œil.

Le premier groupe comprend la kératite interstitielle contre laquelle il conseille les instillations d'atropine quand il y a des symptômes irritatifs (quand ceux-là auront disparu on cherchera la réabsorption des exsudats parenchymateux au moyen de la chaleur humide (compresses, vapeur projetée sur la cornée, etc). Il conseille encore les injections de cyanure de mercure suivant le procédé du Dr Santos Fernandez, de la Havane.

Dans l'inflammation circonscrite de la cornée on emploiera les cautérisations au galvano dans le limbe cornéen. Dans la kératite profonde l'atropine, les compresses chaudes, etc.. Dans l'iritis, les irido-cyclites séreuses, plastiques et les suppurations on emploiera de préférence l'atropine, la chaleur humide, les sangsues, ventouses et vésicatoires. Finalement, Wolffberg et Darier ont préconisé la *dionine*, médicament possédant une action lymphogène notable ; elle est de plus analgésique et mydriatique. On a aussi préconisé les injections sous-conjonctivales de cyanure et bichlorure de mercure, de chlorure, et d'iodure de sodium, de trichlorure d'iode, de solutions iodo-iodurées, de sérums anti-diphtérique et anti-streptococcique.

Pour supprimer la douleur des injections conjonctivales, Darier conseille l'*acoïne* en solution au centième et à la dose d'une à deux gouttes.

Les exsudats inflammatoires aseptiques se produisent tout autour d'un corps étranger, d'une tumeur, du cristallin luxé. On favorise la réabsorption des exsudats en agissant sur la cause.

Dans les exsudats du segment postérieur de l'œil (choroïdite, rétinite, etc.), la thérapeutique locale n'a presque pas d'action, cependant on conseille les injections de cyanure de mercure et de chlorure de sodium qui parfois produisent de magnifiques résultats.

F. Berini.

La stérilisation des couteaux en ophtalmologie, par le Dr Santos Fernandez, de la Havane (*Archivos de oftalmologia Hispano-Americanos*, mars 1901). — On sait que la finesse des instruments, couteaux surtout, usités en ophtalmologie, les rend facilement altérables par l'action de quelques substances employées pour l'antisepsie : l'auteur, après avoir éliminé quelques produits inoffensifs à ce point de vue, expose les résultats de ses expériences faites avec les instruments de sa clinique.

Dans les trois expériences il a employé un nombre égal de couteaux de même qualité : dans la première, il les nettoie seulement avec du coton stérilisé ; dans la seconde, il les place un certain temps dans une solution de formol à 1:500 (formule de Landolt) et dans la troisième, il emploie la solution d'oxycyanure de mercure (formule de Valude). Dans les mêmes conditions de temps et après avoir fait des cultures sur bouillon stérilisé il a obtenu les résultats suivants : dans la première culture, résultat négatif ; dans la seconde et troisième, le résultat a été positif et en plus deux couteaux sont devenus inutilisables par le fait des sels de mercure.

L'auteur décrit également les expériences faites par le Dr Acosta avec des couteaux presque neufs d'une boîte en usage et avec d'autres arrivant de la fabrique, avec lesquels il obtint un résultat négatif après les avoir seulement frottés avec du coton hydrophile. Par contre, d'autres couteaux imprégnés de germes développés sur agar, bien qu'ils eussent été fortement frottés pour enlever les cultures, ne purent être rendus aseptiques.

Il résulte de ces expériences que les couteaux venant de la fabrique gardés dans leurs boîtes et extraits au moment même de l'intervention (cataractes, iridectomies ou opérations sur le globe de l'œil non infecté), sont stérilisables par la seule friction avec du coton stérilisé.

Les autres instruments, ciseaux, pinces, etc., exigent les mêmes soins que ceux utilisés en chirurgie générale.

F. Berini.

Les greffes adipeuses par le Dr Barraquer, de Barcelone (*Archivos de oftalmologia Hispano-Americanos*, avril 1901). — Encouragé par les résultats obtenus avec les greffes de tissu adipeux dans la capsule de Tenon et en dessous de la conjonctive, l'auteur essaya de pratiquer la greffe intra-oculaire après l'éviscération de l'œil chez un individu affecté de glaucome absolu.

Il décrit le procédé opératoire et l'état actuel du malade. Le moignon est presque du volume normal de l'œil, la blessure cicatrisée avec une petite ouverture en son centre, couverte par du tissu adipeux vascularisé, non douloureux.

Le Dr Barraquer croit que l'œil diminuera légèrement de volume; une fois l'hypérémie conjonctivale disparue, une prothèse parfaite sera possible.

F. Berini.

Maladies vénériennes
Maladies de la Peau

Dʳ MOREL-LAVALLÉE

Médecin des hôpitaux

Traitement du chancre mou (*Soc. des médecins des hôpitaux de Pesth*, 30 juin 1901). — Poor a essayé dans 25 cas de bubons, le traitement de Saalfeld, qui consiste en pulvérisations de chlorure d'éthyle. Dans les deux premiers cas traités, chaque séance (1 par jour) durait 1 à 1 1/2 minute. Dès le 2ᵉ ou 3ᵉ jour, la suppuration tarit et la sécrétion devint séreuse, mais le 4ᵉ jour apparut au pourtour de l'ulcère de l'œdème : le 5ᵉ et 6ᵉ, la nécrose envahit les couches superficielles de la peau et l'ulcère s'agrandit ainsi. Instruit par cette expérience, l'auteur, dans les 23 autres cas, cessa les pulvérisations aussitôt que le chancre ne suppurait plus et passa à l'emploi des antiseptiques. De cette façon, la guérison fut obtenue en 10 à 12 jours; on n'observa aucune complication inguinale ou autre.

L'action bactéricide ne doit pas être attribuée, comme le veut Saalted, à l'influence directe du froid sur les germes pathogènes. Le froid provoque une inflammation réactive, et c'est l'action bactéricide du courant sanguin intense qui entre alors en jeu.

E. Vogt.

Traitement des dermatoses par le froid (*Therap. Monatshefte*, juillet 1901). — Saalfeld a autrefois interprété les bons effets du menthol en application locale dans certaines dermatoses, par l'action réfrigérante que le menthol exerce. Ces constatations déjà anciennes l'ont amené à essayer l'air liquide, qui provoque une réfrigération intense. Après quelques essais sur des animaux, il a étudié les effets thérapeutiques de ce topique sur 5 malades atteints des affections suivantes : lichen plan, eczéma lichénoïde, verrues, chancre mou, callosités.

L'auteur a fait, en 10 à 15 secondes, 3 à 10 attouchements sur les parties malades avec un petit tampon d'ouate trempé dans l'air liquide. L'effet immédiat se traduit par du gonflement et de la brûlure; au bout d'une à quelques minutes, on observe l'apparition d'une phlyctène résistante, blanchâtre, entourée d'un cercle rouge érythémateux. Ce phénomène ne se produisit pas chez le malade atteint de chancre mou. Pendant 15 à 30 minutes après l'application de l'air liquide, la brûlure et la démangeaison continuent. Au bout d'une à 2 heures, on vide la phlyctène, dans le cas où elle ne se serait pas vidée spontanément : la guérison de l'escarre demande 1 à 3 semaines. Dans les cas de lichen, d'eczéma lichénoïde et de callosités, la guérison se fit avec formation de peau molle, à peine rougie. Chez le malade atteint de verrues, on trouva une forte exsudation séreuse : la chûte des 2 verrues traitées s'était effectuée 3 h. 1/2 et 12 heures après l'application d'air liquide. Chez le malade atteint de chancre mou, le fond de l'ulcère était sec le lendemain de la séance, avec escarre mince, adhérente, sans suppuration. Guérison vers le 4ᵉ jour, avec chûte de squames.

La malade atteinte de callosités de l'index gauche, présenta une récidive au bout de 6 mois, due à ses occupations.

Depuis quelque temps, l'auteur utilise un mélange de chlorure d'éthyle et de chlorure de méthyle (15 0/0), pour obtenir la réfrigération intense ci-dessus décrite. La brûlure est moins intense qu'avec l'air liquide, dont le prix est très élevé et qu'on se procure difficilement : au bout de deux jours, l'air liquide reprend du reste sa forme gazeuse, autre inconvénient notable.

La leucoplasie buccale, affection si tenace, paraît tout spécialement justiciable de la réfrigération.

E. Vogt.

Traitement du psoriasis vulgaire par les injections hypodermiques d'eau de Levico (*Soc. dermatologique de Vienne*, 6 fév. 1901). — Steiner présente à la Société un homme de 38 ans, atteint depuis 9 ans de psoriasis récidivant sans cesse et traité dans divers hôpitaux par le goudron, l'acide pyrogallique et l'arsenic à l'intérieur.

Quatre semaines avant la présentation le malade revenait avec une poussée aiguë à petits éléments peu squameux. Steiner injecta le premier jour sous la peau de la région dorsale une demi-seringue de Pravaz pleine d'eau de Levico ayant peu bouilli. Deux jours après on injecta une seringue pleine, le 5ᵉ jour deux seringues et le 10ᵉ trois seringues, etc. : le malade reçut en tout 22 injections : à ce moment, après une amélioration continue, on ne trouvait plus qu'un peu de pigmentation aux points précédemment malades.

Les injections d'eau de Levico, faciles à exécuter, présentant une action rapide et ménageant le tube digestif, rappellent les cacodylates au point de vue thérapeutique. Elles s'en distinguent par le fait que l'eau de Levico contient du soufre combiné qui joue sans doute un rôle vasoconstricteur marqué.

E. Vogt.

Le Sapolan, par DIAMANTBERGER (*Archives Orientales de Médecine et de Chirurgie*, juillet 1901). — Le *Sapolan*, substance onctueuse, brunâtre, dont l'odeur rappelle celle de l'ichthyol, contient 2 1/2 0/0 d'un produit extractif du naphte brut, additionné de corps gras : il a l'avantage de ne pas être irritant et de se conserver presque indéfiniment.

Le Sapolan a déjà été largement employé, et Kaposi, de Vienne, Lesser et Joseph, de Berlin, etc., ont publié à diverses reprises le résultat de leurs essais très encourageants sur un certain nombre de dermatoses.

Ces auteurs insistent surtout sur l'action rapide et cicatrisante du Sapolan dans les cas chroniques et rebelles associés de prurit et du durcissement ligneux de la peau.

Lesser est d'avis d'employer le Sapolan de préférence dans les dermatoses sèches, où son action se manifeste très rapidement par un assouplissement progressif des couches épidermiques et par une détente merveilleuse des papilles nerveuses.

Il incorpore au Sapolan des substances antiseptiques diverses qui exercent leur influence parasiticide dans chaque cas particulier.

Le Sapolan présente donc un intérêt tout particulier à cause de sa composition chimique et à cause des résultats si favorables signalés par les auteurs. Diamantberger l'a expérimenté à son tour pendant plus de deux ans dans les dermatoses eczémateuses aiguës, les eczémas chroniques, les impétigos, les dermatopathies parasitaires, et les affections prurigineuses proprement dites.

1° Dans les eczémas aigus, le Sapolan a donné des résultats immédiats chaque fois qu'il s'agissait d'une cause artificielle, chimique ou thermique.

Dans les eczémas aigus d'origine constitutionnelle et toxi-alimentaire, l'expérience a démontré qu'il fallait procéder d'abord à des applications de compresses humides boriquées pendant quelques jours, au bout desquels les vésicules étaient flétries, et la pommade de Sapolan appliquée consécutivement faisait disparaître l'inflammation eczémateuse.

Dans tous les cas d'eczémas aigus on a fait usage de Sapolan pur sans adjonction d'aucune substance étrangère.

2° Dans les eczémas chroniques accompagnés souvent de lichénification cutanée, de papules sèches et de squames, les applications de Sapolan ont toujours donné des améliorations durables en faisant surtout disparaître les démangeaisons insupportables qui accompagnent ces affections et en assouplissant la peau d'une façon tout à fait remarquable. Dans ces cas, l'auteur a additionné au Sapolan soit de l'oxyde de zinc seul, soit de l'acide salicylique, soit de l'antipyrine, soit enfin du bromure de potassium. Voici quelques formules employées dans plusieurs cas :

a) Sapolan	50	grammes
Oxyde de zinc	5	—
Extrait de belladone	0	gr. 05
M. s. a. (Usage externe).		
b) Sapolan	50	grammes
Oxyde de zinc	4	—
Menthol	0	gr. 50
M. s. a. (Usage externe).		
c) Sapolan	50	grammes
Antipyrine	5	—
M. s. a. (Usage externe).		
d) Sapolan	100	grammes
Bromure de potassium	5	—
M. s. a. (Usage externe).		

3° Les cas d'impétigo du cuir chevelu ou de la face surtout chez les enfants, ont été rapidement modifiés par des applications de pommades au Sapolan additionnées d'acide borique, d'acide salicylique ou de résorcine selon les formules suivantes :

a) Sapolan	100	grammes
Acide borique (finement pulvérisé)	10	—
M. s. a. (Usage externe).		
b) Sapolan	100	grammes
Acide salicylique	1	—
Menthol	0	gr. 50
M. s. a. (Usage externe).		
c) Sapolan	100	grammes
Résorcine	1	—
Naphtol B	0	gr. 50
Biborate de soude	4	grammes
M. s. a. (Usage externe).		

Dans tous les cas d'impétigo on commence par faire disparaître les croûtes à l'aide des compresses de gaze stérilisée trempées dans de l'eau boriquée à 3 0/0 à laquelle on incorpore une pincée de fécule de pommes de terre. Une fois le décapage accompli, on applique la pommade au Sapolan en couche assez épaisse durant 12 heures (pendant la nuit) : le matin lavage à l'eau boriquée tiède avec un tampon de coton hydrophile et saupoudrer pendant la journée avec de la poudre de talc ; le soir lavage et réapplication de la pommade au Sapolan.

4° Toutes les dermatopathies d'origine parasitaire comme : gale, avec ses complications, ecthyma, etc., subissent une influence heureuse par des applications fréquentes des pommades au Sapolan additionnées de naphtol, acide salicylique, résorcine, acide borique, etc. (voir les formules indiquées plus haut), alternées avec des lavages et des compresses antiseptiques diverses, sublimé, acide borique, formol, etc.) Dans ces cas, les bains répétés tous les jours ou tous les deux jours (bains sulfureux de préférence) sont d'un effet très favorable et hâtent la guérison définitive.

5° Les pommades au Sapolan, soit simples, soit additionnées d'oxyde de zinc et de menthol donnent des effets utiles dans le prurigo sénile et dans les différentes formes d'urticaire; elles amènent quelquefois la guérison définitive, quelquefois des améliorations notables, rarement des insuccès complets.

Le traitement interne, si utile en thérapeutique dermatologique n'a pas été négligé au cours de ces recherches, cependant il a paru ressortir de l'étude détaillée de toutes les observations, qu'à côté des effets plus ou moins certains obtenus par la médication interne, il est juste d'accorder aux applications externes à base de Sapolan une action immédiate et prépondérante soit sur les lésions anatomo-pathologiques des couches épidermiques et dermiques atteintes, soit sur l'éréthisme des terminaisons nerveuses de l'enveloppe cutanée, soit enfin sur les modifications vasculaires de la peau.

E. VOGT.

Pédiâtrie

Dr THIERCELIN

Chef de clinique à la Faculté de Médecine

La dionine dans la coqueluche, par GOTTSCHALK (*Deutsche med. Wochenschrift*, 25 juillet 1901). — L'éther chlorhydrique d'éthylmorphine ou dionine a été essayé par l'auteur à la policlinique infantile de Neumann à Berlin, dans 32 cas de coqueluche (1 à 7 ans). Chez 13 enfants, l'effet calmant fit complètement défaut. Dans 9 cas, le nombre et l'intensité des accès diminuèrent manifestement : dans 10 cas, le nombre des accès fut seul influencé. Dans tous les cas, la toux devint moins angoissante, mais la durée de la maladie ne subit aucune modification. Chez 9 enfants, on observa une tendance marquée au sommeil qui céda dès qu'on diminua la dose.

Le dosage à recommander est le suivant : enfants de 12 mois environ, toutes les trois heures une cuillerée à café d'une solution de dionine de 0,01 gr. pour 100 d'eau. Dans la 2e année on donnera 1 mgr. par jour, divisé en 3 doses, 2 mgr. à 4 ans, et de 5 à 8 ans 3 cuillerées à café par jour d'une solution contenant 0,1 gr. pour 200 gr. d'eau. Il va sans dire que le médicament doit être, même à ces doses, étroitement surveillé et administré à plus faibles doses dès que se manifeste un sentiment de fatigue.

Le médicament n'est pas un spécifique, mais un calmant agréable, facile à manier et bien accepté.

E. VOGT.

Respiration artificielle dans la bronchite infantile par HERRMANN (*Therap. Monatshefte*, août, 1901). — Observation d'un enfant de 6 mois, atteint de bronchite très grave (160 pulsations, 80 respirations par minute). La respiration artificielle, continuée pendant 2 jours, avec intervalles toujours plus longs (la première séance dura 2 heures), permit de sauver l'enfant déjà cyanosé.

Chez les petits enfants, il suffit de comprimer légèrement avec une main les fausses côtes au moment de l'expiration.

L'auteur, enhardi par ce succès, fait procéder chez tous les nourrissons atteints de bronchite et de bronchopneumonie à des manœuvres de ce genre : chaque séance dure une demi-heure, et on fait plusieurs séances par jour.

L'auteur ne fait aucune mention des tractions rythmées de la langue.

E. VOGT.

L'aspirine dans la thérapeutique infantile (*Deutsche med. Wochenschrift*, 25 juillet 1901). — GOTTSCHALK n'a trouvé dans la litterature que de rares observations concernant l'emploi de ce dérivé de l'acide salicylique chez l'enfant. Il a donc entrepris cette étude sur une grande échelle à la policlinique infantile de Neumann à Berlin. Le médicament a été administré à une trentaine d'enfants.

Influenza. — 20 cas s'étant manifestés chez des enfants de 4 à 14 ans, et dont 13 purent être suivis jusqu'à guérison. Sous l'influence de l'aspirine la fièvre tomba rapidement avec accompagnement de sueurs profuses (3 jours au plus). Tous les troubles morbides tels que céphalalgies, toux, coryza, etc., disparurent en même temps.

Rhumatisme. — Mêmes résultats qu'avec le salicylate de soude.

Pleurésie avec épanchement. — Dans deux cas, le résultat fut nul : l'auteur n'a du reste jamais observé, en employant le salicylate de soude, les bons effets obtenus par d'autres observateurs dans cette affection.

En résumé, le médicament est fort bien accepté en nature : il ne fatigue pas l'estomac. Les effets thérapeutiques sont identiques à ceux obtenus avec le salicylate de soude et le dosage est le même. Les doses varient de 0 gr. 25 pour le nourrisson à 2-3 grammes pour l'enfant plus âgé.

E. Vogt.

L'athrepsie infantile et les injections de sérum par le Dr Martinez Vargos (*La Union Medica de Lerida*. Décembre 1900) — L'auteur cite un cas d'athrepsie très grave qui a guéri très rapidement avec les injections sous-cutanées de sérum.

On doit admettre une forme *benigne* dans laquelle toutes les altérations sont d'ordre chimique et une *grave* où les altérations histologiques predominent.

Dans cette maladie, avant de traiter le tube digestif il faut agir sur le sang : il faut favoriser la circulation, augmenter la tension artérielle pour éviter l'épaississement du sang, les autointoxications, les stases veineuses, viscérales, les thromboses, et l'irritation rénale. Pour combattre ces accidents le meilleur remède est l'eau en quantité suffisante. L'auteur utilise la voie sous-cutanée et fait des injections de 100 grammes deux fois par jour, d'une solution de chlorure de sodium a 10 pour 1000 ou bien d'une solution de sulfate de magnésie et de soude.

L'auteur a aussi essayé le sérum de cheval, mais étant donné les difficultées de son extraction et de sa conservation, les nombreuses éruptions cutanées qu'il produit, etc., il ne s'en sert plus.

Il a encore essayé le sérum de lait de vache pur ou associé à l'arsenic ou à d'autres substances, mais les observations ne sont pas assez concluantes.

F. Berini.

Traitement des gerçures ou excoriations, par le Dr Martinez Vargas (*La Medicina de los Ninos*, juin 1901). — Dans toutes les époques de l'année, il importe que la peau de l'enfant ne présente ni gerçures, ni excoriations : car ces lésions sont cause de souffrances et d'infections diverses. En hiver, les gerçures de la figure ou des mains, comme aussi de toute la peau, sont plus douloureuses qu'en été, mais elles sont en revanche plus dangereuses en été, a cause de la vitalité et de la multiplicité des germes dues à la chaleur, et à cause de la facilité avec laquelle apparaissent les infections secondaires de la peau. D'un autre côté, la transpiration excessive, surtout chez les enfants très gras, contribue plus en été qu'en hiver, à produire ces ramollissements de la peau.

On connait diverses préparations destinées à combattre ces dermatoses ; une des plus utiles, car elle est complètement inoffensive et incapable de faire souffrir le petit malade au moment de l'appliquer, est la suivante :

Acide salicylique.......	0 gr. 05
Sous-nitrate de bismuth	8 grammes
Aristol.................	1 —
Amidon.................	5 —
Onguent de roses.......	30 —

Us. Ext.

Pour appliquer toutes les 3 ou 4 heures sur les surfaces gercées ou excoriées.

F. Berini.

Pharmacologie

Dr E. Vogt

Ex-assistant à la Faculté de Médecine de Genève

La purgatine (*Deutsche Aerztestg.*, 15 mai 1901). — Ce nom a été donné à l'éther diacétylique de l'anthrapurpurine ou trioxyanthraquinone, poudre orangée, cristalline, fondant vers 175-178°, insoluble dans l'eau et les acides étendus, soluble et décomposable dans les alcalins étendus : la solution prend une teinte violette. Le produit n'est pas attaqué par le suc gastrique, mais il est décomposé dans l'intestin, et la trioxyanthraquinone, devenue libre, exerce sur le péristaltisme du tube intestinal une action excitante.

Stadelmann et le Pr Ewald ont tous deux constaté qu'à la dose de 0,5 à 1 gr., en poudres ou comprimés (à 0,25 gr.), on obtient, au bout de 12 à 18 heures, un effet laxatif ne s'accompagnant pas de coliques ni de ténesme. Il ne faut pas oublier d'avertir les malades qu'à la suite de l'emploi de ce produit inoffensif, les urines prennent une teinte rouge-sang.

E. Vogt.

Le Chinosol (*Deutsche med. Wochenschrift*, 15 août, 1901). — Nottebaum se sert de solutions de chinosol dans le traitement des plaies : les hémorragies sont instantanément arrêtées par des solutions de 1 a 2 0/0 de ce produit, qui présente, en dehors de ses propriétés styptiques, des effets bactéricides énergiques. Les solutions de 1 à 2 00/00 rendent de grands services en cas d'hémorragies des organes génitaux de la femme.

L'effet styptique ne doit pas être attribué à une coagulation des albuminoïdes : bien au contraire, le produit dissout les caillots quand il en existe. Le chinosol (oxychinoline-sulfate de potasse), se transforme dans l'eau en sulfate de potasse et oxychinoline sulfate de potasse. Le sulfate de potasse est un astringent et un anti-sécréteur énergique.

L'auteur a en outre donné à l'intérieur des cachets de 0,2 gr. de chinosol, au moment du repas, 3 à 4 fois par jour à des tuberculeux, sans obtenir aucun effet thérapeutique.

Le médicament a l'inconvénient d'être décomposé par les solutions savonneuses, mais il a l'avantage de n'être absolument pas toxique.

E. Vogt.

La levure de bière en thérapeutique, par M. P. Carles (*Rép. de pharmacie*, 10 août 1901).— La levure de bière constitue, depuis longtemps, dans le Nord, un remède populaire contre la furonculose, et peu à peu l'usage de la levure s'est répandue, mais avec des résultats bien divers et souvent nuls.

Cependant, Pitres en a retiré, naguère encore, des effets excellents dans un cas d'échtyma confluent de la région sacrée chez un hémiplégique. La levure était fraîche.

Pourquoi cette diversité de résultats ? D'après M. Chambrelent, il y aurait lieu peut-être de faire une distinction entre les cas d'auto-intoxication et ceux d'intoxication externe. Mais l'auteur croit qu'il faudrait surtout voir de plus près la levure. Il ne serait pas mal de pressentir la nature du principe actif de ce nouveau médicament et les causes qui l'ont fait entrer dans la thérapeutique.

Si la levure est populaire dans le Nord, c'est qu'elle y réussit, et, comme on l'y emploie toujours fraîche, on peut affirmer que cette fraîcheur est indispensable à son succès. D'ailleurs il a été prouvé, depuis, que toute levure incapable de déterminer la fermentation du sucre est inerte.

Si, dans les régions méridionales, les brasseries sont rares, il ne s'ensuit pas que la levure le soit aussi. La levure est devenue une nécessité pour certaines industries, et, grâce à la facilité des communications postales, les grandes boulangeries et pâtisseries en ont quotidiennement de fraîche. D'ailleurs, M. Adrian a constaté que, mise à l'abri de l'air avec quelques gouttes d'éther ou de chloroforme, elle se conserve intacte près de deux mois. L'auteur pense toutefois qu'en la desséchant dans le vide à 35 degrés au plus, elle perdrait vite ses 60 pour 100 d'eau et se conserverait bien. Le vide s'impose, parce que l'oxygène est un anesthésique du principe fermentaire.

La levure des boulangers et pâtissiers, est cultivée pour eux et possède une grande énergie fermentative. Elle ressemble à du fromage frais moulé. A cause de sa destination, on a pris les mesures d'élevage voulues pour qu'elle n'ait ni odeur, ni saveur désagréable. Quand on la malaxe avec une cuillère, elle absorbe des quantités d'eau indéfinies, et elle se délaie très bien en se tenant en suspension dans l'eau pendant des journées entières.

Si l'on examine cette levure au microscope, on la trouve formée, en effet, de millions de petits globules ovoïdes, renfermant un suc particulier sur lequel Buchner a naguère attiré l'attention du monde scientifique.

Pour en donner la preuve, Buchner a, d'abord, pressé ce gâteau de levure, de façon à le déshydrater ; puis il l'a vivement trituré avec du sable. Quand les globules ont été ainsi déchirés, il a soumis la pulpe à une pression d'un millier de kilos. Il en est sorti un suc appelé *zymase*. Cette zymase est une diastase qui jouit du privilège de dédoubler *immédiatement* le sucre en acide carbonique et alcool.

Comme la plupart des diastases végétales et animales, ce suc zymatique est un mélange de plusieurs ferments solubles. Non seulement, il a une action élective sur le saccharose, le maltose, le glucose, le lévulose, mais il peut même faire fermenter le glycogène, sur lequel le globule est sans action. Bien mieux, on a trouvé qu'il attaque aussi le gluten, la caséine, l'albumine et la fibrine à la manière des trypsines. Dans ce mélange, on trouve encore des individualités oxydantes et d'autres réductrices. Bref, au point de vue thérapeutique, il n'y a aucune témérité à considérer ces millions de globules enserrés dans le volume d'une noix, comme autant de cachets de pepsine, de trypsine et autres. Quand on les ingère dans l'estomac, les sucs gastrique et pancréatique dissolvent l'enveloppe, et ils sont aussitôt renforcés dans leur rôle physiologique par la zymase de Buchner, mise à nu dans toute sa virginité.

C'est probablement de cette façon que la levure arrive à parachever la digestion de cette série d'aliments hydrocarbonés et azotés qui, introduits incomplètement élaborés dans le torrent circulatoire, constituent, pour le foie, une surcharge fatigante, font du sang un bouillon de culture favorable à l'évolution de certains microorganismes nuisibles ou constituent, par eux-mêmes, un aliment de choix pour les microbes du furoncle, de l'anthrax, de l'acné et autres dermatoses guérissables par la levure alcoolique, dite levure de bière.

E. Vogt.

L'alcool comme tonique (*Deutsche med. Wochenschrift*, 1er août 1901). — Matthæi, dans un article documenté, rappelle que dans l'armée indo-anglaise, qui contient de nombreux abstinents, le choléra atteint moitié moins de ces derniers que des non-abstinents, et que pour les premiers la maladie est toujours moins grave. Les mêmes résultats s'observent pour la malaria. De nombreux auteurs ont du reste démontré expérimentalement que les animaux alcoolisés résistent moins aux toxines que les autres. Les recherches faites avec l'ergographe démontrent que l'alcool facilite l'exécution du mouvement; cet effet est perçu comme une augmentation de force par le sujet en expérience; mais le phénomène est de courte durée et l'alcool exerce bientôt une influence paralysante sur la contractilité musculaire. Les conclusions sont surtout importantes si on les rapporte au muscle cardiaque, qui n'a jamais de repos : l'alcool provoque la dilatation des cavités du cœur.

En résumé, l'alcool est un stupéfiant, dont les indications sont fort rares : il pourra à ce titre diminuer une dyspnée intense, mais il la provoquera à la longue, en cas d'alcoolisme chronique. Dans tous les cas où on cherche à tonifier un malade, on recourra actuellement, avec beaucoup plus d'avantages, aux injections de solutions salées physiologiques, à l'administration interne de thé et café très sucrés, aux lavements camphrés ou salés, etc.

E. Vogt.

Emploi thérapeutique de l'oxygène (*Deutsche med. Wochenschrift*, 18 juillet 1901). — Kohn communique l'observation d'un ataxique qui fut atteint d'une crise respiratoire, rappelant le Cheyne-Stokes, avec cyanose marquée, pouls incomptable et perte de connaissance. Les excitants ordinaires ne parvenant pas à rappeler le malade à l'état normal, la mort semblait imminente. L'auteur se décida à faire entrer par les narines le courant d'oxygène qui s'échappe du robinet des ballons. L'excitation produite sur la muqueuse nasale par l'afflux du gaz reveilla les mouvements respiratoires et la cyanose commença à diminuer. L'apport d'oxygène ayant été supprimé à titre de contrôle, la respiration devint de suite moins profonde et la cyanose plus marquée. L'expérience, répétée à plusieurs reprises, donna chaque fois le même résultat.

Le lendemain, le malade reprit connaissance et l'on put supprimer l'oxygène le troisième jour.

Six semaines plus tard, réapparition d'une crise à laquelle le malade succomba malgré l'emploi de l'oxygène.

Il est probable que dans ce cas ce n'était pas le nœud vital qui était intéressé par la sclérose tabétique, mais un centre respiratoire accessoire ou bien le pneumogastrique.

E. Vogt.

Les inhalations d'oxygène (*Société médicale Berlinoise*, 1er mai 1901). — Aron ne croit pas à l'efficacité des inhalations d'oxygène : ce gaz n'est pas simplement résorbé, il vient se combiner à l'hémoglobine pour former de l'oxyhémoglobine : l'organisme n'absorbera donc pas plus d'oxygène qu'il n'en a besoin pour former de l'oxyhémoglobine : or, l'oxygène contenu dans l'air respiré suffit amplement à cette tâche. A l'état normal, 1/15e seulement de l'hémoglobine ne se transforme pas en oxyhémoglobine : c'est donc sur cette quantité que l'oxygène pourrait agir. Le calcul prouve qu'il faudrait inhaler de l'oxygène pur pendant 24 heures pour atteindre le but : les séances d'inhalation ne durent jamais aussi longtemps. Dans la plupart des états morbides menant à la cyanose et à l'asphyxie, l'hémoglobine perd du reste la faculté d'absorber l'oxygène.

De nombreuses recherches de l'auteur lui ont démontré que dans deux cas seulement ces inhalations sont utiles : dans l'empoisonnement par l'oxyde de carbone qui peut être influencé par les inhalations d'oxygène, car elles agissent plus énergiquement pour rompre la combinaison de l'hémoglobine avec l'oxyde de carbone que ne le fait l'oxygène de l'air. Dans l'empoisonnement par l'aniline, on enregistrera aussi de bons résultats. Pour tous les autres états morbides, l'inhalation d'oxygène n'exerce aucune action thérapeutique : la pression sanguine, la fréquence du pouls ne sont souvent pas même influencées par ces inhalations.

E. Vogt.

Dosage de l'eau oxygénée, par Bruno (*Therap. Monotshefte*, juillet 1901). — L'auteur se sert d'une solution aqueuse de peroxyde d'hydrogène pur contenant pour 100 parties 30 parties en poids de peroxyde d'hydrogène : le liquide est limpide, non acide. On peut le conserver en vases bien fermés, sans qu'il se modifie à la température ordinaire. (*Hydrogenium peroxydatum purissimum*). Cette préparation est 10 fois plus forte que les solutions courantes contenant 3 0/0, en poids, de peroxyde d'hydrogène, aussi ne pourrait-on l'utiliser telle quelle. On préparera donc des solutions *ad libitum*, et cela au fur et à mesure des besoins, car ces solutions sont très instables.

E. Vogt.

Résorption du mercure métallique (*Soc. méd. de Giessen*, 18 juin 1901). — Gepport, se basant sur diverses expériences et constatations, estime que l'absorption du mercure, quand on fait faire des frictions d'onguent napolitain, est considérablement diminuée si l'on empêche l'absorption pulmonaire des vapeurs hydrargyriques émises par l'onguent : il y a donc lieu d'admettre que le mercure est facilement absorbé par le poumon.

E. Vogt.

Nouvelle préparation à base d'huile de foie de morue (*Deutsche med.-Ztg*, 20 juin 1901). — Aufrecht recommande l'*ossine*, liquide sirupeux, homogène, très stable, sans aucune odeur désagréable, et légèrement acide. On sent à peine l'odeur d'huile de morue : si on l'agite avec de l'eau, on obtient un liquide rappelant l'aspect d'une émulsion. Le produit se conserve sans modification pendant des mois.

La préparation contient, comme substances principales 0,027 0/0 d'iode, 0 gr. 0184 d'acide phosphorique, 0 gr. 012 de fer, 24,20 gr. d'hydrocarbures solubles et 74,25 gr. d'huiles grasses pour 100 grammes.

E. Vogt.

Résultats obtenus par l'emploi du lait de vache humanisé, méthode de Dungern (*Soc. méd. de la Basse-Alsace*, 15 juin 1901). — Siegert a expérimenté la *péguine*, ferment-lab combiné au sucre de lait découvert par v. Dungern. Si l'on ajoute ce produit au lait de vache, bouilli ou cru, on obtient, à la température du corps, une coagulation : si on agite énergiquement la bouteille, la coagulation se désagrège en flocons aussi ténus que ceux du lait de femme. L'emploi de la péguine met l'enfant du premier âge à l'abri de l'influence irritante exercée sur l'estomac par le caillot compact de caséine que forme le lait de vache après son ingestion : l'estomac se vide beaucoup plus vite si l'on donne le lait humanisé par la péguine. L'orateur a obtenu des résultats remarquables sur des nourrissons sains ou atteints de gastrite aiguë et même d'athrepsie. Il a trouvé que 150 gr. de lait humanisé par kilo de poids du nourrisson, administrés toutes les 3 à 4 heures (5 à 6 repas par jour), permettaient un développement normal des nourrissons bien portants. En cas de gastro-entérite, 30 à 60 grammes par repas seront suffisants pour amener une guérison rapide. Il faut une pointe de couteau de péguine pour 200 grammes de lait : il n'y a aucun inconvénient à dépasser cette dose.

Des adultes ne supportant pas d'ordinaire le lait de vache absorbent sans aucune difficulté le lait humanisé : ce dernier est gardé par des nourrissons atteints de gastro-entérite et vomissant le lait ordinaire.

Une condition indispensable pour l'obtention d'une bonne préparation est la pureté du lait, qui doit être exempt de bactéries pathogènes et ne présenter qu'une acidité extrêmement faible, dans le cas où il serait acide.

E. Vogt.

FORMULAIRE DE THERAPEUTIQUE CLINIQUE

CONJONCTIVITES

1° Conjonctivite catarrhale.

Variété la plus fréquente : unilatérale au début, puis bilatérale. Due à un agent microbien, nettement spécifié, le bacille de Weeks, que l'on peut déceler par le simple examen d'une lamelle colorée par le bleu de méthylène ou la fuchsine diluée à 1 0/0.

Proscrire le *bandeau* qui favorise la rétention du pus; se borner à faire porter des verres fumés.

Lavages fréquents avec du coton hydrophile imbibé de :

Acide borique.........	40 grammes
Eau bouillie...........	Un litre

ou :

Cyanure d'hydrargyre..	0 gr. 60
Eau bouillie...........	Un litre

Si la sécrétion est peu abondante, on peut prescrire en même temps les collyres suivants :

Sulfate de zinc........	0 gr. 10
Eau distillée et bouillie.	10 grammes

ou :

Chlorhydrate d'ammoniaque....	0 gr. 07
Sulfate de zinc........	0 gr. 15
Camphre............	āā 0 gr. 01
Safran..............	āā 0 gr. 01
Eau distillée et bouillie.	15 grammes
	(Collyre jaune)

Les instillations seront répétées trois fois par jour :

Dans les cas intenses il est nécessaire d'employer le nitrate d'argent :

Nitrate d'argent........	0 gr. 25
Eau distillée et bouillie.	25 grammes

Toucher les conjonctives avec un tampon d'ouate hydrophile, monté sur une pince, avec cette solution.

Immédiatement après passer sur la surface de la muqueuse un tampon trempé imbibé d'eau salée.

Ces applications sont préférables aux instillations de nitrate d'argent.

Au lieu de nitrate d'argent on peut employer le protargol en badigeonnages (Darier) ou en collyre.

Protargol.............	5 grammes
Eau distillée...........	20 —

pour badigeonnages.

Protargol.............	0 gr. 25
Eau distillée...........	5 gr.
Collyre...............	

2° Conjonctivite diplo-bacillaire.

Secrétion légère, symptômes subjectifs peu accusés, mais durée assez longue, sans tendance spontanée à la guérison. Affection déterminée par un gros bacille, à bouts arrondis, formés par deux éléments que sépare un espace clair (Morax).

Instillations quotidiennes d'un collyre fort au sulfate de zinc :

Sulfate de zinc.......	0 gr. 25
Eau distillée..........	10 gr.

4° Conjonctivite blennorragique.

Caractérisée par les circonstances étiologiques, l'abondance de la suppuration, la constatation des gonocoques qui se décolorent par la méthode de Gram :

Colorer la préparation par le violet de gentiane en solution phéniquée, pendant une demi-minute, puis, pendant un temps égal, par la solution iodo-iodurée de Lugol; décolorer par l'alcool absolu.

Traitement préventif :

Instillation dès la naissance, dans chaque œil, d'une goutte du collyre suivant :

Nitrate d'argent.........	1 gr.
Eau distillée............	150 gr.

Quand un œil est pris, protéger l'autre au moyen d'un bandeau occlusif et faire une instillation préventive de nitrate d'argent.

Le meilleur traitement consiste à cautériser la conjonctive, deux ou trois fois par jour, avec la solution de nitrate d'argent à 2 ou 3 pour 100 (neutraliser ensuite avec l'eau salée) et à nettoyer fréquemment les culs-de-sac conjonctivaux, avec une solution de biiodure d'hydrargyre, ou avec une solution de protargol à 1 0/0.

On peut encore faire des lavages au moyen d'un entonnoir laveur et d'une petite canule, sous faible pression (30 à 40 c.), avec une solution de permanganate de potasse à 1 p. 4000 ou de formol au même titre.

G. Lyon.

VARIÉTÉS & NOUVELLES

Un match entre deux médecins. — M. W. Mathey Hay, médecin de l'Université d'Aberdeen, est un partisan convaincu de la vaccination; son collègue, le Dr Mackenzie (de Stonehaven), peut compter, au contraire, parmi les plus fanatiques adversaires de Jenner et de sa méthode. Le médecin d'Aberdeen ayant proposé d'expérimenter le degré d'immunisation des sujets vaccinés et non vaccinés, son collègue de Stonehaven accepte la gageure.

Il propose d'aller faire, en compagnie de sa femme, une *season* dans l'hôpital des varioleux d'Aberdeen, à la condition que le Dr W.-M. Hay et son épouse en feront autant. Ils seraient tous les quatre dans le cas le plus favorable pour tirer au clair cette question si controversée de la vaccination selon Jenner. Le Dr Hay acceptera-t-il le match? Il est, en effet, peu commun de voir deux médecins opérer eux-mêmes de semblables expériences.

(*Journal.*)

Condamnation d'une infirmière. — La onzième chambre du tribunal correctionnel vient de juger Mlle X.... cette infirmière de l'hôpital Trousseau, qui trempa certain jour dans un bain quasi-bouillant, un jeune enfant de deux ans, le petit B..., qui était atteint d'une pneumonie et qui est mort de ses brûlures.

L'infirmière n'avait pas pris la précaution élémentaire de s'assurer préalablement de la température du bain.

Le tribunal a condamné l'infirmière à 15 jours de prison avec sursis et 2.000 francs de dommages-intérêts.

Préservation contre la tuberculose. — La *Société de Préservation contre la tuberculose*, 33, rue Lafayette, ouvre un concours avec : 1er prix, 200 francs ; 2e prix, 100 francs, qui seront décernés aux deux personnes qui auront trouvé les procédés les plus pratiques pour propager dans le public l'idée : que tout crachat est suspect ; — que la tuberculose est contagieuse et par conséquent évitable ; — que cette maladie est curable à tous ses degrés.

S'adresser au secrétariat de la Société, 33, rue Lafayette.

Association française d'Urologie. — La cinquième session de l'Association française d'Urologie se tiendra à Paris, à la Faculté de médecine, du 24 au 26 octobre 1901, sous la présidence de M. le Pr Guyon.

La question mise à l'ordre du jour est la suivante :

Rein mobile; pathogénie et indications opératoires.

Les membres de l'Association qui auraient une communication à faire soit sur cette question, soit sur un autre sujet, sont priés d'en informer le secrétaire général : M. E. Desnos, 31, rue de Rome.

Institut Pasteur. — Le cours et les manipulations du nouveau service d'analyse et de chimie appliquée à l'hygiène (2e année) commenceront le mardi 5 novembre.

Ce cours s'adresse spécialement aux pharmaciens, médecins et chimistes industriels.

Il peut donner lieu à un certificat. Pour les conditions, s'adresser, 26, rue Dutot (service d'analyse).

Construction d'un baraquement pour consultations gratuites des tuberculoses. — M. Colly a proposé au Conseil municipal d'autoriser, à titre précaire, la construction, place de la Nativité, d'un baraquement destiné à donner des consultations gratuites aux malades atteints de la tuberculose, et ce en attendant la création de la crèche qui doit y être installée.

Cette proposition a été adoptée.

BIBLIOGRAPHIE

Traitements modernes de l'hypertrophie de la prostate, par le Dr E. Desnos, ancien interne des hôpitaux. N° 27 de l'*Œuvre médico-chirurgicale* (Dr Critzman, directeur), 1 brochure grand in-8° (Masson et Cie, éditeurs), 1 fr. 25.

La thérapeutique de l'hypertrophie de la prostate a fait dans ces derniers temps de très grands progrès ; un grand nombre de méthodes, ayant chacune leurs indications spéciales, a vu le jour; mais ces méthodes ont été publiées dans des publications différentes que le médecin praticien et même le spécialiste n'ont pas toujours sous la main.

La présente monographie a précisément pour but de coordonner tous les travaux sur la question en une sorte de chapitre classique, de résumer en quelque sorte toute la nouvelle thérapeutique de la prostate; la rédaction en a été confiée au docteur Desnos, dont la compétence dans les maladies des voies urinaires est sans conteste. Après un court exposé des progrès actuels, l'auteur examine en détail les méthodes palliatives : le cathétérisme, les ponctions de la vessie, la cystotomie, etc. Dans le second chapitre sont étudiés les procédés destinés à amener indirectement l'atrophie de la prostate : l'auteur y passe en revue l'ingestion d'extrait de prostate, la ligature des artères iliaques primitives, la castration, la résection des canaux déférents, etc. Enfin la dernière partie de l'ouvrage est essentiellement consacrée aux multiples interventions directes sur la prostate proposées dans ces dix dernières années (cautérisation, applications électriques, prostatectomies, incision galvano-caustique, etc.). Sur chacune de ces méthodes l'auteur donne son avis, résultant de sa longue expérience.

Cette monographie clinique vient remplir une lacune des traités spéciaux actuels les prostatiques étant légion ; c'est-à-dire que le Dr Desnos vient de rendre un signalé service aux médecins, et indirectement aux malades.

Nlle Imprimerie, E. Lasnier dir., 35-37, rue St-Lazare, Paris — *Le Propriétaire-Gérant* : R. BLONDEL.

RENSEIGNEMENTS DIVERS

Médecin; Malade; Soins; Intermédiaire; Honoraires; Débiteur; Visite; Nombre; Contestation: Preuve

L'intermédiaire qui prend l'initiative de l'appel d'un médecin auprès d'un malade ou qui présente ce malade aux consultations du médecin peut, selon les circonstances, être considéré comme s'étant obligé, soit personnellement d'une façon exclusive, soit solidairement, au paiement des honoraires qui devront être ultérieurement réclamés.

Et, d'autre part, la nature particulière de l'exercice de l'art médical dispense les médecins soit de l'apport d'une preuve écrite, soit d'une justification par témoins de la quotité de leurs consultations, du moment qu'ils produisent des documents de comptabilité dans lesquels les Tribunaux peuvent puiser des présomptions suffisantes pour fixer leur conviction. Dans cet ordre d'idées, la jurisprudence, en cela conforme à l'équité, n'a pas hésité à admettre que le client qui ne paie pas comptant les visites de son médecin est présumé s'en être rapporté aux notes de celui-ci pour constater le nombre de visites faites; en sorte que si le client conteste ce nombre, c'est à lui qu'incombe la charge de la preuve.

(Docteur C... c. D...)

Ainsi jugé par la décision qui suit :

Nous, Juge de paix,

Attendu que par son exploit de citation, le Dr C., demeurant à Reims, 54, rue de Talleyrand, réclame au sieur D... une somme de soixante-dix francs qu'il prétend lui être due pour soins donnés à la fille du défenseur, au cours des années 1891-1892;

Attendu que D. plaide que si sa fille a eu besoin du médecin, ce fait ne saurait lui être personnel, puisque celle-ci était majeure et que, domiciliée à Paris, elle n'était revenue que provisoirement à Reims pour se faire soigner plus facilement au sein de sa famille;

Attendu qu'il appert à suffire des débats de la cause que les soins dont il s'agit n'auraient été donnés par le requérant que sur la demande et grâce à l'intervention de la dame D. mère ayant à plusieurs reprises et au début de la cure, accompagné sa fille à la consultation du docteur;

Attendu que, dans ces conditions, celui-ci est assez fondé à soutenir qu'il entendait, le cas échéant, considérer le cité comme son débiteur direct;

Attendu, en droit, qu'il est parfaitement admis par la jurisprudence de la Cour de cassation (arrêt du 4 décembre 1872) que l'intermédiaire qui a pris l'initiative de l'appel d'un médecin auprès d'un malade peut, suivant les circonstances, être considéré comme s'étant obligé, soit personnellement d'une façon exclusive, soit solidairement au paiement des honoraires qui devront être ultérieurement réclamés;

Attendu, spécialement, que dans l'hypothèse qui nous est soumise, il apparait d'une manière indiscutable que les époux D. doivent bien et dûment être tenus pour garants de la rémunération litigieuse; qu'ils ne sauraient, en effet, être assimilés à des tiers qui, mus par un sentiment d'humanité, se borneraient à conduire une personne étrangère chez le médecin ou simplement à prévenir celui-ci;

Attendu, d'ailleurs, que la demoiselle D. vivant à Paris dans des conditions particulières révélées au débat, se trouvait dans un état d'insolvabilité tel que le Dr C., ainsi qu'il l'affirme à la barre, ne pouvait suivre sa foi ; qu'il résulte des éléments du procès que la prédite insolvabilité subsiste et que, dès lors, toute discussion à cet égard ne saurait diminuer en aucune façon le degré de responsabilité du défendeur.

Attendu, d'autre part, que la défense cherche vainement a constater le nombre des consultations objectives des présentes poursuites ; car, d'après les données de la jurisprudence, en cela conforme à l'équité, la nature particulière de l'exercice de l'art médical dispense les médecins soit de l'apport d'une preuve écrite, soit d'une justification par témoins de la quotité de leurs visites, du moment qu'ils sont en situation, comme dans l'espèce, de produire des documents de comptabilité d'un caractère probant : que si leurs livres ne peuvent, au même titre que ceux des commerçants, faire foi en justice, les Tribunaux sont néanmoins autorisés à y puiser des présomptions suffisantes pour fixer leur conviction ;

Attendu que le Tribunal civil de la Seine a eu plusieurs fois l'occasion de faire l'application de cette doctrine et notamment dans un jugement du 8 décembre 1884, en décidant que le client qui ne paie pas comptant les visites de son médecin est présumé s'en être rapporté aux notes de celui-ci pour constater le nombre des visites faites ; que, par suite, si le client conteste ce nombre, c'est à lui qu'incombe la charge de la preuve (*La Loi* du 25 mars 1885 ; *Pandectes françaises*, Répertoires, t. IX, p. 67, n° 347);

Attendu que les conclusions du requérant sont donc, à tous points de vue, justes et légitimes ;

Attendu que dans une instance la partie qui succombe est passible des frais :

Par ces motifs,

Statuant par jugement contradictoire en dernier ressort;

Condamnons le sieur D. à payer au Dr C., pour les causes susénoncées, la somme de soixante-dix francs, avec intérêt légal du jour de la demande ;

Le condamnons en outre, à tous les dépens.

(*La Loi.*)

Les époux « même séparés de biens », doivent les honoraires médicaux (JUGEMENT)

Attendu que le Dr R. réclame aux défendeurs conjointement et solidairement la somme de cent cinquante francs pour soins médicaux et visites faites au feu sieur G. pendant sa dernière maladie et comme telle privilégiée:

Attendu que la dame veuve G. prétend qu'elle était séparée de biens d'avec son mari et qu'elle n'avait pas appelé le médecin pour donner ses soins à son mari;

Attendu que le sieur G. fils a de son côté soutenu que n'ayant pas hérité de son père, il ne devait pas les dettes de son père ;

En ce qui concerne la veuve G. :

Considérant que les époux se doivent mutuellement secours et assistance, que la femme même séparée de biens doit contribuer aux frais du ménage et même les supporter entièrement s'il ne reste rien au mari ;

En ce qui concerne le sieur G. fils :

Considérant que les enfants doivent secourir leurs ascendants dans le besoin :

Que d'ailleurs les soins médicaux ont été donnés au sieur G. père au domicile commun et que ni la veuve G., ni le sieur G. fils n'ont pu les ignorer et ne peuvent pas aujourd'hui se soustraire au paiement;

Considérant que la dame veuve G. et le sieur G. fils n'allèguent même pas qu'ils aient renoncé à la succession de leur mari et père;

Que, dans ces conditions.....; condamnons.....

TRAVAUX ORIGINAUX

L'Acide oléique dans la colique hépatique

par le Dr S. Artault de Vevey.

Je n'ai pas besoin de rappeler que l'huile d'olive est et fut toujours considérée empiriquement comme un remède spécifique de la colique hépatique et même de la lithiase biliaire; mais c'est surtout pendant l'accès et comme sédatif qu'on l'administre, plutôt que préventivement.

Comment peut-elle agir et quel est son principe actif ?

Il est nécessaire pour pouvoir répondre à cette question de rappeler en quelques mots la génèse de la colique hépatique. L'acception biologique de la formation des calculs biliaires qui provoquent dans la majorité des cas la colique hépatique, est que la cholestérine se précipite dans la bile quand le cholate de soude y est ou y devient insuffisant comme lorsque la cholestérine augmente par ralentissement des oxydations. Les calculs sont en effet formés en grande partie de cholestérine avec des carbonates ou phosphates de chaux en plus ou moins grande quantité, suivant les tempéraments; on y trouve même des métaux, cuivre, fer, manganèse et en général tous les corps qui s'éliminent en combinaisons organiques par le foie ou s'y accumulent.

Dans les conditions ordinaires la cholestérine est maintenue en dissolution dans la bile par les sels des acides biliaires, or ces acides biliaires sont l'*acide glycocholique* ou *cholique* et l'*acide taurocholique* ou *choléique*, formés réciproquement d'un acide non azoté, l'acide *cholalique* et de *glycocolle* dans le premier cas et de ce même acide *cholalique* et de *taurine* dans le second. Ils peuvent d'ailleurs, sous certaines influences (fixation d'eau), se décomposer en leur acide cholalique et leurs constituants azotés. Or, ce qui fait l'intérêt de l'acide cholalique c'est qu'il n'est pas azoté et peut être considéré comme un corps renfermant un noyau d'acide gras.

Partant de ce principe, je m'étais demandé : comment l'huile d'olive pouvait-elle agir sur la lithiase biliaire et quel était celui de ses principes qui était l'agent spécifique en l'occurrence. Or, depuis Frericks, Stadeler, Frœhde, l'acide cholalique peut être considéré comme un acide benzoïque auquel s'annexerait un groupement atomique voisin de l'acide oléïque, et justement c'est l'acide qui domine dans l'huile d'olive.

De là à supposer qu'il était le principe actif de cette huile dans la colique hépatique et à songer à l'ordonner préventivement contre la lithiase biliaire, il n'y avait qu'un pas.

Depuis 1895, je n'ai eu qu'à me louer de l'avoir franchi. On peut en juger par les observations qui suivent. Je ne cite que les plus typiques, mais dans toutes, l'effet a été constant et remarquable, j'en compte actuellement dix-sept, tant personnelles que communiquées par quelques amis.

OBSERVATIONS RÉSUMÉES

I. Mlle M..., 22 ans, souffre depuis trois ans, à la suite de dyspepsie opiniâtre et de dilatation de l'estomac, d'accès de coliques hépatiques qui la prennent très régulièrement au moment de ses règles; ni le régime strictement observé, ni les traitements essayés jusqu'ici n'ont pu enrayer cette lithiase.

J'ai l'occasion de la traiter pour une affection des bronches en mars 1896, et comme elle se plaint devant moi, vers le mois d'octobre, d'avoir souffert plus violemment que de coutume de cet accident, pour lequel son médecin ordinaire la traitait d'habitude, je lui conseille, son père étant commissionnaire en médicaments, de se procurer des capsules d'acide oléïque et d'en prendre une de 0 gr. 50, le matin à jeun, pendant 10 jours par mois avant ses règles. Dès le premier mois les accès font défaut, pendant deux ans consécutifs elle a continué ce traitement et n'a plus eu un seul accès; elle a cru pouvoir l'abandonner au bout de ce temps et s'en est bien trouvée. Elle s'est mariée en 1899. Je l'ai revue en mai 1900, et elle m'a dit avoir été reprise d'un accès dans le courant du mois de janvier dernier, à la suite de son voyage de noce, mais qu'elle s'était de nouveau mise au traitement de l'acide oléïque pendant dix jours par mois et qu'elle n'avait plus souffert depuis.

II. M. C..., industriel, âgé de 55 ans, est un homme puissant, congestif, qui a eu quelques accès de goutte, un peu d'albumine dans ces dernières années, et qui depuis 1890 est sujet à des accès de coliques hépatiques réguliers, au printemps et à l'automne.

Ces accès se renouvellent en outre dans les intervalles à la suite du moindre écart de régime ou de quelque fatigue. Tout en habitant Paris, M. C... dirige ses usines dans l'ouest et y fait de fréquents voyages. Or il est rare qu'à la suite d'une nuit passée en chemin de fer il ne soit pris d'un accès dès son arrivée.

C'est précisément dans ces conditions que j'eus l'occasion de voir M. C... en octobre 1895. Les secousses de la voiture le ramenant de la gare d'Orléans au boulevard Malesherbes où il habite l'avaient beaucoup fatigué et il avait prévu que cela lui provoquerait un accès de coliques hépatiques, aussi m'avait-il fait prévenir. — Je le trouve en effet en plein accès. J'arrive d'abord à calmer les douleurs par les procédés les plus rapides (potion avec: antipyrine, 4 grammes; eau chloroformée, 100 grammes, sirop diacode, 50 grammes, à laquelle je donne en ce cas la préférence), et j'institue dès le soir même le traitement à l'acide oléïque pur en capsules de 1 gramme à prendre une matin et soir. La journée du lendemain se passe très calme; dès le troisième jour je ne fais plus prendre qu'une capsule matin et soir de 0 gr. 50.

M. C... a été beaucoup plus vite remis que d'habitude à la suite de cet accès et n'a pas eu d'ictère, comme aux autres crises. Quatre calculs gros comme des noisettes ont été trouvés dans les selles.

Pendant deux mois consécutifs je fais prendre une seule capsule de 0 gr. 50 chaque matin à jeun. Puis je recommande au malade, tout en continuant son régime, de faire une cure tous les trois mois pendant 15 jours avec une capsule d'un gramme d'acide oléïque le matin à jeun, et M. C... chez qui les accès étaient cependant très fréquents n'en a plus souffert depuis qu'une fois.

Cette rechûte mérite même une mention spéciale, M. C..., se trouvait en province et n'ayant plus de capsules d'acide oléïque, il en demanda à son pharmacien ordinaire de S... Il prenait donc depuis quelques jours les capsules en question quand ayant fait une longue course en voiture, il se sentit menacé d'un accès qui le prit en effet dans la nuit. Quelques jours plus tard il vint à Paris et ne manqua pas de me signaler cet accroc à ma thérapeutique; comme j'avais lieu de m'en étonner, je le priai de me montrer les capsules qu'il avait prises et je ne fus pas peu surpris de voir dans des capsules cylindriques à emboîtement, un corps pulvérulent grisâtre qui était un mélange d'acide stéarique avec une poudre inerte. Je ne fus donc plus surpris de l'insuccès de la médication et j'eus immédiatement l'occasion de constater l'efficacité de l'acide oléique contre les accès même en évolution, car M. C... que son voyage et la course en voiture avait fort fatigué fut pris le lendemain de son arrivée d'un nouvel accès que trois capsules de 1 gramme prises de deux heures en deux heures arrêtèrent radicalement.

Depuis ces accidents qui eurent lieu en 1897, M. C... n'a plus eu d'accès et cependant, j'insiste sur ce fait, il en souffrait régulièrement avant l'institution du traitement par l'acide oléique, au moins trois fois par an (1).

III. Mme A..., 28 ans, employée au Louvre est sujette depuis l'âge de 18 ans, à des accès périodiques de coliques hépatiques d'une extrême violence; son père et sa mère sont goutteux. Elle n'a pas jusqu'à présent fait de maladie grave, mais elle était très sujette avant d'être prise de ses crises à des accès de migraine. Les accès étaient presque toujours précurseurs des règles, au moins une fois sur trois et leur périodicité assez régulière était très pénible à la malade qu'ils obligeaient à interrompre son service dans une maison où la discipline est dure et menaçaient de lui faire perdre sa place.

J'eus en janvier 1896 l'occasion de lui recommander l'usage des capsules d'acide oléique pur à 0 gr. 50, le matin à jeun, pendant dix jours par mois. Elle suivit assez régulièrement son traitement pendant les deux premières années et n'eut aucun accès durant cet intervalle. En revanche elle eut deux grossesses excellentes, fait remarquable, car dans deux grossesses antérieures elle eut à souffrir d'une manière presque mensuelle d'accès aigus de lithiase biliaire.

De 1898 à 1900, où elle mourut, en mars, de tuberculose pulmonaire, à laquelle les grossesses avaient aidé, elle n'eut jamais un seul accès de colique hépatique.

IV. Madame B..... 46 ans, n'a eu comme antécédents morbides qu'une attaque de rhumatisme aigu 10 ans auparavant; à la suite des émotions de la mort de son mari et des ennuis d'une liquidation commerciale, elle fut prise d'accès de colique hépatique à deux reprises dans le courant de l'année 1896. Lié avec son fils je lui recommandai de faire prendre à Mme B..... des capsules d'acide oléique pendant 10 jours par mois. Elle n'a plus suivi ce traitement depuis 1898, et cependant elle n'a jamais été reprise d'accidents lithiasiques.

V. Madame Alex..... 69 ans, est depuis plusieurs années emphysémateuse et cardiaque, mais l'affection qui la fatigue et l'affecte le plus est la lithiase biliaire dont elle souffre par excès trois ou quatre fois par an, d'une manière régulière, dans l'été surtout où elle commet des écarts de régime. Ces accès n'ont jamais manqué de se produire, depuis plus de 10 ans, sans laisser une année d'intervalle, tandis qu'autrefois ils étaient plus espacés et ne se montraient parfois que tous les deux ou trois ans.

Depuis deux ans déjà Madame Al..... prend des capsules d'acide oléique, 0,50 centigr., le matin à jeun, tous les deux mois, pendant 10 jours, et n'a pas eu un seul accès franc. Il y a quelques semaines étant restée plusieurs mois sans en prendre, et s'étant permis l'absorption de tomate, elle eut une nuit une menace d'accès qui s'effaça devant la prise immédiate de un gramme d'acide oléique.

Cette observation montre que la lithiaise, qui n'avait cessé de se manifester, depuis dix ans, par des accès périodiques, sans rémission, était bien réellement tenue en échec par l'acide oléique pris à intervalles réguliers, puisqu'un arrêt de traitement et un petit

(1) Je dois cependant dire que depuis la rédaction de cet article, M. C..., a été repris d'un accès dans les circonstances suivantes : Il se trouvait dans le train qui a provoqué l'accident de Choisy-le-Roi, l'année dernière; il en éprouva une forte secousse morale et physique et eut deux mois plus tard une crise hépatique qui céda comme les premières aux capsules d'acide oléique. Il n'en a plus eu depuis.

écart l'ont immédiatement fait sortir de sa torpeur. L'arrêt rapide de l'accès, comme dans l'observation II, met en relief l'efficacité de ce médicament si simple et si facile à prendre. Certes l'absorption d'une certaine quantité d'huile d'olive aurait pu produire, comme le prouvent de nombreuses observations empiriques et cliniques, le même résultat, mais la plupart des malades répugnent et reculent devant l'ingestion d'une dose suffisante d'huile.

Il serait facile de la donner en lavement de 500 grammes à un litre comme je le faisais avant d'ordonner l'acide oléïque, mais un pareil lavement fatigue énormément les patients et leur laisse généralement des coliques intestinales pendant les jours suivants avec un grand abattement. Aussi bien insisterai-je de nouveau sur les inappréciables avantages de l'acide oléïque qui produit le même effet sous un très petit volume et qui sous la forme capsulaire est si facile à prendre. La supériorité de ce médicament est qu'il est à la fois curatif et calmant de l'accès de colique hépatique et préventif de la lithiase elle-même.

Dans les douze autres observations qui sont moins intéressantes parce qu'on n'avait plus affaire ici à des cas de lithiase biliaire chronique avec paroxysmes périodiques, l'acide oléïque fut employé au moment des crises et toujours avec succès.

Le traitement fut institué, comme chez les autres, mais s'il ne survint plus dans la suite d'accidents, leur absence a moins de valeur que chez les premiers parce qu'on peut supposer avoir eu affaire à des accès isolés, tandis que chez les autres se manifeste avec éclat l'action surtout préventive de l'acide oléïque.

Dans toutes les observations l'acide oléique s'est donc montré d'une efficacité parfaite pour calmer les accès de colique hépatique et surtout pour en empêcher le retour ; il paraît même dans certains cas avoir définitivement débarrassé les malades de ces accidents au bout d'un an ou deux de traitement.

Mais il en est de l'acide oléique comme de tous les médicaments que nous prescrivons journellement, il y en a malheureusement presque autant d'espèces qu'il y a de marchands de produits chimiques, et j'en ai observé pour ma part cinq spécimens commerciaux différents, depuis de la glycérine pure, jusqu'à un corps solide pulvérulent, en passant par des acides oléïques liquides plus ou moins vieux et détériorés ou mal épurés, devenus rouge brun, et dont un échantillon même renfermait encore du plomb de sa préparation industrielle.

Tous ces produits avaient été délivrés par leurs pharmaciens respectifs à des clients confiants et c'est devant l'insuccès surprenant de la médication, qu'ayant demandé des échantillons des produits délivrés, je me suis aperçu de la fraude.

J'insiste avec intention sur ces faits parce qu'ils sont fréquents et se présentent, trop souvent ignorés, à tous les praticiens. Ils peuvent en tout cas les éclairer sur la variabilité des résultats d'un traitement et expliquer certains insuccès.

De telles révélations doivent rendre circonspect et il serait prudent de ne se prononcer sur la valeur clinique d'un médicament que lorsqu'on est sûr de celui qu'on a prescrit. Comme il est difficile à un médecin de désigner tel pharmacien plutôt qu'un autre, et qu'on n'est guère plus sûr des spécialités que des médicaments courants, le médecin devra, *toutes les fois que cela se peut*, indiquer au malade les caractères physiques du produit pur et l'engager à refuser tout ce qui ne les présenterait pas. C'est ce que je fais toujours pour l'acide oléique et je n'ai qu'à m'en louer.

Mais cette digression m'éloigne de mon sujet. Elle n'a d'autre but que d'éveiller l'attention des praticiens sur la qualité des produits fournis à leurs clients et de leur éviter de possibles déboires. Surveillez vos pharmaciens, vous aurez plus de succès thérapeutiques.

Il y a donc, en somme, grand intérêt à prescrire l'acide oléïque pur dans la colique hépatique et, quel qu'en soit le mode d'action physiologique, le succès thérapeutique est manifeste.

Il est probablement utilisé par l'organisme à la constitution de l'acide cholalique et il est, en tout cas, plus logique de l'employer dans ce but que d'administrer, comme l'ont fait les Allemands, le choléate de soude. Il est vrai que plus récemment on a recommandé, encore en Allemagne, l'oléate de soude (1) contre l'accès de colique hépatique; c'est encore une forme d'administration de l'acide oléïque et cela vient confirmer et justifier les résultats que j'en avais déjà obtenus. Mais j'insiste sur ce point, que c'est surtout comme *traitement préventif* qu'il y a intérêt à administrer l'*acide oléïque*, afin d'éviter au malade la réapparition des accès, plutôt que d'attendre les crises, bien qu'il réussisse rapidement aussi dans ce cas. Les observations précédentes montrent le bénéfice qu'en ont tiré maints malades, très régulièrement et périodiquement atteints, et qui depuis plusieurs années n'ont plus éprouvé d'accidents.

Ceci nous permet de formuler les préceptes suivants :

1° *L'acide oléïque pur est le remède spécifique de la lithiase biliaire*; c'est par lui qu'agit l'huile d'olive;

2° Il calme rapidement les douleurs de l'accès de colique hépatique; mais il y a grand avantage à le donner comme moyen préventif, car il empêche la formation de nouveaux calculs et préserve ainsi des accès ultérieurs; il est donc à la fois *curatif* et *préventif*.

3° Il suffit de le prendre à la dose de 0 gr. 50 ou de 1 gramme, en capsule, le matin à jeun, pendant dix jours par mois, si les accès sont mensuels, ou pendant quinze jours aux approches de l'époque ordinaire des accès, pour en être sûrement préservé. En général, au bout de quelque temps, on peut cesser le traitement.

Il va sans dire que le malade devra, en outre, se soumettre au régime alimentaire et hygiénique classique prescrit en pareil cas.

La toux utérine et son traitement

Par le Dr Léon ARCHAMBAULT

Il est de notion courante que l'on voit les muscles indépendants de la volonté bien plus sujets à des spasmes que ceux qui en dépendent. Cette règle existe au premier chef pour les muscles inspirateurs, qui sont soumis à des réflexes divers, dont le point de départ est fréquemment, chez la femme, le système génital.

« On observe très souvent, dit M. Pozzi (2) chez les femmes atteintes de maladies de l'utérus en dehors de toute affection des voies respiratoires et *sans que l'hystérie puisse être incriminée*, une toux sèche, revenant par quintes, tantôt au contraire par émissions isolées mais si fréquentes qu'elle semble constituer une sorte de *tic*.

La toux nerveuse, la toux reflexe existe. Elle a son point de départ dans bien des organes splanchniques, puisque d'après Spring, on pourrait provoquer la toux en injec-

(1) Blum. De l'enatrol (oléate de soude) et de son action cholagogue. *Centralblatt f. d. gesam. Thérap.*, juillet 1897, page 441.

(2) Pozzi. *Traité de gynécologie*, 1897, p. 201.

tant de l'eau froide dans le rectum, la vessie, dans l'urètre. On sait qu'il est des reflexes partis de la peau, car des gens toussent en se mettant dans un lit froid, d'autres personnes toussent en respirant certaines odeurs, d'autres en se grattant le conduit auditif externe (toux auriculaire).

Il existe une toux symptomatique des vers intestinaux, une toux gastrique, et une toux hépatique, comme il existe l'éternuement gastrique (observation personnelle). Et le cas de M. Rendu est bien curieux : M. Rendu a observé chez un officier retour de Cochinchine, une toux persistante, sans rien d'apparent au foie, sans rien à l'auscultation, toux qui cessa avec une émission copieuse de pus par les garde-robes.

Bref, on peut dire, avec M. Debove (1) que la toux nerveuse « s'observe quelquefois comme phénomène sympathique dans les maladies du foie, de l'utérus, du testicule, parfois même, chez les individus prédisposés, à la suite de l'impression du froid ou d'une simple stimulation cutanée : chatouillement des cuisses, du jarret, ou de la plante des pieds ».

Etant donné la facilité avec laquelle on tousse d'une façon reflexe, et il n'y a rien d'étonnant à ce qu'on trouve ce symptôme chez les femmes, parcequ'elles réagissent vite, et qu'elle ait pour point de départ les organes génitaux, en raison de leur innervation, et de leur importance, la femme selon un mot célèbre « étant un utérus avec des organes tout autour » ce qui est une traduction, par à peu près de Celse (2) : « Ex vulva quoque feminis vehemens malum nascitur ».

Ce phénomène peut s'expliquer par l'anatomie même, par la richesse du système nerveux du système génital féminin, sa connexion avec le plexus solaire, avec le grand sympathique, et il n'est point besoin d'invoquer l'hystérie, pour cela. Il y a des génitalités qui provoquent l'hystérie, cela ne fait pas de doute, mais tous les reflexes de la femme ne sont pas dus à l'hystérie, pas plus que le cas de M. Rendu n'était chez un hystérique, pas plus que le cas cité par M. Potain d'un homme atteint d'affection du testicule qui avait une toux reflexe. « La toux utérine n'est pas la toux hystérique disait Courty : la toux hystérique est plus retentissante » (3).

Qu'elle se développe chez des prédisposés, et c'était l'opinion d'Aran, c'est possible, mais il y a un fait certain, c'est que nombreux sont les cas où l'on trouve une cause, un état pathologique, une affection ancienne ou récente qui la provoque et l'explique en même temps, c'est qu'il y a ce fait (qu'on peut constater quelquefois) d'une quinte de toux provoquée par la pression des ovaires (Lereboullet). Le mal est à l'utérus et le larynx réagit, et, « le cri de l'organe souffrant ne vient pas de l'utérus mais de tout l'organisme (4). »

La toux symptomatique d'une affection utérine est sèche, laryngée, un peu voilée. Ce n'est pas une toux grasse de la bronchite, ni la toux stridente de la coqueluche... c'est bientôt une toux en *hem !* Elle peut être fréquente ; chez certains malades elle est rare. Chez d'autres, elle se montre avec des exacerbations ; elle est intermittente, comme la cause qui l'a fait naître. Quand elle est due à une antéversion, elle cesse avec la position horizontale, et il existe, à ce propos, une observation intéressante de Malachia (de Cristoforis (5).

(1) Debove et Achard. *Manuel de diagnostic médical.* T. II, p. 212, 1900.
(2) Corneli. *Celsi. de remedica.* Liv. VIII, Cap. I.
(3) Courty. *Trait. des mal. de l'utérus,* 1872, p. 102.
(4) Courty. *Loc. cit.*
(5) Malachia (de Cristoforis) Tosse nervosa, quale fenomeno reflexo di anteversione dell'utero. (*Ann. univ. di med. e chir.* 1885, mars).

On la voit apparaître, « sournoise dans son apparition, capricieuse dans son évolution » (Müller), elle prend par quinte quelquefois (Azan) mais, d'autrefois, se montre sans raison au hasard; c'est une toux sèche, agaçante : j'en ai vu de bruyantes. Les causes banales la font apparaître, comme l'usage prolongé de la parole, le froid, la poussière, la course, les émotions... et il peut exister une cause qui indique bien l'origine génitale, c'est le coït. Rapprochons ce fait, en passant, du spasme laryngé signalé par Müller (1) au moment de la ligature du pédicule dans l'hystérectomie. Ce n'est point toutefois l'hystérie qui en est cause.

Pour répondre aux défenseurs de l'hystérie, nous opposerons la *toux de grossesse*. Voilà un symptôme réflexe au premier chef, qu'on voit au début de la grossesse, au début de la dilatation de l'utérus qui en est probablement la cause. Joulin (2) toutefois avoue l'impossibilité où il est de l'expliquer.

« Je ne rappellerai pas (dit-il) les nombreuses hypothèses qui ont été émises pour expliquer la cause de cette toux (toux de grossesse). La seule raison qu'on puisse invoquer est l'état de grossesse, mais nous ignorons complètement le phénomène intime de son développement ».

Il existe cependant une toux spéciale à la fin de la gestation et qui ne cesse souvent qu'avec l'accouchement. Cette toux a été bien étudiée par Chailly Honoré (3) et Gunning-Bedford, et je suis tenté de croire que cette toux finale est un phénomène mécanique, un phénomène de compression, au même titre que la dyspnée des 8e et 9e mois.

Je n'ai pas d'ailleurs l'intention d'insister longuement sur ce sujet que je laisse aux accoucheurs. J'ai observé un cas, cependant, où une toux utérine préexistante a cessé au contraire avec la grossesse. La même malade très sujette au mal de mer, est obligée de faire souvent la traversée d'Alger, n'a pas ressenti ce malaise quand elle a fait la traversée alors qu'elle allaitait.

Je disais en commençant que la toux utérine existait chez des femmes atteintes d'affections génitales. Il est cependant deux exceptions, c'est la menstruation et la ménopause, qui formeraient la classe des utérines physiologiques de certains auteurs.

Il y a assurément des femmes qui toussent quand elles n'ont pas leurs règles, toux que fait cesser le retour du flux sanguin, mais ces femmes sont suspectes au point de vue pathologique, j'entends dire par là qu'on doit soupçonner un passé génital. Pour ma part j'ai rarement observé ce phénomène; j'ai vu bien plus souvent des phénomènes congestifs légers du côté du larynx, amenant une raucité passagère de la voix.

J'en dirai autant de la toux de la ménopause. Et c'est dans ce cas que je m'incline volontiers devant la théorie de l'hystérie, car l'âge critique est un coup de fouet puissant pour le système nerveux entaché de névropathie, et il est souvent l'évocateur d'un phénomène nerveux au premier chef, dont je dirai un mot en passant: l'*asthme utérin*.

Qu'on l'appelle névrose bronchique ou accès de dyspnée, ou asthme utérin, comme l'a nommé le premier Warring-Curran, c'est un phénomène consistant en accès pulmonaires survenant au moment des règles, et quelquefois d'une façon terrible au moment de la ménopause (Martineau). M. Brissaud y consacre quelques lignes dans son remarquable travail sur l'asthme (4), et dit que « l'époque cataméniale sans menstruation, chez certaines femmes gravides, peut également rappeler les accès. »

Ces femmes, autour de la cinquantaine, ont des bouffées de chaleur à la peau, et aussi à leur poumon, sont essoufflées, oppressées, et se disent quelquefois asthmatiques, et là,

(1) Müller, De la toux utérine, *Thèse de Paris*, 1887.
(2) Joulin. *Traité complet d'accouch.*, p. 1131-1867.
(3) Chailly-Honoré. *Traité prat. de l'art des accouchements*, 1861, p. 168.
(4) Brissaud, *Trait. de méd.* t. 6, p. 248, 1901.

vraiment, l'embarras est très grand pour en étiqueter la pathogénie, car si ce sont des génitales par un côté, ce sont aussi des névrophates, toujours des congestives, et quelquefois des artério-scléreuses.

La cause la plus fréquente de la toux utérine, est la déviation de l'utérus, que ce soit sa flexion ou sa dilatation, ou son abaissement.

Nous avons parlé du cas de Malachia (de Cristoforis). Dans cette observation curieuse, il s'agissait d'une jeune femme soignée depuis longtemps pour une toux opiniâtre et quinteuse, et qui avait pour caractères de ne se produire que debout, on constata une antéversion, et la toux cessa avec le port d'un pessaire approprié.

Et comment ne pas admettre ces phénomènes, quand on voit les connexions qui existent entre les organes génitaux, le nerf splanchnique, le plexus mésentérique, la moëlle lombaire et sacrée, par les plexus hypogastriques et pelviens. On voit alors se produire, avec l'aménorrhée, des névralgies, des crises épileptiformes, des aphonies et de la toux. J'ai vu souvent des phénomènes de congestion, d'hypertrophie des cornets. Jones (1) — et nous sommes en cela de son avis — pense que les phénomènes laryngés sont dus à des troubles de l'utérus ou des ovaires, métrites, déplacements, sténoses, tumeurs.

Il existe aussi de la toux par abaissement de l'utérus, toux qui cesse par l'application d'un pessaire, ce qui en est une preuve, — et Bouchut en a cité un cas instructif (2).

C'est, je crois, dans l'antéversion qu'on la voit le plus souvent et le fait classique de Martineau (3) en est la preuve. Martineau a guéri une toux nerveuse, *après avoir tout essayé*, en faisant porter un pessaire et une ceinture hypogastrique pour antéversion. Chose curieuse, la toux recommençait quand on supprimait le pessaire et la ceinture.

D'ailleurs, c'est dans les déviations qu'on voit le moins de symptômes génitaux, et le plus de symptômes réflexes, c'est même plus souvent dans les flexions ou les versions de l'organe qu'on voit de la névropathie, plutôt que dans les infections de l'utérus ou des trompes. On dirait que la situation anormale de la matrice a faussé le cerveau de ces malheureuses femmes. J'ai d'ailleurs cherché déjà à mettre en lumière combien il y avait peu de rapport entre l'affection génitale *perçue* et la douleur *accusée* (4).

Il peut même se faire qu'il y ait des zones provocatrices de réflexes comme dans le larynx il y a des points tussigènes. C'est ainsi que Schoeffer (5) ayant l'occasion de tamponner une femme, aurait remarqué que chaque attouchement dans les parties postérieures du vagin provoquait une toux brève. Il s'agissait probablement d'une excitation des terminaisons du plexus hypogastrique inférieur, des nerfs hémorrhoïdaux... Le cas de Lereboullet (pression des ovaires) rentrerait dans le même ordre d'idée.

Pour Müller (6) qui s'est occupé de la question, ce sont aussi les déviations qui donneraient le plus fréquemment la toux utérine. Il l'aurait vue aussi, avec une fréquence relative, au cours de la menstruation, et pendant la ménopause, mais ces observations me semblent plutôt se rapporter à de l'asthme utérin.

C'est Dehaen qui cite un cas de toux utérine causé par un corps fibreux, avec cessation après expulsion. C'est Schnyder qui relate un cas chez une femme de 37 ans ayant eu 15 couches, ayant des fibromes et de la périovarite double : cessation après la castration.

(1) Jones. Uterine réflexes : distant lesions and remote sympt. due to uterine irrit. (*med. Press a. Circul, Lond.* 1893, n. s. 1 v. 553-557.
(2) Bouchut. *Pathologie générale et Semiologie*, 1869.
(3) Martineau. *Traité clin. des affect. de l'utérus*, 1878, p. 67.
(4) Voy. La douleur des génitales. *Indépend. médicale*, 6 juin 1901.
(5) Schoeffer (0), Contribution à la question de la toux utérine. *Central. f. Gynak.*, Leipz, 1898, No. 31. 819-819.
(6) Müller. De la toux utérine. *Thèse de Paris*, 1887.

Satullo (1) a noté un phénomène analogue chez une femme portant un polype muqueux et ayant de l'endo-métrite. Il y eut cessation de la toux après ablation du polype et curettage à la curette mousse.

Quoi qu'il en soit, on observe le phénomène rarement après 50 ans, c'est-à-dire après la cessation de la vie génitale ; on le voit surtout chez les nerveuses, chez les femmes qui vivent dans un milieu peu calme, et le début, quelquefois contemporain de l'état génital, peut apparaître tardivement, c'est-à-dire quand la malade perdant patience et courage, a eu le temps de se *névroser*.

Mais ce n'est pas tout d'établir l'existence d'une maladie, il faut aussi en discuter le diagnostic, et c'est souvent chose peu aisée. L'idée d'une tuberculose possible nous mettra quelquefois dans un grand embarras, si nous sommes en face d'une malade qui maigrit, qui a des troubles dyspeptiques et une hérédité chargée. Ce sont malheureusement choses communes aux deux affections : tuberculose au début et génitalité. Là on maigrit, on mange mal, et si par dessus, la malade tousse, on ne s'en tirera qu'avec beaucoup de prudence et un examen très sûr. Là, l'auscultation minutieuse et répétée, la marche de la température, l'amaigrissement... devront mettre en éveil. Mais si la toux est le seul symptôme, s'il n'y a pas de renseignements appréciables du côté du système génital, c'est avec la toux hystérique qu'on pourra faire la confusion. La toux est dans ce dernier cas plus aboyante ; on la voit plutôt chez les jeunes filles que chez les femmes plus âgées ; elle vient par accès souvent plus réguliers, souvent à la suite d'une laryngite, ou par imitation, lorsque la malade a vécu avec des gens qui toussaient. Et puis, il y aura les accidents de névroses, les stigmates hystériques. Je n'ai pas d'ailleurs l'intention de passer en revue toutes les toux qui peuvent se rencontrer, toux pleurétique, toux pharyngée, etc... mais seulement faire une étude sur la toux utérine proprement dite, et mettre en lumière un fait peu remarqué des gynécologues opérateurs, et que les laryngologistes passent sous silence.

TRAITEMENT DE LA TOUX UTÉRINE

On est habitué généralement à ne considérer dans la toux que l'expulsion des sécrétions bronchiques. Cela est si vrai que pour bien des médecins la toux est synonyme de kermès ou d'opium. Il n'en est pas toujours ainsi, car avant qu'on ait poussé plus avant l'étude des toux reflexes, Bouchut (2) avait remarqué que « bien que la toux ait généralement pour objet l'expulsion de mucosités ou de pus et de substances étrangères situées à la surface de la muqueuse glottique, ou laryngée et dans l'intérieur des canaux bronchiques, elle est quelquefois sèche, spasmodique, convulsive, provoquée par les sympathies du larynx avec d'autres organes malades, ou par un trouble spécial du système nerveux ».

Il y a donc des traitements de la toux, et en particulier des traitements de la toux utérine.

La toux de grossesse a de grands inconvénients : elle est cause de perte de sommeil, de vomissemants de sang, ou de vomissements amenant la dénutrition. On l'a vu fréquemment causer l'avortement (Mauriceau) dans les premiers mois surtout, d'abord

(1) Satullo (Salvatore). Sopra un caso tipco di tossa uterina-Milano. *Gazz. degli ospedali e delle clin.*, 1900. No. 24. p. 222-224.

(2) Bouchut. *Pathol. génér. et Séméiol.* 1869, p. 1118.

parceque l'utérus est plus sensible, moins enclavé dans l'abdomen, et puis parceque la toux de la dernière période, — toux mécanique — ne produirait jamais qu'un accouchement prématuré, et que les accidents qu'elle cause sont moins remarqués.

On la calmera par le repos au lit ou à la chaise longue et on mettra en usage les calmants habituels, en particulier l'opium qui a une action élective sur l'utérus, l'hamamelis ou le viburnum, par exemple :

Teinture de Viburnum prunifolium	àà XX gouttes
Teinture d'Hamamelis virginica	
Élixir de Garus	20 grammes
Eau de cannelle	àà 90 —
Eau de tilleul	

Pour une cuillerée à soupe toutes les 2 heures.

On se trouvera bien de l'application d'un ovule sédatif sur le col, par exemple :

Extrait d'opium	àà 0 gr. 05
Extrait de belladone	
Chlorhydrate de cocaïne	
Glycérine	Q. S. pour *un ovule*
Gélose	

Briquet (1) avait observé que certaines toux sèches, rebelles, survenant pendant une période d'aménorrhée, de préférence, cessaient complètement pendant le sommeil. C'est là une preuve de l'origine reflexe et nerveuse de cette affection, et on ne saurait trop chercher à amener une sédation du système nerveux par les préparations au chloral, les préparations bromurées. On essaiera le chanvre indien, ou la préparation américaine connue sous le nom de bromidia, les formules à la valériane (extrait, poudre, teinture, tisane), le bromure de zinc; par exemple :

Bromure de zinc	àà 0 gr. 50
Valérianate de zinc	
Oxyde de zinc	
Conserves de roses	Q. S. pour 10 pilules

De 1 à 3 pilules.

(Vaucaire).

Au moment de la menstruation, la toux sera traitée par tout ce qui peut régulariser la fonction cataméniale. Pédiluves, sinapismes et ventouses sur les lombes, injections à 45° avec la canule à double courant d'Auvard, *avant*; apiol (0 gr. 10 à 0 gr. 20), teinture d'iode (X à XV gouttes), ou, au contraire ergotine et hamamelis, *après*.

Pour les laryngites consécutives et réflexes qui surviennent au début des règles, je me sers de fumigations avec :

Menthol	4 grammes
Essence de melaleuca	1 —
Huile d'olive	100 —

Une cuillérée à café dans une cuvette d'eau chaude.

(1) Briquet. *Recherches sur l'hystérie*. 1859.

L'asthme utérin relèvera des préparations à base de datura ou de belladone : et c'est là que les sédatifs du système nerveux pourront être administrés, en particulier le chloral et le bromure ou l'association des deux médicaments.

Y a-t-il métrite, on fera disparaître la cause par des pansements appropriés, dans certains cas on aura recours au curettage qui a eu tant de vogue et dont on commence à reconnaître les abus. J'ai toujours eu à me louer personnellement du chlorure de zinc que j'emploie, non pas en crayons, mais en badigeonnages, et n'ai jamais vu d'atrésie. Pour le col, je me sers d'une solution à 1/20 ; et pour le corps d'une solution à 1/50. Ce médicament est caustique, il détruit bien les fongosités, et est hémostatique.

S'il y a un polype, on l'enlève avec une pince, ou avec l'anse galvanique, qui a l'avantage de ne pas faire saigner.

Dans les affections des annexes (non justiciables d'une opération bien entendu), le repos et le massage constitueront les indications.

Puis, on ne se contentera pas seulement de traiter le symptôme, on recherchera la cause. Il faudra, dans certains cas, s'enquérir de la façon dont la malade se couvre, lui recommander de ne pas parler, et en tous cas de parler sans forcer la voix, de marcher lentement, et de ne marcher que le ventre bien soutenu.

La toux vient elle d'une déviation, on la traitera par les moyens appropriés : Massages, hydrothérapie, repos moral et physique, seront d'abord prescrits. Pour l'antéversion, une ceinture de Glénard, ou une ceinture à pelote, un pessaire de Hewitt ; pour l'antéflexion, les mêmes procédés, combinés quelquefois à la tige intra-utérine de Lefour. Pour la rétrodéviation, le pessaire de Gaillard Thomas, le pessaire de Hodge, le pessaire en traîneau. Pour l'abaissement, le pessaire de Dumontpallier, la pelote de Gariel, ou l'hystérophore (qui est d'ailleurs un mauvais moyen).

Il faudra même se préoccuper des symptômes concomitants comme la pleurodynie, les névralgies de toutes sortes, combattues au moyen des analgésiques nombreux que nous possédons, antipyrine, phénacétine... etc... Pour ma part, j'emploie deux procédés : d'abord des badigeonnages *loco dolenti* au moyen de la préparation suivante :

Menthol	1 gr.
Sulfure de carbone	30 gr.

L'odeur de ce médicament est infecte, et l'effet est fugace, mais il calme assez bien. Puis je prescris des cachets de Citrophène.

Citrophène	àà 0 gr. 50
Bicarbonate de soude	

Pour un cachet de 1 à 3.

Les palpitations seront combattues. La tendance à la névrose sera traitée par les douches, les bains, les bromures, l'isolement, la suggestion.

On pensera à la possibilité de voir apparaître une hernie à la suite d'une toux un peu persistante.

Enfin pour résumer on pourra, selon les conseils de Martinet (1) suivre les trois indications suivantes :

(1) Alp. Martinet. Les toux dites réflexes. *Presse médicale*. 23 janvier 1901.

Diminuer l'excitabilité reflexe du centre bulbaire : par l'opium, la morphine, les bromures, les pilules de Méglin, etc...

Agir sur le point de départ du réflexe : dans le cas qui nous occupe on traitera l'utérus, la déviation, la grossesse, etc.

Agir sur les voies centrifuges : par la révulsion lombaire par exemple, par une mouche de Milan, placée sur le phrénique, etc.

Exercer une action inhibitrice centrale : ce qui regarde le médecin, qui devra exercer une suggestion sur sa cliente, ou lui imposer un milieu lui convenant.

Tels sont l'étude et le traitement de la toux utérine. C'est un sujet étudié par les modernes et pourtant Aran, ce gynécologue qui a vu tant tant de choses, en a parlé le premier. Courty ne s'en était pas désintéressé et Martineau en faisait un spasme concomitant avec les névroses cardiaques, les palpitations, les névroses vésicales... Cazeaux lui consacrait quelques lignes et la comparait à la coqueluche, et déjà Tarnier et Budin l'avaient signalée dans la grossesse, ainsi que l'heureuse influence du bromure.

Peut-être en voit-on plus souvent à notre époque, parce que le système nerveux est plus surmené et les génitalités plus fréquentes, probablement aussi parce que l'on sait mieux les étudier, et Müller a raison quand il dit que : « Si on répète sans cesse dans le monde que les maladies de l'utérus sont infiniment plus communes aujourd'hui qu'autrefois, cela tient à ce que les anciens observaient moins souvent les maladies parcequ'ils les connaissaient beaucoup moins que les modernes ».

REVUE DES PUBLICATIONS SCIENTIFIQUES

Maladies infectieuses

Dr LESAGE

Médecin des hôpitaux

L'immunité contre l'infection malarigne (*Centr. f. Bacteriologie*, etc., n° 7, 1901). — Le Pr Celli (de Rome) revient sur cette question traitée par lui deux ans auparavant dans la même publication. On peut observer une immunité naturelle chez certains individus, chez d'autres cette immunité se développe après disparition de la première attaque. On n'a pu jusqu'ici obtenir une immunité artificielle, ni par l'injection de sérum, ni par injections de produits provenant d'anophèles par exemple; seules, quelques préparations chimiques permettent d'obtenir un résultat.

Celli a, d'un autre côté observé des cas où des individus possédant l'immunité naturelle contre la malaria ont été brusquement atteints un beau jour sans qu'on puisse déceler la cause de l'attaque. Cette immunité naturelle, d'ailleurs très rare, n'est donc pas de longue durée, alors que celle acquise à la suite d'une première atteinte de malaria dure beaucoup plus longtemps.

Les recherches de l'auteur, relatives à l'existence d'une hémolysine malarienne spécifique, n'ont pas jusqu'ici abouti à un résultat positif et l'efficacité prophylactique de cette substance semble peu probable.

Il en est autrement des produits chimiques. Le bleu de méthylène, par exemple, donne de bons résultats, mais on sait que ses inconvénients sont par trop nombreux (coloration des urines et de la salive, troubles urinaires, etc.).

La quinine, dont le goût est amer et qui engendre bientôt des troubles trop connus pour qu'il soit nécessaire d'insister, n'est pas pratiquement utilisable, car les sujets en expérience sont trop enclins à s'abstenir de l'ingérer.

Seule, l'euquinine, à la dose de 0 gr. 50 par jour, divisés en deux doses, a été facilement acceptée par les paysans incultes des maremmes de la Toscane et des marais pontins. On a pu l'administrer pendant 1 à 5 mois de suite sans que les sujets se soient plaints de maux d'estomac, de bourdonnements d'oreilles ou autres troubles. Sur 110 personnes en expérience, 12 seulement, soit 10,34 0/0 furent atteintes de malaria, alors que sur 271 individus non traités, 172, soit 63,46 0/0 eurent des accès typiques.

En résumé, étant donné l'impossibilité de faire ingérer dans ces conditions, et à ces doses la quinine ordinaire, sans inconvénient pour les sujets en expérience, il y a lieu de s'adresser à l'euquinine comme médicament prophylactique de la malaria.

E. Vogt.

Traitement de l'hémorragie intestinale dans la fièvre typhoïde, par Alexandre Thomson (*Mercks Archives*, août 1901). — Aussitôt que l'hémorragie s'est déclarée il faut administrer au malade toutes les demi-heures une pilule contenant 0 gr. 05 d'acétate de plomb et 0 gr. 015 d'extrait d'opium, sans attendre l'arrivée du médecin, la famille devant être prévenue par lui de cette éventualité. Parmi les médicaments qu'il faut recommander, il faut citer le sous-nitrate ou le sous-gallate de bismuth; l'administration des antiseptiques doit s'accompagner d'un repos intestinal obtenu par l'usage des opiacés (opium à l'intérieur ou piqûres de morphine). On continuera ensuite par l'emploi du tannin, de l'acétate de plomb et de la créosote. La vessie de glace dans la fosse iliaque agit en combattant l'hypérémie et en abaissant la température. L'ulcération est, en général, située trop haut pour que l'on puisse agir par les injections rectales astringentes. Quand l'hémorragie a cessé, on peut sans inconvénient relâcher l'intestin par une dose d'huile de ricin.

P. Sainton.

La perforation intestinale typhique : (diagnostic) et traitement (*Journal de Médecine et de Chirurgie*) Art. 1900-1901 par N. Mauger, de Versailles. — Nous donnions récemment (1) l'analyse d'un travail de M. Maclagan sur le traitement chirurgical de la fièvre typhoïde, ou mieux de ses complications abdominales. On se rappelle que cet auteur émet la proposition hardie

(1) *Revue de Thérapeutique* du 1er sept. 1901.

d'ouvrir et de vider le cœcum, encombré de produits septiques. Lorsqu'ils causent des symptômes graves vers la fin de la maladie. La monographie de M. Mauger a trait plus spécialement au traitement des *perforations typhiques* et c'est en raison des détails de technique qu'il contient, que nous en faisons ici un court résumé.

Le diagnostic précoce est indispensable, les statistiques le prouvent, pour mettre de son côté les plus grandes chances de guérison. Pourtant, en pratique, il s'est écoulé parfois de 24 à 60 h. depuis le début de la perforation, sans que le résultat ait été fatal. Quels sont donc les éléments dont le concours assure ce diagnostic? Voici, suivant l'importance :

La douleur, très variable comme intensité mais constante.

Le pouls; fréquence et dépression.

La température; le plus souvent *hyperthermie*, mais hyperthermie observée parfois. Signe incertain.

Le facies; un des meilleurs symptômes, pour le médecin qui a suivi le malade au jour le jour.

Le tympanisme abdominal facile à constater et qui ne manque guère. Rappelons que M. Maclagan cité plus haut, joignait à ce signe le suivant: *diminution de la respiration abdominale* : Ce signe est corrélatif de la rigidité musculaire des parois.

Disparition de la matité hépatique.

La défense musculaire, signe précoce et un des plus décisifs. C'est le ventre en bois des blessés dans la région abdominale.

Troubles vésicaux; miction douloureuse.

Disparition des selles; signe frappant chez le typhique.

Frissons, peuvent manquer.

Vomissements; plus tardifs dans cette variété de péritonite.

MM. Loison et Ferrier concluent ainsi : le diagnostic est quelquefois facile, souvent difficile, rarement impossible.

On a objecté les erreurs dont sera cause l'établissement d'un diagnostic précoce. Il suffit de les connaître: *simple rechute* de la maladie, typhoïde annoncée par de l'*hyperthermie*. Mais on aura alors un retour des symptômes : diarrhée, céphalalgie, etc.

Appendicite paratyphoïde; survient en pleine convalescence, avec son point de Mc Burney.

Complications suppuratives; révélées toujours par un examen approfondi.

L'*hypothermie* accompagne l'*hémorragie intestinale*; cette erreur est plus grave. Il faut examiner si le pouls présente le caractère propre aux hémorragies et attende l'élévation thermique consécutive.

La défervescence brusque signalée par Jaccoud. Dans le *stade amphibole*, on a des abaissements de température qui peuvent être dus à des hémorragies intercurrentes, telles qu'épistaxis, infarctus pulmonaires, avortement. *La dégénérescence hépatique* médicamenteuse (Roger) — digitale, quinine — ou suite de complications pulmonaires produit aussi l'hypothermie brusque.

La *myocardite* déprime le pouls et peut induire en erreur. Le simple *météorisme* très accusé a été cause d'une méprise.

Mais, comme on le sait maintenant, l'erreur n'a jamais été préjudiciable et l'on peut s'en tenir à la règle de conduite suivante : le typhique, après un examen très sérieux, le diagnostic restant en suspens, doit plutôt bénéficier du doute.

L'opération doit être immédiate, d'après M. Lejars, différée jusqu'à la fin du choc, selon Platt, W. Keen et Loison. D'ailleurs, en pratique, il s'écoule bien de 10 à 12 heures, temps dont on profitera pour injecter au malade de l'*éther* et de la *caféine*, avec abondance de *sérum sous-cutané*.

La durée de l'intervention doit être courte, on s'efforcera de ne pas dépasser une demi-heure. Anesthésie au chloroforme.

Incision latérale ou médiane, peu importe, parfois les deux (Peyrot et Heurteaux), pour s'assurer des contre-ouvertures suffisamment larges.

Une *méthode de recherches* doit être rigoureusement suivie pour épargner du temps.

On va droit au cœcum et a l'appendice; on explore ensuite délicatement les *50 derniers centimètres de l'iléon*, siège habituel des perforations. On songe aussi aux diverticules intestinaux (de Meckel), où siège parfois le point perforé.

Celui-ci est ordinairement trouvé béant, laissant s'écouler du liquide fécal.

La perforation trouvée, comment la traitera-t-on?

Il ne saurait être question de résection de l'intestin, inutile aggravation du choc, sauf pour l'appendice ou le diverticule de Meckel.

La suture est le procedé de choix. Elle sera ou non précédée de l'abrasion des bords; un simple enfouissement avec des *points séro-séreux* de Lembert séparés, sur deux rangs est la pratique la plus recommandable. Aucun rétrécissement n'est à craindre.

Explorer ensuite rapidement les anses voisines: dans 82,6 p. 100 des cas la lésion est unique; mais comme une *perforation consécutive* est venue parfois compromettre les résultats obtenus, il importe de suturer préventivement les ulcérations qui paraissent devoir se perforer.

Tamponnements, si la péritonite est circonscrite: *lavage à l'eau bouillie ou au sérum à 5 0/00* dans la majorité des cas, où la péritonite est généralisée d'emblée.

Drainage par de la gaze ou de gros tubes, avec suture incomplète des incisions de la paroi; champagne et sérum. Surveillance étroite du malade.

A. Benoit.

Traitement de la scrofulose et de la tuberculose par frictions (*Therap. Monatshefte*, août 1901). — Rohden pratique depuis 5 ans cette méthode, aujourd'hui beaucoup plus facile à exécuter qu'autrefois, grâce à l'emploi d'un topique spécial, le *dermosapol*, qui contient 50 0/0 d'huile de foie de morue, du baume du Pérou, des proportions minimes d'huiles éthérées (cannelle, citron, thym), de la lanoline, de l'axonge, de la glycérine et un peu d'alcalin. La préparation ne présente pas trace d'odeur d'huile de foie de morue.

Les recherches instituées sur la salive et les urines ont démontré à l'auteur que les frictions au dermosapol permettent de faire absorber de grandes quantités des principes actifs que contient l'huile de foie de morue. Des masses ganglionnaires volumineuses disparaissent sous l'influence du traitement (2 à 3 frictions par jour). On fera bien, avant de frictionner, de procéder à un nettoyage à l'alcool suivi d'un lavage à l'eau de la région choisie : cette région est fort variable, car on peut passer successivement du dos à la poitrine, à l'abdomen et aux extrémités. On utilisera 100 grammes du produit en 10 à 12 jours. On n'observe jamais de dermatite à la suite de l'emploi du dermosapol.

Les effets thérapeutiques consistent dans une augmentation des oxydations, toujours réduites chez le scrofulo-tuberculeux, et dans le transport par la voie des lympathiques, d'huile de foie de morue et d'essences à effet antiphlogistique.

Le dermosapol additionné de 5 0/0 d'iodure de potassium présente une action encore plus énergique : on peut se procurer aussi un produit contenant 5 0/0 d'aldéhyde formique, que l'on peut employer avec autant de succès que son congénère.

E. Vogt.

Maladies générales non infectieuses et intoxications

Dr Chassevant

Professeur agrégé à la Faculté de Médecine

Le traitement du rhumatisme par l'acide acétylsalicylique (aspirine) par Protin (de New-York) (*Mercks Archives*, juillet 1901). — L'auteur a traité un grand nombre de rhumatismes pendant 7 mois avec l'aspirine et en a obtenu les meilleurs résultats, elle raccourcit la marche et diminue la gravité de la maladie, elle soulage la douleur. Elle semble sans action sur l'estomac et ne donne ni tintement d'oreilles, ni migraines. Elle abaisse la température et n'a aucun effet nuisible sur le système nerveux, ni sur le cœur.

P. Sainton.

Le lumbago et son traitement par Plicque, *Presse Médicale*, nº 58, p. 84, 1901). — La variété la plus ordinaire de lumbago est le lumbago rhumatismal. Celui-ci survient sous l'influence d'un refroidissement et surtout d'un refroidissement portant sur le corps en sueur, particulièrement chez les sujets surmenés et chez les arthritiques.

On ne doit pas confondre ce lumbago avec le lumbago traumatique, dû à une rupture musculaire, et qui survient à la suite d'un effort. La douleur dans ce cas est unilatérale. D'ailleurs on ne constate pas, dans cette affection purement locale, les phénomènes généraux, (courbature, état fébrile, embarras gastrique) qui accompagnent le lumbago rhumatismal.

Ces diverses affections doivent être distinguées des douleurs lombaires qui peuvent être le premier symptôme d'une maladie générale : grippe, fièvre typhoïde et surtout variole; de celles qui se montrent au cours de la néphrite aiguë, enfin des douleurs lombaires réflexes dues à des affections abdominales : rein flottant, coliques néphrétiques, hémorroïdes, constipation, anévrisme, abcès ossifluent ou de celles qui peuvent révéler l'existence d'un mal de Pott, d'une méningo-myélite.

La blennorragie peut déterminer des douleurs lombaires; celles-ci peuvent encore être dues au cours de cette maladie, aux médicaments employés (santal) ou être la conséquence d'une complication (néphrite ou méningo-myélite), d'une arthropathie sacro-iliaque méconnue, et tardivement d'un rétrécissement de l'urèthre. La syphilis, au début, peut s'accompagner de douleurs lombaires, lesquelles peuvent aussi survenir indirectement sous l'influence d'exostose, de néphrite, de méningo-myélite.

Dans le lumbago rhumatismal des émissions sanguines locales (ventouses scarifiées, sangsues), procurent un soulagement rapide. Il en est de même des applications chaudes locales (linges chauds, briques chauffées, bouillotes), des révulsifs :

Baume de Fioraventi......	3 parties.
Chloroforme........	1 partie.

Imbiber de ce mélange une compresse et recouvrir ensuite avec un linge imbibé d'eau fraîche Laisser le tout en place pendant cinq minutes.

On peut encore pratiquer des frictions avec :

Menthol............	āā 5 grammes.
Camphre...........	
Hydrate de chloral..	

(Salis-Cohen).

Faire pratiquer un massage modéré, des pulvérisations de chlorure de méthyle (très superficielles et très larges), la fadarisation au pinceau, avec un courant aussi intense que possible.

Les injections épidurales récemment vantées, à la dose d'un centigramme de cocaïne, sont souvent efficaces ; elles sont préférables aux injections arachnoïdiennes qui peuvent entraîner l'intoxication cocaïnique, même avec des doses très faibles (0 gr. 005).

Les injections sous-cutanées de sérum artificiel, à petites doses (0 gr. 05) calment aussi les douleurs, de même que les injections sous-cutanées d'antipyrine et de cocaïne :

Antipyrine..	5 grammes
Cocaïne..............	0 gr. 10
Eau distillée...........	10 grammes

Dans le lumbago traumatique le massage et les bains prolongés constituent la médication de choix, sauf quand il existe un gros hématome. Dans ce cas on prescrira des applications de compresses trempées dans la solution suivante :

Chlorhydrate d'ammoniaque............	20 grammes
Teinture d'arnica.....	10 —
Eau..................	500 —

Les compresses seront appliquées tièdes et recouvertes d'un taffetas gommé.

Si l'hématome était dû en partie à l'hémophilie, les émissions sanguines seraient particulièrement contre-indiquées.

Le traitement général est utile dans la syphilis (mercure). Dans le lumbago rhumatismal le salicylate de soude, le salophène, l'antipyrine sont à peu près sans action.

Le traitement de l'anémie, de la chlorose, de la constipation, de la neurasthénie est indiqué dans les formes prolongées ; de même celui des troubles utéro-ovariens, s'il y a lieu.

Dans le cas de lithiase urinaire, latente, le régime, les diurétiques, le traitement thermal sont nécessaires.

G. Lyon.

Chirurgie générale

Dr Benoit

Ancien interne des hôpitaux

Traitement de la luxation congénitale de la hanche (*Bul. gén. de thérapeutique*, 23 août 1901). — Laval, après un résumé des méthodes actuellement utilisées, conclut en ce sens, qu'au point de vue anatomique, il est indéniable que les interventions sanglantes obtiennent, plus souvent que les interventions non sanglantes, la réintégration complète de la tête fémorale dans la cavité cotyloïde. La tête est remise en place et y reste, parfois même trop bien, quand il se produit une ankylose. Dans la méthode non sanglante, souvent la tête qui a été rentrée se reluxe quelque temps après, mais le plus souvent elle n'est pas remise dans la cavité cotyloïde et le résultat obtenu est une transposition, non une réposition, ce qui s'explique quand on songe que la cavité cotyloïde n'existe parfois pas, que la tête fémorale est aplatie et déformée.

Anatomiquement, la guérison n'est donc pas obtenue : mais elle peut l'être fonctionnellement. Pour qu'un enfant ne boite plus, il n'est pas indispensable que la tête fémorale retrouve ses rapports normaux : on obtiendra un résultat semblable en créant artificiellement une néarthrose solide aux environs de la cavité cotyloïde. Aussi les résultats fonctionnels peuvent-ils rivaliser, dans la méthode non sanglante avec ceux de la méthode sanglante : dans les deux cas, le raccourcissement varie de 1 à 3 cent.

Ce qui diffère c'est la fréquence des ankyloses et des attitudes vicieuses à l'actif du second procédé ; ces accidents s'expliquent par l'irritation du tissu osseux. Les accidents de la première méthode furent au début assez nombreux : aujourd'hui, on n'emploie plus une force trop considérable ou trop brutale : les accidents ne comportent du reste pas un pronostic défavorable et ne compromettent pas d'habitude les fonctions du membre.

La mortalité opératoire est beaucoup plus élevée avec la méthode sanglante.

En présence d'une luxation congénitale, l'auteur conseille donc de commencer le traitement dès le diagnostic établi, par l'extension continue qui amène rapidement la réduction : pour maintenir cette réduction, on applique un appareil contentif, le membre étant placé en abduction modérée. Ce traitement durera au besoin plusieurs années, jusqu'à ce que le médecin soit convaincu qu'il n'y a plus de tendance au déplacement.

Passé les premières années, il faut recourir au traitement chirurgical : la méthode non sanglante s'impose, pour les enfants de moins de 10 ans, pour les luxations unilatérales, de moins de 8 ans pour les doubles. L'âge le plus favorable est de 5 à 6 ans. Pour obtenir une marche normale, il faut en même temps traiter les muscles pendant 2 à 3 ans consécutifs.

Après 10 ans, ou auparavant en cas d'échec des méthodes non sanglantes, le chirurgien est autorisé à recourir à la méthode sanglante.

E. Vogt

Gangrène gazeuse bénigne du membre inférieur par M. Thévenot (de Lyon). (*Gazette des Hôpitaux*, 6 août 1901). — Une observation de gangrène gazeuse remontant jusqu'à la racine de la cuisse, après un écrasement du pied par roue de wagon. Sur le refus du malade de subir une intervention radicale, un traitement conservateur fut adopté. Mise à l'air du foyer de septicémie aiguë par des incisions, sur l'articulation tibio-tarsienne ouverte, puis le long de la saphène interne, et enfin à la racine de la cuisse. Un liquide sanieux mêlé de gaz s'écoule par toutes ces incisions, dans lequel la présence du vibrion septique est constaté. Quelques jours plus tard, la gangrène du pied ayant produit un sillon d'élimination, on fait une opération atypique ayant pour but de libérer le membre du sphacèle.

Moyennant une résection portant sur la partie inférieure du tibia et du péroné, le moignon put être rabattu sans aucune suture, ni ligature vasculaire. Pansement à la gaze iodoformée emprisonnant de l'air et guérison. Le blessé s'appuyait parfaitement sur son moignon.

Conclusions : deux cas; ou bien il s'agit de gangrène *bénigne* gazeuse et on peut s'abstenir, devant la conservation d'un bon état général, de tout délabrement chirurgical grave. Ou bien c'est une gangrène sphacélique foudroyante, avec dyspnée, agitation, fréquence du pouls, et le sacrifice du membre (amputation ou désarticulation) s'impose et devient même souvent inutile. En tout cas, pour peu que la marche de la gangrène gazeuse soit lente, elle offre prise au traitement, l'agent pathogène, le vibrion septique, étant le même dans les deux cas. Celui ci est anaérobie. L'introduction de l'air dans les foyers par de larges incisions, les pansements iodoformés larges, l'arrosage avec l'eau oxygénée donnent des guérisons rapides.

A. Benoit.

Le gaïacol et la créosote comme traitement de l'érysipèle gangréneux, par le Dr Aurelio Martin (*La Union de los Médicos titulares de España*, juin 1901). — L'auteur cite un cas d'érysipèle gangréneux, s'étendant du lobule de l'oreille jusqu'à la fourchette du sternum où, vu l'inutilité de tous les moyens mis en pratique et l'extrême gravité du cas, il a employé le traitement suivant recommandé par le Dr Gonzalez Campo : lavages quatre fois par jour avec une dissolution de créosote à 2 : 1000 : application consécutive d'une pommade ainsi formulée :

Gaïacol	4 grammes
Lanoline	} āā 20 —
Vaseline	}

La marche de la gangrène s'est arrêtée, les surfaces ulcérées ont pris meilleur aspect et la guérison ne s'est pas fait attendre.

F. Berini.

L'aspiration évacuatrice dans le traitement des péritonites aiguës, par Guéniot (*Gazette des hôpitaux*, 13 août 1901). — Le drainage purement abdominal n'assure pas l'évacuation complète des liquides péritonitiques, à cause de la stagnation forcée dans les parties déclives.

Pour obtenir, par le simple drainage abdominal, une évacuation aussi parfaite que possible, on a coutume, en renouvelant le pansement, d'exercer sur le ventre une pression qui fait sourdre une nouvelle quantité de liquide. Cette manœuvre atténue, mais elle ne supprime pas d'une façon absolue l'effet de la déclivité. D'autre part, cette pression, qu'on fait d'autant plus forte qu'on la veut plus efficace, est souvent douloureuse pour le malade, surtout avec la péritonite qui exagère la sensibilté abdominale.

On obtient une évacuation bien plus parfaite, et sans douleur pour le malade, en substituant à la méthode d'expression couramment employée la méthode d'aspiration, peu usitée et qu'il est pourtant facile d'appliquer comme il suit.

Un gros drain de caoutchouc, sans trous latéraux, plongeant à fond dans le ventre, jusque dans le cul-de-sac de Douglas, un tube de verre de moindre calibre et suffisamment long est introduit à l'intérieur de ce drain, et on l'enfonce progressivement, aussi profondément qu'il le faut; à l'extrémité extra-abdominale du tube de verre se trouve adapté un tube de caoutchouc dont l'autre extrémité présente un embout qui sert à le relier à la pompe de l'aspirateur de Dieulafoy. La pompe est alors manœuvrée, grâce à son jeu de robinets, de manière à aspirer d'abord le liquide du ventre, puis à le refouler à l'extérieur : la manœuvre aspirante et foulante est recommencée autant de fois qu'il est nécessaire pour assécher la cavité péritonéale.

L'indication la plus formelle et le succès inespéré de cette méthode, c'est la septicémie péritonéale aiguë, avec présence dans le ventre d'une faible quantité de liquide, de sérosité sale, très toxique. On peut guérir quelques-uns de ces cas désespérés, grâce à l'aspiration évacuatrice poussée à fond, renouvelée aussi fréquemment qu'il est besoin, et combinée, bien entendu, à l'emploi des injections massives et réitérées de sérum artificiel, sous-cutanées ou au besoin intra-veineuses, des injections répétées de caféine, de la glace à l'intérieur et de l'application large sur le ventre de vessies de glace, placées non pas au-dessus du pansement, mais dans l'intérieur même du pansement, entre deux couches d'ouate.

E. Vogt.

Les injections rachidiennes épidurales par ponction du canal sacré, par Cathelin (*Journal des Praticiens*, n° 34, p. 529. 1901). — Essayée expérimentalement en janvier 1901, chez le chien, dans le laboratoire du Pr Richet, la méthode des injections rachidiennes épidurales, a été appliquée chez l'homme par M. Cathelin, dans le service du Dr Lejars, à l'Hôpital Tenon (3 février), et les premiers résultats obtenus ont été communiqués à la Société de Biologie le 27 avril.

Données anatomiques. On sait qu'il existe sur toute la hauteur du canal vertébral un espace très étroit compris entre la dure-mère spinale et le périoste du canal rachidien. Dans cet espace, appelé épidural ou sus-dureméríen, sont étagées les racines nerveuses avant leur sortie des trous de conjugaison. Toutes ces paires rachidiennes sont d'ailleurs entourées d'une gaîne dure-mérienne. En outre, les plexus veineux y sont très riches.

Tandis que la moelle finit au bas de la colonne dorsale pour se continuer par les nerfs de la queue de cheval, le cul-de-sac dural se termine, lui, à la deuxième vertèbre sacrée; au-delà, il n'existe avec les parois sacro-coccygiennes que du tissu cellulaire remplissant tout le canal sacré, ce dernier fermé en bas par le ligament obturateur sacré inférieur.

Expérimentation. Il est facile de faire pénétrer chez le chien et chez l'homme une aiguille dans le canal sacré, après perforation du ligament. Les solutions injectées ne pénètrent pas dans les espaces sous-arachnoïdiens ou sous-duraux, ce qui écarte tout danger d'une action directe sur le cylindre médullaire, partant sur les centres cérébraux eux-mêmes.

La dure-mère spinale est adhérente à l'occipital, ainsi qu'au niveau des trous de conjugaison. Ces adhérences arrêtent d'une part la progression du liquide au trou occipital et empêchent, d'autre part, les injections de fuser latéralement.

La cavité épidurale, abordée par le canal sacré est d'une tolérance extrême; on peut injecter plus d'un litre de liquide chez un chien de poids moyen, sans aucun accident.

Les substances injectées agissent surtout par voie circulatoire, par osmose et dialyse au travers des riches plexus veineux qui forment presque à eux seuls tout l'espace épidural, véritable éponge veineuse douée d'un pouvoir absorbant considérable.

L'injection de cocaïne par voie sacrée ne détermine pas d'analgésie complète et totale.

Technique chez l'homme :

1° Placer le malade dans son lit, soit en position latérale inclinée (en chien de fusil), soit en position génu-pectorale, les jambes fléchies sur le bassin de façon à tendre le ligament obturateur sacré inférieur.

2° Laver à l'eau savonneuse et à l'alcool, la région sacrée inférieure sur une étendue large comme la main.

3° Chercher l'orifice inférieur du canal sacré. C'est un triangle isocèle à base coccygienne avec un tubercule aux trois sommets.

Pour le repérer :

a) suivre la tête sacrée de haut en bas jusqu'à ce que le doigt tombe dans une légère dépression limitée latéralement par deux tubercules, qui sont les cornes inférieures du sacrum, toujours plus marquées que le tubercule supérieur au sommet de la dernière apophyse épineuse sacrée; *b*) si l'on sent mal la crête sacrée, chercher par tâtonnement les deux tubercules latéraux à deux centimètres environ au-dessus de la rainure interfessière; mais, comme dans la position latérale, l'une des fesses tombe sur l'autre, le triangle sacré n'est plus exactement dans la continuation du pli inter-fessier, il est à un centimètre au-dessus, surtout chez des personnes grasses.

La tendance est de toujours explorer trop bas, vers le coccyx où l'on sent plusieurs tubérosités qui peuvent induire en erreur.

4° Ponctionner vers le sommet de ce V ou U osseux, au-dessus de la ligne bituberculeuse, et sous la pulpe de l'index qui repère ce triangle, puis enfoncer l'aiguille, d'abord légèrement oblique à 10° sur l'horizontale, pour éviter de glisser sous la peau et jusqu'à ce qu'on ait la sensation de perforer le ligament qu'on crève comme une peau de tambour, puis abaisser le pavillon et pousser alors l'aiguille horizontale de cinq centimètres, en restant dans un plan bien médian pour éviter la piqûre des nerfs sacro-coccygiens. L'aiguille est alors bien enclavée dans le canal sacré; le malade peut remuer sans inconvénient.

5° Pousser l'injection lentement. Jamais il n'y a d'incident. Une goutte de sang au pavillon de l'aiguille obligera seule à la replacer ou à faire une nouvelle ponction.

Un repos de quelques heures après l'injection est prudent. On ne doit jamais forcer, l'aiguille devant entrer comme dans un corps mou.

6° Il convient de se servir d'une aiguille de 6 c. de longueur, de 7 dixièmes de mm. de diamètre et de 3 mm. de bizeau, en acier.

Indications. Sciatiques, lumbago, toutes les névralgies des membres inférieurs, les douleurs lombo-fessières, les névralgies intercostales, les douleurs viscérales des tabétiques, le torticolis. Arthrites sèches aiguës, cancers inopérables du rectum, fissures et crises hémorroïdaires, vaginisme et douleurs aiguës des cancers utérins, crises douloureuses des organes abdominaux, en particulier des organes génito-urinaires.

La substance à injecter est le chlorhydrate de cocaïne à 1 ou 2 0/0, à la dose de 1 ou 2 cent. cubes. Colleville (de Reims) a employé avec succès le gaïacol iodoformé. Le sérum artificiel a même donné des résultats favorables.

On peut répéter l'injection, si besoin est, deux ou trois fois, à un ou deux jours d'intervalle.

On peut encore utiliser la méthode épidurale pour l'absorption médicamenteuse générale; c'est une voie tout indiquée pour l'injection des sels mercuriels solubles (cyanure, benzoate), chez les syphilitiques, surtout dans le cas de syphilis grave, à forme cérébro-médullaire; pour le chloral en cas de tétanos, pour les sérums thérapeutiques.

En résumé, la méthode épidurale se recommande par sa bénignité absolue, sa grande facilité d'exécution, par ses résultats.

G. Lyon.

Les pansements à l'alcool (*Pesther med.-chir. Presse*, 25 juin 1901). — Tamko a introduit, depuis 1899, le pansement à l'alcool dans l'hôpital militaire de Szegedin. On procède de la façon suivante : 6 à 8 couches de tarlatane stérile sont imbibées d'alcool rectifié et placées toutes humides sur la partie malade: par dessus du taffetas gommé avec des trous de 0,6 centim. distants les uns des autres de 2 cm. dans tous les sens. Sur ce taffetas, on met une couche d'ouate épaisse de deux travers de doigt et on fixe avec une bande de tarlatane. La plaie devient le siège d'une forte sensation de brûlure, à laquelle succède d'ailleurs bientôt un sentiment d'agréable fraîcheur.

Toutes les 12 heures, on change le pansement: dans les cas graves, on se contente de l'humecter toutes les 4 à 5 heures.

Si l'on ne perfore pas le taffetas gommé la sensation de brûlure dure plus longtemps et est beaucoup plus intense que lorsqu'on prend cette précaution.

Les cas traités sont les suivants : *16 lymphadénites inguinales* avant la période de suppuration : dans 10 cas, il y eut régression sans récidive ultérieure : dans 6 cas, la suppuration se développa malgré 2 à 4 jours de pansements antérieurs à l'alcool. Dans les cas favorables, la régression fut obtenue en 3 à 10 jours : dans les autres, le pansement à l'alcool fut continué après incision de l'abcès et l'on combla la cavité, souvent anfractueuse, de tarlatane imbibée d'alcool. L'effet obtenu est tout à fait remarquable.

Dans le but d'avoir un point de comparaison, on soigna d'autres malades atteints de bubons par les procédés classiques Il résulte de cette étude que le pansement à l'alcool triomphe tout spécialement dans les cas où la cavité est vaste, anfractueuse, avec suppuration profuse, granulations torpides et cicatrisation très lente. Un pansement à l'alcool, succédant à d'autres topiques, transforme rapidement l'aspect de la plaie qui se déterge et se couvre de granulations de belle apparence. Ces effets ont été observés avec d'autres plaies à cicatrisation languissante.

Dans 16 cas de *phlegmons*, incisés avant ou après l'entrée à l'hôpital, on obtint avec l'alcool des guérisons sans complications : au bout de 1 à 3 jours l'œdème et la chaleur avaient cédé ainsi que la douleur. Dans 3 cas, la cicatrisation avec granulations de bel aspect marcha d'une façon vigoureuse jusqu'au moment où la plaie n'avait plus que la grandeur d'une pièce de 50 centimes : à ce moment, on n'obtint plus aucune amélioration, le fond de la plaie se durcit et l'on dut abandonner l'alcool et recourir aux cautérisations.

Dans 9 cas d'*abcès*, les résultats furent tous remarquables : parmi eux, il faut citer un cas de panaris qui nécessita l'ablation de la phalangette et guérit en 14 jours sous l'influence des pansements à l'alcool. Le même pansement fut enfin appliqué à des cas fort divers (*érysipèle, ulcère de jambe, parotidite*, etc.), et toujours avec le même succès.

L'inconvénient principal consiste dans le fait que chez les individus à peau sensible, l'érythème se développe facilement : il suffit d'enduire au préalable la peau du pourtour de la plaie avec de la vaseline pour se mettre à l'abri de cette complication.

E. Vogt.

Maladies des Voies digestives

Dr SOUPAULT

Médecin des hôpitaux

Le traitement des gastrites chroniques, par A. Robin (*Bul. gén. de thérapeutique*, 8 août 1901). — A la première période, il faut apaiser l'excitation fonctionnelle créatrice de la lésion anatomique, à la seconde, tenter d'arrêter l'évolution progressive de celle-ci, à la troisième, nourrir le malade, quoique la lésion paraisse irrémédiable.

Première période. — Commencer par le régime lacté absolu, en choisissant le lait stérilisé et en n'arrivant que progressivement aux doses utiles (3 à 4 litres) et en faisant de l'antisepsie indirecte au moyen d'agents actifs à doses trop faibles pour irriter la muqueuse gastrique (chlorure d'ammonium, soufre sublimé ou iodé, etc.).

Deuxième période. — On tentera ici encore le régime lacté absolu, qui est à la *troisième période* le meilleur mode d'alimentation, quand l'examen du contenu stomacal ne démontre pas l'absence du lab. Dans le cas où ce dernier existe, le lait sera utile si on l'additionne d'eau de chaux.

A quelque étape que ce soit, on continuera le lait aussi longtemps que possible, en ne cessant que si le poids diminue ou qu'un appétit impérieux se manifeste.

Dans l'étape acide de la deuxième période, le régime doit être sédatif, et stimulant dans l'étape de catarrhe muqueux. Dans la troisième période, on choisira les aliments qui séjournent le moins longtemps dans l'estomac, qu'ils soient apaisants ou excitants.

Comme règle générale, on ne donnera que des aliments réduits en purée, les aliments les plus digestibles.

Dans la période acide, le bouillon de pot au feu, les soupes épaisses, les viandes tendres, les aliments gélatineux, les poudres de viande, les poissons maigres, les œufs à la coque, les pâtes alimentaires, les légumes en purée cuits à l'eau, etc., seront les aliments de choix. Comme boisson, l'eau pure, la bière de malt coupée d'eau, les infusions aromatiques chaudes.

Dans la période du catarrhe muqueux, l'alimentation sera animale et comme boissons les eaux minérales stimulantes (Pougues, Vals, Saint-Galmier, etc.), les vins blancs légers, le thé et le café.

Dans le catarrhe acide, trois repas par jour suffiront : dans le catarrhe muqueux on en prescrira quatre à cinq : dans le stade atrophique, on conseillera cinq à six repas peu copieux.

Comme *médication*, il faut avant tout tenir compte aussi des 3 étapes évolutives de la gastrite chronique. La sédation convient à la première période et à l'étape acide de la seconde, la stimulation aux étapes ultérieures.

Stimulants. — Aux préparations classiques, quassia, quassine, l'élixir de Gendrin, strychniques, condurango, trèfle d'eau, ipéca à très faible dose associé au bicarbonate de soude, l'auteur ajoute le métavanadate de soude, à la dose d'une cuillerée à dessert 1/2 heure avant le second déjeuner, tous les 2 jours, d'une solution à 0.06 gr. pour 300 gr. d'eau.

Le persulfate de soude, à la dose d'une cuillerée à soupe une demi heure avant les deux principaux repas, d'une solution de 2 grammes sur 300 grammes d'eau, est aussi très utile; on cessera dès que l'appétit se manifestera.

La teinture d'iode, les iodures, le nitrate d'argent sont plus nuisibles qu'utiles. La gastérine de Frémont doit être essayée dans les cas rebelles.

Les vomitifs (ipéca 1,5 gr. en 3 paquets, tous les quinze jours) produisent de bons effets à condition d'être donnés aux seuls sujets encore vigoureux, avec stase et hypersécrétion muqueuse.

Les révulsifs (petits vésicatoires volants, tous les 10 à 15 jours pendant 2 mois) sont capables de donner d'excellents résultats et sont à tort négligés.

Le lavage de l'estomac n'est utile qu'occasionnellement quand l'estomac n'est pas vidé 6 à 7 heures après le repas et que les résidus en fermentation irritent la muqueuse.

L'électrisation, le massage, la gymnastique abdominale, contre-indiqués à la période de catarrhe acide, sont d'utiles adjuvants quand il s'agit de stimuler l'estomac.

Dans la période atrophique, le traitement médicamenteux direct n'a plus de raison d'être; on se trouve en présence d'un sac inerte. Il semblerait qu'en introduisant dans ce cas dans l'estomac de l'acide chlorhydrique, des ferments digestifs, on devrait obtenir une digestion artificielle remplaçant la digestion qui ne s'effectue plus. Mais, en pratique, les résultats sont bien incertains, car beaucoup de malades ne tolèrent en aucune façon cette médication.

Si, au cours de la deuxième et troisième étape de la gastrite chronique, des hémorragies surviennent, on cesse toute alimentation pendant 12 heures, puis on institue le régime lacté absolu. Pendant la période de jeûne on fait une injection sous-cutanée avec une solution stérilisée de gélatine à 7 00/00 et on fait ingérer toutes les trois heures une demie cuillerée à café de lait de bismuth. Il ne faut jamais se servir de la sonde pour introduire ce dernier médicament. Au moment où on reprend le régime lacté, l'auteur prescrit de préférence les pilules suivantes :

Iodoforme................	0 gr. 10
Goudron de Norwège......	0 gr. 50
Poudre de ratanhia........	0 gr. 50

Divisez en 10 pilules : 2 à 4 par jour.

E. Vogt.

Influence de la morphine sur la sécrétion stomacale (*Zeitschr. f. Klin. Medicin.* fasc. 5 et 6, 1901). — De l'importante étude physiologique et thérapeutique du Pr Riegel, il y a lieu de retenir ce fait que contrairement à une opinion assez répandue, la morphine, quel que soit son mode d'administration, exerce sur la sécrétion stomacale une action excitante manifeste ; il est vrai que cet effet ne se développe pas immédiatement. On ne doit donc employer la morphine que dans les cas où cette hypersécrétion des glandes stomacales ne présente aucun inconvénient. Dans le cas contraire, c'est l'atropine qu'il faudra choisir de préférence pour soulager les malades atteints de gastralgie, par exemple.

E. Vogt.

Résultats de l'extirpation totale de l'estomac par Ch. Rovsing (*Hospitalstidende*, 1901). — Les cas publiés de gastrectomie totale, cette question ayant été souvent traitée dans ces derniers temps, sont pourtant moins nombreux qu'on ne se l'imagine. L'observation relatée par M. Rovsing, cette année, ne serait, du moins jusqu'au mois d'avril dernier, que le quatrième cas connu. La malade, une femme de 56 ans se plaignait de douleurs gastriques persistantes; on lui trouva un rein mobile et l'on fit la néphropexie. Après une courte amélioration, reprise des douleurs. La malade se soumit alors à une laparotomie. L'estomac fut trouvé envahi par une tumeur annulaire, occupant toute sa partie moyenne et rendant toute anastomose impossible. Le pylore, ainsi que le cardia étaient libres; deux ganglions adhéraient au pylore. Vu la limitation des lésions, l'auteur décida de faire l'extirpation totale.

Le duodénum fut sectionné entre deux pinces; les épiploons liés et coupés et l'estomac attiré au dehors. Le canal cardio-œsophagien fut ensuite sectionné à son tour entre deux pinces; le tout sans aucun épanchement de liquide. Il était impossible de songer à affronter le moignon œsophagien rétracté au duodénum. Le chirurgien fit alors une implantation directe de l'œsophage dans l'anse du jejunum la plus rapprochée. Après avoir refoulé le contenu du petit intestin, il l'incisa longitudinalement et y fixa l'œsophage par deux plans de suture, le premier au catgut, entièrement perforant, comprenant toutes les tuniques, le second, à la soie était séro-séreux. Pas de drainage. Lavements nutritifs pendant six jours; après un collapsus assez prononcé, la malade se rétablit complètement. Voici quel était son régime trois mois après : au réveil, petit pain et tasse de thé; à dix heures, tasse de gruau et tranches de pain beurré; à midi, petite assiettée de potage, un peu de viande, de légumes et de pain; à trois heures, thé ou café, tasse de gruau et souper avec grillade, en pain beurré et tasse de thé.

A. Benoit.

Traitement médicamenteux de la putréfaction intra-intestinale (*Therap. Monatshefte*, septembre 1901). — Singer rappelle qu'aujourd'hui on n'espère plus grand résultat de la désinfection médicamenteuse de l'intestin. L'influence des médicaments sur le péristaltisme joue un plus grand rôle, à cet égard, que l'influence antiseptique. Mais même dans ce domaine on aura du mécompte, car le calomel, par exemple, qui présente les deux effets réunis, n'est pas un désinfectant intestinal de valeur, malgré tous ses avantages théoriques (poudre impalpable très peu soluble, inoffensive, antiseptique, etc.)

Les acides, que l'on peut placer entre les laxatifs et les antiseptiques purs, font partie des moyens de défense dont l'organisme dispose dans sa lutte contre la putridité du contenu intestinal. L'acide lactique par exemple, exerce une action marquée, décelable aisément par la diminution de l'indican des urines.

Que penser des grands entéroclysmes de Cantani? leur action est trop passagère, et il est dangereux de leur incorporer des désinfectants, puisque, aux doses où ils seraient utiles, ils risquent d'être trop rapidement absorbés et de provoquer des accidents; Rovighi a observé un cas d'intoxication après l'emploi d'une solution d'acide borique en entéroclysme : il a en outre, contrairement à Cantani, constaté que la putréfaction du contenu intestinal continue sans modifications après l'entéroclyse.

E. Vogt.

Influence exercée par l'urotropine sur les fermentations putrides de l'intestin, par le professeur Loebisch d'Innsbruck (*Wiener med. Presse*, nos 27 et 28, 1901). — Les recherches de l'auteur ont démontré que, **même à la dose de 2 gr.** d'urotropine par jour, les processus de putréfaction intra-intestinale subissent une régression marquée. Il y a donc lieu d'utiliser le produit dans tous les cas où l'emploi de purgatifs, substances agissant mécaniquement sur ces processus, n'est pas indiqué à cause de la faiblesse des malades. L'urotropine semble être le meilleur antiputride vrai que nous possédions actuellement.

E. VOGT.

La constipation chronique et son traitement, par HAYEM (*Journal de Médecine Interne*, 15 août 1901). — La constipation chronique reconnaît différentes causes : 1° l'atonie, conséquence des névroses, de l'asthénie, ou de lavements trop copieux ou à trop haute pression ; 2° la myasthénie caractérisée par un certain degré d'altérations anatomiques des parois musculaires : 3° la paralysie, comme dans les péritonites aiguës, les myélite, etc. ; 4° le spasme toujours secondaire à la constipation. Parmi les autres causes, il faut citer les hémorrhoïdes, les rétrécissements de l'intestin d'origne extrinsèque ou intrinsèque, l'entéroptose, la colique muco-membraneuse.

Le traitement de la constipation chronique comprend : 1° le régime ; 2° le traitement du chimisme gastrique ; 3° le traitement intestinal ; 4° l'emploi des eaux minérales.

Le régime végétarien exclusif a l'inconvénient d'aggraver l'état gastrique par l'augmentation de volume qu'il provoque. Le régime mixte est préférable : cependant les légumes frais, les compotes, les fruits de bonne qualité tels que les fraises, les raisins doivent être donnés en certaine quantité. La seule boisson convenable est l'eau ordinaire ou très faiblement minéralisée (Evian) ; le lait, qui constipe le plus souvent, sera évité.

Les troubles gastriques seront traités suivant la variété à laquelle on aura affaire.

Le traitement intestinal varie suivant les méthodes. La première, qui consiste dans l'emploi de purgatifs, a l'inconvénient d'épuiser le système nerveux et d'irriter l'intestin. L'usage des antispomadiques est de beaucoup préférable ; on donnera la belladone à la dose de 2 à 5 centigrammes, les graines de psyllium plantago, à la dose d'une cuillerée à soupe au moment du repas. Le lavement, à la dose d'un demi-litre d'eau simple ou de décoction de guimauve additionnée de deux cuillerées à soupe de glycérine, ou de trois cuillerées à soupe d'huile, émulsionnée avec le jaune d'œuf, est d'une utilité incontestable. Les lavements froids réveillent l'état spasmodique et doivent être rejetés ; dans les cas rebelles, il faut leur préférer le lavement additionné de deux cuillerées à soupe d'huile de ricin. L'hydrothérapie, sous forme de drap mouillé, de douche froide abdominale à 24°, de massage de l'abdomen, à la place, a été recommandée. Les moyens préférés par l'auteur, sont le drap mouillé et la douche écossaise.

L'électricité galvanique ou faradique, le lavement faradique ont aussi donné des succès. Le massage de l'intestin n'est utile que pratiqué par des spécialistes compétents et habiles ; la sismothérapie agit d'une manière analogue au massage.

Certains exercices gymnastiques, mouvements de flexions du tronc sur les membres inférieurs, divers sports, canotage, bicyclette, ont été préconisés.

Les eaux minérales agissent sur la constipation en guérissant les gastropathies qui en sont la cause. Châtel-Guyon, chlorurée magnésienne, convient particulièrement aux hypopeptiques ; Saint-Nectaire, Plombières, peuvent être recommandées à certains constipés. La cure de petit lait, de raisin ne doit être citée que pour mémoire.

Dans la constipation chronique, rebelle, quels sont les moyens qu'il faut employer ? Le traitement conseillé par H., comprend deux périodes : 1° un traitement préparatoire ; 2° la cure proprement dite.

Toute constipation ancienne se complique de rétention des matières fécales ; pour les évacuer on emploie des lavements composés d'eau tiède, de savon, puis d'huile d'olive et de fiel de bœuf à parties égales. On commence par 60 grammes, puis on augmente jusqu'à 100 et 150 grammes. Quand les matières sont accumulees dans le cœcum, il faut faire de grands lavages avec un bock placé à environ 60 centimètres au-dessus du plan du lit.

Dans la cure proprement dite, le malade se présentera tous les jours à la garde-robe à la même heure ; il prendra le soir, s'il est nécessaire, un lavement huileux. S'il y a affaiblissement musculaire de l'intestin ou insuffisance du système nerveux, on emploiera les moyens physiques dont il a été question.

L'entérite muco-membraneuse sera traitée si elle existe et au moment des crises douloureuses, on prescrira la belladone intus et extra : la cure thermale a l'avantage de forcer le malade à se soigner en suspendant ses occupations.

P. SAINTON.

Maladies du Système nerveux

Dr P. SAINTON

Ancien interne des hôpitaux.

Chorée de Sydenham. Traitement par MARFAN. *Journal de Médecine interne*, 15 juillet 1901). — Marfan s'élève contre la médication arsenicale dans la chorée : on arrive ainsi à donner des doses très élevées d'acide arsenieux, 2 à 5 centigrammes. A un moment donné, au cours de ce traitement, l'intelligence s'engourdit, il survient des nausées et des vomissements.

Les vomissements disparaissent il est vrai et les enfants restent inertes dans leur lit. Or, à ce moment cette inertie présente de grandes analogies avec l'attitude flaccide des paralysies toxiques ; il y a lieu de se demander si on ne provoque pas une intoxication arsenicale. On ne guérit point la chorée « on la cache derrière un paravent ». La médication par l'antipyrine conseillée par J. Simon donne d'heureux résultats ; à un enfant de sept ans on prescrit de l'antipyrine par doses croissantes de 0,50 centigrammes à 3 grammes.

Le traitement que Marfan emploie depuis quelque temps consiste dans l'emploi simultané du bromure de potassium et du salicylate de soude.

Il ne faut point négliger le traitement hygiénique ; le repos physique et intellectuel, une bonne alimentation sont indispensables.

P. SAINTON.

Note sur le traitement de l'ataxie des tabétiques par des exercices coordonnés par BYROM BRAMWELL (*Edinburg medical Journal*, septembre 1901). — L'auteur se montre très partisan de ce mode de traitement ; les effets bienfaisants ne se limitent pas pour lui simplement à l'ataxie. L'effet sur l'état mental est remarquable et se traduit par une amélioration notable.

Avant de commencer le traitement, il est bon d'expliquer au malade que son inhabileté n'est point due à de la faiblesse musculaire, mais à de l'incoordination, qu'il n'a point besoin de force au cours de ses exercices, mais de soin et de précision.

Les exercices prescrits par l'auteur ne sont point différents de ceux qui ont été préconisés par Frenkel, Dana, Goldscheider etc., aussi n'y insistons-nous point.

La durée des exercices ne doit guère dépasser un quart d'heure deux ou trois fois par jour ; ceux-ci ne doivent point causer de fatigue. Cette méthode nécessite, pour être suivie d'un plein succès, une grande persévérance, et de la part du malade, et de la part du médecin.

P. SAINTON.

Un cas de paralysie faciale. Pathogénie et traitement par le Dr FRANÇOIS GALLI (*Indépendance médicale* 29 août 1901). — Il s'agit d'un cas de paralysie faciale a frigore, appartenant au type moyen d'Erb qui put guérir très rapidement. L'auteur a fait précéder le traitement électrique d'une période préparatoire consistant en l'emploi de révulsifs deux applications par jour d'un mélange d'huile de chénevis et d'huile de croton, puis, pendant trois jours, bains de vapeur suivis d'un empaquetage imperméable de la joue : Le sixième jour une mouche de Milan. Enfin les applications électriques consistèrent en l'emploi d'un courant galvanique de faible intensité, et en massage allant de l'effleurage jusqu'au pétrissage. L'auteur insiste sur l'intérêt que l'on a à faire précéder d'un traitement révulsif le traitement par les courants électriques.

P. SAINTON.

Injections intra et extra-durales de cocaïne à dose minime dans le traitement de la sciatique (*Bul. gén. de thérapeutique*, 15 août 1901). — DU PASQUIER et LÉRI, après quelques essais avec la méthode sous-arachnoïdienne, ont expérimenté la méthode épidurale, qui met le médicament dans le canal sacré au contact direct du paquet des troncs nerveux des membres inférieurs et des origines du sciatique en particulier, en évitant toutefois la dissémination rapide par le liquide céphalorachidien jusqu'aux centres bulbaires et cérébraux. La méthode épidurale est beaucoup plus facile à appliquer. Les malades traités présentaient puesque tous des formes névritiques et rebelles : nous retiendrons de la description de ces cas les règles thérapeutiques que les auteurs ont adoptées.

L'injection intra-arachnoïdienne dans la sciatique doit n'être acceptée qu'avec une grande circonspection et réservée aux cas graves. Il existe du reste de nombreuses idiosyncrasies et la dose minime de 5 mgr. peut suffire à provoquer des accidents. En outre, les sciatiques les plus anciennes sont celles qui résistent le plus à l'intervention. L'effet est en revanche plus puissant que celui obtenu avec l'injection épidurale.

Peut-on atténuer, par soustraction du liquide céphalo-rachidien, les accidents consécutifs à l'injection intra-arachnoïdienne? Les auteurs ne le pensent pas, car, si cette pratique amène un soulagement momentané, elle ne met pas à l'abri de la réapparition plus accentuée des accidents le lendemain ou le surlendemain : les auteurs croient que la céphalée est due à la congestion de l'encéphale qui a repoussé vers le canal rachidien la majeure partie du liquide céphalo-rachidien : si l'on soustrait à ce moment une notable quantité de liquide, on expose l'encéphale décongestionné à en manquer plus tard : on fait le vide pour ainsi dire autour de lui, et on l'expose à une congestion nouvelle, d'autant plus persistante que le liquide céphalo-rachidien se reforme lentement, et nullement avec la rapidité qu'on a souvent affirmée.

Les injections épidurales donnent certainement des résultats moins immédiatement brillants, mais très sensibles et suffisamment prolongés; employées avec prudence, elles sont destinées à un grand avenir dans le traitement de la sciatique. En cas de névralgie sciatique, elles devront constituer le traitement de choix, car elles provoquent un soulagement presque immédiat, parfois même à la dose de 1 cgr. ; la durée du soulagement atteint plusieurs jours dans la plupart des cas, et l'on peut répéter les injections facilement et sans risque, tous les deux jours, par exemple, pour une injection de 1 cgr., car le médicament ne s'accumule pas. Les névrites anciennes résisteront, il est vrai, à ce traitement.

La solutionn à 1 0/0 est suffisamment étendue : l'action doit se produire directement sur les troncs nerveux, malgré leur gaîne dure-mérienne, et non par l'intermédiaire du système circulatoire après absorption par le paquet veineux qui baigne dans le canal sacré, car il n'est guère admissible qu'un centigr. de cocaïne, agissant par l'intermédiaire du système circulatoire, puisse donner une atténuation aussi rapide, complète et durable, que celle enregistrée par les auteurs. Il faut en conclure que l'injection intra-arachnoïdienne ne diffère pas, comme mode d'action, de l'injection épidurale, et peut donc être abandonnée, vu les dangers qu'elle comporte : elle n'entrera en scène que dans les cas rebelles, et sera alors préférable à l'élongation, au hersage, etc., aussi pénibles, et ne produisant pas toujours un effet sûr.

E. Vogt.

La lécithine dans la thérapeutique des maladies du système nerveux, par P. Hartenberg (*XI*e *Congrès des aliénistes et neurologistes*, 1-8 août 1901). — Vingt-quatre malades ont été traités avec des injections hypodermiques de lécithine : parmi ces malades il y avait 1 tabès, 1 paralysie générale, 4 psychoses, 6 tics, obsessions et phobies, qui ont été améliorés, 6 hystériques dont 5 guéris et un amélioré. On peut employer la lécithine à la dose d'un gramme par jour ; elle paraît agir en relevant l'état général. Ce n'est point un médicament spécifique du système nerveux.

P. Sainton.

L'insomnie nerveuse et son traitement (*Deutsche med.-Ztg*, 1er juillet 1901). — Muller de la Fuente estime que la plupart des insomnies neurasthéniques proviennent du fait que les gens du monde se privent artificiellement de sommeil dans la soirée, en faisant des efforts d'attention (théâtre, musique), en absorbant des liquides excitants. Le neurasthénique perd ainsi l'habitude du sommeil, et comme, en allant se coucher, il ne peut s'endormir de suite, il recule davantage l'heure où il va se coucher. En outre, l'auto-suggestion, la crainte de l'insomnie provoquent cette dernière.

Pour combattre l'insomnie, on se heurte à cette difficulté que les malades viennent se plaindre à un moment où le mal est déjà enraciné. Si on recommande un déplacement, il faut se rappeler que le déplacement en lui-même a plus d'importance que le lieu de la villégiature. Il n'existe pas de stations agissant sur le sommeil par leurs propres vertus curatives. Mais on évitera soigneusement les stations de haute altitude, les climats trop secs.

On peut appliquer le même raisonnement aux stations thermales : elles sont surtout favorables à ces malades quand elles sont dirigées par des praticiens ayant l'habitude de soigner des nerveux (eaux ferrugineuses, par exemple). En tout cas, on évitera les stations trop mondaines.

Le régime sera le suivant : aliments très digestibles pour le repas du soir, ne permettre au malade de se coucher que deux heures après avoir mangé. On permettra de la bière le soir, mais jamais de grog ou autre préparation analogue : on défendra les lectures trop excitantes, on recommandera les sports dans la journée.

Comme intervention thérapeutique, on conseillera, en premier lieu, les enveloppements humides de l'abdomen ou des membres inférieurs au-dessous du genou. Si ces moyens ne suffisent pas, on prescrira un bain chaud de courte durée, suivi d'une affusion froide au moment de se coucher.

Les hypnotiques ne seront utilisés qu'à la dernière extrémité : l'auteur a abandonné le chloral et le trional, trop dangereux à manier ; le sulfonal et l'hédonal sont trop infidèles ; le dormiol et le bromidia sont seuls efficaces. L'auteur recommande de donner trois jours de suite, des cachets contenant une préparation efficace pour un malade donné, et de les remplacer ensuite, sans que le malade en soit averti, par des cachets contenant du sucre en poudre.

En dernier ressort, on recourra à la suggestion hypnotique.

E. Vogt.

Traitement médical et pédagogique des enfants paralysés (*Assoc. de pédiatrie*, 2 et 3 août 1901). — Pfeffer a donné lecture d'un travail du Pr Hoffa de Wurzburg, concernant cette question.

Les paralysies périphériques sont très rebelles au traitement, car la régénération de la substance nerveuse est fort défectueuse. Pour les paralysies d'origine centrale, on peut espérer bien davantage, grâce aux suppléances des cellules ganglionnaires non malades.

Les deux affections principales ressortissant au second groupe sont la paralysie infantile et la maladie de Little. Dans la paralysie infantile, le traitement pédagogique ne joue aucun rôle. Dans la maladie de Little au contraire, il n'en est pas ainsi. Cette dernière affection peut être, à ce point de vue, divisée en 4 groupes : 1° Les contractures spasmodiques ne siègent qu'aux membres inférieurs : ces malades louchent d'ordinaire, mais leur intelligence est intacte. 2° Les membres supérieurs sont pris aussi : on trouve alors du strabisme, des troubles de la parole, de l'intelligence, souvent des crises épileptiques. 3° Malades exécutant des mouvements involontaires. 4° Paralysie cérébrale unilatérale congénitale.

Le but thérapeutique est de relever l'énergie du neurone central et d'affaiblir celle du neurone périphérique. On est réduit malheureusement au traitement symptomatique, car la chirurgie ne saurait intervenir dans cette affection, si ce n'est pour vaincre des ankyloses articulaires. La contracture musculaire sera combattue par les bains, les applications chaudes, le massage, la gymnastique. Comme le muscle obéit toujours encore quelque peu à la volonté, la gymnastique peut rendre les plus grands services à ces malades, à condition d'être appliquée avec discernement. On voit très souvent les malades faire de rapides progrès une fois qu'ils ont franchi les difficultés initiales, toujours très grandes. Il va sans dire qu'on ne saurait espérer une guérison complète, mais on peut mettre les sujets à même de se mouvoir sans aide.

Les troubles du langage doivent tout spécialement attirer l'attention et leur atténuation donne une grande satisfaction morale aux malades.

Hoffa ne croit pas qu'il soit impossible de combattre les troubles intellectuels que présentent beaucoup de ces patients. Mais tout dépend dans ce cas de la qualité morale des éducateurs.

Il ne faudra jamais oublier d'examiner le nasopharynx, car le développement des végétations adénoïdes influe défavorablement sur les fonctions cérébrales, et leur extirpation peut modifier dans une certaine mesure les sujets qui en présentent.

En tout cas, au moins au début du traitement, le malade doit être séparé de sa famille : non-seulement l'influence de l'entourage trop indulgent ne s'exerce que dans le sens d'une aggravation de l'état du malade, mais encore ce dernier peut influencer à son tour ses frères et sœurs normaux.

E. Vogt.

Maladies vénériennes
Maladies de la Peau

Dr Morel-Lavallée

Médecin des hôpitaux

Le lichen plan et son traitement, par Balzer (*Journal de Médecine interne, n° 12, p. 921, 1901*). — L'arsenic a contre le lichen plan une action véritablement spécifique, méthodiquement utilisée depuis Hebra, qui employait des pilules composées selon la formule suivante :

Acide arsénieux	0 gr. 50
Poivre noir	5 gr.
Poudre de réglisse.....	3 gr.

Mucilage de gomme q. s. pour 100 pilules.

Chaque pilule représente un demi-centigr. d'acide arsénieux.

Commencer par deux pilules par jour, au moment des repas, pendant une semaine. La deuxième semaine, donner trois pilules ; la troisième semaine, quatre pilules, et ainsi de suite jusqu'à la sixième semaine, où on donne six pilules par jour, c'est-à-dire 3 centigr. d'acide arsénieux. Le traitement amène des troubles digestifs (diarrhée, gastralgie). Quant à l'effet, il se manifeste tardivement. Au bout de 4 à 6 semaines, les papules commencent à disparaître en laissant à leur place une pigmentation plus ou moins accentuée. Dans les cas ordinaires, la guérison totale est obtenue en 3 ou 4 mois. Après la disparition de l'éruption, on doit continuer la médication pendant un ou deux mois en diminuant graduellement les doses.

Le cacodylate de soude, en injections souscutanées, peut être substitué avantageusement à l'arsenic minéral.

La médication locale est dirigée spécialement contre le prurit ; les douches tièdes prolongées pendant une ou deux minutes constituent le moyen le plus efficace pour combattre ce symptôme. On se sert aussi des bains d'amidon, des bains vinaigrés (Vidal), des lotions alcooliques, phéniquées, thymolées (0,25-0,50 p. 100), salicylées ; des pommades au naphtol (2 p. 100) ; au goudron ; de glycérolé cadique faible ; de la pommade de Unna :

Sublimé	0 gr. 50 à 1 gr.
Acide phénique....	4 gr.
Vaseline ou pommade de zinc......	100 gr.

On peut aussi employer le glycérolé tartrique :

Glycérolé d'amidon......	20 gr.
Acide tartrique.........	1 gr.

Sur les lésions indurées on appliquera des emplâtres : Empl. blanc, de Vigo, rouge, d'huile de foie de morue, l'emplâtre phéniqué, l'emplâtre salicylé (10 p. 100). Contre les cas rebelles on utilisera, avec prudence, l'acide chrysophanique, en pommade de 1 0/0 à 5 0/0.

G. Lyon.

Traitement des acnés par le professeur Charmeil (*L'Echo méd. du Nord*, 18 août 1901). — Sous le nom d'acnés, on comprend dans le langage dermatologique actuel les affections des glandes sébacées consécutives à la rétention de leurs produits de sécrétion, à l'infection secondaire de ces glandes favorisée par cette rétention, aux réactions inflammatoires qui se passent à leur niveau et retentissent sur les parties immédiatement adjacentes.

Il est vraisemblable que l'appareil sébacé n'est pas voué uniquement à la lubréfaction des téguments, mais constitue encore une voie d'élimination pour un certain nombre de substances toxiques ; dans ces cas, la sécrétion sébacée altérée devient une sorte d'irritant pour la peau et facilite l'invasion microbienne : la considération des acnés toxiques, telles que l'acné iodique et bromique, apporte un sérieux argument à cette manière de voir. La fréquence des auto-intoxications gastro-intestinales chez les acnéiques, le fait que les écarts de régime chez les prédisposés sont fréquemment suivis d'une poussée d'acné met aussi en lumière ce rôle excréteur de l'appareil sébacé.

Le rôle de l'appareil génital se poursuit chez bon nombre de sujets au cours de la vie sexuelle ; beaucoup de femmes ont une poussée acnéique à chaque période menstruelle : des altérations de l'appareil génital sont fréquemment suivies d'éruptions acnéiques dans les deux sexes. Ces faits sont plus faciles à observer qu'à expliquer et retiennent, après eux cette conclusion pratique que chez un acnéique, il faut toujours avoir l'attention éveillée sur la façon dont se comportent les fonctions digestive et génitale. Dans bon nombre de cas, cette donnée étiologique, permettra d'obtenir une guérison radicale là où une médication topique seule n'aurait pu donner que des améliorations éphémères.

Les diverses variétés d'acné exigent des traitements différents, que l'auteur passe en revue :

Acné comédon. — Le traitement sera variable suivant l'étendue et la diffusion des lésions, suivant le degré d'irritabilité de la peau : il faudra se méfier de la susceptibilité individuelle de chaque sujet. Il faut commencer par une médication peu irritante pour tâter en quelque sorte ce que pourra tolérer le malade.

La première indication consiste à se débarrasser des comédons, par une expulsion mécanique. Le bouchon corné du comédon offre parfois une résistance notable à l'expression du cylindre sébacé, et il faut alors user d'une énergie qui arrive rapidement à être insupportable si les éléments acnéiques sont nombreux : d'où l'indication de ramollir la *tête* du comédon avant de procéder à l'expression. On conseillera de l'eau aussi chaude que l'on pourra la tolérer, dans laquelle on aura fait dissoudre une substance susceptible de ramollir l'épiderme, en particulier du carbonate de soude ou de potasse à la dose de 5 à 10 0/00, du bicarbonate de soude à 20 0/00, du chlorhydrate d'ammoniaque de 5 à 20 0/00, suivant tolérance, du borate de soude à 10 0/00. On peut additionner deux de ces agents, par exemple conseiller pour un litre d'eau 20 grammes de bicarbonate de soude et 10 grammes de borate de soude.

Ces solutions ont l'avantage d'être bien tolérées par des peaux même délicates ; si l'on voulait recourir à des agents plus énergiques, on pourrait utiliser les savons médicamenteux à la résorcine ou au naphtol, les pâtes décapantes :

Vaseline.............	30 grammes
Lanoline.............	20 »
Oxyde de zinc........	15 »
Résorcine............	5 »
Soufre précipité.......	10 »

On pourra avoir recours dans des proportions analogues au naphtol, à l'acide salicylique, à l'icthyol, etc., etc.

On se trouvera bien de stériliser la peau avec des lotions alcooliques renfermant soit du sublimé de 2 à 0,50 0/00, de la résorcine de 5 à 15 0/00, que l'on appliquera tous les soirs au moment de se mettre au lit, à l'aide d'un tampon de ouate hydrophile très légèrement imbibé de la solution. La formule suivante est bien tolérée :

Eau de Cologne.......	500 grammes
Résorcine............	5 »

Ces lotions ont pour effet d'empêcher la pustulation de bon nombre d'éléments acnéiques irrités par les manœuvres d'expression.

En même temps, il faudra soigner le fonctionnement des voies digestives, proscrire les aliments riches en graisse, les ragouts, les sauces, le gibier faisandé, les fromages de haut goût. Régime en grande partie végétarien, laitage ; éviter la constipation.

Il est fréquent que les jeunes filles acnéiques appartiennent à la souche neuro-arthritique ;

l'hydrothérapie, surtout sous forme de douches tièdes en nappes, donne dans de semblables cas de bons résultats.

Enfin, une saison à des eaux minérales, surtout sulfureuses, telles qu'Uriage, Saint-Gervais, etc., etc., où l'application des eaux se fait en pareil cas sous forme de pulvérisations, est parfois à recommander.

Acné pustuleuse. — Lorsque les téguments le supporteront, on pourra avoir recours en outre aux lotions soufrées dont la formule suivante est un exemple :

Soufre précipité.......	25	grammes
Alcool camphré.......	60	—
Eau de roses..........	200	—
Eau distillée..........	215	—

Agiter avant de s'en servir. L'appliquer le soir avec un pinceau, la garder toute la nuit, et laver le matin avec de l'eau bien chaude.

Dans le cas d'intolérance des téguments, un traitement antiphlogistique simple, des pulvérisations avec des solutions antiseptiques faibles seront tout d'abord de mise.

Lorsque les pustules siègent dans un endroit non apparent, tel que la nuque, le dos, etc., une application de teinture d'iode, au début du processus inflammatoire, fera souvent avorter la lésion. Au niveau de la face, un badigeonnage avec de l'alcool boriqué saturé rendra souvent les mêmes services.

Comme traitement interne, certains malades se trouvent bien de la levure de bière à la dose de une ou deux cuillerées à café avant chaque repas, mais bon nombre ne tirent pas de bénéfices de cette médication.

L'intervention chirurgicale sera de mise dans les cas d'acné furonculeuse ou phlegmoneuse : on ouvrira avec un fin scarificateur ou avec la pointe fine du galvano ou du thermocautère ; le galvano-cautère laisse moins de cicatrices. On pansera avec une rondelle d'emplâtre adhésif.

Acné rosacée. — *Couperose.* — Les lavages à l'eau très chaude sont particulièrement à recommander. A l'intérieur, des vaso-constricteurs donnent parfois de bons résultats, soit :

Ergotine...........	5	centigrammes
Bromhydrate de quinine............	5	—
Extrait fluide d'hammamelis.........	10	—
Poudre de Belladone	5	milligrammes
Excipient et glycérine.............	q. s.	

pour une pilule. Quatre semblables par jour, deux au début de chacun des principaux repas.

Dans la majorité des cas, pour peu que la dilatation variqueuse ait atteint un certain degré, il faudra recourir à la méthode des scarifications : on pratiquera sur les parties atteintes des petites hachures ne dépassant pas la face profonde du derme pour éviter les cicatrices ; ces hachures seront faites perpendiculairement à la surface de la peau, aussi serrées que possible. Il ne faudra pas s'attendre à un succès dès les premières scarifications, des séances répétées seront le plus souvent nécessaires. Si les varicosités sont très accusées, l'emploi du galvanocautère donnera souvent de bons résultats. Dans les deux cas, les vaisseaux apparents seront coupés et recoupés perpendiculairement à leur direction. Une compression légère a facilement raison de la petite hémorragie.

Acné hypertrophique. — Dans les cas accentués, seule une intervention chirurgicale sera de mise ; elle consiste dans une véritable décortication du nez ; on enlève au bistouri tous les téguments, en se tenant le plus près possible de leur face profonde, en respectant soigneusement cartilages et muscles. La surface largement cruentée ainsi constituée se recouvre d'une cicatrice le plus souvent lisse, et avec une surveillance active, le résultat morphologique peut être excellent.

E. Vogt.

Traitement du cancer de la peau par les rayons X, par Thor Stenbeck et C. W. Bollaan (*Arch. d'électr. méd.*, 15 juin 1901). — Le nombre des médecins qui depuis 1897 s'occupent de la radiothérapie, n'étant pas encore très grand, les cas de cancer de la peau guéris par les rayons X ne sont communiqués que rarement. Les auteurs se décident en conséquence à communiquer deux cas nouveaux, faisant suite à ceux présentés par eux en 1900 au Congrès d'électrothérapie de Paris. Il s'agit dans le premier cas d'un malade de 58 ans, atteint de cancroïde du nez. A partir du 14 septembre, on fait 3 séances par semaine de 10 minutes de durée : distance du tube 22 centimètres.

Dès la 4e séance, l'ulcération devint plus sèche, et la croûte tombe sans hémorragie ni douleur à la suite d'un choc involontaire. Depuis lors, cicatrisation rapide : dernière séance de traitement le 16 novembre.

Le second cas a trait à une femme âgée de 66 ans qui avait depuis trois ans une ulcération au bord de l'aile gauche du nez. Elle a été traitée par son médecin avec des badigeonnages à l'acide arsénieux en solution alcoolique. Mais la guérison ne se maintenait que pour quelques semaines, et l'ulcération recommençait de nouveau. Au début du traitement par les rayons X, on voit au bord de l'aile gauche du nez une fissure (rhagade), qui est assez profonde et qui montre sur ses bords les petits nodules ressemblant à des perles. A gauche et à droite de cette rhagade, on voit une ulcération partiellement couverte de croûtes. Si on enlève avec une pince ces croûtes, l'ulcère saigne abondamment.

A l'entour, légère tuméfaction de la peau et coloration rouge. La pression ne cause pas de douleurs à la malade.

A l'intérieur, les muqueuses du nez sont absolument saines.

La malade, du reste bien portante, a des enfants sains, et dans sa famille la tuberculose et le cancer sont inconnus.

Commencement du traitement le 30 mars 1901, avec application de haute fréquence, tube mince à manchon de verre, intensité faible. Ce traitement fut poursuivi jusqu'au 30 avril. A ce moment les croûtes étaient tombées, les ulcérations à côté de la fissure et dans la peau étaient guéries; mais la fissure à côté du nez existait encore, quoique moins profonde qu'au commencement du traitement. Cette fissure, du reste, donne toujours un certain suintement.

14 mai. — La fissure en voie de guérison a pris l'aspect d'une plaie plane, couverte de granulations saines.

20 mai. — La plaie est tout à fait sèche, il n'y a plus de suintement ni de croûtes. Au bord, on voit la peau striée en voie de faire une cicatrice.

4 juin. — Il n'y a plus trace de plaie ou ulcère, tout est guéri. La peau où a été l'ulcération est colorée en rose; presque pas de cicatrice.

Il semble aux auteurs que peut-être, pour les cancers du sein et ceux de la langue, par exemple, le traitement par rayons X pourrait être aussi efficace que dans les cas ci-dessus.

E. Vogt.

Agents physiques et mécaniques

Dr Vogt

Ex-assistant à la Faculté de Médecine de Genève

Massage abdominal par F. Cautru (*Revue de cinésie et d'électrothérapie*, nos 7 et 8, 1901). — Vu la longueur et l'importance de ce travail, nous en diviserons l'analyse en deux parties; la première relative à la technique, la seconde aux indications de massage abdominal.

Le massage abdominal comprend : 1° Le massage total du ventre; 2° Le massage de l'intestin; 3° Le massage de l'estomac.

1° *Massage du ventre.* — Même dans les affections très nettement limitées à l'estomac ou au gros intestin, il est bon de commencer par un massage du ventre et ceci pour plusieurs raisons :

D'abord, il faut agir sur la circulation abdominale et sur les plexus nerveux, si l'on veut modifier l'état anatomique de tel ou tel organe : ensuite l'estomac, étant en grande partie caché sous les côtes, ne pourra être atteint complètement que par l'intermédiaire de la masse intestinale, de plus les affections de l'estomac s'accompagnent presque toujours d'un trouble du côté de l'intestin grêle (défaut d'absorption et d'assimilation), du gros intestin (constipation ou diarrhée), enfin le massage du ventre aura souvent pour grande utilité de tonifier les muscles, dans certains cas très affaiblis, de la paroi, devenue impropre à son rôle de sangle abdominale.

Le massage du ventre agit en outre sur le foie et le pancréas, dont il active le fonctionnement.

Il peut être *superficiel* ou *profond*.

1° Massage abdominal superficiel. — On doit pratiquer un massage *calmant* ou excitant, selon l'effet que l'on désire obtenir.

a) *Massage superficiel calmant.*

Il comprend l'*effleurage* et les *vibrations superficielles*;

L'*effleurage* s'emploie dans les cas où il y a sensibilité de l'abdomen, douleur et crises gastriques et doit toujours précéder un massage profond : il doit être fait très rapidement de façon que la région douloureuse soit toujours en contact avec la paume de la main ou la pulpe des doigts : l'anesthésie se produit assez vite. Ce massage *sédatif* ou *calmant* est en quelque sorte instinctif et il s'est pratiqué de tous temps. La pratique médicale qui consiste à frictionner doucement l'abdomen des jeunes enfants atteints de coliques avec des huiles plus ou moins médicamenteuses agit autant par ce massage léger que par l'absorption douteuse du médicament.

A côté de l'effleurage, on utilisera les *vibrations superficielles*. Rien n'est sédatif comme ce massage qui se pratique en imprimant à la main, posée à plat sur la région douloureuse, une sorte de tremblement produit par la tétanisation volontaire des muscles du bras. Comme ce massage est très fatigant pour le médecin, on ne le fait que d'une façon intermittente et en alternant avec la pratique de l'effleurage. Il semble se produire après quelques instants une sorte de détente nerveuse générale.

b) *Massage superficiel excitant* :

Ce massage consiste en une série de percussions digitales, de hachures, de tapotements légers, ayant pour but, produites sur les différentes régions de l'abdomen, de réveiller l'action glandulo-musculaire endormie des organes du ventre.

2° Massage abdominal profond. — Ce massage comprend : les *foulements ou pressions*, le *pétrissage*, les *hachures fortes*, les *vibrations profondes*.

Le *foulement* a une double action locale et générale ; il remplace le brassage des aliments insuffisamment fait par le muscle stomacal chez les dyspeptiques ; il supplée aux contractions péristaltiques de l'intestin, et, agissant sur la circulation abdominale, amène un retentissement très net sur la circulation générale.

A côté des foulements, on placera le *pétrissage*, qui n'en est qu'une variété d'ailleurs e dont l'action physiologique est la même.

Les *hachures* sont très douloureuses chez les sujets atteints soit de dyspepsie avec gastralgie soit d'entérite ou de névralgie simple de la paroi abdominale. Elles sont tout à fait mal supportées par les sujets nerveux. Aussi ne les emploie-t-on jamais d'emblée sans avoir fait un diagnostic abdominal complet, et, lorsqu'on les croit indiquées, sans les avoir fait précéder d'un massage calmant superficiel, ou profond et doux.

Leur action locale, cela est facile à comprendre, se manifeste surtout sur les muscles de la paroi abdominale, mais aussi directement et par action réflexe, sur les mouvements péristaltiques et anti-péristaltiques de l'intestin, mouvements très nettement visibles chez les sujets maigres.

Les *vibrations* profondes diffèrent des vibrations superficielles en ce qu'elles s'accompagnent d'un mouvement de foulement, d'une pression plus ou moins forte de la région abdominale en contact avec la main. Une excellente manœuvre consiste, lorsqu'on veut faire participer aux bénéfices du massage le diaphragme et les organes placés sous sa voûte, à faire faire au malade de fortes inspirations et des expirations prolongées, les mains du médecin étant posées à plat sur le creux épigastrique. Elles suivent les mouvements d'expansion et de dépression de la paroi, et font pendant ce temps-là des vibrations aussi rapides que possible.

On a préconisé pour ce genre de massage d'ingénieux instruments, appelés *vibrateurs*. Ils sont commodes, utiles même dans certains cas, mais ne peuvent remplacer les vibrations manuelles.

La durée d'un massage abdominal ne doit pas excéder 5 à 6 minutes chez les sujets faibles, 15 à 20 chez un sujet encore solide.

II. *Massage de l'intestin.* — Le massage de l'intestin grêle ne présente rien de spécial à signaler.

Pour le massage du gros intestin, il se compose de pressions, de foulements, de secousses imprimées à l'intestin par l'extrémité des doigts qui descendent du coude gauche du colon, sur le trajet de l'S iliaque, et a pour but de déplacer les gaz et les matières contenues dans cette partie de l'intestin, en les dirigeant vers le rectum.

On commencera doucement le massage du cœcum par une sorte de palper à l'aide de l'extrémité des doigts et du bord cubital de la main. Il faut joindre à ce palper quelques vibrations dont l'effet anesthésique ne tarde pas à se produire. Puis on passe à des manœuvres plus profondes et énergiques, soit avec l'extrémité des doigts réunis en cône et animés d'un double mouvement de foulement et de rotation, soit avec les poings fermés que l'on enfonce doucement l'un après l'autre, en suivant pas à pas tout le trajet du gros intestin, du cul-de-sac cœcal à l'S iliaque.

On peut aussi faire sur tout le trajet du gros intestin des hachures, des tapotages plus ou moins profonds qui ont plus spécialement pour but d'exciter la contractilité musculaire de la paroi et de l'intestin, les manœuvres précédemment décrites, foulement, pétrissage, etc., s'adressent surtout à la circulation profonde des vaisseaux de l'abdomen.

E. Vogt.

Les effets du massage sont-ils mécaniques ou réflexes ? par M. Stapfer (*Soc. de Kinésithérapie*. 31 mai 1901). — Pour l'auteur, le massage abdomino-pelvien éveille un réflexe puissant, par lequel sont rééduqués les centres vaso-moteurs et par suite sont réveillées toutes les fonctions, comme le prouve la disparition du faciès gynécologique et l'augmentation des globules rouges. *En refaisant la circulation locale abdominale, on refait la circulation générale* ; ces effets réflexes sont prédominants surtout pour ce qui concerne le massage du ventre, si on les compare aux effets mécaniques.

Pour démontrer cette proposition, l'auteur a eu recours à l'expérience suivante : après avoir installé la respiration artificielle sur un lapin ou sur un chien, on met le cœur à nu, sans effusion sanguine. Ce cœur ainsi découvert, on met un tambour de Marey. On fait communiquer la carotide avec un manomètre. Puis on masse le ventre suivant la méthode de l'auteur, massages courts et légers entrecoupés de pauses.

Pendant le massage, la pression carotidienne s'élève et le cœur s'érige. Pendant les pauses, la pression revient à la normale et le cœur n'a aucune tendance à soulever sa pointe au-delà des limites habituelles.

Cela constaté, on coupe les splanchniques qui représentent la voie de transmission du réflexe.

Aussitôt, le cœur ne s'érige plus, la pression carotidienne s'abaisse, ou ne s'élève plus et les vaisseaux mésentériques se gorgent de sang.

Le cœur va toujours diminuant, l'animal entre en syncope par cardio-constriction et insuffisance d'apport au cerveau.

Ainsi pour élever de nouveau la pression, pour envoyer au cœur le sang qui lui fait défaut, on est obligé ou de comprimer l'aorte ou de lever le train postérieur de l'animal. Procédés mécaniques.

Le massage (procédé réflexe) tout à l'heure si puissant ne produit plus d'effet, ou n'en produit que d'insignifiants et cela si quelque rameau du trisplanchnique a été oublié.

Il y a donc prédominance absolue des effets réflexes mécaniques.

Dans la discussion qui a suivi la lecture de cette communication, Kouindjy a défendu l'opinion que l'action du massage est à la fois mécanique et réflexe : l'orateur ne voit aucune prédominance ni pour l'une ni pour l'autre action. Tout dépend des manœuvres employées. Celles-ci peuvent être divisées en deux parties : l'effleurage, le pétrissage, l'écrasement, etc., faits suivant la direction d'un vaisseau quelconque, sont les éléments de l'action mécanique : le tapotement, le hachetoch, etc., sont les éléments de l'influence par réflexe. Les deux actions sont égales et varient selon le massothérapeute et l'affection à traiter.

C'est au massage raisonné qu'appartient le mode de variation de deux éléments de l'action du massage. Guidé par les symptômes de l'affection à traiter, le massothérapeute, sait sur quelles manœuvres il faut insister, afin d'agir soit par l'action mécanique ou par le réflexe. Le massage des viscères agit par réflexe, celui des membres, par l'action mécanique. Ensemble, le massage agit par ses deux actions mécanique et réflexe.

Bralant a rappelé qu'en Kinésithérapie gynécologique, dans les cas aigus, quand les accidents douloureux du ventre rendent le massage intolérable, les vibrations légères et l'effleurage vibratoire suffisent pour réveiller le réflexe dynamogénique dont les effets se manifestent avant toute amélioration locale. On ne peut réellement dans ces cas invoquer l'action mécanique.

Pour Dagron le massage est rationnel au point de vue des veines et des lymphatiques mais sans action au point de vue artériel : les artères étant profondément situées ne sont pas accessibles. Par le massage on agit surtout sur les muscles en général et on agira au point de vue de chaque système selon les besoins. Les nerfs sont importants mais on ne les atteint pas facilement et l'action du massage est plus certaine sur les muscles et les veines.

E. Vogt.

Apport de calorique et stase calorique. Mode d'emploi et utilisation thérapeutique (*Deutsche med. Wochenschrift*, 4 juillet 1901). — Morra précise les indications de ces deux procédés thérapeutiques. Dans certains cas, on recherchera surtout à soustraire du liquide à l'organisme (hydropisie, néphrite, pleurésie, etc.). Pour obtenir un résultat, il faut, dans ces cas, que l'action cardiaque ne soit pas trop faible. Les appareils à utiliser seront l'étuve à vapeur sèche, le bain de sable, le bain de lumière électrique. Les mêmes procédés thérapeutiques seront indiqués dans la cure de l'obésité, des rhumatismes, etc., de diverses dermatoses. On obtient aussi une action dérivative qui rendra des services dans certaines affections des yeux, des oreilles, de divers organes internes, dans les troubles de la ménopause ; on ne recourt pas assez souvent à cette dérivation.

On utilisera aussi la chaleur sèche pour réchauffer au préalable des sujets nerveux, éréthiques, anémiques, etc., chez lesquels l'application du froid est indiquée et qui ne supporteraient pas une soustraction de calorique.

Restent enfin les troubles morbides qu'il s'agit de combattre en augmentant la chaleur propre de l'organisme, dans le but de rétablir l'équilibre des excrétions azotées (augmentation de l'urée au détriment des autres substances azotées de l'urine). Il va sans dire que cette augmentation de chaleur propre n'est indiquée que dans les variétés chroniques de chloro-anémie, rhumatisme, goutte, etc., de forme torpide, car les sujets éréthiques n'en retireraient aucun bénéfice.

Comment s'expliquer d'autre part que des interventions de ce genre puissent donner de bons résultats dans le traitement des néphrites? L'influence des bains chauds de 38 à 42° c., suivis d'un enveloppement, s'explique par le fait qu'on obtient par ce procédé une hypérémie organique (38,5 temp. rectale) grâce à laquelle les toxines accumulées dans l'économie sont détruites et éliminées par la transpiration et la diurèse consécutives à l'intervention. Les bains de sable donnent ici les mêmes résultats, tandis qu'il faut se méfier du bain de lumière électrique, car la concentration du liquide sanguin qu'il produit pourrait provoquer des troubles urémiques. Ces remarques s'appliquent aussi à la goutte, à condition de ne pas rechercher une transpiration trop abondante, facilement suivie d'un accès de goutte aiguë.

Pour détruire les produits acides pathologiques accumulés dans l'économie dans certains cas, les méthodes destinées à provoquer une stase calorique sont fort recommandables, surtout si l'on commence par augmenter la quantité d'eau contenue dans la masse sanguine avant de réchauffer artificiellement l'organisme. L'apport de calorique est aussi bien obtenu par l'emploi d'eau simple qu'avec les eaux thermales, il suffit d'augmenter peu à peu la température du bain pour faire bien supporter l'intervention.

En résumé, il serait nécessaire d'étudier avec plus de soin que par le passé les effets physiologiques exercés par les excitants thermiques dont nous disposons : il se dégagerait sans doute de ces recherches des explications scientifiques des résultats obtenus, et il serait ensuite facile de chercher à atteindre ces résultats sans recourir à une complication instrumentale considérable ; cette dernière tendance se manifeste malheureusement aujourd'hui en hydrothérapie et ne sert qu'à favoriser le charlatanisme.

E. Vogt.

Appareil nouveau à douches d'air chaud (*Société Silésienne*, séance du 22 mars 1901). — Kuznitzky a présenté une modification du dispositif de Tallerman, dans laquelle l'air chaud, dont le degré thermique peut être facilement réglé, arrive sur la région à traiter, à travers un tube. L'orateur a enregistré plusieurs résultats favorables, spécialement dans des cas de paralysies.

E. Vogt.

Emploi thérapeutique de l'acide carbonique chauffé (*Wiener med. Presse*, n° 14, 1901. — Lœwy rappelle que l'acide carbonique, une et demie fois aussi lourd que l'air, apportera au tégument cutané, si on le chauffe, beaucoup plus de calorique que l'air atmosphérique ordinairement utilisé. En outre, l'acide carbonique est dans ces conditions tout à fait sec, et il possède une certaine action spécifique. Grâce à un dispositif spécial, l'auteur est arrivé à rendre pratique l'emploi des vapeurs d'acide carbonique chauffées. L'action de la douche gazeuse est tout à fait locale ; les séances ne durent que 5 à 10 minutes, temps suffisant pour provoquer dans la peau et les tissus sous-jacents une hypérémie marquée.

E. Vogt.

La chaleur radiante lumineuse en thérapeutique. Les appareils Dowsing (*Bul. gén. de Thérapeutique*, 15 mai 1901). — Guyénot après avoir vu fonctionner en Angleterre les appareils Dowsing, donne un résumé des résultats thérapeutiques obtenus avec eux. Les radiateurs électriques (ampoules) sont munis de réflecteurs qui permettent de diriger les rayons sur une partie quelconque du corps, et l'on peut faire varier instantanément la température des rayons : on peut aller jusqu'à 260° C.

Le corps humain peut supporter avec la chaleur radiante lumineuse des températures beaucoup plus élevées qu'avec d'autres foyers calorifiques : on s'arrête en général, pour un bain complet Dowsing, à 200° ; la tête du malade reste toujours à l'air libre. L'innocuité de ces températures résulte du renouvellement constant de l'air en contact avec la peau par une ventilation automatique continue, de l'état hygrométrique très peu élevé de l'air, du maintien à la température normale extérieure de l'air où respire le malade et de l'absence complète de produits de combustion pouvant contaminer le milieu respiratoire. Il résulte de ces conditions que la transpiration cutanée et l'évaporation pulmonaire se font tout-à-fait normalement.

L'action physiologique de ces bains se manifeste par une rougeur très marquée de la peau, une transpiration abondante et une forte élimination d'acide carbonique par les poumons ; une accélération du pouls avec élévation de la température, moins marquée toutefois qu'avec les bains d'étuves ; une augmentation du volume des matériaux solides de l'urine (urée et acide urique surtout) ; une suractivité des fonctions de la nutrition ; une puissance très grande de pénétration de rayons calorifiques ; une excitation particulière de la peau par les rayons chimiques, qui sont en outre bactéricides, etc.

L'action curative est le plus souvent en raison directe de l'intensité de la lutte engagée par l'organisme pour maintenir sa température propre dans un milieu de température plus élevée.

Toutes les affections justiciables des bains d'air chaud locaux ou généraux sont traitées avec grand avantage par la méthode que l'on peut considérer comme spécifique pour les affections rhumatismales et goutteuses, les contusions, les entorses, les luxations, etc.

Goutte. — Il suffit souvent d'un seul bain, de 30 à 45 minutes pour enrayer un accès. Quand la douleur reparaît, elle est toujours très atténuée. Les meilleurs résultats s'obtiennent en faisant suivre ce traitement par une cure thermale : cette dernière est contre-indiquée au cours de l'accès aigu. Dans la goutte subaiguë ou chronique, on évite les déformations consécutives aux attaques prolongées polyarticulaires.

Rhumatisme. — L'auteur a utilisé la méthode dans un cas de rhumatisme fébrile : l'attaque semble avoir été bien atténuée, mais de nouvelles recherches sont nécessaires.

Contusions, entorses, etc. — Le traitement fait rapidement disparaître la douleur et le gonflement : A Manchester, à l'infirmerie spéciale des joueurs de « foot-ball », les traumatismes sont soumis à l'action de l'appareil Dowsing.

Phlébites. — Après un seul bain, on constate déjà une diminution marquée dans le volume du membre atteint.

Rhumatisme déformant. — Au début de l'affection, les articulations s'améliorent rapidement, l'état général devient meilleur. A une période plus avancée, le traitement est inefficace par lui-même, mais si on brise les adhérences, un bain Dowsing de suite après l'intervention réduit beaucoup les douleurs et le gonflement consécutifs.

Sciatiques. — Résultats contradictoires : pendant la durée du bain, les malades éprouvent du soulagement et quelques-uns guérissent rapidement, mais chez d'autres survient une recrudescence des symptômes aigus. Il est probable que la névralgie est influencée d'une façon plus favorable que la névrite.

En résumé, ce mode d'application de la chaleur laisse loin derrière lui tous les autres procédés jusqu'ici connus.

E. Vogt.

Emploi de la lumière à incandescence bactéricide dans les cavités (*Deutsche med. Wochenschrift*, 27 juin 1901). — Strebel est parvenu à construire des appareils à incandescence (haute tension) permettant de faire agir les rayons bactéricides ultra-violets dans les cavités naturelles (rectum, larynx, naso-pharynx, etc.). La lumière du courant induit dégageant fort peu de chaleur, est pratiquement facile à utiliser.

L'auteur espère arriver sous peu à des résultats importants.

E. Vogt.

Photothérapie (*Med. Obozr.*, n° 2, 1901). — Ouspenski rapporte trois observations de photothérapie dont les résultats ont été fort satisfaisants.

L'auteur s'est servi de la lampe électrique ordinaire de 16 bougies. Le procédé a été des plus simples. Il a consisté à promener cette lampe pendant 5 à 10 minutes sur les régions sur lesquelles on voulait agir.

L'auteur a expérimenté ce traitement sur lui-même dans une névralgie intercostale suite de grippe. Une heure et demie après la séance la douleur a disparu du côté droit tandis que du côté gauche qui n'a pas été soumis à la photothérapie, la douleur n'a disparu que le 5e jour.

Dans un autre cas où il s'agissait d'une sciatique on a également obtenu une amélioration dès la première séance qui a duré 20 minutes. La guérison complète n'est survenue qu'au bout de la 12e séance.

Enfin dans le 3e cas où il s'agissait de douleurs névralgiques dans la région hépatique, ces douleurs ont complètement disparu après une séance de 10 minutes.

Au bout de 24 heures les douleurs ont reparu mais moins intenses. On n'a pas renouvelé le traitement.

Dr Roubleff.

Thérapeutique électro-chimique (*Deutsche med. Ztg.*, 3 juin 1901). — Frankenhæuser propose, pour faire pénétrer à travers le tégument cutané des substances chimiques dans l'organisme, au moyen du courant galvanique, une série de produits. L'anode sera chargée d'acides, de sels des métaux légers et lourds et de sels d'alcaloïdes : pour la cathode, on se servira des combinaisons d'hydroxyle et de métaux légers, et de combinaisons des acides avec les métaux.

Les résultats suivants peuvent être obtenus :

1° Ramollissement de territoires cutanés : au moyen, par exemple, d'une solution d'acide chlorhydrique à 5 0/00, qui imbibe l'anode, on peut en quelques minutes obtenir une action caustique énergique.

2° Momification de territoires cutanés au moyen de sels de métaux lourds.

3° Irritations cutanées d'intensité variable, au gré de l'expérimentateur.

4° Incorporation de substances médicamenteuses (acide salicylique, iode, lithine, quinine, etc.)

5° Anesthésie cutanée, avec la cocaïne par exemple.

Les batteries galvaniques usuelles et les électrodes courantes, à condition que ces dernières soient bien propres, peuvent servir à ces applications. Le mieux est d'enlever la peau de chamois et le feutrage des électrodes et de se servir d'ouate hydrophile qu'on renouvelle à chaque séance. Les solutions seront de préférence peu concentrées et très pures. L'action ne dépasse pas en surface l'électrode, et si l'on veut limiter cette action à une surface de peu d'étendue, il suffit de recouvrir de silk protective les parties de l'électrode par lesquelles le courant ne doit pas passer.

E. Vogt.

L'électricité statique en médecine par A. de Luzenberger (*Arch. d'él. médicale*, 15 juillet 1901). — La méthode d'application de l'électricité statique la plus efficace est le bain franklinique général sur un tabouret isolant. Les applications ainsi faites, pour être suivies d'effet, nécessitent des machines à grands disques d'au moins 75 centimètres de diamètre. L'auteur donne la préférence aux machines sans condensateurs (bouteilles de Leyde, etc.), et s'il se sert de ces derniers c'est dans le cas où il est nécessaire de produire des courants alternatifs de haute fréquence. Quand il veut concentrer le flux statique sur un point déterminé du corps du malade, il emploie des électrodes pointues qu'il met en communication avec l'autre pôle ou avec la terre à travers son propre corps. Quand il veut fortement exciter les organes internes, comme dans l'atonie intestinale, il fait le massage électrique avec une grosse boule métallique qu'il tient à la main. L'application inverse, c'est-à-dire en envoyant au moyen d'une électrode isolée le flux sur le malade isolé, n'est employée que rarement, particulièrement dans le cas où le malade en état d'éréthisme nerveux redoute le tabouret, ou bien quand on cherche à agir plus par l'ozone que par l'électrisation elle-même.

L'électricité statique n'est pas une panacée utile dans toutes les affections en général, l'auteur est au contraire très éclectique et pense que dans les maladies nerveuses, pour certaines du moins, on lui doit préférer la gulvanisation et la faradisation. Mais il a pu s'assurer de la grande supériorité de la franklinisation dans le traitement des altérations des échanges nutritifs et dans les névroses les plus variées. Il l'a expérimentée avec succès dans l'arthritisme et dans le diabète sucré, mais a observé les résultats les plus brillants particulièrement dans la neurasthénie. Ainsi la franklinisation produit l'accalmie chez les anxieux, le sommeil régulier et réconfortant chez les insomniaques, la régularisation des fonctions intestinales et cardiaques chez les hypocondriaques.

Les applications frankliniques paraissent avoir trop d'importance pour qu'on les laisse retomber dans l'oubli, aussi semble-t-il nécessaire que toutes les personnes qui s'en occupent le fassent avec méthode en mesurant aussi exactement que possible la quantité, l'intensité et la durée des séances, afin qu'on puisse expérimenter leur méthode exactement, pour le plus grand bien du malade.

E. Vogt.

FORMULAIRE DE THERAPEUTIQUE CLINIQUE

ECZEMA DES OREILLES

A. — Eczema du pavillon, de la conque et des plis.

Au début se borner à poudrer avec une poudre inerte, non fermentescible :

Talc	30 grammes
Oxyde de zinc	10 —

et renouveler le poudrage deux ou trois fois par jour.

Ultérieurement utiliser les corps gras, à la période de suintement et de croutes, de préférence aux enveloppements humides, car « l'oreille eczémateuse n'aime pas l'eau ».

(Lermoyez).

Appliquer avec un pinceau, soit de l'huile d'olive, soit de la vaseline et recouvrir d'ouate; le lendemain détacher les croûtes à sec, avec de petits tampons d'ouate. Après décapage applications de la pommade à l'oxyde de zinc :

Vaseline	} ââ 10 grammes
Lanoline	}
Oxyde de zinc	4 —

Avoir soin d'étaler la pommade sur une toile très fine dont on enveloppe le pavillon en ayant soin de l'appliquer exactement dans toutes les anfractuosités.

Après cessation de la reproduction des croûtes on protégera l'épiderme nouveau au moyen de la pâte de Lassar :

Vaseline	20 grammes
Amidon	} ââ 10 —
Oxyde de zinc	}
Acide salicylique	0 gr. 50

Dans les cas rebelles on utilisera le calomel à 1/20; l'oxyde jaune de mercure à 1/20; l'huile de cade à 1/10; le goudron à 1/10; l'ichthyol à 1/10, après avoir décapé la peau au préalable avec :

Savon noir	40 grammes
Alcool à 90°	60 —
Eau distillée	100 —

Dans la forme séborrhéique, il faut employer les pommades soufrées.

Quand l'eczéma débute par les canaux de perforation des boucles d'oreilles, il faut enlever les anneaux et les remplacer pendant la durée de l'eczéma par un anneau de fils de soie aseptique, pour éviter l'oblitération des anneaux de perforation.

B. Eczéma des plis retro-auriculaires.

Lotions de *phénosalyl* (1 à 5 p. 1000) puis poudrer avec de la poudre de talc additionné de sous-nitrate de bismuth.

Finalement toucher toutes les fissures avec une solution de nitrate d'argent au 50° ou au 30°.

C. Eczéma du conduit.

Formes humides. S'abstenir des irrigations. Introduire avec un pinceau de ouate aseptique, une petite quantité de vaseline boriquée ou mieux de pommade à l'oxyde de zinc ou au sous-nitrate de bismuth.

Ultérieurement, pommade faible au calomel (1/30) et instillation de :

a) Huile stérilisée......	20	grammes
Huile de bouleau blanc..	1-2	—

ou

b) Glycérine...........	20	grammes
Borate de soude........	2	—

Quand la chronicité s'établit, il faut employer le nitrate d'argent : après un lavage avec une solution très faible de sublimé ou de cyanure de mercure, on introduit une mèche de coton imbibée d'une solution de nitrate d'argent à 1/10, et on obture ensuite le méat avec un tampon de coton enduit de vaseline.

Si le conduit est sec au bout de ce temps, on introduit une pommade à l'oxyde de zinc ou au sous-nitrate de bismuth ; s'il est encore humide on renouvelle l'application de mèche imbibée de solution de nitrate d'argent.

On peut encore verser dans l'oreille, après avoir fait incliner la tête du côté opposé, une solution de nitrate d'argent à 1 p. 10, la laisser séjourner trois minutes, puis faire écouler le liquide et le remplacer par de l'eau salée que l'on fera sortir au bout de quelques instants

(Lermoyez et Boulay).

Formes sèches) : Eviter de faire pénétrer de l'eau dans les oreilles, en se lavant ; d'y introduire des corps étrangers.

Badigeonner trois fois par jour le conduit avec un pinceau imbibé de :

Huile de vaseline......	40	grammes
Menthol..............	1	—

ou :

Huile de vaseline......	20	—
Goudron ou huile de Cade..............	4	—

ou

Huile de vaseline......	10	—
Acide salicylique.....	0 gr. 10	

5° Si le conduit est rempli de squames adhérentes il faut les détacher en y instillant X gouttes. de :

Carbonate de soude.......	0 gr. 10	
Glycérine neutre..........	10	grammes.

(à renouveler trois fois par jour)

et au bout de 48 heures, faire une irrigation d'eau tiède, sécher avec des mèches de coton hydrophile.

Le traitement général comporte la prescription du régime utile à tous les eczémateux (interdiction des aliments fermentescibles : charcuteries, gibier, poisson de mer, crustacés, fromages fermentés, etc., du thé, du café, des boissons alcooliques).

Chez les arthritiques on prescrira les alcalins, un séjour à Vichy ou à Royat ; chez les goutteux, les eaux de lavage (Contrexéville, Vittel, Evian). Chez les scrofuleux, l'iode, l'huile de foie de morue ; les eaux salines ou arsenicales.

Chez les nerveux Néris, Divonne, Bagnères de Bigorre.

G. Lyon.

VARIÉTÉS & NOUVELLES

Un service inattendu rendu par l'absinthe. — Un nouveau procédé, qui n'est pas banal, pour l'étude des cours d'eau souterrains et des sources vauclusiennes. On se sert habituellement de la fluorescéine. Cette fois c'est l'absinthe, l'absinthe Pernod elle-même qui a servi à l'expérience.

M. Berthelot a raconté à l'Académie des sciences les détails du fait qui a permis de résoudre la question controversée de l'origine des eaux des sources de la Loue.

Ces sources, qui débitent en temps ordinaire 15.000 litres à la seconde, sont-elles un bras du Doubs ? M. Fournier, professeur à la Faculté des sciences de Besançon, l'admet. Mais il n'avait pu le démontrer, des expériences faites à l'aide de la fluoresceine versée dans les eaux du Doubs n'ayant donné aucun résultat.

Dernièrement, un immense incendie ayant détruit les usines de la fabrique d'absinthe Pernod à Pontarlier, plus d'un million de litres d'absinthe s'écoulèrent dans le Doubs.

Deux jours après, la grotte où sourdent les sources exhalait une forte odeur d'absinthe. Une chute d'eau proche des sources donnait une mousse abondante, M. Berthelot fils, qui se trouvait sur les lieux, recueillit des échantillons d'eau et de mousse et les envoya à son pére.

De ce liquide, l'illustre chimiste a pu tirer une gouttelette d'anis. Et le résidu laissé sur le filtre par la mousse a donné une quantité appréciable d'essence d'absinthe.

L'opinion de M. Fournier est donc exacte, et les eaux de la Loue ne sont qu'une dérivation souterraine des eaux du Doubs.

Un diplôme de médecin colonial à Marseille. — L'Ecole de médecine de Marseille vient d'être autorisée à délivrer, à l'exemple de la Faculté de médecine de Bordeaux, un diplôme de médecin colonial comme conséquence de l'organisation de son enseignement colonial.

Nos médecins coloniaux vont être amplement pourvus de moyens d'instruction; à l'Ouest et au Midi, ils trouveront des enseignements dont ils feront certainement bénéficier les malades qu'ils auront à soigner,

Nos Ecoles auront tous les moyens de rivaliser avec ce que fait l'Angleterre pour ses colonies.

L'enseignement colonial ne tardera pas à trouver à Paris même des moyens d'instruction qui s'ajouteront à ceux qui ont été inaugurés en province.

Le Congrès de la tuberculose. — Le Congrès de Londres s'est terminé par le vote d'un certain nombre de vœux et de résolutions dont nous citerons les plus intéressants :

Résolution demandant la répression de l'habitude de cracher dans les endroits publics;

Celle recommandant à tous les hôpitaux et dispensaires de fournir aux tuberculeux des instructions imprimées sur les précautions qu'ils doivent prendre, et insistant sur l'emploi de crachoirs privés;

Celle recommandant la notification aux autorités des cas de tuberculose;

Celle demandant l'établissement de dispensaires et de sanateria de tuberculeux;

Celle demandant aux gouvernements d'examiner immédiatement la théorie du docteur Koch, sans se départir des mesures de précaution contre la viande et le lait infectés;

Celle conseillant la création d'une commission internationale permanente pour recueillir des faits et études et proposer des moyens en vue de prévenir la tuberculose.

BIBLIOGRAPHIE

La Léprose, par le Dr Dom SAUTON. — 1 vol. de 506 pages, avec 60 figures et 5 planches hors texte, cartonné à l'anglaise. Chez Carré et Naud, éditeurs.

Durant de nombreuses années, le Dr Dom Sauton s'est spécialement consacré à la question de la lèpre; il est allé l'étudier dans les principaux foyers du monde entier; c'est le résultat de ces investigations qu'il consigne dans cet ouvrage dédié « à la mémoire de Pasteur ».

Il substitue au nom de « lèpre » celui de « léprose », représentant *une entité morbide parfaitement définie.*

Après avoir recherché l'origine de cette maladie, en avoir esquissé la marche dans le monde entier, Dom Sauton étudie les épidémies du moyen âge.

Après quelques considérations sur l'étiologie, il aborde les deux grands problèmes de *l'hérédité* et de *la contagion*; il étudie la bactériologie, l'anatomie pathologique, la clinique et la pathogénie qui sont l'objet de longs développements; l'auteur interroge les travaux les plus récents en France et à l'étranger; il les analyse, les discute avec soin.

Une conclusion se dégage sous les yeux du

lecteur : « L'unité nosologique de la léprose, sous un polymorphisme varié à l'infini ».

Les nombreuses manifestations de la léprose autorisent-elles à admettre, comme on le fait encore universellement de nos jours, « plusieurs espèces » ou « plusieurs formes » de lèpre, formes tégumentaires, maculeuses, tuberculeuses, nesthésiques, mutilantes, sensorielles, etc.

Non, dit le Dr Sauton, on a des léprides, comme on a des syphilides; de la léprose viscérale et médullaire, comme de la syphilis des viscères, de la moëlle et du cerveau, et ces léprides sont soumises à des lois de succession dans leur évolution. C'est ainsi que le type classique et complet de la léprose comprend quatre périodes :

1° *L'incubation;*

2° *L'infection*, ou accidents primaires;

3° *Les accidents secondaires;*

4° *Les accidents tertiaires.*

C'est avec le même esprit clinique qu'il considère « les maladies nouvelles » : la syringomyélie, la maladie de Morvan, l'aïnhum, la sclérodermie, etc...; autant de *syndromes* dont il faut rechercher les causes, et celles-ci permettent alors de leur assigner une place légitime dans les divers cadres nosologiques.

Ces notions éclairent d'un jour nouveau la symptomatologie, les formes multiples et le diagnostic différentiel de la léprose; elles projettent aussi de vives lumières sur la grave question de la prophylaxie.

La thérapeutique et la bibliographie sont très longuement détaillées dans cet ouvrage qui fait le plus grand honneur à son auteur.

Les maladies qu'on soigne à Berck-sur-Mer, par M. le Dr Calot (1).

Sur la première page, l'auteur a placé en vedette ces quelques mots :

« Aux tuberculoses fermées, la guérison sûre, » maxime expliquée par les deux lignes qui suivent : « Ouvrir les tuberculoses (ou les laisser s'ouvrir), c'est ouvrir une porte par laquelle la mort entrera trop souvent. »

Voilà l'idée maîtresse du livre.

Et dans les chapitres de l'ouvrage l'on voit se dérouler la démonstration de cette vérité fondamentale.

Il est impossible de suivre l'auteur dans les divers chapitres où il étudie successivement le traitement des abcès froids, des adénites, des ostéites, des tumeurs blanches, de la coxalgie, du mal de Pott.

En somme, le médecin qui est en présence d'une tuberculose externe, doit avoir ce double objectif :

1° Guérir le malade, éteindre le foyer bacillaire; et le meilleur moyen d'y arriver, c'est de le conserver fermé pour éviter toute infection secondaire, celle-ci étant le grand danger à redouter dans l'évolution des tuberculoses. Aussi convient-il d'attaquer les foyers tuberculeux par des injections de liquides modificateurs, plutôt que par des opérations sanglantes.

2° Guérir le malade sans infirmité, amener une guérison intégrale si l'on peut, c'est-à-dire, autant que possible, la guérison des adénites cervicales sans cicatrices, des tumeurs blanches sans impotence fonctionnelle, des maux de Pott sans bosse, de la coxalgie sans boiterie appréciable.

L'auteur étudie les moyens d'arriver à ces résultats.

La deuxième partie de l'ouvrage, la moins développée, est consacrée à l'étude des maladies non tuberculeuses de l'enfance que l'auteur a étudiées largement dans les hôpitaux de Berck, aux vices de conformation et aux déformations acquises : la scoliose, la luxation congénitale de la hanche, le pied bot, la maladie de Little, le rachitisme. Ici encore, on trouvera un exposé très précis et très net du traitement reconnu le meilleur de ces diverses maladies.

(1) In-18. Prix : broché, 2 francs; cart., 2 fr. 50. Paris, Agence centrale de la Presse scientifique internationale, 93, boulev. Saint-Germain.

RENSEIGNEMENTS DIVERS

La carte de l'avancement contre la tuberculose. — **M. le professeur Landouzy et M. le Dr Sersiroz** ont fait connaître au Congrès de la tuberculose à Londres, une carte dressée par eux et donnant la répartition sur tout le territoire français des centres de lutte contre la tuberculose : dispensaires, services spéciaux, sanatoria, etc.

Nous avons en France, pour combattre ou prévenir la tuberculose, — ou nous allons avoir, car toutes ces œuvres ne sont pas encore terminées : 24 sanatoriums marins populaires, 2 sanatoriums marins payants, 1 hôpital rural hydrominéral, 5 stations climatériques pour enfants, 6 stations climatériques pour adultes, 15 sanatoriums populaires pour adultes, 3 sanatoriums populaires pour enfants, 13 sanatoriums payants, 4 services hospitaliers d'isolement, 5 colonies agricoles pour enfants tuberculeux convalescents, 19 dispensaires pour tuberculeux, 31 colonies rurales des écoles, 18 colonies de vacances (œuvres des Trois-Semaines, Œuvre du Soleil, Colonie maternelle du IVe arrondissement, Œuvre des enfants à la montagne, etc.).

Les hôpitaux marins populaires sont ceux de Malo-les-Bains, Saint-Pol-sur-Mer, Calais, Berck (il en existe quatre sur cette plage), Beuzeval, Saint-Broladre, Roscoff, Per Bron, Le Croisic, Saint-Trojan, Royan, Arcachon, Le Moulleau, Cap-Breton, Hendaye, Cerbère, Banyuls, Cette, Gien (Var), Cannes et Nice.

Les sanatoriums marins payants sont ceux de Kerfany, de La Baule.

L'hôpital rural hydrominéral est celui de Forges-les-Bains.

Les sanatoriums climatériques thermaux pour enfants sont ceux de Vialas, Dax, Argelès, Salies-du-Sarlat, d'Hyères (villa Alice Fagniez).

Les sanatoriums populaires pour adultes sont ceux de Lille, Rouen, Angicourt, Versailles, Bligny, Lay-Saint-Christophe, Orléans, Nantes, Hauteville, Feuillas, Cimiez, Cannes (villa Louise).

Les sanatoriums populaires pour enfants sont ceux de Villepinte, Ormesson, Villiers-sur-Marne.

Les sanatoriums payants sont ceux de Buzenval, Meung-sur-Loire, La Mothe-Beuvron, Lompses-Hauteville, Durtol, Aubrac, Gorbio, Menton, La Tisnere, Trespœy, Pau, Eaux-Bonnes, Aas-Eaux-Bonnes, Le Canigou.

Des services hospitaliers d'isolement existent à Paris (Lariboisière et Boucicaut), à Tours et au Havre.

Les colonies agricoles pour tuberculeux convalescents existent à Noisy-le-Grand, Champrosay, Frémilly, Rougemont, Le Cannet.

Des dispensaires existent à Paris (il y en aura bientôt 10), à Lille, Bois-Colombes, Semur, Lyon, Brive, Laval, Mayenne, Tours, Nantes.

Des colonies rurales des écoles existent à Beauvais, Neuville-en-Hez, Containville-Plage, Villers-Cotterets, Evreux, Coudeville, Condé-sur-Noireau, Mantes, Saint-Germain, Montlhéry, Saint-Servan, Flers, Remalard, Melun, Fontainebleau, Mandres-sur-Vau, Malesherbes, Nemours, Senonche, Saint-Fargeaud, Onzain, Montrichard, Morteau, Bourg, Lyon-la-Ville, Bordeaux, Soulac, Saint-Médard, Arcachon, Villenave.

Des colonies de vacances existent à Valecourt, Montjavoult, Courseulles-sur-Mer, Ver-sur-Mer, Norteuil, Saint-Denis-les-Rebais, Ahun, Mandres, Oneval, Les Bézards, Châtillon-sur-Loire, Saint-Etienne, Saint-Seuvres, Chambon, Saint-Voy, Toulouse.

Cette carte montre que l'effort de la France pour lutter contre la tuberculose est bien engagé : c'est aux divers départements à multiplier des œuvres analogues. Il en reste malheureusement trop encore où le péril tuberculeux n'est pour ainsi dire pas combattu, et d'autres où il l'est trop insuffisamment.

Le développement des pratiques d'hygiène, le progrès dans la salubrité des habitations d'ateliers, la fondation de sanatoriums, de dispensaires doivent résulter du Congrès de Londres. Il faut qu'au Congrès de la tuberculose qui se tiendra à Paris en 1903 nous puissions montrer que la France, dont les ressources climatériques naturelles sont si heureusement disposées pour lutter avec efficacité contre le fléau, a réussi à le faire reculer, que la mortalité par la tuberculose a considérablement diminué.

Actuellement, le but est encore lointain : les établissements que nous venons de mentionner ne fonctionnent pas tous ; la situation de nombre de tuberculeux est encore bien navrante. Il n'existe pas encore de sanatoriums populaires pour femmes ; le docteur Berry, qui avait recommandé une jeune fille tuberculeuse à un professeur de la Faculté, pour la faire admettre dans un sanatorium, écrit qu'il lui fut répondu qu'il n'y aurait de lits de femmes dans les sanatoriums populaires que s'il était donné 300,000 fr. à cette œuvre, dans ce but.

Mais cette situation n'est plus que temporaire. La France ne s'arrêtera pas en son effort ; ces 300,000 francs qui manquent et nombre d'autres doivent être trouvés.

Congrès international d'assistance familiale (Paris, 27-31 octobre 1901.) — Le 15 juillet s'est tenue, à l'Hôtel des Sociétés savantes, la réunion générale des Comités d'organisation de sections du Congrès international d'assistance familiale.

Des délégués de chaque section y ont pris part, sous la présidence de M. le docteur Rotillon.

Après avoir donné connaissance des lettres d'excuses, le Président a donné la parole au Secrétaire général.

M. le docteur Marie a donné lecture des procès-verbaux des séances de sections tenues dans le courant des mois de juin et juillet.

Ces sections, au nombre de quatre, se trouvent ainsi constituées :

PREMIÈRE SECTION

ASSISTANCE FAMILIALE DE LA FEMME ET DE L'ENFANT

Sous la présidence d'honneur de M. le Sénateur Théophile Roussel.

Comité d'Organisation :

Président : M. le docteur E. Rey, député.
Vice-présidents : MM. le docteur Le Baron ; Paternne ; Muret.
Secrétaires : Mlles Meyer et M. Lesueur.

Une sous-section spéciale pour l'assistance de la femme est en formation, sous la vice-présidence de Mme Leroy-Allais et de M. le docteur Pecker, de Maule.

Rapports préparatoires distribués :

La puériculture familiale (Dr Pecker).
L'assistance familiale aux enfants arriérés (Dr Manheimer).
L'assistance familiale mutuelle des mères (Dr Edwards-Pillet).
L'assistance obstétricale à domicile (Mme Roger-Boquillet).
Les dispensaires d'enfants (Drs Redard et Ch. Leroux.)
L'assistance familiale aux jeunes tuberculeux (Drs Barthès, Dufournier et Séailles).
L'assistance familiale aux jeunes abandonnés (MM. Weil et Séailles).
L'éducation professionnelle par l'apprentissage familial (M. Grèges).
L'adoption familiale des orphelins (M. Toitou).

TRAVAUX ORIGINAUX

APPENDICITE (1)

par le Dr Gaston LYON

Ancien Chef de Clinique Médicale de la Faculté.

« Tant que l'appendicite s'est appelée typhlite, tant qu'on a cru que les lesions siégeaient dans le cæcum, le traitement est resté presque exclusivement médical. Et il ne pouvait en être autrement. On ne pouvait évidemment songer à inciser le gros intestin. Le chirurgien n'intervenait que la main forcée pour ainsi dire, quand le pus colleté, après des ravages internes plus ou moins étendus, venait poindre sous la peau en quelque partie de la paroi abdominale, c'est-à-dire le plus souvent trop tard pour sauver le malade. » (Talamon).

Dès 1827, cependant, Mélier avait prévu l'intervention chirurgicale. « S'il était possible, disait-il, d'établir d'une manière certaine le diagnostic de ces affections, on concevrait la possibilité d'en débarrasser les malades au moyen d'une opération. On arrivera peut-être à ce résultat. »

On sait qu'aujourd'hui les prévisions de Mélier sont réalisées, à tel point que pour beaucoup de chirurgiens, dès que le diagnostic n'est plus douteux, l'intervention chirurgicale s'impose dans tous les cas. Le chirurgien américain Kean, a déclaré « qu'en présence d'une appendicite, la première indication pour un médecin est d'appeler un chirurgien ».

Il s'en faut cependant que l'accord soit parfait au sujet de la conduite à tenir dans l'appendicite et le traitement médical, considéré comme inefficace par beaucoup, comme dangereux même, parce que, atténuant certains symptômes, il peut donner l'illusion d'une guérison prochaine, alors qu'en réalité les lésions progressent sourdement, ce traitement, disons-nous, tend à reprendre la place légitime qui lui revient dans le traitement de l'appendicite.

(1) Ce chapitre est extrait de la quatrième édition du *Traité Élementaire de Clinique Thérapeutique*, de notre collaborateur G. Lyon, qui paraîtra incessamment. (Chez Masson, éditeur).

Actuellement, les chirurgiens se répartissent en deux camps : les uns sont interventionnistes à outrance ; les autres sont volontiers temporisateurs ; ils reconnaissent que le traitement médical peut suffire dans des cas où l'intervention précoce exposerait le malade à certains dangers et leur intervention est subordonnée à des indications déterminées.

Les premiers estiment que l'intervention doit être immédiate, sans délais, avec la même urgence que pour une hernie étranglée ou une perforation de l'intestin. Ils s'appuient sur les arguments suivants :

a) *Impossibilité de faire le diagnostic exact de la nature et de l'étendue des lésions*, en raison du désaccord fréquent entre les symptômes et ces lésions, désaccord reconnu par tous les cliniciens. On ne peut, proclament-ils, faire le départ entre l'inflammation de l'appendice et les accidents péritonéaux qui suivent sa perforation. La clinique ne permet pas en effet de distinguer dans l'appendicite deux périodes bien distinctes : l'une, uniquement appendiculaire, l'autre, péritonitique, suivant la rupture de l'appendice. La péritonite localisée ou généralisée, peut exister sans que l'appendice soit perforé. « Symptômes appendiculaires et symptômes péritonéaux sont pour ainsi dire fusionnés et subintrants ; les douleurs, les vomissements alimentaires et bilieux, la défense musculaire, l'état de la fièvre et du pouls, la constipation et le tympanisme abdominal, tous ces signes peuvent exister avec ou sans participation du péritoine ; on guette l'entrée en scène de la péritonite alors qu'elle est déja en pleine évolution, on attend, alors qu'il faudrait agir, et, sur la foi d'assertions erronées, le malade succombe faute d'avoir été opéré. » (Dieulafoy).

Ce qui est incontestable, c'est qu'il n'y a rien de plus individuel que la réaction du péritoine ; tantôt des accidents à grand fracas (nausées, vomissements, tympanisme, arrêt complet des matières, fièvre vive, accélération très marquée du pouls), font craindre une infection grave, alors que ces accidents vont tourner court ; tantôt, au contraire, une réaction péritonéale à peine appréciable, cache des lésions extrêmement graves, une infection qui va entraîner la mort à bref délai.

b) Second argument de même ordre que le premier : *marche trompeuse de la maladie*. S'il est vrai que certaines appendicites qui débutent à grand fracas, avec des symptômes très alarmants, peuvent tourner court, il est non moins vrai que des « accalmies traîtresses », suivant l'expression de M. Dieulafoy, peuvent en imposer au médecin et lui masquer la gravité de l'état réel du malade. La brusque détente des symptômes bruyants et douloureux, la défervescence même ne sont pas toujours en rapport avec une amélioration réelle ; les accalmies coïncident même parfois avec la formation de lésions redoutables : gangrène, péritonite diffuse. Lorsque, malgré une amélioration apparente caractérisée par la disparition ou l'atténuation très marquée des douleurs, la cessation des vomissements, la chûte de la fièvre, persistent certains phénomènes, tels que le tympanisme, un certain degré de défense musculaire, l'urobilinurie et l'albuminurie, l'accélération du pouls surtout, il faut se garder de porter un pronostic favorable. Le désaccord entre le pouls et la température est d'une importance capitale et milite en faveur d'une intervention immédiate.

c) *Aggravation des lésions par l'expectation*. — L'attente, disent les partisans de l'intervention précoce, expose le chirurgien à voir se produire des lésions comme la péritonite diffuse ou une infection générale et des lésions à distance (hépatiques par exemple) contre lesquelles il sera désarmé, tandis que l'intervention précoce permet le plus souvent d'opérer en présence de lésions réduites, pour ainsi dire au minimum.

d) *L'intervention précoce est presque aussi bénigne que l'intervention à froid*; *en tous cas, elle permet de sauver des malades que l'expectation tuerait à coup sûr.*

En somme pour les médecins et chirurgiens de l'école interventionniste, les indications thérapeutiques dans l'appendicite sont très simples, puisque tout se réduit à une question de diagnostic.

« Le diagnostic d'appendicite implique l'opération immédiate, quelle que soit la forme et la période de la maladie » (Jalaguier).

Aux interventionnistes les temporisateurs opposent des arguments dont la valeur n'est pas moins digne de considération que celle des arguments précédents.

a) Les considérations tirées du désaccord entre la gravité des symptômes et des lésions, de la marche trompeuse de la maladie peuvent être retournées contre ceux qui les invoquent pour justifier l'intervention précoce. S'il est vrai qu'une appendicite à marche insidieuse, aux allures bénignes en apparence peut se terminer brusquement par une péritonite généralisée, réciproquement une appendicite à début très bruyant peut tourner court sous l'influence du traitement médical et l'intervention différée comportera moins de risques, sera faite à froid dans de meilleures conditions qu'à chaud. Donc la *possibilité de la guérison fréquente sous l'influence du traitement médical* est un argument sérieux contre l'intervention systématique.

b) Le *diagnostic de l'appendicite au début est souvent difficile*; des erreurs sont commises par les médecins les plus expérimentés ; l'intervention systématique précoce peut donc avoir pour conséquence une opération inutile et comportant d'ailleurs l'aléa de toute laparotomie.

c) L'*intervention à chaud n'est pas aussi inoffensive que le prétendent les interventionnistes à outrance*; on n'a donc pas le droit de l'imposer et de faire courir des dangers à des malades qui peuvent guérir par des moyens purement médicaux. Ceux-ci d'ailleurs sont loin d'être inefficaces, contrairement aux assertions des interventionnistes; le traitement médical favorise la formation des adhérences.

d) Il est très rare que le traitement « idéal » de l'appendicite, c'est-à-dire l'ablation de l'appendice, dans les premières heures qui suivent le début des accidents, puisse être appliqué. Or, *lorsque les premières heures se sont écoulées, l'opération devient plus dangereuse que l'expectation*; elle risque d'étendre à la totalité du péritoine l'infection localisée jusque-là à la région péri-appendiculaire.

Tels sont les arguments invoqués par les deux écoles adverses; ils ont sans doute chacun leur valeur puisque l'on a vu des interventionnistes à outrance abjurer leurs erreurs et passer dans le camp des partisans de l'expectative et que réciproquement des temporisateurs prudents sont devenus brusquement d'audacieux opérateurs. Il est même assez curieux d'avoir à constater que les médecins ou que du moins beaucoup d'entre eux comptent actuellement parmi les plus chauds défenseurs de l'intervention chirurgicale précoce et systématique, tandis que beaucoup de chirurgiens, même parmi ceux qui prenaient volontiers le bistouri dès la constatation de l'appendicite sont devenus plus prudents et concèdent que l'on ne peut ériger un traitement systématique, qu'il faut tenir compte des indications fournies dans chaque cas en particulier par l'observation attentive du malade et de la marche de l'appendicite.

Il est évident d'ailleurs, sans qu'il y ait lieu d'insister sur ce point, que tous les cas ne sont pas comparables, et qu'il ne peut être question d'un traitement uniforme, alors que le malade peut être vu pour la première fois, tantôt tout à fait au début de sa maladie, tantôt à une période avancée de celle-ci ; alors qu'il est déjà un habitué de l'appendicite ou bien au contraire à sa première atteinte. En d'autres termes, une seule formule ne saurait résumer toute la thérapeutique de l'appendicite. Les règles schématiques doivent s'effacer devant les indications si variables de la clinique, dans chaque cas en particulier.

Le but de cet ouvrage étant de vulgariser les règles thérapeutiques admises par la majorité des médecins, nous exposons donc le traitement de l'appendicite, tel que le conçoivent, à l'*heure actuelle*, la plupart des médecins et chirurgiens, tel qu'il ressort des dernières discussions à la Société de chirurgie (1899) et des communications faites au Congrès international de 1900.

Avant d'instituer un traitement il faut tout d'abord être assuré que le diagnostic n'est pas douteux. Sans doute la douleur dans la fosse iliaque droite avec localisation provoquée par la pression au point dit de Mac Burney (situé sur le milieu de la ligne qui relie l'ombilic à l'épine iliaque antérieure), la défense musculaire au niveau de la fosse iliaque droite, l'hyperesthésie cutanée, les vomissements, la fièvre, l'accélération du pouls sont des signes qui ne prêtent guère à la confusion ; cependant si l'on n'a pas assisté au début des accidents, il convient d'observer le malade de très près afin de ne pas s'exposer à une méprise dont les conséquences sont aisées à déduire.

Que de fièvres typhoïdes, de grippes, d'entérites, de coliques néphrétiques, de salpingites, etc., prises pour des appendicites par un observateur peu attentif à l'analyse minutieuse des symptômes. Il convient surtout de se rappeler que des accidents nerveux de péritonisme peuvent simuler, à s'y méprendre, la péritonite appendiculaire. Il arrive parfois que chez des hystériques éclatent brusquement des accidents qui reproduisent le tableau complet de l'appendicite aiguë avec péritonite généralisée. Rien ne manque au tableau, ni le facies grippé, ni le hoquet, ni les vomissements, ni le tympanisme, ni la douleur avec ses caractères angoissants ; la défense musculaire contribue à entretenir l'erreur. Il est vrai que la température reste basse, mais, comme elle s'abaisse dans la forme septique de la péritonite généralisée, son absence ne peut suffire à rectifier le diagnostic. Dans plusieurs cas l'erreur de diagnostic a eu pour corollaire une intervention. Glantenay a relaté un cas de ce genre dans lequel la laparotomie fut pratiquée et l'appendice trouvé indemne de toute lésion. M. Rendu a rapporté un autre cas où la diffusion de la douleur à tout l'abdomen, la cyanose, le refroidissement des extrémités, les vomissements incessants et le hoquet donnaient bien l'impression d'une généralisation de la péritonite à toute la cavité péritonéale ; le malade guérit après quelques injections de morphine et de sérum artificiel.

La pseudo-appendicite nerveuse serait engendrée dans un grand nombre de cas par l'ovaire ou par une névralgie du XIIe nerf intercostal ; c'est le point perforant antérieur de ce nerf qui simule le point de Mac Burney.

Le diagnostic entre le péritonisme hystérique et l'appendicite est cependant possible, bien que difficile. On le fera en tenant compte de certains symptômes discordants. Les caractères du pouls ont la plus grande importance ; ainsi le pouls, au lieu d'être très accéléré et filiforme comme dans la péritonite, est moins faible et surtout moins rapide ; le nombre des pulsations ne dépasse pas 80 à 90 par minutes, la respiration est également moins anxieuse que dans le cas de péritonite. Les urines ne se suppriment pas, l'urination est au contraire très abondante ; de plus, et ce caractère est très important, le malade, au lieu de conserver l'immobilité la plus absolue, comme le patient atteint de péritonite que la douleur cloue à la même place, le malade atteint de pseudo-péritonite est en proie à une vive agitation et remue ses membres sans précaution. Enfin, la constatation des stigmates hystériques, celle des points névralgiques vertébral et latéral achèvent de rectifier le diagnostic (Glantenay).

Concluons de ces quelques exemples qu'on ne saurait apporter trop d'attention dans l'examen du malade : les symptômes essentiels qui, réunis laissent peu de prise à l'erreur, sont : la défense musculaire, l'accélération du pouls jointe à la fièvre, le hoquet et les vomissements, l'altération du facies ; moins significatifs, mais cependant importants sont la constipation, l'oligurie, la présence d'albumine et d'urobiline, dans l'urine...

Au début des premières recherches sur l'appendicite on multiplia les formes cliniques de cette maladie. On décrit une colique appendiculaire, une appendicite plastique, une appendicite suppurée avec abcès localisé, une appendicite avec péritonite généralisée et, pour chaque variété, on traça un tableau clinique distinct, on adopta un traitement différent.

Aujourd'hui on est d'accord pour admettre que le nombre des formes de l'appendicite doit être réduit. On n'admet plus l'existence de la colique appendiculaire décrite par Talamon et que cet auteur attribue au passage dans le cœcum d'un calcul formé dans l'appendice, la rapprochant ainsi des lithiases hépatique et rénale. La colique appendiculaire est considérée aujourd'hui comme une variété atténuée de l'appendicite. On sait, d'autre part, que l'appendicite plastique n'existe pas et que toute appendicite aiguë avec fièvre, accélération du pouls, est symptomatique de formation de pus.

Trois formes seulement d'appendicite aiguë sont à considérer au point thérapeutique, l'appendicite aiguë avec péritonite localisée, l'appendicite aiguë avec péritonite généralisée, l'appendicite chronique. Il nous paraît logique d'exposer d'abord le traitement médical de l'appendicite, puis de poser les indications du traitement chirurgical, en tenant plutôt compte du moment où le médecin est appelé à donner son avis, que de la forme revêtue par celle-ci.

I. — *Traitement médical de l'appendicite*

Il est aussi utile de savoir ce qu'il convient d'éviter de faire que de savoir ce qu'il faut faire.

Il ne faut pas :

1° Imprimer des mouvements au malade.

2° Administrer des purgatifs dont le moindre inconvénient est d'exposer le malade à de violentes douleurs, dont le pire est de favoriser la perforation de l'appendice, si celle-ci ne s'est pas déjà produite. Les lavements exposent aux mêmes dangers.

3° Appliquer sur le ventre des pommades, des sangsues, des vésicatoires qui peuvent infecter la peau et devenir une source d'ennuis pour le chirurgien.

4° Continuer l'alimentation, même restreinte à des aliments liquides.

L'abstention des purgatifs est une règle qui ne comporte pas d'exception ; cependant, que de médecins la méconnaissent, et deviennent ainsi responsables d'accidents mortels !

Que faut-il donc faire ?

Les règles du traitement médical sont aujourd'hui bien établies et acceptées par tous les médecins.

Le *repos absolu au lit* est la règle ; il en est de même de la *diète absolue*, au moins pendant le premier jour; on trompera la soif en faisant prendre de l'eau de Vichy par cuillerées à café.

On doit calmer la douleur et modérer le processus inflammatoire par l'application de *glace sur le ventre*. Beaucoup de médecins croient instituer un traitement convenable par la glace, en faisant toucher le ventre par le fond d'une vessie de glace suspendue à un cerceau; mais, avec cette manière de faire, quelques centimètres seulement de la peau du ventre se trouvent refroidis. « Le traitement par la glace consiste dans l'application de une, deux ou trois grandes vessies de glace plates, suivant la largeur du ventre, reposant sur celui-ci directement et le couvrant dans son entier sans qu'on en craigne le poids » (Reynier).

Il faut avoir soin d'interposer entre la vessie et la peau une flanelle en double épaisseur et de surveiller ultérieurement la peau, de façon à prévenir des eschares.

L'application prolongée de glace peut déterminer une infiltration de la peau, une gelure qui devient dure et douloureuse et peut être une cause d'erreur. On palpe le ventre un peu rapidement et l'on croit se trouver en présence d'une collection superficielle; il est facile cependant d'éviter la confusion : si la pression superficielle est douloureuse, la pression profonde ne l'est pas; d'ailleurs, vient-on à supprimer la glace, on voit l'infiltration se résorber rapidement et le ventre redevenir souple.

L'*opium* répond à l'indication pressante d'immobiliser l'intestin. On le donnera en pilules de 0 gr. 02, à la dose de 0 gr. 10 en moyenne, par 24 heures, ou dans une potion contenant de l'eau chloroformée s'il existe des vomissements. L'injection de morphine, à la dose de 1 centigramme, est préférée par beaucoup de médecins; on peut répéter l'injection à cette dose toutes les cinq ou six heures.

Beaucoup de chirurgiens sont opposés à l'emploi de l'opium, qui aurait l'inconvénient d'amener une détente trompeuse et de masquer la gravité réelle de l'infection; on ne saurait cependant méconnaître les avantages résultant de son emploi.

A ces moyens il convient d'associer les *injections de sérum artificiel* (150 à 200 grammes ou davantage, matin et soir). Les injections ont l'avantage de relever les forces affaiblies par l'abstinence et de combattre la toxi-infection; en cas d'intervention chirurgicale elles placent le malade dans les meilleures conditions opératoires.

Sous l'influence de ce traitement, dans l'immense majorité des cas les accidents du début s'amendent, souvent au bout de vingt-quatre heures. Il n'en faut pas moins continuer à employer les moyens précédents; la glace doit être continuée jusqu'à ce que toute douleur provoquée par la pression ait disparu au niveau de la fosse iliaque; souvent il est nécessaire d'en prolonger l'application pendant huit ou dix jours. L'opium doit également être continué, à doses variables, jusqu'au retour à la normale de la température et du pouls. Quant à la diète hydrique, on la mitige au bout de vingt-quatre à trente-six heures, en permettant l'usage d'une très petite quantité de lait. Jusqu'au huitième ou dixième jour, on maintiendra cette diète rigoureuse. Ce n'est qu'après la chute définitive de la température et le retour du pouls à un état voisin de la normale, qu'au lait, dont la quantité a été peu à peu augmentée, on ajoute un ou deux œufs à la coque ou délayés dans des potages au lait, quelques purées de pommes de terre, de haricots, de lentilles. Quelques jours plus tard on autorise la viande crue pulpée, les panades, les compotes, quelques biscottes. Cette question de l'*alimentation* est des plus importantes à régler, et c'est faute d'une sévérité suffisante, que l'on observe fréquemment le retour des accidents inflammatoires.

Une question non moins importante pour le médecin est celle du fonctionnement de l'intestin. *A quel moment convient-il de provoquer une selle?* Pour soulager le malade gêné par l'accumulation des gaz, on introduit généralement, pendant les premiers jours, à plusieurs reprises, une longue canule de gros calibre. Du troisième au cinquième jour le plus souvent, le malade expulse des gaz spontanément.

Pour administrer un purgatif, il faut attendre que la température et le pouls soient revenus à la normale. Le purgatif de choix est l'huile de ricin que l'on fait prendre à dose modérée, soit 20 à 25 grammes, dans de la bière ou du jus d'orange. On peut faire suivre l'administration du purgatif d'un lavement glycériné et huileux. Les selles ultérieures seront obtenues à l'aide de lavements ou de suppositoires glycérinés.

En ce qui concerne le *séjour au lit*, la règle la plus sage est de maintenir l'immobilisation jusqu'à l'intervention, c'est-à-dire pendant un mois à six semaines en moyenne.

L'intervention, à froid, est, en effet, inéluctable. Un malade qui a été atteint d'une première crise appendiculaire, est à peu près fatalement condamné à subir une nouvelle atteinte. Il n'existe pas de *traitement prophylactique* de l'appendicite.

En dépit du régime le plus sévère, de l'hygiène la mieux comprise, les récidives surviennent, et s'il est un point sur lequel l'accord soit parfait, c'est la nécessité d'enlever l'appendice chez tout individu qui a eu une première atteinte d'appendicite. L'incision même de l'abcès, faite au moment de la première crise ne met pas à l'abri des rechutes et l'on ne compte pas les cas où il a été nécessaire d'enlever l'appendicite, dans une seconde opération, pour mettre un terme aux accidents.

II. — Indications de l'intervention chirurgicale dans les appendicites aiguës.

Deux cas peuvent se présenter : ou bien le médecin est appelé dès le début de l'appendicite, dans les premières heures, ou bien un ou plusieurs jours se sont déjà écoulés avant qu'on n'ait fait appel à ses soins.

a) Le médecin est appelé dès le début :

Nous avons déjà indiqué qu'au sujet de la conduite à tenir dans ce cas, les chirurgiens se divisent en deux camps. Les uns restent partisans de l'intervention systématique dès le début ; MM. Routier, Tuffier, Chaput, Segond, Reclus, persistent à la considérer comme d'une bénignité absolue et d'une exécution aussi facile que l'opération à froid (Société de chirurgie, février 1899). M. Rehn (Congrès allemand de chirurgie, avril 1901) estime qu'il faut opérer de suite les cas graves d'emblée et les cas douteux ; la temporisation n'est de mise que dans les cas légers. Les autres, plus nombreux à l'heure actuelle, se bornent à instituer le traitement médical et restent dans l'expectative, se tenant prêts d'ailleurs à intervenir au premier symptôme alarmant. A cette règle de conduite se rallient notamment Walther, Reynier, Brun, Quénu, Jalaguier, Korte, Sonnenburg, etc. En s'y conformant, M. Brun a vu 47 fois sur 59 le traitement médical aboutir à la résolution complète de la crise.

On ne peut cependant ériger l'expectative en règle absolue. A côté des cas d'appendicite aiguë, mais sans participation générale du péritoine, qui constituent la majorité des cas observés et auxquels s'applique l'expectative, il en est d'autres, beaucoup plus rares heureusement, qui nécessitent l'intervention immédiate, car elle constitue pour le malade l'unique chance de salut, ce sont les cas d'appendicite suraiguë ou perforante, dès les premières heures.

Mais revenons aux cas habituels, à ceux d'appendicite aiguë. Le traitement médical a été institué dans toute sa rigueur. Plusieurs éventualités peuvent alors se présenter :

1° Une amélioration franche se produit généralement au bout de 36 à 48 heures. Cette amélioration se traduit par la localisation de la douleur qui, d'abord diffuse tend à se limiter à la région de l'appendice; par le retour à la souplesse de la paroi abdominale, excepté dans la fosse iliaque droite, par la cessation des vomissements, par l'abaissement de la température, par la diminution de fréquence du pouls, l'amélioration du facies. Dans ces cas qui deviennent de plus en plus nombreux, depuis que l'on institue dès le début un traitement rationnel, il faut se garder de toute intervention; la guérison est assurée, si l'on persiste dans l'emploi des moyens indiqués.

2° Une amélioration se produit, mais moins franche; la température reste élevée les douleurs sont vives, avec prédominance dans la fosse iliaque; l'émission des gaz est supprimée. Dans ce cas encore, il convient de s'en tenir au traitement médical, à la condition que le pouls et la température restent concordants, qu'il n'y ait pas d'agitation, pas d'altération très marquée des traits, pas d'odeur mauvaise de l'haleine (Quénu): à la condition surtout que l'on assiste à la formation d'une induration en plastron, qui indique le travail de défense de la séreuse. On sera tout à fait rassuré, si en même temps reparaît l'émission des gaz (Jalaguier). C'est en général du 2e au 4e jour que le plastron devient appréciable à la palpation. Or, loin d'être une indication à intervenir ce « plastron » est un signe favorable, dit M. Jalaguier dans son rapport présenté au Congrès de 1900; il doit engager à persévérer dans le traitement médical. Telle n'était pas l'opinion communément admise il y a quelques années et ce n'est pas encore l'avis de beaucoup de chirurgiens qui pensent que la constatation d'un empâtement commande au contraire l'intervention immédiate. Cependant l'abstention tend à prévaloir aujourd'hui.

3° Aucune amélioration ne se produit après 24 ou 36 heures de traitement; il existe de l'agitation, des douleurs vives, les traits restent altérés, le pouls augmente de fréquence, la température pouvant d'ailleurs se maintenir élevée ou au contraire s'abaisser. Dans ce cas on ne doit pas hésiter à intervenir.

4° Une amélioration s'est produite, mais après une rémission de courte durée, les symptômes de début réapparaissent : vomissements, douleurs vives, élévation de la température, etc. Ici encore il faut intervenir.

A partir du cinquième ou du sixième jour deux éventualités peuvent se produire : ou bien la résolution a une tendance manifeste à se faire, et, dans ce cas, il va sans dire que le traitement médical devra être poursuivi, ou bien une collection purulente devient manifeste, annoncée par les frissons, les oscillations du thermomètre, les douleurs lancinantes et surtout par les signes physiques de l'augmentation de l'empâtement. Il y a du pus collecté, il faut lui donner issue au dehors; cette règle, applicable à toute collection purulente, quel qu'en soit le siège, ne comporte aucune exception.

Certaines rechutes, se produisant après la défervescence, peuvent être dues à la reprise prématurée de l'alimentation, à la cessation de l'immobilité et peuvent céder à la reprise rigoureuse de la diète et de la glace; mais si la poussée inflammatoire nouvelle résiste plus de 24 à 36 heures, il faut intervenir. Mêmes indications à l'intervention quand l'appendicite s'arrêtant dans son évolution favorable, on assiste à une succession de petites crises aiguës ou subaiguës d'une durée variable et plus ou moins rapprochées, avec persistance d'un empâtement dans la fosse iliaque, dans l'intervalle des crises (Jalaguier).

On voit, et nous devons le répéter, que si l'expectative paraît être la règle de conduite la meilleure, dans un grand nombre de cas, elle ne saurait être, pas plus que l'intervention précoce, érigée en méthode systématique.

En d'autres termes, et pour résumer les opinions courantes, il faut moins se presser d'opérer, car le traitement médical suffit plus souvent qu'on ne le croyait à une époque où l'on assistait moins fréquemment au début de l'appendicite; mais il ne faut pas hésiter à intervenir dans un certain nombre de cas; lorsqu'il existe une appendicite perforante d'emblée; lorsqu'au bout de quelques jours la réaction inflammatoire locale n'est pas franche, ou que les phénomènes locaux ayant rapidement disparu, les signes généraux d'infection restent accentués; lorsqu'il existe une collection purulente bien nettement localisée; enfin, lorsque se produit une série de rechutes subintrantes.

Ainsi que l'a dit Roux, fort justement, au Congrès de 1900, il arrive, lorsqu'on a vu beaucoup d'appendicites, qu'on intervient parce que le malade fait mauvaise impression, tout court. Cette indication est aussi précise qu'elle est indéfinissable.

L'existence d'une maladie antérieure telle qu'albuminurie, diabète, commande une grande circonspection dans la décision à prendre relativement à l'intervention, car ces maladies aggravent singulièrement le pronostic opératoire, tandis que le traitement médical, même dans ces cas compliqués, peut être suivi de succès. C'est ainsi que M. Reynier (Société de chirurgie, 18 janvier 1899) a relaté un cas d'appendicite aiguë chez une femme obèse, diabétique, ayant un pouls filiforme, des vomissements fécaloïdes et chez qui il s'abstint de toute intervention, pensant que l'opération lui serait funeste; cette malade guérit parfaitement par le traitement médical.

Par contre la grossesse ne constitue pas un obstacle à l'intervention, quand celle-ci est indiquée. Le professeur Pinard (Académie de médecine, 22 mars 1898) a réuni 45 cas d'appendicite compliquant la puerpéralité; il est partisan de l'intervention précoce, tant dans l'intérêt de la mère que dans celui de l'enfant, car les enfants expulsés à terme meurent presque toujours très rapidement d'infection (dans un cas il a trouvé le coli-bacille dans le sang de la veine ombilicale). Le pronostic opératoire n'est pas aggravé du fait de la puerpéralité; il semble toutefois que l'intervention pour être légitime, doive être justifiée par l'une des indications posées plus haut. En somme les indications thérapeutiques pendant la grossesse ne diffèrent pas de celles qui existent en dehors de l'état puerpéral.

b) Le médecin est appelé à une époque plus ou moins éloignée du début, au bout d'un jour au moins, parfois après 48 heures ou même plusieurs jours.

Dans ces conditions d'appel tardif, on peut se trouver en présence des éventualités suivantes que nous mentionnons brièvement, puisqu'elles peuvent aussi bien se produire chez les malades suivis dès le début.

1° Il existe une réaction inflammatoire nettement localisée, sans retentissement péritonéal exagéré, sans phénomènes généraux particulièrement inquiétants. Traitement médical.

2° Il existe un état général grave (état typhoïde, agitation, dissociation du pouls et de la température, diarrhée parfois, etc., sans réaction locale bien nette. Opérer sans plus tarder.

3° Il existe un abcès; même indication d'intervention immédiate.

4° Il existe une péritonite généralisée. Il y a désaccord sur la conduite à tenir; ou pour mieux dire la seule constatation de la péritonite diffuse n'implique pas une règle de conduite invariable. On ne prendra parti, qu'après avoir pesé les chances relatives de succès et les dangers d'une intervention.

Sans doute, dans ces cas d'une extrême gravité, le traitement médical n'a plus guère chance de réussir, mais souvent aussi l'intervention ne fait que précipiter l'issue fatale. Si la péritonite se présente sous la forme purulente, inflammatoire, jusqu'au 4e ou 5e jour, on a quelque chance de sauver le malade en l'opérant, dit M. Jalaguier, mais dans la forme septique où l'intoxication domine la scène, où les symptômes locaux de péritonite sont relégués au second plan, la situation est désespérée au bout de 36 ou 48 heures et il est inutile d'opérer dans ces conditions, la mortalité étant de 100 pour 100. Disons d'ailleurs que ces cas désespérés deviennent heureusement plus rares, parce que l'on est plus habitué à faire le diagnostic précoce de l'appendicite et que par suite on peut instituer à temps le traitement médical.

Il nous paraît inutile maintenant de citer des statistiques pour la justification de ce qui précède relativement aux traitements applicables aux différentes formes de l'appendicite, car les statistiques sont difficilement comparables entre elles.

En ce qui concerne le but et les résultats de l'intervention faite à chaud, rappelons que la résection de l'appendice n'est pas le but immédiat du chirurgien. Ce but est, avant tout, d'évacuer les produits septiques ou les collections purulentes et d'assurer le drainage; la résection de l'appendice, la cure radicale, qui est théoriquement indiquée, ne peut être faite que si l'appendice est découvert facilement et peut être réséqué sans délabrements, exposant à une propagation à distance de l'infection.

III. — Traitement de l'appendicite chronique ou à rechutes.

Le désaccord entre les chirurgiens, que nous avons dû constater au cours de l'exposé précédent, fait place à un accord parfait, quand il s'agit de traiter une appendicite à rechutes successives, ou de pratiquer l'ablation « à froid » de l'appendice après une première attaque d'appendicite.

Si quelques chirurgiens estiment encore qu'on peut abandonner à son sort le malade chez qui une crise unique d'appendicite s'est terminée par une résolution franche, complète, sans reliquat inflammatoire, la plupart estiment que la cure radicale est nécessaire dans tous les cas, même après une crise unique, en apparence guérie complètement, pour les deux raisons suivantes :

Parce que l'on ne sait jamais si cette première attaque ne sera pas suivie d'une autre attaque, pouvant celle-ci, être très grave d'emblée et entraîner la mort; M. Tillaux a même la conviction que les attaques d'appendicite foudroyante et toxique surviennent chez des sujets qui ont déjà subi une ou plusieurs attaques; parce que l'intervention à froid est une opération qui, simple ou complexe, ne comporte pour ainsi dire aucun danger, à la condition, bien entendu, qu'il n'existe aucune contre-indication d'ordre général, tirée de l'âge du sujet, de la coexistence d'une maladie chronique grave...

En somme, l'ablation de l'appendice après une seule crise, même terminée par une guérison « clinique » complète, est une mesure de prudence pleinement justifiée. Elle est inéluctable chez les enfants, plus particulièrement, exposés à des rechutes fréquentes et graves, et aussi chez les jeunes femmes parce que la grossesse est une cause occasionnelle assez fréquente de poussées aiguës sur un appendice préalablement altéré.

A fortiori l'intervention s'impose-t-elle, sans aucune contestation, dans les cas où plusieurs crises d'appendicite se sont succédé, laissant dans leur intervalle une induration persistante, avec douleurs presque continuelles rendant impossible l'existence dans les conditions normales, avec troubles digestifs permanents et accidents d'infection chronique (anorexie, état subictérique des conjonctives, diarrhée fréquente, etc.).

Dans ces cas à l'unanimité les chirurgiens reconnaissent que l'appendice doit être réséqué.

Il importe de préciser ce que l'on entend par intervention à froid. Ce n'est pas après une défervescence de quelques jours que l'opération peut être tentée. Il est indispensable que toute inflammation ait disparu, que les exsudats se soient résorbés, avant de réséquer l'appendice.

Une opération faite hâtivement comporte presque autant de dangers que l'opération faite dans les premiers jours qui suivent le début de l'attaque aiguë. Sans doute dans les cas légers qui ont évolué sans exsudat notable, on pourrait opérer au bout de 15 à 20 jours, s'il y a nécessité absolue à abréger pour le patient la durée de l'éloignement de ses affaires; mais dans les cas les plus sérieux, qui ont donné lieu à un empâtement considérable ou dans ceux qui ont déterminé des réactions péritonéales graves au début, mais sans donner lieu à une collection limitée, il faut retarder le plus possible l'intervention à froid, sinon on s'expose à réveiller par le traumatisme opératoire la virulence des germes renfermés dans l'appendice, dans les adhérences péri appendiculaires, dans les ganglions et à créer une infection générale très grave. On ne peut fixer une limite invariable à la durée de l'expectation; mais l'expérience a montré qu'en aucun cas, cette limite ne saurait être inférieure à six semaines. Il va sans dire que le repos au lit devra être imposé jusqu'à l'intervention, ainsi qu'un régime presque exclusivement lacté.

Un autre avantage de l'intervention retardée — et il nous suffit de l'indiquer d'un mot, car il est d'ordre exclusivement chirurgical — c'est de simplifier les manœuvres opératoires; en effet l'appendice est plus facile à découvrir et à réséquer après la résorption des exsudats péri-appendiculaires.

Nous n'avons pas cité de statistiques concernant les appendicites opérées à chaud; pour celles qui sont opérées à froid on peut dire que la mortalité est pour ainsi dire nulle.

Si les chances d'infection sont minimes, quand on opère à une distance suffisamment éloignée de la crise aiguë, il faut toujours compter sur les difficultés opératoires impossibles à prévoir et qui seules peuvent commander quelques réserves au sujet du pronostic.

Une dernière variété d'appendicite dont il n'a pas encore été question, mais qui comporte d'ailleurs au même titre que les précédentes une intervention chirurgicale, est l'appendicite chronique d'emblée.

Cette forme existe chez des sujets atteints de colite chronique muco-membraneuse et son diagnostic est souvent malaisé parce que les symptômes révélateurs de l'appendicite se confondent avec ceux de la colite, ou plutôt parce que ces symptômes sont mal définis et fugaces. Les malades sont sujets à des douleurs abdominales plus ou moins vagues que l'on met volontiers sur le compte de la colite; cependant un palper attentif permet en général de constater, à plusieurs reprises, le point douloureux de Mac Burney et un appendice induré.

L'intervention est nécessaire, moins pour éviter les dangers possibles d'une crise aiguë suivie de perforation, car le plus souvent dans ces cas l'appendice est adhérent et oblitéré, que pour remédier aux désordres à distance qui surviennent fréquemment dans cette forme d'appendicite (épiploïte chronique, néoformations péritonéales sur le côlon ascendant) et faire disparaître la colite chronique avec les troubles fonctionnels qui l'accompagnent. L'expérience montre en effet que la colite muco-membraneuse est le plus souvent modifiée d'une façon très favorable par l'acte opératoire, sans que l'on puisse d'ailleurs expliquer sous quelle influence se produit l'amélioration.

REVUE DES PUBLICATIONS SCIENTIFIQUES

Maladies infectieuses

Dr LESAGE

Médecin des hôpitaux

Un nouveau traitement de la rage, par FORTUNA (*Arch. orient. de méd. et de chir.*, août 1901). — Jusqu'en juin 1898, on a suivi dans l'Institut antirabique de Jassy le traitement d'après la méthode classique établie par Pasteur, avec les modifications introduites par M. le Pr Babès. Mais le budget de l'institut étant très limité, M. le Pr Puscariu a été obligé de songer à un nouveau procédé, qui, en satisfaisant les difficultés économiques, pouvait en même temps donner les mêmes bons résultats obtenus par la méthode classique. Heureusement, les résultats ont dépassé tout ce qu'on pouvait attendre.

On avait remarqué dès 1884 que la température a une action atténuante sur les virus. Plus tard, le Pr Babès a démontré que la chaleur a une action atténuante sur le virus antirabique, qu'à 62°, la virulence est tuée en 4 minutes, et que la température de 58° la tue en une heure. M. le Pr Babès a préparé une série d'émulsions de virus fixes, en les chauffant à la température de 58° pendant 60, 32, 24, 8, 4 et 2 minutes. Il a inoculé des animaux avec ces émulsions, mais obtenant des résultats peu convaincants, il ne s'est pas cru autorisé à abandonner le traitement pasteurien.

M. le Pr Puscariu observant : 1) que la manipulation des moelles dans les flacons les expose à des infections inévitables par les microbes qui sont dans l'air; 2) que les facteurs atténuants sur lesquels on compte sont inconstants, étant exposés à des variations continuelles; 3) qu'on ne peut pas se baser sur une échelle ascendante d'une virulence égale; 4) que souvent les moelles qui ont servi pendant quatorze jours ne suffisent plus quand le nombre des malades est grand, a repris l'étude de la température comme facteur atténuant du virus rabique, et vient d'instituer un nouveau procédé, qui consiste à triturer chaque jour le cerveau d'un lapin enragé dans 100 c. c. d'eau stérilisée.

On verse l'émulsion dans un ballon de verre, après l'avoir fait passer par une toile métallique très fine. Puis on la passe dans des éprouvettes exposées à différentes températures, à l'aide d'un appareil spécial. Les émulsions soumises pendant un temps fixe à des températures différentes, peuvent être conservées dans des éprouvettes, dans l'obscurité, pendant 2-3 jours.

L'application de cette méthode a donné les résultats les plus éloquents et nulle autre méthode ne peut les égaler.

Du 1er août 1891 jusqu'au 5 février 1890, on a traité d'après la méthode pasteurienne modifiée 631 personnes mordues par des animaux enragés, parmi lesquelles 37 mordues par des loups enragés ; 2 personnes ont succombé à la fin du traitement.

737 personnes mordues par des animaux enragés (parmi lesquels 17 loups) ont été traitées depuis le 5 février 1896 jusqu'au 1er août 1899 exclusivement avec la méthode du Pr Puscariu.

Une personne a succombé.

Avec la méthode Pasteur modifiée, on a obtenu une mortalité de 0,32 0/0, avec la méthode du Pr Puscariu on a obtenu une mortalité de 0,14 0/0.

La statistique démontre que : des 1316 personnes mordues par des animaux domestiques 197 auraient dû succomber, et des 52 mordues par des loups, 34 auraient dû succomber, c'est-à-dire un total de 231 personnes. Or, à l'institut de Jassy 3 personnes mordues par des animaux domestiques ont succombé, et *aucune* de celles mordues par des loups enragés.

Il résulte des nombreuses expériences faites par M. le Pr Puscariu que l'usage de la chaleur sur le virus rabique dans le but d'obtenir une gamme immunisante chez l'homme donne d'excellents résultats ; on a, en effet, l'assurance d'une asepsie rigoureuse et le traitement est simplifié. Le nombre des insuccès est minime et on évite l'emploi de grandes quantités de virus pouvant donner lieu à des accidents nerveux désagréables.

E. VOGT.

Noma guéri par sérum antidiphtérique (*Ann. Soc. méd. chir. du Brabant*, 31 juillet 1901). — L'auteur relate une observation concernant une enfant de bonne constitution qui n'avait jamais été malade, et se plaignait d'un mal dans la bouche que les parents ont cru être un mal de dents : il y avait gonflement analogue à une fluxion dentaire, d'après les parents ; mais le lendemain la figure de l'enfant est déformée par une tuméfaction énorme vue par l'auteur pour la première fois au troisième jour de l'affection.

L'odeur caractéristique de gangrène se sent jusqu'au seuil de la maison et elle est insupportable dans la chambre où se tient la petite fille.

La T. est de 40°. Un gonflement énorme défigure complètement la face de la petite malade. Il occupe la joue gauche dont la peau est tendue et luisante et d'une coloration rouge-violet ; il a une dureté de bois. Tout autour de la joue, les tissus sont œdématiés, de sorte que le gonflement s'étend depuis la tempe jusqu'à la clavicule et jusque derrière l'oreille. A l'ouverture de la bouche, odeur infecte caractéristique, joue gauche couverte d'un assemblage de tissus mortifiés, sphacélés, grisâtres, avec filaments blanchâtres et écoulement de liquide sanieux abondant. L'épaisseur des tissus de la joue est d'environ 7 centimètres, ce qui donne à la petite malade un aspect horrible.

Ces divers symptômes, odeur caractéristique de gangrène, gonflement énorme avec centre d'un rouge-violet luisant, d'une dureté de bois et entouré d'une zône très étendue d'infiltration, tissus gris en décomposition, ne laissent aucun doute sur le diagnostic de noma.

Ce diagnostic est confirmé du reste par le cas de gangrène observé dans la maison voisine et dont celui-ci provient par contagion.

Vu le degré avancé du mal, la thérapeutique semblait d'une impuissance absolue : néanmoins l'auteur, en dehors de toute considération théorique, se décida de faire à la petite malade une injection de sérum antidiphtérique. Le soir même, il fait une injection de 20 centigrammes de sérum. Le résultat fut heureux. Le lendemain vers 10 heures du matin, la T. est de 38° ; la joue a perdu son luisant, la coloration est moins intense, les tissus sont légèrement dépressibles, la maladie a cessé sa marche envahissante. Depuis la veille un seul signe de continuation du mal consiste en la formation de phlyctènes sur le trajet de l'écoulement de la salive. Seconde injection de 10 centigrammes et le lendemain, vers 7 heures du matin, la T. est à 36° pour redevenir normale le jour suivant. La dureté du gonflement disparaît, les filaments se détachent à l'intérieur de la bouche, l'état de l'enfant s'améliore à vue d'œil.

Comme médication autre que les injections, simple irrigation avec une solution de bicarbonate de soude et borax, ce qui a été fait de façon peu régulière. Il est à remarquer que l'effet des injections dans ce cas est entièrement pareil à celui qu'on observe dans les cas de diphtérie. Il s'écoule un laps de temps de huit à douze heures avant que la fièvre diminue d'une façon sensible et c'est vers ce moment que se détachent les fausses membranes. L'amélioration s'est maintenue sans autre médication.

L'état général de l'enfant est excellent, dès le troisième jour il est en pleine convalescence, et huit jours après il ne reste plus qu'un gonflement modéré, une ulcération peu étendue à l'intérieur de la bouche, et une petite escarre à la joue.

Mais comment s'expliquer l'action du sérum antidiphtérique dont l'effet s'est montré si identique à ce que l'on voit dans la diphtérie et qui seul a pu agir comme agent curatif dans le cas présent, vu l'absence d'autre médication ?

Il faut admettre, ou bien que le noma est une affection à origine diphtérique et dans ce cas cette maladie à pronostic fatal deviendrait facilement curable ; ou bien, que le sérum antidiphtérique exerce son pouvoir sur d'autres maladies infectieuses que la diphtérie.

E. Vogt.

La prophylaxie de la tuberculose pulmonaire par la connaissance de son terrain (*Bul. gén. de thérapeutique*, 15 août 1901). — A. Robin et Binet ont communiqué, sur ce sujet, un important travail au Congrès de la tuberculose, à Londres (24 juillet 1901). Ces auteurs ont démontré dans une monographie antérieure que les échanges respiratoires sont toujours augmentés chez le phtisique : cette exagération est une des conditions du terrain de la phtisie. La prédisposition reconnaît donc, qu'elle soit héréditaire ou acquise, comme l'une de ses causes l'aptitude de l'organisme à consommer trop d'oxygène, à en fixer trop dans les tissus et à produire trop d'acide carbonique.

Chez 21 héréditaires bien portants, les auteurs trouvèrent les échanges exagérés 13 fois, normaux 7 fois, abaissés 1 fois ; 2 sujets du premier groupe sont devenus phtisiques.

En dehors de l'hérédité, il existe, comme on sait, une prédisposition acquise ; les alcooliques, les surmenés, les mal nourris fournissent un fort contingent à la tuberculose. Or, ces sujets subissent, d'après les recherches des auteurs, une suractivité des échanges comparable à celle observée chez la plupart des descendants de tuberculeux. Le surmenage peut être physique, intellectuel, génital, les résultats sont toujours les mêmes : une seule exception à cette règle a été notée parmi les cas observés.

Parmi les conséquences des faits précédents, trois sont à retenir :

1° Le diagnostic précoce de la phtisie est facilité par l'étude des échanges respiratoires.

2° On peut, parmi les descendants d'une souche tuberculeuse, reconnaître ceux qui sont capables d'êtres infectés.

3° On se gardera de prescrire des toniques à ces prédisposés, puisque ces médicaments ont justement pour effet de stimuler les échanges organiques.

Les auteurs préparent sur ce sujet un grand travail destiné à classer les médicaments à ce point de vue, mais dès maintenant ils sont en mesure d'affirmer que les grands remèdes classiques (arsenicaux, tanniques, huile de foie de morue) restreignent les échanges respiratoires. Ils affirment en outre qu'il est possible de ramener à la normale le chimisme respiratoire exagéré d'un héréditaire, d'un alcoolique ou d'un surmené, en associant l'hygiène aux médicaments restrictifs des échanges.

E. Vogt.

Tétanos traité et guéri par le sérum antitétanique, et l'amputation du bras droit, par le Dr Areilza (*Gazeta Médica del Norte*, juin 1901). — Il s'agit d'un traumatisme banal, avec fracture de l'extrémité inférieure du radius qui, ayant percé la peau, a été souillé par de la boue. Au bout de dix jours, alors que la guérison suivait une marche normale, les premiers symptômes du tétanos se manifestèrent. Le Dr Areilza injecta 5 grammes de sérum sec de Behring dissous dans 45 grammes d'eau : les résultats furent appréciables au bout de vingt heures, l'enfant paraissant presque guéri. Après quatre jours, il vit de nouveau l'enfant, l'infection avait repris de plus belle, aussi se décida-t-il à amputer le bras, au tiers moyen.

A la suite de cette intervention, la blessure guérit par première intention, le tétanos disparut, et l'enfant était entièrement remis au bout d'un mois.

Le Dr Areilza termine par quelques considérations sur l'étiologie du tétanos, et les conditions dans lesquelles le microbe se développe : pour lui, l'efficacité du sérum est plutôt prophylactique que curative, car la contracture indique l'imprégnation du tissu nerveux, et d'après ce qu'il a vu dans ce cas, le sérum a soulagé beaucoup de malades en transformant le tétanos aigu en chronique; seule, l'amputation a guéri radicalement le malade.

F. Berini.

Chirurgie générale

Dr Benoit

Ancien interne des hôpitaux

Kyste multiloculaire de la mâchoire inférieure; opération, guérison. Par J.-A. Otte, M. D. (Amoy, Chine), (*Med. Record*, 10 août 1901). — Chez un jeune garçon de seize ans, précoce comme développement, l'auteur a observé une tumeur occupant la presque totalité de la mâchoire inférieure, de la branche montante du côté droit à la seconde molaire du côté gauche. L'articulation et la déglutition étaient entravées par son développement qui se faisait surtout en bas, en arrière et en dedans. Un sinus profond s'observait à droite, résultat de l'application de caustiques. La trachéotomie fut faite à travers le cartilage cricoïde, car l'abaissement du corps thyroïde était considérable chez ce sujet. Le larynx, par ce moyen, fut garanti avec de petites éponges montées, et on put procéder à l'ablation de l'os, qui consista à désarticuler du côté droit, et à scier du côté gauche, entre la première et la seconde molaire. Un fil de soie fut passé à la pointe de la langue, dont les insertions avaient dû être sacrifiées. La tumeur était très vasculaire à sa surface extérieure. Le troisième jour après l'opération, le tube laryngien fut enlevé.

Le malade ne pouvait avaler qu'à la condition de tirer la langue en avant, au moyen du fil. La plaie guérit, en partie, par première intention, en partie, par granulation.

A la fin du mois, quoique faible, il allait bien, prononçant très indistinctement. Un mois plus tard, apparut un gonflement dans la région mastoïdienne du côté gauche, qui fit craindre une récidive rapide. Il n'en était rien : c'était un abcès, qui guérit après avoir été ouvert.

On trouva dans le corps de l'os enlevé, quinze cavités kystiques, les plus volumineuses atteignant les dimensions d'un œuf de pigeon. Elles contenaient du liquide glaireux brûnatre. Le reste de la tumeur était solide, mais les sections furent limitées pour ne pas endommager la pièce.

L'auteur pense que ce cas est une des rares observations de *kyste multiloculaire de la mâchoire inférieure*, qui soient actuellement connues.

A. Benoit.

Savon à base de pierre ponce et alcool pour la désinfection de la peau et des mains, par Pfoerringer (*Deutsche med. Wochenschrift*, 25 juillet 1901). — Sous la direction de Mikulicz, l'auteur, après de nombreux essais, est parvenu à obtenir, en combinant à l'alcool saponifié solide de la pierre ponce, un produit utilisable

On choisit un savon neutre, à base de corps gras d'origine végétale : on en râpe finement 60 à 80 gr., on y ajoute au bain-marie 300 ccm. d'alcool à 96-97°. La dissolution obtenue, on ajoute encore 700 ccm. d'alcool chaud à 96°. A ce moment, on prend 300 gr. de pierre ponce stérilisée en poudre que l'on verse peu à peu dans la solution en remuant énergiquement et sans interruption, et on laisse lentement refroidir. Si l'on agite insuffisamment, le mélange se divise en deux couches, la pierre ponce restant au fond. Quand le mélange a pris une consistance de crême, on le verse dans des récipients à l'abri de l'air.

Grâce à ce savon, la brosse devient inutile. Si l'on veut se désinfecter les mains, on commence par un savonnage simple, puis on frotte, au moyen d'un morceau de tarlatane stérilisée, le savon à la pierre ponce sur les mains, ce qui fait fondre le savon. On enlève ensuite à l'eau stérilisée ou avec une solution de sublimé au millième, la pierre ponce adhérant aux mains : ces dernières ne sont jamais irritées ou durcies par cette manière de procéder. Seuls, les ongles sont usés facilement si on se sert quotidiennement, et à plusieurs reprises, de ce savon.

Une série d'expériences ont démontré que les mains ainsi nettoyées, sont vraiment stérilisées.

L'emploi de ce savon est tout indiqué pour la pratique de la chirurgie, loin des services hospitaliers.

E. Vogt.

Désinfection des instruments tranchants par l'esprit de savon (*Deutsche med. Wochenschrift*, 5 sept. 1901). — Polak, comme conclusion de nombreuses expériences, recommande l'esprit de savon pour la désinfection d'instruments pouvant être détériorés par l'action de la solution de soude bouillante. Si l'on nettoie avec soin à l'esprit de savon, pendant 1/2 minute au moins, un instrument, on obtient un résultat irréprochable.

L'auteur conseille en conséquence de placer, après chaque opération, les instruments tranchants pendant 15 minutes au moins dans l'esprit de savon, et de les nettoyer soigneusement ensuite avec un petit morceau de toile stérilisée. Même procédure avant chaque opération.

E. Vogt.

L'astérol comme antiseptique (*Therap. Monatshefte*, juillet 1901). — L'astérol est un sel mercuriel double, soluble dans l'eau, dont la formule est :

$$C_{12}H_{10}O_8S_2\ Hg.\ 4C_4H_4O_6\ (Az^zH_4)_2 + 8H_2O$$

C'est une poudre grise, inodore, facilement soluble dans l'eau, surtout chaude, contenant environ 16 0/0 de mercure. Manasse, après divers auteurs, a pu reconnaître que le produit possède les mêmes qualités bactéricides que d'autres sels hydrargyriques ; il a l'avantage de ne pas précipiter les matières albuminoïdes, de ne pas être caustique et d'exercer une action en profondeur beaucoup plus marquée que ses congénères.

L'auteur a utilisé, dans diverses interventions chirurgicales, des solutions à 2 00/00 pour désinfecter les mains, les ligatures, les instruments, et le champ opératoire, et des solutions à 0,2 00/00 pour les plaies et les lavages intra-utérins, sans aucun inconvénient.

Depuis ces essais, Manasse s'est enhardi à l'emploi des solutions à 2 00/00 pour désinfecter des plaies diverses ; chaque fois, les granulations de bonne nature ont envahi les points traités et jamais on n'observa d'eczéma consécutif.

En résumé, le produit nouveau présente sur le phénol et le lysol les avantages suivants : absence d'odeur et d'action irritante, limpidité de ses solutions qui ne sont pas lubréfiantes comme celles du lysol, et sur le sublimé l'avantage de ne pas attaquer les instruments.

E. Vogt.

Maladies des Voies digestives

Dr Soupault

Médecin des hôpitaux

Traitement diététique des gastrites chroniques (*Deutsche Praxis*, 25 juillet 1901). — Schule rappelle que dans la gastrite chronique, le malade livré à lui-même arrive forcément à un état de nutrition insuffisante ; à force d'attribuer à tel ou tel aliment une influence néfaste sur sa digestion, il finit par se trouver dans un état de faiblesse grave. Le séjour de sujets de ce genre dans des établissements spéciaux, uniquement destinés, par l'application d'un régime rationnel, à relever l'appétit et les forces du patient et à lui enseigner une hygiène alimentaire qui lui profite, est donc tout indiqué.

On sait que des établissements de ce genre sont nombreux en Allemagne.

Une des difficultés les plus grandes est, paraît-il, de faire comprendre aux malades qu'il ne faut jamais chercher à supprimer les fonctions gastriques pour résister contre des troubles dyspeptiques. Il faut faire entrer dans l'esprit des patients que la mise en jeu de l'activité digestive stomacale a son utilité : rien n'est plus dangereux que de laisser l'estomac s'habituer à ne pas digérer.

Ces principes posés, il s'agit de reconnaître quels sont les aliments faciles à digérer, car pour chaque malade pour ainsi dire, la digestibilité varie.

Mais il ne faut pas s'en tenir aux seules assertions des malades et les forcer à suivre un régime dont on aura reconnu l'utilité. Il est utile de se tenir à des règles générales, dont voici les principales :

A jeun, absorption d'un verre d'eau minérale ou lavage stomacal : une demi-heure plus tard, premier déjeuner pris au lit, suivi éventuellement d'un enveloppement abdominal de Priessnitz. Vers 10 heures, second déjeuner suivi éventuellement d'une séance de massage, électrisation ou pratique hydrothérapique (demi-bain, douche écossaise, etc.)

A midi 1/2, de la viande et un dessert : ce repas est suivi d'une heure de repos, sans dormir.

A 4 heures, du cacao, à 7 1/2 repas du soir.

Le malade se couche à 10 h.

Le premier repas se composera de cacao, avec un peu de pain et beurre : le second de lait avec crème et 6 gr. de sucre de lait pour 250 gr. de liquide : on y ajoutera dans certains cas 2 œufs à la coque ou du jambon pulpé avec du pain grillé.

Au repas de midi, viandes légères, purées, pâtes.

Le soir, potage ou tapioca, etc., œufs, jambon volaille froide.

E. Vogt.

Opérations abdominales sans narcose (*Münch. Med. Wochenschrift*, n° 30, 1901). — Schmitt croit l'anesthésie locale fort indiquée dans les opérations intéressant la région abdominale, car les malades se trouvent d'ordinaire dans ce cas dans un état général précaire, contre-indiquant la narcose. L'auteur préfère la solution de cocaïne à 1 0/0 ; la dose maxima employée par lui a été de 0,96 grammes de substance active et il n'a jamais eu, avant ou après l'opération, d'accidents à enregistrer. Pour l'incision cutanée, trois seringues de Pravaz sont en moyenne nécessaires : une quatrième seringue est parfois nécessaire pour anesthésier la musculature sous-jacente. Le péritoine et les intestins ne seront jamais cocaïnés.

La statistique de l'auteur a trait à 12 gastroentérostomies, une piloroplastie, 3 gastrostomies, 5 anus contre nature, 4 laparotomies exploratrices, 5 hernies étranglées, 1 hernie ombilicale étranglée avec résection de l'intestin, 2 abcès périappendiculaires, 3 calculs vésicaux. Presque tous ces malades se trouvaient dans un état de faiblesse accentué.

Il arrive, avec la cocaïnisation, que les muscles abdominaux ne restent pas en état de flaccidité, surtout quand on les écarte ou quand on les tiraille. Le péritoine peut être incisé sans réaction, mais si on le pince ou si on exerce sur lui des tractions, le malade ressent instantanément des douleurs très violentes. Quand existent des adhérences nombreuses, les manœuvres de traction sur le péritoine deviennent indispensables et provoquent trop de douleurs pour que l'opération puisse être continuée dans ces conditions : on recourra alors à la narcose. L'application de ligatures sur le mésentère est de même douloureuse, alors que l'epiploon paraît insensible, de même que le tube digestif lui-même. Le refoulement du péritoine qui recouvre la paroi antérieure de la vessie est douloureux, mais la vessie elle-même est insensible.

Il résulte de ces faits que l'anesthésie absolue, telle que nous la donne la narcose, est irréalisable dans la plupart des cas de cocaïnisation : mais les inconvénients sont le plus souvent si minimes qu'il ne faut pas hésiter à les faire subir aux malades, pour lesquels les dangers de la narcose seraient considérables. Ces dangers sont, comme on le sait, de deux sortes (action sur le cœur et vomissements).

Pour éviter les grandes douleurs provoquées par les tiraillements sur le péritoine, il est bon d'opérer très lentement, ce qui expose la séreuse plus longtemps à l'action de l'air froid. Il y a donc lieu de redoubler de précautions à cet égard quand on opère dans cette région avec le secours de l'anesthésie locale.

E. Vogt.

Traitement des ruptures du foie (*Deutsche med. Wochenschrift*, 22-29 août 1901). — Wilms publie sur ce sujet un travail étendu, se rapportant à 19 observations recueillies à la clinique de Trendelenburg à Leipzig, dont nous retiendrons les conclusions thérapeutiques.

Pour arrêter l'hémorragie, la suture ou le tamponnement sont seuls efficaces. Il suffit, dans le cas de déchirures peu étendues, d'un seul ou de deux points de suture. Si les déchirures sont plus étendues, on s'adressera au tamponnement ; il en est de même dans le cas où la déchirure n'est pas facilement accessible.

On peut, du reste, en faisant asseoir le malade, ou en opérant une traction sur la vésicule biliaire, amener un peu le foie vers en bas et appliquer dans certains cas des sutures en des points qu'on ne saurait autrement atteindre.

Dans les ruptures du foie, on voit, sur le point rupturé, de gros troncs vimeux séparés du parenchyme : ce sont ces troncs là qui donnent le plus de sang. Or, ce sang n'est dans ce cas soumis qu'à une pression peu intense et le tamponnement peut parfaitement suffire pour arrêter l'hémorragie.

Le tamponnement présente sur la suture le grand avantage, tout en étant aussi efficace, d'être d'application facile et d'exiger beaucoup moins de temps. C'est donc à lui que l'on devra s'adresser de préférence, dès que la déchirure sera trop étendue pour que deux points de suture suffisent à tout remettre en l'état.

E. Vogt.

Action du tannigène dans les entérites dysentériformes (*Die Heilkunde*, juillet 1901). — Schweiger a eu l'occasion d'observer, en Bosnie, un nombre considérable d'entérites, la plupart compliquées d'hémorragies (cette forme porte, du reste, le nom de « maladie bosniaque ») : le terrain fut donc favorable à l'expérimentation thérapeutique. Dans 20 cas d'entérocolite hémorragique, le tannigène a été administré : ordinairement on s'adresse, dans cette affection, aux opiacés, mais ils ont le tort grave de favoriser parfois le météorisme. Si l'on prescrit, au contraire, du tannigène, à la dose de 0,5 gr. trois fois par jour, cet inconvénient ne s'observe jamais. Tous les cas traités par le tannigène ont facilement guéri, sans qu'il ait été nécessaire de faire appel à une autre médication.

Dans la dysenterie chronique, les résultats sont moins brillants : mais on peut améliorer grandement les cas graves au moyen de fortes doses de tannigène (trois fois par jour, 1 gr.)

Ces observations démontrent que dans beaucoup de cas au moins, la médication opiacée, que tant de praticiens croient indispensable, peut être abandonnée sans danger pour les malades et remplacée par le tannigène.

E. Vogt.

Appareil pulmonaire
Cœur et Vaisseaux

Dr G. Lyon

Ex-chef de clinique de la Faculté de Médecine

L'assimilation du fer et ses rapports avec l'hémopoïèse (*Therap. Monatshefte*, sept. 1901). — Abderhalden, au cours d'une série d'expériences, a reconnu que si l'on ajoute des sels de fer inorganiques, à une *alimentation peu riche en fer*, il se produit une augmentation très faible il est vrai, de la quantité d'hémoglobine : si l'on s'adresse au contraire, à l'hémoglobine ou à l'hématine, il se produit une augmentation considérable de cette quantité. Si on ajoute à l'*alimentation normale* du fer inorganique, l'augmentation de l'hémoglobine est très marquée, et nulle au contraire si l'on s'adresse à l'hémoglobine et à l'hématine.

Il faut déduire de ces résultats que les sels inorganiques et l'hémoglobine n'exercent pas de la même façon leur action : pour cette dernière, il y a lieu d'admettre une assimilation vraie, alors que pour les sels inorganiques l'interprétation des faits devient beaucoup plus ardue. Peut-être s'agit-il d'une action irritante sur les organes hémopoïétiques.

Les conclusions pratiques que l'auteur tire de ses expériences sont les suivantes : il est inutile d'aller chercher à la pharmacie le fer destiné à l'hémopoïèse, les épinards, le jaune d'œuf, la viande, etc., suffisent à fournir le fer nécessaire.

S'il est vrai que dans la chlorose, malgré une alimentation normale, l'organisme n'assimile pas suffisamment le fer contenu dans cette alimentation, on fera bien de prescrire des martiaux inorganiques à titre d'excitants de l'hémopoïèse.

Il est d'un autre côté inutile d'ajouter du fer organique à une alimentation riche en fer : il y a lieu d'interpréter l'action curative obtenue parfois au moyen des fers organiques, par le fait que le soi-disant fer organique ne représente le plus souvent qu'un fer inorganique. La ferratine par exemple est décomposée pour ainsi dire instantanément en arrivant dans l'estomac.

Dans l'interprétation scientifique des effets de la médication martiale, il y a lieu de tenir compte à l'avenir de cette action excitante dont il vient d'être parlé. L'accoutumance à l'excitation explique d'un autre côté pourquoi, dans nombre de cas de chlorose, les résultats thérapeutiques obtenus par les martiaux sont de peu de durée.

E. Vogt.

Traitement opératoire des plaies pénétrantes du cœur (*Deutsche med. Wochenschrift*, 12 septembre 1901). — Watten rappelle qu'on dispose jusqu'ici de 12 observations de sutures de plaies du cœur avec 5 guérisons définitives. Mais, si l'opportunité de l'intervention est ainsi jugée dans un sens positif, le petit nombre de cas ne permet pas encore de fixer les indications de l'opération, le mode opératoire, le traitement consécutif. Le cas nouveau de l'auteur, remarquable à plusieurs points de vue, mérite donc d'être relaté avec détails, car il s'éloigne passablement des cas qui l'ont précédé.

Le malade, arrivé à l'hôpital de Lodz, 3 heures environ après avoir reçu un coup de couteau, présente dans le quatrième espace intercostal droit une plaie oblique de 3 à 4 cm. de long; la plaie laissa passer des bulles d'air pendant l'acte respiratoire. L'exploration digitale fait découvrir une large plaie du péricarde avec plaie du cœur droit ; le doigt pénètre dans cette plaie sur une profondeur de 1 cm. environ.

Opération. — La plaie thoracique est agrandie jusqu'au sternum d'un côté et de quelques cm. de l'autre. Résection du 4e cartilage costal, suivi de drainage de la plèvre et du péricarde. Injection d'huile camphrée, puis chloroformisation légère et résection du 4e cartilage costal tout entier : ligature de la mammaire interne. Pour agrandir le champ opératoire, l'auteur fait une incision perpendiculaire à la plaie, allant de la 2e côte jusqu'à l'extrémité sternale de la plaie primitive. Section des 2e et 3e cartilages costaux; le volet triangulaire est rabattu en dehors. Agrandissement de la plaie péricardique qui permet de voir la plaie du myocarde longue de 2 cm. Les mouvements tumultueux du cœur empêchent d'enfoncer l'aiguille : l'opérateur est obligé de passer deux doigts de la main gauche sous le cœur et d'appuyer légèrement celui-ci contre le sternum.

Le cœur ainsi immobilisé en partie, on peut facilement passer un fil de soie mince dans le myocarde. On plaça 3 sutures en tout. Pansement à la gaze iodoformée. Le volet est ensuite rabattu : suture du 3e cartilage costal au sternum. Injections de morphine pour empêcher les accès de toux. Vers le soir, après une bonne journée, la respiration devient haletante, le malade se plaint d'oppression. On change avec quelques difficultés la gaze iodoformée introduite dans le péricarde. Soulagement immédiat. A partir de ce moment, tout rentre dans l'ordre, Suppression du drainage du péricarde le 8e jour. Le pouls resta toutefois rapide pendant toute la durée du séjour à l'hôpital (5 semaines), mais quinze jours après la sortie, on comptait 80 pulsations. Le malade est aujourd'hui entièrement guéri et a repris son métier de tisserand.

Le cas est unique en ce sens que la plaie du myocarde fut compliquée d'une plaie de la cavité pleurale droite et de pneumohemothorax.

Les accidents survenus après l'opération, doivent être attribués à la rétention intra-péricardique des sécrétions, puisque le changement de pansement les fit disparaître de suite. Ils démontrent que le conseil de Pagenstecher, qui recommande de ne jamais suturer entièrement une plaie du péricarde, est absolument justifiée par les faits.

E. VOGT.

Points de vue nouveaux concernant la pathologie et le traitement de la pleurésie (*Deutsche Aerzte ztg*, n° 11, 1901). — ROTSCHILD rappelle qu'il suffit parfois d'une simple ponction exploratrice pour provoquer la résorption d'un épanchement ayant depuis longtemps résisté à toutes les médications, et que d'un autre côté une plèvre vidée par ponction ou thoracentèse peut se remplir à nouveau en quelques heures sans qu'aucun accès de fièvre ne puisse faire admettre une reviviscence de l'état inflammatoire initial. On voit enfin des exsudats enkystés disparaître brusquement après avoir résisté pendant des mois, et on constate en général qu'il n'y a aucun rapport entre la marche de la température et l'ascension du liquide pleural.

Ces divers faits ne peuvent s'expliquer que par des lois physiques : si deux liquides de concentration différente se trouvent voisins, un courant osmotique s'établit tendant à les amener au même point de concentration. Le point de congélation étant plus bas dans les liquides plus concentrés, l'auteur, en se basant sur celui du sérum sanguin (0,56° C.), a examiné à ce point de vue des liquides pleurétiques pour établir leur degré de concentration. Il va sans dire que si le liquide de l'épanchement est plus concentré que le sérum, il aura une tendance à se renouveler même si toute inflammation de la plèvre a cessé, et vice versa. Les recherches cliniques de l'auteur ont démontré la justesse de ces prémisses d'ordre purement physique.

Si un exsudat concentré s'est enkysté, l'apport dans la poche de sérum venant du sang se fait difficilement et la concentration ne baisse pas au-dessous de celle du sang : il n'y a donc aucune tendance à la résorption et ces exsudats doivent être évacués artificiellement. Si cette évacuation n'est pas possible, on peut, en augmentant artificiellement et momentanément la concentration du liquide sanguin, favoriser la résorption de l'épanchement. On parvient à augmenter la pression osmotique du sang en faisant ingérer beaucoup d'albuminoïdes, en salant fortement les aliments, en soumettant le malade à la sudation.

E. VOGT.

Maladies du Système nerveux

Dr P. SAINTON

Ancien interne des hôpitaux.

Recherches expérimentales et cliniques sur l'hédonal, hypnotique du groupe des uréthanes, par Roubinowitch et Philippet (*XIe Congrès des aliénistes et neurologistes*, 1-8 août 1901). — De leurs expériences et de leurs observations cliniques, les auteurs arrivent aux conclusions suivantes. L'hédonal, aussitôt après son absorption, détermine une légère hyperthermie (2 ou 3/10 de degré), puis après une hypothermie de 2 ou 3/10 de degrés par rapport à la température initiale. Il agit beaucoup moins sur la respiration et la pression sanguine que le chloral; sa toxicité mortelle semble être de un gramme par kilogramme d'animal. L'hédonal augmente le taux de l'urée.

L'hédonal amène le sommeil une heure ou une heure et demie après son absorption, le sommeil produit par une dose de un à deux grammes dure quatre heures. Il agit plus sur l'insomnie, dans laquelle il n'y a pas d'élément mental, tandis que les aliénés tirent peu de bénéfice de son emploi. Il paraît avoir une activité moindre que le chloral et le sulfonal; mais il est moins toxique.

Discussion. Pour Crocq (de Bruxelles), l'hédonal est un hypnotique de premier ordre; il faut le prescrire chez les nerveux à la dose de 3 grammes; chez les aliénés agités, la dose sera élevée à 6 grammes. Il vaut mieux alors avoir recours au trional à la dose de 3 grammes.

P. Sainton.

De l'intervention chirurgicale chez les aliénés, par William J. Mayor (Rochester) (*Med. Record*, 3 août 1901). — La civilisation moderne exige que les maladies chirurgicales des aliénés soient traitées avec le même soin que celles des personnes saines d'esprit Mais peut-on aller plus loin? L'auteur divise pour cette étude son sujet en trois parties.

En premier lieu, comment doit-on se comporter vis à vis des maladies chirurgicales indépendantes de leur état mental? Aucune hésitation n'est admissible, l'état mental pathologique de ces malades leur crée un droit de plus à la sollicitude des chirurgiens. Il est même un certain nombre de malaises que des personnes saines peuvent tolérer et dont la suppression s'impose chez les aliénés. De ce nombre est la *hernie*, sous ses diverses formes, le malade ne pouvant surveiller la contention par les bandages à l'égal d'une personne saine. Les varicocèles, les hypertrophies prostatiques et enfin, tous les troubles urinaires qui occasionnent des souffrances, parfois inexprimées, doivent être soulagés quand il y a lieu, par le traitement chirurgical. On peut en dire autant de toutes les *affections gynécologiques* de la femme, des *cataractes* fréquentes chez les aliénés, etc.

Un deuxième groupe comprend les cas dans lesquels l'opération est entreprise pour soulager l'état mental. Si l'on prend *l'épilepsie traumatique* et la folie consécutive qui sont le type de l'affection curable par les moyens chirurgicaux, quels résultats a-t-on obtenus? D'abord, les malades se présentent rarement avant que deux années se soient écoulées depuis le début de leurs accidents; en outre, ils portent en eux une prédisposition héréditaire contre laquelle on ne peut lutter. En fait 4 0/0 des malades opérés ont guéri. Ou pour mieux dire, ils ont vu leurs attaques diminuer, sans recouvrer la santé morale. Il en résulte qu'un choix soigneux des cas s'impose aux chirurgiens d'aliénés. Les femmes atteintes de troubles des organes abdominaux, n'ont jamais bénéficié, après une opération, que du réconfort général qui résulte de la disparition de leurs malaises; jamais, la raison ne leur fut, par ce moyen, totalement rendue. Nous mentionnerons, pour mémoire seulement, l'ablation du clitoris pour supprimer la masturbation chez les aliénées, cette opération n'a plus guère de partisans, en tant que curative de l'état mental.

Reste un dernier groupe, comprenant les opérations entreprises pour sauvegarder la santé publique. Elles consistent dans la section inoffensive des canaux déférents chez l'homme, pour éviter la procréation, ce qui n'a pas obtenu la sanction légale, quoique très défendable. La castration chez la femme, dans le même but, ne peut être préconisée, à cause du danger qu'elle lui fait courir.

En un mot, l'auteur conclut : les fous ont exactement les mêmes droits à la chirurgie que les sages, ni plus ni moins.

A. Benoit.

Abcès du cerveau; opération, guérison, par Fletcher Gardner (*Med. Record*, 3 août 1901). — F. A. W., 31 ans, antécédents héréditaires négatifs, sauf pour une sœur morte à 4 ans de méningite cérébro-spinale. Personnellement, depuis le jeune âge, il a eu de la suppuration de l'oreille gauche, revenant par intervalles, accompagnée parfois « d'accès d'indigestion aiguë », avec diarrhée ou constipation et vomissements. A l'examen, le patient présente, du côté gauche, un conduit auditif rouge, mais non gonflé; le tympan est perforé dans son quart antéro-supérieur, laissant sourdre du pus, la mastoïde est ramollie au toucher. L'ouïe n'est pas complètement abolie. La paracentèse du tympan avec drainage, l'application externe de glace sur l'apophyse mastoïde n'empêchèrent pas la fièvre de se manifester et le malade de devenir somnolent. Une intervention était urgente. La mastoïde fut ouverte, la paroi postérieure du conduit auditif effondrée et l'oreille moyenne curetée. Il y avait des ramollissements de la partie interne et deux ou trois masses cholestéatomateuses furent rencontrées.

La cavité fut bourrée de gaze iodoformée et le malade se rétablit promptement. Dans la suite, une aphasie concernant les mots se manifesta; le malade employait souvent des périphrases pour éviter l'emploi de certains noms. Mais la température demeurait peu élevée et le pouls de 60 à 84. Un peu plus tard, il survint de la chute de la paupière supérieure à gauche, de la parésie du pied droit et de la déviation de la langue à droite. Douleur violente à l'œil droit, à la racine du nez. Les symptômes de compression augmentant rapidement, on décida de l'opérer de nouveau. Un large lambeau fut tracé en arrière de l'oreille, avec sa base en bas, et une couronne de trépan fut appliquée quelque peu *au-dessus et en arrière* du méat externe de l'oreille gauche. Le cerveau fut immédiatement hernié dans l'orifice osseux, sans offrir de pulsations. Une sonde cannelée fut passée à travers un trou de la dure-mère dans la direction de l'aile de la narine opposée. Cette ligne, qui est l'axe du lobe temporosphénoïdal marque la place des abcès de quelque étendue. de cette région L'opérateur fut assez heureux pour tomber presque aussitôt dans une collection purulente extrêmement fétide et abondante. La cavité fut vidée, lavée avec une solution chaude d'acide borique et drainée avec un tube assez large, à travers le cuir chevelu. Un point de suture fixait le tube. Un volumineux pansement antiseptique termina l'opération, qui avait duré trente-cinq minutes. Dix-huit heures après, soulagement considérable. Le patient demande à manger, répond aux questions avec une parfaite conscience. On peut raccourcir le drain le 7e jour et l'enlever le dixième.

La guérison complète fut obtenue, avec la disparition de l'aphasie et de l'agraphie dont le malade avait été atteint. Le diagnostic de cette lésion était fort ardu, car les signes de compression furent anormaux et ne se montrèrent que tardivement.

De cette observation, il ressort que du lobe temporal part vers le lobe frontal, un faisceau de fibres dont la lésion produit la *paraphasie*.

Dans le pus qui s'écoula, et qui était horriblement fétide, on décela la présence d'un *diplocoque* et d'un bacille plus petit que celui du tétanos, présentant des affinités avec un saprophyte isolé par Pasteur sur le cadavre.

A. Benoit.

Ophtalmologie

Dr E. Kopff

Médecin oculiste de l'hôpital St-Joseph

Ulcères infectieux de la cornée et leur traitement, par le Dr Galezowski. (*Recueil d'ophtalmologie*, août 1901). — Une des maladies les plus graves que l'oculiste ait à soigner est certainement celle qui se présente sur la cornée sous la forme d'*ulcère rongeant, ulcère infectieux*.

Les résultats sont souvent mauvais, malgré les cautérisations des ulcères au nitrate d'argent, atropine, bandeau compressif, la paracentèse, l'iridectomie.

Hacken nous apprend que sur 91 cas observés dans l'espace de cinq années, jusqu'à 1896 17 yeux se trouvèrent complètement perdus, 37 peuvent à peine distinguer les mouvements de la main, et 10 autres ont eu à peine la vision de 1/12 à 1/8 à la suite de traitements variés.

Des insuccès non moins piteux doivent être rapportés aux injections sous-conjonctivales de chlorure de sodium. Ces injections ont été pratiquées deux et trois fois par jour à la dose de 3/60 et à 1/10, et à la suite de ces traitements, M. Hacken déclare qu'il a vu survenir deux fois panophtalmie; une fois glaucome; et quatre fois la vision a été réduite par le leucome à 1/10 ou à peu près.

Tels sont les insuccès, des plus désastreux, que les auteurs allemands reconnaissent survenir à la suite de leur traitement.

La méthode de traitement consistant à faire des cautérisations au galvano-cautère n'est pas plus heureuse que les précédentes; plus que les autres elle augmente le plus souvent l'étendue des ulcères serpigineux et prédispose au développement de l'infection. Le pneumocoque dans ces cas s'étend davantage, s'infiltre dans les tissus cornéens, déjà nécrosés et anesthésiés, entraîne forcément la propagation du mal vers les couches profondes de la cornée, vers la membrane de Descemet, et l'affection se termine par la perforation, la hernie de cette dernière couche cornéenne ainsi que la hernie et l'adhérence de l'iris.

L'auteur a donc institué un traitement nouveau des ulcères infectieux de la cornée, dont voici les grandes lignes :

a) Examiner et soigner attentivement les voies lacrymales, qui sont souvent le premier et l'unique foyer d'infection. L'injection faite dans les voies lacrymales deux fois ou une par jour avec de l'eau stérilisée amène très souvent à elle seule une amélioration de l'ulcère.

Quelquefois, il faut agir plus énergiquement et faire de suite l'incison du point lacrymal et le cathétérisme, car la suppuration du sac lacrymal, la dacryocystite, est bien souvent une cause principale de la maladie.

b) L'application de quelques sangsues à la tempe pourra être utilement prescrite, quelquefois deux et trois fois dans le courant de la maladie.

c) Des instillations, des collyres de scopolamine ou duboisine, alternativement, amèneront un effet immédiat. Souvent il faudra joindre à ces deux collyres l'instillation fréquente de cocaïne.

Rp.	Eau distillée	10 gr.
	Sulfate n. de scopolamine	0 gr. 05
	Cocaïne	0 gr. 10

Quatre fois par jour instiller dans l'œil.

Rp.	Eau distillée	10 gr.
	Nitrate n. de pilocarpine	0 gr. 15
	Cocaïne	0 gr. 05

Instiller deux fois par jour quelques gouttes.

d) L'œil devra être maintenu hermétiquement fermé par un bandage élastique et couvert avec du lint aseptique.

e) Mais il arrive par moments que l'inflammation de la cornée gagne la conjonctive bulbaire, ou que cette dernière a provoqué l'ulcère infectieux. C'est alors que le badigeonnage de l'intérieur des paupières avec une solution de nitrate d'argent au 1/40 deux fois ou une par jour selon la lésion devient indispensable. Par ce moyen, on arrête le mal et on sauve les yeux, en revenant ensuite aux instillations des collyres.

f) Les pommades sont de deux sortes : les unes sont aseptiques à iodoforme, à aristol et à cirsoforme, et les autres sont des pommades mercurielles.

Rp.	Vaseline	10 gr.
	Iodoforme porphyrisé	0 gr. 10
	Chlorhydrate de cocaïne	0 gr. 05
Rp.	Vaseline	10 gr.
	Cirsoforme	0 gr. 10
	Eucaïne	0 gr. 05

g) La première période de l'ulcère terminée, et lorsque la cornée commence à se cicatriser, on aura recours aux pommades mercurielles :

Lanoline	10 gr.
Calomel porphyrisé	0 gr. 15
Dionine	0 gr. 05

E. Vogt.

L'opération des cataractes secondaires, par Valude (*Soc. d'ophtalmologie de Paris*, 4 juin 1901). — Les avis des opérateurs sont très partagés sur la question du traitement des cataractes secondaires de moyenne épaisseur, peu ou pas adhérentes à l'iris, et qui abaissent toutefois considérablement l'acuité visuelle ; ce sont les cas, d'ailleurs, les plus communs.

On a à choisir ici entre trois méthodes opératoires : la *dilacération*, la *section*, l'*extraction*.

La *dilacération* à une ou à deux aiguilles, voire avec le kystitome, d'après le procédé de Prouff, ne donne réellement de bons résultats que lorsque la membranule est d'une extrême minceur et réduite à la seule capsule cristallinienne ; lorsque la cataracte secondaire est tant soit peu épaisse, cette méthode ne confère aucune sécurité. En effet, les aiguilles et même le tranchant du kystitome ne réussissent à entourer la membranule qu'au prix d'efforts assez grands et après des tractions qui retentissent fâcheusement sur le corps ciliaire. En ce cas-là, de plus, la discission demeure souvent irrégulière et les lèvres de la brèche capsulaire ne s'écartent pas assez pour assurer l'effet de l'intervention.

La *section* de la cataracte secondaire peut être exécutée avec un instrument tranchant, serpette ou lame fine, ou encore, d'une autre façon, avec la pince-ciseaux. La section avec une lame, pratiquée soit par la cornée, soit par la sclérotique, offre à peu près les mêmes difficultés et les mêmes inconvénients que la dilacération avec le kystitome. Il est, en effet, des membranules résistantes, ou peu tendues, que le couteau même bien affilé, déchire, déplace, mais ne sectionne pas nettement. D'autres fois, la section n'est suivie que d'un écartement insignifiant des lèvres de la plaie capsulaire. Il en résulte que dans une grande proportion des cas, la section avec une lame tranchante reste incertaine dans ses effets.

Il n'en est jamais de même lorsqu'on emploie la pince-ciseaux. Avec cet instrument, l'opérateur est toujours sûr d'obtenir la section de la membranule, là où il le veut, et de la grandeur qu'il a décidé. Parfois, en entamant le sphincter irien de la pointe des ciseaux, il peut augmenter l'effet de la capsulotomie, et déterminer l'écartement des bords de la section par le retrait des fibres iriennes coupées, d'autrefois il peut, ce qui est un grand avantage, sectionner la membranule successivement dans plusieurs sens. Aucune de ces manœuvres n'est facile avec une simple lame et souvent même elles seraient impossibles.

L'*extraction* de la cataracte secondaire, serait évidemment l'opération de choix si elle était exempte de dangers. Il n'est pas besoin d'insister pour faire comprendre que l'opération est à la fois très simple et admirable dans son résultat objectif. Nulle intervention n'est capable de donner autant de satisfaction immédiate à l'opérateur.

La question est de savoir si les suites n'en sont pas assez souvent fâcheuses, si, en un mot, cette opération d'extraction de la cataracte secondaire n'est pas grosse d'accidents consécutifs imputables à la méthode.

Le corps ciliaire réagit vivement à la traction nécessitée par l'arrachement capsulaire et les conséquences fâcheuses de cette irritation ne sont pas très rares. L'auteur dispose de deux observations qui confirment le fait.

L'auteur considère donc l'extraction de la cataracte secondaire comme une opération peut-être applicable seulement à un très petit nombre de membranules et dangereuse dans la grande majorité des cas.

Il faut choisir l'opération qui donnera le meilleur résultat en faisant courir au malade le moins de dangers possible, et pour cette raison la méthode d'*extraction* doit être écartée, sauf pour certains cas exceptionnels.

L'opération qui comporte le moins de risques tout en donnant des résultats parfaitement satisfaisants est certainement la *section* avec la pince-ciseaux, section qui offre l'avantage de pouvoir s'étendre en plusieurs sens, ou empiéter sur le sphincter irien.

E. Vogt.

Un nouveau cas de guérison de l'entropion par l'électrolyse des paupières, par le Dr Luis Cirera (*El criterio catolico en las ciencias Medicas*, n° 41, 1901). — Ce traitement consiste dans l'introduction d'une aiguille d'acier dans les paupières à 1, 2 ou 3 millimètres du bord palpébral, en-dessous la peau, et tout le long du dit rebord : on fait ensuite passer un courant galvanique de 5 à 7 milliampères pendant 4 à 7 minutes.

Après l'intervention il reste dans les paupières un trajet tubulaire sous-dermique, dont la cicatrisation se fait en relevant la paupière, ce qui rectifie la position ; si le résultat n'est pas complet, on répète l'intervention.

Aux trois observations présentées au Congrès de Boulogne-sur-Mer, l'auteur ajoute une nouvelle très importante, étant donné l'ancienneté de l'infirmité (24 ans).

La guérison a été obtenue en deux séances pour les paupières supérieures avec une intensité de 7 m. a. et cinq minutes de durée : pour les paupières inférieures cinq interventions furent nécessaires pour l'œil droit et quatre pour le gauche.

F. Berini.

Maladies du Larynx du Nez et des Oreilles

Dr Courtade

Ancien interne des hôpitaux

La trachéotomie par Carrière (*Nord médical*, 15 août 1901). — Il faut trachéotomiser d'emblée quand on habite loin du malade et qu'on ne peut séjourner auprès du malade pour surveiller le tubage, si le sujet est en état de mort apparente ou s'il présente des ulcérations laryngées, de la compression laryngo-trachéale.

Après le tubage, il faut recourir à la trachéotomie, si on ne peut supprimer le tube, dès le 3e jour dans l'œdème de la glotte, si le tube est constamment rejeté ou tombe dans la trachee ou s'il s'obstrue sans cesse ou encore si l'enfant ne peut se passer de son tube après 5 a 6 tubages de 48 heures chacun.

L'opportunité de l'opération est indiquée quand les accès de dyspnée se répètent, quand la dyspnée est continue et va progressant, lorsque le tirage est intense, que le cœur faiblit et que le murmure vésiculaire s'entend à peine.

La chloroformisation est inutile et dangereuse chez les diphtériques tandis qu'elle est nécessaire chez l'adulte atteint d'obstacle glottique tel que cancer, sténose cicatricielle etc.

Au point de vue du mode opératoire on peut discuter si on pratiquera la cricotomie ou la trachéotomie supérieure (1er ou 2e anneau) ou la trachéotomie inférieure (4e à 7e anneau).

La cricotomie est à rejeter ; la trachéotomie inférieure n'offre aucun avantage et donne lieu à une abondante hémorragie ; or, moins on a de sang, plus on a de chance de réussir.

La trachéotomie supérieure est donc de beaucoup préférable. Il ne faut recourir à la trachéotomie en un temps que si on est très exercé.

Après incision de la trachée, si l'introduction de la canule présente des difficultés, cela peut tenir à ce que l'incision est trop petite ou la canule trop grosse, à ce qu'on présente mal la canule devant l'incision trachéale ou que cette dernière a été faite latéralement.

La fausse route s'annonce par l'absence de bruit canulaire, la persistance de la dyspnée ;

quand la canule est introduite entre la muqueuse de la trachée et une fausse membrane l'air ne passe pas; il faut alors écouvillonner et si cela ne suffit pas retirer la canule, extraire la fausse membrane avec une pince et replacer la canule.

S'il survient une hémorragie, interposer, entre la plaque de la canule et la plaie, de l'amadou après avoir saupoudré d'antipyrine; si cela ne suffit pas placer une canule plus grosse et faire une injection d'ergotine.

L'emphysème sous-cutané peut être dû à des causes diverses telles que : incision défectueuse de la trachée, canule trop courte ou mal fixée au cou, incision trachéale trop longue, blessure de l'œsophage.

Si pendant l'opération l'asphyxie ou la mort apparente survient, ranimer l'enfant par des flagellations, la respiration artificielle et les tractions rythmées de la langue.

Après l'opération et le pansement coucher le malade et faire évaporer dans la chambre la solution suivante :

Teinture d'eucalyptus...	50 gr.
Menthol................	10 gr.
Alcool à 90°............	100 cc.
Eau...............Q. S.	500 cc.

dont on jette une cuillerée à bouche dans 1 litre d'eau maintenue bouillante.

La fièvre traumatique dure 4 jours puis disparait ; la fièvre qui débute vers le 3e jour annonce une broncho-pneumonie.

Toutes les 3 heures il faut nettoyer la canule interne; si la canule est sèche, placer au devant une éponge imbibée d'eau phéniquée, injecter de l'huile mentholée : si l'expectoration est purulente, verser sur la cravate quelques gouttes d'essence de girofle ; si la canule est noire faire prendre 2 à 4 gr. de benzoate ou d'hypersulfate de soude.

Au bout de 24 à 36 heures il faut nettoyer la canule externe ; on en profite pour examiner la plaie et voir si elle n'est pas le siège de quelques complications : diphtérie, erysipèle, gangrène, etc., que l'on combattra par les moyens appropriés. Si le remplacement de la canule est difficile, employer le dilatateur.

Vers le 3e ou 4e jour, il faut tenter de supprimer la canule après avoir donné la veille 0,50 centigr. à 1 gr. de bromure de potassium. Souvent on n'arrive à supprimer la canule que du 5e au 9e jour; ce retard peut tenir à l'existence d'ulcérations trachéales, à des bourgeons polypoïdes que l'on enlèvera par morcellement, à la diphtérie prolongée, au spasme qui exige des doses répétées de bromure, à un rétrécissement cicatriciel qui exigera une intervention chirurgicale.

La canule enlevée, on panse la plaie toutes les 4 heures le premier jour, puis toutes les 6 heures, enfin une fois par jour.

Si la cicatrisation est trop lente, appliquer, sur la plaie, pendant quelques heures, un bourdonnet d'ouate imbibé d'eau oxygénée à cinq volumes.

A. Courtade.

Trépanation de l'apophyse mastoïde, par M. Marion (*Sem. médic.* 21 août 1901). — On sait que tout malade porteur d'une mastoïdite est exposé aux plus graves complications du voisinage, tels que sinusite, méningite, abcès du cerveau. En pratique, on est souvent forcé d'intervenir et de donner libre cours au pus, cette intervention sortant du domaine de la spécialité. Nous avons souvent vu les chirurgiens pratiquer cette opération au petit bonheur, en attaquant l'os malade en un point quelconque désigné par le maximum d'inflammation et s'arrêter lorsque venait à percer l'écoulement purulent, l'opération se terminant alors par un drainage. M. Marion trace des règles précises que tout chirurgien aura avantage à subtituer aux manœuvres atypiques usitées jusqu'ici. En voici le résumé : trois principaux organes sont à éviter, en cherchant à atteindre le point qu'il s'agit de vider et de drainer, c'est-à-dire l'*antre* siégeant à la *partie supérieure et antérieure de la mastoïde*, à 1 centimètre de sa surface, environ. Ce point communique avec toutes les cellules enflammées.

Ces trois organes sont:

Le *sinus latéral*, qui se trouve placé à 18 millimètres du bord postérieur du conduit auditif externe; à ce niveau, il chemine à 1 centimètre environ de la surface de l'os; plus haut il s'en rapproche, plus bas il s'en éloigne. Disons en passant que la blessure accidentelle de ce vaisseau sera traitée par un tamponnement énergique, qui suffira pour faire l'hémostase. Mais l'opération devra être interrompue.

Le *nerf facial*, à 2 millimètres en arrière du conduit auditif externe, mais à 2 centimètres au moins de profondeur.

Le *cerveau* qui a sa limite inférieure au niveau de la ligne temporale; il suffit de songer qu'une ligne horizontale passant par cette ligne courbe en son point inférieur, limite la face inférieure du lobe temporal.

L'antre tombe en projection en arrière du facial, au-dessous du cerveau, en avant du sinus. Pour l'atteindre, il faut donc suivre une direction un peu oblique en avant et en dedans, parallèlement à la paroi postérieure du conduit auditif sur lequel doit se guider.

La région rasée et aseptisée, le malade anesthésié, on commence par tracer un lambeau qui donne un large accès sur l'apophyse mastoïde. L'auteur conseille une incision verticale à 2 millimètres en arrière du pavillon de l'oreille et suivant sa ligne d'insertion. A l'extrémité supérieure de cette incision, on fait un angle droit en arrière et l'on a ainsi un lambeau à rabattre qui sera attiré en bas et comprendra toutes les parties molles jusqu'à l'os. Hemostase par pincement et compression. Ruginer le périoste et le pavillon de l'oreille, pour mettre à jour le bord postérieur du conduit auditif externe.

La *trépanation* proprement dite sera faite en se guidant sur trois points de repère. Un premier coup du *ciseau à lame étroite* sera donné à 5 millimètres en arrière du *bord postérieur de l'orifice osseux* du conduit auditif (premier point). Un second coup attaque l'os perpendiculairement au précédent sur la ligne horizontale passant par la *spina supra meatum*, sorte de dépression triangulaire qui existe en haut et en arrière de l'orifice osseux (deuxième point), ou un peu au-dessous de la ligne temporale (troisième point). On complète ensuite par deux coups parallèles aux deux premiers un petit quadrilatère de 1 centimètre de côté qui ouvre l'os. Cette marche sera suivie *sans tenir compte des orifices fistuleux* qui peuvent exister. On frappe le ciseau, tout en le tenant oblique et, après avoir ainsi enlevé des copeaux osseux, on arrive sous la lame compacte. On continue alors à creuser en se guidant toujours sur la direction d'une sonde qui est tenue dans le conduit auditif par la main d'un aide. Après chaque coup, étancher soigneusement le sang par compression. La profondeur de l'antre est de 1 centimètre normalement, mais elle peut se trouver accrue par l'épaississement de l'os.

On fait ensuite un *curettage de la mastoïde* qui évacue son contenu, pus, fongosités, sequestres. C'est surtout en bas qu'il faudra vider les cellules mastoïdiennes enflammées. Le bord tranchant de la curette ne devra jamais être tourné en arrière, car la nécrose de l'os peut avoir dénudé le sinus latéral. Finalement, on agrandira à coups de ciseau les angles qui limitent l'orifice de la cavité pour aplanir les surfaces. Tamponnement à la gaze iodoformée et, après avoir suturé en comprenant tous les plans, pour assurer l'hémostase, on laissera sortir la mèche par la partie inférieure de l'incision verticale. Les *soins consécutifs*, lavages, pansements réguliers, dilatation de la plaie cutanée sont de la plus haute importance pour obtenir une guérison sans fistule.

La *blessure du facial* est le seul accident pouvant arriver au cours de l'opération qui soit irrémédiable. L'opération peut exiger, comme complément, que l'on fasse sauter le pont osseux qui sépare le conduit auditif de la cavité opératoire. C'est alors *l'évidement petro-mastoïdien*, nécessaire dans le cas de vieilles suppurations de l'oreille moyenne.

Le chirurgien ira curetter soigneusement la caisse et ne s'arrêtera que lorsque ses parois seront nettes. Il est bon alors de fendre le conduit auditif membraneux sur sa paroi postérieure pour obtenir un accollement des parties molles aux parois de la vaste cavité osseuse. On peut dans ce cas suturer complètement en arrière et tamponner dans le conduit auditif lui-même.

A. BENOIT.

Maladies vénériennes
Maladies de la Peau

Dr MOREL-LAVALLÉE

Médecin des hôpitaux

La thiosinamine en dermatologie (*Société silésienne*, 12 juillet 1901). — JULIUSBERG a étudié cette substance faisant partie des dérivés de l'essence de moutarde, à laquelle Hebra avait reconnu des propriétés irritantes très marquées, utilisables dans le traitement du lupus et des chéloïdes. L'orateur n'a rien constaté de semblable, la réaction est fort peu marquée, et on n'obtient pas, sur le lupus, les résultats curatifs annoncés par Hebra.

Mais il en est tout autrement quand on fait agir la thiosinamine sur le tissu cicatriciel (de lupus, de brûlures, etc.). Ce dernier se ramollit et dans la plupart des cas les cicatrices finissent par disparaître. Dans la sclérodermie, les tissus morbides se ramollissent au bout de 20 à 30 injections et les contractures disparaissent. Utilisée pour le traitement des rétrécissements de l'urèthre, la thiosinamine a donné des résultats qui ne sont malheureusement pas durables; ce qui n'est pas le cas pour les autres affections citées plus haut (l'orateur dispose de cas guéris depuis 2 et 3 ans).

Les effets de cette substance sur le tissu cicatriciel s'exercent dans tous les points de l'organisme où peut se trouver du tissu cicatriciel (organes pelviens chez la femme, adénites tuberculeuses, etc.).

Le mode d'emploi est le suivant : on injectera tous les jours 1 à 2 seringues de Pravaz contenant le mélange suivant, qui a l'avantage d'être absolument indolore :

Thyosinamine..........	1	gramme.
Glycérine..............	2	—
Eau distillée............	7	—

Dans un article publié dans le *Deutsche med. Wochenschrift* (29 août 1901), Julizsberg cite aussi quelques insuccès dans le traitement des cicatrices, et ne peut expliquer à quoi tiennent ces résultats défavorables ; ils sont, en tout cas fort rares lorsqu'il s'agit de cicatrices post-lupiques.

La solution glycérinée de thiosinomine (allylsulfocarbamide) laisse déposer au bout de quelques jours son principe actif : il suffit, dans ce cas de la placer pendant quelques minutes dans de l'eau chaude.

Les emplâtres à 10, 20 et 30 0/0 de thiosinamine ne sont, en général, pas bien supportés et provoquent souvent des phénomènes d'irritation forçant à suspendre leur emploi.

Dans un cas, la médication (injections), provoqua, dès la première injection, un exanthème rappelant celui de la rougeole ; les conjonctives n'étaient toutefois pas intéressées et il n'y avait pas de fièvre. Cet exanthème disparut au bout de trois jours : à ce moment, une injection à dose moindre (0 gr. 05) fut à nouveau suivie de l'apparition d'un exanthème moins intense. On descendit alors à 0 gr. 01, et l'on put ensuite, sans provoquer aucune dermatite, atteindre peu à peu à la dose de 0 gr. 03.

Comment expliquer les résultats thérapeutiques ? On serait tenté de les attribuer à une irritation locale, mais l'auteur n'a jamais pu en déceler les symptômes cliniques : l'examen microscopique, qui fut possible dans un des cas traités, donna de même des résultats négatifs. La question reste donc en suspens.

E. Vogt.

Traitement de l'épithelioma de la face (*Gaz. des Sc. méd. de Bordeaux*, 21 juillet 1901). — M. Fromaget (de Bordeaux) a communiqué un cas de guérison d'un vaste epithélioma de la face abandonné à lui-même par les chirurgiens, grâce à *six applications de pâte d'acide arsénieux* à 1/15. La peau qui s'est reformée sur les orbites détruits et autour des fosses nasales, dont la cloison avait disparu est d'une souplesse remarquable. Il ressort de ce cas intéressant que l'acide arsénieux a une action indéniable sur les epitheliomas cutanés. Les résultats obtenus déjà par la méthode de Czerny-Trunecek (de Prague), (solution d'acide arsénieux dans l'alcool) avaient provoqué un sérieux retour au traitement de cette désolante affection par les applications externes.

A. Benoit.

Thérapeutique de l'hypertrichose, par Havas (*Arch. d'électricité médicale*, 15 août 1901). — L'auteur a obtenu par les rayons X, sans se servir d'autres cosmétiques, une atrichose qui a persisté sept mois, ce qui est un succès par rapport aux effets éphémères obtenus par les anciennes méthodes. Des expériences suivies prouveront si l'on peut produire un trouble trophique constant dans les papilles des poils, afin que la production cesse et que l'atrichose devienne définitive.

En résumé, une exposition aux rayons X est capable de produire une épilation sans altération visible de la peau ; elle ne durera toutefois qu'un certain temps.

L'application des rayons X demande de grandes précautions et on cessera le traitement dès l'apparition de la moindre réaction pour ne le continuer qu'après la disparition de ce phénomène.

Dans chaque cas particulier, quand on ne connaît pas la résistance de la peau, on fera varier la distance du tube (30 ou 40 centimètres), la durée des séances (10 minutes) : en tous cas, une exposition prolongée (demi-heure ou plus) et une grande fréquence des séances (chaque jour ou même deux fois par jour) sont nuisibles et fort dangereuses. On peut provoquer ainsi des ulcérations douloureuses et des cicatrices vicieuses irréparables.

E. Vogt.

Le sulfhydrate de calcium comme épilatoire chirurgical, par le Dr Edmundo Escomel (*Cronica Médica de Lima*, mai 1901). — Les succès obtenus par le Dr Rayhaud avec le sulfhydrate de calcium ont engagé le Dr Escomel à l'utiliser.

Pour employer cet épilatoire, on commence par couper les poils, s'ils sont longs, puis, avec une spatule de bois ou le pavillon d'une sonde cannelée, on étend sur la région à traiter une couche de la pâte au sulfhydrate qui doit avoir un millimètre d'épaisseur et bien adhérer à la peau. On la laisse en place quatre à six minutes, puis on l'enlève avec un peu de coton ou un morceau de toile, en laissant couler constamment sur le point traité, un petit filet d'eau stérilisée tiède. On lave après à grande eau.

Bien que les poils ressortent au bout de peu de temps, il est utile de l'employer surtout chez les femmes avant certaines opérations.

F. Berini.

Les cures d'injections dans la syphilis, par Stern (*Münch. med. Wochenschrift*, n° 27, 1901). — L'auteur conseille de préférer les injections aux frictions ou à l'administration interne dans les cas suivants :

1° Quand des affections gastro-intestinales ou cutanées préexistantes empêchent d'utiliser ces deux derniers modes de traitement ;

2° Dans les cas graves, où une intervention rapide et énergique est nécessaire;

3° Quand il s'agit d'éclairer un diagnostic indécis;

4° Quand les deux autres modes n'ont pu empêcher l'apparition successive de récidives;

5° Quand on veut faire le traitement intermittent; on alternera dans ce cas avec les deux autres modes de traitement.

On ne songe pas, en général, suffisamment au fait que les susceptibilités individuelles sont aussi marquées avec les injections qu'avec les frictions et les pilules : bien plus, cette susceptibilité peut varier chez un même malade dans le cours de son existence. Le praticien doit en conséquence ne jamais systématiser la médication, et l'approprier à chaque cas particulier.

E. Vogt.

Pédiâtrie

Dr Thiercelin

Chef de clinique à la Faculté de Médecine

Du traitement thyroïdien en pathologie infantile et particulièrement dans l'infantilisme, par Ausset (*Congrès de gynécologie, d'Obstétrique et de Pédiâtrie de Nantes*, septembre 1901). — La glande thyroïde verse dans la circulation un principe actif, encore mal déterminé. Il ne semble pas qu'il s'agisse d'une action antitoxique vis à vis des déchets organiques; la sécrétion thyroïdienne parait plutôt empêcher la production des déchets.

Cette sécrétion est un puissant excitant de la nutrition; il en résulte qu'on devra essayer l'emploi thérapeutique du corps thyroïde dans tous les cas où l'on supposera un arrêt ou une entrave à cette nutrition. On ne devra pas limiter cette thérapeutique aux cas seuls, bien typiques, où l'altération thyroïdienne est brusque et complète, donnant naissance aux syndrômes bien connus du myxœdème et du crétinisme; mais il faudra dépister les cas où la fonction thyroïdienne est simplement pervertie; la dystrophie s'installe alors seulement, n'atteignant que certaines parties de l'organisme, laissant, par exemple, un enfant parfaitement intelligent, mais arrêté dans sa croissance squelettique; c'est-à-dire qu'à côté des faits d'athyroïdie absolue, il faudra savoir distinguer les hypothyroïdies de divers degrés, les dysthyroïdies.

Myxœdème grave et myxœdème fruste. — Le corps thyroïde supprimé complètement crée le myxœdème franc; mais s'il n'existe qu'une altération partielle de l'organe, on observera l'un de ces nombreux cas de myxœdème fruste qu'Hertoghe a mis en lumière (*Acad. de méd. de Belgique*, 1897-1899); c'est ainsi que l'on rattache maintenant à la dysthyroïdie les cas d'arrêt de développement du squelette, de l'appareil sexuel; d'ailleurs, le squelette peut atteindre son développement normal, l'infantilisme pouvant se traduire par des anomalies de la voix, du système pileux, des appareils génito-urinaires, etc.

Si l'influence du corps thyroïde sur la croissance, démontrée expérimentalement par Gley, Hofmeister, Eiselsberg; cliniquement par Hertoghe, Bourneville, Combes, Revilliod, etc., si cette influence est aujourd'hui hors de toute contestation, ainsi que le prouvent les résultats obtenus chez les idiots myxœdémateux, cette influence n'est pas moins grande dans des cas d'arrêts de croissance qui ne semblent pas d'origine thyroïdienne, notamment dans le rachitisme. Il n'est pas douteux que le rachitisme soit occasionné par une auto-intoxication, d'origine digestive; cette auto-intoxication atteint la glande thyroïde comme les autres organes et c'est l'altération de la fonction thyroïdiene qui détermine les troubles de l'ossification et de la croissance.

La même altération de la fonction thyroïdienne doit être invoquée dans tous les cas d'arrêt de croissance dus à diverses causes où l'on obtient de bons effets du traitement thyroïdien.

Pour que l'action des préparations thyroïdiennes soit efficace, il faut que les os soient encore susceptibles de s'accroître, c'est-à-dire que le squelette ne soit pas encore complètement ossifié, ce que l'on constate au moyen des rayons Rœntgen. Par ces rayons, on recherchera si les cartilages d'accroissement existent encore dans es extrémités épiphysaires (où ils apparaissent sous la forme d'une zone claire).

Infantilisme. — A côté de l'infantilisme myxœdémateux-type, il existe des myxœdèmes frustes qui cependant s'identifient avec le premier.

D'ailleurs, si tous les infantiles ne sont pas des myxœdémateux, il paraît certain que les arrêts de croissance, s'ils sont causés par diverses actions délétères (alcoolisme, hérédo-syphilis, tuberculose, rachitisme, etc.), ne se produisent que par l'intermédiaire d'une altération de la glande thyroïde survenue sous l'influence de la même cause. Les poisons exercent leur action dystrophiante sur le corps thyroïde qui, lésé, ne fonctionne plus qu'imparfaitement. D'où les arrêts dans la croissance et dans le développement de l'individu. D'où la conclusion que, dans tous les cas d'infantilisme, quelles qu'en soient l'origine et la cause apparente, on devra prescrire l'opothérapie thyroïdienne.

Obésité. — L'opothérapie thyroïdienne exerce une action incontestable sur l'obésité, action qui paraît s'exercer par l'intermédiaire du système nerveux.

Sclérodermie. — La sclérodermie a été rattachée, dans ces dernières années, à des altérations du corps thyroïde (Leube, Jeanselme, Singer, Beer, Grunfeld, etc.). Les guérisons obtenues au moyen du traitement thyroïdien par Friedheim, Lachs, Arcangelli, Morselli ont confirmé cette opinion.

Tétanie. — La médication thyroïdienne donne d'excellents résultats dans la tétanie survenue après thyroïdectomie.

Rhumatisme chronique. — MM. Lancereaux et Paulesco, Claisse, Viola, ont obtenu quelques résultats favorables dans le rhumatisme chronique.

Végétations adénoïdes. — Hertoghe considère les végétations adénoïdiennes comme le résultat d'un hypo-fonctionnement du corps thyroïde, et a conseillé d'employer contre elles le traitement thyroïdien ; toutefois, les arrêts de croissance consécutifs aux végétations, disparaissent après l'ablation des végétations, ce qui prouve bien que leur développement est dû uniquement à l'obstacle mécanique à la respiration, apporté par les végétations.

Accidents de la méthode. Contre-indications. — La tachycardie est le premier signe de l'intoxication. La céphalée, la courbature, les nausées, l'insomnie, l'agitation cérébrale, complètent le tableau et nécessitent l'interruption immédiate du traitement. On devra, avant de l'entreprendre, mettre le tube digestif en état, sinon on verrait se manifester rapidement les accidents du thyroïdisme.

Mode d'administration. Posologie. — M. Ausset prescrit d'habitude chaque jour deux bonbons thyroïdiens dosés à 5 centigr. de glande fraîche ; au bout de quatre jours, il passe à trois ; puis, quatre jours après, à quatre. Il n'a pas dépassé la dose de 20 centigr. de glande fraîche par jour. Chez un enfant de quinze ans, on peut arriver progressivement à la dose de 1 gramme de glande fraîche par jour.

G. Lyon.

Traitement du myxœdème (*Réunion des méd. allem. de Prague*, 7 juin 1901). — Raudnitz a obtenu avec l'iodothyrine, à la dose d'une demi pastille au début, et d'une pastille au bout d'un mois, un excellent résultat chez une myxœdémateuse gravement atteinte, âgée de 8 ans. Au bout de 6 mois de traitement, avec interruptions passagères, la main, qui paraissait avant la médication, appartenir à un enfant de 1 an 1/2, présente des noyaux d'ossification à toutes les épiphyses des phalanges : l'enfant, autrefois indifférente à tout ce qui se passait autour d'elle, répond aux questions et fait ses devoirs convenablement.

E. Vogt.

Soins à donner aux enfants nés avant terme (*Société rhénale*, 15 juillet 1901). — Reifferscheid, en dehors de la couveuse, recommande de donner tous les jours un bain de 35 à 36° de 5 à 10 minutes de durée. Lorsque l'alimentation par nourrice n'est pas possible pour une raison quelconque, il donne un mélange d'une partie de lait de vache pour deux d'eau, 8 fois par 24 heures : à partir de 10 h. du soir, on ne donne qu'une fois de ce mélange entre 1 et 2 h. de la nuit jusqu'au lendemain matin à 7 h. Vers le 40e jour, on donne du gruau mélangé à du lait, dans la proportion de 2 pour 1. En cas de constipation, il suffit d'ajouter un peu de sucre aux aliments.

Deux enfants ayant présenté, à la naissance, un poids inférieur à 1500 gr. ont pu être conservés de cette façon : l'orateur croit qu'il s'agit de cas exceptionnels, car, pour les autres cas cités dans la littérature, on s'était adressé à des nourrices.

E. Vogt.

Les lavages de l'estomac chez les nourrissons atteints d'entérite (*Soc. méd. de la Basse-Alsace*, 27 juillet 1901). — Schlesinger rappelle que cette intervention est d'une exécution d'autant plus facile que le nourrisson est plus jeune ; il est inutile d'introduire la sonde par le nez, et le sujet sera placé dans la position assise.

Le plus petit calibre à adopter est le n° 22 (sonde de Nélaton), et le liquide à injecter de l'eau bouillie sans aucune addition médicamenteuse. La quantité à injecter, variable avec la capacité de l'estomac, sera de 70 à 150 ccm : la pression de 40 à 100 cm.

Dans plus de la moitié des cas de gastro-entérite grave, l'orateur a pu instantanément, pour ainsi dire, supprimer les vomissements ; dans un tiers des cas, l'amélioration fut notable. L'orateur croit que l'on devrait étendre les bienfaits de cette intervention aux cas moins graves, car c'est assurément le moyen le plus expéditif pour enrayer le vomissement.

E. Vogt.

Maladies générales
non infectieuses et intoxications

Dr CHASSEVANT

Professeur agrégé à la Faculté de Médecine.

Restauration opératoire et rétablissement fonctionnel de l'urèthre dans un cas de rupture ancienne du canal par fracture du bassin. (*Soc. de médecine de Nancy*, 13 mars 1901 *in : Rev. méd. de l'Est*, 15 juillet). — M. WEISS présente à la Société un malade victime il y a 3 ans d'un grave accident à la suite duquel il fut atteint de fracture du bassin avec rupture de la portion membraneuse de l'urèthre. Entré au service d'Heydenreich, il subit la taille hypogastrique, ce qui permit de faire le cathétérisme rétrograde. La sonde à demeure fut laissée pendant 15 jours, mais quand on voulut la remplacer, il fut impossible d'y parvenir. Après des péripéties sans nombre et notamment de fréquents accès urineux, le patient quitta le service urinant par son méat hypogastrique et par le périnée. L'urèthre antérieur était oblitéré.

Ces temps derniers, son état s'était singulièrement aggravé. Le méat hypogastrique s'étant rétréci, il se produisit un abcès urineux qui vint s'ouvrir à la cuisse ; c'est par cette voie que la miction s'opérait. Il rentre au service avec de la fièvre et de violentes douleurs.

M. Weiss se décide à refaire la taille et le cathétérisme rétrograde. — Il incise la fistule hypogastrique et tombe sur la ligne médiane dans une cavité qu'il prend d'abord pour la vessie. En réalité, c'était un abcès urineux communiquant d'une part avec ce réservoir et de l'autre avec le trajet de la cuisse gauche. La vessie reste introuvable pendant près d'une demi-heure au milieu des tissus lardacés qui l'entourent. Le péritoine est ouvert accidentellement pendant cette recherche et refermé immédiatement. Enfin la vessie est trouvée à droite. Le cathétérisme rétrograde conduit en premier dans un cul-de-sac fermé. Après incision périnéale de l'urèthre antérieur, la sonde est poussée dans sa direction et la communication établie entre les deux bouts.

La sonde à demeure est laissée en place pendant six semaines, ce qui permet au canal de se reconstituer. Grâce à divers artifices, M. Weiss arrive ensuite à faire le cathétérisme intermittent et la dilatation progressive. Toutes les fistules se ferment successivement et à l'heure actuelle ce jeune homme est dans l'état le plus satisfaisant. Il a repris ses occupations, et urine facilement.

E. VOGT.

Nouvel appareil pour la réfrigération de la prostate (*Deutsche med. Wochenschrift*, 22 août 1901). — LASKOWSKI, de Berlin, donne la description, avec planches, d'un appareil construit sur un principe nouveau. Tous les dispositifs, jusqu'ici utilisés, pour obtenir la réfrigération de la région prostatique agissent par voie rectale. Or, le point de contact de l'instrument avec la partie à réfrigérer est fort peu étendu, à supposer que l'instrument reste en place, ce qui n'est pas le cas, car les contractions de la musculature intestinale le déplacent forcément. Enfin, la plupart de ces réfrigérateurs doivent être retenus à la main, pour ne pas être expulsés.

L'auteur a fait construire, en métal flexible, un tube, dont les deux moitiés sont accolées, sauf dans la partie la plus éloignée des orifices du tube : en ce point, le tube est aplati, et les deux moitiés ne se touchent plus, laissant au milieu un espace libre. Le tout a l'aspect d'une cuillère, dont le fond serait perforé. La longueur de la cuillère avec le manche est de 4, 5 cm., distance moyenne à laquelle on rencontre les deux lobes prostatiques avec le toucher rectal. Les deux bouts du tube restent en dehors du rectum quand la cuillère est en place, s'incurvant à angle droit, de manière à pouvoir s'appliquer sur le périnée, et permettre l'immobilisation de l'appareil. Les deux tubes de caoutchouc venant s'adapter aux deux orifices du tube, dans la région périnéale antérieure, n'exercent aucune traction sur l'appareil et ne le déplacent pas.

L'appareil peut, au besoin, servir pour le massage de la prostate : à ce propos, l'auteur entre dans quelques détails sur le massage de la prostate — sans instruments — qu'il conseille de faire faire par les malades eux-mêmes. Il a réussi chez tous ses patients, à de rares exceptions près, à faire exécuter ces manœuvres avec un résultat satisfaisant, démontré par l'issue de la sécrétion prostatique par l'orifice de l'urèthre. Le sujet, debout, la main gauche appuyée sur un meuble, introduit son pouce droit dans le rectum, l'ongle tourné vers le sacrum.

Le réfrigérateur nouveau, appliqué à 32 malades, a donné de très bons résultats : l'instrument reste toujours fort bien en place, quelle que soit la position choisie par le malade pour faire une séance de réfrigération.

E. VOGT.

Technique du lavage vésical (*Deutsche Praxis*, 25 juin 1901). — FUCHS estime que les praticiens ne se rendent pas, souvent, suffisamment compte des difficultés du lavage vésical. En général, le non-spécialiste procède de la façon suivante : il fait pénétrer son liquide dans la vessie sous une certaine pression, et continue l'introduction du liquide jusqu'à ce que le malade ressente une certaine gêne avec envie d'uriner : à ce moment, on fait écouler le liquide injecté et on continue jusqu'à ce que ce dernier liquide ressorte clair.

Cette façon de procéder, qui a certes contribué à guérir bien des cystites chroniques, ne donnera aucun résultat satisfaisant dans certains cas.

Dans la cystite, la vessie n'accepte jamais une aussi grande quantité de liquide qu'à l'état sain; même dans les cas chroniques, l'intolérance se manifeste bientôt et s'accompagne de congestion de l'organe : c'est cette congestion qu'il s'agit d'éviter. Il ne faut donc pas injecter jusqu'à ce que le malade accuse une sensation de tension.

L'auteur recommande l'emploi de la seringue de Guyon d'une capacité de 160 ccm. au moins. On injectera une solution tiède d'acide borique à 3 0/0 et de nitrate d'argent à 1 00/00. On commence par la solution boriquée dont on injecte doucement 20 à 40 ccm., après avoir fait vider la vessie au malade. Pour le premier temps du lavage, l'extrémité du cathéter ne doit pas dépasser l'orifice interne du sphincter vésical, mais s'arrêter au moment où elle le rencontre. On n'avancera jusque dans la vessie que lorsque la tonicité du sphincter se sera relâchée. On franchit ainsi l'orifice interne, on injecte doucement, puis on enlève la seringue et on laisse s'écouler le liquide injecté : dès que l'écoulement se ralentit on replace la seringue et on injecte à nouveau une quantité un peu plus faible que la première fois de solution boriquée. On continue ainsi jusqu'à ce que le liquide revienne clair. Cette pratique permet de constater que malgré la faible quantité de liquide employée, on arrive beaucoup plus vite à clarifier le contenu vésical que par le procédé courant. Le dernier liquide injecté n'est pas évacué.

En général, ce lavage boriqué ne paraîtra pas suffisant et il faudra agir sur l'état inflammatoire. Pour l'auteur, le nitrate d'argent à 1 00/00 continue à être le meilleur topique dans ce cas. On introduira de la même façon, par quantités encore plus petites que lorsqu'il s'agit de solution boriquée, 150 ccm. en tout de cette solution. La dernière injection (10 à 20 ccm.) peut être laissée dans la vessie ou évacuée à volonté.

E. Vogt.

Valeur de l'argentamine dans le traitement des affections blennorrhagiques, par Friezer (*Ærztl. Centralzeitung*, 15 juin 1901). — L'auteur a traité un grand nombre de malades des deux sexes avec ce produit qui a été quelque peu délaissé. On sait que l'argentamine représente une solution de nitrate d'argent, dans l'éthylène diamine, contenant 10 0/0 de nitrate d'argent. L'action bactéricide et l'action en profondeur seraient beaucoup plus marquées qu'avec le nitrate d'argent : l'auteur, contrairement à ce qui avait été constaté par d'autres observateurs, n'a enregistré que rarement des effets irritants, très peu marqués, du reste.

Pour les injections uréthrales, il convient de choisir la solution suivante : argentamine, 1 gr.. eau distillée 100 à 200 gr. : on injecte 20 ccm du mélange et on laisse séjourner 10 minutes dans l'urèthre. Pour les lavages (méthode de Janet), on se sert de solution à 1 : 400 ou 500; pour les lavages vaginaux (leucorrhée, gonorrhée, vulvo-vaginite), on choisira 1 : 500 ou 1000; pour les injections intra-utérines 1 : 100 ou 200; pour les badigeonnages en cas d'érosions siégeant sur le museau de tanche, 5 à 10 : 100.

E. Vogt.

L'extrait sec de pichi-pichi (*Therap. Monatshefte*, sept. 1901). — Friedlander préfère l'extrait sec à l'extrait fluide, car il se conserve beaucoup mieux, peut être plus facilement dosé et ne contient pas d'alcool, point de vue qu'il ne faut pas négliger lorsqu'il s'agit d'un antiblennorrhagique. Des pastilles à 0,25 gr. correspondant à une cuillerée à café d'extrait fluide.

Sous l'influence du pichi, les douleurs, la sécrétion et l'inflammation de la période aiguë de la blennorrhagie rétrocèdent. Comme l'acidité urinaire augmente après l'ingestion du médicament, l'auteur l'expérimenta dans la bactériurie et prescrivit des tablettes contenant chacune 0,25 gr. d'extrait sec de pichi et 0,125 gr. de salol et de tannin.

On obtient très rapidement une modification considérable des urines avec cette médication.

Les pastilles à 0,25 gr. d'extrait sec, sans addition d'autres substances, seront prises à la dose de 3 à 4 par jour ; pour les autres, la dose est de 6 à 10.

E. Vogt.

Résultats obtenus avec la castration dans la tuberculose testiculaire (*Beitr. z. Klin. Chirurgie*, vol. 30, 1901). — Maas, se basant sur 115 cas, arrive aux conclusions suivantes : le pronostic est fort mauvais quand il y a complication (tuberculose de la vessie ou des reins); ces complications existent dans 26 0/0 des cas. L'affection débute par un des testicules dans l'immense majorité des cas; l'autre testicule se prend dans 38 0/0 des cas, tôt ou tard. Si l'on extirpe le testicule malade, l'autre, jusque-là indemne, se prend dans 26,7 0/0 des cas.

Dans la tuberculose testiculaire double, la guérison par castration double enregistre 56,7 0/0 de succès durables. La faculté de procréer est conservée dans la plupart des cas quand un seul testicule est enlevé : la castration double n'entraîne pas d'accidents généraux après elle.

Dans le cas de tuberculose unilatérale, on peut, 3 ans après la castration, considérer comme définitivement guéris 75,7 0/0 des opérés bien portants à ce moment. Dans le cas de tuberculose bilatérale, on enregistre 40,6 0/0 de mortalité à la fin de la 3e année après l'opération ; à ce moment 88,2 0/0 des opérés bien portants peuvent être considérés comme définitivement guéris. Le pronostic est donc, à partir de ce moment, plus favorable pour la seconde catégorie de malades que pour la première.

E. Vogt.

Pharmacologie

D' E. Vogt

Ex-assistant à la Faculté de Médecine de Genève

La quinine et ses éthers (*Centr. f. inn. Medicin*, n° 33, 1901). — Overlach donne une revue des divers éthers de la quinine : un seul a jusqu'ici, sous le nom d'euquinine, trouvé une utilisation thérapeutique. L'acétylquinine, la succinylquinine sont trop amers, la benzoylquinine, la phosphorylquinine présentent une action beaucoup trop faible. Un troisième groupe enfin serait utilisable, mais il est d'un prix pas trop élevé (anysilquinine, cinnamylquinine, etc.) Seul l'éther quinique de l'acide salicylique, insoluble dans l'eau, soluble dans l'éther et l'alcool (saloquinine) représente une combinaison irréprochable. L'action de la saloquinine participe de celles de ses deux composants : elle est à la fois fébrifuge et antinévralgique.

Le produit n'a absolument aucun goût et ne provoque aucun des troubles accessoires si fréquemment observés à la suite de l'ingestion de la quinine : 2 gr. du médicament nouveau correspondent à 1 gr. de quinine. C'est surtout dans la sciatique, à condition de ne pas prescrire de doses trop faibles (2 gr. à la fois, 2 ou 3 fois par jour), que l'on obtient de remarquables résultats. Dans la fièvre typhoïde, l'auteur recommande l'administration, le soir, quelques instants avant un bain, d'une dose de 2 gr. De cette façon, on obtient une prolongation de l'effet antithermique du bain : en outre, l'état typhique s'améliore.

En dehors de la saloquinine, l'auteur a recherché s'il n'existait pas un sel de quinine dans lequel l'acide jouerait un rôle moins effacé que dans les sels quiniques courants (chlorhydrate, sulfate, etc.) Il a donc, au lieu de la quinine, choisi la saloquinine comme base et l'a combinée à des acides divers ; elle donne des sels acides dont le goût est horrible, et des sels neutres absolument insipides. Parmi ces derniers le salicylate de saloquinine (rhumatine) peu soluble dans l'eau, présente une action antirhumatismale remarquable : il est surtout indiqué en cas de complications cardiaques ou péricardiques, car il n'exerce aucune action nocive sur l'appareil circulatoire, et se prescrit aux doses suivantes : les trois premiers jours, 3 grammes, divisés en trois doses, repos le quatrième jour, puis 4 grammes pendant 4 jours, repos le cinquième jour, et ainsi de suite. L'estomac supporte fort bien le médicament.

E. Vogt.

Camphoroformol. Camphre iodoformé ou camphre jaune, par le Dr Tanco-Martinez (*La Union de los Medicos Titulares de Espana*, juin 1901). — Le camphre jaune est le camphre renfermant de l'iodoforme. Cet antiseptique est altérable à la lumière grâce à l'iode qui devient libre : il a une odeur désagréable rappelant des corps dont il est composé : sa saveur est âpre, astringente et fraîche : il est très volatile et constitue un agent précieux pour la désinfection des linges et dortoirs des malades et dans les maladies contagieuses de l'arbre respiratoire ; peu soluble dans l'eau, il est très soluble dans l'éther et l'acide phénique.

Le camphre jaune est un très efficace antiseptique et cicatrisant des muqueuses ; il est le remède andiphthérique par excellence, ainsi que le prouvent 39 cas de guérison sur 45, ce qui fait une mortalité de 11 0/0, tandis qu'elle s'est élevée à 70 0/0 en employant d'autres médications (Almadanejos, Cuidad Real, épidémie de 1895).

Toutes les observations confirment que cet antiseptique employé comme topique modifie rapidement les fausses membranes et donne naissance à une ulcération de bonne nature : le médicament est en outre un anesthésique.

L'auteur a eu occasion d'employer ce médicament dans plusieurs cas de blessures et dit qu'il est supérieur à l'iodoforme comme pouvoir cicatrisant, sans en avoir les inconvénients.

Il a encore fait plusieurs essais dans les maladies des voies respiratoires (grippe et coqueluche) et a obtenu un excellent résultat.

Pyohémol, Carbonate d'iodoforme et de camphre. — La grande solubilité du camphre jaune dans l'acide phénique permet d'obtenir le pyohémol. C'est un liquide clair et transparent qui s'altère à la lumière et présente une saveur douce et astringente : pur, il est caustique, d'odeur désagréable, soluble dans l'éther, l'alcool et les huiles fixes.

D'après les expériences de l'auteur ce produit est très efficace pour s'opposer aux suppurations en général et à la suppuration dans la tuberculose pulmonaire en particulier : il est en plus hémostatique.

Le mode d'administration et les doses sont les suivantes : on l'emploie pur en inhalations d'une durée d'une minute, répétés toutes les quatre heures. A l'intérieur on l'administre à la dose de cinq gouttes dans une tasse de bouillon, en capsules, ou mélangé à des vins de Xérès à 5 0/0, mais l'auteur préfère le mélanger à la quinine, avec laquelle le médicament forme une masse glutineuse qui n'a pas besoin d'excipient.

A l'extérieur on s'en sert en nature comme caustique et en solution de 10 à 20 0/0 dans de la glycérine, de l'alcool, de la vaseline, ou des corps gras analogues pour combattre les chancres, les blessures, les suppurations, les affections cutanées, etc.

F. Berini.

Emploi des cacodylates (*Therap. Monatshefte*, sept., 1901). — Rille emploie les cacodylates depuis 1897 dans des cas d'affections cutanées : ses résultats sont conformes à ceux enregistrés par Hallopeau et Leredde. En outre, dans un cas de lichen ruber acuminé, il a obtenu la guérison absolue au moyen d'injections hypodermiques de cacodylate de soude.

E. Vogt.

Fécules, farines et gruaux dans l'alimentation, par M. P. Carles (*Rép. de pharmacie*, 10 juillet 1901). — Les personnes qui s'occupent de l'alimentation des jeunes enfants confondent beaucoup trop souvent les mots *fécules* et *farines*, qui ne sont pourtant pas des synonymes.

Les *fécules* ou *amidons* constituent des individualités chimiques, des principes immédiats végétaux. Ce sont des corps ternaires, ne se digérant que dans l'intestin, et susceptibles de ne fournir guère autre chose d'assimilable que du sucre. Notre économie a, il est vrai, le pouvoir de les transformer en produits de réserve graisseux, mais elle ne saurait en faire ni des muscles, ni des os, parce que l'azote et les sels calcaires leur manquent. Nulle espèce animale ne pourrait vivre longtemps avec elles, et, si elles permettent de tenir les enfants et les malades à une longue diète, c'est en économisant une portion de leurs réserves.

Quoique le type de ces fécules soit celui de la pomme de terre, les espèces qu'on retire du blé, du maïs, du riz ou autres céréales n'en diffèrent que par la forme microscopique. Chimiquement, il y a identité ; et, si l'intestin les différencie, cela tient surtout à leur état d'agrégation. Cet état-là est surtout détruit par l'eau bouillante, qui a la propriété de distendre les grains de fécule de façon considérable. Cette distension la rend vite et entièrement accessible aux transformations diastasiques.

Les *farines* sont bien autre chose. Ce sont des poudres de graines, avec l'intégralité de leurs principes immédiats constitutifs. Quand on les soumet au blutage, on en retire le son ou épisperme, mais ce n'est guère là que de la cellulose, inassimilable par l'estomac humain et qui ne ferait le plus souvent que surcharger inutilement l'intestin. Les autres principes immédiats principaux que contiennent les farines sont : les fécules ou amidons relatés plus haut, les albuminoïdes, qui sont ici des caséines, les corps gras, et enfin des sels minéraux. Parmi ces derniers, dominent les phosphates calcaires, combinés plutôt que mélangés aux albuminoïdes eux-mêmes.

Cette esquisse de la composition des farines de céréales montre qu'elles ressemblent chimiquement à des œufs, et mieux à du lait desséché. Comme eux, ce sont des aliments complets, des réserves de nourriture.

La différence entre ces réserves animales et végétales tient surtout à leur état d'agrégation ou de condensation, d'hydratation et de résistance aux dédoublements diastasiques. Lorsqu'il s'agit de faire entrer des graines dans la nourriture des jeunes animaux, hommes ou bêtes, il y a donc lieu d'imiter la nature et de rendre leurs principes immédiats facilement digestibles.

Le boulanger, pour rendre la graine de froment assimilable par l'estomac de l'adulte, divise cette graine, en sépare l'épisperme, et, pour diviser le reste au maximum, en fait une pâte qu'il sature de gaz carbonique à froid par fermentation. Au four, ces millions de bulles de gaz, en se distendant, augmentent encore la division ; puis, amidon et gluten s'hydratent chimiquement, se dextrinisent et deviennent enfin facilement accessibles à l'action des diastases stomacales et intestinales.

Ce travail est encore insuffisant pour les enfants et les convalescents. Pour les uns, on fait de la panade ou bouillie de pain. Grâce à une longue ébullition, l'action de la chaleur du four est encore poussée plus loin, et le pain devient plus digestible. D'autres fois, on se contente de garder, dans la décoction du pain, les seules parties solubilisées, et, sous le nom d'*eau pa-*

née, on donne ainsi aux estomacs les plus délicats qu'une solution complexe d'amidon, de maltose, de glucose, de dextrine, de gluten et de phosphates combinés; car, il ne faut pas l'oublier, la part de phosphates terreux qu'entraînent les glutens et caséinés est encore celle qui est la plus assimilable.

Enfin, les céréales entières, modérément et fraîchement divisées, sont encore employées comme analeptique léger, sous le nom de tisane de gruau, d'avoine surtout. A part une saveur un peu différente, la tisane de gruau a une composition analogue à celle de l'eau panée. Certaines nourrices la préfèrent à l'eau pure, pour couper le lait de vache de leur nourrisson; d'autres la considèrent comme un excellent galactogène : cette tisane agit sans doute surtout sur le volume du lait en le mouillant.

E. Vogt.

L'augmentation croissante de la consommation du sucre et ses dangers (*Allg. med. Centralztg*, n° 58, 1901). — Le Pr Bunge de Bâle, rappelle que l'organisme humain assimile aisément le sucre contenu dans nombre d'aliments naturels : en est-il de même pour le produit chimique, le sucre, qui tend à remplacer les sucres naturels? Le sucre chimique est privé de sels calcaires, qui sont mélangés abondamment aux sucres naturels : en outre, beaucoup de fruits renferment des combinaisons ferrugineuses organiques, que l'on ne retrouve pas davantage dans le sucre naturel.

Si donc on veut satisfaire au besoin de substances sucrées, si impérieux chez l'enfant, il faut autant que possible s'adresser aux fruits sucrés, frais ou secs, et donner aussi peu que possible de sucreries faites avec du sucre chimique. Pour préparer des compotes, on ajoutera un minimum de sucre chimique.

Pour l'adulte, le même danger d'apport insuffisant d'éléments minéraux existe, à un moindre degré il est vrai. L'usage de pâtisseries et sucreries, en produisant de l'inappétence pour d'autres aliments plus réparateurs, est une cause d'anémie trop négligée. On s'explique ainsi la croyance populaire, qui veut que le sucre abime les dents : cette action est indirecte, l'ingestion exagérée de sucre chimique entraine à restreindre l'ingestion de végétaux et de fruits contenant les sels calcaires nécessaires à la nutrition des dents.

Comme conclusion pratique, l'auteur émet le vœu que les gouvernements mettent sur le sucre chimique des taxes très élevées et suppriment en revanche toutes taxes et droits d'entrée sur les fruits du midi, qui constituent pendant la mauvaise saison un apport indispensable à l'alimentation.

E. Vogt.

Agents physiques et mécaniques

Dr Vogt

Ex-assistant à la Faculté de Médecine de Genève

Massage abdominal. — Ses indications dans les dyspepsies gastro-intestinales (*Rev. de cinesie*, 20 août 1901), par F. Cautru, (Suite de l'analyse, p. 640 de cette *Revue*). — Il est bon d'établir, avant de masser un dyspeptique, le diagnostic chimique de son affection.

En face d'un type chimique bien établi, quelle est la conduite à tenir au point de vue du massage abdominal?

La formule est bien simple. Chaque fois que le rapport entre le chiffre de l'acide chlorhydrique libre et celui du chlore combiné organique est de 4 et au-dessus, il faut masser. Le massage est à surveiller, quelquefois à éviter, si ce rapport là est inférieur, parce qu'alors il s'agit d'hyperchlorhydrie relative ou absolue, et que seul, le massage doux et calmant, en cas de douleur, le massage évacuateur en cas de grande dilatation sont à employer. Quand le rapport H : C, est très supérieur à la normale et que la valeur C dépasse 170, on se trouve en présence d'une variété de dyspepsie, la forme chloroorganique d'Hayem, qui répond à sa gastrite parenchymateuse.

Cette forme, niée par beaucoup d'auteurs, semble cependant avoir une importance capitale. Elle est liée, au moins dans ses premières phases, à une congestion plus ou moins intense de la muqueuse gastrique, ce qui explique les bons effets que le massage produit très rapidement chez elle, par son action régulatrice de la circulation abdominale.

Donc, dans l'*hypochlorhydrie*, avec ou sans hyperpepsie chloro-organique, le massage est indiqué. Pour les manœuvres à employer, il faudra s'inspirer des différents cas et choisir entre le massage superficiel et le massage profond des mouvements les plus aptes à remplir l'indication basée sur les symptômes fonctionnels.

Dans la forme grave de l'hypopepsie, *dans l'apepsie*, il faut au point de vue du massage, être prudent et considérer quelle peut en être la cause : on pourrait admettre trois cas principaux.

1° L'*apepsie nerveuse* qui se voit chez les neurasthéniques épuisés et les hystériques dont le chimisme est dévié et revient quelquefois rapidement à son type primitif, qui est souvent l'hyperchlorhydrie. Le massage employé seul serait plus nuisible qu'utile, par la fatigue qu'il cause à cette catégorie de malades. Si on juge bon de l'employer, il faut absolument le combiner au repos absolu et dans certains cas à l'isolement. Naturellement, chez les hystériques, il faudra surveiller le chimisme de temps en temps afin de cesser le massage au cas où l'hyperchlorhydrie aurait reparu.

2° L'*apepsie tabagique* qui bénéficie du massage, car il ramène la sécrétion glandulaire stomacale endormie et trouve encore son indication dans l'hypertension dont les malades sont la plupart du temps atteints. Elle s'accompagne souvent de fausse angine de poitrine, symptôme contre lequel le massage abdominal agit merveilleusement.

3° L'*apepsie par atrophie glandulaire* qui peut accompagner un cancer. Le massage est alors contre-indiqué.

Quand on se trouve en face d'une analyse qui révèle une *hyperchlorhydrie* bien nette, doit-on masser l'abdomen ?

S'il y a douleur on peut toujours faire du massage calmant superficiel.

Quand au massage profond, il est absolument contre indiqué dans l'hyperchlorhydrie des nerveux qui sont la plupart du temps des excités cérébraux ; le mal est alors aux centres nerveux, il n'est pas à l'estomac.

Au contraire, si l'hyperchlorhydrie se rencontre chez des sujets congestifs, dont la circulation abdominale se fait mal, des pléthoriques hypertendus dont la muqueuse stomacale est en somme en hyperactivité par congestion anormale, le massage profond donne les meilleurs résultats et fait rapidement baisser le chiffre de l'acide chlorhydrique libre en même temps que se produit une diurèse abondante.

Hypochlorhydrie. — On comprend quels services peut rendre le massage abdominal dans cette forme de gastrite. Fait à jeun, il sera tonique, excitera l'appétit en provoquant la sécrétion gastrique; fait de suite après le repas, superficiel et calmant, il apaisera les sensations si pénibles de pesanteur, de tension de l'épigastre; excitant, il provoquera les contractions du muscle stomacal et facilitera le brassage des aliments; fait à la fin de la digestion, il aidera à l'évacuation de l'estomac et, par conséquent, diminuera les fermentations et leurs conséquences.

Hyperchlorhydrie. — Il est préférable de s'abstenir du massage abdominal. Cependant, en ayant soin d'éviter les manœuvres excitantes, le massage évacuateur et tonique peut rendre quelques services dans les cas de grande dilatation avec obstacle, non organique, bien entendu, au niveau du pylore.

Le massage n'est vraiment indiqué dans cette classe de dyspepsies que chez les pléthoriques avec hypertension.

2° *Dyspepsies intestinales.* — Inutile de vanter les bons effets du massage abdominal dans *la constipation* : il aura pour but de tonifier l'intestin, de faire cheminer mécaniquement les matières, d'augmenter les sécrétions biliaires et intestinales et de renforcer chez certains sujets la sangle abdominale atrophiée.

Les résultats sont extrêmement variables. Dans certains cas, ils étonnent par leur rapidité. Le plus souvent, il faut plusieurs séries de 15 à 20 massages séparées par un intervalle égal de repos, pour obtenir un effet durable. Dans certains cas, le résultat ne peut être obtenu que par la combinaison d'autres agents physiques, l'électricité par exemple, ou par l'emploi d'eaux minérales telles que Châtel-Guyon, Brides, etc... Enfin il ne faudra pas oublier de soigner la cause en même temps que l'effet, et on devra s'occuper de la maladie générale dont la constipation n'est qu'une conséquence, si on veut obtenir les effet complets du massage.

Dans la *diarrhée chronique*, le massage donne de très brillants résultats. Le ventre étant quelquefois douloureux, surtout au niveau du cœcum, il faut pratiquer des manœuvres douces au début, ne jamais employer les hachures et user beaucoup des vibrations.

La diarrhée des hyperchlorhydriques névropathes est tributaire des eaux de Plombières; le massage ne leur réussit que rarement.

L'*entérite muco-membraneuse* bénéficiera du massage, mais il faudra le réserver pour les phases subaiguës ou chroniques de l'affection, s'en abstenir dans la phase aiguë, chez les neurasthéniques excitables, affaiblis, et lorsque le ventre est très douloureux.

Dans la *typhlite* chronique avec engorgement stercoral, le massage doux, vibratoire pourra être employé au début: il est naturellement contre-indiqué en cas de fièvre et de suppuration. En tout cas, il sera employé avec succès dans l'intervalle des crises douloureuses, pourvu que les manœuvres soient faites avec précaution. Si le traitement augmente les douleurs du cœcum, il faut, après chaque séance, laisser le malade au repos et lui recommander l'emploi pendant une à deux heures de compresses très chaudes ou de cataplasmes laudanisés.

L'*appendicite* vraie est une contre-indication absolue au massage. Si après une crise d'appendicite, on voulait avoir recours au massage du ventre pour combattre une constipation, il faudrait d'abord attendre que la douleur ait disparu et masser tout l'intestin excepté la région cœcale sur laquelle on ne serait autorisé qu'à faire un léger massage vibratoire.

On peut sans inconvénients faire un massage du cœcum *trois à quatre semaines après une opération d'appendicite.*

E. Voet.

FORMULAIRE DE THERAPEUTIQUE CLINIQUE

MUGUET

Prophylaxie.

Assurer l'*asepsie* parfaite des biberons que l'on plongera après chaque tétée dans de l'eau additionnée de carbonate de soude et que l'on portera à l'ébullition.

Prendre des soins minutieux de la bouche. Après chaque tétée nettoyer les gencives, la langue avec un tampon de coton hydrophile, monté sur une pince hémostatique et imbibé d'eau boriquée ou de la solution suivante:

Eau distillée..........	450 grammes
Glycérine............	50 —
Acide phénique.......	1 —
Essence de thym......	III gouttes

Faire laver les mamelons après chaque tétée à l'eau boriquée, pour éviter la contagion de la nourrice.

Traitement local.

Employer les *alcalins* :

Nettoyages fréquents de la bouche avec de l'eau de Vichy ou avec une solution de bicarbonate de soude :

Bicarbonate de soude.	5 grammes
Eau bouillie..........	100 —

(à répéter cinq ou six fois par jour).

Associer aux lavages l'emploi d'un collutoire au borax :

Borax.................	4 grammes
Glycérine.............	20 —

Ne pas employer comme véhicule le miel rosat ou le sirop de mûres, substances sucrées qui subissent la fermentation acide.

On peut encore employer en applications locales :

Le *chlorure de zinc*:

Chlorure de zinc.......	1 gramme
Eau distillée...........	100 —

Le *permanganate de potasse* :

Permanganate de potasse...............	1 gramme
Eau distillée...........	200 —

Le *sublimé* (au 1000e), sous forme de liqueur de Van Swieten.

La *saccharine* en solution alcoolique :

Saccharine............	1 gramme
Alcool à 60°...........	50 grammes

Une cuillerée à café par demi-verre d'eau; faire cinq badigeonnages par jour (Fournier, de Compiègne).

Le *nitrate d'argent* (Grosz, Concetti).

Nitrate d'argent.......	2 grammes
Eau distillée..........	100 —

(en badigeonnages)

L'*eau oxygénée.*

Traitement général.

Viser, chez l'enfant, les troubles digestifs.

Régler avec soin l'allaitement ; pratiquer le lavage de l'estomac avec 300 grammes d'eau de Vichy, matin et soir (Hutinel).

Chez l'adulte, le muguet ne survenant guère que dans le cours des cachexies : urinaire, tuberculeuse, cancéreuse, etc., est habituellement rebelle à la thérapeutique, en raison de la persistance du mauvais état général.

Si l'on soupçonne la propagation du muguet aux voies digestives, on pourra prescrire à l'intérieur, chez l'adulte, 4 à 6 grammes de borate de soude.

G. Lyon.

VARIÉTÉS & NOUVELLES

La peste à bord du « Sénégal » au Frioul. — Le paquebot *Sénégal* parti le 14 septembre de Marseille avec 186 touristes pour une croisière scientifique organisée dans le Levant par la *Revue générale des Sciences*, vient de revenir au Frioul avec deux cas de peste bubonique qui se sont déclarés dans l'équipage.

Les passagers ont été débarqués au Frioul. Parmi eux se trouvent 19 médecins et entre autres le professeur Terrier, MM. les Drs Bucquoy, Chauffard et Richardière, médecins des hôpitaux.

D'après les renseignements publiés par le *Temps*, un troisième cas de peste vient d'être signalé parmi les hommes de l'équipage. D'autre part, le second maître du bord, nommé Fabre, qui avait été atteint du mal au départ d'Ajaccio, est mort lundi dernier. Depuis vendredi, tous les passagers sont au lazaret. Samedi, on a fait débarquer les gens de service et de l'équipage. Lundi, le directeur de la santé s'est rendu au Frioul pour ordonner, avec le personnel médical permanent, les mesures sanitaires. Des ordres très sévères ont été donnés pour désinfecter tout à bord, au lazaret et à l'hôpital.

Dès le premier jour on a découvert des rats contaminés. On en a de nouveau trouvé plus de 120 dans la soute du paquebot. Ils étaient dans un état de décomposition avancé, et il paraît établi que le bateau était déjà infecté avant son départ de Marseille, bien que, pendant les 17 jours qu'il est resté dans ce port, des ordres aient été donnés pour le nettoyer entièrement. On pense que c'est d'un précédent voyage dans le canal de Suez qu'il a apporté les germes de l'épidémie.

Quant aux touristes, ils devront rester au moins jusqu'à dimanche au lazaret. Leur état de santé est excellent. On peut communiquer avec eux en demandant à la direction de la santé, consigne Saint-Jean, l'autorisation de venir leur parler à travers la grille.

Mardi dernier, à l'exception de 13 d'entre eux qui n'ont pas voulu se soumettre à l'opération, tous ont été inoculés de sérum anti-pesteux. M. Catelan, directeur de la santé, a fait envoyer mardi, au Frioul, le paquebot *Ortegal* sur lequel transborderont tous les hommes du *Senégal*. Ce dernier navire sera alors isolé et désinfecté de fond en comble. De minutieuses précautions sont prises pour que les rats qui se trouvent à bord ne puissent s'échapper et on en a déjà tué des quantités. Dans ces conditions, il est très probable que les délais de quarantaine ne sauraient se prolonger longtemps encore.

(*Gaz. Medical.*)

La peste à Naples. — Pendant la nuit de lundi à mardi, le 23 septembre, le préfet de Naples a dénoncé télégraphiquement au ministère de l'intérieur quelques cas suspects de peste manifestés à Naples, et qui avaient été dénoncés seulement dans la journée du 23 par le service sanitaire. D'autres cas furent dénoncés le 24 septembre. Le total est de douze cas, survenus exclusivement parmi le personnel de portefaix travaillant au Punto-Franco, qui semblent avoir eu contact avec des marchandises provenant de localités infectées.

On a adopté déjà les mesures prophylactiques des plus énergiques. On a isolé les malades de leurs familles et de tous les individus ayant eu des rapports avec eux. On a, en outre, isolé tous les cinq cents ouvriers travaillant au Punto-Franco. On a procédé et on procède à des désinfections très soigneuses des magasins du Punto-Franco et des environs, à la désinfection des maisons des malades, on brûle leurs effets, on détruit dans les égouts et les magasins, les rats au moyen de gaz asphyxiants. Le ministre de l'intérieur pourra, en outre, faire venir de Paris du sérum Yersin, préparé à l'Institut Pasteur. Il a envoyé de notables quantités de vaccin antipesteux Haffkine, préparé au laboratoire de Pianosa, et a envoyé beaucoup de désinfectants, ainsi qu'une notable quantité d'anhydride sulfureux liquide.

BIBLIOGRAPHIE

Traité de chirurgie clinique et opératoire, par A. Le Dentu, professeur à la Faculté de médecine de Paris, et Pierre Delbet, professeur agrégé à la Faculté de médecine de Paris. *Vient de paraître* : Tome X et dernier, *Maladies du testicule et des organes génitaux de la femme. Chirurgie des membres.* 2 vol. gr. in-8 de 1334 pages, avec 338 figures : 17 fr. (Librairie J.-B. Baillière et fils, 19, rue Hautefeuille, à Paris.

Le *Traité de chirurgie clinique et opératoire*, publié sous la direction de MM. Le Dentu et Delbet, vient d'être terminé. Il forme 10 tomes en 11 volumes du prix de 125 francs.

Le *dixième volume*, qui vient de paraître, s'avance de pair avec ceux qui l'ont précédé; il est difficile de trouver une série d'articles mieux traités.

L'abondance des matières a nécessité la division de ce dernier tome en 2 volumes. Il forme 1334 pages avec 338 figures.

M. P. Sébileau, professeur agrégé à la Faculté de médecine de Paris, traite en 300 pages des *Maladies du testicule, du cordon spermatique et des vésicules séminales;* il passe successivement en revue les maladies congénitales et les anomalies, les maladies traumatiques et inflammatoires, les maladies néoplasiques et les maladies trophiques. Les orchites et le varicocèle sont longuement traités.

Les *Maladies des organes génitaux de la femme* ont été réparties entre MM. Le Dentu, Ed. Schwartz, R. Pichevin et S. Bonnet : elles comprennent 660 pages et forment un véritable traité de chirurgie gynécologique. M. Pichevin s'est chargé des déplacements, déviations et inversions de l'utérus, du prolapsus génital, des malformations et des affections de la vulve et du vagin. Les maladies de l'utérus, du prolapsus sont décrites par M. Schwartz, professeur agrégé à la Faculté de médecine de Paris; il traite successivement des malformations congénitales, des vices de conformations acquis, des corps étrangers, des lésions traumatiques, des métrites, des fibromes utérins et du cancer. MM. Le Dentu et Bonnet se sont chargés des annexes de l'utérus : anomalies et malformations des trompes et des ovaires, salpingo-ovarites, pelvi-péritonite et pelvi-cellulite, tumeurs de l'ovaire et des ligaments, grossesse ectopique, hématocèle pelvienne, etc.

M. Mauclaire, professeur agrégé à la Faculté de médecine de Paris, termine l'ouvrage par la *Chirurgie des membres* (350 pages); il traite tout d'abord des maladies acquises, lésions traumatiques, plaies infectées et suppurations; les difformités acquises relevant de l'orthopédie sont longuement étudiées. Viennent ensuite les malformations et difformités congénitales des doigts, de la main, de l'épaule, de la hanche, du genou, du pied.

Royat. — *Indications thérapeutiques méthodiquement classées*, par le Dr A. Bouchinet, médecin-consultant. 1 vol. in-18 jésus de 104 pages. Cart. toile. Prix, 2 fr. (J.-B. Baillière et fils, 19, rue Hautefeuille, Paris).

Ces indications thermales sont présentées de façon toute nouvelle. Les maladios — et autant que possible les malades — sont déterminées avec un grand soin de clarté et de précision clinique; mais, en outre, l'auteur précise avec le même soin, la valeur inégale des diverses indications. Comme le promet le titre, celles-ci sont classées avec méthode. Il ne s'agit pas de spécialisation étroite et arbitraire, d'une ou deux affections détachées, en tête d'une longue liste en pêle-mêle. La liste complète est ordonnée d'un bout à l'autre, selon une classification simple et pratique.

Les praticiens y verront donc non seulement à quelles affections Royat s'indique, mais aussi quelles sont les chances de succès pour tels ou tels malades, selon le groupe d'indications où ces malades sont rangés.

Une première partie concise donne des renseignements sur les sources thermales, sur Royat, et de très exactes notions sur l'altitude de la station, son climat, température, pluies et vents.

Enfin les baigneurs trouveront, en appendice, l'itinéraire pittoresque de 15 promenades choisies, à faire à pied, aux alentours de Royat.

Nlle Imprimerie, B. Lasnier dir., 35-37, rue St-Lazare. Paris — *Le Propriétaire-Gérant* : R. BLONDEL.

RENSEIGNEMENTS DIVERS

La désinfection à domicile, d'après le Pr Flüzze, de Breslau. — S'il existait un moyen universel de désinfection pouvant stériliser rapidement et sûrement tous les germes pathogènes, pénétrant facilement tous les objets, ne détériorant rien, non toxique, peu coûteux, ne se décomposant pas en présence des excrétions, se répandant mécaniquement sans aide manuelle, il serait tout simple de l'adopter pour tous les cas, mais un pareil moyen n'existe pas et, jusqu'à ce qu'il soit trouvé, on est bien forcé de se servir pour chaque maladie du produit de désinfection reconnu efficace dans ce cas spécial.

On se sert, par exemple, pour l'antisepsie et pour l'asepsie, dans les cas de blessures, d'acide phénique, de lysol, d'alcool. Si on essayait la valeur de ces produits comme désinfectants sur la terre de jardin, il faudrait les rejeter complètement.

On a recommandé récemment l'acide phénique, le savon de crésol comme désinfectant pratique de la peste, du choléra, des bactéries du pus ; or, ces mêmes agents ne tuent pas les spores de la fièvre aphteuse et sont presque inefficaces contre les bacilles de la tuberculose.

La solution normale de sublimé est d'une grande efficacité contre les vrais spores : par contre, son effet est d'une surprenante lenteur contre les staphylocoques, et cette solution n'est pas d'une efficacité certaine contre les bacilles des crachats des phtisiques. On doit employer, pour stériliser ces bacilles, une solution de 3 et même 5 0/00 et la laisser en contact avec les crachats pendant un laps de temps trop long pour qu'on puisse pratiquement l'employer à la désinfection des locaux.

Le chloroforme, l'eau oxygénée, à leur maximum de saturation aqueuse, ont une action nulle ou presque nulle sur les spores tandis que leur efficacité est très grande contre certains agents producteurs de maladies infectieuses.

Les matières colorantes employées quelquefois en thérapeutique : le vert malachite, le bleu de méthylène, sont insuffisantes contre les bacilles de la fièvre typhoïde et tuent sûrement ceux de la fièvre aphteuse et du choléra.

La désinfection par la vapeur d'eau sous pression, doit être rejetée comme ne remplissant pas les conditions requises. Avec une désinfection par cette méthode, opérée en suivant scrupuleusement les prescriptions, les spores résistantes des saprophytes, restent vivantes et gardent toute leur virulence. Il faudrait, pour les anéantir, faire fonctionner les appareils de vapeurs d'eau à haute pression pendant au moins six heures, ou bien augmenter considérablement la pression.

Le formol possède une efficacité certaine contre les bacilles de la diphtérie, de la peste, de la tuberculose, de la fièvre aphteuse, de l'influenza, du choléra, et contre les streptocoques. Son action est moins sûre contre le staphylocoque pyogène doré et les spores très résistantes des saprophytes. Comparé aux autres désinfectants connus, son champ d'action est donc des plus étendus puisqu'il jouit de propriétés incontestées à l'égard de presque tous les agents producteurs des maladies infectieuses.

On peut prendre pour exemple l'action du formol en cas de diphtérie.

Depuis l'année 1898, il a été fait à Breslau 257 désinfections par le formol contre cette maladie.

Dans deux cas seulement il y eut de nouveaux malades dans la même habitation, une fois quinze jours après la désinfection, une autre fois après trente jours.

Il est évident que, sur un total aussi élevé de cas, des récidives se produiront toujours quel que soit le désinfectant choisi et si efficace qu'il puisse être : soit que des objets aient été intentionnellement soustraits à la désinfection, ainsi que les occupants des locaux dans les deux cas observés en ont admis la probabilité, soit que la source de contagion persiste un long temps dans la bouche des convalescents, soit enfin qu'un enfant de la famille du malade contracte lui aussi la diphtérie par l'intermédiaire de personnes étrangères. Mais si, après 257 désinfections à la suite de la diphtérie, 255 fois cette affection ne s'est pas reproduite dans la même famille, on en peut conclure que le procédé employé dans ces opérations détruit, aussi sûrement qu'il est possible de le faire, les germes infectieux de cette maladie. Et l'emploi du formol se trouve ainsi entièrement justifié.

L'avantage le plus considérable de cette nouvelle méthode de désinfection sur les anciens modes consistant en lavages et pulvérisations à l'aide de solutions désinfectantes, réside dans l'action automatique de cette désinfection à l'aide du formol. Tous ceux qui connaissent ces anciens procédés, qui les ont étudiés, savent qu'il est bien difficile, sinon impossible, de trouver des hommes qui toujours, avec les mêmes soins, la même conscience, traiteront tous les objets, toutes les parties de l'appartement par leur désinfectant. Et même s'ils le faisaient, dans bien des circonstances, la durée de l'action du désinfectant aux doses d'usage serait insuffisante pour produire un effet utile. On n'a plus aujourd'hui, grâce à la désinfection par le formol, à redouter ces causes d'incertitude.

TRAVAUX ORIGINAUX

La Teinture de Myrtille dans la Leucoplasie linguale et les stomatites

par le Dr Stephen ARTAULT

La myrtille est fréquemment et fut de tout temps employée dans tous les pays où pousse abondamment le *Vaccinium myrtillus*, comme astringent et anti-diarrhéïque, soit en nature, soit sous forme d'extrait. On en fait même des compotes ou des confitures.

De nombreux essais médicaux en ont confirmé l'action depuis Dioscoride jusqu'à nos jours.

Winternitz (1-2) la préconisait encore en 1892 contre la diarrhée; puis la sortant de son empirique et traditionnel usage, il la recommandait contre l'eczéma en 1895.

Puis Steckel (3), Krauss (4), assistant de Winternitz, reprenant ses observations sur l'eczéma confirmaient par de nouvelles cures les bons effets de cette médication.

La matière colorante de la myrtille en serait la partie active et aurait des propriétés astringentes et bactéricides.

Quoi qu'il en soit, je trouve singulier que Winternitz et les auteurs qui ont employé la myrtille, sur ses conseils, n'aient pas eu l'idée de l'expérimenter contre certaines affections des muqueuses, de la langue, en particulier, et en aient fait seulement des

(1) Winternitz. V. *Bulletin Médical*, 1892, p. 1128.
(2) Winternitz. *Méd. mod.*, 16 nov. 1895.
(3) Steckel. *Allg. Wien. med. Zeitg.*, n° 23, 1895.
(4) Krauss. V. *Semaine médica e*, 29 sept. 1897.

applications externes, quand dans la première observation publiée par Winternitz, il cite à titre de curiosité la guérison d'une leucoplasie buccale, concurremment à une diarrhée chronique traitée par l'extrait d'airelle.

J'avais, dès cette époque, résolu de l'essayer dans la leucoplasie buccale et j'ai eu trois fois l'occasion de l'utiliser, d'ailleurs avec succès, contre cette affection.

Cas de leucoplasie linguale guéris par la Teinture de Myrtille.

I. — Madame M..., âgée de 52 ans, a comme antécédents héréditaires un père cancéreux, et comme antécédents personnels deux attaques de rhumatisme articulaire.

Elle est sujette en outre à des accidents dyspeptiques.

Comme elle était amie de ma famille et que de longue date elle se plaignait d'une affection de la langue que les médecins avaient diagnostiquée *psoriasis lingual*, sans qu'aucun traitement, depuis plus de cinq ans, n'ait jamais accusé d'amélioration, je lui recommandai la teinture de myrtille, dont l'effet sur la leucoplasie buccale m'avait frappé, dans l'observation de Winternitz, que je venais de citer. Ceci se passait dans les premiers jours de 1893.

La langue était grosse, fendillée, couverte à la base, et sur les côtés de plaques épaisses, laiteuses, nacrées sur les bords, et sèches, presque exfoliées et jaunâtres sur la partie moyenne.

Le goût était presque aboli et une grande gêne, une sensation de sécheresse et de raccornissement de la langue rendait même la parole difficile. Au bout de deux ou trois jours de badigeonnages avec la teinture de myrtille, les plaques blanches ont disparu, la parole est plus facile, la langue plus mobile : la muqueuse semble normale sur les bords, mais elle reste fendillée dans la partie moyenne. Cependant la couleur est rouge et elle est plus humide. L'alimentation se fait avec plus de plaisir et la malade, très heureuse d'un traitement si simple, espère une guérison définitive prochaine.

Mais si depuis cette époque les bons effets locaux de la teinture ou de l'extrait de Myrtille, que la malade prépare elle-même, se sont toujours promptement et invariablement manifestés, il faut dire que la guérison n'a jamais été durable. Après des améliorations en apparence complètes et définitives, pendant lesquelles la langue a repris un aspect normal, où les fissures se sont presque complètement effacées, rémissions d'une durée variable, de 2 mois à 1 an, la malade éprouve sous des influences très variées, troubles digestifs, refroidissement, ennuis, des rechutes, qui la forcent à recourir de nouveau à la myrtille, et qui cèdent en peu de jours.

Ici l'effet a été constant, la teinture de myrtille s'est toujours montrée comme un véritable spécifique de la leucoplasie, mais impuissante à amener une guérison durable. Le même fait s'est produit dans l'observation suivante.

II. — M. B..., 40 ans, n'a pas d'antécédents morbides. Depuis cinq ans, il se plaint d'avoir la langue « rèche », il lui semble toujours qu'il vient de goûter quelque astringent qui lui laisserait une impression de rugosité de la langue et aurait émoussé la sensibilité.

La langue présente une couleur rouge brique et des sillons longitudinaux qui fendillent la muqueuse, profonds d'un ou deux millimètres parfois, et en occupent toute la longueur. Tous les matins, les intervalles de muqueuse entre les fentes sont recouverts d'un enduit épais, blanc jaunâtre, que le malade gratte, enlève soigneusement et empêche de se reproduire par des soins fréquents dans la journée. C'est à ces grattages que la langue doit sa couleur vive. J'engage M. B..., qui a déjà subi divers traitements, même spécifiques, sans résultat, à faire trois fois par jour, après la toilette buccale, un badigeonnage de teinture de myrtille. Il remarque au bout de deux ou trois jours que les fentes s'effacent et que l'enduit matinal est moins épais. Au bout de quinze jours la surface de la langue est lisse, la sensibilité est moins émoussée. Il cesse le traitement et l'état primitif de nouveau reprend.

Une nouvelle période de badigeonnages ramène l'amélioration, et ainsi d'une façon régulière, sans qu'il y ait eu depuis deux ans guérison apparente de plus de deux mois.

M. B... se sert encore de la teinture, toutes les fois que l'état de sa langue le gêne trop et se contente de ce genre de vie, heureux encore d'avoir à sa disposition un médicament qui puisse, au moins momentanément, lui donner l'illusion de la guérison.

III. — M. J..., âgé de 58 ans, garçon de recettes, n'a jamais eu de syphilis : on ne relève qu'une pneumonie dans ses antécédents personnels. Depuis une dizaine d'années, il avait toujours la langue épaisse, chargée même, dans la journée, d'un enduit blanchâtre ; mais il y a trois ans, il a remarqué sur les côtés de la langue qu'il se formait des plaques blanches, nacrées, larges comme une pièce de cinquante centimes ou d'un franc, non douloureuses, qui s'effaçaient parfois pendant plusieurs jours pour se reformer à la même place. Un médecin consulté les a considérées comme des plaques muqueuses, mais devant les dénégations du malade, il pensa que c'étaient des plaques de stomatite provoquées par des chicots et l'engagea à voir un dentiste. Le nettoyage et la mise en état des mâchoires ne modifia rien à la situation, et les plaques se reformèrent comme avant. Elles devinrent d'ailleurs toujours plus larges au point de se rejoindre sur la partie médiane de la langue ; puis elles devinrent persistantes et le malade consulta à la Pitié où on lui dit qu'i avait de la *leucoplasie buccale*.

Comme un jour il se présentait chez moi, en exerçant son métier, il me montra sa langue enveloppée comme d'un étui de cuir verni blanc, fendillé, et me demanda conseil.

Je lui indiquai la teinture de Myrtille en badigeonnages trois fois par jour. Je ne pensais plus à lui quand un an plus tard, je le revis pour la même raison que la première fois et il s'empressa de me remercier de ma prescription qui lui avait apporté immédiatement un soulagement notable et qui en moins d'un mois avait complètement nettoyé la langue.

Il avait continué le traitement encore pendant un mois, puis était resté six mois sans rien voir. Sous l'influence de troubles gastriques et intestinaux pendant l'été 1897, il avait eu une rechute, mais le traitement l'avait de nouveau amélioré et à l'époque où je le revoyais, en novembre 1897, sa langue avait bon aspect, humide et rouge partout : elle ne présentait d'anormal qu'un plissement médian longitudinal assez marqué de la muqueuse.

Je ne sais, depuis, ce qu'est devenu ce malade.

Cette observation est très intéressante, car ici le diagnostic de leucoplasie linguale était encore plus certain que chez les deux malades précédents, et précisément l'amélioration fut durable. C'est une présomption sérieuse de l'efficacité de la teinture de myrtille dans cette affection, et on pourrait supposer après la rechute de ce malade, que les écarts de régime et l'état dyspeptique chronique pourraient bien avoir été la cause de la recrudescence de l'affection chez les deux premiers. C'est un point à déterminer et j'espère que les médecins pratiquants, qui ont par conséquent plus que moi l'occasion de voir des malades variés, voudront bien essayer ce traitement dans cette affection si tenace, et aideront à en déterminer les éléments et conditions de réussite.

En tout cas c'est surtout dans les diverses stomatites que la teinture de myrtille s'est montrée un merveilleux médicament.

Stomatite ulcéro-membraneuse guérie par la teinture de myrtille.

I. — Le jeune Sign...., âgé de 13 ans, est un enfant lymphatique que j'ai traité autrefois par des ganglions cervicaux ; il eut, en 1899, à la suite d'une attaque d'influenza, une poussée extrêmement vive de stomatite, accompagnée de fièvre intense (39°5), et de symptômes d'infection générale. L'aspect des gencives et de la face interne des joues montre une stomatite ulcéro-membraneuse généralisée. Toute la muqueuse est tuméfiée, les gencives sont rouges avec des taches lie de vin sur leur face externe, les mêmes plaques s'observent aussi sur la muqueuse des joues où plusieurs plaques sont ulcérées; les lèvres épaisses, lippues et pendantes, laissent écouler une salive sanguinolente. La langue est simplement saburrale, épaisse, mais ne présente aucune tache ni ulcération. La déglutition est difficile car toute la bouche est très douloureuse. Les ganglions sous-maxillaires sont sensibles, mais peu volumineux; l'haleine est fétide.

Cette attaque de stomatite s'est déclarée brusquement du soir au lendemain. L'enfant semblait complètement remis de l'influenza et commençait à sortir, quand en rentrant un soir il s'est plaint de la gorge; la mère ne constata qu'un peu de rougeur; dans la nuit il eut une fièvre assez vive et le lendemain matin la bouche était dans l'état que j'ai décrit.

J'ordonne immédiatement des badigeonnages d'heure en heure avec un collutoire de glycérine, 15 grammes, et teinture de myrtille, 15 grammes, craignant que l'application directe de la teinture de myrtille ne soit trop douloureuse; en outre, des gargarismes répétés à l'eau boriquée tiède. Dès le lendemain l'état local est très amélioré, la tuméfaction a disparu et les ulcérations ne se sont point étendues. En même temps la fièvre a diminué.

Le surlendemain la muqueuse a repris partout son aspect normal, et les ulcérations ont perdu leur couleur lie de vin et leur liseré blanchâtre périphérique qui les faisaient ressembler à de larges aphtes, et paraissent être de simples érosions en réparation. La guérison était définitive au bout de quatre jours.

Stomatite gangréneuse guérie par la teinture de myrtille.

II. — Cette deuxième observation concerne une malade qui eut une stomatite extrêmement grave, gangréneuse, rappelant le noma, dans une convalescence de fièvre puerpérale qui l'avait considérablement affaiblie et chez qui des symptômes de tuberculisation avaient fait demander mes soins.

Quand je vis la malade, elle venait d'avoir une phlébite et commençait à peine à s'alimenter. Je lui avais appliqué immédiatement l'alimentation zomothérapique et je me louais du succès, car en 15 jours la malade avait complètement changé d'aspect, engraissait et commençait à pouvoir déjà s'alimenter, quand au bout d'un mois, sans que j'aie pu rattacher cet accident à autre chose qu'au défaut d'entretien soigneux de la bouche et des dents, la malade se plaignit tout-à-coup de douleurs dans la bouche et d'impossibilité de déglutir.

Les lèvres sont épaisses, tombantes, la salive sanguinolente et l'haleine fétide, la langue est recouverte d'un enduit jaunâtre épais, s'en allant sous le râclage comme une couche caséeuse, les dents sont couvertes du même enduit; le bord des gencives est ulcéré en quelques points, rouge, et tuméfié, épais, et sur la face interne de la joue droite siège une large tache escharrotique noirâtre de noma large comme une pièce de deux francs, extrêmement douloureuse, comme toute la muqueuse buccale d'ailleurs, ce qui rend l'examen très difficile. Pas de ganglions, fièvre 39°. La malade est pâle, affaissée, délirante, elle a l'aspect d'une grande malade et geint continuellement.

Je fais appliquer le même traitement que dans le précédent cas : d'heure en heure badigeonner toute la muqueuse tuméfiée et ulcérée avec un mélange à parties égales de teinture de myrtille et de glycérine, avec des lavages de la bouche à l'eau boriquée tiède dans les intervalles. Ces applications sont, les deux ou trois premiers jours, très douloureuses, mais on insiste et déjà les gencives et la muqueuse des lèvres vont mieux, il ne reste plus que la plaque gangréneuse qui, au lieu de s'étendre en largeur et en profondeur, se déterge et laisse tomber le 5e jour toute la partie centrale sphacélée, épaisse de un demi centimètre environ, et montre un fond bien cruenté, de bon aspect.

Les douleurs devenant de moins en moins vives, on a pu augmenter la teneur de teinture de Myrtille et arriver au bout de 8 jours à l'employer pure.

Les résultats sont dès lors surprenants, il est vrai que les douleurs ayant disparu, la malade peut de nouveau s'alimenter, ce qui lui permet de se remettre plus vite; mais au bout de dix jours, on ne croirait pas qu'elle vient de traverser une crise de stomatite infectieuse intense et, s'il ne restait encore une ulcération large comme une pièce de 50 centimes sur la muqueuse de la joue, rien ne rappellerait la maladie véritable qu'elle vient de faire et qui, cependant, l'avait tant amaigrie et changée dans les cinq premiers jours.

Ici, comme dans le premier cas, l'action spécifique de la teinture de Myrtille s'est manifestée rapidement et avec éclat, agissant à la fois comme toxique et astringent sur les parties tuméfiées de la muqueuse et comme réel antiseptique sur les ulcérations qui changent de suite d'aspect.

Stomatite aphteuse guérie par la teinture de Myrtille.

III. — Chez une enfant de 7 ans, sujette à des poussées d'angine herpétique, survenait chaque fois vers la fin de la crise, des éruptions d'aphtes sur la langue et la muqueuse de la face interne des joues et des lèvres. Les applications de jus de citron ou d'eau salée, très douloureuses, n'en modifiaient guère l'aspect, ni surtout l'évolution.

A sa dernière crise, on traite les ulcérations par des attouchements toutes les deux heures à la teinture de myrtille pure. L'application en est un peu brûlante, mais en quelques heures l'aspect des ulcérations a complètement changé. Elles n'ont plus leur fond grisâtre, leur couleur est d'un rouge vif et leurs bords sont à peine saillants. Le lendemain, les petites ulcérations ont disparu, es grandes sont à peine perceptibles, et en trente-six heures elles ont disparu, tandis que, dans les atteintes antérieures, la durée de leur évolution était toujours d'au moins quatre ou cinq jours.

Stomatite scolécio érucique (1) *guérie par la teinture de Myrtille.*

IV.—Une enfant de 6 ans 1/2, très bien portante la veille, présente sans prodromes une inflammation assez vive de toute la muqueuse buccale avec des plaques érythématheuses, avec pointillés de macules formées à la face interne de la lèvre inférieure; sur les muqueuses des joues et surtout de la voûte palatine, les points ulcérés sont recouverts d'un enduit blanchâtre pseudo-membraneux, qui au premier aspect en imposerait pour du muguet confluent ou de la diphtérie. Mais il n'y a aucune douleur, aucun retentissement ganglionnaire, rien à la gorge, l'enfant déglutit facilement et ne se plaint même pas de difficulté de mastication.

En recherchant la cause de cet accident, survenu sans fièvre, on ne pouvait guère le considérer que comme un accident herpétique, mais en interrogeant l'enfant et l'entourage sur les cause possibles d'infection ou d'irritation directe, j'appris que l'enfant avait mangé abondamment des cerises qui étaient infestées des chenilles si communes du *Liparis Chrysorrhœa*, et remarquai même que l'enfant portait encore sur le cou, les bras et la poitrine, des traces multiples d'érythème prurigineux et de grattages.

Il n'y avait plus de doute que les plaques de stomatite fussent des plaques d'érythème provoqué par la poussière irritante des poils de chenilles, restés à la surface des fruits.

En tout cas, les badigeonnages de teinture de myrtille furent immédiatement commencés, et renouvelés d'heure en heure. L'application était un peu douloureuse les deux ou trois premières fois. Mais déjà l'enduit avait disparu, laissant de petites ulcérations arrondies, saignantes, rapprochées en groupes sur un fond vivement enflammé et un peu saillant, comme des plaques d'érythème.

Le lendemain l'apparence restait bonne et les ulcérations déjà moins nombreuses; aussi négligea-t-on les badigeonnages.

(1) De *erucæ*, chenilles urticantes, chez les latins. Voir *Soc. de biol.*, 2 février 1901.

Le surlendemain matin les ulcérations se sont de nouveau étendues, les fausses membranes se sont reformées, et la muqueuse semble se desquamer par places. On reprend immédiatement le traitement régulier, tout va mieux rapidement et quarante-huit heures plus tard, l'enfant peut être considéré comme guéri.

J'ai observé deux fois les mêmes accidents sur un autre enfant, et les deux fois le même traitement réussit.

Dans toutes ces observations la rapidité de l'amélioration et de la guérison met en relief l'efficacité de l'Airelle Myrtille et lui donne sans contredit la première place comme médicament des affections des muqueuses buccale et linguale.

Elle a dans ces cas une réelle valeur et semble être un véritable spécifique des stomatites.

Elle mérite donc de sortir de la banalité des emplois domestiques, de prendre rang parmi les agents naturels antiseptiques et cicatrisants énergiques, sans causticité, et d'être définitivement détachée de l'énorme gerbe de ces plantes que les traités de botanique étiquettent vaguement astringentes et antidiarrhéiques.

C'est en tout cas un traitement autrement facile à appliquer et autrement anodin que les cautérisations à l'acide chromique récemment préconisées par M. Siredey (1), et tout aussi efficace, sinon plus rapide.

J'insiste sur ce point qu'il est essentiel de renouveler très fréquemment, d'heure en heure si c'est possible, les badigeonnages dans les stomatites, à cause de la salivation toujours abondante qui entraîne vite le médicament.

---

(1) Société médicale des hôpitaux, séance du 27 juillet 1900.

COMPTE RENDU DES SÉANCES

DE LA

SOCIÉTÉ DE THÉRAPEUTIQUE

Séance du 9 Octobre 1901

Présidence de M. le Dr Albert ROBIN.

M. Leredde donne lecture d'un travail intitulé : *Traitement du prurit anal et vulvaire par les courants de haute fréquence.*

L'introduction des courants de haute fréquence dans la thérapeutique dermatologique remonte déjà à plusieurs années; on doit à Oudin d'avoir montré les résultats qui peuvent résulter de leur application et d'en avoir réglé la technique. Il est des affections, et l'auteur en donnera plus loin un exemple frappant, affections extrêmement pénibles, rebelles à toute méthode thérapeutique et qui guérissent d'une manière rapide, définitive, par l'emploi de l'électricité de haute fréquence.

L'emploi de l'électricité sous cette forme est cependant beaucoup moins répandu qu'il ne devrait l'être; à cela, il y a deux raisons. Il ne figure pas encore dans les livres classiques de dermothérapie, en dehors du traité précieux de M. Broca sur le traitement des dermatoses par les agents physiques. Et surtout, les indications sont loin d'être exactement précisées, de telle manière que le médecin puisse savoir d'une manière certaine dans quel cas il peut, dans quel cas il doit y avoir recours.

En général, les applications des méthodes physiques en médecine sont comprises d'une manière extrêmement large; il en résulte qu'à côté de succès nombreux, elles sont suivies d'insuccès aussi nombreux et qu'elles sont utilisées au petit bonheur, selon une expression vulgaire. Il ne peut en être toujours ainsi, sous peine de compromettre des méthodes, que rien dans certains cas, ne peut remplacer.

Qu'on prenne un exemple : l'emploi de l'électricité dans le traitement des prurits. On sait que l'électricité statique peut produire des sédations remarquables dans des cas nombreux du prurit généralisé et assez souvent des guérisons. Elle peut également donner des succès remarquables dans les prurits limités, mais il n'est pas douteux que l'electricité de haute fréquence ne puisse donner plus souvent des résultats heureux et cette méthode a fait disparaître à peu près complètement l'emploi de la machine statique dans ces affections.

Voilà à peu près tout ce que l'on sait aujourd'hui sur l'électrothérapie du prurit. L'expérience que l'auteur a pu acquérir sur ce sujet lui a montré qu'elle est extrêmement utile dans certains cas, qu'il n'en est pas de même dans d'autres. Il est possible que ses conclusions fondées sur un petit nombre de cas, quoique lui ayant donné des résultats très précis, soient démenties en totalité ou en partie, il ne le regrettera pas trop, tant il lui semble nécessaire d'arriver à une précision thérapeutique que l'on est loin d'avoir aujourd'hui.

L'auteur a traité par l'électricité de haute fréquence un certain nombre de cas de prurit limité; il a obtenu des succès complets et rapides dans les uns, des insuccès dans les autres (1). *Or les succès concernent des malades atteints de prurit limité sans lichénification ou avec lichénification*

(1) L'auteur s'est servi dans tous les cas du courant recueilli sur un seul solénoïde agissant sur la peau par les étincelles obtenues au moyen d'une électrode en cuivre recouverte d'un manchon de verre.

très légère, les insuccès des cas où il existait une lichénification intense et ancienne. Ces cas dont l'auteur a obtenu la guérison par des topiques chimiques seront prochainement publiés.

Les faits du prurit limité guéris par l'électricité de haute frépuence concernent quatre malades atteints de prurit anal; une malade présentait en outre un prurit vulvaire également rebelle aux moyens thérapeutiques ordinaires.

Voici les observations de ses malades :

Obs. I. — M. C.., (docteur en médecine). *Janvier 1901.*

Le prurit anal remonte à deux ans. Il s'aggrave d'une manière graduelle, ayant son maximum la nuit, troublant le sommeil d'une manière de plus en plus grave. Depuis 8 ou 10 mois, le malade ne peut plus dormir que deux ou trois heures chaque nuit.

L'étiologie de ce prurit est indéterminée. Il n'y a pas de troubles viscéraux en particulier, pas de troubles gastro-intestinaux. Pas d'hémorroïdes. Le malade présente de temps à autre des poussées d'eczéma d'un type spécial que l'auteur considère comme devant être rattachées à un érythème scarlatiniforme desquammatif, localisé aux espaces interdigitaux et à la paume de la main.

A l'examen de l'anus, on constate des lésions qui paraissent secondaires au prurit, œdème, érosion, fissures peu profondes, les plis sont exagérés, mais il n'y a pas de lichenification vraie, la peau n'est pas épaissie, la consistance est normale.

Les traitements que le malade a suivis ont été des plus variés, mais n'ont apporté aucune amélioration.

L'auteur pratique douze séances de haute fréquence, espacées de 24 heures ; la durée est portée graduellemeut de 5 à 10 minutes. La première séance est suivie d'une amélioration immédiate. Le malade a passé une bonne nuit, a dormi six heures d'un sommeil calme, et est absolument surpris du résultat.

Au bout de 12 séances, la guérison est complète; tout au plus, le malade éprouve-t-il, la nuit, quelques sensations très légères qui ne gênent pas le sommeil.

L'auteur a revu récemment M. C..., *la guérison s'est maintenue depuis six mois.*

Obs. II. — M. F.., 23 ans.

L'affection pour laquelle le malade vient trouver l'auteur remonte à trois ans ; à ce moment, M. F... a souffert, pendant trois mois, d'un prurit généralisé. L'auteur avait eu l'occasion de le soigner déjà à cette époque et avait obtenu la guérison du prurit, en instituant un régime sévère et le traitement de la dyspepsie de fermentation. Le prurit n'avait pas entièrement disparu, il s'était limité à l'anus, où il est resté persistant, malgré les traitements qui ont été faits, en particulier, les applications de cocaïne et de jusquiame.

Lorsque l'auteur reçoit le malade en mai 1901, il ne constate aucun trouble gastrique ni intestinal sauf une constipation habituelle; il existe une poussée hémorroïdaire actuelle. La muqueuse de l'anus et la peau voisine paraissent entièrement saines à l'exception de deux ou trois érosions fissurales.

Le prurit est d'une intensité moyenne et gêne le malade par sa persistance; il faut ajouter que de temps à autre surviennent des crises plus violentes, gênant le sommeil.

Sept séances de haute fréquence, chacune espacée de deux jours, amènent la guérison complete. Les hémorroïdes ont considérablement diminué de volume.

Obs. III. — Mlle Z.., 34 ans.

L'affection prurigineuse date d'une quinzaine d'années. Elle a été consécutive à une constipation chronique qui a disparu actuellement. La malade est une nerveuse et surtout une dyspeptique, elle a eu à de nombreuses reprises des troubles gastriques variés. L'affection s'est étendue graduellement sur la vulve : simultanément, son intensité a augmenté. Le sommeil est toujours troublé par des crises de prurit intense.

Les traitements qui ont été faits : lavages à l'eau boriquée chaude, pommade cocaïnée, badigeonnages au nitrate d'argent, galvano-cautérisations, n'ont amené que des améliorations passagères et toujours légères. Il existe une lichénification légère des régions anale et vulvaire.

Neuf séances de haute fréquence amènent une guérison complète qui s'est maintenue depuis deux mois (juin 1901).

Obs. IV. — M. X..., 37 ans.

Prurit anal datant de trois ans environ, consécutif à un séjour aux colonies. Le malade est nerveux et souffre d'une constipation persistante. Le prurit est d'intensité modérée mais gênant par sa ténacité ; il s'est montré du reste rebelle à tous les traitements qui ont été faits.

Guérison complète en douze séances.

L'auteur ne vient pas insister davantage sur la question du traitement du prurit anal ou vulvaire par l'électricité de haute fréquence, aussi bien sa communication a-t-elle seulement pour but d'insister sur la valeur d'un moyen de traitement, souvent admirable dans ses effets. Il a dit plus haut que ce moyen n'était pas assez connu, il citera, comme preuve, l'exemple fourni par le malade de l'observation I, médecin des plus distingués, qui, atteint d'une affection extrêmement pénible, avait essayé de tous les moyens locaux de traitement à l'exception de celui, si simple et si efficace, qu'ont fourni les belles recherches du Dr Oudin.

M. Baudoin espère que, dans les cas de prurit généralisé des vieillards, on obtiendra par la haute fréquence des résultats que les autres médications sont impuissantes à donner.

M. Bardet rappelle que Doumer, de Lille, a obtenu des guérisons de fissure anale ; l'orateur connaît toutefois un cas de fissure profonde qui résista à la haute fréquence, et ne céda qu'à la dilatation. Il y a donc lieu de distinguer entre les prurigineux présentant des exulcérations superficielles et ceux atteints de fissures profondes, résistant à ce mode de traitement.

M. Leredde fait remarquer en outre que la haute fréquence représente un agent précieux dans le traitement du lupus érythémateux, lésion étalée avec peu de profondeur. En tous cas, il est dès maintenant possible d'espérer que l'on saura bientôt distinguer nettement quels sont les cas justiciables des agents physiques.

M. le Pr Ehlers, de Copenhague, qui assiste à la séance, est heureux d'apprendre que l'on procède enfin à un mode de traitement permettant de soulager le prurit de l'anus. Les malades porteurs de cette lésion font le désespoir des dermatologues et vont d'un spécialiste à l'autre sans trouver la guérison.

M. A. Robin trouve qu'on a parfaitement raison de distinguer entre les cas : l'orateur dispose de deux observations où le prurit anal a été rapidement guéri par le traitement gastrique. Ces deux malades, hypersthéniques stomacaux, présentaient des selles acides, alors qu'elles sont d'ordinaire neutres ou alcalines. Cette acidité est-elle la cause du prurit ? La question reste à résoudre : en tous cas, on arrive à la guérison en faisant diminuer les fermentations gastriques et en saturant l'acidité du contenu du tube digestif. Pour cela, on administrera avant le repas quelques gouttes d'une teinture de strychnée, et après le repas une poudre de saturation contenant de la poudre d'yeux d'écrevisse, carbonate de chaux en combinaison organique. Au milieu du repas, on donnera 1 à 2 cuillerées à café d'une solution à 0,20 pour 300 de fluorure d'ammonium. Grâce à ce mode de traitement, on peut obtenir des succès inespérés. En outre, l'efficacité du traitement démontrant l'origine gastrique du prurit, on se trouve en présence d'un moyen diagnostique de quelque valeur, les prurits résistant à la médication n'étant pas dus à des troubles gastriques hypersthéniques.

M. Gallois présente un résumé de sa pratique personnelle concernant la *médication cacodylique*. La plupart des malades ont pris le médicament par la bouche, d'après la formule de Danlos :

Cacodylate de soude		2 grammes
Rhum	àà	20 —
Sirop simple		
Eau		60 —
Essence de Menthe		II gouttes

Les doses ont varié d'un malade à l'autre.

Sur 9 tuberculeux, l'orateur a pu constater que le cacodylate était supérieur à la liqueur de Fowler, bien qu'il ne constitue pas un antituberculeux vrai, mais seulement un tonique utile. Les tuberculoses chirurgicales sont peu influencées.

En cas de psoriasis, les résultats sont nuls, ils sont meilleurs dans l'eczéma. L'asthme semble réfractaire : le diabète est faiblement influencé. Mais la médication cacodylique donne des résultats remarquables dans la bronchite chronique des gens âgés; elle soulage notablement les malades et leur permet de passer sans encombre la mauvaise saison.

En résumé, si l'on ne veut pas faire de la médication cacodylique une panacée, on s'apercevra qu'elle rend dans bien des cas des services en remontant les malades.

M. Burlureaux, dans un cas d'épithélioma greffé sur une plaque de psoriasis, a réussi à faire rétrocéder ce dernier par des injections de cacodylates à doses intensives. Il a injecté par jour 0 gr. 33 de cacodylate de magnésie et 0 gr. 10 de cacodylate de quinine. Ces doses considérables n'ont exercé aucune influence fâcheuse.

M. Vidal dans 40 cas environ d'eczéma vulvaire, de métrites chroniques avec dysménorrhée et leucorrhée abondante, a fait des injections de cacodylates et est arrivé dans un cas à des doses quotidiennes de 1 gr. 10 de substance active. L'eczéma vulvaire a disparu dans tous les cas.

REVUE DES PUBLICATIONS SCIENTIFIQUES

Maladies générales non infectieuses et intoxications

Dr CHASSEVANT

Professeur agrégé à la Faculté de Médecine.

Traitement de la goutte (*Deutsche med. Wochenschrift*, 28 sept. 1901). — Kuster s'étonne que l'on cherche sans cesse de nouvelles médications antigoutteuses, alors qu'avec la colchicine on arrive sûrement à enrayer les accès aigus. Il la formule de la façon suivante :

Colchicine..............	0 gr. 05
Extrait de réglisse.....	àà 1 gr. 50
Poudre de réglisse.....	

Mêlez et faites pilules n° 20.

2 à 4 pilules en deux jours.

Les effets curatifs se montrent au bout de 24 heures, et la guérison est obtenue en 4 à 5 jours.

L'auteur est convaincu que si l'on suivait pendant quelque temps un traitement par la colchicine, on arriverait à enrayer la diathèse; malheureusement, la prescription d'un médicament aussi toxique ne va pas sans de graves inconvénients.

L'auteur a fait ses observations sur lui-même : il estime que si, jusqu'à ce jour, il est resté à l'abri des déformations articulaires si fréquentes chez le goutteux présentant des accès nombreux, c'est à l'usage exclusif de la colchicine qu'il le doit.

Au point de vue du régime, il a personnellement constaté que le régime carné lui était fort nuisible et que l'usage, comme boisson, d'eaux acidulées présentait de grands avantages.

E. Vogt.

La saignée dans l'urémie (*Soc. méd. de Gottingue*, 1er août 1901). — Hagenberg a institué des expériences concernant la viscosité du sang des urémiques, et l'influence de la saignée avec injection consécutive de solution physiologique sur cette viscosité. Ces expériences ont démontré que la viscosité du sang n'est pas augmentée chez l'urémique, mais que la saignée suivie d'infusion fait notablement baisser le degré de viscosité. Cette intervention thérapeutique ayant le plus souvent pour effet de provoquer un changement radical dans l'état de l'urémique, il y a lieu d'en conclure que le cœur affaibli du malade est incapable de chasser à travers les vaisseaux un sang de viscosité normale, et que l'abaissement de celle-ci facilite le travail du cœur. Dans 4 cas, les observations ci-dessus purent être faites, mais dans un cinquième, la viscosité resta la même après une première saignée et infusion, et augmenta même notablement après une seconde intervention. Dans ce cas, avant la première intervention, le sang contenait un chiffre peu élevé d'hématies : celles-ci augmentèrent beaucoup en nombre après la seconde intervention. Or, la viscosité du sang dépend surtout des éléments figurés qu'il contient.

Les expériences furent faites de la façon suivante : soustraction de 100 ccm. de sang suivie de suite d'une injection salée de 200 ccm. ; une demi-heure ou trois quarts d'heure après, soustraction nouvelle de 100 ccm. Par cette manière de procéder, on élimina l'influence des variations des échanges osmotiques, ce qui permit de constater que l'urémie n'est pas due à une concentration anormale du sérum sanguin consécutive à l'accumulation des sels inorganiques.

E. Vogt.

Traitement des exsudats et transsudats (*Deutsche med. Wochenschrift* 26 sept. 1901). — Homberger rappelle que les phénomènes osmotiques tendent à ramener tous les liquides à la même pression dans l'organisme. Si tous ces liquides présentent la même pression osmotique que le sang, aucune résorption n'est possible : nous devons donc, pour favoriser la résorption d'un exsudat chercher soit à diminuer sa pression osmotique, soit à élever celle du sang.

La pression osmotique du sang, chez l'homme sain, est toujours la même : elle augmente chez le diabétique, aussi le sang va-t-il chercher dans les tissus le liquide diluant qui lui manque, le système vasculaire se remplit outre mesure et le système nerveux lutte contre cette augmentation de liquide par la polyurie. D'un autre côté, le liquide extrait des tissus par le sang demande à être remplacé, d'où la sensation de soif.

Il existe en médecine une conviction répandue, que l'auteur qualifie de préjugé ; elle consiste à diminuer l'apport des liquides chez les individus présentant des exsudats. Or, qu'arrive-t-il en réalité quand on permet à ces malades de boire? Le sang dilué par l'apport de liquide cèdera ce dernier à l'exsudat aussitôt que l'état de dilution du sang sera supérieur à celui de l'exsudat. Au bout de peu de temps, la concentration du sang sera supérieure à celle de l'exsudat, et le phénomène inverse se produira, Winternitz a du reste depuis longtemps observé des cas où une hydropisie cardiaque ou néphritique a cédé à l'ingestion d'eau.

L'expérience a démontré à l'auteur que, pour favoriser la résorption des liquides ingérés, suivie de concentration du sang et d'appel des liquides vers la masse sanguine, il faut administrer de grandes quantités d'eau chargée d'acide carbonique et de sels minéraux (en moindre quantité qu'il ne s'en trouve dans le sang. Ce liquide sera ingéré en petites quantités à la fois, plusieurs fois par jour.

De cette façon on arrive à obtenir facilement la résorption d'exsudats et de transsudats divers.

E. Vogt.

Remarques concernant l'emploi de l'alcool dans le traitement des accidents et intoxications dus à l'acide phénique (*Deutsche Praxis*, 10 juillet 1901). — Pirkner (de New-Jersey) rappelle que l'alcool à 95° est un antidote de l'acide phénique. Il a essayé sur lui-même en prenant dans sa bouche la valeur d'une cuillerée à café de solution d'acide phénique à 25 o/o : au bout de 30 secondes, la cuisson étant intense, il prit dans la bouche de l'alcool à 80° et tous les accidents disparurent instantanément. Une expérience analogue, faite sur la peau du dos de la main, montra que l'alcool agit tout aussi efficacement sur la dermatite provoquée par l'application en frictions d'une solution phéniquée concentrée.

Ces expériences ont engagé l'auteur à laver les plaies anfractueuses avec des solutions phéniquées concentrées qu'il fait suivre d'une injection d'alcool.

En cas d'empoisonnement par ingestion de solutions phéniquées, il faut, pour que l'alcool puisse enrayer les accidents, qu'il soit ingéré de suite. On pourrait objecter que les accidents arrivent fréquemment chez des individus en état d'ébriété, mais il ne faut pas oublier que dans ce cas l'alcool ingéré a déjà passé dans la circulation et ne peut plus exercer d'action sur la solution phéniquée arrivant dans l'estomac. Il semble du reste que les sujets se trouvant dans ces conditions supportent des doses beaucoup plus élevées d'acide phénique que les autres.

E. Vogt.

Chirurgie générale

Dr Benoit

Ancien interne des hôpitaux.

Traitement des plaies pénétrantes de l'abdomen par le Dr Doyen (*Revue critique de médecine et de chirurgie*, septembre 1901). — A l'occasion de la mort tragique de Mac Kinley, l'A. expose sa méthode en ce qui touche la question encore controversée des plaies pénétrantes de l'abdomen. Deux cas : quel que soit l'agent vulnérant, instrument piquant, tranchant, coup de feu, la blessure d'un des organes essentiels contenus dans la cavité abdominale est la règle. Mais une fois sur 40 ou 50 cas, une balle traverse cette région de part en part sans blesser aucun organe important. La blessure peut n'en être pas moins fort dangereuse, *si la balle est demeurée dans le corps*. A cet égard, les blessures par coup de feu, surtout celles produites par les revolvers du commerce, dont les balles entraînent avec elles des fragments divers, sont plus dangereuses que les blessures par coups de couteau, aucun corps étranger ne restant fixé dans le corps, ou par balle lisse. M. Doyen cite deux cas de sa pratique dans lesquels deux coups de feu ont entraîné la mort par péritonite septique, pour avoir été traités par l'expectation et opérés *après plusieurs jours seulement*. L'examen post-mortem montra dans un cas une perforation de l'épiploon gastro-colique, sans autre blessure. Mais la balle s'était logée dans la région rétro-péritonéale et, de l'orifice profond, suintait un liquide sanieux qui avait infecté le sang épanché dans la cavité pelvienne.

Dans le deuxième cas, mêmes accidents, le sang épanché provenant cette fois d'une blessure du foie. Malgré une toilette du péritoine complète, un drainage soigné du trajet de la balle, le blessé succomba quarante-huit heures après. M. Doyen pense donc que l'intervention dans ces limites extrêmes ne peut que hâter la mort. Il se résume ainsi : tout chirurgien appelé *dans les premières heures* auprès d'un blessé atteint de plaie pénétrante de l'abdomen par arme blanche et par arme à feu avec *un seul* orifice (la balle étant retenue dans le corps), doit intervenir immédiatement; agir de même, si le blessé a été traversé de part en part dans une région où les complications viscérales sont certaines. Si l'on trouve des plaies de l'intestin ou de l'estomac, il faut les fermer par une double suture en cordon de bourse dépassant de 10 à 12 millimètres les bords de l'orifice qui pourraient se sphaceler secondairement. Mais le point le plus important peut-être de l'intervention, point qui semble avoir été omis chez M. Mac Kinley, consiste à traiter l'orifice profond qui mène sur le projectile. Il faut, une fois cet orifice découvert, compléter le trajet par le chemin le plus court en y poussant une longue pince droite sur l'extrémité de laquelle on pratique une large contre-ouverture, pour s'assurer un bon drainage, que la balle puisse ou non être extraite. Il faut ensuite fermer par double suture en bourse l'orifice péritonéal postérieur, et exclure, si cela est nécessaire, le trajet de la balle du péritoine par des sutures à la soie. On termine par un tamponnement. Ce détail de technique est peu pratiqué, son importance est pourtant très grande. L'*expectation* est autorisée s'il s'agit d'un projectile de petit calibre, jusqu'à 8 millimètres, à enveloppe dure et lisse, telles les balles des fusils de guerre, généralement aseptiques et lorsque le trajet de la balle intéresse exclusivement la base du foie, sans blessure des gros vaisseaux, et sans lésion probable *du tube digestif*.

A. Benoit.

Les déchirures vasculaires dans les fractures fermées de la clavicule, par MM. Gallois et Piollet (de Lyon) (in *Revue de chirurgie*, 10 août 1901). — Les vaisseaux lésés le plus fréquemment sont la *veine sous-clavière*, rarement l'*artère sous-clavière*; la formation d'un anévrysme artério-veineux est assez fréquente. Enfin, la *jugulaire interne* peut être également blessée.

S'il y a *déchirure veineuse*, le sang s'infiltre dans le tissu cellulaire du creux sus-claviculaire et y forme un vaste hématome; la résorption du kyste sanguin a même été observée (Erichsen). Si les tissus musculaires sont déchirés par le traumatisme, l'infiltration sanguine soulève les muscles trapèze et deltoïde, les pectoraux et jusqu'aux téguments, qui menacent de s'ouvrir. On trouve, en auscultant, un bruit de souffle continu à renforcement isochrone au pouls, peut-être par transmission du battement artériel. Dans les *déchirures artérielles*, la tumeur qui se forme est souvent plus limitée, animée de battements avec expansion et souffle discontinu. Des douleurs intolérables au bras et à l'épaule, de l'œdème du membre correspondant par compression de la veine sous-clavière complètent le tableau. L'hémorragie formidable qui s'est produite pendant les interventions, la menace d'entrée de l'air dans les veines, etc., ne sont pas des encouragements à opérer dans ces cas. L'auteur a vu des accidents d'inflammation suivre l'injection sous-cutanée de sérum gélatiné. Cet accident a d'ailleurs été souvent reproché à la méthode, que l'on doit réserver pour les anévrysmes internes, qui sont absolument inopérables. Malgré les résultats médiocres enregistrés partout, l'*intervention précoce* est justifiée par la gravité même du pronostic, en cas de blessure grave bien constatée. Trois méthodes sont à recommander : ligature, incision du sac, extirpation. Toutefois, les cas sont si différents qu'un choix entre elles ne peut être fait qu'en opérant. S'il s'agit d'hémorragie veineuse, pour pouvoir saisir immédiatement le vaisseau blessé, avant l'aspiration de l'air, il faut se rappeler que la *veine sous-clavière* est blessée le plus souvent en arrière du tiers interne de la clavicule, la jugulaire interne, toujours plus ou moins haut au-dessus de l'articulation sterno-claviculaire. Pour les saisir, ou les lier, aucune opération préalable n'est indispensable. Pour avoir une voie d'accès sur la sous-clavière, il en est tout autrement. Les moyens classiques de ligature ne peuvent servir au milieu des tissus modifiés dans leurs rapports par la distension de la poche anévrysmale. On n'arrive à avoir le jour nécessaire, qu'en réséquant un fragment interne de la clavicule, ou la clavicule entière suivant le conseil d'Ollier. Ce dernier juge même inutile de faire une résection temporaire en présence du danger que court le malade porteur d'un anévrysme. Pour les anévrysmes artério-veineux, le chirurgien attendra qu'une menace de rupture, ou des signes d'inflammation créent une indication urgente. Grâce à une meilleure technique, ces complications des fractures de la clavicule ne seront plus fatalement mortelles.

A. Benoit.

Ostéomyélite aiguë et chronique ; diagnostic du traitement, par M. Delagenière (de Tours) (*Touraine Médicale* 1901, n° 7). — La gravité considérable de cette affection chez les jeunes sujets, à cause des complications splanchniques, des abcès à distance qui suivent une première atteinte, appelle un diagnostic précoce de la part des médecins. Tout abcès dans les régions osseuses pararticulaires, qui, après avoir été ouvert, laisse une fistule, doit surtout éveiller l'attention du médecin. C'est avec le rhumatisme articulaire aigu, à cause de sa bien plus grande fréquence, que l'on est exposé à confondre l'ostéomyelite dans la phase aiguë ; lors d'une atteinte à l'extrémité inférieure du tibia, on croit avoir affaire à une arthrite rhumatismale tibio-tarsienne. Il faut bien rechercher si le maximum de la douleur est dans la zone articulaire, ou bien sur l'os, dans la région même du bulbe. Un phlegmon circonscrit ne s'accompagne pas de la tuméfaction osseuse qu'il est souvent facile de percevoir dans l'ostéomyelite. Si le malade est vu, une fois la première poussée aiguë terminée, l'ostéomyelite chronique d'emblée étant fort rare, il faudra s'assurer du début par un abcès chaud. Pour différencier la maladie d'une *tuberculose osseuse*, il faudra rechercher le séquestre. On le sent parfois, assez mobile, à travers la fistule et l'on perçoit surtout la *saillie de l'os nouveau* qui l'enveloppe, ce qui n'existe pas dans l'ostéite tuberculeuse : de plus, la peau, quoique adhérente, n'est pas altérée aussi gravement que dans la tuberculose, où l'on voit souvent des clapiers se former à la surface.

Traitement général banal, aucun sérum spécifique n'étant découvert. Traitement local : paraît conserver la première place, étant donné le dégâts osseux permanents. Il faut rapidement inciser les parties molles jusqu'à l'os, au niveau du bulbe. Le périoste est ensuite incisé sur toute l'étendue du foyer qu'il recouvre. L'os étant dénudé, on applique plusieurs couronnes de trépan qui ouvrent le foyer médullaire. Suivant l'importance des lésions centrales, on agrandira plus ou moins les orifices faits au trépan, pour avoir un bon drainage. Seul celui-ci préviendra la généralisation. On peut être contraint, si l'os est pris en totalité, de l'attaquer ainsi par ses deux bouts et de vider le canal médullaire. L'intervention précoce est également la meilleure conduite à tenir pour les métastases osseuses ou viscérales. Il faut lutter de vitesse avec les progrès de l'infection.

L'ostéomyelite devenue *chronique*, un séquestre s'étant formé, faut-il intervenir immédiatement? L'A. conseille d'attendre 5 à 6 mois, pour éviter de tomber sur des portions d'os difficiles à séparer du vif, car de nouvelles nécroses peuvent suivre une ablation incomplète. L'opération consiste à trépaner la couche d'os nouveau au-dessus du point où se trouve le séquestre, afin de le bien découvrir. Lorsqu'on l'aura extrait, il restera à faire un grattage soigné de la loge qui le contenait, s'assurer qu'il n'en existe pas d'autre et surveiller ensuite la cicatrisation. Au point de vue morphologique, les os malades conserveront des dépressions caractéristiques au niveau des séquestres enlevés.

A. Benoit

Arthrite tuberculeuse du genou : traitement par la nouvelle tuberculine TR de Koch (*Deutsche Med. Wochenschrift*, 26 sept. 1901). — Baunzlow donne l'observation d'une hydarthrose traumatique du genou droit chez un garçon de 14 ans ; la disparition du liquide fut obtenue difficilement ; le genou resta douloureux, et l'état général se modifia d'une façon fâcheuse, au cours du traitement.

Quelque temps après, apparurent dans le même genou, des signes d'arthrite : une injection de l'ancienne tuberculine (0,007 ccm.) provoqua une réaction fébrile caractéristique, avec tuméfaction légère du genou malade. Une incision latérale, faite une semaine plus tard, permit de reconnaître un épaississement marqué de la synoviale devenue villeuse. Injection d'une émulsion iodoformée à 10 0/0 (10 ccm.), suivie de suture de la plaie, qui guérit par première intention. Un essai de traitement par hypérémie par stase, réussit fort mal, et l'on se trouva bientôt acculé à la nécessité d'une résection, mais avant de s'y décider, l'auteur voulut tenter le traitement « par étapes » avec la tuberculine T. R. On commença par 1/500e mg. ; cette dose était trop forte et provoquait des réactions fébriles. On donna donc dix jours plus tard 1/100 mg. : à partir de cette dose, on put augmenter sans encombre les quantités injectées. Six semaines plus tard, on était arrivé, par injections quotidiennes, à une dose de 0,3 mg. A ce moment, l'enfant avait augmenté de 3 kilos ; il arrivait à mouvoir sans douleur son genou, et retourna à l'école. Trois mois plus tard, on fit une nouvelle série d'injections, et l'enfant se portait fort bien, lorsqu'une poussée nouvelle se manifesta neuf mois après le début du traitement par la tuberculine T. R. Nouvelle série d'injections, se terminant par 2 mg. Depuis ce temps, toute trace d'arthrite a disparu.

E. Vogt.

De la radiographie en chirurgie pulmonaire, par M. Tuffier (*Revue de Chirurgie*, 1901, n° 8). — D'une étude à laquelle il s'est livré, pour savoir si l'épreuve radiographique peut tirer le chirurgien d'embarras, à défaut de précision dans les signes sthétoscopiques, l'auteur tire les conclusions suivantes utilisables dans toutes les affections chirurgicales du poumon : le diagnostic de la localisation des lésions, dit-il, est souvent très difficile ; on est exposé aux plus graves erreurs, quant à la *hauteur* à laquelle ces lésions siègent, si on s'en tient aux signes classiques ; donc dans tous les cas, la *radiographie* et surtout la *stéréoradiographie* doivent être mises à contribution.

« Lorsque la radiographie confirme des résultats fournis par la percussion et l'auscultation, nous n'avons qu'à suivre ses indications, elle nous donne une sécurité de plus. Quand ses résultats sont en désaccord avec les signes plessimétriques, il faut se rallier à la radiographie et se diriger vers le point obscur qu'elle indique. Si la radiographie est négative et surtout si la lésion siège à gauche, il faut passer outre et se baser sur la percussion et l'auscultation; il est probable que l'ombre portée du cœur empêche de voir les lésions. Les rayons X peuvent être mis en défaut dans les cas de kystes dydatiques vivants. Ils ne peuvent nous indiquer la multiplicité des foyers. »

A. Benoit.

De la désinfection des mains par M. le Dr Unna (*Journal des mal. cut. et syphilitiques*, août 1901). — L'auteur considère comme surprenant que l'importante question de la désinfection des mains du médecin n'ait été soulevée presque que par des chirurgiens, des gynécologistes et des médecins, tandis que les dermatologistes n'ont rien publié sur ce sujet : en outre, trop souvent les méthodes proposées ont provoqué de l'eczéma, de la furonculose des mains : dans d'autres cas, il existait une iodosyncrasie vis-à-vis du sublimé, de l'iodoforme ou de l'acide phénique.

Les dermatologistes ont sur ce terrain un triomphe à proclamer depuis déjà longtemps, c'est l'adoption générale de la *méthode de Furbringer, la désinfection par l'alcool*. Car, scientifiquement, cette valeur repose sur la destruction des cocci de la peau dans les cultures de trichophytons et de favus. Les espèces de cocci que l'on rencontre dans ces cultures adhérents aux cheveux humains appartiennent pour la plupart aux mêmes espèces inoffensives qui sont si difficiles à faire disparaître des mains sans alcool. Ici, comme là aucun moyen ne vaut mieux que l'alcool, ni l'éther, ni le benjoin, ni le savon. C'est le grand mérite de Furbringer d'avoir préconisé l'alcool comme désinfectant bénin de la peau.

L'auteur croit que l'addition de teinture de benjoin ou d'acide benzoïque à l'alcool augmenterait encore son action.

Unna propose le procédé suivant : le soir en se couchant, lavage et brossage au savon, puis enveloppement des mains avec des bandes de mousseline trempées d'alcool; par-dessus gutta-percha laminée ou batiste de Bilbroth. Pour conserver intacte cette absence de germes ainsi obtenue, après l'enlèvement du pansement dans la matinée jusqu'à l'opération, les mains sont longtemps frottées avec du savon surgras et essuyées à sec avec une serviette stérilisée. La poussière qui contient des micro-organismes ne peut donc pas pénétrer dans les fentes remplies de savon entre les cellules cornées, mais elle se fixe dans l'écume du savon et elle es enlevée directement avant l'opération par un simple lavage, avec celle-ci. Comme il reste beaucoup de savon formant sur la peau comme un vernis sec, protecteur, on le voit, quand on lave la main à l'eau chaude, disparaître avec l'écume. On peut, dans les cas où il n'existe pas de susceptibilité particulière vis-à-vis du sublimé, employer, au lieu du savon surgras simple, le savon surgras au sublimé, plus sûrement aseptique, mais dans tous les cas on ne doit employer qu'un savon avec un excès de graisse, puisqu'il n'attaque pas la couche cornée des mains et la polit au contraire.

Dans la réalité, on n'arrive certainement pas à écarter tous les germes saprophytes de l'épiderme; mais puisque ceux-ci ne peuvent généralement pas prospérer dans les organes internes, on ne répondra au postulat de l'absolue destruction des germes qu'au point de vue de la chirurgie générale, puisque les moyens employés n'ont assez de force que pour permettre de se débarrasser des germes pathogènes les plus importants. Un seul vrai coccus du pus est plus important pour des plaies que des milliers de cocci saprophytiques, que même beaucoup de cocci de l'eczéma ou de l'impétigo.

Si le chirurgien a été atteint d'un furoncle ou abcès, la désinfection la plus scrupuleuse des mains est indiquée longtemps même après la guérison de ces affections purulentes. Toute rougeur restée autour d'un follicule pileux est suspecte et devrait être recouverte au moment de l'opération d'un morceau d'emplâtre hydrargyrique phéniqué; de même toute cicatrice de phlegmon ou d'abcès traité par le bistouri. Entre temps, avant d'opérer, l'opérateur doit soumettre ses mains à un traitement désinfectant, par exemple au moyen d'un emplâtre mercuriel, de compresses d'alcool, de pommades et de pansements à l'ichthyol, de pâtes au soufre et au zinc, etc., suivant le cas et l'état de ses mains, l'usage ou le non usage du sublimé dans la désinfection des mains saines du chirurgien n'est pas une question sérieuse; ce qui l'est, c'est le traitement attentif des mains d'un chirurgien ayant été déjà malade.

Qu'on se serve donc encore une fois de savon surgras, surtout du savon surgras sans addition d'aucun produit, en le faisant mousser et en essuyant à sec après : ce vernis de savon graisseux maintient lisses les mains du chirurgien et les protège contre l'infection.

E. Vogt.

Les injections sous-cutanées de vaseline (*Wiener Klin. Wochenschrift*, n° 25, 1901). — Moskowicz rend compte des expériences ulté rieures faites par Gersuny au « Rudolfinerhaus » de Vienne.

La vaseline très blanche, avec point de fusion de 36 à 40°, n'a pour l'homme aucun inconvénient. Les autres vaselines sont loin de donner d'aussi bons résultats et l'auteur recommande expressément, si l'on veut éviter des accidents ou insuccès, de se servir de la vaseline ci-dessus indiquée. Le tissu conjonctif envahit cette vaseline : il se forme des trabécules qui donnent naissance à une véritable *éponge conjonctive* qui enserre dans ses mailles la vaseline injectée. On fera bien, quand il s'agit d'injecter dans un tissu résistant, de commencer par une infiltration avec la solution de Schleich, qui désagrégera les tissus et permettra à la vaseline d'envahir le tissu. Dans les cas de ce genre, il est préférable de ne pas injecter de trop grandes quantités à la fois : on fera donc des injections répétées à 8 ou 15 jours d'intervalle.

De suite après l'injection, la palpation donne la sensation d'une masse pâteuse, mais bientôt la masse est moins molle au toucher, et au bout de 8 jours on ne rencontre plus qu'une infiltration résistante, mais dont on peut encore modifier la forme par le massage. Au bout de deux mois environ, la masse a la consistance du cartilage : la vaseline est encapsulée et ne sera plus résorbée ; il est probable que ce résultat est durable. Les expériences les plus anciennes datent aujourd'hui de 2 ans ; il est donc à espérer que les choses resteront ultérieurement en l'état chez les malades observés.

Les 30 cas jusqu'ici traités se rangent dans les catégories suivantes :

1° Prothèse testiculaire, 2° Prothèse du sphincter vésical, 3° Prothese palatine, 4° Prothèse du sphinter anal, 5° cas gynécologiques, 6° difformités (nez ensellés p. ex.), 7° Rétractions cicatricielles.

L'auteur croit que l'on pourra utiliser la méthode pour rendre la mobilité à des articulations ankylosées, ainsi que dans les cas où, un nerf ayant été réséqué pour cause de névralgie, il s'agit de l'empêcher d'envahir à nouveau le territoire qu'il innervait avant la résection.

Il est probable que les chirurgiens (Pfannenstiel, Meyer), qui ont eu des insuccès (embolie graisseuse probable) et en ont conclu que la méthode était dangereuse, n'ont pas utilisé une vaseline offrant le point de fusion exigé, car Gersuny et Moscovicz n'ont rien observé de semblable : la vaseline, dans l'immense majorité des cas, reste en lieu et place et se retrouve au bout de quelques temps sous forme de tumeur dure.

La méthode n'offre aucune difficulté d'exécution. On stérilise la vaseline à injecter par une seule ébullition, puis on en remplit la seringue et on laisse refroidir. Ce n'est qu'après refroidissement complet, alors que la vaseline sort par l'aiguille comme un mince filament, que l'on procède à l'injection. Il est préférable d'injecter en un seul point.

Dans un tissu lâche, la vaseline ne restera en place qu'à condition que dans les premiers temps elle ne soit soumise à aucune pression ni à aucune action musculaire.

Quatre photographies accompagnent le texte : chacun des 30 cas est du reste commenté à part, mais une analyse plus étendue nous entraînerait trop loin et nous renvoyons à l'original le lecteur curieux de plus de détails.

E. Vogt.

Maladies des Voies digestives

Dr Soupault

Médecin des hôpitaux

Emploi de la sonde stomacale en cas d'ulcère rond (*Münchener Med. Wochenschrift*, nos 32 et 33, 1901). — Flade constate que l'introduction de la sonde dans un estomac atteint d'ulcère ne présente pas, il est vrai, de grands dangers au point de vue de l'hémorragie, mais le danger de perforation, surtout si l'ulcère siège à la paroi antérieure, est fort grand.

Au point de vue thérapeutique, le lavage stomacal est utile dans les cas où existe une sécrétion muqueuse abondante provoquant des nausées et de fréquentes régurgitations. Or, un catarrhe de ce genre ne s'observe jamais dans les cas d'ulcère rond.

En résumé, l'emploi de la sonde au point de vue thérapeutique, correspond à des indications fort limitées, et il faut s'en abstenir, au moindre soupçon d'ulcère rond. Au point de vue diagnostique, l'emploi de la sonde est inutile.

E. Vogt.

Digestibilité des aliments (*Wiener Klin. Rundschau*, n° 30, 1901). — Schilling admet qu'il existe une grande différence entre la digestibilité vraie et la digestibilité objective, variable avec les maladies : seul, l'examen microscopique des fécès peut donner, à cet égard, des résultats irréprochables, souvent fort différents de ceux que l'observation des dyspeptiques peut faire pressentir.

Tous les aliments, sans exception, s'ils ne sont pas dissous dans l'eau, ou les sucs digestifs, laissent des déchets. Dans la viande, la graisse et le tissu élastique sont surtout représentés. L'addition de végétaux à la viande restreint la digestibilité de celle-ci : la viande se digère mieux chaude que froide. La différence est surtout marquée, avec le poisson, qui ne laisse presque pas de résidus si on l'ingère chaud. Le lait et les œufs laissent des résidus dont l'abondance varie avec le mode de préparation culinaire. Le pain laisse beaucoup de résidus ; le riz, le biscuit, les bouillies n'en laissent pas pour ainsi dire. L'amidon est rarement digéré entièrement, quel que soit le mode de préparation. Une série d'aliments, tels que les fruits, les concombres, la choucroûte, la bière, etc., exercent une influence, variable suivant les individus, sur l'expulsion des matières fécales : celle-ci, pour un repas donné, se fait, à l'état normal, 36 à 48 heures après l'ingestion.

E. Vogt.

Le vomissement nerveux et son traitement (*Allg. Wiener med. Ztg.* n° 36 et 37, 1901). — Bendersky, en présence de l'insuccès des bromures, des narcotiques, de l'hydrothérapie, de l'électricité, etc., traite depuis quelque temps ses malades atteints de vomissements nerveux par les lavages stomacaux systématiquement appliqués : les résultats obtenus ont le grand avantage d'être durables.

L'auteur cite une série d'observations, concernant des malades qui avaient pour la plupart essayé auparavant sans succès, diverses médications. Sans doute, d'outres observateurs ont réussi en faisant de la suggestion (compresses chaudes, bleu de méthylène, etc.), et l'on peut admettre que le lavage stomacal lui-même exerce sur le sensorium du malade une action psychique marquée.

Les lavages ont été faits avec de l'eau simple chauffée.

En résumé, quand on se trouve en présence d'un cas de ce genre, il est inutile de perdre du temps avec des médications inefficaces : il est bien préférable de recourir sans tarder aux lavages stomacaux, qui constituent la méthode de choix et dont l'innocuité est absolue.

E. Vogt.

Traitement de la dysenterie (*Deutsche med. Wochenschrift*, 26 septembre 1901). — Plehn (de Cameroun) a adopté dans cette colonie, le traitement suivant : à la première alerte, le malade prend 30 grammes d'huile de ricin. L'examen des selles permet ensuite de fixer le diagnostic et l'intensité des modifications subies déjà par la muqueuse intestinale. Le lendemain, on administre toutes les heures, pendant 12 heures, 0 gr. 04 de calomel en tablettes. Après un repos de 12 heures, on recommence une seconde fois et une troisième. L'emploi de tablettes est à recommander, car on évite avec elles la stomatite hydrargyrique. En tous cas, après chaque ingestion de tablette, le malade doit minutieusement se rincer la bouche avec de l'eau additionnée de teinture de ratanhia ou de solution d'acide salicylique. Même si la stomatite apparaissait, il ne faudrait pas interrompre le traitement par le calomel : on continuera trois jours après la prise de la dernière tablette les soins de la bouche, car l'apparition de la stomatite peut être retardée.

Il est fort important de combattre la constipation, s'il en existe, par l'huile de ricin ou les lavements à l'acide salicylique.

Après la 3e série de 12 tablettes de calomel, on administre à partir du 4e jour 12 tablettes de sous-nitrate de bismuth de 0,50 gr. chaque, comme ci-dessus. On continue tous les jours jusqu'à ce que les selles soient moulées : à ce moment on donnera 3 grammes par jour.

Si, plus tard, se manifeste une tendance à la constipation, on donnera le matin 1/4 à 1/2 litre d'eau de Carlsbad artificielle.

Le régime lacté absolu étant impraticable dans la colonie, on permet un régime mixte, mais exclusivement liquide, et un peu de Bordeaux.

Il ne faudrait pas croire que la maladie est forcément enrayée dès que les selles sont moulées : l'odeur caractéristique de la dysenterie peut persister et les fécès être couvertes de mucosités sanguinolentes. L'irritabilité intestinale est enrayée, mais les ulcérations ne sont pas guéries. Dans les cas moyens, le microscope lui-même ne permet plus de déceler des preuves de lésions intestinales vers le 10e jour : on peut alors permettre des purées, des gelées de fruits. Vers le 12e-16e jour, on pourra autoriser le jambon pulpé, etc. Il faudra pendant longtemps encore éviter tout écart de régime, une fois la guérison bien établie.

Sur 38 malades traités, il y eut 2 morts (malades arrivés à l'hôpital dans un état désespéré), et 33 guérisons sans quitter l'Afrique.

L'action du calomel est pour l'auteur, désinfectante et s'exerce sur les toxines, qui ont envahi le tube digestif. Les ulcérations guérissent sous l'influence de la diète et du bismuth.

E. Vogt.

Appareil pulmonaire
Cœur et Vaisseaux

Dr G. LYON

Ex-chef de clinique de la Faculté de Médecine

Le traitement de la tuberculose à la maison, par IRWIN H. HAUCE (New-York, *Medical Journal*, 10 août 1901). — Le tuberculeux qui veut être soigné chez lui, a besoin de trois choses indispensables : de l'air pur, une bonne nourriture, du repos. Les deux premières sont nécessaires tout le temps, le repos n'est utile qu'au début.

L'air pur doit être respiré jour et nuit : en hiver, la chambre du malade doit être orientée au sud et à l'ouest, elle doit avoir des fenêtres des deux côtés ; l'une de ces deux fenêtres sera toujours ouverte, excepté pendant la toilette et l'habillement. En été, l'exposition à l'est avec fenêtre au sud est préférable. Le médecin doit indiquer quelle doit être la température chaque jour, et acclimater son malade peu à peu. Souvent on a à combattre les préjugés du malade et de ses amis, et ce n'est point là un des points les moins délicats du traitement.

L'alimentation est quelquefois difficile, l'appétit est nul, la nourriture répugne ; il faut alors prescrire un repos absolu, alimenter le malade avec des liquides très concentrés. Si le malade fait trois bons repas par jour, on peut lui donner dans l'intervalle quelques aliments digestifs.

Dans les cas où il y a de la fièvre, et au début du traitement, le repos doit être absolu pendant une à quatre semaines. L'exercice doit être réglementé par le médecin. Des hémorragies peuvent résulter de fatigues intempestives.

Chez les tuberculeux, il ne faut point négliger les soins de la peau, et les étouffer sous les couvertures : les vêtements ne doivent jamais provoquer la sudation.

L'hydrothérapie peut rendre des services, la circulation n'est souvent point active chez les tuberculeux ; des bains chauds, ou des affusions peuvent être très utiles dans les cas où il y a tendance légère à la cyanose. Ce traitement à la maison a l'avantage de pouvoir être prescrit dans certaines localités éloignées des sanatorias. Un grand nombre de cas traités ainsi ont été améliorés et même guéris : une hygiène rationnelle peut, même quand le tuberculeux reste chez lui, arrêter et même suspendre l'évolution de la maladie.

P. SAINTON.

Les traitements avec temps limité de la phtisie pulmonaire (*Therap. Monatshefte*, octobre 1901). — STERN concède que vouloir soumettre un phtisique à un traitement balnéaire de 4 semaines, à l'instar d'un dyspeptique, par exemple, semble un non-sens thérapeutique à l'heure actuelle. Mais si l'on ne cherche pas un résultat définitif impossible à atteindre, on peut tout de même, dans un espace de temps si limité, rendre de grands services aux malades, à condition qu'ils continuent, une fois rentrés chez eux, à suivre les prescriptions hygiéniques et autres qu'on leur a faites pendant leur séjour à la station thermale. De nombreux malades ne sauraient faire les sacrifices pécuniaires souvent considérables qu'exige le séjour prolongé dans un sanatorium, alors qu'ils pourront tirer quelque bénéfice d'un séjour de 4 à 5 semaines dans une station balnéaire.

En phtisiothérapie, il faut se garder de tirer un pronostic de l'état local de l'appareil respiratoire : des sujets avec des lésions considérables pourront se trouver bien d'un séjour dans une station thermale, alors que le fébricitant, avec phénomènes inflammatoires marqués, ne devra jamais être envoyé aux eaux, même si les lésions appréciables à l'auscultation sont peu étendues.

Le malade devra profiter du séjour aux eaux pour soumettre son naso-pharynx et son larynx à une inspection minutieuse : le médecin devra suivre son malade pas à pas et ne pas se contenter de 2 ou 3 visites pendant toute la durée de la cure.

E. VOGT.

Traitement de la tuberculose pulmonaire par l'igazol (*Pesther med. chir. Presse*, 11 août 1901). — PREISACH a expérimenté l'igazol de Cervello, mélange d'aldéhyde formique, d'iode, de terpine et d'acide chlorhydrique, poudre d'odeur forte se volatilisant à la chaleur et abandonnant d'épaisses vapeurs. On expose les malades a l'influence de ces vapeurs pendant plusieurs heures de suite dans un local clos.

L'auteur a toujours fait ses expériences le soir, dans la chambre même où couchaient les malades, qui restaient ainsi exposés à l'action des vapeurs pendant toute la nuit. La médication a été fort bien supportée : les premiers jours toutefois, on enregistra de l'irritation des muqueuses (œil, nez, pharynx); mais ces accidents légers disparurent bientôt. La dose quotidienne par malade a été de 4 gr. d'igazol. Il va sans dire qu'avant de procéder aux expériences, tous les tuberculeux à traiter furent très exactement étudiés à tous les points de vue, toute médication cessante.

10 malades ont été traités pendant plusieurs semaines et mois : on peut résumer de la façon suivante les résultats obtenus :

1° L'intensité et la fréquence de la toux ont été dans presque tous les cas favorablement influencées; dans quelques cas cet effet ne fut malheureusement que temporaire : dans les cas légers cet effet a été durable.

2° La diminution de la toux a toujours été accompagnée d'une plus grande facilité d'expectoration, avec diminution des phénomènes stéthoscopiques de catarrhe.

3° Dans la plupart des cas, on a noté une amélioration de l'appétit.

4° Le sommeil devient calme et réparateur : cette action de l'igazol est tout particulièrement frappante.

En revanche, dans aucun des cas de l'auteur, on ne constata une modification quelconque de l'étendue de la matité, de la fièvre ou du nombre des bacilles.

L'igazol est donc un calmant de la toux, un expectorant et un apéritif, et il peut rendre de grands services non seulement dans la tuberculose, mais encore dans les affections catarrhales chroniques de l'arbre respiratoire.

E. Vogt.

La fièvre dans la tuberculose pulmonaire et son traitement. (*Therap. Monatshefte*, octobre 1901). — Meyer rappelle que le tuberculeux n'a pas toujours conscience des accès de fièvre; il les ressent d'autres fois, quand ils sont modérés, comme un etat de chaleur agréable. Il arrive fréquemment que la fièvre est absolument atypique, ainsi que l'on peut s'en assurer si l'on prend la température toutes les deux heures.

Toute température dépassant 37,3° C., prise dans la bouche, doit être considérée comme fébrile chez le tuberculeux et exige le repos au lit. On ne permettra au malade de se lever à nouveau que si, pendant trois jours de suite, on n'a enregistré, au cours d'examens répétés, aucune hyperthermie. Le séjour au grand air, sur la chaise longue, constitue pour l'auteur une pratique peu recommandable s'il s'agit de fébricitants : même remarque au sujet de la fenêtre ouverte pendant la nuit.

Dès que la température dépasse 38,3, on ne permettra que des aliments liquides, même si le malade, comme il arrive souvent, désirait une autre alimentation. On se tiendra au lait (plusieurs litres au besoin par jour), aux œufs crus, aux alcooliques, aux potages, au cacao, etc.

Les médicaments antithermiques doivent être évités, car tous agissent sur le cœur qu'ils dépriment : les enveloppements thoraciques de Priessnitz sont au contraire d'un grand secours. On supprimera les enveloppements dès que le malade présente un frisson. Toutes les autres pratiques hydrothérapiques sont plutôt nuisibles.

Seul, le carbonate de gaïacol, en pilules de 0 gr. 10 de substance active avec q. s. d'extrait de gentiane (6 à 9 par jour en 3 doses), a donné à l'auteur de bons résultats parmi les nombreux médicaments recommandés pour le traitement de la tuberculose. Il abaisse certainement la température, sans doute de façon indirecte; son action principale s'exerce sur l'appétit qu'il relève manifestement.

E. Vogt.

Action du pyramidon sur la fièvre des phtisiques (*Therap. Monatshefte*, octobre 1901). — Lublinski a expérimenté sur 36 malades provenant tous de sa clientèle ou de la policlinique; de cette façon, l'influence de l'hospitalisation sur les phtisiques n'est pas en cause dans l'appréciation des résultats obtenus.

Le repos au lit est en premier lieu un puissant facteur pour combattre l'hyperthermie, mais il est des cas où ce repos n'exerce pas d'influence. Ces derniers peuvent être traités par des pratiques hydrothérapiques, mais celles-ci ne sont que trop souvent mal supportées. Il reste ainsi une série de cas où le traitement médicamenteux de la fièvre des phtisiques devient une nécessité; ce sont 36 cas de ce genre que l'auteur a soumis à l'action du pyramidon. Le seul inconvénient du produit consiste dans la transpiration souvent abondante qui accompagne la chute de la température. L'auteur ne croit pas devoir attribuer au pyramidon une action sur l'appétit et les forces (fait avancé par Stadelmann) : cette action est secondaire et subordonnée à la disparition de la fièvre. En effet, dans les cas où l'action antithermique n'a pu être obtenue, l'appétit et les forces n'ont pas été influencés.

L'auteur administre le pyramidon dès que les oscillations journalières du thermomètre atteignent 1 1/2° C. Le médicament (cachets ou solutions) sera ingéré avant que l'ascension thermique ne commence : il est facile de déterminer pour chaque malade l'instant propice, car la fièvre des phtisiques se caractérise par une grande régularité dans son apparition.

La dose a été, en général, de 0,30 gr. : l'effet antithermique se produit au bout de 2 à 3 heures et dure jusqu'au lendemain matin. Le repos au lit est nécessaire, et on est, au bout de quelque temps, obligé d'augmenter les doses, sans que la dose de 1 gr., deux fois par jour, ait jamais été dépassée. Dans certains cas on parvint, avec une semaine de médication, à faire disparaître les accès fébriles : ceux-ci reparurent dans d'autres cas avec la cessation de la médication.

Sur 36 malades, 12 furent favorablement influencés, que la tuberculose fût ou non compliquée d'autres infections ; dans 15 cas, la fièvre ne fut pas jugulée, son intensité seule diminua. Dans 9 cas enfin, le résultat fut nul, entre autres chez une malade très gravement atteinte qui, chose curieuse, se rétablit ultérieurement. Dans un autre cas, l'euquinine, à la dose de 0,3 gr. une à deux fois par jour, donna un bon résultat.

L'auteur estime qu'il est impossible de prévoir quels sont les malades qui seront favorablement influencés par le pyramidon : l'étude des courbes thermiques ne peut pas, d'un autre côté, faire deviner quel est l'agent thermogène dans chaque cas particulier (bacille de Koch, streptocoque, etc.). On ne saurait donc, à propos des indications de l'emploi du pyramidon, donner actuellement des règles précises.

E. Vogt.

Traitement de la coqueluche par les inhalations d'ozone, par Vernay (*Arch. d'électricité médicale*, 15 août 1901). — Une épidémie de coqueluche ayant eu lieu à Vienne (Dauphiné), l'auteur a soigné par les inhalations d'ozone, en deux mois, vingt-huit enfants de trois à sept ans, à différentes périodes et, chez tous, a obtenu la guérison après dix à douze jours de traitement.

Voici comment il procède :

Les séances doivent avoir lieu une, deux, trois fois par jour, si c'est possible, et ont chacune une durée de vingt à trente minutes avec quatre temps de repos de une ou deux minutes chaque.

L'enfant, placé devant l'ozoneur, respire à une distance de 20 centimètres dont il se rapproche petit à petit, 15, 10, 5 centimètres, pour venir finalement aspirer par le nez mis dans le pavillon de l'ozoneur et expirer par la bouche.

Quant à la production de l'ozone, elle s'obtient en actionnant avec les piles nécessaires une bobine à fil fin donnant 12 centimètres d'étincelle; mais au lieu de se servir de l'oxygène de l'air, l'auteur ozonise de l'oxygène sous pression, qu'il fait passer dans un ou plusieurs flacons laveurs pouvant contenir de la liqueur de goudron, du menthol, du thymol ou toute autre substance médicamenteuse se volatilisant à froid, de façon à masquer l'odeur de l'ozone, que certains malades trouvent désagréable à respirer.

Pour le traitement de la tuberculose, on fait passer l'oxygène avant d'être ozonisé dans des flacons contenant du gaïacol, de l'eucalyptol.

Sans prétendre vouloir guérir tous les tuberculeux, l'auteur croit devoir déclarer que dans sa carrière de praticien, de tous les traitements employés par lui, ce sont de beaucoup les inhalations d'oxygène ozonisé chargé de vapeurs médicamenteuses qui lui ont donné les meilleurs résultats.

E. Vogt.

Traitement du pouls lent permanent, par M. Deguy (*Journal des Praticiens*, n° 40, p. 629, 1901). — Après avoir rappelé les signes cardinaux du syndrome de Stokes-Adams, à savoir le ralentissement du pouls, les attaques syncopales et épileptiformes, Deguy insiste sur l'influence néfaste qu'exercent les troubles gastro-intestinaux, la constipation, la résorption des poisons intestinaux sur l'apparition des crises. Chez les malades en imminence de crise on observe très fréquemment une constipation opiniâtre, de mauvaises digestions, la perte d'appétit, la langue blanche, l'odeur nauséeuse, la tympanite. Quelquefois même des vomissements alimentaires ou simplement biliaires en marquent le début.

Un second fait important est l'état nerveux et neurasthéniforme que présentent les malades au moment des crises. Cet état nerveux se caractérise par de l'irritabilité très grande, une émotivité accentuée, un état craintif et timoré, de l'insomnie. Ces troubles relèvent de troubles de la circulation cérébrale (artères de la corticalité), qui déterminent la claudication des centres psychiques, et d'autre part de causes psychiques ; la crainte de la mort subite.

En ce qui concerne le traitement, il faut toujours rechercher la cause du syndrome, car, si l'artério-sclérose en est la cause habituelle, celui-ci peut être parfois d'origine syphilitique (Brissaud ; *Deguy, le cœur et l'aorte des syphilitiques, Th. de Paris, 1900*).

Lorsque la syphilis peut être incriminée, Deguy conseille le traitement mercuriel sous forme d'injections de cyanure de mercure :

Cyanure d'hydrargyre. } Chlorhydrate de cocaïne }	àà 0 gr. 50
Eau distillée	50 gr.

Injecter une seringue de Pravaz, tous les deux jours. Pratiquer une série de 10 à 15 injections.

L'iodure de potassium est également indiqué, mais il est inutile de dépasser la dose d'un gramme par jour et il est bon d'interrompre la médication au bout de quinze jours.

Lorsque l'artério-sclérose est seule en cause, on doit se borner à prescrire l'iodure de potassium :

Iodure de potassium..	5 grammes
Sulfate de spartéine...	0 gr. 50
Eau distillée..........	100 grammes
Sirop d'écorces d'oranges................	50 grammes

Une cuillerée à bouche le matin. Cesser au bout de quinze jours.

2° Pour combattre les crises, c'est à l'ischémie bulbaire qu'il faut s'adresser. Dans ce but on emploie la trinitrine qui détermine une vaso-dilatation active; on donnera donc cinq fois par jour ou plus une cuillerée à café de la solution suivante.

Solution alcoolique de trinitrine au 100°	XXX gouttes
Eau distillée	250 gr.
Sirop de mûres	50 gr.

On peut également l'administrer sous forme de comprimés :

Trinitrine	XXX gouttes
Sucre de lait	30 grammes

pour 15 comprimés (chaque comprimé représentant deux gouttes de la solution officinale : dose : II à VI gouttes au plus.)

La trinitrine ne doit pas être continuée trop longtemps, sinon elle déterminerait une céphalée pulsatile. Au bout d'une huitaine de jours, on la remplacera par le tétranitrate d'érythrol ou tétranitrol :

Tétranitrol	0 gr. 30
Sucre de lait	àà 1 gr. 50
Bicarbonate de soude	àà 1 gr. 50

Pour 15 compresses 2 à 5 par jour.

Ou bien sous forme de dragées :

Tétranitrol	0 gr. 01

Pour 1 dragée. Une à cinq par jour.

Le nitrite d'amyle ne pourrait guère être employé qu'au moment des crises.

On peut aussi administrer l'infusion de café.

Outre les inhalations de nitrite d'amyle, on emploiera, lors des crises syncopales, épileptiformes ou apoplectiformes, les injections de caféine et d'éther. Le malade sera maintenu pendant quelque temps dans la position horizontale, la tête baissée.

Dans les syncopes prolongées on a encore préconisé les injections de sulfate de strychnine (cinq milligrammes).

3° Le traitement des causes occasionnelles et des troubles concomitants comprend celui des troubles digestifs et celui du nervosisme.

Pour combattre la constipation on peut administrer une ou deux fois par semaine, le matin à jeun, soit un verre d'eau de Montmirail, soit un des cachets suivants :

Calomel	àà 0 gr. 05
Scammonée	àà 0 gr. 05
Jalap	àà 0 gr. 05
Gomme-gutte	àà 0 gr. 05

Dans l'intervalle, avant le repas de midi ou avant chacun des deux repas un cachet de :

Magnésie lourde	àà 0gr.25
Rhubarbe de Chine pulvérisée	àà 0gr.25
Soufre sublimé	àà 0 gr. 50
Benzonaphtol	àà 0 gr. 50

par cachet.

Lorsque la constipation est minime on peut administrer quelques grains de santé de Franck ou l'une des pilules suivantes :

Extrait de belladone	àà 0 gr. 02
— de jusquiame	àà 0 gr. 02
— Podophyllin	0 gr. 04

Pour une pilule, 1 à 2 le soir en se couchant.

ou :

Extrait de jusquiame	àà 0 gr. 01
Evonymine	àà 0 gr. 01
Podophyllin	0 gr. 03
Cascara	0 gr. 04

pour une pilule, 1 à 2 le soir en se couchant.

ou :

Evonymine	àà 0 gr. 01
Extrait de cascara	àà 0 gr. 01
Extrait de jusquiame	àà 0 gr. 01
Rhubarbe	q. s. pour une pilule.

1 à 2 le soir en se couchant.

ou l'électuaire suivant :

Séné pulvérisé lavé à l'alcool	25 gr.
Coriandre	2 gr. 50
Pulpe de tamarin	25 gr.

Faire un électuaire de consistance molle (une cuillerée à café le soir en se couchant).

Contre les troubles nerveux on peut utiliser les préparations à base de valérianate d'ammoniaque :

Valérianate d'ammoniaque cristallisé bien neutre	àà 3 gr.
Extrait alcoolique de valériane	àà 3 gr.
Eau distillée	100 —

Filtrez. Une à deux cuillerées à café.

2. Valérianate d'ammoniaque cristallisé, bien neutre	àà 3 gr.
Extrait de valériane	àà 3 gr.
Bromure de sodium	àà 3 gr.
Bromure de potassium	àà 3 gr.
Bromure d'ammonium	àà 3 gr.
Eau distillée	q. s. pour 100 gr

Filtrez. Une à deux cuillerées à café.

3. Valérianate d'ammoniaque cristallisé	àà 0 g. 05
Oxyde de zinc	àà 0 g. 05
Extrait de jusquiame	àà 0 g. 05

par pilule, une à trois par jour.

Il faut encore recommander au malade d'éviter les émotions, la fatigue cérébrale trop longtemps continuée, les efforts violents ou brusques : les douches froides, les bains, le massage. Il devra s'abstenir de tabac, de liqueurs, de thé, de viandes faisandées, de fromages frais, de poissons de mer ; insister sur les laitages, les légumes, les viandes blanches.

Les médicaments vaso-constricteurs, digitale, ergot de seigle, etc., sont à proscrire.

G. Lyon.

Traitement de l'artério-sclérose cérébrale par le sérum inorganique, par Léopold-Lévi (*Gazette Hebdomadaire*, n° 80, p. 949, 1901). — Le Dr Léopold Lévi a utilisé, contre les troubles circulatoires dépendant de la sclérose vasculaire, un traitement préconisé antérieurement par Trunecek. On sait que ces troubles : congestion, anémie, soit par diminution de calibre, soit par spasme des vaisseaux, se traduisent par un ensemble de phénomènes intermittents, transitoires (claudication intermittente de Grasset, myopragie cérébrale de Potain). Tantôt on observe des troubles à localisation anatomique précise, tels qu'hémiplégie, aphasie, délire, troubles visuels transitoires ; tantôt des troubles diffus, donnant lieu à des vertiges intermittents.

Le traitement consiste dans l'emploi du sérum inorganique de Trunecek :

Sulfate de soude.......	0 gr. 44
Chlorure de sodium....	4 gr. 92
Phosphate de soude...	0 gr. 15
Carbonate de soude....	0 gr. 21
Sulfate de potasse.....	0 gr. 40

Eau distillée q. s. pour 100 grammes.

Les injections se font sous la peau. Elles ont lieu tous les jours ou tous les deux jours. La quantité injectée a varié de 1 cent. c. à 5 centim. cubes. Les injections ne sont pas douloureuses. Dans des cas très rares, elles ont déterminé de petites indurations, qui se sont rapidement résorbées.

Sous l'influence du traitement on constate la disparition ou au moins l'atténuation de phénomènes hémiplégiques sensitifs et moteurs, douloureux ou pénibles, rendant parfois tout travail impossible ; la disparition de vertiges et de sensations paresthésiques de la tête venant troubler l'existence, l'amélioration d'amnésies et de phénomènes visuels.

G. Lyon.

Ophtalmologie

Dr E. KOPFF

Médecin oculiste de l'hôpital St-Joseph

Glaucome consécutif à une rétinite brightique. Puissant effet analgésiant de la dionine, par Terson (*Soc. d'opthalmologie de Paris*, 2 juillet 1901). — L'auteur se borne à signaler l'effet puissant de la dionine qui lui a permis d'éviter l'énucléation, voire même l'ablation du sympathique, chez une malade dans un état général précaire et pour un œil atrocement douloureux que rien n'avait pu calmer : la malade a conservé son globe.

Il s'agit d'une femme de 60 ans atteinte aux deux yeux de rétinite albuminurique tout à fait classique, avec hémorragies, mais aussi nombreuses taches blanches. L'œil gauche était de beaucoup le plus malade. La tension était normale. Cette dame, dont le frère et la sœur sont morts brightiques, est atteinte elle-même de mal de Bright avec albuminurie, très haute tension artérielle et hypertrophie du cœur, sans compter tous les autres symptômes du mal de Bright. L'auteur prescrivit les verres appropriés et conseilla une grande sévérité dans le régime lacté. L'iodure, la trinitrine ont été également employés. Les sangsues, essayées une fois, ont déterminé une hémorragie fort longue à arrêter.

En février 1901, l'œil droit, toujours atteint de rétinite, pouvait encore lire un journal : mais l'œil gauche avait perdu toute perception lumineuse, était d'une dureté pierreuse, très congestionné et depuis trois semaines déjà provoquait des douleurs extrêmement violentes. Il était complètement inéclairable et l'est resté depuis.

Vu l'absence de perception lumineuse et la constatation antérieure des hémorragies rétiniennes, l'iridectomie fut rejetée, car on connaît ses dangers dans le glaucome hémorragique : l'auteur s'en tint aux myotiques appliqués cinq à six fois par jour. L'ésérine étant mal tolérée, la pilocarpine resta le seul myotique employé. Une légère amélioration suivit ce traitement, mais, au bout d'un mois, les douleurs devinrent telles que l'on dut faire des sclérotomies postérieures qui ne donnèrent qu'une détente passagère. Les douleurs redevinrent si vives qu'on agitait la question de l'énucléation, quand l'auteur pensa à essayer la dionine et prescrivit une solution à 1/40 trois fois par jour, tout en continuant la pilocarpine. A son grand étonnement, *dès le soir même* des premières instillations, les douleurs commençaient à se calmer, la malade pouvait dormir. Au bout de quelques jours, la cornée était brillante et transparente, la pupille restait à l'état de moyenne dilatation.

L'œil, quoique toujours fort dur, montrait une légère élasticité à la palpation. Enfin les douleurs avaient complètement disparu. L'œil était blanc, au lieu d'être violet et congestionné comme autrefois, et était sillonné par places de quelques veines tortueuses, comme dans certains glaucomes absolus, mais où les douleurs font défaut.

La solution à 1/20 n'a pas donné d'effet analgésique plus marqué, et ni la solution à 1/20 ni celle à 1/40 n'ont provoqué de fort chémosis, mais seulement une cuisson marquée suivie d'un léger œdème de la conjonctive bulbaire et du cul-de-sal inférieur. La poudre de dionine n'a pas été essayée.

Quel que soit le sort ultérieur de cet œil, cette analgésie surprenante dure depuis près de deux mois.

L'auteur a essayé aussi la dionine à 1/20 combinée aux myotiques dans un cas de glaucome aigu. Elle a déterminé une analgésie assez marquée, mais comme l'hypertonie restait forte, l'auteur a pratiqué l'iridectomie sclérale qui a rendu en quelques jours la vision.

La dionine à 1/10 a été aussi prescrite dans certains cas d'iritis douloureuse. Elle a paru entraîner une certaine analgésie. Dans les ulcères cornéens, les effets semblent peu marqués.

Donc, en présence d'un mal où l'œil est perdu, où l'iridectomie paraît dangereuse ou inutile, où les ponctions peuvent être insuffisantes et où le malade en est réduit à l'énucléation, à l'ablation du sympathique et autres destructions, il sera toujours bon d'essayer la dionine; car dans le cas de l'auteur, la solution faible a suffi a provoquer une analgésie profonde et prolongée.

E. Vogt.

Autoplastie palpébro-palpébrale à pédicule dans le traitement de l'ectropion cicatriciel de la paupière inférieure, par Dupuy-Dutemps (*Soc. d'ophtalmologie de Paris*, 2 juillet 1901, *résumé du rapport de M. Terson*). — On doit donner le nom précis et générique d'autoplastie *palpébro-palpébrale* au procédé de blépharoplastie qui consiste à utiliser une paupière pour remplir la perte de substance de l'autre paupière. Il y a déjà assez longtemps qu'on a eu l'idée d'employer une paupière pour remplacer l'autre; mais les procédés ont beaucoup varié. Pour combler la perte de substance après ablation d'un épithélioma, mais aussi pour l'ectropion cicatriciel, beaucoup d'auteurs se sont adressés à une paupière pour remplacer l'opposée. Même le symblépharon a paru justiciable de ce genre d'opération modifié.

M. Dupuy-Dutemps a adopté le procédé que Panas avait employé dans un de ces cas d'ectropion spontané juvénile, où la peau de la paupière inférieure subit, sans qu'il y ait toujours un état lacrymal primitif bien net, une sorte de rétraction spéciale avec aspect lisse et tendre de la peau du visage, qui, chez ces sujets, semble présenter une modification particulière. Une résection conjonctivale fut faite pour accentuer le retrait du bord palpébral, mais elle fut combinée à la prise d'un lambeau à pédicule externe et taillé au niveau du bord supérieur du tarse.

La paupière inférieure avait été incisée et débridée assez largement pour recevoir le lambeau emprunté à la paupière supérieure. Le résultat fut remarquable. Le lambeau prit complètement.

L'ectropion fut corrigé, et la difformité opératoire nulle. La paupière supérieure supporta, sans le moindre ectropion, sa perte cutanée.

Ce procédé mérite donc une sérieuse attention. M. Dupuy-Dutemps l'a employée dans le cas suivant: il s'agit d'un jeune homme de 26 ans, atteint d'ectropion cicatriciel inféro-externe datant de l'enfance et consécutif, paraît-il, à un violent traumatisme qui aurait entraîné une fistule osseuse et une cicatrice adhérente à l'enfoncement osseux.

Une autoplastie palpébro-palpébrale à pédicule fut pratiquée sous le chloroforme, après incision libératrice de la cicatrice et tarsorraphie. Le lambeau est pris au-dessous du sourcil et à 5 centimètres de long sur 10 millimètres de large à la partie moyenne. La commissure externe est légèrement déplacée, et on pratique le transfert du lambeau et la suture. Pansement au protective. Réunion par première intention. Dans les trois premières semaines, légère rétraction du lambeau qui le réduit à 3 centimètres de long et à 6 millimètres de large. La tarsorraphie est levée au bout d'un mois. Au bout de deux mois et demi, le résultat paraît bon et stable.

La paupière supérieure n'a pas souffert de sa perte cutanée.

Ce procédé présente l'avantage de combler la perte de substance palpébrale par un lambeau de même *consistance* et de même *couleur* que celles de la paupière inférieure. On sait combien les lambeaux obtenus par greffe de la peau du bras sont disgracieux par leur couleur blanche. De plus, cette autoplastie palpébro-palpébrale a l'avantage de la blépharoplastie à pédicule en général; ses lambeaux conservent presque toujours indéfiniment la même dimension, fait *capital*, et que la greffe est impuissante à produire. Tels sont les considérables avantages du procédé, qui ne serait, il est vrai, pas applicable à de vastes ectropions cicatriciels, ceux classiques par brûlures, par exemple. Il faut alors une peau épaisse et solide pour remplacer la charpente même de la paupière détruite, et la blépharoplastie temporale ou malaire à pédicule, même comme étendue, reste le procédé de choix, et la paupière supérieure n'y suffirait pas.

E. Vogt.

Traitement de l'ophtalmie des nouveau-nés par de Lantsheere (*Ann. de la Soc. méd. chirur. de Brabant*, 31 juillet 1901). — L'auteur a depuis 4 ans, abandonné les cautérisations au nitrate d'argent ainsi que les instillations dans le courant de la maladie.

Lorsque les paupières sont très violemment gonflées et qu'il y a une sécrétion purulente abondante, l'auteur se contente à la clinique d'entrouvrir légèrement et doucement les paupières pour ramasser le pus qui par de légères frictions sur les deux paupières exercées en quelque sorte comme un massage, sort très facilement hors de la profondeur des culs-de-sac conjonctivaux. Cette manipulation terminée (il faut la répéter au moins toutes les heures) on la fait suivre immédiatement d'une irrigation douce de permanganate de potasse à 0.50 0/00 en exprimant un tampon d'ouate trempé dans ce liquide au-dessus des paupières qu'on entr'ouvre d'abord légèrement, puis progressivement de plus en plus, lorsque les symptômes de gonflement et d'inflammation ont cédé. Il est indispensable de dire aux parents qu'eux seuls ont presque toute ou même toute la responsabilité du traitement.

Toutefois, dès que le gonflement a un peu diminué et que l'écartement des paupières est plus facile, on fait journellement une instillation de quelques gouttes d'argonine à 1 ou 2 0/0.

L'argonine répond efficacement à toutes les indications, dont les plus favorables sont :

a) Qu'elle tue les gonocoques, surtout quand ils se trouvent dans des liquides albuminoïdes ;

b) Qu'elle peut pénétrer profondément dans les tissus; elle ne forme pas de précipité avec l'albumine;

c) Qu'elle n'exerce aucune action irritante ou caustique sur les muqueuses.

Comparée au nitrate d'argent, l'argonine tue comme lui les gonocoques d'une façon sûre et elle a de plus l'avantage de n'inspirer aucune crainte au sujet de complications ou d'aggravations : le nitrate en revanche peut en amener. Elle est vis-à-vis du nitrate d'une innocuité absolue sur la conjonctive palpébrale et la cornée.

E. Vogt.

Maladies du Larynx du Nez et des Oreilles

Dr Courtade,

Ancien interne des hôpitaux

Contribution à l'étude du traitement chirurgical des fibromes naso-pharyngiens par les voies naturelles, par Pappanicolaou (*Revue médico-pharmaceutique de Constantinople*, juillet 1901). — Cette tumeur qui présente une malignité clinique, mais non anatomique a exercé l'habileté des chirurgiens de tous les temps.

Pour atteindre facilement le pédicule, Hippocrate enlevait les parties molles du nez, Dieffenbach, Maisonneuve pratiquaient une boutonnière palatine médiane, Bœckel faisait une incision transversale à l'insertion du voile, Nelaton, Gussenbauer reséquaient la voûte palatine, Huguier, Langenbeck, détachaient temporairement le maxillaire supérieur.

L'électrolyse nécessite de fréquentes interventions qui ne sont pas toujours sans danger à cause des complications inflammatoires ; l'ablation avec des curettes, des pinces en S, l'anse froide ou chaude n'est point applicable au cas où la tumeur pousse des prolongements adhérents aux fosses nasales.

L'auteur a opéré trois cas, par les voies naturelles avec d'excellents résultats, quoique les tumeurs fussent adhérentes.

Chez un enfant de 14 ans qui portait un fibrome remplissant le pharynx, l'auteur essaya sans succès d'arracher la tumeur avec la pince sygmoïde de Jurasz ; il employa alors l'anse de Krause qu'il appliqua le plus près possible du pédicule et parvint par des tractions progressivement croissantes à arracher la tumeur ; l'hémorragie s'est alors complètement arrêtée.

Chez une femme de 24 ans, le fibrome adhérent au voile, poussait deux prolongements dans le méat moyen gauche.

Après ablation des prolongements avec l'anse, le chirurgien parvint à détacher le pédicule avec le crochet de Lange.

Le 3e malade est un homme de 55 ans, dont le fibrome, remplissant la cavité naso-pharyngienne, envoyait des prolongements dans la narine droite, l'antre d'Higmor, et les cellules ethmoïdales ; le globe oculaire était repoussé en avant et en dehors. Sans narcose préalable, le chirurgien, avec le crochet de Lange, décolle rapidement les adhérences et, saisissant la tumeur à sa base, vers les extrémités des cornets, il parvient à la détacher, en usant d'une grande force. Durée de l'opération, 3 minutes. La tumeur pesait 115 grammes.

Plus tard, l'ablation des prolongements et des végétations polypeuses de la muqueuse fut suivie d'une hémorragie abondante qui nécessita le tamponnement.

A. Courtade.

Destruction du sinus frontal et guérison par première intention, par le Dr Barraquer (de Barcelone) (*Archivos de Oftalmologia Hispano Americanos*, avril 1901). -- L'auteur décrit d'une façon complète et détaillée le procédé employé dans deux cas pour la cure radicale de l'empyème frontal qui, en résumé, se réduit à l'extirpation presque totale de la fibro-muqueuse avec élimination de la paroi osseuse du sinus.

L'auteur a obtenu la guérison en huit jours, avec ce procédé qui offre, en outre, des avantages sur les autres procédés, car après l'opétion, il n'est besoin d'aucun autre traitement et on évite le danger de la fistule. Quand la lésion se prolonge profondément sur la paroi supérieure de l'orbite, il est préférable de renoncer à la cure par première intention et d'utiliser un autre procédé.

F. Berini.

Traitement des suppurations chroniques de l'oreille moyenne par l'air chaud (*Munchener med. Wochenschrift*, n° 24, 1901). — Hecht insuffle, au moyen d'un appareil spécial muni d'un cathéter, qu'il introduit dans le conduit auditif, de l'air chaud dans la caisse ; on s'arrête dès que des douleurs se manifestent.

Les avantages de ce traitement sont les suivants : 1° l'humidité de la caisse entretenant un état de macération de la muqueuse favorable à la culture des bactéries, les lavages de l'oreille moyenne, par eux-mêmes fort efficaces, laissent après eux des gouttelettes qui entretiennent la macération. On se trouvera donc bien de faire suivre les injections d'une séance d'insufflation d'air chaud. 2° En outre, l'air chaud donne naissance à une hypérémie active de la muqueuse qui favorise la nutrition et augmente la force de résistance des tissus, vis à vis des influences nocives.

E. Vogt.

Thérapeutique moderne de la pthisie laryngée par le Dr Lesmes Rodriguez. (*Los Nuevos Remedios*, 15 juin 1901). — La période prétuberculeuse de la pthisie laryngée se manifeste tantôt par de l'anémie, tantôt par de l'hypérémie avec tuméfaction.

Contre l'anémie on recommande des insufflations de poudres, comme le sozoïodolate de zinc additionné de sucre de lait, ou encore des applications d'une solution de nitrate d'argent à 3 0/0, de perchlorure de fer, de baume du Pérou, d'alcool, etc. Il ne faut pas appliquer des astringents trop énergiques qui pourraient provoquer de l'hypérémie et même de l'œdème.

Dans la phase hypérémique l'auteur s'est très bien trouvé de la solution suivante.

Créosote..............	50 grammes
Alcool..........	10 —
Glycérine.............	50 —

On peut encore employer les applications de tanin, d'alun, etc.

Dès que la moindre érosion ou ulcération se produit il faut traiter le cas comme une vraie tuberculose.

Après avoir employé pendant quelque temps l'acide lactique, l'auteur a renoncé complètement à ce moyen, qu'il qualifie de barbare.

Il emploie très peu la cocaïne, la remplaçant avantageusement par l'extrait de capsules surrénales mélangé à du sucre de lait. Après avoir ainsi anesthésié le larynx il injecte un mélange de menthol et d'orthoforme qui lui rend de grands services.

Le traitement chirurgical ne lui sourit qu'à moité et il s'en abstient tant qu'il peut. Quand la dysphagie est considérable il recommande l'huile d'olive qui lubrifie la partie supérieure de l'œsophage et soulage beaucoup les malades.

L'auteur cite les travaux de Farano en faveur du thiocol administré par l'estomac ou en injections (1 centigramme dans l'huile de vaseline).

F. Berini.

Maladies vénériennes

Maladies de la Peau

D' MOREL-LAVALLÉE

Medecin des hôpitaux

Rapport concernant les méthodes nouvelles du traitement de la gale (*Therap. Monatshefte*, octobre 1901). — Juliusberg rappelle que les traitements classiques, irréprochables au point de vue de leur efficacité, le sont moins au point de vue de leurs inconvénients, sur lesquels il est inutile d'insister. L'attention des dermatologistes a été attirée, dans ces derniers temps, sur des procédés nouveaux, destinés à obvier à ces inconvénients, et l'auteur, dans ce travail d'ensemble, passe en revue ces procédés.

1° *Savon à la nicotine.* — Savon inodore contenant environ 0,7 0/0 de nicotine. Dangereux à employer chez les enfants et les individus affaiblis.

2° *Eudermol* (salicylate de nicotine). — Substance aussi active que la précédente, non toxique.

3° *Epicarine.* — Produit de condensation de l'acide crésotinique et du naphtol B, de toxicité très faible, donne, en pommade à 10-20 0/0, des résultats excellents.

Chez les adultes, on prescrira :

Epicarine	7	grammes
Craie blanche	2	—
Vaseline blanche	30	—
Lanoline	15	—
Axonge	45	—

Us. Ext.

On fera, chaque soir, une application pendant 2 à 3 jours, et on terminera avec 1 à 2 frictions à l'onguent diachylon, pour favoriser l'épidermisation. Chez les enfants, la pommade à 5 0/0 suffit.

Epicarine	5	grammes
Lanoline	90	—
Huile d'olives	10	—

Us. Ext.

4° *Péruol.* — Solution contenant une partie de péruscabine, éther benzylique de l'acide benzoïque, pour trois parties d'huile de ricin. Produit inodore et incolore, qui n'a pas donné, entre les mains de Lassar, les résultats favorables annoncés par ses promoteurs.

5° *Méthode de Sherwell.* — Après un savonnage préalable, on frictionne pendant deux à trois soirs le patient, avec une pommade soufrée à 5 0/0, et l'on poudre la literie avec de la fleur de soufre. On termine par un bain chaud. Excellente méthode à condition que la peau ne soit pas le siège d'une trop grande irritation.

6° *Sapolan.* — Fait disparaître le prurit, mais ne détruit pas le sarcopte.

Pour l'auteur, il ne faudrait pas croire que ces topiques nouveaux puissent détrôner les anciennes méthodes dans tous les cas. Pour le traitement extemporané, la pommade de Wilkinson, le baume du Pérou, garderont toujours leur importance. La pommade d'Helmerick et la solution de Vlemingkx ne sont extemporanées qu'en apparence, quand on se trouve en présence d'une peau irritable ou atteinte d'eczéma, car le traitement consécutif de la dermatite devient dans ces cas très long.

Si l'on compare l'épicarine au naphtol B, on reconnaît qu'elle satisfait à un besoin, car elle n'est pas toxique comme son congénère. Le savon à la nicotine demande une surveillance trop constante, étant donné sa toxicité, pour que l'emploi en puisse être confié à un personnel hospitalier. La méthode de Sherwell se prête bien à un traitement à domicile, avec les réserves ci-dessus. Le péruol présente de grands avantages, ainsi que l'auteur a pu le reconnaître; l'odeur et l'irritation cutanée sont nulles, le linge n'est pas taché, et si l'on craint une action trop faible, il est facile de faire saupoudrer le linge de corps et les draps de lit avec de la fleur de soufre pendant le traitement.

E. Vogt.

Les indications de la Photothérapie dans le traitement des lupus et des dermatoses limitées de la face, par Leredde (*Presse Médicale* n° 72 p. 125, 1901). — On sait, depuis les travaux de Finsen, que les rayons chimiques compris dans la partie violette et ultra-violette du spectre, très abondants dans la lumière solaire et celle de l'arc voltaïque, ont des propriétés biologiques considérables, dont la plus remarquable est l'action bactéricide de la lumière qui leur est exclusivement due et qu'ils déterminent sur la peau une inflammation spéciale, attribuée autrefois a tort aux rayons calorifiques, inflammation dont le type aigu est représenté par le coup de soleil.

La photothérapie a pour objet de guérir certaines affections de la peau, en condensant au milieu des lésions un très grand nombre de ces rayons, en provoquant par suite une inflammation locale qui aboutit à la résorption interstitielle des lésions, et en détruisant les bactéries dans les tissus lorsqu'il s'agit d'inflammation d'origine bactérienne.

Les réactions inflammatoires produites par les rayons chimiques ont des caractères particuliers :

a) Ces réactions s'étendent à une très grande profondeur (d'où leur action sur les tubercules lupiques et sous-dermiques).

b) Les réactions photogéniques ne sont pas destructives : seulement la durée de la réaction inflammatoire est d'autant plus longue que l'application des rayons chimiques a été plus prolongée. On sait que les rayons de Rontgen produisent très facilement des destructions étendues.

c) Les cicatrices photothérapiques sont absolument parfaites.

d) Les réactions photogénétiques ne sont pas douloureuses.

e) Elles sont tardives ; apparaissent au bout de douze heures au plus tôt, en général de vingt-quatre heures, parfois de quarante-huit seulement.

La liste des affections dans lesquelles la photothérapie a été employée est longue et comprend le lupus tuberculeux, le lupus érythémateux, l'épithélioma de la face, le naevus vasculaire plan, le sycosis, l'acné rosée et la pelade.

La photothérapie doit être employée chez tout lupique atteint de lupus tuberculeux, après échec des galvanocautérisations ou des scarifications pratiquées pendant un temps limité.

A l'égard du traitement du lupus érythémateux, il convient d'être plus réservé ; les indications de la photothérapie y sont moins fréquentes que dans le lupus tuberculeux et plus difficiles à poser.

Toutes les méthodes peuvent réussir ou échouer, dans cette forme de lupus, et, d'autre part, on n'obtient pas par la photothérapie non plus que par toute autre méthode, les succès définitifs qu'on obtient dans le lupus tuberculeux.

Il y a lieu d'ailleurs de distinguer, à l'exemple de M. Brocq, le lupus érythemateux aberrant et le lupus érythemateux fixe.

Dans le premier cas la guérison peut être obtenue par des topiques chimiques, le savon noir, les acides salicylique et pyrogallique, les emplâtres mercuriels, l'électricité de haute fréquence, les scarifications.

En fait, il s'agit de lésions de la surface où les phénomènes congestifs ont un rôle prédominant et où de nombreux agents peuvent à travers l'épiderme déterminer la production de phénomènes résolutifs.

La photothérapie ne doit être essayée que dans les cas où tous les ans des poussées se produisent sur le même point malgré tous les traitements.

Il n'en est pas de même dans le lupus érythémateux fixe, où les lésions épidermiques et extra-vasculaires sont considérables. Ici le problème est presque identique à celui du lupus vulgaire (Brocq) et les indications de la photothérapie sont à peu près les mêmes. Dans le lupus il faut renoncer aux méthodes superficielles, savon noir, emplâtre et essayer d'abord les scarifications; si elles échouent, les courants de haute fréquence ou la photothérapie deviendront indiqués. Le traitement est toujours long et doit être poursuivi jusqu'à formation de cicatrices.

En dehors du lupus, la *photothérapie s'applique a des lésions de la face, rebelles à toute méthode thérapeutique*. L'exemple de ces lésions est fourni par le grand nœvus plan, où, à cause de l'etendue, l'électrolyse est impraticable, et où les méthodes caustiques donnent des cicatrices assez gênantes ou plus gênantes que la coloration anormale de la peau.

L'acné rosée, surtout dans ses formes limitées à l'extrémité du nez, peut résister aux applications des pommades actives; souvent on est conduit à scarifier la peau. La photothérapie est capable d'agir plus profondément et sans produire les douleurs que détermine la scarification.

Les résultats obtenus dans le traitement du sycosis sont tout à fait encourageants.

G. Lyon.

Traitement des eczémas chroniques par des courants de vapeur chauds (*Bl. f. Klin. Hydrotherapie*, n° 6, 1901). — Fodor se sert d'un appareil spécial, donnant un courant de vapeur d'eau facile à régler, et permettant la suppression de l'eau de condensation, qui provoque aisément la macération épidermique.

Dans un cas d'eczéma avec prurit intense, des applications quotidiennes de 5 minutes de durée firent dès les premières séances disparaître le prurit, et peu de temps après l'infiltration et la desquamation. En six semaines, cet eczéma datant de plusieurs années avait entièrement disparu. Depuis ce temps, la malade voyage avec son appareil et à la moindre apparition d'une récidive, la combat efficacement.

Dans un autre cas, concernant un eczéma des extrémités inférieures, localisé depuis plusieurs années aux espaces interdigitaux, chez un homme de 70 ans, athéromateux, les applications furent faites en tenant à la distance d'un mètre environ le tube émettant la vapeur, pour éviter l'excitation thermique. Chaque séance fut suivie d'une douche en pluie à 15° C. sur les extrémités malades. Au bout de quelques semaines, la dermatite était guérie, en même temps que des engelures dont le malade souffrait chaque hiver.

E. Vogt.

Observations nouvelles concernant l'épicarine (*Klin-Ther. Wochenschrift*, n° 29, 1901). — Pfeiffenberger a continué ses recherches concernant l'action de l'épicarine sur une série de dermatoses. Une série nouvelle de 24 cas de scabies, et 6 de prurigo a confirmé les observations précédentes, car seuls quelques sujets extrêmement sensibles ont présenté une légère irritation eczémateuse à la suite d'application d'épicarine. En outre 20 cas environ d'herpès tonsurant et 3 cas de psoriasis vrai furent soumis à l'action de ce topique. Pour le psoriasis, les résultats furent encourageants et de nouvelles recherches sont nécessaires.

Les cas d'herpès tonsurant furent traités avec des solutions alcooliques (a. absolu) d'épicarine à 7 et 10 0/0 : le succès a été prompt, l'extension de processus à la périphérie subit de suite un arrêt; au bout de quelques jours, la peau avait repris un aspect normal. Les applications se font une fois par jour : le liquide sèche rapidement et ne provoque qu'une rougeur légère sur les points traités. La prescription, à la consultation de l'hôpital, de badigeonnages à l'épicarine, est donc facile : dans les cas légers, badigeonnages en tout pourront suffire pour obtenir la guérison.

E. Vogt.

Hydrocéphalie syphilitique enrayée par le traitement spécifique, par Rocaz (*Journ. de méd. de Bordeaux*, 22 septembre 1901). — L'histoire de l'hydrocéphalie syphilitique est assez récente. Entrevue par Fournier, cette variété d'hydrocéphalie a surtout été étudiée par Sandoz, qui en a démontré l'existence, et par d'Astros. Depuis leurs premiers travaux, d'autres auteurs se sont occupés de cette question, mais sans l'avoir complètement élucidée. Les observations où le rôle de la syphilis dans l'étiologie de l'hydrocéphalie est incontestable ne sont pas très nombreuses; le cas de l'auteur présente à cet égard de l'intérêt. Il s'agit d'un enfant, âgé de six mois, dont la tête avait grossi d'une façon anormale, dont la mère avait été atteinte de syphilis manifeste quelque mois après son mariage. Quelque temps après le début de ses premiers symptômes, elle devenait enceinte; mais sa grossesse fut interrompue à deux mois et demi par un avortement.

L'enfant atteint d'hydrocéphalie est venu au monde un an après la fausse couche. Il est né à terme, et n'a rien présenté d'anormal à sa naissance, si ce n'est sa petitesse. Mais un mois et demi après sa naissance, il présenta un coryza intense caractéristique, puis au cours du cinquième mois, une augmentation anormalement rapide du volume de sa tête. Au moment de l'examen, l'enfant présente, en outre, des syphilides maculeuses surtout abondantes au front, aux cuisses, aux fesses, aux mollets. Autour de l'anus, elles étaient papuleuses, confluentes et suintantes. Le foie n'était pas hypertrophié; aucune tuméfaction osseuse; la sécrétion urinaire paraissait normale; il n'y avait pas d'albumine dans l'urine.

La tête était énorme par rapport au reste du corps; le frontal faisait une volumineuse saillie en avant, surplombant les yeux, qui paraissaient profondément excavés; les bosses pariétales étaient également proéminentes.

Les fontanelles étaient largement ouvertes; la fontanelle antérieure, en particulier, se prolongeait par ses angles entre les os du crâne, dont les sutures étaient écartées.

Pas de troubles moteurs ou de la sensibilité; pas de strabisme.

Le traitement consista en des frictions mercurielles quotiditiennes et en l'administration du sirop suivant :

Liqueur de Van Swieten	15 grammes
Sirop d'écorces d'oranges amères.........	100 c.c.

à la dose de trois cuillerées à café par jour.

Ce traitement fut très bien supporté; l'enfant ne présenta aucun trouble digestif ni aucun signe d'intoxication.

Au bout de quinze jours, le coryza avait disparu; les macules syphilitiques avaient notablement pâli; de plus, l'état général s'était amélioré : l'enfant avait pris un peu d'embonpoint; la teinte bistrée de sa peau était moins intense. Du côté de la tête, l'amélioration était aussi nette : l'enfant semblait sortir un peu de sa torpeur et tenait mieux sa tête; celle-ci, qui avait si rapidement augmenté de volume dans le mois précédent, paraissait arrêtée dans son développement; la mensuration apprenait cependant qu'elle avait encore augmenté d'un centimètre.

Le traitement spécifique fut continué pendant un an, avec des rémissions très courtes; aucune autre médication n'y fut associée, aucun traitement local ne fut tenté. L'amélioration fit des progrès continus; trois mois après le début de son traitement, cet enfant était métamorphosé: toute trace de syphilis avait disparu. L'enfant était sorti de sa torpeur intellectuelle, souriait, tenait la tête droite, était sensible aux excitations extérieures. La circonférence maxima de la tête était alors de 50 centimètres; mais, depuis un mois, cette mesure n'avait pas varié. Elle n'a pas d'ailleurs varié dans la suite, car *un an plus tard*, c'est-à-dire seize mois après le début du traitement, elle était encore de 50 centimètres; de plus, les sutures et les fontanelles s'étaient fermées. L'enfant avait grandi; son intelligence était normale; il commençait à parler et marchait correctement.

E. Vogt.

Maladies des Voies urinaires

Dr Chevalier,

Chirurgien des hôpitaux,

Ancien Chef de clinique de la Faculté.

Les repaires microbiens de l'urèthre, par Jules Janet (*in Ann. Gen. Ur.* 1901, p. 897). — Les repaires microbiens de l'urèthre antérieur et du pénis peuvent être un prépuce trop étroit ou chargé de végétations, des diverticules uréthraux et des trajets para-uréthraux : méat étroit avec poche, dépression médiane supérieure plus ou moins profonde, canal para-uréthral médian de la paroi supérieure débouchant plus ou moins haut, une fistule dorsale de la verge, les dépressions situées sur les faces latérales de la fosse naviculaire avec plis ou diaphragmes tranversaux, des canaux para-uréthraux latéraux complets ou borgnes, ceux-ci pouvant donner des abcès qui vont quelquefois s'ouvrir au sillon balano-préputial, ce sont encore des canaux para-uréthraux de la paroi inférieure de l'urèthre (de la commissure ou sous fréniques, ou accidentels). Ce sont encore des cryptes ou diverticules de la paroi uréthrale inférieure.

Chez les hypospades les anomalies sont des plus fréquentes : canaux para-uréthraux médians simples ou multiples, canaux latéraux, bajoues latérales, pouvant être indépendantes de l'urèthre.

Les anfractuosités des rétrécissements constituent des repaires microbiens, surtout pour les microbes autres que le gonocoque.

Les repaires microbiens de l'urèthre postérieur sont les glandes prostatiques surtout, et après les vésicules séminales.

Pour faire le diagnostic, Janet se sert d'une série d'instruments : stylet, écarteurs univalve, bivalve, à trois branches. Le massage que l'on est obligé de faire quelquefois pour déceler la goutte ne doit jamais être pratiqué dans la période active de la blennorragie, mais seulement à son déclin.

Pour traiter ces complications de la blennorragie on peut quelquefois se contenter de lavages faits avec des canules très fines dans ces trajets, mais souvent il faut les traiter plus complètement : établissement d'une contre ouverture en ne lavant qu'au bout de deux à trois jours, cautérisation chimique, galvanique ou électrolytique qu'on ne fera que quand l'urèthre aura été bien désinfecté.

L'incision des trajets est le procédé de choix quand elle est possible, et enfin l'extirpation qui ne peut se faire pour tous les trajets.

Dans les infections gonococciques, Janet n'est pas partisan de la méthode des hautes dilatations d'Oberlanker Kollmann qu'il adopte dans les infections secondaires.

E. CHEVALIER.

Rupture traumatique de l'urèthre, par Walther (*in Bull. Soc. Chir.*, 1901, p. 765). — Chez un homme de 33 ans qui, à la suite d'une chûte à califourchon sur le bord d'un bateau se rompit l'urèthre, Walther trouve une tumeur périnéale énorme, une infiltration sanguine considérable ayant gagné les bourses, la verge, la paroi abdominale. Il ouvrit le vaste foyer périnéal, évacua les caillots et vit une rupture de l'urèthre à la partie antérieure du bulbe : rupture complète avec écartement de 4 centimètres des deux bouts. Il passa une sonde dans le bout antérieur puis dans le bout postérieur, et fit la suture en plusieurs plans : 1° suture de la muqueuse avec un peu de tissu spongieux par 10 points séparés au catgut n° 0 ; 2° suture du corps spongieux par 7 points séparés au catgut n° 1 ; 3° suture au catgut n° 1 des débris du bulbe caverneux. Suture de la peau au crin. Petit drain pendant 48 heures.

Guérison complète.

La rupture était double, car sur le segment postérieur, il y avait une perte de substance illiptique : par incision de la languette du tissu qui la séparait de la plaie transversale, Walther en fit une plaie oblique plus facile à suturer en évitant le rétrécissement.

Guérison.

E. CHEVALIER.

Quelques cas de cystite infectieuse par auto-infection, par B. Guisy d'Athènes (*in. Ann. gen. Ur.* septembre 1901, p. 1067). — L'auteur relate 6 observations : la première est une cystite intense au cours d'une dysenterie, due au bactérium coli et au diplocoque chez un malade n'ayant jamais été sondé et n'ayant jamais eu de blennorragie : le traitement local fut à peu près inutile tant que dura la dysenterie : la deuxième concerne un constipé de 68 ans, qui eut une cystite à colibacille et à staphylocoque dosé ; la troisième une fille de 31 ans avec une coprostase de 11 jours (cystite à colibacille) : la quatrième, un erysipélateux qui eut une cystite avec streptocoque pyogène ; la cinquième, un enfant de 7 ans avec cystite due à du staphylocoque pyogène bleu (coqueluche et gastro-entérite) ; la sixième concerne une femme de 48 ans qui eut une cystite à coli-bacille au cours d'une entéro-épiplocèle.

E. CHEVALIER.

Ruptures spontanées ou traumatiques des hydrocèles de la tunique vaginale par Mauclaire et Vinsonneau (*in. Ann. gen. Ur.* 1901, p. 940). — Les auteurs relatent deux observations personnelles de ruptures de la tunique vaginale : d'après l'opinion de Milian la rupture était due à la dégénérescence hyaline de la sclérose conjonctive des parois de l'hydrocèle : dans l'un des cas la rupture fut spontanée, dans l'autre elle suivit un traumatisme léger pendant que le malade se couchait. Chez un des malades la rupture fut indolore, signalée seulement par un bruit sec, chez l'autre elle fut un peu douloureuse et accompagnée de claquement. Les auteurs conseillent la cure radicale.

E. CHEVALIER.

Electrolyse et infiltration d'urine par Imbert et Bosc (de Montpellier), (*in. Ann. Gen. Ur.* 1901, p. 250). — C'est l'histoire d'un homme de 34 ans déjà soigné en 1897 par l'électrolyse (méthode à boule de Neumam) avec succès, qui revint en

1901 se faire soigner par la même méthode. Au cours du traitement survint un abcès urineux puis une véritable infiltration d'urine qu'il fallut inciser suivant les méthodes classiques. Le malade guérit.

Les auteurs en relatant leur observation qui leur paraît unique, demandent que les cas similaires s'il en existe, soient publiés.

E. CHEVALIER.

Traitement de l'onanisme (*Therap. Monatshefte*, octobre 1901). — HIRSCHKRON recherche avant tout la cause. L'incontinence nocturne d'urine doit être traitée par la faradisation, les deux électrodes larges étant appliquées aussi près que possible l'une de l'autre au-dessus de la symphyse : l'eczéma péri-anal, les fissures à l'anus seront combattus par l'ichthyol.

Lorsqu'il s'agit d'adultes, les exercices gymnastiques exécutés après le repas du soir rendent de grands services. Il est curieux de constater que ces exercices, faits à d'autres heures de la journée, ne produisent pas cet effet salutaire, qui tient sans doute à l'amélioration du sommeil par suite de la fatigue.

E. VOGT.

Gynécologie et Obstétrique

Dr R. BLONDEL,

Chef du Laboratoire de la Maternité,

à l'hôpital de la Charité

Du traitement des fixations pathologiques de l'utérus, par STEFFECK (*Aerztl. Rundschau, München*, 1901). — Un diagnostic complet et précis est nécessaire pour la direction rationnelle du traitement : de quel côté se trouvent les adhérences, leur forme, étendue, etc. Il importe particulièrement au point de vue du traitement de distinguer les fixations « directes » ou les adhérences tiennent à l'utérus lui-même, et les fixations « indirectes » ou l'utérus est immobile par les adhérences de ses annexes, ces dernières cédant plus facilement aux moyens ordinaires et ne nécessitant pas d'intervention sanglante. Les moyens thérapeutiques employés avec succès dans la majorité des cas par l'auteur sont les suivants : tamponnement vaginal avec de l'ichtyol et de la glycérine, chargement du vagin et de la partie inférieure du pelvis par des corps pesants (petits sacs remplis de plomb ou de sable), bains et irrigations chaudes, repos au lit. Dans les fixations « directes » où les adhérences sont nombreuses et invétérées, toute trace d'inflammation ayant disparu, il faut faire « l'hystérolyse vaginale » comprenant les temps suivants : 1° colpotomie postérieure et libération des adhérences postérieures ; 2° colpotomie antérieure et libération des adhérences antérieures ; 3° vaginofixation. Les deux colpotomies simultanées sont absolument nécessaires pour que l'opération soit complète. Si les adhérences remontent jusqu'aux annexes qui, malgré le traitement résorbant précédent, présentent encore un état inflammatoire, il faut les extirper, séance tenante, par le vagin.

R. BLONDEL.

Etude sur le traitement opératoire de la rétroversion et de la rétroflexion de l'utérus, par GERHARD (*Ztschr. f. Geburtsh. u. Gynak.*, *Stuttg.*, 1901). — L'auteur pratiqua dans quatre cas la ventrofixation supra-vésicale de l'utérus par la voie vaginale. Il employa le même procédé que pour la colpotomie : incision, en demi-cercle, autour de la partie antérieure du col, et laissant la vessie en arrière, ouverture du cul-de-sac antérieur de Douglas ; ceci fait, l'auteur attire en bas l'utérus avec des pinces courbes, fixe deux longs fils de catgut à l'aide d'une aiguille sur les ligaments ronds gauche et droit, puis, avec deux doigts de la main gauche, il les fait passer par l'ouverture du cul-de-sac antérieur de Douglas, derrière la symphyse et au-dessus de la vessie ; ensuite, lorsque l'autre a senti, à travers la paroi, la position des deux doigts situés à l'intérieur de la plaie, il fait une petite incision cutanée, à environ deux centimètres de la ligne blanche, et dans le sens de la longueur, et il fait sortir l'aiguille par cette incision faite dans la paroi abdominale, après avoir eu soin de ne pas léser l'intestin ni l'épiploon ; il répète la même opération pour l'autre ligament rond, et il lie les deux paires de fils sur un petit tampon de gaze ; enfin il suture le vagin. Cette opération, dit l'auteur, produit le même effet que la ventrofixation, puisque l'utérus se trouve fixé au-dessous de la vessie, et à peu près dans la situation qu'il doit occuper physiologiquement.

R. BLONDEL.

Le ligament rond et l'opération Alexander-Adam, par H. SEHLHEIM (*Beitr. z. Geburtsh. u. Gynak.*, *Leipz.*, 1901). — La partie principale de l'article est consacrée à une étude minutieuse de l'anatomie du ligament rond sur 12 cadavres ; sa structure macro — et microscopique, ainsi que ses relations avec le canal inguinal y sont étudiées à fond. Comparaison de l'état du ligament rond chez les nulli — et multipares. De cette étude l'auteur tire les conclusions suivantes concernant quelques points techniques de l'opération d'Alexander-Adam. L'orifice externe du canal inguinal est très variable dans sa forme, mais le ligament rond se trouve toujours soit dans l'orifice même, soit un peu en avant. Le bouchon graisseux de Imlach ainsi que le nerf spermatique externe sont de mauvais guides dans la recherche du ligament. A l'intérieur même du canal inguinal, le ligament rond, sur toute sa partie moyenne, se fixe par quelques adhérences envoyées par l'oblique interne aux parois du canal. L'auteur n'a jamais rencontré de prolongement péritonéal (Proc. vaginalis), aucune dépression péritonéale au niveau de l'orifice interne. L'incision cutanée pour l'opération d'Alexander doit être assez petite, juste ce qui est nécessaire pour découvrir l'orifice externe (4-5 centimètres) elle doit commencer à 1-2 centimètres de l'épine pubienne. Il faut être sobre en dissection pour ne pas couper les faisceaux que le ligament envoie autour de lui. Le prolongement péritonéal, s'il s'en forme, n'arrive pas jusqu'au niveau du champ opératoire et n'empêche pas le raccourcissement suffisant. La section de la paroi antérieure du canal est inutile dans la plupart des cas.

R. Blondel.

Résultats éloignés de l'opération d'Alquié-Alexander par R. Gredenwitz (*Monatschr. f. Geburtsh. u. Gynak., Berl.*, 1901). — L'auteur prend un espace de temps de 5 années (avril 1895 à avril 1900) pendant lequel il y eut 151 cas de rétroflexion de l'utérus à la section gynécologique de l'hôpital général de Breslau. Sur ces 151 cas, il y eut 94 opérations dont 28 pour indications diverses : prolapsus des deux cloisons vaginales avec cystocèle et rectocèle, tumeurs des annexes, affections inflammatoires des annexes ; les 66 autres malades opérées subirent l'opération d'Alexander-Adam. Sur ces 66 cas, que l'auteur résume ensuite en un tableau synoptique, il y eut 29 opérations d'Alexander simples ; 13 fois il y eut autoplastie du col ; 7 fois il y eut abrasion de la muqueuse ; 17 fois il y eut colporraphie antérieure ; et autant de périnéoplasties ; enfin il y eut 9 colpopérinéoplasties. Dans les 57 premiers cas, les ligaments furent suturés au catgut fin ; dans les 9 autres, on fit usage du fil en celluloïde employé par Pagenstecher : avec le catgut, il n'y eut qu'une fois de la suppuration ; il y en eut deux fois avec le fil en celluloïde. Il n'y eut de cas de mort, ni pendant l'opération ni après. Comme résultats immédiats, l'utérus se trouva en rétroflexion dans 2 cas seulement ; dans les 64 autres, il se trouvait en antéflexion normale parfaite, mobile et sans douleur ; dans tous ces cas, l'opération fait disparaître tous les troubles. — Enfin, sur 46 malades qui purent être revues longtemps après l'opération, il y en a 39 qui sont complètement guéries. La grossesse est survenue chez 12 femmes ; 7 furent enceintes une fois, 3 le furent deux fois, et 2 trois fois ; les accouchements se firent normalement, sauf dans un cas où l'on fit l'extraction du fœtus dans une présentation du siège.

R. Blondel.

Opération d'Alexander-Adam dans la rétroflexion de l'utérus gravide, par Bröse ((*Zeitschr. f. Geburtsh. u. Gynak. Stuttg.*, 1901). — L'auteur présente l'observation d'une femme de 21 ans qui, avant de se marier, n'avait jamais souffert de rétroflexion. Mariée en septembre, elle avait ses dernières règles le 3 octobre, et le 23 novembre elle se plaignait de violentes douleurs dans le ventre. Elle avait une rétroflexion de l'utérus gravide dont le fond était fortement enclavé dans le cul-de-sac de Douglas. Redressement de l'utérus, le 8 décembre, et application de pessaires de différents modèles : aucun ne peut maintenir l'utérus en place, et, sans pessaire, la malade souffre de douleurs extraordinairement violentes. L'auteur se résout alors à pratiquer l'opération d'Alexander-Adam ; il était intéressant de remarquer que le ligament rond avait été atteint par l'hypertrophie du muscle utérin et qu'il présentait une coloration bleuâtre. Hémorragie légère. Guérison de la plaie par première intention. La malade sortit de l'hôpital 15 jours après et n'eut plus aucune douleur. L'auteur revit la malade au début du quatrième mois de sa grossesse qui évolue bien.

R. Blondel.

Pharmacologie

Dr E. Vogt

Ex-assistant à la Faculté de Médecine de Genève

A propos de l'orthoforme (*Therap. Monatshefte* octobre 1901). — Homberger fait ressortir ce fait souvent constaté, que l'orthoforme en poudre et en applications non prolongées ne présente pas d'inconvénients alors qu'avec les pommades à l'orthoforme et l'application de poudre en permanence des accidents immédiats ou tardifs ont été signalés à plusieurs reprises. Pour l'auteur, sous l'influence des sécrétions alcalines des plaies et de la chaleur, il y a décomposition de l'orthoforme : l'éther se sépare et l'acide amido-oxybenzoïque libéré exerce une action irritante sur la peau. Si les sécrétions de la plaie traitée sont abondantes, les phénomènes d'irritation sont beaucoup moins marqués, ce qui s'explique par le fait que les sécrétions alcalines dissolvent rapidement l'orthoforme qui est alors, soit résorbé par la plaie, soit aspiré par la gaze hydrophile du pansement. De là, cette autre conséquence, souvent notée, que l'action anesthésique est beaucoup plus marquée sur les plaies à sécrétion faible. Si l'orthoforme reste longtemps en contact avec les plaies, sa décomposition s'effectue avec le temps, quel que soit le mode et le point d'application, le même phénomène s'observant en présence d'une muqueuse.

La conclusion pratique à tirer de ces constatations est de ne jamais prescrire des pommades orthoformées à haute dose (dose maxima : 2 0/0), et de surveiller étroitement l'emploi de la poudre en nature. Il faut éviter la stagnation des sécrétions, et enlever celles-ci avec de l'alcool.

Dans ces conditions, on retirera de grands bénéfices d'une substance à la fois active et non toxique.

E. Vogt.

Remarques concernant l'action hypnotique d'un mélange de trional et de paraldéhyde (*Therap. Monatshefte*, octobre 1901). — Muller, assistant de la clinique psychiatrique de Fribourg en Brisgau, a contrôlé sur une série de ses malades les conclusions de Ropiteau (*Thèse de Paris 1900*), tendant à admettre qu'un mélange de trional et de paraldéhyde exerçait une action hypnotique 4 à 5 fois plus énergique que le trional, sans danger d'accoutumance.

Les conclusions de Muller ne confirment pas ces assertions : de nombreuses expériences, combinées de façon à se mettre à l'abri de toutes les chances d'erreur, ont démontré que le mélange de paraldéhyde et de trional ne produit que l'effet additionné des doses de chaque médicament ingéré, l'action du trional étant environ 3 fois plus forte que celle de la paraldéhyde. La formule de suppositoires donnée par Ropiteau : trional 0,2 gr. paraldéhyde 0,4 gr., beurre de cacao 1 gr., a rendu toutefois de grands services dans un cas de démence sénile avec intolérance gastrique pour les hypnotiques. La formule s'est trouvée encore plus efficace si on ajoutait à la masse 0,05 gr. d'extrait thébaïque.

L'avantage de l'ingestion stomacale du mélange de Ropiteau n'étant pas prouvé, l'auteur préfère revenir à la paraldéhyde, qui est fort bien acceptée dans une tasse d'infusion de menthe très sucrée. Dans ces conditions la paraldéhyde reste, comme ci-devant, le meilleur hypnotique à employer dans les asiles d'aliénés, car son action est prompte, sûre et son administration pendant un laps de temps même très long sans inconvénient. On peut, chez les malades de ce genre, dépasser la dose indiquée comme maxima sans aucun danger.

E. Vogt.

La transpiration obtenue avec les bains de lumière électrique et les bains d'air chaud (*Deutsche med. Wochenschrift*, 3 oct. 1901). — Krebs recommande, pour l'installation des bains de lumière électrique, de placer quelques lampes sur le plancher, les malades se plaignant parfois d'avoir froid aux pieds. Dans l'immense majorité des cas, il faut une température bien moins élevée et un temps beaucoup plus court pour obtenir une transpiration abondante, avec le bain électrique qu'avec les bains d'air chaud. L'échelle suivante peut être considérée comme représentant la moyenne :

La transpiration s'obtient :

Lumière blanche incandescence	Lumière rouge incandescence	Lumière bleue Lampe à arc.	Air chaud —
A 41,2°c.	47,8°	52,2°	59,35°
En 6 3/4 min.	7	15 1/6	13.

Les chiffres limites minima et maxima, pour l'obtention de la transpiration, sont, dans les mêmes conditions, les suivantes :

34° et 52°	36° et 60°	35,75° et 71°	46° et 72°
4 min. et 12 min.	8 et 15	10 et 22	6 et 22

On voit de suite quel grand avantage présente le bain de lumière électrique : la transpiration s'obtenant à température relativement basse, et le nombre des lampes, en activité, variant au gré du médecin traitant, on peut éviter la tachycardie, les angoisses et les syncopes, accidents observés parfois sur les patients soumis à l'action des températures élevées. Mais cette innocuité relative ne doit pas nous entraîner à vouloir soumettre des cardiaques avec troubles de compensation à l'action du bain électrique, sans prendre les précautions les plus minutieuses.

L'accélération du pouls est à son minimum dans les bains avec lampe à arc : la température monte ici très lentement, la transpiration est de peu de durée.

La pression sanguine est abaissée dans tous les cas, sauf quand on se sert de lampes à arc : ces dernières provoquent au contraire souvent une augmentation de pression.

Les malades préfèrent à tous les autres modes le bain de lumière électrique par incandescence.

E. Vogt.

Lampe photothérapique construite d'après un principe nouveau (*Deutsche med Wochenschrift*, 28 septembre 1901). — Bang constate que les lampes électriques jusqu'ici construites, l'ont été dans le but d'obtenir les meilleurs résultats *optiques* possibles : aucune lampe construite dans le but d'avoir une lumière *aussi froide que possible*, avec un maximum de rayons ultra-violets, n'a fait jusqu'à ce jour l'objet des recherches des électriciens.

L'auteur s'est en conséquence ingénié à obtenir un dispositif plus favorable aux besoins de la photothérapie. Comme électrodes, il se sert de métaux dont le spectre est riche en rayons ultra-violets ; le fer présente le plus d'avantages à cet égard. Les électrodes sont énergiquement refroidies par l'eau ; elles sont creuses et leur cavité est parcourue par un courant d'eau. Pour les grandes lampes, des électrodes massives sont plongées dans un vase approprié rempli d'eau.

Par ce dispositif, on obtient un véritable arc lumineux ; la lumière n'est pas concentrée sur le point de rencontre des deux électrodes, comme lorsqu'on se sert de charbon.

Au point de vue bactéricide, si l'on compare la lampe nouvelle à la lampe courante, on constate qu'il lui faut moins de 4 secondes, à courant égal, pour tuer le staphylocoque doré (4 minutes 1/2 avec la lampe ordinaire). Il suffit de 5 minutes d'exposition, à la distance d'un mètre, pour provoquer un érythème de plusieurs jours de durée, sur la peau du visage d'un sujet en expérience.

L'auteur se sert, pour ses séances de photothérapie, d'une toute petite lampe, qu'il applique toute entière sur la peau ; l'arc est ainsi éloigné de l'épiderme de 1 à 1 cent. 1/2. Avec 5 ampères et 40 volts on obtient, dans tous les cas de lupus, en 3 à 5 minutes, la réaction cutanée caractéristique sur une surface de 10 centimètres ; l'effet obtenu est identique à celui que donnerait en 1 h. 1/4 un appareil ancien modèle avec 60 ampères et 50 volts. Aucune concentration des rayons n'est nécessaire.

E. Vogt.

FORMULAIRE DE THERAPEUTIQUE CLINIQUE

PSEUDO-RHUMATISME INFECTIEUX

Traitement préventif :

Ce traitement est le même que celui destiné à prévenir les complications d'ordres divers des maladies infectieuses en général. Il consiste à combattre l'agent infectieux causal de la maladie, par les moyens spécifiques, quand ils existent (syphilis, par exemple), et surtout à prévenir les infections secondaires par les mesures propres à assurer l'antisepsie de la peau et des muqueuses.

On devra donc :

1° Prescrire le *régime lacté*, les *boissons abondantes* qui activent la diurèse et favorisent par suite la sécrétion urinaire ; le régime lacté contribuant d'ailleurs à assurer l'antisepsie intestinale.

2° Les *lavages de la bouche* avec des solutions antiseptiques (solution d'acide thymique, benzoïque, phénique, de phénosalyl, de formol, etc).

3° Les *lavages du nez*, dans certains cas ; en tous cas, l'emploi de pommades à base de résorcine, de menthol ou des instillations d'huile stérilisée contenant les mêmes substances actives.

4° Les *lavages intestinaux*, utiles dans toutes les maladies infectieuses.

5° Les *bains* qui contribuent à l'asepsie cutanée et ont d'autre part une influence sur la « désintoxication ».

Traitement curatif :

1° Traitement général :

Peut être spécifique dans certains cas rares (syphilis).

En cas de diphtérie l'injection de sérum peut faire disparaître des déterminations articulaires dues directement à la diphtérie ; mais le sérum peut à son tour déterminer, entre autres accidents, l'apparition d'arthropathies d'ailleurs très fugaces.

En cas de blennorragie, il faut combattre énergiquement l'urétrite, par les moyens appropriés (injections, lavages avec des solutions de permanganate de potasse ; dans les cas chroniques, lavages au protargol, instillations de nitrate d'argent).

Les médicaments pris par la bouche n'ont pas d'influence directe sur les arthropathies. Le *salicylate de soude* n'a qu'une action analgésique, d'ailleurs relative.

On peut en dire autant de divers médicaments plus ou moins nouveaux, tous dérivés de l'acide salicylique :

Salol (2-4 gr. en cachets).
Salophène (3-4 gr. en cachets).
Aspirine (1-3 gr. en cachets.)
Acétopyrine (2-3 grammes).

2° Traitement local.

A. *Immobiliser* les articulations atteintes.

B. Joindre à l'immobilisation, l'*enveloppement ouaté*, avec ou sans applications de *salicylate de méthyle*. Il est préférable d'employer ce médicament, à l'état pur, sans l'associer aux corps gras qui affaiblissent son pouvoir analgésique. Verser 40 à 50 gouttes sur le pourtour de l'articulation ; recouvrir immédiatement la région d'une enveloppe imperméable. On peut encore employer le *gaiacol*, soit dissous dans l'alcool (4 gr. pour 30 ; employer la moitié de cette mixture), soit en pommade à 5 pour 30.

Dans les formes polyarticulaires, du rhumatisme blennorragique, à la période de déclin, on peut employer les *bains térébenthinés généraux*. A l'eau du bain, on ajoute 200 à 400 gr. du mélange suivant :

Emulsion aqueuse de savon noir.............	ãã 100 gr.
Essence de térébenthine.	

(agiter avant de préparer le bain).

On peut aussi émulsionner la térébenthine avec de la décoction concentrée de bois de Panama

Le bain doit être donné à haute température (le porter progressivement à 40°). Prévenir l'irritation des organes génitaux, en les enduisant de vaseline.

Dans les mono-arthrites blennorragiques du genou, des coudes, on peut employer les bains locaux.

Ajouter à l'eau du bain 50 à 100 gr. du mélange térébenthiné ; porter le bain à haute température (45-50°).

Les arthrites suppurées, blennorragiques ou non, nécessitent l'*arthrotomie*. L'intervention chirurgicale est également nécessaire dans l'arthrite aiguë séreuse grave, d'origine blennorragique.

Un écueil à éviter dans le traitement des pseudo-rhumatismes infectieux, notamment dans le rhumatisme blennorragique, est l'ankylose. Il faut donc hâter la résolution des foyers inflammatoires, par les massages, les applications de *teinture d'iode*, de *pointes de feu* et surtout *mobiliser* le plus vite possible l'arthrite.

On combattra, d'autre part, l'atrophie musculaire, par l'emploi des *courants continus*.

Le traitement sera avantageusement complété par une cure thermale à *Aix-les-Bains, Luchon, Cauterets, Barèges, Bourbonne-les-Bains, Plombières*, etc.

G. Lyon.

VARIÉTÉS & NOUVELLES

De l'allaitement par les mères infectées. — La question de l'allaitement par les mères atteintes de maladies infectieuses est à l'ordre du jour, et M. Roger vient d'apporter des faits assez nombreux pour peser lourdement sur la balance.

Dans le compte rendu de son service d'isolement de la porte d'Aubervilliers, publié dans la *Revue de Médecine* de juillet, il s'exprime ainsi :

« Comme les années précédentes nous voyons les mères infectées allaiter leurs nourrissons : 12 femmes atteintes de scarlatine, 5 atteintes de rougeole et 1 d'angine ont continué à donner le sein, ou, si la sécrétion lactée était momentanément suspendue, ont repris l'allaitement dès qu'une amélioration s'est produite. Aucun des enfants placés dans ces conditions n'a succombé ; aucun n'a même présenté de troubles notables. Nous croyons donc que cette pratique est préférable à l'usage de l'allaitement artificiel, dont on connaît les mauvais effets, surtout dans la classe pauvre. »

Bull. med.)

La loi sur les syndicats et l' « Union médico-pharmaceutique du Nord ». — La troisième chambre du tribunal civil de Lille, jugeant correctionnellement, a rendu hier son jugement dans le procès intenté par le parquet aux membres du bureau de l'*Union médico-pharmaceutique du Nord*, inculpés d'avoir enfreint l'article 2 de la loi du 21 mars 1884 sur les syndicats en constituant un syndicat professionnel dans lequel figuraient des personnes exerçant des professions non connexes, c'est-à-dire n'ayant aucuns rapports quelconques d'intérêts.

M. Hirsch substitut du procureur, a soutenu que si les pharmaciens, en tant que négociants, ont, dès le vote de la loi de 1884, acquis le droit de ce syndicat, il n'en a pas été de même des médecins, auxquels ce droit a été refusé par la Cour de Cassation jusqu'à ce qu'intervint la loi du 30 novembre 1892. Les pharmaciens exercent un métier commercial, alors que les fonctions de médecin n'ont rien d'industriel ni de commerçant.

L'Union médico-pharmaceutique du Nord ré-

organe de ses défenseurs, Me Aris- [...] Me Boyer, que, pour qu'elle ait [...] syndicale régulière il suffit que la [...] pharmacie présentent entre elles [...] é quelconque ou que ceux qui les [...] t des intérêts professionnels com- [...] édecin qui prescrit un remède, le [...] qui l'exécute, concourent, dans les [...] ticle 2 de la loi de 1884, à l'établis- [...] produit déterminé, le pharmacien, [...] ispensable du médecin, joue son [...] t de guérir, et même un rôle tel [...] ine ne saurait s'exercer sans l'aide [...] cie. La responsabilité du pharma- [...] donc celle du médecin, puisque [...] en quelque sorte, le contrôle des [...] du second et qu'il peut se refuser [...] si, par impossible, il y découvrait [...] ur matérielle. D'ailleurs, ces deux [...] ont si voisines que, dans les cam- [...] édecin peut les cumuler lorsqu'il [...] de quatre kilomètres d'une offi- [...]

L'*Union* faisait encore remarquer que non-seulement les médecins et pharmaciens concourent à la formation de nombreux organismes publics : commissions d'hygiène, etc., mais encore que l'enseignement est donné aux étudiants qui se destinent à l'une et l'autre professions dans les établissements qui portent officiellement le nom de faculté ou école mixte de médecine ou de pharmacie, où seuls des docteurs en médecine enseignent la pharmacie : il apparaît donc que l'organisation universitaire a assemblé et joint les deux professions, ce qu'explique d'abord le grand nombre de connaissances communes nécessaires à l'une et à l'autre.

L'*Union* concluait que ses membres poursuivis devaient être relaxés des fins de la poursuite sans dépens, car, selon elle, le ministère public, demandeur en la cause et auquel il appartient de faire la preuve de l'inexistence de rapports d'intérêts quelconques entre les médecins et les pharmaciens, ne rapporte pas cette preuve.

Le tribunal, partageant l'opinion des défendeurs, a acquitté tous les prévenus.

BIBLIOGRAPHIE

[...]le Röntgen et le diagnostic des [...]thoraciques non tuberculeuses, par [...], médecin de l'hôpital Saint-An[...] 1 vol. in-16, 96 pages et 10 fig., [...]*Actualités médicales*) prix 1 fr. 50. [...]-B. Baillière et fils, 19, rue Hau[...] Paris.

[...] médecins ignorent encore quels [...]t en droit de demander aux rayons [...] viscères thoraciques sont faciles [...]les au récent mode d'examen, c'est [...]rocédé de plus pour l'exploration [...] Les renseignements donnés par [...] main (auscultation, percussion), [...]ormais être contrôlés par les yeux [...]ont de se rendre compte exactement [...], de la forme, du volume de cha[...]oracique.

[...] radioscopique et la radiographie [...] mais compter au nombre des modes [...] pour le diagnostic des affections [...], des maladies des poumons (em[...]érose, bronchites, pneumonie) et [...]du diaphragme et des côtes.

Cette nouvelle *Actualité médicale*, due à la plume autorisée de M. A. Béclère, l'un des promoteurs de la radioscopie et de la radiographie dans les services hospitaliers de Paris, complète utilement celle qu'il avait précédemment publiée : Les rayons de Röntgen et le diagnostic de la Tuberculose. Nous souhaitons à la nouvelle le succès qu'a eu son aînée.

L'Alcoolisme et la lutte contre l'alcool en France, par le Dr Romme, préparateur à la Faculté de Médecine de Paris, 1 vol. petit in-8°, de l'*Encyclopédie des Aide-Mémoire* (Masson et Cie, éditeurs). Broché, 2 fr. 50; Cartonné toile, 3 fr.

Au moment où, de tous côtés, on se préoccupe d'enrayer les progrès de l'alcoolisme, et d'organiser dans tous les pays la lutte contre ce funeste fléau, il n'est pas besoin d'insister sur l'intérêt d'un pareil ouvrage. Il était indispensable de résumer dans un petit volume à la portée de tous les travaux, les conférences, les statistiques effectués un peu partout.

Dans la première partie de cet aide-mémoire, l'auteur étudie les méfaits de l'alcool sous toutes ses formes et dans toutes ses manifestations. D'importants chapitres traitent de l'action physiologique de l'alcool, de son action toxique, de la consommation de l'alcool, et enfin des conséquences sociales de l'alcoolisme en France. — La seconde partie est consacrée aux moyens que nous avons de lutter contre l'alcoolisme, et comprend trois chapitres : les causes de l'alcoolisme ; la valeur des lois prohibitives et de l'initiative privée : les conditions de la lutte contre l'alcoolisme.

Chacun trouvera dans cet ouvrage tout ce qu'il est nécessaire de savoir sur ces graves questions, et pourra y puiser les idées précises et les renseignements exacts qui lui permettront de joindre son effort à celui des hommes de bonne volonté qui, de toutes parts, travaillent à organiser la lutte contre l'alcoolisme, et à en enrayer les ravages.

Conférences pour l'Internat des hôpitaux de Paris, par J. Saulieu et Dubois, internes des hôpitaux, 30 fascicules gr. in-8° de chacun 48 pages, illustrés de nombreuses figures dessinées par les auteurs. Chaque fascicule, 1 franc. (Librairie J.-B. Baillière et fils, 19, rue Hautefeuille, Paris).

MM. Saulieu et Dubois, qui ont publié les *Conférences de l'Externat*, continuent la série commencée en publiant les *Conférences de l'Internat*, destinées aux élèves plus avancés dans la carrière des concours.

Ici, il est exigé de la part du candidat une méthode plus savante, une abondance plus grande de détails, une pénétration plus approfondie du sujet ; il faut classer les notions acquises et les adapter à un cadre déterminé.

Ces conférences sont des schémas de questions, des plans très développés, des questions quelquefois complètement traitées : les divisions ont été multipliées à dessein pour permettre une récapitulation rapide et une facile vue d'ensemble.

Chaque conférence comporte quelques conseils destinés à mettre en valeur des points particulièrement importants.

Un index bibliographique indique les travaux auxquels l'étudiant devra se reporter s'il désire développer telle ou telle partie du sujet.

C'est à dessein que les auteurs ont renoncé à la pensée de séparer les questions d'Anatomie et de Pathologie ; ils ont cru préférable de réunir en un même fascicule tout ce qui concerne l'un ou l'autre point de vue.

L'hystérie et son traitement, par le Dr Paul Sollier. 1 vol. in-12 de la *Collection médicale*, cart. à l'angl., 4 fr. (Félix Alcan, éditeur.)

Ce nouvel ouvrage de l'auteur de *Genèse et nature de l'hystérie*, s'adresse tout spécialement aux praticiens, à qui, depuis quelques années, on semblait dénier la capacité de traiter l'hystérie qui rentrait de plus en plus dans le domaine des psychologues.

L'auteur a eu pour but précisément, en faisant d'abord l'examen critique des théories sur la nature de l'hystérie et le mécanisme de ses phénomènes, de montrer qu'ils sont d'ordre essentiellement physiologique, et que leur traitement est par conséquent du ressort des cliniciens. Etablir la pathogénie générale des troubles hystériques et partir de là pour en déduire le traitement rationnel, telle est l'idée directrice de l'ouvrage.

Aussi l'auteur a-t-il cru devoir entrer dans les plus minutieux détails sur la conduite à tenir vis-à-vis des malades et de leur famille, sur la mise en œuvre des procédés à employer contre les divers accidents, procédés anciens et empiriques mais reconnus excellents, ou procédés nouveaux. Pour les premiers il montre comment la pathogénie proposée les explique et les justifie ; pour les seconds il expose comment ils découlent de cette pathogénie.

La théorie et la pratique se trouvent donc toujours intimement liées ; l'auteur ne donne aucun conseil, aucune manœuvre, aucun procédé dont il n'explique le pourquoi en même temps que le comment de leur application.

Basé sur la longue expérience de l'auteur, cet ouvrage constitue pour les praticiens le guide le plus complet et le plus pratique du traitement de l'hystérie.

Nlle Imprimerie, E. Lasnier dir., 35-37, rue St-Lazare, Paris — Le Propriétaire-Gérant : R. BLONDEL

RENSEIGNEMENTS DIVERS

L'idéal-masseur Bain. — Ce coquet instrument, composé de petits rouleaux de bois se mouvant librement sur une tige, fixée elle-même sur un manche que l'on tient à la main (*voir le cliché aux annonces*), satisfait à un desideratum souvent exprimé par malades et médecins. Il n'est, en effet, pas toujours facile d'avoir recours à l'aide onéreux du masseur de profession ; il existe d'un autre côté une série de manœuvres d'exécution aisée, capable d'activer suffisamment les échanges nutritifs dans un point quelconque de la surface du corps, pour obtenir des modifications souvent profondes du système musculaire ou nerveux de la région traitée.

On arrive ainsi, grâce à l'emploi de l'*idéal-masseur Bain*, à exercer une influence thérapeutique salutaire dans tous les cas justiciables du massage. Il suffit de promener par un mouvement de va et vient et avec une légère pression, l'instrument sur les parties du corps que l'on désire traiter pour combattre les *gastralgies, entéralgies*, les *migraines*, les *troubles neurasthéniques*, les *rhumatismes*, les *névralgies*, l'*obésité*, la *constipation*. Dans ce dernier cas, l'instrument devra suivre le trajet économique du colon en commençant du côté droit.

1er Congrès égyptien de Médecine, *du Mercredi 10 au Dimanche 14 Décembre 1902*, sous le haut Patronage de S. A. LE KHÉDIVE.

Présidents d'honneur du Congrès : Dr IBRAHIM PACHA HASSAN, Dr PINCHING, Dr RUFFER. — *Président du Congrès* : Dr ABBATE PACHA. — *Secrétaire général du Congrès* : Dr VORONOFF.

Sections : Sciences médicales, Dr COMANOS PACHA, président ; Sciences chirurgicales, Dr H. MILTON, président ; D'ophtalmologie, Dr MOHAMED BEY ELOUI, président.

PROGRAMME PRÉLIMINAIRE

RAPPORTS ET COMMUNICATIONS INSCRITES A CE JOUR.

Abcès du foie, Drs Cartoulis, Voronoff. — Drs Colloridi, Comanos Pacha, Legrand.
Alcoolisme et ses progrès en Egypte, Dr de Becker.
Ankylostome duodénal, Drs Loos, Ruffer. — Dr Sandwith.
Bilharziahoematobia, Drs Goebel, Morrisson. — Drs Colloridi, H. Milton, Trekaki.
Cardiopathies en Egypte, Dr de Semo.
Dysenterie, Drs Cartoulis, Hess Bey.
Epidémies en Egypte ; Prophylaxie et moyen de les combattre, Dr Bitter. — Drs Engel Bey, Crendiropoulo.
Fièvre bilieuse, Dr Valassopoulo.
Fièvres Paludéennes, Drs Dreyer, Fornario.
Filariose en Egypte, Dr Madden.
Folie par le Haschisch, Dr Warnock.
Granulations conjonctivales en Egypte, Dr Eloui Bey. — Drs Sameh Bey, Lakah.
Fréquence de l'hydrocèle en Egypte et sa cure, Dr Colloridi.
La médecine chez les Arabes, Dr Eïd.
Myxœdème en Egypte, Dr Brossard.
Ophtalmie dite Egyptienne, Drs Démétriadès, Voilas. — Dr Sameh Bey.
Peste, Dr Gotslich.
Tuberculose en Egypte, Drs Ibrahim Pacha Hassan. — Drs Eïd, Sandwith.
Drs Ganem Bey, von Hebentantz, Meyer, Musso, Nasra Bey, Symmers, Smith, etc., etc.

Role des excreta bacillaires dans la propagation de la tuberculose des vaches laitières à l'homme. — Au Congrès de la tuberculose à Londres, MM. Boinet et Huon, de Marseille, ont fait une étude complète de cette question, à laquelle ils avaient déjà consacré des études antérieures. Cet important travail se termine par les conclusions suivantes :

« La propagation de la tuberculose des bovidés à l'homme est à craindre dans les écuries gravement infectées, mal entretenues, obscures, insuffisamment aérées, lorsque des individus surmenés séjournent longtemps dans ces locaux renfermant des animaux tuberculeux, y couchent et s'exposent longuement à toutes ces possibilités de contamination soit par ingestion, soit par inhalation des particules bacillifères que répandent les excreta des vaches tuberculeuses. Il en résulte des conditions analogues à celles que crée une cohabitation habituelle et prolongée avec des malades tuberculeux.

Mesures prophylactiques. — 1° Aviser les individus qui séjournent trop longtemps et couchent dans des étables ainsi contaminées du réel danger auquel ils s'exposent.

2° Inviter les maires, dans les communes desquels se trouvent des vaches entretenues en stabulation permanente, à faire appliquer la tuberculine dans les vacheries plus ou moins suspectes.

3° Leur conseiller, comme moyen pratique, de prendre un arrêté invitant les laitiers à soumettre toutes leurs vaches à l'épreuve révélatrice de la tuberculine et comportant les clauses suivantes :

a) Déclaration du laitier au commissaire de police de son arrondissement qu'il soumet ses vaches à l'épreuve de la tuberculine et qu'il confie l'opération à M. X..., son vétérinaire, en indiquant le jour de l'opération. Cette déclaration serait immédiatement transmise à la Mairie.

b) Le vétérinaire municipal serait chargé de se mettre en rapport avec le vétérinaire praticien et de se rendre compte de l'opération.

c) Ces deux vétérinaires dresseraient un procès-verbal à M. le Maire indiquant les résultats de l'opération.

d) Si le procès-verbal porte que toutes les vaches n'ont pas réagi à la tuberculine, c'est-à-dire sont indemnes de tuberculose, M. le Maire délivrera un certificat sanitaire.

e) Si, par contre, une ou plusieurs vaches ont réagi à la tuberculine et sont, par conséquent, reconnues tuberculeuses, le laitier pourra recevoir le certificat sanitaire, à condition que dans les quinze jours qui suivent l'injection de la tuberculine, il s'engage à conduire ses vaches à l'abattoir.

f) Un registre tenu par MM. les commissaires de police indiquera le nom des laitiers qui ont soumis leurs vaches à l'épreuve de la tuberculine et la date de la délivrance du certificat, avec mission de reprendre le certificat, si au bout d'une année le propriétaire n'a pas fait renouveler l'épreuve de la tuberculine.

g) Les laitiers pourvus d'un certificat sanitaire pourront s'en prévaloir par voie de réclame sur leurs magasins, voitures, bidons. Seuls ils pourront fournir le lait aux administrations publiques (Hôpitaux, Hospices, Lycées, Orphelinats). Cette dernière clause existe dans le cahier des charges des Hôpitaux de Marseille.

Telles sont les principales mesures prophylactiques qui permettraient d'obtenir la suppression du lait tuberculeux et la disparition de la tuberculose dans nos vacheries. »

TRAVAUX ORIGINAUX

Sur l'action comparée des alcaloïdes de l'opium (*Morphine et Héroïne*). Quelques conseils pour la cure de démorphinisation.

Par A. Morel-Lavallée,
Médecin des Hôpitaux.

I

MORPHINE ET HÉROINE. — COMPARAISON PHYSIOLOGIQUE, POSOLOGIQUE ET THÉRAPEUTIQUE.

J'ai rapporté autrefois à la suite de quelles circonstances j'avais été amené à la recherche d'un succédané de la morphine, et ceux qui auraient encore présent à l'esprit cette cruelle auto-observation peuvent comprendre comment, à côté des gens qu'une seule injection hypodermique, trop facilement accordée, conduit à la toxicomanie, il en est d'autres pour qui le soulagement est au prix de désordres si graves, qu'ils trouvent encore bénéfice à garder la souffrance que leur envoie Dame Nature.

Surpris, au cours d'une pleurésie, par un accès de dyspnée nocturne, qui n'était autre chose que la première manifestation, à 32 ans, d'un asthme héréditaire, j'avais eu l'inspiration, — par crainte d'un œdème aigu du poumon, de conséquences graves, — de faire l'expérience d'une piqûre de morphine. Le succès fut immédiat, emportant le diagnostic.

Mais, à quelques mois de là, parurent un deuxième accès, puis d'autres encore; ils devinrent fréquents, surtout l'hiver, et il m'arriva à plusieurs reprises, surtout par temps de neige, d'en sentir les atteintes pour avoir simplement fait le trajet de ma maison à l'hôpital. Il suffisait alors de quelques marches à monter, de quelques particules de lycopode poudroyant au seuil d'une crèche, pour m'interdire ma visite et me mettre hors de combat.

Il y eut des crises de « grand et de petit format »; d'aucunes avortaient spontanément; certaines tournaient court, après l'ingestion d'un bol de liquide chaud : lait, bouillon, ou grog. Mais un certain nombre de fois, sur lesquelles aucune hésitation ne m'était plus possible, à partir de la deuxième, le picotement oculo-nasal persistait, le pharynx devenant le siège d'un grattement intolérable qui provoquait d'interminables secousses de « *hem!* », tandis que l'oppression insurmontable apparaissait, et cela en moins d'un 1 4 d'heure. Aux premières alertes, j'avais attendu avec calme et résignation l'angoissante étreinte et, à 3 ou 4 heures de là, le thorax, qui en commençant s'immobilisait sans pouvoir renvoyer l'expiration, était encore, au milieu de sifflements prolongés, secoué de quintes de toux.

Mais les accès devenaient de plus en plus longs; aussi fus-je vite obsédé par le souvenir du succès si encourageant obtenu dans cette « nuit historique » et lorsque, par certaine matinée neigeuse de février, je me sentis envahi par le mal, au seuil même de 'hôpital, je demandai résolument la solution de morphine du service. Il me souvient même encore d'un détail typique : afin d'éviter les commérages qui, à l'occasion d'une seule piqûre faite en état de crise d'asthme, n'auraient pas manqué, de *on-dit* en *on-dit*, de me sacrer bel et bien morphinomane, je demandai asile, dans son cabinet, à la religieuse. Le succès répondit à mon attente : aussi, le même accès n'étant, à trois ou quatre reprises, annoncé, par des prodromes identiques, à l'issue de l'escalier, fort élevé, qui conduisait à mes salles, la même scène se reproduisit exactement, avec le même soulagement presque immédiat, la même sécurité absolue pour toute ma matinée, le même asile discret demandé à la sœur, puis à la surveillante, et, cela va de soi, le même secret gardé avec une religieuse discrétion.

Mais, au bout de quelques mois, le tableau changea brusquement, et ce fut alors la dyspnée continue de la rhinite spasmodique, avec paroxysmes intolérables, quatre ou cinq fois je fis appel à l'hypodermie. Mais déjà, 0 gr. 02 ne suffisant plus, il fallut monter à 0 gr. 03, et c'est alors que les phénomènes d'intolérance éclatèrent à l'improviste, sous la forme d'une intoxication qui, se reproduisant depuis, lors de deux tentatives faites avec des doses moindres, m'interdirent à jamais l'usage du bienfaisant poison. Ce fut d'abord un prurit formidable par toute la tête, face et crâne, avec gonflement des paupières; ensuite survint un rash abondant au cou et dans le dos, pendant que l'urine se réduisait à deux demi-verres dans les vingt-quatre heures, et que le troisième jour apparut l'œdème des jambes, imposant le diagnostic d'*anurie toxique*, et indiquant fort heureusement l'obligation de rejeter le fruit défendu; ce que je fis, sans emporter d'autre regret que de n'avoir jamais rencontré la déesse EUPHORIE. Il importe fort peu au lecteur de savoir comment des cautérisations nasales, jointes à des applications cocaïnées, parvinrent à me tirer de ce cauchemar. Il suffira de dire que la dyspnée ne reparut plus qu'à titre d'accès, orages isolés auxquels il me fallut bon gré mal gré tenir tête sans plus entretenir l'espoir d'un secours d'aucun genre, jusqu'au jour où me tombèrent sous les yeux les travaux de *Dreser* sur l'*éther diacétique* de la morphine, déjà très couramment employé en Allemagne, et même en Europe (1); la suite s'entend de soi-même : mes premiers essais de cette substance, et mon premier travail sur la question.

Depuis lors, j'ai fait de nombreux essais cliniques, et les résultats de ces tentatives thérapeutiques m'ont fourni un supplément d'observation qui viendra heureusement ompléter les premières notions acquises. En outre, ils m'ont mis à même de discuter les objections opposées à l'emploi de l'alcaloïde nouveau; et, sur ce terrain tout spécial, il m'a paru piquant de recueillir ces objections, non seulement auprès des médecins, mais de la bouche même des malades, alors qu'il s'agit de sujets aussi raisonneurs et même aussi intelligents et instruits que le sont ordinairement les morphinomanes.

Le *referendum* médical n'était pas applicable, pour la bonne raison que l'héroïne n'est pas entrée dans la pratique médicale courante; on ne saurait donc me faire un reproche d'avoir procédé par une série d'*interviews* prises auprès des malades, et de m'être contenté de ce moyen d'enquête !

Adressons-nous, en premier lieu, à ceux qui *font semblant*, mais ne veulent pas se guérir. Voici d'abord un ataxique, qui, dès le premier jour, a jeté le manche après la cognée.

« Ça soulage, je ne vous dis pas non, mais je n'en veux pas, de votre héroïne! Elle ne me donne *aucun plaisir*; c'est bien le moins, avec les crises douloureuses que j'ai, que *j'éprouve du plaisir* à me soulager! »... En voilà maintenant un que son indocilité ou sa faiblesse ont empêché de pousser la guérison jusqu'au bout. « L'héroïne est bien

(1) La France excepté, bien entendu.

inférieure ; elle fait suer, mais ne réchauffe pas. On ne sent pas quand elle agit, et pourtant *elle y met le temps !* Et puis, allez donc demander à ce médicament de calmer une douleur atroce, comme la *colique de miserere?* Et encore, croyez-vous que lorsqu'on peut être plus rapidement soulagé, on soit d'humeur à attendre le quart d'heure de « saturation », si par exemple on souffre d'une rage de dents? « Pas la peine d'avoir la « seringue de Pravaz, alors! Autant avaler du laudanum! Sans compter que ça vous « énerve joliment... Heureusement qu'avec cette drogue là, il en faut si peu pour remé« dier à l'abstinence »!

Enfin, m'a objecté un interlocuteur dont le nom m'échappe, il n'y aurait aucun bénéfice dans l'emploi de l'héroïne pour le morphinomane, « fatalement appelé, dans ce cas, à devenir héroïnomane, c'est-à-dire à tomber dans une intoxication plus redoutable que la première ; la toxicité de l'héroïne est en effet plus *grande*, en plus, elle « *tape* » sur le cerveau, péril nouveau à écarter et à combattre... »

Chacune de ces propositions renferme une part de vérité, et possède un point de départ réel ; seulement la conclusion en est poussée trop loin, alors même qu'elle n'est point tout à fait à côté ; rien n'est plus simple que d'en faire la preuve. Un mot seulement, quant à présent : chacun des défauts reprochés ici par le malade à l'héroïne constitue un argument *en sa faveur*, sur le terrain du choix à faire entre les substances capables de produire l'anesthésie généralisée, et en réservant pour le moment la question de la démorphinisation.

L'héroïne, dites-vous, ne vous donne pas la même sensation agréable que la morphine? — Parfait! Vous n'y reviendrez pas quand vous ne souffrirez plus. — Elle donne des sueurs profuses? — Mêmes conséquences favorables. Elle « y met le temps » à soulager votre douleur? — Bon! vous n'y aurez pas recours pour une souffrance tolérable. Enfin, de votre propre aveu, il faut, de ce produit, si formidablement toxique, une dose très minime pour remédier à l'état d'abstinence? D'accord! Le chiffre cité tout à l'heure de 1/33 est même inférieur, comme je l'ai dit, à la réalité.

Maintenant, la possibilité d'une intoxication héroïnée correspond-elle à un inconvénient rédhibitoire?

L'héroïne « porte au cerveau » danger nouveau auquel il faut parer? — Cela est vrai, absolument vrai; certains sujets normaux présentent, lorsqu'ils ont pris de l'héroïne à la dose thérapeutique et soporifique (0.033) des phénomènes délirants « délire moteur et délire psychique » qui rappellent ceux que j'avais décrits comme consécutifs à l'absorption du chloralose; pour l'héroïne, ils sont toutefois bien moindres, et négligeables, ordinairement, bien que susceptibles d'effrayer l'entourage.

Il convient néanmoins de reconnaître que, si l'on avait affaire à des sujets porteurs de quelque tare viscérale, et surtout rénale, il pourrait provenir, de ces désordres nerveux, un danger dont nous ne pourrions encore apprécier l'étendue; de même s'il s'agissait de gens absorbant chaque jour un gramme ou plus de poison.

Lorsque je me rappelle combien de temps l'emploi du chloralose a été continué après et malgré le travail où j'avais signalé ses troubles psychiques terrifiants, on ne peut, à mon avis, qu'être reconnaissant de l'objection ci-dessus faite à l'héroïne, puisque voilà, de ce fait, un écueil signalé au navigateur. Si d'ailleurs ce point appelle, évidemment, de nouvelles recherches, on peut être certain dès à présent que l'on ne trouvera pas à son emploi, dans cet ordre d'idées, un obstacle équivalant à une prohibition véritable.

Reste le reproche banal : « *le morphinomane deviendra héroïnomane* ». Est-ce bien là un argument sérieux? Mais alors, un constipé saturé de jalap ne devrait plus essayer la scammonée, sous prétexte qu'il sera bientôt aussi accoutumé à cette dernière?

Loin de moi la pensée de plaisanter lorsqu'il s'agit de poisons, mais, en réalité, est-ce que c'est là un aléa avec lequel il faudra compter si fréquemment? Assurément non, du moins pour les cas ordinaires; seulement, il en ira tout différemment avec les morphinomanes.

Un homme *non toxicomane* et *vierge d'alcaloïde* ne pourra guère faire un héroïnomane d'emblée, — avais-je dit, et je crois encore que c'est la vérité, — parceque, dès les premiers pas, il se trouvera arrêté : « avec l'héroïne, les doses ne peuvent s'élever bien haut, puisque cinq centigrammes absorbés *en bloc* amènent un sommeil de plomb, avant-coureur peut être du sopor mortel (1) ». C'est rigoureusement exact, — mais en regard nous trouvons la tolérance spéciale aux morphinomanes, laquelle s'est montrée bien au-dessus de toutes les prévisions. Nous avons eu là une véritable surprise.

Ainsi que je l'avais remarqué, l'héroïne *ne se substitue pas à la morphine, ne la continue pas,* (2) c'est-à-dire que, bien qu'étant de la même famille, elle *ne prend pas sa suite* dans un traitement commencé avec le premier alcaloïde. Voici par exemple un morphinomane dont nous entreprenons le traitement par l'héroïne alors qu'il en est arrivé à 0,08 d'alcaloïde par jour : traduisons ce chiffre en héroïne, nous aurons 0,08/2 — X ou 0.03. Et bien, il se peut parfaitement, cela est même probable, que ce chiffre ne soit pas d'emblée indispensable; voici pourquoi : *aussi longtemps que l'on reste cantonné dans les doses minimes*, il n'est pas rare de trouver, par tâtonnement, une quantité donnée de l'autre alcaloïde, également très faible, et dont les effets répondent assez exactement à ceux de la morphine, sans qu'il soit pour cela besoin de varier la dose d'héroïne, ou du moins de lui faire subir des oscillations *régulièrement* parallèles aux oscillations en plus ou en moins que présentait la série morphinée précédente.

Notre malade supposé était un *petit* morphinomane, aussi sa dose actuelle de toxique, *moyenne* si on la considère dans le cycle complet des degrés à franchir dans sa *petite* toxicomanie, est-elle, en somme, une dose assez faible. Prenons même le chiffre encore un peu plus bas de 0,05 de morphine, assez fréquent chez les *petits* toxicomanes : cette dose a comme *équivalent physiologique* de 0,02 à 0,025 d'héroïne, mais l'effet par nous recherché pourra sans doute être obtenu avec une dose moindre, soit 0,0175 à 0,0125. Ce qu'il y a ici de piquant est que cette dose de 0,0125 d'héroïne, correspondant, comme effet, à la dernière dose de morphine de notre second sujet (0,05), sera, précisément, par hasard, la dose efficace minima de la *posologie* héroïnée.

On peut, pour arriver en ces détails à une clarté plus saisissante, les résumer en un schéma. Désignons par les premières lettres de l'alphabet la série des doses ascendantes de poison que prend un toxicomane, A étant la plus faible (3), et Z la dose la plus élevée, théoriquement considérée comme étant égale à l'infini. Reprenons un de nos *petits* morphinomanes; je suppose qu'il est monté jusqu'au chiffre G de morphine. En raison de l'écart existant entre les coefficients toxiques des deux alcaloïdes, la dose *équivalente* (je ne dis pas *correspondante*) en héroïne est figurée par *c* (à peu près 3/7 de G). Dès lors, si Hér. *continuait* Mor., la dose actuelle de la première serait *d* ou c + x. Seulement, dans les faibles chiffres où nous sommes encore, nous allons voir que, grâce à l'élasticité du pouvoir supérieur de l'héroïne, nous pourrons réaliser à peu près les mêmes effets physiologiques qu'avec G. Mor., avec un poids insignifiant de sa rivale, que nous appellerons ici dose *correspondante* (non pas *équivalente*, mais *suffisante*), la quantité *x* ou *y*

(1) *Revue de Médecine*, Paris, 1900, p. 981.
(2) *Revue de Médecine*, p. 987.
(3) Les lettres A, B, C, D, E, F, G, et a, b, c, ...g. correspondent ici aux dosages exprimés en chiffres allant de 1 à 7, les premières pour la *morphine*, les secondes pour l'*héroïne*.

empiriquement déterminée de la sorte. Là, encore, nous sommes en présence de la quantité minima qu'il faut faire absorber d'héroïne pour obtenir un effet appréciable.

Voici donc notre toxicomane prenant, comme dose correspondant à sa dose dernière de morphine, le chiffre le plus faible de l'échelle héroïnée, et c'est assez pour qu'il cesse de souffrir de l'abstinence. Allons-nous voir, corollairement, le maximum héroïné faire pendant chez lui au chiffre qu'il était à la veille d'atteindre à l'extrême limite de la latitude morphinomaniaque? Voilà un sujet qui s'est montré d'une égale sensibilité pour les deux alcaloïdes, aux mêmes doses initiales que les gens réputés sains. Le maximum sera-t-il le même pour lui que pour le premier venu? C'était bien à présumer: pourtant il n'en fut rien.

L'élasticité si hautement compréhensive du puissant médicament dont il allait se servir maintenant, il l'utilisa, cette fois encore, mais en sens inverse. Pour les vieux intoxiqués de l'opium, Mithridate avait reculé le maximum usuel, les faisant bénéficier du privilège des anciens toxicophages. Il leur faut monter à des chiffres bien plus élevés, parfois fabuleux, pour toucher à la zône dangereuse avec ses désordres soporifiques et nerveux, ses périls toxicardiaques ou mortels.

Tout cela nous conduit à une variante nouvelle de la loi que nous étudions: *Les morphinomanes ont une tolérance exceptionnelle et indéfinie pour l'héroïne, poussée même jusqu'aux degrés les plus élevés*; et cela après s'être révélés sensibles aux quantités les plus faibles de cette substance, à l'égard de laquelle on eût ainsi été fondé à les croire exagérément susceptibles. Bref, ils jouissent au plus haut degré de cette faculté paradoxale de pouvoir impunément se saturer d'une substance excessivement toxique, tout en témoignant par des réactions physiologiques évidentes d'une sensibilité très délicate même à doses infimes vis-à-vis de ce même toxique. Ainsi, voilà qui est bien entendu: un sujet *non toxicomane*, que son médecin a traité pour une névralgie à l'aide de l'héroïne, viendrait-il à se piquer sans raison, ou à forcer les doses, que, selon toutes prévisions, il serait bien vite arrêté par une somnolence l'empêchant radicalement de continuer ses occupations, puis, presque aussitôt, par un invincible sommeil.

Mais, *pour le morphinomane, rien de pareil*. Non, il n'est pas certain de voir le morphinomane qui, dans le but de se guérir, prend de l'héroïne par doses fractionnées, fatalement arrêté au seuil de l'intoxication massive dès la première majoration des doses. Il n'y aura pas pour lui cette réaction violente « lui rendant, du coup, impossibles toutes « les obligations sociales, et cela sans donner lieu au moindre plaisir euphorique ». Par conséquent, *en aucun cas* et jamais on ne pourra s'en remettre, pour la cure héroïnée, au morphinomane, même de bonne foi, qui, intelligent, tente résolument de se guérir (1).

Je viens de signaler les propriétés physiologiques les plus saillantes de l'héroïne; il me faut à présent dire quelques mots de celles *qu'elle ne possède pas*. Veut-on voir à quel point la fantaisie préside à la description de toutes les vertus sans nombre dont les produits nouveaux sont, à leurs apparitions, auréolés par la légende?

Lisez ces quelques lignes cueillies dans le prospectus d'enveloppe d'une « *spécialité* » sur l'Héroïne, créée peu de temps après mon premier travail, et mise en vente dans une des grandes pharmacies de la Capitale.

(1) *Jamais*, d'ailleurs, je n'ai eu à me reprocher d'avoir donné un aussi imprudent conseil. Voici en effet les lignes que je relève à ce sujet dans mon travail de l'an dernier...

« *Hélas il faut en rabattre!* (p. 992)..., et plus loin, (p. 993) il n'y a pas danger d'introniser la nouvelle intoxication vicariante, au lieu et place de celle que l'on combat; mais c'est *à la condition expresse... de ne pas confier au malade lui même le soin de sa cure..* » Aujourd'hui j'ajouterais même quelque chose de plus.

1° L'Héroïne, a sur la morphine, deux avantages principaux : *elle ne constipe pas*; son action sur le cerveau est bien moins accentuée...

2° *On peut l'employer*, de préférence à la codéine *pour combattre les sueurs* (!!) des phtisiques.

3° *Antialgique égal à la morphine* (1)...

Nul besoin d'insister pour montrer par quels détails ce programme s'écarte de la vérité. Le seul point qui m'intéresse, c'est que le prospectus en question invoquait, à l'appui de ses assertions, le seul travail paru sur la matière, c'est-à-dire le mien. Chaque erreur s'y étalait donc sous le patronage de mon nom, qui suivait comme pour l'y avaliser. On comprendra aisément que ce n'est là ni une réfutation ni même une protestation tardive. J'ai simplement voulu montrer, en terminant ces généralités, que le présent travail, bien que consacré à un sujet déjà entamé, n'était pas précisément superflu.

J'arrive à la relation de mes dernières recherches. Pour être plus aisé à suivre, j'userai toujours de la même méthode, exposant ce qui a trait à l'héroïne sous la forme de considérations parallèles entre celles-ci et la morphine. J'aurai donc à m'appesantir uniquement sur les contrastes, prêt d'ailleurs à noter au passage tout changement, la moindre « retouche » au tableau. Je réserve, pour la partie terminale de ce travail quelques réflexions au sujet de la marche à suivre pour la démorphinisation, en tant qu'elle comporterait l'emploi du produit nouveau.

Je parlais tout à l'heure d'une notice pharmaceutique qui débutait par ces mots magnifiquement soulignés : *L'héroïne ne constipe pas*. C'était peut-être là le point sur lequel j'avais le plus spécialement appuyé. Une telle *indépendance* en thérapeutique m'oblige à préciser. Alors que l'opium possède des propriétés tellement astringentes, que tels de ses composés (laudanum, diascordium) sont les spécifiques de la diarrhée, la *morphine*, une fois la première accoutumance établie, n'est pas forcément constipante ; l'héroïne, au contraire, son dérivé, possède dans ce sens des propriétés si actives qu'elle en est pour ainsi dire *légendaire*, dépassant même sous ce rapport le sulfonal et sa série (trional, etc.): les vestiges des résidus excrémentitiels étant examinés en médecine légale, il ne sera pas ridicule de donner le détail qui va suivre. Un de mes malades en traitement prenait alternativement de la morphine et de l'héroïne; lorsqu'à mon insu il « lâchait » l'héroïne pour aller (en vain) à la recherche de l'euphorie morphinique, sa supercherie était immédiatement découverte par la cessation de l'état usuel de constipation qui servait de contrôle à l'infirmier de garde. Un jour qu'inversement, j'accusais à faux mon patient d'avoir changé l'héroïne pour la morphine, ce fut l'infirmier qui le disculpa en découvrant devant moi le seau hygiénique : « Non, Monsieur, me dit le garçon; ceci est de la..., du..., d'*héroïne*! » et il me montrait les fèces fragmentées en petits blocs grisâtres pareils à des billes aplaties en forme de ménisques. Dès que notre homme reprenait de la morphine, les matières redevenaient liées et molles.

Quelles sont les réactions du nouvel alcaloïde sur le SYSTÈME NERVEUX? (2) L'ÉNERVEMENT

(1) L'Héroïne a un pouvoir constipant formidable, elle détermine des sueurs profuses presque à l'égal de la pilocarpine. Analgésique inférieure à la morphine, elle peut en outre, donner lieu à un délire d'allure toute spéciale.

(2) La sensation du simple *besoin*, non dans la cure, mais dans l'*héroïnomanie*, s'est montrée, sous mes yeux, plus atroce que chez nul morphinomane. Il s'agit d'une femme qui s'injectait 0 gr. 07 par jour. Je lui avais fait cacher sa solution d'héroïne, qu'on avait remplacée par de l'eau pure : nulle supercherie n'était donc possible : je la trouvai en larmes lors de ma visite du soir à son hôtel. « Ah! monsieur, vous arrivez à temps, je voulais me jeter par la fenêtre. *L'héroïne ne me fait plus rien*. En proie à un nervosisme horrible qui a commencé vers 1 heure, *à 3 heures je n'y tenais plus*, je me suis fait UNE, PUIS DEUX, PUIS TROIS piqûres; quelle angoisse, je ne savais plus où me mettre!

dû à la saturation héroïnée, et secondairement à l'abstinence consécutive, est extrême dans la réalité, et laissse bien loin derrière lui ce qui s'observe avec la morphine. Après les HORRIPILATIONS de toute sorte, les CRAMPES en sont l'expression la plus communément frappante, mais les phénomènes les plus intéressants du chapitre actuel sont certainement : 1° la CONTRACTURE TÉTANIQUE DU SPHINCTER VÉSICAL et 2° les TROUBLES PRODUITS SUR L'ENCÉPHALE par l'absorption de l'héroïne à doses *thérapeutiques*.

Et si ces désordres sont, comme je viens de le dire, *les plus intéressants*, c'est que c'est généralement eux dont la production ou l'accentuation, chez un sujet, constituent pour celui-ci l'intolerance à l'endroit de ce médicament.

Lorsque l'on entend dire par un malade protestant par avance contre une proposition éventuelle (qui ne doit jamais venir en premier du médecin), « Oh! moi, docteur, ne me donnez pas de morphine, je ne la supporte pas! », comment faut-il interprêter cette *intolérance* précautionnelle, en admettant qu'elle soit motivée, et ne dérive pas d'une *posophobie* de mise dans le monde, justifiée pour ce présent cas à l'égard d'une *sédation acquise au prix d'absorptions aussi dangereuses*? Va-t-on trouver chez sa cliente les symptômes *au grand complet* d'un empoisonnement par l'opium ou *ses alcaloïdes*? Certainement non! S'il est nombre d'entités morbides qui ne se présentent jamais avec un *programme* syndromique entièrement réalisé (tel, le diabète, qu'il faut toujours *dépister*), c'est assurément le cas pour les empoisonnements, et au premier chef pour les empoisonnements *thérapeutiques*, où le plus souvent la dose toxique n'a que de bien peu dépassé la dose thérapeutique maxima. Les intoxications accomplies dans des circonstances analogues s'offriront toujours sous un aspect identique, qui imposera d'emblée l'évidence à un œil un peu exercé.

Bien que par la lecture du parallèle physiologique entre la morphine et l'héroïne on peut se faire une idée des symptômes complets de l'empoisonnement morphinique. Eh bien, ceux-ci, les verra-t-on tous, dans l'intoxication au petit pied que constitue l'intolérance morphinée idyosyncrasique? Nullement, et le tableau sera toujours le même. Aussitôt après la piqûre, ce sont des nausées, des vomissements que rien n'arrête, tandis que se déclare une céphalalgie qui durera de 15 à 30 heures; en même temps les pupilles se contractent, les extrémités se refroidissent et deviennent cyanotiques, blanches ou violâtres. Puis, et c'est là le principal, le cœur faiblit, fait des faux pas, des poses, des culbutes, suivies de tachycardies dans lesquelles *le pouls file sous le doigt*. Bref, *état nauséeux avec céphalalgie, affaiblissement du cœur*, qui se précipite et menace de s'arrêter, tandis que le patient *oublie de respirer*, voilà le syndrome de l'empoisonnement morphiné, qui interdit nettement tout recours aux piqûres, sans qu'on ait besoin d'aller à la recherche des accidents de second plan. Eh bien, en ce qui concerne l'héroïne, nous voici arrivés à ceux de ses effets physiologiques qui donnent la mesure de la possibilité de son emploi, allant à cet égard depuis la limitation la plus stricte jusqu'à la prohibition la plus absolue. Je précise :

Que fait sur l'appareil urinaire, sécréteur ET excréteur, l'usage thérapeutique prolongé de l'héroïne? Ceci : elle *affole* l'appareil nervo-sécrétoire du rein. L'urine, souvent diminuée un jour ou l'autre sans raison appréciable, devient d'autres jours très abondante; c'est 15 à 1800 grammes d'urine pâle, dite nerveuse. Cet alcaloïde, parfois, pousse donc aux urines. Et pour cela j'avais, sur lui, fondé des espoirs irréalisés; mais cela dit, s'il trouve à côté de lui des influences intrinsèques ou extrinsèques pouvant agir parallèlement, c'est-à-dire influençant le rein, c'est l'oligurie qui éclate, aggravée par un phénomène d'un ordre tout autre, la dysurie, voire même la strangurie.

Cet accident ressortit au mode d'action de l'héroïne sur le tissu musculaire, je devrais dire sur le *système* musculaire, arrivé, dans son entier, à une sorte d'état choréique en germe, en puissance. Tous les muscles du corps, se trouvant, bien qu'à des degrés divers, en imminence de contracture, ont cessé de pouvoir prêter, individuellement ou par groupes, ce concours pondéré qui, — obtenu à l'état normal grâce au fonctionnement sans entraves de chacune de ses parties, peut seul réaliser l'harmonieux concert indispensable à la parfaite exécution des mouvements synergiques. Ce sont les soubresauts des urémiques, les crampes : l'envie fréquente et prolongée d'uriner, au moment même où les muscles *défécateurs*, — ceux de l'effort abdominal, — frémissant à la veille de la contracture — sont incapables de coopérer avec ensemble au mouvement combiné nécessaire à l'évacuation des réservoirs pelviens. Concurremment, le besoin d'uriner augmente, arrêté par l'invincible obstacle du sphincter uréthral circulaire, tétanisé.

On peut voir ces malades la nuit, levés pour essayer une miction impossible, somnolents, appuyés au mur, lâchant le vase, que ne peuvent plus maintenant serrer les doigts *manquant « de pression »*. Ils s'accoudent à leur lit, puis soudain se renversent en arrière et tombent — car l'action dominante est la narcose — de toute leur hauteur sur le parquet. Ils se relèvent à demi conscients, et honteux vis-à-vis de leurs camarades de chambrée (1); vient-on à leur adresser la parole, on les trouve marmottant des paroles fragmentairement intelligibles. C'est que, si les jambes, se mettant à l'unisson, ont été frappées d'astasie-abasie, un état analogue existe pour l'encéphale. Du mauvais fonctionnement des appareils moteurs périphériques résulte un SENS *musculaire faussé* plus ou moins bien transmis à un cerveau dont les cellules sont à la fois obnubilées au point de vue intellectuel, et surchargées au point de vue excito-moteur. Télégramme mal transcrit au départ, mal lu et mal compris au récepteur; d'où l'expédition sur des lignes plus ou moins intactes, d'ordres confus aux secteurs moteurs de la périphérie; et c'est ainsi qu'il y a *ataxie musculaire* par défaut de synergie des éléments moteurs, ayant pour origine de mauvais renseignements transmis au cortex; non pas que les dits renseignements se trouvent faux ici, comme on l'a imaginé pour le tabes, parce que les muscles ne sentent pas quand et comment ils se contractent, eux et leurs antagonistes; mais parceque, disais-je, frémissant sous un tonus exalté, il arrive, indépendamment des soubresauts spontanés, que tels appareils musculaires, sollicités en vue d'un mouvement donné (station debout), s'étant, pour l'exécuter, contractés à tort et à travers sans y être arrivés, *c'est le résultat faussé de cette opération qui est envoyé, travesti*, par le *sens musculaire* résultant de la *totalité* des sensations des groupes *locaux* qui ont agi, à un encéphale somnolent. Le bredouillement cérébral et lingual, la confusion mentale temporaire et la dysphasie, font vis-à-vis à l'astasie, à l'ataxie myotonique généralisée.

Qu'est-ce donc, en somme, que ce délire *à allure spéciale*? C'est une sorte de volubilité empâtée, s'exprimant en mots décousus, bien que tous empruntés, individuellement, au langage courant; le discours a trait d'ailleurs, en partie, aux choses de la vie commune. Le sujet, à demi endormi, les paupières baissées, chancelant comme un homme ivre, se promène dans sa chambre en faisant de grands gestes (?) répondant, — mal il est vrai — aux questions qu'il entend et sent lui être posées. Ce délire « vigil » est partiellement conscient — puisque le malade en conserve un vague souvenir une fois éveillé, et que parfois même, alors qu'au moment de la crise on lui fait remarquer qu'il est en état de délire à la fois agi et parlé, il peut lui arriver de donner des signes d'assentiment non équivoques, tout en étant incapable de se maîtriser. Il ne peut arrêter son discours

(1) Cette observation vient d'une Maison de Santé.

qu'il sait incohérent, ni se remettre au lit pour mettre fin à ses gestes extravagants. Il y a là quelque chose d'étrange, d'effrayant même pour l'entourage non prévenu.

Ce délire me rappelle, à grands traits et à une moindre allure, le délire chloralosique dont j'ai autrefois donné la description. Pour peu donc qu'on lui signale un peu d'excitation incohérente, le médecin devra ouvrir l'œil; que les troubles nerveux en viennent à constituer un syndrôme aussi sérieux que je l'ai dit plus haut, et son devoir deviendra formel, il n'a qu'un parti à prendre : laisser l'héroïne de côté.

Tel est donc le phénomène majeur qui constituera presque à lui seul la preuve d'une intolérance idiosyncrasique à l'égard de l'héroïne. Or, ce que je vais dire a une importance capitale au point de la conduite prudente qui s'impose au médecin.

Je considère l'*héroïne* comme un médicament à bien des points de vue ADMIRABLE, ne fut-ce que parceque, grâce à lui, il y a espoir de voir un jour la fin de la morphinomanie. Mais voilà à son actif, des désordres nerveux qui ne sont point insignifiants. Le premier degré correspond à l'horripilation excito-motrice, le deuxième, au verbiage avec incohérence, le troisième, le plus élevé, au délire demi conscient, myosthénique, dysphasique et excito-moteur. Nous ne sommes pas encore en droit de dire si c'est là un symptôme d'une rareté telle qu'il est négligeable dans la pratique. En outre, voilà une porte soudain ouverte sur l'inconnu sombre, à savoir la possibilité du développement *à terme* de psychoses, ainsi que l'on peut en observer dans quelques rares intoxications, celles par exemple, par la cocaïne et l'oxyde de carbone. Il est probable, toutefois, que la variété grave de ce délire est rare, et qu'il n'y a pas lieu d'en tenir compte dans la pratique; si cependant il en était autrement, cela équivaudrait à la condamnation *sans appel* de l'héroïne, quels que puissent être d'ailleurs ses avantages, nul n'étant autorisé à exposer autrui à de tels aléas.

Il y a d'ailleurs quelque chance pour que les désordres précédents constituent une rareté; dans les pays où l'héroïne a été étudiée, — et employée, — les auteurs s'accordent à dire que, dans son action sur le système nerveux, elle s'adresse plutôt au bulbe qu'au cerveau. Il est certain qu'abstraction faite des accidents toxidélirants et sécrétoires, le bulbe est puissamment influencé par elle; et qu'il s'agisse ou non des noyaux propres d'origine du pneumo-gastrique, le cœur est sûrement bien moins pris à partie ici qu'avec la morphine. L'héroïne est un eupnéique manifeste : les respirations sont plus amples sans se ralentir, et là sont ses plus beaux états de service. Le plus souvent donc, les circonvolutions restent neutres, vu l'absence de toute euphorie psychique (1).

La luxuriance sécrétoire que j'ai dite du côté de la sueur appelait, comme corrélatif, des abberrations de la thermalité. Non pas que la piqûre soit ici suivie de la même chaude ondée circulante qui, au dire des malheureux « compétents », paraît l'INSÉPARABLE compagne de l'absorption morphinée, (2) mais, en dehors même de ce moment, de fréquentes sensations prolongées de chaleur, et aussi de froid, ont été signalées. Le remède, toujours apporté, hélas, par la fatale seringue, n'est pas ici aussi prompt, aussi brusque, aussi agréable, aussi décisif que dans l'exemple opposé.

Nous avons vu l'héroïne inférieure comme source de chaleur; son pouvoir antial-

(1) Il faut bien s'entendre sur le mot *euphorie* : c'est une sensation *active* de bien être. Avec l'héroïne, où le besoin est plus énervant, l'injection qui vient y mettre fin est reçue avec une telle joie que le malheureux cessant ainsi de souffrir, peut appeler cela de l'*euphorie*, mais c'est un abus de langage.

(2) *Inséparable*...; cette sensation doit l'être, en effet. Dans nos exemples exceptionnels d'intoxication mixte où le malade regardait la MORPHINE comme accessoire, la suppression brusque de la COCAÏNE, produisant un affaissement énorme, ne fut pas suivie de froid, la morphine ayant été continuée, quoique moins largement.

gique doit être, parallèlement, de moindre efficacité. Pour les malades débutant dans l'hypodermie, le fait a peu d'importance, le soulagement obtenu étant déjà fort beau. Cette particularité était du reste, connue des Allemands. Mais, la note dominante dans l'histoire de l'héroïne c'est, avec l'absence d'euphorie, l'allure non plus instantanée, à proprement parler, mais *progressive* de son action anesthésique. Ce petit fait sera gros de conséquences : ce n'est pas que cette lenteur relative d'action constitue, à la charge de l'héroïne, une infériorité notable, et il n'y a pas là de quoi la faire rejeter par le médecin à la recherche d'un parfait anesthésique, car elle possède, en revanche, cet avantage inappréciable que de toutes les substances similaires, c'est elle qui expose le moins à une toxicomanie consécutive.

Aussi ne lui tiendrons-nous pas rigueur de cette « lenteur » à manifester son action; seulement, cette considération, nulle pour ceux qui n'ont jamais « tâté » de la morphine, ce sera de l'être pour ceux qui, sujets à des crises douloureuses récidivantes, ont, sans être positivement des toxicomanes, l'injection hypodermique facile. Souvent hélas! ce sera des médecins : les plus stoïques d'entre eux, pour ne prendre qu'un exemple, n'ont recouru au grand moyen qu'à la dernière extrémité, au paroxysme de leurs souffrances, et au terme de leur patience; pourrons-nous vraiment, dans ce moment critique, demander à ces hommes, au su de qui il existe deux antialgiques, l'un immédiat, l'autre « *à terme* », de se décider *contradictoirement* pour ce dernier, (quelque rapproché que soit le terme en question) ? En vérité, cela ne serait point « humain » ; et il ne faudrait pas espérer qu'ils y consentissent. Pour la même raison, que la douleur s'élève à un degré intolérable, qu'elle soit *excruciante*, comme disent les Anglais; comment ne choisiraient-ils pas, de deux substances, celle qui donne l'anesthésie la plus parfaite ? Or ce fait peut se produire à chaque instant, d'une façon courante ; par exemple, pour soulager une simple rage de dents, douleur insupportable s'il en fût, pour banale et vulgaire qu'elle puisse être...

Ainsi voilà cette lenteur d'action qui est un des attributs saillants, si l'on veut, mais cependant assez accessoire du médicament nouveau ; qui déjà va suffire, à elle seule, pour empêcher que l'on en adopte *l'emploi d'une façon courante et exclusive*; si bien que dès à présent, et, de son seul fait, la morphine, contre laquelle nous avions entrepris une croisade en raison de ses suites si fréquentes d'accoutumance funeste, se voit assurée de survivre, à peine menacée de passer au second plan !!

Oui, *à peine* ! car elle a un bien autre inconvénient encore, cette lenteur (relative) d'action de l'héroïne. Il est, grâce à elle, toute une classe de morphinomanes qui, en leur supposant le réel désir de se guérir *eux-mêmes* (il s'agira donc encore fréquemment de médecins) par une cure d'*héroïne*, sont exposés à un sérieux danger, celui d'ajouter, à la première, une seconde intoxication encore plus redoutable. Voici un sujet consentant à se sevrer de morphine, à la remplacer, sans qu'on l'en prévienne (1), par l'héroïne. Il sentira que celle-ci remédie à l'abstinence sans euphorie, et, lui a-t-on dit, à dose minime; mais un jour éclate une crise douloureuse d'une intensité sans précédent. Le patient songe avec désespoir à sa morphine, maîtresse délaissée d'hier, mais toujours bien chère. Respectueux encore de son serment, il va d'abord, s'il ne peut attendre son médecin, se faire une piqûre *d'héroïne.* — La dose ? Je l'ignore, mais instinctivement, il la prendra égale *comme volume* à ses anciennes piqûres de morphine. Une minute se passe, puis deux, puis cinq... Pas de soulagement! — Cinq autres minutes, *pas* encore de mieux ! — Alors, il n'y tient plus ; il se fait une seconde piqûre, puis une troisième, une quatrième au besoin. Et, à ce moment, ses paupières s'alourdissent,

(1) C'est-à-dire, en se servant de solutions *préparées en dehors de lui.*

tout d'un coup, car 20 à 25 minutes se sont écoulées depuis l'injection initiale : l'apaisement est enfin venu, mais le malade a absorbé, dans son ignorantè impatience, 3 à 4 doses d'héroïne ; or, s'il est *mithridaté* par sa morphinomanie, *il supportera cette dose de poison*, quitte à avoir ensuite un peu trop dormi ; mais à l'avenir, c'est cette dose d'occasion, inutile et déjà toxique, qui pour son esprit suggestionné, *constituera* sa *dose* INITIALE *nécessaire d'héroïne* ; de là, à devenir héroïnomane, il n'y a qu'un pas. Il convient en outre de remarquer que nous avons supposé nos malades obéissants, et ne se piquant eux-mêmes que par exception. Mais cette exception va devenir la règle pour les sujets qui ont l'habitude, ou la fatale autorisation, de se piquer eux-mêmes, *pendant leur intoxication* ou *pendant leur cure*, à plus forte raison chez ceux qui sont *piquomanes*. Pour ces derniers, le danger me paraît même quasi impossible à éviter. — *Petite cause, grands effets.*

On a prétendu que l'*accoutumance* si rapide avec la morphine, n'existait pour ainsi dire pas avec l'héroïne. Je ne crois pas du tout à cette particularité, au moins en tant que privilège au bénéfice de cette dernière. Quant au fait lui-même de l'accoutumance, pouvant parfois être quasiment nulle, il est parfaitement réel, mais éventuellement applicable, du moins, je le crois, à toute substance employée en thérapeutique.

N'était-ce pas, en effet, de la morphine que relevait cet ataxique dont j'ai rapporté l'histoire, et qui, pendant un an, a pu combattre le phénomène du froid (froid permanent, ou sous forme de *crises de froid*) au moyen de moins d'un centigramme d'alcaloïde injecté, et sans augmenter la dose ?

D'une manière générale, il est vraisemblable que le phénomène de l'accoutumance se produira plus constamment et avec une plus grande rapidité chez les morphinomanes que chez les sujets ayant débuté par l'héroïne ; et si nous sommes enclin à admettre que l'accoutumance *doit* être probablement plus lente à se produire avec l'*héroïne* qu'avec la morphine, c'est parce que la première a d'habitude une action *nulle* sur le « mens ». Nous raisonnons ainsi par pure analogie, nous appuyant sur une des propositions démontrées dans ce même travail. C'est, nous en avons le souvenir, alors qu'ils lui demandent l'oubli de leurs peines, que les morphinomanes s'accoutument le plus vite à leur poison, obligés en outre d'accroître rapidement leurs doses.

J'ai établi autrefois que la morphine, substance *vasostrictive* et *hypertensive*, ne fait pas fatalement sentir son influence dans ce sens, alors qu'elle ne sort pas des doses thérapeutiques ; elle se conduit comme étant avant tout un régulateur du système nerveux. Névralgie faciale avec dilatation vasculaire, ou angor pectoris vaso-strictive, se voient domptées par elle avec une égale aisance. Ce rôle de *gendarme des nerfs*, allons-nous donc le voir jouer aussi par l'*héroïne*? Je ne saurais l'affimer, quoi que ce soit là un fait avéré pour une certaine catégorie de faits. Ainsi, les sueurs profuses de l'imprégnation héroïnée ont, maintes fois, cédé, entre mes mains, à la même piqûre qui allait, quelques quarts d'heure plus tard, mettre l'organisme dans l'imminence de crises diaphorétiques de même origine et d'allures identiques.

Une question, resterait à résoudre, qui ne manque pas d'intérêt. Puisque l'héroïne ne se substitue pas à la morphine, la réciproque est-elle vraie, ce qui permettrait d'utiliser la morphine dans la cure de l'héroïnomanie ? Je n'ai pas eu le loisir d'y répondre.

Autre point très délicat dans l'histoire de l'héroïne : c'est le rapport existant entre sa toxicité et son dosage. — Sa toxicité comparée a été établie en des expériences de laboratoire par kilogramme d'animal à tuer. Mais comme ce n'est pas ce résultat que l'on cherche à atteindre d'habitude *chez l'homme*, et que, de plus, telle espèce animale est plus ou moins sensible à un poison que telle autre (le *genus homo* inclus) les susdits renseignements que nous donne le laboratoire me paraissent assez inutiles dans la pratique. Ce qu'il faudrait avoir, c'est le rapport des *efficacités*, mais là aussi, je l'ai dit, il est difficile de s'entendre. L'*efficacité* n'a pas pour mesure *une constante*, tel homme étant plus insensible que tel autre à la douleur ou au froid. Et puis, l'action de nos alcaloïdes est complexe, comme je l'ai fait voir, en faisant l'an dernier, l'analyse de l'état de souffrance :

Souffrance *psychique* ; — *algique* ; — *thermique* ; — *musculaire.*

Il conviendrait même d'ajouter : *Souffrance trophique*. Ce dernier chapitre est à faire en entier. Je vais pourtant montrer par un exemple relatif à la morphine, dans quel sens cette étude pourra être dirigée. Je soignais cet été un homme de 45 ans, atteint de cette hypoacidité urinaire, décrite par Joulie, et qui se traduisait, chez mon sujet, par la précipitation des phosphates du sérum dans le système tégumentaire, c'est-à-dire, *dans le réseau lymphatique radiculaire* DE LA PEAU. L'usage de la morphine, pendant 3 ou 4 jours, accrut notablement cette crétification spontanée. M. Joulie, n'en fut point surpris, les alcaloïdes augmentant, d'après lui, d'une façon certaine, l'hypoacidité urinaire.

Il y a là, évidemment, une action nuisible exercée sur la nutrition, une action dystrophiante, par l'intermédiaire du système nerveux. On peut, sans forcer les choses, voir dans cette perturbation pathologique l'analogue de ce qui a été signalé par M. Jacquet dans l'infection blennorragique. Il s'agissait de production de *cornes* cutanées. Cette monstruosité pathologique m'a paru relever à n'en pas douter d'une perversion apportée dans l'évolution normale de l'éléidine, par les toxines du bacille de Neisser.

Il reste encore bien des inconnues dans la physiologie de ces poisons végétaux : c'est ainsi que dans le cours de l'intoxication chronique par eux déterminée peuvent se présenter des « accrocs » (embarras gastrique avec nausées, pesanteurs de tête et somnolences) que rien ne pouvait faire prévoir, ni surélévation des doses, ni maladies incidentelles. Il semble cependant que l'origine de ces « à coups » doive être principalemen dans le foie, dont la tolérance et le pouvoir *toxicolytique* seraient frappés d'une inhib tion subite et inopinée. Cette hypothèse permettrait, en outre, de comprendre comme les alcaloïdes peuvent produire l'hypoacidité du sang, en raison de l'atteinte portée foie. Toutes les fonctions de la glande hépatique subissent sans doute, dans ce cas, arrêt simultané, la toxicolyse comme l'uréopoïèse. Si, en effet, la toxicostase et la to colyse hépatique sont suspendues, il devient vraisemblable que l'uréopoïèse l'*est peut l'être*, parallèlement, le foie étant temporairement incapable de *transformer* urée l'ammoniaque que le sang lui apporte à l'état de carbonate ou de phosphate. M tout cela est de la théorie ; aussi n'y a-t-il ici à en retenir que la possibilité de v paraître, au cours de la toxicomanie, et sans cause appréciable, des phases de saturati ou d'intolérance à l'égard du toxique et cela, dans un moment peut être où le ma assagi, diminue ses doses, ou *même* en principe, alors qu'il a interrompu l'*usage* *poison*...

(*à suivre.*)

COMPTE RENDU DES SÉANCES

DE LA

SOCIÉTÉ DE THÉRAPEUTIQUE

Séance du 9 Octobre 1901

Présidence de M. Albert ROBIN

MM. Albert Mathieu et Laboulais présentent une note intitulée : ***Traitement de la stase gastrique avec hypersécrétion par le tubage évacuateur, sans lavage, suivi d'injection de poudre de viande.***

Les auteurs présentent une méthode nouvelle pour le traitement de la stase gastrique. Cette méthode dérive directement de la méthode de gavage des dyspeptiques pratiquée autrefois dans le service de M. le Pr Debove. Par le gavage à la poudre de viande, M. Debove, s'inspirant des bons résultats obtenus chez les tuberculeux, se proposait de relever les forces et de combattre les effets déplorables d'une insuffisance prolongée de l'alimentation. L'importance de cet élément à la fois symptomatique et pathogénique n'est pas douteux. Toutefois, pour établir leur méthode de traitement, c'est du lavage de l'estomac que les auteurs sont partis. C'est la stase qu'ils ont voulu tout d'abord combattre par le tubage de l'estomac et le gavage n'a été ajouté qu'après coup. C'est l'adjonction du gavage à la poudre de viande à l'évacuation de l'estomac sans lavage qui constitue l'originalité d'un procédé, dont un des éléments les plus importants avait déjà été largement employé.

***Technique du traitement.* La sonde est introduite chaque matin à jeun de préférence. On évacue aussi complètement que possible le contenu de l'estomac en suivant la technique indiquée pour l'extraction des repas d'épreuve, on pourra, s'il y a lieu, c'est-à-dire si la bouillie stomacale est trop épaisse, si elle existe en grande quantité, faire un petit lavage (un litre au plus en 3 ou 4 fois). Dans le cas de fermentations excessives il sera bon de faire usage d'une solution de salicylate de soude à 3 0/00.**

Au bout de 3 ou 4 jours, on se contentera d'évacuer le liquide de stase par expression ; par aspirations au besoin, *mais sans faire de lavage.*

Cependant si, contrairement à ce qui se produit d'habitude, une amélioration sensible ne se oduisait pas après quelques jours de traitement, on pourrait faire un ou deux petits lavages par maine (toujours avec un litre de liquide en trois ou quatre fois au maximum).

Dès le début du traitement, on fera suivre immédiatement l'évacuation du liquide de stase un gavage à la poudre de viande pure non additionnée de malt ou substances analogues. On mmencera par 60 grammes de poudre de viande soigneusement delayés dans 300 ccm. de it.

On augmentera chaque jour progressivement la quantité de poudre de viande et de lait pour river à 100 grammes de poudre et 400 ccm. de lait.

Il va sans dire que, pendant la durée de ce traitement, tout au moins au début, les malades vront être soumis à un régime sévère. — En cas de douleurs intenses, avec stase abondante, on scrira le régime lacté absolu. Dans les cas où les phénomènes douloureux sont moins mar-is, on pourra y adjoindre des potages au lait et des œufs.

On prescrira en même temps, s'il y a lieu, les alcalins à haute dose (20 gr. de bicarbonate de soude et 5 grammes de magnésie), par cuillerées à café au moment des douleurs. Mais ceci ne sera guère utile que tout au début du traitement, car il est de règle de voir les douleurs disparaître rapidement.

Suivant les résultats obtenus on pourra modifier le régime tout en continuant le traitement qu'il sera nécessaire de prolonger quelquefois pendant plusieurs mois avant de permettre au malade de revenir à un régime plus ou moins voisin du régime ordinaire. On se guidera pour la durée du traitement non plus sur l'absence de phénomènes douloureux, puisque ceux-ci disparaissent en général dès le début, mais sur la modification du liquide de stase, comme qualité et comme quantité, et sur l'état général du malade.

Dans la grande majorité des cas, après la disparition des douleurs qui s'observe toujours d'une façon précoce, on constate que le liquide de stase abondant au début diminue et souvent disparaît en même temps que l'état général s'améliore et que le poids du malade augmente dans des proportions quelquefois surprenantes.

Les résultats obtenus par l'application de ce traitement peuvent parfois servir à éclairer le diagnostic. En effet, dans les cas de sténose pylorique d'origine néoplasique, il est de règle de n'observer aucune amélioration des symptômes; les douleurs ne diminuent pas ou peu. La stase ne se modifie pas; on retrouve d'abondants débris; la poudre de viande surtout est représentée. Ce signe n'acquiert de valeur qu'au bout de 8 à 10 jours de traitement, car il s'observe parfois même dans les cas plus favorables.

Les 47 malades traités par la méthode des auteurs ont donné les résultats suivants :

Dans 38 cas d'hypersécrétion chlorhydrique continue avec stase le matin à jeun, on a constaté la diminution et presque toujours la disparition rapide des phénomènes douloureux, la diminution rapide de la stase, sa disparition dans la moitié des cas, l'augmentation parfois considérable du poids du corps; 5 de ces malades pratiquaient ou avaient pratiqué le lavage quotidien de l'estomac, sans bon résultat. Le tubage sans lavage, suivi d'injection de poudre de viande, produisit l'amélioration habituelle.

9 cas de sténose pylorique néoplasique ne donnèrent aucune ou presque aucune diminution des douleurs ou de la stase.

Quelle interprétation donner à ces faits ? Le passage de la sonde le matin à jeun permet d'enlever le liquide de stase, dont l'action irritante est ainsi supprimée. Le gavage à la poudre de viande sature l'acide chlorhydrique en excès et nourrit en même temps le malade. La poudre de viande agit comme un alcalin azoté, qui diminue et fait même disparaître l'HCl libre pour un laps de temps relativement considérable. Lorsque la proportion d'HCl est très élevée, on soupçonnera l'existence d'un ulcère actuel ou d'une sténose consécutive à un ulcère antérieur.

La stase est une cause active d'hypersécrétion chlorhydrique qui, à son tour amène le spasme du pylore, d'où stase. La poudre de viande, en saturant l'HCl, supprime une cause d'irritation et de spasme pylorique : elle se dissout parfaitement et ne laisse pas de résidus irritants.

Les malades, souvent insuffisamment nourris, le seront beaucoup mieux par le gavage : les forces augmentent, et avec elles la motricité stomacale s'améliore. Le simple passage de la sonde exerce, en outre, sans doute, sur les parois stomacales, une excitation salutaire et favorise l'évacuation du contenu de l'estomac. Tout au contraire, le lavage pratiqué avec une quantité d'eau exagérée est une cause d'affaiblissement de la motricité stomacale et peut être une cause de spasme du pylore.

Parfois, quand l'estomac se vide mal et qu'il persiste, le matin à jeun, beaucoup de liquide avec détritus alimentaires, il est bon de pratiquer quelques lavages au début du traitement, avec une quantité d'eau modérée, versée dans l'estomac par petites rations.

La méthode ci-dessus convient surtout aux malades offrant le syndrome de Reichmann. Si l'amélioration n'est pas rapide, le cas est justiciable de l'intervention chirurgicale.

Souvent, les malades présentant le syndrôme de Reichmann à un haut degré ont un ulcère juxta-pylorique en activité. Il faut alors être très prudent avec le tubage ou s'abstenir.

M. A. Robin est satisfait d'apprendre que M. Mathieu a abandonné le lavage de l'estomac et accepte l'existence d'un spasme pylorique fonctionnel, jadis nié par de nombreux auteurs. La preuve de son existence se trouve dans sa disparition sous l'influence d'un traitement rationnel, tel que le régime lacté absolu associé aux alcalins ou la méthode proposée par M. Mathieu. La gastro-entérostomie a été, du reste, pratiquée plusieurs fois dans ces dernières années sur des malades dont le pylore ne présentait pas de sténose organique.

M. Mathieu insiste sur le fait que son procédé donne des résultats beaucoup plus rapides que les autres : en 2 ou 3 jours on fait disparaître les douleurs; l'orateur a eu des malades qui étaient rebelles au régime lacté.

M. Dalché présente une note intitulée : *Influence de la médication alcaline sur les variations de quelques échanges.*

L'influence des alcalins sur les variations des échanges n'a jusqu'ici donné lieu qu'à des opinions les plus contradictoires. Dans une série d'analyses faites par l'auteur, le citrate de soude prescrit à la dose de 5 et 10 grammes, en une ou deux fois au repas, amène une légère polyurie, un abaissement très sensible dans l'excrétion de l'urée, avec assez souvent quelques oscillations tendant à revenir au point de départ. Les phosphates subissent une augmentation considérable parfois dès le début de la médication, d'autrefois au cours de cette médication. Quant aux chlorures ils subissent toujours une augmentation progressive pour rester dans des chiffres élevés.

Le bicarbonate de soude prescrit de la même façon donne lieu aux mêmes phénomènes, moins rapides, moins fidèles et moins accentués.

Le citrate de soude produit donc des variations d'échanges plus nettes, aussi n'est-il pas étonnant que dans des cas de diabète azoturique il ait fourni d'excellents résultats; la polyurie et l'urée baissent méthodiquement avec des doses de 5 et 10 grammes. C'est également un auxiliaire précieux dans le traitement du diabète sucré, prescrit soit seul au début du traitement après quelques jours de régime, soit comme adjuvant combiné aux médicaments habituels (antipyrine, sulfate de quinine) usités en thérapeutique.

M. Créquy demande si le citrate de soude administré aux diabétiques l'a été pendant que les malades suivaient un régime : dans ce cas, le régime aura sans doute exercé une action prépondérante.

M. Dalché répond que ses malades ont suivi leur régime pendant un certain temps avant de recevoir le citrate de soude, et que les résultats dignes de remarque ne se sont manifestés qu'à partir du moment où le citrate a été administré.

M. A. Robin a eu l'occasion de constater les heureux effets du citrate de soude chez les diabétiques.

M. Mathieu a essayé le citrate chez les hyperchlorhydriques, beaucoup d'entre eux s'en trouvent fort bien ; le bicarbonate de soude lui est inférieur, car il provoque souvent de l'excitation sécrétoire secondaire, due aux efforts que fait l'estomac pour neutraliser le bicarbonate alcalin. Avec le citrate de soude, qui donne en se décomposant de l'acide citrique, rien de tel n'est à craindre.

M. Maurange présente des *ampoules scellées*, dont le contenu peut être injecté directement. Ces ampoules sont composées de deux moitiés soudées : on en casse un bout, ce qui se fait facilement, et on introduit par l'ouverture un piston en verre : on casse ensuite l'autre bout de l'ampoule, on y fixe l'aiguille, et l'on a en mains une seringue prête à fonctionner.

REVUE DES PUBLICATIONS SCIENTIFIQUES

Maladies infectieuses

Dr LESAGE

Médecin des hôpitaux

La lutte contre la malaria dans la campagne romaine (*Deutsche med. Wochenschrift*, 10 octobre 1901). — MEYER donne une description des mesures prises par le gouvernement italien ; sept stations ont été créées, chacune est dirigée par un médecin : elles fonctionnèrent en 1900 du 30 juin au 24 octobre, et le personnel a été renouvelé 5 fois entièrement au cours de cette période. Les baraquements étaient protégés par des toiles métalliques, le personnel par des gants et des voiles, etc. Les résultats ont été remarquables : sur 48 médecins, aucun ne tomba malade : 4 employés seulement furent atteints.

Pour endormir les moustiques dans les habitations des paysans, on a brûlé des feuilles d'eucalyptus. Pour le traitement, on se servit de comprimés de sulfate de quinine à 0 gr. 50 : pendant les 3 jours qui suivaient l'accès, on donna 2 grammes, puis pendant 4 jours 1 gr. ; après un repos de 5 jours, on recommençait comme ci-dessus, en terminant par un repos de 8 jours. Deux nouvelles cures avec repos de 8 jours suivaient cette dernière, mais les doses étaient diminuées de moitié dans les cas où aucun accès ne s'était manifesté à partir de la 2ᵉ série d'administration de quinine.

On a pu reconnaître que précisément les petites flaques d'eau et les petits étangs sont les plus dangereux pour la propagation de la malaria : cette constatation facilitera l'œuvre prophylactique.

E. VOGT.

Note sur l'emploi de fortes doses de sérum antidiphtérique, par le Dr THOMAS (*Revue méd. de la Suisse romande*, 20 septembre 1901). — L'auteur a pris comme base de son étude les résultats obtenus à l'hôpital cantonal de Genève par les docteurs Vallette et Aubin.

M. Vallette injecte 10 centimètres cubes de sérum le jour de l'entrée du malade à l'hôpital, autant le lendemain si le cas est sérieux ou s'il y a du croup ; après un jour d'observation, il injecte le quatrième jour, s'il y a lieu, une nouvelle dose.

La statistique donne 5 morts sur 28 cas.

La pratique de M. Aubin accuse 2 morts sur 24 cas où il n'existait que du bacille de Loffler ; dans les 18 autres cas l'examen bactériologique n'ayant pas été fait ou révélant l'existence d'autres microbes que ceux de Loffler.

A. COURTADE.

Traitement de l'érysipèle par le sérum d'individus atteints d'érysipèle (*Wiener med. Wochenschrift*, n° 35, 1901). — JEZ a étudié les propriétés du sérum sanguin d'érysipélateux : il a extrait de la veine médiane, avec une seringue de Pravaz, quelques grammes de sang que l'on laisse reposer dans un lieu frais : le sérum qui surnage a été injecté sous la peau, au même malade à la dose de 1 à 10 grammes. Une heure après l'injection, on note une poussée hyperthermique, mais cette poussée terminée, la température s'abaisse au-dessous du point atteint avant l'injection et arrive à la normale au bout de 24 à 48 heures. Quelques heures après l'intervention, la rougeur diminue déjà : la desquamation s'effectue rapidement et en larges squames. L'albuminurie n'est pas influencée.

Le sérum n'a provoqué aucun trouble dans les organes internes ni aucun exanthème.

A la suite de ces résultats heureux, l'auteur, sous l'influence des recherches de Zagori, qui a démontré que tous les tissus produisent l'antitoxine diphtérique, a recueilli le sérum par vésication, ce qui lui a permis de s'en procurer de plus grandes quantités sans difficulté. Les doses injectées furent poussées à 20 grammes. Ce sérum s'est montré aussi efficace que l'autre. Les malades présentèrent les mêmes phénomènes. Comme traitement local on se contenta d'applications de liqueur de Burow.

Ces injections nécessitant l'emploi de grandes quantités de sérum, l'auteur essaya d'augmenter son efficacité en soumettant ce dernier à l'oxydation. Le sérum fut en conséquence mélangé à parties égales d'eau oxygénée et laissé en repos pendant 12 heures : le mélange fut ensuite injecté. Ce sérum se montra malheureusement beaucoup moins actif : dans un cas même le résultat fut négatif. D'autres additions au sérum (iode, iodure de potassium) ne réussirent pas davantage.

Dix cas ont été soignés de cette façon, parmi lesquels plusieurs avec des températures dépassant 40°.

En résumé, dans tous les cas, l'injection a été suivie d'une réaction fébrile de l'organisme, se montrant une ou deux heures après l'intervention : on sait que des injections d'eau distillée, par exemple, peuvent aussi provoquer des réactions fébriles, mais se manifestant beaucoup plus rapidement. Après l'acmé thermique, vient la période de réaction et d'élimination du sérum, qui demande 24 heures environ. Le nombre des leucocytes du sang augmente, ainsi que la toxicité urinaire. Au cours de l'abaissement thermique, les phénomènes généraux s'amendent, les malades perdent leur agitation, ils ont de l'appétit, les troubles nerveux disparaissent. Localement, la tension, les douleurs diminuent, les œdèmes et la rougeur disparaissent parfois très vite. La propagation de la lésion n'a jamais été observée.

Dans les cas moyens, 5 à 10 grammes de sérum suffisent; on augmentera la dose. dans les cas graves : si par hasard l'injection ne provoquait pas de réaction fébrile, on peut procéder à une seconde injection peu de temps apres la première intervention.

L'auteur se défend de considérer sa médication comme spécifique, vu le petit nombre des cas traités; en tous cas la méthode est facile à appliquer et à la portée de tous les praticiens.

E. Vogt.

Traitement du charbon (*Deutsche med. Wochenschrift*, 3 octobre 1901). — Le Pr Schultze donne l'observation d'un malade atteint de pustule maligne de la joue gauche ; l'examen bactériologique confirma le diagnostic. L'œdème du visage et du cou devint rapidement considérable, l'albuminurie avec cylindres se montra dès le début. La guérison fut obtenue avec une cicatrice relativement peu importante : on se borna, vu le voisinage de l'œil, à l'application, sur l'ulcération, de compresses au sublimé à 1 00/00, et à l'administration de quinine (0,3 gr. toutes les trois heures), et de naphtaline (0,3 gr. par jour, ce dernier médicament fut donné contre la diarrhée.

L'auteur fait remarquer que son malade a été sauvé, bien qu'on n'ait utilisé ni injections d'acide phénique, ni teinture d'iode, ni larges incisions des régions œdématiées, etc. Le cas était cependant très grave, la température très élevée, les délires très accusés; il y eut enfin des complications pulmonaires et rénales qui menacèrent sérieusement la vie du malade.

En résumé, le cas plaide en faveur d'une thérapeutique moins énergique que celle préconisée par de nombreux auteurs.

E. Vogt.

La rougeole et la lumière rouge par le Dr Angel de Diégo (*Revista de Sifiliografia y Dermatologia*, n° 31, 1901). — L'auteur donne quelques observations tendant à démontrer les heureux résultats obtenus par l'emploi de la lumière rouge et termine par les conclusions suivantes :

1° La lumière rouge est utile dans les fièvres éruptives et on devrait généraliser son emploi.

2° La lumière rouge fait pâlir l'éruption, hâte la desquamation, diminue la fièvre et abrège le cours de la maladie ; la période éruptive dure moins longtemps.

3° La lumière rouge est impuissante à juguler la maladie.

4° La lumière rouge ne met pas à l'abri des complications, mais en atténue peut-être quelques-unes.

5° La privation de la lumière rouge dans la période de déclinaison fait reparaître l'éruption sur beaucoup de points, surtout sur la figure.

6° La convalescence est plus courte, ce qui correspond à la moindre durée de la maladie.

F. Berini.

Chirurgie générale

Dr Benoit

Ancien interne des hôpitaux.

Epithélioma calcifié, opéré et récidivé (*XIVe Congres de chirurgie, Paris* 1901). — M. Reverdin (de Genève) a opéré une tumeur de la nuque, de nature maligne, qui a récidivé au bout de deux ans; le malade a refusé de se soumettre à une deuxième intervention. L'auteur cite ce cas comme une exception, car sur cinquante-trois observations qu'il a pu réunir, deux fois seulement la récidive a eu lieu, ce qui plaide néanmoins en faveur de la bénignité relative de ces tumeurs dégénérées.

A. Benoit.

Une nouvelle méthode de traitement du carcinome (*Deutsche Med. Wochenschrift*, 17 octobre 1901). — Lœffler, se basant sur une observation de Truka, publiée en 1775, dans laquelle on cite la guérison d'un cancer du sein sous l'influence d'un accès de fièvre tierce, estime que la question mérite qu'on s'y arrête. Il constate que la régression de la malaria en Italie, marche de pair avec une recrudescence des affections cancéreuses, et que, sous les tropiques, le cancer est pour ainsi dire inconnu.

Lœffler propose, en conséquence, que les médecins des régions tropicales soumettent à une enquête la distribution géographique du cancer, comparée à celle de la malaria, et la fréquence des affections cancéreuses, dans les pays infestés de paludisme. On pourrait, d'un autre côté, dans les pays où la malaria n'existe pas, soumettre des cancéreux à l'infection malarique expérimentale, puisqu'il est actuellement facile d'obtenir cette infection : celle-ci est, d'ailleurs, aisément combattue, et les malades ne courront aucun danger.

E. Vogt.

Interventions chirurgicales pour accidents épileptiformes (*XIVe Congrès de Chirurgie*). — M. Vidal (de Périgueux) ayant diagnostiqué une tumeur comprimant le cerveau chez une jeune fille atteinte d'épilepsie généralisée de nature indéfinie, a pu extraire par l'hémicrâniectomie un petit fibrome de la dure-mère qu'il enleva. Les crises ont disparu.

M. Peugniez (d'Amiens) a opéré il y a deux ans un sujet atteint d'*épilepsie traumatique* consécutive à une fracture ancienne du crâne.

Des troubles mentaux graves rendaient le cas fort intéressant. Or, la trépanation qui fut faite au niveau d'une cicatrice visible sur la région pariétale droite, permit d'enlever une plaque assez large de méningite chronique. Cette opération a suffi pour restituer le fonctionnement normal du cerveau et les crises, après s'être espacées, ne sont plus revenues. M. Lucas-Championnière, d'après un cas de récidive à longue échéance qu'il a observé, conseille d'attendre plusieurs années avant de croire a la guérison complète, dans les cas d'*épilepsie traumatique*.

A. Benoit.

Des procédés opératoires pour l'ablation du ganglion de Gasser par le Dr F. Villar (de Bordeaux), (*XIVe Congrès de chirurgie*, 21-26 octobre 1901). — Ayant eu l'occasion de pratiquer cette année l'extirpation du ganglion de Gasser, l'auteur a entrepris des expériences cadavériques dans le but de bien apprécier les avantages et les inconvénients des différentes méthodes qui ont été proposées pour l'ablation de cet organe. On sait que trois voies s'offrent au chirugien pour aborder le ganglion de Gasser; la voie basale, la voie temporale, la voie temporo-basale. On a proposé, en outre, d'attaquer le ganglion à travers la dure-mère largement incisée; c'est le procédé intra-dure-mérien.

La voie basale est abandonnée, car elle donne réellement trop peu de jour; le parallèle ne doit donc être établi qu'entre les voies temporale et temporo-basale. Or, la voie temporo-basale est celle qui donne le plus large accès vers la face antérieure du rocher, permettant ainsi d'arriver plus facilement sur le ganglion, d'éviter les organes avoisinants (carotide interne, sinus caverneux) et de parer aux accidents s'ils surviennent.

S'inspirant de ce qui a été écrit sur la question, de ce qu'il a fait sur le vivant et de ce que lui ont démontré les expériences cadavériques, l'auteur s'est arrêté à un procédé par voie temporo-basale, caractérisé surtout par l'étendue du lambeau cutané et de la brèche osseuse, et par la ligature systématique de l'artère méningée moyenne, en dehors du crâne.

R. Blondel.

Deux cas de kystes hydatiques du foie traités par la méthode de Delbet, par H. Cauzet et H. Judet (*Gazette des Hôpitaux*, 12 septembre 1901). — Les deux auteurs rapportent deux observations de kystes hydatiques du foie, traités suivant la méthode de Delbet, par simple suture de la poche, sans drainage ni capitonnage. Dans les deux cas, il y a eu guérison rapide. quoique, au cours d'une des opérations, le cul-de-sac pleural ait été ouvert. Cette ouverture ne s'est point accompagnée de signes de pneumothorax.

P. Sainton.

Du pneumothorax chirurgical; ses dangers et sa valeur au point de vue de la chirurgie pleuro-pulmonaire, d'après six observations, par le Dr Henry Delagénière (du Mans). (*XIVe Congrès français de Chirurgie* 21-26 octobre 1901). — Le pneumothorax survenant au cours d'opérations sur le poumon, lorsque la plèvre est saine ou dépourvue d'adhérences, a été considéré à tort comme un accident grave. C'est un accident qui peut être sérieux, si on le provoque brusquement. Si, au contraire, on le provoque lentement, il perd sa gravité, d'autant qu'il existe un moyen infaillible et très simple de l'arrêter dans sa formation. Ce moyen, qui a réussi à l'auteur dans trois cas d'ouverture accidentelle de la plèvre, consiste à attirer le poumon dans l'ouverture pleurale et à l'y suturer.

Le pneumothorax provoqué lentement constitue à lui seul un moyen efficace pour arrêter certaines hémorragies pulmonaires graves.

Il a pleinement réussi dans un cas de blessure du poumon par arme à feu; le poumon en s'affaissant obtura sans doute le vaisseau lésé.

Non seulement le pneumothorax provoqué d'après les règles ci-dessus n'a pas d'importance pendant l'opération, mais il n'en a pas non plus dans la suite, après l'opération, à la condition d'évacuer au moyen d'un aspirateur Potain l'air contenu dans la plèvre quand l'exploration est terminée et que le poumon est extériorisé et la plèvre suturée. Ce moyen très simple que l'auteur a employé après une exploration simple de la plèvre, et dans un cas d'abcès central du poumon, a parfaitement réussi. Le poumon a aussitôt repris son volume primitif et les deux malades n'ont éprouvé aucune gêne respiratoire, ni aucun point de côté après l'opération.

Il est donc logique, au cours d'interventions pratiquées sur le poumon, lorsque le diagnostic est incertain et lorsque les plèvres sont saines, de provoquer un pneumothorax, d'ouvrir ensuite largement la plèvre pour explorer toute la cavité pleurale et le poumon tout entier. L'exploration du poumon se fait au moyen d'une sorte de pétrissage du poumon avec la main : on reconnait les parties indurées et hépatisées. On peut facilement extérioriser l'organe dans l'endroit qui répond à la collection ou au foyer découvert. Puis quand le poumon est ainsi extériorisé sur un point de sa surface au moyen de sutures, on ferme hermétiquement la plèvre : alors, avec l'aspirateur on la débarrasse de l'air du pneumothorax. On termine l'opération en incisant le poumon, ouvrant et nettoyant le foyer, que l'on draine soit avec de la gaze, soit avec des drains; on rabat enfin le lambeau cutané et on le suture comme à l'ordinaire. L'auteur a exécuté l'opération dans tous ses détails et avec un plein succès, chez un malade atteint d'abcès central du poumon dont il rapporte l'histoire.

R. Blondel.

Deux cas rares de chirurgie orthopédique par le Dr Louis Mencière (de Reims) (*XIVe Congrès français de chirurgie*, 21-26 octobre 1901). — 1° Pied bot varus équin chez un homme de 40 ans. Opération. Guérison.

2° Ankylose du genou en position vicieuse consécutive au développement d'un ostéo-chondrome intra-articulaire. Opération. Guérison avec retour des mouvements de flexion et d'extension du genou.

Par sa fréquence, la tarsectomie pour pied bot est aujourd'hui presque d'ordre banal: mais ce qui n'est pas banal, c'est l'âge du malade, 40 ans. Tout l'intérêt du cas pour lequel les photographies présentées permettent de constater l'excellent résultat obtenu, réside dans l'âge du sujet. Le Dr Louis Mencière, comme son collègue Ziembicki (de Lemberg), au Congrès de 1900, estime qu'il est utile de constater par des observations ce que donnent, chez des sujets âgés, des interventions dont nous connaissons toute la valeur chez l'enfant. — La seconde observation de l'auteur est relative à un cas d'ostéo-chondrome, qui, par son développement, a déterminé une variété d'ankylose du genou dont il n'a pas trouvé trace dans la littérature médicale. Des photographies et radiographies, un examen microscopique, sont joints à l'observation. Le résultat esthétique et fonctionnel est excellent. L'auteur conclut : Il faut retenir de cette observation : 1° Le fait lui-même ; ostéochondrome intra-articulaire, déterminant une ankylose du genou en position vicieuse, cas très rare et dont l'auteur ne connait pas d'exemple; 2° Technique opératoire simple, permettant l'ablation de la tumeur en ménageant toutes les parties de l'articulation sans nuire au fonctionnement du quadriceps fémoral; 3° Diagnostic anatomique-radiographique précis, permettant de régler d'avance les différents temps de l'intervention, montrant une tumeur indépendante et n'ayant que des rapports relatifs avec les massifs osseux voisins; 4° L'ensemble de cette observation ajoute des notions nouvelles aux éléments déjà connus pour le diagnostic toujours délicat des tumeurs du genou et affirme l'utilité incontestable de la radiographie en pareil cas.

R. Blondel.

Traitement de certaines splénomégalies par l'exosplénopexie, par le Dr F. Villar (de Bordeaux) (*XIVe Congrès français de Chirurgie* 21-26 octobre 1901). — L'exosplénopexie ou extériorisation de la rate, est une méthode de traitement pouvant remplacer la splénectomie dans certains cas spéciaux, mais dont il est difficile, à l'heure actuelle, de préciser les indications.

Sur les six cas connus (Jaboulay, Houzel, Quenu et Baudet, Baudrimont : 1 cas; Villar : 2 cas), il y a eu deux guérisons complètes. Deux malades sont morts, l'un 17 jours après l'opération d'un phlegmon gangreneux du cou, l'autre, de cachexie au bout de trois mois. Les deux autres ont succombé deux jours et trois jours et demi après l'opération.

Les deux guérisons se rapportent, l'une à une splénomégalie non leucémique, l'autre à une tuberculose primitive de la rate.

R. Blondel.

Quelques faits de rachi-cocaïnisation, par le Dr F. Villar (de Bordeaux) (*XIVe Congrès français* *de Chirurgie* 21-26 octobre 1901). — L'auteur apporte les résultats de sa pratique personnelle au sujet de la cocaïnisation lombaire. Dans une première série, sur 36 injections sous-arachnoïdiennes de cocaïne, deux fois l'analgésie ne fut pas complète; il s'agissait, dans ces deux cas, de laparotomies, et l'auteur s'était servi de solutions de cocaïne, de vieille date. Dans les autres cas, l'insensibilité fut parfaite.

Les opérations ainsi pratiquées ont porté sur l'abdomen, les membres inférieurs, les organes génitaux, l'anus. L'auteur a suivi la technique opératoire indiquée par Tuffier, mais en se servant de l'aiguille n° 3 de Dieulafoy, dans l'intérieur de laquelle il avait soin de passer un fil d'argent Le plus souvent il a injecté 4 centigr. de la solution de cocaïne préparée par MM. Haltion et Carrion.

M. Villar n'a jamais eu à enregistrer aucun accident sérieux. L'analgésie remontait, en général, jusqu'au dessus du rebord costal; elle a quelquefois gagné les membres supérieurs et le cou.

Dans une deuxième série, il a pratiqué une quarantaine de rachi-cocaïnisation sans accident. Il s'est servi, dans ces cas, d'une solution de cocaïne stérilisée à 120° à l'autoclave.

La cocaïnisation lombaire n'est pas une méthode de choix, mais elle n'a pas de gravité et présente certains avantages: suppression d'un aide, indication chez les malades atteints d'affections pulmonaires, possibilité de se faire aider par le malade en certaines circonstances, absence de shock opératoire.

R. Blondel.

Maladies des Voies digestives

Dr SOUPAULT

Médecin des hôpitaux

L'atonie gastrique : nouvelle méthode de traitement de cette affection (*Deutsche Praxis*, 1) septembre 1901). — Rose rappelle que l'atonie gastrique peut être ou non accompagnée de ptose de tous les organes abdominaux : ce dernier état est certainement la conséquence d'une prédisposition dans la grande majorité des cas. Cette prédisposition se retrouve le plus souvent chez les mêmes sujets que l'on considère comme prédisposés à la phtisie (thorax long et étroit, etc.). Chez les malades de ce genre, le port du corset, quand il s'agit de femmes, ne saurait être incriminé, car le corset serré n'est pas supporté.

Quand la gastroptose ne provoque pas de symptômes appréciables, même si elle a atteint un degré de développement marqué, il existe en même temps une atonie musculaire de la région pylorique, d'où absence de stase stomacale.

La première indication thérapeutique consiste à fortifier la musculature abdominale, mais l'auteur se déclare peu satisfait des résultats obtenus avec les divers procédés jusqu'ici préconisés.

L'auteur recommande l'application, sur la région abdominale toute entière, d'un emplâtre caoutchouté à l'oxyde de zinc (formule d'Unna). L'emplâtre est appliqué exactement, de bas en haut : latéralement, il se prolonge en deux bandes plus étroites, qui vont se rejoindre en arrière dans la région du rachis; la crête osseuse formée par les apophyses ne sera pas recouverte d'emplâtre. Deux bandes d'emplâtre, suivant le ligament de Poupart et allant de même se rejoindre en arrière, servent de soutien à la pièce principale. Ces deux bandes doivent être fortement tirées pendant qu'on les applique.

Même pendant la saison chaude, les malades ne se plaignent d'aucune démangeaison dans la grande majorité des cas : l'auteur dispose d'une centaine d'observations. Le bandage peut rester en place pendant 5 à 6 semaines sans inconvénient : au bout de ce temps, on le supprime pendant une semaine environ pour recommencer ensuite.

Les toux et vomissements réflexes sont dès le premier jour supprimés par le port de l'appareil, qui semble à l'auteur indispensable dans les cas graves de splanchnoptose.

L'auteur recommande tout spécialement l'essai de sa méthode dans les cas graves de néphroptose, dans lesquels l'intervention chirurgicale semble indiquée : il serait toujours temps de recourir à cette dernière en cas d'insuccès.

E. Vogt.

Gastro-entérostomie dans un cas de rétrécissement du pylore par le Pr Debove, Clinique de l'hôpital Beaujon. (*Journal de médecine et de chirurgie pratiques*, 10 septembre 1901). — Il s'agit d'un homme de 41 ans qui sous l'influence de chagrins eut des crises d'hyperchlorhydrie, intermittentes puis continues. Son état s'améliora sous l'influence des alcalins à haute dose, et se maintint pendant 7 ans. A son entrée à l'hôpital on constata une dilatation de l'estomac et l'on pensa à un rétrécissement dû à un calcul stomacal. Le sondage à jeun permettait de retirer plusieurs litres de liquide. Dans ce cas la gastro-entérostomie était l'opération indiquée ; elle fut pratiquée par M. Tuffier qui trouva le pylore retréci et immobilisé par des adhérences. Les suites opératoires furent très bonnes et au bout de six semaines, l'estomac avait recouvré ses dimensions et il n'y avait plus de stase alimentaire.

P. SAINTON.

De la valeur de la gastro-entérostomie en Y pour les affections non cancéreuses de l'estomac, susceptibles de guérir par l'opération, par le Dr PANTALONI (*XIVe Congrès français de Chirurgie*, 23 octobre 1901). — Ce chirurgien présente au Congrès sa deuxième statistique de chirurgie stomacale, relative à 25 cas d'affections non cancéreuses opérées en deux années, par le procédé de gastro-entérostomie en Y. Il a obtenu 24 guérisons et n'a eu à enregistrer qu'un décès, soit une mortalité de 4 0/0. L'auteur a insisté sur les points suivants : d'abord la bénignité du procédé dans les cas d'affections non cancéreuses, c'est-à-dire, le rétrécissement pylorique, l'ulcère, la dilatation, le spasme, etc. L'opération ne semble contre indiquée que lors de manifestations stomacales placées sous l'influence exclusive du système nerveux. Ensuite sur la supériorité du procédé en Y sur les autres modes de gastro-entérostomie ; enfin sur la nécessité, pour la marche en avant de la chirurgie de l'estomac, de publier non pas des chiffres de statistique, mais des observations très détaillées, de façon à mettre en regard les symptômes accusés par les malades et les lésions constatées par l'opérateur. C'est ainsi qu'on refera la pathologie scientifique de l'estomac et l'éducation des médecins, et la révolution qui s'est produite pour la gynécologie, se réalisera de suite pour l'estomac.

R. BLONDEL.

A propos de la gastro-entérostomie par le Dr MONPROFIT (d'Angers) (*XIVe Congrès français de chirurgie*, 21-26 octobre 1901). — L'auteur rapporte le fait d'un malade opéré de gastro-entérostomie postérieure par le procédé de Von Acker, pour sténose pylorique, qui fut pris, plusieurs mois après l'intervention, d'accidents attribuables à un mauvais fonctionnement de l'abouchement gastro-intestinal. Après une période d'amélioration, il était repris de crises aiguës de vomissement et de constipation durant plusieurs jours, puis disparaissant brusquement. M. Monprofit pensant à un « Circulus Viciosus », proposa à plusieurs reprises à ce malade une nouvelle intervention. Ce dernier n'y consentit qu'au bout de trois années, à la suite d'une crise plus intense que les précédentes.

La laparotomie permit de voir que l'abouchement gastro-intestinal était en excellent état et fonctionnait parfaitement; les accidents étaient dûs uniquement à des adhérences de plusieurs anses entre elles et à la paroi abdominale au niveau de la suture. Le paquet intestinal constitué aux dépens de la portion moyenne du jéjunum, fut disséqué, l'intestin libéré et placé dans la partie inférieure de l'abdomen. Le malade guérit rapidement, et retrouva la santé. Les crises n'étaient pas dues à un mauvais fonctionnement de l'abouchement gastro-intestinal, mais bien à une occlusion intestinale incomplète. Il est possible que ces cas soient plus fréquents qu'on ne pourrait d'abord le penser.

R. BLONDEL.

L'ulcère rond du duodénum. Les incertitudes du diagnostic et du traitement, par MAUCLAIRE (*Journal de Médecine interne*, 1er septembre 1901). — A propos d'un malade chez lequel on trouva, au cours d'une laparotomie pratiquée pour des phénomènes de péritonite généralisée, une perforation d'un ulcère duodénal, Mauclaire rappelle la fréquence relative de cette affection, si rarement diagnostiquée. Elle se traduit par des troubles de la digestion intestinale survenant 3 ou 4 heures après les repas, par du melœna, une douleur en broche, siégeant sur la partie latérale droite. Les malades meurent, en général, par hémorragie. Le traitement chirurgical de l'affection n'existe que quand il y a : 1° soit perforation ; 2° soit rétrécissement cicatriciel ; 3° soit perforation suivie de péritonite généralisée.

Quand l'ulcère est perforé, on peut avoir recours à la gastro-entérostomie : s'il est cicatrisé et qu'il y ait rétrécissement, c'est encore la gastro-entérostomie qu'il faut employer ; dans certains cas de rétrécissement cicatriciel du pylore, empiétant sur le duodénum, on peut faire, à l'exemple de Heinecke, Miculicz, une sorte de duodéno pyloroplastie. On fait une incision losangique sur la région, on réunit les deux axes du losage et, deux à deux, les côtés adjacents, ce qui permet de rendre à la région rétrécie à peu près son calibre ordinaire. Dans les cas de perforation avec péritonite généralisée, la plupart ont simplement fait la laparotomie avec drainage. Dans les observations où les chirurgiens ont pu exciser le duodénum, tous les malades ont succombé, sauf dans un, publié par Denne. On voit combien il est important, en présence de ces cas d'ulcère duodénal, de faire un diagnostic précoce, pour instituer un traitement préventif.

P. SAINTON.

Le massage direct du foie, par GILBERT et LEREBOULLET (*Gazette hebdomadaire*, n° 77, p. 913). — Le massage direct du foie est assez facile à mettre en pratique, pour que l'on agisse méthodiquement et en évitant toute violence (*Thèse de Frumerie*, 1901).

L'effleurage en est la manœuvre initiale: agissant superficiellement, il ne peut intéresser qu'une minime partie du lobe droit et une portion un peu plus grande du lobe gauche du foie. Il se fait au-dessous du rebord costal gauche que l'on suit de près et en agissant dans les deux sens; on augmente un peu la pression au creux épigastrique, là où le foie est le plus accessible.

L'écrasement se pratique ensuite, en pénétrant à la faveur des inspirations profondes jusqu'à la face antérieure, puis à la face inférieure du foie. On arrive assez facilement à faire disparaître les doigts presque entièrement sous le rebord costal, même chez les sujets à paroi abdominale résistante.

Le massage du foie peut agir sur la circulation intra-hépatique, ainsi que le démontre la fréquente diminution de volume du foie et parfois aussi la polyurie constatée dans les cirrhoses soumises au massage. Par contre, il peut déterminer des troubles de la circulation générale qui se traduisent par de véritables crises d'asystolie.

Sur la circulation portale, l'effet peut être favorable ou défavorable; dans deux cas, l'un de cirrhose bilaire, l'autre de cirrhose alcoolique, le massage a paru favoriser la production d'hémorragies gastro-intestinales.

Le massage paraît exercer une influence utile sur la circulation biliaire en favorisant la chasse biliaire.

Enfin, il paraît stimuler l'activité hépatique quand la cellule se trouve en état d'hypofonctionnement.

En somme, le massage peut être pratiqué, dans certains cas de congestions passives du foie, d'origine cardiaque, de cirrhoses veineuses avec ou sans ascite, de cirrhoses biliaires et même de cirrhoses pigmentaires.

Il peut être utile dans la lithiase biliaire, dans certains cas d'ictère catarrhal; dans les maladies à l'origine desquelles on peut invoquer un trouble fonctionnel du foie, comme certains diabètes.

Il est évident que le massage est absolument contre-indiqué dans les kystes hydatiques du foie, les abcès, les cancers, les cirrhoses graisseuses, etc.

G. Lyon.

Appareil pulmonaire

Cœur et Vaisseaux

Dr G. Lyon

Ex-chef de clinique de la Faculté de Médecine

Résultats obtenus avec le traitement à l'air libre de la phtisie pulmonaire, par Engelmann (*Arb. aus dem Kais. Gesundheitsamt*, vol. XVIII). — Cette statistique se rapporte à tous les cas traités du commencement de 1899 au milieu de 1900 dans les 49 sanatoria d'Allemagne (4000 lits à peu près). 6.273 malades ont été soignés, dont 227 firent deux, 3 trois et 1 quatre séjours dans ces établissements. Un cinquième des patients seulement appartenait au sexe féminin.

Pour l'ensemble des malades, 56 0/0 se trouvaient dans de bonnes conditions sociales, 32 0/0 dans une condition moyenne, 12 0/0 dans de mauvaises conditions. Pour plus de la moitié des cas, l'aspiration de poussières a été incriminée (métal, charbon, verre, bois, etc.). L'hérédité a été constatée dans 34,7 0/0 des cas.

La durée moyenne du traitement a été de 92, 4 jours : l'augmentation de poids, quand elle s'est manifestée, a atteint 5,8 kilos en moyenne. Plus d'un tiers des cas ressortissait au premier degré : les sanatoria privés présentèrent le plus de cas avancés.

Une amélioration a été observée dans 88 0/0 des cas, la guérison dans 7,40 0/0. Les bacilles ont été reconnus à l'entrée chez 53 0/0, à la sortie chez 40 0/0 des malades. Dans les sanatoria où ces recherches ont été très rigoureusement faites, on a reconnu que fort peu de malades recevaient leur exéat avec un résultat négatif.

67 0/0 des malades sortis ont repris leurs occupations antérieures entièrement, 15 0/0 partiellement, 11 0/0 ne purent travailler, et 7 0/0 changèrent de profession. Les résultats de cette période sont de 3 0/0 supérieurs à ceux de la période précédente. Six mois après l'exéat les 4/5 des sujets travaillaient encore: inversement parmi les malades anciennement traités, on constata, au bout de 4 ans 4/5e de décès ou d'incapacité de travail absolue. La proportion commence à se renverser vers la fin de la deuxième année après l'exéat.

Parmi les sujets sortis avec capacité de travail complète, la diminution de la capacité au travail ne devient marquée qu'au bout de 3 à 4 ans. Pour les malades au premier degré la proportion est alors de 45 0/0.

Il est curieux de constater que dans plusieurs cas, des sujets sortis en état d'incapacité absolue de travail furent trouvés, plus tard, entièrement capables de travailler : ce résultat tient, sans doute à l'éducation diététique et hygiénique reçue au sanatorium.

En résumé, il serait bon de n'admettre dans les sanatoria que les malades au premier degré : on ne saurait compter que sur une guérison au point de vue social et non au point de vue scientifique, puisque presque tous les malades présentent encore des bacilles à la sortie. Enfin, la capacité de travail ne se maintient, à la fin de la quatrième année après la sortie, que pour un quart environ des sujets traités.

E. Vogt.

Tuberculose traitée par le carbonate de chaux, par le Dr Ortega Marejou (*Revista de Medicina y Cirugia Practicas*, 28 septembre 1901). — Le cas présenté par l'auteur à l'Académie de Médecine de Madrid concerne un tuberculeux avec grande caverne au sommet droit, auquel on prescrivit le repos, le grand air et la suralimentation. Comme traitement pharmaceutique on donna jusqu'à 60 grammes par jour de carbonate de chaux, de la morphine comme calmant et l'on fit des pointes de feu. Aujourd'hui la toux a cessé, la dyspnée a diminué et la caverne s'est cicatrisée, comme on peut le voir par la radioscopie.

F. Berini.

La lécithine dans la tuberculose, par H. Claude et A. Zaky (*Presse Médicale*, n° 78, p. 173, 1901). — Claude et Zaky ont institué des recherches expérimentales et cliniques sur l'emploi de la lécithine dans la tuberculose.

Chez les animaux (cobayes) rendus tuberculeux, l'action favorable de la lécithine s'est affirmée par la résistance plus grande offerte par les animaux ayant reçu la lécithine en injections que par les animaux témoins; toutefois la tuberculose n'a été enrayée chez aucun de ces animaux.

Les tuberculeux qui ont été soumis au traitement, ont pris de 30 à 40 centigr. de lécithine par jour, par la voie stomacale, sous la forme de pilules de cinq centigrammes.

Dans les cas de tuberculose au début avec peu de signes locaux, les résultats du traitement ont été des plus satisfaisants. L'état général, mauvais ou seulement languissant, s'est transformé en quelques jours; les forces ont augmenté, et surtout l'appétit a été réveillé immédiatement. Le poids des malades s'est accru dans de grandes proportions.

Dans tous les cas l'abaissement du taux des phosphates a suivi immédiatement l'ingestion de la lécithine, et cela d'une façon constante.

Ce fait démontre l'heureuse efficacité de la lécithine dans une maladie où les déperditions excessives en phosphates jouent un rôle important et diminuent les résistances de l'organisme. Le coefficient d'utilisation azotée est également augmenté d'une façon constante, aussitôt après l'emploi du médicament.

Dans les tuberculoses au second degré, la plupart graves, accompagnées de fièvre, une augmentation de poids s'est produite, moins prononcée, il est vrai, que dans les tuberculoses au début.

Dans les tuberculoses au troisième degré, les effets ont été à peu près nuls ; on a cependant constaté un certain degré de relèvement de l'appétit, un arrêt dans l'amaigrissement.

Ce qu'il faut retenir des essais de Claude et Zaky, c'est que la lécithine produit sur les organismes tuberculeux, une modification rapide dans les échanges nutritifs qui se traduit par une diminution immédiate de l'élimination du phosphore et une tendance à l'élévation progressive du coefficient d'utilisation azotée. Il en résulte une augmentation remarquable de l'appétit, une élévation croissante du poids et une amélioration de l'état général frappante.

Quant aux lésions locales, il faudrait des observations plus nombreuses et surtout portant sur une plus longue période pour constater si elles sont ou non influencées par le traitement.

G. Lyon.

Maladies du Système nerveux

Dr P. SAINTON

Ancien interne des hôpitaux.

Trois cas d'épilepsie radicalement guéris (*Wiener med. Wochenschrift*, n° 35, 1901). — Turnowski donne la relation de deux cas, dans lesquels deux épileptiques avérées, âgées de 38 et 34 ans, ont été entièrement débarrassées de leurs crises à la suite d'une pneumonie franche intercurrente. La guérison date de 14 et de 10 ans.

Le troisième cas concerne un garçon de 12 ans souffrant depuis l'âge de 2 ans de nombreux et violents accès d'épilepsie : le sujet présentait un état d'idiotie assez marqué et ne proférait que quelques sons inarticulés. A l'âge de 6 ans, il fut atteint de scarlatine et depuis ce moment il n'eut jamais plus d'accès : il parle actuellement assez couramment, se développe bien et est tout à fait bien portant.

L'auteur estime en conséquence qu'il ne serait pas trop imprudent de placer des épileptiques dans des localités où règnerait une épidémie de pneumonie, ou de placer dans le même lit qu'un scarlatineux un enfant épileptique.

E. Vogt.

Traitement diététique de l'épilepsie (*Berliner Klin. Wochenschrift*, n° 23, 1901). — Balint a repris les recherches de Toulouse et Richer concernant la suppression du chlorure de sodium dans l'alimentation des épileptiques traités par les bromures. Il a soumis à ce régime 30 malades, dont 28 ont pu être suivis pendant longtemps (9 cas récents, 19 anciens).

Les conclusions ne diffèrent pas de celles des auteurs français ; l'auteur conseille d'essayer ce régime chez tous les épileptiques, plus spécialement dans les asiles, car l'effet sédatif du bromure est notablement exalté.

L'auteur estime que la méthode est applicable à tous les cas de maladies du système nerveux justiciables d'un traitement bromuré de quelque durée.

E. Vogt.

Toxicité du liquide cérébro-spinal (*Riforma medica*, 1901, n° 55). — Pellegrini a reconnu que le liquide cérébro-spinal des épileptiques était très toxique : en l'injectant à des cobayes, on arrive à provoquer chez ces animaux des convulsions violentes. Le liquide est d'autant plus toxique qu'il a été recueilli plus près de la terminaison d'un accès. Les médicaments anti-épileptiques n'exercent aucune influence sur cette toxicité : la ponction sous-arachnoïdienne elle-même n'exerça aucun effet thérapeutique sur le malade chez lequel elle a été pratiquee.

E. Vogt.

Clinothérapie en médecine mentale, par le Dr Vicente Ots Esquerdo (*Revista de Medicina y Cirugia Practicas*, 7 octobre 1901). — L'alitement des aliénés est un problème à l'ordre du jour et la proposition approuvée par la majorité des membres de la section de Psychiatrie du Congrès international de Paris, c'est-à-dire la disparition progressive des chambres cellulaires et l'application fréquente de l'alitement dans le traitement des maladies mentales, sera acceptée par tout médecin ayant essayé ce procédé thérapeutique. L'auteur croit toutefois qu'au cours de ladite discussion, on a accordé à l'alitement des vertus que, jusqu'à présent, la clinique n'a pas démentrées.

On peut affirmer en premier lieu que tous les aliénés ne se prêtent pas facilement à l'alitement en commun, ainsi que l'auteur a pu le reconnaître dans son asile. Quelques malades n'ont pas pu être maintenus au lit, et par leur exaltation ils dérangeaient les autres. L'auteur a reconnu en outre qu'on n'obtient pas de diminution dans la durée des psychopathies, comme le veut Magnan : les psychopathies ont au contraire une tendance à rester stationnaires.

Le nombre de malades traités par le Dr Ots, par l'alitement de deux à sept mois est de 26, classés de la façon suivante :

Lipémaniaques, 6 ; folie épileptique, 4 ; psychose infectieuse, 2 ; excitation maniaque, 2 ; psychose dégénérative persécutrice, 2 : maniaque, 2 ; paralysie générale, 2 ; folie sénile, 2 ; folie circulaire, 1 ; folie choréique, 1 ; stupeur mélancolique, 1 ; aphasie et agraphie, 1.

De tous ces malades les lipémaniaques sont ceux qui se sont portés le mieux sous l'influence de l'alitement. Chez tous les malades on a pu noter pendant le premier mois une diminution de poids et une tendance aux embarras gastriques qui disparaissait spontanément pendant le second mois. Mais chez aucun malade on n'a observé la moindre amélioration de l'état mental, sauf chez l'aphasique.

Il faut cependant observer que la plupart des malades étaient des chroniques et qu'on se trouvait par conséquent dans les conditions les plus défavorables pour apprécier les avantages de ce nouveau procédé thérapeutique.

En résumé l'alitement diminue le nombre des agités, favorise l'acceptation du *no restraint* et doit être essayé dans tous les établissements d'aliénés.

F. Berini.

Maladies du Larynx du Nez et des Oreilles

Dr Courtade

Ancien interne des hôpitaux

L'ozène, son traitement d'après Bonroullec. (*Gaz. des hôp.* 19 septembre 1901). — Il ne faut pas comprendre dans l'ozène toutes les affections nasales qui s'accompagnent de sécrétions fétides, mais seulement l'affection caractérisée par l'atrophie des cornets et dont l'odeur est *sui generis*.

L'étiologie en est obscure et les explications très variables. Lowenberg a trouvé dans les sécrétions un diplocoque auquel il attribue le rôle pathogénique. Belfanti et Della Vedora ont rencontré le bacille pseudo-diphtéritique associé ou non au microcoque précédent.

Le symptôme caractéristique est l'odeur de punaise qu'exhale l'air qui traverse les fosses nasales de l'ozéneux ; odeur variable d'intensité suivant les malades et les époques ; les malades privés d'odorat ne sont heureusement pas affectés par leur haleine fétide.

Les sécrétions, d'abord muco-purulentes, deviennent moins abondantes, et se transforment en croûtes épaisses, verdâtres et adhérentes à la muqueuse sous-jacente; leur expulsion par le mouchage, souvent très laborieuse, est parfois suivie d'une légère hémorragie provenant de la muqueuse exulcérée.

Bien que l'affection ne soit pas grave au point de vue de l'état général, elle doit être traitée soigneusement, ne fût-ce que pour combattre l'odeur qui est insupportable pour l'entourage du patient.

Il faut d'abord enlever les croûtes, puis pratiquer des irrigations nasales avec le siphon de Weber en se servant d'une des solutions suivantes : dans un litre d'eau faire dissoudre : naphtol 0,30 centig., ou acide phénique 5 gr., ou résorcine 5 gr. ou un paquet composé de :

Bicarbonate de soude.....	āā 3 grammes
Biborate de soude.......	āā 3 grammes
Chlorate de soude........	4 —

Après ce premier lavage, Morell Mackenzie conseillait une seconde injection avec un demi-litre d'eau tiède à laquelle on ajoutait une cuillerée à soupe de la solution suivante :

Acide phénique.......	20 grammes
Glycérine pure........	100 —
Alcool à 90°..........	50 —
Eau.................	500 —

Le massage vibratoire est pratiqué avec un stylet garni d'ouate imbibé de baume du Pérou ou de lanoline mentholée au 1/20e.

Belfanti et Della Vedora ont conseillé les injections de serum antidiphtérique. Ferreri fait des badigeonnages avec une solution de créosote dans la glycérine à parties égales ou au 1/10e.

Cheval, Bayer ont pratiqué l'électrolyse intramuqueuse et en ont obtenu de bons résultats; M. Bouroullec considère l'électrolyse comme le traitement de choix. Il ne faut pas oublier cependant que ce traitement a été suivi quelquefois d'accidents et qu'il y a même eu un cas de mort imputable à son application.

A. Courtade.

L'électrolyse cuprique dans l'ozène, par le Dr J. Masip (*Revista de ciencias medicas de Barcelona*, n° 7, 1901). — Tous les médecins reconnaissent l'inefficacité de la plupart des moyens recommandés contre cette maladie, c'est pourquoi l'auteur a voulu exposer les résultats de sa statistique, qui ne porte pas, il est vrai, sur un grand nombre de cas, mais permet de se former une opinion sur ce mode de traitement.

La technique suivie par l'auteur est à peu près celle de Gougenheim et Lombard. Il se sert d'une batterie de six accumulateurs donnant une intensité suffisante pour la pratique rhinologique, et augmente graduellement l'intensité au moyen d'un rhéostat en graphite, avec maximum de 15 milliampères chez les adultes et 10 chez les enfants; cette intensité est assez bien supportée, bien que légèrement douloureuse, surtout pendant la première minute. La durée du courant électrolytique est de 10 à 20 minutes par séance : on change à la fin le sens du courant pour éviter les épistaxis au moment de retirer les aiguilles.

Le pôle positif (actif) est une aiguille coudée en cuivre, longue de plusieurs centimètres, qu'on introduit à une profondeur de 2 ou 3 centimètres dans le cornet moyen parallèlement au bord et en dessous de la muqueuse. Le pôle négatif est constitué par une aiguille de cuivre ou acier. Chez les enfants spécialement, l'auteur emploie la méthode monopolaire.

Les séances sont répétées chaque semaine, alternativement d'un côté et de l'autre. Leur nombre est de six à dix.

Quels sont les résultats obtenus? Le Dr Masip se dit satisfait des résultats immédiats; bien plus, chez des malades qu'il a vus quelques mois après cessation du traitement, l'amélioration persistait : il cite enfin l'observation d'une malade traitée par l'électrolyse cuprique par un autre confrère, il y a un an et demi, chez laquelle la guérison s'est maintenue.

Sous l'influence du traitement, les irrigations nasales journalières ne sont plus nécessaires, car les croûtes ne se forment plus ou, cas plus fréquent, se forment en moindre grande quantité et sont plus facilement expulsées.

Comment agit l'électrolyse dans ces cas? Laissant de côté l'hypothèse d'une action antiseptique, l'auteur croit que l'oxychlorure qui se forme sur le pôle positif agit comme stimulant de la sécrétion nasale qui devient plus fluide : de cette façon, toute stagnation est évitée.

F. Berini.

La chirurgie des cornets avec une nouvelle méthode opératoire, par le Dr Boylan (*La Pratique médicale*, 15 août 1901). — L'hypertrophie des cornets nécessite souvent une intervention destinée à en réduire le volume et à faciliter ainsi la respiration nasale. Pour obtenir ce résultat les méthodes varient avec les auteurs; les uns cautérisent au galvano-cautère soit en surface, soit en profondeur, d'autres ont recours aux caustiques chimiques.

Boylan, en raison de la plus grande fréquence de l'hypertrophie des extrémités des cornets, n'opère que ces dernières, ne touchant pas à la partie moyenne du cornet hypertrophié; il pratique l'ablation de la partie malade avec la scie ou des ciseaux ou l'anse froide.

Sur 111 cas de turbinotomie, il enleva avec la scie dans 3 cas la partie inférieure du cornet inférieur et dans 20 autres l'extrémité antérieure de ce même cornet.

Dans 24 cas, la turbinotomie fut faite avec les ciseaux avec ou sans le concours de la scie et dans 64 cas l'anse froide seule fut employée.

Pour empêcher que l'anse ne dérape, il traverse préalablement la partie hypertrophiée avec un fin tenaculum et passe l'anse en arrière de celui-ci.

Dans 12 cas il dut opérer les queues de cornet dont 2 fois sous le chloroforme.

Il put examiner, plus d'un an après, 42 des malades opérés et constata qu'ils n'éprouvaient pas le moindre trouble, contrairement à ce qui se passe souvent, quand on emploie le galvanocautère.

A. Courtade.

Gynécologie et Obstétrique

Dr R. Blondel,
Chef du Laboratoire de la Maternité,
à l'hôpital de la Charité

Indications opératoires dans les cas de fibromes de l'utérus compliqués de grossesse, par Henry Delagénière (Le Mans), (*Congrès français d'obstétrique, de gynécologie et de pédiatrie*, Session de Nantes, 25 septembre 1901). — Les fibromes de l'utérus, qui peuvent amener des complications dans l'accouchement, sont très variables au point de vue de leur nombre, de leur volume, de leur siège, et aussi au point de vue des modifications qu'une grossesse peut leur imprimer.

On doit tenir compte en outre de la situation de l'œuf par rapport au fibrome, du siège d'implantation du placenta, de la présentation de l'enfant, et surtout de sa viabilité ou non viabilité.

Puisque la grossesse, dans un utérus fibromateux, doit être considérée comme une complication, la première idée qui se présente est de pratiquer l'avortement ou de pratiquer l'accouchement. Or, les statistiques ont démontré que la mortalité pour la mère et l'enfant était beaucoup plus élevée dans ce genre d'interventions que dans aucune opération abdominale pratiquée dans n'importe quel cas.

Il faut donc renoncer absolument aussi bien à l'avortement provoqué qu'à l'accouchement provoqué.

Quand on est appelé auprès d'une malade atteinte de fibrome et devenue enceinte, la première question est d'établir si on doit laisser aller la grossesse jusqu'à terme. On sait, en effet, que l'accouchement peut se faire d'une façon normale dans certains cas : il est donc logique d'attendre une complication servant d'indication opératoire. Parmi ces complications, on doit signaler les douleurs, l'incarcération de la matrice, exerçant une pression aiguë, la compression des uretères, du rectum, lorsque la tumeur est située dans le segment inférieur ; de même, les accidents qui peuvent arriver au fœtus et en amener la mort. Quand l'intervention est décidée, il faut alors s'occuper de savoir si l'enfant est viable ou non viable. S'il est viable, les opérations conservatrices doivent être préférées : l'énucléation vaginale pour les fibromes du col ; l'énucléation abdominale pour les fibromes pédiculés du fond ou des faces de l'utérus, et pour les fibromes des ligaments larges. Enfin, quand l'enfant est à terme, la section césarienne suivie de l'énucléation.

Lorsque l'enfant n'est pas viable, on doit recourir aux méthodes conservatrices sus-mentionnées, quand il n'y aura pas d'infection de l'utérus ; si cette infection existe, l'hystérectomie totale ou sus-vaginale devient alors l'opération de choix, l'opération de Porro ne devant être considérée que comme une opération d'exception.

Ces conclusions sont tirées de sept observations personnelles.

R. Blondel.

Sur la myomectomie abdominale par le Dr Monprofit (Angers). — (*Congrès de Chirurgie de Paris* (21-26 octobre 1901). — Depuis plusieurs années, l'auteur cherche dans tous les cas de fibromes nécessitant une intervention abdominale, à enlever les tumeurs, en conservant la matrice.

Les indications de la myomectomie abdominale avec conservation de l'utérus, vont s'étendant de plus en plus ; à la période d'hystérectomie à outrance succède au contraire maintenant une période de tendances résolument conservatrices dans le cas de fibromes utérins.

On peut dire que le résultat est dû pour la plus grande part aux interventions abdominales pratiquées en si grand nombre pendant ces dernières années, car c'est par la voie abdominale que la myomectomie, avec conservation de l'utérus et des annexes dans leur intégrité anatomique et fonctionnelle, est surtout facile à exécuter ; la myomectomie vient donc comme un complément naturel des hystérectomies abdominales. Car ce sont ces opérations qui ont surtout permis de voir combien elle est souvent facile à exécuter.

Malgré cela les indications de la myomectomie conservatrice sont assez limitées ; l'auteur n'a trouvé, depuis environ trois ans, que 17 cas dans lesquels celle-ci ait paru pouvoir être sans danger substituée à l'ablation totale. Dans tous ces cas, on a obtenu et la guérison opératoire, et la disparition des accidents douloureux ou hémorrhagiques. La grossesse ne s'est, il est vrai, produite que dans un seul cas, et a été interrompue au 5me mois par une fausse couche, mais on sait que d'autres observateurs ont pu relater des grossesses menées à bonne fin après la myomectomie.

M. Montprofit est donc d'avis de substituer la myomectomie à l'hystérectomie dans tous les cas ou elle sera possible, chez les femmes n'ayant pas encore atteint l'âge de la ménopause, et lorsque le nombre des fibrômes ne sera pas trop considérable.

R. Blondel.

Sur les résltats éloignés de la myomotomie amputation supra-vaginale et de l'opération radicale faite sur les annexes par la voie abdominale, par Schenk (F.). (*Arch., f. Gynæk., Berl.*, 1901). — L'auteur, pour établir sa statistique, prend les cas observés dans ces vingt à trente dernières années. I. Résultats éloignés de la myomotomie avec traitement rétropéritonéal du pédicule. L'auteur résume 74 observations de femmes dont les plus jeunes avaient 28 ans et les plus âgées 57 ans, 64 femmes se marièrent, mais 16 restèrent stériles 25 0/0; dans 64 cas, la guérison survint très simplement; dans les autres, il y eut, après l'opération, quelques élévations de température jusqu'à 38°. Sur 52 malades que l'auteur a revues longtemps après l'opération (de dix mois à huit ans passés) 49 se sont déclarées satisfaites, une seule ne l'a pas été, et deux n'ont donné aucune appréciation. En résumé, en tenant compte également des résultats obtenus par les différents auteurs, l'auteur déclare que les résultats sont très favorables. II. Résultats éloignés de l'opération radicale, par la voie abdominale, ou dans les affections inflammatoires des annexes. L'auteur résume les observations des 37 cas qu'il a observés ; il ne put connaître les résultats éloignés que dans 31 cas ; et la proportion des guérisons ou des améliorations notables est de 50,9 0/0. Enfin, il cite les résultats obtenus par différents auteurs.

R. Blondel.

Sur la méthode paravaginale d'extirpation de l'utérus et sur ses résultats dans le cancer, par K. Schuchardt (*Monatschr. f. Geburtsh. u. f. Gynak. Berl.*, 1901). — Dans la première partie de son travail, l'auteur fait un exposé général de la méthode dont il donne ensuite la technique opératoire. Il fait une incision qui part de la lèvre gauche, et coupe la paroi vaginale gauche en ayant soin de respecter le rectum et le sphincter de l'anus : l'incision cutanée est faite dans le voisinage de l'anus, à un travers de doigt environ de ce dernier, et se dirige vers la tubérosité ischiatique, à distance de 2 doigts environ du bord inférieur du muscle grand fessier. Par ce procédé, l'auteur enlève complètement l'utérus en huit ou dix minutes. L'auteur emploie ce procédé, par exemple dans les cas où l'opération peut être rendue difficile soit par rétrécissement du vagin, soit par les lésions inflammatoires du tissu cellulaire. Enfin, dans la seconde partie de son travail, l'auteur dresse la statistique des opérations paravaginales qu'il a faites : 1° Carcinome de l'utérus et du vagin : opérations faciles dans 9 cas : opérations suivies de complications, mais guérison : 30 cas, opérations très graves pour lesquelles l'auteur conserve des doutes, quoiqu'il y ait eu guérison ; 22 cas ; 2° Carcinome du rectum ayant envahi le vagin : 3 cas, 2 morts ; 3° Myome de l'utérus 6 cas, 2 laparotomies, mortalité 50 0/0 ; 4° Endométrite chronique : 4 cas, 4 guérisons. Péri et paramétrite chronique : 6 cas ; 5° Tuberculose génitale : 2 cas, 1 laparotomie ; 6° Tumeurs annexielles : 1 cas, 1 guérison ; 7° Fistules vésico-vaginales : 3 cas. Guérisons.

R. Blondel.

Traitement palliatif du cancer inopérable de la matrice (*Munch. med. Wochenschrift*, n° 30, 1901). — Le Dr Toggler, de Klagenfurt, après chaque intervention palliative, en cas de cancer utérin inopérable, se sert depuis 4 ans du formol comme topique. Après nettoyage à sec, une fois le dernier pansement enlevé, l'opérateur introduit dans le cratère un tampon imbibé de la solution normale de formol à 40 0/0. Il faut bien prendre garde que le liquide tombe dans le vagin pendant cette manipulation, car la sensation de cuisson produite sur la muqueuse est intolérable. Une fois le tampon au formol enlevé, on fait un pansement lâche à la gaze iodoformée.

L'escarre qui se forme est aussi épaisse qu'après une cautérisation au chlorure de zinc à 50 0/0 : les hémorragies sont rares après détachement de cette escarre.

En dehors de l'action caustique, le formol exerce une action bactéricide très marquée : on se met ainsi à l'abri de tout accident de résorption, et les tissus momifiés ne présentent plus qu'une sécrétion minime, inodore. L'auteur n'a jamais observé d'accidents péritonéaux.

E. Vogt.

Sur l'extirpation vaginale de l'utérus, avec l'exposé d'un nouveau mode opératoire, par A. Doderlein (*Arch. f. Gynak., Berl.*, 1901). — L'auteur compare d'abord les statistiques des procédés employés par les différents opérateurs (Czerny, Péan, Richelot, Peter Müller, Winter, Olshausen, Mackenrodt, Landeau, etc.); il discute leur méthode et expose son nouveau mode opératoire, dont le principe fondamental est le suivant: l'utérus tout entier, en même temps que les culs-de-sac vaginaux postérieur et antérieur sont incisés d'un seul coup dans le sens sagittal. L'incision est commencée dans le cul-de-sac postérieur; elle se poursuit par la paroi postérieure, puis par la paroi antérieure de l'utérus pour se terminer dans le cul-de-sac antérieur. L'avantage capital de ce procédé, c'est qu'on se donne un champ opératoire qui permet d'opérer librement, tandis qu'autrement l'opération, faite à l'aveuglette, ne peut être que laborieuse; on peut, en outre, rapprocher le plan externe de l'utérus, de façon à l'embrasser d'un coup d'œil d'ensemble, comme dans les opérations sur les parties génitales externes. — Enfin, à la suite de l'hystérectomie vaginale totale, faite d'après les méthodes employées jusqu'à ce jour, les lésions de la vessie et des uretères sont très fréquentes, et nombreux sont les accidents de ce genre enregistrés dans la littérature médicale; l'auteur pense que, avec son nouveau procédé opératoire, ces dangers pourront être diminués.

R. Blondel.

La ventrofixation de l'utérus par la voie vaginale, par C. Gebhard (*Zeitschr. f. Geburtsh, u. Gynak., Stuttg.*, 1901). — L'auteur passe d'abord en revue les opérations de Alquié-Alexander, Wertheim et Bode, etc., puis il expose la technique de son procédé qu'il emploie dans les rétroflexions mobiles de l'utérus. Désinfection de la peau abdominale et des parties génitales externes, rasage complet des poils; découverte du col et mise en place dans le spéculum opératoire. Incision en forme de demi-cercle sur le cul-de-sac vaginal antérieur près du col; le corps vésical est alors rejeté en arrière. Ouverture du cul-de-sac vésico-utérin, aussi large que possible, à droite et à gauche. A ce moment il introduit l'index et le médius de la main gauche dans la cavité abdominale; avec l'autre main il palpe l'abdomen de façon à sentir les deux doigts à travers la paroi abdominale. A cet endroit, il fait deux petites incisions superficielles (incision vaccinale) et dans le sens longitudinal à 2 centimètres à droite et à gauche de la ligne médiane. L'utérus est ensuite attiré en dehors de la plaie vaginale à l'aide d'une pince; il saisit le ligament rond gauche avec une petite pince et l'entoure d'un long et fort fil de catgut en prenant en même temps du muscle utérin; les extrémités libres de ce fil sont fixées à une pince à forcipressure. Même opération pour le ligament droit. Ensuite l'utérus est ramené complètement dans la cavité abdominale; on a soin de protéger l'intestin et l'épiploon à l'aide d'un volumineux bouchon de gaze. Les catguts du ligament gauche sont fixés ensuite sur une aiguille en forme de lancette et l'auteur les fait ressortir par la petite incision abdominale du côté gauche; il répète la même chose pour le ligament droit et il lie les deux catguts sur un petit tampon de gaze stérilisée; enfin, il suture le cul-de-sac vésico-utérin et le vagin.

R. Blondel.

Fistule vésico-vaginale traitée par le procédé du dédoublement (*Société de chirurgie*, 24 juillet 1901). — M. Bazy a communiqué, au nom de M. de Spartali (de Smyrne) une observation de fistule vésico-vaginale traitée tout d'abord par le procédé d'avivement de Doyen. Au quatrième jour, une grave hémorragie l'obligea à faire une cystostomie vaginale qui permit d'obtenir l'hémostase. Un mois après, M. de Spartali incisa la fistule suivant son grand axe. Il eut ainsi deux lambeaux vaginaux, l'un antérieur, l'autre postérieur. Il les sépara de la vessie sur 3 centimètres d'étendue. Il les sutura ensuite l'un à l'autre par leur face profonde, avec 4 crins de Florence. Décubitus latéral prescrit à la suite pendant douze jours, avec une sonde à demeure; guérison définitive de la fistule.

A. Benoit.

Traitement de l'endométrite chronique dans la pratique générale, par C. Menge (*Arch. f. Gynak Berl.*, 1901). — L'auteur déclare que, jusqu'à ce jour, on a décrit beaucoup de méthodes de traitement général et surtout local des endométrites chroniques, et qu'on les a beaucoup critiquées. Il fait quelques remarques critiques sur la valeur du traitement local, et ses propriétés cautérisantes et désinfectantes. Pour lui, le meilleur agent est la formaline qu'il a expérimentée pendant sept ans à la policlinique de Leipzig. Il s'élève tout particulièrement contre l'emploi du chlorure de zinc employé comme caustique et contre l'emploi de la seringue comme véhicule du caustique. Le chlorure de zinc manque de propriétés désinfectantes, comme l'a établi Koch il y a vingt ans; et l'eschare produite par ce caustique dans l'utérus suffit pour ouvrir la voie à l'infection. En outre, la seringue de Braun fait courir le risque d'introduire du liquide dans les trompes et la cavité abdominale : d'où conséquences fâcheuses.

L'auteur est absolument de l'avis de Hofmeier qui prétend que les bâtons caustiques, introduits dans le col non dilaté, sont peu efficaces, car les lèvres du col expriment le tampon d'ouate, qui laisse échapper le liquide caustique dans lequel il a été baigné; il trouve que Zweifel a complètement raison, lorsqu'il donne à Braun le conseil de n'injecter que de petites quantités de liquide. Enfin, dans le traitement de l'endométrite chronique, chacun parait avoir obtenu les meilleurs résultats avec sa méthode particulière, et l'auteur pense avoir trouvé dans la formaline un moyen excellent de traitement.

R. Blondel.

Emploi des laminaires (*Wiener med. Wochenschrift*, n° 20, 1901). — Cenio stérilise les laminaires par la vapeur d'eau et le formol, puis les introduit dans une enveloppe en caoutchouc contenant un peu d'eau. De cette façon la laminaire se dilate sans irriter les tissus, ce qui est le cas quand on se contente de la mettre en place sans enveloppe. Si l'on n'emploie pas le formol, cause de l'irritation, la stérilisation de la laminaire est insuffisante. Pour bien remplir d'eau le sac en caoutchouc, ce qui permet à la laminaire de mieux se dilater, on creuse dans cette dernière, dans l'axe longitudinal, un canal à travers lequel on injecte le liquide qui remplit le sac.

Grâce à ce tour de main, on peut se servir des laminaires sans aucune crainte d'infection.

E. Vogt.

Levure stérile et sa valeur en gynécologie, par W. Albert (*Centralbl, f. Gynak.. Leipz.*, 1901). — En mars 1899, Théodore Landau a décrit, pour la première fois, un nouveau traitement des flueurs blanches par les cultures de levure, qui lui a donné d'excellents résultats dans les catarrhes récidivants et chroniques du vagin et du col de l'utérus. L'auteur fit des recherches, lui-même, sur cette méthode de traitement, et il déclare que la valeur thérapeutique de la levure stérile paraît être certaine, et qu'il faut en recommander l'emploi, à titre d'essai. — La technique du procédé est la suivante : on mélange 4 grammes (environ 15 centimètres cubes) de levure stérile avec 20 centimètres d'une solution sucrée à 20 0/0, jusqu'à ce qu'on obtienne un mélange uniforme. On déplisse ensuite le vagin, et on l'écouvillonne profondément avec un tampon de ouate imbibé de ce mélange. Il faut environ 12 à 14 heures pour produire la fermentation de la levure; à ce moment, on enlève le tampon et on lave à fond le vagin avec de l'eau pure et stérilisée chaude. L'auteur dit ensuite quelques mots sur le travail très intéressant de Marx et Woithe paru dans le « Centrabl. f. Bakteriologie; et il termine en disant que les résultats éloignés de ce mode de traitement sont très manifestes: car 1° à l'examen microscopique, les bactéries du vagin perdent de leur virulence; 2° les sécrétions vaginales se trouvent modifiées; 3° les grandes ulcérations du col de l'utérus guérissent rapidement.

R. Blondel.

Contribution à l'étude de la technique et des indications de la dilatation utérine, par Krummacher (*Berl. klin. Wochenschr.*, 1901).—L'auteur cite d'abord les résultats obtenus dans 17 cas qu'il range sous forme de tableau synoptique. Puis il consacre un paragraphe au matériel qu'il emploie et qui consiste exclusivement en un ballon non élastique analogue à celui de Champetier de Ribes. Technique : 1° Quand le col est fermé, l'auteur emploie deux moyens: la dilatation ou le tamponnement du col; 2° quand le col est ouvert, il saisit le col avec une pince et introduit le dilatateur (métreurynter); puis on gonfle le ballon avec une seringue à piston; le contenu du ballon et le nombre de seringues injectées doivent être connus. En général, pour cette opération, l'anesthésie n'est pas nécessaire. Les indications sont données dans toutes les complications de l'accouchement, dans l'éclampsie, comme cela eut lieu pour les cas cités par l'auteur dans les hémorragies, dans les cas de placenta prævia, ou lorsque le cordon ombilical porte des nœuds; enfin cette opération doit être faite dans les cas où l'on doit avoir recours à la version.

R. Blondel.

Prophylaxie de l'infection puerpérale, par le Dr Fargas (*Revista de Ciencias Medicas* avril 1901). — On peut considérer comme exact le fait suivant : *Les moyens naturels de défense contre l'infection, existant dans l'organisme normal, sont plus sûrs et plus efficaces que les moyens artificiels aujourd'hui connus.*

Il n'y a pas lieu de rejeter l'idée que l'infection puerpérale peut pénétrer par une autre voie que celle de l'appareil génital, et on peut admettre dans certaines circonstances la possibilité d'une auto-infection partant de l'appareil génital même, mais c'est un fait certain que ces deux modes d'infections sont rares et surtout bien moins dangereux que l'hétéro-infection occasionnée par le streptocoque, le staphylocoque, le bacterium coli, etc.

Comme corollaire de toutes les expériences faites par plusieurs observateurs sur les microbes qui à l'état normal pullulent dans le vagin, et sur les différentes formes d'infection, etc., on peut assurer que *sans contage il n'y a pas d'infection puerpérale septique*. Ce contage vient de l'extérieur et est transporté par les mains de l'accoucheur, les instruments ou linges employés, et par conséquent, *étant donné l'infidélité des médicaments antiseptiques et les imperfections des traitements connus, les pratiques d'antisepsie et asepsie génitale préventive de l'infection puerpérale sont plus nuisibles qu'utiles*. Moins nous intervenons pendant le travail et mieux cela vaut ; il ne faut jamais perdre de vue que l'introduction de nos doigts dans le vagin peut y transporter des germes morbides.

Le Dr Fargas soutient en outre qu'il est possible d'éviter d'intervenir sur l'appareil génital pendant l'accouchement. L'exploration vaginale pendant l'accouchement dans un but de diagnostic peut être évitée, car la parfaite connaissance du mécanisme de l'accouchement, la précision de l'exploration externe permettent de diagnostiquer aujourd'hui la présentation et la position du fœtus avant le travail ou même pendant l'accouchement, sans avoir recours à l'exploration vaginale.

L'exploration interne pendant la grossesse, la palpation abdominale et l'auscultation, etc., nous permettent de préciser la position du fœtus dans l'utérus et de faire un pronostic sur le mécanisme de l'accouchement futur.

Sans rejeter d'une manière absolue la pratique de l'exploration vaginale, le Dr Fargas soutient que ses indications sont très limitées et qu'il n'est pas nécessaire dans la grande majorité des cas de pénétrer dans l'appareil génital.

F. Berini.

Symphyséotomie et césarotomie (*Deutsche med. Wochenschrift*, 17 octobre 1901). — Martin concède que, dans beaucoup de cas, la symphyséotomie représente une intervention facile à mener à bien ; malheureusement, cette règle présente d'importantes exceptions.

En outre, on ne peut être sûr que l'opération donne suffisamment d'espace pour permettre une application suivie de succès, du forceps ; dans un cas cité par l'auteur, l'extraction fut impossible et on dut terminer par la césarotomie. Il en résulte pour Martin cette règle de ne jamais faire la symphyséotomie si la tête n'est pas engagée ou ne peut être poussée dans le détroit supérieur par des pressions de haut en bas.

Pour exécuter l'opération césarienne, l'auteur préfère l'incision de Fritsch, intéressant le fond de l'utérus. Le danger d'adhérences avec l'intestin n'entre pas en ligne de compte si l'on opère aseptiquement.

Pour l'auteur, la symphyséotomie est une opération que le médecin praticien doit éviter, car elle ne mène pas sûrement au résultat cherché.

E. Vogt.

La douche vaginale à l'acide carbonique comme traitement de l'éclampsie puerpérale (*Deutsche Praxis*, 20 juin 1901). — Rose rappelle que, dans un cas d'éclampsie très grave, étant survenu au moment des premières douleurs de l'accouchement, Demme envoya sur le col rigide le jet d'un siphon d'eau gazeuse : cette intervention provoqua la dilatation du col et l'accouchement se termina sans encombre. Demme a depuis utilisé ce procédé dans quelques autres cas analogues. Rose préfère un appareil spécial : il a pu constater, de même que Demme, que les primipares retirent beaucoup plus de bénéfice que les multipares, de l'emploi de l'acide carbonique.

Il serait peu compréhensible que dans des cas d'éclampsie d'origine cérébrale, la douche possédât une action quelconque : aussi l'auteur croit-il que bien souvent l'intoxication de l'encéphale ne joue pas le rôle principal dans la genèse des accidents.

L'acide carbonique employé de cette façon présente-t-il quelque danger? Certes non, car de vieilles expériences de Claude Bernard, Broca, etc., ont démontré l'innocuité de l'absorption par les muqueuses, de l'acide carbonique.

L'appareil de Rose est fort simple : il suffit d'un flacon, d'un tube en caoutchouc et d'un embout. Dans le flacon, on met une solution aqueuse de 24 grammes de bicarbonate de soude dans laquelle on jette 16 grammes de cristaux d'acide tartrique aussi gros que possible : grâce au volume des cristaux, le débit n'est pas tumultueux.

Cet appareil de fortune sera avantageusement remplacé par un obus à acide carbonique liquide, dont on peut, au moyen d'une pointe métallique, perforer la paroi : l'acide carbonique passe à l'état gazeux et va s'accumuler dans un ballon collecteur en caoutchouc, d'où il passe dans le tube conduisant à l'embout. Un robinet en ébonite placé sur ce tube permet de régler le débit. Les obus contiennent, dans l'appareil de Rose, de quoi fournir 1700 ccm. de gaz.

E. Vogt.

Pharmacologie

Dr E. VOGT

Ex-assistant à la Faculté de Médecine de Genève

Emploi thérapeutique de la saponine (*Deutsche Praxis*, 25 septembre 1901). — SCHERMAYER a extrait de la farine de marron d'Inde une préparation contenant de la saponine ; cette dernière substance ne peut être facilement obtenue à l'état de pureté, à cause de son caractère colloïde qui empêche l'obtention de cristaux. Il en est résulté que jusqu'à ce jour on a attribué aux saponines des caractères physico-thérapeutiques qu'elles ne possèdent pas : elles n'ont aucune causticité ni aucune toxicité, comme le prouve l'examen de la saponine obtenue du quillaya par Stutz. Dans le règne végétal, les saponines accompagnant fréquemment des substances actives (comme dans la digitale, la salsepareille, le polygala, etc.), ne peuvent être isolées et jouent un rôle thérapeutique difficile à déterminer.

Dans l'extrait de marron d'Inde étudié par l'auteur on trouve 36 0/0 de saponine et de la lécithine.

L'auteur s'est servi, pour l'usage externe, d'une solution alcoolique contenant 5 0/0 d'extrait de marron d'Inde, qui lui a rendu de grands services dans des cas de rhumatisme léger : dans les cas rebelles, l'extrait pur en badigeonnages ou frictions a été utilisé.

L'extrait est gluant, aussi est-il bon d'enlever à chaque nouvelle application, l'ancienne couche par un lavage. On n'observe jamais d'irritation cutanée.

Les bains locaux (une cuillerée à café ou à soupe d'extrait pour 1 à 2 litres d'eau à 35° environ) de 15 à 30 minutes, sont très efficaces dans le traitement des rhumatismes siégeant aux extrémités. Pour un bain complet, on comptera 60 grammes d'extrait.

L'extrait en badigeonnages constitue un excellent topique pour les engelures, le prurigo, etc.

E. VOGT.

Mode d'emploi de la lécithine, par RAYMOND (*Rev. crit. de méd. et de chirurgie*, juillet 1901). — Prise à l'intérieur, la lécithine agit très favorablement à la dose moyenne de vingt centigrammes par jour. Il est même possible, sans crainte de phénomènes d'intolérance, de porter cette dose à trente centigrammes dans les cas où l'on veut obtenir un résultat rapide et plus complet. Si c'est une action préventive que l'on recherche, la dose quotidienne de dix centigrammes sera indiquée. Il convient de recourir à cette dernière dès que l'on constate un début d'amaigrissement chez un sujet qui accuse une certaine déperdition de forces, alors même que l'auscultation ne révélerait aucun signe du côté des poumons, alors même que l'analyse des urines ne révélerait aucune altération notable dans les fonctions d'élimination de l'économie.

La lécithine est donc indiquée indistinctement dans tous les cas où l'on pourra constater un certain dégré d'affaiblissement général, quelle que soit la cause pathologique réelle de cet affaiblissement : tuberculose, diabète, neurasthénie, etc. Dans la majorité des cas le médicament pourra être administré par la voie buccale ; la médication hypodermique sera réservée pour les cas où le tube digestif des malades présenterait des susceptibilités spéciales, ou bien encore pour les cas où le médecin sera désireux d'obtenir un effet plus rapide.

E. VOGT.

Le cacodylate de soude par le Dr JUAN MARIANI (*Revista de Medicina y Cirugia Prácticas* 28 septembre 1901). — Se basant sur des essais faits pendant trois ans sur une clientèle hospitalière nombreuse, le Dr Mariani croit pouvoir déduire de ses observations, que le cacodylate de soude rentre incontestablement dans le groupe des médicaments produisant de bons résultats dans la tuberculose ; il agit, non comme spécifique, mais en améliorant le terrain ; ce résultat est déjà important, car nous n'avons, jusqu'à présent, aucun médicament ni remède qui représente vraiment un spécifique de la tuberculose. Les préparations créosotées, les phosphates, les sels de chaux, agissent en améliorant le terrain ; de même, les traitements hygiéniques, l'air pur, l'alimentation et le repos.

Chez tous les malades où il l'a employé, dans des conditions favorables, l'auteur a constaté de l'augmentation du poids, et une amélioration notable de l'état général.

Tous les fébricitants ont en outre présenté un phénomène très curieux, une poussée hyperthermique atteignant un demi-degré en moyenne ; chez les apyrétiques une fièvre légère ne dépassant pas 38° est apparue. Il faut cependant dire que cette fièvre est passagère et ne dure jamais plus de trois ou quatre jours.

Le mode d'administration que l'auteur considère comme le meilleur est l'injection hypodermique et les injections sont faites pendant une semaine, qui est suivie d'une semaine de repos pour éviter les effets cumulatifs.

La dose employée a été de 5 centigrammes par jour au maximum : on a commencé par deux centigrammes ; les doses de 40 centigrammes, recommandées par certains auteurs, sont considérées comme exagérées, pour l'Espagne du moins, par Mariani.

L'injection doit se faire dans la région fessière, en introduisant profondément l'aiguille. Toutes les précautions d'antisepsie seront prises.

Dans quels cas le traitement par le cacodylate de soude est-il indiqué ? Il faut laisser de côté la granulie, contre laquelle nous ne pouvons rien et les formes éréthiques avec températures élevées et infiltration pulmonaire double étendue; dans ces cas tout est inutile. Le médecin peut lutter seulement dans les formes torpides, avec peu d'élévation de température, quand un des poumons est sain et l'autre envahi en partie seulement : le cacodylate est encore indiqué dans ces formes de broncho-pneumonie tuberculeuse, qu'on appelait autrefois phthisie caséeuse.

Dans toutes ces formes la médication créosotée active par voie rectale, hypodermique ou gastrique, et l'hygiène sévère et constante produisent d'excellents résultats : ces résultats sont plus marqués encore avec la médication cacodylique qui améliore la nutrition, augmente le poids du malade, modifie favorablement le liquide sanguin, mais à condition que ce traitement soit suivi pendant trois ou quatre mois, aidé de la révulsion au thermo-cautère une fois par semaine.

L'auteur fait remarquer, à propos des pointes de feu, qu'elles ne produisent de résultat que si l'on en fait 150 ou 200 par séance, très rapprochées les unes des autres et assez grandes (comme une petite lentille et produisant les effets d'une brûlure du troisième degré). Il faut arriver à la formation d'une escharre superficielle qui n'arrive jamais à suppurer.

F. Berini.

La Levurine par Aragon (*Rev. crit. de médecine et de chirurgie*, Juin-septembre 1901). — L'auteur dispose de 139 cas de furonculose et 9 d'anthrax : chez 3 diabétiques du second groupe, l'évolution des anthrax a pu être enrayée en 10 jours au moyen de 4 cuillerées à café de levurine par jour.

Pour la furonculose, les résultats les plus marqués de l'action de la levurine ont été constatés dans le traitement des furonculoses rebelles, car on a pu voir disparaître en quelques jours, des éruptions furonculeuses ayant résisté à tous les traitements classiques, datant de plusieurs mois le plus souvent, et se reproduisant annuellement à époques à peu près fixes.

Pour les furoncles isolés, dans la majorité des cas, la médication a été commencée alors que le furoncle était en pleine induration avec douleur accentuée et gêne fonctionnelle très marquée, alors que cette induration à la base gagnait les tissus voisins et que le sommet s'acuminait sensiblement.

La dose moyenne dans tous les cas observés a été de trois cuillerées à café de levurine par jour. La disparition de la douleur a toujours été notée dans les vingt-quatre heures. La régression des phénomènes inflammatoires commençait le plus souvent dès le second jour, et les tissus reprenaient leur aspect normal du cinquième au sixième jour.

Suivant la période à laquelle est entrepris le traitement, l'induration est plus ou moins longue à disparaître complètement. Dans les cas les plus favorables, cettte induration a disparu complètement du cinquième au sixième jour; dans les autres, on a pu constater pendant 15 à 18 jours la persistance d'un petit noyau induré.

Les phénomènes inflammatoires réapparaissent en cas d'interruption du traitement, mais sitôt la médication reprise, la régression se fait aussi rapidement.

On peut donc considérer trois modes de guérison par la levurine :

Guérison rapide dans les cas simples où le traitement commencé de bonne heure a été méthodiquement suivi : avec disparition de tous les phénomènes inflammatoires en 5 ou 6 jours.

Guérison rapide encore dans les cas graves, mais avec persistance d'un noyau induré pendant une quinzaine de jours.

Guérison enfin, en plusieurs temps, dans les cas où l'interruption du médicament a provoqué des rechutes.

En résumé, l'emploi de la levurine, médicament de conservation et de maniement faciles, constitue le traitement de choix, dans la furonculose et l'anthrax.

E. Vogt.

L'administration de l'oxygène par voie hypodermique par le Dr Rahena (*Revista Valenciana de Ciencias médicas*, septembre 1901) — Les observations des Drs Machi et Domine font croire que nous possédons dans l'oxygène un puissant agent curatif quand il est introduit dans le tissu cellulaire sous-cutané.

Les auteurs se basant sur un cas d'emphysème sous-cutané ayant provoqué une notable diminution d'accidents infectieux, ont pensé que si l'air avait, dans ce cas, exercé une influence, c'était par l'oxygène qu'il contient, et ils ont institué des expériences dans ce sens dans quelques cas d'infection.

Un malade atteint de méningo-encéphalite infectieuse très grave, après avoir été traité par les moyens classiques sans aucun résultat, reçut quatre litres d'oxygène en injection sous-cutanée. Les effets furent immédiats : une heure après le hoquet avait cessé, le pouls inégal et très fréquent avait repris sa régularité et son rythme normal : la peau, de teinte terreuse, les muqueuses conjonctivales et buccales cyanotiques reprirent leur coloration habituelle. On continua les injections et le 36e jour le malade était complètement guéri.

Un enfant de 12 mois atteint de méningite de la base, après que tous ses frères furent morts de la même maladie, fut traité par les injections hypodermiques d'oxygène : il entra en convalescence dix jours après la première injection.

Les Drs Domine et Machi ont traité plusieurs malades avec des résultats très encourageants.

Ils croient cette méthode très indiquée dans les infections produites par le bacille d'Eberth.

La technique est très simple; il suffit d'un ballon plein d'oxygène en communication avec un appareil Leclerc pour injections de sérum artificiel; on supprime toutefois les poires de Richardson, car il suffit d'une pression exercée par les mains sur le ballon pour pousser le gaz à travers les tissus. Le gaz doit passer par un liquide antiseptique, de l'eau boriquée par exemple, à laquelle on ajoute quelques gouttes d'essence de pin maritime.

F. Berini.

Propriétés de la vaseline naturelle (*Revue pharm. de Gand*, août 1901). — La vaseline naturelle, c'est-à-dire retirée directement du pétrole, doit être préférée à celle qu'on obtient en mêlant de la paraffine avec de l'huile de pétrole, attendu que ce dernier mode de préparation ne donne jamais une vaseline aussi onctueuse ni aussi homogène que le premier.

Plusieurs caractères dont nous citerons les principaux, permettent de reconnaître la vaseline naturelle; le point de fusion est compris entre 37 et 50 degrés; l'odeur doit être nulle et ne pas rappeler celle du pétrole; la vaseline blanche, chauffée au bain-marie avec volume égal de solution de permanganate au millième, ne doit pas décolorer cette solution en moins de 15 minutes, la jaune en moins de 10 minutes.

Pour les bonnes vaselines, la proportion de carbures distillant avant 200 degrés, ne doit pas dépasser 2 à 8 0/0; elle ne doit pas noircir, chauffée au bain-marie avec une solution ammoniacale de nitrate d'argent, car un brunissement indiquerait la présence de produits sulfurés.

Si l'indice de saponification n'est pas nul, il y a addition d'un corps gras végétal ou animal.

E. Vogt.

Lampe à arc pour la photothérapie, par Schall (*Archives d'électricité médicale*, 15 septembre 1901). — Cette lampe, dont la description est donnée dans le travail de l'auteur, peut être alimentée par un courant continu ou alternatif, et, branchée sur un circuit à 110 volts; elle dépense le minimum d'énergie électrique pour une intensité lumineuse donnée, grâce à la suppression des résistances ohmiques qui absorbent de l'énergie électrique pour la transformer en chaleur.

Les charbons sont imprégnés d'une solution de chlorure de zinc et de chlorure de magnésium.

Les avantages offerts par cet appareil sont : 1° Bon marché; 2° Pas de mécanisme; par conséquent, pas de réparation, pas de surveillance; 3° Possibilité de marcher avec le courant continu ou alternatif; 4° Maximum d'effet thérapeutique donné par le minimum d'énergie (*maximum d'effet puisqu'aucun rayon ne peut échapper; minimum d'énergie puisque, branché directement sur un secteur d'éclairage à 110 volts, tous les hectowatts consommés sont transformés en lumière*); 5° Activité photochimique considérable du fait de la présence de vapeurs de zinc et de magnésium dans l'arc.

Cet appareil a donné d'excellents résultats et permet de réduire encore un peu la durée d'exposition déjà tant diminuée par MM. Lortet et Genoud.

Les séances de Finsen duraient une heure. MM. Lortet et Genoud arrivent au même résultat en dix ou quinze minutes. Ces dix minutes sont pour l'auteur un maximum.

L'appareil actuel de l'auteur, susceptible du reste de perfectionnements, représente un instrument d'un prix abordable et d'un maniement assez facile pour que tout médecin ayant chez lui l'éclairage électrique puisse, sans être spécialiste, s'essayer à la photothérapie.

E. Vogt.

Facteurs de la cure marine (*Bul. gén. de thérapeutique*, 23 août 1901). — Laumonier s'élève contre la croyance si répandue que le choix d'une station maritime est peu important. Il ne suffit pas à une localité d'être placée au bord de la mer pour jouir de toutes les propriétés du climat maritime : on peut même dire que seules les îles possèdent réellement ce climat. Les conditions très variables de la mer, du climat, du sol créent une gamme très riche de stations maritimes. Les contre-indications de leur côté peuvent être purement locales, et on les verra disparaître si l'on envoie le malade à une station mieux appropriée à son état de santé, à son âge ou à son tempérament.

Pour obtenir l'accoutumance à la cure marine, il faut en général se diriger en premier lieu vers une station plus méridionale que la résidence habituelle, et ne s'acheminer qu'avec ménagement vers les stations situées plus au nord.

E. Vogt.

FORMULAIRE DE THERAPEUTIQUE CLINIQUE

EPITHELIOMA CUTANÉ

Il n'existe pas de traitement interne; les diverses médications proposées : arsenic, mercure, thuya, chalédoine, les injections de quinine, de sérum antistreptococcique n'ont aucune efficacité.

Les injections de cacodylate de soude n'ont qu'une action reconstituante générale.

Le traitement local comprend l'ablation chirurgicale au bistouri et le traitement dermatologique.

L'*ablation* est la méthode de choix dans les cas de cancroïdes plongeants, à marche rapidement envahissante, et dans les épitheliomes superficiels bénins, que l'on peut enlever sans de trop grands délabrements. Elle sera suivie de réunion ou d'autoplastie immédiate ou consécutive.

Quand l'épithelioma est à son début, bien limité, on peut avoir recours soit à la cautérisation ignée, soit au raclage, soit aux caustiques.

Cautérisation ignée. — Pour cette cautérisation, utiliser le thermocautère ou mieux l'anse galvanique, préférable a cause de son moindre rayonnement et de la plus grande précision qu'elle permet d'obtenir.

Détruire avec soin le tissu morbide dans toute son étendue et particulièrement sur les bords où se trouve la zone d'extension. La methode expose soit à détruire trop de tissus sains, soit à laisser intacts des prolongements néoplasiques.

Si l'épithelioma est très limité, on peut ne pas faire de pansement, sinon, on fait des pansements avec des compresses humides, imbibées d'eau boriquée, ou avec de la vaseline boriquée ou à l'aristol (au 10e).

Le *raclage* a surtout été preconisé par Vidal (de St-Louis). On racle a fond avec la curette tranchante, de façon à enlever tous les tissus morbides friables; on s'arrête lorsqu'on éprouve une résistance indiquant que la curette est arrivée sur les tissus sains.

On combine habituellement l'emploi du raclage avec celui de la cautérisation au thermocautère ou l'application de chlorate de potasse. Après avoir arrêté l'hémorragie au moyen de tampons d'ouate, on remplit la plaie de chlorate de potasse en poudre que l'on renouvelle tous les jours, matin et soir, pendant deux jours : puis on panse avec une solution concentrée de chlorate de potasse et l'on recouvre le pansement d'une enveloppe imperméable.

Il vaut mieux combiner l'emploi de la curette avec celui du chlorate de potasse que d'employer isolément l'un ou l'autre de ces moyens.

Caustiques. — Parmi les caustiques, il faut rejeter ceux dont l'action est faible et peu pénétrante : nitrate d'argent, phénol, résorcine, acide pyrogallique, teinture de thuya, extrait de chélidoine, bleu de méthylène, chlorate de potasse (employé seul) et ceux qui attaquent les tissus sains et le néoplasme indifféremment, tels que les acides sulfuriques, nitrique, chlorhydrique, nitrate, acide de mercure, chlorure de zinc. L'acide chromique au Ve ou au Xe pourrait cependant être utilisé; il donne rapidement une escarre sèche.

Le chlorate de potasse dont il a été question et qui donne de bons résultats, combiné avec le raclage, s'emploie en poudre, en solution :

Résorcine	2	grammes
Chlorate de potasse	10	—
Eau distillée	300	—

(Brocq)

en pommade :

Chlorate de potasse	6	grammes
Vaseline	30	—
Poudre de talc	qs.	

(Gaucher)

Il est un caustique électif atteignant le tissu morbide et menageant la peau saine, c'est l'acide arsénieux. On utilisait autrefois la poudre du frère Côme (acide arsénieux 1, cinabre 1, éponge calcinée 2), celle de Manec.

On peut plus simplement utiliser l'acide arsénieux mêlé à parties égales ou doubler de gomme arabique pulvérisée et additionnée d'eau jusqu'a consistance de pâte. On applique après avoir cruenté superficiellement la surface à cautériser avec la curette ou avoir détruit au moyen du galvano-cautère l'épiderme protecteur. La durée de l'application varie de 12 heures à quelques jours.

Fromaget et Claroc préconisent un mélange moins caustique :

Acide arsénieux..........	}
Chlorhydrate de cocaïne..	} àà 1 gramme
Gomme arabique.........	}
Poudre de talc...........	12 gr.

Tandis qu'avec ces caustiques on ne fait qu'une seule application, attendant que l'escarre se détache, on emploie la méthode des cautérisations répétées avec le procédé récent de Cerny et Trucenek, moins aveugle et moins douloureux; le procédé doit être préféré aux autres :

Cerny et Trucenek (Robillard, Thèse de Paris 1899) emploient en badigeonnages une solution hydro-alcoolique d'acide arsénieux.

Le premier badigeonnage est fait avec une solution au 150°.

Acide arsénieux...........	1 gramme
Alcool éthylique......	} àà 75 —
Eau..................	}

On badigeonne avec cette solution et on laisse sans pansement. Il faut avoir soin d'enduire de vaseline le pourtour de la surface ulcérée. Les auteurs activent l'évaporation au moyen du soufflet de Richardson ; ils renouvellent badigeonnage et évaporation 2 à 3 fois dans la même séance.

Le lendemain des premiers badigeonnages, on enlève l'escarre avec une pince et on fait une nouvelle application, et ainsi de suite tous les jours ou tous les deux jours.

Quand l'escarre s'est un peu épaissie et a envahie toute la surface ulcérée, on élève le taux arsenical à 1 0/0: plus tard encore à 1/80 et même 1/50.

L'escarre, très épaisse, s'énuclée alors en commençant par les bords. Quand elle est tombée on revient à la première solution (à 1/150). Si le lendemain une escarre analogue, c'est-à-dire foncée, résistante et adhérente, commence à se reformer, on poursuivra les applications. Si on ne constate qu'une croutelle jaûnatre, mince, facile à enlever, c'est que tout le tissu néoplasique est détruit et alors la plaie sera pansée comme une plaie ordinaire avec la poudre de dermatol, d'aristol, d'iodol, de sous-carbonate de fer, d'iodoforme.

L'addition d'orthoforme à la solution rend le traitement moins douloureux.

Pour éviter d'autre part une réaction trop vive on peut faire appliquer le soir un cataplasme de fécule, et le matin, avant la cautérisation, faire une pulvérisation d'eau de guimauve.

G. Lyon.

VARIÉTÉS & NOUVELLES

La mort du Président Mac Kinley. — La *Revue de Gynécologie*, de M. Pozzi, vient de publier le texte intégral du rapport rédigé par les chirurgiens qui opérèrent, puis autopsièrent, l'infortuné président Mac Kinley. C'est une pièce intéressante. En somme ces messieurs avouent qu'ils ne savent pas trop pourquoi le président est mort. Les blessures de l'estomac étaient parfaitement cicatrisées, à l'autopsie, il n'y avait pas trace de péritonite. Le pancréas était, paraît-il, très abîmé, bien qu'il n'ait pas été touché par la balle. D'autre part celle-ci n'était ni infectée préalablement, ni empoisonnée, comme on l'avait pensé, — dirai-je *espéré?* — un moment. Alors?

Il paraît que l'état de santé général du président, très surmené depuis quelque temps, était réellement défectueux en sorte qu'il n'a sans doute pu, dons ces conditions, faire face au travail de réparation qui lui incombait. « Le président est mort, dit M. Stimson dans un commentaire de ce rapport, parce qu'il n'a point pu faire les frais de la cicatrisation, et parce qu'il n'a point pu faire les frais de la cicatrisation, et parce que ses tissus, d'une vitalité médiocre, se sont montrés *au-dessous de leur tâche...* »

Au fond, s'il est mort, c'est bien par sa faute. O Molière!

D'autre part, le Parlement américain va être saisi d'une demande de crédit destiné à rémunérer les chirurgiens et les méde cins qui ont donné leurs soins au président Mac-Kinley.

Ces messieurs ont remis leur note qui s'élève à 500,000 francs.

Les journaux américains, sont unanimes à trouver la note un peu salée. Ils font observer que les frais de dernière maladie du président Garfield ne s'élevèrent qu'à 250,000 francs et ce, pour un laps de temps dix fois plus long.

Il est vrai que le résultat final a été le même...

Intérêts professionnels. — Le Dr Bousquet, professeur de clinique chirurgicale et directeur de l'Ecole de médecine de Clermont-Ferrand vient d'adresser à ses collègues les chirurgiens des hôpitaux de province, la lettre suivante :

Messieurs et honorés collègues,

L'article 4 de la loi de 1898 sur les accidents du travail a établi que « les patrons étaient responsables des soins médicaux et pharmaceutiques au cas où un de leurs ouvriers serait blessé ». Or, patrons et collectivités, (Compagnies Minières, Compagnies des Chemins de fer, Compagnies d'Assurances, etc., etc.) trouvent tout naturel, pour que leurs ouvriers soient mieux soignés, de les envoyer, lorsqu'ils sont blessés, à l'hôpital régional le plus voisin. Ils acquittent alors la somme exigée par la Commission administrative, pour l'hospitalisation des indigents étrangers à sa circonscription, et, éludant la loi, réalisent une grosse économie en frustrant les médecins, qui auraient dû soigner ces malades, des honoraires qui leur sont dus. Quant au chirurgien de l'hôpital, de deux choses l'une, ou il réclame ses honoraires, cas auquel on lui oppose une fin de non recevoir, ou il ne réclame rien ; et dans un cas comme dans l'autre, tout est bénéfice pour celui qui devait payer. Semblable état de choses, gravement préjudiciable aux intérêts des membres du corps médical, ne saurait être toléré ; nous n'avons pas le droit, en effet, même en n'exigeant pas d'honoraires d'enlever à nos confrères leur clientèle. Il est de toute nécessité que nous ayons en pareille circonstance une ligne de conduite unique et, si vous le voulez bien, nous profiterons de notre réunion annuelle au Congrès de chirurgie pour nous entendre sur les mesures à prendre.

Si vous adoptez cette manière de voir, nous pourrions nous réunir le mardi 22 courant à deux heures du soir dans la salle de correspondance du Congrès.

Recevez, Messieurs et honorés collègues, l'assurance de mes sentiments les plus distingués.

Dr H. Bousquet.

Clermont-Ferrand, 5 octobre 1901.

BIBLIOGRAPHIE

Tableaux synoptiques pour la pratique des autopsies, par Ch. Valery, 1 vol. in-16 de 72 p., avec 13 figures, cartonné : 1 fr. 50. (Librairie J.-B., Baillière et fils, 19, rue Hautefeuille, à Paris).

Les auteurs qui jusqu'à ce jour ont traité des autopsies se sont presque exclusivement bornés à un simple exposé de la technique opératoire. Pour être vraiment utile à l'étudiant et au praticien, il fallait y joindre l'interprétation des données de l'anatomie pathologique. Le fait d'ouvrir un cœur ou un poumon ne présente aucune difficulté sérieuse ; mais la tâche est autrement délicate quand il s'agit de donner un sens aux lésions macroscopiques constatées à l'amphithéâtre.

Voici un aperçu des matières traitées : indications générales, examen externe, premières incisions, ouverture de la cavité abdominale, — de la cavité thoracique et examen des organes en place, examen hors du cadavre, examen des organes cervicaux, examen des organes abdominaux hors du cadre, examen des organes du bassin, — de l'encéphale, — de la moelle, conservation des pièces.

Aide-mémoire de médecine infantile, par le professeur Paul Lefert, 1 vol. in-18 de 319 p., cart. (Librairie J.-B. Baillière et fils, 19, rue Hautefeuille, à Paris) 3 fr.

L'accueil favorable que praticiens et étudiants ont réservé à ses précédentes publications ont encouragé le professeur Paul Lefert à publier une nouvelle série d'*aide-mémoires*, où il donne un exposé succinct mais complet de chacune des branches des sciences médicales. Après la Dermatologie, la Gynécologie, la Neurologie, il vient d'aborder la *Médecine infantile*.

Si l'on parcourt la série des traités de pédiatrie actuellement parus, on constate que la plupart sont trop étendus, pour le médecin désireux de se tenir au courant de l'état actuel des connaissances, pour l'étudiant qui veut revoir rapidement les matières d'un examen.

Nlle Imprimerie. E. Lasnier dir., 35-37, rue St-Lazare, Paris — *Le Propriétaire-Gérant* : R. BLONDEL.

RENSEIGNEMENTS DIVERS

Arrêté nouveau réglant le contrôle des sérums en Belgique :

Article premier. — Il est institué une commission chargée de contrôler les sérums, vaccins, toxines et autres produits analogues, ainsi que les substances organothérapiques employés en médecine, au point de vue de leur action, de leur conservation, de leur débit ; de fixer les méthodes de mesure de ces produits et de donner son avis sur les questions qui lui seront déférées par le gouvernement.

Art. 2. — Sont nommés membres de cette commission :

MM. L. Gedoelst, professeur de bactériologie à l'école de médecine, vétérinaire de l'Etat;

J. Heymans, professeur de thérapeutique générale et de pharmacodynamique à l'Université de Gand, membre de la Commission de la pharmacopée ;

E. Malvoz, chargé du cours de bactériologie à l'Université de Liège :

E. Van Ermengen, professenr de bactériologie à l'Université de Gand ;

E. Voituron, inspecteur au service de santé et d'hygiène,

Art. 3. — MM. E. Van Ermengen et E. Voituron rempliront respectivement les fonctions de président et de secrétaire de cette Commission.

Art. 4. — Le Ministre de l'Agriculture pourra appeler à prendre part aux travaux de cette Commission un ou plusieurs savants étrangers.

Ecoles municipales d'infirmières. — Directeur de l'Enseignement : Dr Bourneville.

I. — *Ecole de la Salpêtrière.* — L'école municipale d'infirmières de la Salpêtrière ouvrira ses cours professionnels le lundi 7 octobre à 8 heures du soir. L'enseignement comprend les cours suivants : Cours d'administration : M. Montreuil, directeur de la Salpêtrière : — Eléments d'anatomie : M. Schwartz, ex-interne des hôpitaux, aide d'anatomie à la Faculté ; — Eléments de physiologie : M. le Dr J.-B. Charcot, ex-chef de clinique de la Faculté, ex-interne des hôpitaux ; — Pansements : Mme le Dr Pilliet-Edwards, ex-interne provisoire des hôpitaux. — Soins à donner aux femmes en couches et aux nouveau-nés : M. le Dr Rothschild ; — Hygiène : M. le Dr Paul Boncour, ex-interne des hôpitaux ; — Petite pharmacie : M. le Dr Viron, pharmacien des hôpitaux.

Les dames qui veulent suivre les cours professionnels de l'école de la Salpêtrière doivent se faire inscrire à l'hospice de la Salpêtrière, boulevard de l'Hôpital n° 47, bureau de la Direction, de 9 heures du matin à midi. Les cours sont publics et gratuits.

II. — *Ecole de la Pitié.* — L'Ecole municipale d'infirmiers et d'infirmières de la Pitié a ouvert ses cours professionnels le mercredi 2 octobre à 6 heures du soir. — L'enseignement comprend les cours suivants : Cours d'administration : M. Joly, directeur de la Pitié ; — Eléments d'anatomie : M. le Dr Dauriac, ex-interne des hôpitaux ; — Eléments de physiologie : M. Poulard, interne

des hôpitaux ; — Pansements : M. le Dr Petit-Vendol, ex-interne des hôpitaux ; — Soins à donner aux femmes en couches et aux nouveau-nés : M. le Dr Dubrisay, ex-chef de clinique de la Faculté, ex-interne des hôpitaux ; Hygiène : M. le Dr Regnier, ex-interne des hôpitaux ; — Petite pharmacie : M. le Dr Viron, pharmacien des hôpitaux.

Les personnes qui veulent suivre les cours professionnels de l'école de la Pitié doivent se faire inscrire à l'hôpital de la Pitié, rue de Lacépède, n° 1, bureau de la Direction, de 8 heures du matin à 5 heures du soir. Les Cours sont publics et gratuits.

III. — *Ecole municipale d'infirmières de Lariboisiere.* — L'école municipale d'infirmiers et d'infirmières de Lariboisière ouvrira ses cours professionnels le mercredi 2 octobre à 8 heures du soir. — L'enseignement comprend les cours suivants : Cours d'Administration : M. Faure, directeur de Lariboisière ; — Eléments d'anatomie : M. le Dr Dauriac, ex-interne des hôpitaux ; — Eléments de physiologie : Mme le Dr Pilliet Edwards, ex-interne provisoire des hôpitaux : — Pansements : M. le Dr Isch-Wall, ex-interne des hôpitaux ; — Soins à donner aux femmes en couches et aux nouveau-nés : M. le Dr L. Tissier, accoucheur des hôpitaux ; — Hygiène ; M. le Dr Cornet, ex-interne en pharmacie des hôpitaux ; — Petite pharmacie : Mlle L. Napias, lauréate de l'école de pharmacie.

Les personnes qui veulent suivre les cours professionnels de l'école de Lariboisière doivent se faire inscrire à l'hôpital Lariboisière, rue Ambroise-Paré, n° 2, bureau de la Direction, de 8 heures du matin à 5 heures du soir. Les Cours sont publics et gratuits.

Paris, le 25 septembre 1901.

TRAVAUX ORIGINAUX

DE LA CURABILITÉ DU CANCER

Pathogénie et traitement. — Résultats favorables des traitements chirurgical et médical associés ; observations nouvelles.

par le Dr Auguste Benoit. (Ex-assistant de chirurgie des hôpitaux.)

I. Pathogénie.

Si nous avions aujourd'hui à écrire un nouveau traité de pathologie chirurgicale, nous supprimerions comme démodé le chapitre habituellement consacré à la séparation anatomo-pathologique et clinique de l'épithélioma et du carcinome proprement dit. Qu'il siège à la peau, aux muqueuses ou dans le parenchyme des glandes, l'origine épithéliomateuse du cancer, sous toutes ses formes est un fait démontré.

Les travaux de Thiersch, de Cornil, pour la peau et ses annexes (1865) ; ceux de Robin, que vinrent compléter les remarquables recherches de Waldeyer (1867-1879), ruinèrent définitivement la théorie de l'origine conjonctive de Virchow, à laquelle l'autorité de son auteur valut tant de crédit.

Il importe peu que l'on continue à employer les termes cliniques d'*épithélioma* ou de *carcinome*, pour désigner les différentes espèces de cancers, l'origine commune étant acquise aujourd'hui.

Laissant de côté toutes les autres tumeurs malignes du genre sarcome, myxomes, endothéliome, etc..., appartenant au type connectif ou vasculo-connectif, nous ne traiterons ici que des néoplasmes à *type épithélial*, ceux auxquels répond la dénomination courante de cancer. Parmi ces tumeurs, pour le clinicien, toute classification basée sur la disposition des cellules épithéliales au sein du stroma cancéreux doit céder le pas à des considérations d'un autre ordre, à savoir le plus ou moins de tendance à l'envahissement, qui nous a fait distinguer l'*épithélioma circonscrit* et l'*épithélioma diffus*. Or, nous possédons depuis longtemps, à ce sujet, des notions précises concernant quelques espèces d'épithéliomas. On sait notamment que la généralisation est assez rare dans l'épithélioma pavimenteux et qu'elle est la règle dans l'épithélioma cylindrique. Il suit de là — et nous y reviendrons plus loin — que la question de *siège* joue un rôle de premier ordre lorsqu'il s'agit d'apprécier le degré de malignité d'un cancer et par conséquent de formuler le pronostic et le traitement.

Ainsi le *cancroïde*, ou cancer de la peau, que l'on oppose au *carcinome* ou cancer viscéral, épithélioma des glandes, serait justement considéré comme moins grave, l'infiltration des tissus se faisant plus lentement et la tumeur ayant peu de tendance à pousser au loin ses prolongements, si l'on n'avait voulu comprendre sous cette dénomination les cancers des *orifices* ou *zones intermédiaires* qui participent de la gravité de ceux des muqueuses, comme nous en fournirons un nouvel exemple. Cette erreur est soulignée par A. Broca dans un récent traité (1) ; fort à propos, cet auteur rappelle les efforts accomplis par l'école anglaise pour séparer des tumeurs essentiellement malignes l' « *ulcus rodens* », ou cancer superficiel de la peau, à évolution chancreuse, siégeant à la face,

(1) Traité de chirurgie de Duplay et Reclus, t. 1, p. 612.

en dehors des lèvres, et que l'on voit souvent aboutir à la guérison. Il importe donc de ne pas oublier que le terme de cancroïde, appliqué à l'épithélioma de la région bucco-labiale, ne comporte pas l'idée de gravité atténuée qui semble s'accréditer de plus en plus, en ce qui concerne les autres tumeurs cancéreuses des téguments.

Des premières recherches sur la nature du cancer naquirent des opinions essentiellement opposées. Pour les uns, le cancer était, dès l'origine, une maladie constitutionnelle, pour les autres, les lésions seraient purement locales au début.

Paget soutint un des premiers (1887) que le sang portait dès le début les germes cancéreux et que la localisation se faisait dans des lieux déterminés par une prédisposition congénitale ou acquise. Cette hypothèse, qui fut souvent reprise et développée depuis cet auteur, est vivement combattue à l'heure actuelle par les *localistes*, qui lui opposent le début de l'épithélioma en un point unique, sa diffusion dans le sang par des voies aujourd'hui bien déterminées, pour aller former des tumeurs secondaires en d'autres points de l'économie. D'autre part, les résultats actuels de la thérapeutique chirurgicale sont venus donner à cette dernière opinion beaucoup de force. Enfin un dernier argument, ayant la force d'une véritable preuve, peut être tiré, selon nous, du fait bien établi des épithéliomas dégénérés qui s'arrêtent dans leur évolution. Comment soutenir l'empoisonnement primitif du sang, s'il est bien avéré qu'un cancer peut s'arrêter dans sa marche envahissante, par suite de son infiltration par des matières calcaires (*épithélioma calcifié*) ou par des matières grasses (*gélification*)? Or, si l'on voit quelquefois l'épithélioma calcifié récidiver (un cas de F. Reverdin (1), cas de Malherbes de Nantes), exception qui vient affirmer une fois de plus la nature épithéliale de ces tumeurs, il n'en reste pas moins 51 cas recueillis par l'un de ces auteurs dans lesquel le néoplasme ayant été extirpé, la récidive n'a pas eu lieu. Les conséquences thérapeutiques de cette dernière doctrine, est-il nécessaire d'y insister, sont capitales, puisqu'on peut espérer guérir à la condition d'opérer à temps.

L'analogie dans la marche et l'extension des lésions, ainsi que la prédisposition héréditaire, firent ensuite comparer le cancer à la tuberculose et l'on s'est demandé si la carcinose ne serait pas une maladie infectieuse. Examinons quels sont actuellements les résultats obtenus dans cet ordre de recherches. Disons tout d'abord que celles-ci ont eu pour point de départ les considérations qui vont suivre, et dont quelques-unes ont un grand poids. Il est inadmissible, a-t-on dit, que la prolifération épithéliale monstrueuse qui constitue le cancer n'ait pas pour origine un stimulant quelconque, jouant le rôle d'agent provocateur. Celui-ci attaque l'économie dans les points de moindre résistance. Les régions qui sont soumises à des irritations fréquentes sont précisément celles où l'on voit éclore le cancer. Citons pour mémoire le pylore, le cœcum, les angles du colon, etc. Le cancer coexiste parfois avec la tuberculose; on l'a démontré pour le lupus; nous avons nous-même cité (2) une observation de Bilbroth, où il est question d'une tumeur hybride de l'angle iléo-cœcal, où la tuberculose voisinait avec un carcinome colloïde, l'une des infections ayant pu servir de porte d'entrée à l'autre. Nous ne ferons que mentionner la fréquence du cancer chez les sujets atteints de dyspepsies chroniques, de plaies ulcérées des téguments, chez ceux qui sont porteurs de cicatrices sujettes à s'enflammer chroniquement. Nous ajouterons, ce qui ne nous a pas paru avoir encore été exprimé, que la différence entre les formes lentes et rapides de la carcinose laisse à présumer des différences d'activité du poison cancéreux, des degrés de virulence dissemblables, que seul peut expliquer le développement de micro-organismes à produits toxiques. Car, s'il s'agissait, comme le veut Conheim, d'un vice de développement embryonnaire, tous les

(1) Communiqué récemment au Congrès de chirurgie, 22 octobre 1901.
(2) Tuberculose ileo-cœcale chronique. A. Benoit, 1893, p. 73.

néoplasmes se développeraient de façon identique. L'hypothèse d'une idiosyncrasie spéciale à chaque sujet ne saurait, par ailleurs, nous satisfaire. Il n'y a pas jusqu'au mode d'extension des lésions par des voies spéciales qui ne soit en faveur de l'infection.

La contagiosité du cancer a été, à diverses reprises, soutenue avec preuves à l'appui. Hall, cité par Kirmisson a réuni cinq observations de cancer des organes génitaux chez des conjoints; Mac Ewen, d'autres encore ont cité des exemples de cancers développés chez des personnes vivant dans le même milieu. Les auteurs anglais et américains ont relaté des exemples de foyers cancéreux limités à une localité, à une maison. En France, où l'esprit d'observation ne fait pas défaut, depuis ces sensationnelles publications, rien n'est venu confirmer la contagiosité réelle du cancer. Seule la *greffe* de cellules cancéreux a été maintes fois observée, soit spontanément et par simple rapport de voisinage (cancer des lèvres sur les faces opposées), soit au cours des opérations, ce qui a donné lieu à d'importantes modifications de technique opératoire.

L'emploi de certains médicaments parasiticides, nous le verrons, a paru enfin exercer une influence très sensible sur le développement des lésions cancéreuses, ce qui permet le rapprochement avec quelques maladies notoirement infectieuses. Tout ce qui précède constitue des présomptions de premier ordre. Ces présomptions sont-elles vérifiées par des *preuves?* C'est ce que nous allons maintenant examiner.

Ces preuves ont été cherchées dans deux ordres de faits expérimentaux : les *inoculations*, les essais de *culture*. Le greffage d'animal à animal des cellules cancéreuses n'a pu reproduire de néoplasme vrai. La résorption pure et simple, ou la formation d'une tumeur inflammatoire en ont été la conséquence. L'injection de suc cancéreux dans les veines a été également négative.

L'examen direct au microscope ouvrit l'ère de discussions qui ne sont pas près de finir. Si les tumeurs non ulcérées paraissent vierges de bactéries, en revanche, celles qui le sont en contiennent des variétés nombreuses. C'est là l'origine de controverses qui durèrent jusqu'à la première description de microorganismes au sein des cancers *non infectés* par ulcération. En 1887, Rappin (de Nantes), prétendit découvrir un microcoque qu'il réussit à cultiver. A son tour, Scheurlen signala la présence d'un microbe spécifique et de spores faciles à isoler et dont le liquide de culture reproduit chez les chiens des pseudo-néoplasmes. L'enthousiasme qu'avait fait naître cette découverte s'éteignit après que Senger, par une longue série d'expériences (1888), Ballance et Shattock, par leurs travaux, eurent démontré que tous les ensemencements demeurent stériles, à la condition d'observer une technique irréprochable dans les préparations. Les microbes jusque-là décrits étaient vraisemblablement introduits pendant la manipulation des fragments de tumeur. En 1889, le mémoire de Darier sur la « *psorospermose folliculaire végétante* » ouvre la question des coccidies. Dans l'acnée sébacée de l'homme, l'auteur avait découvert des éléments spéciaux, que Malassez reconnut pour des psorospermies, ce qui justifie le titre donné par Darier à son mémoire. Albarran présenta à la Société de Biologie des préparations d'épithéliomes de la mâchoire, où l'on voyait des psorospermies analogues à celles du foie du lapin; beaucoup d'entre elles étaient un centre de formation pour les cellules épidermiques. Ces éléments furent retrouvés par Darier et Wickham dans l'ulcération de la tumeur mamelonnaire dite *maladie de Paget*. Plus tard, on les reconnut de divers côtés, dans les cancers épithéliaux de la langue, du nez, des lèvres. La *coccidie*, sporozoaire parasite des vertébrés, vit en effet dans les épithéliums et le tissu conjonctif; elle naît dans la cellule épithéliale et semble, plus tard, en sortir pour s'enkyster dans les cavités bordées par ces cellules.

Le *coccidium oviforme*, qui est l'espèce visée ici, vient principalement du lapin, du mouton, des poules, du poisson. Chez l'homme, les coccidies pénètrent donc par la voie digestive à l'état kystique, les sporozoïtes sont libérées par la dissolution de leur membrane et se répandent dans les voies biliares. C'est ce qui explique qu'on les ait trouvées dans le foie de l'homme, où elles développent des tumeurs kystiques suppurées. On lès a vues aussi exceptionnellement dans le poumon (Severs), la peau (Cornil et Duret).

La découverte de ces formes parasitaires dans la tumeur cancéreuse donna à penser que l'on se trouvait en présence du véritable parasite du cancer. Or, en ce qui concerne du moins les coccidies, les voix les plus autorisées se sont élevées pour montrer qu'on avait fait fausse route. Brault (1) s'est constitué l'adversaire décidé de cette doctrine et il montre, par une série d'argûments serrés, qu'il s'agit, dans tous les cas cités, de fausses coccidies. Tous ces aspects, selon lui, ne sont autre chose que les phases diverses de dégénérescence des cellules épithéliomateuses. Borrel, Fabre-Domergue, Duplay et Cazin, Pilliet, Metchnikoff s'inscrivent également en faux contre l'interprétation donnée plus haut : ces corps à double contour, qui existent réellement dans le tissu cancéreux et qu'on prendrait pour des globules graisseux, n'était leurs réactions différente de celle du tissu adipeux, ces éléments parasitaires simulant les coccidies dérivent tous des cellules malpighiennes par une série de métamorphoses. C'est ce que M. Brault démontre par des arguments techniques, qui sortent aussi bien de ce cadre, que de notre propre compétence et aussi par des raisons d'ordre biologique que chacun peut apprécier.

On a dit que les coccidies occupent, dans les épithéliomas malpighiens, soit le centre du globe épidermique qui caractérise ces tumeurs, soit les espaces intercellulaires, où elles sont à l'état libre. « Il en résulte, dit l'auteur, que dans le premier cas, ces parasites auraient la propriété de provoquer la formation d'évolutions épithéliales en vivant au contact non des cellules les plus jeunes et les plus actives, mais des éléments les plus altérés. Comme influence directrice, c'est assurément curieux, mais paradoxal. » Et il conclut que ces corps ne sont autres que des cellules en voie de kératinisation, celles-ci occupant presque toujours le centre de figure. Quant au deuxième type, la coccidie extra-cellulaire, il est inexplicable qu'elle ne provoque pas par sa présence des réactions inflammatoires plus vives. « L'ordonnance générale des assises épithéliales en est si peu troublée, que, si l'on n'avait, par l'étude histologique, la démonstration que les soi-disant coccidies sont des cellules plus ou moins dégénérées, on pourrait plutôt se demander s'il ne s'agit pas d'un parasitisme secondaire. » D'ailleurs la variabilité d'aspect de ces présumées coccidies est incompatible avec les notions acquises sur ces parasites.

Telles sont les deux opinions nettement contraires qui ont été exprimées au sujet des coccidies et que nous traduisons impartialement. Mais, si les adversaires de la théorie parasitaire semblent avoir démontré que les premiers observateurs ont été victimes d'apparences trompeuses, en ce qui concerne les coccidies, on ne peut adopter entièrement leurs idées sur le parasitisme en général, qui prétendent fermer l'horizon aux recherches futures dans ce sens. Brault croit pouvoir assigner aux parasites un rôle exclusivement destructeur, partout où ils se développent. Cette règle, dit-il, est sans exception, non seulement pour les parasites qui vivent à distance des cellules, mais pour ceux qui sont incorporés par elles, tels que les bactéries, les coccidies, les levures. Quant aux techniques actuelles, elles ont dit leur dernier mot et de nouvelles méthodes de recherches lui semblent indispensables.

Il est fort contestable que la propriété de détruire les tissus soit attribuable à tous les parasites, même parmi les mieux connus, et nous citerons, à l'adresse de ceux qui sont si prompts à invoquer les analogies de symbiose, l'exemple du *Nectria ditissima*, ou parasite du cancer des arbres, qui développe sur les végétaux des tumeurs que l'on a justement rapprochées des tumeurs malignes des vertébrés (Fiessinger).

(1) Hist. path. de Cornil et Ranvier, 3e édition 1901.

Il est supposable que les parasites, après avoir joué leur rôle stimulant à l'égard des cellules, cessent d'habiter la tumeur, à l'état vivant et disparaissent. Quant à ces cellules elles-mêmes, détournées de leurs fonctions normales, isolées dorénavant, elles ont pris, comme disent les américains (1) une « *habit of growth* » qui les pousse à proliférer sans mesure. Comme on le voit, les inconnues sont encore nombreuses sur cet intéressant chapitre. Nous n'en accueillerons que mieux les travaux susceptibles d'aider à faire la lumière complète sur la question du parasitisme cancéreux, laquelle, croyons-nous demeure tout entière. Les plus récents paraissent être ceux de Bra, qui décrit un champignon spécifique (2) et a cherché à composer un vaccin sur les effets duquel nous dirons quelques mots au chapitre suivant. Tout dernièrement, H. Gaylord (3), de Buffalo, a decrit des formes parasitaires : ce sont des corpuscules sphériques vert jaunâtre qu'il a découverts dans le liquide péritonéal de sujets atteints de cancer des viscères abdominaux. Bien qu'il n'ait pas réussi à les cultiver, il a constaté, par l'observation quotidienne à l'étuve, qu'ils augmentent graduellement de volume, au point de devenir des poches sacriformes, dans lesquelles sont accumulés de nouveaux corpuscules sphériques qui peuvent à leur tour devenir libres. Le *liquide péritonéal cancéreux*, inoculé dans la veine jugulaire d'un cobaye à la dose de 3 cc., s'est montré capable de produire des foyers adéno-carcinomateux dans le tissu pulmonaire, et depuis, l'expérience a été répétée avec succès chez les lapins. L'auteur, observant au bout de trois jours, que les vésicules étaient remplacées par des groupes hyalins beaucoup plus gros que ceux qu'elles contenaient auparavant, et s'étant appliqué d'autre part à essayer vainement sur elles les divers réactifs employés pour décéler les corpuscules graisseux, conclut à l'existence d'un *protozoaire*. Partant de ces constatations, il déclare que la soi-disant dégénérescence graisseuse du carcinome est due, en partie du moins, à la présence de formes variées de ces organismes pris à tort pour des gouttelettes graisseuses et ayant infecté les cellules épithéliales. C'est pourquoi ces cellules semblaient parvenues à un stade avancé de dégénérescence graisseuse. Au centre des cancers dégénérés, on recueille un liquide, le suc ou lait cancéreux des anciens auteurs, qui n'est selon Gaylord, qu'une culture pure de ces organismes. Ces formes parasitaires se retrouvent dans le liquide des tumeurs kystiques malignes de l'ovaire.

En poursuivant ses recherches, il les a toujours rencontrées dans les fragments de tumeurs malignes examinés à l'état frais sous trois aspects bien définis :

a Des corpuscules petits, très réfringents, doués en suspension d'un mouvement d'oscillation très net;

b Des corps plus grands, pâles, émettant des pseudopodes;

c Des formes sacculaires contenant des corps sphériques également très réfringents semblables aux premiers.

Nous entendons bien que ces découvertes, une fois bien contrôlées, peuvent jeter un jour nouveau sur la pathogénie du cancer. Toutefois, ce point de vue est-il conciliable avec le rôle curateur attribué à la dégénérescence graisseuse des tumeurs malignes. Lequel est réellement spécifique, du parasite végétal de Bra et du parasite animal dont l'existence est affirmée par Gaylord et soupçonnée par Jaboulay? Attendons d'être fixé sur ce sujet par les expériences de contrôle qui ne manqueront pas d'être entreprises. Peut-être l'étude des effets thérapeutiques obtenus et qui va faire l'objet du chapitre suivant, nous apportera-t-elle quelques éclaircissements sur ce point.

(*A suivre*)

(1) J. George *Adami-Yale Méd.* J. mars, 1901.
(2) *Le Cancer et son parasite*, par C. Bra, Paris 1900.
(3) *Amer. Journ. of med. Science* mai 1901.

LES ALCALOÏDES DE L'OPIUM

(*Morphine et Héroïne.*)

Action préventive incertaine. — La cure de Démorphinisation.

par A. MOREL-LAVALLÉE.

Médecin des Hôpitaux.

(*Suite.*)

II

La lenteur relative d'un anesthésique à calmer la douleur ne permet pas de préjuger le degré de sa puissance lorsqu'il s'agit de *juguler* une de ces crises morbides, de quelques heures de durée, dont l'accès d'asthme est le type. Mais une telle incertitude n'est pas justifiée uniquement pour l'alcaloïde dernier-né; reportons-nous en effet au mode d'action de la morphine, à qui le rôle de *gendarme du système nerveux* semblait pouvoir garantir, en de telles occurences, un succès complet et CONSTANT. Voyons comment alors les choses se passent. Un sujet, sachant à quoi s'en tenir en raison de ses crises antérieures, ressent le malaise prémonitoire usuel (baillements, pandiculations, chatouillement nasal, etc.): aucun doute, c'est bien l'accès qui s'annonce. Encore quelques minutes, et voici venir l'atroce oppression. On fait une piqûre de morphine. A-t-on coupé court à l'accès? *Oui ou non*, c'est selon. Si la dite phase prémonitoire est d'habitude très longue, et que, dans le cas supposé, le syndrome ne soit pas assez accentué pour que l'on soit sûr d'avoir un pied déjà dans la crise asthmatique, il se peut fort bien que le mal traîne en longueur et que la morphine n'ait pas triomphé dans toute sa souveraineté. C'est qu'en effet ce puissant régulateur de l'équilibre physiologique n'a *pas d'action préventive*. J'en vais donner un exemple frappant.

J'avais l'année dernière pour voisin de banlieue un *petit* morphinomane que, depuis, j'ai eu le plaisir de guérir de sa manie. La morphine lui donnait, l'été surtout, des sueurs énormes : sueurs *faciles* à l'état de repos, *profuses* en cas de « *provocation* »; (émotion soudaine; mouvements trop rapides; marche accélérée, si peu que ce fût); par les grosses chaleurs, il suffisait du court trajet de son magasin à la gare pour qu'il fut inondé de sueur en arrivant au train, ou bien alors les gouttes commençaient à perler sur son front seulement quelques minutes après son installation dans le wagon. Lorsque, quittant sa boutique, située à 400 mètres de la gare, il sentait la sueur poindre, ou ruisseler déjà, il suffisait d'une piqûre de morphine pour faire instantanément rentrer en repos ses culs-de-sac sudoripares. Mais que, l'instant d'après, il se vît seulement un peu en retard; s'il devait, pour ne pas manquer le train, précipiter l'allure, sa chemise n'en était pas moins trempée à nouveau avant d'ouvrir la portière. Ce que la morphine avait, l'instant d'avant, réussi à arrêter chez lui, ce n'était donc pas l'activité glandulaire, mais simplement la *vibration* nerveuse commandant l'entrée en fonction qu'avait reçue l'appareil sudoripare, ou alors la transmission de celle-ci aux glandules. A preuve, s'il pouvait, dans le wagon, arriver à se faire aussitôt une seconde piqûre (qu'il fallait de dose égale) *la seconde poussée de sueur s'arrêtait aussitôt*, *comme la précédente*. L'activité glandulaire était donc bien intacte, avant comme après l'ascension trop rapide de l'escalier du chemin de fer; mais il avait suffi : 1° de la préoccupation d'un train manqué; 2° de l'allure quelque peu précipitée dans la montée au quai, pour reconstituer dans l'organisme une charge d'excitations rapidement accummulées. Puis, à un moment donné, le système nerveux était remonté, — malgré la première imprégnation toxique — jusqu'à son degré de tension maximum : si bien qu'à un instant non prévu les cellules glandulaires s'étaient trouvées recevoir l'ébranlement suffisant pour un nouveau déclanchement mettant en jeu l'appareil de la sueur.

Ainsi, en vue d'un acte physiologique aussi simple, aussi habituel, aussi rapide que la production d'une ou de deux ondées diaphorétiques, l'effet prohibitif exercé par l'imprégnation morphinée sur le système nerveux *responsable* n'était *valable* que pour l'influx secrétoire déjà émané des centres, et cela, sans atteinte bien appréciable portée au *tonus* de ces centres, puisqu'il avait suffi (1), au bout de quelques minutes, des modifications produites dans l'organisme par la fatigue, pour annuler l'inhibition précédente des dits centres secrétoires, ou plutôt pour provoquer, de leur part, une nouvelle incitation fonctionnelle.

C'est là l'hypothèse la plus raisonnable; sans quoi, il faudrait donc supposer un retentissement direct de la *fatigue* sur le parenchyme glandulaire; ce qui serait vraiment par trop se payer de mots. Voyez-vous ce *total abstrait* qu'est la *fatigue*, aboutissant à un brusque changement dans le potentiel des cellules, c'est-à-dire dans leur énergie vitale à l'état de repos fonctionnel!

Il n'y a pas à s'arrêter un seul instant à des suppositions aussi baroques. L'anarchie physiologique est incompatible avec le jeu régulier des institutions organiques dont le bon fonctionnement peut seul assurer : d'abord la conservation de l'ordre automatique nécessaire aux manifestations de la vie normale de l'organisme humain; et, d'autre part, sa sécurité contre les agressions de l'extérieur, en même temps que sa résistance victorieuse aux agents provocateurs; les efforts de ceux-ci devant être, dans les circonstances ordinaires, incapables de réussir à autre chose qu'à susciter des réactions locales, promptement apaisées grâce à l'action des organes dirigeants auxquels est confié le gouvernement de la machine humaine. Les moyens employés pour rétablir l'ordre? La simple influence de l'élément nerveux sagement pondérateur, ou l'envoi sur place de leucocytes, transportés par les canaux sanguins et chargés de ramasser les auteurs du désordre; ce sont du reste des détails qui ne sauraient nous arrêter. Mais quoi qu'il en soit on n'est aucunement fondé à admettre l'idée d'une autonomie glandulaire assez large pour que de tels facteurs, venant du dehors, puissent directement se mettre en rapport avec les parenchymes, au lieu que leurs sollicitations parviennent régulièrement aux glomérules, en passant par la voie hiérarchique et de façon congrue, — c'est-à-dire traduites sous la forme d'incitations vasculo-secrétoires, transmises par fils nerveux, et émanées des centres compétents à destination des culs de sac glandulaires les plus éloignés du pouvoir (névraxile) central.

L'intermédiaire du système nerveux me paraît donc indispensable en l'espèce. Que si l'on répugnait à l'idée de l'intervention du névraxe, comme trop compliquée, il ne resterait plus qu'une seule voie ouverte sur le terrain des conjectures, et l'on serait conduit à supposer que tout se passe dans l'intérieur des glomérules. Le rôle actif

(1) Nous disons négligemment *il a suffi de*, mais c'est une manière comme une autre de marquer notre ignorance. Cherchons-donc un peu de quoi est faite cette *résultante qui avait suffi* : il y a d'abord une action *psychique* : la crainte de manquer un train; une action *physique*, la fatigue, soit un surmenage de quelques instants; — puis une action *chimique*, la surproduction d'acide sarcolactique, générateur d'acide urique pour l'avenir, mais toxique direct pour l'instant; et enfin, un facteur *organique*, c'est-à-dire l'état de l'organisme, sorti de son équilibre naturel, du fait de la première piqûre de morphine, etc.

serait alors dévolu, — pour annihiler sur place le récent effet de la première inhibition toxigène, — soit au protoplasme, soit aux terminaisons nerveuses intraglandulaires. Dès lors, le système nerveux central ne jouirait dans l'espèce aucun rôle ; or cela est « absurde », si l'on réfléchit que l'absorption de la morphine fait sentir son influence sur tous les organes, sur toutes les sécrétions. Car, s'il est des poisons ayant une affinité élective, qui, pour les terminaisons nerveuses intra-glandulaires, — qui, pour le tissu musculaire, etc., il n'en ait aucun qui ait une affinité *pour tous* les tissus et organes à la fois. Si donc un toxique quelconque (ici la morphine) produit des effets aussi généralisés, dans tous les cas aussi *diffusés*, ce ne peut être que par l'intermédiaire d'un organe ou d'un tissu qui commande à tous les autres, soit donc ici du *névraxe*, cela me paraît indiscutable.

Deux poussées de sueurs subites et fugitives, c'est donc là ce que la piqûre de morphine avait à combattre ! A chaque fois, certes, elle a joué son rôle de brise-lame, et a opposé une digue soudaine à la vague sudorale, brisant du coup son élan et mettant fin à l'assaut du moment. Mais le promoteur de ces vagues de fond inattendues, *le système nerveux*, autrement dit, *elle* s'est montrée impuissante à le maintenir d'une façon suffisamment stable et prolongée sous son action calmante, dépressive et prohibitive ; elle a été incapable de le maîtriser assez pour qu'il restât insensible aux excitations d'un même ordre donné ; pour que, ces excitations venant à se reproduire, il pût s'abstenir d'y répondre suivant son mode réactionnel usuel.

Or, celui-ci, dans l'espèce, correspondait à l'envoi, sur la périphérie, d'une dose variable d'influx secrétoire, cheminant par la branche de retour de l'arc réflexe. Comprend-on à présent comment, intervenant au cours de l'évolution des divers incidents prodromiques de l'accès d'asthme, la même piqûre ne produira pas toujours son effet abortif ; et pourquoi elle ne le fera avec certitude que si *le* ou *les* symptômes, auxquels s'attaque l'injection à la minute même où elle est pratiquée, font partie intégrante de l'accès *tel qu'il se produit chez le sujet intéressé* (1).

Mais voilà, dira-t-on, des conclusions bien rigoureuses ? Doivent-elle donc être généralisées ? Sont-elles applicables à tout organisme humain ? — La médecine ne comporte pas pareille inflexibilité mathématique, laquelle, ici, conduirait à l'absurde, car il s'ensuivrait que la piqûre de morphine ne dût jamais se faire au début d'une crise, mais seulement à la phase d'état. Or, cette manière de voir, déjà étrange à propos d'un accès d'asthme, deviendrait inadmissible pour d'autres affections plus immédiatement menaçantes, comme l'*angine de poitrine*, qu'il faut à tout prix empêcher de se développer. Ce point appelle donc de nouvelles recherches ; peut-être, par exemple, existe-t-il une foule de variétés dans la façon, pour l'homme, de réagir au poison morphinique ?....

Qui pourrait, en tout cas, une fois au courant de ce qui précède, arguer de la lenteur d'action relative de l'héroïne, pour préjuger de son infériorité comme puissance abortive dans les crises aiguës ? Ou bien il n'est permis de rien conclure de tout cela pour l'appliquer à l'héroïne ; ou bien, tout au contraire, le mode d'action qui lui est reproché serait susceptible peut-être de la doter d'une plus grande efficacité. Et, somme toute, que l'énergie

(1) On saisira plus facilement ceci au moyen d'un exemple. Voici un malaise complet, avec éternuements, bâillements, sensations de froid au vertex. Chez un autre malade, ce sera un prurit intolérable des muqueuses oculo-nasales, suivi de quintes de toux et de gonflement intralaryngé déjà gênant pour la respiration.

Dans les deux cas, le malade reconnaît à coup sûr les prodromes de la crise d'asthme. Or, si l'accès typique est long à se constituer, la morphine en empêchera la production beaucoup plus sûrement chez le second, présentant déjà des troubles respiratoires, que chez le premier.

de l'héroïne soit inférieure, en raison — en proportion même — de sa moindre promptitude d'action, cette défaillance ne semble pas à redouter à l'égard de l'asthme, en raison de l'influence eupnéique de l'alcaloïde.

Dois-je, pour préciser, résumer les lignes qui précèdent? Nous dirons donc : L'héroïne est plus toxique que la morphine, du moins au point de vue mortifère.... animalicide, au point de vue zooctanique, et même *kiloktanique*, si je puis me permettre ce néohellénisme. Semblablement, elle possède une plus grande efficacité thérapeutique, eu égard à son poids et sans toutefois qu'il y ait proportion exacte. Elle est *moins antialgique*, mais plus *soporifique* que la morphine.

Cette absence de parallélisme entre les effets physiologiques des deux substances, pris un à un, empêche d'établir une posologie régulière pour la seconde. Etant plus toxique, sa dose thérapeutique sera plus faible, mais quel chiffre moyen les expériences permettent-elles de recommander pour l'homme? La réponse est bien difficile, puisque, vis à vis de l'homme, sa toxicité même n'a pu encore être mesurée. En l'absence de données scientifiques, c'est affaire de tact pour le praticien, jusqu'à nouvel ordre.

D'une façon générale, le fait est certain, le *pouvoir physiologique* de l'héroïne est *plus étendu* que sa *toxicité*, et s'exerce à des doses plus minimes ; son champ d'action est d'ailleurs fort vaste pour une dose donnée, c'est-à-dire qu'ici les effets obtenus, faciles à constater avec de faibles quantités du produit, restent identiques, ou à peu près, pendant plus longtemps et avec une intensité à peu près pareille, sans qu'il soit besoin d'augmenter la dose aussi vite et dans les mêmes proportions que l'on devrait le faire avec la morphine. Nous l'avions déjà fait pressentir.

Nota. — Je n'ai pas voulu présenter ici un manuel opératoire : pour les détails, le lecteur n'aurait qu'à se reporter à mon précédent travail. Je dirai seulement que la première piqûre se fait ordinairement à la dose de 2 à 3 milligrammes : 0,03 ou 0,04 étant le grand maximum thérapeutique.

Quelques conseils pour la cure de démorphinisation.

Des toxicomanes que l'on peut espérer guérir. — Questions préliminaires.

Un sujet vous est présenté ou annoncé comme un morphinomane désirant se guérir. Il faut avant tout, afin de n'aller point au devant d'un échec assuré, mesurer ses chances de réussite ; il est, pour cela, un certain nombre de points indispensables à fixer.

I. — C'est un axiome, en psychiatrie, qu'il y a autant de difficulté à guérir un morphinomane à 0,10 centigr. qu'un sujet qui prend 1 gramme et plus de toxique par jour, les souffrances de la privation étant les mêmes, et les symptômes, paraît-il, identiques. En plus, et c'est ce qui vient à l'appui de cette manière de voir, ce n'est rien que de prendre une bonne résolution ; c'est déjà quelque chose que de se mettre à l'œuvre, mais c'est surtout, ici, *le dernier pas qui coûte*. « Ce qui est le plus difficile à quitter, m'a dit, *ab experto*, un psychiatre bien connu de Paris, *c'est le dernier centigramme.* »

Sans vouloir attaquer une opinion aussi universellement admise, il me semble cependant — (*haud expertus*) — *qu'il vaut mieux être* petit *morphinomane pour guérir* ; d'abord, le traitement par la méthode progressive sera toujours moins long ; ensuite, un sujet resté longtemps aux petites doses aura, par cela même, fait montre d'une moindre suggestivité toxique. Voici pourquoi : une fois 0,10 ou 0,12 dépassés, c'est fait de l'euphorie : le sujet « saute » alors très vite vers une dose double ou triple, — plus dangereuse de ce fait même pour l'économie ; et comme, ce faisant, il n'a retrouvé aucune nouvelle satisfaction appréciable, il s'est forcément rendu compte de l'inutilité d'une pratique dont il ne peut ignorer le péril ; et pourtant, il persévère ; c'est qu'il est poussé là par la *piquomanie* ; il a *obéi* en aveugle *à la suggestion* toxicomaniaque.

Il arrive fréquemment de nos jours qu'un sujet, une fois ses sensations émoussées à la longue au point de rester presque sans réaction devant les doses croissantes de son toxique quotidien, n'hésite pas, dans sa soif de plaisirs inconnus, à goûter à quelque autre poison de même nature, et joigne ainsi, à la première, une autre intoxication, beaucoup plus grave encore ; c'est le cas pour la COCAINE. Si le danger est accru de ce fait, il faut dire, cependant, que la difficulté du traitement n'en est pas beaucoup augmentée, et que le malade accepte avec assez de résignation la privation brusque du toxique *adjoint*, si je puis ainsi parler. La déchéance organique, il est vrai, est naturellement accentuée, d'où l'obligation, pour le médecin, d'agir avec une prudence infinie.

II. — La durée écoulée depuis le début de l'imprégnation toxique est une considération de tout premier ordre, en raison de la *force de l'habitude* ; ensuite, vient la recherche des circonstances ayant présidé à l'installation de la fatale passion. Il est clair que, s'il s'agit de la funeste contagion de l'exemple, d'un de ces cas de morphinomanie conjugale, ou mieux *connubiale*, si communs aujourd'hui, on se trouve communément en présence d'un de ces êtres irrésolus, sans volonté, avec qui tout échoue. Peut être toutefois ceux-la sont-ils encore moins difficiles à guérir que ceux qui, ayant agi une première fois à l'occasion de phénomènes douloureux, ont recommencé à chaque crise de souffrance, et celà, non seulement pour combattre un mal aussi intense que le premier jour, mais à propos du moindre malaise, puis bientôt par simple désœuvrement. Au sommet de cette catégorie sont les malheureux atteints d'une affection chronique à paroxysmes hyperalgiques ; mais ici, si l'on doit renoncer à l'espoir de triompher d'un empoisonnement invétéré, n'y a-t-il pas quelques circonstances atténuantes pour une faiblesse qu'explique, en somme, un avenir d'incurabilité semé d'accès intolérables, ou de souffrances souvent continues ?

Le cas le plus ordinaire, dans la pratique, est celui-ci de personnes ayant persisté dans l'emploi de l'alcaloïde, bien qu'étant depuis longtemps délivrées du mal qui en avait déterminé l'usage. Il s'agit souvent là de *petits* morphinomanes, et c'est chez ceux-là que la cure rencontre le plus de chances de succès. Celui-ci serait beaucoup plus aléatoire si, à l'origine de la toxicomanie, on retrouvait, au lieu de douleurs *physiques*, une série de préoccupations morales, de chagrins ou d'émotions violentes. L'homme qui serait devenu morphinomane en une semblable occasion aurait évidemment, dans la suite, la seringue à la main pour un *oui* ou pour un *non*. Ce n'est d'ailleurs là que l'envers de cette loi qui exige une intoxication d'autant plus forte que le mal est plus psychique.

III.—Les morphinomanes invétérés en arrivent, semble-t-il, à ne plus quitter la seringue de la main, à se piquer sans compter, sans pouvoir dire le nombre d'injections qu'ils se sont faites dans une journée. Ils se piquent à tort et à travers, pour avoir faim, pour digérer, pour dormir, pour se maintenir éveillés et être capables de quelque travail, etc. Et, comme ils arrivent à être plus ou moins cuirassés contre le poison, nombre de ces piqûres leur sont superflues, inutiles, et se prêtent à la suppression dès le début du traitement. Mais il en est une dont ils ne peuvent absolument se priver, au moins dans la grande majorité des cas : c'est celle du matin, au réveil (1). Ces malades ne dorment point la nuit, ils sont seulement dans un demi-sommeil leur permettant, quand ils le veulent, de s'abstraire de ce qui les entoure. Le sommeil commence, pour eux, après le lever du jour. Certains dorment ainsi de sept heures à midi ou plus tard. C'est donc à ce moment de la journée, c'est-à-dire *pendant* ce sommeil *à contre temps* qu'ils sont privés le plus longtemps de *leur cher* poison. Aussi, sont-ils, lorsqu'ils ouvrent les yeux, à l'état d'abstinence, et attendent-ils ardemment, dans les Maisons de Santé, le moment bienheureux où vont prendre fin ce que l'on a appelé *les affres* de l'abstinence au réveil. Or, un certain nombre de sujets, n'ayant pas dépassé les doses petites ou moyennes, ne languissent pas à ce point après cette piqûre matinale; et, s'ils l'appellent de leur vœux, elle ne constitue plus pour eux cet *élixir de vie* indispensable pour leur permettre de se lever ou de faire un mouvement. Car ces malheureux *en sont là*. Eh bien, j'ai cru voir dans l'indifférence relative de ces malades pour *la piqûre du réveil*, une heureuse signification, à savoir l'indice d'un esclavage moins étroit dans lequel ils se trouveraient vis à vis de leur passion dégradante.

Précautions avant la cure. — Question préjudicielle

Le malade est-il de bonne foi quand il veut se guérir? En a-t-il la réelle intention? Est-il dans un milieu favorable à la cure, c'est-à-dire qui soit à la fois *compatissant et vigilant, mais inflexible?*

Si le malade n'est pas de bonne foi, s'il y a des fissures dans le mur d'isolement artificiellement élevé, pour un temps, autour de lui, l'échec est certain; or, avec cette catégorie de patients, le médecin qui va être obligé de se montrer impitoyable, dur, s'il le faut, va jouer son va-tout : s'il réussit, il sera Dieu; s'il échoue, jamais son client ne lui pardonnera la discipline imposée qu'il aura observée inutilement. C'est ici le lieu de se demander comment doivent être composés la garde du malade, et son entourage, dans quel milieu aura lieu son traitement? Qui en aura la direction?

Peu importe que le malade soit ou se croie de bonne foi, si ses serviteurs se laissent par lui corrompre! Et à quoi encore servirait-il qu'ils rendissent sous ce rapport des points au Grand Incorruptible, si la famille même, l'épouse du malade, sous couleur de le surveiller *doucement*, se faisait sa complice, voire même se morphinisait avec lui! Nous voyons là, en somme, pour ce genre de malades, se poser absolument la question des Sanatoria, de la liberté entière, ou du « domicilio coatto » (2). Je reprocherai au Sanatorium la même chose qu'à la démorphinisation brusque. *Natura non facit saltus :* celui qui supporte une pareille violence, qui en a besoin pour triompher, celui-là, dis-je, retombera, ou bien... c'est qu'il triche!... Pour guérir, il faut une force de volonté *moyenne*... à laquelle répond le « domicilio coatto », la réclusion *volontaire* dans le *home* avec des surveillants *amicaux*, mais revêtus de pleins pouvoirs inflexibles; pleins pouvoirs... pour refuser.

Plutôt que Paris, je préfère une petite localité du voisinage; assez rapprochée pour être sous l'œil du médecin parisien; assez éloignée pour qu'un déplacement du malade

(1) Si c'est là une règle générale dans l'*état* toxicomaniaque, il en va tout autrement *dans la cure* de démorphinisation; et, à la veille du *sevrage*, c'est la piqûre *du soir* dont les sujets ne peuvent se passer, sans quoi, quelques narcotiques qu'ils aient pu prendre, il ne peuvent fermer l'œil de la nuit (énervement, etc.)

(2) Encore une fois, il ne faut pas voir dans ce travail un traité complet, mais de simples notes sur la démorphinisation effectuée, principalement, avec l'aide de l'héroïne.

ou de ses commissionnaires soit « une affaire » ; assez peu peuplée pour que les pharmaciens y soient peu nombreux et que la famille puisse se fournir partiellement et concurremment chez chacun d'eux, si bien que le médecin soit autorisé à les visiter pour les prier de ne délivrer en aucun cas d'alcaloïdes, si ce n'est sur ordonnance signée de lui et non renouvelable.

Comment sera organisé le service? — Il faudra, à demeure, un garde *permanent;* par conséquent, deux gardes se remplaçant alternativement. Des infirmiers tout au moins; des étudiants, des internes, si la fortune le permet. Cette dernière condition vaut mieux. Le garde de service doit en effet posséder un certain rang social pour répondre Non! Pour dire, *j'exige*, et suivre le malade... *jusqu'aux cabinets, dont la porte devra rester ouverte!* Conçoit-on à présent pourquoi il faut un personnel *tout spécial*? Croit-on qu'un homme du monde pardonnerait à un homme de son rang, à son médecin, de lui avoir fait subir soi-même de telles humiliations, si la cure échoue ou si le malade rechûte. Ainsi donc, gardes *étrangers*, et des gentlemen, si possible. Mais je vais plus loin. Plus le médecin tiendra à garder son client, moins il pourra conserver dans ses fonctions l'obligation de prononcer les *sic jubeo*!

Il a déjà imposé, on l'a vu, l'émigration extra-urbaine ou suburbaine; s'il le peut, s'il est dans une banlieue non contiguë au mur d'enceinte (ce qui est préférable), je lui conseille de s'aboucher avec le confrère de l'endroit, qui sera le surveillant en chef, qui présidera à la démorphinisation dans ce *home* changé en lazaret volontaire, qui sera le maître de ce... *presidio*. Le médecin ordinaire, lui, ne sera plus que le *consultant*. En un mot, il dirigera et surveillera tout, sans avoir à mériter le nom de garde chiourme. Voilà l'idéal.

Il est évident qu'un voyage, un voyage de circumnavigation, par exemple, réalisera l'isolement extra domiciliaire et extra pharmaceutique; mais le médecin, s'il est du voyage, devra jouer le rôle de sergent de ville. C'est sa démission à terme.

Je ne voudrais pas que le public pût inférer de ceci que le médecin prend conseil avant tout de *son intérêt*; bien que cependant, il travaille quelquefois pour gagner le pain des siens. Mais ici l'intérêt du malade et celui du médecin sont parallèles ; non, ils sont *identiques*. Et c'est bien également dans l'intérêt *du malade* que sont indiquées les précautions que j'ai dites ; et pourquoi? Parce qu'au moindre accroc dans la trame tissée autour de lui par le dévouement du médecin... la cure échoue, ce qui est bien aussi fâcheux pour le client que pour le docteur; car si le premier a perdu la confiance en son médecin, qui va être « lâché », il est lamentable pour le malade de penser que jamais il n'aura plus assez confiance pour se prêter à une autre cure, avec réclusion même volontaire, et alors... *è lasciata ogni speranza*!

Cela revient à dire aux médecins : méfiez-vous ! Tâtez-vous, et prenez vos précautions ! Ne commencez semblable cure que quand vous serez sûrs de vous-mêmes, du malade, des siens et des « circumfusa ». La cure de démorphinisation n'a pas le droit d'échouer, ou c'est pour toujours! Tout est fini..... ordinairement. Et savez-vous pourquoi j'y mets pareille insistance? — Parce que ces propositions ont un corollaire.

Pas de demi-mesures! Vous n'accepterez d'entreprendre le traitement qu'après engagement *écrit* du malade et des siens que vous aurez les coudées franches. Vous n'accepterez dans aucun cas de vous prêter au désir, souvent issu de la pusillanimité du malade ou des siens, de faire des demi-cures. « Vous avez une méthode excellente, mon cher « docteur. Cet hiver, je vous conduirai, à Paris, ma femme, qui est morphinomane. « Mais, *en attendant*, si vous vouliez, par correspondance, ou en venant la voir de temps « en temps, m'indiquer pour elle un traitement, une *cure provisoire* qui me permettrait

« de lui diminuer les doses. »..... Si vous avez le malheur d'accepter, tout est perdu : le client.... pour vous ; et, pour lui, la possibilité de *détoxicomaniser* jamais sa femme.

Je parlais de la cure projetée par le client *pour l'hiver* ; pour bien comprendre ce qui va suivre. Il faut savoir en outre qu'il est à la démorphinisation des conditions de succès... accessoires, soit, mais souvent d'une réelle importance. La question de *saison* est une des principales : on va en saisir la raison. En pleine période d'état, à la phase d'abstinence dénutritive précachectique, quel est le symptôme par excellence qui résulte du besoin et en est le symbole ? C'est l'*anéantissement généralisé, moteur, secrétoire*, et *vasomoteur*, d'où *refroidissement permanent* et intense ; presque la peau de grenouille, quand le malade a maigri. C'est donc là ce que le sujet aura à supporter de plus dur et de plus pénible dans son traitement. Si on est en hiver, la souffrance sera parfois terrible. En dehors des frictions et des douches, ce ne seront que chaufferettes, couvertures, etc. D'où cette indication : préférer une *saison chaude*. Mais, d'un autre côté, les sueurs abondantes que provoque la morphine deviennent profuses dans le *besoin*. Elles sont *exténuantes* dans la *privation* au moment des fortes chaleurs. Par conséquent, la saison de choix sera le printemps ou l'automne, dans nos climats ; en seconde ligne, l'été ; — l'hiver est le plus défavorable.

J'ai dit que le médecin devait posséder la confiance de son malade. Il doit même l'avoir habitué à soi, avoir causé avec lui, être son confident. Il le fera ainsi analyser ses sensations, et arrivera à savoir de lui le fait capital : de tous les phénomènes qui caractérisent l'état de besoin, quel est, pour son client, le principal, celui dont il a le plus à souffrir ? Est-ce la faiblesse, la langueur, le froid, l'énervement, la constipation et les coliques, les sueurs, les crampes musculaires et vésicales ?

De la réponse va dépendre 1° la dose initiale à formuler de l'alcaloïde vicariant, si l'héroïne doit former la base du traitement. — 2° Le choix de la médication adjuvante : fer et phosphoglycérates, spartéïne, bromures, belladone, etc.

En outre, comme effet moral à préserver, le patient ne doit éprouver aucun trouble *nouveau du fait de la médication* : ainsi, emploiera-t-on l'héroïne, que le médecin devra, dès le début, songer à la presque inévitable *constipation* qu'il aura sans cesse à guetter, sans parler des autres accidents, crampes, énervements, etc., car ils appartiennent plus spécialement à l'*intoxication* héroïnée.

COMPTE RENDU DES SÉANCES

DE LA

SOCIÉTÉ DE THÉRAPEUTIQUE

Séance du 6 Novembre 1901

Présidence de M. Albert ROBIN

M. Soupault donne lecture d'un travail concernant le *traitement de la maladie de Reichmann.* En premier lieu, il recommande l'emploi du gavage à la poudre de viande, et le repos physique et moral. Cette affection relève du système nerveux et présente des crises qui ont tendance à se rapprocher peu à peu. Si les douleurs sont intenses, le repos au lit pendant 8 à 10 jours est indiqué; si elles sont moins fortes, on se contentera d'un repos de 8 à 10 heures par jour. Les travaux intellectuels ou manuels sont supprimés. Le repos de l'estomac s'obtient en donnant à l'organe un minimum de travail et supprimant l'irritation. Dans la forme grave, la diète absolue sera maintenue pendant un à deux jours, puis on accordera 1 litre 1/2 à 2 litres de lait, puis des œufs dans du bouillon, etc. La viande ne sera permise que quand toute douleur aura disparu : à ce moment du reste, les malades seront soumis à un « régime d'exclusion » qu'ils ne doivent jamais abandonner complètement et qui supprime les condiments, le vin, les hors-d'œuvres, etc. Au contraire, les malades traités par l'intervention chirurgicale n'ont besoin de suivre aucun régime.

L'orateur a essayé aussi le traitement par l'huile d'olive, préconisé au dernier congrès de médecine : les résultats ne sont pas brillants. On se trouve mieux de l'application de compresses de Priessnitz au creux épigastrique au moment des crises. Les lavages et cathétérismes doivent être réduits à un strict minimum (2 fois par semaine). On donnera aussi des alcalins toutes les heures ou 2 heures pour neutraliser le suc gastrique hyperacide.

En résumé, plus l'orateur observe les cas de maladies de Reichmann, et plus il est convaincu que le traitement chirurgical est le vrai traitement de cette affection. La situation sociale du malade détermine en premier lieu la conduite à tenir : s'il s'agit d'hospitalisés, de commerçants sujets à des émotions, l'opération s'impose. En outre, la greffe du cancer sur l'ulcère pylorique est beaucoup plus fréquente qu'on ne croit, et plaide en faveur de l'intervention. La perforation constitue un autre danger qui peut se manifester même à des moments où le malade peut être considéré comme guéri : l'orateur en cite un exemple.

La cause de la maladie est toujours la présence d'un ulcus du pylore ; il a été trouvé dans les observations de l'orateur 18 fois sur 18 cas. L'ulcus se développe en premier lieu, puis viennent la contracture du pylore, les douleurs, les vomissements, les crises. Si la contracture est faible ou nulle, l'ulcère reste silencieux et on arrive par le traitement médical à calmer les malades entre les crises : la tolérance varie beaucoup à cet égard.

L'orateur n'a observé aucune récidive sur ses 18 opérés. Au bout de 2 à 3 mois après l'intervention, la guérison est complète : les forces, l'appétit, l'embompoint reviennent, et nul régime n'est nécessaire, ce qui constitue un grand avantage sur le traitement médical. Les malades reprennent leurs occupations. On est fort étonné de trouver en examinant chimiquement les sécrétions stomacales, que celles-ci ne se sont pas modifiées, et que la dilatation persiste : on rencontre même souvent au réveil des résidus d'aliments, sans que le malade ne souffre en rien de cet état de choses; le spasme pylorique est donc tout dans l'étiologie des accidents de cette affection.

M. Le Gendre constate que l'argumentation de M. Soupault ne saurait mener à une autre conclusion que celle que l'orateur en a tirée ; il croit cependant que les malades ne sont pas nécessairement, après l'opération, à l'abri de rechutes : celles-ci peuvent se manifester plusieurs années après guérison.

M. Linossier félicite M. Soupault de son heureuse série : il cite un cas personnel où la récidive est en train de se manifester chez un malade ayant subi la gastroentérostomie. Miculiez a du reste préconisé un procédé pour obvier au rétrécissement consécutif du nouvel orifice, preuve évidente de la possibilité de ces accidents.

M. Robin désire apporter les résultats de son expérience personnelle. Pour toute la question du traitement médical, l'orateur est d'accord avec M. Soupault, mais il se trouve en désaccord complet au sujet du traitement chirurgical dont il est l'adversaire résolu. La seule indication urgente est celle de la profession : tous les malades pouvant consacrer du temps à leur traitement doivent guérir sans opération, à moins, cela va sans dire, que la sténose pylorique soit très accentuée. L'orateur soumet ses malades à une épreuve thérapeutique ; il leur prescrit un régime lacté spécial qu'il a souvent préconisé, et, si au bout de 9 jours ce régime est toléré, il considère le malade comme justiciable du traitement médical : dans le cas contraire, l'intervention s'impose. Quatre malades ont été opérés sous la direction de l'orateur : 2 sont morts 3 et 4 ans après de maladies intercurrentes, il est vrai,mais est-on sûr que l'intervention n'ait pas diminué leur résistance vitale?

Du reste une statistique très complète de Kelling donne 26 0/0 de morts opératoires. Est-on en droit d'exposer un malade, qui peut guérir médicalement, à un tel aléa?

M. Soupault fait remarquer que la statistique de Kelling englobe tous les cas : or, au début, l'intervention était fort grave, alors que depuis trois ou quatre ans la mortalité opératoire est nulle. Il se passe ici ce qui s'est passé avec les interventions gynécologiques. En outre, il faut avoir soin de confier ses malades à des chirurgiens ayant l'habitude de ces interventions.

M. Linossier estime que, si dans cette statistique, on avait fait le partage des cas où existait du cancer, on reconnaîtrait que les cas simples, avec ulcère bénin, donnent tout au plus 10 0/0 de mortalité opératoire. Mais cette proportion est encore suffisante pour donner à réfléchir.

M. Balzer donne lecture d'une note comprenant le *traitement du psoriasis*. Ce traitement, utile dans certains cas, consiste à donner des bains d'huile de cade, à la dose de 50 grammes, émulsionnés dans 20 grammes d'extrait fluide de guillaya, jaune d'œuf n° 1 et eau q. s. pour faire 250 grammes. Ce mélange est versé dans un seau d'eau, énergiquement agité et le tout versé ensuite dans un bain chaud. Les malades prennent un bain tous les jours ou tous les deux jours et s'essuient ensuite ou non, suivant les indications thérapeutiques.

Cette méthode n'est certes pas aussi énergique que les procédés classiques, mais elle est fort utile en cas d'efflorescences psoriasiques disséminées, telles qu'on en trouve encore vers la fin du traitement.

M Lerédde croit que le procédé de l'huile a fort peu d'indications : il préfère le traitement par l'acide chrysophanique, que l'on doit pousser jusqu'à guérison complète du psoriasis, ce qui exclut l'emploi d'autres médications. Ces bains ne seront donc indiqués que dans les cas où l'acide chrysophanique est mal supporté. Avec l'acide chysophanique on guérit un psoriasis moyen de trois à quatre semaines.

M. Balzer n'a pas observé souvent des guérisons aussi rapides : il les croit rares, la maladie étant extrêmement rebelle.

REVUE DES PUBLICATIONS SCIENTIFIQUES

Maladies infectieuses

D' LESAGE

Médecin des hôpitaux

Etude sur les affections paludéennes (*Pester med. chir. Presse* 13 octobre 1901). — Nous retenons de l'étude importante de Buro quelques indications thérapeutiques intéressantes. L'auteur recommande spécialement l'emploi du nitrate de soude, médicament inoffensif, facile à administrer. On peut arriver à enrayer avec cette substance un accès de fièvre palustre, ou en tous cas, à diminuer notablement sa durée. En tous cas, le nitrate de soude présente le grand avantage d'exercer son action à n'importe quel moment; il n'est pas nécessaire de rechercher exactement l'heure d'apparition de l'accès pour régler d'après elle le moment où le médicament doit être administré pour produire un effet utile. Le nitrate de soude rend donc de grands services dans les pays où la malaria est endémique, car il n'exige pas une surveillance médicale continue, et peut être sans hésitation confié à la population ignorante et souvent misérable des pays infestés de paludisme.

Le nitrate de soude, éminemment soluble, assimilable et diffusible, atteint, sans doute, facilement les parasites de la malaria, et pénètre peut-être jusqu'aux amibes elles-mêmes.

La dose quotidienne varie de 1 à 5 grammes pour l'adulte, mais on peut dépasser cette dernière dose. Lorsque la chose est possible, l'emploi de la méthode hypodermique est bien préférable : ces injections, provoquant une sensation de froid favorable à l'anesthésie, sont bien supportées.

L'auteur s'étonne, en terminant, que le nitrate de soude, autrefois si apprécié, ait à ce point été abandonné et recommande vivement ce médicament aussi utile qu'inoffensif à l'attention des praticiens qui exercent dans les pays où règne le paludisme.

E. Vogt.

Traitement de la malaria par le bleu de méthylène (*Thèse de Moscou*, 1901). — Ivanoff, étudiant l'action du bleu de méthylène dans la malaria, constate que cette action est opposée à celle de la quinine. Tandis que la quinine agit sur les spores des protozoaires et reste sans action sur les formes adultes, le bleu de méthylène, au contraire, agit sur les formes adultes et reste sans action sur les spores.

C'est par cette action opposée que l'auteur explique la cessation rapide des accès dans les cas où l'on administre un de ces médicaments après avoir longtemps administré l'autre. Il estime donc que la meilleure méthode de traitement est celle qui consiste à administrer les deux médicaments simultanément de la manière suivante :

Dans les accès quotidiens, prescrire 0,30 centigr. de quinine et 0,10 centigr. de bleu de méthylène en cachets, une dose 5 ou 6 heures avant l'accès, une autre dose après l'accès.

Dans les accès survenant tous les deux jours, prescrire la quinine et le bleu de méthylène comme nous venons de l'indiquer, le jour de l'accès, et le jour où il n'y a pas d'accès, administrer une dose le matin, une dose le soir.

Enfin, dans les accès à intervalles irréguliers, on administrera le mélange de quinine et de bleu de méthylène deux fois par jour, matin et soir.

Voici maintenant les quelques conclusions par lesquelles l'auteur résume son travail :

1° Le bleu de méthylène constitue, comme la quinine, un véritable médicament antimalarique; il est cependant inférieur à la quinine comme rapidité d'action ;

2° Le bleu de méthylène exerce une action destructive sur les parasites de la malaria, particulièrement sur leur protoplasma ;

3° Le traitement combiné par la quinine et le bleu de méthylène constitue la meilleure méthode de traitement.

J. Roubleff.

Maladies générales

non infectieuses et intoxications

Dr CHASSEVANT

Professeur agrégé à la Faculté de Médecine.

Les opothérapies dans le diabète sucré, par A. GILBERT et P. LEREBOULLET (*Gazette hebdomadaire*, n° 81, p. 961, 1901). — Gilbert et ses élèves distinguent deux variétés de diabète, liées à un trouble de fonctionnement hépatique. L'une est la conséquence de l'insuffisance chronique du foie, c'est le diabète par anhépatie. L'autre est due à l'hyperfonctionnement hépatique, c'est le diabète par hyperhépatie.

L'évolution des deux variétés est différente, et si certaines méthodes thérapeutiques, comme le régime alimentaire ou l'usage du lait leur sont communes, la plupart des médications utiles à l'une peuvent être nuisibles à l'autre. Il en est ainsi des opothérapies hépatique et pancréatique.

CARACTÈRES CLINIQUES. — Le diagnostic se tire en partie de l'étude du syndrôme urologique, en partie des autres symptômes et de l'évolution de la maladie.

Le *diabète par anhépatie* résulte de ce que le foie est chroniquement incapable de retenir le sucre ingéré ou formé dans le tube digestif. Au plus faible degré, la glycosurie ne se montre qu'après le repas du soir. Ensuite, elle apparaît après chaque repas, étant plus accentuée après le dîner et faisant défaut dans les périodes de jeûne.

A un plus haut degré, la glycosurie devient continue, mais avec un double maximum, le premier dans les deux ou trois heures qui suivent le déjeûner, le second plus marqué, après le dîner.

La totalité du sucre émis dans les vingt-quatre heures n'est jamais considérable (rarement plus de 40 à 50 gr.). La quantité d'urée est assez faible (15 à 20 gr. par jour). L'acide urique est, en général, augmenté. L'indicanurie et l'urobilinurie sont fréquentes. Enfin, la polyurie est peu accusée, la quantité d'urine ne dépassant pas 1500 à 2000 grammes.

A ce syndrôme urologique se joignent rarement les grands symptômes du diabète (polydipsie, polyphagie, autophagie).

Ce diabète est curable; les malades ne succombent, ni aux gangrènes, ni au coma. Le plus souvent ils meurent avec leur diabète, non de leur diabète.

Le *diabète par hyperhépatie* se caractérise par un syndrôme urologique différent. La glycosurie est beaucoup plus marquée, variant d'ordinaire entre 100 et 150 grammes par 24 heures, pouvant atteindre 600 et plus. Les maxima s'observent à des heures très éloignées des repas, en général 4 à 5 heures et plus après. Le taux de l'urée est souvent élevé. On note de plus des signes d'insuffisance hépatique (urobilinurie, indicanurie, etc.)

Le foie est souvent augmenté de volume.

A l'hyperhépatie, Gilbert rattache le diabète qui accompagne les cirrhoses hypertrophiques pigmentaires, certaines cirrhoses alcooliques hypertrophiques, certaines cirrhoses biliaires. C'est également l'hyperhépatie qui rend compte de certains diabètes nerveux et notamment du diabète associé à l'acromégalie, de certains diabètes traumatiques, enfin du diabète pancréatique (?)

L'évolution du diabète hyperhépatique est beaucoup plus rapide que celle du diabète par anhépatie.

EFFETS DE L'EXTRAIT HÉPATIQUE. — Ces effets sont variables; tantôt la glycosurie se supprime ou diminue rapidement; tantôt au contraire elle augmente; tantôt enfin, elle ne subit aucune modification. L'extrait agit comme un excitant des diverses fonctions du foie, et dès lors ne saurait exercer d'influence favorable que dans les cas de diabète où l'insuffisance hépatique est en jeu.

Dans l'anhépatie l'extrait est efficace.

Il suffit en général de quelques doses d'extrait de foie de 12 grammes chacune représentant 100 grammes de foie frais pour arriver à faire disparaître ou à diminuer considérablement la glycosurie, à relever le taux de l'urée, à améliorer notablement l'état général. Le même phénomène s'observe d'ailleurs dans les cas où le sucre n'apparait que d'une façon insuffisante, où l'insuffisance hépatique vis-à-vis des hydrates de carbone se traduit simplement par la glycosurie alimentaire provoquée, que l'on peut empêcher grâce à l'ingestion d'extraits hépatiques.

Dans de nombreux cas où le sucre ne dépassait pas 5 à 10 grammes par 24 heures, mais où les divers symptômes cliniques du diabète par anhépatie s'observaient, notamment les signes d'insuffisance (urobilinurie, indicanurie, hypoazoturie) Gilbert et Lereboullet ont vu quelques doses d'extrait de foie avoir raison de la glycosurie et faire disparaître les signes d'insuffisance. Chez une malade, en même temps que le sucre disparaissait, l'urée montait de 17, 18 à 31 gr., de même, dans la plupart des faits l'urobilinurie et l'indicanurie cessèrent ou passèrent à l'état de traces minimes.

Par contre il est toute une série de cas où la glycosurie n'est pas diminuée par l'opothérapie hépatique, mais où elle est même parfois augmentée.

Dans un cas de cirrhose hypertrophique pigmentaire avec diabète par hyperhépatie, sous l'influence de l'opothérapie hépatique (19 prises) la glycosurie s'éleva progressivement de 84 gr. à 113, 131, et 147 gr. Les cas de cet ordre sont ceux sur lesquels fréquemment l'opothérapie pancréatique exerce une action favorable, diminuant notablement le taux de la glycosurie et celui de l'urée.

Les différents résultats de l'opothérapie hépatique sont faciles à interpréter. Dans les cas de diabète par insuffisance hépatique, l'extrait tonifie la cellule, et lui permet ainsi d'emmagasiner ou de transformer une plus grande quantité d'hydrates de carbone alimentaires; lorsqu'au contraire la glycosurie provient d'un hyperfonctionnement hépatique, cet excitant spécifique exagère encore la fonction.

Effets de l'extrait pancréatique. — L'extrait a été employé soit par ingestion, soit par voie rectale. Le plus souvent les deux modes d'administration ont été associés. Par la voie buccale, Gilbert et Lereboullet ont employé des capsules ou pilules de 0 gr. 25 où l'enrobement de l'extrait n'en permet la mise en liberté que dans l'intestin. Par la voie rectale, ils ont employé des suppositoires contenant de 0 gr. 50 à 1 et 2 grammes d'extrait pancréatique.

L'extrait pancréatique était administré par voie buccale, immédiatement avant le déjeuner et le dîner, à la dose de 0 gr. 50; les suppositoires étaient pris une heure avant les repas. Les malades devaient garder le repos étendus jusqu'au moment du repas.

De ces essais thérapeutiques il résulte qu'il y a des cas où l'extrait pancréatique agit sur le sucre des diabétiques, l'extrait hépatique restant impuissant, et d'autres ou l'extrait hépatique agit, l'extrait pancréatique restant sans effet, ou même augmentant la glycosurie. Tous les cas de diabète améliorés par l'extrait pancréatique répondent au type du diabète par hyperhépatie.

L'opothérapie pancréatique agit donc en diminuant l'hyperfonctionnement hépatique. Inversement, on conçoit que dans les cas ou il y a diabète par anhépatie, l'opothérapie pancréatique puisse exagérer la glycosurie.

Dans les cas douteux, l'épreuve du traitement peut donner des résultats permettant de conclure en faveur de l'anhépatie ou de l'hyperhépatie.

D'une façon générale les excitants de la cellule hépatique, contre-indiqués dans le diabète par hyperhépatie sont indiqués dans le diabète par anhépatie. Inversement, dans cette dernière variété, on doit s'abstenir de tous les agents qui tendent à restreindre la fonction glycogénique. Seuls, le régime alimentaire et l'emploi du lait sont dans les deux cas des adjuvants du traitement, mais beaucoup plus actifs dans le diabète par anhépatie què dans le diabète par hyperhépatie.

Outre l'extrait hépatique, les alcalins et notamment les eaux de Vichy, donnent, à titre d'excitants de la fonction hépatique, de bons résultats dans le diabète par anhépatie. Il en est de même du massage direct du foie. Il faut s'abstenir, en revanche, à côté de l'extrait pancréatique, inutile ou nuisible, des opiacés, des bromures, de l'antipyrine.

Ces derniers agents, bien que souvent peu actifs, sont au contraire indiqués dans le diabète par hyperhépatie, que la cure alcaline est susceptible d'aggraver.

G. Lyon.

Chirurgie générale

Dr Benoit

Ancien interne des hôpitaux.

Chirurgie de la rate (*XIVe Congrès de Chirurgie*, 1901). — Suivant M. Févrer, rapporteur, le chirurgien a à connaître de quatre affections différentes de la rate : 1° les *traumatismes*, surtout les *ruptures sous-cutanées* ; 2° les *abcès*; 3° les *tumeurs* et *splénomégalies* ; 4° la *mobilité*.

Les *ruptures traumatiques*, même légères, offrent une sérieuse gravite à cause de l'hémorragie considérable auxquelles elles donnent lieu. Elles sont d'autant plus facilement méconnues que, souvent, dans les grands traumatismes qui les causent, les signes observés du côté des autres organes, voilent les symptômes de l'hémorragie interne. Le meilleur procédé hémostatique est la *splénectomie*. Celle-ci sera effectuée, grâce à l'incision médiane combinée avec l'incision transversale. Mais la rate n'est pas toujours facile à enlever, et l'on note plusieurs guérisons de ruptures par la *suture* simple de la plaie splénique (Delagenière, du Mans) ou le *tamponnement* très recommandable, puisqu'il donne, dans la statistique du rapporteur, 1 mort et 2 guérisons sur 3 cas, tandis que la splénectomie donne, sur 46 cas, 23 succès et 23 décès. M. Lassabatie a communiqué au Congrès un cas de rupture complète de la rate par contusion de la région lombaire par coup de pied d'homme. Le blessé mourut en un quart d'heure, et la rate ne présentait aucune altération pathologque ayant pu favoriser la rupture. Une violente contusion peut donc en être aussi la cause.

Les *abcès* de la rate ont été traités, tantôt par l'incision pure, tantôt par la splénectomie.

Les *kystes hydatiques* ne doivent pas être ponctionnés, car on a noté la blessure fréquente de l'intestin par le trocart. C'est par l'*incision* simple, avec drainage ou capitonnage, qu'il est prudent de les traiter, surtout en cas d'adhérences étendues. L'incision, avec marsupialisation, donne des guérisons très lentes L'*extirpation*, à l'inverse des autres organes, sera ici exceptionnelle. Les *splénomégalies* sont de deux ordres : *leucémiques*, et la mortalité est très élevée pour la splénectomie; *paludiques*, dans lesquelles le nombre de succès faciles l'emporte de deux tiers sur celui des décès.

Les *hématomes* spléniques ou périspléniques sont assez fréquents, puisque MM. Routier et Lejars (de Paris) en rapportent chacun un cas; dans l'un d'eux la splénectomie, dans l'autre le simple drainage aboutirent à une guérison complète.

Les *déplacements*, ou *rate mobile* n'existent guère en dehors des altérations de la glande; la *splénopexie* est évidemment le procédé de choix si l'organe est sain. Au contraire, c'est à la splénectomie qu'on donnera les préférences, si la mobilité n'est que secondaire à l'hypertrophie.

Nous ne ferons que signaler l'*exosplénopexie*, dont M. Villar (de Bordeaux), par analogie sans doute avec l'exothyropexie, se fait le défenseur, dans les cas d'hypertrophie douloureuse avec adhérences s'opposant à la splénectomie. Sa statistique personnelle compte deux décès, immédiat ou à brève échéance, sur deux cas.

Quel que soit le procédé adopté dans les interventions portant sur la rate, l'ablation des caillots sanguins épanchés dans le péritoine en cas de traumatisme, doit être soigneusement effectuée.

A. Benoit.

Comment assurer l'asepsie dans la réunion des plaies? (*Pester med.-chir. Presse* 29 septembre 1901). — Levai estime que si l'on ne voit plus aujourd'hui les infections graves envahir des plaies suturées selon les règles de l'art, on n'assiste que trop souvent à des complications, sans doute peu importantes (suppuration des points de suture, par ex.), mais pouvant compromettre le succès final dans quelques cas (opération de Bassini, par ex.).

Pour éviter des complications de ce genre, il y a lieu de rechercher d'où provient l'infection : celle-ci peut provenir de l'air, des instruments, du matériel de pansement ou de suture, des mains de l'opérateur et des assistants, de la peau du malade.

La virulence des germes pathogènes de l'air est faible et on peut s'en garer aisément. Il en est de même lorsqu'il s'agit d'instruments et de pièces de pansements. Pour les sutures, on les fait avec du matériel stérilisé et, si ce dernier provoque des infections, ce sont les mains de l'opérateur ou la peau du patient qu'il faut incriminer.

L'auteur ne se sert jamais de brosses, mais de morceaux de toile stérilisée et recouverts de savon de potasse blanc, qui n'irrite pas la peau de l'opérateur et la débarrasse des germes autant qu'il est aujourd'hui possible.

Pour éviter les germes de la peau du malade, l'auteur ne transperce pas la peau de part en part : il reste dans le derme à 1/2-1 mm. de la surface de la peau. Depuis que l'auteur a adopté ce procédé, facile à employer après quelques tâtonnements, il n'a plus jamais de suppuration des points de suture, car il évite les régions cutanées non stérilisables, et ne lèse que les glandes sudoripares, lesquelles ne contiennent pas de germes, ainsi que les recherches modernes l'ont démontré. La suture obtenue est enfin toujours linéaire.

E. Vogt.

Traitement du cancer (*Med. Obosr.* n° 7, 1901). — Dans son travail Czerny recommande de nouveau son procédé de traitement du cancer des téguments externes et des muqueuses visibles (œil, portion vaginale de l'utérus, etc.), qu'il a décrit il y a quelques années. Voici rapidement résumé ce procédé. Après avoir soigneusement nettoyé la partie malade et fait l'hémostase, on badigeonne avec un mélange à 1 0/0 d'arsenic finement pulvérisé dans de l'alcool éthylique à 50 0/0. La surface badigeonnée doit rester à ciel ouvert sous l'influence de l'arsenic et au contact de l'air les tissus dégénérés meurent lentement. La douleur qui survient le premier jour doit être calmée par une solution de cocaïne au dixième. Il est important de maintenir la région malade au sec : dans ces conditions, on obtient la formation plus rapide d'une croûte. Le surlendemain on constate la présence d'une croûte sèche de couleur jaune; mais cette croûte ne se forme que sur la partie malade, car les régions saines ne réagissent pas à l'action de la solution arsenicale.

La croûte formée, il suffit de faire les badigeonnages une fois par jour; mais s'il survient de la tuméfaction, il faut suspendre les badigeonnages pendant un ou deux jours. Sous l'influence de badigeonnages quotidiens la croûte augmente progressivement de volume; lorsqu'elle tombe, il faut continuer à badigeonner pour se convaincre que tous les tissus frappés par la dégénérescence néoplasique ont été détruits; les tissus néoplasiques se recouvrent d'une croûte noire, tandis que les régions saines se recouvrent d'une croûte jaune. Si l'état général du malade est bon, si les ganglions sont indemnes et s'il n'y a pas de métastase, le procédé que nous venons de décrire conduit d'après l'auteur à la guérison.

La durée du traitement dépend de l'étendue de la région malade; de petites ulcérations se cicatrisent en l'espace de 2 à 4 semaines. Tout régime est inutile. L'auteur assure que les récidives sont rares; il a vu des cas où il n'y avait pas eu de récidive au bout de 3 à 4 ans.

J. Roubleff.

Maladies des Voies digestives

Dr SOUPAULT

Médecin des hôpitaux

La constipation spasmodique, par Mazeron (*Presse médicale*, n° 50, p. 289, 1901). — Le plus souvent la constipation est rattachée à l'atonie des fibres musculaires de l'intestin; aussi les deux expressions de *constipation* et d'*atonie intestinale* sont-elles pour ainsi dire devenues synonymes.

Cependant, s'il est vrai que l'atonie entraîne la constipation, il n'est pas exact que la constipation, quand elle est d'origine musculaire, soit toujours due à l'atonie; elle peut au contraire être déterminée et entretenue par le spasme, la contracture.

Fleiner le premier (*Berlin Klin. Woch.*, 16 anvier 1893) a établi une distinction entre la constipation spasmodique et la constipation atonique. La notion de ces variétés de constipation s'est répandue depuis, mais n'est pas encore suffisamment connue.

Il existe deux formes de constipation spasmodique : l'une essentielle; l'autre sous la dépendance d'un état organique, dont elle n'est que le symptôme. Cette dernière a pour caractéristique la localisation du spasme.

Ces causes sont multiples : lésions utérines et annexielles; inflammations vésicales; traumatismes de l'abdomen; migrations calculeuses; lésions intestinales diverses (helminthiase, corps étrangers, hémorroïdes, fistules et fissures rectales); intoxications agissant sur la paroi intestinale (spasme intestinal d'origine saturnine, Renaut et Bondet).

Quant à la constipation spasmodique essentielle elle s'observe surtout chez les jeunes sujets et notamment chez les femmes. Elle est le fait des tempéraments nerveux, des névrosés, des intellectuels. C'est la constipation des actifs cérébraux. Les causes morales ont une influence active (chagrins, émotions, préoccupations de longue haleine). Le spasme intestinal doit être considéré comme résultant d'une diminution de la puissance nerveuse dont les éléments sont devenus plus sensibles aux excitations.

Les malades atteints de constipation spasmodique présentant des périodes de crise et d'autres où l'affection est latente, mais peut cependant être diagnostiquée.

Crises. — Les douleurs sont constrictives et expulsives avec sensation de torsion. Les malades accusent une sensation de boule mouvante; cette sensation n'est pas un phénomène névropathique subjectif, ainsi qu'on pourrait le croire, mais répond à une réalité; en effet, dans certains cas la palpation permet de percevoir certaines ondes contractiles donnant l'illusion d'une boule mouvante (ces ondes contractiles se produisent en aval de l'entéro-spasme par un mécanisme analogue à celui qui se passe dans l'estomac des sténosés du pylore).

La crise s'accompagne de troubles nerveux variables.

Période intercalaire ou de latence. — La constipation est le seul symptôme; les troubles digestifs sont inconstants; quand ils existent, ils sont très capricieux et très mobiles.

L'interrogatoire apprend que les malades ont eu des crises caractérisées par des douleurs localisées spécialement aux angles du colon, au niveau de l'anse sigmoïdienne, du sphincter anal. Douleurs et constipation sont nettement influencées par les causes psychiques, s'exagérant avec les crises morales et diminuant dans les accalmies.

La constipation augmente avant l'apparition des règles, diminue quand celles-ci sont survenues.

Il y a émission de gaz inodores par la bouche (sorte de hoquet gastrique).

Comme troubles secondaires, les malades accusent des phénomènes névropathiques très variables et très inconstants : angoisse, constriction thoracique, crampes, migraines, etc.

L'examen du ventre donne certains renseignements négatifs : très peu de ballonnement et de tympanisme, pas d'affaissement de la paroi abdominale, pas d'entéroptose. A la percussion, exagération du tympanisme abdominal; le tympanisme n'a aucune relation avec la fonction digestive.

La palpation pratiquée avec méthode permet de reconnaître le siège du spasme qui se montre en certains points de prédilection : cæcum, angles droit et gauche du colon : angle ilio-pelvien du colon, situé au niveau du détroit supérieur, à la partie postérieure de la fosse iliaque gauche, enfin sphincter anal.

Dans l'une ou l'autre de ces régions on perçoit nettement une sorte de tube fermé et résistant, que la main fait rouler sous elle, et qui donne l'illusion d'un crayon dur, d'un doigt résistant.

Au niveau du colon, et en particulier du colon transverse, à la place du cordon contracturé on perçoit des bosselures, des pseudo-tumeurs qui disparaissent par le repos, par la palpation prolongée, etc.

Quand le spasme est total, le gros intestin n'est plus représenté que par un tube extrêmement réduit et très dur.

Contrairement à ce que l'on constate chez les atoniques, il est très difficile de déceler la présence des matières fécales dans l'intestin des spasmodiques.

Quand on pratique l'entéroclyse, on constate que la pénétration du liquide est normale et la sortie très laborieuse, tandis que chez l'atone le liquide introduit pénètre toujours avec la plus grande difficulté et ressort de même.

Les selles sont rares, rubanées, « en crayon ». Elles sont accompagnées de glaires qui les enrobent.

Du côté où le spasme prédomine, il existe toujours une exagération de la sensibilité cutanée.

La crise spastique peut être confondue avec toutes les crises de colique organique; cependant on parviendra à la différencier en tenant compte des particularités suivantes : brusque apparition survenant toujours à la suite d'une influence morale, caractère distensif de la douleur, ballonnement du ventre, présence d'ondes contractiles, coexistence des états spasmodiques voisins.

Pronostic. — Bien qu'il soit difficile de l'affirmer, on peut supposer que la contracture peut être suivie d'atonie à la longue; et se produirait une « asystolie intestinale », la dilatation passive succédant à la contracture.

Dans le traitement, il est de toute nécessité d'éliminer tous les agents susceptibles d'augmenter la contracture intestinale.

Médication antispasmodique locale. — La belladone est le médicament de choix (de 1 à 3 centigr. en pilules ou en suppositoires).

L'assa fœtida est également un bon médicament :

Assa fœtida...........	2-4g.
Jaune d'œuf....	N° 1
Infusion de camomille.	200 grammes

Le valérianate de zinc peut être associé à la belladone.

Extrait de belladone.	ââ 0 gr. 01
Poudre de belladone.	
Valérianate de zinc....	0 gr. 04

pour une pilule. Deux le soir.

Dans quelques cas l'opium, lui-même, triomphe de la contracture de l'instestin.

La douche abdominale, en pluie tombant sur l'abdomen, sous pression peu élevée et à température de 35° à 37°, a été préconisée par Gakkel. La durée de chaque séance sera de deux à trois minutes et demie.

Après la douche, le malade se remettra au lit pendant un quart d'heure; après quoi, il fera de l'exercice. Le bain de siège chaud, à 33°-36°, d'une durée de trente minutes, peut encore être employé, ainsi que les compresses échauffantes.

L'entéroclyse triomphe assez facilement de la contracture intestinale fonctionnelle (T. 34°-35°).

Le massage peut être utile à la condition qu'il consiste en frictions très légères, en effleurage simple et que les séances soient prolongées.

Médication antispasmodique générale. — Surtout hygiénique, consistant en le repos physique et moral. Eviter de prescrire les médicaments dépressifs (bromure en particulier) : l'hydrothérapie tonisédative sera employée.

Médication adjuvante. — Le régime n'a pas besoin d'être sévère. On se bornera à défendre tous les liquides à température extrême; les aliments épicés, les alcools, le thé, le café. Il y a avantage à prescrire les boissons tièdes.

Les graisses, en quantité modérée, favorisent la progression du bol fécal.

Comme laxatif, on peut prescrire 0 gr. 01 à 0 gr. 02 de belladone, précédant à une heure d'intervalle, l'ingestion d'une cuillerée à café d'huile de ricin ou de 0 gr. 40 de cascara sagrada.

La cure de Châtel-Guyon est indiquée, en raison des propriétés faiblement laxatives et de l'action des eaux; la cure à Plombières agit, grâce à son action toni-sédative.

G. Lyon.

Appareil pulmonaire

Cœur et Vaisseaux

Dr G. Lyon

Ex-chef de clinique de la Faculté de Médecine

De l'action des inspirations profondes méthodiques dans les affections des voies respiratoires (*Thérap. Moder. russe*, n° 8, 1901). — On sait qu'à la suite d'un grand nombre d'affections pulmonaires et particulièrement à la suite d'une bronchite capillaire, d'une pneumonie catarrhale et parfois d'une pleurésie, il reste des foyers catarrhaux rebelles aux méthodes thérapeutiques généralement employées.

Les individus portant ces foyers se considèrent bien souvent comme parfaitement bien portants; ils n'ont pas de fièvre, ils ne toussent pas, n'éprouvent aucune douleur dans la poitrine et, cependant, on ne saurait leur donner l'exéat la conscience tranquille, car les foyers de catarrhe qui persistent étant des *loci minoris resistentiæ* subissent facilement une infection et peuvent ainsi devenir la source d'affections consécutives graves.

En outre, l'expérience a démontré la valeur nulle des expectorants qui non seulement ne provoquent pas de crachats, mais bien souvent ne déterminent même pas de toux. L'application locale de mouches reste également sans action, sans parler des innombrables pommades dont l'action est problématique.

C'est dans ces cas que Bouroff emploie depuis plusieurs années déjà, un procédé fort simple qui exerce presque toujours une action sûre et rapide. Une fois qu'il a constaté la présence d'un de ces foyers catarrhaux dont nous parlons plus haut, il abandonne tout traitement interne ou externe et oblige le malade à faire des inspirations profondes, méthodiques, deux ou trois fois par jour, pendant cinq minutes chaque fois.

Pour que cette gymnastique pulmonaire n'apparaisse pas inutile à des malades peu intelligents, Bouroff les met en face d'un pulvérisateur rempli d'une faible solution alcaline, mélangée d'un peu d'essence de menthe.

La preuve que ni la solution alcaline ni l'essence de menthe ne peuvent compter pour quoi que se soit dans la valeur thérapeutique du procédé, c'est que l'administration prolongée des alcalins à l'intérieur, ainsi que l'emploi des pommades contenant de l'essence de menthe ne donnent absolument aucun résultat. Donc c'est bien à la gymnastique pulmonaire qu'il faut attribuer le résultat obtenu; l'action favorable de cette gymnastique s'explique fort bien par ce fait qu'elle détermine une accélération de la circulation pulmonaire, d'où résulte la résorption des foyers catarrhaux.

C'est pour cela que ce procédé agit plus rapidement là où les phénomènes catarrhaux dépendent du peu d'activité des mouvements respiratoires. Quant aux résultats obtenus, ils consistent dans la disparition excessivement rapide des râles, ce à quoi on n'arrive jamais par les méthodes thérapeutiques ordinaires.

On obtient également de bons résultats par ce procédé chez les individus à respiration normale, mais ayant conservé quelques restes d'un processus pathologique pulmonaire.

Ce procédé est indiqué d'après Bouroff dans les conditions suivantes :

1° Lorsque le processus est devenu chronique et que la température reste normale;

2° Lorsqu'il n'y a ni douleurs internes dans la poitrine ni toux;

3° Lorsque le malade n'est pas trop faible.

4° Lorsqu'il n'y a pas d'hémoptysies.

Enfin Bouroff n'emploie que rarement son procédé dans les foyers non tuberculeux mais localisés au sommet.

J. Roubleff.

Traitement des sueurs nocturnes des phtisiques (*Deutsche med. Wochenschrift*, 21 octobre 1901). — Dorn se sert d'un savon liquide, à base d huile de lin ou d'olive, contenant 10 0/0 de formol (5 0/0 s'il s'agit d'enfants). Le soir, on savonne énergiquement le tronc du malade pendant une minute environ, en massant en même temps la peau. Ceci fait, on enlève la mousse savonneuse avec un linge humide et l'on essuie ensuite soigneusement la région avec un linge sec.

Le topique exerce une action calmante que les malades apprécient tout spécialement: cette action est sans doute due à la consistance huileuse du savon. Il va sans dire qu'il faut mettre les muqueuses à l'abri des phénomènes d'irritation (conjonctivite p. ex.), provoqués par le formol.

Chez 7 malades sur 12, les sueurs ont complètement disparu: 4 autres malades furent beaucoup améliorés, un seul à peine. Les essais ont été faits en été. Chez quelques malades, l'effet thérapeutique diminua d'intensité au cours du traitement.

L'état général des patients s'améliora sous l'influence de ces frictions, comme on pouvait s'y attendre; la suggestion joue sans doute aussi un rôle, car les sujets s'intéressent vivement au succès de cette manœuvre.

E. Vogt.

La somatose, suraliment des tuberculeux (*L'Indépendance médicale*, 23 octobre 1901). — S Bernheim, à la suite d'observations cliniques relatées dans son travail, admet que la meilleure alimentation artificielle chez le tuberculeux consiste, non pas à introduire de force, par la sonde, des aliments dont l'ingestion est désagréable et la digestion presque toujours impossible, mais à faire choix d'aliments déjà élaborés et qui suppriment les actes de la digestion gastrique.

Parmi ces aliments, deux sortes seulement s'offrent au thérapeute : les peptones et les albumoses. Celles-ci sont supérieures à celles-là.

Les albumoses connues dans le commerce sous le nom de somatose conviennent particulièrement aux dyspeptiques prétuberculeux, aux malades du premier et du deuxième degré chez qui l'appétit est diminué et la digestion insuffisante : elles conviennent aussi aux consomptifs et même aux malades arrivés au dernier degré, qui peuvent, dans leur emploi, trouver un dernier moyen de s'alimenter.

La somatose est toujours prise avec plaisir par les tuberculeux. Elle ne provoque chez eux ni dégoût, ni renvoi, ni diarrhée. C'est, chez ces malades en état de dénutrition, un excellent suraliment.

E. Vogt.

Un cas d'anévrisme de l'aorte traité par les injections de gélatine (*Med. Obosr*, n° 8, 1901). — Presman a eu à intervenir dans un cas d'anévrisme de l'aorte chez une femme de 49 ans. Il a pratiqué chez cette malade 10 injections de gélatine en l'espace de deux mois environ. On n'a observé ni formation d'abcès, ni aucune autre réaction locale. Les injections ont été faites sous la peau de la paroi abdominale et la quantité injectée a varié de 150 à 220 grammes. Les injections ont été suivies, le plus souvent, (8 fois sur 10) d'une réaction générale sous forme d'élévation de température. Cette élévation commençait deux ou trois heures après l'injection, et atteignait généralement 38° ; une fois même elle a atteint 38,9°.

En outre, cinq fois sur 10, on a constaté, le jour qui a suivi l'injection, des traces d'albumine dans les urines ; cette albuminurie disparut du reste le lendemain. Les injections ont été très douloureuses et, malgré cela, la malade a insisté pour qu'on continuât à suivre la même méthode de traitement, car chaque injection avait pour conséquence une certaine amélioration de son état général.

Les résultats ont été très satisfaisants au point de vue général : les douleurs, la dyspnée, la toux ont disparu ; la voix qui était enrouée est redevenue normale. Mais, en ce qui concerne la tumeur anévrismale elle-même, son volume est resté le même qu'à l'entrée de la malade à l'hôpital ; toutefois, elle résiste mieux à la pression et les pulsations sont devenues de beaucoup moins intenses.

J. Roubleff.

Maladies du Système nerveux

Dr P. Sainton

Ancien interne des hôpitaux,

Traitement de la sciatique par les agents physiques, par le Dr F. Allard (*Gazette Hebdomadaire*, n° 88, p. 1054, 1901). — Toutes les formes de l'énergie ont été utilisées pour le traitement de la sciatique ; le chaud, le froid, le mouvement actif et passif, l'électricité dans toutes ses modalités, la lumière et même les rayons X.

Il importe, pour poser aussi nettement que possible les indications et contre-indications de chacun de ces traitements externes, de distinguer plusieurs types :

1er type. — Cas le plus simple d'une névralgie franche aiguë survenue à la suite du froid humide chez un sujet jeune et vigoureux.

Dans ce cas, la thérapeutique qui donne les résultats les meilleurs et les plus rapides consiste dans l'association du massage et de la révulsion.

Le *massage* doit être d'abord léger, puis progressivement plus intense : il comprend plusieurs manipulations : effleurage, friction, pétrissage, et, de préférence, vibration, les moteurs électriques permettant de régler les vibrations et de les localiser avec précision.

Les effets du massage sont complexes ; il agit à la fois sur la peau, sur les muscles et les filets nerveux, sur la circulation et, par suite, sur la nutrition.

L'électricité est incontestablement le meilleur agent révulsif, supérieur au chlorure de méthyle et au vésicatoire. On peut, à l'exemple de Duchenne de Boulogne, pratiquer l'*excitation électrique de la peau avec le courant induit, au moyen du pinceau faradique*. Il importe que la peau soit bien sèche, sinon le courant pénètre profondément, fait contracter les muscles, et excite les troncs nerveux. Pour dessécher la peau, on la frictionne avec une poudre absorbante (amidon ou lycopode). Cela fait, le pôle indifférent relié à une électrode humide est appliqué sur la région lombaire, le pôle négatif le plus excitant, est relié à un pinceau métallique que l'on promène sur tout le territoire innervé par le nerf malade en utilisant un courant progressivement augmenté jusqu'à la limite de la tolérance. La douleur s'apaise ; elle reparaît au bout de quelques heures, mais bien moins intense, et l'on recommence la même opération le lendemain.

Il existe d'autres modes de révulsion électrique : les étincelles Frankliniennes, les courants de décharge des bouteille de Leyde ou courants statiques induits et les courants de haute fréquence et de haute tension.

Les *étincelles Frankliniennes* sont tirées du malade placé sur un tabouret isolant mis en communication avec le pôle positif d'une puissante machine statique; la peau doit être à nu et bien desséchée par une poudre absorbante, mais on peut aussi pratiquer ce qu'on appelle la friction électrique; le malade étant placé dans les mêmes conditions, mais tout habillé, une boule métallique reliée au sol et munie d'un manche isolant est promenée sur le vêtement : une pluie de petites étincelles éclate alors entre le vêtement et la peau.

Le *courant de haute fréquence et de haute tension*, produit à l'aide du dispositif de d'Arsonval avec le résonnateur Oudin, (5 à 10 minutes d'application), serait le meilleur sédatif des douleurs.

Le matin on fera une séance de massage; le soir l'électrisation. Si la sciatique est traitée dès le début, on aura une guérison complète en 4 ou 5 jours.

Indépendamment de ce traitement, il faut instituer le traitement causal, toutes les fois que cela sera possible.

2e *type*. — Il s'agit d'une sciatique chronique, avec difficulté de la marche, atrophie musculaire, quelques troubles trophiques de la peau, sans modifications de la sensibilité objective.

La thérapeutique par le mouvement comprendra : le *massage*; les *mouvements actifs* ayant pour but de faire fonctionner les muscles atrophiés par l'immobilisation; les *mouvements passifs* ayant pour but de faire subir au nerf sciatique une élongation durable.

Les *applications du froid* se font sous forme de douche froide; celles du *chaud* sont préférables. On les fait par l'intermédiaire de l'eau (douche chaude), de l'air (étuve sèche), de la vapeur (bain ou douche de vapeur). Elles peuvent se faire par radiation directe de chaleur avec les appareils électriques Dowsing de chaleur radiante lumineuse.

Le véritable traitement analgésique consiste dans l'association du chaud et du froid. A cet effet, on peut employer la douche écossaise, l'étuve sèche, le bain de vapeur simple ou médicamenteux, et faire suivre ces applications d'une douche froide.

Le traitement électrique applicable à cette forme est le courant galvanique.

3e *type*. — Il s'agit d'une névrite dûment caractérisée (anomalies qualitatives de l'excitabilité galvanique)

Dans ces cas le massage et la gymnastique active s'adressent aux troubles de la nutrition et de la circulation.

L'électricité peut être appliquée sous forme de courant galvanique stable, comme dans la névralgie, ou mieux sous forme de courant alternatif sinusoïdal, ce courant ayant une action plus rapide sur la nutrition du muscle (bain hydro-électrique).

G. LYON.

Les applications de l'hypnotisme à l'éducation des enfants vicieux et dégénérés, par BERILLON (*Rev. crit. de méd. et de chirurgie*, Sept. 1901). — L'auteur donne quelques détails techniques concernant les troubles morbides les plus souvent observés.

1° *Kleptomanie*. — L'enfant étant mis dans l'état d'hypnotisme, l'auteur le fait approcher d'une table sur laquelle est placée une pièce de monnaie qu'on lui permet de prendre, puis on le prie de remettre la pièce d'argent où il l'a prise, et on lui recommande d'agir toujours ainsi, et, s'il lui arrive de succomber à la tentation, d'avoir honte d'avoir volé et de s'empresser de remettre l'objet à sa place. Au bout de quelques séances de cette gymnastique mentale exécutée dans l'état d'hypnotisme, l'enfant est généralement guéri pour toujours de sa mauvaise habitude.

2° *Onanisme*. — Pour l'auteur, l'usage prolongé des appareils de contention, ainsi que l'usage d'attacher les mains des enfants onanistes pendant la nuit, a pour effet de créer une disposition à l'*incurabilité de l'habitude*.

L'emploi de moyens de coercition dans le traitement de l'onanisme non seulement est sans efficacité, mais encore il augmente la gravité de l'habitude vicieuse. Cela tient à ce qu'il importe avant tout, non d'empêcher par des moyens mécaniques la réalisation de l'impulsion automatique, mais bien de procéder à la rééducation de la volonté et de créer chez ces malades de véritables centres psychiques d'arrêt.

On arrive assez rapidement à la guérison de l'onanisme par l'emploi de la suggestion hypnotique à laquelle il faut associer une gymnastique spéciale.

L'enfant étant hypnotisé, on lui lève les bras en l'air et on lui suggère l'apparition dans les bras d'une véritable *paralysie psychique*. On lui affirme que lorsque l'impulsion à céder à l'onanisme se manifestera, la paralysie dont il est l'objet se reproduira immédiatement et qu'il sera, par conséquent, dans l'impossibilité matérielle de céder à l'habitude. On s'applique, par des suggestions appropriées, à éveiller la conscience de l'acte répréhensible et à faire en sorte qu'il ne puisse plus l'accomplir inconsciemment. En général, il est nécessaire d'appuyer les suggestions par des raisonnements et d'invoquer les arguments les plus capables d'imposer l'horreur de l'onanisme.

Après deux ou trois séances, les sujets ne tardent pas à reconnaitre qu'ils sont capables de résister dans une certaine mesure à l'impulsion. Bientôt leur résistance s'organise et la guérison s'établit.

L'argumentation devra varier selon le degré de culture morale et les influences du milieu.

Sans l'hypnotisme, la suggestion pratiquée à l'état de veille, ne trouve que des insuccès.

C'est l'hypnotisme qui joue le rôle prépondérant dans la guérison de l'onanisme et des états mentaux qui s'y rattachent.

La durée du traitement varie nécessairement selon l'ancienneté des habitudes et le terrain névropathique sur lequel elles se sont développées. Chez les onanistes dont le développement intellectuel est suffisant et dont les stigmates de dégénérescence sont peu accentués, la guérison de l'onanisme par la suggestion est rapide et durable.

3° *Perversité morale.* — *Troubles du caractère.* — *Paresse.* — Quelle que soit la cause originelle de la méchanceté de l'enfant, il convient de recourir, pour la modifier, à une éducation spéciale et à un véritable dressage.

Le but de ce dressage sera surtout de créer chez l'enfant de véritables centres d'arrêt psychique et de procéder à une éducation systématique de la volonté. L'absence de la volonté d'arrêt conduit fatalement l'individu à la dégradation par la satisfaction exagérée des appétits. Par extension, l'absence de la volonté d'arrêt devient donc un facteur important dans la provocation de la dégénérescence.

La méthode d'éducation systématique de la volonté d'arrêt consiste dans l'emploi de la suggestion hypnotique. Les résultats de cette méthode sont extrêmement frappants. Elle permet en peu de temps d'obtenir la transformation des sentiments pervers, des habitudes automatiques, des impulsions irrésistibles.

Les mêmes enfants qui se montrent absolument indociles et insociables à l'état de veille, deviennent immédiatement malléables et éducables, dès qu'ils sont plongés dans l'état d'hypnotisme.

4° *Onychophagie.* — Cette habitude est fréquemment associée à l'existence des stigmates de dégénérescence et à d'autres habitudes vicieuses. Bien que l'onychophagie soit difficile à guérir chez les dégénérés, dès que l'on a recours à l'hypnotisme, la guérison s'obtient au contraire avec la plus grande facilité

Le malade étant hypnotisé et assis dans un fauteuil, les deux avant-bras reposant sur les appuis du siège, on saisit une des mains et on la maintient solidement, en priant le sujet de porter sa main à la bouche et de se ronger les ongles. On lui suggère ensuite d'éprouver, lorsque les circonstances dans lesquelles l'habitude se renouvelle surviendront, dans la main la même sensation de pression que celle que l'on exerce. On répète cet exercice à plusieurs reprises, pour l'une et l'autre main, et la séance est terminée.

Habituellement, les sujets éprouvent toutes les sensations suggérées. Ainsi, dès le lendemain de l'opération, chaque fois que la main se soulève automatiquement pour se diriger vers la bouche, ils éprouvent nettement dans l'avant-bras une sensation qui contrarie le mouvement. Cette sensation d'arrêt est telle que beaucoup accusent dans le bras un réel engourdissement, qui se reproduit à chaque mouvement d'élévation. Ces sensations sont d'ailleurs passagères. Lorsque l'action curative n'a été exercée que sur un seul bras, l'autre membre continue à céder à l'habitude automatique, et ce fait constitue une expérience de contrôle du plus grand intérêt.

La mise en œuvre de la méthode hypno-pédagogique nécessite, de la part de l'opérateur, une certaine compétence et des aptitudes spéciales.

Il convient également de limiter les applications au traitement des enfants vicieux, impulsifs, récalcitrants, manifestant un penchant irrésistible vers les mauvais instincts, en un mot, aux enfants qui sont réfractaires aux procédés habituels d'éducation.

La méthode n'est applicable ni aux idiots, ni aux imbéciles, ni aux sujets atteints de débilité mentale. Son efficacité est en rapport avec le degré de développement intellectuel du sujet.

Les impulsions instinctives et automatiques qui disparaissent facilement chez les individus normaux sous l'influence de l'éducation, se montrent d'une extrême ténacité chez les dégénérés. Chez ces sujets, pour obtenir une transformation favorable, la suggestion à l'état de veille, quelle que soit l'autorité de l'éducateur, se montre impuissante. Au contraire, la suggestion acquiert une remarquable efficacité lorsqu'elle est faite dans l'état d'hypnotisme.

La méthode hypno-pédagogique utilisée par des médecins expérimentés est d'une innocuité absolue et ne comporte aucun inconvénient pour le sujet soumis au traitement.

E. Vogt.

Maladies vénériennes
Maladies de la Peau

Dr MOREL-LAVALLÉE
Médecin des hôpitaux

Le prurit et les dermatites prurigineuses (*Deutsche med. Ztg.*, 26 septembre 1901). — Le Pr NEISSER, dans la partie thérapeutique de son travail, fait remarquer que dans le cas où une dermatite, l'eczéma par exemple, est la cause du prurit, ce dernier ne disparaîtra pas parfois entièrement avec la cause qui l'a fait naître. Dans ces cas, la guérison de la dermatite ne sera qu'apparente : les altérations des tissus et vaisseaux de la profondeur subsistent. Si l'on néglige alors le traitement de la dermatite, le prurit recommencera de plus belle sous l'influence d'irritations extérieures.

Dans d'autres cas, le prurit est de cause interne (affections du tube digestif, du foie, des organes génitaux, etc.): le traitement étiologique devra toujours être accompagné d'un traitement local, car le prurit provoque de l'insomnie, de l'épuisement nerveux qui agissent sur l'affection interne dans le sens de l'aggravation. L'action des variations de la température extérieure est ici très marquée et les prurits qui se manifestent au moment où le malade va se coucher sont tout spécialement sous l'influence de cette cause. Un bon moyen de combattre ces prurits consiste dans le badigeonnage suivant, appliqué en couche épaisse au moment où le malade se met au lit :

Oxyde de zinc....	}
Talc de Venise...	} ââ 25 grammes
Glycérine........	}
Eau.............	}
Ichthyol..........	3 à 5 grammes

Usage externe.

Dans les cas où la peau est sèche, les préparations onctueuses sont indiquées.

Comme antiprurigineux, le menthol rend des services, à condition de ne pas dépasser la proportion de 1 à 2 0/0, car si la surface à traiter est très étendue, les proportions plus élevées provoqueraient une sensation de froid intense suivie d'une sensation de chaleur désagréable. On peut, au lieu de menthol pur, incorporer à l'excipient d'autres substances :

Menthol..........	}
Hydrate de chloral	} ââ 5 grammes
Camphre en poudre	}
Vaseline...........	50 grammes

Mêlez exactement. Usage externe.

Les applications humides ne devront être employées que dans des cas de prurit tout-à-fait localisé, à moins que l'on n'ait recours aux bains, mais ce dernier mode de traitement ne produit guère de résultats bien probants. On peut en dire autant des douches tièdes ou chaudes. Pour l'auteur, les séjours aux stations thermales ont surtout une action psychique.

Pour calmer le système nerveux, on prescrira vers le soir une solution contenant 4 grammes de bromure de potassium et 1 gramme d'antipyrine, chez les malades ne présentant pas d'idiosyncrasie vis-à-vis de ces substances. Le sulfonal ou le chloral procureront le sommeil nécessaire dans les cas graves. L'acide phénique en pilules de 0 gr. 05 à 0 gr. 10 (4 à 6 par jour) donne parfois des résultats, ainsi que l'atropine, la valériane, les préparations salicyliques.

E. VOGT.

Electrothérapie de la peau, par LACAILLE (*Revue de cin. et d'électrothérapie*, 20 octobre 1901). — L'application de l'électrolyse à diverses dermatoses est actuellement d'usage courant. L'auteur donne à ce sujet quelques indications que nous résumons ici :

Hypertrichose. — Le résultat final dépend ici surtout de l'acuité visuelle, de la sûreté de main et aussi, beaucoup, de l'expérience de l'opérateur.

Le pôle indifférent, représenté par une plaque d'étain recouverte d'agaric et de peau de daim bien humectés d'eau salée, devra être placé le plus près possible de la région à épiler. Plus les deux pôles sont éloignés l'un de l'autre, plus la résistance opposée au courant est grande, et plus on sera obligé d'augmenter le voltage pour obtenir l'intensité voulue (1 à 2 milliampères). Or, il est reconnu que la douleur causée est proportionnelle bien plus au voltage qu'à l'intensité; autrement dit, 2 milliampères sous 5 volts seront beaucoup moins douloureux que sous 7 volts, il y a donc intérêt à rapprocher le plus possible le pôle indifférent du pôle actif.

La plaque indifférente positive étant à la place de choix, avec une pince tenue de la main gauche, on saisit le poil à extirper, on le tend et on le soulève légèrement de façon à bien voir sa direction dans la peau et surtout son orifice (certains, en effet, ont une implantation plus ou moins oblique dont la direction pourrait être une cause d'insuccès si elle était méconnue). La main droite enfonce alors l'aiguille négative parallèlement au poil dans sa gaîne glandulaire jusqu'au bulbe; avec l'habitude, on arrive parfaitement à sentir en poussant l'aiguille si elle pénètre bien où il faut, ou si elle est à côté de l'organe. La profondeur de cette sorte de ponction varie selon l'épaisseur même des peaux (de un demi centimètre à un centimètre et demi quelquefois).

L'intensité employée doit être de un à deux milli. A peine l'aiguille est-elle en place et le courant établi, que la malade accuse une légère sensation de cuisson très tolérable d'ailleurs, (si l'opération est bien conduite) on voit alors se produire autour de l'aiguille une petite mousse blanchâtre, témoin de la décomposition électrolytique du bulbe pileux; au bout de quelques secondes, la peau pâlit légèrement tout autour de l'aiguille, qu'il est alors temps de retirer; si l'on attendait la formation d'un cercle blanchâtre de destruction, ce serait trop tard et l'opération laisserait une cicatrice après la chute d'une petite escharre.

En général, avec 2 milliampères, 8 à 10 secondes suffisent, souvent 15 à 20 sont nécessaires — rarement plus. — Il est d'ailleurs une indication assez fidèle fournie par le poil lui-même: Pendant que l'aiguille est en place et le courant en activité, on continue à tenir le poil avec la pince, on exerce même une très légère traction, suffisante seulement pour le tendre et, à un moment donné, il sortira tout seul; on laisse encore l'aiguille deux secondes et on la retire. Généralement, les poils manqués sont tous repoussés quinze jours après. Il n'est pas rare d'autre part, de voir une poussée de nouveaux poils se produire à côté des disparus, ce qui pourrait à la rigueur faire croire à un insuccès, mais les nouveaux n'ont pas du tout le même aspect que des « récidivistes ». Ceux-ci sont toujours plus gros, plus durs que les autres.

On n'épilera pas plusieurs poils trop voisins sous peine de voir les petites escharres se réunir et produire une cicatrice étendue et fort désagréable.

Telle est l'opération difficile et délicate de l'épilation galvanique. Bien conduite, elle doit toujours donner un succès complet. Elle est d'ailleurs facilement supportée et il est rarement besoin de recourir à des anesthésiques locaux, la cocaïne laissant après elle un gonflement désagréable qui dure 24 heures, et le stypage gênant un peu pour suivre les progrès de l'électrolyse sur la peau.

L'opération terminée laisse peu de traces pendant quelques jours et pas du tout au bout de dix jours.

Nœvi-Angiomes-Tumeurs érectiles. — L'hypertrophie de la peau et l'hypertrichose céderont facilement et toujours à un traitement bien conduit. Quant à la pigmentation, si l'on rencontre quelquefois des cas heureux, elle procure souvent bien des mécomptes par sa ténacité et sa persistance.

La technique électrolytique varie suivant qu'il s'agit d'un nœvus pigmentaire plan ou saillant, ou encore d'un nœvus agrémenté de poils. S'il s'agit d'un nœvus non pileux, on tentera de le faire pâlir par une série de piqûres parallèles à sa surface et distantes les unes des autres de quelques millimètres. Une intensité de 2 à 4 milliampères sera employée pendant trente à quarante secondes, jusqu'à production de la zône blanchâtre de destruction voulue. Un repos de 15 jours sera nécessaire entre chaque séance.

L'hypertrophie disparaîtra certainement au bout d'un nombre de séances plutôt restreint et naturellement proportionné au volume du nœvus. Si la tumeur à opérer présente des poils, on les attaquera avant la tumeur elle-même, car, bien souvent, cela suffira à en réduire l'hypertrophie.

Les poils, de par l'épaisseur de la tumeur, se trouvent implantés beaucoup plus profondément et il sera indispensable de pousser l'aiguille quelquefois jusqu'à deux centimètres le long du poil pour atteindre son bulbe.

On a, de par ce fait même, plus fréquemment des récidives. Or, comme ici on n'a pas à éviter la zône de destruction, siège de future cicatrice, on poursuivra l'électrolyse jusqu'à 10 à 20 secondes.

Nœvi vasculaires, angiomes. — On peut affirmer un succès complet et certain dans tous les cas de forme vasculaire excepté pour une seule de leurs formes : les nœvi vasculaires plans. En effet, les taches de vin, ne donnent pas des résultats aussi brillants que les autres, car ces nœvi semblent constituer tout le tégument lui-même.

On recherchera ici l'oblitération des vaisseaux sanguins par la coagulation du caillot. Il existe deux manières de faire : l'une bipolaire, l'autre monopolaire.

La première façon d'opérer consiste en l'introduction d'aiguilles positives et négatives au sein même de la tumeur, de telle sorte que toute l'action électrolytique s'y trouve employée et concentrée en quelque sorte.

Cette méthode est de beaucoup la plus rapide, mais donne de moins beaux résultats au point de vue esthétique. La méthode monopolaire est donc préférable. La plaque indifférente doit être, comme toujours, le plus près possible de la tumeur. L'aiguille employée sera en or ou en platine, et isolée sur toute sa longueur (excepté sur son dernier centimètre) par une couche de vernis. On poussera l'aiguille dans la tumeur jusqu'à ce que la partie isolée seule de l'aiguille soit en contact avec l'épiderme. Ceci fait, on débite le courant tout doucement, jusqu'à 15 à 20 milli. et, selon la tolérance du patient, on laisse l'aiguille en place quarante à soixante secondes. Il est préférable de faire une série de petites électrolyses à quelques millimètres les unes des autres.

Les soins à donner après l'opération sont nuls. Il faut recommander au patient d'éviter que l'escharre ne soit écorchée sans quoi les suites cicatricielles seraient défectueuses.

Pour les nœvi *vasculaires plans*, taches de vin, etc., on fera une série de petites piqûres presque perpendiculaires à la surface et avec une aiguille fine dont la pointe non isolée ne sera pas plus longue qu'un à deux millimètres. On obtiendra ainsi une série de points blancs qu'on réunira ensuite dans les séances ultérieures.

E. Vogt.

Maladies des Voies urinaires

Dr CHEVALIER,

Chirurgien des hôpitaux,

Ancien Chef de clinique de la Faculté.

Traitement de la blennorrhagie (*Deutsche Praxis*, 10 octobre 1901). — Neuhaus n'admet pas dans tous les cas l'efficacité de la méthode de Neisser, consistant à combattre dès le début le gonocoque, en cas de blennorrhagie aiguë, par des injections prolongées de sels d'argent, et à terminer le traitement par des injections astringentes, lorsque les gonocoques sont détruits.

La méthode présente deux défauts principaux : elle ne tient aucun compte des cas individuels et admet à priori, sans preuve suffisante, que le meilleur procédé pour détruire le gonocoque consiste dans l'emploi d'injections antiseptiques.

La blennorrhagie aiguë est une affection essentiellement variable : le nombre et l'activité des gonocoques, les dispositions anatomiques sont les facteurs de cette variabilité. On peut distinguer trois formes : suraiguë, aiguë et presque torpide : la seconde est la plus fréquemment observée. Ces trois formes sont fonction du nombre des gonocoques : si donc la proposition de l'efficacité des antiseptiques était vraie, la forme suraiguë devrait tout spécialement être justiciable de la méthode de Neisser. Or, les faits contredisent nettement cette proposition : au bout de fort peu de temps, si l'on applique le traitement, les complications surgissent. Dans 3/4 des cas c'est l'uréthrite postérieure, d'autres fois, mais plus rarement, la prostatite et l'épididymite. On en revient ainsi forcément aux sages prescriptions des anciens auteurs, qui recommandaient l'abstention de toute médication locale dans les cas de ce genre.

Les injections argyriques précoces sont-elles en revanche indiquées dans la forme commune? Pas davantage : on voit le plus souvent sous leur influence, les gonocoques et la sécrétion diminuer rapidement, mais des phénomènes d'irritation apparaître : l'uréthrite postérieure et souvent la cystite s'installent, et l'on est forcé de supprimer les injections. Dans la minorité des cas, on échappe à ces complications et la blennorrhagie guérit en six semaines. Ce résultat relativement favorable n'a été obtenu par l'auteur que dans les cas où il s'est servi d'argentamine.

Dans la forme torpide, au contraire, la méthode de Neisser est excellente; les complications sont alors très rares.

L'organisme réduit à ses propres forces ne saurait il lutter efficacement contre l'envahissement gonococcique? L'observation impartiale des faits nous fait admettre l'affirmative : l'inflammation et la suppuration qui en est la conséquence modifient le milieu de culture et aident à l'expulsion des microbes pathogènes. Nous pouvons aider à cette défense en recommandant le repos au lit, la suppression de l'alcool et de la viande : grâce à ces prescriptions diététiques, on verra souvent, au bout de 5 à 6 jours déjà, disparaître tous les accidents aigus, et diminuer les gonocoques ainsi que la sécrétion. La guérison complète peut être par cette méthode obtenue en 3 à 4 semaines, beaucoup plus rapidement qu'avec n'importe quel traitement local.

En dehors du repos au lit, souvent impraticable, la chaleur humide agit énergiquement. Les compresses seront renouvelées 3 à 4 fois par jour : sous leur influence, la sécrétion augmente parfois au début, mais bientôt elle diminue notablement. On peut ici encore obtenir des guérisons en 3 à 4 semaines.

Quels sont les bénéfices à espérer de l'emploi du copahu, du santal, et substances analogues? Ils sont nuls pour l'auteur : le plus souvent les malades se refusent bientôt à continuer le traitement, et si par hasard ils le supportent, on voit la blennorrhagie guérir plus lentement que de coutume.

Le médecin, dans la plupart des cas, ne peut toutefois espérer que son malade sera assez patient pour accepter le seul traitement diététique pendant quelques semaines. On est donc obligé d'intervenir plus activement; en tous cas, on essaiera d'arriver à un repos complet de 4 à 5 jours. Ensuite, dans les formes suraiguë et aiguë, on pourra prescrire des lavages et injections, mais à doses très faibles, et il ne sera pas nécessaire de s'en tenir aux seules préparations argyriques: les astringents donneront d'aussi bons résultats que les antiseptiques. Il va sans dire que l'abstention de viande et d'alcool sera énergiquement maintenue. Si par hasard une uréthrite postérieure survenait, on se gardera d'intervenir localement : dans les cas de ce genre, le copahu et le santal donneront des résultats remarquables; en même temps, on recommandera les enveloppements humides et des suppositoires iodoformés.

En résumé, on se trouve en présence d'une maladie infectieuse qui doit être traitée comme toutes les maladies infectieuses, par le repos, la diète, etc. Les traitements locaux devraient être réservés aux cas exceptionnels : en tous cas, il faut toujours laisser passer 8 jours au moins avant de les utiliser.

E. Vogt.

Traitement mécanique de l'incontinence d'urine (*Thérap. Mod. russe*, n° 7, 1901). — D'après les expériences de Gebstein qui a essayé plusieurs traitements dans l'incontinence nocturne d'urines, la meilleure méthode serait la méthode mécanique, qui consiste à comprimer l'urèthre à l'aide d'un appareil spécial — l'appareil de Kehrer — et à déterminer, par la douleur très intense que cette compression provoque, une émission d'urines volontaire. Gebstein a employé cette méthode mécanique chez trois malades, dont l'âge variait de 9 à 10 ans, et s'en est trouvé fort satisfait. A l'heure actuelle, les malades sont complètement débarrassés de leur infirmité.

L'auteur se croit donc en droit de préconiser cette méthode qui ne doit cependant être employée qu'à la condition que la sensibilité locale de la muqueuse vésicale soit intacte.

J. Roubleff.

Résection des canaux déférents dans l'hypertrophie de la prostate (*Med. Obosr.*, n° 7, 1901). — Souiltkoff a opéré deux prostatiques en reséquant une portion des canaux déférents, longue de 3 à 4 centimètres. La plaie a été suturée complètement après l'opération.

Au bout d'une semaine, la cicatrisation s'est faite par première intention. Quelques semaines plus tard la miction est redevenue spontanée, non douloureuse, et à plein jet. La prostate a diminué de volume, et sa consistance est devenue plus molle. L'érection a été conservée.

L'auteur ajoute qu'il faut pratiquer l'opération le plus tôt possible avant que l'atonie de la vessie soit devenue complète : dans ce dernier cas, l'atonie serait difficile à vaincre.

J. Roubleff.

Traitement du varicocèle par le procédé de Nimier (*Med. Obosr.*, n° 7, 1901). — Haynat a employé le procédé de Nimier dans deux cas et les résultats qu'il en a obtenus ont été peu satisfaisants.

La dilatation veineuse a reparu et a atteint à peu près le même degré qu'elle avait avant l'opération. Les malades ne pouvaient après l'opération se passer de porter un suspensoir. En outre, on a constaté après l'application des ligatures des douleurs très intenses qui ont persisté pendant longtemps. Enfin il est survenu des fistules et au bout de quelques mois la récidive s'est produite.

En se basant sur ces deux cas, l'auteur estime qu'on ne doit pas se servir du procédé de Nimier, dans le traitement du varicocèle, les avantages de ce procédé: sa simplicité et sa rapidité, ne sauraient faire oublier ses grands inconvénients : douleurs postopératoires, formation de fistules, récidive.

La résection du scrotum doit être considérée comme supérieure au procédé de Nimier. Il faut ajouter que dans la majorité des cas on peut améliorer le varicocèle et même le guérir par le traitement conservateur (suspensoir, électrisation du scrotum, ablutions froides, régularisation de la vie sexuelle).

Il ne faut intervenir chirurgicalement que dans les cas très graves qui heureusement sont rares. L'auteur insiste sur ce fait bien curieux que Kœnig, dans sa longue carrière chirurgicale n'a pas trouvé nécessaire d'intervenir une seule fois chirurgicalement dans le traitement du varicocèle.

J. Roubleff.

Électrolyse dans les rétrécissements de l'urètre (*Med. Obosr.*, n° 7, 1901). — Après avoir passé en revue les nombreux travaux publiés a ce sujet et cité un certain nombre de cas personnels, Roubet formule les conclusions suivantes :

1° L'électrolyse est indiquée même dans le traitement des rétrécissements anciens ;

2° Ce procédé n'est nullement dangereux après une dilatation méthodique; jamais l'auteur n'a eu à déplorer aucune complication ni cautérisation assez sérieuse pour exiger des soins spéciaux ;

3° L'électrolyse donne des résultats aussi stables que les autres procédés de traitement.

4° La dilatation méthodique par les bougies ou encore mieux par les sondes Béniqué est parfaitement indiquée après l'électrolyse, et constitue un excellent adjuvant pour le succès définitif du traitement.

J. Roubleff

Gynécologie et Obstétrique

Dr R. BLONDEL,

Chef du Laboratoire de la Maternité,
à l'hôpital de la Charité

L'association de l'hystérectomie vaginale à la colporraphie dans le traitement du prolapsus utéro-vaginal par MANGIAGALLI (Luigi). (*Atti d. Soc. ital. di ostet. e Ginecol.* 1901). — L'auteur traite seulement la question suivante, déjà si complexe : quelle place revient à l'hystérectomie dans le traitement chirurgical du prolapsus utéro-vaginal ? L'auteur cite 27 observations qui lui appartiennent.

La première date du 2 novembre 1889 soit 11 ans. Il n'accorde aucune importance à la déchirure périnéale sans prolapsus, ni au prolapsus chez les femmes qui n'ont jamais eu d'enfants, et dont le périnée cependant reste intègre; le facteur génétique et essentiel du prolapsus utéro-vaginal, c'est la faiblesse, le relâchement, l'atrophie du plancher pelvien et dans toutes ses variétés ; or l'auteur se demande si l'hystérectomie est une opération efficace et rationnelle ? Non, répond-il, elle n'est pas rationnelle, parce qu'elle ne modifie ni ne fait disparaître ces conditions morbides dans la grande majorité des cas. Aucune opération ne peut être efficace si on ne modifie pas profondément les conditions du canal vaginal ; ce n'est pas par l'hystérectomie qu'on arrive à cette modification. L'utérus enlevé il reste le prolapsus vaginal qui, lentement, se transforme en cysto-recto-entérocèle. Vaines aussi les espérances des partisans de la forcipressure. L'hystérectomie vaginale, pour être efficace, doit être associée à la résection plus ou moins ample du vagin, c'est-à-dire à une hystérocolpectomie. Il appartient à Fritsch d'avoir, le premier, méthodiquement associé l'hystérectomie à la résection plus ou moins étendue du vagin.

L'auteur explique sa méthode comme il suit : dans une série de cas, sur 27, il opéra selon les règles de Fritsch ; dans les autres, il employa la technique suivante : suture du péritoine antérieur avec la muqueuse vaginale antérieure ; suture du péritoine postérieur avec la muqueuse vaginale antérieure ; suture des ligaments au-dessus des lacets qui les enserrent avec la muqueuse vaginale.

L'auteur affirme avoir obtenu des résultats splendides, car il a pu revoir cinq des cas opérés depuis cinq ans. Cette opération n'est pas plus grave que l'hystérectomie simple.

Zolotnitzky, sur 131 cas d'hystérectomie pour prolapsus, donne une mortalité de 7 0/0, chiffr non justifié.

Dans 33 cas de Roncaglia, pas de mortalité, et sur 27 cas de l'auteur, une seule mort, et celle-ci due à une méningite tuberculeuse. L'auteur n'encourage pas l'hystérectomie pour prolapsus. L'hystérectomie ne doit être pratiquée qu'exceptionnellement, même si la femme n'est plus dans la période de l'activité sexuelle, et l'auteur conclut : que l'hystérectomie vaginale peut être indiquée dans les complications du prolapsus, qu'elle peut être justifiée, mais toujours dans les cas rares, même d'un prolapsus simple ; et, pour remédier à ceux-ci, elle doit toujours être associée aux opérations plastiques sur le vagin, auxquelles on doit procéder en même temps, s'il n'y a pas de contre-indications évidentes.

R. BLONDEL.

Une nouvelle méthode opératoire pour la dysménorrhée avec antéflexion congénitale de l'utérus, par ALEXANDROFF (*Centralb. für Gynak.*, 8 juin 1901, n° 23). — La méthode proposée par l'auteur est une modification de l'hystérotomie sphinctérienne de Defontaine (incision du col en avant sur la ligne médiane et de l'orifice interne).

Le procédé de Defontaine a comme principal inconvénient, de laisser la cavité utérine ouverte, ce qui crée une porte d'entrée facile à l'infection par les microbes, notamment les gonocoques. Le danger est d'autant plus grand qu'il s'agit, dans ce cas, d'organes à développement incomplet, dont la résistance est amoindrie. D'où la nécessité de suturer l'ouverture sans perdre le bénéfice de la section du sphincter.

Après désinfection soigneuse du vagin au sublimé, l'auteur découvre à l'aide de valves le col utérin et le saisit à l'aide de pinces de chaque côté de la ligne médiane. On fait une incision en demi-lune le long du bord externe du col utérin, puis on détache la muqueuse de la portion vaginale du col du stroma, comme dans l'extirpation, jusqu'à l'orifice interne, dont la situation a été reconnue à l'aide de la sonde. Ensuite on introduit un couteau de Pott dans le canal cervical et, pour éviter une lésion du réseau veineux, on incise le long de la ligne médiane la muqueuse cervicale perpendiculairement, la musculeuse obliquement de gauche à droite.

Tout le canal cervical est ainsi mis à découvert et on reconnaît distinctement sa muqueuse, rouge foncé, épaisse, et le tissu musculaire rosé. Le plus souvent la muqueuse se détache tellement à l'incision, qu'il semble impossible qu'elle puisse trouver tout entière place dans le canal étroit du col.

On suture alors les lèvres de l'incision immédiatement au-dessous de l'orifice interne, en unissant la muqueuse à la musculaire du même côté.

Le canal cervical se trouve ainsi élargi de 2 à 3 centimètres et admet une bougie n° 14 de Charrière. On place 3-4 fils de catgut sur la paroi cervicale et on unit sa surface externe avec le lambeau de muqueuse préparé, ce qui nécessite deux sutures profondes et plusieurs superficielles. Gaze iodoformée dans le col et tamponnement vaginal.

On enlève le tamponnement après 24 heures: les fils vaginaux sont enlevés le 10e jour et la femme quitte le lit le 12e.

L'auteur a opéré dans 10 cas selon cette méthode et les phénomènes dysménorrhéiques ont disparu. Aucune de ces femmes n'est encore devenue enceinte.

R. Blondel.

Pharmacologie

Dr E. Vogt

Ex-assistant à la Faculté de Médecine de Genève

Les solutions d'iodoforme, par Désesquelles (*Bul. des Sc. Pharmaceutiques*, octobre 1901). — Il est incontestable que l'état liquide d'une substance médicamenteuse augmente la puissance d'action de cette substance, quelles que soient d'ailleurs ses propriétés physiologiques. Pour l'iodoforme par exemple, son pouvoir antiseptique, celui qu'il possède d'être absorbé par la peau, par les muqueuses et par les tissus, ses propriétés anesthésiques locales seront portés à un degré plus élevé que s'il est employé à l'état solide. Les solutions d'iodoforme ont, en outre, l'avantage de permettre son injection dans les trajets fistuleux et les anfractuosités les plus reculées, et la formation d'un vernis protecteur sans solution de continuité à la surface des plaies.

Or, jusqu'ici, on n'a guère employé, comme agents de dissolution de l'iodoforme, que l'éther, l'alcool, le collodion, les huiles fixes et la vaseline liquide.

L'auteur estime qu'il y a lieu d'attirer l'attention sur d'autres dissolvants.

L'iodoforme est très faiblement soluble dans l'eau, dans la glycérine et la vaseline, plus soluble dans l'alcool et les huiles fixes, très soluble dans l'éther, le chloroforme, la benzine, les huiles volatiles, le sulfure de carbone, le sulfure d'allyle, le salicylate de méthyle, le menthol en fusion, certains phénols en fusion (phénol, thymol, résorcine, gaïacol, etc.), les phénols camphrés (phénol camphré, naphtol B camphré, etc.), le chlorure d'éthyle.

L'addition de camphre à l'éther et à l'alcool augmente leur pouvoir dissolvant.

Une partie d'iodoforme est soluble dans : 6 parties d'éther; 12 d'alcool à 90° bouillant; 80 d'alcool à 90° à froid; 14 de chloroforme; 3 1/3 de sulfure de carbone; 1 de sulfure d'allyle; 14 de naphtol B camphré; 30 d'huile d'olive; 16 d'huile d'olive saturée de camphre; 40 de vaseline liquide.

D'après certains formulaires, la vaseline liquide pourrait dissoudre l'iodoforme en toutes proportions. C'est une erreur. L'iodoforme n'est soluble dans la vaseline liquide que dans la proportion de 1 gramme pour 40 grammes (soit 2 gr. 50 pour 100 gr.), à la température de +15°. Par conséquent, dans les préparations qui contiennent l'iodoforme en plus fortes proportions, une partie de cette substance se trouve solubilisée, et le reste est tenu en suspension.

Si les règles de la posologie sont observées pour l'administration de l'iodoforme à l'intérieur, il faut bien avouer qu'en général on use avec beaucoup trop de libéralité de ce médicament dans la pratique chirurgicale, alors que bien souvent une infime partie de cet antiseptique suffirait amplement à atteindre le but recherché. Le chirurgien, aussi bien que le médecin, doit doser cette substance, qui peut dans certaines conditions, occasionner des accidents toxiques. On ne devra pas oublier que l'état liquide et le contact de certains tissus favorisent l'absorption de l'iodoforme et son action physiologique. On devra en surveiller l'emploi chez les vieillards, les enfants, les débilités, les cachectiques, les cardiaques et les néphrétiques.

Les solutions d'iodoforme ont cet avantage, à côté de ceux énumérés plus haut, d'accentuer ses effets thérapeutiques et d'en permettre un dosage rigoureux.

Ceci dit, à quelles doses doit-on employer l'iodoforme?

A l'intérieur, on ne devra pas dépasser la dose quotidienne de 0 gr. 60 donnée par quantités fractionnées de 0 gr. 05. Mais la dose de 0 gr. 20 par jour est parfaitement suffisante. En tout cas, on doit tenir compte des susceptibilités individuelles, et commencer par la dose quotidienne de 0 gr. 05.

Quant à l'emploi de l'iodoforme à l'extérieur, il est impossible d'établir une règle fixe. Les doses sont aussi variables que les cas traités. Il est évident, par exemple, que la quantité d'iodoforme susceptible d'être injectée dans un ganglion tuberculeux sera bien inférieure à celle qui pourra être appliquée sur une plaie largement ouverte. Certains auteurs pensent que l'on peut employer l'iodoforme jusqu'à la dose de 10 grammes et que la plupart des cas d'intoxications signalés étaient consécutifs à des pansements faits avec plus de 10 grammes de substance. L'auteur estime que même en employant l'iodoforme en poudre, c'est-à-dire à un état dans lequel son absorption est le moins considérable, la dose de 10 grammes est excessive et inutile. Solubilisé, à la dose de 1 gramme à 2 grammes au maximum, l'iodoforme peut être étendu sur une large surface de tissu et y exercer une action antiseptique suffisante. C'est encore là un nouvel avantage, et non des moindres, présenté par les solutions. Tout en exaltant la valeur thérapeutique de l'iodoforme, elles permettent d'employer ce médicament à des doses très minimes.

Parmi les solutions iodoformées, l'auteur attire plus spécialement l'attention sur les suivantes, dont la première est due au Pr Berger:

Naphtol B camphré.....	14 grammes
Iodoforme....	1 —

Un centimètre cube de cette solution renferme approximativement 0 gr. 07 d'iodoforme.

L'auteur l'a employé avec succès dans le traitement des plaies suppurées et particulièrement dans celui des adénites cervicales tuberculeuses.

On peut recourir aussi à cette solution d'iodoforme dans le naphtol camphré pour tous les cas de tuberculose locale où le naphtol camphré a été employé jusqu'ici avec succès. On pourrait aussi remplacer, dans la formule, le naphtol camphré par le *thymol camphré*.

On peut se servir aussi des autres phénols camphrés (*salol camphré, phénol camphré, thymol camphré*) comme agents de dissolution de l'iodoforme pour le traitement des plaies infectées et des trajets fistuleux, des tuberculoses locales, des ulcères syphilitiques, etc.

La *vaseline iodoformée* se prescrira de la façon suivante :

Iodoforme........	4 grammes
Vaseline..........	30 à 100 —

Dans cette pommade, une partie de l'iodoforme se trouve dissoute dans la vaseline, surtout si on soumet le mélange à une douce chaleur. Pour assurer à cette pommade une homogénéité plus parfaite, on peut faire dissoudre préalablement l'iodoforme dans du sulfure de carbone mélanger ensuite très exactement la solution sulfo-carbonée à la vaseline et chauffer doucement le mélange pour chasser le sulfure de carbone.

Cette pommade peut être employée dans les cas énumérés au sujet des phénols iodoformés. On peut aussi l'employer dans les fistules de l'anus, les rectites douloureuses (hémorroïdes, etc.), le cancer du sein ou de l'utérus, le prurigo, le vaginisme, etc.

E. Vogt.

Contributions à l'étude de l'hédonal (*Pester med. chir. Presse*, 13 octobre 1901). — Thaly recommande d'administrer cet hypnotique, dérivé de l'uréthane, à la dose de 1 à 2 grammes, divisée en deux prises, 1 à 2 heures avant de se coucher.

Trois catégories de malades ont reçu de l'hédonal sous la direction de l'auteur : 1° Insomnie essentielle avec agitation considérable et insomnie rebelle à toutes médications. L'hédonal n'a pas réussi davantage chez les malades de ce groupe; 2° insomnie essentielle avec agitation modérée et insomnie cédant aux hypnotiques. L'hédonal a agi dans ces cas aussi bien que ses congénères. Les neurasthéniques surtout se trouvent bien de l'emploi de ce remède. 3° insomnie provoquée par des irritations diverses (toux, douleurs, etc.). Ici encore, le remède agit aussi bien que d'autres narcotiques : il exerce du reste une action calmante de la toux et antidyspnéique, et soulage manifestement les phtisiques tourmentés la nuit par des quintes de toux et de l'angoisse respiratoire.

A la dose de 1 gramme l'effet est insuffisant, avec 2 grammes, il est sûr : si cette dernière dose n'exerce pas d'action, il est inutile de l'augmenter. L'effet diurétique, signalé par divers auteurs n'a pas été observé par Thaly.

Un grand avantage de l'hédonal consiste dans le fait que l'existence d'une affection cardiaque ne contre-indique pas son emploi : on n'observe enfin pas de phénomènes d'accoutumance.

Parmi les malades ayant trouvé un soulagement à leur insomnie et à leur agitation nocturne, à la suite de l'ingestion de 1 à 2 gr. d'hédonal, l'auteur cite des cas de neurasthénie, d'alcoolisme, d'ictère catarrhal, de pneumonie franche, de salpyngite, d'emphysème, d'endartérite, de tuberculose pulmonaire, d'affection valvulaire du cœur, etc.

E. Vogt.

Valeur thérapeutique de la gélatine (*Med. Obozr.*, n° 7, 1901). — Dobrochstoff a fait une série d'expériences sur des animaux (souris blanches, lapins et chiens). Ces expériences ont consisté à injecter de la gélatine (jusqu'à 1 gr. de gélatine pour 1 kilogramme d'animal, en solution de 2 à 4 0/0), soit dans la peau, soit dans les cavités pleurale et péritonéale, soit enfin dans le système sanguin. Voici quelles sont les conclusions de ce travail :

1° La gélatine injectée dans le tissu cellulaire sous-cutané ou bien dans une cavité séreuse, passe dans le sang et s'élimine par les reins sans se décomposer et sans déterminer de modifications dans le parenchyme rénal ; on n'observe dans les urines ni cylindres, ni albumine ;

2° Les injections intra-veineuses de gélatine ne provoquent aucun accident ;

3° La gélatine n'exerce aucune action, ni sur la respiration, ni sur la pression sanguine, ni sur l'activité cardiaque (à ce point de vue les observations de Dobrochstoff ne se trouvent pas d'accord avec celles de Spiro et avec l'opinion de Bauermeister) ;

4° A l'encontre de l'opinion généralement admise, la gélatine introduite dans le sang *n'accélère pas* sa coagulation, mais *au contraire la ralentit*. Ce ralentissement commence immédiatement après l'injection et augmente progressivement ; c'est trois heures après l'injection que le ralentissement est le plus prononcé ; à la fin des premières vingt-quatre heures le ralentissement de la coagulation disparaît presque complètement, et au bout de quatre jours, la rapidité de la coagulation redevient normale. Mais une nouvelle injection de gélatine détermine de nouveau un ralentissement de la coagulation.

Il n'est donc guère possible d'expliquer la guérison des anévrysmes de l'aorte par une augmentation de rapidité de la coagulation, ayant pour résultat de combler le sac anévrysmal par des masses fibrineuses. Il faut chercher l'explication des faits observés dans un autre mécanisme.

J. Roubleff.

FORMULAIRE DE THERAPEUTIQUE CLINIQUE

ENTÉRITES CHRONIQUES

I

Les entérites chroniques primitives sont celles qui ne sont causées, en apparence, par aucune lésion spécifique de l'intestin (tuberculose, syphilis, leucémie, etc.), et qui ne dépendent d'aucune maladie générale, susceptible, par des mécanismes divers, de provoquer l'inflammation chronique de cet organe (diabète, goutte, mal de Bright, paludisme, etc.).

Il convient encore d'en séparer les entérites secondaires liées à la constipation habituelle.

Les entérites primitives ne sont pas d'ailleurs primitives, dans le sens absolu du mot : elles paraissent liées à des troubles gastriques parfois latents, se traduisant dans d'autres circonstances par des troubles fonctionnels variables, d'où l'indication de traiter la gastropathie initiale ; c'est à quoi vise le régime, partie essentielle du traitement.

Rare chez les hyperchlorhydriques, habituellement constipés, l'entérite est au contraire pour ainsi dire la règle, chez les hypopeptiques avec fermentations acides intenses. Chez cette catégorie de malades l'estomac se vide en général rapidement de son contenu, qui, ayant subi une élaboration insuffisante, irrite continuellement l'intestin en le soumettant à un fonctionnement intensif de suppléance.

L'indication thérapeutique essentielle est donc le *régime*.

Au début on instituera le régime lacté absolu, en administrant le lait suivant les règles habituelles, par doses égales et régulièrement espacées. Le lait sera administré, tiédi de préférence, l'impression d'un liquide froid pouvant déterminer des évacuations fréquentes, chez les malades dont l'intestin est particulièrement excitable. Il est indispensable de le faire bouillir au préalable, pour neutraliser les germes qu'il contient, ou d'employer le lait stérilisé industriellement si le goût de ce dernier n'inspire pas une répugnance particulière aux malades. Dans l'intervalle des prises de lait on autorisera les décoctions de riz, d'orge.

Au début le lait est souvent mal supporté, dans le cas de fermentations acides ; on peut, parfois, on assurer la tolérance en additionnant chaque litre d'une cuillerée à soupe de :

Chlorure de calcium....	1 gramme
Eau distillée...........	100 —

L'addition de poudres : craie préparée, sousnitrate de bismuth est en général inefficace.

Il est parfois nécessaire de faire, au début d'un traitement, quelques *lavages de l'estomac*, à intervalles espacés, soit avec de l'eau bouillie purement et simplement, soit avec de l'eau additionnée, par litre, d'un gramme d'acide salicylique ou de 5 grammes de benzoate de soude.

Souvent l'intolérance pour le lait est tenace; dans ces cas, il faut lui substituer le *képhir* n° 2 qui a pour effet de régulariser la production des composés chloro-organiques dans l'estomac, d'augmenter ou de faire apparaître l'acide chlorhydrique libre. On fera prendre 3 à 4 bouteilles de képhir par jour; puis, le régime képhirique absolu ne pouvant être maintenu longtemps, on diminuera la quantité de képhir et l'on fera prendre une certaine quantité de lait.

Lorsque les malades pourront s'alimenter, on continuera à prescrire le képhir à la dose moyenne de deux bouteilles par jour, consommé partie aux repas, partie dans l'intervalle.

Pour habituer les malades au képhir, on conseillera de lo couper au début avec un peu d'eau de Seltz, de l'additionner d'une petite quantité de sucre en poudre.

Après amélioration, au régime lacté absolu, on substitue un régime composé de lait et de potages au lait, de riz au lait, d'œufs à la coque, de viande crue pulpée, à doses progressivement croissantes (commencer par 50 à 60 grammes par jour et augmenter de 10 grammes tous les deux ou trois jours, jusqu'à 200 grammes); puis on autorise les pâtes alimentaires (nouilles, macaroni accommodés au jus de viande), les purées de pommes de terre, de lentilles, les poissons bouillis, la viande grillée ou rôtie.

Lorsque les malades feront deux repas, ils continueront à boire du lait ou du képhir aux repas, ou de l'eau additionnée d'extrait de malt ou des infusions chaudes.

Le *repos au lit* est nécessaire au début du traitement; il contribue à calmer les douleurs et à réduire le nombre des selles; il est d'ailleurs nécessité par le mode d'alimentation qui ne permet pas aux malades de se livrer à leurs occupations actives.

Un *purgatif salin* (sulfate de soude 20 gr. ou eau purgative) est également utile au début du traitement.

Quant aux *lavages de l'intestin*, ils doivent être utilisés pour les cas de colite ulcéreuse. (V. plus loin).

En somme le traitement consiste presque exclusivement dans le régime. Comme adjuvants on prescrira de petites doses d'eau de Vichy tiédie (un demi-verre avant chaque repas), avec 1 gramme de *phosphate de soude*.

Jaworski pour saturer les acides de fermentation emploie l'eau de chaux salicylée :

a) Eau de chaux efferves-cente faible :

Eau saturée d'acide carbonique	1 litre
Carbonate de chaux. } Salicylate de chaux.. }	ââ 2 grammes

b) Eau de chaux efferves-cence forte :

Eau saturée d'acide carbonique	1 litre
Carbonate de chaux	4 grammes
Salicylate de chaux	3 —

Tous les matins à jeun, une heure ou une demi-heure avant le premier déjeuner, prendre un demi-verre, soit 100 grammes, de la solution forte, et trois fois par jour, après chacun des trois principaux repas, un demi-verre de la solution faible.

On peut encore prescrire avec avantages, dans certains cas, l'acide lactique et l'acide chlorhydrique :

Acide chlorhydrique officinal	6 à 8 grammes
Sirop de limons	150 —
Eau distillée	qs. pour un litre.

Un grand verre au cours des repas.

Les antiseptiques insolubles : naphtol, benzonaphtol, bétol, très employés il y a quelques années, sont d'une efficacité douteuse; ils contribuent à entretenir la gastrite. On peut en dire autant des astringents, notamment du tannin.

Lorsque les selles seront très fréquentes on se bornera à prescrire des mélanges de craie préparée, de phosphate de chaux, de sous-nitrate de bismuth, de dermatol (sous-nitrate de bismuth). Nous prescrivons souvent:

Craie préparée } Phosphate tribasique de chaux } Dermatol }	ââ 0 gr. 30

pour un cachet 3 à 4 par jour.

Les *opiacés* ne sont indiqués qu'exceptionnellement pour calmer les douleurs.

Une cure thermale à *Plombières*, *Luxeuil*, etc. est très souvent utile au moment de la convalescence.

La localisation de l'entérite dans le gros intestin (*colite*), s'accusant par les selles glaireuses et sanguinolentes, comporte quelques indications particulières :

Usage répété du *sulfate de soude* à petites doses : 2 à 4 grammes, pris, le matin à jeun, en une fois.

Lavages de l'intestin au moyen de l'entéroclyseur, avec l'eau bouillie purement et simplement. Ultérieurement *lavements modificateurs au nitrate d'argent* (0 gr. 25, 0 gr. 50, dans un demi-litre à un litre d'eau albumineuse).

G. Lyon.

VARIÉTÉS & NOUVELLES

Conseil d'hygiène et de salubrité du département de la Seine. — Le conseil d'hygiène et de salubrité du département de la Seine vient encore, dans sa dernière séance, de s'occuper des moustiques, qui rendent, paraît-il, la vie insupportable aux nombreux Parisiens qui ne peuvent quitter Paris.

Aux observations déjà formulées, de nouvelles remarques ont été ajoutées, qui ont eu pour effet de modifier la rédaction des conclusions du Conseil d'hygiène, dont voici le texte définitif :

1° Surveiller les divers réseaux d'égouts, et spécialement les bouches d'égout sous trottoir, ainsi que les canalisations privées, dont l'entretien laisse souvent à désirer; y éviter toute stagnation d'eau, inspecter chaque semaine leurs parois, et détruire tout amas d'insectes, soit par flambage à la torche, soit par badigeonnage à la chaux;

2° Maintenir en parfait état de propreté les abords des fosses et cabinets d'aisances; ne jamais y laisser le moindre essaim d'insectes, quels qu'ils soient;

3° Eviter toute stagnation d'eau, toute mare, etc., dans les jardins et cours. Cette prescription devra surtout être observée dans les agglomérations (hôpitaux, casernes, prisons, pensionnats, etc.). L'ordonnance du 25 novembre 1853 (art. 5) sera partout rigoureusement appliquée;

4° Les fontaines, bassins, etc., des promenades publiques devront être vidés et nettoyés au moins une fois par semaine. Dans les pièces d'eau de grande surface, les lacs, etc., on devra entretenir de nombreux poissons;

5° Pour les bassins, etc., situés dans les propriétés privées et dans les quartiers infestés, on se trouvera bien de disposer à la surface de l'eau une couche de pétrole (1 gramme environ de pétrole lampant par mètre carré), ou, s'il s'agit d'une pièce d'eau servant à la boisson, une couche d'huile alimentaire en même quantité;

6° Dans les quartiers infestés, l'usage du moustiquaire peut être utilement recommandé;

7° Sur les piqûres des moustiques, appliquer une goutte de teinture d'iode ou une goutte de solution de gaïacol au centième.

Ces conclusions, qui intéressent, on peut dire, toute la population parisienne, ont été adoptées à l'unanimité par le Conseil d'hygiène.

XIVe Congrès international de médecine, *Madrid*, 23-30 avril 1903. — La Commission Générale d'organisation et de propagande du XIVe Congrès international de médecine, en considération du désir exprimé par quelques médecins oto-laryngologistes d'Espagne et de l'étranger, a décidé dans sa séance du 15 octobre que la *IIe Section*, portée dans le règlement sous le titre Otologie, Rhinologie et Laryngologie, sera divisée en deux sections, IIa) Otologie, IIb) Rhino-laryngologie.

Ces deux sections seront indépendantes l'une de l'autre et chacune d'elles aura son Président et son Secrétaire, chargés de son organisation.

La *16e section* (Médecine légale) sera intitulée « Médecine légale et Toxicologie ».

BIBLIOGRAPHIE

Traité élémentaire de Clinique thérapeutique, par le Dr Gaston Lyon, ancien chef de clinique médicale de la Faculté. Paris, P. Masson et Cie, éditeurs, 1902 (4e édition).

Nous n'avons plus à faire l'éloge du *Traité élémentaire de clinique thérapeutique* de notre collaborateur le Dr Lyon, qui se trouve aujourd'hui dans la bibliothèque de tous les praticiens et qui est arrivé rapidement à sa quatrième édition. Bien que de nombreuses publications relatives à la thérapeutique aient vu le jour depuis la première édition de cet ouvrage, celui-ci s'est maintenu au premier rang et constitue le vade mecum indispensable du médecin. La présente édition augmentée de plus de deux cents pages, a subi de nombreux remaniements et comprend un certain nombre de chapitres nouveaux parmi lesquels nous citerons ceux qui sont consacrés aux *accidents de la dentition*, aux *ulcérations des amygdales*, aux *abcès rétro-pharyngiens*, à l'*œsophagisme*, aux *œdèmes laryngés*, à la *syncope*, aux *phlébites*, à la *sclérose en plaques*, aux *tics*, aux *crampes*, aux *pseudo-rhumatismes infectieux*.

D'autres parties de cet ouvrage ont bénéficié d'une rédaction entièrement nouvelle, notamment les chapitres qui traitent des *végétations adénoïdes*, de l'*œsophagie*, des dyspepsies et *toxi-infections gastro-intestinales infantiles*, de l'*appendicite*, de la *tuberculose pulmonaire*, de la *grippe*, des *maladies de croissance*, etc. Citons comme particulièrement intéressant le chapitre de la tuberculose pulmonaire dont le traitement hygiénique est exposé avec une précision parfaite.

Le formulaire qui termine l'ouvrage a été augmenté de la liste des principaux médicaments nouveaux. Citons encore un tableau des eaux minérales françaises avec l'exposé critique et vraiment scientifiques de leurs indications ; l'utilité de cette addition sera vivement appréciée par les praticiens.

R. Blondel.

Pour se défendre contre la tuberculose pulmonaire, ce qu'il faut faire, ce qu'il ne faut pas faire, par le Dr L. Chauvain, secrétaire de la commission de la tuberculose. Préface par le professeur Brouardel, doyen de la Faculté de médecine de Paris, 1 vol. in-18 de 80 p. cart. 1 fr. 50 (Librairie J.-B. Baillière et fils, 19, rue Hautefeuille, à Paris).

Les derniers travaux sur la tuberculose démontrent que, pour guérir, un malade doit s'astreindre à des précautions hygiéniques, minutieuses et continues. Mais le médecin donne ses conseils oralement et ne peut songer à libeller une ordonnance qui les contienne tous. M. le Dr Chauvain a eu raison de coordonner ces règles pour les mettre entre les mains des malades qui pourront ainsi les consulter à toute heure. En substituant au vague des conseils donnés sous l'inspiration des événements du jour une sorte de formulaire visant leur évolution successive, il a fait œuvre utile et rendu service au malade et au médecin.

Quand le malade aura lu ce petit volume, il le relira et, un à un, tous ces préceptes se graveront dans sa mémoire : ce seront bientôt pour lui des lois qui, passant dans ses habitudes, dépouilleront leur caractère rigide, et il finira par suivre ces prescriptions aussi facilement qu'il faisait d'abord le contraire.

Outre les notions d'hygiène usuelle sur le choix du climat, de l'habitation, l'installation de la chambre, l'alimentation, les vêtements, les précautions à prendre autour d'un tuberculeux, etc., on trouvera l'exposé de quelques symptômes, toux, fièvres, etc., et de quelques remèdes, enfin des indications sur le poids, le pouls, les crachats, etc.

Aide-Mémoire des Maladies de l'intestin, par le Pr Paul Lefert, 1 vol. in-18 de 285 pages, cart. (Librairie J.-B. Baillière et Fils, éditeurs, 19, rue Hautefeuille, à Paris). Prix : 3 francs.

L'accueil favorable que praticiens et étudiants ont réservé à ses précédentes publications ont encouragé le Pr Paul Lefert à publier une nouvelle série d'*Aide-mémoire*, où il donne un exposé succinct mais complet de chacune des branches des sciences médicales. Après la *Dermatologie*, la *Gynécologie*, la *Neurologie*, la *Médecine infantile*, les *Maladies de l'estomac*, il vient d'aborder les *Maladies de l'intestin*.

M. Lefert s'est efforcé dans son *Aide-mémoire des maladies de l'intestin* de renfermer, de la façon la plus concise et cependant la plus claire, tout ce qu'il faut savoir. Il s'est abstenu des détails superflus pour donner tout le développement nécessaire aux faits importants qu'il est indispensable de connaître.

Un chapitre est tout d'abord consacré à la *pathologie générale de l'intestin*, *séméiologie*, *accidents et complications*. Vient ensuite l'étude des *affections inflammatoires* (entérites), puis des *affections organiques* (tuberculose, cancer, syphilis, ulcère), enfin des *occlusions intestinales* et de l'*appendicite*.

M. Lefert passe ensuite en revue les *maladies du rectum et de l'anus* (rectites, suppurations, fissures, hémorroïdes, prolapsus, rétrécissements, malformations, tumeurs).

Le volume se termine par les *maladies du péritoine* (péritonites aiguës et chroniques et ascite).

Nlle Imprimerie, E. Lesnier dir., 35-37, rue St-Lazare, Paris — *Le Propriétaire-Gérant* : R. BLONDEL.

RENSEIGNEMENTS DIVERS

Règlement général du XIVe Congrès International de médecine.

Article I. — Le XIVe Congrès international de médecine se réunira à Madrid, sous le patronage de SS. MM. le Roi D. Alphonse XIII et son Auguste Mère la Reine Régente, dans les jours du 23 au 30 avril 1903. La séance d'ouverture aura lieu le 23 avril et celle de clôture le 30 avril. Le but du Congrès est exclusivement scientifique.

Art. II. — Le Congrès se composera des médecins, pharmaciens, vétérinaires et autres personnes exerçant une des différentes branches des sciences médicales, nationaux et étrangers, qui se seront inscrits comme membres du Congrès et qui auront versé la cotisation correspondante. Pourront également faire partie du Congrès, aux mêmes conditions et avec les mêmes droits comme les médecins, tous ceux qui, étant en possession d'un titre professionnel ou scientifique, désirent assister et prendre part aux travaux du Congrès, ainsi que les représentants de la presse.

Art. III. — Le montant de la cotisation sera de 30 pesetas. Cette somme doit être versée, au moment de l'inscription et, à partir de ce jour, jusqu'à l'ouverture du Congrès, au Secrétariat général (Faculté de médecine, Madrid) lequel remettra à l'intéressé sa carte d'identité respective; cette carte servira de document pour pouvoir profiter de tous les avantages réservés aux Congressistes.

Art. IV. — Les Comités nationaux et étrangers peuvent recevoir les cotisations de leurs adhérents et quand ils les transmettront au Secrétariat général, celui-ci leur enverra les cartes d'identité correspondantes au nombre des membres inscrits. Les Comités étrangers recevront les inscriptions de leurs nationaux jusqu'au 20 mars 1903; après cette date toutes les adhésions et cotisations doivent être adressées directement au Secrétariat général du Congrès.

Art. V. — Chaque Congressiste doit, au moment de verser sa cotisation, faire parvenir au Secrétariat général, soit directement, soit par l'entremise du Comité respectif, une note indiquant exactement et lisiblement son nom, qualité et titres, ainsi que son adresse, en accompagnant ces indications de sa carte de visite.

Art. VI. — Les membres du Congrès qui auront rempli les conditions prescrites, auront droit de prendre part à tous les travaux, de présenter des communications verbales ou écrites, d'intervenir dans les discussions, de donner leur vote dans les questions soumises à votation et de participer à tous les avantages réservés aux Congressistes.

Art. VII. — Ils auront en outre droit à un résumé général des travaux du Congrès et à un exemplaire du compte-rendu in extenso des travaux de la section à laquelle ils se seront faits inscrire. Les membres qui désireraient recevoir plusieurs volumes ou la collection complète des comptes-rendus, devront, pour chaque volume, verser une somme qui sera fixée ultérieurement, mais qui ne pourra pas excéder le prix de l'impression. Les souscriptions aux volumes seront reçues au Secrétariat général jusqu'à la clôture du Congrès. Les Congressistes qui auront présenté des communications écrites dans plusieurs sections, et celles-ci ayant été admises par la Commission chargée de leur examen, recevront égalemeht les volumes de ces sections sans aucun paiement.

Art. VIII. — Les comptes-rendus du Congrès seront remis aux Congressistes qui y auront droit, aussitôt après leur publication.

Art. IX. — Le Congrès sera divisé dans les sections suivantes :

1° Anatomie (Anthropologie, Anatomie comparée, Embryologie, Anatomie descriptive, Histologie normale et Thératologie; 2° Physiologie, Physique et Chimie biologiques; 3° Pathologie générale, Anatomie pathologique et Bactériologie: 4° Thérapeutique, Pharmacologie et Matière médicale; 5° Pathologie interne; 6° Neuropathies, Maladies mentales et Anthropologie criminelle; 7° Pédiatrie; 8° Dermatologie et Syphiligraphie; 9° Chirurgie et opérations chirurgiques; 10° Ophtalmologie; 11° Otologie, Rhinologie et Laryngologie; 12° Odontologie; 13° Obstétrique et Gynécologie; 14° Médecine et Hygiène militaire et navale; 15° Hygiène, Épidémiologie et Science sanitaire technique; 16° Médecine légale.

Art X. — Les membres du Congrès devront, au moment de l'inscription, indiquer la Section à laquelle ils désirent appartenir: nonobstant ils pourront assister et prendre part aux travaux des autres sections.

Art. XI. — Un Comité exécutif composé du Président, Secrétaire général et Trésorier, et des Présidents et Secrétaires des sections, est chargé de la gestion et du fonctionnement du Congrès.

Art. XII. — Le Congrès siègera tous les jours, soit en assemblées générales soit en réunions des sections.

Art. XIII. — Deux Assemblées générales ordinaires auront lieu : une pour l'ouverture et l'autre pour la clôture du Congrès. Il y aura en outre autant d'assemblées extraordinaires qu'on jugera nécessaires ; le nombre en sera fixé ultérieurement par le comité exécutif. Ces assemblées seront destinées à des conférences auxquelles seront invitées les éminences scientifiques des différentes nations. Seulement les conférenciers auront la parole dans ces assemblées.

Art. XIV. — Dans la séance d'ouverture le Secrétaire général rendra compte des travaux d'organisation du Congrès, le Président lira le discours d'inauguration, on fera la présentation des délégués officiels, et l'on proclamera les présidents d'honneur. Dans la séance de clôture on rendra compte des délibérations du Congrès, on désignera le lieu de sa prochaine réunion et l'on procédera à l'élection de son bureau. Dans ces séances ne pourront prononcer de discours que les Congressistes qui y auront été désignés et invités par le Comité exécutif.

ART. XV. — Les Comités des sections organiseront leurs programmes de travaux (lecture et discussion des communications, examen des propositions présentées, etc. Chaque section nommera, dans sa première séance, ses présidents d'honneur, et désignera ses Secrétaires adjoints. Partie de ceux-ci seront choisis parmi les Congressistes étrangers pour faire le résumé verbal des communications présentées dans des langues différentes, et pour en faciliter ainsi la discussion.

ART. XVI. — Le Président de chaque Section dirigera les séances et les débats dans la forme établie dans tous les corps délibérants. Pourront être soumises au vote seulement les questions d'ordre intérieur. Les questions scientifiques ne pourront être l'objet d'aucune votation.

ART. XVII. — Le temps assigné à chaque communication ne doit pas dépasser *15 minutes* et les orateurs qui prendront part aux discussions, ne pourront parler plus de *5 minutes*. Les auteurs de communications disposeront de *10 minutes* pour répondre à toutes les objections. Exceptionnellement et quand l'importance du sujet le justifie, pourra, le Président, accorder plus de temps à l'orateur. Les membres qui prendront part aux discussions, devront remettre au Secrétaire de la section, avant la levée de la séance, un court résumé de ce qu'ils ont dit.

ART. XVIII. — Les communications se référant aux travaux du Congrès, doivent parvenir au Comité exécutif avant le 1er janvier 1903, ce dernier se chargera de leur transmission à la section respective (1). Toutes les communications devront être accompagnées d'un court résumé en forme de conclusions, si possible. Cet extrait sera imprimé par les soins du Comité exécutif et distribué aux Congressistes de la section correspondante.

ART. XIX. — On pourra présenter des communications après le 1er janvier 1903 et même pendant le Congrès, mais elles ne seront mises à l'ordre du jour qu'après discussion de celles présentées dans le délai prescrit.

ART. XX. — Le texte écrit de tous les travaux présentés au Congrès, soit dans les Assemblées générales, soit dans les sections, doit être remis le jour même au Secrétaire du bureau respectif. Le Comité exécutif décidera sur son insertion totale ou partielle dans les comptes-rendus.

ART. XXI. — Les langues officielles du Congrès dans toutes les séances seront : l'espagnol, le français, l'anglais et l'allemand.

ARTICLE COMPLÉMENTAIRE. — Les Dames appartenant aux familles des Congressistes et accompagnées de ceux-ci, bénéficieront des réductions sur les chemins de fer et pourront assister aux fêtes et cérémonies qui seront données en l'honneur des membres du Congrès. Elles devront pour cela se munir d'une carte spéciale moyennant le paiement de 12 pesetas par personne.

(1) Pour les inscriptions, ainsi que pour la présentation des communications, on se servira des imprimés spéciaux que le Secrétariat général enverra à tous les intéressés.

TRAVAUX ORIGINAUX

DE LA CURABILITÉ DU CANCER

Pathogénie et traitement. — Résultats favorables des traitements chirurgical et médical associés ; observations nouvelles.

par le Dr Auguste Benoit. (Ex-assistant de chirurgie des hôpitaux.)

(*Suite*)

II. — Traitement du cancer

Nous décrirons successivement le *traitement médical*, le *traitement chirurgical* et le *traitement mixte* qui constitue la thérapeutique de choix, celle qui peut dès aujourd'hui espérer être radicale, si elle est appliquée en temps opportun. Dans cette étude, répudiant toute nomenclatutre oiseuse de médications tombées en désuétude, nous nous en tiendrons à l'exposé des moyens thérapeutiques reconnus actuellement les plus efficaces. C'est dire que nous nous dispenserons de citer les palliatifs, dont l'énumération encombre les traités classiques, pour ne considérer que les médications qui ont montré, à un degré plus ou moins réel, leur tendance curatrice.

A. — Traitement médical.

Indications : le traitement médical, employé seul, ne saurait s'adresser qu'à des cas bien définis. Il est la seule thérapeutique qui convienne aux cancers inopérables, à certains épithéliomas circonscrits de la face, *hormis ceux des lèvres et des paupières*, et, pour certains auteurs, aux squirrhes ou cancers atrophiques, aux tumeurs multiples. En dehors de ces cas, ce traitement sera employé à titre auxiliaire et ce dernier rôle tend à devenir de plus en plus important, grâce aux derniers essais thérapeutiques.

Nous pouvons diviser la médication anti-cancéreuse en trois classes distinctes, suivant qu'on emploie : *les agents physiques — les agents chimiques — les vaccins ou sérums.*

a) La chaleur et l'électricité, après des essais divers, ne sont plus employées aujourd'hui que sous deux formes. La première, ou *cautérisation ignée* au thermo-cautère, est réduite presque à une seule indication. Lorsqu'on a affaire à un cancer utérin avec infiltration étendue, ulcère sanieux et hémorragies abondantes, la volatilisation des bourgeons saignants et l'évidement progressif des cavités ulcérées constituent une ressource précieuse, l'action du caustique se manifestant parfois à distance des points touchés. Quant à l'*électricité*, elle nous fournit indirectement un procédé peu connu en France, surtout employé en Amérique et sur lequel nous allons donner quelques détails.

Traitement par les rayons X. — *W. Johnson* et *W. H. Merrill* (1) préconisent l'emploi de ce moyen pour guérir sans douleur les épithéliomas à marche lente et les carcinomes superficiels. Ils parviennent à détruire peu à peu la tumeur en provoquant une dermatite spéciale, qui ne diffère guère, semble-t-il, des brûlures et qu'ils appellent gangrène blanche. Les tubes dont ils se servent (soft tube) doivent être avant tout *éprouvés*, car il arrive que deux tubes semblables, traités par le même courant peuvent avoir un pouvoir comburant tellement inégal, qu'il faut trente minutes pour obtenir avec le premier le même effet que produit le second en trois minutes. Cette épreuve est donc une condition *sine qua non* à remplir pour éviter des accidents.

Les rayons doivent agir non seulement sur les parties envahies par le cancer, mais sur les tissus immédiatement avoisinants. La peau saine au delà est protégée par une feuille d'étain, médiocrement épaisse. On arrive ainsi à produire une inflammation et une pigmentation modérées qui aboutissent par degrés à une brûlure d'une telle profondeur, qu'elle met six semaines à guérir sur la peau saine. Le traitement est alors suspendu pendant un mois; au bout de ce temps, si certaines parties ont résisté, on reprend le traitement.

Pendant qu'il est exposé à l'action des rayons, le patient ne ressent aucune sensation de chaleur désagréable; il n'éprouve rien sur le moment. Quant à la longue durée du traitement, elle est d'autant plus facilement acceptée par lui qu'il éprouve une amélioration presque immédiate. Ce soulagement continue jusqu'à la guérison, qui peut être obtenue en quelques semaines.

b) La rareté — du moins actuelle — des installations spéciales qu'exige ce traitement est peut-être cause de la préférence accordée aux autres modificateurs du tissu cancéreux qui ont donné et donnent encore des résultats aussi concluants *dans les mêmes cas*. Lorsqu'on a adopté le traitement par l'un des agents modificateurs que nous allons maintenant examiner, ce qui importe surtout, c'est de se rendre un compte exact du mode d'accroissement de la tumeur, afin qu'aucune partie n'échappe à l'action destructrice de la substance choisie. Un petit nombre de médicaments quasi-spécifiques ont survécu à l'abandon de l'ancien arsenal thérapeutique.

Faut-il signaler la *potasse caustique*, encore assez employée avec le *chlorate de potasse* dans la destruction du tissu cancéreux? C'est plutôt pour ne pas passer absolument sous silence le groupe des médicaments caustiques, si usités jusqu'à nos jours. En réalité, rien n'est plus redoutable en pareil cas que l'usage des caustiques faibles, tels que le nitrate d'argent et les acides minéraux divers; non seulement la tumeur ne rétrocède pas, mais le processus cancéreux en subit une impulsion soudaine qui hâte l'envahissement de l'économie. Aussi doit-on s'en tenir exclusivement aux véritables *escharrotiques* ou aux médicaments ayant montré une véritable action élective pour le tissu cancéreux. Or, ces médicaments sont au nombre de trois: le *chlorure de zinc*, l'*arsenic* et l'*alcool absolu*.

Le chlorure de zinc est employé soit sous forme d'onguent, soit ainsi que l'a fait Lannelongue, sous forme de solution, en injections interstitielles. La difficulté de mesurer l'action de cet agent, ainsi introduit dans les tissus, doit faire adopter de préférence l'application externe. Mac Gavran (2) étend sur de l'ouate une couche épaisse

(1) *Philadelp. Med., Jour.* Déc. 8 1900.
(2) *Colomb. Med. Jour.*, nov. 1900.

d'onguent et maintient l'application pendant un temps qui varie de dix à vingt-quatre heures. Lorsqu'on l'enlève, toute la masse du néoplasme paraît nécrosée ; elle est entourée d'une zone de tissus inflammés. On applique alors des cataplasmes chauds, jusqu'à ce que l'escharre se détache, ce qui survient d'habitude en trois jours. Quelques cas requièrent une seconde application ; pour éviter cet inconvénient, il ne faudra supprimer le caustique qu'après s'être assuré de la nécrose totale du tissu envahi lors de la première application. L'ulcère est ensuite pansé avec de l'onguent à l'aristol et stimulé par les méthodes usuelles.

L'arsenic, dont les propriétés spéciales avaient été exploitées très anciennement, est surtout employé sous forme d'*acide arsénieux*, associé ou non à d'autres substances.

M. L. Heidingsfeld (1) mêle l'acide arsénieux à parties égales avec la gomme arabique pulvérisée et ajoute assez d'eau pour faire une pâte à consistance de beurre, avec quelques cristaux de cocaïne, pour anesthésier la région. Il est avantageux d'ajouter 10 0/0 de glycérine avant de mêler à l'eau. On étend cette pâte sur une pièce de mousseline qui mesure exactement l'étendue de la zone atteinte. Ce mélange sèche en quelques minutes et reste fortement adhérent ; on le supprime de 12 à 36 heures après, en se guidant sur la douleur éprouvée et l'intensité de la réaction. Il suffit ensuite de panser avec des substances antiphlogistiques et adoucissantes, des pommades anodines alternant avec des compresses froides saturées d'acétate d'alumine. La douleur consécutive est généralement légère. Ainsi employé, l'acide arsénieux agit en un coup, sans qu'il soit nécessaire de faire plusieurs applications. Selon l'auteur, non seulement ce corps possède une action élective, qui s'exerce principalement sur le tissu pathologique affaibli et moins stable, en épargnant le tissu normal environnant qui est plus résistant, mais il exerce aussi une influence spécifique sur le tissu cancéreux, dont il arrête le développement.

Avec *Czerny* et *Trunecek*, on peut au contraire, lorsqu'il s'agit de petits épithéliomas de la face plus étendus que profonds, attaquer le tissu morbide par des applications successives d'acide arsénieux. Ces auteurs ont créé un procédé assez répandu aujourd'hui et dont la technique fort simple est la suivante : frotter un peu rudement la surface de l'ulcère épithélial jusqu'à la faire saigner ; assécher soigneusement et passer avec un pinceau un peu de la solution suivante :

Solution 1	Acide arsénieux pulvérisé	1 gramme
	Alcool éthylique.......	āā 75 —
	Eau distillée...........	

Suivant l'épaisseur de la croûte superficielle, on s'en tiendra à la précédente, ou on recourra à une solution plus concentrée ainsi formulée :

Solution 2	Acide arsénieux pulvérisé.	1 gramme
	Alcool éthylique.......	āā 40 —
	Eau distillée...........	

On laisse la solution sécher sur place à l'air libre ; aucun pansement ne doit être appliqué. S'il se produit de l'œdème aigu autour de la zone malade, on est averti qu'il y a lieu d'interrompre pendant quelques jours. Le pronostic est meilleur quand l'ulcération repose sur un plan osseux ou cartilagineux ; mais les résultats définitifs sont la règle et ne se comptent plus, à la condition qu'il n'y ait pas auparavant infection ganglionnaire. Sur les muqueuses, il faut limiter exactement l'imbibition aux points lésés et surveiller la résorption du poison. Il est à remarquer que, seules, les parties dégénérées se transfor-

(1) *Journ. Am. Med. Assoc.* 13 juin 1901.

ment en une croûte noire; il suit de là que la simple inflammation du pourtour, sans formation de croûte, d'une durée passagère, constitue un signe diagnostique négatif, plus rapide et aussi sûr que l'épreuve assez longue du traitement antisyphilitique.

Un autre avantage en résulte, c'est celui d'éviter toute perte de temps pour commencer le traitement. C'est par *cinq à six semaines* et plus, qu'il faut évaluer le temps nécessaire à la cicatrisation complète. L'alcool sert ici à extraire l'eau du tissu cancéreux, car il semble que l'action de l'arsenic ne se manifeste que lorsque le tissu est deshydraté. Les auteurs de cette méthode n'hésitent pas à y recourir, même pour les véritables carcinomes et les sarcomes; lorsque la masse carcineuse est sous-cutanée, avant qu'elle ait ulcéré la peau, ils la découvrent aux ciseaux sur un point saillant, même sur une surface minime. L'application répétée du mélange arsenical sur ce point suffit à provoquer la régression de la tumeur, sa momification avec formation de la croûte noirâtre caractéristique, atteignant en peu de jours les parties les plus profondes.

Les essais comparatifs qui ont été faits avec divers caustiques ont montré que cette action élective est le propre de l'arsenic; il existe dans les cellules du carcinome un état d'*arsénophilie* (1) remarquable. L'élimination des tissus pathologiques s'accomplit finalement, comme celle des escharres, par suppuration. D'autres substances, entre autres l'*alcool absolu*, en injections interstitielles, sont susceptibles de produire un arrêt de développement marqué, notamment dans le cancer utérin. Aucune d'elles pourtant n'est comparable sous ce rapport à l'arsenic, qui agit *par simple contact*.

Là ne se bornent pas les vertus de cet agent en quelque sorte spécifique et, si l'on en croit quelques auteurs, le contact ne serait pas nécessaire. On a obtenu des cures plus démonstratives encore par l'administration de ce médicament à l'intérieur. Lassar a présenté à la Société de Médecine de Berlin (2) deux malades guéris d'un cancroïde par l'emploi des pilules asiatiques et de liqueur de Fowler. Dans ces deux faits, il y a eu examen microscopique. La dose *totale* a été de 1 gramme d'acide arsénieux pour l'un de ces sujets; l'autre, guéri depuis 8 ans, sans menace de récidive, avait pris de la liqueur de Fowler pendant quelque semaines.

Plus récemment, nous trouvons rapportées deux observations du Pr Ed. Payne (3), dans lesquelles des améliorations pouvant passer pour des guérisons, ont été obtenues dans des cas de cancers inopérables par le *cacodylate de soude* en injections sous-cutanées, à la dose progressive de 2 à 7 centigrammes par jour. Etant donné les facilités d'administration de l'arsenic sous cette forme, ce traitement mérite de nouveaux essais.

M. Jaboulay (de Lyon), attribuant au cancer une origine parasitaire, a été amené à essayer les effets de *la quinine*. Les effets produits par ce médicament administré comme topique auraient pu être attribués à ses propriétés antiseptiques, qui lui donnaient prise sur les colonies microbiennes variées qu'abrite le cancer ulcéré, si son emploi en injections sous-cutanées, même dans les cas de tumeurs non ulcérées, n'était venu confirmer ces résultats favorables. Nous citerons l'observation de M. Launois (*Rev. int. de méd. et de chir.*, 25 avril 1901), concernant une malade traitée par cette méthode, car elle est des plus frappantes :

Il s'agit d'une femme atteinte de cancer du sein inopérable avec généralisation possible aux corps vertébraux. Les injections commencées le 20 novembre furent d'abord quotidiennes et composées de 50, puis 25 centigrammes de chlorhydro-sulfate de quinine en solution : on ne fit

(1) *Wiener Méd. Wochenschrift*, n° 1, 1901.
(2) 6 février 1901.
(3) *The Lancet*, 25 mai 1901.

plus ensuite d'injections que tous les 2 jours. Au bout d'un mois, l'accoutumance à la quinine s'est faite : les crises douloureuses diminuent de fréquence et d'intensité. Retour du sommeil et de l'appétit : l'ulcération est moins suintante et a cessé de s'agrandir. A la fin du mois de décembre, les nodules cutanés ont pâli et sont en voie de régression; les *ganglions axillaires* et *sus-claviculaires* ont diminué de volume dans des proportions telles qu'ils atteignent à peine celui d'un pois. A partir du 12 janvier, on reprend les injections quotidiennes, à la dose de 0 gr. 25 centigr. de sel. L'ulcération se rétrécit bientôt des trois quarts; elle s'est recouverte d'une croûte épidermique au centre de laquelle on aperçoit quelques débris du mamelon. La sécrétion s'est tarie depuis assez longtemps. Les forces sont revenues, au point que la malade a pu rester levée pendant plusieurs heures. On a pratiqué 54 injections depuis le commencement du traitement. Le 10 février, jour où les injections furent suspendues, la malade avait reçu, par la voie hypodermique, 16 gr. de sel soluble de quinine. L'amélioration s'est maintenue, tant que la malade est restée en observation.

M. Jaboulay, à la suite de ses premiers essais, a adopté la manière de faire suivante : on peut commencer par administrer la quinine par la bouche. La dose est de 1 gr. par jour, en cachets. Le *sulfate de quinine* peut alors être employé; on suspend deux fois par semaine pour donner de la liqueur de Fowler. Quelques sujets peuvent absorber ces doses indéfiniment, sans en être incommodés. Le rectum par contre tolère mal les solutions de quinine. Aux premiers signes d'intolérance des voies digestives, on recourt à la voie hypodermique. On se servira alors de bibromhydrate, de bichlorhydrate et tout particulièrement de chlorhydro-sulfate, plus soluble que les autres, suivant la formule générale :

Sel de quinine	1 gramme
Eau distillée	4 —

contenant 0 gr. 25 de sel par centimètre cube.

Les injections sous-cutanées de sels de quinine donnent souvent des *abcès* qu'il faut respecter, à l'égal des *abcès de fixation* signalés par Lochier. Ces abcès se terminent par des indurations très longues à disparaître, nous l'avons constaté nous-même. Plus tard une dépression marque souvent le lieu où elles furent faites. Ce léger inconvénient est moins fréquent avec le chlorhydro-sulfate qu'avec les autres sels solubles.

c) Il nous reste à passer en revue le traitement par les inoculations diverses et les sérums.

Les *cultures pures de streptocoques* (Coley's fluid) ont été inoculées aux cancéreux, dans l'espoir d'obtenir sans danger des effets analogues à ceux que produit l'érysipèle sur l'évolution du cancer. Les résultats n'ont pas répondu à cette espérance et cette méthode dite de Coley ne saurait d'ailleurs être appliquée sans danger aux cancéreux affaiblis et cachectiques. On a essayé alors l'action du sérum des animaux inoculés avec le suc cancéreux obtenu par broiement de tumeurs fraîchement enlevées. On sait, par le retentissement qu'ont eu ces tentatives, à quoi se borne l'amélioration, d'ailleurs très évidente, produite par le sérum de MM. Richet et Héricourt. MM. Arloing et Courmont ont établ par la suite que les injections de sérum d'animal non inoculé déterminent les mêmes résultats. Ceux-ci peuvent être ainsi résumés : mieux que tous les autres palliatifs, le sérum influence favorablement les phénomènes subjectifs provoqués par la tumeur. Les ulcères se détergent, les hémorragies diminuent. Au bout de deux à cinq jours, il faut renouveler l'injection, faute de quoi tous les troubles reparaissent. L'amélioration ne va donc jamais jusqu'à la guérison.

M. Wlaief a composé un sérum assez semblable au précédent comme effet. On en retire des améliorations passagères, mais parfois aussi aucun effet appréciable. Telle est du moins l'opinion exprimée par P. Berger à la Société de Chirurgie (février 1901).

La *nectrianine*, définie par MM. Bra et Mongour « l'ensemble des produits solubles atténués du *nectria ditissima*, parasite du chancre ou cancer des arbres », a trompé l'espoir de ceux qui avaient cru y trouver un produit spécifique anticancéreux. Ce liquide, injecté sous la peau, chez l'homme et les animaux cancéreux, amène cependant une curieuse réaction thermique que l'on n'observe pas chez les animaux sains. Pourtant, ses effets curateurs étant nuls, l'un des auteurs qui l'ont expérimenté, M. Bra, a cherché à composer un vaccin, suivant la méthode de Richet et Héricourt modifiée. Le liquide employé est encore obtenu par trituration de nodules néoplasiques non ulcérés, mais il est filtré et atténué ensuite par la chaleur à l'autoclave (120°). Ce vaccin agit donc par les toxines atténuées d'un champignon, véritable parasite spécifique, isolé et cultivé par M. Bra (1898) et que M. J. Chevalier (1) a retrouvé non seulement dans les tumeurs, mais aussi le sang des cancéreux (1899). Voici comment M. Bra définit son sérum vaccinal : « Le vaccin du cancer est l'ensemble des produits solubles, atténués par la chaleur, du parasite du cancer humain ». L'action thérapeutique de ce liquide ne nous est pas suffisamment connue; l'auteur lui attribue principalement une *efficacité préventive*. Pourtant il réclame pour son produit une supériorité marquée sur le sérum de Richet, en ce que les effets palliatifs sont des plus évidents et qu'il se fait en outre une *régression de la tumeur*. Il reconnaît que la régression complète est exceptionnelle. La cicatrisation peut même s'opérer au-dessus de bourgeons cancéreux persistant dans la profondeur. Enfin, comme avec la quinine, on obtient la diminution et parfois la disparition des engorgements ganglionnaires.

En nous en tenant à ces derniers effets, joints à la suppression des hémorragies, des pertes fétides, à la diminution des douleurs, on doit, sans plus, ranger ce liquide vaccinal sur le même rang que les solutions de quinine, c'est-à-dire parmi les moyens adjuvants les plus puissants, *palliatifs actifs* (2), si l'on veut, auxquels nous aurons à recourir pour assurer le succès du traitement chirurgical dont nous allons maintenant poser les indications.

B. — Traitement chirurgical

L'exérèse précoce demeure, selon toute évidence, le meilleur moyen d'action contre le cancer. Il faut s'assurer, avant de l'entreprendre, que tous les tissus envahis pourront être extirpés. En ce qui concerne l'état des ganglions, ce serait une erreur de croire que l'inspection et la palpation des groupes ganglionnaires des régions occupées par le cancer suffit. Il est préférable de tenir pour certain, qu'à partir du moment où une tumeur affleure à la peau et commence à y adhérer, les éléments cancéreux se sont déjà propagés dans les régions lympathiques les plus proches, et poursuivent leur marche envahissante. On cherchera donc à enlever, en même temps que la masse du néoplasme, le tissu conjonctivo-adipeux que traversent les lymphatiques infectés, et l'on évitera d'ouvrir au bistouri, soit la tumeur elle-même, soit les ganglions, afin d'éviter les inoculations opératoires aux tissus sains. Les traités spéciaux indiquent les procédés qui permettent, pour certaines régions, de réaliser cette importante condition. S'agit-il d'un examen des lèvres ? on ne se bornera pas à constater l'absence de ganglions sensibles à la main dans la région sous-mentonnière et sus-hyoïdienne latérale. Il sera prudent d'extirper, par des incisions appropriées, ces ganglions et le tissu péri-ganglionnaire, d'apparence même saine. L'épithélioma des orifices cutanéo-muqueux, bien

(1) Thèse de Paris. *Le cancer, maladie parasitaire*, 1899.
(2) Thèse de L. Lambert, Paris 1901.

que classé parmi les cancéroïdes de la face, offre une gravité particulière. Nous pouvons en citer un exemple :

Le nommé X..., d'une bonne santé générale, médiocre fumeur, se présente à nous en 1899, porteur d'un cancéroïde de faible dimension, occupant la lèvre inférieure au niveau du liseré muqueux. Cette lésion, qui débute à peine, est peu douloureuse. Les régions ganglionnaires ne présentent aucun engorgement appréciable par l'examen le plus approfondi. Nous décidons de faire l'exérèse suivant le procédé classique de l'incision en V ; la petite tumeur fut si largement enlevée, qu'un certain degré de rétrécissement de la lèvre inférieure s'ensuivit, et changea assez notablement la physionomie du malade. Plus tard, les tissus s'assouplirent, et les fonctions des lèvres redevinrent normales. Quatre mois s'étaient à peine écoulés, que nous pûmes constater une récidive non locale, mais ganglionnaire du côté droit. Le malade ne pouvant se soigner chez lui, notre confrère et ami, le Dr Morestin, voulut bien le recevoir à l'hôpital Saint-Louis, et le traiter de nouveau chirurgicalement. Par une incision large, il mit à découvert toute la région sus-hyoïdienne, et la disséqua en entier, réséquant même un fragment du bord inférieur du maxillaire qui lui avait paru entamé. La plaie opératoire se rétrécit peu à peu, mais resta fistuleuse ; et le malade, une fois sorti de l'hôpital, put être suivi par nous assez longtemps pour constater qu'une intervention des plus larges, telle que celle que notre confrère avait fort habilement pratiquée, n'avait pu arrêter l'extension des germes cancéreux. La récidive devint évidente deux mois plus tard, et le sujet, devenu inopérable, en fut réduit à chercher, dans la morphinisation, un soulagement à ses cruelles souffrances.

Notons que la cicatrice labiale n'avait jamais offert d'altération depuis la première intervention. Il s'agissait donc de récidives ganglionnaires successives. Nous nous ferions maintenant une règle en pareil cas d'enlever systématiquement tous les territoires lymphatiques tributaires de l'épithéliome; la gravité de l'opération ne s'en trouve nullement accrue. Il est manifeste que le traitement classique jusqu'ici en honneur est tout à fait insuffisant.

L'extirpation des *cancers viscéraux*, en particulier de ceux de l'estomac et de l'intestin, plus que toute autre, doit être précoce; l'efficacité de notre intervention repose donc sur le diagnostic précoce du médecin traitant et sur la décision des malades. Pareille règle est-elle justifiée par les résultats obtenus? On a pu en douter jusqu'en ces dernières années; le rapport fait au XIIIe Congrès français de chirurgie, l'année dernière, celui plus récent de M. Le Dentu (XIVe Congrès), nous ont édifiés sur ce point, en nous montrant que chaque fois que la laparotomie exploratrice a permis d'agir sur le cancer à son début, les résultats ont été des plus brillants. Retour de l'appétit et des forces, augmentation de poids, survies de plus de quatorze années, tels sont les faits indéniables que chacun a pu contrôler. Sans doute, quelques cas de *linite fibreuse*, d'épaississements des tuniques de l'estomac, ont pu en imposer pour des cancers; mais nombre de cures radicales ont été rapportées, qui avaient trait à d'indéniables épithéliomas, vérifiés par le microscope. Lorque la survie atteint un nombre d'années aussi imposant, ne peut-on considérer comme guéri radicalement un sujet qui a tant de chances de succomber à une autre affection?

Traitement médical et chirurgical associés ; traitement préventif de la récidive.

Le traitement actuel du cancer doit mettre en œuvre tous les moyens que nous possédons pour lutter contre une aussi redoutable infection. La ligne de conduite à tenir pour le chirurgien est facile à tracer : en ce qui touche les cancroïdes cutanés (et non cutanéo-muqueux) très limités, justiciables du seul traitement médical, nous croyons nous être suffisamment expliqués. Il en es de même des cancers inopérables.

Supposons maintenant un carcinome observé au début, ce qui n'arrive guère que pour les régions découvertes : les chances d'infection secondaire sont supposées réduites à leur minimum. On ne saurait trop se hâter ici d'intervenir, après avoir fait le nécessaire pour instruire le malade des dangers qu'il court en temporisant. On peut tout espérer d'une extirpation de cancer faite dans ces conditions précoces. Toute tentative de traitement sérothérapique ou autre est formellement indiquée dans le cas que nous considérons, avant d'avoir pratiqué l'exérèse sans perte de temps.

Dans le deuxième cas, malheureusement le plus fréquent en pratique, le malade se présente à nous à un stade plus avancé de son affection. La propagation aux zones lymphatiques ne peut faire de doute pour le chirurgien. Elle est un fait accompli, mais le malade est encore opérable. Il est indiqué dans ces circonstances de préparer le succès opératoire, en introduisant dans l'économie, par un traitement de quelques jours, des substances dont la présence s'est montrée défavorable à la germination des éléments cancéreux. Les agents médicamenteux peuvent être choisis parmi ceux que nous avons étudiés plus haut, en tête desquels figurent l'*arsenic* et la *quinine*. Cette thérapeutique sera continuée, une fois l'ablation accomplie et constituera un excellent traitement préventif de la récidive. C'est la conduite que nous avons suivie dans le cas suivant, d'une gravité toute spéciale.

« Au mois de mars 1901, Mme X..., 36 ans, vient à ma consultation. Elle se plaint depuis trois mois de douleurs abdominales, de pertes fétides, souvent hémorragiques, d'amaigrissement et d'affaiblissement progressifs. A l'examen, je constate la présence d'un épithélioma né dans l'épaisseur de la lèvre antérieure du col hypertrophiée. Le champignon néoplasique atteint le volume d'un œuf de poule. Développé par une ulcération de la muqueuse du col, il vient remplir le vagin. Autour de la partie qui forme pédicule, la muqueuse est taillée à pic et a l'aspect normal. Le reste du col, la lèvre opposée sont indemnes.

Après beaucoup d'hésitation, pensant qu'il n'était plus temps de faire avec chances de guérison radicale l'ablation totale de l'utérus, je cédai au désir très vif de la malade et je me décidai pour l'hystérectomie partielle qui devait la délivrer d'un foyer d'infection menaçant. L'intervention, pratiquée au bistouri, consista à faire un évidement conoïde du col suivi de suture. Grâce aux limites très nettes de la tumeur, fongueuse et friable en son centre, mais bordée par une muqueuse d'apparence saine à la périphérie de son point d'attache, la séparation porte en plein tissus macroscopiquement sains et la réunion immédiate réussit à merveille.

J'augurais déjà assez mal de ce cas, avant de connaître le résultat de l'analyse microscopique qui fut faite par le Dr Hallion. Il s'agissait d'un épithélioma riche en éléments jeunes et d'une multiplication rapide, ce qui comportait le plus sévère pronostic.

Le développement atteint par le néoplasme en trois mois semblait attester sa malignité. Cependant, depuis huit mois qu'il a été extirpé, les signes de retour à la santé, d'accroissement des forces et de l'embonpoint démentent tout au moins la probabilité d'une récidive rapide. J'ajouterai que le traitement préventif de la récidive a été conseillé par moi, avec des intervalles de repos assez courts. A l'exemple de Jaboulay, j'ai recherché à produire une saturation du sang par l'accoutumance aux sels de quinine. Il n'est pas hasardeux d'attribuer à l'influence de ce médicament le relèvement rapide de mon opérée, ce qui n'est guère fréquent à constater dans les cas de carcinome encéphaloïde à marche rapide. »

Il nous reste à considérer un dernier cas : celui du cancéreux inopérable chez lequel une intervention palliative s'impose pour remédier à certains graves symptômes, entravant certaines fonctions, menaçant immédiatement l'existence, tels qu'hémorragies, résorptions putrides etc... Nous commencerons également, puisqu'il ne s'agit malheureusement plus de lutter de vitesse avec la maladie, par faire un traitement médical anticancéreux, basé sur la quinine, l'arsenic ou la sérothérapie, avant de faire l'ablation de toute la partie de la tumeur accessible, sans compromettre l'existence pourtant si menacée de notre sujet. Mais il va sans dire que le chirurgien doit avoir ici la main forcée, car de telles opérations, pense avec raison Doyen, sont faites pour déconsidérer la chirurgie.

Dans tous les cas énumérés, soit avant, soit après l'opération, le traitement médical doit être appliqué avec persévérance; enfin, plus que par le passé, le malade fût-il inopérable, on peut lui être hautement utile par une thérapeutique plus active et réellement plus efficace.

Traitement des récidives. — Peut-on prévoir la récidive, dans le but de faire une deuxième exérèse hâtive ? M. Doyen a conseillé de faire pratiquer l'examen histologique de la cicatrice à titre préventif. Cette précaution n'est pas à négliger sans doute, mais, comme le résultat peut être négatif, il aurait l'inconvénient de donner une sécurité trompeuse pendant que se prépare une récidive à distance. Aussi vaut-il mieux pour le chirurgien, une fois accomplie une intervention qu'il jugea légitime, de s'en tenir à l'emploi du traitement préventif médical, sur lequel nous nous sommes étendu.

Lorsque la récidive, malgré tous les efforts faits pour l'éviter, vient à se produire, le chirurgien ne doit pas mettre moins de hâte à agir, car les lésions peuvent demeurer longtemps encore dans le domaine de notre action. Plus la récidive est limitée, plus large sera le sacrifice à faire ; on se souviendra du cas de Gouley (1), qui parvint à obtenir la guérison radicale dans un cas de cancer du sein après quatre opérations successives à plusieurs années d'intervalle. On doit d'autant moins se décourager que nous pouvons compter sur l'auxiliaire de méthodes nouvelles dont l'efficacité préventive repose sur un assez bon nombre d'observations probantes.

A. Benoist.

---

(1) *New-York, Med. Journal* 1888.

COMPTE RENDU DES SÉANCES

DE LA

SOCIÉTÉ DE THÉRAPEUTIQUE

Séances des 6-20 Novembre 1901

Présidence de M. Albert ROBIN

M. Ed. Laval présente une note intitulée : *Deux cas d'extraction d'aiguilles dans la main.*

Il s'agit de deux observations d'extraction d'aiguilles dans la main, observations qui paraissent offrir quelque intérêt au point de vue thérapeutique.

Dans le premier cas, il s'agissait d'une femme qui, en brossant avec sa main le dessus d'une cheminée « sentit quelque chose comme une aiguille » lui entrer dans le médius droit. Au bout de deux jours l'auteur fut consulté et, comme rien ne prouvait l'existence dans ce doigt d'une aiguille ou d'un morceau d'aiguille, il demanda une radiographie qui fut refusée. L'auteur ne voulait pas intervenir sans cette garantie, car le doigt présentait bien sur sa face palmaire un léger gonflement au niveau de l'articulation phalango-phalanginienne, mais on ne voyait ni ne sentait par le palper aucun corps dur.

Au bout de 15 jours, on voyait, à l'endroit du précédent gonflement, une bulle grisâtre dans laquelle, par la pression, transparaissait un point noir, dur : c'était un morceau d'aiguille de 18 millimètres de long qu'il fut aisé de retirer avec une pince. La malade avait appliqué de la poix sur le point gonflé.

La poix paraît avoir été pour quelque chose dans cette issue, car l'aiguille s'était évidemment rapprochée de la surface de l'épiderme, puisqu'on ne pouvait la sentir au début, avant les applications de poix : celles-ci avaient provoqué la formation d'une bulle remplie non de pus, mais de sérosité citrine, comme à la suite d'un vésicatoire.

L'autre observation a trait à une bonne qui, en lavant du linge, sentit une aiguille lui entrer dans la main gauche. Elle essaya de retirer le corps étranger à moitié enfoncé, mais il se brisa et il lui resta dans les doigts de l'autre main la portion supérieure ou tête de l'aiguille. Il y avait alors un gonflement diffus de l'éminence thénar et un petit point noir (l'orifice d'entrée probablement) à 2 centimètres au-dessous de la base de cette éminence. Mais la palpation était absolument muette sur la présence du corps étranger.

La radiographie permit de se rendre compte qu'un fragment d'aiguille était placé à cheval sur le premier et le deuxième métacarpien, à leur base. L'auteur fit donc, après anesthésie à la cocaïne, une incision perpendiculaire à cette direction, comptant tomber sur le corps etranger, mais, à son grand étonnement, les explorations à la sonde cannelée ne révélèrent absolument rien au niveau du plan métacarpien. Fortement surpris, il se mit en quête aux environs du trajet et ce n'est qu'après un certain nombre de fouilles prudentes avec l'index qu'il finit heureusement par sentir une des extrémités de l'aiguille entre les fibres de l'adducteur du côté du premier métacarpien. L'extraction fut alors des plus simples.

Le fragment d'aiguille, en réalité plus long qu'il ne le paraissait, était placé obliquement la pointe contre la tête du premier métacarpien, et l'autre extrémité était dans la masse musculaire de l'éminence thénar relativement près de la surface des téguments. Or, la radiographie l'avait fait voir en raccourci et l'auteur ne s'était pas assez attaché aux différences de netteté des deux extrémités qui auraient dû faire apprécier mieux l'obliquité très accusée du fragment.

Voilà comment, faute d'une interprétation suffisante de l'image radiographique, ce qui avait semblé devoir être une opération simple, rapide et facile, fut une intervention légèrement compliquée.

On ne saurait trop insister sur cette nécessité de l'éducation radiographique. Il s'en est fallu de bien peu que l'auteur ne retrouvât pas cette aiguille. Il n'eût pas été le premier à qui semblable échec arriva : l'auteur a, en effet, assisté plusieurs fois à des essais infructueux d'extractions de corps étrangers de cette catégorie dans les membres; ces échecs tenaient en grande partie à l'inexacte interprétation préalable des images radiographiques. Pour terminer, l'auteur ajoute que l'opérateur doit faire procéder de préférence à la radiographie quelques instants avant l'opération. Du jour au lendemain une aiguille peut, en effet, changer de place. Inutile d'ajouter que, dans le cas dont il s'agit, cette précaution avait été observée.

M. Leredde présente une note intitulée : *Traitement du prurit avec lichénification par la cure d'exfoliation.*

Dans une des dernières séances de la Société, l'auteur a publié des cas de prurit anal ou vulvaire, sans lichénification ou accompagnés d'une lichénification très légère, gueris avec une rapidité surprenante par l'électricité de haute fréquence. Il a dit, a ce propos, que cetté méthodo ne lui avait pas donné d'aussi bons résultats dans les prurits avec lichénification intense et qu'il avait obtenu la guérison par un autre procédé.

Un cas excessivement rebelle de lichen simple du cou, que l'auteur a soigné à la fin de l'année dernière et qu'il a pu seulement améliorer par des séances de haute fréquence réitérées, l'a conduit à employer dans cette affection le traitement que les auteurs allemands emploient dans la cure de l'acné et qu'il a souvent employé lui-même avec grand succès : il s'agit de la cure d'exfoliation.

Cette méthode thérapeutique consiste à appliquer sur la peau malade, pendant un temps limité qui varie de quelques minutes à quelques heures, des pommades ou des pâtes contenant une dose élevée d'agents chimiques, ayant sur la peau une action énergique, kératolytiques et réducteurs, tels que la résorcine, l'acide salicylique, le naphtol, le savon mou de potasse. On produit ainsi une inflammation aiguë violente, mais passagère, de la peau, qui persiste pendant peu de jours; elle aboutit à une desquamation intense, à une véritable exfoliation, à l'élimination plus active des produits glandulaires, des sécrétions cutanées et définitivement à la décongestion consécutive du derme.

Voici le résumé de l'observation à laquelle il est fait allusion plus haut.

La malade est atteinte depuis 5 ou 6 ans d'un lichen symple typique du cou occupant toute la face latérale droite.

Un traitement prolongé par l'électricité amena une amélioration sensible, sans aboutir à la guérison. L'auteur renonça alors à l'électricité pour essayer la cure d'exfoliation. Il appliqua tous les huit jours une couche épaisse de pâte résorcinée de Unna (axonge benzoïnée 14 gr., oxyde de zinc 5 gr., terre fossile 1 gr., résorcine 20 gr.), sur toute l'étendue de la plaque de lichen pendant 15 puis 20 minutes. Dans l'intervalle des applications, la région malade était couverte d'une pâte composée d'oxyde de zinc, amidon, vaseline et lanoline àà 5 grammes.

L'effet fut rapide et remarquable d'efficacité.

Dans la seconde observation, la malade, à la suite d'un eczéma généralisé, présenta à la face interne des membres inférieurs droit et gauche deux plaques s'étendant à la moitié interne de la cuisse jusqu'au genou, lichénifiées, très épaisses, et très prurigineuses.

Le traitement par la pâte résorcinée est appliqué. Au bout de deux mois et demi de traitement, on constate qu'au niveau du genou droit où persiste la lichénification, le prurit atténué persiste encore. Le reste des plaques ne présente plus que de la pigmentation légère : le prurit y a disparu. L'auteur insiste sur cette dernière remarque très importante en l'espèce, le prurit a disparu là où les exfoliations ont fait disparaître les lésions de la peau.

3me Obs. *Lichen simple du cou* durant depuis 10 ans. — Une application de pâte résorcinée de 10 minutes provoque une amélioration très marquée : l'affaissement des papules, la *disparition presque complète du prurit.*

Quelle conclusion peut on tirer des trois cas ?

1° La cure d'exfoliation peut amener la guérison du lichen simplex circonscrit, faire disparaître d'une manière complète l'infiltration de la peau et le prurit, dans des cas où l'infiltration et le prurit étaient considérables et avaient résisté au traitement habituel, y compris celui qui paraît le meilleur dans la majorité des cas, l'électricité de haute fréquence.

2° Il est possible que, chez certains malades, celle-ci donne, par contre, des résultats que la cure d'exfoliation ne pourrait donner. Mais comme aucun signe objectif ne permet de reconnaître jusqu'ici les cas qui relèvent de l'électricité et ceux qui relèvent du traitement exfoliant, il semble qu'il vaille mieux employer d'abord celui-ci, plus simple pour les malades, sans danger, à condition que les applications soient faites d'une manière progressive, sous la surveillance du médecin, et dont l'effet, utile ou non, peut être jugé plus rapidement. On pourrait, du reste, facilement combiner les deux méthodes et dans les cas où quelque prurit persisterait après les applications répétées de pommades ou de lotions exfoliantes, faire intervenir l'électricité de haute fréquence ; celle-ci agirait peut-être mieux lorsque les conditions physiques dans lesquelles se trouve la peau par suite de son épaississement seraient modifiées.

L'auteur a l'intention d'employer la méthode qu'il propose dans les lichénifications non circonscrites et il espère qu'elle y donnera des résultats favorables.

M. Bardet reprend la discussion sur la *gastrosuccorrhée*. L'orateur ne pense pas que le syndrome de Reichmann soit toujours pathognomonique d'un ulcère pylorique. Tous les médecins ont eu l'occasion d'observer des malades atteints de souffrances cruelles, cachectisés, et se relevant par le seul fait de l'adoption d'un régime minutieux. On a dit que ces sujets n'étaient pas des vrais types de la maladie de Reichmann. Il est difficile d'admettre qu'un ulcère pylorique, ayant provoqué pendant une quinzaine d'années des crises intenses, devienne silencieux quand le patient, vers la cinquantaine, adopte une existence plus réglée et se soumet au repos physique et moral. Les hyperchlorhydriques sont difficilement guérissables parce qu'ils éprouvent le besoin de manger et se restreignent malaisément.

On ne parle pas assez, quand on prescrit des régimes, de la *quantité* d'aliments permise. La plupart des livres de physiologie donnent des chiffres trop élevés pour l'alimentation normale; un gramme d'albumine par kilo suffit. M. Mathieu donne à ses malades environ 200 grammes de substances azotées par jour : une quantité si élevée est-elle utile ? L'exagération de l'alimentation azotée est une des causes de l'hypersthénie.

M. Soupault concède que le traitement médical améliore ces malades ; mais, comme ce sont des récidivistes et qu'il n'a jamais, pour sa part, observé un seul malade qui n'ait pas eu de récidives, il est préférable d'opérer pour mettre le malade hors de danger. Une hémorragie brusque peut se manifester chez des malades considérés comme guéris depuis longtemps : l'orateur en cite un exemple. Aussi, quelle que soit la gravité du cas, l'orateur diagnostique un ulcère pylorique ou juxta-pylorique : il ne connaît pas de cas où cet ulcère n'ait pas existé.

M. Mathieu a trouvé sur six autopsies, quatre ulcères. Donc il y a ulcus dans la majorité du cas, mais il existe aussi des cas légers, s'améliorant facilement par le régime : il serait intéressant de savoir dans quelle proportion ces sujets ont un ulcus. M. Soupault n'a pas fait opérer tous ses malades, sans doute parcequ'il existe deux catégories.

L'ulcus, enfin, guérit spontanément: il faut donc chercher à obtenir cette guérison par le traitement médical.

Si l'orateur donne tant d'azote à ses malades, c'est qu'il a constaté que la poudre de viande est un véritable alcalin azoté, calmant les douleurs, qu'on ne saurait remplacer. Si l'on remplace cette poudre par des farineux ou des substances sucrées, les douleurs s'exaspéreront de suite. L'orateur a observé qu'autrefois, ayant donné à des malades de la poudre de viande qui contenait une substance sucrée, cette poudre provoqua des douleurs intenses.

La quantité d'azote administrée n'est pas exagérée, car les patients arrivent à l'hôpital cachectisés, ainsi que le prouvent les examens d'urine. Pendant les 15 premiers jours, la quantité d'urée n'augmente pas, malgré la quantité excessive d'azote ingéré : ce n'est que plus tard, quand les pertes sont réparées, que l'urée augmente.

M. Linossier croit que lorsque cette première période est franchie, il y a lieu de diminuer beaucoup l'alimentation azotée, puisque la viande excite à l'hyperchlorhydrie.

M. Soupault reconnait être loin d'avoir opéré tous ses malades, mais cela tient à diverses circonstances. Pour lui, les différences sont minimes entre cas graves et légers, puisque, chez tous, à son avis, existe un ulcère pylorique qui ne guérit pas d'une façon absolue, car cette région est soumise à d'incessants tiraillements.

M. Mathieu réplique que dans maintes autopsies on trouve des cicatrices d'ulcères guéris, même dans la région pylorique. Mais il n'existe aucun signe permettant d'affirmer cette guérison.

M. Robin est d'avis d'alimenter fortement ces malades, car ils perdent plus d'azote qu'ils n'en assimilent; en outre, alors qu'à l'état normal 4 0/0 de l'azote ingéré est éliminé sans être utilisé, avec les fécès, cette proportion monte à 19 0/0 dans certains cas de maladie de Reichmann. La suralimentation azotée s'impose donc.

L'orateur n'est pas convaincu par les arguments de M. Soupault et croit que 25 0/0 tout au plus des malades présentant le syndrome de Reichmann ont un ulcère. En outre, il connait des malades ayant guéri de leur ulcère, et cela depuis 18 à 20 ans : la guérison de l'ulcère s'obtient dans 60 0/0 des cas.

REVUE DES PUBLICATIONS SCIENTIFIQUES

Maladies infectieuses

Dr LESAGE

Médecin des hôpitaux

Un cas de tétanos guéri par le sérum antitétanique (*Wratsch*, n° 37, 1901). — SEIZENOVITSCH rapporte le cas d'un garçon de 8 ans qui fut pris subitement de trismus des mâchoires; le lendemain survinrent des convulsions. Le diagnostic de tétanos établi, l'auteur eut recours à des injections de sérum antitétanique. La première injection de 10 c.c. du sérum de l'Institut Pasteur a été faite le troisième jour de la maladie.

La maladie a duré trois semaines environ. La quantité totale de sérum injectée a été de 100 grammes.

Après cinq jours de traitement par le sérum antitétanique combiné à l'administration de chloral, l'auteur ajouta des injections sous-cutanées d'extrait de *cannabis indica* (0 gr. 25 pour 10). Point intéressant à noter : l'hydrate de chloral n'a exercé aucune action soporifique; au contaire l'enfant souffrait la nuit de douleurs cruelles qui s'atténuaient le jour.

J. ROUBLEFF.

Traitement des oreillons, par G. LEMOINE (*Le Nord Médical*, 1er novembre 1901). — Les oreillons constituent une maladie que l'on doit soigner « et qu'il faut savoir bien soigner ». Peut-on les éviter? Ils sont très contagieux, leur contagiosité persiste pendant trois semaines. Certains médecins estiment que la prophylaxie a peu d'importance chez l'enfant à cause du peu de gravité de la maladie; il n'en est pas de même chez l'adulte où l'infection peut avoir des conséquences plus graves.

Lorsque la maladie est constituée, la thérapeutique varie suivant les cas. S'il y a menace de phénomènes encéphaliques, on n'hésitera pas à plonger le malade dans un bain tiède à 38° et on lui maintiendra sur la tête des compresses froides en permanence. Contre la lésion locale on a préconisé les larges vésicatoires, c'est un moyen barbare et même dangereux. Dans les cas simples, quelques frictions mercurielles belladonées suffisent; si l'on craint le mercure, on pourra mettre une pommade, telle que la vaseline boriquée ou le baume Opodeldoch. Si la fluxion ourlienne est intense, le moyen le plus efficace pour limiter le processus morbide est l'application de glace en permanence. Il faut en même temps assurer l'antisepsie buccale à l'aide de lavages ou de pulvérisations avec la liqueur de Labarraque étendue de 50 0/0 d'eau bouillie, ou avec la solution suivante :

Phénosalyl..........	0 gr. 50
Chlorure de sodium...	5 grammes
Eau bouillie..........	500 —

On ne négligera pas l'antisepsie générale, que l'on pourra faire à l'aide du salol, l'intestin sera antiseptisé par les purgatifs salins ou le calomel.

L'orchite ourlienne peut malheureusement survenir et donner lieu à une atrophie complète de la glande (105 fois sur 160 cas); pour l'éviter, il faut maintenir le sujet au lit, l'empêcher de sortir, lui faire porter un suspensoir pour éviter tout froissement susceptible de provoquer un lieu d'appel pour l'infection. Quand l'orchite est déclarée, le malade prendra 2 ou 3 fois par jour un grand bain ou un bain de siège tiède de dix à quinze minutes; à la sortie du bain, on fera une onction avec de l'onguent mercuriel belladonné, ou on mettra un emplâtre de Vigo; un suspensoir doit être porté continuellement. Si l'inflammation est douloureuse, il faut faire de larges applications de glace sur le testicule malade aussi bien que sur le testicule sain, qui peut être ainsi protégé : les sangsues peuvent être utiles. La diurèse sera favorisée par des boissons abondantes pour empêcher la rétention des toxines et empêcher l'apparition d'autres localisations. Quand la glande testiculaire est en voie d'atrophie, la plupart des moyens employés : courants continus, frictions stimulantes, thérébentine à petites doses, se sont montrés inefficaces. Si, malgré tout, l'atrophie est double et complète, le médecin ne doit point oublier, si le sujet est marié, qu'il doit garder pour lui son pronostic. C'est un conseil prudent et pratique du Pr Lemoine, qui n'est point inutile pour de jeunes praticiens.

P. Sainton.

Traitement combiné de la pustule maligne' par le Dr Luis Callado (*Revista de medicina y Cirugia Practica*, 28 juin 1901). — Dans un cas très grave relaté par l'auteur, on fit avec le thermo-cautère des cautérisations répétées sur tous les points de la pustule en dépassant les limites de l'eschare. Cela fait, on pratiqua avec le bistouri cinq incisions en croix, une à chaque angle et une autre au centre. Sur chacune des plaies on déposa trois gouttes de la préparation suivante : bichlorure de mercure et acide sulfurique pur, parties égales, et immédiatement après on fit deux injections autour de l'aréole de Chaussier et avec la seringue de Pravaz d'une solution d'iode à 2 0/0. Pansement de toute la surface avec de l'iodoforme recouvert de gaze.

Trois jours après, l'état général était bon et on put enlever l'eschare : la plaie se cicatrisa par seconde intention.

1° Dans ce cas, le bacillus anthracis a mis six jours à se développer, contrairement à l'opinion de la plupart des auteurs qui affirment qu'il faut deux ou trois jours; 2° Le degré de virulence comparé aux autres cas que l'auteur a eu occasion d'observer était très grave, ce qui fait penser que le bacillus anthracis est d'autant plus virulent que son incubation est plus lente; 3° Les résultats du traitement employé, malgré la gravité du cas, ont été très heureux.

F. Berini.

Méthode nouvelle du traitement de la fièvre des foins et des affections similaires (*Deutsche med. Wochenschrift*, 14 novembre 1901). — Fink a pu démontrer, par l'insufflation de topiques pulvérulents, que la sécrétion abondante présentée par les malades atteints de fièvre des foins, prend naissance le plus souvent dans l'antre d'Higmore. Les fosses nasales ne jouent qu'un rôle accessoire dans la production de cette sécrétion.

Le topique le plus efficace pour combattre et guérir rapidement les accès de fièvre des foins est, pour l'auteur, l'aristol qu'il insuffle en nature dans l'antre d'Higmore. Il arrive parfois qu'une seule insufflation suffise pour donner une guérison définitive.

Dix malades ainsi traités ont tous été débarrassés de cette affection tenace ; dans un onzième cas, il existait, en outre, de l'empyème de l'antre d'Hyghmore : le résultat thérapeutique fut moins satisfaisant.

E. Vogt.

Effets produits par la désinfection interne dans les maladies infectieuses (*Therap. Monatshefte*, novembre 1901). — Weill a étudié l'action antiseptique interne du sublimé en inhalations dans la *tuberculose*. Les malades ont été introduits dans un local saturé de vapeur d'eau contenant du sublimé (l'auteur n'indique pas la dose) ; le nombre des séances a été de deux par jour. La durée des séances n'est pas indiquée.

L'auteur se défend, dans une maladie aussi variable que la tuberculose pulmonaire, de vouloir tirer des conclusions hâtives, mais il a pu constater, dans plusieurs cas aigus, avec quelle rapidité la température s'abaissait. Cet abaissement a été en moyenne de 1° à 5°. Dans les cas d'infiltration des sommets, les phénomènes de catarrhe ont rétrocédé avec une rapidité remarquable. Une démonstration plus évidente de l'utilité de ces inhalations a été fournie par de nombreux cas d'adénite cervicale tuberculeuse chez des enfants : les ganglions ont diminué de volume dans de grandes proportions, la réduction du volume d'une noix à celui d'un pois a été plusieurs fois notée. Chez les adultes, les effets sont moins marqués : en général, un traitement de six semaines a suffi pour les deux catégories de malades. Pour observer des réductions importantes, il faut que les ganglions ne soient ni trop durs, ni trop mous : la prolifération accentuée du tissu conjonctif et la caséification sont des obstacles à une bonne réussite.

La désinfection interne a été étudiée aussi par l'auteur dans plusieurs cas de *fièvre typhoïde* sous forme d'entéroclysme au sublimé 1/10000 ou 1/20000 (un demi-litre à la fois).

Une série de cas a été ainsi traitée, une seconde série n'a pas reçu de lavements. L'auteur a constaté que les cas traités par le sublimé ont présenté une marche beaucoup moins grave que les autres : les lavements abaissent momentanément la température et peuvent remplacer les bains froids dans les cas où ces derniers sont contre-indiqués ou d'application malaisée.

Le sublimé a, en outre, l'avantage de désinfecter les selles et de mettre ainsi le personnel à l'abri de la contamination.

E. Vogt.

Maladies générales non infectieuses et intoxications

Dr CHASSEVANT

Professeur agrégé à la Faculté de Médecine.

De l'anémie simple sans splénomégalie et en particulier de l'anémie d'origine digestive, par Aviragnet, *Journal de Médecine interne*, n° 21, p. 1011, 1901. — L'anémie simple sans splénomégalie peut être congénitale ou acquise. Congénitale, elle s'observe chez des enfants nés d'une mère anémiée elle-même, de parents atteints de syphilis ou de tuberculose. D'autres fois la mère a souffert pendant la grossesse d'une affection grave quelconque. Le placenta albuminurique ou, d'une façon générale, les lésions du placenta sont également des causes d'anémie congénitale. Certains enfants atteints de lésions congénitales du cœur ont une mauvaise circulation et par suite de l'anémie.

Les causes de l'anémie acquise sont le rachitisme, la tuberculose infantile, la syphilis héréditaire, le paludisme (mais dans ce cas la rate est grosse), la convalescence des maladies infectieuses, les vers intestinaux. Il faut encore songer à la mauvaise hygiène par encombrements, manque d'air; à la rhino-pharyngite chronique avec poussées aiguës, accompagnée ou non d'amygdalite. Les troubles digestifs constituent une cause fréquente d'anémie.

Le traitement de la cause de l'anémie doit être la première préoccupation de médecin. S'agit-il de malaria, on donnera la quinine, on pourra faire des injections sous-cutanées de chlorure double de fer et de quinine :

Chlorure double de fer et de quinine..	0 gr. 10
Eau q. s. pour.	10 c.c.

1 cent. cube pour une injection sous-cutanée.

Le mercure sera donné, en cas de syphilis; aux rachitiques s'adressera la médication par le phosphore. Si c'est la rhino-pharyngite qui cause l'anémie, il faut nettoyer le nez, faire des injections nasales, enlever les végétations adénoïdes; enfin il faut traiter les troubles digestifs, avant tout par le régime.

Il faut ensuite traiter l'anémie elle-même et la traiter par le fer. J. Simon ne donnait pas de fer au-dessous de l'âge de 3, 4, 5 ans, prétendant que les enfants en bas-âge ne le supportent pas.

Le protoxalate de fer est particulièrement bien supporté; chez un enfant de 1 à 2 ans on peut prescrire 0 gr. 01 à 0 gr. 02 de protoxalate; on peut prescrire chez les enfants dyspeptiques :

Benzonaphtol...	0 gr. 15 à 0 gr. 20
Magnésie.......	0 — 10
Protoxalate de fer...........	0 gr. 01 à 0 gr. 02

On peut également prescrire le sous-carbonate de fer à la dose de 0 gr. 05 à 0 gr. 25 par jour, suivant l'âge, mélangé à un sirop; le chlorure et le lactate ferreux (0 gr. 05 à 0 gr. 20); le pyrophosphate double de fer et de sodium; le protoiodure de fer en sirop etc.

L'arsenic peut être également employé sous forme d'arséniate de soude :

Arséniate de soude.......	0 gr. 05
Eau distillée.............	250 gr.

Une cuillère à café à chacun des repas, ou de liqueur de Fowler (commencer par une goutte, puis augmenter jusqu'à 6 ou 7 gouttes par jour). Le cacodylate de soude sera utilisé uniquement par la voie sous-cutanée.

C'est surtout dans l'anémie pernicieuse progressive, dans l'anémie pseudo-leucémique, dans les leucémies qu'agit l'arsenic.

L'opothérapie, dans l'anémie, a donné des résultats contradictoires. Combe (de Lausanne), Fraser, etc, ont employé avec succès l'extrait aqueux de moelle osseuse fraîche de veau. On en prend une ou deux cuillerées à café, qu'on met dans une tasse où l'on ajoute trois cuillerées à dessert d'eau bouillie froide, on triture le tout et on le fait macérer pendant une heure ou deux; puis on le fait passer sur un linge fin et l'enfant en prend deux fois par jour.

G. Lyon.

Considérations sur la chloro-anémie et son traitement, par le Dr Manuel Vazquez. (*Thèse de Doctorat*, Madrid 1901). — Les idées défendues par l'auteur dans sa thèse peuvent être résumées dans les conclusions suivantes : 1° L'obtention d'une composition normale du sang peut être effectuée par des moyens divers, tendant surtout à régénérer le globule rouge, et à lui faciliter l'absorption de l'hémoglobine;

2° Des agents pharmacologiques employés dans ce but, le fer est le principal; mais il ne doit pas être considéré comme indispensable et il est encore moins le médicament spécifique de la chloro-anémie;

3° Parmi les préparations ferrugineuses, on doit préférer les proto-sels et surtout le protoxalate de fer;

4° La régénération du sang dans l'anémie chlorotique peut s'obtenir au moyen du sang même;

5° Des procédés employés, le plus simple et le plus efficace consiste dans l'emploi de lavements de sang défibriné;

6° Le sang employé pour ces lavements doit être de préférence du sang de mouton, ou encore de bœuf ou de veau : il devra être fraîchement récolté et administré à la dose de 200 à 300 grammes par jour ;

7° Les excellents résultats enregistrés grâce à l'emploi de ce moyen thérapeutique doivent faire considérer ce dernier comme préférable à tous les autres dans le traitement de la chloro-anémie ;

8° L'hygiène fournit un auxiliaire puissant dans le traitement de cette affection (régime alimentaire, aérothérapie, repos méthodique);

9° Le traitement symptomatique ne doit pas être oublié; mais il exige une certaine prudence dans son emploi.

F. Berini.

Traitement hydrothérapique de l'obésité avec troubles circulatoires (*Bl. f. Klin. Hydrotherapie*, juillet 1901). — Buxbaum, dans les cas d'obésité avec surcharge graisseuse du cœur, recommande l'application sur la région cardiaque d'un tube avec circulation d'eau, le matin, pendant 15 à 30 minutes ; peu à peu, on arrive à deux séances de plus longue durée par jour. Cette intervention si simple provoque, au bout de quelques jours, une augmentation de la diurèse avec diminution des troubles circulatoires et de l'essoufflement. Au début, on fait faire après chaque séance, des mouvements passifs : plus tard, on recommande les promenades au grand air après chaque séance.

Plus tard, l'application du tube fait place aux douches écossaises, celles-ci sont à leur tour remplacées par la sudation (dans la boîte) avec affusions froides pour terminer.

E. Vogt.

Chirurgie générale

Dr Benoit

Ancien interne des hôpitaux.

Chirurgie stomacale et chirurgie de l'intestin (*XIVe Congrès de Chirurgie*). — Une longue discussion s'est engagée pour savoir lequel, des deux procédés de Roux ou de Von Hacker, est le plus pratique pour faire la gastro-entérostomie. MM. Terrier, Guinard (de Paris), Monprofit (d'Angers) sont partisans de la *gastro-entérostomie postérieure*.

Les accidents de *circulus viciosus* y sont rares, quand l'opération est bien menée, et la mortalité opératoire minime. M. Pantaloni (de Marseille) défend la gastro-entérostomie par le procédé de Roux, qui lui a donné 24 guérisons sur 25 opérations, et 1 décès, attribuable à une gastrite alcoolique. M. Terrier lui fournit un argument en disant que, dans le procédé de Von Hacker, on n'évite les accidents qu'en suivant une technique parfaite. Il en résulte, en effet, que, suivant l'opinion soutenue par M. Pantaloni, dans les affections non cancéreuses de l'estomac, l'opération de Roux offre plus de sécurité, entre des mains peu expérimentées, que celle de Von Hacker.

M. Mauclaire (de Paris) signale les contradictions des histologistes, lorsqu'il s'agit de se prononcer sur la nature d'une tumeur de l'estomac. Il a recueilli, pour un néoplasme du pylore qu'il avait extirpé, les opinions les plus opposées quant à la nature du tissu pathologique. Voilà qui n'est pas fait pour éclairer la question, pourtant si intéressante, de la curabilité du cancer par le traitement chirurgical.

En *chirurgie intestinale*, les statistiques présentées par certains chirurgiens sont des plus brillantes, quant aux résultats éloignés de l'exérèse des tumeurs malignes. M. Goullioud (de Lyon), a fait cinq entérectomies à froid pour cancer du gros intestin. La guérison a toujours été obtenue et l'absence de récidive constatée de trois mois à trois ans après l'opération. M. Peyrot (de Paris) a fait avec succès l'*exclusion de l'intestin* dans un cas de fistule stercorale consécutive à l'hystérectomie vaginale. Le malade a conservé sa fistule, mais celle-ci s'est tarie. Ce procédé est recommandable dans les cas où l'on juge la restauration de l'intestin impossible après décollement.

M. Phocas (de Lille) montre, par une observation chez un enfant de 3 ans et demi, que les interventions portant sur l'intestin sont bien supportées dans le jeune âge. Pour sa part, il a fait une anastomose iléo-colique, pour accidents d'obstruction dus à une colite muco-membraneuse : l'enfant s'est bien rétabli.

A. Benoit.

Chirurgie du foie (*XIVe Congrès français de chirurgie*). — M. Legueu (de Paris) a enlevé deux fois des tumeurs du foie, dont l'une avait été prise pour un cancer de cet organe et qui n'étaient autres que des *syphilomes*. M. Frœlich (de Nancy) en a également opéré un cas par la résection du foie. L'hémostase se fait au catgut et l'hémorragie, dans tous ces cas, a été faible.

A. Benoit.

Chirurgie herniaire (*XIVe Congrès français de chirurgie*). — M. Lucas Championnière produit une statistique de 1,000 cures radicales de hernies non étranglées; il n'ajoute guère rien à ce qu'il a déjà exprimé dans ses précédents travaux sur le même sujet.

M. P. BERGER fait connaître un procédé autoplastique de son invention, pour fortifier la paroi affaiblie dans les cas de hernie inguino-interstitielle avec ectopie testiculaire et dans les hernies avec paroi abdominale effondrée. Voici comment il décrit sa méthode : on commence par inciser l'aponévrose du grand oblique jusqu'à l'orifice inguinal externe, puis on enlève le testicule, le moignon du sac préalablement disséqué et lié, et on suture le tendon conjoint à l'arcade crurale, suivant le procédé de Bassini qu'il emploie depuis longtemps. Cela fait, on ouvre la gaine du muscle grand droit et on suture la lèvre externe de cette gaine à l'arcade du grand oblique ; ensuite on fixe le bord externe du muscle droit à sa gaine, comme le fait Jalaguier en réséquant l'appendice. Enfin, on utilise l'aponévrose du grand oblique pour réparer la perte de substance de la paroi antérieure de la gaine du muscle droit.

On signale ensuite un cas fort rare d'étranglement de l'appendice dans un sac herniaire (TAILHEFER) (de Paris).

A. BENOIT.

Indication de la décortication du poumon (*XIVe Congrès français de chirurgie*). — DELORME signale la nécessité de la radiographie pour déterminer les indications de la décortication du poumon. En effet, ce n'est qu'après avoir constaté par elle que le poumon est expansible, que l'on doit recourir à la méthode qu'il préconise et qu'on peut en attendre les meilleurs effets. La *décortication*, dit M. Delorme, est moins mutilante que l'opération de Schede.

A. BENOIT.

Pneumothorax chirurgical (*XVIe Congres de chirurgie*). — Le *pneumothorax*, considéré jusqu'ici comme un gros danger dans les opérations sur le poumon, n'est pas aussi redoutable qu'on le pense, selon M. DELAGENIÈRE, à la condition qu'il soit *provoqué* non brusquement, mais progressivement. Il est même un excellent moyen d'*hémostase* dans les hémorragies pulmonaires, ainsi que le prouvent quelques observations de blessure du poumon par arme à feu.

A. BENOIT.

Chirurgie trachéo-laryngée. — *XIVe Congrès français de chirurgie.* — M. MOURE (de Bordeaux) se déclare partisan de la *suture immédiate de la trachée*, qu'on peut effectuer au catgut, après l'ablation de corps étrangers des voies aériennes. Il est inutile, dans ces cas, d'exposer les enfants aux dangers des complications broncho-pulmonaires en mettant une canule. Il suffit de les surveiller de près pendant deux jours après la suture.

A. BENOIT.

De la résection du trépied orbitaire externe dans la chirurgie de l'orbite et de la face (XIVe Congrès français de Chirurgie, octobre 1901). — Cette opération, présentée au Congrès par M. GANGOLPHE (de Lyon), a pour but l'extirpation plus complète des tumeurs de l'orbite, avec *conservation du globe oculaire*. S'agit-il d'un sarcome ? Après avoir mis à nu les trois points d'appui de l'os malaire, on sectionne ces points osseux à la pince coupante, et on peut dès lors agir sur les néoplasmes logés profondément dans l'orbite. Si l'on a affaire à des épithéliomas de la face, prolongés dans l'orbite, comme M. MORESTIN (de Paris) en présente deux exemples, on agit de même pour en faire l'ablation, et l'autoplastie, destinée à réparer la perte de substance qui en résulte, est singulièrement facilitée par la résection du trépied orbitaire externe. M. Gangolphe a même pu, grâce à l'affaissement que produit la résection osseuse, suturer complètement la plaie sans autre intervention. Le progrès est manifeste, dans ces cas, puisque les anciens procédés entraînaient presque constamment l'énucléation du globe de l'œil.

A. BENOIT.

Astragalectomie pour luxation ancienne de l'astragale (*Soc. de chir.*, 30 oct. 1901). — M. BROSSARD (du Caire) a extirpé, un mois après un traumatisme, un astragale luxé en avant et en dehors. L'auteur obtint un résultat fonctionnel excellent qu'il attribue à la conservation fortuite d'un fragment de cet os en arrière et en dedans.

MM. QUÉNU et BERGER attestent des résultats aussi parfaits pour l'extirpation après luxation récente ou ancienne de l'astragale, cette ablation ayant été complète.

A. BENOIT.

Maladies des Voies digestives

Dr SOUPAULT

Médecin des hôpitaux

Le traitement de la gastralgie, par Robert SAUNDY (*Treatment*, septembre 1901). — Au point de vue thérapeutique, il faut diviser les gastralgies en deux groupes : 1° les cas dans lesquels la douleur survient entre les repas et disparaît sous l'influence d'un repos ou d'une petite quantité d'un excitant alcoolique ; 2° ceux dans lesquels la douleur survient après l'ingestion des aliments et paraît être en rapport avec l'introduction de ceux-ci dans l'estomac.

Le premier groupe se rencontre chez des neurasthéniques. Le traitement rationnel est alors le repas suivant la méthode de Weir Mitchell, le changement de milieu, (voyage en mer, ou dans les montagnes) combiné avec une nourriture régulière et abondante. Quand la santé est rétablie, ces malades doivent faire par jour trois repas complets, s'abstenir d'excitants nerveux, thé et tabac. Si ce traitement rationnel ne peut être suivi, on s'adressera à la quinine, au fer, à la noix vomique, aux toniques en général, tandis qu'on combattra la douleur par le chlorhydrate d'héroïne et de morphine à très petites doses (huit milligrammes). Le chloral enlève quelquefois la douleur, mais il cause quelquefois de l'assoupissement ; les autres analgésiques sont d'un effet incertain.

Dans les cas où la douleur apparaît après l'ingestion des aliments, il s'agit le plus souvent de troubles anémiques chez les jeunes filles, parfois d'hystérie. Il faut alors, dans ces cas, mettre le malade au lit, et lui donner des quantités infimes de lait et d'eau de chaux, par exemple toutes les heures. Si la douleur persiste, le repos sera complet, on administrera les lavements nutritifs composés de lait et d'œufs, toutes les 4 heures. Les vomissements, s'ils existent, ne durent pas au-delà de la 24e heure. La quantité de lait est alors augmentée graduellement et le régime, en trois semaines, se rapproche de la normale. On peut substituer au lait de la viande hachée légèrement cuite, avec de la somatose, du plasmon, du thé de viande. En même temps, l'anémie sera traitée par les préparations ferrugineuses ; on peut employer la formule suivante :

Sulfate de Magnésie..	0 gr. 25 centigr.
Sulfate de fer........	0 gr. 12 gr.
Acide sulfurique dilué	0 cc. 15.
Eau de Menthe... ..	30 grammes.

On peut alterner avec de l'eau de Rubinat, chaque matin. A tous ces moyens on peut joindre le massage général.

La gastralgie avec paroxysmes après le repas peut se montrer dans la gastroptose, il faut alors faire coucher le malade une heure après chaque repas, lui faire porter une ceinture abdominale, et lui faire prendre après chaque repas.

Acide chlorhydrique dilué	0 c. cube 62
Teinture de noix vomique	0 cc. 59
Extrait liquide de cascara	0 cc. 59
Infusion de gentiane.....	28 grammes.

Enfin, il est toute une catégorie de cas que l'on voit survenir chez les gens âgés et où le diagnostic est très difficile ; on voit survenir chez ces sujets des affections organiques. Il faut alors examiner l'appareil dentaire, prescrire un régime approprié, supprimer les excitants tels que le thé et le tabac. On se trouvera bien de l'emploi avant chaque repas du mélange suivant :

Carbonate de bismuth.......	0 gr. 60
Carbonate de soude	0 gr. 60
Mucilage de gomme adragante.	0 cc. 60
Eau distillée de menthe.....	28 gr.

On y joindra des purgatifs salins (Carlsbad, Rubinat) de temps en temps.

P. Sainton.

Opportunité du traitement chirurgical des ulcères de l'estomac par le Dr Pedro Caride (*Revista de la Sociedad Medica Argentina*, n° 48, 15 oct.). — Après avoir passé en revue l'étiologie de l'ulcère de l'estomac et fait voir la part qui revient à la syphilis, l'auteur décrit le traitement médical usuel dans ces cas.

Mais si le régime n'est pas toléré ou si après l'avoir appliqué consciencieusement les douleurs et de nouvelles hématémèses reparaissent, on doit se dire que la guérison n'est qu'apparente et ne pas prolonger indéfiniment une thérapeutique sévère et insuffisante à réparer les pertes de l'organisme.

Le traitement chirurgical admis jusqu'à présent à combattre les seules complications est, cependant, capable de guérir rapidement l'ulcère de l'estomac en lui-même, soit en supprimant le mal au moyen d'une gastrectomie partielle, soit en supprimant l'action dynamique de l'ulcère par une gastro-entérostomie ; par cette dernière intervention, on fait disparaître l'ectasie gastrique, et on facilite la réparation de la perte de substance.

Dans les cinq cas qu'il présente comme base de son travail, le Dr Pedro Caride s'est limité systématiquement à la gastro-entérostomie pour deux raisons principales : 1° l'action réflexe, comme il vient d'être dit, domine le cadre symptomatique de l'ulcère : une fois supprimée, la cicatrisation s'opère rapidement ; 2° comme il s'agissait de malades souffrant depuis très longtemps et très affaiblis, il y avait à craindre que les autres opérations, bien que plus complètes, n'eussent pas été tolérées, étant donné le peu de résistance organique des patients.

Cette même considération a empêché l'auteur de pratiquer la gastro-entérostomie en Y de Roux, idéale en théorie, mais demandant beaucoup de temps et augmentant le danger de l'intervention.

Le Dr Caride s'est décidé, après plusieurs essais, à pratiquer le procédé antérieur de Doyen un peu simplifié, auquel il trouve des avantages sur l'anastomose postérieure de Van Haecker. Le premier de ces procédés supprime la fixation du colon à l'estomac et l'invagination du grand épiploon, comme temps inutiles, aussi est-il très simple et ne fait-il pas courir le danger d'un étranglement réciproque du colon et du jéjunum, si l'on prend soin de garder une anse suffisamment longue d'intestin grêle.

De cette façon, la gastro-entérostomie antérieure reste réduite à trois temps : 1° ouverture du ventre ; 2° prise de l'estomac et de l'anse du jéjunum suivant la face inférieure du mésocolon transverse jusqu'au côté gauche de la seconde vertèbre lombaire ; 3° établissement de la communication gastro-intestinale au moyen de deux plans de suture continues séro-séreuses renfermant un surjet central, qui comprend toute l'épaisseur des parois, et laisse trente ou quarante centimètres de jéjunum libre.

L'auteur n'est pas partisan du bouton de Morphy, car il craint que l'intestin ne se coude sur le bouton et que ses parois forment une soupape capable de constituer un obstacle au passage des aliments ; de plus, comme on ne peut graduer la force avec laquelle il s'attache aux parois intestinales, on risque le sphacèle ou le passage du contenu intestinal. L'auteur estime le bouton indiqué dans les seules anastomoses terminales de l'intestin.

En résumé on ne doit pas prolonger trop longtemps le régime alimentaire et pharmacologique chez les malades atteints d'ulcère gastrique : la bénignité du pronostic des opérations de l'estomac comparée au danger de l'ulcère, non seulement autorise, mais même oblige à proposer le traitement chirurgical.

F. Berini.

Maladies du Système nerveux

Dr P. Sainton

Ancien interne des hôpitaux,

Les causes et le traitement de l'épilepsie, par William P... Spartling (*Société Médicale de l'Etat de New-York*, 15 octobre 1901). — Chez 30 0/0 des épileptiques, la maladie se développe avant l'âge adulte : elle s'est rencontrée chez les parents des épileptiques dans 16 0/0 des cas. L'alcool s'en est montré le facteur dans 14 0/0. Chez l'enfant, une hémorragie cérébrale est souvent la cause de l'épilepsie. Chez l'adulte, quand les antécédents héréditaires manquent, il faut incriminer une intoxication gastro-intestinale, ou un trouble circulatoire. Dans la colonie de Craig, S... administre les bromures en saupoudrant, avec ceux-ci, la nourriture des individus, au lieu de sel culinaire. Grâce à ce procédé, on peut employer des doses moitié moindres et éviter le bromisme. Quant à la trépanation chez les épileptiques, elle ne donne pas de résultats temporaires.

Discussion. — Jacobi attribue une très grande importance dans la genèse de l'épilepsie à l'asphyxie des nouveaux-nés ; la suture prématurée des os du crâne est aussi un facteur de grande valeur.

Carlos F. Macdonald admet surtout le rôle de l'hérédité ; l'intervention chirurgicale lui paraît inutile, sauf dans les cas d'épilepsie traumatique.

P. Sainton.

Bains chauds dans la méningite cérébro-spinale (*Wratsch*, n° 34, 1901). — Slesinger (d'Odessa) a employé avec succès des bains chauds chez trois enfants, âgés de 6 à 9 ans, et atteints de méningite cérébro-spinale.

Les bains chauds ont été administrés dès le premier ou le deuxième jour de séjour à l'hôpital, et il faut ajouter que l'état des malades était parfois tellement grave, qu'on était obligé d'apporter la baignoire dans la salle. La température du bain, d'abord de 37°, a été portée plus tard à 40°. Les enfants ont très bien supporté cette température.

Dans tous les cas, dès le premier bain, on a constaté une amélioration. L'auteur est d'accord avec Wolisch, qui croit que les bains chauds favorisent la décongestion du cerveau et de la moelle, grâce à la dilatation des vaisseaux cutanés ; d'un autre côté, leur action bienfaisante peut s'expliquer par une transpiration exagérée et une élimination de toxines.

L'auteur arrive à la conclusion que les bains chauds constituent le meilleur calmant dans la méningite cérébro-spinale.

J. Roubleff.

Principes de traitement de la neurasthénie par M. de Fleury (*Journal des Praticiens*, n° 27, p. 417, 1901). — Le Dr de Fleury distingue deux grandes catégories de neurasthéniques : les neurasthéniques à hypertension et les neurasthéniques à hypotension.

Neurasthénie à hypertension. — Les malades sont des intoxiqués par l'abus de l'alcool, par des déchets de la nutrition insuffisamment éliminés.

L'indication fondamentale chez eux est le lavage du sang, l'élimination de l'acide urique en excès, le nettoyage du rein qui, filtrant une urine extrêmement chargée, menace de s'altérer anatomiquement; le soulagement du cœur, habituellement contraint à lutter contre une vaso-constriction périphérique à peu près constante, et l'apaisement de l'estomac, le plus souvent hyperpeptique. Pour la remplir, le médecin a à sa disposition toute une série de moyens importants au premier rang desquels le régime lacté. Intégral pendant quelques jours seulement, il sera remplacé bientôt par le régime lacto-végétarien, que l'on pourra sans trop tarder corser d'un plat de viande grillée ou rôtie, très cuite, au repas du matin. Il est préférable de supprimer tout breuvage au repas et de donner le lait d'heure en heure dans les moments où l'estomac est vide. Il est très souvent utile de le couper d'un tiers d'eau bicarbonatée et d'ajouter à chaque verre une cuillerée à café d'eau de chaux médicinale.

A ce régime fondamental, il est ordinairement bon d'ajouter le massage, pour abaisser la pression sanguine; les douches chaudes, les bains statiques sans étincelles, un peu longuement prolongés; les bains carbonigènes à la manière de Bourbon-Lancy, de Nauheim ou de la source César de Royat. Les injections hypodermiques de solution saline à 7 0/00 peuvent être utiles.

Il en est de même des exercices physiques, comme l'escrime, à la condition qu'ils soient pratiqués d'une façon méthodique et progressive.

L'élimination des toxins d'une part, l'entraînement de l'autre amènent fréquemment une transformation du malade.

Neurasthénie à hypotension. — Ici l'indication est essentiellement d'avigourer les forces, de restaurer l'énergie vitale amoindrie, d'accélérer la nutrition, de redonner aux muscles du tonus, aux glandes le pouvoir secrétoire, de rehausser la pression sanguine, d'activer la réduction de l'oxyhémoglobine, de ramener à la normale la motricité des parois gastriques et le chimisme stomacal, de combattre l'asthénie génitale ou la phase utéro-gastrique, etc., etc.

Ici encore le régime alimentaire est de première utilité. Habituellement hypopeptique, le neurasthénique d'hypotension, ne trouve dans les vins dits toniques que des excitants passagers qui l'énervent. Le régime sec est encore utile: dans l'intervalle des repas le malade boira de l'eau. Le régime se composera d'œufs, de poissons, de maigre de jambon, d'artichauts à la sauce blanche, de haricots verts très tendres, de pommes de terre au beurre ou en purée, de purées soigneusement tamisées de petits pois, de lentilles ou de pois secs, de purées de salades cuites, de crèmes cuites, de fruits cuits. Il est préférable de faire quatre petits repas par jour.

Ici plus d'exercices, mais le repos, pendant de longues heures, au grand air, avec de courtes promenades matin et soir, dont on augmentera progressivement la durée.

Il faut de plus mettre en vibration modérée la surface cutanée, par les bains de lumière, les douches chaudes ou froides, les bains salés ou sulfureux; les surfaces musculaires articulaires tendineuses et aponévrotiques par le massage profond: la surface pulmonaire par des inhalations d'oxygène, d'ozone; la surface circulatoire par des injections de solutions salines.

De cet ensemble de moyens les deux plus puissants sont l'injection saline, la cure d'air et d'altitude.

G. Lyon.

Ophtalmologie

Dr E. Kopff

Médecin oculiste de l'hôpital St-Joseph

Guérison du pannus par le Paquelin (*Wiener med. Wochenschrift*, 19 octobre 1901). — Hamburger a traité cinq cas de pannus avec poussées phlycténulaires par les cautérisations au Paquelin. Après cocaïnisation (solution à 3 0/0), l'opérateur approche de l'ulcération, la pointe chauffée au rouge blanc, sans la toucher; la surface entière du pannus est ensuite soumise au traitement. Les vaisseaux nourriciers du pannus sont en dernier lieu sectionnés au Paquelin à l'endroit où ils passent sur la cornée; insufflation consécutive d'iodoforme, instillation d'atropine. Au bout de quelques jours, l'injection de la conjonctive bulbaire diminue, et l'on peut essayer de provoquer la résorption du pannus, par des massages légers à la vaseline.

Dans les cas sans ulcération, la guérison est obtenue, cela va sans dire, beaucoup plus rapidement; la méthode est en tous cas très recommandable et, si on exécute les manœuvres avec soin, on constate que la guérison est aussi rapidement que facilement obtenue.

E. Vogt.

Glycérine au sublimé dans le traitement du trachome (*Med. Obosr.*, n° 9, 1901). — Samtschouk estime que le traitement du trachome par des cautérisations au crayon de sulfate de cuivre n'est pas à préconiser, ce procédé étant douloureux et les résultats qu'on en obtient n'étant pas stables. En outre, il survient parfois à la suite de ce traitement de la sécheresse de la conjonctive et même de la cornée; l'acuité visuelle peut ainsi s'en ressentir. L'auteur conseille donc de ne se servir — si l'on tient au sulfate de cuivre — que de solutions faibles. Lui-même se sert dans le trachome — à part bien entendu l'intervention chirurgicale : écrasement des nodules, — de badigeonnages de la muqueuse conjonctivale à la glycérine au sublimé.

Dans les cas récents, la guérison a été obtenue en quinze jours environ, si, en même temps que les badigeonnages en question, on pratiquait l'écrasement des nodules trachomateux.

Les badigeonnages sont suivis quelquefois d'une sensation de brûlure, mais cette sensation ne persiste pas.

On n'observe pas d'accidents ni du côté de la cornée, ni du côté de l'iris. L'existence d'une affection cornéenne ne constitue pas une contre-indication aux badigeonnages. Ces derniers ne sont faits que tous les deux jours au plus, mais généralement on les pratique à des intervalles plus longs, tous les 4-5 jours et même plus rarement.

Dans l'intervalle qui sépare deux badigeonnages, on emploie des astringents (sulfate de zinc, nitrate d'argent).

Samtschouk a traité par ce procédé 485 malades atteints pour la plupart assez sérieusement. Sur ces 485, 266 ont guéri complètement, ce qui constitue 54,7 0/0. Chez presque tous les autres, on a constaté une amélioration considérable du processus pathologique. Aucune complication sérieuse n'a été notée. Il n'y a pas eu d'hypertrophie de la muqueuse; quant aux cicatrices, il s'en est formé peu et toutes sont fort minces.

J. Roubleff.

Traitement des suppurations de la cornée par les rayons chimiques solaires (*Gazette medicale russe*, n° 28, 1901). — Nesnamoff a expérimenté l'action des rayons chimiques solaires dans les suppurations de la cornée d'abord sur des lapins, ensuite sur l'homme et en se basant sur ces expériences, il formule les conclusions que voici :

1° Les rayons chimiques possèdent la propriété d'atténuer la douleur déterminée par les modifications inflammatoires des tissus ;

2° Les rayons chimiques agissent non seulement sur les fibres sensitives mais aussi sur les fibres vaso-motrices du système nerveux de l'œil, d'où résulte une accélération de la circulation du sang et de la lymphe et par conséquent la résorption des infiltrations.

3° Les rayons chimiques possèdent en outre la propriété de tuer les bactéries non seulement en cultures artificielles, mais aussi dans l'économie, d'où résulte un arrêt complet des processus pathologiques.

4° Le traitement systématiquement institué par les rayons chimiques solaires est certainement destiné à prendre dans la thérapeutique des maladies microbiennes de la cornée une place prépondérante.

J. Roubleff.

Le protargol comme préventif de la conjonctivite du nouveau-né (*Wratsch*, n° 27, 1901). — Piotrowsky a employé le protargol en solution à 10 0/0 dans 1.200 cas, comme préventif. Sur ce grand nombre de cas, il n'a observé l'ophtalmie que dans 0,087 0/0 des cas.

Or, si l'on tient compte de ce fait que chez un grand nombre des malades appartenant à la classe pauvre il y avait de la vaginite blennorrhagique, on ne saurait méconnaître que les résultats obtenus par l'auteur sont vraiment fort beaux. Pour Piotrowsky, l'instillation de protargol au dixième constitue le seul remède préventif de l'ophtalmie des nouveau-nés; elle peut parfaitement remplacer les solutions de nitrate d'argent et a, sur ces dernières, l'avantage de ne pas être caustique.

J. Roubleff.

L'action de la péronine sur l'œil (*Med. Oboz.*, n° 9, 1901). — Smirnoff a fait toute une série d'expériences dans le but de contrôler l'affirmation de Buffalini, pour qui l'instillation de deux ou trois gouttes d'une solution de péronine au centième suffit pour déterminer une anesthésie prolongée de la cornée. Voici les conclusions auxquelles arrive Smirnoff :

1° La péronine constitue un antagoniste de l'atropine (la cocaïne, au contraire, possède la propriété de dilater la pupille); elle détermine une anesthésie intense et rapide même en solutions très faibles à 1/3 0/0. Dans les premiers moments qui suivent l'instillation, la péronine provoque une sensation de brûlure, du larmoiement, de l'injection de la conjonctive et parfois même de l'œdème de cette muqueuse (lorsque les solutions de péronine sont concentrées. Il se produit également une légère desquamation de la couche épithéliale externe de la cornée.

2° En rétrécissant la pupille, la péronine diminue la pression intraoculaire et augmente légèrement la rétraction.

2° Lorsque les solutions de péronine sont concentrées, la diffusion dans la chambre antérieure augmente considérablement.

3° Le coefficient de diffusion avec des solutions à 1/3 0/0 est à peu près égal à celui qu'on observe avec des solutions de cocaïne à 2 0/0.

4° La péronine, facilement soluble jusqu'à 1/2 0/0, ne présente aucun danger au point de vue toxique, calme très bien la douleur dans le glaucome et se trouve ainsi indiquée dans les interventions chirurgicales sur l'œil même importantes.

J. Roubleff.

Maladies du Larynx du Nez et des Oreilles

Dr Courtade

Ancien interne des hôpitaux

Traitement de la tuberculose laryngée (*Orvosi Hetilap*, 27 1901). — Fovolgyi estime qu'actuellement l'insufflation de poudres médicamenteuses ne convient que dans les cas où toute intervention énergique est contre-indiquée : en effet, quand le larynx ne présente pour ainsi dire plus un seul point indemne, on en est réduit à l'emploi de topiques analgésiants, parmi lesquels l'orthoforme réussit bien en cas de dysphagie.

Les badigeonnages au formol, au menthol, à l'huile orthoformée, au baume du Pérou, etc., n'ont donné à l'auteur aucun résultat appréciable. Seuls, l'acide lactique et le phénol-sulforicinate de soude sont très efficaces dans tous les cas où existe une inflammation intense, des infiltrations diffuses ou de la périchondrite.

Quand il s'agit d'ulcérations, on préférera l'acide lactique ; le phénol - sulforicinate de soude est de son côté indiqué pour combattre l'enrouement et la tendance à la toux due à l'irritabilité de la muqueuse laryngée.

L'électrolyse et la galvanocaustie ne seront utiles que dans les cas où l'existence d'une infiltration diffuse empêche l'emploi de la curette. Cette dernière rend de grands services dans tous les autres cas où existe une ulcération, même étendue.

Comme traitement général, le séjour à la campagne exerce une influence calmante très manifeste.

E. Vogt.

Menthozol dans la tuberculose laryngée (*Wratsch*, n° 38, 1901). — Cybulski préconise, dans le traitement de la tuberculose laryngée, l'emploi du menthozol.

Le menthozol est un mélange de parachlorophénol et de menthol ; il se présente sous forme d'un liquide transparent épais, non décomposable, sans odeur désagréable, que les malades supportent fort bien.

L'instillation de menthozol ou bien les badigeonnages avec une solution de 5 à 15 0/0 détermine une sensation de brûlure qui dure environ un quart d'heure, à la condition que le larynx ne présente pas d'ulcérations profondes.

Si au contraire le larynx est très atteint, la réaction est plus vive, mais en tout cas, la douleur n'est ni intense, ni prolongée, même si l'on emploie le menthozol quotidiennement.

L'action anesthésiante du menthozol est supérieure à celle de la cocaïne ; en outre, le menthozol possède des propriétés antiseptiques et ne présente aucun des inconvénients d'autres antiseptiques, par exemple la sécheresse de la gorge survenant à la suite de l'emploi de l'orthoforme.

Cybulski a employé le menthozol dans 18 cas de tuberculose laryngée et s'en est bien trouvé. Les troubles généralement observés dans la tuberculose laryngée (la dysphagie par exemple) ont disparu et les malades ont pu manger. L'état général ne se modifie pas, mais en revanche, l'état local s'améliore.

Dr Roubleff.

Traitement de l'ozène par le bleu de méthylène, par Bonnet de Massiac (*Bullet. de l'Académie de Med.*, 8 octobre 1901). — M. Bonnet emploie une solution de bleu de méthylène à 2 gr. 50 par litre pour faire des irrigations nasales. Celles-ci sont pratiquées au début 3 fois par jour, puis 2, puis une seule fois quand l'amélioration survient ; la guérison semble obtenue au bout de 3 à 4 semaines. Ce résultat a été observé chez 5 malades, dont deux syphilitiques, qui suivaient en même temps le traitement spécifique. Le seul inconvénient qui existe, c'est la coloration de la lèvre supérieure par le bleu de méthylène.

A. Courtade.

Otite suppurée avec petite perforation, traitée par l'excision du tympan et les lavages, par Faulder White (*British. med. Journ.* 9 novembre 1901. — Un enfant de 14 ans, atteint d'une double otite suppurée, entre à l'hôpital le 23 septembre. Le 24 on pratique, sous le chloroforme, l'excision d'une grande partie du tympan droit et on fait des lavages toutes les 6 heures ; de temps en temps, insufflation de Politzer.

Le 27 septembre, on fait de même pour le tympan gauche, mais en enlevant le marteau. Le 22 octobre, l'écoulement avait cessé. Du côté gauche, où on avait enlevé le marteau, la restauration du tympan avait été beaucoup plus rapide. L'audition était meilleure, car elle était presque normale à droite et à gauche ; l'enfant percevait le tic-tac de la montre à 15 cm.

White pense que, dans les cas où la perforation est très petite, il y a lieu d'enlever une partie du tympan pour permettre au lavage d'agir.

A. Courtade.

Maladies vénériennes
Maladies de la Peau

Dr Morel-Lavallée

Médecin des hôpitaux

Traitement de la syphilis par les injections d'hermophényl (Mercure-Phénol-Disulfonate de Sodium), par Reynès (*Marseille Médical*, 1er octobre 1901). — Depuis longtemps déjà les cliniciens syphiligraphes ont été frappés des divers inconvénients présentés par les sels mercuriels les plus anciennement connus. Aussi la chimie et la pharmacie modernes ont entrepris de nombreuses recherches pour doter la thérapeutique de composés mercuriels réunissant en eux les avantages d'innocuité, de maniement facile et d'efficacité.

C'est ainsi qu'ont été successivement prônés différents sels hydrargyriques ; les uns résultent de la combinaison du mercure avec des acides organiques ; les autres sont des composés organo-métalliques.

Mais ces sels étaient, malgré tout, susceptibles de divers reproches : coagulation des albumines du corps, antisepsie médiocre, toxicité, solubilité nulle ou faible.

L'hermophényl serait exempt de ces imperfections, et devrait prendre dans la thérapeutique médicale une place de premier rang, à cause de son innocuité, de ses propriétés antiseptiques, et de son efficacité : il représente de *l'oxyde de mercure dissous dans du phénol-disulfonate de sodium.*

Ce sel se présente sous la forme d'une poudre blanche, très fine, amorphe ; il est très soluble dans l'eau, 22 0/0 à 15° ; il contient 40 0/0 de mercure.

Ses solutions ne sont pas irritantes, et ne précipitent pas l'albumine à froid : elles ne coagulent pas le sérum.

L'hermophényl est doué de propriétés antivégétatives et bactéricides de premier ordre, ainsi que de nombreuses expériences l'ont prouvé.

Les solutions au 1/500 injectées sous la peau, ou mieux dans le tissu musculaire, sont facilement absorbées et ne déterminent ni induration persistante, ni abcès.

L'hermophényl est éliminé rapidement par le rein, à l'état de composé organométallique : il est dépourvu de propriétés irritantes et peut, en solution à 40 0/00, être mis en contact, pendant quelques instants, avec la peau, les plaies et les muqueuses, sans déterminer d'accidents : dans les mêmes conditions, le contact prolongé avec les solutions au 1/500 et même au 1/100, ne paraît présenter aucun inconvénient.

Bérard a vanté les bons effets des gazes et cotons à l'hermophényl, et ceux des solutions antiseptiques à 1 0/0, employées en lavages ou en pansements humides.

Étant donné la grande solubilité de l'hermophényl, sa non-toxicité, l'absence d'induration et d'abcès après les injections intra-musculaires, il était tout naturel d'essayer la valeur de ce sel dans le traitement de la syphilis.

L'auteur a expérimenté les injections d'hermophényl sur 26 sujets syphilitiques :

On ne saurait établir un parallèle entre les injections de ce sel et les injections mercurielles insolubles. Ces dernières ont des avantages précieux, surtout en clientèle civile, puisqu'on peut ne les renouveler que tous les 8, 10 ou 15 jours ; mais elles ne sont pas sans inconvénients : assez fréquemment, et malgré l'antisepsie, elles déterminent des abcès et provoquent des indurations ou des nodosités parfois fort douloureuses et de longue durée ; elles font quelquefois sur le tégument des taches brunes qui disparaissent très lentement.

L'hermophényl s'injecte suivant la formule suivante :

Hermophényl...	0,05 centigr.
Eau distillée.	10 grammes.

Ces solutions se font très facilement : elles présentent parfois, au moment de leur préparation, un léger trouble qui disparaît dans 24 ou 48 heures.

On injecte 4 centimètres cubes : donc 0,02 gr. d'hermophényl, représentant *huit milligrammes* de mercure métallique.

Au début de ses essais, l'auteur a fait ces injections intra-musculaires ; mais la solution est si limpide, si facilement absorbable, qu'il fait maintenant toutes ces injections sous la peau, comme on ferait une injection hypodermique de morphine.

L'injection peut sans inconvénient être faite ailleurs que sur la région fessière, au bras, par exemple.

Sur cent injections en tout, l'auteur n'a jamais observé de phénomènes fâcheux. Aucun abcès, aucune induration, aucune pigmentation de la peau. L'injection est très rapidement résorbée et ne laisse aucune trace. Elle est absolument indolore.

Une seule fois se produisit une légère poussée de stomatite et de gingivite mercurielles : chez un syphilitique âgé de 20 ans, atteint de glossite spécifique qui a dû favoriser l'éclosion de la gingivite mercurielle, qui a d'ailleurs vite disparu.

Le produit a été employé contre des accidents très variés de syphilis primaire ou secondo-tertiaire ; tous ont été rapidement atténués ou guéris par les injections d'hermophényl.

L'auteur, se basant sur ces résultats obtenus, croit donc pouvoir affirmer que l'hermophényl, en injections sous-cutanées, est appelé à prendre, en thérapeutique, une grande importance, étant donné la facilité de son maniement, son absence de toxicité et de coagulation, sa remarquable indolence et son incontestable efficacité.

E. Vogt.

Traitement de la syphilis par des injections intra-veineuses de sublimé (*Med. Obosr.*, n° 9, 1901). — Sichatscheff a employé les injections intra-veineuses de sublimé dans 17 cas; il s'est servi d'une solution d'abord à 1/1000, ensuite à 1/500 et a pratiqué ces injections tous les jours autant que possible ; c'est en se basant sur ces observations qu'il croit pouvoir formuler les conclusions qui suivent :

1° Les injections intra-veineuses de sublimé à 1/1000 ou à 1/500 ne sont pas dangereuses et n'entraînent pas généralement de conséquences fâcheuses;

2° On ne doit pas pratiquer ces injections chez des individus atteints de sclérose vasculaire;

3° Les phénomènes pathologiques disparaissent généralement à la suite de ces injections; il y a incontestablement des exceptions à cette règle, mais ces exceptions ne doivent pas être généralisées;

4° Pendant le traitement, de nouveaux accidents syphilitiques peuvent survenir;

5° La rapidité avec laquelle agissent les injections intra-veineuses non seulement n'est pas inférieure à celle des injections sous-cutanées, mais encore est plutôt supérieure;

6° Les accidents syphilitiques disparaissent d'autant plus vite que la concentration de la solution est plus grande; la rapidité de la disparition des accidents n'est pas toutefois en proportion directe avec la concentration de la solution;

7° Les injections intra-veineuses n'exercent pas d'action irritante sur le canal intestinal ni sur la cavité buccale ; c'est pour cette raison que les injections intra-veineuses sont préférables à d'autres méthodes de traitement et doivent être employées chez les individus prédisposés à la stomatite;

8° Les récidives sont plus fréquentes et plus rapides dans le traitement par les injections intra-veineuses que dans celui par les injections sous-cutanées;

9° Les injections intra-veineuses ne sauraient être recommandées comme une sorte de panacée universelle ; on les emploiera dans les cas où il y aura tendance à une stomatite mercurielle rebelle, ou bien lorsque les injections sous-cutanées n'auraient pas donné les résultats désirables;

10° Enfin on pourra recourir aux injections intra-veineuses chez les individus fort sensibles qui supportent difficilement les douleurs survenant après les injections sous-cutanées et chez lesquels pour une raison ou pour une autre, on ne peut employer les frictions.

J. Roubleff.

L'épithélioma cutané de la face (*Bul. gén. de thérapeutique*, 29 septembre 1901. — Laval préconise la méthode de Cerny et Trunecek, à propos de laquelle il donne quelques indications utiles.

Il n'est pas indifférent de se servir d'un objet quelconque pour porter sur le mal le mélange d'acide arsénieux, d'alcool et d'eau : le pinceau est indispensable, car il atteint mieux que l'ouate les points envahis (Darier). Il faut en outre verser la mixture, avant de s'en servir, dans un verre de montre, la laisser déposer un peu, plonger ensuite le pinceau au fond et le retirer en le roulant sur le fond du verre pour recueillir le plus de poudre possible. On enlève ensuite avec un peu d'ouate hydrophile l'excès de liquide alcoolique contenu dans les poils du pinceau.

Après l'application, aucun pansement n'est nécessaire : on peut saupoudrer avec un peu d'orthoforme, pour atténuer la douleur, surtout accusée le lendemain.

Le diagnostic des progrès de la guérison est fait, par les inventeurs de la méthode, par l'examen de la croûte, qui devient jaunâtre, mince, et facile à enlever dès que tout le tissu épithéliomateux est détruit. Pour Darier, il suffit d'examiner la surface traitée après enlèvement de la première eschare. Si cette surface est blanche, l'épithélioma est détruit : dans le cas contraire, elle est marbrée de gris et de rouge.

Le seul inconvénient de la méthode est parfois l'œdème des parties environnantes ou même une dermite souvent assez intense. On calmera ces processus par l'application de compresses boricinées et des pulvérisations de boricine. On rencontre parfois aussi des sujets qui présentent une intolérance pour l'arsenic.

La méthode fait merveille dans les cas au début : elle exige un long traitement dans les cas invétérés et ne peut être utilisée quand existent des ganglions indurés. L'auto-inoculation n'est pas à craindre et les tissus sains sont respectés par le caustique.

E. Vogt.

Maladies des Voies urinaires

Dr Chevalier,

Chirurgien des hôpitaux,

Ancien Chef de clinique de la Faculté.

De la prostatectomie (*Société de chirurgie*, 30 octobre 1901). — M. Albarran déclare que la *prostatectomie sus-pubienne* doit être abandonnée, car elle ne donne pas des résultats aussi satisfaisants et elle est plus dangereuse que l'opération par la *voie périnéale*. Cette intervention serait indiquée dans un très grand nombre de cas d'hypertrophie de la prostate. La cachexie urinaire, la pyélonéphrite bilatérale, les périprostatites suppurées et les infections vésicales graves sont des contre-indications. MM. Bazy et Routier formulent les plus grandes réserves relativement aux résultats éloignés, qui leur ont paru moins brillants que les résultats immédiats. Cette thérapeutique demande plusieurs années d'attente pour pouvoir être utilement jugée.

A. Benoit.

Le traitement de la cystite, par Chas. Chassaignac (de la Nouvelle-Orléans) (*Med. News*, 14 septembre 1901). — L'étude du traitement des cystites comprend deux parties : 1° le traitement des cystites en général; 2° celui de leurs variétés en particulier.

1° Traitement général. La première indication thérapeutique est le repos dans la position couchée ; bien entendu, il faut éviter toute cause d'excitation et toute excitation sexuelle. Le régime alimentaire doit varier suivant les cas : dans les cystites très aiguës, la diète au pain et au lait doit être prescrite. Dans les cas moins sévères, il faut se borner à défendre les plats de haut goût. La rhubarbe, l'oseille, les asperges, les truffes sont considérées comme nuisibles; l'alcool doit être proscrit. Le malade usera de boissons abondantes, eaux alcalines, eau de Vichy; il s'abstiendra d'excès, de thé, de café, de tabac et n'ingérera du sucre et des aliments sucrés qu'avec modération. L'intestin sera tenu libre à l'aide de laxatifs légers et de purgatifs. Les bains seront d'un utile secours pour diminuer le ténesme, et en favorisant la diurèse. Les applications chaudes sur la vessie produisent en général une sensation de bien-être. Le traitement local consistera en lavages avec des antiseptiques légers, soit avec la sonde, soit sans sonde suivant la méthode de Janet; ils sont souvent alors mieux tolérés. En même temps on diminuera les propriétés irritantes de l'urée en administrant à l'intérieur du citrate de potasse, du benzoate de soude, des eaux alcalines. Si les souffrances sont trop vives, il ne faut point hésiter à prescrire la codéine, la jusquiame ou la belladone en suppositoires. Les antiseptiques urinaires internes que l'on doit préférer sont le salol et l'acide borique; l'urotropine agit sur la fréquence des mictions.

2° Quant au traitement des variétés en particuliers il variera suivant chaque cas. A la cystite blennorrhagique appartient le traitement par le salol, les salicylates, l'acide borique, les lavages avec une solution très faible de permanganate (1/10.000 ou 8.000). Dans la cystite tuberculeuse, on peut employer les injections d'émulsions iodoformées, le curettage ou le pansement local après cystotomie, mais le traitement général de l'infection devra passer au premier plan. La cystite des rétrécis est justiciable de l'électrolyse ou de l'urétrotomie interne ou externe ; la cystite des prostatiques de l'énucléation par la méthode suprapubienne et périnéale combinées; la cystite des calculeux par la lithotritie ou la cystotomie suprapubienne. Dans la cystite néoplasique, l'ablation de la tumeur sera tentée, ou même l'enlèvement de la vessie avec transplantation des uretères. La cystite d'origine traumatique est facile à éviter par l'emploi d'une antisepsie minutieuse à la suite de plaies ou de déchirures; il en sera de même de la cystite produite par des instruments aseptiques introduits dans la vessie. Quand la cystite est d'origine descendante, seule l'intervention sur le rein et l'uretère peut avoir quelque action. Enfin quand la cystite est due à l'ingestion d'un médicament (térébenthine, cantharide), elle disparaît avec la cessation de celui-ci.

P. Sainton.

Lithotritie chez les enfants et les jeunes gens (*Wratsch* n° 39, 1901). — Krasnobaieff a eu recours à la lithotritie dans 117 cas, chez des malades dont l'âge a varié de 1 an 1/2 à 15 ans.

Le volume des calculs a varié de 0,25 à 3,5 gr. Dans l'immense majorité des cas, les calculs étaient uniques; ils étaient composés de phosphates dans 12 cas et d'oxalates dans 3 cas seulement.

Sur les 117 opérés sont morts : deux par suites opératoires; trois pour affections intercurrantes.

En se basant sur ce grand nombre d'observations, l'auteur formule les conclusions suivantes :

1° La mortalité a été très faible, 1.7 0/0 à peine;

2° Sauf quelques exceptions très rares, il n'y a pas de contre-indications dans la lithotritie, si l'instrument peut saisir le calcul et si le canal est suffisamment large ou suffisamment dilaté au préalable ;

3° La guérison est bien plus rapide par la lithotritie que par la taille. Le séjour des malades à l'hôpital a duré en moyenne une semaine;

4° Les récidives sont excessivement rares; elles ne sont pas, en tout cas, plus fréquentes que dans n'importe quel procédé de taille. Il n'y a eu qu'une récidive sur 117 malades.

5° Donc, la lithotritie doit être employée de préférence à la taille, qui ne sera réservée que pour des cas exceptionnels.

J. Roubleff.

Opothérapie rénale par le Dr J. Tarruella, (*Revista de Medicina y Cirugia*, septembre 1901). — Après une succincte exposition de la médication par les sucs organiques, l'auteur rappelle les expériences faites par Brown-Sequard, Meyer, Charrin etc. Il expose un cas qui sert de base à sa communication et dans lequel il a employé la médication par le suc rénal.

Il s'agit d'un malade de la clinique du Dr A. Esquerda, atteint d'œdème généralisé qui présentait de l'oligurie, avec diminution des chlorures et phosphates et 8 0/00 d'albumine, ainsi que de l'œdème pulmonaire, de la céphalalgie et de l'asthénie générale. On administra la néphrine en injection hypodermique à la dose de deux centimètres cubes : en peu de temps la quantité d'urine augmenta ainsi que l'urée : l'albuminurie diminua ainsi que les œdèmes : on substitua alors à l'injection hypodermique l'administration par la bouche et l'amélioration continua, ce qui permit de procéder à la résection de la tête hunérale avec chloroformisation, chez ce malade qui n'eût auparavant pas supporté une intervention. Au bout de deux mois il était retombé dans l'état antérieur : une nouvelle cure par la néphrine le rétablit derechef.

L'auteur cite en outre un cas de chylurie datant de 12 ans, rebelle à tous les traitements, qui disparut au bout d'un mois et demi de traitement par la néphrine.

Les conclusions du travail du Dr Tarruella sont les suivantes :

1° Le suc rénal, d'après ses observations, exerce une action thérapeutique évidente dans la néphrite diffuse, dans la sclérose rénale progressive et dans la chylurie ;

2° L'auteur n'a enregistré aucun trouble produit par la médication ;

3° De toutes les formes de préparation, le suc glycériné aqueux est la meilleure ;

4° L'administration par la voie digestive doit être recommandée de préférence, à la dose de 20 à 40 gouttes par jour. Le traitement sera long et avec intermittence.

5° L'action est manifeste sur la glande et sur le filtre rénaux. Dans les cas que l'auteur a observés, l'albuminurie n'a pas disparu complètement.

F. Berini.

Gynécologie et Obstétrique

Dr R. Blondel,

Chef du Laboratoire de la Maternité, à l'hôpital de la Charité

Note sur l'hystérectomie abdominale totale basée sur 60 observations personnelles, par J. Bœckel (*Gaz méd de Strasbourg*, 1901). — Dans cette partie de son important travail, l'auteur rapporte l'observation suivante d'un cas de cancer de l'utérus étendu au ligament large et reconnu depuis plusieurs mois.

Mme W., 51 ans, VII pare, cachectique, pâle anémiée. A l'examen au spéculum, énorme choufleur du col, saignant au moindre attouchement. Utérus relativement mobile, moins à gauche toutefois qu'à droite. Curetage de l'utérus et du vagin. On constate un énorme ulcère du col qui empiète sur la paroi latérale gauche et postérieure du vagin sur une étendue de 2 1/2. cent. Deux jours après, est pratiquée l'hystérectomie abdominale totale. Les annexes de chaque côte sont tout d'abord sectionnées et liées en deux faisceaux, puis le Douglas étant incisé sur une pince de Richelot introduite dans le vagin, le col est libéré. L'artère utérine droite est aisément pincée et liée. A gauche, l'auteur est obligé d'agir en plein tissu infiltré. L'utérus est extrait sans peine. Mais il existe une traînée le long de l'utérine gauche qui s'étend en avant vers la vessie ; une autre traînée se prolonge en dehors et dans la profondeur le long de l'uretère. La dissection de ce fragment entraîne la blessure de la vessie réunie séance tenante à l'aide d'une suture à deux étages. Le reste de l'opération est mené à bonne fin. Enlèvement des fils de la paroi abdominale le 17e jour. Guérison complète.

L'auteur se base sur cette observation pour démontrer la supériorité de l'hystérectomie abdominale sur la vaginale, parce qu'elle offre une voie d'accès plus large à l'opération de tous les cancers.

R. Blondel.

Sur les opérations modernes pour prolapsus, par Freund (H.-W.). — *Centralbl. f. Gynak., Leipz.*, 1901). — Les indications opératoires dans les cas de prolapsus génitaux sont les suivantes : 1° Prolapsus simple de la paroi vaginale antérieure; 2° rétroversion ou rétroflexion de l'utérus avec prolapsus vaginal ; 3° grandes éventrations avec inversion du vagin, hernie de la vessie, déplacement de l'utérus et de la cloison recto-vaginale. Les opérations employées seront les suivantes :

1° Dans le prolapsus vaginal simple, sans cystocèle, on fera la colporrhaphie classique ;

2° Dans les prolapsus compliqués du vagin, on emploie les opérations qui permettent de mettre la vessie en dehors du prolapsus et l'on fixe ensuite le col ou le corps utérin ;

3° Dans les grandes éventrations, on a recours à : *a*) 1° la colporrhaphie antérieure (cas les plus simples) : de toutes les méthodes employées, l'auteur préfère la colpopérinéorraphie de W.-A. Freund; 2° la suture du vagin au fil métallique employé dans les prolapsus vaginaux simples des vieilles femmes : *b*) 1° la colpocystopexie, opération de Gersuny et Sanger ; 2° la colpectomie de P. Müller, employée chez les vieilles femmes, et qui consiste à extirper le plus possible de vagin et à abaisser l'utérus; *c*) 1° la fixation du fond de l'utérus dans le vagin, de W.-A. Freund, employée chez les vieilles femmes dont l'utérus n'a plus aucune fonction, et chez les femmes adultes, pour amener l'occlusion plastique des fistules recto-urinaires, qui n'ont pas pu guérir par les autres moyens : 2° la ventro-fixation de l'utérus et de l'anse sigmoïde : procédé de l'auteur, employé dans les cas ou la ventro-fixation de l'utérus simple ne suffit pas.

R. Blondel.

Sur le traitement opératoire du cancer primitif du vagin, par Kroenig (*Arch. f. Gynaek., Berl.*, 1901). — L'auteur déclare que le cancer primitif du vagin est très rare, puisque jusqu'en 1876 Küstner n'en a relevé que 22 cas dans toute la littérature médicale. La statistique n'a pas été beaucoup augmentée depuis et l'auteur rappelle les cas observés par les différents chirurgiens. Il ajoute que les premières tentatives relatives aux opérations du cancer primitif du vagin ont été exposées dans un travail de Von Olshausen en 1895 ; depuis cette époque les publications se sont amoncelées sur ce sujet.

Le procédé opératoire a toujours consisté en une opération radicale ; au début, on se limitait à l'excision de la tumeur en allant aussi loin que possible dans le tissu sain ; aujourd'hui, même dans les cas où la tumeur est très localisée, on fait l'extirpation totale de la plus grande partie du vagin.

Le pronostic de la cure radicale et les suites opératoires sont considérés comme absolument mauvais.

L'auteur fait ensuite un tableau synoptique des cas observés. Enfin, il termine son travail en exposant les méthodes employées et les résultats obtenus par les différents auteurs : Olshausen, Schauta, Duhrssen, Amann, Mackenrodt, Brose, Martin, Kelly, Nagel, Bruhns, Bellamy, Lauenstein, etc.

R. Blondel.

Traitement du cancer de l'utérus par le chlorate de soude, par A. Boucher (*Journ. de Méd. de Paris* juin 1901). — C'est en s'appuyant sur les résultats obtenus par M. Brissaud que l'auteur a eu l'idée d'employer le chlorate de soude, qu'il administre selon la formule suivante :

R.

Chlorate de soude..........	20 grammes
Sirop de fleurs d'oranger...	30 —
Eau distillée...	100 —

M. F. une potion, dont la malade doit prendre de deux à huit cuillerées à soupe par jour.

On doit commencer par les doses les plus petites, afin d'habituer l'estomac à supporter le chlorate de soude, car, s'il est certaines malades qui tolèrent d'emblée les fortes doses de ce médicament, la plupart éprouvent une certaine difficulté à le supporter.

Pour faire les applications locales du médicament, on emploie la poudre composée suivante :

R.

Chlorate de soude..........	10 grammes
Sous-nitrate de bismuth....	10 —
Iodoforme.................	5 —

M. pour l'usage externe.

On applique une petite quantité de ce mélange sur un tampon que l'on place ensuite sur le col de l'utérus.

Pour faire les tampons, on peut se servir aussi de bandelettes de tarlatane stérilisée. Ces bandelettes auront une largeur de 15 centimètres et une longueur de 5 mètres. On les imbibera d'un mélange d'une partie d'iodoforme pour vingt parties de chlorate de soude et vingt parties de glycérine. Après les avoir bien exprimées, on coupera ces bandelettes en morceaux de 10 centimètres de longueur que l'on attachera dans leur milieu avec un fil de soie, de manière à pouvoir les retirer facilement du vagin. Ces bandelettes seront portées sur le col de l'utérus, chacune d'elles contiendra environ un gramme de chlorate de soude.

Il arrive souvent qu'au bout de quelques jours les malades ne peuvent plus supporter l'iodoforme. On remplace alors la gaze iodoformée par des tampons de coton salolé que l'on trempe au moment du pansement dans une solution de chlorate de soude à 20 0/0.

Dans l'un comme dans l'autre cas, on doit faire également tous les jours, une injection vaginale avec un litre d'une solution de chlorate de soude à 1 0/0.

Ce n'est là qu'une médication palliative, mais les résultats en sont, paraît-il, excellents.

R. Blondel.

Lamium album dans le traitement des hémorragies utérines (*Thérap. Mod. russe*, n° 7, 1901). — Kaladine a employé le *lamium album* dans les hémorragies utérines *post-partum* ou de toute autre origine, particulièrement dans les fibrômes et il en a obtenu de fort bons résultats.

L'auteur prescrit le *lamium album* à l'intérieur sous forme de teinture; la dose est de 25 gouttes, trois ou quatre fois par jour, dans les hémorragies utérines *post-partum*; dans les hémorragies d'autre origine, la dose est portée à 40 gouttes répétées toutes les deux heures.

J. Roubleff.

Pédiâtrie

Dr Thiercelin

Chef de clinique à la Faculté de Médecine

Considérations pratiques sur le traitement du croup. Sérothérapie. Tubage. Trachéotomie, par Renault (*Journ. de Méd. int.*, 1er octobre 1901). — Si on emploie le sérum, il ne faut pas se préoccuper de sa limpidité, mais de son odeur qui, si elle est mauvaise, doit faire rejeter le flacon. L'injection doit être faite dans le tissu cellulaire du flanc, avec la seringue de Roux ou de Debove, préalablement aseptisée, ainsi que la peau. L'injection doit être lente, 2 ou 3 minutes, pour être indolore.

Les accidents consécutifs à l'injection du sérum dépendent, non de la dose injectée, mais de la susceptibilité du malade; c'est ainsi que les éruptions rubéoliformes, l'urticaire, les arthropathies, la poussée de fièvre, n'ont point de grande gravité.

S'il y a du croup, il faut injecter d'emblée 20 cc. aux enfants de moins de 5 ans, et 30 cc. à ceux plus âgés.

Pour l'angine diphtérique, il suffira de 10 cc. au-dessous de 5 ans, et 20 cc. au dessus de cet âge, si on est appelé dès le début: on répète l'injection si l'état général ou local ne s'améliore pas.

Dans le cas de croup, il ne faut pas intervenir dès le premier accès, car on voit des enfants qui en ont 1, 2 ou 3 de courte durée et qui cessent d'en avoir.

S'il existe du tirage dans l'intervalle des accès, il faut intervenir, de même que lorsqu'il y a du tirage sans accès mais que l'on voit l'enfant assoupi, le pouls lent, le visage cyanosé.

Dans le choix de l'opération, il faut surtout tenir compte du milieu où est l'enfant : à l'hôpital, où se trouvent toujours des aides expérimentés, on peut recourir au tubage, qui exige une surveillance continue et un aide prêt à replacer le tube qui s'obstrue ou est rejeté : hors de cette condition, la trachéotomie est préférable, car n'importe quelle garde peut enlever la canule interne et la replacer après nettoyage.

Au bout de 48 heures, on peut enlever le tube; l'ablation de la canule est beaucoup plus tardive.

Dans 75 0/0 des cas, la diphtérie guérit.

Comme complications, on peut observer des paralysies dans 10 à 15 0/0 des cas et la myocardite. Ces complications surviennent du 20 au 25e jour, ce qui oblige à réserver le pronostic immédiat.

Les paralysies diphtériques sont généralement légères et se limitent au voile du palais dans 80 0/0 des cas, mais il peut s'y ajouter une paralysie du pharynx, des yeux, des membres, etc.

Pour éviter la myocardite, il faut tenir l'enfant au lit pendant 3 semaines; si elle se déclare, le pronostic est jugé en une semaine car l'enfant en guérit ou en meurt.

Contre la paralysie, on peut recourir à l'électrisation, à la strychnine ou même s'en tenir à l'expectation, car elle guérit en 5 ou 6 semaines.

Dans la myocardite, on emploiera la révulsion précordiale, le sirop d'éther, l'acétate d'ammoniaque, la caféine en injections sous-cutanées, à l'huile camphrée en injections.

A. Courtade.

Détubation sons contrôle au moyen de l'électro-aimant, par Collet (*Arch. d'électricité médi-*

cale, 15 septembre 1901). — Il est incontestable qu'un obstacle sérieux à la diffusion du tubage dans la pratique courante réside dans la difficulté relative de la détubation. Beaucoup de médecins non familiarisés avec sa technique n'hésiteraient pas à essayer de mettre le tube en place s'ils étaient sûrs de pouvoir le retirer facilement et rapidement au moment voulu. On sait aussi que, même pour un opérateur expérimenté, certaines détubations sont parfois difficiles : on est obligé de s'y reprendre à plusieurs fois, l'extracteur dérape en blessant légèrement la muqueuse laryngée, ce qui peut être une cause d'extension du processus diphtérique; la présence de l'index gauche provoque la cyanose et l'asphyxie, et ces tentatives sont très pénibles pour le petit malade (la détubation par énucléation échappe évidemment à ce reproche). Enfin, il pourrait y avoir intérêt, dans certains cas, par exemple lorsque le tube est subitement obstrué par une fausse membrane et n'est pas rejeté au dehors, à ce que n'importe qui puisse l'extraire extemporanément.

Pour obvier à ces inconvénients, l'auteur propose l'emploi de l'électro-aimant et a présenté à la Société des Sciences médicales de Lyon un instrument de son invention qui est de fonctionnement facile. Le courant électrique est fourni par un petit accumulateur portatif comme ceux qui servent à la galvano-caustie. L'électro-aimant est une bobine allongée, peu volumineuse, tenant parfaitement entre le pouce, l'index et le medius, elle est très bien en main, aisément maniable, au point qu'on pourrait écrire facilement en fixant un crayon à son extrémité. A l'une de ses extrémités aboutissent les fils qui la relient à l'accumulateur, sur l'autre se visse l'armature de fer doux, recourbée, destinée à pénétrer jusqu'au larynx.

Une seule armature est nécessaire, mais on peut en avoir deux, dont une un peu plus longue pouvant servir pour l'adulte ou pour les enfants plus âgés. Plus l'armature est longue, moins est considérable sa force d'attraction. L'extrémité de l'armature est mousse et aplatie de façon à prendre parfaitement contact avec la face supérieure du tube laryngé, qui est plane. Dans un autre modèle d'armature, l'extrémité est convexe et de même rayon que la face supérieure des tubes, alors légèrement concave; cette modification a pour but de rendre le contact plus facile et, par suite, l'adhérence plus intime. A part cela, la forme des tubes importe peu; il faut seulement qu'ils soient en fer doux, nickelés. On peut les introduire de n'importe quelle façon.

Voici comment on pratique la détubation. Il suffit, les mâchoires étant préalablement écartées et le circuit de l'accumulateur fermé, d'introduire l'extrémité recourbée de l'électro-aimant dans le pharynx et de la pousser derrière la base de la langue dans la direction du larynx jusqu'à ce qu'elle ait pris contact avec le tube; on sent alors que l'instrument est immobilisé: on n'a qu'à le retirer pour ramener le tube avec : une fois celui-ci attiré, pas de possibilité de le laisser échapper. La détubation est *instantanée* et d'une facilité extrême; on peut la faire d'une seule main. Il n'est pas du tout nécessaire d'aller reconnaître le tube avec l'index gauche; il n'est même pas nécessaire de relever avec l'index l'épiglotte (à moins qu'elle ne soit très procidente), car l'armature de l'électro-aimant s'insinue sans difficulté entre elle et la paroi postérieure du pharynx. Ce procédé, qui se recommande par son extrême facilité, pourra rendre particulièrement service dans les cas d'obstruction subite du tube, qui sont rapidement suivis de mort par asphyxie.

L'armature la plus longue pourrait être encore utilisée exceptionnellement dans le cas où l'on aurait à extraire par les voies naturelles un corps étranger métallique du larynx ou de la trachée, sans qu'on ait à la faire modifier en rien.

E. VOGT.

Pronostic, complications et traitement de la fièvre typhoïde chez les enfants, par O. RATIER (Thèse de Paris 1901). — Bains froids et bains tièdes sont actuellement les deux moyens thérapeutiques employés. Guinon se montre partisan de la méthode de Brandt dans les conditions suivantes. Il faut 1° que le bain froid soit donné dès les premiers jours quand la température depuis 24 heures reste au-dessus de 39°; 2° que l'enfant soit habitué à des bains progressivement refroidis. Le 1er bain sera à 33°, les suivants seront de 30, 27 et 25°. Dans le bain, il faut refroidir la tête avec une éponge ou une serviette mouillée et pratiquer un massage léger des membres. Certains enfants ne peuvent malgré tout supporter ce traitement, parce que leur cœur fléchit, on aura recours à la strychnie, à la spartéine, à la glace sur le cœur, aux injections d'eau salée (30 à 100) qui permettront de continuer les bains. Si ces précautions sont insuffisantes, les enveloppements froids ou les bains à 38° seront indiqués.

Marfan conseille la conduite suivante. Si la température rectale entre 4 et 5 heures dépasse 39°, si l'enfant a plus de cinq ans, il donne 0 gr. 75 centigr. de bichlorhydrate neutre de quinine en 3 doses à 1/2 heure d'intervalle. L'action du médicament se traduira dans certains cas par une diminution de la température d'au moins un degré, une amélioration des symptômes nerveux; il faut alors le continuer chaque jour. S'il n'y a pas de sédation, on instituera les bains. Le premier sera donné à 32° pendant dix minutes; si trois heures après la température dépasse 39°, un second bain sera donné à 30° et ainsi de suite jusqu'à ce que la température du bain atteigne 25°. Si l'élévation thermique est inférieure à 39°, le bain n'est pas donné, mais on prend la température rectale toutes les deux heures et on donne un bain si elle dépasse 39°.

P. Sainton.

Pharmacologie

Dr Vogt

Ex-assistant à la Faculté de Médecine de Genève

L'acétate d'eucaïne B, nouvelle préparation d'eucaïne (*Med. Woche*, 1901, n° 36). — Cohn préfère l'acétate, plus soluble, ou chlorhydrate d'eucaïne B, et l'utilise en solutions à 2 0/0 dans le traitement de diverses affections oculaires. On obtient avec quatre à cinq gouttes de cette solution, en trois minutes, une anesthésie qui dure dix à quinze minutes et s'accompagne d'une hypérémie conjonctivale peu marquée. L'anesthésie permet de mener à bien une série de petites interventions de chirurgie oculaire, y compris l'injection sous-conjonctivale de solutions chlorurées sodiques. Grâce à l'hypérémie, on évite facilement les petits vaisseaux en enfonçant l'aiguille de la seringue.

L'emploi de l'acétate d'eucaïne B n'est suivi d'aucun des accidents fréquemment observés avec la cocaïne (mydriase, modification de la pression intra-bulbaire et de l'épithélium cornéen). La solution peut être soumise à l'ébullition plusieurs fois sans perdre de ses propriétés.

Comme contre-indication, il y a lieu de signaler l'état hypérémique et l'irritation de la région qu'il s'agit d'anesthésier.

E. Vogt.

Dormiol (*Wratsch* n° 39, 1901). — Stern a employé dans 15 cas le dormiol à la dose de 0,50 centigr. à la fois, en cachets; il estime que le dormiol est un bon soporifique qui n'exerce d'action nuisible, comme le fait l'hydrate de chloral, ni sur le cœur ni sur la respiration et qui n'a pas, comme la paraldéhyde par exemple, une odeur et une saveur repoussantes.

Le sommeil survient une demi-heure à une heure après l'administration d'une dose suffisante de dormiol (l'auteur n'indique pas cette dose suffisante). A ce point de vue, le dormiol est supérieur au sulfonal, qui ne provoque le sommeil qu'au bout d'un laps de temps bien plus long : quatre heures.

La durée du sommeil est en moyenne de 5 à 8 heures. Ce sommeil est généralement profond, égal, sans rêves, fortifiant et reposant.

L'auteur n'a jamais observé aucune conséquence tant soit peu fâcheuse ; il n'y a eu ni maux de tête, ni vomissements, ni lassitude; il n'y a pas non plus de modifications du côté du cœur, de la respiration et de la température.

Rien de pathologique dans les urines. L'appétit ne diminue pas, aucun phénomène intestinal ne se manifeste. Le dormiol reste cependant sans action dans les cas où l'insomnie est déterminée par des douleurs intenses ou bien par une forte excitation : dans ces cas, il est utile de combiner le dormiol à des anesthésiques.

J. Roubleff.

Valeur thérapeutique de l'acide cacodylique (*Med. Obosr.*, n° 8, 1901). — Schourigine a fait une série d'observations sur l'action de l'acide cacodylique dans de différentes maladies graves (tuberculose, malaria, anémie, influenza grave).

Il a constaté que l'acide cacodylique et le cacodylate de soude exerçent une action très favorable dans les cas où il y a une diminution des forces par épuisement ou anémie ; ils sont particulièrement utiles par leur action rapide là où il est urgent d'augmenter les forces. La composition et la quantité totale du sang augmentent notablement, le pouls devient plus plein ; le travail cardiaque se fait plus régulier et plus énergique. L'état général des malades s'améliore rapidement et la voix, de faible, devient sonore; l'appétit augmente vite.

Les injections sous-cutanées exercent la même action, mais plus faiblement. Dans les intervalles, on peut prescrire utilement du fer. Dans un cas, l'auteur s'est bien trouvé d'un traitement combiné : injections de cacodylate de soude et ferratine à l'intérieur.

Dans le scorbut — au début et au cours de la maladie — l'acide cacodylique est resté presque sans action ; mais à la période de la convalescence, il se montre au contraire utile, en favorisant la guérison. On ne peut considérer l'acide cacodylique et le cacodylate de soude comme des spécifiques dans une maladie quelconque. L'action immédiate de ces médicaments consiste à améliorer l'hématopoièse et à élever le tonus de tous les tissus et organes. Sur la température fébrile ou normale, l'acide cacodylique ne paraît pas exercer d'action directe, cependant, la température fébrile tombe progressivement et ses variations deviennent moins prononcées.

La fréquence du pouls et le nombre des mouvements respiratoires ne sont pas modifiés. La toux et les sueurs nocturnes chez les tuberculeux diminuent, ainsi que les crachats qui deviennent plus muqueux. La diarrhée, sous l'influence de l'acide cacodylique, diminue et même disparaît complètement. On n'a jamais observé d'albuminurie. Cependant, avant d'administrer l'acide cacodylique, il faut toujours examiner les urines, étant donné que l'acide cacodylique s'élimine surtout par les reins.

Si l'odeur d'ail de l'air expiré est pénible pour les malades, s'il survient des douleurs épigastriques ou bien s'il y a dégoût pour le médicament avec perte de l'appétit, il faudra interrompre le traitement ou bien recourir aux injections sous-cutanées.

Quand on a atteint les doses de 1 gr. 50 à 2 gr. 50, et même avant, il faut interrompre le traitement jusqu'à disparition de l'odeur d'ail.

Les injections sous-cutanées ne présentent pas, d'après l'auteur, d'avantages sur l'administration du médicament à l'intérieur. Il faut cependant leur donner la préférence dans les cas de vomissements provenant d'une anémie cérébrale, dans l'ulcère de l'estomac, dans les gastro-entérites, etc.

J. Roubleff.

Méthode permettant d'ingérer facilement l'huile de ricin et autres substances ayant un mauvais goût (*Therap. Monatshefte*, novembre 1901). — Rosenberg recommande de se boucher les narines pendant qu'on avale l'huile, d'essuyer ensuite les lèvres avec de l'ouate, de bien se gargariser avec de la limonade et de ne retirer qu'ensuite les doigts qui serrent les narines.

Nombre de préparations albuminoïdes présentent un goût désagréable : si on les ingère en se bouchant le nez, on s'aperçoit facilement qu'elles n'ont aucun goût et que l'odorat seul est désagréablement impressionné par ces préparations. La nutrose, le plasmon, etc., sont ainsi très facilement acceptés.

Il est indispensable, pour la réussite du procédé, de boucher hermétiquement les narines et de procéder a un nettoyage minutieux des lèvres et de la cavité buccale, une fois le médicament ingéré.

E. Vogt.

Emploi thérapeutique de la saignée (*73e réunion des naturalistes et médecins allemands. Hambourg*, 22-28 septembre 1901). — Burwinkel estime que la saignée peut rendre de grands services et est même indispensable dans certaines affections, parmi lesquelles on peut citer l'éclampsie, l'urémie, la péricardite, la pneumonie. L'orateur a pu même reconnaître sur lui-même les avantages de la saignée en cas de rhumatisme articulaire aigu. La modification qu'imprime la saignée à la qualité du sang est peut-être plus importante encore que la modification quantitative. En effet, la viscosité et la résistance aux frottements sont diminués, le liquide soustrait étant en effet remplacé dans l'arbre circulatoire par de l'eau enlevée aux tissus. En outre, la saignée provoque l'augmentation de la diurèse, la résorption des œdèmes, la diminution de la stase hépatique ou rénale. Il ne faudrait pas oublier non plus la soustration éventuelle de toxines et l'excitation des organes hématopoiétiques.

L'orateur préconise la saignée dans l'artériosclérose au début, avec augmentation de la pression et stases dans le système veineux, dans l'asthénie cardiaque des pléthoriques, dans les troubles de compensation des affections mitrales, à leur première apparition, dans les troubles cardiaques enfin qui ont leur cause dans la suppression de flux menstruels ou hemorroïdaires, etc.

On calculera la quantité de sang à enlever d'après les chiffres suivants : pour un kilo de poids du corps, 1 ccm.

E. Vogt.

Vasogène iodé et créosoté (*Wratsch*, n° 38, 1901). — Les vasogènes sont des carbures oxydés qui se rapprochent beaucoup des vaselines liquides. La propriété caractéristique des vasogènes consiste facilement à dissoudre nombre de substances thérapeutiques insolubles dans l'eau.

Les vasogènes se combinent à bon nombre de substances médicamenteuses sans se décomposer, sans décomposer ces substances et sans en modifier l'action.

Les préparations de vasogènes se conservent fort bien pendant longtemps ; les vasogènes liquides se solidifient légèrement sous l'influence du froid, mais portés à la température de 15 degrés, ils se liquéfient de nouveau. Il ne faut cependant pas les soumettre à un chauffage intense qui serait nuisible.

On fermera de préférence les flacons contenant les vasogènes avec des bouchons de verre de façon a empêcher l'accès de l'air.

Les vasogènes se combinent avec l'iodoforme, l'iode, l'ichtyol, la créosote, le mercure, etc., ils peuvent être administrés soit à l'intérieur, soit à l'extérieur, à l'état liquide ou solide.

A l'intérieur, les vasogènes se prescrivent sous forme de cachets ou bien en suspension dans de l'eau, du vin, du lait ; à l'extérieur, on les emploie soit sous forme de frictions, soit sous forme de badigeonnages; on peut enfin en verser une certaine quantité directement sur des plaies.

Bernstein a employé le vasogène iodé à 6 0/0 et le vasogène créosoté à 2) 0/0 dans 160 cas (dans 106 cas à l'intérieur, dans 54 à l'extérieur); sur ces 160 cas, les résultats obtenus ont été favorables dans 108 cas; douteux, dans 29 cas, négatifs dans 23.

En ce qui concerne l'action de ces vasogènes voici ce qu'a noté Bernstein.

Quatre heures après l'administration du vasogène iodé, on découvre des traces d'iode dans les urines, dont la densité augmente : ce qui fait penser que le vasogène iodé active l'élimination des produits de désassimilation. On n'a jamais constaté d'albuminurie ni après l'administration interne, ni après l'administration externe; on n'a pas constaté davantage d'irritation rénale.

Les malades supportent très bien le vasogène iodé, ils n'ont ni renvois, ni vomissements, ni céphalée. Le coryza, si fréquent dans l'administration des préparations iodées, n'a été observé que chez des individus particulièrement susceptibles. L'emploi externe du vasogène iodé ne détermine aucune irritation de la peau. En ce qui concerne le vasogène créosoté, presque tous les malades se sont plaints d'un goût désagréable dans la bouche, ce qui a pour résultat de diminuer considérablement l'appétit

Quant aux doses, l'auteur prescrit aux adultes le vasogène iodé à l'intérieur : de V à XX gouttes trois fois par jour dans du lait; à l'extérieur, 3,5 de vasogène iodé ou créosoté une ou deux fois par jour. Le vasogène créosoté à l'intérieur et à l'extérieur n'a été employé par l'auteur que dans la tuberculose; et il a pu constater que les résultats obtenus par le vasogène créosoté ont été inférieurs à ceux qu'a donnés le vasogène iodé.

Ce dernier médicament a donné des résultats favorables: dans 27 cas de pleurésie exsudative et 13 cas de pleurésie sèche, dans 18 cas de bronchite chronique, dans 20 cas de rhumatisme aigu et chronique, dans 3 cas de péricardite, dans 3 cas de vomissements chez des femmes enceintes, dans 5 cas de périostite alvéolaire, dans 6 cas d'arthrite du genou, dans 4 cas de gingivite; dans 5 cas d'ulcère de la jambe, dans 4 cas d'épididymite.

Des résultats douteux ont été obtenus : dans 8 cas de sclérose artérielle, dans 3 cas de bronchite chronique, dans 4 cas d'anévrysme, dans 7 cas de rachitisme et de scrofule, dans 7 cas de rhumatisme chronique. Des résultats négatifs ont été constaté dans les vomissements nerveux, l'inflammation de gaines tendineuses, la péritonite tuberculeuse et la cirrhose du foie.

Ces observations portent Bernstein à croire que le vasogène iodé favorise une absorption rapide. Quant à l'action du vasogène créosoté dans la tuberculose, elle est particulièrement et énergiquement anesthésiante. En résumé, Bernstein affirme que le vasogène présente cet avantage sur les autres préparations iodées que l'économie n'est pas forcée de perdre une certaine quantité d'énergie pour décomposer le produit ingéré, ainsi que pour l'iodure de potassium, par exemple. D'un autre côté, on n'introduit pas dans l'économie du potassium ou du sodium qui peuvent ne pas être indifférents pour l'économie.

Enfin, le vasogène iodé pénètre rapidement dans les couches profondes de l'épithélium, il s'élimine aussi rapidement, sans irriter la peau, sans provoquer de coryza et il est bien supporté par les malades. Il en est à peu près de même du vasogène créosoté, bien que l'action de celui-ci soit moins efficace.

J. Roubleff.

Traitement par la lumière solaire (*Ther. Mod. russe*, n° 8. 1901). — Smirnoff a utilisé la lumière solaire dans le rhumatisme chronique et la sciatique. Voici comment il a procédé.

Tous les jours de soleil, il envoyait les malades dans un potager où ils restaient (assis ou couchés suivant les cas) en exposant à la lumière solaire la région malade nue;

Le premier jour la séance n'a pas duré plus d'un quart d'heure, le jour suivant, une demi-heure; les jours suivants on a augmenté la durée de la séance d'une demi-heure jusqu'à 3 heures par jour.

Les malades se sont prêtés volontiers à ce traitement et l'on n'a jamais eu à observer chez eux aucune inflammation du tégument cutané.

Dans un seul cas on a été obligé de renoncer à ce procédé thérapeutique, par suite d'une céphalée, bien qu'on eût pris les mesures nécessaires pour protéger la tête contre l'action du soleil trop ardent.

Smirnoff a eu recours à ce procédé dans les cas où les méthodes habituelles de traitement avaient échoué. Les polyarthrites avec des modifications anatomiques des articulations se sont montrées les plus rebelles à la photothérapie solaire. Dans 6 cas de sciatique, au contraire, on a obtenu de bons résultats. Ainsi chez un malade atteint depuis 15 ans et soumis sans succès à toutes sortes de traitements, on a obtenu dès la première semaine de traitement une notable amélioration. Même résultat satisfaisant dans un certain nombre de cas de rhumatisme musculaire.

J. Roubleff.

FORMULAIRE DE THERAPEUTIQUE CLINIQUE

ALOÈS

Partie employée. — Plante de la famille des Liliacées dont on utilise le suc épaissi fourni par les feuilles de diverses variétés (Aloès des Barbades, du Cap, Socotrin).

Principe actif. — Aloïne.

Propriétés physiques et chimiques. — Masse brune, noirâtre, sèche, cassante, à odeur désagréable, à saveur extrêmement amère, peu soluble dans l'eau, entièrement soluble dans l'alcool.

Propriétés thérapeutiques. Indications. — Purgatif drastique : emménagogue. Surtout usité à petites doses, comme laxatif habituel. Passe pour stomachique. En lavement, agit contre les oxyures.

Congestionne les organes pelviens, aussi est-il contre-indiqué, en tant que laxatif, dans les cas d'hémorroïdes, de grossesse, de métrorragies.

Formes pharmaceutiques. Posologie. — Poudre, en cachets, pilules, lavements, suppositoires ; 0 gr. 02 à 0 gr. 10 (comme stomachique) ; 0 gr. 10, 0 gr. 50 (comme purgatif).

Enfants, 0 gr. 02 par année (peu recommandable).

Extrait.........	0 gr. 05 à 0 gr. 25
Teinture simple.	5 gr. à 20 gr.

Teinture composée (élixir de longue vie), mêmes doses.

FORMULES

Cachets :

Aloès.....................	0 gr. 05
Poudre de quinquina.......	0 gr. 50

Pour un cachet : un, une demi-heure avant chaque repas (stomachique).

Lavements :

Aloès..............	0 gr. 50 à 1 gr.
Jaune d'œuf........	n° 1
Eau tiède...........	60 grammes

(contre les oxyures, chez l'enfant).

Pilules :

Pilules ante cibum (Codex).

Aloès pulvérisé...........	0 gr. 10
Extrait de quinquina......	0 gr. 05
Cannelle pulvérisée........	0 gr. 02
Miel.....................	q. s.

Pour 1 pilule. 2 à 3 par jour (constipation).

Pilules écossaises ou d'Anderson.

Aloès pulvérisé...........	0 gr. 10
Gomme gutte pulvérisée...	0 gr. 10
Essence d'anis............	0 gr. 01

Pour 1 pilule. 2 à 4 par jour (constipation).

Grains de santé du Dr Franck.

Aloès .... } Jalap................ }	ââ 0 gr. 10
Rhubarbe............	0 gr. 025
Sirop d'absinthe......	q. s.

Pour 1 pilule (constipation).

Pilules aloétiques savonneuses.

Aloès .... } Savon médicinal ...... }	ââ 0 gr. 10

Pour 1 pilule, 2 à 6 (constipation).

Aloès du Cap...........	0 gr. 04
Résine de Jalap...... } Résine de scammonée } Turbith végétal...... }	ââ 0 gr. 02
Extrait de belladone.. } Extrait de jusquiame.. }	ââ 0 gr. 003

Pour 1 pilule. 2 ou 3 le soir (constipation). (A. Robin).

Aloès.............. .. } Fer réduit............ } Extrait d'absinthe..... }	ââ 0 gr. 05

Pour 1 pilule. 1 à 2 avant chaque repas (Emménagogue, chez les chlorotiques).

Suppositoires :

Aloès..................	0 gr. 50
Beurre de cacao........	3 grammes

Pour 1 suppositoire (pour ramener le flux hémorroïdaire).

Teinture composée (Elixir de longue Vie).

Aloès du Cap.......	40 grammes
Racine de gentiane..	5 —
Rhubarbe...........	5 —
Bézoar............	5 —
Safran..........	5 —
Agaric blanc.....	5 —
Thériaque........	5 —
Alcool à 60°.......	2.000 —

10 grammes de cette teinture équivalent à 0 gr. 20 d'aloès.

Aloïnes :

Principes cristallisés, jaunâtres, retirés des divers aloès (Barbaloïne, Socaloïne, Nataloïne). Ces corps ne sont pas chimiquement identiques, mais très voisins. Attaqués seulement dans l'intestin, ils ont une action plus lente que l'aloès. Leur activité s'accroît par l'association d'un alcali qui hâte leur décomposition.

Dose : 0 gr. 05 à 0 gr. 15 en pilules.

G. Lyon.

VARIÉTÉS & NOUVELLES

La Cour de cassation et le secret professionnel. — La Cour de cassation, chambre criminelle, est saisie d'une question qui présente, en matière de droits de la défense, un intérêt considérable.

Elle s'est posée dans les circonstances suivantes :

Il y a quelque temps, le Tribunal de Lure avait à juger une fille X., poursuivie pour suppression d'enfant.

Parmi les témoins entendus, soit à l'instruction, soit dans les débats publics, figurait une sage-femme.

C'est dans les déclarations de cette sage-femme, qui déposa librement, sans opposition du ministère public ni de la défense, que la prévention trouva les éléments à l'aide desquels la condamnation fut obtenue.

La fille X, fit appel, et, devant la Cour de Besançon, son avocat déposa des conclusions par lesquelles il demanda qu'il ne fût fait état ni des déclarations écrites, ni des déclarations orales de la sage-femme, comme ayant été faites en violation du secret professionnel.

La Cour admit ces conclusions et, attendu qu'en dehors des déclarations écartées la prévention n'était pas suffisamment établie par autre chose, elle acquitta.

Le procureur général près de la Cour de Besançon s'est pourvu contre cet arrêt, pour que la Cour de cassation soit mise en situation de se prononcer sur la question de savoir si elle entend maintenir la jurisprudence antérieure, qui laissait à la seule conscience du témoin le soin de décider si le secret professionnel lui faisait — ou non — un devoir de garder le silence.

La chambre civile de la Cour de cassation, a de son côté, par deux arrêts récents, dont le dernier est de mai 1899. appliqué ce principe.

Ces arrêts sont, d'ailleurs, conformes à la théorie soutenue par l'éminent criminaliste Faustin-Hélie.

Il est d'avis, en effet, que si l'interpellation du magistrat enlève à la violation du secret professionnel le caractère délictueux qui seul pourrait permettre de frapper l'auteur de cette violation des peines prévues par la loi, celui-ci n'en manque pas moins au devoir professionnel. Dès lors, une déclaration ainsi faite ne peut être retenue. Elle doit être réputée inexistante.

L'analyse de tous ces textes et documents détermina l'avocat général à conclure énergiquement pour la consécration de la doctrine adoptée par la cour de Besançon.

La chambre criminelle de la Cour de cassation, après avoir mis l'affaire en délibéré, a jugé conformément aux conclusions du rapporteur, le conseiller Boulloche, et du ministère public, M. Feuilloley. Elle a rejeté le pourvoi formé par le procureur général à la Cour de Besançon contre l'arrêt de la Cour suprême et établit ce principe que « l'obligation du secret professionnel, tel qu'il résulte de l'article 378 du Code pénal, est absolue, même en justice ».

M. Albert Robin commencera ses Leçons de thérapeutique appliquée, le mercredi 4 décembre, à 9 h. 3/4, au grand Amphithéâtre de l'Hôpital de la Pitié.

Sujet du cours : Séméiologie et traitement des Maladies de la nutrition. — Interprétation des signes fournis par les échanges organiques, les coefficients urinaires et les rapports d'échange.

BIBLIOGRAPHIE

Guide du voyageur et du colon par le Dr J. Crespin, professeur suppléant à l'école de médecine d'Alger, médecin sanitaire maritime. Vient de paraître à l'édition médicale française, 29, rue de Seine, Paris.

Encore un succès pour la collection déjà si avantageusement connue des « *Comment on se défend* » ! Un jeune auteur que ses voyages et ses travaux ont mis à même d'acquérir une grande compétence, s'est chargé d'écrire à l'usage des gens du monde, un petit volume contenant les règles hygiéniques nécessaires et suffisantes aux colonies. Tous les touristes et tous les colons voudront avoir en poche ce petit traité, qui, par un vrai tour de force, se trouve être à la fois et très simple et très scientifique. Pas de termes barbares, pas de locutions trop médicales, mais des préceptes faciles à suivre, nullement doctrinaux. Chaque phrase, chaque mot porté dans ce livre, et les intéressés y trouveront tout ce qu'ils doivent savoir, rien de plus. La lecture en est des plus aisées, le style se recommandant par sa sobriété et sa légèreté. Dans la première partie, il s'agit de l'hygiène générale (habitation, alimentation, soins corporels). Dans la seconde, les principales maladies des pays chauds sont étudiées, et le remède est mis à côté du mal. Disons que l'auteur, en traçant un tableau concis et suffisant des grandes maladies qui vous attendent aux colonies n'a pas dédaigné de s'occuper d'un mal qui « répand la terreur », du Mal de Mer, et les conseils qu'il donne à ce propos sont des plus judicieux. D'ailleurs, tout serait à citer, et le meilleur éloge qu'on puisse faire de ce petit volume, c'est qu'après l'avoir lu, on se sent plus fort et plus apte à se défendre contre les maladies coloniales.

Envoi franco de ce volume contre un mandat ou bon de poste de Un franc adressé à Monsieur le Directeur de l'Edition médicale française, 29, rue de Seine, Paris.

L'albuminurie et son traitement hydrologique. —Etude comparative, par le Dr E. Duhourcau, médecin aux eaux de *Cauterets* (Hautes-Pyrénées), etc. *Ouvrage couronné par l'Académie de Médecine*, prix Capuron 1900. — *Lettre-préface et rapport de M. Albert Robin, médecin des hôpitaux, professeur agrégé à la Faculté de Médecine de Paris*, etc. — O. Doin, éditeur, place de l'Odéon, 8, *Paris*.

On lira avec grand profit ce travail qui a valu à son auteur d'être, pour la troisième fois, lauréat du prix Capuron à l'Académie de Médecine.

Si, après avoir exposé dans leurs détails les opinions souvent divergentes de ses confrères, le Dr Duhourcau n'a pas toujours pris parti, c'est qu'il est impossible d'enserrer dans des formules rigoureuses une question aussi vaste et aussi délicate que celle du traitement hydrominéral des albuminuries.

Après un premier chapitre servant, pour ainsi dire, d'introduction, consacré à la recherche et au dosage de l'albumine urinaire, l'auteur étudie la question très controversée de l'albuminurie physiologique à laquelle il ne croit pas, pour sa part, et, à sa suite, la pathogénie et l'étiologie des albuminuries. Il examine brièvement la marche et le pronostic de celles-ci, et passe en revue les régimes, l'hygiène et les climats, trois importants facteurs de la cure des albuminuriques. Puis il aborde de front le traitement hydrologique, résumant et discutant tour à tour les travaux de la Société d'hydrologie et des écrivains qui s'en sont aussi occupés. Il demande leur enseignement pratique aux cours publics d'hydrologie des professeurs Gübler et Landouzy, de Paris, du Dr F. Garrigou, de Toulouse; aux traités magistraux tels que ceux de Lécorché et Talamon, d'Albert Robin, aux hydrothérapeutes et aussi aux hydrologues étrangers.

L'Appendicite : Discussion de sa pathogénie, par le Dr Louis Vibert, médecin-consultant à Châtel-Guyon, Officier d'Académie, 1 vol. in-18 raisin de 90 pages, cartonné : 3 francs. (Petite Encyclopédie médicale, n° 42).— Vient de paraître à la Société d'Editions Scientifiques, 4, rue Antoine-Dubois et Place de l'Ecole-de-Médecine, Paris.

L'étude qui paraît sous ce titre « Appendicite, discussion de sa pathogénie » par le Dr Louis Vibert, est un exposé des différentes théories émises pour élucider cette question si intéressante et si passionnante pour le monde médical.

L'auteur a très fidèlement suivi la division indiquée dès la première page de son livre. Il définit d'abord le mot appendicite et passe en revue successivement l'anatomie de l'appendice, l'étiologie, la pathogénie, les symptômes, formes cliniques, diagnostic, indications opératoires et traitement tant chirurgical que médical de l'appendicite.

Un chapitre important est d'abord consacré à l'anatomie de l'appendice dont les diverses positions jouent un rôle si considérable dans la production de cette affection.

L'étiologie est très variable et l'on peut affirmer que des causes nombreuses, aussi bien internes qu'externes, à des degrés divers provoquent des crises d'appendicite.

Nlle Imprimerie, E. Lasnier dir., 35-37, rue St-Lazare, Paris — *Le Propriétaire-Gérant* : R. BLONDEL.

RENSEIGNEMENTS DIVERS

FACULTÉ DE MÉDECINE DE PARIS

ANNÉE SCOLAIRE 1901-1902.

Les Cours du semestre d'hiver auront lieu dans l'ordre suivant,

à partir du 1er novembre 1901 :

Cours. — *Physique biologique* : M. DARIEL. Application de la méthode graphique aux sciences biologiques. Notions de mécanique animale. La chaleur en physiologie et en médecine. Des actions moléculaires; applications physiologiques. Lundi, mercredi, vendredi, à 5 h., amphithéâtre de physique et de chimie, à la Faculté. — *Anatomie* : M. FARABEUF. Parties sus-diaphragmatiques du corps humain (Cavités de la face, bouche, pharynx, œsophage, larynx, trachée, poumons, plèvre, cœur, gros vaisseaux du cou et du membre supérieur, etc.). Lundi, mercredi, vendredi, à 4 h., grand amphithéâtre de la Faculté. — *Histologie* : M. MATHIAS-DUVAL. Les épithéliums et les glandes en général, la peau et ses glandes, les muqueuses et leurs glandes, l'estomac, le pancréas, le foie et le rein. Mardi, jeudi, samedi, à 5 h., grand amphithéâtre de la Faculté. — *Physiologie* : M RICHET. Système nerveux. Nutrition. Respiration, Mardi, jeudi, samedi, à 6 h., grand amphithéâtre de l'École pratique. — *Pathologie chirurgicale* : M. LANNELONGUE. Maladies chirurgicales de l'abdomen. Appendicites en particulier. De la radiographie en chirurgie. Quelques tuberculoses, Lundi, mercredi, vendredi, à 3 h., amphithéâtre du laboratoire de pathologie chirurgicale (Ecole pratique). — *Pathologie médicale:* : M. HUTINEL : Maladies des glandes vasculaires sanguines et maladies de la nutrition. Mardi, jeudi, samedi, à 3 h., grand amphithéâtre de la Faculté. — *Pathologie expérimentale et comparée* : M. CHANTEMESSE. Pathologie générale expérimentale. Mardi, jeudi, samedi, à 5 h., amphithéâtre du laboratoire de pathologie expérimentale, à l'Ecole pratique. — *Anatomie pathologique* (fondation Dupuytren) : M. CORNIL. L'appareil respiratoire (larynx, poumon, plèvre), et l'appareil circulatoire (cœur, vaisseaux). Lundi, vendredi, à 8 h., petit amphithéâtre de la Faculté, mercredi, à 2 h., à l'Ecole pratique. — *Thérapeutique* : M. N... — *Pharmacologie et matière médicale:* : M. POUCHET, Etude des modificateurs du système nerveux périphérique. Mardi, jeudi, samedi, à 4 h., amphithéâtre de pharmacologie à la Faculté. — *Conférences de Médecine légale* : M. BROUARDEL. Lundi, mercredi, vendredi, à 2 h., à la Morgue.

Cliniques, (*Visite des malades tous les matins*). — *Cliniques médicales* : M. HAYEM. Mardi, samedi, à 10 h. à l'hôpital Saint-Antoine ; M. DIEULAFOY. Mercredi, samedi, à 10 h. 1/2, à l'Hôtel-Dieu. M. DEBOVE. Mardi, samedi, à 10 h. à l'hôpital Beaujon ; M. LANDOUZY, à l'hôpital Laennec. — *Cliniques chirurgicales* ; M. DUPLAY (M. N., agrégé chargé de cours). Mardi, vendredi, à 9 h. 1/2, à l'Hôtel-Dieu ; M. LE DENTU. Mardi, vendredi, à 9 1/2, à l'hôpital Necker ; M. TILLAUX. Lundi, mercredi, vendredi, à 9 h. à la Charité ; M. TERRIER ; Mardi, vendredi, à 9 h. à la Pitié ; — *Clinique de Pathologie mentale et des maladies de l'encéphale* : M. JOFFROY. Lundi, vendredi, à 2 h. 1/2, à l'asile Sainte-Anne. — *Clinique des maladies des enfants* : M. GRANCHER, (M. MÉRY, agrégé chargé de cours). Mardi, vendredi, à 10 h. à l'hôpital des Enfants-Malades. — *Clinique des maladies cutanées et syphilitiques* : M. FOURNIER. Mardi, vendredi, à 10 h. à l'hôpital Saint-Louis. — *Clinique des maladies du système nerveux* : M. RAYMOND. Mardi, vendredi, à la Salpêtrière. — *Clinique ophtalmologique* : M. DE LAPERSONNE, à l'Hôtel-Dieu. — *Cliniques des maladies des voies urinaires* : M. GUYON. Mercredi, samedi, à 9 h. à l'hôpital Necker. — *Clinique d'accouchements* : M. PINARD. Lundi, vendredi, à 10 h. à la clinique d'accouchements, clinique Baudelocque, 125, boulevard de Port-Royal : M. BUDIN. Mardi, samedi, à 9 h. à la clinique d'accouchements, clinique Tarnier, rue d'Assas. — *Clinique gynécologique* (fondation de la ville de Paris) : M. POZZI. Lundi, vendredi à 10 h. hôpital Broca. — *Clinique chirurgicale infantile* (fondation de la ville de Paris) : M, KIRMISSON. Mardi, samedi, à 10 h. hôpital Trousseau (nouveau).

Conférences. — *Chimie biologique* : M. CHASSEVANT, agrégé. Principes constitutifs des tissus, humeurs et excrétions animales. Tissus musculaire, conjonctif, nerveux et glandulaire. Mardi, jeudi, samedi, à 4 h., amphithéâtre de physique et de chimie. — *Anatomie.* (Cours du chef des travaux) : M. RIEFFEL, agrégé des travaux anatomiques. Anatomie descriptive et topographique de l'abdomen et du bassin. Mardi, jeudi, samedi, à 4 h. grand amphithéâtre de l'école pratique. — *Pathologie générale élémentaire* : M. THIROLOIX, agrégé. Processus pathogéniques généraux. Mardi, jeudi, samedi, à 6 h., petit amphithéâtre de la Faculté. — *Histoire naturelle médicale* : M. GUIART, agrégé. Animaux parasites et maladies qu'ils déterminent. Mardi, jeudi, samedi, à 4 h., au laboratoire d'histoire naturelle. — *Pathologie interne* : M. ACHARD, agrégé, Maladies du foie et des reins.

Lundi, mercredi, vendredi, à 5 h., grand amphithéâtre de l'école pratique. — *Pathologie externe* : M. Walther, agrégé. Maladies chirurgicales des tissus. Tumeurs. Maladies des membres. Mardi, jeudi, samedi, à 6 h., grand amphithéâtre de la Faculté. — *Hygiène* : M. Wurtz, agrégé. Conférences pratiques d'hygiène. Lundi, mercredi, vendredi, à 5 h., au laboratoire d'hygiène. — *Obstétrique* : M. Démelin, agrégé. Grossesse et accouchement physiologiques. Pathologie de la grossesse. Mardi, jeudi, samedi, à 5 h., petit amphithéâtre de la Faculté. — *Maladies de la peau* : M. Jeanselme, agrégé. Dermatoses. Dimanche, à 10 h. 1/4, à l'hôpital Saint-Louis.

Travaux pratiques. — *Dissection* : M. Rieffel, agrégé, chef des travaux anatomiques. Dissection. Démonstrations par les prosecteurs et les aides d'anatomie. Tous les jours, de 1 h. à 3 h., à l'école pratique. — *Anatomie pathologique* : M. Brault, chef des travaux. Exercices pratiques d'anatomie pathologique. Conférences et démonstrations. Tous les jours, de 1 h. à 3 h., à l'École pratique. — *Parasitologie* : M. Guiart, agrégé, chef des travaux. Parasitologie. Conférences et démonstrations. Lundi, mercredi, vendredi, de 1 à 3 h., à l'École pratique.

Semestre d'hiver, Division des études. — Nouveau régime. (Décret du 31 juillet 1893).

1re *année* : Anatomie. — Histologie. — Physiologie. — Chimie biologique. — Physique biologique. — Pathologie générale élémentaire (propédeutique). Travaux pratiques obligatoires : dissection.

2e *année* : Anatomie. — Histologie. — Physiologie. — Pathologie externe. — Pathologie interne. — Cliniques médicale et chirurgicale. Travaux pratiques obligatoires : stage hospitalier, dissection.

3e *année* : Pathologie externe. — Pathologie interne. — Pathologie expérimentale et comparée. — Accouchements. — Anatomie pathologique. — Histoire naturelle médicale (parasitologie). — Clinique médicale et chirurgicale. Travaux pratiques obligatoires : stage hospitalier, anatomie pathologique (parasites animaux et végétaux).

4e *année* : Thérapeutique. — Hygiène. — Médecine légale. — Pharmacologie. — Matière médicale botanique. — Cliniques médicale et chirurgicale. — Cliniques spéciales. — Clinique obstétricale. — Chimie et physique appliquées à l'hygiène et à la thérapeutique. — Histoire de la médecine et de la chirurgie. Travaux pratiques obligatoires : stage hospitalier spécial, stage obstétrical. — Travaux pratiques facultatifs : matière médicale botanique, matière médicale chimique, matière médicale pharmaceutique, bactériologie, etc., etc.

5e *année* : Travaux pratiques facultatifs ; matière médicale botanique, matière médicale chimique, matière médicale pharmaceutique, bactériolorie, etc., etc.

TRAVAUX ORIGINAUX

LES INJECTIONS MERCURIELLES DANS LE TRAITEMENT DE LA SYPHILIS

par le Pr Alfred Fournier (1)

1° Méthode des injections hydrargyriques fréquentes

La méthode consiste en ceci : une série d'injections mercurielles pratiquées quotidiennement, et cela pour un laps de temps plus ou moins prolongé, c'est-à-dire, trois, quatre, cinq semaines ou même davantage.

Quels composés mercuriels ont été proposés pour lui servir d'agents?

Presque toujours, des composés *solubles* ou solubilisés par un artifice chimique; — quelquefois, cependant, des composés insolubles tenus en suspension dans un véhicule liquide.

Extrêmement nombreux sont les agents mercuriels que l'on a utilisés pour cette méthode. C'est ainsi que tour à tour on a mis en œuvre et préconisé les divers composés suivants :

Le sublimé; le chloro-albuminate de mercure; les peptonates de mercure; le chlorure double de mercure et d'ammonium; le bi-iodure, solubilisé par l'iodure de potassium: l'iodure double de mercure et de sodium; le bi-iodure en solution huileuse; le cyanure de mercure; le formamide de mercure, *hydrargyrum formamidatum*; le glycocole de mercure; l'urée-mercure; le salicylate de mercure solubilisé par le salicylate de soude; le benzoate de mercure solubilisé par le chlorure de sodium; l'iodo-tannate de mercure; le lactate de mercure; l'acétate de mercure; l'alaninate de mercure; la succinimide mercurique; l'asparagine de mercure; le sozoiodol de mercure ioduré, — etc., etc.; le cacodylate acide d'hydrargyre, encore peu étudié, mais déjà signalé comme particulièrement douloureux; le cacodylate iodo-hydrargyrique, d'introduction toute récente dans la thérapeutique (2).

(1) Leçon professée à la Clinique de la Faculté, hôpital Saint-Louis, le 6 décembre 1901, revue par le professeur.

(2) D'après MM. Brocq, Civatte et Fraisse, le remède qu'ils ont baptisé du nom de cacodylate iodo-hydrargyrique serait constitué non pas par un sel défini, mais par un mélange liquide contenant, par centimètre cube, 4 milligr. de bi-iodure d'hydrargyre, 4 milligr. 7 d'iodure de sodium, et 3 centigrammes environ de cacodylate de soude.

« Cette préparation, disent les auteurs précités, aurait l'avantage d'être miscible au sérum sanguin sans aucun précipité. — Elle serait peu douloureuse en injections. — Elle semblerait douée d'une action tonique, propre à conjurer l'amaigrissement et la tendance à la neurasthénie. »

Employée en injections quotidiennes, elle aurait fourni approximativement, sur 31 malades, 26 résultats, excellents ou moyens, contre 7 insuccès (*Bullet. de la Soc. fr. de derm.*, juillet 1901).

Quelle surabondance de remèdes, ne manquera-t-on pas de dire, quelle richesse thérapeutique! Sans doute; mais richesse plus apparente que réelle; car elle ne se compose que d'agents similaires, à base efficace *unique*. Tous ces remèdes, en somme, n'en font qu'un; c'est toujours le mercure sous des formes variées, c'est toujours (passez-moi l'expression triviale) le mercure assaisonné à des sauces diverses.

Puis, voyez à quels embarras aboutit cette prétendue richesse pour le praticien. Entre tant et tant de remèdes, lequel choisir? D'autant que chaque formule nouvelle d'injection mercurielle (soluble ou insoluble, n'importe) n'a jamais manqué de s'annoncer comme « supérieure à toutes les autres », supérieure en tant qu'effets thérapeutiques, supérieure en tant que degré de tolérance, etc. Chaque formule nouvelle d'injection s'est dite « destinée à se substituer dorénavant à toute autre. » Il faudrait s'entendre cependant; toutes ne peuvent être à la fois « la meilleure ». En sorte qu'aujourd'hui nous ne sommes rien moins que renseignés sur la valeur absolue de tous ces nouveaux remèdes. Encore moins sommes-nous édifiés sur leur valeur relative, sur leurs effets thérapeutiques actuels ou d'avenir, sur leur appropriation à telle ou telle forme d'accidents, à telle ou telle modalité morbide, etc.

Les préférences actuelles se sont portées sur les cinq remèdes suivants, qu'on peut dire éprouvés quant à leurs avantages et leurs inconvénients par une expérience déjà longue, à savoir :

1° Le *sublimé*, qu'on prescrit le plus souvent suivant la formule suivante, due à *Lewin* :

Bichlorure d'hydrargyre	50 centigr.
Chlorure de sodium	1 gramme
Eau distillée	100 grammes

Cette solution est dosée de telle sorte qu'une seringue de Pravaz ordinaire, c'est-à-dire de la capacité d'un gramme, contient exactement *cinq milligramme* de bichlorure.

Si cette dose est bien tolérée (ce qui n'est pas toujours le cas, car parfois le sublimé est douloureux), on peut la doubler en formulant une solution à *un centigr.* par centimètre cube.

2° La solution de *peptone mercurique ammonique*, dite encore *peptonate de mercure* ou *solution de Delpech.*

C'est une solution dans la glycérine et l'eau d'un mélange ou d'une combinaison de peptone, de sublimé et de chlorure d'ammonium.

Elle contient environ un centigramme de bichlorure pour un gramme d'eau distillée.

Plus douce et mieux tolérée que la solution de Lewin, elle est — chez nous, au moins — d'un usage plus commum.

Ces deux préparations s'administrent à des doses naturellement variables suivant des conditions multiples. En moyenne, on les donne de façon à introduire dans l'organisme une dose quotidienne d'un à deux centigrammes de sublimé, rarement davantage.

3° Le *cyanure de mercure*, à la dose d'un centigramme environ. — Formule usuelle :

Cyanure de mercure	àà 10 centigr.
Chlorhydrate de cocaïne	
Eau distillée	10 grammes

Préparation généralement bien tolérée et d'activité moyenne.

4° Le *benzoate de mercure* solubilisé par le chlorure de sodium. — Se donne à la dose quotidienne d'un à deux centigrammes. — Formule :

Benzoate de mercure	10 centigr.
— d'ammoniaque	50 —
Eau distillée bouillie	10 grammes

(Bretonneau-Gaucher).

De tolérance facile et d'activité moyenne.

5° *Biiodure d'hydrargyre.* — C'est au Pr Panas que revient le mérite d'avoir remis en honneur les injections de biiodure et d'en avoir d'emblée produit une formule excellente, qu'on pourrait dire *ne varietur.* — Voici cette formule :

Huile stérilisée	10 centim. cubes
Biiodure de mercure	4 centigr.

Une seringue de Pravaz contient donc exactement, d'après cette formule 4 milligr. de biiodure.

Cette huile biiodurée de Panas s'emploie en injections quotidiennes, aux doses d'une à deux seringues de Pravaz.

Appliquée d'abord avec succès à la thérapeutique de la syphilis oculaire, elle ne tarda pas à passer dans le domaine commun. Elle constitue une bonne préparation à deux titres : d'une part, c'est un remède actif et sûr; — d'autre part, et surtout, c'est un remède généralement bien toléré, mieux toléré à coup sûr que la plupart des autres injections mercurielles. Ainsi, elle n'est habituellement que très peu douloureuse; — ne détermine que très rarement des nodi, et des nodi peu importants (un malade de Lavarenne a subi 61 injections sans le moindre nodus); — ne provoque usuellement ni tuméfaction locale, ni stomatite, ni réaction générale, etc. — Exemple : Sur un total de 2.457 injections biiodurées, Edm. Fournier n'a observé pour tous accidents que 9 cas de douleurs vives ou très vives.

C'est donc un bon remède; je répète cela à dessein, pour que dans un instant vous ne m'accusiez pas d'hostilité contre lui.

Voici, en effet, ce qui est arrivé. Ce remède a pris la vogue, et, exalté bien au-delà de sa valeur réelle, on en est arrivé à imprimer qu'il constitue un « remède parfait à tous points de vue, absolument indolore, exempt de tout danger, et doué d'une action constante, rapide, puissante, qui *n'est surpassée par aucune autre préparation mercurielle !* »

Eh bien, cette enthousiaste apologie est non seulement contraire à la vérité des choses, mais *dangereuse* pour les malades, en laissant croire aux jeunes médecins que l'injection biiodurée est « le plus sûr et le plus puissant recours » contre les accidents graves de la syphilis, ce qui est à cent lieues d'être vrai.

D'abord, pour être bien toléré dans la très grande majorité des cas, le biiodure n'en a pas moins ses accidents. On l'a vu développer des douleurs très vives, au point qu'on a dû y renoncer. Je me souviens par exemple d'un cas où une seule injection biiodurée a déterminé sur une jeune femme une crise d'atroces souffrances qui ont duré trois jours pour ne céder qu'à la morphine. Il peut aussi produire des nodi, des empâtements de la fesse, des abcès sanguins, des inflammations buccales, surtout quand on en élève quelque peu la dose. Il comporte de plus tous les accidents qui sont à la charge des injections mercurielles, notamment des injections fréquentes. Exemples : sur un de mes malades, après dix-neuf injections restées inoffensives, une vingtième fut suivie d'un hématome, avec douleurs affreuses, sphacèle considérable, puis paralysie des extenseurs du pied dans le membre correspondant. De même, en avril dernier, le Dr Brocq a présenté à la Société de dermatologie une eschare volumineuse de la fesse, ayant succédé à une injection d'huile biiodurée (à la dose, il est vrai, de 10 milligrammes par centimètre cube).

Mais passons sur ce premier point, car le second est de bien autre importance. — On nous dit que le biiodure est « un remède puissant, énergique, admirable, dont l'action curative n'est surpassée par aucune autre préparation mercurielle ». A ceci je répondrai : Oui, certes, le biiodure est un remède actif, qui a fait ses preuves; mais il ne saurait revendiquer qu'un degré d'activité *moyenne*, et rien de plus. Au point de vue de son intensité curative, il reste indéniablement inférieur non pas seulement au calomel (tout le monde sera d'accord avec moi sur ce point), mais encore à l'huile grise. De cela témoigneraient au besoin des centaines de cas où des accidents syphilitiques qui avaient été à peine influencés par le biiodure cédèrent aux injections de calomel ou d'huile grise. Si bien que mettre le biiodure sur le même rang que ces derniers remèdes relativement à leur rendement efficace est certainement une hérésie thérapeutique.

Et, s'il me fallait établir une hiérarchie entre les divers agents de mercuralisation hypodermique au point de vue de leur intensivité curative, je n'hésiterais pas à dire : le calomel, voilà un remède de premier rang, à nul autre pareil ; — à l'huile grise le second rang ; — et au troisième seulement je placerais, voire à longue distance, le biiodure, avec tels ou tels autres, comme le benzoate, le cyanure, le salicylate, etc., tous à coup sûr actifs, mais incomparablement *inférieurs* aux précédents comme énergie thérapeutique.

D'autant, ajouterai je encore, que le biiodure n'est généralement pas administré *à sa dose*, ainsi que j'ai pu m'en convaincre bien des fois. Généralement on s'en tient à la dose que contient la seringue de Pravaz, c'est-à-dire 4 milligrammes. Or, c'est trop peu.

Sa dose vraie, celle qu'on doit rechercher pour obtenir du remède, et cela sans inconvénient, son vrai rendement possible oscille certainement entre 6 et 10 milligrammes.

Dernière remarque. — Quand on élève ainsi les doses du biiodure, il me semble prudent d'injecter une plus grande quantité de la solution de Panas, plutôt que de concentrer cette solution en l'élevant au titre de 8, voire de 10 milligrammes par centimètre cube. Exemple : sur un malade qui avait toléré sans le moindre accident 15 injections à la solution de Panas, une seizième faite avec une solution à 10 milligrammes par centimètre cube provoqua une douleur très vive et une grosse induration (Dr Bruchet). Ce fut de même à la suite d'une injection concentrée que se produisit l'accident relaté par le Dr Brocq.

Sans doute les cinq préparations dont je viens de vous parler sont loin d'être rigoureusement similaires et réciproquement équivalentes comme effets thérapeutiques.

La question est de savoir ce que vaut, en définitive, le procédé des injections mercurielles quotidiennes en tant que méthode usuelle de traitement de la syphilis, quels avantages il peut revendiquer, quels inconvénients il comporte, et, finalement, s'il doit ou non prendre le pas sur les autres modes de traitement usités jusqu'à ce jour. C'est là le problème qu'il nous faut discuter actuellement.

(*A suivre*)

A PROPOS DU TRAITEMENT DE LA TUBERCULOSE PULMONAIRE DE L'ADULTE. — ACTION DU THIOCOL

Par le Dr E. Vogt.

Ex-assistant de la Faculté de Médecine de Genève.

Le traitement de la tuberculose dans les sanatoria, comme l'a fait ressortir Mendelsohn (1), donne certes de remarquables résultats, mais il n'en résulte pas que le médecin puisse se passer complètement d'un traitement médicamenteux de la bacillose. Le nombre des malades pouvant se faire soigner dans ces établissements est forcément restreint, et la classe pauvre, dans laquelle la tuberculose exerce les plus grands ravages, ne profite actuellement que dans une mesure extrêmement restreinte des avantages de la méthode hygiénique et diététique aujourd'hui universellement adoptée. N'oublions pas, en outre, que les notions d'hygiène et de régime n'ont pas encore suffisamment pénétré dans la classe ouvrière, pour laquelle les termes de « maladie et médicament » sont inséparables. Le Pr Brouardel a fait ressortir d'une façon pittoresque la nécessité de *hypocrisie du médicament*. Mais, même en dehors de cette catégorie de malades, il ne sera pas facile de soumettre à domicile, un tuberculeux au seul traitement hygiénique et diététique, surtout lorsqu'il s'agit d'une maladie de longue durée, et que le genre de vie, l'habitat, le climat constituent autant d'obstacles presque insurmontables à l'obtention d'un résultat appréciable.

Nous devons donc conclure à la nécessité, dans l'immense majorité des cas, d'une intervention thérapeutique. Mais sommes-nous en possession d'un ou plusieurs médicaments exerçant sur la bacillose une influence favorable? Il faut bien avouer qu'au milieu de tant de médicaments tour à tour préconisés, il en est bien peu qui soient véritablement maniables et efficaces. Il serait trop long d'entrer ici dans des détails, d'ailleurs connus de tous; nous nous en tiendrons donc au dernier groupe médicamenteux introduit en phtisiothérapie : la créosote et ses dérivés. Ce groupe exerce certainement sur la tuberculose pulmonaire une action souvent très favorable, mais bien des conditions sont nécessaires pour la réussite. Il faut que le malade supporte la médication, que celle-ci puisse être longtemps prolongée, que les doses administrées soient élevées. Or, tous les praticiens savent que de telles conditions sont presque irréalisables.

Lorsqu'on eut reconnu que le gaïacol représentait le principe actif de la créosote, on crut pouvoir espérer qu'en utilisant un produit chimiquement bien défini, et des combinaisons chimiques stables (avec l'acide carbonique, divers acides organiques, etc), on pourrait avec plus de sûreté diriger l'action thérapeutique. Mais ces produits sont en général insolubles dans l'eau, partant d'assimilation malaisée, et ne se décomposent pas entièrement en leurs éléments constitutifs après introduction dans l'organisme. En

(1) Pr M. Mendelsohn. *Zur medicamentæsen Therapie der Lungentuberkulose* (*Deutsche Aerzte-Zeitung*, 1900, no 21).

résumé, le gaïacol et ses dérivés ne présentent pas, sur la créosote, de bien grands avantages, et ne sont pas parvenus à conquérir une position prépondérante dans l'arsenal thérapeutique.

En 1899, l'attention du public médical fut attirée vers un dérivé nouveau du gaïacol, *l'orthosulfogaïacolate de potassium* ($C^6H^3(OH)(OCH^3)SO^3K$) ou *thiocol*; le produit se présente cristallisé : il est de couleur blanche, soluble dans quatre parties d'eau froide, une partie d'eau chaude, il n'a aucune odeur, et sa saveur légèrement amère n'est nullement désagréable. Il contient environ 60 0/0 de gaïacol. Même en solution concentrée, il n'exerce aucune action caustique (1). Il donne en présence du perchlorure de fer, une réaction violette caractéristique que Schnirer (2) n'a pu déceler dans les urines des sujets ayant ingéré du thiocol, à moins que ce ne fût à doses considérables : cette absence de réaction démontre que le thiocol est fort bien assimilé. Rossbach (3) a montré que plus de 70 0/0 du thiocol ingéré est résorbé : on peut donc, en administrant 3 grammes de thiocol par jour, arriver à introduire dans l'organisme plus de 1 gramme de gaïacol. Le thiocol n'exerce aucune influence sur l'hématopoïèse ou la pression sanguine (Rossbach) et il augmente le degré alcalimétrique du sang, donc son pouvoir germicide (Drago et Motta-Cocco) (4).

Heukeshoven (5), à l'Institut bactériologique de Berne, a institué, en 1899, des expériences sur plusieurs dérivés du gaïacol. Il a reconnu que la *gaïacolate de potassium* agit défavorablement sur l'état général des animaux en expérience, et possède des propriétés caustiques qui le rapprochent de la créosote. Son action sur les bacilles tuberculeux est très faible. Le *carbonate de gaïacol* (*duotal*) exerce sur l'état général une action favorable, provoque une lente augmentation du poids du corps, mais n'entrave en rien la pullulation intra-organique des bacilles de Koch. L'*orthosulfogaïacolate de potassium* (*thiocol*) exerce une action manifeste sur l'état général : l'augmentation du poids du corps est presque subite et considérable : il enraie dans certains cas la généralisation des bacilles partant d'un foyer infectieux et détruit même les bacilles de ce foyer.

En présence des avantages physico-chimiques du produit nouveau, le *thiocol* sur la créosote et ses autres dérivés, l'emploi du thiocol dans la tuberculose pulmonaire s'imposait pour ainsi dire. Un résumé, même succinct, de tous les travaux parus sur ce sujet nous entraînerait trop loin : nous nous bornerons donc à l'énumération de quelques-uns des résultats publiés jusqu'ici, en nous tenant aux faits concernant plus spécialement les adultes. Nous suivrons à peu près l'ordre chronologique de publication de ces monographies.

Le Pr H. Gessler et le Dr O. Marcus (6) constatent que la créosote et ses dérivés augmentent la résistance de l'organisme à l'intoxication tuberculeuse et que, parmi ces produits, le carbonate de créosote lui-même ne saurait être longtemps continué, car les malades finissent par éprouver un dégoût insurmontable pour ce médicament. Le thiocol, au contraire, est toujours bien accepté et ne présente aucun inconvénient.

(1) Schnirer. *Ueber medic. Behandlung der Lungentuberkulose* (*Klin.-ther. Wochenschrift*, nos 35 et 36, 1900).
(2) *Ibidem*.
(3) Rossbach. *Unters. über Thiocol Roche* (*Ther. Monatshefte* n° 2, 1899).
(4) Drago et Motta-Cocco. *Ric. clin.-sperim. sull'azione del Tiocolo Roche e della Sirolina* (*Clinica moderna*, VIIe année, n° 41).
(5) Heukeshoven *Exper. über die Wirk. des Thiocol bei Tuberculose*, (Berne, 1899).
(6) O. Marcus et Gessler *Uber d. im Ludw. Spit. mit Thiocol Roche gem. Erfahrungen* (*Med. Cor. d. Würt arz. L. Vereins*, 2 et 3, 1899).

Trente cas environ ont été soumis par les auteurs à la médication nouvelle : un malade a pris jusqu'à 12 grammes de thiocol par jour, sans éprouver aucun malaise.

Les auteurs font remarquer que leurs malades ont tous augmenté de poids, ont pu quitter leur lit et reprendre leur travail, résultat assurément encourageant en présence d'une affection aussi difficile à enrayer.

Maramaldi (1) a étudié l'action du thiocol chez 9 malades, dont 2 ont discontinué le traitement et dont un est mort : il a constaté que le médicament agit d'une façon favorable et constante sur la tuberculose pulmonaire, améliorant les symptomes physiques et les troubles fonctionnels. La fièvre continue fait place à des accès vespéraux, les sueurs cessent, la toux s'atténue progressivement et finit par disparaître dans les cas légers. Le tube digestif n'est jamais irrité : bien plus, on arrive, grâce au thiocol, à enrayer la diarrhée tuberculeuse. Le médicament a été enfin très bien toléré dans des cas où le carbonate de gaïacol ne l'était pas.

Au-dessus de 4 gr. par jour, les effets bienfaisants feraient place à des troubles gastro-intestinaux : au-dessous de cette dose limite, le médicament n'est pas irritant et très efficace, bien qu'il ne représente pas plus que les autres antituberculeux connus, un véritable spécifique.

En résumé, on ne doit pas espérer, avec le thiocol, guérir tous les malades, mais on obtiendra toujours de grandes améliorations dans les cas avancés, et souvent des guérisons dans les cas au premier degré.

Frieser (2) a constaté, chez 15 malades plus ou moins gravement atteints, une augmentation de l'appétit et du poids, une amélioration de l'état général, une diminution notable de la toux et des sueurs. Le médicament est absolument inoffensif et son administration peut être continuée pendant des mois sans inconvénient.

Schnirer (*loc. cit.*), constate que le thiocol, dans presque tous les cas, diminue la toux et l'expectoration ; celle-ci devient beaucoup plus facile, perd sa purulence, et la sécrétion bronchique finit par tarir. Cette amélioration a été obtenue sans l'appui d'un régime hygiénique, sans changement de la vie des malades, seulement à l'aide du thiocol. Dans les cas où le médicament fut pris malgré l'existence d'une hémoptysie, celle-ci ne fut pas influencée. En tous cas, le thiocol n'aggrave ni ne produit l'hémoptysie.

Dans la plupart des cas légers et moyens de tuberculose, le thiocol a déterminé une diminution parfois assez notable du nombre des bacilles.

Les sueurs nocturnes diminuent sous l'influence du remède et finissent par disparaître dans beaucoup de cas.

Le poids du corps a augmenté dans tous les cas où les autres symptômes et la nutrition se sont améliorés.

Dans 5 cas, l'auteur a enregistré un abaissement des températures fébriles : le retour à la normale a demandé de 15 à 90 jours, suivant les cas, sans que le repos au lit fût rigoureusement observé.

L'auteur a pu constater, dans la plupart des cas, une diminution du catarrhe et souvent même la disparition des craquements humides. Dans quelques cas, la zone de matité diminua, le son devint plus clair à la périphérie. Dans d'autres on n'observa pas de diminution, mais un arrêt dans la progression de la maladie.

Sur 32 malades traités, 20 ont été tellement améliorés qu'ils ont pu reprendre leurs occupations sans aucune gêne.

(1) Maramaldi (*Gaz. int. di Med. Pratica*, n° 3, 1899).
(2) Frieser. *Einiges Z. Beh. d. Lungentuberculose.* (*Med.-Chir. Centralblatt*, n° 27, 1899).

Dans deux cas, l'auteur est allé à 12 grammes par jour, sans aucun inconvénient : il n'a jamais enregistré de la diminution de l'appétit ou des malaises.

MENDELSOHN enfin (1) constata avec satisfaction que les praticiens sont, avec le thiocol, en mesure d'instituer un traitement créosoté réellement efficace et de longue haleine.

L'auteur a étudié l'action du thiocol chez des malades externes. Alors que la créosote et le gaïacol exercent une action caustique locale intense, ce qui oblige à les administrer à l'état de solution très étendue, on n'est soumis à aucun de ces inconvénients avec le thiocol dont les solutions, même concentrées, constituent des liquides absolument dénués d'action irritante. Une dose moyenne de 2 grammes suffit toutefois complètement, grâce au taux si élevé de l'absorption de ce médicament.

L'action pharmacodynamique est pour l'auteur la même que celle de la créosote et de ses autres dérivés, et l'introduction du groupe sulfone supprime les propriétés toxiques et irritantes de la substance mère.

Pour Mendelsohn, l'action du thiocol sur l'appétit est si frappante qu'en dehors de toutes ses autres propriétés, il mériterait d'attirer l'attention comme stomachique.

L'auteur a enregistré des augmentations considérables de poids, jusqu'à 6 kilos en quelques mois, même dans des cas avancés. La disparition de la fièvre, dès les premiers jours de traitement, est si fréquente qu'on est autorisé à attribuer cet effet à l'action du médicament. L'influence sur les sueurs nocturnes est encore plus nette : chez aucun malade, cette action n'a fait défaut.

On sait que la créosote et ses dérivés sont impuissants pour combattre l'hémoptysie : le thiocol ne fait pas exception sous ce rapport, mais il n'exerce pas, comme la créosote, une influence nocive sur cette complication ; l'auteur a pu s'en assurer dans plusieurs cas.

La toux et l'expectoration sont très favorablement influencés : on peut les faire cesser complètement ou du moins les réduire à un minimum.

En résumé, comme le thiocol réunit tous les avantages et n'a aucun des inconvénients de la créosote, qui rendait jadis les meilleurs services dans le traitement médicamenteux de la tuberculose pulmonaire, on doit considérer le médicament nouveau comme une acquisition précieuse, car son emploi est pratique, facile et inoffensif.

On peut voir, par cette récapitulation fort incomplète des travaux concernant le thiocol, combien la littérature du produit est considérable.

Nos recherches concernant l'action du thiocol sur la tuberculose pulmonaire ont été instituées au Dispensaire de Montmartre, que le Dr Bonnet-Léon dirige avec un zèle et une compétence remarquables. A ce dispensaire viennent se faire examiner et soigner de nombreux tuberculeux, et pour exercer sur eux la surveillance indispensable, on leur distribue, chaque fois qu'ils se présentent, une solution arsénicale légère : en même temps on leur fait respirer de l'ozone. Mais le point important, pour le médecin traitant, consiste dans les conseils hygiéniques et l'application systématique de la zômothérapie de Richet et Héricourt. Les malades doivent ingérer, si possible un kilo de viande crue par jour (cheval de préférance). En outre, les assistés viennent boire du suc musculaire, préparé par le dispensaire.

Au moment où nous avons commencé nos recherches (fin septembre 1901), on ne distribuait pas de suc musculaire au dispensaire, et plusieurs malades ne supportaient

(1) MENDELSOHN, *Zur med. Ther. der Lungentuberkulose* (*Deutsche Aerzte Ztg*, 1900, n° 21).

pas la viande crue. Ce sont ces derniers que nous avons choisis de préférence : nous leur avons fait délivrer régulièrement pendant deux mois quatre paquets de 0 gr. 50 de thiocol par jour. Nos sujets sont au nombre de 15, dont plusieurs anciens clients du dispensaire. Aucun de nos malades n'a rien changé à son genre de vie habituel pendant la durée de nos expériences ; quelques-uns seulement, au cours du deuxième mois, ont reçu du suc musculaire : les deux médications agissant dans le même sens, les résultats obtenus auparavant, n'ont pas été modifiés qualitativement à partir de ce moment.

Nous tenons à signaler, en premier lieu, après d'autres auteurs, un fait certainement unique dans l'histoire de la médication par la créosote et ses dérivés : *jamais nous n'avons eu à enregistrer aucune plainte concernant la facilité d'administration du thiocol.* Nous soignons même depuis un mois une jeune femme de 23 ans, arrivée au dernier degré de la cachexie, incapable de quitter son lit, qui, depuis qu'elle prend du thiocol, arrive à garder ce qu'elle mange, alors qu'auparavant elle vomissait après chaque repas. Nous ne croyons pas que pareil résultat pourrait être obtenu avec une telle continuité avec n'importe quel autre médicament.

Nos 15 malades peuvent être divisés en trois groupes : 1er *groupe.* 4 malades, dont aucun ne présente des signes cavitaires, ont été manifestement améliorés;

2e *groupe.* 5 malades, dont 4 offrent des signes cavitaires, ont donné des résultats moins marqués ;

3e *groupe.* 6 malades, très gravement atteints, que nous n'avons pu suivre longtemps, car ils ont cessé de venir dès que la température extérieure s'est abaissée. Un de des malades est mort.

Ces groupes établis, nous allons examiner de plus près quelle a été l'action du thiocol sur les diverses manifestations morbides.

1er GROUPE. *Fièvre.* Une seule malade, appartenant à une famille décimée par la tuberculose (2 survivants sur 16 enfants), présentait des accès fébriles vespéraux ; ils ont diminué peu à peu d'intensité et n'ont cédé qu'au bout d'un mois de traitement. Cette malade n'a jamais pu ingérer la viande crue ou le suc musculaire. Le thiocol est donc bien le facteur de l'amélioration.

Hémoptysies. Chez deux malades, nous avons noté des hémoptysies, très légères d'ailleurs. Nous n'avons pas pour cela arrêté la médication et avons constaté, après Schnirer et Mendelsohn, que le médicament n'exerçait aucune influence sur ce phénomène morbide. L'hémoptysie a évolué de même façon, après comme avant l'administration du remède nouveau.

Nombre des bacilles. — Une disparition complète des bacilles n'a jamais été obtenue : une de nos malades ne crache plus du tout.

Signes stéthoscopiques. — Ils ont subi, chez nos quatre malades, des modifications profondes. Les craquements humides sont devenus plus secs, les zones d'infiltration ont diminué d'étendue; chez deux malades on a peine à retrouver, après un minutieux examen, quelques râles sous-crépitants fins, disséminés. Ces zones de matité ont subi une régression marquée, et l'on est parfois surpris, à une semaine d'intervalle, de noter les changements considérables survenus.

Sueurs nocturnes. — Cette complication si pénible subit des modifications tout à fait inattendues sous l'influence du thiocol. Les sueurs profuses constituent un symptôme auquel les malades attachent la plus grande importance, aussi sont-ils très frappés de cette action si manifeste, qu'ils n'ont jamais observée avec tant de persistance sous l'influence d'autres médications, le suc musculaire excepté.

Toux. — Un de nos malades a cessé de tousser : les autres n'ont plus de quintes, chaque accès est suivi d'expectoration.

Expectoration. — Un seul malade présente encore des crachats purulents nummulaires : chez deux autres, on ne trouve plus qu'une expectoration spumeuse au réveil. Une malade ne crache plus.

Perte d'appétit. — Sur nos quatre malades, qui ne supportaient pas la viande crue au moment où nous avons commencé le traitement, trois l'ont supportée au bout de 7 à 15 jours. Deux prennent aujourd'hui du suc musculaire. Une femme continue à présenter un dégoût insurmontable pour la zômothérapie.

L'appétit pour les aliments usuels s'est, chez tous nos malades, rapidement amélioré et nos observations concordent avec celles de tous les auteurs.

Diarrhée. — Le thiocol se sépare à cet égard nettement de ses congénères : il constitue un excellent antidiarrhéique. Sans le secours d'aucune autre médication, il a enrayé les manifestations intestinales chez deux malades ; les autres présentaient des selles normales.

Nausées et vomissements. — Ils existaient chez un seul de nos malades et n'ont pas persisté.

Névralgies intercostales. — Symptôme très tenace, sur lequel le thiocol n'exerce pas une action bien manifeste, car une de nos malades présente aujourd'hui encore des douleurs thoraciques.

Poids. — Augmenté chez trois malades, il est resté stationnaire chez un quatrième, sans que la marche de l'affection puisse nous donner la clef de cette divergence.

Etat général. — Sous l'influence des modifications de l'état pathologique et de l'appétit, modifications que nous venons d'énumérer, les malades reprennent confiance et leur état général se ressent de cette euphorie. Nos quatre malades n'ont jamais cessé de travailler, mais leur entrain au travail est beaucoup plus marqué qu'au début.

2° GROUPE. — Ici la tâche est beaucoup plus difficile. Un seul de nos cinq malades ne présentait pas de signes cavitaires au début du traitement. Mais il n'en est pas moins certain que des résultats fort dignes de remarque ont été obtenus.

Fièvre. — Elle a diminué de durée et d'intensité chez nos cinq malades.

Hémoptysies. — Elles n'existent que chez deux des malades de ce groupe ; ce sont plutôt de faibles crachements de sang que de véritables hémoptysies. Ce symptôme n'a pas été influencé.

Signes stéthoscopiques. — Chez trois de nos malades, les gargouillements, très accentués au début du traitement, ont entièrement disparu. Les craquements humides ont, ici encore, fait place aux craquements secs.

Sueurs nocturnes. — Elles n'ont pas entièrement disparu chez les malades de ce groupe, mais ne se manifestent plus, d'ordinaire, que vers le matin et sont devenues supportables.

Rien de particulier à signaler concernant la *toux* et l'*expectoration.*

Perte d'appétit. — L'appétit s'est amélioré chez nos 5 malades, mais pas d'une façon aussi constante et régulière que pour les malades du premier groupe. Un des malades, chez lequel l'administration de thiocol provoqua de véritables fringales, est malheureusement dénué de ressources et ne mange pas à sa faim.

Diarrhée. — Deux de nos malades offraient ce symptôme au début du traitement. L'un d'eux a présenté, au bout d'une semaine d'administration du remède, des selles normales : chez l'autre la diarrhée, auparavant chronique, ne se montre plus que par accès ;

le malade a appris à l'enrayer sans médication spéciale, en diminuant l'apport alimentaire au moment des crises.

Nausées et vomissements. — La malade qui présentait cette complication au début du traitement ne se plaint plus aujourd'hui que de nausées, d'ailleurs moins fréquentes qu'auparavant.

Névralgies intercostales. — Rien de spécial à signaler.

Poids. — Deux malades ont légèrement augmenté de poids, deux ont maigri, l'un est resté stationnaire.

Etat général. — Pour deux malades, l'état général s'est amélioré : un troisième, ne présentant pas de signes cavitaires, était en voie d'amélioration quand il fut pris de troubles urinaires, causés par un rétrécissement que l'on a dû dilater à l'hôpital Bichat. Depuis ce moment, il va moins bien. Il est difficile de préciser le degré d'influence qu'exercent ces interventions chirurgicales quotidiennes sur l'état général de ce malade.

3ᵉ GROUPE. — 5 malades de ce groupe ont continué à réclamer du thiocol, qui, ont-ils tous affirmé, leur donnait des forces et améliorait leur appétit. Il est évident que nous ne pouvions espérer grand résultat sur des sujets aussi gravement atteints, mais l'unanimité des appréciations est cependant digne de remarque : un médicament capable d'exercer encore une influence thérapeutique constante dans des cas aussi désespérés, mérite certes d'attirer l'attention.

Nous n'avons pas eu l'occasion d'observer, au dispensaire de Montmartre, des sujets à hérédité chargée, non envahis encore par la bacillose, ou des sujets ne présentant encore que de légères modifications de l'état général, un peu d'expiration prolongée, en un mot, des prétuberculeux. Les malades de ce genre sont rares dans les dispensaires.

En résumé, le thiocol représente bien le médicament que les auteurs nous ont décrit, et étant donné surtout qu'il peut être administré indéfiniment sans aucun inconvénient, nous lui croyons un grand avenir dans le traitement de la prédisposition à la tuberculose et de la phtisie au premier degré. Aujourd'hui que l'étude du chimisme respiratoire (Méthode d'A. Robin et M. Binet), permet de reconnaître longtemps à l'avance le futur tuberculeux, il y a lieu de s'assurer si le thiocol ne constituera pas le médicament le plus propice à combattre la prédisposition morbide.

Etant donné les résultats obtenus dans la tuberculose confirmée, nous pensons que le thiocol a, sous ce rapport, un grand avenir devant lui : notre tâche ultérieure sera de nous en assurer.

COMPTE RENDU DES SÉANCES

DE LA

SOCIÉTÉ DE THÉRAPEUTIQUE

Séance du 4 Décembre 1901

Présidence de M. Albert ROBIN

M. GALLOIS donne lecture d'un travail intitulé : *Attaques de rhumatisme consécutives à des opérations intra-nasales.*

La fréquence des lésions gutturales prérhumatismales est certainement plus grande qu'il ne semblerait à un examen superficiel. En effet, il est rare que le malade atteint d'une attaque de rhumatisme annonce spontanément que cette attaque a été précédée d'une angine, et même, si on lui pose la question, il répond négativement. Il est une autre raison qui peut faire méconnaître la fréquence de l'origine gutturale des rhumatismes, c'est que l'amygdale n'est pas la seule partie qui puisse servir de porte d'entrée à l'agent pathogène du rhumatisme : le nez et le pharynx jouissent de la même propriété. On reconnaît fréquemment que le rhumatisme a été précédé non pas d'une angine, mais d'un simple coryza ou d'une épistaxis. Si donc on veut poursuivre une enquête à ce sujet, il sera utile d'insister pour obtenir une réponse exacte, d'attirer l'attention du malade sur la possibilité d'une angine mais aussi d'une rhinite, et de vérifier par soi-même si, lors du réflexe nauséeux provoqué par l'abaisse-langue, il ne descend pas du muco-pus du cavum.

Si l'on porte son attention sur ces faits, on constatera que le rhumatisme articulaire aigu franc est bien rarement primitif et qu'il succède presque toujours à une infection originaire de la grotte faciale. Dans un travail antérieur, l'auteur a fait voir la fréquence du rhumatisme chez les sujets atteints d'affections chroniques du rhino-pharynx.

L'auteur dispose en outre de faits d'attaques de rhumatisme consécutives à des opérations pratiquées sur les fosses nasales qui paraissent fournir une argumentation convaincante.

Dans le cas de l'orateur il s'agit d'un malade chez lequel une attaque de rhumatisme, et non seulement la première attaque, mais aussi les récidives semblent bien avoir été provoquées par une opération pratiquée sur les fosses nasales. L'interprétation la plus plausible est que les cautérisations ont ouvert la porte à l'infection. On peut même supposer que le malade avait gardé dans le nez les colonies microbiennes qui avaient causé ses deux attaques antérieures de rhumatisme. On pourrait objecter qu'il s'est agi d'une simple coïncidence : le malade était un rhumatisant, rien d'étonnant qu'il ait eu une troisième attaque de rhumatisme puisqu'il en avait déjà eu deux autres ; cette attaque est survenue à la suite de cautérisations dans le nez, mais on lui en avait fait antérieurement sans qu'il ait eu de rhumatisme. Il faudrait d'autres observations d'une semblable coïncidence pour être autorisé à admettre une relation de cause à effet.

Ce fait est tres intéressant à la fois aux points de vue théorique et pratique, il démontre qu'une attaque de rhumatisme peut être la conséquence d'une infection à porte d'entrée rhino-pharyngienne, et à cet égard, il fournit un argument important en faveur de l'idée que l'angine du rhumatisme est la cause et non l'effet du rhumatisme. Aussi, en présence d'un malade atteint de polyarthrite, on devra toujours s'informer si, dans les huit, quinze jours, trois semaines qui ont précédé son attaque, il n'y a pas eu quelque affection d'une des parties quelconques de la grotte faciale, de même que l'on vérifie s'il a la blennorrhagie.

Au point de vue pratique on doit tirer des ces faits plusieurs conclusions. Avant de faire une intervention dans les fosses nasales, il sera bon de s'enquérir si le malade a eu antérieurement des attaques de rhumatisme. Si oui, il faudra opérer prudemment et procéder par opérations restreintes. Les récidives fréquentes de rhumatisme semblent en effet indiquer que les microbes pathogènes séjournent en permanence dans les fosses nasales ou les divers replis de la grotte faciale. Il faut éviter également d'intervenir si l'on constate du catarrhe rhino-pharingnie. En tout cas, que le malade ait eu ou non du rhumatisme, qu'il présente ou non des sécrétions muco-purulentes de la grotte faciale, il faut, avant d'intervenir, assurer l'asepsie du champ opératoire par des lavages ou des pulvérisations. Après l'opération, il sera bon également de désinfecter les cavités rhino-pharingiennes. Enfin de ces réflexions résulterait encore une indication thérapeutique intéressante. Il arrive parfois qu'une attaque de rhumatisme se montre rebelle au salicylate : si elle a succédé à une infection rhino-pharingienne, on peut se demander si le malade n'a pas conservé dans un recoin de sa grotte faciale des microbes virulents entretenant l'infection, et si dans ce cas il n'y aurait pas avantage à désinfecter les cavités aériennes de la face. En tarissant la source de l'infection, on aurait plus de facilités pour en guérir les manifestations articulaires.

M. Hirtz se demande si on ne pourrait interpréter autrement le cas de M. Gallois. En effet, le rhumatisme a succédé à un traumatisme et Verneuil a souvent insisté sur ce fait que les traumatismes, quels qu'ils soient, peuvent engendrer une poussée rhumatismale. On cautérise tous les jours, d'un autre côté, des quantités de fosses nasales sans aucun inconvénient.

M. Gallois pense qu'il y a lieu d'attirer l'attention sur des faits analogues au sien, car il se peut que le spécialiste ne soit pas informé des accidents consécutifs à son intervention, et que le médecin ordinaire du malade, n'ayant pas l'esprit attiré vers cette étiologie, néglige de noter le fait.

M. Bardet, à propos du *traitement des malades atteints de sécrétion permanente de l'estomac avec stase*, constate que des malades peuvent engraisser avec une alimentation se montant par jour à 1 gramme d'albumine par kilo de poids du corps, alors que les traités de physiologie taxent le taux d'entretien à un chiffre beaucoup plus élevé. Inversément, des suralimentés peuvent maigrir malgré la suralimentation.

M. Morel (de Toulouse) a pu reconnaître que, 2 litres 1/2 de lait suffisent pour nourrir un convalescent à l'hôpital, et que 3 litres le font engraisser. Le sujet qui travaille a besoin de 3 litres au moins. Il faut, par l'examen des urines, contrôler quelle est la quantité d'albumine nécessaire à un sujet donné, car si on la dépasse, on risque, dans la convalescence des diarrhées des pays chauds, par exemple, de provoquer des troubles gastro-intestinaux.

M. Hirtz donne lecture d'un travail intitulé : *De la valeur de l'aspirine dans le traitement de la fièvre des tuberculeux*. L'aspirine a été donné à doses fractionnées de 0 gr. 50 (2 à 3 gr. par jour). Elle a fourni parfois de bons résultats, passagers, il est vrai, mais son action a été inégale dans d'autres, parfois même nulle. On fut aussi, dans certains cas, obligé de supprimer le médicament, qui provoquait des sueurs pénibles à supporter, des bourdonnements d'oreilles, mais ces phénomènes n'eurent pas de gravité. L'orateur, en résumé, n'a pas retiré de l'aspirine les bénéfices que d'autres auteurs ont tiré de l'administration de ce remède aux tuberculeux fébricitants.

M. Robin confirme les observations de l'orateur : il croit du reste que les médicaments de la série aromatique sont nuisibles aux tuberculeux, à l'exception du *camphorate acide de pyramidon* qui a l'avantage de ne jamais provoquer de sueurs.

REVUE DES PUBLICATIONS SCIENTIFIQUES

Maladies générales non infectieuses et intoxications

Dr CHASSEVANT

Professeur agrégé à la Faculté de Médecine.

A propos du régime alimentaire des diabétiques, par le Dr G. Lupianez (*Revista Médica de Sevilla*, juillet 1901). — Le symptôme cardinal du diabète est la glucosurie : l'azoturie est très constante. On doit faire dépendre le traitement de la nature pathogénique de la maladie et non, comme on le fait aujourd'hui, du symptôme glycosurie. Le Dr Lupianez s'étonne, qu'après avoir tant discuté la pathogénie de cette maladie, les auteurs recommandent encore l'abstention complète des mets sucrés et féculents, donnant comme raison que la quantité de sucre de l'urine augmente. Par la même raison, dit l'auteur, on devrait prohiber les aliments quaternaires, car l'azoturie, très fréquente dans cette maladie, dépend de cette sorte d'aliments.

Quand la théorie hépatique du diabète était en vogue, on pouvait comprendre ces prohibitions; mais aujourd'hui que la théorie des dystrophies par perversion des actes nutritifs a pris la place de la théorie hépatique, elles n'ont plus de raison d'être.

D'après la théorie dystrophique le glucose provient du foie: celui-ci le forme aux dépens de l'alimentation, à l'état normal, et aux dépens de l'alimentation et des produits de désassimilation, à l'état pathologique.

Le sucre contenu dans le sang, à l'état pathologique, provient en partie de l'alimentation et en partie de l'organisme lui-même. La suppression des féculents et des aliments sucrés n'est pas suivie de la disparition complète du glucose dans l'urine, car celui-ci continue à se former aux dépens des éléments quaternaires. Le sucre alimentaire aura disparu de l'urine mais non le sucre résultant de la perturbation nutritive; celui-ci constitue le vrai critérium de la gravité de la maladie

Le genre d'alimentation n'ayant pas d'influence sur le processus constitutif du diabète, la prohibition des féculents n'a pas de raison d'être; au contraire, on doit les recommander: d'abord parce que ce sont des aliments qu'utilise la nutrition et qui peuvent réparer les pertes causées par une polyurie excessive, ensuite parce que le diabète se complique souvent de dyspepsie, que celle-là peut être combattue en alimentant les malades avec des mets appétissants et enfin parce que, lorsqu'il s'agit de malades peu fortunés, cette prohibition constitue un sacrifice excédant leurs moyens, vu la cherté de l'alimentation exclusivement azotée : pour les autres malades, on les soumet ainsi à un véritable martyre, en les empêchant de varier leur alimentation.

F. Berini.

Traitement de l'albuminurie cyclique (*Soc. physico-médicale de Wurtzburg*, 24 octobre 1901). — Edel a reconnu que l'ingestion du repas de midi agit favorablement sur l'élimination de l'albumine : cette influence favorable est en raison directe de l'augmentation de la diurèse. On peut, en effet, en supprimant le repas de midi, obtenir le même résultat (diminution du taux de l'albumine), qu'en administrant un diurétique (acétate de potasse, par exemple).

Les bains chauds produisent une action analogue, et la diminution du taux de l'albumine, quand le sujet est couché, tient de même à l'augmentation de la diurèse, conséquence de la pression sanguine.

Tous les médicaments et régimes reconnus utiles dans l'albuminurie favorisent la diurese et la diminution du taux de l'albumine qui accompagne toujours cette diurèse. Plus la circulation est rapide et active dans le filtre rénal, et moins l'albumine sera excrétée.

Si on passe de l'albuminurie cyclique à l'albuminurie chronique, sans modifications du myocarde, on reconnait que les mêmes moyens diététiques et thérapeutiques sont applicables à cette dernière, c'est-à-dire le régime lacto-végétarien, les diurétiques, les bains chauds et le repos horizontal. Le myocarde devra en même temps être fortifié par une gymnastique appropriée, rappelant celle en usage dans plusieurs affections cardiaques.

A. Chassevant.

Alcoolisme chronique traité par le sérum anti-alcoolique, par le Dr Marcelo Ballo (*Communication à l'Académie Royale de médecine de Madrid*, séance du 15 juin 1901). — Le cas relaté par le Dr Ballo est le premier traité en Espagne par le sérum anti-éthylique. Il s'agit d'un individu de 33 ans, grand et fort, faisant des excès de vin et autres alcooliques depuis l'âge de 7 ou 8 ans ; il a un caractère violent et exalté, mange et digère bien, excepté le lendemain des excès, et accuse une constipation opiniâtre; le foie et la rate sont un peu hypertrophiés; le cœur et les poumons sains. L'urine est normale comme quantité, avec légère albuminurie. Les phénomènes nerveux sont très marqués : tremblements fibrillaires de la face, de la langue et des mains; le signe de Quinquaud est très manifeste ; au commencement de la déambulation, les soubresauts des tendons sont très accentués La mémoire est débilitée, la sensibilité normale. Le malade accuse des fourmillements aux jambes, se plaint de vertiges rotatoires et oscillatoires, de diplopie, sous l'influence des excès; le sommeil est léger avec rêves effrayants.

Le diagnostic posé et le malade ayant consenti à se laisser traiter par le sérum anti-alcoolique, on lui fit des injections de 5 c. c. tous les trois jours.

Après les trois premières injections, les vertiges étaient devenus plus fréquents et plus persistants, les fourmillements généralisés : ces phénomènes disparurent au bout de six heures après la cinquième injection et ne se manifestèrent plus.

On fit successivement des injections jusqu'à ce qu'on fût arrivé à 100 centimètres cubes de sérum en tout : l'auteur pensa la dose suffisante pour obtenir la guérison. A partir de la septième injection le malade commença à remarquer un certain dégoût pour les alcools, surtout pour le vermouth, l'absinthe, le cognac, etc. Le vin ne lui plaît pas autant qu'avant et il le boit en moindre quantité car il se trouve vite rassasié. A mesure que le nombre d'injections augmente cette répugnance s'accentue : à la quinzième elle est absolue.

L'auteur fait observer que les injections ont toujours été de 5 centimètres cubes, car avec cette dose l'amélioration est vite devenue manifeste; au cas contraire on serait allé à 10, 15, 20 c. c. à la fois, puisque on peut impunément employer ces doses.

La situation du malade est actuellement tout à fait satisfaisante, car la répulsion absolue pour l'alcool persiste.

Les troubles et symptômes fonctionnels tant digestifs que nerveux ont totalement disparu; le foie et la rate ont repris leur volume normal, les urines sont normales en quantité et qualité, le sujet mange et digère bien, etc., et on peut le considérer comme guéri. L'est-il radicalement, se demande l'auteur? Il faut laisser passer un certain temps avant de l'affirmer : toujours est-il que le changement a été notable.

A. Chassevant.

Deux cas de morphinomanie guéris par le Dr R. C. (*Revista de Medecini y Cirugia Practicas*, 28 septembre 1901). — Dans le premier cas, il s'agissait d'une dame que plusieurs médecins avaient examiné : on avait diagnostiqué une affection du tube digestif, ulcère, cancer, etc., à cause des crises douloureuses, des hématémèses, etc. Malgré les traitements employés la malade ne s'améliorait pas et les injections de morphine constituaient l'unique moyen de la soulager. La malade devint une grande morphinomane.

On reconnut alors que les crises douloureuses avaient leur origine dans un ulcère de la matrice et on parvint à supprimer les crises douloureuses, mais la morphinomanie persista. L'auteur employa plusieurs moyens pour combattre cette funeste habitude sans pouvoir y arriver. Finalement, il se décida à administrer la *dionine* en cachets de 0.15 centigrammes, (quatre par jour) et des injections sous-cutanées d'eau pure. Au bout de peu de jours la malade était guérie.

Le second cas est identique au précédent et avec le même traitement, l'auteur a obtenu un résultat rapide et décisif.

Ces deux cas sont assez démonstratifs pour affirmer que la dionine est peut-être l'unique remède pour les morphinomanes.

F. Berini.

Le traitement de la colique saturnine par l'injection épidurale de cocaïne par Deléarde (*Echo méd. du Nord*. novembre 1901). — La plupart des procédés employés qui consistent à faire cesser la constipation en agissant sur l'intestin, dans la colique de plomb, ont l'inconvénient d'agir assez lentement. Aussi certains auteurs ont-ils pensé, au lieu d'agir sur l'élément constipation, à combattre le phénomène douleur; l'antipyrine, le chloral, le chloroforme, la révulsion sur le ventre ou la paroi abdominale ont été employés dans ce but. Deléarde a employé comme dérivatif les injections de sérum artificiel. C'est aussi sur la douleur qu'agit l'injection épidurale; dans deux cas de colique saturnine, l'injection de 0 gr. 03 de cocaïne dissous dans 3 cent. cubes d'eau a fait disparaître la douleur rapidement : chez les deux malades, une selle s'est produite dès la nuit de l'entrée à l'hôpital; les deux sujets ont pu d'ailleurs sortir le 3e jour de l'hôpital.

Le succès de ce moyen thérapeutique vient à l'appui de l'opinion de Wauenbroucq, qui considère la colique saturnine comme une myosalgie de la paroi abdominale ou une hypéresthésie cutanée; la constipation, pour lui, n'est qu'un phénomène secondaire, conséquence de l'immobilisation des muscles de l'abdomen que le malade s'impose pour ne point provoquer un surcroît de douleur.

P. Sainton.

Maladies infectieuses

Dr Lesage

Médecin des hôpitaux

Un cas de tétanos guéri par la méthode de Baccelli, par Ch. Kluyskens (*Annales de la Société de médecine de Gand*). — A la suite d'un coup de feu ayant atteint le talon et produit une plaie anfractueuse, le tétanos se déclara chez un sujet de 19 ans. Etant donnée l'inefficacité curative des divers sérums, l'auteur crut pouvoir appliquer les injections sous-cutanées à l'acide phénique que Baccelli a vivement préconisées. Le cas était certainement léger, de son propre aveu ; mais il a été frappé de la concordance entre les améliorations successives obtenues et la reprise des injections. D'ailleurs, les résultats obtenus par cette méthode seraient surprenants, si l'on en croit certaines statistiques publiées en Italie. L'auteur a employé 5 grammes de la solution :

Eau distillée..........	30 grammes
Acide phénique..... }	àà 1 —
Glycérine.......... }	
Chlorhydrate de morphine..............	0 gr. 2

Baccelli conseille la solution phéniquée à 2 ou 3 0/0. On commence par 30 centigrammes d'acide phénique par jour. On augmente ensuite jusqu'à 50 centigrammes, où il est prudent de se tenir. On peut associer la morphine, les premiers jours seulement, pour combattre l'insomnie et l'hyperesthésie ; on la supprime ensuite et l'on continue les injections pendant 10 jours et plus, s'il le faut.

Lesage.

A propos de l'efficacité de l'antitoxine tétanique (*Deutsche med. Wochenschrift* 21 novembre 1901). — Moellers rappelle que Behring exige, pour obtenir un effet curatif, qu'on commence à administrer l'antitoxine au plus tard 30 heures après le début des accidents, et qu'on n'injecte jamais moins de 100 ccm. à la fois sous la peau. Si l'on s'en tenait à ces deux propositions, un grand nombre de cas publiés comme guéris par l'antitoxine ne sauraient être considérés comme des cas probants, car ils auraient guéri même sans antitoxine, ayant été traités beaucoup trop tard. On constate d'un autre côté que beaucoup de tétaniques sont morts, bien qu'il ait été scrupuleusement satisfait aux desiderata de Behring. Il arrive du reste dans la plupart des cas que le sujet qui commence à ressentir de la raideur de la nuque ou un peu de difficulté dans la déglutition ne s'empressera pas d'aller trouver son médecin : ce dernier ne posera peut-être pas non plus de suite son diagnostic, surtout si le malade a oublié depuis longtemps la blessure, siège de l'infection. Il semble enfin que ce chiffre de 30 heures exigé par Behring soit trop élevé.

Le nombre des insuccès publiés s'est multiplié dans ces derniers temps (Regnier, Leyden, etc.) L'auteur en cite quatre nouveaux, observés à l'Institut pour maladies infectieuses de Berlin (directeur : le Pr Koch), et soignés selon toutes les règles.

Quels résultats obtient-on quand on essaie d'enrayer, au moyen du sérum antitoxique, un tétanos expérimental dont les symptômes sont déjà apparents ? Dœnitz n'a pu sauver que la moitié de ses animaux dans ces conditions, et encore les seuls cas légers. Il y a donc lieu d'admettre que, dans la pratique, la quantité de toxine resorbée par l'organisme sera presque toujours trop élevée déjà pour qu'on puisse espérer une action efficace des injections de sérum. Dans d'autres cas, la quantité de toxine résorbée peut être minime, mais le début du traitement trop tardif : l'antitoxine ne pourra alors neutraliser les lésions des centres vitaux.

Malgré toutes ces difficultés, il est du devoir du praticien d'instituer tout de même la sérothérapie, dans le but de neutraliser les toxines qui viennent de se former dans l'organisme et n'ont pas encore exercé leur influence nocive.

Au point de vue prophylactique, la question doit être envisagée sous un aspect beaucoup plus favorable. Mœllers estime que le médecin encourt une grave responsabilité si, en présence d'une plaie fortement souillée, il n'institue pas la sérothérapie. Les cliniques chirurgicales devraient toujours posséder une certaine quantité de sérum antitétanique permettant d'intervenir dans ces conditions.

Lesage.

Des accidents consécutifs aux injections préventives de sérum antipesteux, par Leroux (*Gazette hebdomadaire*, n° 98, p. 1172, 1901). — Sur 133 personnes soumises à l'injection préventive de sérum antipesteux de Yersin (à la dose de 7 cc), 74 n'ont éprouvé aucun malaise, ni pendant les premiers jours, ni ultérieurement ; 60 ont présenté divers accidents, bénins dans la grande majorité des cas, plusieurs sérieux.

Les accidents précoces ont débuté en général vers le 4e jour et ont consisté en phénomènes d'embarras gastrique, de diarrhée brusque, de courbature, plus rarement en fièvre. Chez quelques personnes, ces accidents ont consisté en prurit sans éruption, éruption d'urticaire discrète, de courte durée (24 à 48 heures). Enfin, dans un troisième ordre de cas, de légères adénites inguinales du côté correspondant à l'injection pratiquée dans le flanc.

Les accidents tardifs ont débuté plus de 10 jours après l'inoculation. Ils ont consisté en érythèmes tardifs (urticaire, roséole, érythème noueux), accompagnés en général de fièvre légère, de lombago, état gastrique, quelques douleurs articulaires (13 cas).

D'autres personnes ont été prises d'arthralgie, de myalgie, de pseudo-rhumatismes infectieux (21 cas).

Citons encore 5 cas où les accidents paraissent relever de névrites infectieuses, d'intensité et de localisation variées.

G. Lyon.

Quelques considérations sur le traitement de fièvre typhoïde par le Dr Fernando Coca (*Revista medica de Sevilla*, 31 août 1901). — L'auteur commence le traitement par l'administration d'un émétique ou d'un éméto-cathartique ; malgré l'hypothermie consécutive à l'emploi des sels antimoniaux, il préfère l'ipéca suivi, après effet vomitif, de l'administration de calomel, dont l'action purgative et antiseptique est précieuse : tous les quatre ou cinq jours il répète la dose de calomel additionnée de benzonaphtol.

Pour combattre l'infection, il administre deux gouttes (dose variable suivant l'âge) toutes les deux heures de la composition suivante :

Acide phénique cristallisé	10 centigr.
Teinture d'iode	5 grammes

En plus, il fait prendre de 10 à 15 gouttes par jour, en deux ou trois fois, de gaïacol dans une cuillerée d'eau-de-vie. Il s'est vu rarement obligé d'augmenter cette dose, que les malades tolèrent assez bien.

Tel est le traitement fondamental ordonné par l'auteur.

Il permet aux malades de boire de l'eau stérilisée à leur soif, et en même temps il ordonne des lavements d'eau fraîche boriquée toutes les quatre heures.

Si la maladie revêt la forme ataxique, il utilise le julep musqué de Fuller, dont il s'est très bien trouvé.

Pour combattre l'hyperthermie, il répudie les antithermiques par voie gastrique et il emploie exclusivement, quand le thermomètre dépasse 39°, les badigeonnages de gaïacol pur sur la face interne des cuisses. Par ce moyen il observe des chutes de température atteignant 2 degrés et quelquefois il s'est vu obligé, chez les enfants, de combattre l'hyperthermie consécutive à la transpiration produite par l'application du gaïacol. Il recommande dans ce but de donner une tasse de café avec un peu de cognac ou de rhum.

Le traitement diététique comprend le lait, le bouillon, le vin de Xérès et un peu de cognac.

F. Berini.

Formes cliniques de la grippe abdominale, par E. Michel (*Bulletin Medical*, n° 87, p. 929, 1901). — Au degré le plus atténué, on observe, après les symptômes de début habituels de la grippe, certains troubles abdominaux : vomissements, diarrhée abondante avec coliques. Les selles sont pâteuses d'abord, puis liquides, aqueuses ou glaireuses et très fétides. Le ventre est peu ou pas météorisé, mais la palpation, même superficielle, est douloureuse. Il y a une *fluxion* de tous les plans de l'abdomen, y compris l'intestin, ainsi que l'attestent coliques et diarrhée.

Grippe abdominale cholériforme. — Dans certains cas surviennent des vomissements incessants et une diarrhée incoercible. Les traits s'effilent, les yeux s'excavent, le ventre se rétracte, le pouls devient misérable et filiforme. Le malade peut être emporté, épuisé par l'anémie séreuse et la toxémie intestinale.

Grippe abdominale pseudo-peritonitique. — D'autres fois, avec une diarrhée modérée, on voit survenir des vomissements bilieux, un météorisme excessif avec sensibilité abdominale, faciès grippé, fièvre modérée ou même hypothermie. On craint une péritonite, mais tout rentre dans l'ordre au bout de quelques jours. Ce tableau présente les plus grandes analogies avec les états morbides relevant du colibacille.

Grippe abdominale pseudo-muqueuse. — La langue est rouge sur les bords, blanche au centre ; le ventre est ballonné, la diarrhée plus ou moins abondante, les malades sont assoupis. Au moment où la prolongation des accidents fait craindre une fièvre muqueuse, au bout de 7 à 8 jours, en moyenne, tout rentre dans l'ordre. Cette forme s'observe surtout chez l'enfant.

Grippe abdominale pseudo-typhoïde. — Chez l'adulte, il n'est pas rare de voir l'état muqueux se prolonger pendant deux septénaires et même davantage, la prostration être plus accusée. La maladie simule alors à s'y méprendre la fièvre typhoïde. La marche et la courbe thermique ont pour le diagnostic une importance capitale.

Le début est généralement très brusque ; la courbe thermique monte le premier jour à 39°,5 ou 40° (ce qui n'existe pas dans la fièvre typhoïde).

Habituellement, la température se maintient pendant trois ou quatre jours entre 38° 5 le matin, et 39°,5 ou 40° le soir. Puis, au bout de ce temps, survient un véritable collapsus thermique, coïncidant avec une série de phénomènes critiques, sueurs profuses, diarrhée abondante, polyurie. Mais cette rémission n'est que temporaire. Un ou deux jours après, le thermomètre remonte, les symptômes généraux du début reparaissent pour céder encore, au bout de quatre jours, au milieu des mêmes phénomènes critiques. Ces séries de crises d'apyrexie, de rechutes, peuvent durer une quinzaine de jours ; elles sont frappantes et presque pathognomomiques de l'état grippal.

Dans une seconde série de faits les irrégularités de la courbe sont moins accentuées et n'existent qu'à l'état d'ébauche. Le tracé est fantasque, irrégulier : il présente une série de crochets peu profonds coïncidant avec des crises esquissées, marquées surtout par une abondante diaphorèse accompagnée parfois de sudamina.

Dans un dernier ordre de faits le tracé prend nettement le type continu. Ces cas sont les plus embarrassants, d'autant plus que ces états pseudo-typhoïdes se compliquent de mégalosplénie et d'exanthèmes, plus rarement de taches rosées. Seulement il n'existe pas de gargouillement ni de douleur à la pression localisée dans la fosse iliaque droite.

Infection typho-grippale. — Dans quelques cas la grippe peut coexister avec la fièvre typhoïde, créant une infection mixte (Potain, Millée, Hanot, F. Widal, Véron). La grippe rend le tracé irrégulier ; le début est brusque, avec des phénomènes d'embarras gastrique ; l'état général ne s'aggrave qu'au bout de dix à douze jours.

Le traitement diffère un peu suivant les variétés cliniques. Dans les formes avec flux diarrhéique abondant, il est indiqué de pratiquer de grands lavages de l'intestin à l'aide de la douche d'Esmarch. On remédiera à la déperdition aqueuse par les injections répétées de sérum de Hayem (sérum sulfaté), à l'asthénie cardiaque par celles de caféine, de spartéine.

Dans les formes pseudo-péritonitiques, avec refroidissement et cyanose des membres, il sera, en outre, utile de pratiquer l'enveloppement ouaté des jambes et des cuisses.

Quelques purgatifs salins, des lavements d'eau tiède, la quinine à faible dose constitueront le traitement des formes muqueuses.

Enfin les bains froids seront utiles dans les cas de grippe pseudo-typhoïde avec hyperthermie et dans les formes associées typhogrippales.

G. Lyon.

Chirurgie générale

Dr Benoit

Ancien interne des hôpitaux.

Traitement des adénopathies tuberculeuses (*XIVe Congrès de chirurgie*). — De nombreux orateurs émettent leur avis sur cette importante question. On peut les résumer en quelques mots, car ils concordent absolument. Si les adénites sont indurées, *bien limitées*, surtout chez l'adulte, pour qui le traitement général a moins de prise que sur l'enfant, on peut faire l'extirpation. Si les adénites sont suppurées, non ouvertes, les *injections modificatrices* doivent être avant tout essayées ; le naphtol camphré paraît à Berger plus prudent que l'éther iodoformé. On ne négligera rien de ce qui constitue le traitement médical. Eviter le grattage profond, redouter les cicatrices chéloïdiennes, si l'on se décide à faire l'extirpation, ce qu'il ne convient de faire qu'après échec des moyens précédents.

Quant à la blessure, dans la région du cou, de la *veine jugulaire interne*, il est certainement préférable de la traiter par l'application d'une pince à demeure, ce qui a bien réussi à M. Ménard (de Berck), que de faire, pour l'éviter, la ligature préventive, comme le propose M. Mauclaire.

A. Benoit.

Traitement de l'adénite cervicale tuberculeuse par Laval (*Bul. gén. de Thérapeutique*, 8 oct. 1901). — En cas d'*adénite indurée*, le traitement médical sera seul mis en œuvre : l'enfant sera transporté dans un climat où l'air est pur, de préférence à la mer : son hygiène sera minutieusement réglée, les dents bien soignées.

En cas d'*adénite suppurée non ouverte*, l'auteur se prononce contre l'extirpation, qui peut provoquer l'éclosion à distance de foyers tuberculeux dus à l'ensemencement inévitable par les vaisseaux ouverts au cours de l'intervention; celle-ci est difficile a mener jusqu'à un résultat complet, car on trouve souvent beaucoup plus de ganglions à extirper que la palpation ne pouvait le faire admettre. La périadénite est enfin un obstacle sérieux a la bonne réussite de l'opération.

Mieux vaut donc recourir aux injections de liquides modificateurs, dont le meilleur est le mélange à parties égales d'éther iodoformé et de naphtol camphré. L'aiguille n'aura que 1 a 2 mm. de diamètre, l'intervention ne devra durer qu'une minute à peine, et la ponction sera faite obliquement. Si la paroi est tendue, on videra la poche en une ou plusieurs séances avant d'injecter; si la face profonde de la peau est déjà envahie par les fongosités, on injectera quelques gouttes de naphtol camphré pour détruire ces fongosités ou en atténuer la virulence.

Si la périadénite l'emporte sur l'adénite, on recourra à la méthode sclérogène de Lannelongue; la solution aqueuse de chlorure de zinc sera titrée à 1 : 10. Avec une seringue de Roux munie d'une longue aiguille fine, on introduit profondément dans les tissus périphériques au ganglion une, deux ou trois gouttes de liquide : on répète ces injections 3 ou 4 fois par séance tout autour du ganglion, puis on immobilise la région en faisant si possible un peu de compression.

Presque toujours il se produit un peu de cuisson et de gêne dans la région pendant 2 a 3 jours. On peut répéter ces injections au bout de 8 à 15 jours.

Adénite suppurée ouverte. — L'intervention sanglante s'impose : dans les cas de grands lymphômes tuberculeux du cou, on fera une incision partant de l'apophyse mastoïde, longeant le bord antérieur du sterno-mastoïdien, et côtoyant ensuite la clavicule : on pratique ensuite la désinsertion du sterno-mastoïdien, a 1 1/2 cm. au-dessus de son attache claviculaire, et on décolle le lambeau musculo-cutané que l'on replace après extirpation en suturant le sterno-mastoïdien à son point d'insertion.

Un drain sera laissé dans la plaie.

E. Vogt.

Corps étrangers de l'estomac et de l'intestin (*Société de chirurgie*, séances des 20-27 novembre 1901). — M. Callionzis (d'Athènes) a eu occasion d'opérer l'extraction d'une fourchette avalée par un malade, au cours d'une fièvre typhoïde. Gastrotomie sans incident et guérison rapide. Ce volumineux corps étranger de l'estomac n'avait donné lieu, en fait de symptômes, qu'à des picotements de l'estomac, pendant deux mois qu'il y était demeuré.

On se rappelle a ce propos le cas relaté par M. Le Dentu, où une cuiller ingérée par un individu fut retrouvée moins de quarante-huit heures après dans la cavité péritonéale. La présence de cette cuiller dans l'estomac, dont elle soulevait la paroi, avait pu être constatée ; mais pendant l'intervention, on retrouva l'estomac vide et, au-dessous de la grande courbure, un épaississement qui semblait attester le passage de la cuiller entre les deux feuillets du grand épiploon, qu'elle avait ensuite perforés pour tomber dans la cavité péritonéale.

M. Mériel (de Toulouse), de son côté, a eu à intervenir pour extraire deux manches de cuiller, avalés pendant le délire. Ces objets avaient cheminé jusque dans l'intestin, pour venir faire saillie dans la région iliaque droite. L'incision tomba sur une cavité stercorale qui logeait les corps étrangers. Le chirurgien referma avec drainage. Au bout de dix-huit jours, la fistule stercorale se tarit.

A. Benoit.

De l'œsophagorraphie après l'extirpation du larynx, par le Dr Goris (*Annales de l'Institut chirurgical de Bruxelles*, 15 octobre 1901) — Lorsque l'extirpation totale ou partielle a été pratiquée sur le larynx, il demeure un paquet musculo-muqueux constitué par l'œsophage. Si on laisse cette masse en place, elle forme un véritable bouchon qui expose le malade à l'étouffement lorsqu'on vient a enlever la canule trachéale. Il est préférable, pour éviter des difficultés de la respiration et de la déglutition, de s'occuper de la plaie œsophagienne. L'excision en V de la partie médiane de l'œsophage, avec suture des deux bords de la musculaire par quelques points de Lambert au catgut donne un excellent résultat à ce double point de vue.

A. Benoit.

Chirurgie de la rate, par MM. Harris et Herzog (*Deut. Zeitschr. f. Ch*, 1901, vol. 19). — Deux cas qui semblent indiquer que la rate est un centre de destruction des globules rouges dans la maladie aujourd'hui dénommée *splénomégalie primitive*. En effet, la splénectomie, qui supprime la rate, est immédiatement suivie d'une réapparition rapide de ces éléments.

Ces cas éclairent d'un jour intéressant la pathologie splénique : il importe, en présence d'une hypertrophie essentielle de la rate, de faire faire l'examen du sang.

On trouvera souvent un abaissement du taux de l'hémoglobine égal a 40 0/0, *sans qu'il y ait leucémie véritable*. Si d'un autre côté les parasites de la malaria font défaut, on peut en tirer l'indication formelle d'extirper un organe nuisible.

La *splénectomie*, seul traitement efficace de cet état pathologique, est relativement bénigne : sur 17 interventions recueillies par les auteurs, il n'y a eu que 4 décès.

A. Benoit.

Plaie pénétrante du canal rachidien avec section complète de la moelle (*Société de chir.* 27 nov. 1901). — M. Walther a communiqué un cas de plaie pénétrante de la portion dorsale du canal rachidien concernant une femme qui avait reçu une balle de revolver. Elle eut à la suite une paraplégie complète avec abolition de tous les réflexes ; elle avait pu toutefois faire quelques pas après l'accident. Aussi avait-on pensé à une compression de la moelle par un hématorachis. Mais des escharres précoces aux talons et à la région sacrée rendirent le diagnostic de section plus probable. Après avoir relevé par la radiographie stéréoscopique la position du projectile au niveau de la deuxième vertèbre dorsale, le chirurgien mit à découvert la région et, constatant la section complète de la moelle, avec un écart d'un centimètre environ entre les deux bouts, il se borna à extraire la balle. La malade succomba deux mois et demi après l'accident.

Un autre cas, observé dans le service de M. L. Championnière, par M. Legueu, a trait à une femme qui, à la suite d'un coup de couteau dans le dos, offrait tous les signes de la section complète. Mais les escharres guérirent spontanément et les réflexes, d'abord abolis pendant quelques semaines, reparurent ensuite. M. Legueu trouva en effet, en opérant, une section bornée aux cordons postérieurs. Il fit la suture de la plaie médullaire, mais la malade n'en succomba pas moins.

Au point de vue du diagnostic entre la compression et la section complète de la moelle, M. L. Championnière signale la disparition de toute sensibilité au-dessous du point traumatisé comme un bon signe de section. Les résultats opératoires, on le voit, qu'il s'agisse de section partielle ou totale, ne sont pas brillants, du moins jusqu'à ce jour.

A. Benoit.

Interventions chirurgicales chez les diabétiques (*Pester med.-chir. Presse*, 8-15 septembre 1901). — Rothbart admet que l'état anormal du chimisme sanguin a transformé à ce point, chez les diabétiques, les échanges intra-organiques, qu'il suffit de l'influence extérieure la plus insignifiante pour arriver à une suppression complète des échanges. Les transformations subies par le liquide sanguin suffisent pour amener de tels troubles, que la gangrène devient possible. Celle-ci est du reste progressive, ce qui indique bien qu'elle est due à une cause interne venant se surajouter à la cause externe.

Quelle est la conduite à tenir, en présence de cas ressortissant à un traitement chirurgical ? En cas d'anthrax, il n'y a pas à hésiter : la fièvre est très élevée, les douleurs très vives, et l'intervention s'impose. Il est certain que, parfois, on ne sauve pas ces malades, mais la grande majorité des cas se termine par la guérison.

En cas de gangrène, le chirurgien n'a pas autant la main forcée et peut le plus souvent soumettre son malade à un traitement antidiabétique énergique avant d'intervenir. En cas de gangrène des extrémités, il s'agit presque toujours de formes bénignes et l'on a le temps de prescrire un traitement interne : pour instituer ce dernier, l'auteur recommande de recourir à l'opium, que les diabétiques supportent très bien : dans un cas, l'auteur atteignit la dose de 0 gr. 30 par jour. Les malades ainsi traités au préalable supportent fort bien les interventions.

L'auteur déconseille le régime lacté, et recommande comme boissons le café et le cacao.

En résumé, les affections chirurgicales des diabétiques présentent un caractère de gravité évident, mais elles sont susceptibles de guérison si l'on prend les mesures antidiabétiques appropriées. En tous cas, les pansements seront toujours faits avec des antiseptiques secs et pulvérulents : les pansements humides, quelle que soit la solution utilisée, donnent de mauvais résultats.

E. Vogt.

Traitement du cancer du sein par l'oophorectomie et l'extrait thyroïdien (*69e Congrès de la British Médical Association*, 1901). — Une très intéressante discussion vient d'avoir lieu entre les membres de ce Congrès à l'occasion de la communication du Dr George Beatson. Cet auteur a rappelé qu'en mai 1896, il avait fait connaître à la Société Médico-Chirurgicale d'Edimbourg un nouveau traitement qu'il venait d'appliquer à un cancer inopérable du sein, avec des résultats très encourageants. Il s'agissait de l'*ablation des annexes de l'utérus*, combinée avec l'administration d'extrait thyroïdien. Depuis cette époque, l'auteur a maintes fois appliqué ce traitement à des femmes également inopérables, ou atteintes de récidive. A la condition qu'elles n'aient pas atteint encore la ménopause, il a obtenu de véritables atrophies du sein, en même temps que le retour des forces et de l'embonpoint. Les opérées furent toujours bien et dûment prévenues; c'est avec leur plein consentement qu'il a appliqué sa méthode, cela va de soi. M. Beatson croit que les résultats définitifs sont sous la dépendance de l'existence ou la non-existence, au moment de l'opération, de noyaux métastatiques secondaires. Cette condition, aussi difficile à préciser pour le traitement actuel par l'exérèse que pour l'oophorectomie, peut être considérée cependant comme la principale : la conservation de la menstruation vient ensuite. Dans ses opérations, tantôt les ovaires ont été trouvés sains, tantôt ils étaient kystiques.

L'auteur a réservé ce traitement aux patientes inopérables. Mais il se demande si le moment n'est pas venu de l'appliquer aux stades plus précoces du cancer du sein, soit comme traitement unique, soit concurremment avec l'ablation chirurgicale de la tumeur cancéreuse.

Ses collègues sont partagés sur ce point. M. R. C. Chicken pense que l'expérience est dès maintenant suffisante pour justifier l'ablation des annexes, en même temps que celle de la tumeur primitive. Le Dr Morison combat la théorie de Beatson en s'appuyant sur deux faits : il a eu l'occasion d'opérer un cancer du sein chez une malade, qui avait subi, 25 ans auparavant, l'ablation des ovaires pour tumeurs, par M. Teale. Cette malade n'avait plus été menstruée depuis son opération. Une seconde patiente, chez qui il avait fait, il y a cinq ans, l'ovariotomie double pour tumeurs des deux ovaires, mourut d'un cancer du sein.

M. Beatson réplique qu'il a cru devoir associer l'extrait thyroïdien à l'oophorectomie, car cette substance impressionne le métabolisme des tissus d'une manière certaine. Quant aux cas de sa pratique qui ont bénéficié d'une façon indiscutable de l'oophorectomie, il croit pouvoir en chercher l'explication dans l'*influence ovarienne sur le développement du cancer chez les femmes* qu'ils témoignent. Les faits invoqués par M. Morison ne sont pas en opposition formelle avec cette opinion. Le premier est très vague et manque de détails. Quant au second, où il est question d'un cancer mammaire survenu six ans après l'ablation des ovaires malades, il peut n'avoir été qu'une manifestation secondaire d'une affection maligne existant primitivement dans ces organes et non reconnue auparavant.

M. Beatson, en terminant, s'autorisera des avis favorables exprimés au cours de la séance par M. Chicken, M. Stiles et autres, pour pratiquer dès à présent une opération combinée consistant dans l'ablation de la tumeur et l'oophorectomie.

A. Benoit.

Les injections sous-cutanées de quinine dans le traitement des tumeurs malignes, par Déjardin (*Arch. méd. Belges*, octobre 1901). — Après un historique étendu de la question, l'auteur passe à la description d'un cas personnel. Il s'agit d'une femme de 39 ans, ayant présenté 22 ans auparavant une tumeur dure qui a lentement grossi jusqu'à atteindre le volume d'un œuf de pigeon. Une première opération est suivie de récidive : on est obligé d'intervenir 3 fois encore. La dernière fois, elle a subi la désarticulation du bras.

Elle revient, pour la 5e fois, le 19 novembre 1900 avec une tumeur dans la cicatrice opératoire, au moignon de l'épaule : cette tumeur est de la grosseur d'un petit œuf, elle adhère à la cicatrice et aux tissus profonds, elle est considérée comme inopérable; on prélève un fragment de la tumeur et, au microscope, on reconnaît aisément avoir affaire à un sarcôme à petites cellules rondes.

C'est alors que l'auteur commence les injections au bromhydrate de quinine, le 20 novembre 1900 : pendant 20 jours, on injecte quotidiennement environ 70 ctgr. de sel de quinine. Le bromhydrate a été choisi à cause de sa solubilité un peu plus facile à chaud et de son acidité moindre.

La malade quitte l'hôpital, mais continue son traitement dans son pays; l'auteur la revoit le 11 janvier 1901; puis le 10 février, le 20 mars et le 26 juin : pendant tout ce temps, avec des intervalles de repos d'une quinzaine de jours, elle a été soumise au traitement quinique. A la dernière visite (26 juin) la tumeur parut avoir très légèrement augmenté, il existe, à son niveau, une croûte, mais la malade déclare avoir fait une chute et s'être blessée à l'épaule.

On peut actuellement dire que cette femme paraissait, il y a 8 mois, condamnée à mourir à brève échéance par généralisation de sa tumeur dont la marche devenait des plus rapides : que cette tumeur avait été déclarée inopérable par des chirurgiens autorisés; que, grâce sans doute aux injections de quinine, la malade est restée bien portante, vaquant aux soins de son ménage; elle n'a que des souffrances très supportables au niveau de sa tumeur. Celle-ci, en somme, paraît être demeurée stationnaire depuis le commencement du traitement.

Les récidives antérieures se sont produites 2 1/2 mois, 1 mois, et 5 mois (maximum) après les opérations successives; en ce moment, on ne peut dire qu'il y ait récidive, à proprement parler, car la dernière tumeur (qui a été seulement râclée) n'a, pour ainsi dire, pas augmenté de volume depuis plus de 8 mois, il ne s'en est pas produit de nouvelle et l'état général reste excellent. Gross fait observer que, pour les sarcômes, plus de la moitié des récidives survient moins d'un an après l'opération; après 2 ans, les chances de guérison deviennent relativement considérables et il n'y a pas d'exemple, sur les 91 cas de Gross, de récidive après 4 ans.

E. Vogt.

Maladies des Voies digestives

Dr SOUPAULT

Médecin des hôpitaux

Traitement des gastrites chroniques, par le Dr Aquilar Jordan (*La Medicina Valenciana*, n° 7, 1901). — Une indication fondamentale domine le traitement des gastrites : le repos de l'estomac. Jusqu'à présent, excepté dans l'ulcère de l'estomac, ce moyen thérapeutique était exclu du traitement des maladies de l'estomac. Contre toute raison logique, on voulait faire travailler un estomac malade.

La digestion stomacale est-elle indispensable pour la nutrition de l'individu? Certainement non; l'usage des lavements nutritifs en sont une preuve. La composition des dits lavements, la manière de les administrer, etc., occupe l'auteur, qui démontre la parfaite absorption du lait, des œufs et du sucre par la muqueuse rectale.

Comme traitement direct pour la lésion de l'estomac que faut-il faire? On commencera par faire pendant trois ou quatre jours des lavages gastriques avec de l'eau bouillie et légèrement alcaline, dans le but de nettoyer de cette façon les parois de l'estomac du mucus qui peut les recouvrir.

La quantité d'eau sera, comme maximum, deux litres, pour ne pas trop exciter la contractilité de l'estomac. Tout de suite après, on administrera 1 à 2 centigrammes de nitrate d'argent, en solution aqueuse, qu'on répétera dans l'après-midi. Les avantages de ce medicament, mis en évidence dans le traitement de certaines affections de la vessie, de l'urètre, de la bouche, du pharynx, etc. se manifestent de même quand il s'agit de la muqueuse gastrique. Administré à dose convenable, il n'a pas d'effets caustiques, même si l'on en prolonge l'usage. Mis en contact avec la muqueuse gastrique, le nitrate d'argent produit un rétrécissement tres manifeste des vaisseaux sanguins, dû à son action directe sur les vaso-moteurs : cette contraction n'est pas suivie de dilatation rapide. Une telle action modifie sans nul doute efficacement un organe enflammé. La congestion, la sécrétion, et par là l'irritation diminuent.

Il faut, en outre, instituer une médication symptomatique, généralement à base d'alcalins.

On recommencera l'ingestion par la bouche, peu à peu, un peu d'eau alcaline, du lait, etc.

L'efficacité de cette méthode est en raison directe de la rigueur avec laquelle elle est appliquée.

Soupault.

Alimentation rectale, par le Dr César Tomas (*Revista de Medicina y Cirugia practica*, 7 août 1901). — L'auteur, après avoir présenté quelques considérations sur les cas dans lesquels l'ingestion d'aliments par la bouche est préjudiciable (ulcère gastrique, vomissements incoercibles, sténoses spasmodiques du pylore, etc.), examine quelle est la valeur qu'on doit accorder à l'alimentation rectale, quelle doit être la composition des lavements nutritifs et quelle sera la technique la plus avantageuse.

Les expériences faites démontrent que par l'alimentation rectale on peut remplacer pendant un temps plus ou moins long l'alimentation par la bouche. La clinique met en outre en évidence que les services qu'elle rend ne sauraient être obtenus par d'autres procédés.

Bien que la muqueuse rectale ne possède aucun pouvoir digestif, sa puissance d'absorption est très grande, et par conséquent les substances introduites, aptes à l'alimentation seront absorbées complètement, pourvu quelles n'aient pas besoin de transformation. En plus, la possibilité que les lavements introduits profondément dans le rectum puissent franchir la valvule de Bauhin en augmentent encore la valeur.

Le meilleur moyen de constater la valeur nutritive desdits lavements est la méthode des pesées.

La durée du traitement est de cinq à huit jours; cependant dans quelques cas on pourra arriver à quinze et trente pourvu que les lavements soient tolérés et que l'état général du malade le permette.

Quant à la composition, il faut se rappeler que l'organisme a besoin de substances albuminoïdes, de graisses et d'hydrocarbures; on devra donc administrer ces substances dans des proportions se rapprochant autant que possible des quantites moyennes éliminées par l'organisme.

Plusieurs substances albuminoïdes sont absorbées directement par le rectum, sans souffrir aucune modification, tels le lait, le blanc d'œuf et le jus de viande, dont l'absorption est favorisée, d'après Huber, par l'adjonction d'une petite quantité de sel.

Le lait et les œufs nous fournissent la graisse et quant aux hydrocarbures nous pouvons aisément employer le glucose, absorbable sans transformation : le maximum de cette substance qu'on peut ajouter au lavement est 20 0/0; une plus forte proportion produit la diarrhée.

Pour augmenter la tolérance rectale, quelques gouttes de laudanum seront nécessaires.

L'auteur propose une formule qui lui a rendu des bons services :

Lait	150 grammes
Œufs	N° 2.

Faites émulsion et ajouter :

Glucose	30 grammes
Sel marin	1 gr. 50
Laudanum	I à III gouttes

Pour un lavement. Quatre par jour.

Comme l'organisme perd une grande quantité d'eau, il faudra donner aussi quelques lavements d eau mélangée avec du vin.

Avec tous ces lavements, on administrera journellement au malade une alimentation contenant a peu près 76 grammes d'albuminoïdes, 65 de graisses et 200 d'hydrocarbures. Le malade devra garder le lit, on lui défendra l'ingestion d'aliments par la bouche, et seulement en cas de soif très vive on permettra un peu d'eau pure.

Le malade doit être en decubitus latéral et on introduira dans le rectum, aussi haut que possible, une sonde de Nélaton de la grosseur du doigt.

F. Berini.

Manipulation externe facilitant la défécation (*Deutsche med. Wochenschrift*, 24 octobre 1901). — Le tour de main adopté depuis plusieurs années par Gumprecht a pour but de rendre la défécation indolore chez les hémorroïdaires.

Au moment de la défécation, le malade place la main gauche à plat sur le sacrum, les doigts dépassant quelque peu le coccyx. Au moment de la défécation, on sent ainsi les parties molles se bomber sous les doigts : il faut alors exercer une contre-pression toujours plus énergique pour résister à cette tension. Les doigts s'enfoncent en crochet et séparent la masse fécale en deux, en chassant la portion inférieure vers l'anus. Ceci fait, les doigts reviennent en arrière et n'exercent plus que la pression du début, suffisante pour empêcher les parties molles de bomber : la seconde moitié de la masse fécale est pendant ce temps facilement expulsée.

Cette manœuvre intéresse la peau, les muscles externes de la région périanale, la partie antérieure de la fosse ischiorectale et le coccyx. Toute la région qu'on pourrait avec Ritgen désigner sous le nom de « *Hinterdamm* » (périnée postérieur), a une longueur de 6 à 7 cm. En somme, la manœuvre est destinée à soutenir le périnée postérieur et rappelle la manœuvre classique utilisée depuis deux siècles au cours de l'accouchement. Le but recherché est le même : diminution de la tension du plancher musculaire, expression du corps étranger.

Au moment où la masse stercorale est chassée vers l'orifice anal, une pression énergique est exercée, d'après l'auteur, sur la paroi postérieure du bassin : chez les hémorroïdaires cette pression donne naissance à des phénomènes douloureux, parfois très violents, que la sustension du perinée postérieur fait disparaître.

Les résultats thérapeutiques de cette manœuvre sont très appréciées de la plupart des malades : on peut ainsi supprimer les narcotiques ou du moins n'en user que fort modérément. L'usage des purgatifs peut être de même restreint dans de grandes proportions.

Chez beaucoup de malades, la partie inférieure seule de la colonne stercorale est dure et provoque des douleurs : la seconde portion est expulsée sans difficulté même si on n'exerce pas de contre-pression sur le périnée postérieur.

Soupault.

Appareil pulmonaire
Cœur et Vaisseaux

Dr G. Lyon

Ex-chef de clinique de la Faculté de Médecine

La pneumonie et son traitement, par le Dr Jelesias (*Académie Royale de Madrid*, 8 juin 1901). — Après avoir passé en revue les différents moyens thérapeutiques employés contre cette maladie, l'auteur se déclare partisan des émissions sanguines modérées, très utiles dans beaucoup de cas, et des antimoniaux à petite dose. Quant à la digitale, à petites doses elle n'a aucune influence : à dose thérapeutique elle est sérieusement contre-indiquée, car elle augmente la tension cardiaque et vasculaire et exagère ainsi une des manifestations de la pneumonie ; à haute dose, enfin, elle est fortement toxique. Cependant, dans certains cas, quand l'énergie cardiaque diminue, quand il y a œdème du poumon, chez les enfants et les vieillards, chez les adynamiques et, dans les dernières périodes des autres variétés de pneumonie, on peut remplir avec la digitale une indication vitale.

L'auteur ajoute que les alcools ont joui d'une grande vogue comme antipyrétiques et antiputrides et, malgré tout, il les considère comme nocifs dans la majorité des cas où on les administre à la dose nécessaire pour obtenir un effet antithermique. Ils sont indiqués seulement chez les alcooliques et les adynamiques.

Quant à la révulsion par les cantharides, il la croit utile, excepté dans les cas où les conditions spéciales du malade (brightisme, diabète) la contre-indiquent. La révulsion sur l'appareil digestif au moyen de purgatifs, sur la peau au moyen de sudorifiques et sur les reins au moyen de diurétiques est utile.

La balnéation tempérée, fraiche ou froide, peut être d'un grand secours dans certains cas.

La quinine et les sérums organiques et artificiels constituant des stimulants et des toniques, rendront des services.

G. Lyon.

Du traitement de la pneumonie par la saignée, par le Dr Hernau J. Blanco (*Revista Medica de Sevilla*, Juillet 1901). — Après une longue période où les émissions sanguines ont été proscrites du traitement de la pneumonie, il se produit une réaction tendant à réhabiliter ce mode de traitement.

Avant la connaissance au microscope et de la bactériologie, on croyait que la pneumonie était une inflammation simple du parenchyme pulmonaire, aussi considérait-on la médication antiphlogistique comme tout à fait rationnelle.

Mais aujourd'hui que la cause productrice, le pneumocoque de Frankel-Talamon est connue, nous savons qu'il s'agit d'une maladie infectieuse, produisant une inflammation localisée au poumon (lésion anatomique) et des phénomènes de réaction sur tout l'organisme.

Après avoir décrit les trois périodes qu'on a l'habitude de lui assigner et qui correspondent aux diverses lésions anatomiques, le Dr Blanco dit que c'est une maladie cyclique, dont l'évolution ne peut être jugulée ni modifiée par l'intervention d'aucun moyen thérapeutique, la saignée comprise; si quelque complication ne vient pas déranger le cours naturel de la maladie, l'expectation triomphera aussi bien qu'une médication plus active.

On dira que la pneumonie étant une inflammation, on doit la combattre par les antiphlogistiques; mais cela est une erreur, car l'inflammation constitue la *lésion* mais non la *maladie*.

Pour combattre les infections nous disposons de deux moyens: l'un consistant à détruire le microbe, l'autre favorisant son élimination; dans ce dernier cas on met l'organisme dans les meilleures conditions possibles pour que cette élimination puisse se faire. Le premier moyen est encore impraticable aujourd'hui. Le second est possible, pourvu que ses fonctions d'élimination se fassent avec régularité.

Si tel n'est pas le cas, que le cœur, malade auparavant, se fatigue et ne puisse vaincre la résistance que l'obstacle pulmonaire lui oppose, les toniques du cœur seront indiqués.

Si d'un autre côté la lésion est très étendue, la fièvre forte, le malade abattu, s'il y a subdélire, pouls fréquent, etc., bref, s'il existe des signes d'une infection générale profonde, les excitants, l'alcool à dose modérée, le quinquina, etc., trouveront leur indication.

Il peut arriver que, pendant la premiere période, la lésion pulmonaire soit très étendue et affecte les deux poumons. Le cœur ne pouvant alors vaincre la résistance de la grande quantité de sang accumulée dans les capillaires, le sang s'accumule dans le ventricule droit, qui se dilate (asystolie aiguë) : l'hématose est imparfaite, il y a surchage d'acide carbonique, etc. Que faire dans ces conditions? Remplir l'indication vitale au moyen de la saignée, non pour combattre la maladie, mais seulement pour arrêter l'asphyxie par congestion pulmonaire et l'asystolie aiguë qui en dérive. Une fois cette indication remplie, on fera usage des médicaments vaso-constricteurs (digitale, aconit).

L'auteur trouve une autre indication de la saignée dans la température très élevée (41°): elle est alors préférable aux autres antithermiques à cause de la rapidité avec laquelle on obtient l'effet désiré.

Quand le point de côté tourmente beaucoup le malade, produisant par acte reflexe une asphyxie mécanique, la saignée est indiquée de même.

G. Lyon.

Le vésicatoire dans la pneumonie, par le Dr Candido Porto (*Revista de Medicina y cirugia Practica*, 28 juin 1901). — Voici les conclusions de ce très consciencieux travail; 1° On doit limiter l'usage du vésicatoire dans la pneumonie;

2° Il est contre-indiqué dans les âges extrêmes de la vie, ainsi que dans toutes les infections graves, diabète, artério-sclérose et dans toutes les maladies de l'appareil urinaire. Il est encore contre-indiqué au moment de la ménopauuse;

3° Pour panser le vésicatoire on ne doit pas déchirer l'épiderme, il suffit de ponctionner l'ampoule et de la recouvrir de quelques couches de gaze aseptique et de pommade boriquée.

4° Le vésicatoire peut être employé quand le point de côté a résisté aux applications chaudes et humides ou aux ventouses sèches et scarifiées : il ne dépassera pas 3 cc. en surface ;

5° Le vésicatoire est utile quand la dyspnée est forte, l'élimination de l'exudat difficile et que les crachats prennent une couleur grisâtre ;

6° Il est encore utile quand la résolution du processus n'est ni facile, ni rapide, ni franche.

F. Berini.

Maladies du Système nerveux

Dr P. Sainton

Chef de clinique à la Faculté de Médecine.

Epilepsie jacksonienne et trépanation (*Ac. de Médecine* séances du 26 nov. et 3 décembre 1901). — M. Raymond a produit plusieurs faits cliniques qui démontrent que l'épilepsie jacksonienne peut s'observer à la suite de lésions de parties cérébrales autres que la zone rolandique, en particulier le lobe frontal, la protubérance, le bulbe. De même, les paralysies *post-épileptoïdes* ou *paroxystiques*, qui succèdent parfois à l'épilepsie partielle, ne peuvent donner des indications précises sur la topographie cérébrale que si elles persistent dans l'intervalle des accès et s'accompagnent des signes spécifiques de la lésion d'une partie déterminée du cerveau, tels que les troubles mentaux dans les tumeurs du lobe frontal, etc...

Pour M. Lucas-Championnière, l'épilepsie partielle ne justifie pas à elle seule la trépanation. Mais il craint que l'intervention soit trop tardive, si l'on attend que la paralysie soit définitivement installée. D'autres troubles concomitants de l'épilepsie fournissent une indication d'opérer et l'épilepsie jacksonienne vient alors guider le chirurgien sur le choix du siège.

Après les communications de M. Raimond et les expériences de M. Laborde, on a le droit de s'étonner de cette conclusion, puisque l'accès épileptoïde ne saurait, comme on l'a vu, fournir aucun renseignement certain sur la localisation corticale d'une tumeur. En appliquant une couronne de trépan sur la zone rolandique, on risque d'errer du tout au tout. Faute de meilleurs signes de diagnostic, il paraîtrait plus sage d'attendre l'indication fournie par les signes paralytiques.

P. Sainton.

Les localisations motrices cérébrales en pratique chirurgicale, par J. V. Laborde (*La Tribune Médicale*, 20 nov. 1901). — A la suite d'une récente observation de M. Dieulafoy, qui notait des localisations exceptionnelles à l'écorce cérébrale, l'auteur a entrepris une série d'expériences sur le chien. Il s'est proposé de démontrer que si la prédominance des *localisations motrices* à la région rolandique est classique, il n'y a pas moins participation directe ou indirecte des centres voisins, fût-ce des premières circonvolutions frontales. En effet : si l'on interroge sur l'animal, le chien particulièrement, l'excitabilité de l'écorce cérébrale, par tranches successives, de proche en proche, en allant d'avant en arrière, on observe qu'au fur et à mesure que l'on s'éloigne de la portion antérieure et inférieure de ces circonvolutions frontales, la réponse, d'abord négative, aux excitations, fait place à des *effets moteurs* qui s'accentuent en approchant du sillon crucial (région rolandique du cerveau humain) ; là ils atteignent leur maximum. Les résultats sont identiques pour la partie postérieure. D'où les conclusions :

1° Si le siège et la localisation, organiques ou fonctionnels, des phénomènes moteurs d'ordre convulsif (épilepsie partielle), ou de nature paralytique, *prédominent* dans la *région rolandique* ou psycho-motrice, ils n'y sont pas exclusivement confinés dans une limite fixe, infranchissable.

Ils peuvent s'étendre aux régions *antérieure* (cerveau frontal) et *postérieure* (cerveau pariéto-occipital), surtout dans les conditions de lésions secondaires extensives :

2° Au point de vue chirurgical, quand on pratique la *trépanation*, la recherche de la lésion, même avec les symptômes les plus précis, ne doit pas porter exclusivement sur la zone motrice ou rolandique, mais aller au delà dans le sens indiqué par l'expérimentation et, tout récemment, par l'anatomie pathologique (Dieulafoy).

P. Sainton.

Tic douloureux de la face dans la région du nerf maxillaire inférieur. Résection de ce nerf à la base du crâne dans le trou ovale. Guérison, par Desvaux (*Journal des Sciences médicales de Lille*, 9 novembre 1901). — Il s'agit d'un malade qui fut atteint peu à peu de névralgie faciale du côté droit ; les phénomènes, qui ont débuté il y a 7 ans, se sont peu a peu aggravés et, au moment de l'entrée du malade à l'hôpital, il existait un tic douloureux classique de la face avec douleur dans le domaine du N. maxillaire inférieur et spasmes des muscles du menton, du triangulaire des lèvres, des masticateurs. Deux interventions chirurgicales pratiquées en 1898 et 1899 étaient restées sans résultat. M. Duret se décida à agir sur le nerf maxillaire supérieur dans le trou ovale. Après incision curviligne de la peau allant de la face externe du malaire à la partie externe de l'apophyse du frontal, puis s'accusant sur la région de la fosse temporale à deux travers de doigt au-dessous de l'arcade zygomatique pour venir en avant de l'oreille au-dessous du tragus, l'os malaire est détaché ; la fosse temporale est dénudée et le nerf maxillaire reconnu ; le crâne est ouvert sur la face externe de la région temporale jusqu'au trou ovale : le nerf est alors réséqué et enlevé avec une petite portion de la corne inférieure du ganglion de Gasser. Les suites de l'opération furent bonnes, trois mois après l'opération les douleurs avaient complètement disparu. Il persistait une paralysie faciale légère. Cette opération a sur la résection du ganglion de Gasser cette supériorité, c'est qu'elle est moins dangereuse et expose à des troubles sensitifs et trophiques moins intenses.

P. SAINTON.

Cures d'ascensions pour névropathes (*Therap. Monatshefte*, octobre-novembre 1901). — KELLER voit un grand inconvénient aux maisons de santé : elles laissent le névropathe inoccupé ; pour éviter cet écueil, on le soumet à une série de médications qui ont l'avantage de lui faire passer le temps, mais le persuadent que son état de santé est gravement compromis. On développe ainsi un état de passivité, favorable à toutes les autosuggestions.

En dehors des asiles, le médecin n'a que trop souvent la tendance à recommander le repos absolu à ses nerveux, qui s'imaginent alors facilement être incapables d'aucun travail. Le but à atteindre doit être, au contraire, de faire travailler le malade, et surtout de l'entraîner à se livrer à des occupations qui l'intéressent. La participation des centres cérébraux supérieurs est nécessaire pour que l'exécution de la tâche quotidienne soit profitable au névropathe et celle-ci ne doit avoir aucun rapport avec celle qu'exécutait le sujet au moment où il est tombé malade. La tâche quotidienne ne doit enfin pas lui apparaître comme présentant un but thérapeutique, cette tâche deviendrait alors le sujet de préoccupations constantes. Les travaux de micrographie (exécution de coupes au microtome), la classification de collections entomologiques, etc., procurent aux malades des satisfactions sans avoir d'inconvénients.

L'auteur estime que l'ascension de montagnes est une occupation extrêmement utile à ces patients, à condition que le centre d'où partiront les excursions soit bien choisi et que ces dernières exigent une certaine attention (éboulements de rochers à franchir avec sentiers à peine tracés, par exemple). On profitera aussi de la propension des malades à exagérer les difficultés à vaincre pour leur faire faire des ascensions soi-disant dangereuses, dont l'exécution les remplit de satisfaction.

Les préparatifs, le costume, mille détails préoccuperont le malade avant le jour fixé pour l'ascension, et, au retour, il classera des objets d'histoire naturelle récoltés, se livrera à des conversations détaillées concernant les difficultés vaincues, etc.

L'auteur estime qu'une station d'altitude, destinée au traitement des nerveux, dans laquelle on chargerait les malades de faire un musée concernant toutes les curiosités de la région, rendrait de très grands services. Chaque malade se ferait ainsi une spécialité.

En outre, les effets toniques du climat d'altitude se manifesteront bientôt : grâce au meilleur fonctionnement du cœur, les hypérémies, anémies et stases localisées se modifieront favorablement, et la sécheresse de l'air favorisera l'évaporation cutanée des toxines. Enfin, le sentiment de fatigue se fait beaucoup moins sentir, à travail musculaire égal, en montagne qu'en plaine, parce que l'admiration pour les sites que l'on va visiter produit une excitation cérébrale marquée.

La psychologie du montagnard représente pour ainsi dire l'opposé de celle du névropathe : le montagnard est calme, exempt d'irritabilité, de vertiges, ses mouvements sont lents. La patience et l'énergie sont ses qualités maîtresses. La fréquentation des montagnards exerce une influence suggestive sur le névropathe et modifie insensiblement le caractère de ce dernier.

On trouvera rarement un névropathe considérant comme au-dessous de sa dignité de faire ses ascensions en compagnie de guides dont la condition sociale sera souvent bien inférieure à la sienne, tandis que les travaux manuels recommandés par beaucoup de neurologistes seront parfois malaisément acceptés.

Certains sujets ne supportent pas le séjour dans la montagne : la goutte, le rhumatisme, les affections cardiaques ou pulmonaires sont d'autre part des contre-indications au traitement ci-dessus exposé. Les psychopathes enfin ne devront pas être reçus dans les sanatoria d'altitude, car ils exercent une influence nocive sur leur entourage.

Au contraire, la cure sera recommandée aux surmenés, aux neurasthéniques, aux désœuvrés, etc.

P. SAINTON.

Maladies vénériennes
Maladies de la Peau

D' MOREL-LAVALLÉE

Médecin des hôpitaux

Contribution à l'étude de la photothérapie de l'eczéma (*Bl. f. Klin. Hydrotherapie*, juillet 1901). — Hellmer donne la relation d'un cas d'eczéma pustuleux généralisé, avec prédominence aux membres inférieurs et intégrité de l'extrémité céphalique, durant depuis 2 mois. Le 27 mai 1900, on commença le traitement par les rayons solaires rouges. Le patient fut placé sur une litière recouverte de toute part de cotonnade légère rouge : la tête, recouverte d'un bonnet réfrigérant de Winternitz, passait en dehors de la cotonnade. Chaque séance durait une demi-heure : toutes les cinq minutes, le malade devait changer de place pour que toutes les parties du corps puissent subir l'influence des rayons rouges. La séance se terminait par une douche froide, suivie d'une promenade à marche rapide d'une demi-heure, le malade n'ayant pas été essuyé. Au cours de la séance, on nota chaque fois la disparition du prurit et un état marqué d'euphorie.

Au bout de quatre séances (une par jour) le suintement avait disparu ainsi que le prurit : aucune nouvelle poussée ne se manifesta. Au cours des douze jours qui suivirent, on ne fit que trois séances. Le 12 juillet, le malade resté en observation n'avait présenté aucune nouvelle poussée : on le considéra dès lors comme guéri.

L'avantage du traitement qui peut être simplifié, si au lieu de faire coucher le malade sur une litière, on se borne à le vêtir de cotonnades rouges, très légères et amples, consiste dans sa commodité. Chaque séance n'exige que deux heures, et dans les intervalles, le sujet peut vaquer à ses occupations sans être obligé de se faire des applications de pommades ou autres topiques.

E. Vogt.

Traitement du lupus tuberculeux par le permanganate de potassium, par Butte (*Bul. de l'Acad. de médecine*, 22 oct. 1901). — Rapport du Dr Hallopeau. — Aujourd'hui, les chirurgiens interviennent plus fréquemment qu'autrefois dans le traitement du lupus; ils peuvent enlever tous les lupus dont les dimensions sont restreintes; alors même que la perte de substance doit être relativement considérable, ils ne reculent pas devant cet inconvénient, car ils possèdent dans l'autoplastie, merveilleusemen perfectionnée, un moyen qui leur permettra de réparer ces lésions.

On ne peut dire néanmoins, que, dans la majorité des cas, le lupus soit justiciable de la chirurgie.

La mise en œuvre par Finsen de la photothérapie constitue également un progrès incontestable, mais ce n'est donc pas encore là une médication d'une efficacité absolue et constante, et il y a lieu de poursuivre des recherches dans cette direction.

C'est ce qu'a fait l'auteur en expérimentant le traitement par le permanganate de potassium; depuis cinq ans, il l'a employé chez seize lupiques avec de bons résultats et constate que, dans une bonne partie des cas, ce traitement amènerait la guérison définitive de cette maladie.

L'expérience personnelle du rapporteur n'a confirmé que partiellement cette proposition.

Chargé, il y a un an, de ce rapport, il a, depuis lors, employé le traitement par le permanganate chez tous les lupiques de l'hôpital, à l'exception d'une femme qui, depuis la même époque, est soumise à la photothérapie.

Il a d'abord employé intégralement le procédé de M. Butte, et s'en sert encore pour les lupus ulcérés, avec cette différence qu'il continue sans répit les applications quotidiennes, au lieu de les faire seulement tous les deux jours dès qu'il y a amélioration.

Cette médication détermine plus ou moins rapidement la cicatrisation; il persiste des cicatrices, mais il semble qu'elles sont dues bien plutôt à l'action destructive du lupus lui-même qu'à celle de la médication.

Pour les lupus non ulcérés, on a dû, en présence d'insuccès presque constants, recourir à un autre mode d'emploi du même médicament : il a été appliqué pur, en poudre, après savonnage préalable, sur les parties malades; cette poudre est laissée en place durant un quart d'heure; au bout de ce laps de temps, lorsque l'on vient à l'enlever, il en reste le plus souvent une certaine quantité adhérente à la peau, presque exclusivement au niveau des nodules; au bout de trois ou quatre jours, ce reliquat se détache et il laisse à nu une ulcération à fond rouge rappelant l'aspect d'une membrane de bourgeons charnus. Trois ou quatre jours encore après, cette excoriation est cicatrisée. Si le nodule n'est pas complètement affaissé, on fait une nouvelle application du médicament.

Le mode d'action du permanganate, dans ces conditions, peut être compris ainsi qu'il suit : I produit d'abord, selon toute apparence, une vésiculation, qui n'a lieu qu'au niveau des nodules lupiques. Ultérieurement, elle donne lieu à une perte de substance superficielle. Elle est insuffisante pour donner lieu à des cicatrices profondes.

En employant concurremment ou isolément, suivant les cas, ces deux modes d'application du permanganate, on arrive, dans un laps de temps qui varie de quelques semaines à quelques mois, à obtenir une cicatrisation complète avec disparition de toute saillie nodulaire. On peut voir s'effacer ainsi des masses végétantes, des saillies chéloïdiennes de près d'un centimètre d'épaisseur.

Au premier abord, il semble, conformément aux conclusions de M. Butte, que le lupus soit guéri, et, de fait, un des malades traités par ce médecin a pu être suivi pendant trois ans sans présenter de récidive, mais, si on examine attentivement, chez ces malades, les parties cicatrisées, on reconnaît qu'il y persiste un certain degré d'épaississement du tissu qui ne semble pas devoir être mis sur le compte de la cicatrice; d'autre part, on distingue, dans les couches profondes du derme, un certain nombre de petites taches miliaires d'une coloration rouge-brun, ne disparaissant pas sous le doigt; ce sont des nodules lupiques qui n'ont pu être influencés suffisamment par la médication.

Ces faits denotent que le traitement par le permanganate a pour effets d'amener rapidement la cicatrisation des ulcères lupiques, l'affaiblissement des nodules, ainsi que la disparition des saillies végétantes et chéloïdiennes, qu'il efface ainsi toutes les altérations superficielles, mais que son action ne s'exerce sur les altérations profondes du derme que d'une manière insuffisante pour amener la guérison complète.

Cette médication agit avec plus de rapidité que toute autre méthode, tout au moins chaque fois qu'il s'agit d'un lupus trop étendu pour pouvoir être enlevé chirurgicalement ou atteint dans son ensemble par la photothérapie. Il procure aux malades un bénéfice considérable en les débarrassant d'ulcérations pénibles et persistantes, de chéloïdes volumineuses, de grosses végétations.

On doit en faire usage, en premier lieu, dans tout lupus un peu étendu pour en guérir toutes les manifestations accessibles à son action. Quand il n'y a plus ni ulcération, ni nodules saillants, et alors que l'on constate seulement l'induration du tissu et des nodules miliaires situés profondément, il convient de recourir à la photothérapie qui, seule, peut exercer une action efficace sur ces altérations profondes.

En combinant les deux méthodes, on peut donc espérer d'obtenir plus rapidement la guérison.

Comment doit-on comprendre les effets curatifs du permanganate de potassium? Selon toute vraisemblance, il exerce sur le bacille de Koch une action spécifique. On ne peut expliquer autrement les cicatrisations produites par les applications nullement caustiques et à peine irritantes de ce produit en dissolution dans cinquante parties d'eau.

E. Vogt.

Traitement opératoire du lupus (*XIVe Congrès de chirurgie*). — M. Morestin (de Paris) préconise l'*extirpation du lupus* comme méthode de choix, dans le traitement de cette affection. Malheureusement, il résulte de cet acte une réparation difficile à effectuer.

L'auteur pense pouvoir toujours y arriver, surtout au cou, par des décollements étendus, avec un drainage au point déclive. Il appuie cette opinion sur trois observations concluantes. A la joue, il conseille d'emprunter un lambeau au cou. On pourrait ainsi recouvrir la totalité de la joue; quant à la plaie de la région cervicale que laisse le déplacement de ce lambeau, on la traite comme dans l'extirpation du lupus du cou, c'est-à-dire par des décollements étendus suivis de rapprochement. Il faut, pour éviter des tiraillements fort dangereux pour la réussite, maintenir la tête du patient inclinée pendant le temps que dure la prise des lambeaux.

M. Jourdan (de Marseille) confirme ces bons résultats et fait observer la rareté des récidives après le traitement chirurgical.

A. Benoit.

Traitement de l'éléphantiasis par les injections sous-cutanées de calomel (*Med. Obosr.* n° 8, 1901). — Egiasarian, décrit un cas d'éléphantiasis chez une femme de 37 ans, traité avec succès par des injections sous-cutanées de calomel, d'après le procédé indiqué il y a quelques années par Possieloff. La maladie datait de près de 7 ans. On a injecté toutes les semaines 0,05 centigr. de calomel; l'injection a été faite tantôt dans la fesse gauche, tantôt dans la fesse droite.

Déjà, après la sixième injection, l'épiderme des tibias et des plantes des pieds a commencé à se détacher par gros lambeaux; les ongles malades tombèrent et furent remplacés petit à petit par des ongles normaux. Le nombre total des injections a été de 16. A la fin du traitement, la jambe droite, moins atteinte, était redevenue normale, la jambe gauche, plus gravement atteinte, a été considérablement améliorée. Mais les deux extrémités sont restées cyanosées.

L'auteur explique ce fait par la stase veineuse, à la suite de longues stations debout.

Ajoutons qu'on n'a constaté aucune nouvelle augmentation de volume des extrémités trois ans après le traitement.

J. Rosbleff.

Sur une nouvelle formule de solution injectable de benzoate de mercure par Gaucher. (*Société Médicale des Hôpitaux*, novembre 1901). — Jusqu'ici, la dissolution du benzoate de mercure injectable était effectuée par le benzoate d'ammoniaque associé au benzoate de cocaïne. Cette préparation étant assez difficile à exécuter M. Gaucher utilise maintenant le benzoate de mercure dissous dans le sérum artificiel, suivant la formule suivante :

Benzoate de mercure (fraîchement préparé)......	1 gramme.
Chlorure de sodium chimiquement pur..........	0 gr. 75
Eau stérilisée............	100 gr.

On injecte 2 cc. de cette solution par jour.

G. Lyon.

Gynécologie et Obstétrique

Dr R. Blondel,

Chef du Laboratoire de la Maternité, à l'hôpital de la Charité

Traitement des fistules vésico-vaginales (*Société de chirurgie*, 13 et 20 nov. 1901). — MM. Bazy, Ricard, Bouilly et Quénu ont adopté le procédé du dédoublement, qui leur a donné toujours des succès. Il a l'avantage, étant applicable aux fistules vésico-vaginales compliquées de lésions très étendues, de reculer considérablement les limites de l'indication opératoire dans le traitement de cette affection.

Comme contre-partie, M. P. Berger fait observer qu'il est inapplicable lorsqu'il y a destruction presque complète de la paroi vésico-vaginale Enfin, M. Richelot se rallie au procédé de Braquehay, qui lui a donné un succès dans un cas où la méthode du dédoublement avait échoué.

R. Blondel.

Diminution considérable d'un fibrome utérin sous l'influence d'un traitement électrique par Laquerrière (*Bul. off. de la Soc. franç. d'électrothérapie*, oct. 1901). — La diminution de volume d'un fibrome sous l'influence du traitement électrique est contestée par nombre d'auteurs. Apostoli, tout en affirmant que presque toujours le traitement arrêtait l'accroissement, admettait en outre aussi que dans dix à vingt pour cent des cas au plus il y avait diminution réelle et indéniable.

L'auteur donne une observation qui démontre la réalité de cette diminution dans certains cas.

La malade, âgée de 35 ans, présentant au premier examen un fibrome atteignant le niveau de l'ombilic, a subi de juillet 1899 à octobre 1900 : 20 galvanisations caustiques intra-utérines positives — 2 galvanisations vaginales — 8 ondulatoires vaginales — 6 galvanisations intra-utérines négatives et 25 galvanisations caustiques intra cervicales positives, soit *61 applications gynecologiques, et le sommet de la tumeur est tombé de l'ombilic à la symphyse pubienne.*

L'auteur ne veut pas en inférer que tous les fibromes diminuent, et, au contraire, il pense, comme Apostoli, que les fibromes qui s'atrophient durant le traitement sont l'exception.

L'erreur de diagnostic est dans ce cas vraisemblable On ne saurait ici invoquer les variations de volume qui se produisent sous diverses causes dans certains fibromes. Lorsque ces phénomènes se produisent, ils se continuent d'habitude jusqu'à la ménopause, de nouvelles poussées congestives amenant de nouvelles augmentations apparentes après les régressions apparentes. Chez cette malade le fibrome a conservé, durant 8 à 10 mois, la même hauteur (ombilic) et après sa diminution s'est maintenu durant un an au même état de régression. Il faudrait donc admettre que le traitement, dans ce cas, aurait eu la vertu de maintenir un fibrome de volume variable à deux états successifs invariables, ce qui paraît bien étrange. En somme, la seule hypothèse vraisemblable est une diminution de volume sous l'influence d'un traitement électrique prolongé.

Reste l'hypothèse de lésions suppurées, d'abcès, par exemple.

Si l'on s'en rapporte aux principes émis par Apostoli, cette malade ayant toleré, à maintes reprises, des intensités supérieures à 100 m. A. ne devait pas présenter de lésions inflammatoires aiguës. En examinant du reste les faits de plus près, il semble qu'on puisse éliminer toute lésion péri-utérine : la malade n'a jamais présenté aucune sensibilité, aucun empâtement péri-utérin et ne présente aujourd'hui aucune adhérence. D'autre part, la tumeur a toujours été parfaitement mobile sauf au moment où elle était enclavée dans le petit bassin.

Quant à l'hypothèse d'un abcès situé dans le parenchyme même de l'utérus, elle peut être éliminée, semble-t-il, également; d'une part, c'est précisément au moment où les pertes blanches étaient le plus abondantes que la tumeur aurait dû s'affaisser le plus, et c'est au contraire lorsque l'écoulement a été très amoindri que la diminution s'est manifestée le plus sérieusement. L'hystérométrie était en outre peu douloureuse et il n'y a jamais eu de zone présentant dans la tumeur une sensibilité marquée au palper.

En dernier lieu, les pertes blanches abondantes de juin 1900 n'étaient que la répétition accentuée, il est vrai, des pertes que la malade avait à son entrée, pertes qui n'avaient été suivies d'aucune diminution de volume; enfin, la malade, si son état général a été parfois très précaire, n'a jamais présenté de fièvre, sauf au moment d'une fièvre typhoïde intercurrente.

R. Blondel.

L'irrigation continue chez les femmes accouchées par le Dr Enrique Tello (*Revista Médica de Sevilla*, août 1901). — L'article du Dr Tello a pour objet de faire connaître quelques cas où l'irrigation a donné d'excellents résultats : la technique employée est un peu différente de celle recommandée par les auteurs.

Cello trouve à l'irrigation continue intra-utérine quelques graves inconvénients; la perforation de la matrice peut survenir : aussi est-il préférable d'adopter l'irrigation continue vaginale.

La technique employée est la suivante : au lieu de la sonde rigide, l'auteur prend une sonde molle de gros calibre qu'il introduit dans le vagin et même plusieurs fois par jour dans le canal cervical. On évite ainsi les dangers de la perforation et, en augmentant la quantité de liquide et la pression par élévation du niveau de l'irrigateur (1 mètre au lieu de 0,50 cm.), le lavage se fait parfaitement.

L'efficacité de ce procédé se comprend, car dans les premiers jours après l'accouchement la matrice est dilatée et le col très ouvert, ce qui fait que l'eau pénètre facilement.

Le liquide employé est l'eau stérilisée ou boriquée; en cas de grande fétidité, l'auteur emploie le sublimé à 1/1000 suivi de l'irrigation avec l'eau bouillie.

A quels signes reconnaîtra-t-on s'il faut continuer ou suspendre l'irrigation? Quand le pouls, la respiration et le thermomètre redescendent à la normale et restent dans cette situation pendant deux jours au moins, l'affection est jugulée. Si la température descend, mais que le pouls et la respiration continuent à rester au-dessus de la normale, l'affection n'est pas vaincue et il faut continuer l'irrigation. Si le thermomètre, le pouls et la respiration ne subissent aucune modification au bout de 36 ou 48 heures, on doit suspendre le traitement car il est inutile.

L'auteur appuie sa manière de voir de quelques cas cliniques.

F. Berini.

Le bain comme excitant de la sécrétion lactée, par le Dr Martinez Vargas (*La Medicina de los Niños*, octobre 1901). — Beaucoup de femmes croient que le bain complet peut supprimer la sécrétion lactée : cette crainte est dépourvue de tout fondement; au contraire, l'action stimulante que l'eau exerce sur la peau, et par conséquent sur les glandes mammaires, développe une activité très grande sur lesdites glandes, qui se traduit par une augmentation de sécrétion. Cette action a été constatée nombre de fois, non seulement avec le bain général tiède, mais encore avec le bain de mer. L'auteur recommande, comme Schroder, l'usage systématique d'un demi-bain. Les premiers bains doivent être pris à 26° ou 24° : en diminuant de 2° tous les deux jours, on arrive à 19°, température qu'on ne doit pas dépasser. L'action de l'eau combinée avec une friction générale au moment de se sécher complète l'effet désiré : la sécrétion se régularise, car non seulement elle augmente quand elle est diminuée, mais encore elle diminue quand il y a galactorrhée.

F. Berini.

Un procédé pour pratiquer le cathétérisme vésical après l'accouchement, par le Dr Miguel Orellano (*Revista de Medicina y Cirugia Prácticas*, 7 octobre 1901). — Beaucoup de femmes ne sentent pas le besoin d'uriner pendant plusieurs heures après l'accouchement. Les principales causes qui influent sur ce retard de la sensation d'uriner sont : la déplétion du ventre, le décubitus gardé par la malade et la fatigue consécutive au travail.

Laissant de côté les indications du sondage dans ces cas, l'auteur envisage la question sous un autre point de vue. Souvent, en effet, on ne trouve pas l'orifice de l'urèthre malgré tous les points de repère signalés par les auteurs.

Le procédé imaginé par l'auteur est le suivant : la femme étant couchée, on saisit de la main gauche une sonde en gomme dure n° 8 avec son mandrin et on lui donne la forme d'une sonde métallique de femme. On introduit dans le vagin l'index de la main droite et, avec l'extrémité de sa face palmaire, on cherche le centre du ligament sous-pubien. On retire alors la sonde sur la face palmaire du doigt et avec grande facilité dans la plupart des cas, on trouve l'urèthre.

Si on rencontre quelquefois des difficultés pour arriver au meat, cela est dû à ce que la vessie, distendue, tire sur l'urèthre, et le fait remonter. Dans ce cas, le doigt, qui est dans le vagin, fait pression sur lui, et s'efforce de le ramener en bas : de cette façon, le cathétérisme est facile.

L'antisepsie est de rigueur et doit précéder le toucher.

F. Berini

Pédiâtrie

Dr Thiercelin

Chef de clinique à la Faculté de Medecine

Les derniers progrès et l'état actuel de la thérapeutique infantile (scrofulose, tuberculose, syphilis héréditaire). (*Therap. Monatshefte*, novembre 1901). — Homburger, à propos de la *scrofulose*, constate que dans ces derniers temps plusieurs auteurs (Ritter, Ponfick) tendent à admettre à nouveau que la scrofulose n'est pas simplement une manifestation particulière de la tuberculose, mais que cette dernière vient se greffer de préférence sur un terrain scrofuleux. La scrofulose serait constituée par une modification pathologique des tissus et du sang. Les végétations adénoïdes, certains eczémas impriment aux malades un habitus spécial qui simule à s'y méprendre la scrofulose (Rothholz): cette dernière appellation doit être réservée à une modification histologique des tissus avec trouble des échanges, muscles faibles, peau torpide et irritable, ossature faible, anémie, gonflements ganglionnaires, etc.

Le traitement de la scrofulose vraie est avant tout diététique et hygiénique : les recherches actuelles n'ont pas, dans ce domaine, modifié sensiblement les données anciennes. Seule, l'injection de tuberculine peut être considérée comme une acquisition précieuse, car elle permet de déterminer si la tuberculose est venue se greffer sur la scrofulose préexistante.

Les recherches actuelles sur la *tuberculose* ont fait ressortir quel rôle considérable jouent les souillures des parquets dans l'étiologie de la tuberculose infantile. Comme acquisition thérapeutique nouvelle, il faut citer la lumière solaire, facteur important dans la lutte contre l'infection bacillaire. La prophylaxie est actuellement mise au premier rang; comme médicaments, la créosote et ses dérivés, parmi lesquels l'orthogaïacol-sulfonate de potasse ou thiocol se distingue avantageusement, continuent à être en faveur. L'opothérapie ne paraît pas avoir enregistré de succès dans ce domaine.

Dans les cas de tuberculose chirurgicale, les frictions faites tous les soirs, avec le savon mou de potasse, sur toute la surface du dos, donnent des résultats aussi remarquables qu'inexpliqués.

Le traitement de la *syphilis héréditaire* n'a pas été grandement modifié : les bains médicamenteux, les frictions hydrargyriques n'ont pas cédé le pas, dans ce domaine, aux injections sous-cutanées et intramusculaires.

E. Thiercelin.

Traitement de l'atrophie infantile, par Laumonier (*Bull. gén. de thérapeutique*, 30 septembre 1901). — Dans la classe laborieuse, il est préférable de recommander le lait stérilisé industriellement, car la stérilisation à domicile est difficile dans les ménages peu fortunés.

Le lait de vache stérilisé peut se digérer mieux, plus rapidement surtout que le lait de vache cru, et ses sels minéraux particulièrement sont absorbés en quantité presque égale à celle du lait de femme. Cette digestibilité semble provenir de la peptonisation partielle que la stérilisation fait sans doute subir à la caséine.

La réglementation de l'alimentation des enfants anormaux doit avoir pour base l'âge, le poids et la taille. Dans l'atrophie infantile plus spécialement, on se trouve en présence de lésions du tube digestif curables par une alimentation méthodique, ce qui distingue cette affection de l'athrepsie de Parrot à marche presque toujours fatale.

La capacité digestive de l'enfant atrophique dépend du poids de l'enfant : l'auteur donne un tableau minutieusement dressé de ces rapports, calculés chez l'enfant sain. Pour l'enant atrophique, on se rapportera au chiffre correspondant comme *poids*, non comme *âge*. Un enfant de 9 mois, sain, devant peser 16 livres, par exemple, si l'enfant n'en pèse que 10, on lui ournira l'alimentation d'un enfant sain pesant 10 livres, c'est-à-dire l'alimentation d'un enfant de 3 mois. Il faudra même aller avec prudence et bien tâter le terrain, car la tolérance de l'atrophique est souvent diminuée.

Les résultats obtenus par ce procédé sont très remarquables, si on leur adjoint des soins de propreté et une asepsie parfaite en ce qui touche au lait et à la bouche des nourrissons. Mieux vaut de beaucoup, pour une mère qui ne peut allaiter elle-même, l'élever avec facilité et sécurité son enfant en employant judicieusement le lait stérilisé, que de confier cet enfant à une nourrice mercenaire.

E. Thiercelin.

Le lavage de l'estomac et de l'intestin chez les enfants par le Dr Gregorio Araaz (*Revista de la Sociedad Medica Argentina*, n° 48 1901). — Le lavage de l'estomac pratiqué chez les enfants pour la première fois par Ebstein en 1880 est resté oublié jusqu'à la communication de Demme. Le Dr Araaz l'a vu pratiquer par Heubner de Berlin et s'est trouvé surpris de la simplicité de son application en même temps que des bons effets qu'on en obtient. Depuis, il l'a appliqué maintes fois avec succès.

Il est vrai que dans les affections gastro-intestinales aiguës où le lavage est indiqué, nous possédons aujourd'hui un moyen thérapeutique d'une valeur indiscutable: la diète hydrique, moyen logique et simple et d'une grande efficacité. Mais il arrive souvent qu'après avoir employé la diète hydrique, et quand le malade semble guéri, les vomissements réapparaissent quand on reprend l'alimentation ; c'est alors que le lavage est indiqué.

L'appareil ordinairement en usage est celui de Guéniot, l'auteur lui trouve un inconvénient: l'embout est en caoutchouc, ce qui empêche de surveiller le degré d'inclinaison nécessaire pour faire siphon. L'auteur préfère un appareil en verre de 80 à 100 gr. de capacité auquel on adapte un tube de gomme communiquant avec une sonde de Nélaton.

D'après l'auteur, le lavage produit un effet évacuant éminemment désinfectant, il stimule l'activité secrétoire en même temps qu'il excite la couche musculaire de l'estomac.

Quant au liquide employé, l'auteur n'y attache pas une grande importance : l'eau stérilisée, la solution physiologique de chlorure de sodium, seront toutefois préférables. En cas de fermentation très active, on peut employer une solution faible de résorcine. La température du liquide doit être de 35 à 38°.

Le lavage de l'intestin, accepté par tout le monde et dont les indications sont multiples, se fait aujourd'hui avec l'appareil à irrigation de Cantani auquel on ajoute une sonde de Nélaton.

L'auteur recommande que l'irrigateur ne soit pas placé plus haut que 30 ou 40 cm : l'opération doit être faite d'une manière lente et graduelle pour ne pas produire de violentes contractions de l'intestin suivies d'immédiate expulsion du liquide introduit. L'auteur décrit un appareil qui remplit très bien toutes ces conditions : le tube est court, la sonde forme corps avec le tube et porte un obturateur qu'on peut glisser sur la sonde, ce qui permet de bien fermer le rectum, condition nécessaire pour un bon lavage. L'auteur émet l'opinion que la sonde ne doit jamais dépasser l'S illiaque, et recommande les sondes en gomme molle qui ne peuvent blesser l'intestin.

Les irrigations intestinales agissent toujours comme évacuantes : l'action antiseptique sera obtenue en ajoutant à l'eau diverses substances (acide borique, acide phénique dilué, etc).

F. Berlin.

Pharmacologie

Dr Vogt

Ex-assistant à la Faculté de Médecine de Genève

Narcisse des prés et cereus grandifolia (*Conférence du Dr* Huchard *à l'hôpital Necker*, octobre 1901). — Le *Narcisse des prés*, autrefois assez usité, constitue cependant un bon médicament qu'on peut employer comme vomitif, surtout chez les enfants. On le donne en infusion à la dose de 3 grammes chez les enfants et de 5 gr. chez les adultes.

Fleurs de Narcisse des prés...............	3 grammes
Eau..................	250 —

Laisser infuser 20 minutes et administrer à chaud.

Le *Cereus* (ou *Cactus*) *grandiflora*, peut être employé, dans une certaine mesure, comme succédané de la digitale, sous diverses formes: extrait fluide, à la dose de 20 à 60 gouttes par jour; teinture, à la dose de 50 à 100 gouttes par jour; extrait hydro-alcoolique, en pilules de 0 gr. 05 (3 ou 4 par jour.) Ces doses peuvent encore être augmentées sans danger, puisque le *Cereus grandiflora* est peu toxique, et qu'on a pu arriver sans inconvénient à la dose de 80 à 120 gouttes de teinture. Son principe actif, la cactine, est un produit mal défini et presque introuvable (1 à 10 milligrammes par jour).

C'est surtout dans les troubles fonctionnels du cœur, l'atonie cardiaque, les palpitations, les douleurs, etc., que le *Cereus* trouve son utilité, à titre de stimulant et de régulateur du cœur; il donne aussi de bons résultats dans le goître exophtalmique et les pseudo-angines de poitrine. Mais il n'a aucune action sur les hydropisies ou sur les congestions viscérales d'origine cardiaque, il est d'une efficacité douteuse contre l'asystolie et ses conséquences. La digitale lui est donc très supérieure.

E. Vogt.

L'agurine (*Société de médecine interne de Berlin*, 4 novembre 1901). — Litten présente à la Société ce produit nouveau, sel double de théobrominate et d'acétate de soude, présentant sur la diurétine l'avantage de ne pas fatiguer l'estomac : on sait que la diurétine, dans la composition de laquelle entre le salicylate de soude, offre cet inconvénient. L'agurine est fort bien supportée, elle n'influence en rien l'activité cardiaque : l'orateur l'a prescrite dans de nombreux cas de myocardite, d'ascite, etc.

Avec ou sans administration préalable de digitale, le produit nouveau provoque une augmentation marquée de la diurèse qui continue souvent plusieurs jours après cessation de la médication : les œdèmes sont, sous cette influence, entièrement résorbés. L'administration préalable ou simultanée de digitale favorise dans de larges proportions l'action diurétique : cette dernière est fonction du filtre rénal, et se manifeste avec d'autant plus d'énergie que le filtre est plus sain. Il y a toutefois lieu de remarquer que même en cas de rein artério-scléreux, l'action diurétique peut être obtenue.

Il faut s'abstenir de prescrire l'agurine dans les cas de néphrite parenchymateuse.

Les doses sont les mêmes que pour la diurétine.

E. Vogt.

Emploi thérapeutique simultané de préparations hydrargyriques et iodées (*Deutsche med. Wochenschrift*, 21-28 nov. 1901). — Lesser rappelle qu'il existe dans la littérature plusieurs cas où de l'iodure de mercure a pris naissance chez des sujets traités simultanément par du calomel, par exemple, et de l'iodure de potassium. Cette réaction chimique est elle à craindre quand on ordonne le traitement mixte à un syphilitique ? L'auteur estime qu'il y a lieu d'examiner la question sous trois faces, l'iodure étant toujours administré par la bouche : 1° ingestion de préparations hydrargyriques ; 2° injections sous-cutanées ou intra-musculaires ; 3° frictions.

1° Les expériences instituées ont été forcément limitées, car le nombre des préparations hydrargyriques est par trop considérable : Lesser a choisi le protoiodure, le tannate d'oxydule, le sublimé et le calomel. Les animaux choisis étaient des lapins. Chez tous les sujets où ce dernier sel a été administré simultanément avec K I, l'estomac présenta, à l'autopsie, des ulcérations. Comme conclusion, l'auteur recommande, dans le cas où on désire administrer du calomel, *intus* ou *extra*, à un malade ayant pris K I auparavant, d'ajouter un peu de calomel à la salive de ce malade. Si un précipité jaune se forme, il faut renoncer à prescrire le calomel. Si l'on ajoute du calomel à du lait de femmes prenant K I, le précipité se forme : il serait donc dangereux de traiter les nourrissons de ces femmes par le calomel (traitement de la conjonctivite par exemple).

L'auteur croit que les ulcérations stomacales ci-dessus décrites se développent plus souvent qu'on ne croit chez l'homme, mais qu'elles sont méconnues.

On sait que le protoiodure non caustique peut, en présence de K I, se transformer *in vitro* en iodure caustique. Les expériences sur les lapins démontrèrent que des ulcérations stomacales se développent aussi dans ces conditions ; mêmes résultats avec le tannate d'oxydule.

Pour le sublimé, au contraire, l'estomac resta absolument indemne, bien que le précipité jaune se forme *in vitro* quand on met en présence des solutions de K I et de sublimé.

2° Injections (sels insolubles de préférence). On a choisi le calomel, le salicylate, le thymolacétate et l'huile grise.

Pour le calomel, il y a transformation évidente en iodure de mercure, avec inflammation marquée autour de la masse injectée. L'auteur a contrôlé sur l'homme ces résultats expérimentaux. Des malades, deux jours après une injection de calomel, reçurent de l'iodure de potassium à l'intérieur. 20 à 30 minutes après l'ingestion, ils se sont tous plaints de violentes cuissons dans le point d'injection du calomel. Cette cuisson dura environ 4 heures, mais ne réapparut pas si on continuait à administrer KI. Les trois autres préparations ne présentèrent rien de semblable.

La conséquence pratique de ces faits est qu'il y a lieu de réviser toutes les observations d'abcès survenus après injection de calomel, au point de vue de la présence ou de l'absence d'iodure dans l'organisme au moment où les injections ont été faites. Les abcès observés sont des *abcès chimiques*, vierges de microorganismes. En tous cas, la formation de précipité jaune ne donne jamais lieu qu'à des accidents localisés : on pourra donc passer outre dans les cas où le traitement mixte paraîtra absolument nécessaire.

Les injections de sels solubles ne donnent jamais d'accidents chez l'animal ayant au préalable ingéré de l'iodure de potassium.

3° Le calomel appliqué sur les plaies d'un animal ioduré au préalable se transforme au bout de quelque temps en iodure de mercure caustique. Les solutions de sublimé ne produisent rien de semblable.

Sur les muqueuses, le danger est plus grand encore : de nombreuses observations ont du reste attiré déjà l'attention des praticiens sur ce point. L'oxycyanure de mercure, souvent employé dans ces dernières années pour effectuer des lavages vésicaux, provoque de violentes cystalgies chez les sujets prenant KI.

En résumé, la formation d'iodure de mercure dépend du mode d'administration du sel hydrargyrique et du sel choisi.

E. Vogt.

Incompatibilité de l'antipyrine, par le Dr Casnetori (*El jurado Médico-Farmaceutico*, août 1901). — 1° Les substances contenant de l'acide nitrique (nitrite d'amyle, etc), donnent avec l'antipyrine un produit de couleur verdâtre : l'isonitro-antipyrine. Comme cette substance est toxique par elle-même ou par les produits de sa décomposition, il ne faut pas mélanger ces substances.

2° L'antipyrine forme avec le sublimé une combinaison très toxique.

3° Les solutions d'antipyrine sont précipitées en présence du phénol.

4° L'antipyrine et le salicylate de soude pulvérisés et mélangés forment une masse visqueuse, demi-liquide.

5° L'antipyrine et le chloral donnent ensemble un liquide huileux ne présentant pas les réactions propres aux deux composants.

6° L'antipyrine et le naphtol mélangés donnent un produit qui ne tarde pas à se dissoudre.

7° Les solutions d'antipyrine précipitent avec le tannin.

8° L'antipyrine élève le coefficient de solubilité de la caféine et des sels de quinine.

F. Berini.

Une nouvelle préparation à base de sang et d'albumine (*Therap. Monatshefte*, novembre 1901). — Hirschfeld donne quelques détails concernant un produit nouveau, l'*hématogène sec ou sicco*, tiré du sang de bœuf frais. Le sang défibriné est débarrassé de sa graisse et soumis ensuite à l'évaporation dans le vide par un procédé spécial : on obtient une poudre brun noirâtre contenant 89,52 0/0 d'albumine et 0,322 0/0 de fer en combinaison organique, facile à digérer, sans odeur ni saveur.

L'auteur a utilisé la préparation dans plusieurs cas de chloro-anémie et chez des enfants chétifs : les avantages les plus marqués de la préparation nouvelle sont l'inaltérabilité, la facilité d'administration et le bon marché.

E. Vogt.

FORMULAIRE DE THERAPEUTIQUE CLINIQUE

DILATATION DES BRONCHES

Traitement préventif.

Quand la convalescence d'une broncho-pneumonie est traînante, que les lésions locales sont lentes à se résoudre, il faut :

1° Employer les agents révulsifs, sous la forme d'applications répétées de *pointes de feu* ;

2° Provoquer l'évacuation des secrétions bronchiques au moyen des expectorants ; notamment du kermès, du polygala etc.

Kermès..............	0 gr. 10
Gomme arabique.....	10 grammes
Sirop d'ipéca.........	40 —
Eau de fleurs d'oranger	10 —
Eau de tilleul.........	100 —

A prendre dans les 24 heures ;

3° Tarir les sécrétions au moyen des balsamiques : térébenthine, terpine, créosote, gaïacol et ses dérivés etc.

Terpine...............	àà 0 gr. 20
Benzoate de soude......	

Pour un cachet. — 3 par jour :

4° Modifier l'état général, au moyen de l'*arsenic* sous forme de liqueur de Fowler (VIII-X gouttes par jour), d'injections de cacodylate de soude (0 gr. 05 à 0 gr. 10 par jour) et de l'*iode* (2 c. à soupe par jour de sirop iodotannique.)

Traitement de la bronchectasie.

1° Prescriptions hygiéniques.

Dans la mesure du possible, séjour à la campagne, et, pendant l'hiver, sous un climat permettant de rester une partie de la journée au grand air (résidence sur le littoral méditerranéen, ou bien à Pau, Cambo, Arcachon, etc).

Abstention du tabac, de l'alcool.

Eviter les refroidissements.

Alimentation substantielle : œufs, poisson, cervelles, féculents, fromages, etc.

2° Evacuation des bronches par les expectorants (kermès, polygala etc.).

Racine de Polygala concassé	4 grammes.
Eau bouillante............	1 litre

Faites infuser pendant deux heures et passez; trois tasses par jour à distance des repas.

Par des attitudes propices; par la compression méthodique du thorax. (Gerhardt);

3° Sédation de la toux.

Etre réservé dans l'emploi des opiacés, de la belladone, de la jusquiame, du datura, etc., qui suppriment le réflexe tussigène et favorisent plutôt la rétention des produits de la sécrétion des bronches.

Employer presque uniquement les inhalations de vapeurs aromatiques :

Teinture d'eucalyptus	àà 20 grammes
Teinture de benjoin	

Une à deux cuillerées à café dans un demi-litre d'eau bouillante.

Ou :

Menthol..............	1	gramme
Eucalyptol...........	1	—
Essence de thym......	5	—
— de lavande...	5	—
Teinture de tolu.......	10	—
Alcool à 90°...........	100	—

Même dose.

4° Traitement de la fétidité :

Par les vaporisations précédemment indiquées; par les inhalations de solutions d'acide phénique, thymique, de phénosalyl, faite au moyen de l'inhalateur à deux tubulures de C. Paul.

Par l'emploi à l'intérieur de l'*eucalyptol* (0 gr. 50, 1 gramme en capsules), ou mieux en injections sous-cutanées :

Eucalyptol	20 grammes
Vaseline liquide.......	80 —

Injecter 5 à 10 cent. cubes;

De l'*hyposulfite de soude* (4-10 gr.) en potion :

Hyposulfite de soude	4-5 grammes
Julep gommeux.....	120 —
Sirop d'eucalyptus..	30 —

etc...

5° Traitement de l'hemoptysie.

Injections sous-cutanées d'*ergotine Yvon* (1 à 2 gr. par jour) ou bien de *sérum gélatiné* à 2 ou 3 0/0 à la dose de 50 cc.

(Demange).

6° Traitement des troubles cardiaques.

Lorsque le cœur fléchit, avoir recours aux moyens ordinaires : Digitale en macération ou infusion, ou *digitaline* (50 gouttes de la solution alcoolique au 1000e).

7° Traitement général.

Employer l'arsenic, le quinquina, l'huile de foie de morue, la lécithine.

En cas de syphilis antérieure, instituer le traitement mixte.

G. Lyon.

VARIÉTÉS & NOUVELLES

Le Bureau des Renseignements à la Faculté de médecine de Paris. — Le Conseil de la Faculté, dans sa séance de jeudi prochain, délibérera sur la création, dans les locaux de la Faculté, d'un bureau de renseignements destiné à rendre aux médecins français et étrangers les plus grands services.

On sait quelles difficultés rencontre dans la capitale, le visiteur venu pour étudier le fonctionnement de nos services médicaux, qu'il s'agisse de l'enseignement officiel ou privé de nos organisations administratives concernant l'hygiène, les aliénés, etc. Le médecin étranger doit trouver à ce bureau un employé prêt à lui fournir verbalement tous les renseignements et toutes les explications désirables, y compris même la liste de ses compatriotes médecins installés à Paris et disposés à lui servir de correspondants.

Cette création, dont la proposition fut faite il y a un an à M. le doyen Brouardel par le Dr Blondel, comme secrétaire-général de l'Association internationale de la Presse médicale, au retour d'un voyage en Europe, où les plaintes des étrangers commençant à déserter Paris devant la difficulté d'y faire un voyage utile et rapide, avaient trouvé en lui un écho, fera le plus grand honneur au nouvel esprit d'initiative et de progrès de notre Faculté, et est destinée, à ramener à Paris et à l'enseignement médical français sa clientèle déjà si menacée.

A quand les cours de perfectionnement *pour les médecins*, selon le type de ceux qui fonctionnent à Vienne, à Berlin, à New-York et à Saint-Pétersbourg ?

Prix Nobel. — Le prix Nobel (200.000 fr.) pour la physiologie a été attribué au professeur Behring. On ne peut qu'applaudir ce choix, mais c'est peut-être ici l'occasion de rappeler que lorsque l'Institut de France décerna à M. Roux le prix de 100.000 francs pour ses travaux sur la sérothérapie de la diphtérie, celui-ci ne consentit à l'accepter qu'à la condition de le partager avec M. Behring.

Cours cliniques. — Le Dr Lucas-Championnière a repris ses leçons de clinique chirurgicale à l'Hôtel-Dieu, le jeudi 12 décembre, à 10 heures, et les continuera tous les jeudis à la même heure. — Opérations avant la leçon (amphithéâtre Desault).

Opérations abdominales le mardi.

Visite des malades : le mercredi (hommes, hernies), salle Saint-Cosme, et le samedi (femmes), salle Sainte-Marthe.

Le Dr Dagron, chargé du service de massage, donne ses démonstrations le mardi et le vendredi, à 11 heures.

BIBLIOGRAPHIE

Le Mariage. *Etude de socio-biologie et de médecine légale*, par le Pr Morache, de la Faculté de médecine de Bordeaux. Un vol. in-16 de la *Collection médicale*, cartonné à l'anglaise 4 francs. (Félix Alcan, éditeur).

Le mariage et ses lois constituent la base de tout l'édifice social; par lui, les unions de l'homme avec la femme se précisent et la continuation de l'espèce affirme plus de sécurité. Le mariage demeure la première des questions qui doivent être envisagées dans l'étude de la sociobiologie.

L'ouvrage du professeur Morache a pour but d'apprécier ce qui a été le mariage au début des sociétés, comment il s'est transformé pour aboutir à l'organisation que nous lui connaissons. En montrant ses conditions actuelles, l'auteur recherche si le mariage doit rester immuable dans sa forme ou bien s'il ne vaudrait pas mieux lui faire subir quelques amendements de détail, afin de pouvoir le transmettre vivant aux générations de demain.

Chirurgie de l'utérus, du vagin et de la vulve, par L. Gustave Richelot, professeur agrégé, chirurgien de l'hôpital Saint-Louis, membre de l'Académie de médecine. O. Doin, éditeur, Paris, Bibliothèque de chirurgie contemporaine. 1 vol. in-18 colombier, cartonné tête rouge de 600 pages, avec 160 figures dans le texte, 7 fr.

Chirurgie des annexes de l'utérus par J.-L. Faure, professeur agrégé à la Faculté de médecine de Paris, chirurgien des hôpitaux. O. Doin, éditeur, Paris, Bibliothèque de chirurgie contemporaine. 1 vol. in-18 colombier, cartonné tête rouge de 475 pages, avec 222 figures, dont une partie en couleurs, dans le texte, 6 fr.

Manuel complet de gynécologie médicale et chirurgicale, par A. Lutaud, professeur libre de gynécologie, médecin-adjoint de Saint-Lazare, membre fondateur de la Société obstétricale et gynécologique de Paris; membre de la Société gynécologique de Londres; de la Société de médecine légale de France, etc., librairie Maloine, 2 place et rue de l'Ecole-de-Médecine, Paris. Nouvelle édition complètement refondue contenant la *Technique opératoire complète*. et 607 figures dans le texte. Un fort vol. gr. in-8° br. 20 fr., net 18 fr. — Relié toile 22 fr., net 20 fr.

Nlle Imprimerie, E. Lasuler dir., 35.37, rue St-Lazare, Paris

Le Propriétaire-Gérant : R. BLONDEL.

RENSEIGNEMENTS DIVERS

Emplois de la Lécithine. — La Lécithine, d'introduction récente dans la thérapeutique, est aujourd'hui l'objet de travaux et d'observations en nombre sans cesse croissant. Comme l'on sait, elle s'extrait du jaune d'œuf. Elle est constituée par la Lécithine stéarique; elle est donc un distéarinoglycérophosphate de choline.

L'ingestion de la Lécithine, provoque chez l'homme, comme cela a d'ailleurs été constaté chez l'animal : « 1° Une augmentation de l'azote total, de l'urée et du coefficient d'utilisation azotée; 2° Une diminution de l'acide phosphorique ; 3° On ne remarque pas une augmentation de l'acide urique, mais plus généralement une diminution de cet élément. » Ce dernier résultat ne saurait nous étonner. Si le jaune d'œuf peut, en effet, donner lieu à une augmentation de l'acide urique, c'est par la nucléine qu'il apporte à l'organisme, mais non par les Lécithines.

Dans un important travail, MM. Claude et Zaky ont étudié l'action de la Lécithine sur la tuberculose a tous ses degrés. Leurs conclusions sont des plus encourageantes, et il en résulte que *dans tous les cas*, il y a avantage à employer la Lécithine.

« Les tuberculoses tout au début, ou même à la première période des auteurs, ont été rapide« ment améliorées, et l'atténuation notable des divers symptômes autorisait à penser que les « lésions elles-mêmes avaient rétrocédé. »

MM. Gilbert et Fournier ont administré la Lécithine à des tuberculeux présentantant des lésions avancées de l'un ou des deux sommets. Il en est résulté : Augmentation de l'appétit, reprise des forces et augmentation assez notable du poids. Les urines n'ont jamais présenté d'albumine. L'état général des malades s'est sensiblement amélioré, et dans deux cas on a pu observer une diminution de la quantité des bacilles contenus dans les crachats.

M. Lancereaux a obtenu avec la Lécithine des résultats extrêmement remarquables qu'il a communiqués à l'Académie.

Deux malades de son service, atteints de diabète pancréatique grave, ont vu rapidement leur sucre diminuer et leur poids augmenter.

Un jeune homme de 18 ans, cité également par M. Lancereaux, atteint de tuberculose osseuse avec dégénérescence amyloïde des reins et albuminurie abondante, prend de la Lécithine pendant quinze jours à la dose de 0 gr. 30 par jour, et son poids augmente de 3 kilogrammes.

Un enfant de 10 ans, extrêmement maigre et dénourri, et ayant tous les soirs des accès de fièvre (tuberculose commençante), prend 0 gr. 20 de Lécithine pendant 1 mois. Son poids augmente de 2 kilogrammes et son état s'améliore d'une façon notable.

Une femme très anémique, citée par Duchard et Bergouignan. (*Presse médicale*, 28 septembre 1901). atteinte d'ulcère à l'estomac et très amaigrie, reçoit tous les jours, pendant 15 jours, en injection intra-musculaire, 0 gr. 05 de Lécithine. Son état général devient meilleur et son poids augmente de 3 kilogrammes.

La Lécithine trouve donc son application toutes les fois que la médication phosphorée est indiquée : tuberculose, diabète, neurasthénie, rachitisme, scrofule, débilité générale et sénile, phosphaturie, etc.

La structure moléculaire compliquée de la Lécithine indique, *apriori*, l'instabilité de ce composé sous l'influence des agents chimiques et physiques En réalité, les préparations de Lécithine sont très délicates à exécuter, et particulièrement la solution pour injections hypodermiques. Aussi doit-on recommander tout spécialement au corps médical les **Préparations Clin** a base de Lécithine (pilules dosées à 0 gr. 05, granulé à 0 gr. 05 par cuiller à café, solution injectable à 0 gr. 05 par c. c.), qui unissent la pureté contrôlée du médicament à un dosage rigoureux et à une parfaite stabilité.

De plus, il faut insister particulièrement sur l'intérêt capital qu'il y a à n'employer que la Lécithine pure et à ne pas lui substituer les extraits d'œufs complets, les extraits de cervelle et les mélanges à bases de Lécithine, dont on a voulu faire des succédanés de ce médicament défini.

Ceux-ci, en effet, par les nucléines qu'ils contiennent en grande proportion, amènent une augmentation très notable dans l'excrétion de l'acide urique. Il y a donc lieu de les proscrire de façon à éviter cet état uricémique, contre lequel on doit au contraire lutter avec persévérance.

MÉDICATION CACODYLIQUE. *Cacodylates de gaïacol, de soude, de fer, de quinine, etc.* — **GAIACACODYL VIGIER**. — Le *gaïacacodyl* (cacodylate de gaïacol) est un produit parfaitement défini, sel blanc, soluble dans l'eau, l'alcool, la glycérine (1) : c'est un médicament précieux dans le traitement de la *tuberculose* : il calme la toux et, comme le carbonate de gaïacol, il excite l'appétit. Il doit être préféré dans tous les cas où le gaïacol et la créosote sont indiqués et ne présente pas comme ces derniers l'inconvénient de fatiguer l'estomac.

Il est plus rapidement absorbé et produit un abaissement général de la température, en même temps que tous les effets de la médication gaïacolée.

Le *gaïacacodyl Vigier* est enfermé dans des *perléines* contenant chacune 0 gr. 025 de cette substance. La dose est variable, suivant les cas, de 2 à 6 perléines par jour.

Il faut toujours commencer par de petites doses et augmenter progressivement, tout en surveillant les effets. Une fois par mois le traitement sera interrompu pendant une semaine, puis recommencé de la même manière.

Cette combinaison de l'*arsenic* à l'*état organique* avec le *gaïacol* ne trouble pas les fonctions digestives. Au contraire de l'arsenic, elle ne produit pas les inconvénients redoutables de cette médication lorsqu'on la prolonge, c'est-à-dire l'*intolérance gastrique*, la *dyspepsie*, les *éruptions arsénicales*, les *paralysies musculaires*, la *stéatose généralisée*, les troubles intestinaux, etc.

Le *gaïacacodyl* donne également d'excellents résultats dans le traitement de l'*anémie grave*, l'*adénie*, l'*impaludisme*, la *cachexie palustre*, la *leucémie*, les *dermatoses tuberculeuses*, *psoriasis*, *lupus érythémateux*, etc.. Chez les enfants il favorise la *croissance*. En un mot, on administrera le *gaïacacodyl* dans toutes les maladies justiciables de l'arsenic, du gaïacol et de la créosote.

M. F. Vigier prépare aussi des *ampoules gaïacacodyliques stérilisées* renfermant une solution de *gaïacacodyl* dont chaque centimètre cube représente 0 gr. 05 de cette substance.

Posologie. On injectera un centimètre cube tous les jours ou tous les deux jours selon les cas.

M. F. Vigier fabrique également des préparations pharmaceutiques à base de *cacodylate de soude*, de *cacodylate de fer*, plus particulièrement prescrit contre la *chlorose*, les *chloro-anemies* et spécialement la *chloro-anémie tuberculeuse* dans les cas de *lymphadénie*, de leucémie; de *cacodylate de quinine* pour combattre les accidents fébriles de la tuberculose et du paludisme; de *cynnamyl-cacodylique*, etc. (2).

Tous ces principes actifs, préparés spécialement par la maison **Fèvre Alland et Cie**, offrent une garantie absolue de pureté.

(1) *Bulletin des Sciences pharmacologiques*, Choay), Drs Barbary et Robec.

(2) Perléines de gaïacacodyl à 0 gr. 025 mil. ; Ampoules de gaïacacodyl à 0 gr. 05 cent.; Ampoules de Féro Codyne (cacodylate de fer), à 0 gr. 05 cent. et 0 gr. 10 cent. Ampoules de Quino Codyne (cacodylate de quinine), à 0 gr. 05 cent. et 0 gr. 10 cent.; Ampoules de Natri Codyne à 0 gr. 05 cent. et à 0 gr. 10 cent. Perléines de Quino Codyne, etc.

FELIX ALCAN, ÉDITEUR, 108, BOULEVARD SAINT-GERMAIN, PARIS (6e)

RECENTES PUBLICATIONS

Les Armes blanches, *leur action et leurs effets vulnérants*, par les Drs H. Nimier, médecin principal, de deuxième classe, professeur au Val-de-Grâce, et Ed. Laval, médecin major de deuxième classe. 1 volume in-12, avec 39 gravures dans le texte........ 6 fr.

Les Projectiles des armes de guerre, *leur action vulnérante*, par *les mêmes*, 1 volume in-12 avec 36 gravures dans le texte........ 3 fr.

Les explosifs, les poudres, les projectiles d'exercice, *leur action et leurs effets vulnérants*, par *les mêmes*, 1 volume in-12, avec 18 gravures dans le texte........ 3 fr.

COLLECTION MÉDICALE

Volumes in-12, cartonnés à l'anglaise, à 4 francs et à 3 francs

Envoi franco contre mandat-poste

COURS DE MÉDECINE OPÉRATOIRE DE LA FACULTÉ DE MÉDECINE DE PARIS

par M. le professeur Félix Terrier membre de l'Académie de Médecine, Chirurgien de la Pitié.

Petit Manuel d'Antisepsie et d'Asepsie chirurgicales, par les docteurs Félix Terrier et M. Péraire ancien interne des hôpitaux de Paris. 1 vol. in-12, avec gravures, cartonné à l'anglaise........ 3 fr.

Petit Manuel d'Anesthésie chirurgicale, par *les mêmes*. 1 vol. in-12, avec gravures, cartonné à l'anglaise........ 3 fr.

L'Opération du Trépan, par *les mêmes*. 1 vol. in-12, avec 222 gravures, cartonné à l'anglaise........ 4 fr.

Chirurgie de la Face, par les docteurs Félix Terrier, Guillemain, chirurgien des hôpitaux et Malherbe, ancien interne des hôpitaux. 1 vol. in-12, avec 214 gravures........ 4 fr.

Chirurgie du Cou, par *les mêmes*. 1 vol. in-12, avec 101 gravures, cartonné à l'anglaise........ 4 fr.

Chirurgie du Cœur et du Péricarde, par les docteurs Félix Terrier et Reymond, ancien interne des hôpitaux de Paris. 1 vol. in-12, avec 79 gravures, cartonné à l'anglaise........ 3 fr.

Chirurgie de la Plèvre et du Poumon, par *les mêmes*, 1 volume in-12 avec 67 gravures, cartonné à l'anglaise........ 4 fr.

TABLE ANALYTIQUE DES MATIÈRES

Maladies infectieuses

Maladies générales non infectieuses et intoxications

Chirurgie générale

Maladies des voies digestives

Appareil pulmonaire. — Cœur et vaisseaux

Maladies du système nerveux

Ophtalmologie.

Maladies du larynx, des oreilles et du nez

Maladies vénériennes

Maladies de la peau

Maladies des Voies Urinaires

Gynécologie et Obstétrique

Pédiatrie.

Agents thérapeutiques

Formulaire de thérapeutique clinique

Variétés et Nouvelles

Bibliographie

TABLE ALPHABÉTIQUE DES AUTEURS

1901

Lightning Source UK Ltd.
Milton Keynes UK
UKHW010823101218
333751UK00009B/217/P

9 780265 669457